테클린의

소아물리치료

PEDIATRIC PHYSICAL THERAPY

개정5판

테클린의

소아물리치료

PEDIATRIC PHYSICAL THERAPY

개정5판

Jan Stephen Tecklin, PT, MS
Professor
Department of Physical Therapy
Arcadia University
Glenside, Pennsylvania

Wolters Kluwer
Philadelphia · Baltimore · New York · London
Buenon Aires · Hong Kong · Sydney Tokyo

영 문 출 판 사

■ 옮긴이 (가나다 순)

강동연 가야대학교, 특수교육학과 교수
곽성원 이룸통합발달센타, 원장
권해연 동의대학교, 물리치료학과 교수
김부영 부산대학교, 한의과학 연구소
노효련 강원대학교, 물리치료학과 교수
박정욱 강원재활병원, 소아물리치료실
이은주 경성대학교, 물리치료학과 교수
서혜정 보바스 어린이 의원, 물리치료실
신은지 강원대학교 병원, 작업치료실
장은미 영산대학교, 물리치료학과 교수

경고(disclaimer): 치료는 정보의 정확성을 확인하고 일반적으로 인정되는 관행을 설명하기 위해 시행되어 왔다. 하지만 저자, 편집자, 그리고 출판사는 이 책의 정보의 오류 또는 누락이나 어떤 상황에서의 적용에 대해 책임을 지지 않으며 표현 또는 암시, 보편성, 완성도, 또는 발행물 내용의 정확성을 보장하지 않는다. 특정한 상황에서 이 정보의 적용은 전문가에게 전적인 책임이 있다; 추천 및 설명된 임상치료는 절대적이지 않으며 일반적인 추천으로도 볼 수 없다. 저자, 편집자, 출판사는 이 문서에 명시된 약물과 복용량 선택은 출판 시 현재의 권고와 지침에 대한 보장을 위해 모든 노력을 기울였다. 그래서, 지속적인 조사, 정부 규제의 변화, 그리고 약물요법과 약물 반응에 관한 정보의 흐름을 고려하여 독자는 지침서에서 어떤 변화에 따른 각각 약물의 투입과 복용량, 그리고 추가된 경고와 주의사항을 확인해야 한다. 추천된 약물이 신약이거나 빈번하게 사용되지 않는 약물일 경우 특히 중요하다. 이 발행물에서 제시된 몇몇 약물들과 의료기구는 엄격한 연구 환경에서 제한된 사용을 위해 식약청(FDA)에서 허가를 받았다. 임상적인 적용을 위한 각각의 약물 또는 장치의 FDA 확인은 의료 제공자의 책임이다.

테클린의 소아물리치료 | 제5판 |

2020년 3월 23일 초판인쇄
2020년 3월 30일 초판발행

지 은 이 : Jan S. Tecklin
옮 긴 이 : 노효련 외
발 행 인 : 박 병 조
발 행 처 : 도서출판 영문출판사
등 록 : 1987년 12월 21일 제2-419호
주 소 : 서울시 강남구 삼성동 69-1
전 화 : (02) 514-5590, 776-5590
팩 스 : (02) 756-8943
E-mail : yeongmunsa@empas.com
홈페이지 : www.ymsbook.net
정 가 : 60,000원
ISBN 978-89-7224-403-5

※ 파본은 교환해 드립니다.

깊은 사랑, 애정, 존경, 그리고

우리의 50년 가량을, 나를 사랑하고 지지해 준 나의 아내

당신을 사랑합니다 랜디 린

그리고

내 사랑하는 친구 스티븐 슈터를 기억하며

도와주신 분들

Heather Atkinson, PT, DPT, NCS
Clinical Specialist
Physical Therapy Department
Children's Hospital of Philadelphia
Philadelphia, Pennsylvania

Emilie J. Aubert, PT, DPT, MA
Associate Professor
Department of Physical Therapy
Marquette University
Milwaukee, Wisconsin

Jason Beaman, MPT, PCS
Staff Physical Therapist
Therapeutic and Rehabilitative Services
Nemours/duPont Hospital for Children
Wilmington, Delaware

Dolores B. Bertoti, PT, MS, PCS
Dean of Center for Academic Advancement
Associate Professor
Alvernia College
Reading, Pennsylvania

Anjana Bhat, PT, PhD
Assistant Professor in Kinesiology
Physical Therapy Program
University of Connecticut
Storrs, Connecticut

Amy Both, PT, MHS, ACCE
Assistant Professor and ACCE
Department of Physical Therapy
Health Science Campus
University of Toledo
Toledo, Ohio

Deborah Bubela, PT, PhD
Assistant Professor in Residence in Kinesiology
Physical Therapy Program
University of Connecticut
Storrs, Connecticut

Kathy Coultes, MSPT, PCS
Pediatric Clinical Specialist in Physical Therapy
Coordinator of Mercy Kids 4 Fitness Program
Mercy Fitzgerald Hospital
Darby, Pennsylvania

Michael Dilenno, PT, DPT, CSCS
Site Manager
The Children's Hospital of Philadelphia
Care Network, Primary Care
Nicholas and Athena Karabots Pediatric Care Center
Philadelphia, Pennsylvania

Jean M. Flickinger, MPT, PCS
Clinical Specialist
Physical Therapy Department
Children's Hospital of Philadelphia
Philadelphia, Pennsylvania

Rita F. Geddes, PT, MEd, DPT
Bucks County Intermediate Unit #22
Doylestown, Pennsylvania

Alan M. Glanzman, PT, DPT, PCS, ATP
Clinical Specialist
Physical Therapy Department
The Children's Hospital of Philadelphia
Philadelphia, Pennsylvania

Elliot M. Greenberg, PT, DPT, OCS, CSCS
Board Certified Specialist in Orthopaedic Physical Therapy
Sports Medicine & Performance Center
The Children's Hospital of Philadelphia Care Network
Pediatric & Adolescent Specialty Care, King of Prussia East
Philadelphia, Pennsylvania

Eric T. Greenberg, PT, DPT, SCS, CSCS
Board Certified Specialist in Sports Physical Therapy
Clinical Assistant Professor
Doctorate of Physical Therapy Program
Stony Brook University
Stony Brook, New York

Heather Hanson, PT, DPT, PCS
Physical Therapist III
The Children's Hospital of Philadelphia
Philadelphia, PA
Current position:
Physical Therapist
Step by Step Developmental Services
Rochester, New York

Faithe R. Kalisperis, MPT, DPT, C/NDT
Staff Therapist
Therapeutic and Rehabilitative Services
Nemours/duPont Hospital for Children
Wilmington, Delaware

Susan E. Klepper, PhD, PT
Assistant Professor of Clinical Rehabilitation & Regeneration Medicine
Columbia University, College of Physicians and Surgeons (CUMC)
Program in Physical Therapy
New York, New York

Rebecca Landa, CCC-SLP, PhD
Professor in Psychiatry
Johns Hopkins School of Medicine
Director, Hugo Moser Center for Autism and Related Disorders
Kennedy Krieger Institute
Baltimore, Maryland

Karen Yundt Lunnen, PT, EdD
Associate Professor and Head
Department of Physical Therapy
Western Carolina University
Cullowhee, North Carolina

Kirsten Hawkins Malerba, PT, DPT, PCS
Board Certified Specialist in Pediatric Physical Therapy
Department of Rehabilitation Services
Children's Healthcare of Atlanta
Atlanta, Georgia

Victoria Gocha Marchese, PT, PhD
Assistant Professor
Physical Therapy Department
Lebanon Valley College
Annville, Pennsylvania

Suzanne F. Migliore, PT, DPT, MS, PCS
Clinical Practice Coordinator
Physical Therapy Department
The Children's Hospital of Philadelphia
Philadelphia, Pennsylvania

Kathleen Miller-Skomorucha, OTR/L, C/NDT
Staff Occupational Therapist
Therapeutic and Rehabilitative Services
Nemours/duPont Hospital for Children
Wilmington, Delaware

Mary B. Schreiner, EdD
Chair of Education
Associate Professor
Alvernia University
Reading, Pennsylvania

Elena McKeogh Spearing, MA, DPT, PCS
Contract Physical Therapist
Dynamic Physical Therapy Solutions, Inc
Former Physical Therapy Manager
Children's Hospital of Philadelphia
Philadelphia, Pennsylvania

Elena Tappit-Emas, PT, MHS
Staff Therapist, School District of Philadelphia
Former Senior Therapist
Myelomeningocele Clinic
Children's Memorial Hospital, Chicago, Illinois
Private practice, Philadelphia, Pennsylvania

Jan Stephen Tecklin, PT, MS
Professor
Department of Physical Therapy
Arcadia University
Glenside, Pennsylvania

Diane Versaw-Barnes, PT, MS, PCS
Clinical Specialist-NICU
The Children's Hospital of Philadelphia
Philadelphia, Pennsylvania

Audrey Wood, PT, MS
OT/PT Clinical Specialist
Ken-Crest Services
Philadelphia, Pennsylvania

감수자

Bob Barnhart, PT, ScDPT, PCS
Director of Physical Therapy Program
Concordia University of Wisconsin
Mequon, Wisconsin

Martha Bloyer, PT, DPT, PCS
Director of Clinical Education and Clinical Assistant Professor
Department of Physical Therapy
Florida International University
Miami, Florida

Lisa Dannemiller, PT, DSc, PCS
Senior Instructor
Physical Therapy Program
University of Colorado
Aurora, Colorado

Leonard Elbaum, Ed.D, PT
Associate Professor
Department of Physical Therapy
Florida International University
Miami, Florida

Claudia B. Fenderson, PT, EdD, PCS
Professor
Physical Therapy Program
Mercy College
Dobbs Ferry, New York

Thomas Hudson, PT
Assistant Professor
Physical Therapy Deparment
Gannon University
Erie, Pennsylvania

Alison Kreger, PT, DPT, PCS, CKTP
Clinical Assistant Professor of Physical Therapy
Department of Physical Therapy
Wheeling Jesuit University
Wheeling, West Virginia

Alyssa LaForme Fiss, PT, PhD, PCS
Assistant Professor
Department of Physical Therapy
Mercer University
Atlanta, Georgia

Gary Lentell, DPT
Professor
Department of Physical Therapy
California State University, Fresno
Fresno, California

Janet Mutschler, PT, DPT
Assistant Professor, Director of Clinical Education
Department of Physical Therapy
University of Maryland Eastern Shore
Princess Anne, Maryland

Mary Elizabeth Parker, PT, PhD, NCS, PCS
Clinical Assistan Professor
Department of Physical Therapy
Texas State University-San Marcos
San Marcos, Texas

Claudia Senesac, PT, PhD, PCS
Clinical Associate Professor
Department of Physical Therapy
University of Florida
Gainesville, Florida

Elise Townsend, DPT, PhD, PCS
Associate Professor
Department of Physical Therapy
MGH Institute of Health Professions
Boston, Massachusetts

Jennifer Tucker, PT, DPT, PCS
Physical Therapy Instructor
Department of Health Professions
University of Central Florida
Orlando, Florida

서문

이 책은 "*소아 물리치료*" 5판으로 – 27년전, 1987년에 "wooda thunk it"으로 첫 번째 책을 냈다. 이 책이 미국과 해외에서 기본 물리치료 교과서로 인용되고 계속 채택되어 왔다는 것은 책의 출판에 기여한 사람들에게 고무적인 일이다. 두 명의 기여자 Elena Tappit–Emas와 Dolores Bertoti는 5판이 개정될 때까지 함께 하였고 각 파트의 항상 마감기한에 맞춰서 시기에 알맞게 업데이트하고 저술하였다. 이 책의 편집자와 저자들의 지속적인 목표는 물리치료에 처음 임하려는 사람들에게 소아 물리치료 중요한 영역의 최근 개념을 설명하려는 것이다. 각 판(edition)은 연구에 의해 객관적으로 지지되고 있는 내용을 제공하여 소아 물리치료를 하려는 학생과 신입 물리치료사들을 준비시키는 것이다. 그리하여 우리가 만나는 아동들의 물리치료 진단 영역에서 통찰과 지식 그들에게 도움되는 치료를 시작하고 계속할 수 있는 도구들을 제공하는데 이 책의 기능적인 목표가 있다.

책의 구성 Organization

이 책은 영아 및 아동의 질환 중, 우리가 많이 보는 질환 그룹에 의거하여 여러 부분으로 나누었다. 1장은 문화적 차이로 인한 민감성과 가족중심치료의 중요 문제를 다루고 있는데 소아물리치료에서는 결국 가족이 항상 참여하게 되고 매우 흔하게 치료 및 그 지속여부가 가족의 지지에 달려있으므로 위의 두 문제는 매우 중요하다. 2장에서는 생역학적 측면에 중점을 둔 시간상의 정상 운동발달을 다루었다. Kirsten Malerba가 발달에 대한 최신의 평가와 측정에 대한 것을 썼다.

다음 장부터는 신경질환 및 신경운동학적 질환과 손상에 초점을 맞추었다. 8개의 장은 하나의 새로운 제목을 단 내용들로 구성되었다. Jason Beaman과 그의 동료들은 뇌성마비의 보행에 중점을 둔 완전히 새로운 장을 개발하는 어려운 과제를 수행했다. Anjana Bhat과 동료들은 자폐성 장애에 대한 새로운 정보와 최근의 논의를 제공하는 중요한 장을 새롭게 저술하였다.

13장부터 15장까지 주로 근골격계 질환을 다루고 2개의 교정판을 포함하고 있다. Michael Dilenno는 13장에서 아이들을 위한 주요한 정형외과적 질환을 개정했다. Elliot와 Eric Greenberg가 14장에서 스포츠 손상에 대하여 증거를 늘려서 업데이트했다.

마지막, 여섯 장에서는 질환의 여러 다양한 그룹을 살펴보았다. 이 책의 이 섹션에서는 하나의 새로운 장과 한 명의 새로운 저자가 포함됐다. 18장은 다양한 현 시대의 주제를 다루고 있고–아이들의 비만–이는 Kathy Coultes가 썼다. 19장에서는 심장질환을 다루고 있으며, 이 책에서 새로운 사람인 Heather Hanson가 썼다. 이 책의 마지막 섹션에서 다른 장들은 전판에서 업데이트한 내용을 담고 있다.

책의 특성 Features

우리는 학생과 전문인들이 각 장에서의 특정 영역에 집중하게 하기 위해 책의 **개략**을 자세하게 썼다. 불필요하게 책을 길게 쓰지 않고도 보다 깊은 정보를 제공하기 위하여 **보기**(display)를 이용하였다. 각 장의 말미의 요약은 앞서 이야기된 주요점을 **요약** 반복한다. **케이스 스터디**(case study)는 학생들에게 실제 상황에서 임상의사 결정을 하는 방법을 도와줄 수 있다.

첨언 Ancillaries

소아물리치료에 대한 정보를 서로 주고 받을 수 있는 웹사이트가 있다. 교수자들은 이미지 뱅크와 파워 포인트 강의의 개요에 접근할 수 있을 것이다. 모든 자료는 Point.lwww.com/Teckline5e에서 볼 수 있다 이 소아물리치료

5판은 업데이트 이상이다. 이 책에서는 자폐아와 비만에 대한 2개의 장에 새로운 내용을 추가하였고 4개의 장은 거의 새롭개 바꾸었고 모든 다른 장도 최신 지견을 실었다. 또한, 이 5판에서는 새로운 저자들이 업데이트에 참여하였으며, 이 책을 같이 저술한 저자들은 임상 경험이 많고 교수로서 학생들을 가르치고 있으며 임상 연구에도 참여하고 있다. 저자들은 소아 물리치료 분야에서 가장 훌륭한 분들이다.

Jan Tecklin

감사의 글

이전과 마찬가지로 5판의 각 장에 기여해주신 여러 저자들의 기술, 창의성, 지식 그리고 판단에 감사드린다. 친구이자 전직 상사인 Elena Spearing은 공동 저자로서 소아물리치료에서 가족 중심의 중재에 대한 제1장을 업데이트하였다. Heather Atkinson은 제8장 소아의 외상성 및 비외상성 척추손상 부분을 공동 집필하였다. Emilie Aubert는 두장의 저자임에도 불구하고 우리들 중 가장 스트레스가 높은 시간을 가졌다. 그녀의 작업은 스트레스 하에서도 과거와 마찬가지로 뛰어나고 완벽하였다. Emilie는 운동 발달(motor development)에 관한 장과 제12장 장애아동을 위한 적응적 보조기구 및 환경 보조를 업데이트하였다. Diane Versaw-Barnes와 Audrey Wood 는 제4장 발달 지연에 대한 고위험 아동에 대해여 완전히 새로 저술하였다. 4판 발행 이후에 엄청나게 포괄적인 장, 이 자체만으로도 교재로 제공 가능하다고 그들에게 말했다. Jason Beaman은 새로운 저자인데 그의 동료와 함께 어려운 제5장 뇌성마비를 완벽하게 저술하였다. 우리는 Jason이 그 과제를 명확하게 하고 5장의 범위를 확장시켰다고 말하였다. 제6장 척추이분증은 서문에서 밝힌 바와 같이 1989년 초판에서 부터 참여해 온 Elena Tappit-Emas와 Dolores Bertoti(제10장 Mary Schreiner의 공동저자)의 5번째 버전이다. Amy Both는 그녀의 장을 다시 업데이트 하였는데 3판과 4판에서 아주 성공적으로 했던 것처럼 제7장에서 중추신경계의 외상성 손상아동: 뇌손상에 대하여 논의하였다. Alan Glanzman과 Jean Flickingerdsm 공동저자로 제9장 소아기의 신경근육 질환과 장애를 업데이트하였다. 이미 언급한 바와 같이 Dolores Bertoti와 Mary Schreiner는 제10장 정신지체 아동을 저술하였다. 5판에서의 새로운 장인 자폐스펙트럼장애는 Anjana Bhat와 그의 동료인 Deborah Bubela와 Rebecca Landa가 수고 하였고 나는 세 저자의 참여에 대하여 감사드린다. 제13장 정형외과적 중재는 5판에서의 새로운 저자인 Michael Delenno에 의하여 저술되고 완성되었다. Mike는 새롭게 시작하였음에도 불구하고 전문가적인 책임감으로 제시간에 완성하였다. 나는 그의 몇 가지의 힘든 프로젝트와 양립한 그의 능력에 감사를 표한다. 제14장 아동과 청소년기의 스포츠 손상은 Elliot Greenberg와 Eric Greenberg는 아주 많은 업데이트를 하였는데 어린 운동선수들의 다양한 손상에 대한 중재에 대한 논의를 위한 증거들을 추가하였다. Susan Klepper는 특발성 관절염(15장)을 다시 담당하여 업데이트 하였다. Victiria(Tori) Marches는 그녀의 소아종양학을 제16장으로 업데이트하여 주었다. 화상입은 아동의 재활 편은 Suzanne Migliore는 급성과 심한 화상손상에 따르는 만성재활을 제17장에 업데이트하였다. Heather Hanson은 새로운 기여자로 제19장 심장질환에 관하여 열성적으로 수정하고 업데이트하였다. 내가 "열성적"이라고 말하는 이유는 Heather는 제1장에 대한 리뷰어를 제일 먼저 마무리한 것 때문이다. 나는 심폐질환(제20장)을 업데이트 하였고 최근의 이슈에 초점을 맞추는 시도를 하였다. 1970년대부터 소아물리치료 영역에서의 친구였던 Karen Lunnen와 Rita Gedded는 교육 현장에서 물리치료, 제21장에서 임상적인 관련성에 중점을 두고 저술하였다.

나는 각 저자들에게 그들이 사용한 헤아릴 수 없는 시간, 위기의 순간 그리고 "어제" 까지 제출해 달라고 요청한 것 등 말로 할 수 없는 깊은 도움을 받았다. 치료사로서, 조언자로서 그리고 아동을 돌보는 사람들로서 각자 뛰어난 저자들에게 깊은 감사를 드린다.

개인 노트

지난 27년간 미국을 너머 41개 언어로 *소아물리치료*가 번역되는 동안 1판 또는 여러판에 기여해 주신 분들에게 감사를 드린다. 그들 중 몇 분은 만나본 적도 없으나 전화, 이메일, 문자 등 다른 방법으로도 각 맡은 장을 준비하는데 할 수 있는 만큼의 최선을 다하였다. 5판을 편집하면서 가장 즐거운 것은 현재는 Arcadia 대학교이지만

Beaver 대학에서의 제자들 5명이 참여하였다는 것이다. 이 5명은 우리의 post-professional 프로그램 이수자들이다.

내가 Lippincott William & Willkin사의 스태프들에게 감사하지 않고 지나친다면 내가 부주의한 탓이다. 결코 잔소리는 아니지만 이끌고, 압박하고, 부추기고, 격려하여 이 책의 궁극적인 탄생에 가장 공이 큰 편집자 Mr, John Larkin에게 감사드린다. 위에 말씀드린 모든 모두 각자에게 깊은 감사를 드린다.

역자서문

Tecklin의 "Pediatric Physical therapy"은 여러 나라에 번역되어 아동 물리치료 분야의 교재로 사용되고 있다. 본 역자 또한, 이 책을 보면서 오랫동안 아동을 치료하면서 가졌던 이론적인 부족함과 갈증이 상당히 해소가 되는 것 같았다. 이러한 생각은 임상에서 치료 경험을 가지고 강의실에서 후학들을 지도하는 사람들 중 이 책을 짧은 시간이라도 접했던 모든 사람들이 동일하게 느끼는 부분일 것이라고 생각한다. 5판에서도 우리가 알고 있어야 하고 알아야 할 것들을 이 책의 저자는 성실함과 꼼꼼함 뿐만 아니라 깊이감을 가지고 전달하고 있다.

특히, 5판에서는 4판과 달리 비만과 자폐아에 대한 2개의 장에 새로운 내용을 추가하였고 4개의 장은 거의 새롭게 바꾸었고 모든 다른 장도 최신 지견을 실었다. 이러한 주제들 중 일부 주제들은 한국의 현실과 다소 거리가 있다고 생각할 수도 있으나 미래 한국의 아동 물리치료가 지향해야 할 부분이며, 사회가 변하면서 함께 변화하는 아동들의 질병들에 대하여 선제적으로 대처할 수 있는 새로운 지평이 제시되었다고 할 수 있다. 이런 부분에서 Tecklin의 "Pediatric Physical therapy"를 읽게 된 것이 다행이고 감사하다.

아동 물리치료사로 막 시작한 분들은 특히, 1장~5장, 10장~12장을 정독하실 것을 추천한다. 틀림없이 큰 도움이 되어서 여러분들의 능력을 업그레이드하게 해 줄 것이다. 그 외 7장, 8장, 9장은 신경계 물리치료를 탐구하시는 분들, 13장, 14장, 15장은 근골격계 물리치료 및 스포츠 물리치료 분야, 19장, 20장은 심폐 및 스포츠 물리치료 분야, 19장, 20장은 심폐 물리치료 분야에서 각각 좋은 길잡이가 될 것이다. 16장 소아 종양학은 의학계의 큰 주제인 암에 대한 물리치료적 접근의 틀을 만들어 줄 것이다. 18장 비만은 영양 과다와 운동 부족으로 발생하는 각종 성인 질환의 발병연령이 낮아지면서 발생할 수 있는 문제를 먼저 대처할 수 있도록 해 줄 것이다. 아동과 성인에 대한 물리치료 중재를 동일하게 접근할 수는 없지만 인간으로서의 동일한 시스템과 질병의 특성은 맞닿아 있으므로 아동뿐 아니라 물리치료의 모든 분야에서 이 책은 활용 가능할 것이다.

많은 에너지와 시간을 들여 번역 작업에 동참하여 주신 여러 교수님들과 후배님들, 제자들의 지식, 열정과 헌신에 깊은 감사를 보낸다. 이 책의 저자인 Jan Stephen Tecklin 외 여러분들에게 감사의 말씀을 전한다. 마지막으로 이 책을 국내에 소개하고 번역이 되도록 이끌어 준 영문출판사 박병조사장님과 직원 여러분께 감사의 말씀을 드립니다.

2020년 1월
오륙도에서 노 효 련 올림

차례

CHAPTER 1

소아물리치료에서의 가족 중심의 중재

Providing Family-Centered Care in Pediatric Physical Therapy

가족 중심의 치료 Family-centered care

가족 중심 치료에 대한 관점은 1980년대에 처음 제시되었으며 처음에 아동병원 및 소아병동에서 시작되었다. 이 치료의 철학은 환자 중심의 치료를 하고 있었던 암 병동, 산과 병동, 정신과 병동, 그리고 다양한 성인 요양 병동으로 퍼져나갔다. 가족 중심의 치료란 가족 구성원의 신체 및 정신건강을 증진하는데 가족의 중요한 역할을 인식한 철학이다. 이것은 가족이 치료서비스의 계획, 제공, 그 평가에 온전히 참여하게 해주는 것을 말하며 가족 구성원의 개개인의 강점을 바탕으로 이러한 역할을 하도록 가족을 지지해준다.[1,2]

가족 중심의 치료는 소아물리치료의 기본이다. 아동은 보살피는 사람에게 의존하게 되기 때문에 물리치료를 받는 아동을 대할 때 아동과 양육자 모두와 이야기하여야만 한다.

오늘날 사회에서의 가족의 정의상 각 가족은 나름대로 각자의 특성과 다양성이 있다는 관점을 존중한다. 오늘날, 가족단위는 “개인 삶 및 건강에 오랜 기간에 걸친 심대한 영향력을 미치는 중요한 사람들”로 구성된 단위이다.[2] 오늘날의 가족은 특징과 크기가 제각각이며 모두 전통적이지도 않고, 모두 결혼한 가정도 아니며 모두 이성의 친부모를 가진 형태도 아니다. 2010년 미국 인구조사에서 지난 20년간 전체 가족 수가 증가하였음에도 불구하고 미국 내의 전통적 가정형태(남편-배우자-아이)는 감소하였다. 홀부모 가정, 맞벌이 가정, 입양가정, 동성부모 가정, 그리고 대가족 형태는 점진적으로 증가하였다.[3]

그 이외에 “용광로” 같은 다양한 문화 정체성이 섞여있기도 하다. 미국 인구조사국은 2012년도까지 소수민족의 비율이 계속적으로 증가하여, 많은 사람들이 집 밖에서 영어가 아닌 언어를 사용할 것이라고 보고하였다. 주요하게

보기 1.1 운동학습과 기능에 의한 소아서비스 구조

반사 계급적 모델 → *시스템 모델*
아동 중심의 서비스 → *가족 중심의 서비스*
센터 중심의 서비스 제공 → *자연스런 환경*

증가한 세 소수민족계는 아시아인과 태평양 섬주민, 히스패닉계, 그리고 기타였다. 이러한 문화적 요인은 보건관련 종사자에게는 문화적 인종적 배경이 다른 사람들을 보게 될 때 추가적인 어려움이 되기도 한다.[4, 5]

역사적으로 어떻게 소아물리치료가 제공되는지에 대한 배경에는 발달이론에서의 변화가 있었다(보기 1.1). 발달의 관점이 반사적 계급적 모델, 즉, 일련의 원시적 반사에 기초하여 발달한다는 것으로부터 발달과정 중에 각각 다른 시스템이 서로 영향을 주고 받으며 상호작용하는 가운데 발달한다는 관점으로 옮겨갔다. 이러한 역동적(다이나믹) 시스템 모델에서는 모든 시스템의 요소들이 의미 있는 생산, 기능적인 행동과 상호작용한다. 아동의 가족은 이러한 각각 다른 시스템의 한 부분이라고 할 수 있다. 이와 비슷하게 소아치료도 1980년대처럼 아동중심에서 현재는 가족중심으로 옮겨졌다. 치료실에서 하는 물리치료 서비스에서 가정이나 학교 같은 자연스런 환경 내에서 제공하는 서비스로 물리치료가 바뀌고 있다. 이러한 창의성으로 물리치료사가 가족 중심의 치료를 증진하는데 도움이 되고 있다.

조기중재에서 일하는 물리치료사는 가족 개별성을 존중하도록 법으로 제정되어있다. 1975년도의 공공법 99-142의 시초로부터 1986년의 공공법 99-457, 그리고 1991년 공공법 102-119 이래로 가족 중심의 치료를 해야 할 책임이 우리에게 있다.[1] 2001년의 공공법 107-110-No Child Left Behind(NCLB)와 2004년의 공공법 108-446, 장애우 향상 실행법-과 비슷한 권한을 가진다. 이러한 법은 아동의 발달훈련과 교육에 부모가 더 참여하도록 하는데 중심을 두었다.[1,9] 초기의 연구들에서는 백인 중산층을 기반으로 하여 이러한 역할을 끌어내는데 어려움이 있음을 보여주었다. 그리고 사회적 또는 인종적 차이에 거의 관심이 없었다. 그 이외에도 부모는 공식적 과정에 참여할 수 있는 능력이 있고 필요시 의무적으로 하도록 법이 규정하고 있다는 전제하에 부모의 참여를 높이는 것이다. 가족 중심의 치료과정은 개별화된 가족 서비스계획(IFSP: individualized family service plan)과 개별화 교육 프로그램(IEP: individualized education program)을 만드는 것이 중심이며 이것은 조기중재와 교육적인 서비스에 요구되는 자료이다.

기타 소아과 세팅에서 일하는 물리치료사 즉, 입원/외래에서의 물리치료사는 가족 중심의 치료의 중요성을 인식하고 있는 병원인가(accreditation)에 따른 원칙을 따라야 한다. 헬스케어 조직 인가의 공동위원회는 가족의 욕구에 맞도록 치료중심을 두는데 대한 기준을 가지고 있다. 공동위원회는 이러한 기준을 갖고 병원의 공공성의 발전을 돕는다.[11]

가족 중심 치료의 관점은 아동의 정서적, 발달학적 욕구를 더 지지해준다. 이를 위한 전략에는 입원 전 가정방문, 수술 전 교육과 준비, 24시간 부모의 방문, 형제 방문 가이드라인, 그리고 가정 돌봄 서비스가 있다. 이러한 우선 순위를 고려한 치료로, 가족을 아동에게 중심이 되도록 한 것뿐 아니라 가족은 아동치료계획의 중심으로 자리매김하게 되었다. 결국 이러한 형태의 케어로 자신의 아이를 돌보는데 궁극적 전문가로서의 부모의 가치를 높이고 존중하는 결과를 가져 왔다.

가족 중심의 치료는 다음과 같은 내용을 포함한다.[14,15]

1. 아동과 그의 가족에 대한 존중
2. 가족의 경험과 치료 인식에 대해 영향을 미치는 인종적, 민족적, 문화적 그리고 사회경제적 다양성의 존중
3. 어려운 상황 속에서도 아동과 가족의 선택을 인식하고 지지함
4. 자신들의 치료에 어떤 접근방식을 사용할지에 대한 아동과 가족의 선택을 도와주고 지지함
5. 치료를 조직화하는 정책, 과정, 치료 제공자에게 융통성을 보장하여 각 아동과 그 가족의 문화적 가치, 신념. 욕구에 맞추어줌
6. 현재의 상황에 대해 가족이 유용하다고 주장하는 방식에 대해 편견 없고 정직한 의견을 나눔
7. 아동과 가족 또는 보호자를 임신기. 출산시기, 영아기, 아동기, 청소년기 그리고 청년기 동안 공식적 비공식적으로 지지해줌
8. 모든 수준의 개별 아동을 치료하는 데 있어 전문적 교육의 원칙을 정하고 프로그램을 개발하는 데

가족과 협력

9. 아동과 그 가족이 스스로의 장점을 발견하고 자신감을 가지며 헬스케어에 관한 결정과 선택을 하도록 함

가족 중심 치료에 대한 장애물
Barriers to Providing Family-Centered Care

가족과 보건전문가들 역할 사이에 갈등이 있으면 가족 중심의 치료가 어려워진다. 이러한 갈등은 종종 급성기 치료현장에서 매우 뚜렷하다. 과거에는 부모들이 아이의 치료를 전문가에게 넘기고 그들과는 분리된 채 있었다. 오늘날에는 부모가 아이와 함께 머무르며 치료에 참여하는 추세이다. 이런 예는 과거에는 가질 수 있었던 가족 휴식을 위한 돌봄관리를 받을 수 없는 홈 케어 환경에서도 볼 수 있다.

역할갈등은 역할 스트레스를 불러일으킨다. 이 스트레스를 "분명한 역할구분이 없고 과도한 부담이 되는 업무, 업무갈등, 또는 일시적인 역할 스트레스와 관련한 주관적인 경험"으로[12] 정의한다. 이 갈등은 내재하는 문제점보다는 스트레스의 원인에 구성원들이 집중하게 만들어서 치료자들과 부모 사이의 의사소통에 영향을 준다. 자신의 아이가 아프고 입원하면서 더 높아지는 스트레스로 부모는 이런 역할 갈등에 취약하다(보기 1.2).[12] 가장 잘 지내왔던 가족들도 아동의 입원으로 극단적인 스트레스를 받기도 한다. 많은 연구에 의하면 부모가 이러한 질병을 이해하도록 도움을 주고, 병원 환경에서의 편안한 느낌, 친숙함을 제공

보기 1.2 스트레스를 줄이는 전략

Newton은 의료관계자들이 가족의 스트레스를 줄이는 전략으로 사용할 수 있게 LEARN의 앞자를 따서 정의하였다.

- L(Listen). 공감하며 듣고 상황을 가족이 어떻게 지각하는지 이해한다.
- E(Explain). 당신이 상황을 어떻게 지각하고 있는지를 설명한다.
- A(Acknowledge). 가족과 당신의 지각사이의 유사점과 차이점을 논의하고 인정한다.
- R(Recommend). 중재를 제안한다.
- N(Negotiate). 중재에 대한 동의를 협의하여 이끌어낸다.

하며, 의료진과 아동의 치료에 관한 협의를 도와줄 수 있기 때문에 전문가가 이러한 스트레스를 줄이는데 더 도움이 된다고 한다. 가족과의 관계 조성과 개별적인 학습 스타일에 대한 적응 스타일, 정서적 스트레스, 그리고 문화는 더 효과적인 중재를 이끌어낼 수 있다.[6] 이것은 신생아 집중치료실에서 조산아의 발달학적인 결과를 향상시키고 인지 능력의 향상과 사회경제적인 발달을 향상시킨다고 보고 되어져 왔다.[6]

이 장의 목적은 검사, 평가, 그리고 중재 기술을 설명하는데 있고 이것들을 소아물리치료사가 소아 세팅이 아니더라도 가족 중심의 치료 원칙을 중심으로 한 서비스 제공에 잘 사용할 수 있게 하려는데 있다. 가족 중심 치료는 치료 세팅 뿐만 아니라 여러 연령, 진단에도 적용된다. 이러한 개념이 모든 소아 치료의 바탕이며 또한 이 책의 각 장에 포함된 내용이기도 하다.

▶ 의학적 질병과 장애에 대한 가족의 반응 Families' response to medical illnessand disability

막상 부모가 아이가 질병이 있거나 장애가 있다는 사실에 마주치게 되면 그들의 삶은 즉시 변화한다. 가족의 기대, 재정의 어려움에 대처하는 것, 헬스케어 시스템과 전문가들에게 재적응하기 등을 포함한 여러 변화가 있게 된다. 가장 흔한 처음 반응은 충격, 믿지 않음, 죄책감, 상실감, 그리고 부정이다. 부정의 시간이 지나면 배우자간의 의견 불일치, 죄책감뿐 아니라 의학적 문제에 의한 스트레스로 어떤 부모는 분노를 경험한다.[16]

이러한 반응과 개념의 결과로 장애아동의 가족에게는 많은 스트레스가 있다. 장애아동을 양육하는데 많은 가족들이 다르게 반응하고 적응한다. 어떻게 그 가족이 반응하는지에 영향을 주는 요인으로는 과거의 경험, 아동과 장애에 보였던 가족의 반응, 헬스케어 및 지원시스템에 대한 지식 등이 있다. 지원도 또한 변할 수 있다. 때로 가족 이외의 사람들은 의학적 치료 권유에 대한 이해가 없을 수도 있다. 가족들에게 난처한 느낌이 있을 수도 있다. 전문가들이 가족의 문제를 해결하도록 돕는 방식으로는 인지적 접근을 할 수 있는데 가족의 감정을 검사해서 스스로의 욕구를 위한 해결책을 만들도록 하는 것이다.

질환이나 장애가 있는 아동이 있다는 것의 효과는 부부 관계에 영향을 줄 뿐 아니라 성, 형제순서, 기질에 따라 개인적인 욕구, 또한 다른 형제들에도 다양한 영향을 미친다. 형제들은 장애형제에 대하여 혼합된 감정을 가질 수 있다. 어떤 형제는 장애를 가진 형제를 돌보는데 있어서 책임감이 증가된 기분을 느낄 수도 있다. 어떤 형제는 특별한 돌봄이 필요한 형제에게 질투를 느낄 수도 있다.

아동 자체는 장애의 결과로써 다른 면을 경험하기도 한다. 학동기까지 대부분의 아동은 지신들의 장애를 인식하고 학교에 입학하면서 자신들의 감정에 잘 대처하도록 도움이 필요할 때도 있다. 장애아동이 들어가게 될 반의 급우들을 미리 교육함으로써 학교입학이 쉬워질 수도 있다. 부모와 전문가들이 이러한 계획에 도움이 될 수 있다. 청소년기에는 장애아동에 나타나는 특정한 새로운 문제점이 있다. 자신들을 비교하면서 또래의 일환이 되는 것은 모든 청소년에게는 중요하기 때문에 만성 또는 새로운 장애를 가지게 된 청소년들은 새로운 어려움에 직면하게 된다. 청소년기는 성적인 관심도 있으므로 이에 대해 알려주어야 한다. 이러한 감정에 대한 교육뿐 아니라 사회적 기술도 훈련이 필요하다. 그리고 댄스, 음악감상, 스포츠 활동 같은 연령에 맞는 레크리에이션을 해볼 기회를 가져야 한다. 통합프로그램은 아동이 사회적 기술과 좋은 자아상을 발달시키는데 도움이 된다.

장애나 질병을 가진 아동은 그들의 질병의 단계 또는 장애에 대한 이해 단계 또한 다양할 것이다. 의학적 문헌에 있어서 최근의 자료는 겸상 적혈구 빈혈을 갖고 있는 아동을 가진 그들의 부모에게 아동의 통증에 관한 정보를 제공하고 의사 결정을 하는데 도움을 주는 것을 강조한다. 이것은 5살 이하의 어린 아이들에게도 기억되어야 한다.

성인기로의 이행은 환자와 부모 모두에게 중요하다. 청소년기를 의존적으로 보낸 사람은 성인기도 의존적이다. 잠재적 독립능력이 있지만 독립하는데 실제 어려움이 있는 경우는 도움이 필요하다. 이와 비슷하게 이 어려운 시기에 가족의 구성원이 자신들의 아이를 보조하는데 도움이 필요할 때도 있다. 전문가들이 가족들의 동반자가 되어 판단을 내리도록 도와준다.

미국 장애인 법에 따르면 장애는 "개체의 많은 생활 활동 중 한 가지라도 실제적으로 제약을 주는 신체적, 정신적 장해를 말하며 이러한 장해의 기록이 있거나 또는 가지고 있다고 간주되는 상태"를 말한다.[19] 의학기술, 진단 그리고 치료의 발달로 생명이 위독한 아동의 사망률이 줄어들고 성인기까지 잘 생존한다.[18] 만성질환이나 장애의 진단은 분명히 가족에게 충격을 준다.[16] 이러한 진단에 가족이 어떻게 반응하는지는 그들의 적응능력이다. 어떤 가족이 장애를 인지하고 더 강해지고 어떤 가족은 기능이 더 떨어지고 증상이 나타나고, 해체되는 수순을 밟는지는 Ferguson[16]이 만든 개념인 가족 복원력이란 개념에 따른다. 그는 가족 복원력의 여덟 가지 측면을 기술하고 있다:

1. 질병과 가족의 욕구 사이에 균형을 잡기
2. 의사소통의 역량 키우기
3. 상황에 긍정적인 의미 부여하기
4. 분명하게 가족의 울타리를 설정하기
5. 가족의 융통성 유지하기
6. 능동적으로 잘 대처하려는 노력을 하기
7. 사회적 통합 유지하기
8. 전문가들과 협력적인 관계 맺기

복원될 수 있는 가족의 능력이나 정도는 사회, 시간, 장소 그리고 문화에 의해 대부분 결정된다.[16]

또한, 장애를 다루는 연구에서 장애에 대한 반응을 살펴보았을 때 보편적으로 발견된 세 가지 문제점은 다음과 같다:[20]

1. 장애아나 만성질환 아동에 대한 가족, 지역사회의 태도를 결정하는 이유를 문화적으로 인식하는 것이 중요한 역할을 한다.
2. 만성적 장애를 가진 영아나 아동이 생존하리라는 기대는, 아동이 받는 즉각적 치료와 미래의 치료 및 교육계획을 세우는 노력의 정도에 영향을 미친다.
3. 만성질환 또는 장애가 있는 아동과 성인이 적절한 사회적 역할이 있으면 가족과 사회가 그 개인에게 투자하는 자원의 양을 결정하는데 도움이 된다. 여기에는 교육, 훈련, 가족과 사회생활에의 참여, 생애에 걸쳐 개인이 해야 할 계획세우기 등의 문제가 포함되어 있다. 가족 중에 장애아동이 있는 가족의 반응에 대한 문헌을 보면 생각도 변천했다는 것을 알 수 있다. 특수화(전문화)란 개념이 꽃피었던 시기인 19세기에는 장애에 대한 도덕적 비난이 종종 부모에게 가해졌다. 좋지 않은 판단을 내렸다고 생

각되는 가엾은 엄마에게 흔히 비난을 가했다. 개조 학교, 수용소, 거주지역 내의 학교 모두 이 19세기에 명백하게 되었다. 이 운동 또한 세기가 바뀐 시점에서는 특수교육 학교가 생기도록 이끌어주었다. "정상"이 아닌 아동을 다루는 유일한 방법은 이러한 시설 내에서 전문가의 손에 부모의 역할을 넘기는 것이었다.[12]

20세기에는 위의 가정을 뒤집는 사고의 주요한 변환이 있었다. 전문가들은 장애아동이 가족에게 주었던 손상에 대해 주의하기 시작하였다. 의학모델은 *죄의식, 거부, 그리고 슬픔, 역할 붕괴, 결혼상태의 결속, 그리고 사회적 위축 같은* 용어에 관련하여 가족단위를 분석하기 시작하였다.

과거 20여년 동안 가족에 대한 장애아동의 충격에 대해 새로운 접근법이 개발되었다. 최근의 접근법으로는 스트레스와 적응모델, 그리고 가족의 생애 주기 발달의 모델이 있다. 적응하는 가족은 다음의 세 가지 요인의 상호작용으로써 잠재적 가족의 위기를 기술하고 있다: (1) 초기에 높아진 스트레스 상황을, (2) 가족이 그 위기에 대처하기 위하여 가용할 수 있는 자원과 연계하여 생각하고, (3) 가족이 스트레스의 원인이라고 생각하는 것들에 대한 가족의견도 같이 본다는 것이다.[16] 이러한 접근으로 연구자들은 가족의 복원성에 집중하고 잠재적인 스트레스 상황에 대처하는 가족능력에 초점을 맞추는 것이 가능해졌다. 장애아동을 양육하는 가정은 스트레스 상황에 대처하는 방식이 다양하다는 합치된 대다수의 의견이 있다. 장애아동의 가정이 비슷한 문제에 대해 대응하는 방식은 장애아동이 없는 가정의 대처 방식과 대단한 유사성이 있다. 또한 약간씩 다른 면도 있다. 때때로 가족은 스트레스를 일으키는 원인을 장점으로 보기도 한다. 또한 스트레스 원인에 대한 반응이 주기적이고 점증적이기도 하다. 각 구성원의 스트레스 반응은 다른 이들의 반응에 영향을 미친다.[16]

발전하는 가족의 개념은 가족도 발달하고 있으며 자신들이 발달단계의 어느 시점에 와 있는지 알려고 한다는 점을 수용한다. 이러한 개념으로 인하여 지속적인 치료를 하면서 가족을 생각하도록 해준다. 이것은 어리던 장애아동이 자라면서 성인기로 갈수록 사실이다. 이러한 생각으로 연구자들은 어떤 가정은 어떻게, 왜 더 복원이 잘 되며 시간 경과에 따라 가족에 영향을 미치는 만성장애에 어떻게 대처를 더 잘 해나갈 수 있는지 살펴볼 수 있게 해준다.

지원을 받는 가정 구성원들은 내외적으로 사용할 수 있는 자원을 찾아본다. 어려움에 어떻게 반응하는지는 이러한 자원에 달려 있다. 이것 역시 사회적 문화적 전제에 그 뿌리를 두고 있다. 가정의 적응에 관한 최근의 연구는 다음과 같은 중요 주제를 우리에게 보여준다[16]:

- 가정의 적응과 건강패턴은 장애아동이나 비장애아동 가정이나 비슷하다는 것을 많은 문헌들이 말해주고 있다. 그러나 가족의 삶 주기에 따른 발달학적 차이는 어느 정도 존재한다.
- 그 외에도 장애아동을 키우는 많은 부모들이 실제로 그에 따른 다양한 장점과 긍정적 결과를 이야기하고 있다는 연구가 늘어나고 있으며 그 인식도 좋아지고 있다. 이런 면들은 대처기술(적응력), 가족 화합(결속력), 영적인 성장, 공유하는 가치관의 증대, 부모역할 공유, 그리고 의사소통의 면에서다.
- 분명히 장애아동이 있는 것과 관련하여 스트레스가 있다. 어떤 가정이 왜 스트레스에 적응하는데 있어서 다른 가정들보다 좀 더 유연한지 연구가 계속되고 있다. 일부 연구에 따르면 장애 또는 가족 구조의 수준이 다른 요인(소득, 자해, 행동 등)만큼 중요하지 않을 수 있다고 하였다. 적응력은 민족, 문화에 따라 각각 다른 패턴이 있다.[16]

▶ 문화 Culture

문화는 사람들이 장애를 보는 시각이 어떤지, 장애인 스스로 어떻게 자신들을 보는지, 장애인이 어떤 대우를 받는지에 영향을 미친다. 장애를 어떤 인식으로 보는지의 문화적 내용은 장애인과 가족이 장애의 의미를 이해하는데 중요하다. 그리고 제공받을 수 있는 서비스의 종류를 아는 것도 중요하다.

문화는 다양한 방법으로 정의될 수 있다. O'Conner는 문화를 "사람들이 경험을 해석하고 사회적 행동을 형성하는데 사용하는 후천적 지식"이라고 정의한다.[21] 다른 정의로는 "끊임없이 변하는 가치, 전통, 사회적, 정치적 관계성, 많은 요인 즉, 같은 역사, 지리적 위치, 언어, 사회 계층 또는 종교에 의해 결속된 사람들이 공유하는 세계적 관점이다"[22]라는 것이 있다. 문화를 분석한 다양한 연구에서

여러 비슷한 관점이 나왔다:[21]

1. 문화란 본능적이거나 생리적으로 유전되는 것이 아니고 행동 패턴의 학습에 의한 것이다.
2. 문화는 노인층에서 젊은층으로, 세대에서 세대로 전달되는 것이다.
3. 문화의 역할은 그룹의 정체성을 형성하는 것이며 다른 그룹과도 공유될 수 있다.
4. 문화는 개체가 속한 그룹구성원이나 개인에게 사회와 서로 상호작용하게 하는 효과적인 기전을 제공해 준다.

다양성 대 민감성 Diversity versus Sensitivity

헬스케어에 미치는 문화의 영향을 이야기 하는 용어들이 오늘날 많이 있다. 가장 흔한 용어 두 가지를 설명하고 그것들의 기능적 차이도 설명하는 것이 필요하다. *문화적 다양성*이란 하나의 조직체내에 여러 범위의 문화적 현상이 있는 것을 말한다. 이는 일반사람들을 더 나타내는 영향을 지칭한다. 헬스케어에서, 일터에서 마주치는 다양성을 통하여 비슷한 문화권은 능력의 잠재성을 더 높일 수 있다. 비교해서 *문화적 민감성*과 효율이란 "문화적으로 유능함"을 말하며 문화적 배경과 관계없이 만나게 되는 고객, 개인, 가정, 지역사회의 문화 안에서 효과적으로 일할 수 있는 능력을 향해 진력한다는 뜻이다.[22]

문화적으로 민감하다는 것은 문화적 차이가 있다는 것을 잘 이해한다는 뜻이다. 이 차이는 반드시 어느 것이 더 좋다 나쁘다, 어느 것이 맞다, 틀리다, 또는 어느 쪽이 머리가 더 좋은가 아닌가의 문제가 아니라 단순한 다름의 문제이다.[23] 헬스케어에 영향을 직접 미치는 태도, 행동, 그리고 의사소통에 대해 자세히 검사할 필요가 있다. 한 문화권 내의 각 사람을 문화배경이 같다고 해서 상동적으로 또는 특징지어서 인식하지 않는 것이 중요하다. 참조할 수 있는 토대를 얻는 것과 문화적으로 잘 이해하게 되는 것은 일반화를 통해서만이 가능하다.

문화 정체성에 의한 영향 Influences on Cultural Identity

우리의 국적, 인종, 민족성은 우리가 누구인지, 우리가 어떻게 질병과 장애를 바라보는지에 영향을 미치는 다양한 요인들이다. 이와 비슷하게 우리의 사회경제적 상태와 교육에 의한 영향도 있다. 연령, 종교, 과거경험에 의해서도 우리의 신념이 변한다.

이런 것들 이외에도 미국 문화 안에서 성장한 헬스케어 제공자들은 다양한 문화적 배경을 지닌 자신들의 환자의 관점과 충돌하는 의학적 관점이 있다는 것을 발견하고 있다. 과거의 치료는 단일 문화적이며 유럽-미국적인 문화에서 온 것이었다. 전통적으로 "치료"에 가치를 부여하는 하나의 "의학적 문화" 아래서 우리는 기능해왔고 의학에서의 전문성을 훈련해왔다.[9]

이러한 전통적 모델은 그러나 "의학적" 문화정체성이 동일하지 않은 사람들에게는 관련이 없거나 적절하지 않다.[9] 이러한 문화적 단절이 일어날 때 인종적 민족적 소수에 속하는 사람들은 치료에 차별이 종종 일어날 수 밖에 없다. 이의 한 예로써 Tuskegee 매독 연구실험을 들 수 있는데 이 사건은 1932년부터 1972년 사이에 일어났다. 399명의 가난한 소작인인 아프리카계 미국인들은 매독으로 진단된 후 모르는 사이에 연구과정상 자신들이 대조군이 된 줄 모르고 치료받았다는 이야기를 들었다.[24] 이러한 과거의 유산은 많은 아프리카계 미국인들이 생각하는 의료산업의 명성 및 신뢰도에 지속적으로 영향을 미쳐왔는데 여전히 인종적 민족적 차별이 헬스케어 시스템에 있으며 이는 의료사회에의 불신으로 이어져 왔다.[24] 다행스럽게도 이러한 차이들은 시간에 따라 바뀌고 있지만 아직도 존재한다. Guerrero 등은 사회경제적인 요소에 맞춘 전체적인 가족중심치료에서 백인 아이들과 마찬가지로 흑인 아이들에서도 비슷한 경험을 한다고 밝혀냈다. 대조적으로 인터뷰 언어와 심지어 다변량의 조정에도 불구하고 백인 아동과 라틴계 아동 사이에서의 전체적인 가족 중심 치료의 관점에서는 차이가 아직도 존재한다.[25]

문화와 부모의 기대 Cultural and Parental Expectations

많은 연구에서 인지적 사회적 발달에 대한 부모의 기대를 예측하는 강한 인자는, 자신의 문화와 다른 문화와의 접촉이라는 결과를 보여주고 있다. 대부분의 연구는 문화요인으로 민족적 뿌리를 지적한다. 좀 더 현대의 문헌은 서구적 교육과 사회경제적 수준이 민족적 이유보다 그 가족이 다른 신념을 가지게 하는 보다 강한 예측인자라고 하였다. 이것은 문화의 병용이 부모역할 스타일과 아동발달에 대한 부모의 생각에 강력한 영향을 준다는 것을 보여주는 것이다. 좀 더 심각한 것은 경미하게 지체됨, 행동이상, 그리고 학습장애가 부모와 전문가들 사이에서 다르게 기술되고 있다는 점이다. 민족지학 연구에서 보듯이 때로 문화와 관련한 차이가 있는데 어떤 부모는 아이의 인지와 사회적 기능에서의 차이를 핸디캡이나 장애의 개념에 맞을 때만으로 제한해야 한다고 주장한다. 이러한 말을 들을 때 전문가들은 이 가족이 "부정(denial)"[23] 하는 상태에 있다고 해석하기 쉽다. 특수교육 영역에서 문화적으로 적절한 서비스에 대한 문헌적 고찰에서 다음과 같은 내용이 있다[9]:

1. 장애의 정의와 해석은 문화마다 차이가 있다.
2. 장애 관련 스트레스에 대처하는 스타일이 가족마다 문화적 차이가 있다.
3. 참여와 지지에의 기대뿐 아니라 부모의 상호반응 스타일에 문화적 차이가 있다.
4. 정보와 서비스에 접근하는데 문화적 집단마다 차이가 있다.
5. 특수교육에서 가족의 역할에 대해 부정적인 전문가적 태도와 인식이 있다.
6. 교육 프로그램의 문화적 적용에 있어 부조화한 면이 있다.

문화집단과 관련한 전통적인 문화패턴이 있다. 하나의 예를 들어, 어떤 아시아인들은 장애를 영적인 징벌이나 응분의 대가라고 여긴다. 이와 비슷한 개념으로 신체 장애인의 영혼은 완전하다고 강조하기도 한다. 이것은 Anne Fatiman의 소설 *When the spirit catches you, and you fall down*에 강하게 표현되어있다. Hmong족의 한 가족이 간질을 개인의 영적인 현상이라고 간주하는 이야기를 통하여 그 예를 볼 수 있다.[26]

질병에 대한 문화적 반응

The Cultural Response to Illness

건강, 질병, 그리고 죽음에 대해 어떻게 바라보고 대응하는지는 주로 그 개인의 문화적 배경에 따라 다르다. 이것을 자세히 말하기 전에 질환과 아픈 상태의 구분을 먼저 이야기하여야 한다.

의사는 신체기관 및 시스템 구조와 기능의 이상으로 정의할 수 있는 질환을 진단하고 치료한다. 이와는 달리 아픈 상태란 질환 또는 불편함에 대한 문화적 반응과 그런 상태에서의 좋지 않은 쪽으로의 변화의 경험이라고 할 수 있다.[27]

아픈 상태를 어떻게 이해하고 그에 반응하는지는 Kleiman이 말한 "설명 모델(explanatory model)"로 알 수 있다. 이것은 아픈 때와 임상과정에서 행해진 모든 치료에 대한 개념으로 정의된다.[27] 설명모델은 아래 다섯 가지의 이슈를 말한다:

1. 문제의 원인
2. 발생시간과 형태
3. 병의 병리생리
4. 병의 진행과 심한정도
5. 하여야만 하는 치료[28]

"아픈 상태란 우리가 병을 어떻게 설명하고 우리의 사회적 위치, 우리가 적용하는 의미의 시스템에 바탕하여 질병을 어떻게 이해하고 경험하고 또 대처하는지에 따라 문화적으로 만들어진다."[27] 전통의학과 토속적 요법의 역할은 문화적 가치에 기인한다. 스스로 인식한 병의 70~90%는 공식적 의료 밖에서 대처한다.[27] Kleinman이 말하듯이 "민간치료사는 질병에 대한 인간의 경험을 다루는 것"이다. 그들은 질병에 대하여 의미있는 설명을 부과하려고 하고 질병을 둘러싼 개인, 가족, 그리고 지역사회의 문제에 반응하려 한다는 것이다. "토속 질병"(즉, 하나의 문화집단에서 인식되는)은 때때로 생의학적 패러다임과 충돌을 빚는다.[29]

토속 질병을 이해하는 것이 중요한데 "토속 질병"을 경험하는 사람이 의료인과 "민간요법사"에게 올 수도 있기 때문이다. 그 이외에도 어떤 "토속 치료"는 해가 될 위험도 있다. 마지막으로 토속 질병은 의학적 치료가 필요한 병리생리를 다른 문화로 해석한 결과일 수도 있다. 의료진의 치료에서보다 민간요법에 의해 많은 만성질환의 문제가 더 좋아졌다는 보고들이 있어왔다. Kleinman은 이러한 좋아짐이 민간요법사들이 "설명"을 많이 강조하고 요법사와 환자 사이에서의 설명체계가 더 많이 일치하고 있기 때문이

라고 생각하였다.[27]

좀 더 심각한 병에 있어서는 가치관과 신념이 질병의 이해에 더욱 중요하게 된다. 질병의 생리학적 증상들이 문화마다 다른 것이 아니지만 개인들은 병을 이해하고 해석하고 반응하는 방식이 다르다. 대처하는 스타일 뿐만 아니라 설명적 모델은 병을 지각하는데 영향을 준다는 것을 보여준다. 그 사람의 의도는 개인의 대처 스타일, 지식, 신념, 그리고 문화적 배경의 결과라는 특정적 내용에 부과된 것이다.[27] 병을 도전으로 간주하면 병은 내적으로 접근하여 극복해야 하는 것으로 생각하는 것이다. 적절한 전문가에게 의뢰되고 충고를 따르며 생존은 계속된다. 병을 신의 뜻이라고 강조하는 경우 병은 물러남(resignation)을 강조한다. 병을 인간이 조절할 수 없는 것으로 여기고 신의 뜻이라고 인식하면 변화시킬 수 없다는 것을 수동적으로 받아들이게 된다. 이로 이하여 보다 적극적인 과정에 관심이 덜 가고 우울해지기도 한다. 부모, 가족 또는 의료진으로부터의 돌봄, 또는 주의를 담보하는 "전략"으로 병을 보는 시각이 있다. 또 다른 관점은 병을 삶의 의미에 어떤 통찰력을 가질 수 있게 되는 기회로 간주하는 하나의 "가치"로서 보기도 하는데 이것은 "아주 높은 경지"의 대처양식이다. 비록 그 의미는 문화에 의해 영향을 받지만 문화마다 다른 것은 아니다.[27]

증상에 대한 우리의 생각과 인식뿐만 아니라 병든 행동에 우리가 붙이는 라벨은 환경, 가족 그리고 설명모델에 의해 영향을 받는다. 그 이외에 문제를 의사소통하는 방법 어떻게 증상을 이야기하는지, 언제 누가 치료를 위해 방문하는지, 얼마나 오래 치료를 받아야 하는지. 어떻게 치료를 평가하는지는 모두 문화적 신념에 의해 영향을 받는다.[30] 이와 비슷하게 문화는 극적으로 통증에 대한 반응과 표현에 영향을 미친다. 이것은 아동기를 통하여 학습된 것이다.[30]

장애에 대한 문화적 반응
The Cultural Response to Disability

우리가 해 온 연구의 결과 우리는 장애의 정의는 사회적으로 형성된 것이라는 논점을 강하게 지지한다.[9,23] 장애가 심할 때 모든 그룹이 전반적 발달, 행동적이나 감각적 장해를 인지하지만 그 상태와 관련한 가치 또는 불명예의 정도에 대하여는 많이 다르다고 생각한다.[9,31] 장해에 대한 반응은 시대, 장소 그리고 문화에 따라 변한다. 역사를 돌이켜볼 때 핸디캡인지 아닌지를 그 사회가 정의해왔다. 지난 십여 년간 장애의 의미상 개념적 변화가 있었다. 장해와 신체적 핸디캡이라는 개념은 서로 상호영향을 주고받았다. 신체적 제약보다도 태도와 이미지가 장애인의 치료에 영향을 주었다. 장애인이 형성하는 이미지와 개념의 원천은 문헌과 예술, 텔레비전과 영화, 그리고 종교, 책, 학교교재에서 발견할 수 있다. 이러한 모든 것이 문화적인 인공적 산물이기 때문에 장애에 대한 태도로부터 문화를 떼어내기란 불가능하다.

문화적으로 만성질병 또는 장애를 일으킨다고 인식되는 원인은 그 아동에 대한 가족과 지역사회의 태도에 영향을 준다.[20] 어떤 문화에서는 장애가 징벌의 형태로 간주된다. 장애인, 가족, 그리고 조상이 금기사항을 침범했기 때문에 신의 목표물이 되었다는 신념에 따른 것이다. 마법도 마술에 걸린 사람과 연관되어있을 뿐 아니라 장애와도 강한 연관이 있다고도 생각한다.[20]

유사하게 유전질환은 "피 속에 흐른다"라고 자주 생각되며 또는 저주에 의한 것이라고 간주된다.[20,27] 이와 밀접한 관련이 있는 것으로써 장애아동이 근친상간적 관계의 산물이라는 전통적 믿음이 있다. 환생을 믿는 사회에서는 장애아동을 부모가 전생에서 저지른 죄의 결과로 보거나 아동 스스로의 죄 때문이라고 보기도 한다. 장애의 원인으로 인간적 요소의 불균형을 강조하는 어떤 종교적 시각도 있다.[20]

이러한 모든 원인에 대한 인식을 통하여 장애인은 자신의 장애에 책임이 있고 가족 내에서의 처한 위치를 당연하게 여긴다. 그 이외에도 장애를 징벌로 간주하는 곳에서는 장애아동의 존재가 그 가족에겐 난처함이 된다. 격리를 포함한 다양하게 무시하는 형태가 분명히 있다. 많은 문화에서 조기중재를 생각하지 않는 의료 교육전문가가 많다. 이러한 상황에서는 믿을 수 없을 만큼의 사회적 압박이 가족에게 가해지기도 한다. 가족은 치료에 참여하기를 거부할 수도 있고 위와 같은 인식이 장애아동의 신체적 지능적 제약에 타인의 주의를 끌게 될까봐 두려워하기도 한다.[20]

생존에 대해 전통적으로 어떻게 생각하는지를 이해하는 것 또한 중요하다. 심한 장애가 있는 아동은 살지 못하리라는 단순한 생각은 현실적으로 부모나 의료진으로 하여금 건강한 아이에 더 관심을 기울이도록 만든다. 어차피 짧은 기간 살 것이라는 생각으로 장애아동을 방치하거나 또는 과잉 보호하는 것은 의료서비스와 심리적 발달에 심각한 영향을 준다. 게다가 건강한 상태로 회복되었다고 생각하는 것이 어떤 것인지에 따라 장기간의 계획에 영향을 주고 특수치료를 요구하는데 영향을 준다. 어떤 문화에서는 "아마도 신이 당신의 아기를 좀 더 스스로 나아지도록 할 것이다"라고 말하는 구성원이 있기도 하다.[20]

직업에서, 사회에서 장애인의 역할을 제약하는 사회는 장애아동을 교육하는데 투자하는 시간, 에너지, 비용에 영향을 줄 수 있다. 그 이외에 성 역할에 따른 차별 때문으로 어떤 문화에서는 의학적 치료를 위한 가족의 기꺼운 비용 지출 정도에 영향을 주기도 한다. 이러한 문화권에서는 여아의 장애에 많은 비용을 지출하는 것을 싫어한다.[20]

장애에 대한 문화적 신념과 가치를 충분히 이해하지 못하는 경우 장애아동에 대한 가족의 돌봄에 영향을 주기도 한다. 장애아동에게 완전하고 전인적 치료를 해주는 것이 자신들의 책임이라고 느끼도록 해주는 문화권의 한 가족을 생각해보자. 그들은 아이를 심지어 이웃에게도 보이지 않고 집에만 아이를 놓아둔다. 가난, 두려움, 언어장벽, 전통의료에의 신뢰같은 다양한 이유로 도움이나 충고를 받아들이기를 주저한다. 문화적 관점에서 보지 않는다면 이것은 방치라고 해석되기도 한다. 즉, 부모가 아이에게 교육과 정서적인 지지를 제공하지 못하고 적절히 양육하지 못하는 것으로 보인다.[23]

사망 및 임종에 대한 문화적 반응 The Cultural Response to Death and Dying

중증 또는 복합적인 신경발달적인 장애와 복합적인 의학적 상태를 가진 아동의 생존은 의학적인 케어와 기술의 발달로 인해 증가한다.[32] 그들은 삶의 말기에 고통을 완화하는 치료와 치유 중심 처치 사이에 직면할 수 있다. 죽음과 관련된 습관은 문화적 가치에 의해 아주 많이 영향을 받는다는 것을 이야기할 필요가 있다. 슬픔의 표현과 대처기전은 사람마다 다르지만 문화적 배경과 상관이 있다.[33] 죽음의 의미, 애도기간의 가족의 역할을 포함한 가족의 양상, 전문치료에 대한 가족의 기대를 이해할 필요가 있다. 삶의 질에 관한 전문적인 태도와 치료의 적절성, 예후의 불확실성과 만성적인 장애를 가진 아동의 독특한 역할, 그리고 양육자와 아동 사이의 상호의존은 이러한 환자들에 있어서 삶의 말기 치료에 있어서의 장애에 도움을 준다.

만성 장애를 가진 아동의 상실은 아이의 상실뿐 아니라 삶의 상실을 의미한다. 다시 말해, 자녀의 전문 지식을 바탕으로 가족의 전문 지식을 존중하는 것이 효과적인 고급 관리 계획 및 구현에 도움이 될 것이다.[32]

▶ 가족 중심의 중재 제공하기 Providing family-centered intervention

문화적으로 역량 있는 중재를 제공하는 모델을 포함하여 헬스케어 제공에서의 문화적 역량의 과정을 탐구하는 양육관련 문헌들이 보고되어 있다.[34]

문화적 욕구 Cultural Desire

문화적 역량의 첫 번째 요건은 "문화적 욕구"이다. 이것은 문화적으로 인식하는 과정에 "참여하고 싶어하고", 문화적으로 잘 알게 되며, 문화적으로 능숙한 기술을 갖게 되고 문화적인 동반자를 찾으려는 의욕이다.[34] 요구 받기 때문에 하는 것이 아니라 스스로 원하기 때문에 하는 것이라야 한다. 여기에는 타인에 대해 열린 마음과 융통성에 대한 열정이 있어야 하고 다름을 받아들이고 비슷한 점을 찾아내고 문화적 정보제공자로서 다른 이들에게 배우려는 의지가 있어야 한다.

문화적 인식 Cultural Awareness

문화적 인식은 문화적 역량 성취의 다음 단계이고, 스스로 검사하고 심도있게 자신의 문화적 배경을 탐색하는 것이다.[34] 개인의 편견, 다른 선입견을 하고 있는지 알아보는 것을 포함하고 있다. 이런 자가 인식이 없으면 다른 문화에서 자신의 신념, 가치 행동패턴만 강요하게 될 위험이 있다.

문화적 지식 Cultural Knowledge

문화적 지식은 다양한 문화와 인종에 대한 건전한 교육기초를 얻고 찾는 과정이다. 이런 정보를 얻는 것은 일반적인 면을 배우는 것이 아닌 개별적 차이점을 배우는 것이다. 특정 소규모 문화에 대한 일반적인 면만 학습하는 것은 고정된 시각을 발달시킬 위험이 있다. 같은 문화권 내에서도 많은 다른 점이 있다는 것을 이해하고 삶의 경험, 다른 문화권과의 병용, 같은 문화권에서의 다양함으로 인한 문화권 내의 차이점을 이해함으로써 우리의 환자와 가족에게 고정적인 패턴만 강요하지 않도록 해준다.

문화적 기술 Cultural Skill

문화적 기술이란 문화에 바탕한 신체적 평가를 수행하는 것뿐 아니라 환자의 문제에 관한 문화적 자료를 수집하는 능력을 말한다.[34] 질문을 통하여 이런 정보를 모으는데 도움이 되는 도구가 많이 있다. 환자나 가족에게 상처가 되지 않는 방식으로 질문하여 발달학적 기술에 대해 질문해야 한다는 것을 명심하자. 잘 듣고 판단하지 않는 태도가 정보를 얻는 효과적이면서 좋은 방법이다. 그 이외에도 다양한 문화권의 사람을 만나는 것도 다른 사람에 대한 자신의 신념을 정제하고 변형 적용하여 고정관념을 탈피하는 좋은 방법이다.

언어적인 평가가 의사소통을 쉽고 정확하게 하는데 필요하다. 평가과정에는 특별히 훈련된 의료 해석요원의 이용이 중요하다. 비전문적 해석자, 가족, 특히 아동과 형제들이 의학지식이 없음으로 해서 문제를 일으킬 수도 있다. 우리는 문화적으로 알아들을 수 있게 자료를 제공해야 할 뿐 아니라 읽기 기술이 낮을 때를 위한 치료도 해야 한다. 영어능력이 떨어지는 사람들이 의료를 이용할 때 장벽을 느낀다고 보고되었다.[35] 방문날짜를 예약하는 것이 늦어지고 약속시간, 장소, 날짜 그리고 위치를 오해하기 쉽다. 잘 읽을 수 없는 사람은 의료요원들 및 그곳에서 일하는 사람들과 의사소통하는 것이 어려운데 이것으로 인하여 적시에 치료받고 관찰해야 하는 의학적 문제를 더 악화시키기도 한다.[35]

1999년에 소수민족을 위한 미국 건강 및 국민서비스국(Department of Health and Human Services(HHS)은 이러한 영역에서의 표준적인 치료를 개발하였다. 이러한 기준은 2007년에 개정되었다(보기 1.3). 그 이외에 시민권리국(2003)과 HHS도 HHS로부터 지원을 받는 의료종사자들은 차별을 금지하는 연방법을 강화하도록 하였다. 반차별법은 1973년의 재활법의 504조항, 1964년의 시민권리법, 1990년의 미국 장애인법의 두 번째 제목, Hill-Burton법의 지역사회 서비스 보장법, 1975년의 연령차별(age discrimination)법에 명시되어있다. "연방의 지원을 받는 종사자들은 영어를 잘 못하는 사람들에게 의료서비스를 잘 해주어야 하고 의미있는 접근을 보장해야 한다"는 것을 이 법이 요구하게 된 것이다.[36] 중요한 도구인 통역자와 번역기를 이용하여 잘 읽지 못하는 사람들에게 각자 읽을 수 있는 언어로 해주는 것이 요구된다.

읽을 수 없는 사람은 그들에게 제공되는 서류와 듣는 자료를 이해할 수 없어서 많은 문제에 부닥친다. 어떤 이들은 잘 읽지 못하고 듣지 못한다고 쉽게 인정하는 반면 숨기려고만 하는 부끄러워하는 이들도 있다는 것을 기억하는 것이 중요하다. 이러한 상황에서는 구두로 설명해주고 보여주기를 통하여 이해시킬 수 있다. 그림, 사진 그리고 시각적 힌트 등은 정확하게 정보를 주는데 유용하다. 어떤 사람은 가족의 도움을 받아 읽을 수 있는데 앞으로의 교육과정에서도 이 가족 구성원은 중요하게 될 것이다.

예를 들어, 어떤 것을 잘 읽지 못한다고 양해를 구하는 사람, 제공된 정보를 다시 읽어주지 못하는 사람이 있다면 이들은 영어기술이 좋지 않은 사람이라고 추정할 수 있다. 영어가 잘 안되는 사람에게 제공해줄 수 있는 전략은 그 이외에 다음과 같은 것들이 있다.[37]

- 판단하지 않기
- 환자와 가족을 참여시키기
- 환자에게 간단하게 질문하기
- 지시를 단순화하기
- 정보를 여러 번 반복해서 주기
- 같은 내용을 알려주기 위한 다양한 방식 발견하기
- 정보를 잘 정리해서 가장 중요한 정보를 우선으로 제공하기
- 청각-시각적 정보를 이용하기
- 정보학습과 재교육에 친구나 가족 참여시키기
- 자신의 언어로 알게 된 내용을 다시 해보라고 하거나 기술을 해보라고 하기
- 환자와 가족에게 결정권을 주고 프로그램에서의 독립성을 촉진하기

의료진과 물리치료사는 환자, 가족, 그리고 다른 요원들간에 정보의 공유와 협력을 증진해야 한다. 가족 지원센터 같은 장소를 알려주는 것은 아동욕구에 대해 가족들 스스로 교육받을 기회를 가지게 해주는 것이다. 또한 지역사회 안에서 가족지지를 제공하는 프로그램을 개발하는 것은

보기 1.3 문화적 및 언어학적인 접근 서비스(CLAS)의 국가적인 표준

CLAS 표준은 일차적인 헬스 케어 조직을 나타낸다; 그러나, 개별적인 제공자 역시 문화적이고 언어학적으로 도달 가능한 실행을 만들기 위한 기준의 사용이 장려된다. CLAS의 원칙과 활동은 조직과 지역사회의 파트너십을 통하여 통합된다.

표준 1
의료 기관은 환자/소비자가 자신의 문화적 건강에 대한 믿음과 관행과 선호 언어와 호환되는 방식으로 제공되는 모든 직원의 효과적이고 이해할 수 있는 보살핌과 존경을 받아야 한다.

표준 2
의료 기관은 서비스 분야의 인구 통계학적 특성을 대표하는 다양한 인력과 리더십을 갖추고 있는 조직의 모든 직급을 채용, 보유, 홍보하는 전략을 수립해야 한다.

표준 3
의료 기관은 모든 직급의 임직원이 CLAS 전달에서 지속적인 교육 및 훈련을 받도록 보장해야 한다.

표준 4
의료 기관은 모든 접촉 지점에서 제한된 영어 실력을 가진 각 환자/소비자에게 무료로 제공되는 통역 서비스와 통역 서비스를 포함하는 것을 포함한 언어 지원 서비스를 제공해야 한다.

표준 5
의료 기관은 언어 지원 서비스를 받을 수 있는 권리를 제공하기 위해 구두 제공 언어와 서면 통지문을 환자/소비자에게 제공한다.

표준 6
의료 기관은 통역사와 언어 능력이 있는 직원에 의해 제공되는 한정된 영어 실력을 가진 환자/소비자에게 언어 지원의 역량을 보장한다. 가족과 친구는 통역 서비스를 제공하는 데 사용되어서는 안 된다(환자/소비자에 의한 요청은 제외).

표준 7
의료 기관은 서비스 영역에서 흔히 접하는 그룹과 또는 그룹의 언어로 구성된 언어로 이해하기 쉬운 환자 관련 자료와 포스트 표지를 사용하여야 한다.

표준 8
의료 기관은 CLAS를 제공하기 위한 명확한 목표, 정책, 운영 계획 및 관리 책임/감독 메커니즘을 개략적으로 수립하고, 시행하고, 관리하는 서면 전략을 개발해야 한다.

표준 9
의료 기관은 CLAS관련 활동에 대한 초기 및 지속적인 조직 자체 평가를 실시해야 하며, 내부 감사, 성과 개선 프로그램, 환자 만족도 평가 및 결과 기반 평가에 대한 문화적 및 언어적 역량을 장려해야 한다.

표준 10
의료 기관은 환자의 인종, 민족, 언어 및 구어체에 대한 데이터를 의료 기록에 수집하여 조직의 관리 정보 시스템으로 정기적으로 업데이트해야 한다.

표준 11
의료 기관은 서비스 영역의 문화적, 언어적 특성에 대응하는 서비스를 정확하게 계획하고 시행하기 위한 필요성을 평가하기 위해 지역 사회의 인구 통계학적, 문화적, 역학적 프로파일을 유지해야 한다.

표준 12
의료 기관은 참여, 공동체와의 협력적 협력을 개발하고 지역 사회와 환자의 참여를 위한 다양한 공식적이고 비공식적 메커니즘을 활용하여 CLAS관련 활동을 설계 및 구현해야 한다.

표준 13
의료 기관은 갈등과 불만 해결책이 문화적이고 언어적으로 민감하며, 환자/소비자의 문화적 갈등 또는 불만 사항을 식별하고 예방하고 해결할 수 있도록 해야 한다.

표준 14
의료 기관은 CLAS 표준을 구현하는 데 있어 그들의 진행 상황과 성공적인 혁신에 대한 공개적인 정보를 제공하고 이 정보의 가용성에 대한 공공 공지를 제공하도록 권장한다.

중요한 관련 활동이다.

어떤 기관들은 가족요원을 양성한다.[38] 이런 가족들은 비슷한 처지에 있으며 부모 대 부모 지지를 촉진하고 격려하는 활동을 한다. 그 이외에도 가족 치료와 그 판단을 지지해야 하는 사람은 그렇게 하기 위한 도구도 주어야 한다. 기관들은 서비스 계획, 제공 그리고 그에 대한 평가에 환자와 가족을 참여시켜야만 한다. 가족으로부터의 피드백을 받아 프로그램 계획에 참조한다. 치료기관들은 아동의 욕구뿐 아니라 가족의 욕구도 고려해야 한다.

요약하자면, 올바른 질문을 통하여 문화적으로 역량 있는 중재를 제공하는 것이다.[22]

가족 중심 치료의 장점
Benefits to providing family-centered care

가족 중심 치료를 하고 있는 보건관계자들은 이러한 치료가 시간이 지나면서 가족의 역할이 더 확고해지고 특히 성인기로 이행하려고 하는 아동이나 젊은이들이 스스로의 건강관리에 책임감을 더 가지게 된다는 것을 알고 있다.[38] 가족 중심의 치료는 환자와 가족의 결과를 좋게 하며 만족도를 높이고 아동과 부모를 강하게 만들며 전문가의 만족도도 높여주고 헬스케어 비용을 줄여 헬스케어 자원을 좀 더 효율적으로 이용할 수 있게 해주는데 그 내용은 아래의 문헌에 나와있다[38]:

- 아동이 치료받는 동안 가족의 존재가 아동과 가족의 불안을 줄여준다. 연구에 의하면 준비된 부모는 치료과정을 더 연장해달라고 하지 않고 치료자를 불안하게 하지 않는다.
- 편도선 절제술 후 회복과정에 엄마가 참여하였던 아동들은 그렇지 않았던 아동보다 더 빨리 회복되고 퇴원하였다.
- 진료의 질 제고 연구에서 보면 수술받은 아동은 부모가 옆에 있고 통증 평가 및 관리에 참여하였을 때 덜 울고 덜 불안해 했으며 투약도 덜하게 되었다는 알게 되었다.
- 아동생활 전문가로부터 치료를 받은 아동과 부모는, 그렇지 않은 경우보다 정서적 스트레스 측정상, 치료과정 동안의 대처에서, 수술 후 회복에서 의미있게 더 좋은 결과를 보였다.
- 부모 대 부모간의 지지 효과의 다면적 평가에서 일 대 일의 지지가 부모의 문제해결 능력과 자신감을 높여준다는 것을 발견하였다.
- 만성질환을 가진 아동을 기르는 엄마는 가족 대 가족의 지지가 있으면 더 나은 정신건강을 보여주었다.
- 모든 나라에서 아동치료에는 가족 중심의 치료가 우선 전략이 되고 있다. 새 병원에서는 프로그램 기획에 가족이 참여하였고 요원교육 그리고 기타 중요한 병원 위원회와 테스크 포스에도 참여하여 왔다.

가족 중심의 치료를 하면 의료진의 만족도도 역시 향상된다. 그 결과 아래와 같은 점을 보여주었다:

- 치료진이 가치있고 배울만한 경험이라고 보고한다.
- 가족을 스태프로 하는 프로그램을 가정방문과 연계했을 때 인지장애가 있는 아동과 청소년이 학생으로서의 지각에 긍정적인 변화가 나타난 것을 Vermont 프로그램으로 알 수 있었다.
- 소아 응급영역에서 가족 중심의 치료를 하게 되면 가족 중심의 치료를 강조하지 않는 문화에서보다 스태프들이 자신들의 일에 대해 긍정적으로 느낀다.
- Wisconsin 의료센터에서 임산부들을 대상으로 가족 중심의 치료 방식에 맞게 주산기 관리를 조정한 결과 센터 방문을 더 자주 하게 되고 흡연 및 음주횟수가 줄어들었으며 출산율의 증가, 재태기간의 증가, 신생아의 집중치료실 이용빈도 감소로 나타났다.
- Ohio의 어린이 병원에서 가족 지지를 하고 가족이 24시간 센터를 방문할 수 있게 오픈하고 정보공유를 확실히 하는 방식으로 하였더니 아급성기 치료 병원을 퇴원한 후에 결과를 보면 영아들에서 입원기간이 30–50%가 줄어들었다
- Conneticut에서는 에이즈 감염된 아동을 위한 가족 지지 서비스를 위하여, 비슷한 경험과 서비스를 받았던 가족을 가족 지지요원으로 고용하였는데 이 접근으로 에이즈 관련 병원 입원기간이 줄어들고 진료예약을 무단취소하는 횟수가 감소하고 치료를 촉진한 결과로 드러났다.
- 워싱턴의 King 카운티는 가족참여 서비스 모델에 바탕한 아동치료 프로그램을 가지고 있다. 가족은 스스로 아동의 특정 정신건강욕구에 얼마나 비용을 쓸 것이며 가족이 참여한 협력팀이 개발한 서비스를 받는 한도를 결정한다. 프로그램 시행 5년에 시설대신 가정에 살게 된 아동이 24%에서 91%로 늘어났다. 지역사회 학교에 등교하는 아동 수는 48%에서 95%로 증가하였다. 아동 일인당 드는 비용 또는 가족 1달간 비용이 6000$에서 4100$로 줄어들었다.

의료진에 돌아가는 장점은 다음과 같았다[38]:

- 가족과 아동의 건강 및 발달의 증진에 더욱 협조하게 되었다.
- 좀 더 나은 정보 및 협력과정을 바탕으로 임상판단을 내리는 것이 향상되었다.
- 협력적 과정에 따라 치료계획을 만들었을 때 추후 추적

관찰이 향상되었다.

- 가족의 강점과 돌볼 수 있는 능력을 더 잘 이해하게 되었다.
- 전문적인 시간과 헬스케어 자원을 보다 효과적이고 효율적으로 사용하게 되었다.
- 헬스케어 팀 내의 의사소통이 보다 잘 되었다.
- 의료산업 내에서 좀 더 경쟁력 있는 위치를 가지게 되었다.
- 장래의 소아과의와 기타 전문가의 수련 학습환경이 더 좋아졌다.
- 임상환경이 전문가의 만족도를 높여주었다.
- 치료받는 아동과 가족의 만족도가 더 높아졌다.
- 의료 기관의 변화에 따른 환자와 가족의 노력은 의료 프로세스의 개선, 건강 이해 능력 향상, 보다 효과적인 우선 순위 설정 및 보다 효과적인 의료 서비스의 사용을 촉진하였다.[39]

요약

문화적으로 역량있는 가족 중심의 치료를 해주기 위해서는 우리자신의 신념체계를 점검해보는 것이 중요하다. 첫째, 가족 구성원의 웰빙과 건강을 얻고 유지하는데 가족이 얼마나 중요한 역할을 하는지 인식하는 것이 필요하다. 그 결과 가족 구성원을 치료팀의 동등한 구성원으로 하기를 제안해왔다.

다음은 정서, 사회 발달적 지지가 헬스케어의 통합적 요소임을 알 필요가 있다. 셋째, 우리는 환자와 가족의 선택을 존중할 필요가 있으며 그들의 가치관, 신념 그리고 문화적 배경도 존중할 필요가 있다.

마지막으로, 어려운 환경 속의 가족이라도 헬스케어 경험에 중요하고도 장점으로 살릴 수 있는 독특한 무엇인가를 가지고 있다고 가정할 수 있다.

"가족 중심의 치료란 가족이 확인해준 욕구에 맞춘 서비스 제공 모델이다."[1] 비록 많은 사람들이 가족 중심의 치료를 하고는 있지만 보편적이지는 않다. 이를 위하여는 헬스케어 전문가들은 새로운 형태의 임상과 원칙을 적용해야만 하고 가족과 환자는 새로운 기술을 배워야만 한다.

오늘날 많은 정부 단체들은 가족 중심 치료를 도입하였다. 보건의료 연구소(Agency for Healthcare Research and Quality(AHRQ)(www.hhs.gov)와 환자 및 가족 중심의 치료 기관(institute for patient and family centered care)(www.ipfcc.org)이 두 가지의 예이다. 가족 중심 치료를 촉진하기 위해 전문가들의 역할에 관하여 전문가가 되기 위한 과정 또는 전문가 이후 과정에서 교육하는 것을 포함하는 훈련프로그램이 제안되었다. 역사적으로, 이러한 기관들은 가족 중심의 관리들의 원칙에 대해 전문가들을 교육시키기 위한 시도를 시작했다. 1998년도 Nashvillr에서 부통령 앨고어에 의해 가족 중심의 치료의 원칙에 대해 전문가들을 교육하려는 시도에서 가족과 건강이라는 컨퍼런스가 열렸다. 이 컨퍼런스로 인하여 보건시스템 안에서 전국적으로 가족 중심의 치료의 가치를 인식하는 계기가 되었다. 가족 권리 장전은 원래 클린턴 대통령에 의해 개발되었다. 의료영역의 공공적 부분에서 이 권리장전을 여러 언어로 붙여놓고 필요한 가정에 접근이 쉽도록 하였다.[14] 가족 재결합 위원회에서 부통령 고어는 우리의 의료영역에 가족의 힘을 들여놓는 다섯 단계의 행동수칙계획을 대략 만들었다. 이 행동수칙을 이 장의 요약으로 사용할 수 있겠다. 그 계획은 SMART이고 그 원칙은 다음과 같다[14]:

지지(Support); 정보, 교육, 이해 그리고 자원으로 가족을 지지해준다. 이것의 한 예는 가족 지원 센터, 가족 지지모임, 그리고 가족능력(권리)이다.

측정(Measure); 프로그램의 효율성을 측정한다. 결과를 질적으로 양적으로 측정한다.

질문(Ask); 올바른 질문을 한다. 환자와 가족의 개별적 욕구를 판단한다. 그리하여 문화를 바탕으로 한 일반화하려는 경향을 줄인다.

존중(Respect); 개인적 차이가 있고 우리와 다를 수 있다는 점을 존중한다.

훈련(Train); 헬스케어 전문가를 조기 훈련한다. 훈련은 일생 진행된다는 것을 인식한다.

훈련 프로그램은 헬스케어 종사자들을 전문가 전 과정, 전문가 후 과정으로 교육하는데 가족 중심의 치료에서의 전문가의 역할에 대해 교육한다. 다중문화적인 임상에서는 서비스 전 교육을 해야 할 급박한 욕구가 있다.[14] 전문가 커리큘럼의 한 부분으로 특수교사와 헬스케어 전문가들을 위한 코스가 있어야 한다. 이러한 방식은 특정 사람들을 위해서 일하려는 훈련 받아야 할 전문가들에게 필요하다. 그러나 이런 방식의 훈련에는 위험도 있다. 즉, 고정적 패턴의 양식과 사실이 아닌 전제가 발달될 위험이다. 어느 개인별 훈련에서도 집단 내에 존재하는 모든 차이점에 대해 이야기하는 것이 가능하지는 않다. 문화적 효과에 대해 좀 더 효과적인 방식으로 가르치는 것은, 더 광범위한 개념적 접근이 있어야 함을 의미한다. 많은 프로그램이 자신들 스스로의 방식을 발전시켰다. 모든 프로그램에는 공통 주제가 있는데; 자기 평가, 그 문화가 이해할 수 있는 언어에 대한 효과적인 지식, 그리고 개별적 시스템에 맞는 수준으로 그 지식을 적용할 수 있는 능력에 대한 주제가 있다. Harry는 문화적으로 특별히 정보가 없이도 반영적 임상(reflective practice)의 습관이란 접근은 부모–전문가간의 효과적인 협력으로 이끈다는 것을 소개하였다.[14] 이 접근법은 문화적으로 적절하게 관찰하고 끝이 열려있는 형태의 질문을 하는 등의 인터뷰 기술을 발달시키는 것을 말한다. 연방정부는 이 프로그램을 위한 기금마련을 찾아볼 것이다. 그리고 이 원칙이 존중 받을 수 있는 법적 근거를 마련할 것이다. 만약 이러한 원칙들이 물리치료 평가, 사정, 중재와 함께 시행된다면, 그것은 환자 경험의 모든 측면을 향상시키는 것에 기여할 것이다.

사례연구들

사례연구 1 **Roselyn** Roselyn은 8세된 뇌성마비 아이이다. 엄마, 아빠, 두 남자형제, 한 명의 여자형제, 할머니, 숙모 그리고 네 명의 사촌과 함께 교외의 조그만 집에서 살고있다. Roselyn의 부모는 청소년기에 미국으로 이민왔다. 영어를 배우긴 하였지만 집에서는 사용하지 않았다. Roselyn은 걸을 수 없고 학교에 가지 않았다. 가족들이 모든 욕구를 보살펴준다. 교회에 갈 때 말고는 거의 집밖에 나가지 않으며 자신 또래의 친구들이 많이 없다. Roselyn에게는 친구와 이웃의 방문을 좋아하는 가까운 가족이 있다. 가족은 아이의 의학적 문제에 대해 규칙적으로 큰 병원에 데리고 다닌다.

전문가들이 아이에게 맞는 특수학교 즉 교육과 치료를 받을 수 있는 학교를 권유하였다. 가족은 이러한 학교배정을 거부하며 홈 스쿨링을 더 선호하였다. 이 당시까지 Roselyn은 어떤 치료도 받지 않은 상태였다.

Roselyn을 보아온 많은 전문가들이 아이를 위한 외부의 지원에 가족이 동의하도록 노력하였다. 독립적으로 Roselyn이 기능하도록 가르치는 것이 매우 중요하다고 강조하였다. 가족들은 Roselyn이 필요한 것은 아무것도 없으며 자신들이 계속 돌볼 것이라고 주장하였다. 그들은 심지어 자신들이 Roselyn을 돌보는데 도움이 될 수 있는 특수한 보조기구를 사용하는 것까지도 원하지 않았다. Roselyn은 특별히 아프거나 의학적 문제가 있지는 않았다; 그러나 팀은 Roselyn이 자신을 위해 스스로 무엇인가를 할 수 있다는 느낌을 받았다.

Roselyn 가족이 따르지는 않았지만 팀이 계속 수 년동안 권유한 바, 한 새로 온 물리치료사가 Roselyn의 환경을 평가하기 위한 가정방문을 제의하였다. 치료사가 도착했을 때 그녀는 집이 매우 협소하고 꽉 차 있다는 것을 발견하였다. 머물면서 Roselyn의 평범한 하루를 볼 수 있었다. 치료사는 Roselyn에게 전체 가족이 매달려 있는 것을 보고 놀랐다. 한 구성원이 아이를 씻기고 입혔다. 또 다른 사람이 식사시간에 Roselyn을 먹였다. 다른 아이들이 학교에 갈 때 Roselyn 엄마는 아이에게 몇 시간 읽기와 산수를 가르치고 튼튼해지도록 "운동"할 수 있게 하였다. 점심 후에 Roselyn은 밖으로 옮겨져서 이웃 주변을 걷도록 하고 아빠를 따라 집에서 만든 웨건에 태우고 가게에 가서 식료품을 샀다. 학교에서 어린이들이 돌아온 후에는 Roselyn을 현관 앞에 앉혔고 다른 아이들이 노는 것을 바라보게 하였다. 아이들은 모든 놀이에 Roselyn을 끼워주었다.

물리치료사는 Roselyn의 가족과 이웃들이 팀으로써 Roselyn을 포용하고 있다는 것을 알게 되었다. 그들은 아이를 돌보기 위한 전략을 만들었으며 아이를 가족 활동에 참여시켰다. 엄마와 이야기한 결과 엄마는 Roselyn의 장애에 대해 굉장한 책임감을 느끼고 있다는 것을 느꼈는데 심지어 "자신의 부모의 죄에 대한 징벌"이라고까지 이야기하였다. 가족이 Roselyn을 보살피는 것에 대단한 자부심이 있다는 것이 분명하였다.

물리치료사가 방문을 마치고 돌아왔을 때 치료사는 팀의 다른 구성원과 자신이 본 것에 대해여 정보를 나누었다. 치료사는 집과 가족이 사용하는 설비 등을 사진찍고 비디오 촬영을 해서 가져왔다. 모두들 Roselyn을 잘 돌보고 있다는데 동의하였지만 잘못된 방식으로 도와주고 있다는 데 의견이 일치하였다. 그들은 Roselyn과 같은 민족인 사회복지사를 연계하여 장애에 대한 잘못된 이해를 바꾸도록 하였다. 가족이 무엇을 하고 있었는지에 대한 변화에 초점을 맞추기보다 팀은 그들이 하고 있었던 것을 지지해주는 방식으로 일했다. 아주 바쁜 가족은 팀의 도움을 어느 정도 받아들였다. 팀은 가족에게 좀 더 쉽게 Roselyn을 돌볼 수 있는 제안을 해 줄 수 있었고 어떻게 Roselyn이 가족이나 지역사회에서 좀 더 능동적인 역할을 할 수 있겠는지에 대해 제안하였다.

팀이 가족에게 제안을 하기 위한 새로운 접근을 함에 따라 클리닉 방문이 더 원활해졌다.

생각할 점

접근 팀이 Roselyn과 가족을 위해 처음부터 가족 중심의 중재를 제공하였는가?
치료사의 방문이 어떻게 접근 팀의 인식에 변화를 가져왔는가?
접근 팀이 했던 제안에 왜 가족이 그렇게 받아들이지 않았는가?
Roselyn이 자라면서 접근팀의 제안은 어떻게 진행해야 하겠는가?

사례연구 2 **Daniel** Daniel은 4세된 남아로 "악성 기침" 때문에 병원에 입원하였다. 아이의 부모는 미국에서 태어나지 않았으며 영어를 조금 하였다. 영어를 말하는 Daniel 말고는 다른 가족이 없어서 의사, 간호사들이 제스쳐, 그림, 그리고 간단한 영어로 평가를 끝내기 위한 정보를 얻으려고 노력하였다. 검사한 결과 Daniel은 의학적 치료없이 장기간 아팠던 것으로 판단되었다. 영양실조였으며 피가 섞인 가래기침이 심하였다. 가슴에는 작은 물체로 문지른듯한 마크가 있었다. Daniel을 검사한 전문가는 아이가 방치되고 있다고 느꼈고 관련기관에 보고를 해야 할지 의논하였다. 검진한 의사는 Daniel을 입원시켜 검사하기로 하였다. 의사는 가족을 의심하였고 부모를 Daniel의 방으로 따라가지 못하게 하였기 때문에 사회복지 서비스를 요청하였다. 가족은 응급실에 남겨졌고 사회사업적 서비스가 도착할 때까지 그들을 제지하기 위하여 경비원을 요청하였고 Daniel은 이동침대에 실려 가버렸다.

사회사업가가 도착하여 의사에게 먼저 이야기를 하였다. 의사는 부모가 Daniel의 욕구를 방치하였다고 느꼈으며 아이의 복지가 매우 염려된다고 하였다. 그리고 Daniel이 학대받은 징후가 가슴에 있으며 영양실조상태라고 덧붙였다. 어린이 보호 서비스를 요청하는 것이 의사의 의무였다. Daniel은 무엇이 잘못되었는지 알기 위하여 검사를 받았다. 의사는 Daniel곁에 남고 사회복지사는 부모와 대화하기 위하여 응급실로 갔다.

사회복지사는 부모들이 아는 언어로 쓰인 간단한 카드를 보고 언어서비스를 통한 통역사의 도움을 받을 수 있었다. 복지사는 아이와 그의 현재 의학문제에 의한 기본정보들을 수집하였다. 또 영어를 할 수 있는 이웃의 전화번호도 알게 되었다. 복지사는 부모에게 아이가 왜 아프며 어떻게 더 낫게 할 수 있는지 알기 위하여 의학적 테스트를 받을 예정이라고 알려줄 수 있었다.

그 가족의 이웃이 가족과의 의사소통을 돕기 위하여 병원에 왔다. 아이가 몇 주동안 아팠으며 가족은 전통요법으로 아이를 낫게 하려고 했다는 것이다. "코이닝(Coining)"은 병든 부위에 동전으로 문지름으로써 치료하는 것인데 엄마가 아이에게서 "기침을 몰아내기 위해" 하였다는 것이다. 가족은 약초와 자연음식으로 이루어진 식사로 아이의 몸을 정결하게 할 수 있고 건강을 되찾게 한다고 또한 믿었다. 사회복지사에게는 가족이 아이를 많이 사랑하고 낫게 하기 위해서 가족이 할 수 있는 모든 것을 한다는 것이 분명해졌다.

가족들이 아이를 방치한 것이 아닌 것으로 판단하였다. 그러나 가족은 서구의학을 이해하지 못했고 미국인으로서 우리가 우리의 의료시스템을 중요하게 여기는 것을 이해하지 못했다. 복지사는 의사와 이야기하고 가족 통역사를 통하여 아이에게 특정 약이 필요하다는 것을 전달하게 하였다. 가족은 의료시스템을 믿지 못하여 불안해 하였다. 통역사의 도움으로 간호사들이 가족에게 그림을 이용하여 몇 가지 기술을 가르치는데 시간을 보냈다. 간호사들은 가족에게 아이의 입원실을 "정신적인 치유"가 일어날 수 있게 꾸미는 것을 허락하였다. 간호사들은 가족에게 무엇을 하고 있는지 모든 것을 천천히 설명해 주었다.

가족이 다니는 교회의 구성원이 방문하여 의사와 간호사에게 가족의 전통에 대해 이야기하였다. 모두 그중 몇 가지는 병실에서 할 수 있다고 판단하였다. 예를 들어, 간호사는 촛불을 이용한 기도대신 불꽃이 이는 꼬마전구가 있는 배터리로 작동되는 초를 구했다. 가족은 또한 Daniel의 기침을 돕기 위해 하였던 동전 문지르기 대신 손으로 기도를 깨끗이 하는 테크닉을 천천히 배웠다.

팀은 Daniel의 입원기간동안 가족과 자주 만났는데 가족 통역사도 참가하였다. 의료팀과 가족사이에 신뢰가 형성되었고 입원기간동안 Daniel은 좋아졌으며 가족과 함께 집으로 퇴원하게 되었다. 외래로 다니며 건강히 행복하게 지내고 있다.

생각할 점

응급실 상황이 어떻게 달리 처리될 수 있었겠는가?
사회복지사의 행동이 어떻게 상황을 변화시켰는가?
당신은 Daniel의 가족이 방치적이라고 생각하는가? 그렇다면 그 이유는? 아니라면 그 이유는 무엇인가?
의사는 가족 중심의 치료를 하였는가? 그렇다고 생각하면 그 이유와 그렇지 않다면 그 이유는 무엇인가?
당신이 이 아동의 치료책임을 맡았다면 어떻게 할 것인가?

참고문헌

1. O'Neil ME, Palisano R. Attitudes toward family centered care and clinical decision making in early intervention among physical therapists. *Pediatr Phys Ther*. 2000;12:173–182.
2. McGrath JM. Family: essential partner in care. In Kenner C, Lott JW, eds. *Comprehensive Neonatal Care: An Interdisciplinary Approach*. 4th ed. St. Louis, MO: Saunders Elsevier; 2007:491–509.
3. *Census 2010 Profile*. Washington, DC:U.S. Department of Commerce, Economics, and Statistics Administration, U.S. Census Bureau; April 2012.
4. Reynolds D. Improving care and interactions with racial and ethnically diverse populations in healthcare organizations. *J Healthcare Manag*. 2004;49:4.
5. U.S. Department of Health and Human Services. *Health Communication in Health People 2010: Understanding and Improving Health*. 2nd ed. Washington, DC: U.S. Government Printing Office; 2010. Available at http://www.cdc.gov/nchs.
6. Sweeny J, Heriza CB, Blanchard Y, et al. Neonatal physical therapy. Part II: practice frameworks and evidence-based practice guidelines. *Pediatr Phys Ther*. 2010;22(1):2–16.
7. Iverson M, Shimmel J, Ciacera S, et al. Creating a family-centered approach in early intervention services—perceptions of parents and professionals. *Pediatr Phys Ther*. 2003;15:23–31.

8. ED.gov. U.S Department of Education. www.idea.ed.gov. Accessed November 16, 2013.
9. Harry B. Trends and issues in serving culturally diverse families of children with disabilities. *J Special Educ*. 2002;36:131–138.
10. The Joint Commission on the Accreditation of Healthcare Organizations. *Comprehensive Accreditation Manual for Hospitals*. Oak Brook, IL: Joint Commission Resources, Inc; 2006.
11. Wilson-Stronks A, Lee KK, Cordero CL, et al. *One Size Does Not Fit All: Meeting the Health Care Needs of Diverse Populations*. Oakbrook Terrace, IL: The Joint Commission; 2008. Available at: http://www.ipfcc.org/about/index.htm
12. Newton M. Family-centered care: current realities in parent participation. *Pediatr Nurs*. 2000;26:164–169.
13. Mitchell MJ, Lemanmek K, Palermo TM, et al. Parent perspectives on pain management, coping and family functioning in pediatric sickle cell disease. *Clin Pediatr (Phila)*. 2007;46(4):311–319.
14. Harvey J. Proceedings from the Family Re-Union 7 conference. Nashville, TN:Vanderbilt University; 1998. Available at: http://www.familycenteredcare.com. Accessed October 7, 2006.
15. The Institute for Family Centered Care. Patient and Family-Centered Care. Available at: http://www.familycenteredcare.com. Accessed October 7, 2006.
16. Ferguson P. A place in the family: an historical interpretation of research on parental reactions to having a child with a disability. *J Special Educ*. 2002;36:124–130.
17. Suris JC, Michaud PA, Viner R. The adolescent with a chronic condition. Part I: developmental issues. *Arch Disabled Child*. 2004;89:938–942.
18. Blum R. A consensus statement on health care transitions for young adults with special health care needs. *Pediatrics*. 2002;110:1304–1307.
19. Americans with Disabilities Act of 1990, Pub L 101-336.
20. Groce E, Irving Z. Multiculturalism, chronic illness and disability. *Pediatrics*. 1993;91(5):1048–1055.
21. McMillan A. Relevance of culture on pediatric physical therapy: a Saudi Arabian experience. *Pediatr Phys Ther.* 1995;7(3):138–139.
22. Camphina-Bacote J. Many faces: addressing diversity in health care. *Online J Issues Nurs*. 2003;8:1.
23. Anderson PP, Fenichel ES. *Serving Culturally Diverse Families of Infants and Toddlers with Disabilities*. Arlington, TX:National Center for Clinical Infant Programs; 1989.
24. Thomas SB, Quinn SC. The Tuskegee Syphilis Study, 1932–1972: implications for HIV education and AIDS risk programs in the Black community. *Am J Public Health*. 1991;81:1503.
25. Guerrero AD, Chen J, Inkelas M, et al. Racial and ethnic disparities in pediatric experiences of family-centered care. *Med Care*. 2012;48(4):388–393.
26. Taylor J. The story catches you and you fall down: tragedy, ethnography, and cultural competence. *Med Anthropol Q*. 2003;2: 159–181.
27. Kleinman A. *Patients and Healers in the Context of Culture: An Exploration of the Borderline Between Anthropology, Medicine, and Psychiatry*. Berkeley, CA: University of California Press; 1980.
28. Parry K. Patient-therapist relations: culture and personal meanings. *Phys Ther*. 1994;2(10):88–345.
29. Pachtner LM. Culture and clinical care: folk illness beliefs and their implications for health care delivery. *JAMA*. 1994;271:690–694.
30. Munet-Vilaro F, Vessey JA. Children's explanation of leukemia: a Hispanic perspective. *Adv Nurs Sci*. 1990;15(2):76–79.
31. Spearing E, Devine J. A qualitative analysis of attitudes towards disability between Hispanic and Anglo-American families of children with chronic disabilities. *Pediatr Phys Ther*. 2004;16:65.
32. Graham RJ, Robinson WM. Intergrating palliative care into chronic care for children with severe neurodevelopmental disabilities. *J Dev Behav Pediatr*. 2005;26(5):361–365.
33. Lawson LV. Culturally sensitive support for grieving parents. *MCN Am J Matern Child Nurs*. 1990;15(2):76–79.
34. Gartner A, Lipisky D, Turnball A. *Supporting Families with a Child with a Disability*. Baltimore, MD:Paul H. Brooks Publishing Co; 1991.
35. Camphina-Bacote J. A model and instrument for addressing cultural competence in health care. *J Nurs Educ*. 1999;38:203–207.
36. Byrd W, Clayton LA. *An American Health Dilemma: A Medical History of African Americans and the Problem of Race*. New York, NY: Routledge; 2000.
37. National Standards for Culturally Linguistically Appropriate Services in Health Care. Washington, DC: U.S. Department of Health and Human Services; April 2007.
38. Bronheim S, Goode T, Jones W. *Policy Brief: Cultural and Linguistic Competence in Family Supports*. Washington, DC: National Center for Cultural Competence; 2006. Available at: http://gucchd.georgetown.edu. Accessed October 7, 2006.
39. Best A, Greenhalgh T, Lewis S, et al. Large-system transformation in health care: a realistic review. *Milibank Q*. 2012;90(3):421–456.
40. The Office of Minority Health. U.S Department of Health and Human Services. National Standards on Culturally and Linguistically Appropriate Services (CLAS). Available at: http://minorityhealth.hhs.gov/templates/browse.aspx?lvl=2&lvlID=15. Last updated April 2007. Accessed December 2012.

PART

I

발달 Development

CHAPTER 2

아동의 정상 운동발달

Motor Development in the Normal Child

사람의 정상 또는 전형적인 발달 능력과 기술은 임신 시점부터 시작된다. 정상 수정과 임신에서 **배아**(embryo)(임신나이 8주까지)와 **태아**(fetus)(임신나이 9주부터 출생까지)는 모든 사람이 공통의 순서와 타이밍으로 발달한다.[1] 수정 후 임신나이 40주나 음력으로 10달의 기간에 ±2주 기간을 채우고 출생한다.[2,3] 유아는 임신나이 38주~42주를 **만기**(term) 또는 **만기임신**(full term)으로 간주한다.[2,3] 분만 후 인간행동의 발달은 수정부터 진행된 연장선이라 할 수 있다. 신체가 변하면서 사람의 발달은 평생 동안 일어나는 일이다. 그러므로 사람의 발달은 자궁부터 무덤까지라고 언급되었다.

출생 후 아이는 성인기에 비해 매우 빠른 변화가 발생한다. 생후 첫 24개월 동안에 두드러진 변화는 대동작과 소동작 기술의 획득이다.

2세 이후에는 새로운 대동작과 소동작 기술이 확실하게 학습되고 다듬어진다. 그러나 아동이나 성인은 이처럼 새롭고 정교한 운동행동의 많은 부분을 놀이, 스포츠 그리고 직업상 요구되는 새로운 기술이 필요할 때 배우게 된다. 또한, 새로운 운동기술은 연령에 맞는 기능적 요구가 발생할 때 습득하며 정교해진다. Milani-Comparetti 박사는 이것을 *기능적 약속(appointments with function)* 이라고 하였다.[4] 기능적 약속은 비교적 인생의 전형적 시기 즉, 재킷을 시간 안에 독립적으로 입고 벗으며 유치원에 가는 시기, 16세에 운전면허를 따는 시기, 대학에 들어가서 스스로 넥타이를 메는 시기 등을 예시로 들 수 있다. 운동행동과 운동기술을 성취하는 생활나이는 이러한 기능적 약속과 출생전 및 출생후의 매우 많은 내외적 요인의 영향을 받는다.[5]

임신 중과 출생 후의 운동발달은 보통 전형적인 순서와 양상 그리고 시기에 따라 발생한다. 그러나 출생 후에 기술을 배우고 연습할 수 있는 기회, 환경적 방해, 부적절한 양육과 애착 그리고 부모와 그 문화권의 아동 양육 스타일

표 2.1 운동발달에 영향을 미치는 외부 요인

요인	예제
기회	집에 계단이 있는 아동이 계단활동을 더 빨리 익힌다.
환경오염	간접흡연에 많이 노출되는 아동은 운동기술 발달이 느리고, 성장도 방해된다.
부적절한 양육과 애착	안겨서 우유를 먹지 않은 아이는 영양소모증 뿐만 아니라 운동발달 지연도 발생할 수 있다.
부모와 문화에 따른 양육상태	바로누운 자세로 자는 아동은 엎드려누운 자세, 팔꿈치 지지한 엎드려누운 자세에서 바로누운 자세로 구르기 그리고 똑바른 자세에서 머리 조절이 느리게 발달할 수 있다.

에 따라서 습득나이, 순서와 양상에도 영향을 받을 가능성이 있다. 아동이 성장함에 따른 다양한 외부 요인 때문에(표 2.1) 발달상 광범위한 차이가 나타나는 것을 이해해야 한다.

사람의 발달행동에는 대동작, 소동작, 인지, 언어, 그리고 개인-사회적 적응행동이 포함된다. 비록 이 장에서는 연령에 따른 운동발달에 중점을 두지만 아동발달에 대한 포괄적 이해는 근력과 관절가동범위와 같은 성장지표 뿐만 아니라 모든 발달영역에 관한 지식에서 출발해야 한다. 추가적으로 신체의 다양한 시스템 발달도 고려해야 한다. 왜냐하면 아동이 성숙하고, 성장하며 발달하는데 이러한 영역들이 서로 영향을 주고받기 때문이다.

이 장의 초점은 영유아의 전형적인 대동작과 소동작 운동발달이다. 운동발달의 순서를 아는 물리치료사는 정상발달 뿐만 아니라 비전형적인 발달을 이해하고 연구할 수 있는 기본을 알 수 있다. 이러한 발달 순서는 아동과 성인의 운동지연 및 장애에 대한 평가와 치료의 근거가 된다. 특히, 물리치료사가 인지하고 있는 발달순서라는 운동행동의 요소는 특정시기에 나타나기 시작하므로 모든 연령의 사람을 평가하고 치료하는데 중요한 역할을 할 수 있다. 예를 들어, 정상발달 과정의 4개월 영아가 팔꿈치 또는 아래팔로 지지한 엎드린 자세가 가능하면 이 자세를 유지하면서 체중이동도 시작할 수 있게 된다. 이러한 체중이동은 체중이 부하된 쪽의 몸통이 좀 더 길어지면서 한쪽 위팔에만 체중을 지지하면서 시각 추적하는 지점을 향해서 팔을 뻗게 되므로 우연히 엎드려누운 자세에서 바로누운 자세로 구르기가 일어난다. 만약에 팔꿈치로 지지한 엎드린 자세로 늦게 발달하거나 처음부터 시도할 수 없으면 구르기 발달도 지연되거나 발달하지 못할 수도 있다.

운동발달 순서의 각 단계는 목적이 있고, 아동의 전반적인 발달에 기여한다. 그러므로 아동과 성인의 운동발달 순서를 치료에 다방면으로 이용한다면 다른 동작의 다양한 요소의 발달을 촉진시킬 수 있다. 아동의 전반적 및 기능적 평가에 있어 특정 운동기술을 습득하는 정상 시기는 **운동연령**(motor age)을 판단하는 것과 관련이 있다. 영유아의 성장을 평가한 운동나이가 아동의 생활나이와 일치할 때 이상적이라고 할 수 있다. 아동의 생활나이와 운동나이의 차이는 운동**발달지표**(milestone)로 설정한 표준나이를 기준으로 평가한 것이다. 생활나이와 운동발달나이의 차이가 크면 클수록 아동은 발달문제를 가지고 있을 가능성이 높아진다.

발달 중인 아동의 **성숙과정**(habilitation)에서 운동행동의 순서, 시기 그리고 양상으로 설정한 표준은 아동의 평가에 사용될 뿐만 아니라 치료 목표와 계획을 세우는데도 이용될 수도 있다. 아동 또는 성인에게 성숙(habilitation)/재활(rehabilitation)을 시킬 때 어떤 불변적인 순서를 따라야 한다고 고집하는 것은 아니다. 오히려 순서는 지침으로 사용될 수 있고, 특정 기능적 운동기술을 다듬고 발달시키는데 필요한 특이한 운동요소의 발달을 이해하는데 정보를 제공할 수도 있다.

아동의 운동발달에 관해 이야기할 때 *정상* 또는 *전형적*이라는 용어를 사용하는 것을 주의해야 하는데 특히, 발달지표 습득의 나이에 관해서 이야기할 때라고 할 수 있다. 정상이란 사람에게 설정한 표준에 적합한 것이라고 정의한다. 전형적이란 사람에서 영아와 아동이 특정 집단의 질(qualities)을 가지고 있어서 그 집단을 완전히 대표할 수 있는 것을 의미한다. 독자들은 각 나이에서의 정상 또는 전형적 운동행동을 언급할 때 일반적으로 어떤 범위로 이야기 하는지를 염두해야 한다. 이런 범위는 운동발달과 개별적 운동기술에 대해서 내재적인 생물학적 요인 이외에도 다양한 요인이 영향을 주기 때문에 나타난다. 사람은 해부학적 및 생리학적 기능을 공통적으로 가지고 있지만 자기 자신만의 고유한 특성을 가지고 있다.

기술습득의 정상수치는 세부적인 기준에 따라 선정된 대상자의 다양한 규준 참조 발달평가도구에 기초해서 개발하였다.[6-9,11-14] 대규모 집단이라도 한정된 대상자에게 표준을 도출한 것이고, 각 문화권의 영향은 차이가 있으므

표 2.2 전형적인 만삭 영아에서 운동발달지표의 습득연령

발달지표	전형적인 나이	나이범위
생리적 굽힘	출생 시	N/A
엎드려 누운자세에서 머리를 돌림	출생 시	N/A
중심선으로 머리를 들려고 함	1개월	1~2개월
자동보행	출생 시	N/A
펜싱 자세	2개월	1~4개월
못섬증(astasia)	2개월	N/A
못걸음증(abasia)	2개월	N/A
바로 누운자세에서 옆으로 절반만 통나무처럼 구르기	3개월	2~4개월
중립자세에서 머리 조절을 시작	3개월	2~3개월
팔꿈관절 지지한 엎드려 누운자세에서 머리를 90° 들고 턱은 약간 숙임	4개월	3~5개월
손을 신체 중심선으로 모음	4개월	3~5개월
팔꿈관절 지지한 엎드려 누운자세에서 한 손을 뻗기	5개월	4~6개월
팔을 펴고 지지한 엎드려 누운자세	5개월	4~6개월
지렛대 엎드려 누운자세	5개월	4~6개월
몸의 안쪽으로 구르기 시작	5개월	4~6개월
엎드려 누운자세에서 바로 누운자세로 구르기(분절적)	5개월	4~6개월
바로 누운자세에서 머리 들기	5개월	4~6개월
바로 누운자세에서 손으로 무릎, 발을 잡기	5개월	4~6개월
바로 누운자세에서 손으로 발을 잡기	5개월	4~6개월
바로 누운자세에서 발을 입으로 가져가기	5개월	4~6개월
손을 앞으로 짚고 앉기	5개월	5~6개월
바로 누운자세에서 엉덩이 들기	5개월	5~7개월
바로 누운자세에서 엎드려 누운자세로 구르기(분절적)	6개월	5~7개월
고리모양 앉기, 몸통 완전 폄으로 지지하고, 팔은 위로 올라가 있음	6개월	5~7개월
한 손에서 다른 손으로 물건을 이동하기	6개월	5~7개월
이차 척추 굽음이 나타나는 독립적 앉기	8개월	7~9개월
네발기기 자세 시작	8개월	7~9개월
잡아당겨 일어서기 시작	8개월	7~9개월
네발기기	10개월	9~11개월
곰 자세	10개월	10~12개월
곰 자세로 기기	10개월	10~12개월
잡아당겨 서기에서 다시 앉기	10개월	9~12개월
가구잡고 옆으로 이동하기	10개월	9~11개월
반무릎 자세에서 잡아당겨 서기	12개월	10~13개월
독립적인 보행	12개월	10~15개월
계단 기어오르기	15개월	14~18개월
난간을 잡거나 도움을 받아서 계단 오르기	18개월	16~20개월

*계단을 오르고 내리는 습득연령은 동기부여, 기회 그리고 경험에 따라 매우 다르다.

로 문화적 관습, 부모의 경험, 기술을 학습할 기회와 같은 외부요인에 따라 점수가 올라가거나 내려가기도 한다. 그러므로 이 교과서는 오히려 여러 규준참조 평가도구에 근거해 그 습득나이를 광범위하게 알려주고자 한다. 또한 습득나이의 전형적인 나이는 40주 만삭 영아를 기준으로 한다.[2,3] 표 2.2는 만삭 영아의 특정 운동지표를 달성하는 습득나이를 나타낸다.

사람의 성장과 발달의 다양성 The variability of human growth and development

사람의 출생, 성장 그리고 발달에 대한 역사가 매우 길더라도 우리는 이 과정을 매우 자세히 이해해야 한다. 사람발달은 다방면으로 지속적인 연구를 통해 인간발달 특성이 명확해졌으며 사람발달의 특징은 다양성이라고 할 수 있다. 사실 다양성의 부족은 한 개인을 내적으로 살펴보거나 교과서적인 표준과 한 개인을 비교할 때 종종 명심해야 한다. 다양성이 적고 아이의 움직임이 더욱 전형적일 때 발달과 움직임은 비전형적일 확률이 높아진다.[25–27]

운동발달과 운동행동은 다양한 내적(내부) 및 외적(외부) 요인 때문에 변하고, 그 중 많은 부분이 우리가 조작할 수 없거나 영향을 미칠 수 없는 것이다. 그러나 태아 및 영아발달을 최적화시키기 위해 많은 내외적 요인을 조절할 수 있다. 예를 들어, 태아알코올증후군(FAS), 알코올 관련 신경발달장애(ARND) 또는 알콜 관련 선천성 결함(ARBD)은 태아기에 알코올에 노출되었기 때문이라고 알려져 있다.[28–33] 알코올이나 불법약물에 노출된 3세 아동의 인지, 운동 그리고 행동발달은 또래 3세 아동의 표준 보다 지연될 수 있다. 부가적으로 임신 전 알코올이 태아, 영아 그리고 아동발달에 미치는 영향이 아직 정확하게 알려져 있지 않지만 다른 임신 전후 요인과 복합적으로 영향을 미칠 수도 있다. 태아 알코올 노출은 임신 중 피할 수 있는 요인이므로 성장과 발달에 대한 이런 잠재적 위험요인은 효과적으로 제거할 수 있다. 이와 반대로 임신기간 중 엄마에게 예측하지 못한 질환이 발생하면 태아와 아동에 부정적인 영향을 미칠 수 있지만 발달 중인 배아 또는 태아에 대한 이런 영향은 예방할 수가 없다.

인간 운동발달의 다양성은 많은 연구의 주제가 되어 왔다. 과학자와 치료사는 운동발달에 있어서 개인의 차이를

설명하고자 노력하고 있다. 또한, 건강한 운동행동을 만드는 요인을 최적화시키는 방법을 발견하며 부정적인 영향을 미치는 요인을 최소화시키기 위해 많은 시도를 하고 있다.

사람의 운동과 기타 행동이 어떻게 발달하는지에 대한 많은 이론이 제시되고 있다. 독자는 모든 사람의 발달이 동일하지 않다는 점을 인식해야 하고, 단 한 가지 이론만으로 인간발달을 설명할 수 없다는 것도 기억해야 한다.

발달이론 Developmental theories

우리는 발달이론을 신체, 심리사회적 그리고 인지를 포함한 아동 및 영아발달의 모든 측면에 적용시켜 왔다. 아동을 효과적으로 다루려면 물리치료사는 영아 및 아동발달의 모든 영역을 광범위하게 알아야 한다. 특히, 물리치료사는 성장과 발달의 신체적 측면을 폭넓고 심도있게 이해하는 것이 가장 필요하다. 그러므로 아동의 신체발달을 적절하게 설명할 수 있는 발달이론을 물리치료에 적용하기가 제일 쉽다. 이러한 이론을 향후 간략하게 설명하고자 한다.

성숙이론 Maturational Theories

성숙이론은 수직계층적 이론이라고도 하는데 Piaget Gesell, Bayley, McGraw와 같은 익숙한 연구자들이 1900년대 초기에 만들고 발전시켜 왔다. 이 발달이론 학자들의 업적은 현재 아동발달에 대해 우리가 이해하고 있는 지식에 막대한 영향을 주었다.[6,29,46-50] 발달이론 학자들의 유산은 세계에 분포하는 클리닉에서 확인할 수 있다. 예를 들어, 1930년대 Nancy Bayley는 초기 연구에서 인지와 운동발달의 표준화된 척도를 개발하였다.[51-53] 또한, 그 연구는 아동의 인지와 운동발달을 평가하는 명백한 임상도구를 개발될 때까지 지속되었으며 최근에 영아 운동의 *베일리 척도(Bayley Scales of Infant Development)* 3판이 출판되었다.[6]

발달의 성숙이론은 모든 태아, 영아, 아동의 정신 운동발달에 있어서 공통된 *정상발달 순서*를 강조한다. *성숙이론 학자*들은 발달의 정상순서는 중추신경계 성숙에 따른 것이며 중추신경계가 발달의 주된 원동력이라고 하였다.[50,53-56] 몇몇 사람들은 수직계층적 이론을 모든 *정상아동*에서 불변의 순서로 해석하기도 한다. 그러나 1970년대부터 임상 물리치료사들을 포함한 대부분의 사람들은 운동기술의 단계가 단지, 일관되지는 않지만 일정한 로드맵을 가진다는 더욱 설득력 있는 해석을 하였다. 그럼에도 불구하고 지금 언급한 물리치료사 중에서 많은 사람들이 발달순서와 타이밍을 결정하는 것은 중추신경계 역할이라고 믿는다.

행동이론 Behavioral Theories

발달의 행동이론은 자극-반응의 접근을 이용하여 행동조절을 강조한 Pavlov, Skinner, 그리고 Bandura의 연구에 근거를 두고 있다.[51,54] 행동이론은 환경에서 자극을 조작하면 특정 행동이 긍정적 또는 부정적으로 강화되는 반응을 이끌어내므로 행동을 수정할 수 있다는 것이다.[51,57,58] 이러한 형태의 이론은 치료사가 예상할 수 있는 반응을 이끌어내기 위해서 환경을 조정할 때 사용하는 이론이다. 예를 들어, 매우 산만한 아동은 물리치료실이 아닌 조용한 장소로 이동해서 아동이 과제에 잘 집중할 수 있도록 조절한다. 치료사는 치료방식을 적용하는데 있어서 강도, 빈도, 비율과 같은 변수를 조절할 때도 자극-반응 접근을 이용한다. 운동발달에서 볼 때 어떤 아동 운동행동(반응)은 특정 행동에 대한 긍정적 또는 부정적 피드백에 의해서 조건화된 것이다.[60,61] 예를 들어, 본 저자가 평가한 정상발달 중인 한 아동의 경우 네발기기를 하는 기간이 짧았으며 곰자세로 기는 것을 더 선호하였다. 주로 이러한 형태로 이동하는 것은 조건화의 결과 때문이라고 할 수 있다. 우연히 보행 전 단계의 발달기간이 여름철이었는데 이런 발달시기 동안에 아동이 가정에서 콘크리트로 된 야외 베란다와 보도에서 많은 시간을 보낸 경우에 나타났다. 이는 아이가 거친 바닥, 반바지 그리고 네발기기에서 불편함을 느끼고 다칠 수도 있다는 것을 *인식*하는데 오래 걸리지 않았기 때문이다. 무더운 날씨에 거친 바닥에서 느껴지는 자극 때문에 바닥에 무릎이 닿지 않도록 하는 조건에 의해서 곰자세를 하였지만 주변을 탐색하고 이동할 수는 있는 기능은 여전히 존재한다.

동적시스템이론 Dynamic Systems Theories

세 번째 그리고 마지막 발달이론으로서 설명하는 것은 동적시스템이론이다. 이 이론은 1967년 Bernstein

의 고유한 연구로부터 기초했는데 더욱 최근에는 Thelen 등, Horak, Heriza, 그리고 Shumway-Cook 그리고 Wallacott와 같은 많은 다른 연구자들이 수정해 발전시켰다.[5,50,51,53,54,62] 발달을 주관하고 조직화하며 조절하는 기관으로 중추신경계를 간주하는 종단면적인 수직계층적 성숙이론과 달리 동적시스템이론에서는 영아와 아동발달이 선적인(linear) 발달을 하는 것이 아니며 발달 중인 태아와 아동은 내외적으로 많은 요인의 영향을 받는다는 것을 지지한다. 동적시스템이론에 의하면 어떤 단일 시스템(성숙이론에서 중추신경계)을 발달상에 우세한 주관자로 간주하지 않는다. 그 대신 각각의 태아와 아동은 많은 요인들의 조화에 근거한 특성과 기술을 발달시킨다는 것이다.[5,50,51,53-55,62-64] 태아, 영유아에서 운동행동이 기본 스케줄에 따라 발달하는 것처럼 보이는 반면 운동발달지표의 순서, 타이밍 그리고 운동발달의 질은 많은 요인들에 의해 변할 수 있다는 것이다.

인간의 운동발달에 영향을 주는 요인들에는 유전, 유전자 전달에서의 에러와 변이, 엄마/태아 그리고 아동의 영양상태의 부족, 태아 또는 영아가 독소나 기타 화학물질에 노출, 인종, 민족, 질적인 측면에서 임신 전 관리의 유무, 아동 양육경험, 사회경제적 수준(여기서는 다른 요인들에 많은 영향을 줄 수 있음), 질병 그리고 외상이 있다. 이러한 요인 외에도 기회, 인지능력, 자극수준, 동기가 아동과 성인이 새로운 운동기술을 학습하고, 운동과제를 쉽게 수행하며 원하는 기능적 결과와 특정 운동기술을 사용하는 내용에도 영향을 미친다.[5,15,19-21,28,29,34,42,46,49-51,65-77]

성장과 발달의 동적시스템이론 관점에서 보면 중추신경계는 매우 중요하지만 단지 영향을 주는 하나의 시스템일 뿐이다. 단순히 수직계층적이론 또는 성숙이론과는 달리 발달에 대한 동적시스템적 접근은 태아 및 아동의 구조적, 생리적 그리고 행동의 질에 대한 다른 시스템의 영향을 심도있게 고려한다. 이러한 다른 시스템에는 말초신경계, 근육뼈대계, 심장허파계 그리고 피부계가 포함된다.

중추유형발생기 Central Pattern Generator

"의식적 노력을 하지 않고, 말초로부터의 들신경 피드백 없이 특정적이고 리듬감 있는 동작을 생산하는 신경세포 네트워크 존재를 많은 척추동물에서 논의해야 하는 것은 분명한 사실이다" 이러한 특수화된 신경회로는 '신경발진기(oscillator)' 또는 '중추유형발생기(CPG)'라고 한다".[78] 뇌줄기는 씹고, 호흡하며 삼키는 리듬 있는 움직임의 중추유형발생기가 있다고 알려져 있으며[50,78-80] 척수도 기능적 이동의 중추유형발생기를 가지고 있다.[78,81]

들신경 정보가 없어도 중추유형발생기는 보행과 같은 상동적이고 리듬있는 동작을 만들어낼 수 있다. 이는 정상 보행에서 감각적 피드백이 중요하지 않다는 것이 아니다.[78] 그러나 처음부터 감각정보 없이 움직임이 출력된다는 생각은 이 영역 연구의 초기 의견과는 반대되는 생각이다.[59]

어떤 발달이론이 옳을까?
Which Developmental Theory Is Correct?

인간에서의 운동발달과 운동행동은 척수위쪽 구조, 척수구조, 말초감각정보, 중추유형발생기, 동적인 환경 양상, 그리고 신경조절 영향 아래에 있음이 밝혀졌다. 인간의 보행을 조절하는 척수위쪽 센터는 감각운동겉질, 소뇌, 그리고 바닥핵이다. 말초로부터 받는 들신경 감각정보는 동작의 중요한 조절자이며 중추에서 만들어진 양상을 수정하는 것을 도와서 환경과 과제내용에 대해서 일관된 움직임으로 적응하도록 해준다.[78] 세로토닌(serotonin)과 도파민(dopamine) 같은 신경전달물질의 경우 어떤 척추동물에서는 중추에서 만들어진 보행양상에 영향을 주는 것처럼 보이지만 아직까지는 그 역할에 대해 잘 알 수 없다.[78]

운동발달에 영향을 주는 많은 발달이론 중에서 어떤 한 가지만 옳고, 주된 역할을 한다고 설명할 수 없다. 오히려 많은 다양한 이론들이 태아 및 아동의 운동발달을 설명하고, 예측하는데 이용될 수 있다. 각각의 이론에서 도출한 원칙으로 운동발달을 분석하고, 해석할 뿐만 아니라 예측하기 위해서 조합할 수 있다. 동적시스템 접근이론은 21세기 물리치료사가 사용하는 운동발달 중에서 가장 우세한 이론에 가깝다. 왜냐하면 이 이론 자체가 사람에 대한 생리적 시스템의 형성, 성장 및 발달에 대해 많은 다양성을 고려하고 있기 때문이다. 이렇게 말하면 많은 저자들은 동시대의 물리치료사들이 수 천년 동안에 전해지는 태아 및 아동의 발달 특징인 기본 운동발달 순서를 과소 평가하는 위험을 무릅쓰고 수직계층적 발달이론을 덜 강조하려고 노력하는 것처럼 보일 수 있다. 하지만 아동이 성장 및 발달하는 환경의 다양한 측면을 생각하면 *정상발달순서*와 영유아가 습득해가는 운동발달지표의 유사성이 너무 크므로 이

보기 2.1 조산아에서 교정나이 계산하기

출생일(DOB): 2006년 4월 21일
임신나이(GA): 31주 6일
평가일(날짜): 2006년 12월 28일

아동의 생활나이 = 8개월 1주 = 33주
임신나이 = 32주
40-32주 = 8주 조산에 대한 교정
33주-8주 = **25주 교정나이(6개월 1주)***

운동발달 평가를 위해서 더 이상 교정나이를 적용하지 않는 시기가 언제인지에 대한 의견은 일치하지 않는다(12~18개월). 필요한 경우 각 클리닉마다 제시된 사례에 따라 다양성과 함께 표준수치를 사용한다.

*영아의 운동발달을 평가하려는 목적이라면 이 아기의 교정나이는 6개월로 봐야 한다. 연구목적이라면 교정나이를 달, 주, 일까지 정확히 계산해야 한다. 컴퓨터 프로그램을 이용할 수도 있다.

를 무시할 수 없다.

조산아 Preterm infants

미성숙에 의한 **조산**(preterm) 또는 **미숙아**(premature infant)는 임신나이 38주 미만에 태어나는 경우를 말한다.[8] 조산으로 인해 생활나이에 맞는 운동기술이 나타나지 못할 수도 있다.[82,83] 너무 일찍 태어난 아기는 조산기간 만큼의 운동지연이 발생할 수 있다. 자궁 안에서 충분한 시간을 보내지 못했기 때문에 자연스럽게 지연이 발생하는 것인지 아니면 비정상적인 병리생리학적 이유로 지연이 나타나는 것인지 **교정나이**(adjusted age)에서 아기를 평가해야 한다. 교정나이는 40주에서 **임신주수**(gestational age) 기간을 주, 일로 계산해서 뺀 후 그 다음 남은 주수를 아기의 **생활나이**(chronologic age)(생년월일)에서 빼면 된다.[82,83] 교정나이 계산법은 보기 2.1에 제시하였다.

발달방향 Developmental direction

운동발달의 전형적인 순서를 연구하면 대부분 몇 가지 예외는 있지만 발달의 방향성을 가지고 있다는 것을 알 수 있다. 예외에 관해서는 다음에 설명하겠다. 표 2.3에서는 이러한 정상발달의 순서가 어떻게 나타나는지 실제 예시를 통해서 발달 방향성의 10가지 항목을 서술하였다. 인간의 전형적인 운동기술 출현을 이해하기 위해서는 이러한 몇 가지 원칙을 주의해서 살펴볼 필요가 있다.

인간의 운동행동은 처음엔 반사행동 특징이 나타난다. 기관이 성숙하면서 운동행동은 더욱 복잡해지고 결국 **겉질**(cortical) 또는 **수의적**(volitional) 조절 아래에 놓이게 된다. 이것이 **반사**(reflex)에서 **겉질**(cortical) 발달 방향의 예시이다. 그 외에 다른 예를 들어, 원시반사 반응은 국소적 반응보다 더 전신적인 경향이 나타난다. 신체의 주어진 영역에서 **국소적 움직임**(localized movement) **이 발달되기 전에 전신적**(generalized) **또는 전체 움직임**(total movement)**은** 발달 방향상의 또 다른 예시이다. 전신반응의 좋은 예시는 **굽힘근움츠림반사**(flexor withdrawal reflex)에서 보이는 반응이다. 이 반사는 **원시반사**(primitive reflex)이며 출생 시부터 나타나며 손 발이 **유해한**(noxious) **또는 아픈 자극**(nociceptive)에 노출되면 팔다리 전체를 굽힘시키는 반사이다(그림 2.1). 이러한 자극반사에서 반응은 원시적이고 전신적으로 나타나기 때문에 반사 유발 시 팔다리의 여러 관절에서 분리적이며 개별적인 움직임을 허용하지 않는다. 굽힘근 움츠림반사는 출생 시부터 나타나 2개월까지 부분적으로 통합된다. 그러나 이 반사의 잔존물은 평생 남아있으며 손과 발의 보호기전으로 작용한다. 중추신경계의 척수수준에서 이 움츠림반사가 조절된다. 대부분의 초기 원시반사는 척수수준에서 조절하는 반면 성숙한 자세와 균형반응은 중뇌와 겉질을 통해서 중개된다. 척수반사에 대한 자극은 **외부자극**(exteroceptive)이다.[5] 외부자극에 대한 수용기는 "외부자극에 반응하는 피부 또는 점막에 있는 들신경의 말단수용기"이다.[1,5,84,85] 신생아에서 **국소반응**(localized response)이 발달하기 전 보이는 **전체반응**(total response)의 또 다른 예시는 신생아 발차기 형태이다. 처음 태어났을 때 아기는 불규칙하게 발을 차는 듯이 보인다. 사실 만삭 영아를 조산아와 비교할 때 다양한 발차기 동작을 볼 수 있는데 빈도, 교차적인 양상 그리고 팔다리 안에서 *커플링(coupling)*등의 다양한 양상이 있다.[86-88] Heathcoch 등이 정의한 커플링이란 같은 팔다리에서 관절들의 동작 타이밍이 비슷할 때를 말한다.[86] Heathcoch 등은 또한 만삭 영아는 조산아에 비해 과제지향적이고 목적있는 조절형태를 보인다고 하였다. 한 **신생아**(neonates)가 발로 차는 동

표 2.3 발달의 방향성의 원칙을 보여주는 예시

원칙	초기의 조절/반응	성숙에 따른 조절/반응
반사조절에서 겉질조절	비대칭성 긴장성목반사 때문에 머리위치에 대한 반응으로 팔다리를 움직인다.	아이는 수의적으로 머리의 위치에서 독립적으로 팔다리를 움직일 수 있다.
전체반응에서 국소반응	신생아는 팔을 크게 불규칙하게 흔든다.	시각적으로 응시하면서 팔을 뻗고 잡는 정교한 어깨관절 안정화를 위해 개별 관절의 조절을 획득한다.
몸쪽에서 먼쪽 조절	어깨와 엉덩관절의 안정성이 발달한다.	손목 보다는 팔꿉관절, 발목 보다는 무릎관절의 안정성이 먼저 발달한다.
머리쪽에서 꼬리쪽 조절	어깨의 조절과 안정성이 발달한다.	엉덩관절에서 조절과 안정성이 발달한다.
안쪽에서 가쪽 조절	초기 잡기는 자뼈쪽 세 손가락으로 잡는다.	집게 잡기에서 엄지와 집게손가락이 우세하고, 집게손가락의 우세가 발달한다.
목뼈에서 입쪽 조절	출생 시 입안 운동조절을 가지고 있다.	눈을 고정하고 응시하는 능력이 발달한다.
대근육에서 소근육 조절	어깨를 안정화시켜 양손으로 우유병을 잡고 있다.	작은 돌멩이를 집어서 작은 병에 넣는다.
굽힘근 긴장도에서 폄근 긴장도 발달	신생하는 생리적인 굽힘이 우세하다.	굽힘근 긴장도의 우세가 사라지면서 폄근 긴장도가 더 분명해지면서 긴장도 균형을 잡는다.
항중력 폄근에서 항중력 굽힘근 발달	4개월 때 엎드려 누운자세에서 머리를 들 수 있다.	5개월 때 바로 누운자세에서 머리를 들 수 있다.
굽힘된 팔다리 체중부하에서 폄된 팔다리로 체중부하	팔꿉관절 지지한 엎드려 누운자세에서 굽힘된 위팔에 체중을 부하한다.	엎드려 누운자세와 네발기기 자세에서 팔을 펴서 체중을 지지한다.

작을 할 때 양쪽 다리는 종종 함께 움직이고 아기는 한 다리 한 다리를 **분리**(dissociate)해서 움직일 수는 없다. 발차기 동작 시 골반은 흔히 다리와 함께 움직이는데 이는 다리와 골반사이에 분리움직임이 없다는 또 하나의 예시가

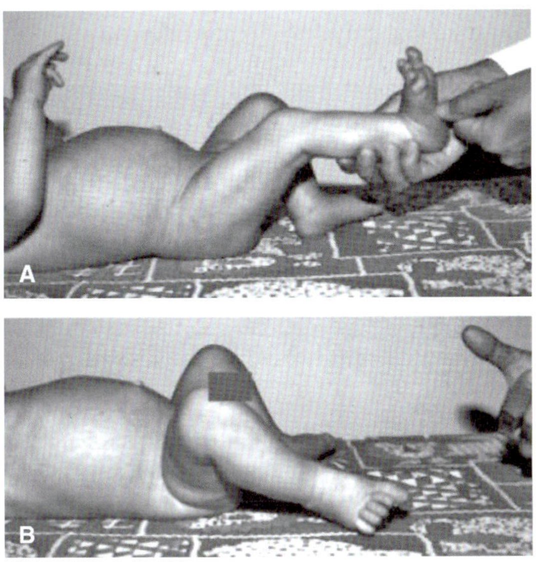

그림 2.1 **굽힘근움츠림반사** A: 발바닥에 아픈 자극을 가한다. B: 굽힘근움츠림반사로 다리를 전체적으로 굽힌다.

될 수 있다. 아기가 성숙해가면 골반을 움직이지 않고 다리를 움직일 수 있고, 상반되게 움직일 뿐만 아니라 양쪽 다리를 분리적으로 움직일 수 있게 된다. 이렇게 되면 한 다리씩 번갈아 움직이는 **상호 교대적인 발차기**(reciprocal kicking)가 나타날 수 있다. 이 시점에서는 다른 부위를 움직이지 않고도 한 다리를 움직일 수 있는데 이는 같은 다리에서 한 관절, 다른 관절을 움직이지 않고도 개별적으로 움직일 수 있다는 것을 의미한다.

발달방향성의 세 번째 원칙은 **머리에서 꼬리쪽**(cephalocaudal)으로 발달한다는 것이다. 일반적으로 운동조절의 발달에서 머리, 위쪽 몸통, 위팔의 운동발달이 아래쪽 몸통, 다리의 운동조절보다 먼저 발달하는 것이 사실이다. 운동조절의 머리에서 발쪽으로 발달하는 방향성의 예시는 팔꿉관절 지지한 엎드린 자세에서 어깨뼈와 어깨관절을 안정시키는 발달이라고 보면 된다. 이는 네발기기에 필요한 골반과 엉덩관절 안정성이 발달하기 전에 발달한다(그림 2.2). 이러한 발달의 예외는 태아에서 근긴장도의 발달이다. 조산아 연구에서 근긴장도는 위팔과 위쪽 몸통의 발달보다 다리와 아래쪽 몸통이 먼저 발달한다고

하였다.[89]

운동조절 역시 **안쪽에서 가쪽으로**(medial to lateral) 발달한다. 즉, 중심부에 가까운 곳에서 먼쪽으로 조절이 발달하는 것이다. 목과 몸통의 중심부 안정성이 상대적으로 가쪽인 어깨와 엉덩관절의 안정성보다 먼저 발달한다. 생후 첫 몇 주에서 보면 아기는 상대적으로 대칭적이지만 예외적으로 머리는 한쪽 방향으로 향하며 이는 엎드려 누운자세, 바로 누운자세에서도 마찬가지이다. 생후 2~4개월에 반사의 영향으로 아기는 비대칭성이 보이는데 **비대칭성 긴장성목반사**(**ATNR**: asymmetric tonic neck reflex)[90]가 가장 두드러지게 나타난다(그림 2.3). ATNR의 영향은 생후 몇 개월에 걸쳐서 우세반사로서 영향이 감소되면서 이전에 말한 수의적 조절로 발달하기 시작한다. **중심선 활동**(midline activity)이란 말로 부르는 수의적 조절과 안정성이 안쪽에서부터 발달하기 시작한다. ATNR이 사라지면서 아기는 4개월에 목뼈의 비대칭적 폄을 보이는 대신에 머리를 중앙으로 가져가서 유지할 수 있게 된다. 그 외에 중앙에서 손을 함께 사용하도록 해주는 새로운 어깨관절 안정성 발달을 기초로 손을 중앙으로 가져가기 시작한다(그림 2.4). 그로 인해서 6개월까지 아기는 아주 대칭적인 모습이 된다.

이러한 안쪽에서 가쪽으로 발달의 또 다른 예시는 잡기의 발달이다. 이를 이해하기 위해서 아기의 신체를 해부학적 자세로 볼 필요가 있다. 처음에 손으로 물건을 쥐고 조작하는 능력은 자뼈 쪽의 손가락 사용이 두드러진다. 이는 더 안쪽인 노뼈쪽 집게손가락과 엄지손가락(이것은 상대적으로 가쪽이다)의 사용보다 먼저 발달한다.[91]

두 가지 주된 근육군인 굽힘근과 폄근 조절 또한 특정한 발달방향을 가지며 일반적인 순서로 발달한다. 그러나 굽힘근과 폄근의 발달은 아기의 근긴장도, 항중력 조절, 또는 체중부하 기능을 발달시키는 정도에 따라서 달라진다.

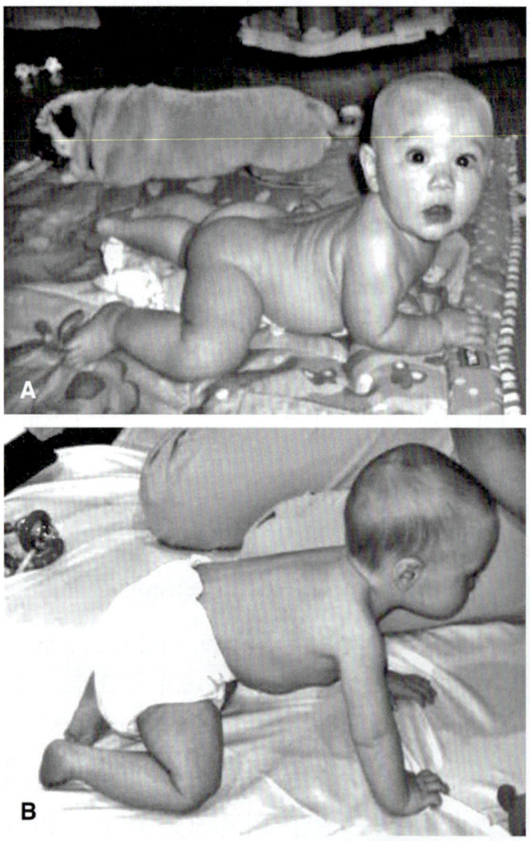

그림 2.2 엎드려 누운자세 머리에서 발쪽으로 발달. A: 다리에서 서기의 전 단계 자세에서 보이는 팔꿉관절 지지한 엎드려 누운자세를 볼 수 있다. 머리 쪽에 가까운 어깨이음대가 안정되어 있다. B: 네발기기 자세; 꼬리 쪽으로 엉덩관절의 안정성을 더욱 볼 수 있다.

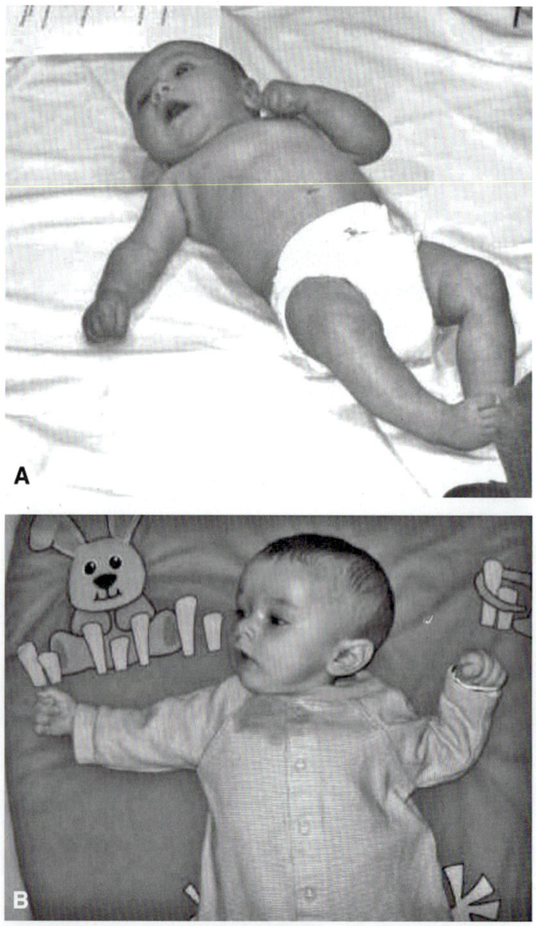

그림 2.3 머리는 오른쪽으로 향하는 비대칭성 긴장성목반사(펜싱자세); 얼굴 쪽 팔다리의 폄과 뒤통수 쪽의 팔다리의 굽힘이 나타난다. A: 여기에서 나타난 펜싱자세는 2개월된 영아이다. B: 펜싱자세가 약해진다.

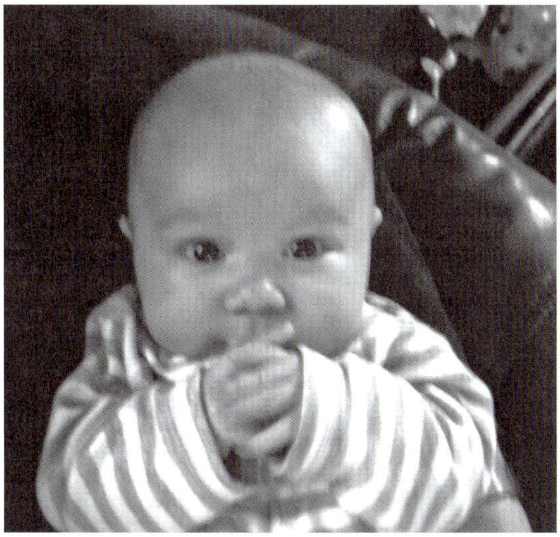

그림 2.4 주목할 만한 영아의 대칭성; 머리와 손이 중앙에서 안정적이다.

몸 전체에 두드러진 **근긴장도**(muscle tone)는 폄근보다 굽힘근에서 더 먼저 발달한다. 이것은 만삭 출생아에서 **생리적 굽힘**(physiologic flexion) 양상을 보면 쉽게 이해할 수 있다.[47,48,92] 이러한 생리적 굽힘은 가만히 있을 때, 그리고 수동적 및 능동적으로 움직일 때 모든 자세에서 굽힘근의 긴장도가 더 우세한 것이다. 조산아에서 보듯이 생리적 굽힘 양상이 없을 때에도 폄근의 긴장도는 상대적으로 더 낮다.

각 자세에서 항중력적 움직임과 조절은 특정 관절의 폄근에서 처음 발달하기 시작한다. 이는 그 관절의 대항근인 굽힘근보다 먼저 발달한다. 예를 들어, 아기는 바로 누운자세에서 항중력적으로 머리를 드는 것(이때 항중력 굽힘근 조절이 필요함)보다 엎드려 누운자세에서 머리를 드는 움직임 즉, 항중력 조절 움직임에서 자신의 목 폄근을 사용하는 것을 익힌다. 그러나 한 관절에서 완전히 균형된 조절을 발달시키기 위해서는 항중력 폄근과 굽힘근이 필요하다. 머리에서 꼬리 쪽으로 발달하는 몸통의 항중력 폄근은 몸통의 굽힘근보다 먼저 발달한다. 그러므로 아기는 4개월까지 중심부의 항중력 폄근을 이용해 팔꿉관절 지지한 엎드려 누운자세를 할 수 있게 된다. 이것은 5개월에 바로 누운자세에서 발을 입으로 가지고 가는 것보다 먼저 발달하는 것이다. 발을 입으로 가져가는 활동은 몸통의 항중력 굽힘근의 조절이 필요하다.

굽힘된 팔다리에 체중을 부하하는 능력은 폄된 팔다리에 체중을 부하하는 기능보다 먼저 발달한다. 팔꿉관절 지지한 엎드려 누운자세 아기는 굽힘된 위팔에 체중을 지지

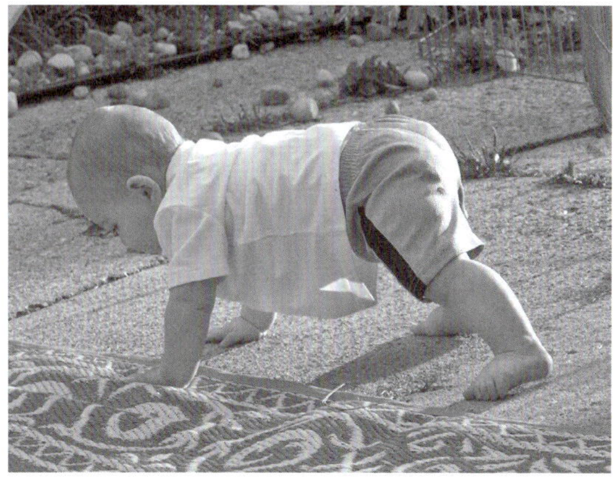

그림 2.5 폄된 손바닥과 발바닥에 체중을 부하한 곰 자세; 이것은 바닥에서 똑바로 선 자세로 이어지는 전환 자세이며 또한, 곰 자세라고 불리는 이동 형태로 사용될 수 있다.

하고 상대적으로 다리에는 수동적으로 체중을 부하한다. 이러한 발달학적 자세는 네발기기 자세 이전에 나오며 자신의 체중을 폄한 위팔(팔꿈치)과 굽힘한 다리(무릎과 엉덩관절)에 부하한다(그림 2.2.참조). 곰 자세에서 기기는 폄한 위팔과 발바닥에 체중을 부하하는 자세를 의미한다(그림 2.5). 이러한 자세는 폄한 위팔(팔꿈치) 그리고 폄한 다리(무릎)에 체중을 부하하는 하나의 예시이다. 이것은 팔꿉관절 지지한 엎드려 누운자세에서 손바닥과 발바닥 기기 자세로의 발달도 머리에서 발쪽으로 발달 방향에 부합하는 예시라고 할 수 있다.

대근육 운동기술은 소근육 운동기술보다 먼저 발달한다. 아기는 어깨관절 주위의 큰 근육으로 어깨를 안정시키는데 이는 소근육 운동기술의 발달을 위한 손가락 및 손의 작은 근육들의 조절을 획득하기 이전이다. 이것은 **대근육에서 소근육**(gross-to-fine)으로 발달방향원칙을 다시 한번 보여 줄 뿐만 아니라 **몸쪽에서 먼쪽**(proximal-to-distal)으로 발달원칙도 나타내는 것이다. 몸쪽이란 신체의 중앙에 가장 가까이 있는 팔다리의 부분을 말하고, 먼쪽이란 중심부에서 가장 멀리 떨어진 팔다리의 부위이다.

목 및 몸통의 근육과 팔다리의 모든 주요 관절은(즉, 어깨, 팔꿈치, 손목, 엉덩이, 무릎, 그리고 발목) 운동조절의 특정 단계에 따라 발달한다. 관절들은 Sullivan 등이 말한 운동성, 안정성, 조절된 운동성, 그리고 기술을 발달시킨다. 약간 다른 용어를 사용하긴 하지만 이 순서는 처음에 Margaret Rood가 1960년대 초기에 설명하였다. 위팔에서는 다음과 같은 방식으로 발달순서가 나타난다. 어깨는 처음 동작을 발달시키고 공간에서 먼쪽 즉, 팔과 함께 손을

자유롭게 움직이는 능력을 발달시킨다. 이것은 **열린사슬**(open chain) 움직임이라고 한다.[93] 아기의 초기 움직임은 불규칙적이고 조절이 부족하지만 차츰 생후 첫 몇 주안에 발달한다. 열린사슬 활동에서 어깨와 위팔을 움직이는 능력에 도달하면 팔꿉관절과 아래팔로 지지한 엎드려 누운자세의 **닫힌사슬**(closed chain) 활동에서 어깨를 안정화시키는 방법을 수월할 수 있다.[93] 자, 이제 팔꿉관절에 체중을 지지하면서 위팔의 먼쪽(아래팔, 손, 손가락)은 공간에서 자유롭지 않게 되었다. 오히려 Rood가 설명한 운동행동의 안정성이란 측면에서 위팔은 체중부하의 기능을 수행하게 된다. 그 다음에 아기는 닫힌사슬 활동에서 먼쪽 팔에 대한 몸쪽 관절 즉, 어깨를 움직이는 능력이 나타난다. 이 움직임들은 위팔에 체중을 부하하는 다양한 자세에서 체중이동으로 나타난다. Rood와 다른 사람들은 이 과정을 안정성에 덧붙여지는 운동성 단계라고 하였다.[59,85] 결국 아동은 한쪽 위팔로만 완전히 체중을 부하할 수 있는 단계까지 체중을 이동할 수 있게 된다. 그 다음 어깨는 체중을 부하하지 않은 채 안정되고 손을 자유롭게 쓸 수 있는(열린사슬 움직임) 단계에 이르고 손을 움직여 손가락으로 물건을 잡고 조작하는 단계가 되는데 이는 그림 2.6에서 볼 수 있다. 이것은 Rood가 의미한 기술수준이다.[59,85]

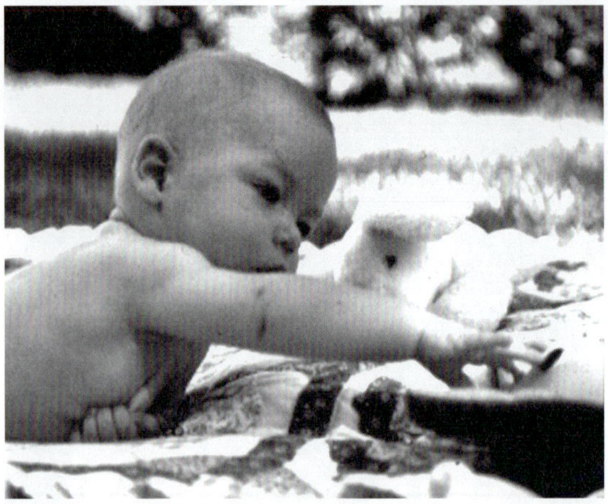

그림 2.6 엎드려 누운자세에서 뒤통수 쪽의 팔꿈치에만 체중을 부하하고 다른 팔은 자유롭게 뻗는다.

다리도 운동성, 안정성, 조절된 운동성, 그리고 먼쪽을 기능적으로 잘 조절하기 위해서 동일한 발달순서를 따른

표 2.4 만삭 신생아와 조산 신생아의 차이

근긴장도와 움직임 양상	조산아(<32주)	만삭 영아(>36주)
자세	완전 폄	생리적 굽힘(완전 굽힘)
스카프 징후: 머리를 중심선에 둔 바로 누운자세에서 팔이 가슴을 가로질러 지나가게 수동적으로 잡아 당긴다.	수동적 동작에 저항 없다.	중심선에 도달하기 전 수동적 움직임에 대한 저항이 나타난다.
오금각: 수동적으로 무릎을 가슴으로 가져간다.	넙다리와 아래 다리 사이의 폄 각도: 135~180°	넙다리와 아래 다리 사이의 폄 각도: 60~90°
발목관절 발등굽힘: 아기가 바로 누운자세에서 정강이에 대해 수동적으로 굽힘시킨다.	60~90°	30° 이하
미끄러져 내림: 아기의 겨드랑이 아래를 잡은 상태에서 수직으로 똑바로 들어 올린다.	손이 아래로 미끄러져 내리고 어깨 안정성이 없다.	어깨를 안정시켜서 미끄러져 내려가지 않는다.
잡아당겨 앉기: 바로 누운자세에서 양손을 잡아 당겨서 앉힌다.	머리가 완전히 뒤로 처진다.	머리를 몸통과 같이 정렬해서 유지한다.
먹이찾기반사: 바로 누운자세에서 머리를 중심선에 두고 입 주변을 자극한다.	없음	자극된 쪽으로 얼굴을 돌리고 입을 벌린다.
빨기반사: 입에 깨끗한 손가락 또는 젖꼭지를 를 물게 한다.	약하거나 반응이 없음	강하고 리듬감 있는 빨기가 나타난다.
잡기반사: 아기의 손바닥에 손가락을 평행하게 놓는다.	없음	계속 굽힘하고 잡아 당긴다.
비대칭성 긴장성목반사: 바로 누운자세에서 머리를 중심선에 놓고, 머리를 한쪽 방향으로 수동적으로 돌린다.	없음	얼굴쪽의 팔다리는 폄 하고, 뒤통수 쪽의 팔다리는 굽힘한다.

다. 이러한 순서는 팔과 다리의 기능을 획득하기 위해 팔꿉관절 지지한 엎드려 누운자세, 폄한 팔에 지지한 엎드려 누운자세, 앉기, 네발기기 자세, 그리고 똑바로 선 자세와 같이 발달학적 자세에서 각각 지속적으로 반복된다. 지지하지 않고 앉기와 선 자세에서 위팔은 비록 체중을 부하하지는 않지만 위쪽 몸통을 안정시키기 위해 충분한 역할을 한다. 이것에 대해서는 이 장 후반부의 앉기와 서기를 설명할 때 논의하겠다.

신생아 The neonate

신생아 시기는 생후 첫 28일을 말한다.[3] 만삭 영아는 이미 언급하였듯이 **생리적 굽힘** 상태로 태어난다. 이는 폄근의 발달 전에 굽힘근의 긴장도가 먼저 발달하는 중요한 예시이다. 이 결과 신생아는 모든 자세 즉, 엎드려 누운자세, 바로 누운자세, 앉은 자세 유지, 수직 또는 수평 현수 그리고 선 자세 유지에서 중등도의 굽힘을 보인다.[47,48,91,92] 이 굽힘근 긴장도는 만삭 영아에서 첫 1개월을 경과하면서 점차 감소한다.

조산으로 태어난 아기는 생리적 굽힘 상태가 덜 나타나거나 태아나이(임신주수)에 따라서 전혀 굽힘이 없을 때도 있다.[94,95] 아기의 출생이 더 이른 조산일수록 생리적 굽힘은 감소된다. 그 대신 조산아는 팔다리 몸통이 상대적으로 폄 되어 있다. 이러한 폄은 폄근의 근긴장도가 우세하지 않고 오히려 굽힘근의 근긴장도가 감소한 상태를 의미한다. 조산아에서 이런 굽힘근의 긴장도가 감소한 이유는 확실하지 않다. 이에 대한 다양한 이론들이 제시되어 왔는데 엄마의 호르몬 영향과 태내의 자세 등이 원인이라는 가정들이 있다.

조산아에서 생리적 굽힘이 없는 이외에도 출생 시 만삭과 조산아의 차이를 알아볼 수 있다. 이러한 차이는 Dubowicz가 잘 설명하였고 그 중 몇몇 중요한 차이점을 표 2.4에 설명하였다.[2]

운동발달 목표 Motor development goals

정상 운동발달 목표 중 하나는 중력에 대해 신체를 조절하는 것이다.[4] 이러한 항중력적 움직임은 일반적으로 먼저 머리부터 발달하고 그 다음 몸통(목뼈–등뼈–허리뼈–엉꼬리뼈치), 그다음 다리에서 발달한다. 다리의 항중력 조절은 엉덩관절, 무릎관절, 발목관절의 조절이 중요한 3가지 조절이다. 항중력 조절은 전반적으로 머리에서 꼬리쪽으로 발달하는데 이는 머리 조절, 그 다음 몸통의 중심부 조절, 다리 조절, 다리의 다양한 관절조절이 거의 동시에 단계적으로 매우 연결된 시기에 발달하며 발목관절이 이 발달을 이끌어내는 관절 역할을 한다.

항중력적 움직임은 폄과 굽힘 움직임 모두 발달해야 한다. 그러나 성숙하게 서는 움직임에서는 신체의 중요한 폄근 집단이 항중력적 근육이고 굽힘근은 대항근이 된다. 즉, 똑바로 섰을 때 중심부의 목과 몸통의 폄근, 엉덩관절 폄근, 무릎관절 폄근이 중력의 영향 때문에 자세가 무너지지 않도록 유지시키는 근육이 된다.

발달의 두 번째 목표는 지지면 안에 몸의 중심을 유지하도록 하는데 있다. 인간은 키가 크면서 선 자세에서 몸의 중심이 점차 위쪽으로 이동하게 된다. 지지면 안에 몸의 중심을 계속 위치시키도록 배우는 것은 아기 및 유아가 바로잡기반응, 평형반응, 그리고 기울임반응을 발달시키면서 가능해진다. 이러한 반응들이 발달하고 자동적으로 계속 활성화되는 동안에 정상발달 중인 아동은 결국 내외적으로 장해요인이 없는 한 이런 자동반응을 수의적으로 조절할 수 있게 된다.

운동발달의 세 번째 목표는 신체분절 사이의 개별적 움직임과 한 분절 안에서 분리되는 개별적 움직임의 성취이다. 예를 들어, 비록 위팔의 다양한 관절들이 위팔의 기능적인 기술을 만들기 위해 협응된 방식으로 움직이더라도 팔꿉관절과 같은 개별적인 관절은 다른 위팔 관절들이 움직이지 않는 동안에 독립적으로 움직이는 방법을 배워야 한다. 이것이 분절 안에서 분리 움직임이다. 분절 안의 분리움직임은 팔다리를 움직이지 않고 머리를 움직이기 또는 한 다리는 폄으로 움직이고 다른 다리는 굽힘으로 움직일 수 있는 분절 사이의 분리 움직임도 발달해야 한다.

발달의 진행 The developmental progressions

이 책은 생활나이 시간표에 따른 과정으로 운동발달을 설명하기 보다는 움직임의 다양한 요소들이 발달하는 순서로 제시할 것이다. 이 순서에는 다양한 운동발달 지표 및 그 자세와 각각 자세 속의 움직임도 포함된다. 정상 영아와 유아는 각 자세에서 순서대로 동작요소가 발달하며 이러한 순서를 **진행**이라고 부른다. 가장 초기 발달학자 중의 한사람인 Myrtle McGraw는 이런 진행에 대해 정의를 하였다. 또한, 엎드려 누운자세, 바로 누운자세, 구르기, 앉기 그리고 선 자세에서의 진행과 각 진행에서 다양한 이동형태에 대해서도 설명하고자 한다.

동적인 자세와 반대되는 개념으로, 다양한 자세에서의 안정화를 정적인 자세라고 하는데 동적인 자세는 이러한 정적인 자세에서 이동을 위한 움직임으로 이행, 자세 사이의 전환, 그리고 잡는 동작을 하는 자세를 말한다. 이러한 정적 및 동적인 자세를 종종 운동지표라고 부른다. 어떤 운동지표를 수행할 수 있는 특별한 의미를 가지는 나이를 이야기하려고 한다. 이와 같은 운동지표의 성취에 관해 더욱 자세한 나이 범위는 표 2.2에 제시하였다. 중요하게 언급할 내용은 발달 중에 있는 아기의 어떤 지정된 시점보다는 특정 기술을 습득하는 나이가 범위 안에 들어있는가이다. 발달 중인 각각의 아기는 발달에 영향을 미치는 내재적 요인, 생리적 구조와 기능, 그리고 외적인 요인들에서 개별적으로 고유한 성질을 가진다. 비록 발달의 순차성과 해부학적, 생리적, 병리가 기본적으로는 같지만 개별적인 고유성은 기억하고 고려해야 한다.

엎드려 누운자세에서 발달 진행
Prone Progression

엎드려 누운자세 Prone Lying

출생시 건강하고 만삭으로 태어난 아기는 생리적 굽힘 상태를 보이는데 이는 엎드려 누운자세에서 더욱 두드러진다.[96] 엎드려 누운자세에서는 머리를 한쪽 방향으로 돌리고 있다(그림 2.7). 한쪽 방향으로 머리를 돌리고 있는 것은 두 가지 중요한 영향 때문이다. 첫 번째 영향은 생존 본능으로 한쪽 방향으로 머리를 돌려야지만 엎드려 누운자세에서도 코와 입으로 숨을 쉴 수 있기 때문이다. 그리고 두 번째 영향은 ATNR이다.[46,97] 정상 아기는 이러한 양상에서도 쉽게 움직일 수 있지만 ATNR은 엎드려 누운자세를 포함한 모든 자세에서 머리 위치에 영향을 미치며 약 4개월쯤 이러한 영향이 사라진다. 비대칭성 긴장성목반사가 우세한 펜싱자세로부터 아기의 움직임을 이끌어내는데 저항을 느낀다면 이것은 비정상적 감각운동발달의 지표가 될 수도 있다.[98,99]

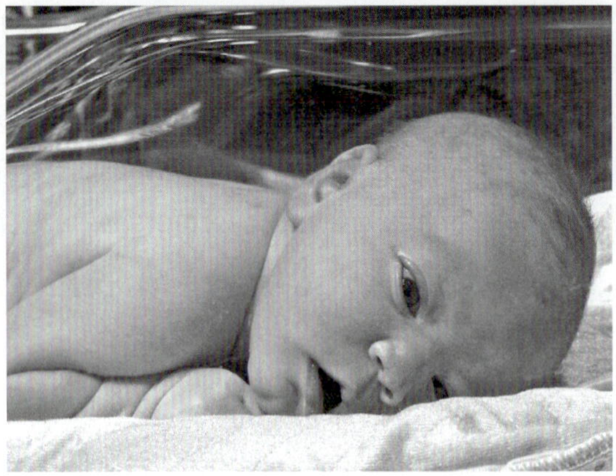

그림 2.7 엎드려 누운자세에서의 신생아; 출생 후 2시간 만에 이 유아의 위팔인 어깨부터 팔꿈치 끝까지 심한 어깨 모음이 나타남에 주목한다.

특히, 엎드려 누운자세에서는 생리적 굽힘상태의 엉덩관절 굽힘이 강하고 상대적으로 골반이 앞으로 기울어지는 자세가 나온다. 엉덩이를 들고 있는 자세에서 무릎이 배 아래에서 받치고 있으며 엉덩관절의 굽힘과 골반의 앞쪽 기울임으로 인해 골반이 바닥에 편평하게 놓이지 않는다(그림 2.8). 아기의 체중은 가슴 위쪽과 얼굴에 실리게 된다. 머리를 한쪽 방향으로 돌리면 돌린 쪽의 뺨에 체중이 부하되게 된다. 위팔은 몸 쪽으로 모음되고 팔꿉관절은 어깨보다 밑에 위치한다. 보통 손은 잡기반사의 강한 영향으로 주먹을 쥐고 있다. 그러나 아기는 손을 자주 자발적으로 펼 것이며 정상 발달중인 아기의 손은 수동적으로 쉽게 펴지는 것이 일반적이다. 만약 계속 손을 꼭 쥐고 있고 절대 펴지지 않는다면 비정상적인 감각운동발달의 지표가 될 수도 있다.[98] 엄지가 손바닥 안으로 들어간 채로 꽉 쥐고 있는 손은 종종 병적인 소견이다.[100-102]

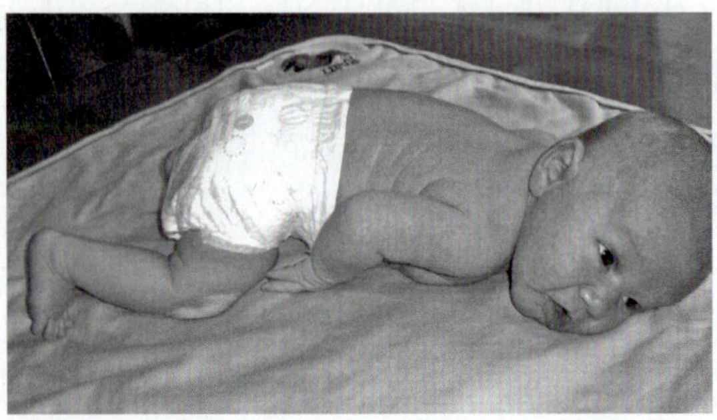

그림 2.8 3주된 신생아의 생리적 굽힘; 어깨의 모음이 감소하고, 엉덩이와 무릎이 여전히 궁둥이와 함께 굽힘되어 있음에 주목한다.

첫 1개월 이내에 생리적 굽힘이 감소되면서 아기는 엎드려 누운자세와 바로 누운자세에서 중력의 영향을 더 많이 받게 된다. 엎드려 누운자세에서 엉덩관절 굽힘이 감소해서 엉덩이가 아래로 내려가고 앞쪽 골반이 바닥에 평평하게 놓이게 된다. 몸무게가 얼굴에서 벗어나 꼬리 쪽인 몸통과 다리로 이동한다. 그러나 그럼에도 불구하고 상대적으로 골반의 앞쪽 기울임은 여전히 남아있다(그림 2.9 A–C). 앞쪽 골반 기울임의 감소는 골반의 능동적인 뒤쪽 기울임을 할 수 있기 때문이 아니라 아기의 몸 아래쪽에 생리적 굽힘이 나타났던 엉덩관절, 무릎관절의 굽힘 정도가 감소되었기 때문이다.

생리적 굽힘이 완전히 사라지면서 아기는 엎드려 누운

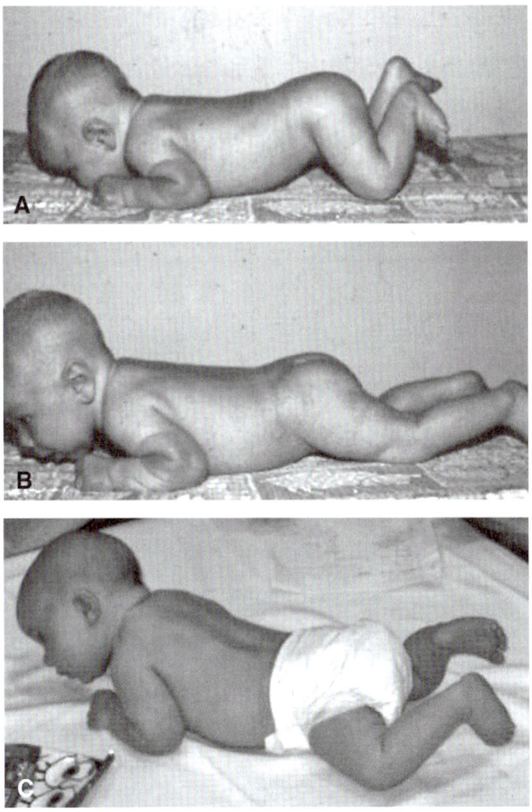

그림 2.9 엎드려 누운 신생아. A: 엉덩이 굽힘과 앞쪽 골반기울임이 엉덩이를 공중에서 위로 향하게 하므로 이런 자세에서는 유아가 지면에서 머리를 들어올리지 못하도록 한다. B: 생리적 굽힘이 감소함에 따라 골반은 엉덩관절 굽힘과 앞쪽 골반기울임이 감소하므로 매트 쪽으로 내려간다. 골반은 꼬리 쪽으로 체중이동이 진행됨에 따라 더욱 평평해지므로 아이가 머리를 쉽게 들어올리기 시작한다. C: 골반의 앞쪽 기울임이 계속 감소하면 체중이 머리와 가슴 위쪽에서 꼬리 방향인 골반과 다리로 이동해 머리를 들어올리고, 팔꿉관절 지지 엎드려 누운자세를 시도하지만 골반은 상대적으로 여전히 앞쪽으로 기울어져 있으며 위팔에서 무게를 지지하기에는 팔꿈치가 너무 밑에 옆구리 가까이에 있다.

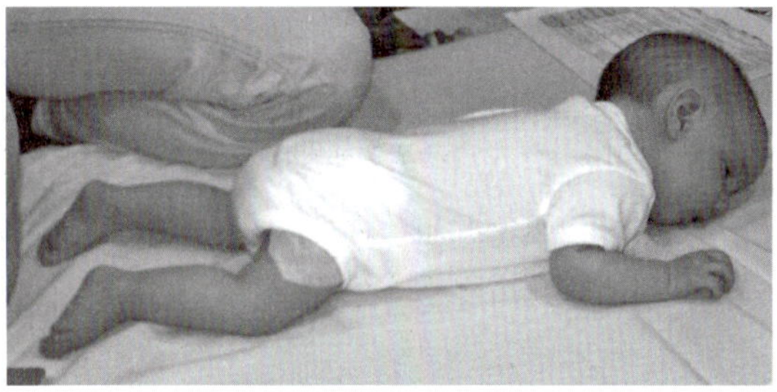

그림 2.10 생리적 굽힘이 사라짐; 엉덩관절 굽힘근이 신장되고 상대적으로 골반은 중립자세가 되며 엎드려 누운자세에서 평평하게 자세를 잡는다.

자세에서 평평한 자세를 취한다(그림 2.10). 따라서 엉덩관절이 수동적으로 펴지면서 골반의 능동적인 뒤쪽 기울임을 준비하게 된다. 이는 배근육의 활성화와 발달(몸통 근육) 그리고 엉덩관절 폄근의 발달을 의미한다. 엉덩이를 쳐들고 있지 않아서 아기의 체중은 더 이상 가슴과 뺨 쪽에 부하되지 않으며 대신 바닥과 접촉해 있는 신체의 분절에 실리게 된다. 이 시기에는 아기가 능동적인 항중력 조절은 할 수 없다.

안정적으로 엎드려 누운자세에서 다리는 엉덩관절 벌림, 부분 폄, 가쪽돌림의 자세를 보인다(그림 2.11). 무릎은 반쯤 굽힘하고 발은 발등굽힘 상태이다. 다리의 이러한 자세는 초기 서기 단계의 전 상태라고 할 수 있다. 5개월이 되면서 아기는 요람의 난간을 잡거나 손을 잡아주면 서기 시작하는데 엉덩관절, 무릎관절 그리고 발의 자세는 엎드려 누운자세에서 보였던 초기 다리 자세와 비슷하고 손을 잡은 크기만큼 발을 벌리고 서게 될 것이다.

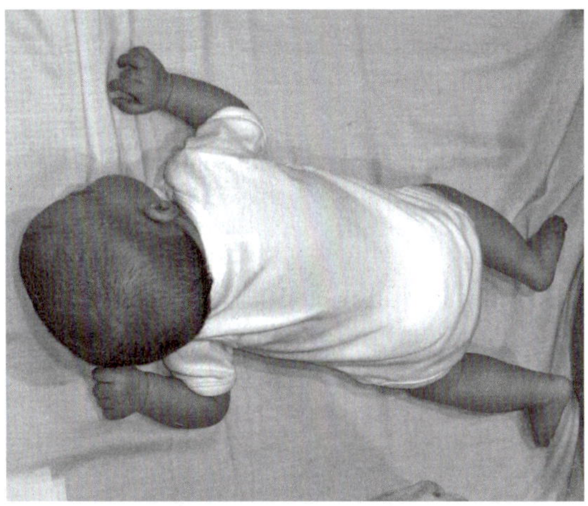

2.11 일단 생리적 굽힘이 사라지면 엎드려 누운자세에서 다리는 엉덩관절 가쪽돌림, 약간의 굽힘 그리고 벌림을 보인다. 무릎관절은 약간 굽힘, 발목관절은 약간 발등굽힘 상태가 나타난다.

팔꿉관절 지지한 엎드려 누운자세 Prone-On-Elbows

팔꿉관절 지지한 엎드려 누운자세(prone-on-elbows)를 하려면 이 자세는 엎드려 누운자세 진행상 두 번째 단계로 세 가지의 사건이 나타나야 한다: (1) 골반의 안정화; (2) 머리에서 꼬리쪽으로의 항중력 폄근 조절이 발달하면서 머리 들기; 그리고 (3) 신생아 자세를 벗어난 위팔의 움직임이다.

엎드려 누운자세에서 이런 머리 조절이 가능한 것은 가장 초기 항중력 조절이 발달한 것이다. 아기가 머리 조절을 경험하려면 머리를 바닥에서 지지하는 자세에서 벗어나야 한다. 머리를 들기 위해서 아기는 목뼈의 폄근을 능동적으로 수축해야 한다. 출생 시 호흡하기 위해 잠깐 머리를 옆쪽 방향으로 돌릴 수 있다. 엎드려 누운 상태에서 정말 최초로 능동적인 머리 들기를 시도하는 것은 기껏해야 약한 활동이다(그림 2.9 참조). 신체 부분별 크기에 있어 아기는 어린이나 성인과는 다르다. 아기는 머리가 약 1/4을 차지하며 상대적으로 머리가 크고 무겁다. 이는 어른의 머리가 약 1/8임을 생각해볼 때 대단한 크기이다. 머리 들기 기술의 훈련과 성숙으로 목뼈의 폄근이 강화되면서 아기는 결국 자신의 무거운 머리를 들 수 있게 된다(그림 2.12). 이런 능력은 상반억제(reciprocal inhibition)를 통해 길이가 길어진 목뼈의 굽힘근인 앞쪽 근육에 달려 있다.

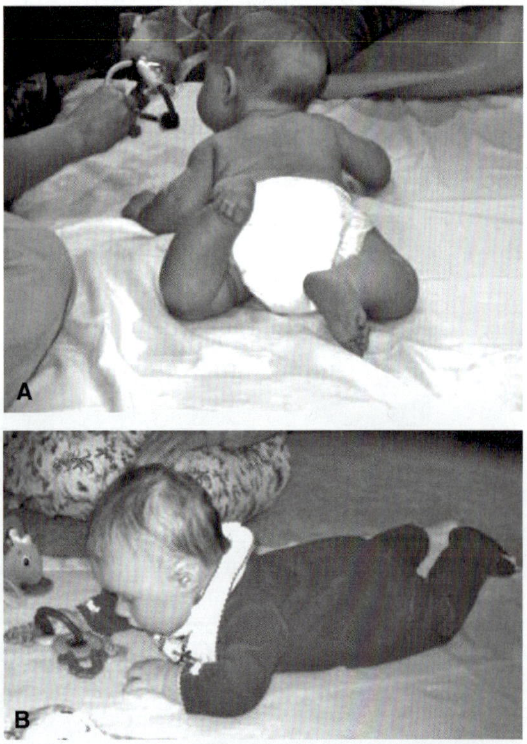

그림 2.12 아기는 상대적으로 골반이 뒤쪽 기울임 되면서 엎드려 누운자세에서 머리를 잘 들 수 있도록 항중력적 목뼈 폄근을 사용하는 것을 촉진한다. A: 위팔이 더욱 벌림되고 앞으로 나가면 다리는 서기 전 단계가 나타나게 됨을 주목한다. B: 얼굴이 45° 각도가 되도록 머리들기를 증가시킨다.

비록 목뼈의 폄근이 강화되어도 아기가 다른 신체부위를 안정시키지 못하면 머리를 들 수 없다. 엉덩이를 위로 치켜들고 머리가 아래쪽에 있으면 체중이 머리 쪽으로 부하되게 된다. 만약 머리가 위쪽에 있고 엉덩이가 아래쪽에 있으면 체중이 아래로 쏠려야 한다. 게다가 머리와 몸통의 중심부를 들기 위해서는 골반이 안정되어야 한다. 만약에 머리와 위쪽 몸통을 지렛대로 가정했을 때 이런 동작이 가능하기 위해서는 지렛대 돌림이 일어나는 지렛대 받침은 골반이 되어야 한다. 따라서 골반이 안정되어야 한다. 이러한 골반 안정화는 골반이 뒤쪽 기울임 되도록 배 근육이 능동적으로 수축하고 유지될 수 있도록 잡아주어야 얻을 수 있다. 배근육 도움으로 상대적으로 뒤쪽 기울임 된 골반이 안정된 후 약 2개월에 아기는 머리를 능동적으로 들기 시작한다. 3개월까지는 아기의 얼굴이 바닥으로부터 45° 각도로 들어올리기 충분할 정도로 목뼈 폄근이 발달하며 머리는 대부분 목뼈 폄근의 항중력적 능력으로 인해 조절된다(그림 2.12B와 2.13). 머리 쪽에서 발쪽으로 척추 폄근의 발달이 진행되면서 위쪽 등뼈의 폄근이 강해지기 시작하고 항중력 조절 능력을 갖추게 된다. 4개월까지

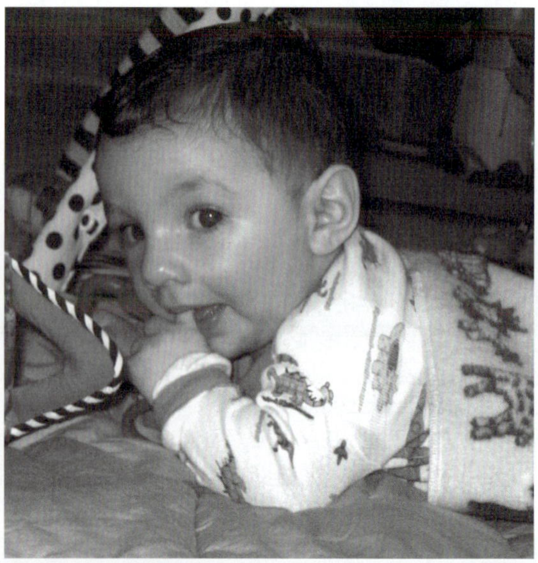

그림 2.13 3개월 된 아기는 얼굴이 45° 이상이지만, 아직 90° 아닌 각도로 팔꿉관절 지지한 엎드려 누운자세에 도달한다; 팔꿈치의 앞쪽 자세에 주목한다.

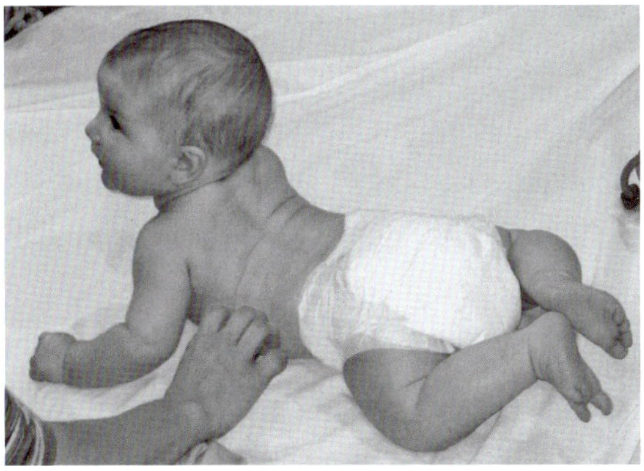

그림 2.14 팔을 펴서 지지한 엎드려 누운자세에서 얼굴이 바닥과 90°가 된다. 그러나 턱을 약간 앞으로 숙이지 않고 목뼈의 과다젖힘이 나타난다.

아기는 머리를 90° 들어 올릴 수 있다. 그러나 이 자세에서 보면 아기의 턱은 약간 앞으로 튀어나오는 경향을 보이는데 이는 팔꿉관절 지지한 엎드려 누운자세를 처음 성공하는 과정에서 목이 과다젖힘 되었기 때문이다(그림 2.14).

비록 아기가 항중력 폄근 활동으로 목뼈와 위쪽 몸통을 조절해서 머리를 들고 얼굴이 90° 되도록 할 수 있더라도 아직 머리 조절의 한 요소는 여전히 나타나지 않는다. 신체의 어떤 관절을 조절하는 것은 그 관절 부위의 근육 조절에 달려있다. 따라서 항중력 목 굽힘근이 활성화되고 항중력 목 폄근의 균형이 강화될 때까지는 머리 조절이 완전하지 않다.

아기가 중심부 목뼈 폄근을 이용해 머리를 들 수 있다는 것은 ATNR이 감소하고 목뼈의 능동적 굽힘근이 발달했다는 의미이다. 비록 ATNR의 강도가 처음 4개월 보다는 약해지기는 했지만 그 영향은 계속 남아서 목뼈에서 약간의 비대칭적 폄을 하도록 한다. 일단 아기가 목뼈의 능동적 굽힘근을 발달시키기 시작해 폄근과 균형을 이루면 머리는 엎드려 누운자세에서 중앙으로 더 쉽게 들어올린다. 팔꿉관절 지지 엎드려 누운자세에서 앞톱니근(serratus anterior)과 목뼈 굽힘근이 활성화되어 강화되면 머리를 90°로 들어 얼굴이 수직 위치가 되었을 때 Bly가 언급한 것처럼 턱을 앞쪽으로 **약간 끌어당긴 자세**(chin tuck)를 취할 수 있게 된다(그림 2.2A).[104]

4개월 된 아기는 머리를 90°에서 안정적으로 조절하고 턱을 앞쪽으로 약간 끌어당기면서 목뼈 폄근과 굽힘근의 균형이 이루어진다. 3개월 된 아기와 비교하면 3개월 아기의 머리 조절은 항중력 굽힘근의 균형 없이 주로 폄근의 역할 만으로 머리를 드는 것이다. 따라서 턱이 앞으로 끌어당겨지지 않는다.

턱 끌어당김은 세 가지의 발달학 발생의 결과이다: 목뼈 굽힘근의 활성화와 강화; ATNR의 감소; 그리고 앞톱니근의 활성화와 강화이다. 이 아기는 앞톱니근을 이용해 어깨를 앞쪽으로 나오게 하고 팔꿉관절을 바닥에 대고 지지한다. 이런 근육의 기능으로 가능해진 어깨의 앞쪽 당김이 없으면 아기는 Bly와 다른 사람들이 이야기한 *TV 어깨(TV shoulder)*라는 양상을 보이게 된다.[104] TV어깨 자세에서는 위팔을 바닥에 대고 지지하지 않는다. 오히려 어깨가 올라가 있고 목은 과다젖힘되며 아기의 뒤통수가가 목뼈 뒤쪽의 연부조직에 얹히게 되므로 턱이 앞쪽으로 튀어나오게 되는 자세가 나타나게 된다. 이 자세에서 얼굴은 90° 수직이 아니며 능동적으로 머리를 조절하지 못한다. 어깨가 머리 양쪽 옆에서 올라가 귀에 가까운 자세가 되며 머리를 수동적으로 지지하게 된다. 그 결과 TV 어깨 자세가 지속되면 능동적 및 항중력적인 머리 조절과 가쪽 방향으로 머리 바로잡기의 발달을 방해하게 된다. TV어깨 자세라면 목뼈의 과다젖힘 때문에 삼키고 말하며 호흡하는 것이 어려워진다.

만약 4개월 된 아기의 목뼈가 과다젖힘을 보이고 뒤통수가 등의 위쪽에 얹혀있는 자세를 보인다면 목뼈의 굽힘근 또는 앞톱니근이 활성화되지 않거나 충분한 근력이 없다는 의미이다. 이것은 물리치료 계획을 세우는데 동작 요소의 발달순서를 어떻게 이용해야 하는지를 보여준 예시이다. 팔꿉관절 지지한 엎드려 누운자세를 취할 때 TV어깨 자세를 보이면 목뼈의 굽힘근과 폄근 뿐만 아니라 앞톱니근의 근력도 평가해보아야 한다. 이러한 근육 중 약한 근육이 있으면 최소한 부분적으로 목 과다젖힘의 원인이 될 수 있다. 만약 목뼈의 폄근이 약하면 머리를 똑바로 유지하는데 필요한 근육의 힘이 충분하지 못하다는 뜻이다. 일단 머리를 들때 아기가 목을 능동적으로 안정시킬 수 능력이 없으면 보상적 움직임으로 해결하게 된다. 머리는 중력의 영향으로 뒤로 넘어가 목이 과다 젖힘 된다. 이것은 뇌성마비나 기타 뇌병변 질환이 있어서 발달이 지연되거나 감각운동발달이 비정상적인 아기에서 흔히 나타나는 양상이다. 이런 경우 물리치료 계획의 한 부분은 약한 근육을 근력 강화시키고, 이러한 근육의 조절을 훈련시켜야 한다.

팔꿉관절 지지한 엎드려 누운자세라는 발달지표를 성취하기 위한 세 번째 요인은 팔꿉관절이 앞쪽으로 나간 자세이다. 만삭 영아에서 위팔은 몸 가까이에 모음되거나 약간 몸 밑에 놓이게 된다. 그리고 어깨는 폄 되므로 이 자세는 위쪽 몸통과 머리를 드는데 기계적 방해가 되는 자세이다(그림 2.8 참조). 생후 2개월이면 아기가 머리를 들려고 차츰 노력하는 중이고 어깨에서의 위팔 조절의 발달이 시작된다. 아기는 점차 어깨를 벌림, 굽힘하고 몸 밑에 깔린 팔꿉관절을 빼고 더욱 앞으로 가져가서 어깨 밑 또는 바로 그 앞에 오도록 자세를 잡아가게 된다. 이런 자세로 아기가 머리를 들었을 때 팔꿉관절과 아래팔에 체중을 지지하게 된다. 그림 2.7에서부터 2.9, 2.12, 2.13을 보면 이런 진행을 알 수 있다. 이러한 진행에서 발달을 시작하는 중요한 움직임 요소는 **어깨뼈에서 위팔까지 길어짐**(scapulohumeral elongations)이다. 어깨뼈에서 위팔까지 길어짐은 위팔이 굽힘 또는 벌림되면서 어깨뼈에서 멀어지므로 결과적으로 겨드랑이 부위가 늘어나는 능력을 말한다. 이 부위가 늘어나는 능력이 없으면 아기는 팔꿉관절 지지한 엎드려 누운자세에서 팔꿉관절을 어깨 바로 밑에 올 수 있도록 할 수 없다. 겨드랑이 부위가 길어지지 않으면 예를 들어, 어린이가 탁자에 앉아 있는 동안에 물건을 잡으려고 팔을 뻗을 때와 같은 공간에서 팔을 뻗는데 방해를 받는다.

위팔은 전형적으로 뻗고 잡는 중요한 기능을 담당하고, 다리는 서기와 같은 체중부하 기능을 담당하지만 모든 팔다리는 체중부하의 기능과 움직임 즉, 이동하는 기능을 모두 담당한다. 팔꿉관절 지지한 엎드려 누운자세로 들어가기 전 위팔은 단지 움직임 기능만 있다. 이 자세에서 위팔에 요구되는 첫 번째 기능은 체중부하 기능이다. 아래팔, 팔꿉, 그리고 어깨의 체중부하 기능은 네발자세에서 보이게 될 체중지지의 전신이다.

일단 아기가 안정된 팔꿉관절 지지한 엎드려 누운자세를 취할 수 있으면 기능적이기 위해 몸쪽 관절인 어깨 안정을 유지하면서 움직임을 할 수 있는 자세로 전환 시킬 수 있다. 아기는 이쪽과 저쪽 방향으로 체중이동 하면서 체중이 부하될 때 그쪽 위팔에 체중이 더 많이 부하되도록 해본다. 양쪽 방향으로 체중이동은 곧 모든 방향 즉, 앞, 뒤, 대각선 방향으로 체중이동으로 이어진다. 각 자세의 안정성이 일단 확보되면 이러한 체중이동은 모든 발달자세 지표에서 나타난다. 이것은 위팔의 기능적인 사용뿐만 아니라 균형을 유지하기 위한 기울임반응과 평형반응의 발달에 아주 중요하다. 팔꿉관절 지지한 엎드려 누운자세에서 만약 아기가 체중이동을 배우지 못하면 위팔의 기능적인 조절 움직임을 발달시킬 수 없을 것이다. 본질적으로 아기는 움직이지 못한 채 고정자세로만 있게 된다. 체중이동의 적절한 발달없이 팔을 뻗고(열린사슬) 그리고 위팔의 배밀이 움직임에 필요한 밀기(닫힌사슬)의 조절된 운동성은 발달하지 않는다.

체중이동은 조절된 운동성을 위해서 팔을 자유롭게 한다는 단순한 측면보다는 여러 가지 이유에서 필요하다. 체중이동으로 그 쪽 관절들의 근육이 길어지는 반면에 대항근 쪽은 짧아진다. 정상 감각운동 발달에서 체중이동을 할 때 이러한 길어짐은 체중이 실리는 쪽 몸통의 가쪽 근육에서 일어난다. 예를 들어, 한쪽 위팔에 체중을 부하하고 있는 네발기기 자세에서 아기가 체중을 이동시키면 그쪽의 몸통 근육이 길어진다(이완과 신장). 반면 자유로운 팔 쪽의 몸통 근육은 짧아진다(수축). 그 결과로 짧아진 쪽으로 몸통이 굽힘된다(그림 2.15). 그림 2.16에서 2.21은 각각 다른 자세와 다른 나이에서 체중이동을 할 때 그쪽 신체가 길어짐을 보여준다.

체중을 이동할 때 아기의 안뜰감각이 자극되는데 이 자

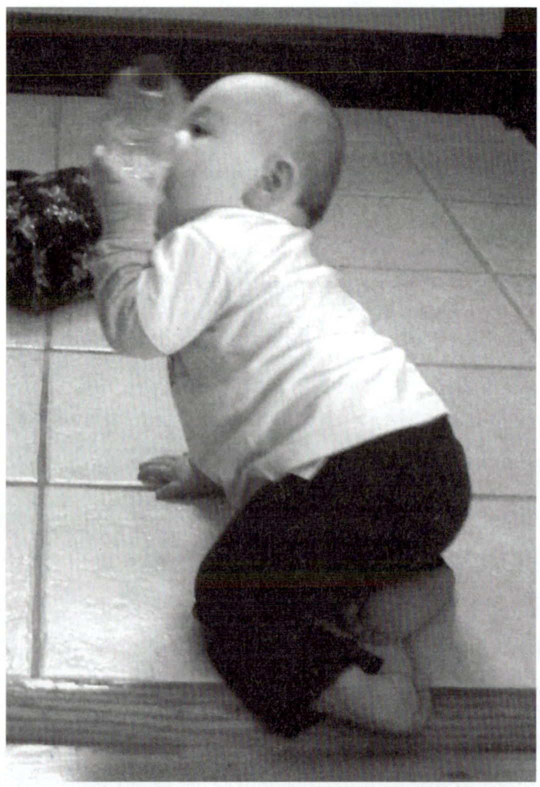

그림 2.15 네발기기 자세에서 한쪽으로만 체중을 부하한다. 이때 대부분 체중부하 하는 쪽의 몸통이 길어지는데 이 아기에서는 오른쪽이다.

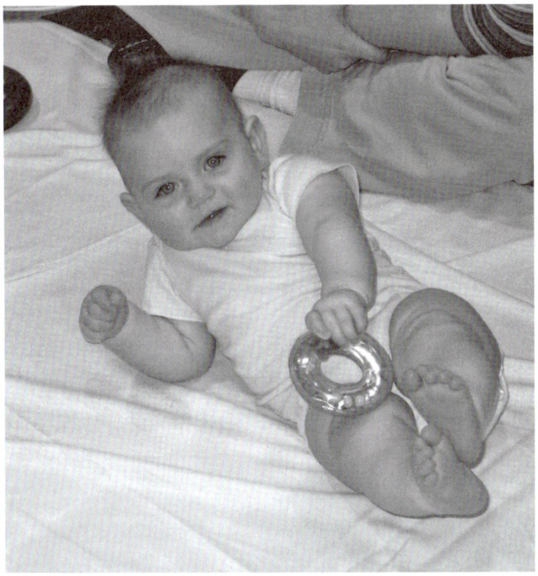

그림 2.16 체중부하 되는 쪽이 길어지면서 옆으로 누운 자세로의 체중이동을 보여준다.

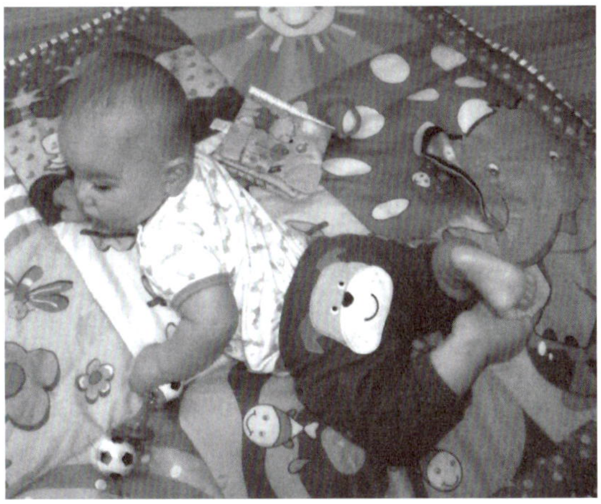

그림 2.17 팔꿉관절 지지한 엎드려 누운자세에서 체중부하 쪽으로 길어짐과 함께 한쪽으로 체중부하를 위해 뒤통수 방향으로 이동한다.

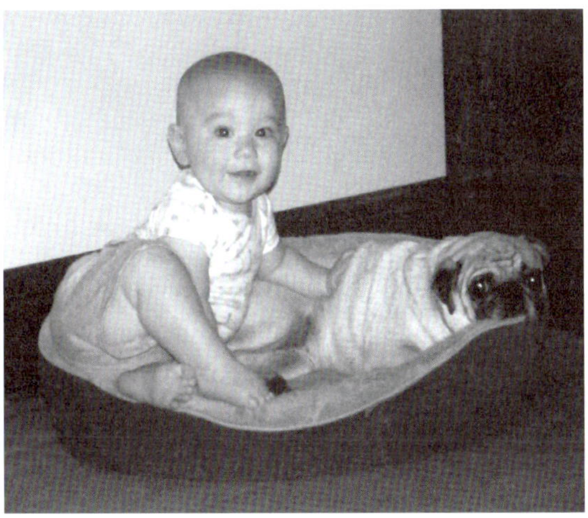

그림 2.18 체중이동 된 앉기에서 아이는 체중부하 방향인 왼쪽이 길어진다; 다리가 중심선에서 교차하는 것에 주목한다.

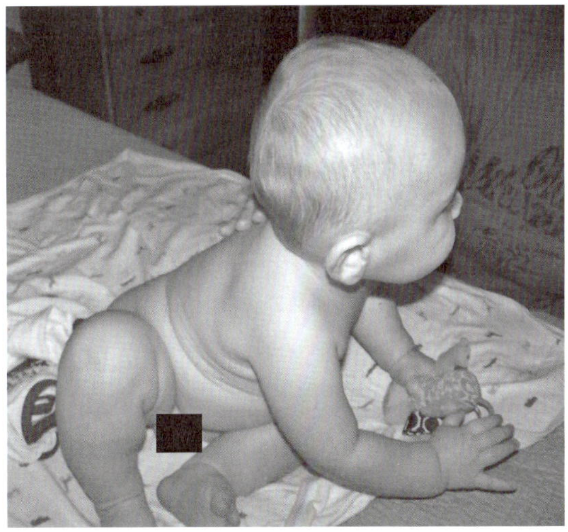

그림 2.19 앉기, 왼쪽으로 체중이동과 함께 오른쪽이 짧아진다; 높은 각도의 축안 돌림에 주목한다.

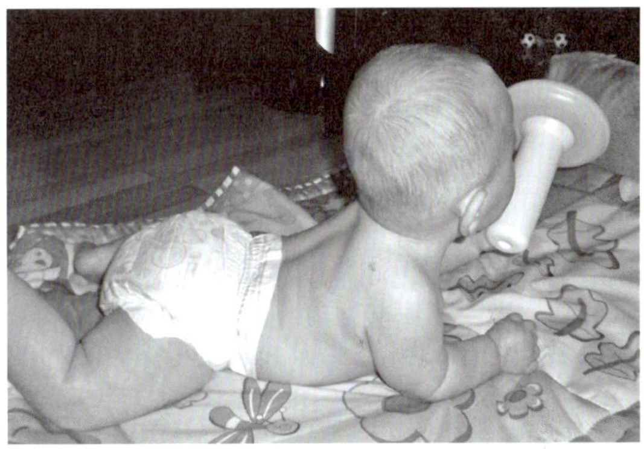

그림 2.20 팔꿉관절 지지한 엎드려 누운자세, 왼쪽 손을 뻗음과 함께 아이의 오른쪽이 길어진다.

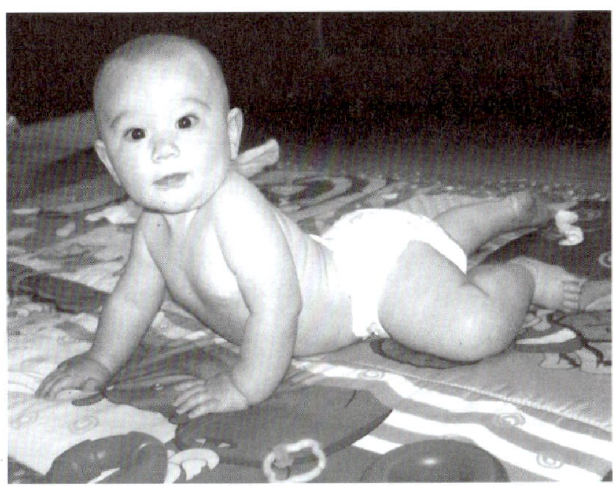

그림 2.21 팔을 펴서 엎드려 누운자세는 앞쪽 몸통, 골반에 체중부하 그리고 길어진 다리 근육을 가진다; 또한 왼쪽의 가쪽 몸통근육의 짧아짐과 함께 아동이 오른쪽으로 약간 체중이동을 하는 것에 주목한다.

극은 아기가 조절할 수 있다. 이것은 흔들의자에 아기를 놓고 다른 사람이 흔들어주는 타의에 의한 안뜰감각 자극과는 다르다. 또한, 움직이는 물건이나 사람을 쳐다볼 때 자극되는 안뜰감각과도 다르다. 마지막으로 한쪽으로만 완전히 체중을 부하하면 체중이 실리는 무게가 증가되어 관절이 압박되는 힘을 받게 되는데 이는 일반적인 체중부하를 할 때 보다 보통 두 배의 압력이다. 이렇게 하나의 팔 또는 다리, 몸통에 체중이 많이 부하되면 수축하는 근육의 운동단위가 많이 활성화된다.[59,105]

팔꿉관절 지지한 엎드려 누운자세에서의 체중이동은 아기발달에 여전히 의미가 있지만 미세한 영향을 미친다. 아래팔이 상대적으로 엎침된 상태인 신생아는 수동적으로는 팔을 뒤침시킬 수 있지만 아기가 능동적으로 팔을 뒤침시킬 수 없다. 아기는 팔꿉관절 지지한 엎드려 누운자세에서 양쪽으로 체중을 이동하면서 체중이 부하되는 쪽의 팔은 뒤침되며 체중지지에서 멀어진 쪽의 팔은 엎침된다. 이러한 상호 교대적인 뒤침과 엎침으로부터 입력되는 고유수용성감각은 능동적인 뒤침 발생을 이끌어내는 기초가 된다. 아래팔을 뒤침하지 못하면 아기는 팔을 뻗어서 물건을 잡고 바라보는 능력을 발달시킬 수 없다. 처음 두 단계에서 아기는 아래팔의 뒤침은 성취할 수 있지만 손등으로 자신이 잡은 물건을 보는 시야를 차단시키는 현상이 나타난다(그림 2.22). 아래팔이 뒤침되지 않으면 초기에 숟가

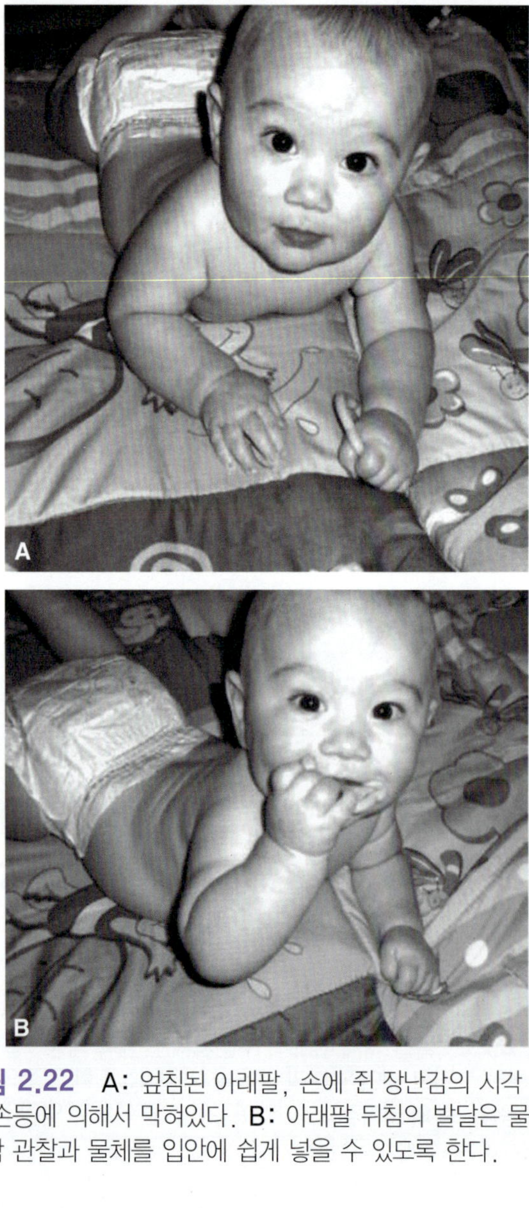

그림 2.22 A: 엎침된 아래팔, 손에 쥔 장난감의 시각 관찰이 손등에 의해서 막혀있다. B: 아래팔 뒤침의 발달은 물체의 시각 관찰과 물체를 입안에 쉽게 넣을 수 있도록 한다.

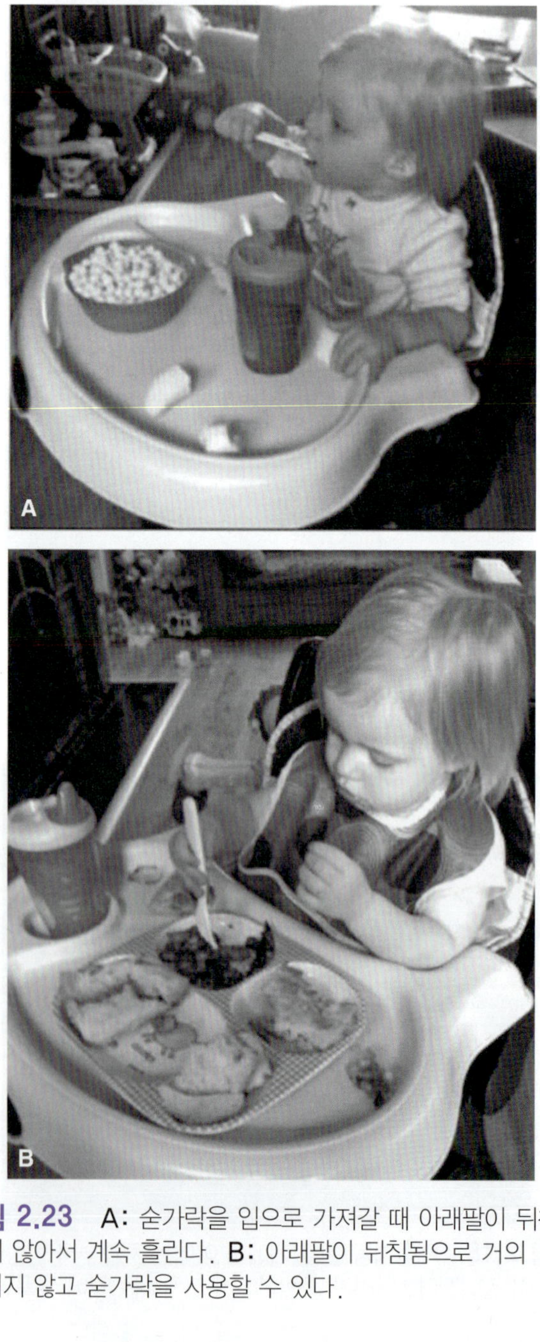

그림 2.23 A: 숟가락을 입으로 가져갈 때 아래팔이 뒤침되지 않아서 계속 흘린다. B: 아래팔이 뒤침됨으로 거의 흘리지 않고 숟가락을 사용할 수 있다.

락으로 먹을 때 내용물이 쏟아진다. 아동은 숟가락을 잡고 아래팔이 엎침 된 상태로 음식을 담는다. 숟가락을 입 쪽으로 가져가면서 숟가락에 음식이 잘 담겨져 있도록 팔을 뒤침 할 필요가 있다. 아동이 완전히 능동적으로 뒤침을 발달시킬 때까지 음식은 계속 쏟아지게 된다(그림 2.23). 앞으로도 기타 많은 기능들이 팔을 뒤침하는 능력에 달려 있다. 예를 들어, 셔츠 입기, 단추 채우고 풀기, 문 손잡이 돌리기, 바퀴 굴리기, 넥타이 매기 등의 활동에는 이러한 능력이 필요하다.

아기가 엎드린 자세에서 체중을 이동하는 훈련을 하게 되면서 흥미로운 장난감이 있으면 그쪽으로 팔을 뻗는 활동을 시작한다. 팔꿉관절로 지지한 엎드려 누운자세에서 처음 시도하는 뻗기 활동은 종종 실패하는데 이는 아기가 자신이 바라보는 방향으로 체중이동을 하기 때문이다(그림 2.24). 결국 아기는 자신이 바라보는 장난감에 닿기 위해서 자유롭게 사용해야 하는 팔 쪽으로 체중을 이동시켰다는 실수를 학습한다. 이 자세에서의 체중이동 훈련과 시도와 실패를 반복하면서 결국 바라보는 반대쪽의 팔꿉관절과 아래팔에 체중을 이동할 수 있게 되면서 바라보는 방향으로 팔을 뻗을 수 있게 된다(그림 2.25).

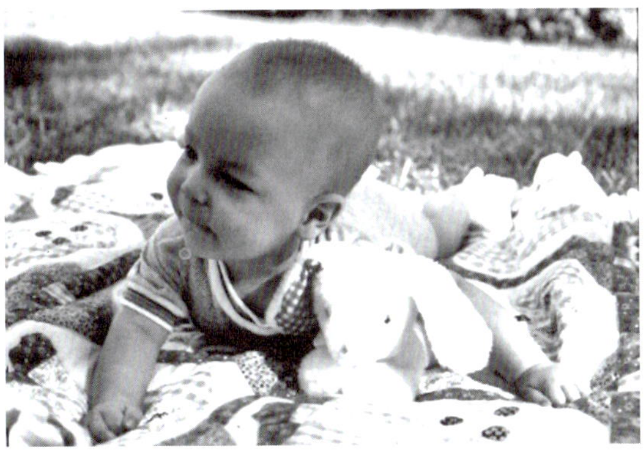

그림 2.24 시각이 향하는 방향으로 팔을 뻗는 시도가 처음에는 실패하는데 이는 아기가 바라보는 쪽으로 체중을 이동시키기 때문이다. 또한, 물건 제일 가까이에 있는 팔이 자유롭지 않기 때문이다.

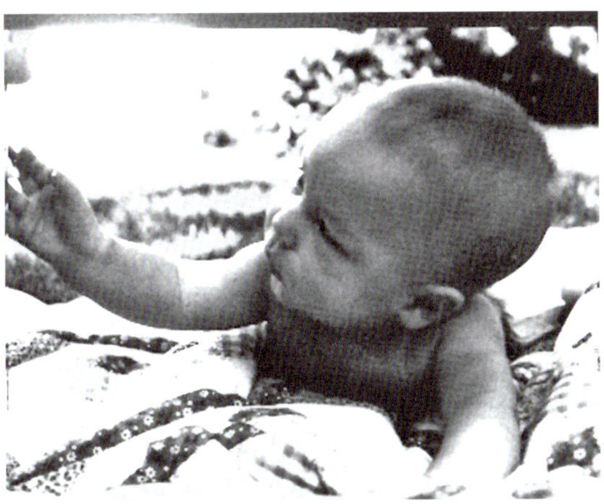

그림 2.25 결국 아기는 뒤통수 쪽의 팔다리에 체중을 부하하고 자신이 바라보는 쪽의 팔을 자유롭게 뻗을 수 있는 자세를 학습한다.

팔을 펴서 지지한 엎드려 누운자세

Prone-On-Extended-Arms

팔꿉관절로 지지한 엎드려 누운자세가 안정되고 다른 방향으로의 체중이동을 학습하게 되면 아기는 바닥에서 몸을 더 높이 들어올린다. 팔을 펴고 손을 벌려서 바닥을 짚어 밀면서 몸을 들어 올린 엎드려 누운자세를 만든다. 위팔세갈래근을 사용해 팔꿉관절을 펴고 앞톱니근을 능동적으로 이용해 어깨이음대를 앞쪽으로 내밀어서 안정된 자세를 취한다(그림 2.26A). 몸통의 폄근은 머리에서 발쪽으로 계속 활성화되고 강화되면서 이런 항중력 움직임을 도와준다. 가슴 앞쪽의 근육은 길어져야 한다. 팔꿉관절은 처음에 굽힘된 팔다리에 체중부하 이후에 팔을 펴서 지지한 엎드려 누운자세에서 폄된 팔다리에 체중부하를 하는 원리를 설명한다. 팔꿉관절 폄 이외에도 이 자세에서는 중심선의 등뼈 폄근을 사용한 항중력 폄의 증가, 어깨위팔 길어짐의 증가, 머리 들기와 위쪽 몸통 그리고 상대적으로 수동적인 다리의 안정화, 상대적으로 뒤쪽 기울임 된 골반, 그리고 비교적 수동적인 다리에 주목한다.

팔꿉관절과 팔을 펴서 지지한 엎드려 누운자세에서 비록 다리자세가 수동적이더라도 앞으로 다리의 능동적 사용을 예측할 수 있다. 이는 생리적 굽힘이 사라진 뒤에 아기에게 나타나는 다리자세와 동일하다(그림 2.2A와 2.26A).

일단 아기가 팔을 펴서 지지한 엎드려 누운자세에서 밀기 시작하면 아기는 팔꿉관절 지지한 엎드려 누운자세에서 했던 것처럼 이 자세에서 체중이동을 시작한다. 체중을 이동하는 동안에 더 많은 체중을 한쪽 또는 다른 쪽 어깨에 받아들이면서 안정된다. 옆으로 체중을 이동할 때 한쪽으로만 체중을 지지하면서 그쪽 몸통이 길어지고 다른 쪽은 뻗고 잡기를 할 수 있다. 뒤쪽 방향으로 체중을 이동하면 이 자세에서 아기는 뒤쪽으로 움직이게 된다. 이때 어깨뼈-위팔 길어짐이 발생한다. 이 전환 자세에서 아기는 엉덩이를 치켜들고 체중이 무릎 쪽에 실리도록 뒤로 밀면

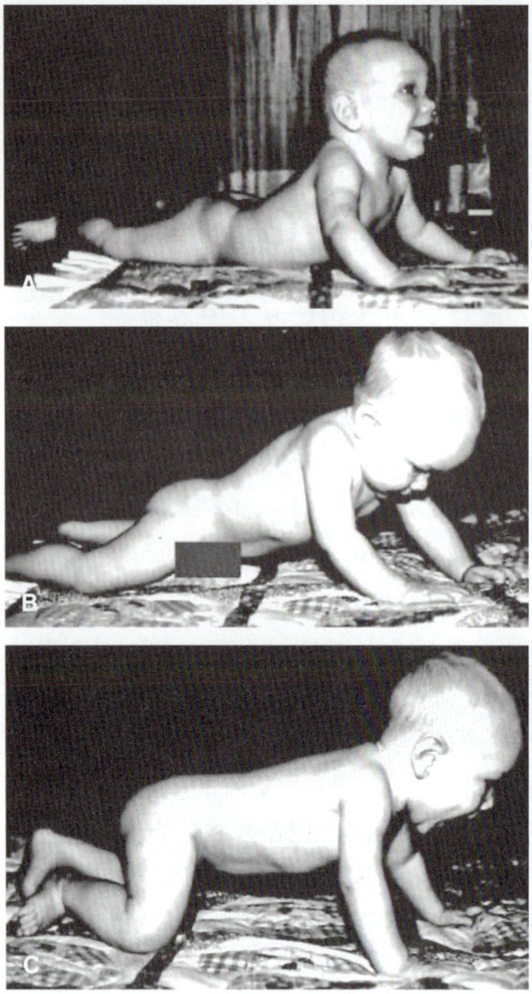

그림 2.26 팔을 펴서 지지한 엎드려 누운자세에서 네발기기 자세로 전환한다. A: 팔을 펴서 지지한 엎드려 누운자세 B: 팔로 몸을 밀어 올리는 전환자세 C: 네발기기 자세

서 결국 네발기기 자세에 도달하게 된다. 이때 체중은 펴진 손에 지지한다. 만약에 충분한 힘으로 밀면 무릎보다는 아이의 발가락에 체중이 실리게 되므로 "팔굽혀 펴기" 자세가 된다(그림 2.26B). 결국 아기는 무릎, 손에 체중을 부하하는 네발기기 자세를 취하는데 성공하게 된다. 아기는 정말 이렇게 할 수 있다는 것에 대해 자부심을 느끼게 될 것이다(그림 2.26C)

지렛대 엎드려 누운자세 Pivot Prone

약 5개월 된 아기는 골반과 어깨뼈를 움직이는 흥미 있는 기술을 발달시킨다. 그림 2.27에서 보듯이 지렛대 엎드려 누운자세 또는 양상은 머리에서 발쪽으로 발달이 진행되는 폄을 이용해서 목, 몸통의 중심부, 그리고 다리를 펴게 된다. 골반은 앞쪽 기울임 되고, 엉덩관절은 과다젖힘

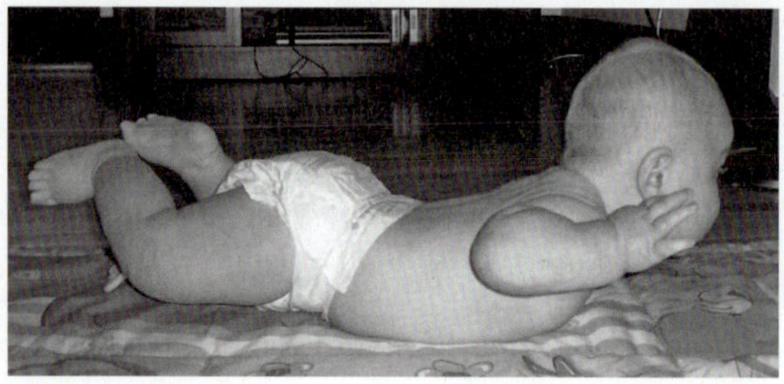

그림 2.27 지렛대 엎드려 누운자세. 이때 몸통 앞쪽과 다리 근육이 신장되고 어깨이음대는 뒤당김을 보인다; 바닥에 닿은 부위는 중간-아래쪽의 몸통뿐이다.

되어 있다. 위팔은 **높게 올라간**(high guard) 자세이며 어깨뼈는 마름근에 의해 모음되어 있다. 위팔은 수평벌림하며 팔꿉관절은 굽힘된다. 이러한 어깨뼈의 **뒤당김**과 함께 나타나는 위팔의 자세는 몸통의 폄을 더욱 증가시킨다. 이와 같은 지렛대 양상이 가능하려면 앞쪽의 근육들이 길어져야 한다.

일단 아기가 지렛대 자세에서 안정성을 획득하면 지렛대 자세에서 팔꿉관절 지지한 엎드려 누운자세로 놀면서 자세를 전환한다. 이 방법으로 아기는 어깨뼈와 골반의 안정성을 훈련한다. 어깨뼈는 팔꿉관절 지지한 엎드려 누운자세에서 **앞당김**(protraction)과 지렛대 자세에서의 뒤당김 자세를 번갈아서 하게 된다. 골반이음대는 팔꿉관절 지지한 엎드려 누운자세에서 뒤쪽 기울임과 지렛대 자세에서의 앞쪽 기울임을 번갈아서 실시한다. 종종 아기가 엄청 활기차게 자신의 다리로 버둥거리면서 원형으로 뱅뱅 돌거나 또는 이 두 자세 사이를 빠르게 번갈아서 실시할 것이다.

네발기기 자세 Quadruped

다른 자세에서와 마찬가지로 손과 무릎자세의 초기 시도는 일반적으로 정교하지 못하다. 종종 다리에 체중을 부하하기 적절한 자세를 취하지 못하기 때문이다(그림 2.28). 그러나 아기는 훈련을 계속하면서 또 다른 새로운 기술을 습득하게 된다. 그림 2.2B를 다시 보라. 아기의 벌려진 손은 굽힘된 어깨 밑에 위치하게 되고 무릎은 굽힘된 엉덩관절 아래에 위치한다. **네발기기 자세**(quadruped or four-point)에서 다리의 능동적인 참여는 역시 엉덩관절 주변 근육의 동시수축 때문이다. 발달상의 방향성 원칙은 네발기기 자세에서도 잘 확인할 수 있다. 굽힘된 팔꿉관절에 체중을 지지하다가 펴진 팔에 체중을 지지한다. 머리에서 발쪽으로 발달원칙에 맞게 이제는 팔꿉관절 지지한

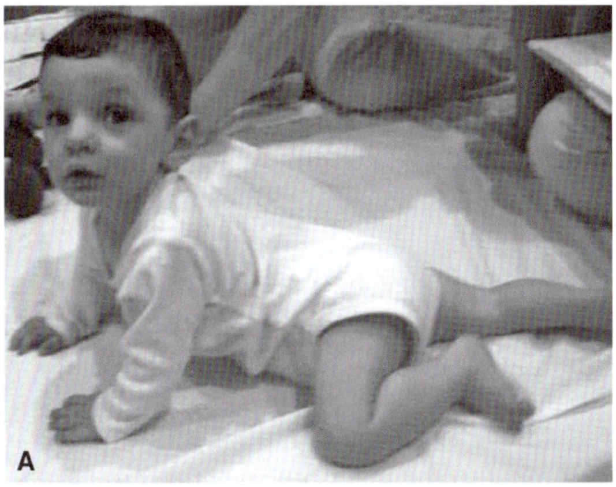

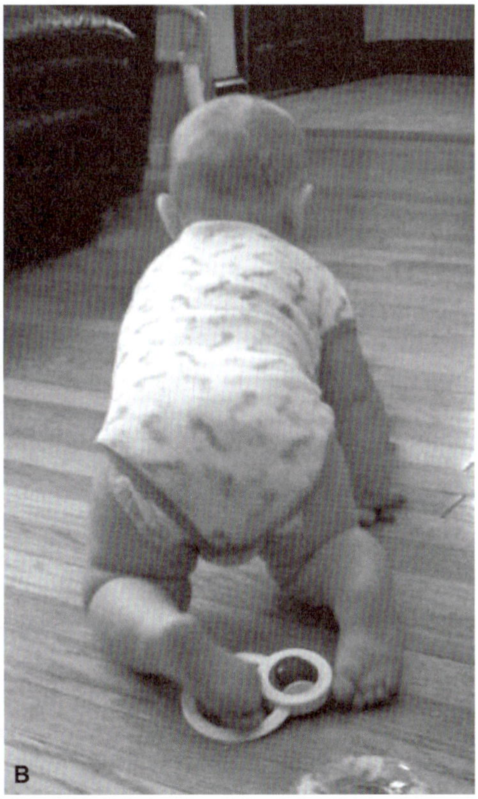

그림 2.28 엉덩관절 벌림과 가쪽돌림된 미성숙한 네발기기 자세, 다리는 체중지지 정렬상태가 좋지 않다; A: 팔다리가 상반되게 번갈아 움직이는 것이 잘 되지 않는다; 허리뼈 앞굽음이 뚜렷한데 이는 배근육이 약하거나 활성화되어있지 않다는 것을 의미한다. B: 네발기기 자세는 향상되었지만 아직은 지지면이 넓고, 네발기기를 위한 가쪽 체중이동을 방해한다.

엎드려 누운자세와는 다르게 다리가 능동적으로 참여한다. 네발기기 자세에서 안정성이 증가하면서 팔꿉관절이나 팔을 펴서 지지하는 엎드려 누운자세에서와 같이 이제 아기는 네발기기 자세에서도 체중이동 단계로 넘어간다. 닫힌 사슬에서 팔을 고정한 상태에서 체중을 뒤쪽으로 이동시키면 어깨뼈-위팔 길어짐이 촉진된다. 특히, 초기 네발기기 자세의 시도과정에서는 과도한 다리 벌림 때문에 지지면이 넓을 수 있다(그림 2.28B). 이처럼 넓은 지지면은 아기를 안정시키는데 도움이 된다. 그러나 이러한 형태는 옆쪽 체중이동에 필요한 한쪽 방향에만 체중을 지지하는데 방해된다. 한쪽 방향의 체중지지는 앞으로 기기를 하기 위해서 한 팔과 다리가 자유로워지는데 필요한 기술이다.

안정된 네발기기 자세에는 어깨와 엉덩관절이 안정되어야 하고 몸통의 안정성도 필요하다. 네발기기 자세에서 몸통 굽힘근과 폄근은 등이 평평해지도록 균형이 맞아야 한다. 아기가 처음 네발기기 자세를 취하게 되었을 때 아기의 배근육이 튼튼하지 않으면 일반적으로 허리뼈 앞굽음이 나타난다. 이는 아기의 엉덩관절을 안정시키는 굽힘근 수축이 너무 강할 뿐만 아니라 배근육도 약하기 때문이다. 아주 활발하게 능동적으로 엉덩관절을 굽힘하는 것은 친중력적 고정(progravity fixing)으로 엉덩관절 주변의 근육긴장도를 증가시켜서 엉덩관절을 안정시킨다. 엉덩관절에서 굽힘이 증가되면 허리뼈 앞굽음의 증가로 이어지거나 골반이 앞쪽 기울임 된다는 의미이다. 배근육은 아기가 골반의 뒤쪽 기울임을 획득하면서 발달하기 시작하는데 이는 엎드려 누운자세에서 머리를 들기 위해서 반드시 필요하다. 배근육이 활성화되면 팔꿉관절 지지한 엎드려 누운자세가 안정되며 동시에 골반도 뒤쪽 기울임 된다. 변화는 바로 누운자세에서도 일어나는데 배근육이 더욱 수축하고 강화되는 방향으로 일어난다. 배근육은 몸통의 폄근과 균형을 이루기 위해서 계속 발달한다. 허리뼈의 굽힘근과 폄근의 균형으로 등이 평평해지는 네발기기 자세가 이루어진다(그림 2.2B를 보시오).

엎드려 누운자세에서의 이동 Locomotion in Prone

이동이란 한 장소에서 다른 곳으로 움직이는 것으로 정의한다. 엎드려 누운자세에서는 전형적으로 여섯 가지의 이동방식이 발달한다. 발달은 돌진(scooting), 배밀이, 지렛대 엎드려 누운자세, 구르기, 네발기기, 그리고 곰 자세로 기는 방법이 순서대로 나타난다. 거의 동시에 사용하는 이동형식이 발달하는데 예를 들어, 배밀이와 지렛대 엎드려 누운자세는 약 5개월에 발달한다. 한 명의 아기가 한 가지 또는 그 이상의 이동형태로 발달하지 않는 것은 드물지 않다. 또한, 그렇게 발달하지 않아서 장기적으로 나타나는 부정적인 영향도 없다. 하지만 엎드려 누운자세의 이동에 관한 전형적인 동작요소가 다른 형태로 발달하는 것은 매우 중요하다.

생후 며칠이 지난 이른 시기에도 아기는 요람에서 꿈틀거리면서 돌진하며 움직일 수 있다. 이것은 아기가 이동하는 첫 형태이다. 낮잠을 피하지 못하고 요람 중간에 누운 아기가 요람의 구석으로 이동하는 것을 발견할 수 있다. 이는 40주를 닫힌 공간에서 지낸 아기는 구석에 가깝게 가는 것이 편안하고 안정된 느낌을 가지기 때문이라고 생각된다. 아기는 꿈틀거리며 앞쪽으로 움직일 수 있으므로 베개와 수건 등으로 충분히 둘러주지 않은 상태에서는 쇼파, 어른 침대, 매트, 테이블과 같은 불룩한 표면에 너무 어린 아기를 혼자 두면 안된다.

첫 2개월에 아기가 엎드려 누운자세 또는 바로 누운자세로 있을 때 주된 이동 형태는 꿈틀거리고 앞으로 움직이는 모양을 취한다. 일단 아기는 팔꿉관절 지지한 엎드려 누운자세를 취한 후 안정되면 배밀이로 이동하는데 팔꿉과 아래팔로 바닥을 파는 것 같은 동작과 어깨를 폄시키면서 몸을 앞쪽으로 전진시킨다. **배밀이**(crawling)는 3개월에서 8~9개월까지 아기가 이용하는 이동 형태이다. 배밀이는 "몸으로 천천히 바닥을 따라 끌어가는" 움직임이라고 정의한다."[10,47,48,106] 처음에 시도할 때는 어깨를 펴는 대신 굽힘시키기 때문에 몸이 뒤로 갈수도 있다. 일단 앞으로 가는 진전을 성취하면 동시에 아래팔을 앞쪽으로 움직이거나 번갈아 사용해 기기를 하게 된다(그림 2.29). 이러한 위팔의 상반된 움직임은 상호교대적인 네발기기, 곰 자세의 기기, 그리고 팔을 번갈아 흔들면서 걷기의 전신 형태이다.

배밀이의 정의에서 요구되는 요소는 아기의 배가 바닥에 닿아있는 것이다. 이것은 **네발기기**(creeping)와 비교되는데 이는 몸통이 바닥에 닿지 않고 손과 무릎으로 지지하면서 기는 형태를 말한다.[10,46-49,106] 이처럼 구분되는 요소가 있음에도 일반인들은 배밀이와 네발기기 용어를 동의어로 종종 사용하므로 전문가들은 일관성 있게 용어를 구분해서 사용해 오해의 여지가 없도록 해야 한다.

배밀이에서 위팔은 함께 또는 번갈아 움직이는 반면 다리는 기본적으로 수동적이다. 팔을 번갈아 사용하지 않는 배밀이는 몸통의 돌림이 필요없다. 반면 상호교대적으로 위팔을 이용한 배밀이에서는 축 안에서의 몸통 돌림이 필요하다. 몸통의 **돌림**(rotation)에서 위팔이나 다리는 움직이는데 반해서 몸통의 나머지 부분은 안정되어 있다. 위쪽 몸통의 돌림이란 안정되고 움직이지 않는 아래쪽 몸통에 대해 위쪽 몸통이 움직이는 것을 말하며 그 반대도 나타날 수 있다. 팔을 번갈아 가면서 사용하는 배밀이를 하려면 역돌림(counterrotation)이 필요하고 점점 복잡한 움직임으로 진행된다. 이 반대 움직임에는 몸통 안에서의 역돌림이 필요하다. **역돌림**이란 한쪽 방향으로 위쪽 몸통을 돌리면서 아래쪽 몸통은 반대방향으로 돌아가는 것을 말한다. 몸통의 역돌림은 몸통의 단순한 돌림과는 다른 움직임이다.

엎드려서 빙빙돌기는 이전에 말했듯이 아기가 특정한 방향으로 의도적으로 가기 위해서 배밀이와 구르기를 동시에 실시하는 이동의 한 형태이다. 예를 들어, 손이 닿지 않는 범위에 있는 장난감을 가지기 원할 때 자신의 목표에 적절하게 도달하기 위해서 이러한 동작들이 함께 나타난다.

엎드려 누운자세에서 바로 누운자세로, 그리고 바로 누운자세에서 엎드려 누운자세로 구르기를 하는 것은 5~6개월에 발달하는 또 다른 이동의 형태이다. 일단 아기가 엎드려 누운자세에서 바로 누운자세로, 또 바로 누운자세

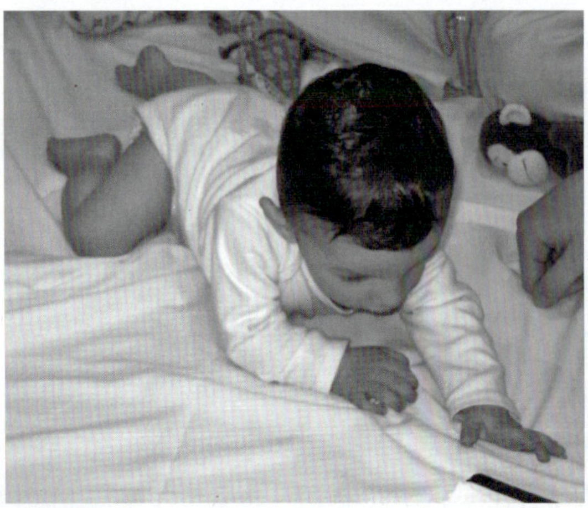

그림 2.29 위팔을 번갈아 사용하는 배밀이

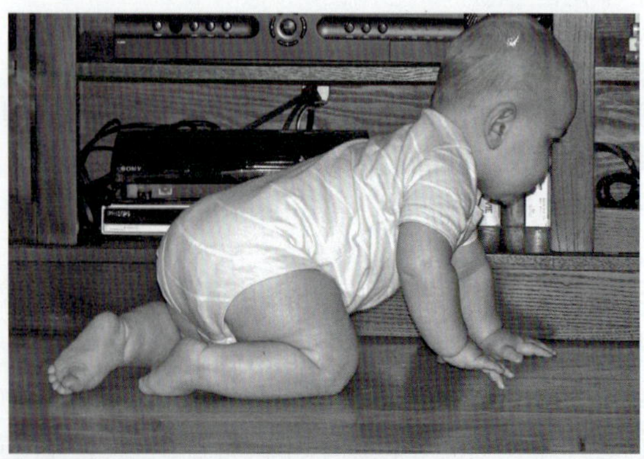

그림 2.30 위팔과 다리를 번갈아 사용하는 네발기기: 허리뼈 앞굽음이 보이지 않는다면 허리뼈 굽힘근과 폄근이 동시수축 하는 것을 의미한다(그림 2.28과 비교하시오).

에서 엎드려 누운자세로 뒤집게 되면 마루를 가로질러서 특정한 방향으로 구르기와 배밀이를 함께 사용해 이동하게 된다. 구르기의 발전은 이 장의 후반부에서 다시 이야기하려고 한다.

6~7개월에서 할 수 있는, 팔을 펴서 지지한 엎드려 누운자세 동안에 아기는 몸을 뒤로 밀기 시작하고, 엉덩이를 들며 네발기기 자세가 되려고 한다(손과 무릎으로 지지). 이 자세는 네발기기 자세인데 아기의 다음 이동 형태인 **네발기기**가 발달하는 시점이다. 네발기기에는 위팔과 다리가 모두 골고루 참여한다(그림 2.30).

일단 손과 무릎으로 안정되면 다양한 방향으로 체중이동이 나타난다. 체중이동을 잘 조절할 수 있으면 아기는 한 번에 한 팔을 들어 올릴 수 있다. 결국은 한 팔과 반대쪽 다리를 동시에 바닥에서 뗄 수 있다. 이런 움직임은 약 9~11개월 나이에 손과 무릎으로 하는 네발기기를 이끌어 낸다. 전형적이고 세련된 네발기기는 반대 쪽을 상호 교대적으로 사용하는 양상이다. 다르게 설명하면 아기는 한 팔과 반대쪽 다리를 동시에 이용해 앞으로 전진하고, 다른 팔과 또 그 반대쪽 다리를 다음 번에 번갈아 가면서 사용한다. 이러한 상호 교대적인 움직임에는 몸통의 돌림뿐만 아니라 역돌림도 필요하다. 네발기기의 교대적인 활동은 축 안에서의 몸통 돌림과 번갈아 가면서 팔과 다리를 사용하는 것을 섬세하게 해주며 더 고차원적인 이동 동작을 위해서 역돌림을 강화시키는 데 도움이 된다.

손바닥과 발바닥이 바닥에 닿는(plantigrade) 네발기기는 때로 곰 자세의 기기라고 하는데 일시적인 이동 자세이다. 어떤 아기는 손바닥과 발바닥을 지면에 접촉한 닫힌 사슬로 이동한다. 대부분의 경우 이런 기기는 환경적인 영향일 때가 많다. 예를 들어, 아기가 맨 무릎이고 콘크리트 바닥이나 울퉁불퉁한 바닥을 기어야 한다면 이와 같이 곰 자세의 기기를 할 것이다(그림 2.31 참조). 이것은 발달의 동적인 특성을 나타낸다. 성숙 이외에도 많은 요소들이 운동기술의 발달에 영향을 줄 수 있다.

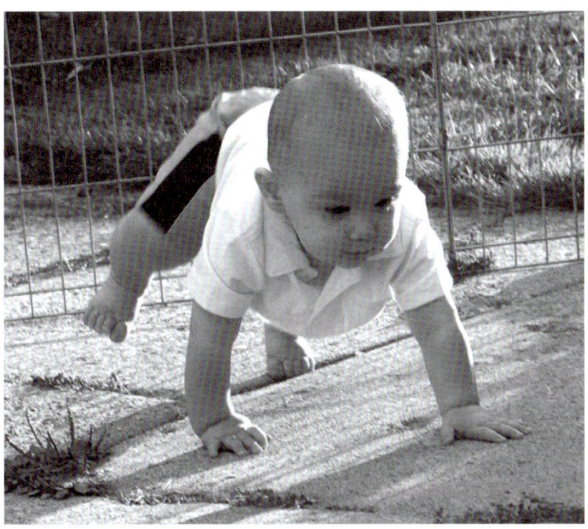
그림 2.31 곰 자세로 기기

과도기적 자세인 곰 자세로 기기는 엎드려 누운자세에서 일어서기 위한 수단으로 사용되기도 한다. 초기 시도에서 아기는 곰 자세를 통하여 가까운 기구 또는 벽을 짚고 몸을 일으켜 서기도 한다.

바로 누운자세에서 발달 진행 Supine Progression

바로 누운자세와 끌어당겨 앉기
Supine Lying and Pull to Sitting

엎드려 누운자세에서 발달 진행과 마찬가지로 바로 누운자세도 알려져 있는 순서대로 발달한다. 만삭 출생아는 바로 누운자세에서 생리적 굽힘이 나타난다. 이때 목은 약간 굽힘, 머리는 중앙에 위치하고, 팔꿉관절은 굽힘되며 골반은 뒤쪽 기울임, 엉덩관절 모음, 엉덩관절 및 무릎관절

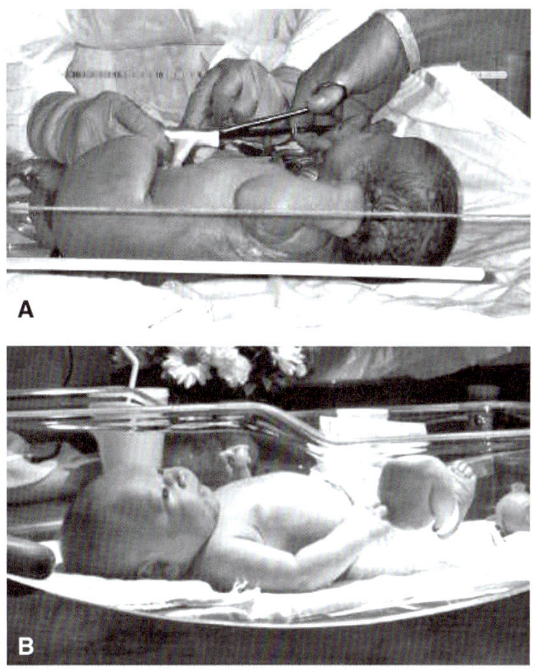
그림 2.32 만삭출생아의 생리적 굽힘; 발을 지지면에서 들고 유지하거나 손과 손가락은 일관되지 않지만 주먹을 쥐고 있다. A: 출생 후 수 분이 지난 신생아의 생리적 굽힘. B: 출생 후 24시간 바로 누운자세에서 생리적 굽힘. A와 B 모두 신생아가 손을 주먹으로 쥐고 있다.

굽힘된 자세를 보인다. 발은 전형적으로 바닥에 닿지 않고 들려있다. 아이는 손은 느슨하게 쥐고 있지만 휴식하거나 무작위로 움직일 때 펴지는 것을 종종 볼 수 있다(그림 2.32). 아기를 **끌어당겨 앉기**(pulled to sitting)에서 검사자가 부드럽게 아기의 손목 부위를 끌어당기면 **머리가 뒤로 처지지**(head lag) 않고 능동적으로 머리를 조절해 머리가 몸에 따라온다. 생후 1개월이 지나면서 생리적 굽힘이 점차 사라지고 머리는 중심에서 한쪽으로 돌아가고 팔꿉관절은 느슨하게 펴지고 엉덩관절과 무릎관절의 굽힘이 사라지면서 아기의 발이 바닥에 놓이게 된다(그림 2.33). 발이 바닥으로 놓이게 되면 골반은 중력에 의해 상대적으로 앞쪽으로 기울여지는데 이는 반대되는 생리적 굽힘의 영향이 없는 상태이다. 엉덩관절 벌림이 증가되고 가쪽돌림이 나오기 시작한다. 끌어당겨 앉기에서 머리가 뒤로 처진다. 이것은 아기의 머리가 더 이상 생리적 굽힘으로 받쳐지지 않고 앉는 자세로 끌어당길 때 머리가 몸을 따라오지 못한다는 것을 의미한다. 항중력 굽힘근은 아직 발달하지 않았다. 능동적인 머리 조절을 못하는 아기를 앉기 자세로 끌어당기면 머리가 중력에 의해서 뒤로 처진다. 시간이 지나면서

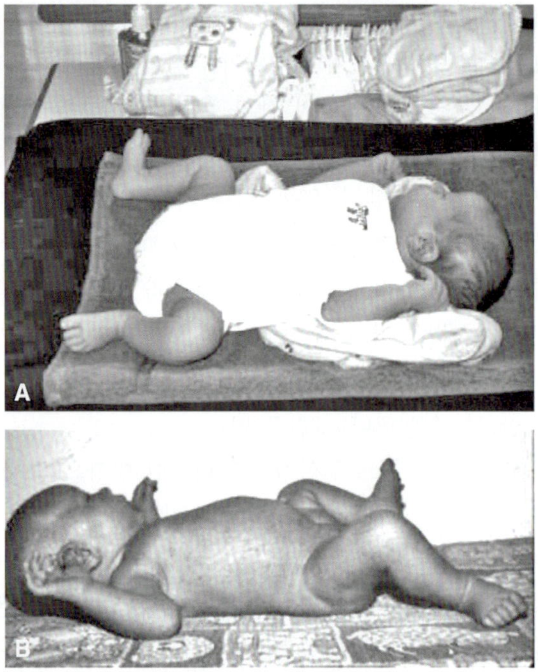

그림 2.33 생리적 굽힘이 사라지면서 엉덩관절과 무릎관절 굽힘이 감소되어 발이 바닥에 놓이게 된다.

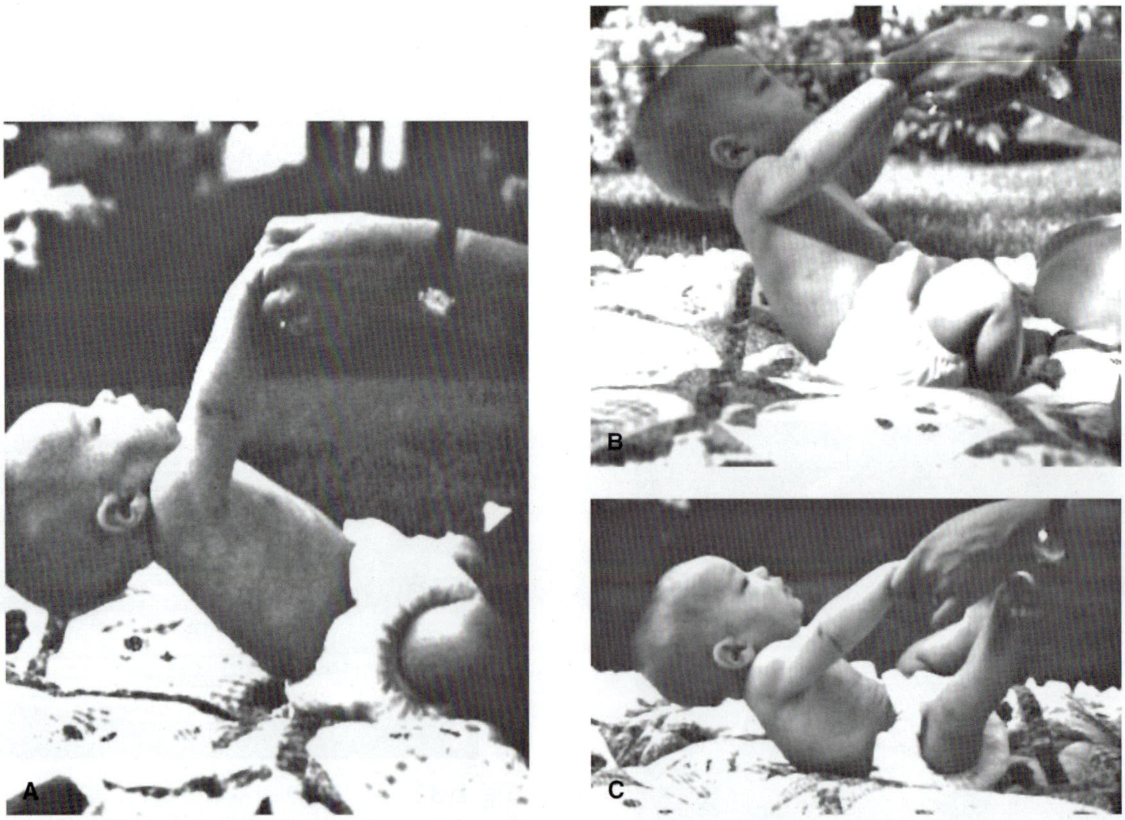

그림 2.34 **끌어당겨 앉기.** A: 목뼈 굽힘근의 항중력 조절이 없는 것이 특징인 견인반응. B: 견인반응 시 머리가 뒤로 처지지 않는다.; 아기가 성숙하고 항중력 목뼈 굽힘근이 발달하면서 머리를 몸통과 같은 선상에 놓을 수 있다. C: 끌어당겨 앉기에서 목뼈, 몸통, 그리고 엉덩관절 굽힘근이 항중력적으로 능동적 수축을 한다.

항중력 목뼈 굽힘근이 강화되고 능동적인 머리 조절이 가능해지면 아기는 견인할 때 점점 머리가 뒤로 처지지 않게 된다. 생리적 굽힘의 상실에 이어서 나타나는 머리 뒤처짐의 초기단계 이후 아기는 점점 머리를 신체와 정렬상태를 맞추면서 몸통과 같은 선상에 놓을 수 있게 된다. 견인이라는 자극이 들어가자마자 머리를 앞으로 끌어당기는 것을 배운다. 견인반응 다음에 발달순서상으로 다리에서 엉덩관절을 능동적으로 굽힘하기 시작한다. 마지막에 발달하는 것은 견인반응 할 때 목의 굽힘근, 몸통 굽힘근 그리고 엉덩관절 굽힘근이 수축하는 것이다. 그림 2.34는 끌어당겨 앉는 견인반응을 순서대로 나타내는 것이다.

첫 1개월이 지난 후 바로 누운자세에서 아기는 ATNR의 영향 아래에 보통 자신의 머리를 한쪽으로 돌리고 있다. 깨어있을 때와 잠잘 때 ATNR을 볼 수 있는데 시간이 지나면서 그림 2.3과 같이 사라진다. 이러한 반사는 태내에서부터 시작되고 목의 비대칭적 폄에 따른 팔다리의 동작을 동반한다. ATNR의 영향 아래에 머리를 한쪽 방향으로 약간 과다젖힘 자세로 돌리면 목뼈의 고유수용성 감각수용기가 자극된다. 그래서 **얼굴 쪽의 팔다리**(face limbs)는 폄된다. 반대쪽 팔과 다리 즉, **머리뼈 쪽 팔다리**(skull limbs) 또는 **뒤통수 쪽의 팔다리**(occiput limbs)는 굽힘된다. ATNR의 영향은 팔에서 더 강하게 나타난다. 정상 아기에서도 생후 4개월 동안은 ATNR을 볼 수 있는데 자극할 때마다 동일한 반응을 보이는 강한 반응은 일어나지 않는다. 이런 자세를 흔히 펜싱자세라 부른다(그림 2.3 참조). 이 시기의 모든 아기들은 바로 누운자세와 지지된 앉기 자세에서 반복적인 펜싱자세가 분명히 나타나지만 팔과 다리, 머리의 자발적 또는 수동적 움직임을 제한하는 이런 ATNR 반응은 정상발달 중의 아기에서는 그렇게 강하게 나타나지 않는다. 전형적인 형태의 ATNR을 생후 1개월에 시행할 때마다 볼 수 있다거나 강한 굽힘, 폄 반응이 출현한다면 비정상적 신경운동발달의 지표가 되기도 한다. 정상발달 중인 아기에서 ATNR 반사의 강도는 4개월까지 점차 감소되고 마침내 사라진다.[96,98,99,107]

ATNR을 보인다는 것은 아기에서 분리 움직임이 없다는 증거이다. **분리 움직임**(dissociation)은 머리에서 분리되어 팔다리를 독립적으로 움직일 수 있는 능력이고, 팔다리도 각각 따로 움직일 수 있고 한 팔다리 안에서도 각 관절을 개별적으로 움직일 수 있는 능력을 말한다. 아기에서 머리와 팔다리의 움직임이 분리되지 않으면 ATNR로 나타난다. 목의 고유수용성 감각수용기는 팔다리의 위치에 영향을 주며 상기의 자세처럼 보이게 한다. 아기가 성숙할수록 ATNR은 그 영향이 줄어들고, 팔다리는 더 이상 머리의 자세에 따른 특정한 자세를 취하지 않게 되므로 개별적으로 움직일 수 있다.

바로누운 자세에서 영향을 주는 또 다른 반사는 긴장성 안뜰반사이다. 전형적인 신경운동 발달에서 긴장성 안뜰반사의 역할은 잘 모르겠지만 바로 누운자세에서 폄근 긴장도와 엎드려 누운자세에서 굽힘근 긴장도의 기본적인 특성을 제공하는 것으로 생각된다. 이 반사 수용기는 귀의 안뜰 안에 있는데 중력의 자극을 끊임없이 받는다. 엎드려 누운자세와 바로 누운자세에서 머리를 드는 기본적인 기능적 기술, 엎드려 누운자세에서 전신을 항중력으로 폄하는 지렛대 엎드려 누운자세, 그리고 바로 누운자세에서 항중력 굽힘(발-입 양상)하는 것은 안정 시 근긴장도와 움직임을 시작할 때의 근긴장도가 너무 과도하지 않기 때문에 정상발달 중인 아기한테는 잘 조절되는 움직임이다. 그러나 아기의 운동발달상에 긴장성 안뜰반사에 의해 부정적 영향을 받으면 폄근 또는 굽힘근의 **과긴장**(hypertonus)으로 인해 굽힘 또는 폄 자세에서 대항근의 항중력적인 수축이 발달되지 않을 수도 있다. 바로 누운자세에서 폄근의 근긴장이 너무 과도하면 이런 경우 폄근이 이완되지 않기 때문에 대항근인 굽힘근이 수축할 수 없다. 작용근이 수축 또는 단축될 때 대항근은 이완 또는 신장되는 능력인 **상반억제 기전**(reciprocal inhibition)의 상실은 감각운동 장애를 일으킬 만큼 강할 수 있다.

ATNR이 감소하면서 바로 누운자세에서 영아는 좀 더

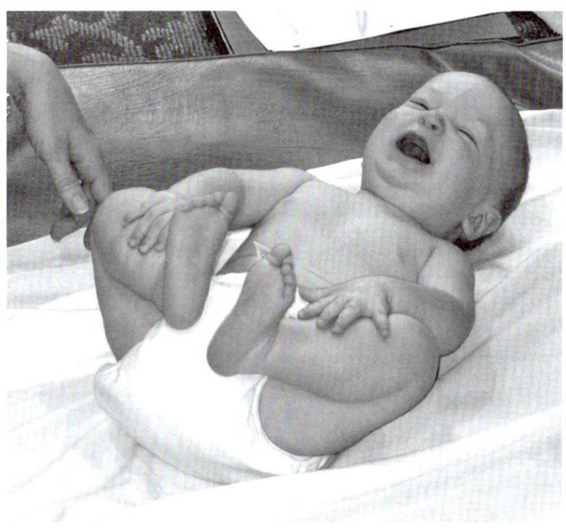

그림 2.35 6~7개월 된 아기의 대칭적 자세

대칭적 자세를 취하게 된다(그림 2.35). 아기가 머리를 중심선으로 가져가고 유지할 수 있는 능력은 중요한 발달지표이다. 이처럼 머리를 중심선으로 가져가기 위해서 두 가지 과정이 상호작용한다. 하나는 머리자세에 대해 ATNR이 비대칭적 영향을 주지 않기 때문에 ATNR이 감소해 목뼈 폄근이 더 이상 반사반응으로 수축하지 않고, 오히려 목뼈 폄근들이 이완해 머리를 더 이상 한쪽 방향으로 돌리지 않기 때문이다. 두 번째는 바로 누운자세에서도 이런 수동적 요인이 동시에 발생하는 것이다. 목뼈 굽힘근이 항중력근으로 작용하기 시작해 능동적으로 머리를 중심선으로 가져가는 것을 돕는다. 결국 목뼈 굽힘근은 머리를 중앙으로 가지고 가서 바닥에서 머리를 들 수 있을 만큼 강해진다(그림 2.36). 바로 누운자세에서 이러한 발달은 2~4개월에 성취되고 동시에 엎드려 누운자세에서는 목뼈 폄근이 항중력근으로 발달하기 시작한다. 엎드려 누운자세에서 머리 들기(4개월)의 완전한 발달은 바로 누운자세에서 머리 들기(5개월) 보다 먼저 발달한다. 바로 누운자세에서 머리를 들도록 목뼈의 굽힘근이 수축할 때 목뼈 폄근이 늘어나야 한다. 이것은 상반억제의 또 다른 예시이다. 신경운동병리가 있는 아기들은 목뼈의 폄근이 늘어나는 능력이 없을 수도 있다.

바로 누운자세에서도 머리에서 발쪽으로 발달원칙이 그대로 적용되는데 팔에서 자발적인 움직임이 조절되면 어깨관절의 후속적인 안정화와 움직임이 나타나기 시작한다. 엎드려 누운자세에서 팔꿉관절을 지지하게 되고 체중을 부하한 상태에서(닫힌사슬) 어깨의 안정성이 발달하며 바로 누운자세에서는 체중을 부하하지 않는 상태에서(열린체인) 안정성을 획득한다.

생후 첫 3개월 동안에 아기는 팔을 공간에서 멈추거나 잡았던 것을 놓아버리는 동작에 대한 조절을 거의 할 수 없다. 아이는 어깨이음대의 안정성과 몸에서 멀리 떨어진 공간에서 손을 사용하는 근력이 부족하기 때문에 물체를 잡는 시도는 몸에서 가까운 손에서 이루어진다(그림 2.4 참조). 이 시기에 오직 아기가 할 수 있는 어깨의 안정성은 어깨를 모음하고 팔은 몸 옆에 있는 자세이다. 이 과정을 **고정**(fixing)이라고 부른다. 이는 중력에 반하여 모든 자세에서 몸을 안정화하려는 초기 시도로 정상발달 과정 동안에 나타나는 현상이다. 이런 고정 즉, 초기 시도는 진실된 항중력적 안정화는 아니다. 이는 특정한 자세에서의 적절한 근육이 중력에 대항해 **항중력으로**(antigravity) 안정시키는 방법을 배울 때까지 중력의 **도움으로**(progravity) 할 수 있는 안정화의 일시적 방편이다.

궁극적으로 항중력적 작용을 하는데 충분히 강한 근육군이 발달하지 않으면 발달은 지연된다. 기본적으로 항중력적 근육의 작용으로 사람은 앉기, 무릎 꿇기(무릎 꿇기 또는 무릎 서기), 네발기기 자세 또는 똑바로 서기와 같은 자세에서 중력에 대항해서 똑바로 몸을 세우게 된다. 정상적인 성숙한 두발 움직임에서 폄근은 사람이 똑바로 유지하는데 중요한 항중력근이다. 척추세움근, 큰볼기근, 몸쪽 뒤넙다리근, 그리고 넙다리네갈래근을 생각해보자. 하지만

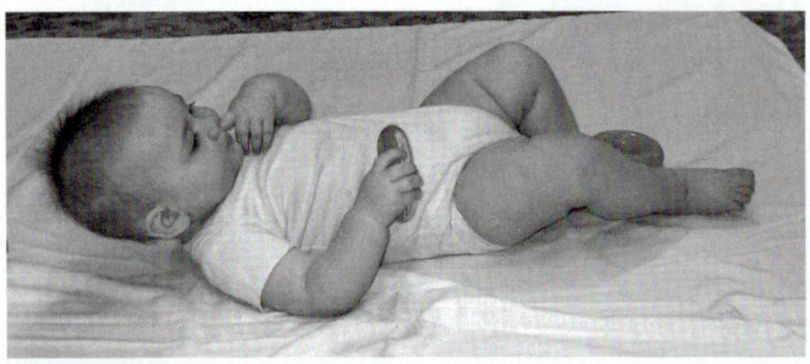

그림 2.36 바로 누운자세에서 머리를 든다. 이는 항중력적인 목뼈 굽힘근이 잘 발달되었음을 의미한다.

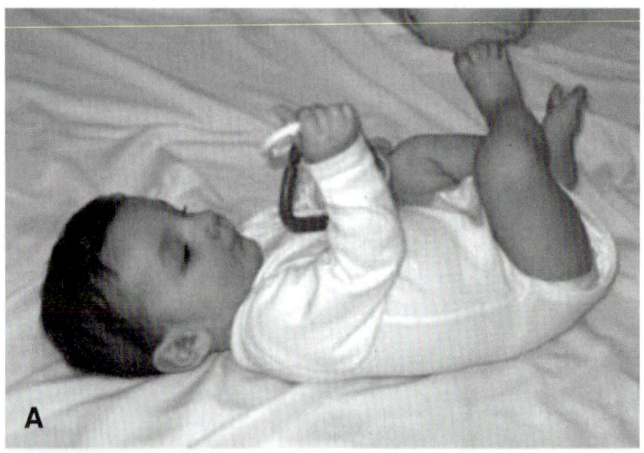

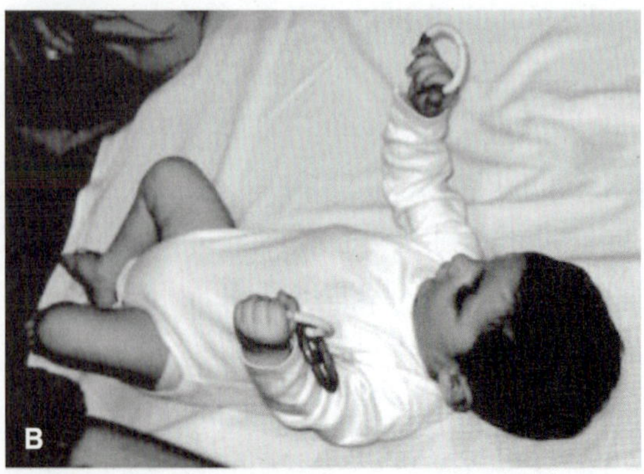

그림 2.37 팔을 뻗는다. A: 일단 어깨이음대가 안정되면 공간의 장난감을 향해 손을 뻗는다; 머리와 손이 중심선에 있음을 주목한다. B: 앞톱니근을 항중력적으로 수축시켜 공간 속으로 손을 뻗는다; 바로 누운자세에서 대칭성이 나타나는 동시에 손을 개별적으로 사용할 수 있음에 주목한다.

바로 누운자세에서는 굽힘근이 항중력근으로 작용한다. 목 굽힘근, 배근육 그리고 엉덩관절 굽힘근을 생각해보자.

일단 아기가 어깨관절의 주위 근육들의 동시수축으로 어깨의 안정성을 이루면 손을 뻗어서 장난감에 닿을 수 있다(그림 2.37A). 그리고 잡기와 조작하는 기술이 나타나기 시작한다. 이러한 소근육 운동발달의 과정은 정교해지는데 18개월이 걸리며 30개월이 되어서야 완성될 수 있다. 잡고 쥐는 기능의 발달은 이장의 다른 곳에서 설명하겠다.

손으로 무릎과 발을 잡아서 발을 입으로 가져가기

Hands to Knees and Feet, Feet to Mouth

바로 누운자세에서 중력에 대항해 똑바른 자세를 유지할 수 있게 되면 또 다른 발달지표가 발달한다. 가슴근육이 활성화되면서 배근육도 활성화되는 것이다. 가슴근육은 바로 누운자세에서 아기가 위로 팔을 뻗는 행동에 부분적으로 기여한다(그림 2.37 B). 이런 움직임이 일어나려면 앞톱니근이 협응해 작용해야 하면 마름근도 늘어나야 한다. 이런 근육들이 조화롭게 작용해 어깨이음대를 앞쪽으로 나오게 해준다. 자, 이제 당신은 기저귀를 갈거나 옷을 갈아입힐 때 아기가 엄마와 아빠 얼굴 쪽으로 손을 뻗는 능력을 볼 수 있을 것이다. 마름근의 상반억제와 함께 가슴근육의 능동적 사용은 최근의 ATNR 소실과 더불어 아기가 위쪽으로 팔을 뻗고 또 손을 중심선으로 가지고 갈 수 있게 해준다.

5개월 된 아기는 바로 누운자세에서 대항근인 폄근도 상반억제로 늘어나므로 자신의 항중력 굽힘근의 조절을 계속 발달시키며 바닥에서 다리를 활발하게 들어올리기 시작한다. 이 시기에 발바닥끼리 마주 붙이는 현상을 일반적으로 볼 수 있다(그림 2.38). 다음으로 아기는 손이 무릎에 닿고 그 다음에 발에 닿는다. 처음에는 그림 2.35과 같이 같은 쪽 무릎과 발에 손을 뻗어서 닿는다. 결국에는 팔을 반대 쪽으로 뻗어서 반대 쪽의 무릎 또는 발에 닿게 된

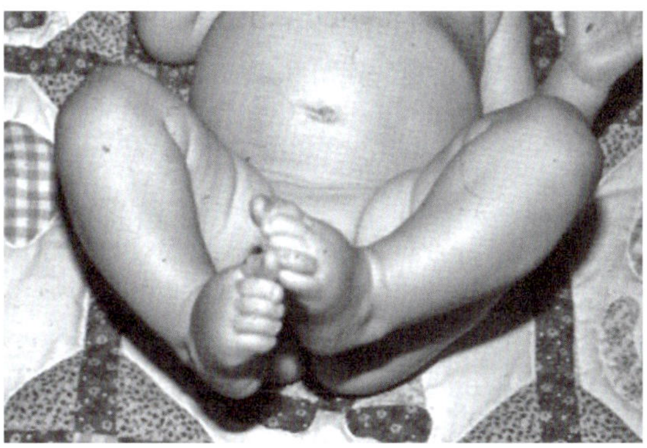

그림 2.38 5개월 된 아기가 바로 누운자세에서 발바닥끼리 마주 붙이고 있다.

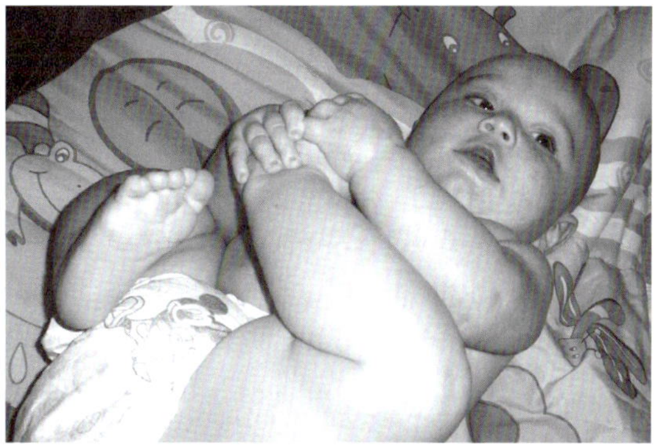

그림 2.39 바로 누운자세, 손이 반대쪽 발에 닿는다.

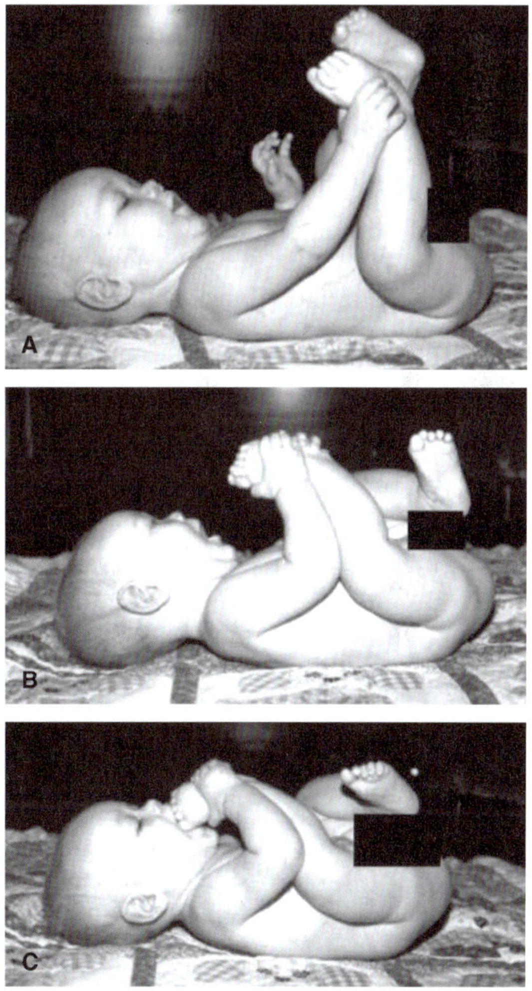

그림 2.40 5개월 아기에서 보이는 발과 손의 협응 동작. A: 등 뒤의 근육이 늘어나면 발을 보면서 그 쪽 방향으로 손을 뻗는다. B: 발을 입 쪽으로 가져가며 이를 예측해서 입을 벌리고 있다. C: 발을 입에 넣는다. 이는 자기 신체를 배우는 하나의 방식이다.

다(그림 2.39). 자신의 신체와의 이러한 접촉은 **신체상**(body image) 또는 **신체도식**(body scheme) 발달상에 아주 중요한 과정이다.

아기가 엉덩관절을 굽혀서 발을 자신의 손 쪽으로 가져감으로써 배근육과 엉덩관절 굽힘근이 강해진다. 배근육의 능동적 수축으로 골반이 뒤쪽으로 기울어지며 큰볼기근, 몸쪽 뒤넙다리근이 늘어난다. 엉덩관절은 중등도 굽힘, 벌림 그리고 가쪽돌림 된다. 무릎은 굽힘 그리고 발은 발등굽힘과 뒤침 된다(그림 2.40A).

손이 무릎과 발로 가는 자연스러운 진행은 아기의 발이 입으로 들어가는 움직임으로 이어진다. 5개월 된 아기는 입안 자극에 관심이 많다. 빨기 반사와 먹이찾기 반사는 더 이상 나타나지 않지만 먹는 것 이상으로 입을 사용하여 입안 자극을 한다. 이 때 발을 입으로 가져가면서 발가락을 입에 넣는 미리먹임 반응(feedforward reaction)이 나타난다(그림 2.40B). 그림 2.40C에서 보듯이 발을 입에 넣으면 신체 이미지가 더욱 발달한다. 이러한 활동은 또한 인지발달에도 도움이 된다. 아기는 입에 무언가를 넣으면서 알게되는 **마우싱**(mouthing)을 포함한 접촉을 통해 사물에 대해 배운다(그림 2.41).

엎드려 누운자세에서 머리를 들기 시작하는 아기를 위해서는 뒤쪽으로 기울어진 골반상태의 안정성이 필요하다. 5개월 된 아기는 바로 누운자세에서 발을 입에 넣으면서 골반의 뒤쪽 기울임이 더욱 촉진된다. 일단 골반이 뒤쪽 기울임 되고, 골반근육이 강화되면 아기는 골반 움직임을 발달시키기 시작한다. 즉, 뒤쪽 골반 기울임과 앞쪽 골반 기울임 자세 사이를 오가면서 앞쪽과 뒤쪽으로 움직인

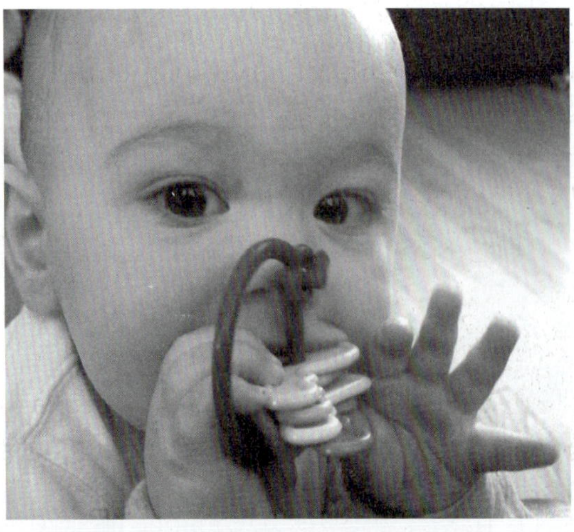

그림 2.41 입의 활동은 유아가 신체 이미지뿐만 아니라 형태와 모양을 발달시키는 데 도움을 준다.

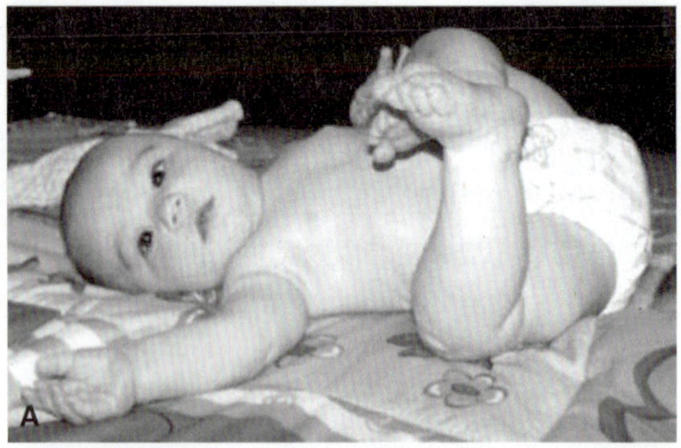

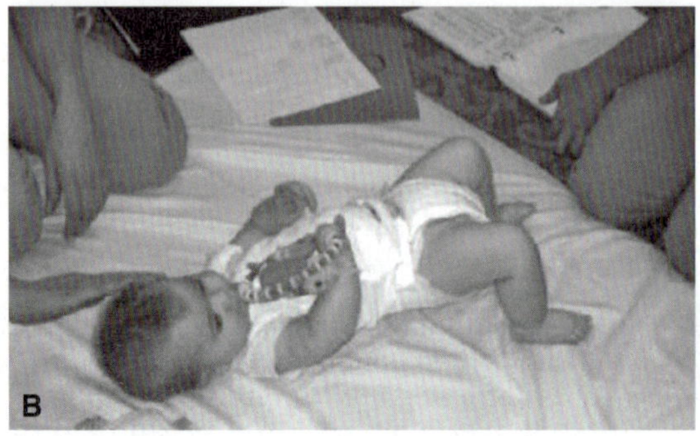

그림 2.42 바로 누운자세에서 골반 운동성의 발달
A: 뒤쪽 골반기울임과 함께 발이 머리로 향하기.
B: 앞쪽 골반기울임과 함께 브리징.

다. 이것은 종종 발을 입에 가져가는 골반을 뒤쪽으로 기울인 바로 누운자세에서 혼자 놀 때 관찰된다. 그런 다음 아기는 발을 바닥으로 내려놓고 능동적으로 허리를 펴하는 **브리징**(bridging) 자세로 들어간다. 이 자세는 상대적으로 더 많은 앞쪽 골반 기울임이 필요하다(그림 2.42A와 B). 이렇게 하면서 아기는 발을 바닥에 내려 놓는다. 아기는 엎드려 누운자세에서의 활동과 같이 바로 누운자세에서도 앞쪽 기울임과 뒤쪽 기울임 움직임을 번갈아 하면서 골반 움직임을 발달을 시키고 이는 아기가 앞쪽과 뒤쪽으로 움직일 수 있도록 해준다. 이 시기의 발달과 거의 동시에 약 5개월 된 아기는 엎드려 누운자세에서 골반의 움직임도 훈련한다. 이런 움직임 훈련은 이전에 설명했듯이 아래팔로 지지하는 엎드려 누운자세에서의 뒤쪽 골반 기울임과 지렛대 엎드려 누운자세에서의 앞쪽 기울임을 번갈아 취하는 것이 필요하다.

구르기 발달 진행 Rolling Progression

비분절적 구르기 Nonsegmental Rolling

구르기는 두 단계의 진행으로 이루어진다. 생후 6개월까지 아기는 **비분절적 구르기**(nonsegmental rolling)를

한다. **분절적 구르기**(segmental rolling)는 약 6개월쯤 발달한다. 비분절적인 구르기를 **통나무 구르기**(log rolling)라고도 부르는데 아기가 바로 누운자세에서 옆으로 반쯤 도는 것이 가능해진다. 이 동작은 **목 바로잡기반응**(neck righting reaction)이라는 영아반사에 기초해서 획득된다. 목 바로잡기반응에서 아기는 머리를 자발적으로 돌리거나 또는 수동적으로 한쪽으로 돌리면 목의 고유한 감각수용기가 자극되어 몸도 머리를 따라 통으로 도는데 이때 척추 안에서의 돌림은 일어나지 않는다.[46,107] 목 바로잡기반응은 점차적으로 **체간에 대한 체간의 바로잡기반응**(body righting reaction acting on the body)이라는 또 다른 반응으로 발달하면서 소실된다.[46,107]

분절적 구르기 Segmental Rolling

체간에 대한 체간 바로잡기반응은 6개월까지 우세한 움직임 요소이다. 머리를 한쪽 방향으로 돌리면 몸은 머리가 돌려진 쪽의 목으로부터 들어오는 고유수용성 감각자극 때문에 신체가 반응해 머리가 돌려진 쪽으로 따라서 돌아간다. 이는 척추 안의 움직임이 분절적으로 일어난 것이다. 즉, 다른 분절, 팔다리 뿐만 아니라 몸통, 어깨이음대 그리고 골반이음대가 통나무로 한꺼번에 반응하기보다는 연속적으로 반응하는 것을 볼 수 있다(그림 2.43A). 다양한 신체부위가 연속적으로 동작하는 것은 모든 사람에게 동일하지는 않다. 그리고 개체 안에서 항상 같은 순서로 나타나지도 않는다. 아기는 머리에서 시작해 팔과 다리, 어깨이음대와 골반이음대 그리고 신체 부위를 주도하는 분절을 따라 돌아간다(그림 2.43B, C, 그리고 D). 분절적 구르기는 신체 축 안에서의 돌림, 즉, 척추의 축을 중심으로 한 돌림이 필요하다. 이러한 돌림을 **축안 돌림**(intra-axial rotation)이라고 한다. 그리고 이것은 체간에 대한 체간 바로잡기반응에 의해 촉진된다. 그러므로 아기는 엎드려 누운자세에서 바로 누운자세로 바로 누운자세에서 엎드려 누운자세로 구르기를 할 수 있게 된다.

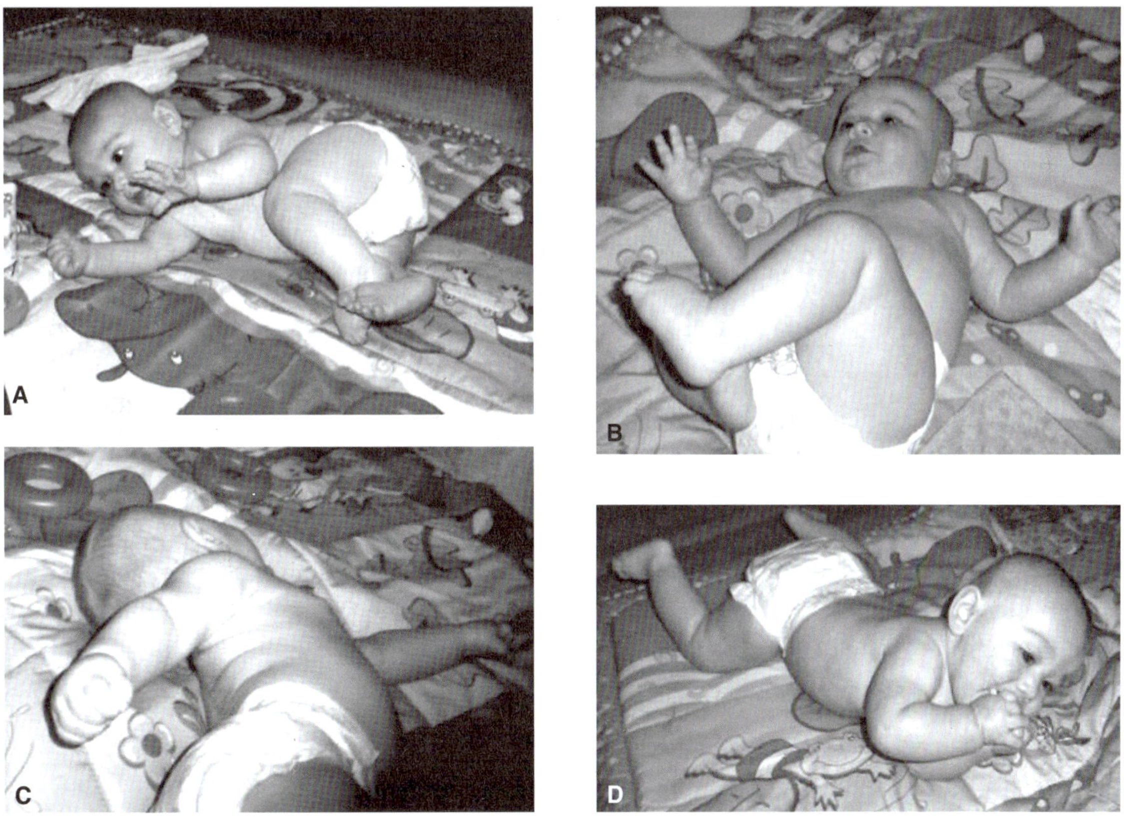

그림 2.43 A: 신체 반응에 대한 신체바로잡기가 작용하는 결과로 부분적으로 축안 돌림이 발달한다. B: 분절적 구르기에서 바로 누운자세에서 엎드려 누운자세는 다리가 이끌어 간다. C: 엎드려 누운자세에서 바로 누운자세는 위팔이 이끌어 간다. D: 엎드려 누운자세에서 바로 누운자세는 머리가 이끌어 간다.

엎드려 누운자세에서 바로 누운자세로 구르기

Rolling Prone to Supine and Supine to Prone

자발적으로 구르기를 하기 전에 엎드려 누운자세에서 바로 누운자세로 그리고 바로 누운자세에서 엎드려 누운자세로 우연히 뒤집을 수 있다. 초기에 아기는 자신의 무릎을 배 밑에 깔고 엉덩이가 들려져있기 때문에 엎드려 누운자세에서 바로 누운자세로 우연한 구르기가 일어난다. 들려진 엉덩이로 인해서 무게중심이 충분히 높으면 아기는 우연히 뒤집게 된다(그림 2.44). 엎드려 누운자세에서 바로 누운자세로 우연한 구르기는 아래쪽 척추 방향으로 폄이 발달하거나 아기가 팔꿉관절과 팔을 펴서 지지하는 엎드려 누운자세를 할 수 있을 때 일어날 수 있다. 이 경우 아기의 무게중심은 머리와 위쪽 몸통이 올라가므로 더욱 높아진다. 팔꿉관절 지지한 엎드려 누운자세와 팔을 펴서 지지한 엎드려 누운자세를 경험하면서 위쪽이 무거워져서 바로 누운자세로 우연한 구르기가 나타날 수 있다. 이 동작을 우연히 경험하면서 아기는 이런 움직임을 반복적으로 시도할 수 있다. 일단 움직임을 반복할 수 있으면 아기는 이 동작을 훈련할 것이다. 반복적인 시도와 실수를 통해 그리고 신체 바로잡기반응이 강해지면서 아기는 보통 5개월쯤 되면 엎드려 누운자세에서 바로 누운자세로 분절적

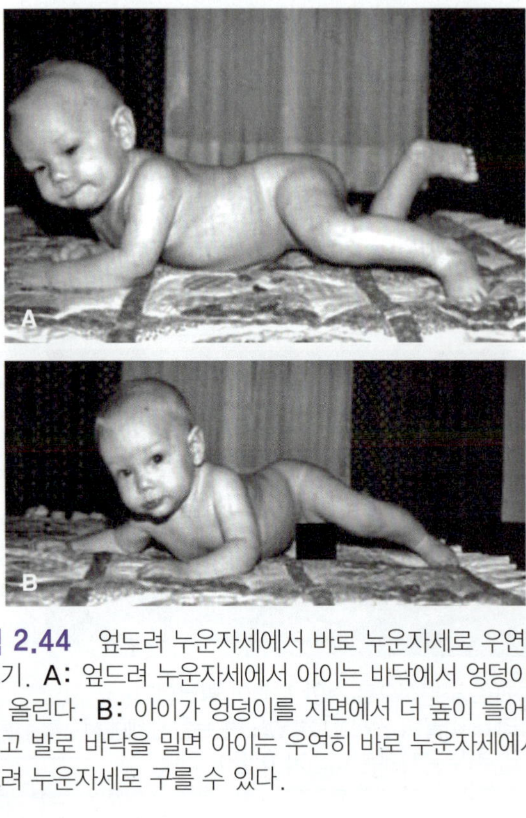

그림 2.44 엎드려 누운자세에서 바로 누운자세로 우연한 구르기. A: 엎드려 누운자세에서 아이는 바닥에서 엉덩이를 들어 올린다. B: 아이가 엉덩이를 지면에서 더 높이 들어 올리고 발로 바닥을 밀면 아이는 우연히 바로 누운자세에서 엎드려 누운자세로 구를 수 있다.

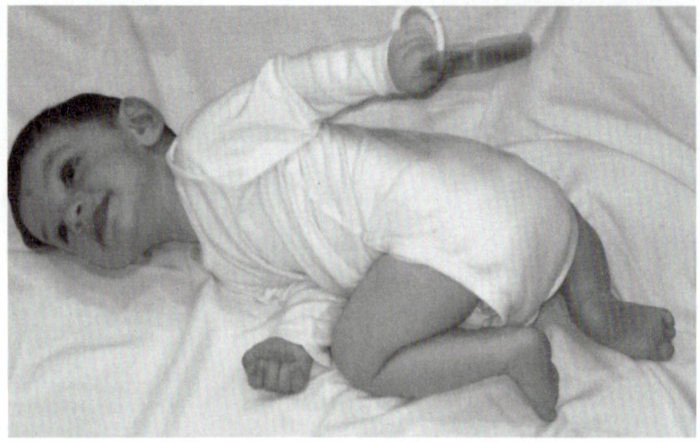

그림 2.45 엎드려 누운자세에서 바로 누운자세로 분절적 구르기, 위팔이 이끌어간다.

으로 구르는 것을 배운다(그림 2.45).

바로 누운자세에서 엎드려 누운자세로의 구르기 또한 처음엔 무의식적 움직임으로 일어난다. 4~5개월 된 아기가 바로 누운자세에서 바닥에서 골반을 들고 발바닥굽힘된 발로 바닥을 민다. 이러한 브리징 형태는 아래쪽 몸통을 들어 올려서 무게중심을 한쪽으로 돌림하게 만들기 때문에 좀 더 바닥을 세게 미는 방향으로 구르기를 일어나게 하는데 이렇게 세게 미는 쪽의 발은 아기가 돌아가는 방향의 반대쪽 발이다. 반복시도-실수의 과정을 통하여 체간에 대한 체간 바로잡기반응의 강화와 더불어 동기부여와 같은 기타요인이 동반되면 아기는 6개월경 바로 누운자세에서 엎드려 누운자세로 축안의 돌림을 통해서 구른다(그림 2.46). 비록 구르기를 습득하는 연령은 약간 다르지만 자발적인 구르기로 엎드려 누운자세에서 바로 누운자세로 뒤집는 것은 약 5개월에 먼저 일어나고, 그 반대의 구르기는 약 6개월에 상대적으로 발달해서 엎드려 누운자세에서 바로 누운자세로 구르기가 나타난다.

일단 아기가 자발적으로 뒤집을 수 있으면 바로 누운자세 또는 엎드려 누운자세로 있을 때 왼쪽과 오른쪽, 양쪽으로 구르는 것을 학습한다. 이것은 대부분 어떤 장애물이 없으면 왼쪽과 오른쪽 어느 쪽이든 자연스럽게 뒤집을 수 있다. 가구, 요람의 가장자리, 기타의 환경적인 장애물이 있으면 아기는 항상 같은 쪽으로만 구르기를 하게 된다. 그러나 그런 경우 민감한 부모나 양육자는 아기를 환경적 장애물로부터 떨어지게 눕힌 다음, 놀이를 하는 동안에 왼쪽과 오른쪽 방향으로 구르기를 할 수 있도록 아기를 격려해준다. 환경적 장애물이 없는데도 한쪽으로만 뒤집는 아기는 신경운동성 장애 또는 근육뼈대계 장애가 있을 수도 있다. 양쪽 방향으로 뒤집지 못하는 경우에는 어떤 징후인

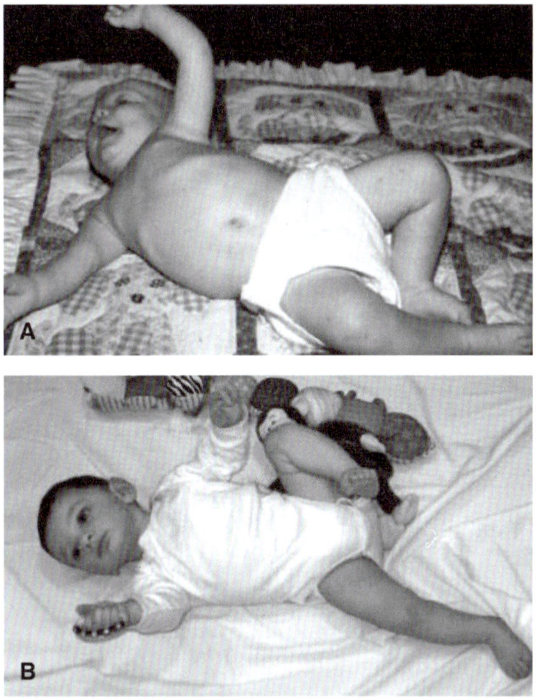

그림 2.46 축안 돌림을 사용한 바로 누운자세에서 엎드려 누운자세로 분절적 구르기. A: 구르기는 위팔이 이끌어간다; 어깨위팔의 길어짐에 주의한다. B: 분절적 구르기는 다리가 이끌어 간다; 중심선을 교차하는 것에 주목한다.

지 확인해야 되지만 그 자체가 진단이 되지는 않는다.

구르기라는 기능적 활동은 동작의 여러 요소의 발달과 안전을 도와줄 뿐만 아니라 기능적으로 중요한 지표이기도 하다. 엎드려 누운자세에서 바로 누운자세로 구르기를 배우면서 아기가 초기 시도에서 사용한 목뼈의 비대칭적 폄은 사라지고 목의 가쪽굽힘과 돌림 및 폄이 그 자리를 대신한다. 아기는 바로 누운자세에서 목뼈만 약간 굽혀서 구르기를 완수할 수 있다.

바로 누운자세에서 엎드려 누운자세로 뒤집을 때 팔로 이 움직임을 이끄는데 전형적으로 한 팔로 가슴을 가로질러 아기가 뒤집는 쪽으로 뻗는다. 이 동작은 아기가 이끄는 방향으로 어깨에서 어깨뼈-위팔 길어짐이 필요하므로 촉진된다(그림 2.46A). 바로 누운자세에서 엎드려 누운자세로 축 안의 돌림을 통하여 뒤집을 때 반대쪽 팔과 다리가 중심선을 가로지르기 위해서는 위팔 또는 다리로 이끄는 것이 필요하다(그림 2.46A와 B). 구르기를 할 수 있다는 것은 왼쪽과 오른쪽 팔다리를 분리적으로 움직일 수 있고 신체와 팔다리로 분리해서 움직일 수 있다는 것을 증명하는 것이다. 만약 팔다리가 기능적으로 움직일 때 머리 움직임에 따른다면 분리적 돌림은 일어날 수 없다. 이러한 경우, 비대칭적 긴장성 목반사가 팔다리 움직임에 영향을 줄 수 있다. 이것은 바로 누운자세에서 엎드려 누운자세로 구르기 위하여 머리를 한쪽으로 돌리면 얼굴 쪽의 다리 보다 위팔에서 그 쪽 방향으로 뒤집으려는 능력을 막는 병적인 폄 양상이 나타난다. 원시적 ATNR이 지속되면 아기가 바로 누운자세에서 엎드려 누운자세로 뒤집을 수 없다. 그러나 비정상적인 아기는 이러한 반사적 활동을 엎드려 누운자세에서 바로 누운자세로 뒤집을 때 사용되기도 한다. 즉, ATNR의 비대칭적 폄근의 근긴장을 이용하고 무게중심을 올리는 양상으로 비정상적인 구르기를 한다. 이것은 비정상적이고 병적인 양상으로 특히 아기가 머리와 팔다리의 분리, 그리고 축 안의 돌림을 할 수 없다면 이는 또 다른 병적인 징후가 되기도 한다.

앉기 발달 진행 Sitting Progression

지지해서 앉기 Supported Sitting

머리에서 발쪽으로 발달하는 척추의 항중력 폄, 골반의 움직임, 축내의 돌림, 어깨뼈의 움직임, 위팔만으로 체중지지와 같은 초기의 요소들이 발달하면서 엎드려 누운자세와 바로 누운자세에서 앉기 준비가 시작된다. 신생아는 일으켜 앉히면 척추가 심하게 굽힘되는 자세가 특징이다. 이것은 항중력 폄근이 작용하지 않기 때문이다. 이 자세에서는 그림 2.47A에서 보듯이 아기의 몸통은 **완전한 C 커브**(complete C-curve)를 보인다. 머리는 앞으로 숙이고 턱은 가슴에 얹혀져 있다. 이 시기에는 중력의 도움이 있어도 아기를 앉히려면 지지를 해줘야만 한다(그림 2.47A). 그리고 정상아의 골반은 아기가 앉은 바닥에 대해 거의 수직이다(그림 2.47B). 즉, 아기는 궁둥뼈 결절에 자신의 체중을 모두 싣고 있어야 한다는 뜻이다. 만약 골반이 바닥과 수직이면 엉덩이의 갈라진 틈의 가장 윗부분이 보일 것이다. 만약 아기가 대신 엉치뼈 체중을 지지하고 있다면 골반은 바닥에 대해 수직이 아니며 이러한 엉덩이 사이의 틈새도 보이지 않는다. 이렇게 엉치뼈에 체중이 실리는 형태를 **엉치뼈 앉기**(sacral sitting)라고 부르는데 병리의 한 지표가 되기도 한다. 아기의 연령 및 발달 수준과 관계없이 앉는 자세가 엉치뼈 앉기의 형태이면서 뒤쪽 골반 기울임이 심하고 신생아기의 특징인 미성숙한 척추의 C커브를 보이는 자세는 비정상적이다. 이 장에서 앉아 있는 모든 아기에서 골반의 위치를 살펴보라.

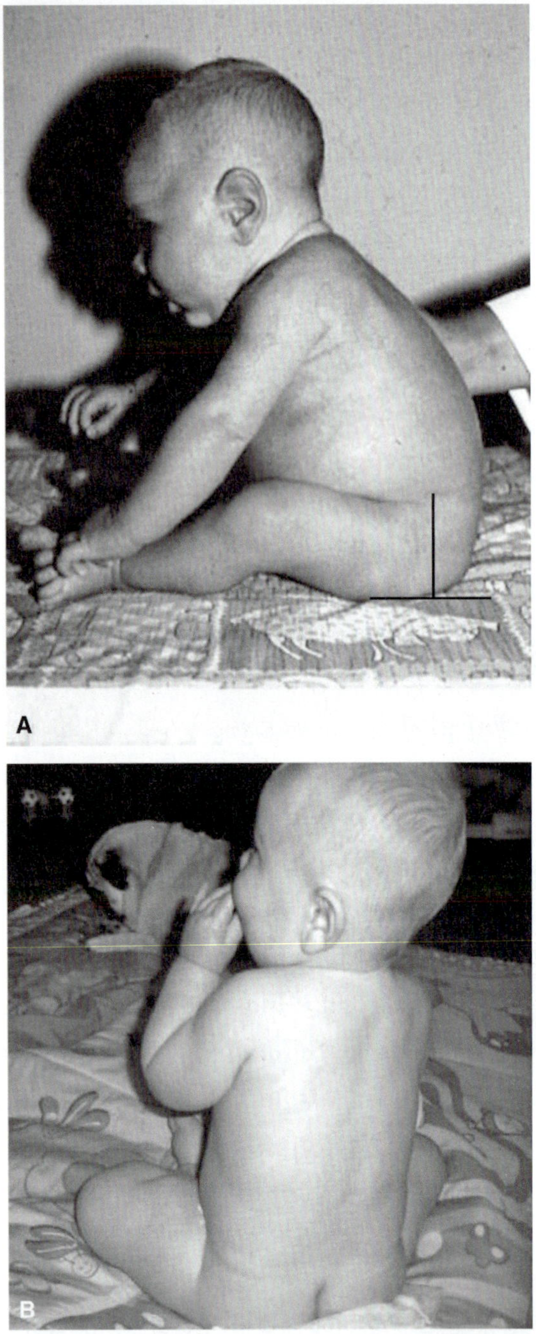

그림 2.47 A: 신생아의 지지된 앉기 자세; 항중력 척추 폄 부족과 골반이 지지면에 수직임에 주의한다. B: 완전한 허리 폄 앉기에서 보이는 궁둥이 틈새는 골반이 바닥과 수직임을 나타낸다.

신생아가 성장하면서 앉은 자세에서 목과 몸통에서 항중력 폄이 나타나기 시작한다. 첫째, 목뼈의 항중력 조절이 발달하고 아기가 앞으로 숙여지는 머리에 대한 반대 힘을 준다. 그리고 머리를 들고 얼굴은 수직으로 입은 수평이 되도록 해준다. 3~4개월이 지나면 지지해서 앉힌 자세에서 머리 조절이 발달하면서 엎드려 누운자세에서의 항

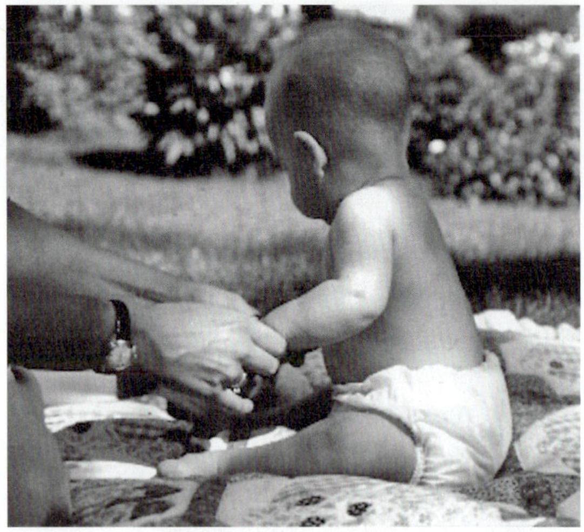

그림 2.48 완전히 척추를 폄한 지지된 앉기; 골반과 안정된 머리와 목의 자세에 주의한다.

중력 폄도 또한 발달한다. 동시에 바로 누운자세에서도 아기는 항중력 굽힘 조절도 발달 중에 있다. 그러므로 목뼈의 굽힘근과 폄근의 균형으로 성취된 머리 조절이, 앉았을 때 항중력으로 머리를 똑바로 세우는 자세까지 발전한다. 그 이외에도 엎드려 누운자세와 바로 누운자세에서 턱을 약간 앞으로 끌어당길 수 있다는 것은 비록 앉은 자세에서 아기가 여전히 외부 지지에 의존하기는 하지만, 4개월까지는 앉은 자세에서 머리를 안정적으로 조절한다는 의미이다(그림 2.48).

손을 앞으로 짚고 앉기 *Propped Sitting*

약 5개월에 아기는 손으로 잡아주거나 등을 기대는 외부 지지없이 처음으로 앉는 자세를 보이기 시작한다. 아기는 앉을 때 양팔을 앞쪽으로 짚으려고 한다. 아기의 체중이 앞으로 쏠리면서 손으로 바닥을 접촉하게 된다. **손 잡기 반사**(hand grasp reflex)가 감소되고 일반적으로 4개월에는 나타나지 않으므로 앞쪽에 손을 펴서 짚을 수 있게 된다. 아기는 앞쪽에 다리를 놓고 팔에는 체중을 부하하는 중요한 역할을 수행함으로 앉기라는 모험을 시작할 수 있다. 두 손과 엉덩이가 체중이 부하되는 3점이 되고 팔로 짚지 않고 앉을 때보다 지지면이 넓어지며 훨씬 안정적인 기반이 형성된다. 이런 앞으로 **짚고 앉기**(propped sitting) 자세는 5개월 아기에게 전형적인 자세이다. 이 자세에서 안정될수록 주변을 살피기 위해 고개를 이리저리 돌리기 시작한다(그림 2.49). 이러한 앉기에서 자신의 엉덩관절 굽힘근을 강하게 수축시켜 친중력적으로 고정하고 안정

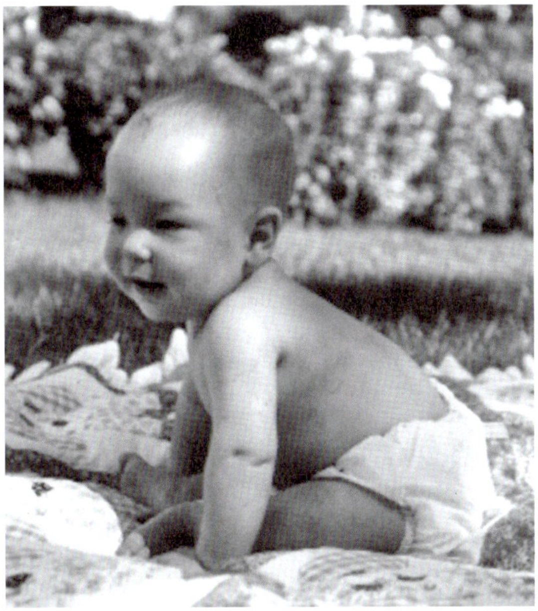

그림 2.49 팔을 이용해 지지면을 넓혀 앞으로 짚고 앉은 자세; 골반이 지지면과 수직임을 주목한다.

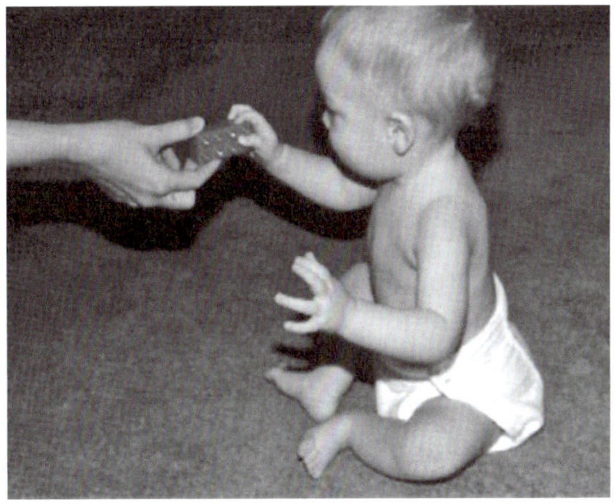

그림 2.50 독립적인 고리 앉기; 위팔을 높이 올리는 가드 자세에 주의한다. 이는 아이가 몸통 안정성을 향상시키기 위해서 사용한다.

성을 증가시킨다. 아기는 폄이라는 항중력적 역할로 자신을 똑바로 하면 자세가 더 좋아진다는 것을 아직까지 학습하지 못하였다.

앉기와 서기와 같은 똑바른 자세에서 중력에 대항하는 성숙된 안정성은 일차적으로 폄근이 강해지면서 획득할 수 있다. 이러한 몸통, 엉덩관절, 그리고 무릎관절의 항중력 폄은 시간이 가면서 다양한 자세에서 발달한다. 그러나 초기에 똑바른 자세에서의 안정성은 몸통, 엉덩관절, 그리고 무릎관절 굽힘근의 친중력적 수축을 이용한 것이다. 친중력적 수축을 통한 운동행동의 안정화는 **중력에 대항한 고정하기**(fixing against gravity)보다는 **중력 방향으로 고정하기**(fixing into gravity)로 불린다.

고리모양으로 앉기 Ring Sitting

위팔을 앞으로 짚고 앉는 자세의 단점 중에 하나는 아기가 팔을 뻗어 사물을 잡을 수 없다는 점이다. 몸통 폄근이 강해지면서 아기는 팔의 지지와 지지면에 덜 의존하게 되어 마침내 바닥에서 손을 떼도 되게 된다. 이러한 새로운 앉기 자세를 **고리모양 앉기**(ring sitting)라고 부르는데 다리의 모양이 고리를 닮았기 때문이다(그림 2.50).

이제 아기는 좀 더 똑바르게 앉을 수 있다. 골반은 여전히 바닥에 대해 수직이고 증가된 몸통 폄근의 힘을 이용하여 항중력적으로 똑바르게 유지한다. 약 6개월까지는 앉아 있는 동안 중력이 끌어당기는 힘에 저항할 수 있는 적절한 척추의 폄 능력이 생기지만 아기는 여전히 자신의 실제 능력보다 훨씬 덜 안정된다고 알고 있다. 팔을 짚지 않거나 기대지 않고 앉는 자세에서 몸통의 폄을 더 안정화시키기 위해서 아기는 팔을 높이 올리는 **하이가드**(high guard) 자세처럼 위팔을 유지한다(그림 2.50 참조). 이 자세에서의 어깨의 뒤당김은 지렛대 엎드려 누운자세에서의 어깨자세와 비슷하다. 이는 척추 폄의 보조역할을 하는 것이다. 마름근이 수축함으로써 등 뒤의 전반적인 근육활동을 증가시키고 중력에 대항해서 아기 스스로 더욱 안정되게 해준다. 중력에 대항해 마름근이 수축함으로써 몸통 중심부의 안정성이 증가되는 이러한 팔을 높이 올리는 하이가드 자세는 무릎으로 서기와 똑바로 선 자세와 같이 초기단계에 다시 한번 볼 수 있다. 이때 아기의 무게중심은 바닥에 비해서 상대적으로 높아진다. 그러나 팔을 높이 올리는 하이가드 자세에서 위팔은 결국 뻗고 잡고 사물을 조작하는 기능적 측면에서는 유용하지 않다.

고리모양 앉기에서 다리는 엉덩관절 굽힘, 가쪽돌림 되고, 무릎관절은 굽힘되어 있다. 발바닥 표면은 거의 접촉되거나 서로 닿아있다. 발목은 지지면과 접촉 때문에 중등도 수동적인 뒤침으로 밀 수 있다. 고리 앉기는 엉덩관절 가쪽돌림으로 다리를 편안히 바닥에 둘 수 있음으로 상대적으로 지지면이 넓어진다. 넓어진 지지면과 팔을 높이 올리는 하이가드 자세로 아기는 이 시기에 외부의 지지없이 독립적으로 앉을 수 있지만 엎드려 누운자세 또는 바로 누운자세에서 자기 스스로 일어나 앉을 수는 없다. 오히려 앉혀 놓았을 때 이 자세에서 균형이 깨질 정도로 많이 움직이지 않는다면 가능한 쓰러지지 않고 오래 안정되게 유지할 수 있다.

기타의 독립적 앉기 자세

Other Independent Sitting Postures

독립적 앉기 자세에서의 안정성이 증가되는 것을 경험하게 되면서 아기는 고리 형태의 다리 위치에서 벗어나 **반고리 형태**(half-ring position)로 또는 다리를 **길게 뻗고 앉은 자세**(long sitting)를 할 수 있게 된다(그림 2.51과 2.52). 상대적으로 앞쪽에 있는 한 다리의 엉덩관절을 중립 돌림시키고, 무릎관절은 폄 해서 이 자세를 취할 수 있다. 반면 다른 다리의 무릎관절은 여전히 굽힘되고 엉덩관절은 굽힘 및 가쪽돌림 자세인데 이는 두 다리 사이에 분리 움직임이 발달하고 있다는 신호가 된다. 아기는 이 자세를 취하기도 하고 이 자세에서 벗어나기도 하면서 어느 다리를 뻗을까 변화시키면서 종종 단순히 두 다리를 길게 뻗고 앉기도 한다. 다리를 펴고 성숙되게 앉는 자세에서는 안쪽과 가쪽으로 지지면이 좁아져 옆으로 체중이동이 쉽게 이루어진다.

아기는 외부지지가 필요 없는 고리형태의 앉기, 반고리 형태로 앉기, 다리 뻗어 앉기, 그리고 옆으로 앉기를 포함한 일련의 앉기 자세를 향상시킨다. 아기는 또한 어린이용 의자에서 짧은 앉기(무릎과 엉덩이를 약 90° 굽힘시켜 앉기)를 하고, 어린이용 높은 의자에 앉기와 같은 높은 지지면에 기어오르기, 그리고 어른용 의자에 오르고 앉을 수 있다(그림 2.53). 각각 아기의 동기부여 환경과 기회에 따라 일단 아기는 팔로 짚는 앉기로부터 고리형태 앉기까지 자세 발달이 이루어진다. 이러한 다양하고 성숙한 앉기 자세는 각 아동에서 각기 다른 시기에 발달하고 어떤 때는 거의 동시에 발달하기도 한다. 그런 다음에 할 수 있는 개별적인 새로운 앉기 자세에서 아기는 수동적으로 안정된 자세로부터 잡기와 사물조작에 손을 이용하기 위한 자세로 변환하거나 다시 원래 자세로 되돌아가는 등 **자세전환**(transition)을 한다. 이러한 반복적인 운동행동에는 항중력 기능 수행, 항중력 안정화, 체중이동, 축 안의 돌림 그리고 자세 간의 전환이 포함된다. 각 자세에서의 체중이동으로 체중이 실리는 쪽의 부위가 길어진다.

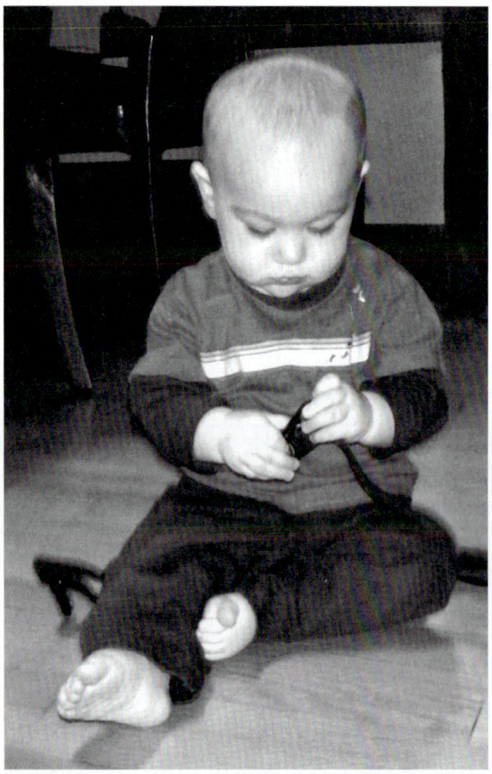

그림 2.51 반 고리 형태의 앉기

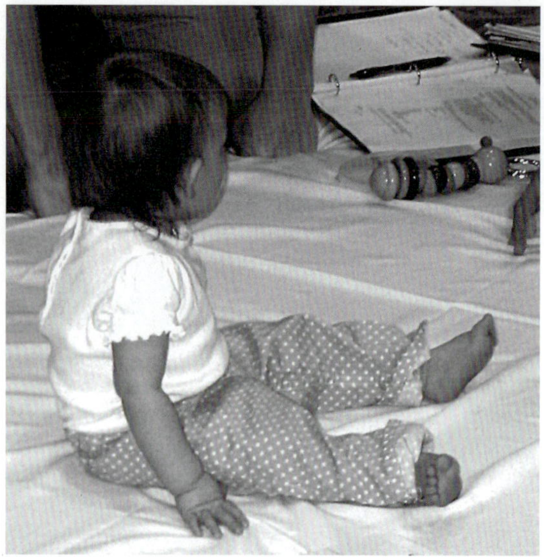

그림 2.52 지지면이 중간 가쪽으로 좁아진 다리 뻗어 앉기

아기는 고리형태의 앉기에서 좀 더 안정될수록 점차 마름근을 이완하고 어깨를 내린다. 앉아있는 동안 더 이상 팔에 의존할 필요가 없을 때 아기는 손을 뻗어 물건을 잡기 위해 자발적으로 어깨를 앞쪽으로 나오게도 하며 뒤쪽으로 위치하게도 할 수 있다(그림 2.54). 거의 동시에 아기는 자신이 앉아 있는데 안정감을 느끼며 머리와 목을 돌려 둘러보고 시각으로 추적하면서 팔을 뻗는다. 고리형태 앉기의 넓은 지지면에서 얻을 수 있는 안정성은 가쪽으로

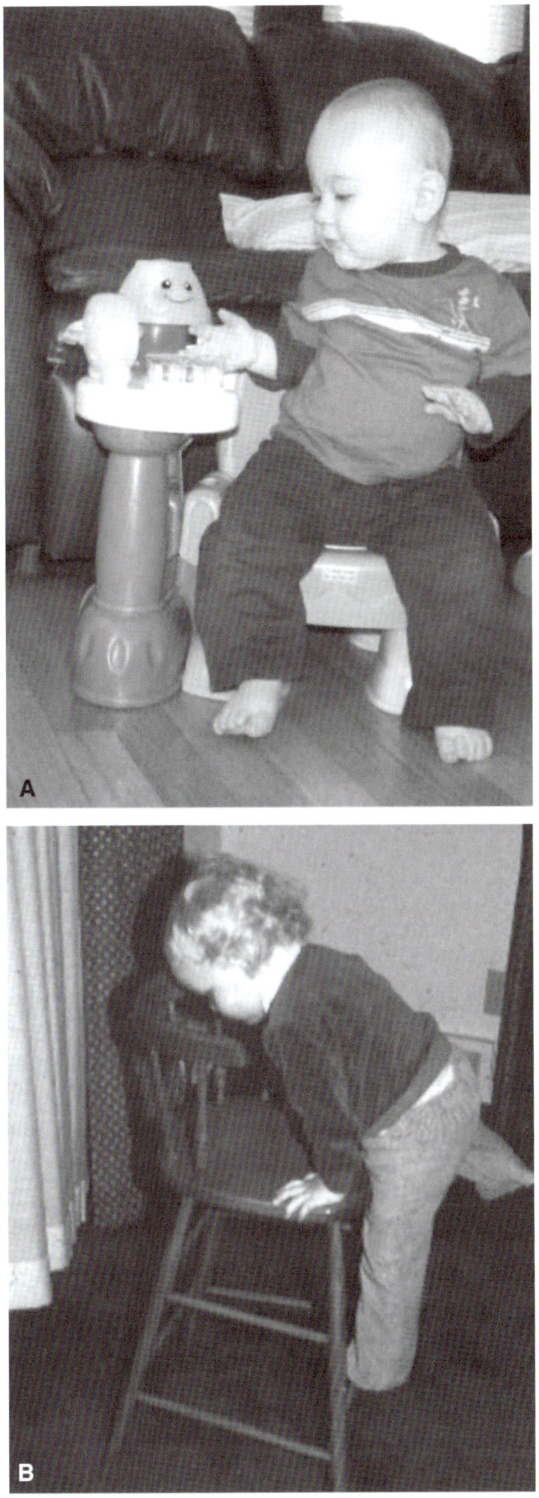

그림 2.53 다양한 높이의 지지면에 앉기. A: 어린이용 의자에 짧은 앉기. B: 높은 의자에 기어오르기

체중이동을 하지 않아서 얻어지는 것이다. 어떤 자세에서 지지면이 그만큼 더 넓다는 것은 체중이동이 더 어려워지는 것을 뜻한다. 그 결과 아기는 고리형태의 앉기에서 좀 더 지지면이 좁아지는 앉기 자세로 옮겨가게 된다.

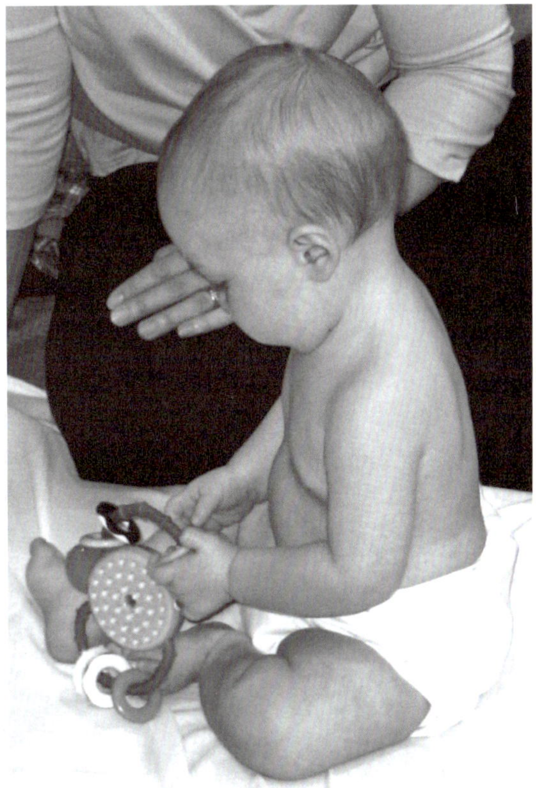

그림 2.54 팔이 올라가지 않는 고리형태의 앉기; 중심선에서 양쪽 손을 사용함에 주목한다.

6개월의 아기는 물건을 바라보며 아래팔이 엎침된 상태로 손을 뻗고 엎침된 채로 물건을 잡는다. 스스로 팔을 뒤침할 수 없어 일단 잡은 것을 시각적으로 자세히 살펴볼 수 없다(그림 2.50). 이것은 아이가 입으로 물체를 탐색하는 것을 어렵거나 불가능하게 한다. 8개월까지 아기는 자발적으로 팔을 뒤침할 수 있다. 아래팔을 번갈아 뒤침, 엎침 시키면 손에 잡은 물건을 안정되게 보거나 입으로 가져갈 수 있다. 양팔을 뻗어서 잡고 뒤침하는 능력이 생기면 아기는 자신에게 주어지는 물건을 잡고 들여다보고 양손으로 번갈아 옮기면서 입으로 가져갈 수 있다. 이러한 양손 활동 역시 몸 중심선 부위에서 일어나고 팔, 머리, 눈으로 몸을 가로지르는 능력이 필요하다. 전형적인 고리형태의 앉기가 발달하는 시점에서 아기는 더 이상 ATNR의 영향을 받지 않으므로 머리를 중심선에 두고 두 손을 신체 중심선 부위에서 사용하며 신체 중심선을 가로질러 머리, 눈, 손을 사용하는 능력을 쉽게 획득할 수 있다.

손을 앞으로 짚고 앉는 자세와 고리형태의 앉기에서 발과 발목관절은 뒤침되어 있는 수동적인 자세가 뚜렷하게 나타난다(그림 2.49와 2.50 참조). 그러므로 5, 6개월에

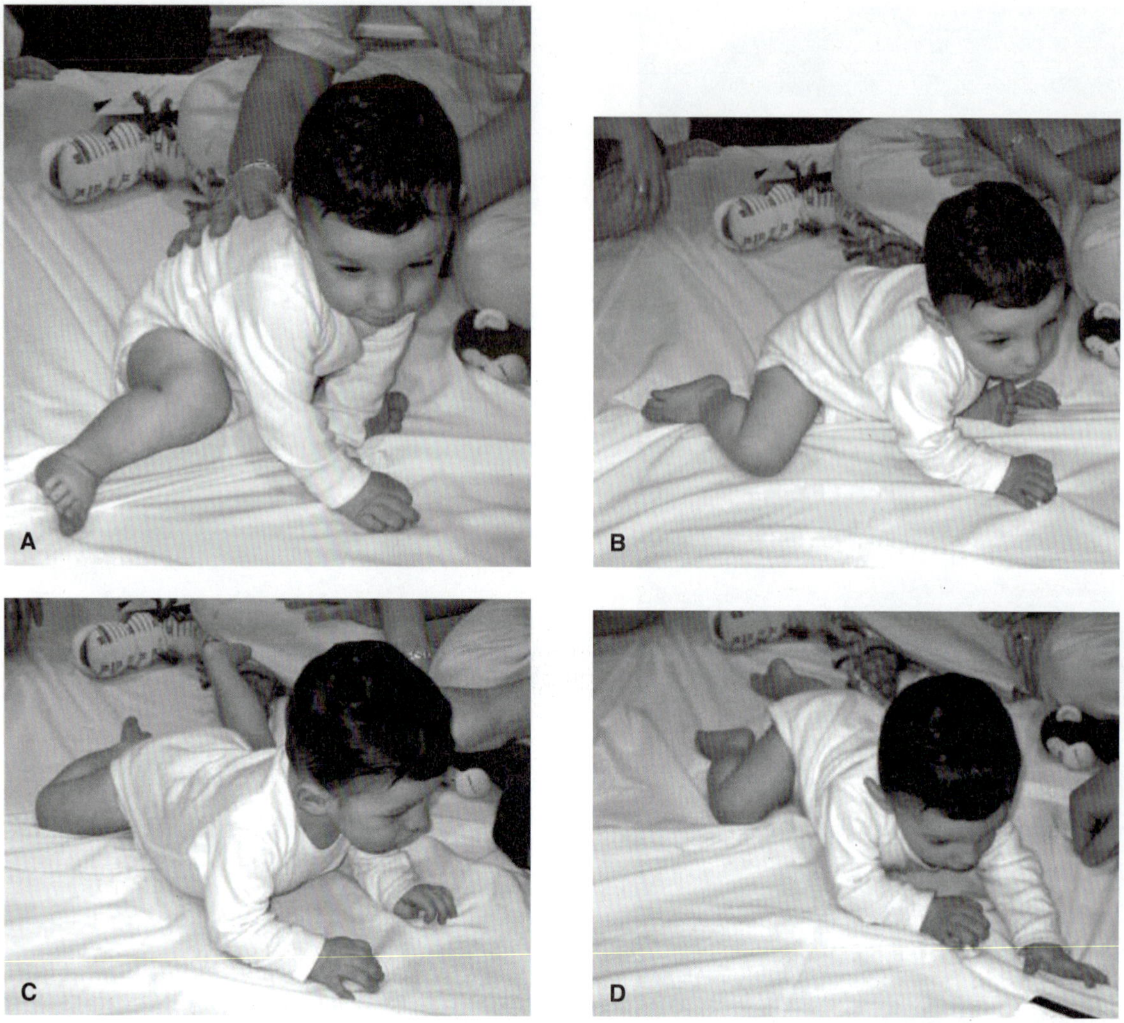

그림 2.55 A–C: 앉은 자세에서 팔꿉관절 지지한 엎드려 누운자세로 전환하기는 축안 돌림을 이용한다. D: 상호 교대적인 배밀이

이런 앉기 자세를 볼 수 있는 것은, 5개월쯤 나타나는 동작인 엉덩관절 굽힘과 가쪽돌림 그리고 무릎관절 굽힘으로 뒤침된 발을 입으로 가져가는 동작을 반영하는 것이다. 또한, 손을 앞으로 짚고 앉는 자세와 고리형태의 앉기의 두드러진 점은 엉덩관절과 배근육의 굽힘근을 이용한 친중력적 안정화이다.

일단 아기가 고리형태로 잘 앉을 수 있게 되면 축안 돌림을 이용하여 머리와 팔다리를 움직일 수 있다. 5~7개월 때 엎드려 누운자세와 바로 누운자세에서 이러한 축안 돌림이 발달하고 강화되므로 분절적 돌림을 할 수 있게 된다. 축안 돌림을 할 수 있게 되므로 자세전환이 가능해져서 아기의 앉기 동작의 레퍼토리도 늘어나며 바로 누운자세, 엎드려 누운자세에서 앉기로 또는 그 반대로의 동작을 배우게 되므로 독립성도 증가한다. 앉은 자세에서 엎드려 누운자세로 돌아가는 이러한 자세전환의 한 예시를 그림 2.55를 통해서 볼 수 있다. 또한, 축안 돌림은 아이의 주변 공간으로 접근성을 증가시키고, 돌림을 사용해 네발기기 자세 아마도 네발기기로 전환할 때 더 많은 환경과 상호작용할 수 있도록 만들어 준다(그림 2.56).

8개월까지 아기는 독립적으로 앉을 수 있게 된다. 척추뼈에서 완전한 항중력 폄이 발달할 뿐만 아니라 8개월까지는 앉은 자세에서 척추에 이차 굽음이 생긴 것을 특징적으로 확인할 수 있다(그림 2.57). 이러한 앞뒤 굽음도 머리에서 꼬리 쪽으로 발달해 가는데 이는 **목뼈 앞굽음**(cervical lordosis)과 **허리뼈 앞굽음**(lumbar lordosis)이다. 이제 아기는 엎드려 누운자세 또는 바로 누운자세에서 앉기도 하고 다시 엎드려 누운자세로 또는 바로 누운자세로 되돌아 갈 수 있다. 그리고 축안 돌림을 이용하여 다양

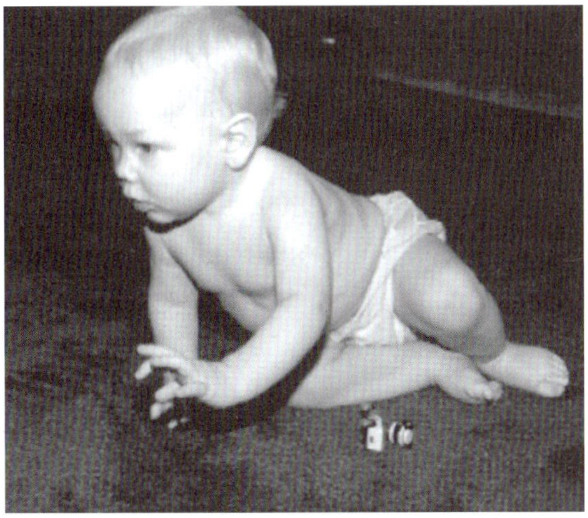

그림 2.56 축안 돌림으로 아기가 환경으로의 접근이 더 많아지고 앉기와 네발기기 자세 사이의 전환이 많아진다.

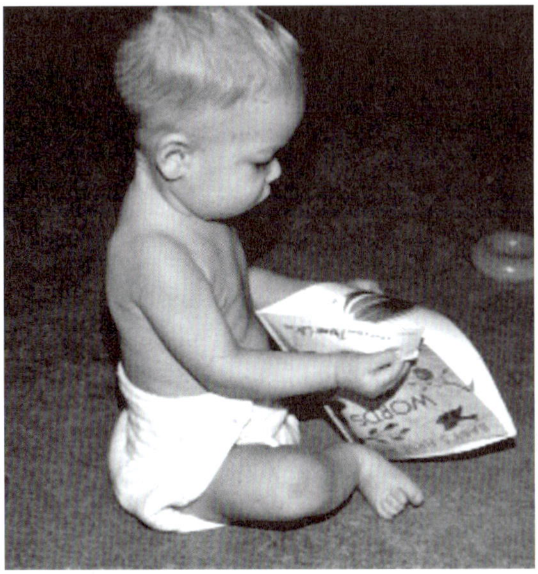

그림 2.57 목뼈와 허리뼈 앞굽음의 이차 굽음을 보이면서 독립적으로 앉는다.

한 앉기 자세 사이에 전환이 가능해지고 몸을 끌어당겨 설 수 있다.

옆으로 앉기는 많은 운동 요소와 능력이 필요한 성숙된 앉는 자세인데 축안 돌림, 분리, 체중이동이 필요하며 체중을 지지하는 쪽의 몸통이 길어져야 한다(그림 2.58). 옆으로 앉은 자세(side sitting)에서 다리의 분리(dissociation) 동작이 나타나는데, 엉덩이 부분의 한쪽 다리는 가쪽돌림과 벌림이 나타나고 다른 한쪽 다리에서는 안쪽돌림과 모음 상태를 볼 수 있다. 아동용 의자에 앉는 것은 또 다른 움직임 요소인 편심성 수축이 필요하다. 넙다리네갈래근, 몸쪽 뒤넙다리근과 큰볼기근의 편심성 또는

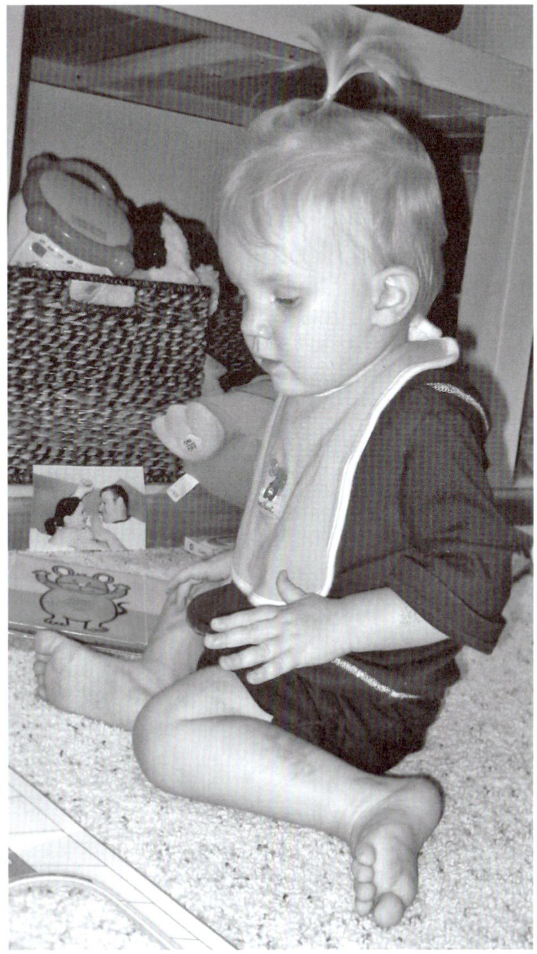

그림 2.58 옆으로 비스듬히 앉기; 다리가 분리적으로 움직이는데 주목한다.

신장성 수축이 허용되어야 아동 스스로 천천히 의자에 올라갈 수 있다. 스스로 앉는 것은 발의 앞부분에서 뒤꿈치 쪽으로 뒤쪽으로 체중을 천천히 이동시켜야 한다. 작은 의자에서 일어나는 것은 위와 동일한 근육에서의 동심성 수축과 앞쪽으로 체중이동이 필요하다.

성인용 의자에 앉는 것은 소파에서와 마찬가지로 몇 가지 움직임의 조합을 통해서 이루어진다. 아동에게 기어오르기 기술 발달이 나타날 때 처음으로 보이는 기능이다. 아동이 성인용 의자에 기어오르기 시작할 때, 아동은 한쪽 방향으로의 가쪽 몸통 굽힘(lateral trunk flexion)을 하는 동안 반대쪽 엉덩이에서는 벌림과 굽힘을 주로 사용한다. 몇 개월 간의 연습 후에 아동은 체중 지지를 하는 쪽의 가쪽 몸통을 신장하면서 좀 더 체중을 이동시키고 축내 역돌림과 함께 반대쪽 다리의 엉덩관절을 굽힌다. 그림 2-59에서는 성인용 의자에 오르는 아동의 움직임을 연속적으로 보여주고 있다.

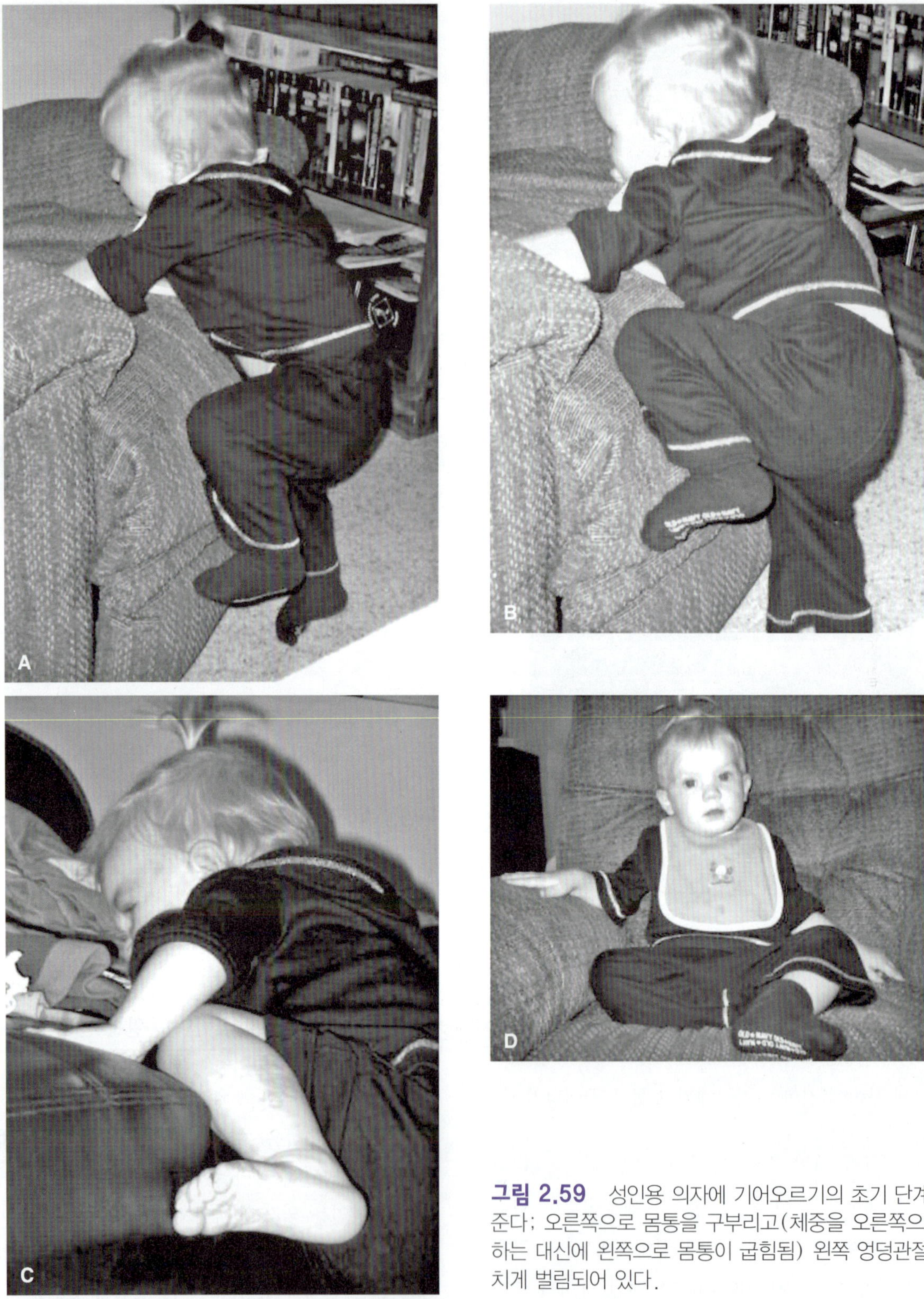

그림 2.59 성인용 의자에 기어오르기의 초기 단계를 보여준다; 오른쪽으로 몸통을 구부리고(체중을 오른쪽으로 이동하는 대신에 왼쪽으로 몸통이 굽힘됨) 왼쪽 엉덩관절이 지나치게 벌림되어 있다.

앉기에서의 이동 *Locomotion in Sitting*

일단 아기가 두 다리를 각각 분리해서 움직일 수 있고 반고리 형태의 앉기가 안정되면 어떤 아기는 이렇게 앉은 채 이동하는 형태인 **엉덩이 이동**(hitching)을 보여준다. 아기가 바닥에 앉아있을 때 두발로 바닥을 파듯이 밀면서 엉덩이를 들썩하면서 앞으로 전진한다. 많은 아기들이 효율적인 네발기기를 배울 때까지 이런 방식으로 주변으로 움직이므로 이런 형태의 이동에 능숙해지게 된다.

직립 서기 발달 진행 Erect Standing Progression

지지해서 서기 Supported Standing

신생아 시기에 아기를 세우면 다리로 지지한다. 아기의 다리는 동시수축으로 뻣뻣해 보이고 지지면은 매우 좁고 발은 뒤침되어 있다. 머리 조절을 할 수 없고 턱은 가슴에 얹혀있으며 목은 굽힘되어 있다(그림 2.60). 아기를 잡고 세워서 앞쪽으로 약간 기울이면 자동보행이란 반사적 보행 형태가 나타난다(그림 2.61).

2개월 말 대부분의 아기는 자동보행이 사라진다. 초기의 발달학자들은 자동보행이 나타나지 않는 것을 단순히 CNS의 성숙 때문이라고 하였다.[107] 그러나 Esther Thelen이 1980년대 초기에 한 획기적 연구에서 자동보행 소멸은 다리에 인위적으로 체중을 지지하였던 아기의 반사적 보행이 감소한 것임을 발견하였다. 아마 물 속에 있던 아기는 다리에 대한 부력의 영향 때문에 발걸음을 끝내기 보다는 걷기가 증가하였으므로 발걸음은 걷기반사가 사라지는 통상적인 나이를 넘어서까지 지속되었다. 이러한 연구에서 얻을 수 있는 결론은 자동보행이 2개월에 사라지는 것은 중추신경계의 성숙과 프로그래밍 때문이 아니라 다리의 무게가 증가해서 아기가 더 이상 자기 다리를 들어올리기 어렵기 때문이라고 생각된다.[108]

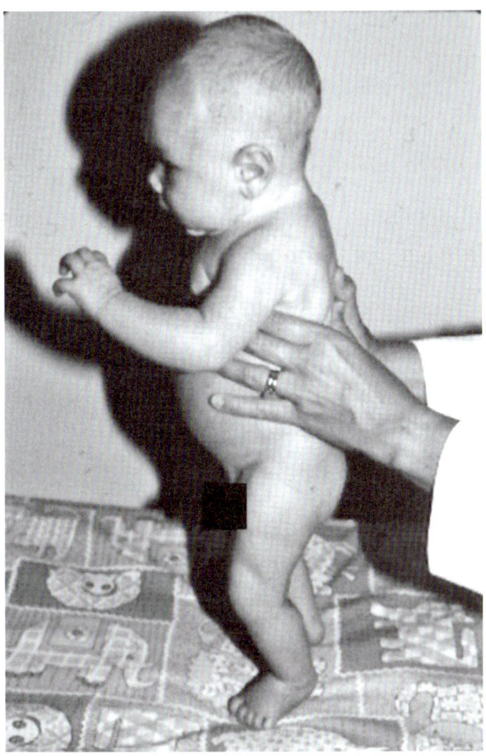

그림 2.60 신생아의 지지한 선 자세

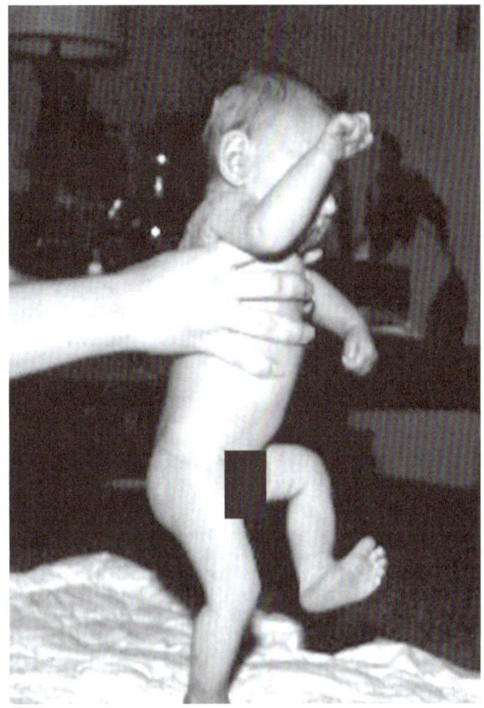

그림 2.61 신생아의 자동보행

자동보행의 소멸에 대한 어떤 이론을 받아들이든지 2개월 말이면 아기는 더 이상 반사적 보행이 나타나지 않고 잡아서 세우면 더 이상 다리에 체중을 지지하려고 하지 않

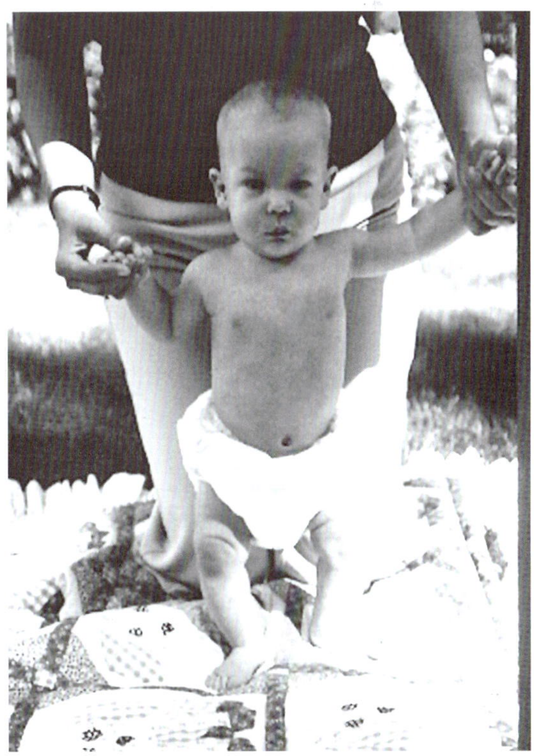

그림 2.62 5개월 된 아기의 지지한 선 자세; 엉덩관절과 무릎관절이 굽힘되어 있음에 주목한다.

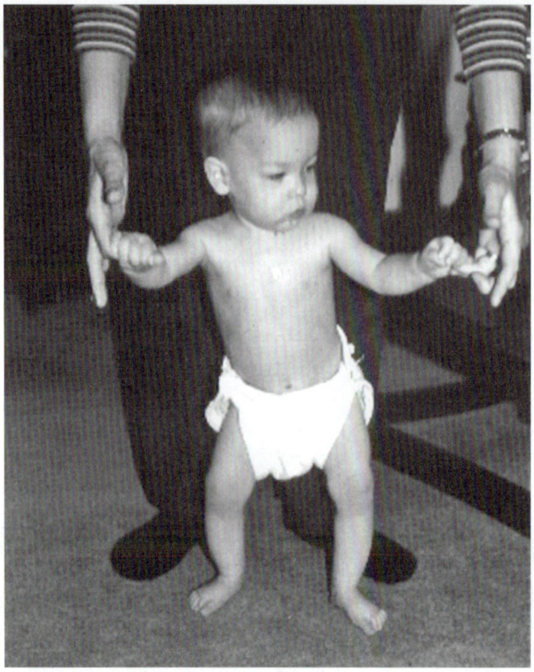

그림 2.63 7개월 된 아기의 지지한 선 자세; 지지면이 넓고 엉덩관절과 무릎관절은 굽힘되고, 발은 엎침되어 있음에 주목한다.

는다. 이처럼 자동보행이 사라지는 것을 **못걸음증**(abasia)이라고 한다. 그 다음에는 자발적인 보행능력이 나타난다. 3~4개월에는 전형적으로 다리에 체중을 지지하지 않으려고 하는데 이는 **못섬증**(astasia) 단계이다. 말 그대로 *서지 않는* 것이다.[1] 이 단계는 일상적인 정상 발달단계이지만 모든 아기에게 나타나는 것은 아니다.

생후 첫 4개월에 모든 자세에서 머리 조절이 발달하고 목뼈의 항중력 폄근과 굽힘근의 조절과 균형이 향상된다. 5개월까지 아기는 머리를 공간에서 잘 조절하고, 지지해서 세우면 자발적으로 다리를 지지하기 시작한다(그림 2.62). 이러한 발달지표에서 보이는 자세 특징은 엉덩관절에서 중등도 벌림, 굽힘 그리고 가쪽돌림, 무릎관절 굽힘, 발은 엎침된 자세이다. 5개월 된 아기의 자세는 7개월에 좀 더 강화되는데 이때는 아기가 전신의 체중을 다리에 지지하는 시기이다(그림 2.63).

7개월에는 아기의 앞뒤쪽 체중지지의 정렬이 좋지 않고, 균형반응이 덜 발달되어서 외부지지 없이는 혼자 설 수 없다. 손을 잡고는 서고 걸을 수 있다(그림 2.63). 아기는 보행에서 엉덩관절 가쪽돌림과 중등도 벌림이 특징

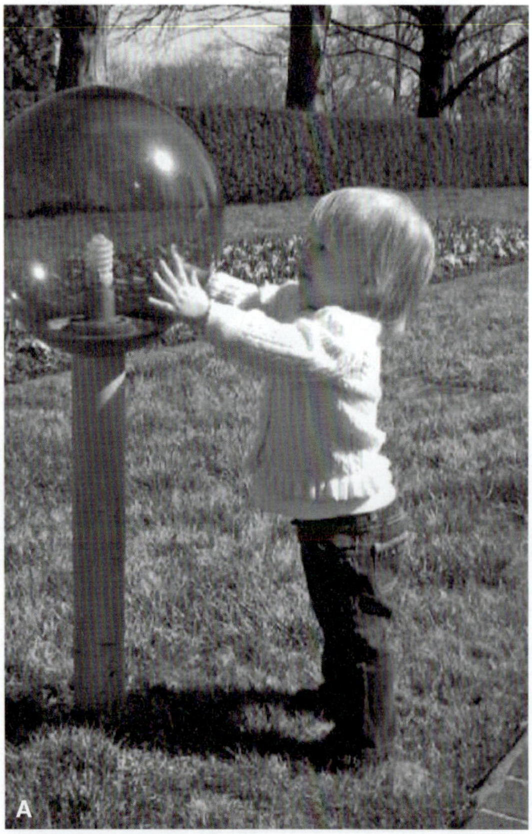

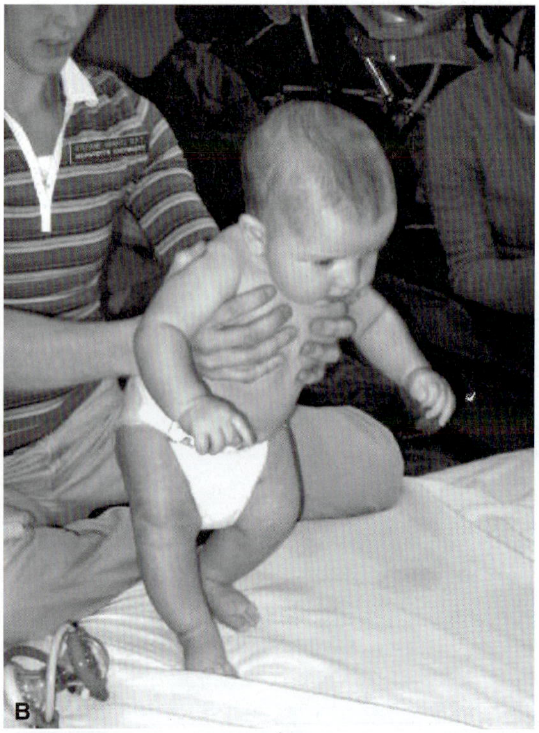

그림 2.64 서기에서 귀부터 발뒤꿈치까지 자세정렬 A: 성숙한 정렬; B: 독립적으로 서기에는 부적절하고 미성숙한 체중부하 정렬; 귀에서 발꿈치까지의 연결선이 엉덩관절 앞쪽과 무릎관절 뒤쪽에 떨어지고, 발이 뒤침된 상태로 지지면이 좁음에 주목한다. C: 자세정렬이 향상되었지만 독립적으로 서기에는 여전히 정렬이 부적절하다.

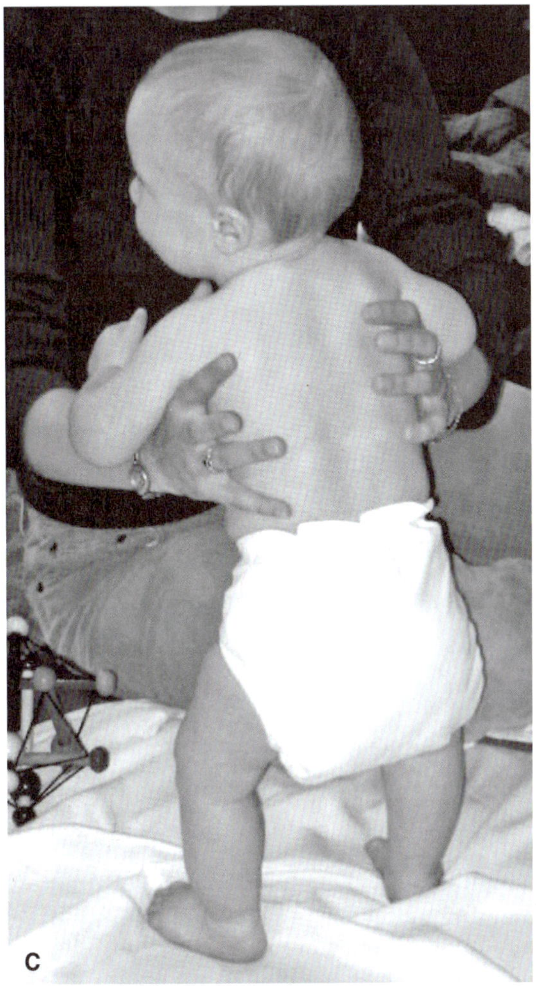

그림 2.64 (계속)

적이고, 이러한 이유로 지지면이 넓어지며 발은 많이 엎침되게 된다. 엉덩관절에서 가쪽돌림과 벌림이 증가될수록 발은 더욱 엎침된다. 전형적으로 발바닥의 지방패드는 아기와 유아에서 세로활을 가리고 있으며 엎침이 증가된 것처럼 보이게 한다. 엉덩관절과 무릎관절은 굽힘되어 있어서 여전히 지지하지 않고 선 자세에서는 앞뒤쪽 체중지지 정렬상태가 좋지 않다. 체중지지 정렬상태가 적당히 성숙되려면 머리 속으로 상상해서 시상면 바로 옆에 선을 그었을 때 이 선이 귀, 어깨, 엉덩관절, 무릎관절, 그리고 가쪽 복숭아뼈를 통과하는 직선이 그려질 수 있어야 한다(그림 2.64A). 미성숙하게 선 자세에서는 이 상상의 선이 귀, 어깨를 거쳐 엉덩관절의 앞쪽, 그리고 엉덩관절과 무릎관절 굽힘 때문에 종종 무릎관절의 뒤쪽으로 떨어진다(그림 2.64B와 C).

아기는 7~8개월때 요람을 잡고 몸을 끌어당겨 일어서기 시작한다. 처음엔 새롭게 발달된 위팔의 근력을 이용하고 다리는 본래 수동적이다. 하지만 일단 서게 되면 아기는 종종 요람을 잡고 일어서서 방방 뛰는 새로운 서는 능력을 발견하며 경험하게 된다. 요람을 잡고 처음 일어섰을 때 아기는 다시 앉을 수 없다는 것을 곧 알아차리게 된다. 매트리스 위로 사뿐히 앉는 능력은 엉덩관절과 무릎관절에서 강한 편심성 수축이 일어나야 하는데 아직 아기는 이러한 능력이 발달되지 않았다. 서 있는 것이 그만 싫증이 난 아기는 단순하게 난간을 놓게 되고 중력에 의해 뒤로 털썩 주저 앉거나 울면서 부모에게 도와달라고 신호를 보낸다. 그러면 부모는 달려와서 아기를 안아서 엎드려 누운자세 또는 바로 누운자세로 눕히게 된다. 일단 이런 일이 발생하면 아기는 자신의 행동이 주의를 끄는 행동임을 알아차리고, 다시 한번 몸을 끌어당겨 일어나서 이전에 언급한 일들이 반복된다. 이런 행동을 반복하는 것은 아기에게 즐거운 놀이가 되고, 아기는 자신의 행동이 결과를 이끌어내는 원인이 된다는 것을 알며 때때로 예상 가능한 결과를 낸다는 것도 인식할 수 있게 된다.

독립적 서기 *Independent Standing*

10개월까지는 아기는 소파나 가구 또는 낮은 테이블을 이용하여 몸을 끌어당겨 일어선다. 그림 2.65에서 보듯이 이제 아기는 무릎서기(무릎꿇기라고 부른다)와 반무릎 자세에서 일어설 수 있고, 이를 조절하면서 다시 앉는 것도 가능해진다. 양쪽 무릎으로 지지하고 선 자세에서 아기의 무게중심이 상대적으로 바닥에서 멀어지기 때문에 지지면을 넓게 유지한다. 반무릎 자세가 나오기 위해서는 한쪽으로 체중을 이동하고 그쪽의 몸통이 길어져야 하며 체중을 지지하지 않는 쪽의 발을 앞쪽으로 내밀어 바닥에 발바닥이 닿게 해야 한다. 이런 행동은 양쪽 무릎서기와 선 자세 사이의 자세변환에 해당하고 모든 자세변환이 그렇듯이 축안 돌림이 요구된다. 일단 반무릎 서기에서 아기는 특히 엉덩관절과 무릎관절의 폄근을 사용해 중력에 대항해서 몸을 일으켜 세운다. 아기는 이제 이전에 팔로 끌어당겨 일어나기를 시도했던 것과는 달리 위팔에 의존하지 않는다. 그 대신에 다리가 대부분의 일을 담당하며 위팔은 균형을 보조하는데 사용한다. 선 자세에서 다시 바닥으로 앉으려면 다시 반무릎 서기와 양쪽 무릎서기 자세를 사용한다. 반복적으로 시도하면서 이러한 움직임이 조절되고 빨라진다. 때때로 아기는 잡고있던 것을 단순히 놓아버리고 바닥에 재빨리 털썩 주저앉기도 한다.

가구 잡고 이동하기 Cruising

아기가 가구를 잡고 일단 서게 되면 오랜 시간동안 가구를 잡고 구부려서 앉다가 다시 가구를 잡고 일어서는 것을 반복하면서 다양한 자세로 변환을 시도한다. 곧 아기는 가구를 잡고 있으면서 발을 옆으로 옮기게 된다. 10개월쯤에 나타나는 지지해서 옆으로 걷는 것을 **가구 잡고 이동하기**(cruising)라고 한다(그림 2.65C). 소파나 테이블을 잡고 앞쪽과 뒤쪽으로 움직일 수 있으며 결국 손을 뻗어서 다른 가구의 끝을 잡고는 방안을 돌아다니게 된다. 그 동안 아기의 앞뒤쪽 정렬이 좋아지고, 엉덩관절과 무릎관절의 굽힘이 줄어든다. 가구를 잡고 서 있는 동안 아기는 한 손 또는 다른 손을 가구에서 떼어보거나 한쪽 방향으로 몸통을 돌리는데 아직까지는 균형을 유지할 수 있다. 종종 가구주변을 돌아다니고, 다음 가구로 손을 뻗을 때 팔로 짚지 않고 서기도 하며 심지어 한 두 발자국을 떼기도 한다. 때때로 아무것에도 손이 닿지 않을 때도 잠깐 서 있을 수 있다. 그러나 가구를 짚지 않고 걸을 때는 여전히 누군가가 손을 잡아주는 것이 필요하다. 그러나 아기는 곧 가구를 잡거나 손을 잡지 않고도 걷게 될 것이다. 가구를 잡고 돌아다니는 이 시기 동안에 걷기를 시도하는 것 이외에도 옆으로 발자국을 떼는 동작으로 엉덩관절 벌림/모음 그리고 발의 안쪽번짐/가쪽번짐이 발달하고 강해진다(그림 2.66). 아기가 가구 또는 손을 잡고 걷는 10개월에 **발바닥 잡기반사**(plantar grasp reflex)는 약해져서 반드시 나타나

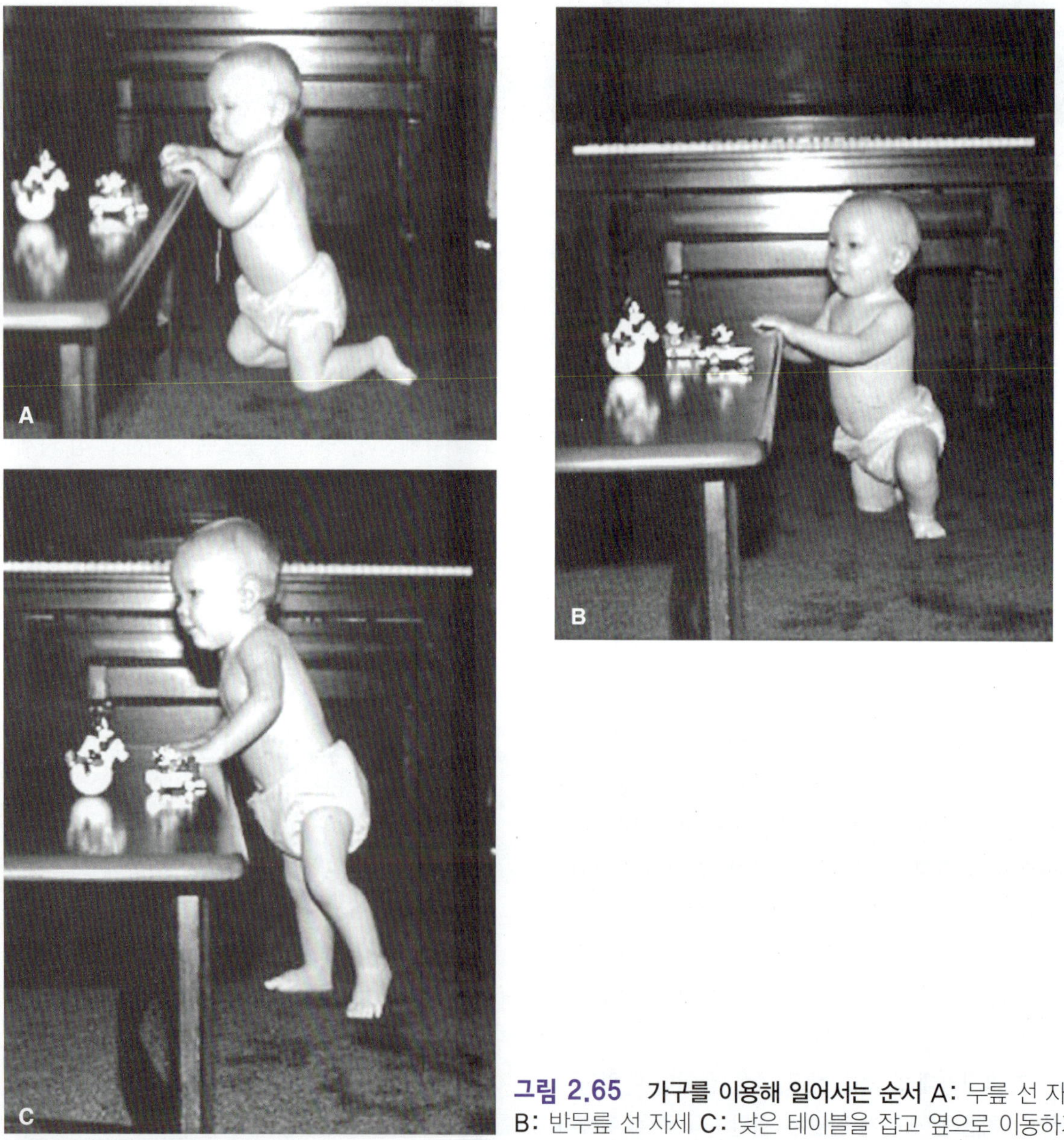

그림 2.65 **가구를 이용해 일어서는 순서** A: 무릎 선 자세 B: 반무릎 선 자세 C: 낮은 테이블을 잡고 옆으로 이동하기

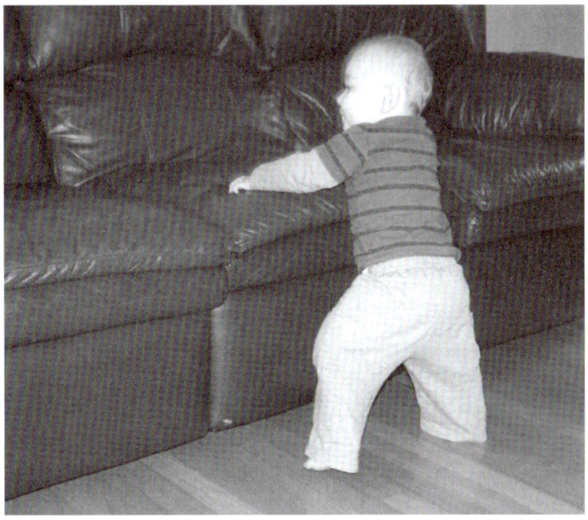

그림 2.66 가구잡고 옆으로 걷기는 운동성과 안정성(체중부하) 기능 모두를 위해 엉덩관절 벌림을 발달시킨다.

는 것은 아니지만 여전히 양성반응이다. 발바닥 잡기반사는 검사자의 손가락을 발가락 바닥 부위에 수평으로 접촉시켰을 때 발가락이 굽혀지는 반사이다(그림 2.67). 발바닥 잡기반사가 양성반응이면 발가락을 꼬부린다.[46,107] 이 반사는 아기를 지지해서 선 자세에서도 확인할 수 있다. 일반적으로 지지하지 않고 독립 보행을 할 수 있을 때 이 반사가 사라진다. 점차적으로 몇 주에 걸쳐서 어른의 손이나 가구를 놓고 잠시 독립적으로 혼자 서 있을 수 있다. 이렇게 되었을 때 위팔은 보통 몸통의 안정성을 높이기 위해서 팔을 높이 올리는 하이가드 자세를 취한다.

서기, 가구 잡고 이동하기 그리고 보행이 발달하는 동안에 아기는 놀거나 바닥에 떨어진 물건을 집기 위해서 쭈그리고 앉는 것을 발달시킨다(그림 2.68). 소파와 같은 가구를 잡고 서 있는 동안에 이런 동작을 여러 번 반복한다. 또한, 놀면서 쭈그리고 앉는 자세를 오래 유지할 수 있다.

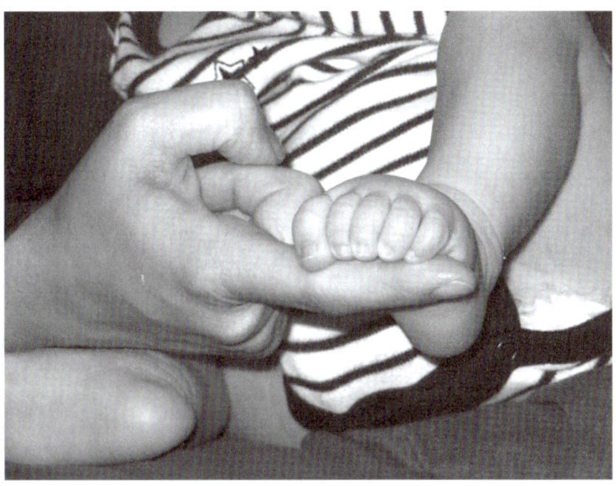

그림 2.67 발바닥 잡기, 양성반응

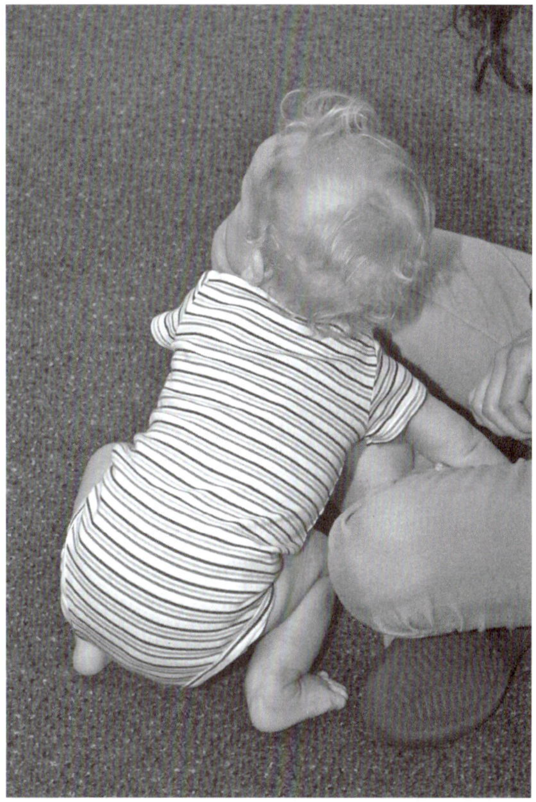

그림 2.68 쭈그려 앉기. 아기는 노는 자세에서 쭈그려 앉는 자세를 사용하고, 능동적인 쭈그려 앉기에서 서기 또는 반대로 서기에서 쭈그려 앉기를 수행한다.

따라서 쭈그리고 앉기 그 자체가 자세일 뿐만 아니라 자세 사이의 변환에도 이용되는 것이다. 어떤 학자는 능동적인 쭈그려 앉기에서 서기, 다시 쭈그리고 앉기의 연속적인 동작은 동시수축을 활성화시키므로 발목관절을 둘러싸고 있는 근육들의 안정성을 증가시킨다고 하였다. 이 이론은 발목관절 근육의 근방추에 장기간에 걸쳐 최대의 스트레스가 가해지면 일차 및 이차 들신경 수용기가 활성화된다는 것이다.[59]

독립적인 양발 이동 *Independent Bipedal Locomotion*

처음 독립적으로 앞쪽으로 걷는 것은 일반적으로 10~15개월에 발달하고, 전형적인 발달상의 아기는 보통 12개월 전후로 한 달 이내에 걷는다. 처음에는 초기 앉기 자세와 마찬가지로 하이가드 자세로 팔을 높이 올리고 어깨뼈를 모음해서 항중력적 안정성을 높이려고 한다(그림 2.69). 자세는 좋아지지만 수직적인 자세정렬은 여전히 좋지 않으며 엉덩관절과 무릎관절은 굽힘되어 있다. 엉덩관절 벌림과 가쪽돌림으로 지지면을 넓힌다. 아기는 처음에 걸을

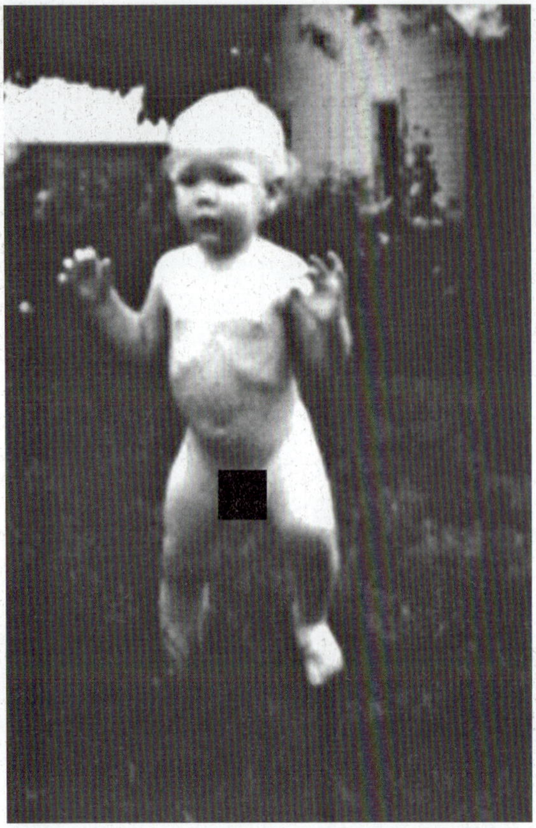

그림 2.69 최초의 독립적인 걷기는 위팔을 높이 올리는 하이가드 자세를 가진다.

때는 발뒤꿈치 닿기가 나타나지 않고 여전히 발은 엎침되어 있다.

앞으로 나가는 독립보행은 그 다음 달에 진전되면서 팔을 높이 올리는 하이가드 자세에서 어깨 굽힘이 많이 약해지고 팔꿉관절은 여전히 굽힘 자세이지만 팔이 아래로 많이 내려와서 손이 허리 바로 위쪽에 위치하게 된다; 어깨는 모음되고 손가락들은 위를 가리키는 형태이다. 손은 그림 2.70에서 보듯이 몸 옆에 안정되어 있다. 그 다음, 팔은 어깨를 완전히 펴해서 몸 옆에 늘어뜨릴 수 있도록 이완된다. 그 다음 몇 주에 걸쳐서 보행 시 번갈아 팔을 흔들게 된다(그림 2.71).

연습을 통해서 앞-뒤 정렬은 계속 좋아지고, 엉덩관절과 무릎관절도 더욱 폄되게 된다. 엉덩관절 벌림이 감소하면 지지면이 좁아지고 가쪽돌림도 줄어든다. 결국 아기는 좁은 지지면, 발은 엎침과 뒤침의 중간 즉, 중립위치, 발뒤꿈치 닿기, 밀기 그리고 번갈아 팔을 흔드는 좋은 자세로 걷게 된다. 발바닥의 지방층은 2세까지 완전히 없어지지 않는데 2세 쯤에 세로활을 볼 수 있다.

두 발 이동이 계속 좋아지며 이러한 모습은 2~4년에 걸쳐 향상된다. 3세 된 유아의 보행지표는 1세 때의 보행지표와 크게 다르다. 이러한 지표에는 보행주기의 다양성뿐만 아니라 다리의 정렬도 포함되어 있다. 아기의 보행이 성숙되어가면서 발이 어깨 넓이로 벌림되기 적당할 정도로 안/가쪽 정렬에서 엉덩관절 벌림이 모음으로 진행된다. 무릎관절에서는 출생 시의 밖굽이 무릎에서 3세 때는 약 12°의 안굽이 무릎으로 진행된다. 그 다음 4~7세사이에 밖굽이 무릎의 정도가 약 7~10° 정도로 감소된다. 이러한 무릎관절 정렬에서 변화가 엉덩관절, 발목관절, 그리고 발의 안/가쪽 정렬에 영향을 미친다.[109] 발달, 성장 및 성숙에 따라서 변하는 보행의 다른 지표는 보속, 보장과 활보장 그리고 속도이다.[109] **보속**(cadence)은 분당 걷는 발자국 수인데 처음 독립보행에서는 매우 높이 시작한다. 1년 된 아기는 3세 유아나 어른에 비해 한 다리로 잠시 설 수 있다. 이것은 1년 된 아기의 엉덩관절 안정성과 근력이 떨어지기 때문이다. 그 결과 아기는 분당 발자국을 더 많이 떼면서 한 다리로 지지하는 시간을 적게 쓰게 된다.[109]

보행 **속도**(velocity)는 특정한 시간에 갈 수 있는 거리를 의미하는데 처음은 느리다가 아기가 커가면서 빨라진다.[109] 속도는 한 발자국 길이와 관련이 있다. **보장**(step)이란 한 다리의 뒤꿈치 접촉부터 반대쪽 다리의 뒤꿈치 접촉까지이다. **활보장**(stride length)의 측정은 한 발의 뒤꿈치 접촉부터 같은 발의 뒤꿈치 접촉까지 측정한 것인데 보통 한 걸음 길이(step length)의 두배이다. 한 다리에 병리가 있어 두 다리 사이의 보장이 다른 경우는 보장의 두 배를 측정하는 대신에 보장과 활보장을 각각 측정해야 한다.

1세부터 3세까지 아기의 속도와 한 다리 입각기 시간뿐만 아니라 보장과 활보장도 증가한다. 근력과 균형 능력이 좋아지면서 한 다리로 선 자세 시간이 증가한다. 보장, 또는 활보장 그 결과의 보행속도는 아기 다리의 길이가 계속 성장하면서 증가되는데 3세 이후에도 계속 증가한다. 또한, 3세 때 보행은 성인과 비교할 수 있는 보행지표가 나타나게 된다. 1세에서 3세까지의 다양한 보행지표는 표 2.5에서 확인할 수 있다.

비록 유아가 빠르게 걸을 때라도 부모는 아이가 종종 뛴다고 주장한다. **실제로 뛰는**(true run) 것은 걷는 것과는 다르게 두 발이 동시에 땅에서 떨어져 있어야 한다. 걷는다는 것은 한 발이 땅에서 떨어져 있을 때는 다른 발은 반드시 땅에 닿아있는 상태를 말한다.

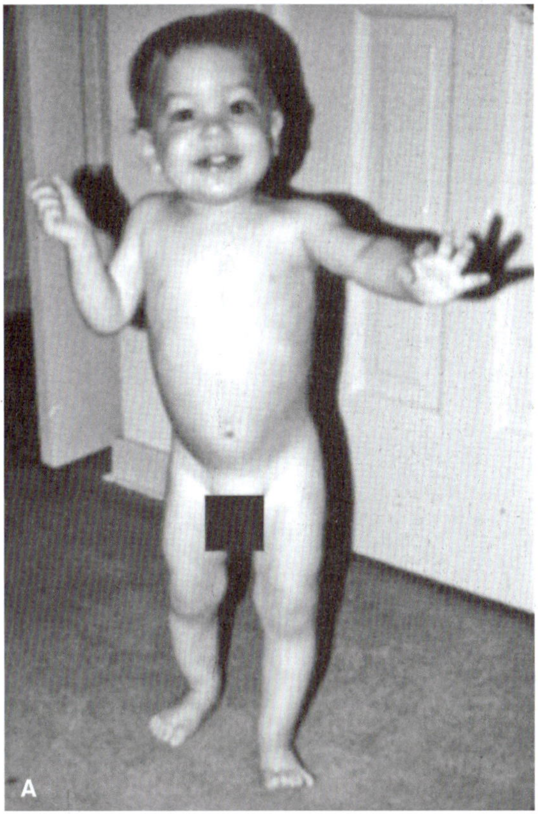

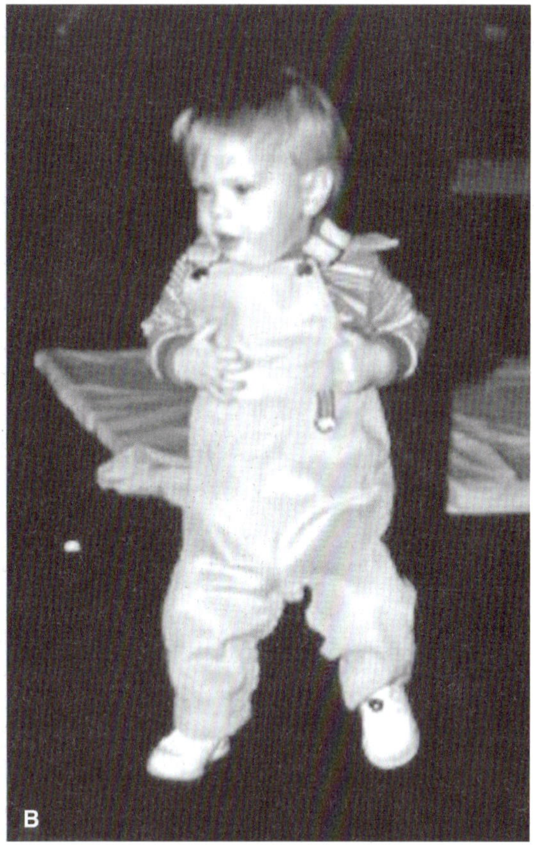

그림 2.70 독립적 보행. A: 팔을 높이 올리는 하이가드 자세가 감소되어 있음에 주목하다. 오른쪽 위팔은 여전히 팔을 높이 올리는 하이가드 자세이지만, 왼쪽 팔은 내려오고 어깨는 앞쪽으로 내밀고 있다. B: 위쪽 몸통의 안정성이 증가되면서 팔이 내려오고 독립적으로 걷는다.

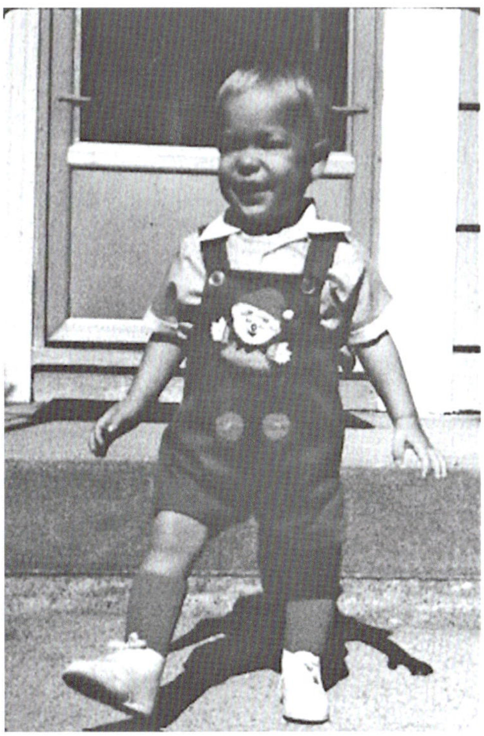

그림 2.71 발뒤꿈치 닿기와 상호 교대적인 흔들기가 나타나는 성숙된 독립적 보행자세

계단 오르기 Stair Climbing

계단은 우리가 상상하듯이 유아에게도 어려운 도전이다. 전형적인 계단 높이는 약 7~8인치(약 20cm)이다. 똑바로 선 자세로 계단을 오르는 15개월 된 아기는 어른 모습과 비슷하게 무릎을 높이 들어서 오른다(그림 2.72).

계단을 오르고 내리는 능력은 많은 요인들에 의해 영향을 받는데 대부분 계단을 오르내릴 기회가 특히 많은 영향을 준다. 그러므로 획득하는 순서는 아동마다 동일하지만 발달지표를 성취하는 나이는 많은 차이가 있다. 계단이 없는 집에서 자라거나 아기가 오를 수 있는 계단이 거의 없는 집에서 성장하는 경우에 아동이 계단을 오르내리는 기술발달은 일반적으로 매일 침대로 올라가거나 장난감을 가지러 계단으로 다니는 아기보다 늦게 발달한다.

계단을 오르내리는 첫 번째 능력은 보통 네발기기 자세에서 시작된다(그림 2.73). 아기는 손과 무릎을 사용해 계단 오르기를 배우고, 이어서 손과 무릎을 이용해서 뒤로

표 2.5 1세와 3세 된 아동의 보행 변수

보행변수	1세	3세	변화 방향
지지면(발목관절 간격에 대한 골반동작 범위)	<1	≥1	↓
보장	20cm	33cm	↑
활보장(보장의 2개)	40cm	66cm	↑
한 다리 입각기	보행주기의 32%	보행주기의 35%	↑
보속(걸음빈도)	180보/분	154보/분	↓
속도	60cm/초	105cm/초	↑

From Long TM

내려온다. 때때로 계단을 내려가기 위한 첫째는 네발기기 자세를 시도하는 것이다. 하지만 보호자가 보고있지 않으면 머리가 먼저 내려가는 위험한 상황에 처할 수도 있다. 약간의 힌트와 도움으로 아기는 곧 손과 무릎을 이용해 시도하고, 실수를 하면서 뒤로 내려오는 것을 배우게 된다.

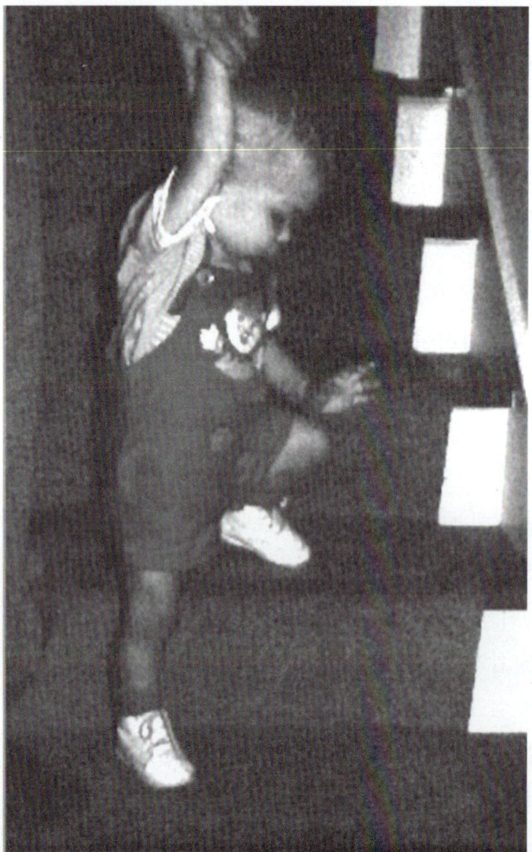

그림 2.72 손을 잡고 계단을 내려온다; 아동의 다리길이에 비해 높은 계단에 주목한다.

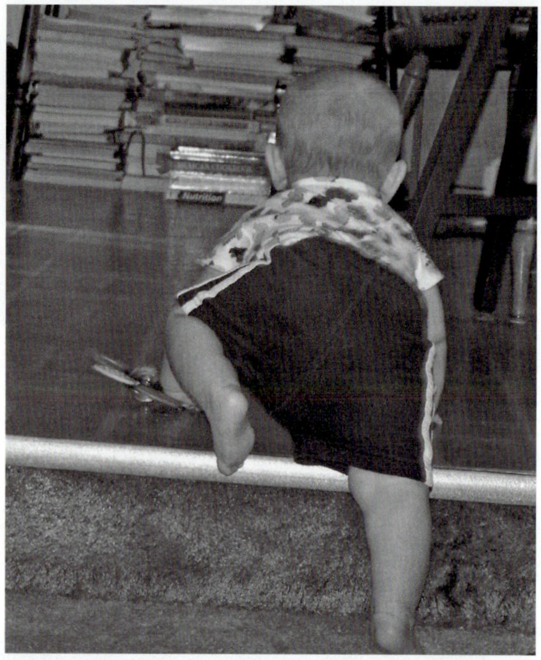

그림 2.73 네발기기 자세로 계단을 오른다.

계단 오르기의 숙련성은 일반적으로 능숙하게 계단을 내려오는 것보다 먼저 발달한다. 아기는 네발기기 자세를 사용해 계단을 오르내리는 동작을 발달시킨 이후에 이런 순서 자체를 일반적으로 양발 똑바로 서기 보행에서도 반복하게 된다. 더욱 전형적으로 계단을 오르내리는 양상의 또 다른 특징은 우선 아기가 서서 계단을 오르게 되면 뚜렷해진다. 처음 양쪽 발로 오르는 것은 한 계단에 두 발을 차례대로 올리는 동작으로 수행된다. 이 방식을 **제자리 걸음**(marking time)**으로 오르기**라고 부른다.[48] 일반적으로 양쪽 발을 번갈아서 계단을 오르는 것은 3세 이전에는 시작하지 못한다. 이는 주어진 기회와 시도-실수의 훈련에 따라 달라질 수 있다. 이러한 발의 양상은 또한 사용할 수 있는 팔의 지지 형태에 따라서 달라진다. 손으로 어른 손을 잡거나 그리고 계단 난간을 잡고 올라가는 상황이 줄어들면서 난간만 잡고 오를 수 있으며 마지막에는 아무것도 잡지 않고 계단을 올라갈 수 있게 된다(그림 2.74). 물론 아기가 발달하는 속도와 계단을 능숙하게 오르는 능력은 매우 다양하다. 다른 기술과 마찬가지로 계단을 오르내리는 기술은 특별한 경우 그리고 어려운 환경 즉, 계단이 가파르거나 난간이 없거나 하면 이 기능이 일시적으로 퇴행할 수 있다.

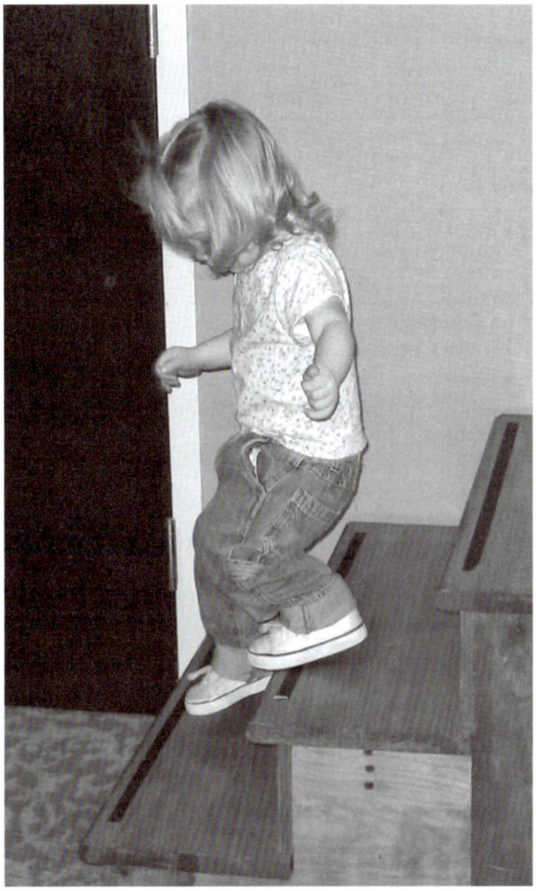

그림 2.74 팔을 이용하지 않고 계단을 내려간다.

▶ 균형 Balance

균형 유지는 자신의 무게중심을 지지면 안에 있게 하고 균형이 깨졌을 때 보상을 할 수 있는 능력이다. 아기가 발달 중 새로운 기술을 습득하려고 하거나 시도할 때 이처럼 균형 문제는 아기에게 도전이 된다. 특정 발달지표 또는 자세 획득에 이어 아기는 그 자세에서 균형을 유지하는 능력도 발달시켜야 한다. 보통 용감하게 다음 순서의 자세로 옮겨갈 때에 아기는 가장 최근에 습득한 자세를 계속 시도한다. 그리하여 자세에서 새로운 균형기술을 연속해서 발달시킨다. 균형기술은 정상 자세반사 기전을 보완시켜 준다. 이러한 균형기술은 4가지 하위집단으로 구분한다: 바로잡기반응, 기울임반응, 평형반응, 그리고 보호반응이다. 각 집단은 나름대로 규정된 내용을 가지고 있다. 이러한 하위 반응들은 자신의 균형상태가 어렵게 되었을 때 예견된 순서로 반응이 일어나도록 연속적으로 작동한다(보기 2.2 참조).

바로잡기반응은 공간에서 머리를 안정시키기 위해서 모든 측면에서 발달하는 반응이다.[46,107] 어떤 자세에서든 무게중심 상의 변화가 있을 때 **머리 바로잡기반응** 또는 **안뜰 바로잡기반응**이라고 하는 반응이 최초로 작동한다. 만약 균형이 조금 깨지거나 지지면 안에서 무게중심이 거의 벗어나지 않을 정도라면 머리 바로잡기반응만으로 신체를 다시 제자리로 가져갈 수 있다. 아기의 신체가 어느 방향으로 기울어지면 머리가 자동적으로 똑바로 서고, 신체 자세가 어떻든지 간에 머리 자세는 바닥에 대해서 얼굴은 수직, 입은 수평이 되도록 자세를 똑바로 만들게 된다(그림 2.75).[46,107] 몸이 더 기울어져 지지면 가장자리에 근접할 정도로 무게중심이 옮겨질 정도가 되면 머리 바로잡기반응이 자동적으로 나타난다. 그러나 이때는 균형을 회복하기

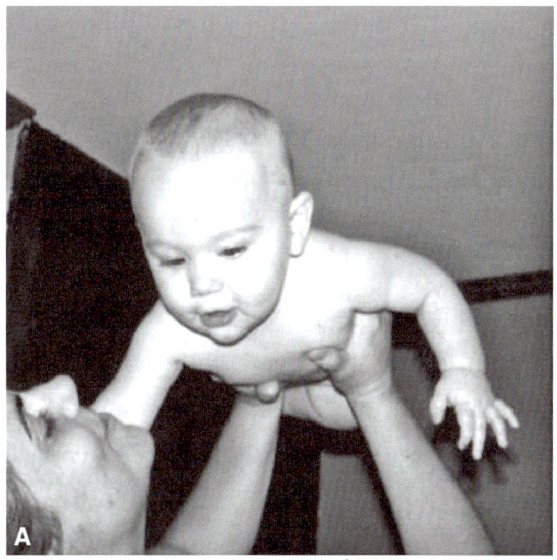

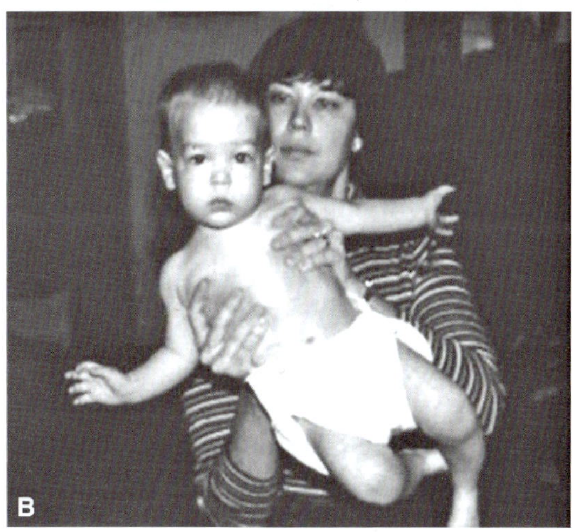

그림 2.75 양성 안뜰바로잡기반사(머리 바로잡기) ; 배의 현수(A)와 아이를 오른쪽으로 가쪽 기울임(B)에 대한 반응으로 입의 수평과 함께 얼굴이 수직으로 유지된다.

보기 2.2 균형반응의 연속상태

약간의 방해	→	중등도의 방해	→	심한 방해
지지면 안에 잘 있다.		지지면 가장자리 가깝게 있다.		지지면 밖에 있다.
↓		↓		↓
바로잡기반응	→	평형/기울임반응	→	보호반응

에는 충분하지 않으므로 기울임반응 또는 평형반응의 도움이 필요하다.

기울임과 평형반응은 균형이 깨질 때 신체자세를 안정되게 만드는 역할을 하지만 각각 약간 다른 자극에 대한 반응들이다. **기울임반응**이란 아기가 앉아있거나 자세를 잡고 있는 곳을 움직여서 아기의 무게중심이 변화를 일으킬 때 사용되는 정확한 용어이다. 이런 일이 일어날 때 머리 바로잡기반응이 즉시 일어난다. 만약 감각적으로 머리 바로잡기반응만으로 충분하지 않다고 지각하면 다음과 같이 기울임반응이 유발된다. 균형판 위에 있을 때나 공 위쪽이나 다른 움직이는 바닥에 위치했을 때 아기가 왼쪽으로 너무 기울어져서 기울임반응이 나타날 정도가 된다면 오른쪽으로 몸을 가쪽굽힘하는 반응이 나타나게 된다. 이것을 뒤에서 본다고 하면 아기가 경사진 쪽에서 멀어지는 방향으로 척추 굽이가 나타나는 것을 확인할 수 있다(그림 2.76). 척추 굽이의 오목면은 오른쪽이고(아기를 민 방향과 반대쪽) 볼록면은 왼쪽에 있다. 이렇게 하면 무게중심을 지지면 가운데로 돌아오게 할 수 있다. 만약 자극과 반응이 충분히 강하면 팔다리에서도 반응이 나타난다. 이 경우 무게중심을 다시 한번 지지면 가운데로 위치시키기 위해 오른쪽 어깨와 엉덩관절 벌림을 시도한다. **평형반응**이란 기울임반응과 비슷한데 움직이는 바닥이 아닌 고정된 바닥에서 아기 몸에 방해되는 자극을 직접 가하는 것이다.[46,107] 기울임반응과 평형반응은 각각 그 자세에서 안정성이 발달한 이후에 연이어 발달하는 반응으로 아기가 활동을 시작하면서 발달하며 그 다음 단계의 고차원적 자세를 경험하게 된다.

균형반응의 마지막 형태는 보호반응이다. 정상발달인

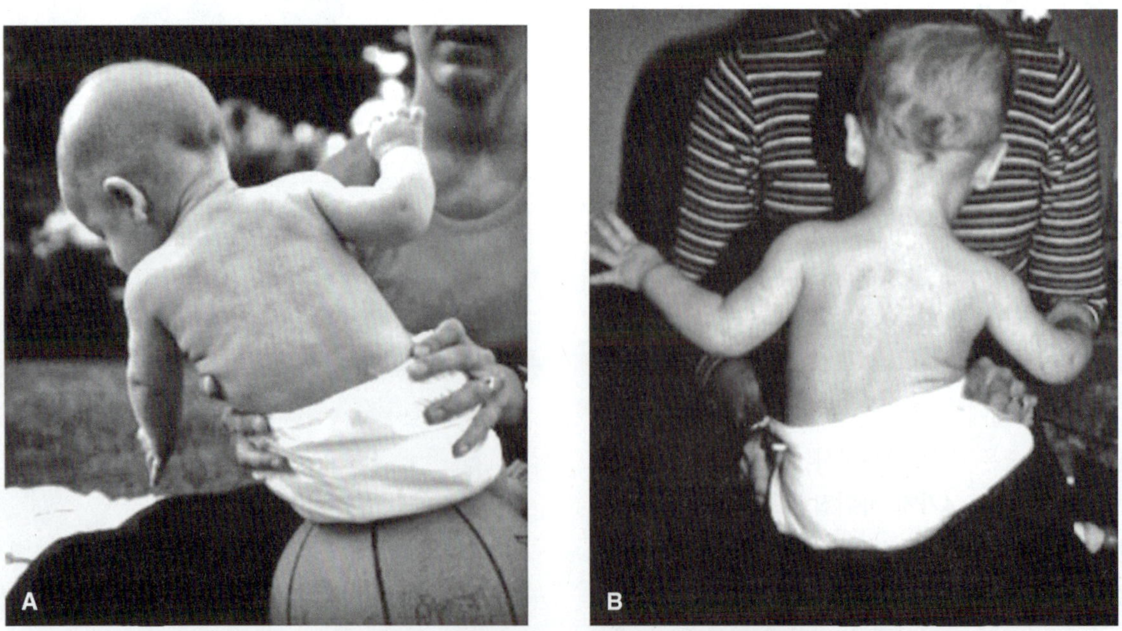

그림 2.76 앉아있을 때 기울임반응을 검사한다. A: 왼쪽으로 기울였을 때 아기의 몸통이 아직 좋지 않아서 음성반응이 나타난다. B: 동일하게 기울여서 검사할 때 아기는 기울어지는 반대쪽으로 몸통을 가쪽 굽힘이 나타나기 때문에 이는 양성반응이다.

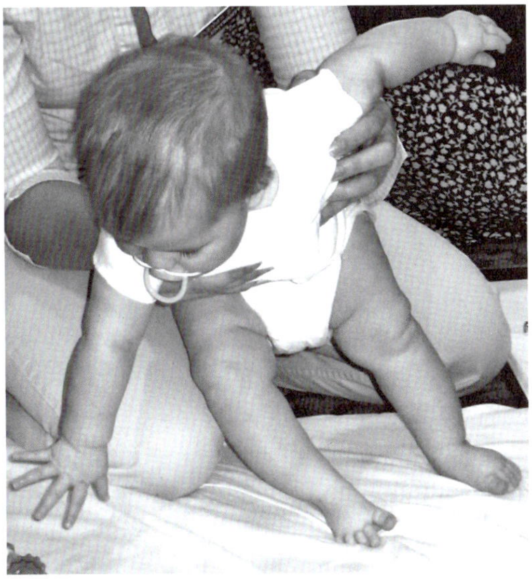

그림 2.77 한쪽으로 팔을 뻗는 보호적인 폄 반응

경우 보호반응은 지지면 가장자리를 넘어서 무게중심을 잃었을 때 균형을 다시 회복하기 위해 필요하다. 이런 일이 일어날 때 머리 바로잡기반응과 기울임/평형반응이 유발되지만 조절을 회복하기에는 충분하지 못하다. 아기는 손과 발을 자동적으로 뻗음으로써 넘어지지 않게 자신을 보호한다(그림 2.77). 이러한 동작의 효과는 바깥쪽으로 지지면의 면적을 확대하는데 있다. 이 방식으로 신체의 무게중심은 다시 지지면 안에 놓이게 된다. 이는 기울임/평형반응에서 보듯이 몸이 다시 지지면 안으로 되돌아 가는 것은 아니다. 하지만 지지면이 넓어지기 때문에 무게중심이 다시 그 안으로 놓이게 되는 효과를 가져온다. 다음의 예시는 균형을 유지하기 위해 이용되는 한 두가지 보호반응 방식과 때때로 손상을 어떻게 예방하는지 나타낸다. 만약 한 사람이 움직이는 버스의 통로에 있는데 운전자가 갑자기 브레이크를 밟는다고 하면 처음에는 머리 바로잡기반응과 기울임반응이 모두 유발되지만, 이 두 가지가 균형을 유지하는데 충분하지 않다면 둘 중 한 가지를 선택하게 된다. 즉, 지지면을 넓히기 위해서 한 발을 옆으로 벌려 자신의 무게중심을 다시 지지면 안에 놓이도록 하거나 그렇지 않으면 넘어지게 된다. 만약 넘어지면 버스 바닥과 가까워져서 한 팔 또는 양 팔을 뻗어서 안 넘어지려고 할 것인데 이러한 동작으로 새로운 지지면이 생기고 더욱 넓어지므로 다행히 머리와 얼굴에 발생할 수 있는 손상을 예방할 수 있다. 이러한 두 번째 반응은 넘어질 때 노뼈의 먼쪽 끝부분 골절을 발생시키는데 이것은 이미 알려졌듯이 콜리스 골절(Colles fracture)의 원인이 될 수 있다.[1]

소근육운동발달 Fine motor development

잡기 grasp

운동발달에 대한 토의는 잡기에 대한 것을 말하지 않으면 완성될 수 없다. 이 장의 초반에서 잡기와 쥐기(prehension)의 발달상 필요한 몸쪽 안정성의 중요성에 대해 이야기하였다. 대근육 운동발달과 마찬가지로 소근육도 대부분의 예측되는 순서에 따라 전형적으로 발달한다.

만삭 신생아는 출생 후 손의 잡기반사가 나타난다. 이 반사는 태내에서 시작되고 손의 내재근이 늘어남과 함께 손바닥에 촉각자극을 주면 반사적으로 손을 잡는 형태이다. 이처럼 두 가지 반응으로 자극을 주는 물체를 반사적으로 잡는 것이다. 아기의 손바닥에 지속적으로 자극을 가하면 주먹은 계속 꽉 쥐게 된다. 잡기반사를 검사하려면 보통 검사자의 두 번째 손가락을 아기 손바닥에 수평으로 놓으면 된다(그림 2.78).[46,107]

생애 초기 몇 개월간은 잡기반사가 나타나다가 약 4개월쯤 점차 약해지며 사라진다. 이것은 반사가 자연스럽게 억제될 때까지 아기의 손바닥을 자극하는 어떤 자극에 대해 반사행동을 유발한다는 것을 의미한다. 이러한 잡기반사는 물건을 자발적으로 잡는 행동의 전신이다. 그러므로 자발적으로 잡는 것은 반사적인 잡기반사가 감소되고 사라지기 전까지는 잘 되지 않는다. 이는 아기가 자발적으로

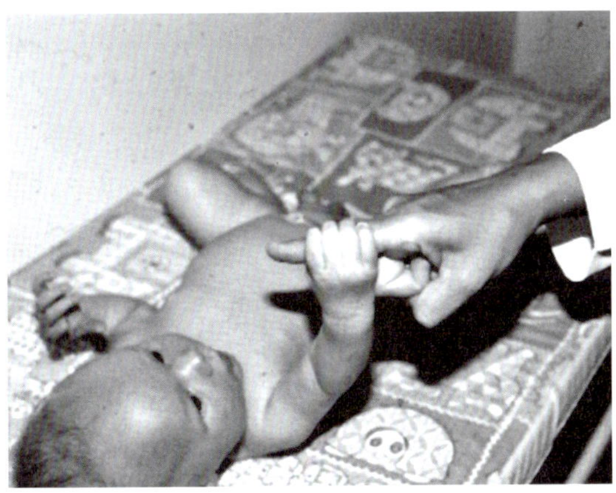

그림 2.78 손의 잡기반사는 검사자의 손가락을 아기 손바닥에 놓으면 촉각과 고유수용성 감각자극으로 인해서 아기가 검사자의 손가락을 잡는 양성반응이 나타난다.

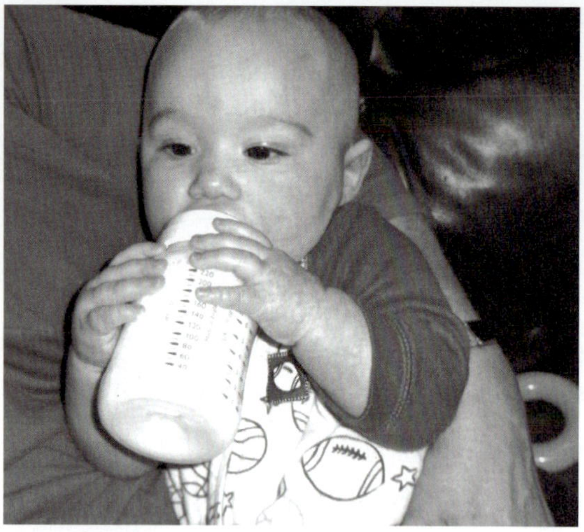

그림 2.79 수의적인 잡기에서 병 잡기

잡는 초기 시도를 본능적으로 방해하더라도 처음 4개월간 능동적인 반사행동이 나타나는 동안에 잃는 것이 거의 없다는 뜻이다. 이는 3~4개월까지는 물건을 향해서 손을 기술적으로 뻗고 잡는데 필요한 어깨의 안정성도 없기 때문이다.

처음 4개월 아이의 잡기반사가 감소하면서 그림 2.79에서 보듯이 아기가 병을 잡기 시작하면 물체를 자발적으로 잡는 능력을 점진적으로 발달시키게 된다. 아기는 또한, 어느 정도는 물체에 도달하고, 물체를 잡는 동안에 팔을 안정되게 유지하기 위해서 어깨를 안정화시키는 능력을 발달시킨다(그림 2.80A와 B). 이러한 어깨 안정성이 나타난 이후에 더 자세히 보기 위해서 물건을 자신 쪽으로 가져가거나 입에 넣으며 또는 두 손으로 잡고 살펴보는 등 팔의 조절능력 발달이 나타난다(그림 2.81). 어깨 안정성을 유지하는 능력과 잘 조절해서 손을 뻗는 능력은 팔꿉관절 지지한 엎드려 누운자세에서 점차적으로 향상되었던 체중부하와 체중이동 기술에서 나온 것이다. 이것은 바로 누운자세에서 두 손을 중심선으로 가져가고, 무릎을 잡으며 마지막으로 손으로 발을 잡는 활동, 그리고 옷을 벗고 입거나 밥을 먹는 동안에 손을 뻗어 보호자의 얼굴을 만지는 행동을 하는 능력으로 완성된다(ATNR의 억제). 엎드려 누운자세 및 바로 누운자세에서 이러한 운동행동을 하려면 큰가슴근과 앞톱니근 활성화와 동시에 마름근이 늘어나서 어깨를 앞으로 내미는 움직임이 필요하다. 이러한 운동행동의 특정요소가 발달하기 전에는 아기가 공간으로 손을 뻗을 수 없으며 잡고 쥐기를 위한 어깨 안정성을 달성할 수 없다. 그 결과 3개월 된 아기는 2~3인치 이내에 자

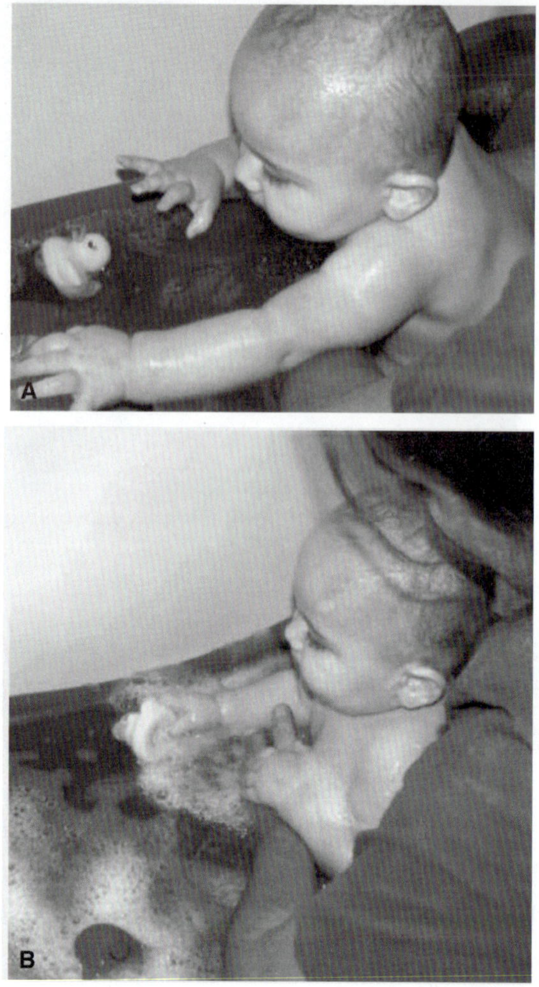

그림 2.80 신체에서 멀리 떨어진 물체를 잡을 때(A) 어깨 안정성이 충분해야 한다. 미성숙한 잡기에서 아래팔이 엎침되어 있음에 주목한다(B).

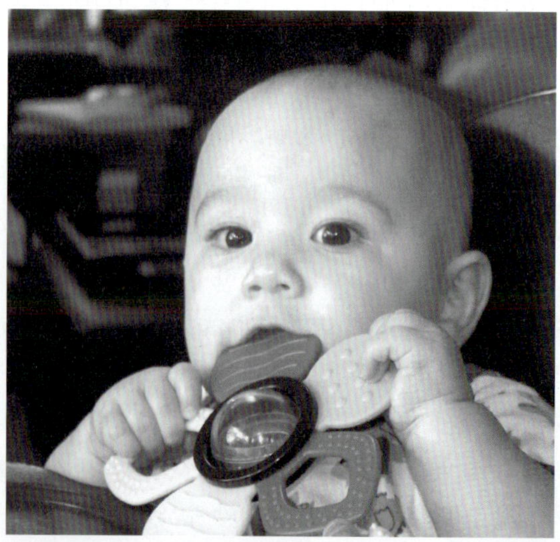

그림 2.81 입이 있는 중심선에서 양손을 사용한다. 아래팔의 뒤침을 시작하는 것에 주목한다.

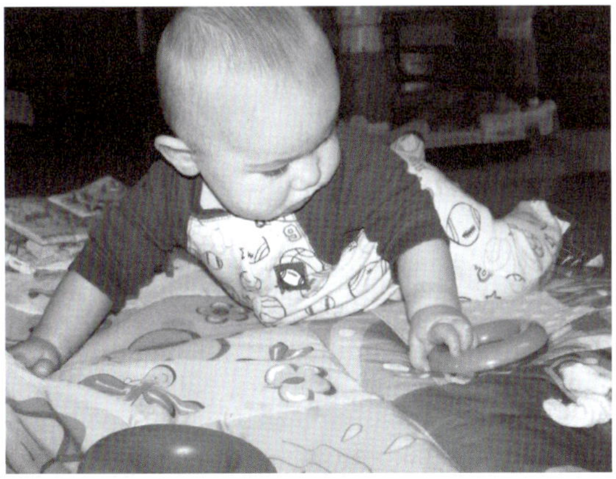

그림 2.82 바로 누운자세에서 아래팔이 엎침된 상태로 공간속으로 손을 뻗는다.

신의 신체 가까이 주어지는 딸랑이 같은 장난감만 만질 수 있다. 이것은 아기가 손을 뻗을 수 있을 정도의 어깨 안정성이 없으므로 팔을 모음시켜 고정할 때만 손을 뻗을 수 있기 때문이다.

4~5개월에 아기는 공간으로 손을 뻗어서 손바닥 전체를 이용해 물건을 잡는다. 처음에는 엄지손가락을 사용하지 않는다. 일단 아이는 한 손으로 물체를 잡아서 얼굴 가까이에 가져다 놓을 수는 있지만 시각적으로 관찰할 수는 없다. 이것은 아기가 아래팔을 능동적으로 뒤침시킬 수 있는 능력이 발달하지 못했기 때문이다(그림 2.82). 그 결과 아기의 손등이 입 또는 눈과 물건 사이에 놓이게 된다. 또한, 손등은 시야에서 물건을 가린다. 4개월에 팔꿉관절 지지한 엎드려 누운자세가 안정되면 아기는 체중이동을 시작한다. 이 장의 앞부분에서 말했듯이 팔꿉관절 지지한 엎드려 누운자세에서 체중이동은 뒤침의 시작이며 아래팔을 번갈아 가면서 엎침과 뒤침할 수 있는 능력을 발생시킨다. 뒤침을 능동적으로 잘 조절할 수 있도록 발달이 향상되면 아기는 눈으로 물건을 보고 손을 뻗어서 잡게 된다. 그 다음 물건을 얼굴 가까이 가져가 아래팔을 뒤침한다. 그러면 물건을 입에 넣을 수 있고 이것을 자세히 관찰하면서 양손으로 한꺼번에 만질 수 있으며 또한, 이 손에서 저 손으로 옮겨 잡을 수 있는 것에 성공하게 된다(그림 2.83).

초기의 능동적 잡기는 손바닥으로 어설프게 하지만 정교한 잡기는 큰 틀 안에서 보다 빠르게 향상된다.[48,110] 아기의자의 앞 트레이에 물건이 있을 때 처음엔 물건을 주로 자뼈 쪽의 두 손가락을 우세하게 이용해 손바닥 안으로 움켜잡듯이 잡는다. 이러한 자뼈활동은 엄지손가락(노뼈활동)의 능동적 참여가 발달하기 이전에 일어난다. 그리고 이것은 안쪽-가쪽 발달순서의 좋은 예시이다. 해부학적 자세에서 자뼈쪽 손가락들은 안쪽이며 엄지손가락은 가쪽에 위치한다는 것을 이해하면 알 수 있을 것이다.

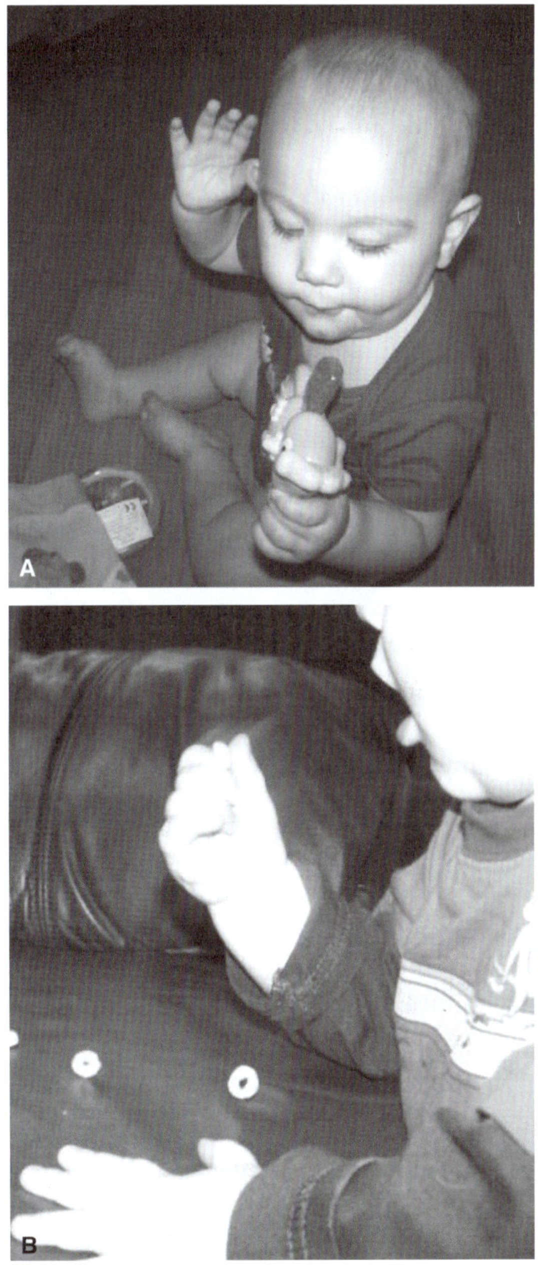

그림 2.83 아래팔 뒤침의 발달은 (A) 물체의 시각적 관찰과 (B) 물체를 입으로 쉽게 가지고 가는 것을 허용한다.

잡기가 발달하고 더욱 정교해지면서 아기는 물건을 손바닥 안으로 넣어 손가락으로 움켜잡는다. 자뼈쪽 손가락들이 여전히 우세하게 이용되고, 노뼈쪽 손가락들도 참여하지만 여전히 엄지는 참여하지 않는다. 잡기의 이러한 형태는 엄지와 집게손가락을 더 우세하게 사용하는 형태로

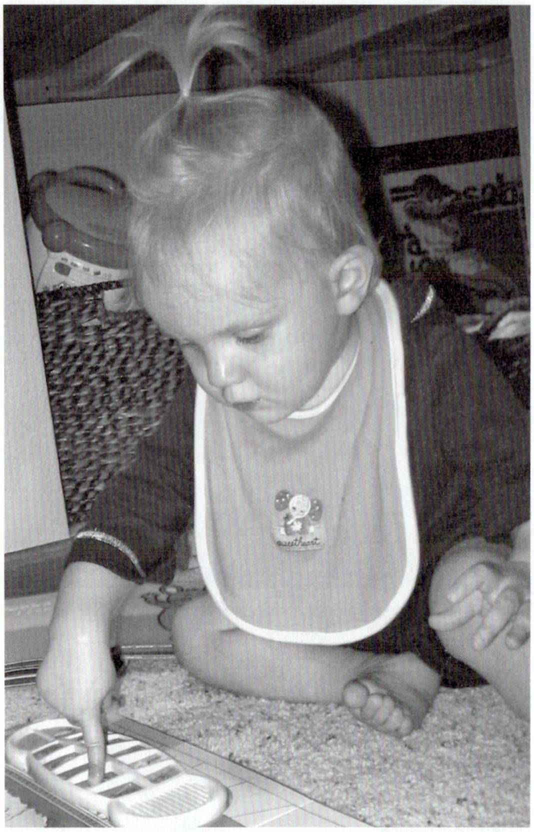

그림 2.84 우세한 집게손가락으로 찌르고 쑤셔본다.

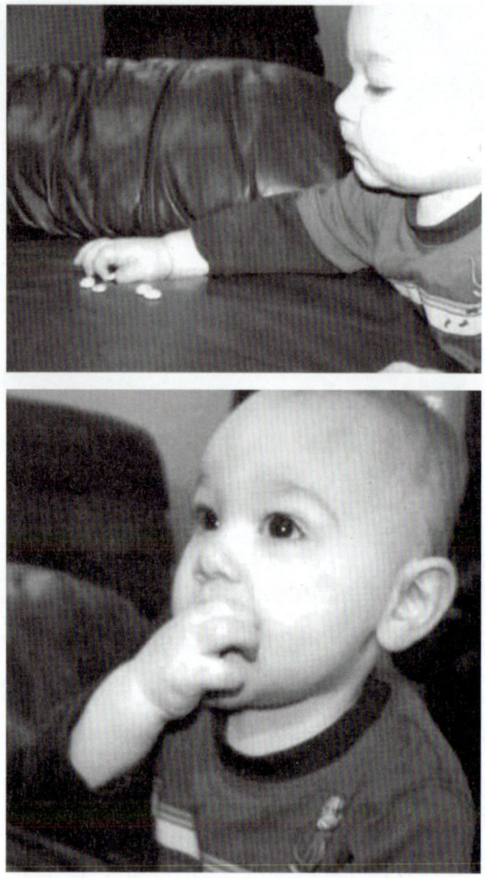

그림 2.85 집게 잡기로 (A) 마른 시리얼을 집어 들어서 (B) 입에 넣을 수 있다.

발전한다. 10개월까지는 매우 능동적으로 손가락(엄지와 집게손가락)을[17,51] 사용하고, 집게손가락으로 찌르고 쑤시는 것을 좋아한다. 그래서 이 시기는 자신의 눈, 코, 그리고 귀를 찌르는 시기이다. 손가락으로 가리키기 시작하고 보이는 것마다 거의 찔러본다. 그림 2.84의 15개월 된 아기에서 보는 것처럼 몇 개월 동안에 소근육 운동행동 중 엄지와 집게손가락을 사용하여 하는 찌르기 같은 이런 형태의 행동이 계속된다. 엄지가 활성화되는 시기와 거의 맞물려서 이러한 강박적인 찌르기 행동이 나타난다. 10개월 된 아기는 엄지손가락과 첫 번째 손가락 패드에서 패드를 사용한 **집게 잡기**(pincer grasp)가 나타난다.[48,110] 손가락으로 음식 잡기는 마른 시리얼 조각을 집어 들어서 입에 넣을 수 있는 능력을 발달시킬 수 있기 때문에 상당히 중요하다(그림 2.85). 또한, 10개월쯤 엄지손가락, 집게 및 세 번째 손가락을 이용해서 더 큰 물체를 잡는 *세 손가락 집기*(three-jaw chuck) 형태를 사용하기 시작한다(그림 2.86).[48,110]

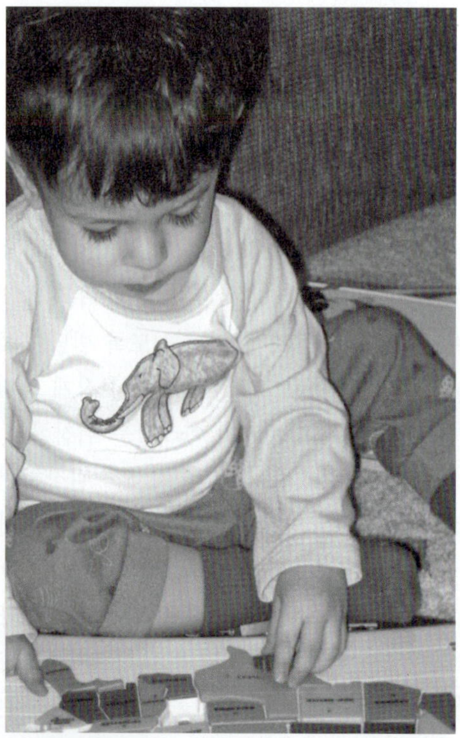

그림 2.86 엄지, 집게, 세 번째 손가락을 삼각형 형태로 사용한 세 손가락 잡기.

놓기 Release

놓기는 잡기보다 더욱 늦게 발달한다. 자발적으로 놓는 것은 약 11개월에 시작한다. 이 시기까지는 단순히 손가락 굽힘을 느슨하게 함으로써 물건을 놓는 것이다. 11개월이 되어야 아기는 의도적으로 손가락을 펴서 물건을 놓는 것을 시작한다.[48] 이처럼 10~12개월 사이에는 물건을 능동적으로 정확하게 놓지 못하므로 블록 쌓기를 할 때 쌓은 블록들을 손으로 쳐서 무너뜨리는 행동을 일으키게 된다. 아기는 놓기 기능을 어느 정도 조절할 수 있을 때까지는 한 블록 위에 다른 블록을 올리지만 블록을 놓고 손을 떼려고 하면 쌓아놓은 것을 무너뜨리기도 한다.[48]

18개월에 아기는 손가락 패드를 이용해 손바닥 가운데로 연필을 잡기, 작은 병에 아주 작은 물건을 넣기, 블록을 세 개 쌓기, 한 손으로 종이를 잡고 크레파스로 그리는 흉내를 낼 수 있다(그림 2.87).[6,48,110] 표 2.6을 보면 여러 다양한 소근육 운동기술의 발달시기를 대략적으로 알 수 있다.

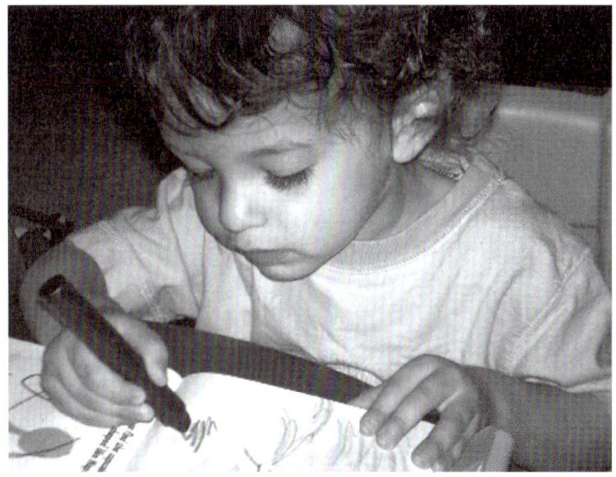

그림 2.87 종이를 잡고 반대편 손으로 크레파스 사용하기.

표 2.6 소근육 운동기술의 발달

기술	습득나이
손의 잡기반사	출생에서 4~5개월
시각적 응시	출생에서 2개월
손 전체로 쓸어 담는다.	2~3개월
시각이 향하는 방향으로 뻗음	3~5개월
중심선에서 손을 마주친다.	2~5개월
물건에 손을 뻗어서 잡기	4~5개월
발을 가지고 논다; 물건을 서로 부딪힌다.	5개월
자뼈쪽 손가락을 우세하게 사용해 손바닥으로 물건을 잡는다.	5~7개월
이 손에서 저 손으로 물건을 옮겨 잡는다.	6개월
가위 형태로 손가락을 옆으로 잡는다.	7~9개월
엄지와 집게손가락으로 잡는다.	10~11개월
집게손가락의 우세한 사용; 찌르고 쑤신다.	10~11개월
크레파스를 잡는다.	11개월
잡은 것을 자발적으로 놓는다.	11개월
단계적인 압박을 사용한다; 물체에 따라서	12개월
다양한 압박을 사용; 정교한 집게 잡기에서 엄지를 대립시켜 손가락 패드로 잡는다.	
정교하고 정확한 잡기에서 조절된 놓기	15개월
종이에 낙서하기	15~18개월
다른 손으로 종이를 잡고 그리기	18개월
용기에 물체를 넣고 내용물을 버리기	18개월
블록을 세 개 쌓는다	18개월
책의 페이지를 넘긴다, 한 번에 두 세 페이지를 넘긴다.	21개월
한 번에 한 페이지씩 넘긴다.	24개월
병 뚜껑을 돌려서 연다.	24개월
블록을 8개 쌓는다.	30개월

표 2.7 발전된 운동기술과 대략의 습득나이

운동기술	습득나이
낮은 평균대에 서기	2세
선을 따라서 똑바로 걷기	3세
원을 따라서 걷기	4세
3~5초 동안 한 발로 균형 잡기	5세
뒤로 걷기	18개월
맨 아래의 계단에서 뛰어내리기	2세
양발로 점프하기	28개월
세 번 깡충 뛰기	3세
한 발로 8~10번 깡충 뛰기	5세
50피트를 깡충 뛰어가기	5세
옆으로 깡충뛰기(galloping)	4세
양 발로 번갈아 깡충 뛰어가기(skipping)	6세
몸과 손을 사용해 공 잡기	3세
손으로만 공을 잡기	5세
공을 차려고 하기	18개월
공을 차기	2~3세
공을 3피트 굴리기	18개월
공을 던지기	2~3세
빨리 걷기	18개월
양발이 동시에 땅에 닿지 않는 정확한 달리기	2~3세

2~7세까지 아동 The 2-to-7-year-old child

전형적인 발달 중의 유아는 생후 첫 2년 동안에 일상적인 이동과 잡기에 필요한 운동기술을 발달시킨다. 그 이상의 대근육과 소근육 운동은 첫 2년 이후에 발달한다. 그러나 나중에 성취하게 되는 것들은 개인의 놀이와 일에 좀 더 적합하며 사적인 것이다. 또한, 운동기술은 개별적으로 발달되며 좀 더 의도적으로 완성된다. 표 2.7에서는 이러한 발달된 운동기술과 습득나이가 제시되어 있다.

요약

사람에게 정상운동은 일반적으로 특정한 순서와 시기에 따라서 발달한다. 치료사에게는 이런 순서와 시기가 중요하고 우리는 이를 아동과 성인에 대한 물리치료 평가와 치료의 지침서로 이용한다. 정상 운동발달에 대한 전반적 이해는 아동의 비정상적인 신경운동발달에 대한 연구와 밀접한 관련이 있다. 비록 모든 사람이 공통적으로 동일한 해부학, 생리학, 그리고 발달순서가 나타나지만 우리는 병리 및 문화 등의 많은 내외적인 요인이 개인의 운동발달 순서와 시기에 영향을 미친다는 사실을 명심해야 한다.

참고문헌

1. Dirckx JH. *Stedman's Concise Medical Dictionary for the Health Professions: Illustrated*. 4th ed. Baltimore, MD: Lippincott Williams & Wilkins; 2001.
2. Cowlin AF. *Women's Fitness Program Development*. Champaign, IL: Human Kinetics; 2002.
3. Bale JR, Stoll BJ, Lucas AO, eds. *Improving Birth Outcomes: Meeting the Challenge in the Developing World*. Washington, DC: The National Academies Press; 2003. Available at: http://www.iom.edu/CMS/3783/3915/16191.aspx. Accessed January 2, 2006.
4. VanSant AF. Should the normal motor developmental sequence be used as a theoretical model to progress adult patients? In: *Contemporary Management of Motor Control Problems: Proceedings of the II STEP Conference*. Fredricksburg, VA: Bookcrafters, Inc; 1991:95–97.
5. Shumway-Cook A, Woollacott MH. *Motor Control: Translating Research into Clinical Practice*. 4th ed. Baltimore, MD: Lippincott Williams & Wilkins; 2011.
6. Bayley N. *Bayley Scales of Infant and Toddler Development, Third edition (Bayley III)*. San Antonio, TX: Pearson; 2005.
7. Stuberg WA, Dehne P, Miedaner J, et al. The Milani-Comparetti motor development screening test. 3rd ed. rev. Omaha, NE: University of Nebraska Medical Center; 1992.
8. Piper MC, Darrah J. *Alberta Infant Motor Scale*. Philadelphia, PA: WB Saunders; 1994.
9. Folio MR, Fewell RR. *Peabody Developmental Motor Scales, Second Edition, (PDMS-2)*. San Antonio, TX: Pearson; 2000.
10. Friend JH, Guralnik DB, eds. *Webster's New World Dictionary of the American Language*. (College ed). Cleveland, OH: The World Publishing Company; 1960.
11. Provost B, Heimerl S, McClain C, et al. Concurrent validity of the Bayley Scales of Infant Development II Motor Scale and the Peabody Developmental Motor Scales-2 in children with developmental delays. *Pediatr Phys Ther*. 2004;16(3):149–156.
12. Connolly BH, McClune NO, Gatlin R. Concurrent validity of the Bayley-III and the Peabody Developmental Motor Scale-2. *Pediatr PhysTher*. 2012;24(4):345–352.
13. Campbell SK, Kolobe THA, Wright BD, et al. Validity of the Test of Infant Motor Performance for prediction of 6-, 9- and 12-month scores on the Alberta Infant Motor Scale. *Dev Med Child Neurol*. 2002;44(4):263–271.
14. Spittle AJ, Doyle LW, Boyd RN. A systematic review of the clinimetric properties of neuromotor assessments for preterm infants during the first year of life. *Dev Med Child Neurol*. 2008;50(4):254–266.
15. McClain C, Provost B, Crowe TK. Motor development of two-year-old typically developing Native American children on the Bayley scales of infant development II motor scale. *Pediatr Phys Ther*. 2000;12(3):108–113.
16. Valentini NC, Saccani R. Brazilian validation of the Alberta Infant Motor Scale. *Phys Ther*. 2012;92(3):440–447.
17. Jeng S, Yau K, Chen L, et al. Alberta infant motor scale: reliability and validity when used on preterm infants in Taiwan. *Phys Ther*. 2000;80(2):168–178.
18. Sanhueza AD. Psychomotor development, environmental stimulation, and socioeconomic level of preschoolers in Temuco, Chile. *Pediatr Phys Ther*. 2006;18:141–147.
19. Mayson TA, Harris SR, Bachman CL. Gross motor development of Asian and European children on four motor assessments: a literature review. *Pediatr Phys Ther*. 2007;19:148–153.
20. Tripathi R, Joshua AM, Kotian MS, et al. Normal motor development of Indian children on Peabody Developmental Motor Scales-2 (PDMS-2). *Pediatr Phys Ther*. 2008;20:167–172.
21. Santos DCC, Gabbard C, Goncalves, VMG. Motor development during the first year: a comparative study. *J Genet Psychol*. 2001;162(2):143–153.
22. Kelly Y, Sacker A, Schoon I, et al. Ethnic differences in achievement of developmental milestones by 9 months of age: the millennium cohort study. *Dev Med Child Neurol*. 2006;48(10):825–830.
23. Keller H, Yovsi RD, Voelker S. The role of motor stimulation in parental ethnotheories: the case of Cameroonian Nso and German women. *J Cross Cult Psychol*. 2002;3:398–414.
24. Kolobe THA. Childrearing practices and developmental expectations for Mexican-American mothers and the developmental status of their infants. *Phys Ther*. 2004;84(5):439–453.
25. Dusing SC, Harbourne RT. Variability in postural control during infancy: implications for development, assessment, and intervention. *Phys Ther*. 2010;90:1838–1849.
26. Vereijken B. The complexity of childhood development: variability in perspective. *Phys Ther*. 2010;90:1850–1859.
27. Hadders-Algra M. Variation and variability: key words in human motor development. *Phys Ther*. 2010;90(12):1823–1837.
28. Streissguth AP. *Fetal Alcohol Syndrome: A Guide for Families and Communities*. Baltimore, MD: Paul H. Brookes; 1997.
29. Edelman C, Mandle CL. *Health Promotion Throughout the Lifespan*. 5th ed. St. Louis, MO: Mosby, Inc; 2002.
30. Landgren M, Svensson L, Strömland K, et al. Prenatal alcohol exposure and neurodevelopmental disorders in children adopted from

eastern Europe. *Pediatrics*. 2010;125(5): e1178–e1185. Available at: ww.pediatrics.org/cgi/doi/10.1542/peds.2009-0712. Accessed September 20, 2012.
31. Committee on Substance Abuse and Committee on Children With Disabilities. Fetal alcohol syndrome and alcohol-related neurodevelopmental disorders. *Pediatrics*. 2000;106(2):358–361.
32. Stratton K, Howe C, Battaglia F, eds. *Fetal Alcohol Syndrome: Diagnosis, Epidemiology, Prevention and Treatment*. Washington, DC: National Academy Press; 1996:4–21.
33. Astley SJ. Comparison of the 4-digit diagnostic code and the Hoyme diagnostic guidelines for fetal alcohol spectrum disorders. *Pediatrics*. 2006;118(4):1532–1545.
34. Kartin D, Grant TM, Streissguth AP, et al. Three-year developmental outcomes in children with prenatal alcohol and drug exposure. *Pediatr Phys Ther*. 2002;14:145–153.
35. U.S. Department of Health and Human Services. *Healthy people 2010*. Washington, DC: U.S. Department of Health and Human Services/Office of Public Health and Science; 1998.
36. Singer LT, Moore DG, Min MO, et al. One-year outcomes of prenatal exposure to MDMA and other recreational drugs. *Pediatrics*. 2012;130:407–413.
37. Lester BM, Tronick EZ, La Gasse L, et al. The maternal lifestyle study: effects of substance exposure during pregnancy on neurodevelopmental outcome in 1-month-old infants. *Pediatrics*. 2002;110(6):1182–1192.
38. Fetters L, Tronick EZ. Neuromotor development of cocaine-exposed and control infants from birth through 15 months: poor and poorer performance. *Pediatrics*. 1996;98(5):938–943.
39. LaGasse LL, Derauf C, Smith LM, et al. Prenatal methamphetamine exposure and childhood behavior problems at 3 and 5 years of age. *Pediatrics*. 2012;129(4):681–688.
40. Koseck K, Harris SR. Changes in performance over time on the Bayley scales of infant development II when administered to infants at high risk of developmental disabilities. *Pediatr PhysTher*. 2004;16(4):199–205.
41. Simmons RW, Thomas JD, Levy SS, et al. Motor response programming and movement time in children with heavy prenatal alcohol exposure. *Alcohol*. 2010;44(4):371–378.
42. LaGasse LL, Seifer R, Lester BM. Interpreting research on prenatal substance exposure in the context of multiple confounding factors. *Clin Perinatol*. 1999;26:39–54.
43. Messinger DS, Bauer CR, Das A, et al. The maternal lifestyle study: cognitive, motor, and behavioral outcomes of cocaine-exposed and opiate-exposed infants through three years of age. *Pediatrics*. 2004;113(6):1677–1685.
44. Arendt R, Angelopoulos J, Salvator A, et al. Motor development of cocaine-exposed children at age two years. *Pediatrics*. 1999;103(1):86–92.
45. Frank DA, Jacobs RR, Beeghly M, et al. Level of prenatal cocaine exposure and scores on the Bayley scales of infant development: modifying effects of caregiver, early intervention, and birth weight. *Pediatrics*. 2002;110(6):1143–1152.
46. Illingworth RS. *The Development of the Infant and Young Child: Normal and Abnormal*. New York, NY: Churchill Livingstone; 1980.
47. McGraw MB. *The Neuromuscular Maturation of the Human Infant*. New York, NY: Hafner Publishing; 1945.
48. Gesell A, Ilg FL. *Infant and Child in the Culture of Today*. New York, NY: Harper and Brothers Publishers; 1943.
49. Cech DJ, Martin ST. *Functional Movement Development Across the Life Span*. 2nd ed. Philadelphia, PA: W.B. Saunders; 2002.
50. Keshner EA. How theoretical framework biases evaluation and treatment. In: Lister MJ, ed. *Contemporary Management of Motor Control Problems: Proceedings of the II STEP Conference*. Fredricksburg, VA: Bookcrafters, Inc; 1991:37–47.
51. Effgen SK. *Meeting the Physical Therapy Needs of Children*. 2nd ed. Philadelphia, PA: F.A. Davis; 2013.
52. Bayley N. *The California Infant Scale of Motor Development*. Berkeley, CA: University of California; 1936.
53. Tecklin JS, ed. *Pediatric Physical Therapy*. 3rd ed. Philadelphia, PA: Lippincott Williams & Wilkins; 1998.
54. Horak FB. Assumptions underlying motor control for neurologic rehabilitation. In: Lister MJ, ed. *Contemporary Management of Motor Control Problems: Proceedings of the II STEP Conference*. Fredricksburg, VA: Bookcrafters, Inc; 1991:11–27.
55. Sugden D. Current approaches to intervention in children with developmental coordination disorder. *Dev Med Child Neurol*. 2007;49(6):467–471.
56. Salihagic-Kadic A, Medic M, Kurjak A. Neurophysiology of fetal behavior. *Ultrasound Rev Obstet Gynecol*. 2004;4(1):2–11.
57. Nader, K, Bechara A, van der Kooy D. Neurobiological constraints on behavioral models of motivation. *Annual Rev Psychol*. 1997;48:85–114.
58. Holland PC. Cognitive versus stimulus-response theories of learning. *Learn Behav*. 2008;36(3):227–241.
59. Stockmeyer SA. An interpretation of the approach of Rood to the treatment of neuromuscular dysfunction. *Am J Phys Med*. 1967;46:900–956.
60. Horne PJ, Erjavec M. Do infants show generalized imitation of gestures? *J Exp Anal Behav*. 2007;87(1):63–87.
61. Hauf P, Aschersleben G. Action-effect anticipation in infant action control. *Psychol Res*. 2008;72(2):203–210.
62. Spence JP, Clearfield M, Corbetta D, et al. Moving toward a grand theory of development: in memory of Esther Thelen. *Child Dev*. 2006;77(6):1521–1538.
63. Pin T, Eldridge B, Galea MP. A review of the effects of sleep position, play position, and equipment use on motor development in infants. *Dev Med Child Neurol*. 2007;49(11):858–867.
64. Bartlett DJ, Fanning JK, Miller L, et al. Development of the daily activities of infants scale: a measure supporting early motor development. *Dev Med Child Neurol*. 2008;50(8):613–617.
65. Rose-Jacobs R, Cabral H, Beeghly M, et al. The movement assessment of infants (MAI) as a predictor of two-year neurodevelopmental outcome for infants born at term who are at social risk. *Pediatr Phys Ther*. 2004;16:212–221.
66. Monson RM, Deitz J, Kartin D. The relationship between awake positioning and motor performance among infants who slept supine. *Pediatr Phys Ther*. 2003;15:196–203.
67. Dudek-Shriber L, Zelazny S. The effects of prone positioning on the quality and acquisition of developmental milestones in four-month-old infants. *Pediatr Phys Ther*. 2007;19:48–55.
68. Ravenscroft EF, Harris SR. Is maternal education related to infant motor development? *Pediatr Phys Ther*. 2007;19:56–61.
69. Abbott AL, Bartlett DJ, Fanning JE, et al. Infant motor development and aspects of the home environment. *Pediatr Phys Ther*. 2000;12(2):62–67.
70. Nervik D, Martin K, Rundquist P, et al. The relationship between body mass index and gross motor development in children aged 3 to 5 years. *Pediatr Phys Ther*. 2011;23(2):144–148.
71. Hanson H, Jawad AF, Ryan T, et al. Factors influencing gross motor development in young children in an urban welfare system. *Pediatr Phys Ther*. 2011;23(4):335–346.
72. Oriel KN, Frazier K, Lebron M, et al. The impact of the back to sleep campaign on gross motor development. *Pediatr Phys Ther*. 2006;18(1):102.
73. Smith MR, Danoff JV, Parks RA. Motor skill development of children with HIV infection measured with the Peabody developmental motor scales. *Pediatr Phys Ther*. 2002;14(2):74–84.
74. Majnemer A, Barr RG. Influence of supine sleep positioning on early motor milestone acquisition. *Dev Med Child Neurol*. 2005;47(6):370–376.

75. Marshall J. Infant neurosensory development: considerations for infant child care. *Early Childhood Edu J*. 2011;39(3):175.
76. Rodrigues LP, Saraiva L, Gabbard C. Development and construct validation of an inventory for assessing the home environment for motor development. *Res Q Exerc Sport*. 2005;76(2):140–148.
77. Bartlett DJ, Palisano RJ. Physical therapists' perceptions of factors influencing the acquisition of motor abilities of children with cerebral palsy: implications for clinical reasoning. *Phys Ther*. 2002;82(3):237–248.
78. MacKay-Lyons M. Central pattern generation of locomotion: a review of the evidence. *Phys Ther*. 2002;82:69–83.
79. Marder E, Calabrese RL. Principles of rhythmic motor pattern generation. *Physiol Rev*. 1996;76:687–717.
80. Jordan M, Brownstone RM, Noga BR. Control of functional systems in the brainstem and spinal cord. *Curr Opin Neurobiol*. 1992;2:794–801.
81. Grillner S. Locomotion in vertebrates: central mechanisms and reflex integration. *Physiol Rev*. 1975;55:247–304.
82. D'Agostino J. An evidentiary review regarding the use of chronological and adjusted age in the assessment of preterm infants. *J Spec Pediatric Nurs*. 2010;15(1):26–32.
83. Palisano RJ. Use of chronological and adjusted ages to compare motor development of healthy preterm and full-term infants. *Dev Med Child Neurol*. 1986;28(2):180–187.
84. Edwards S, ed. *Neurological Physiotherapy*. 2nd ed. New York, NY: Churchill Livingstone; 2002.
85. Sullivan PE, Markos PD, Minor MAD. *An Integrated Approach to Therapeutic Exercise: Theory & Clinical Application*. Reston, VA: Reston Publishing Company; 1982.
86. Heathcock JC, Bhat AN, Lobo MA, et al. The relative kicking frequency of infants born full-term and preterm during learning and short-term and long-term memory periods of the mobile paradigm. *Phys Ther*. 2005;85(1):8–18.
87. Piek JP, Carman R. Developmental profiles of spontaneous movements in infants. *Early Hum Dev*. 1994;39:109–126.
88. Thelen E, Ridley-Johnson R, Fisher D. Shifting patterns of bilateral coordination and lateral dominance in the leg movements of young infants. *Dev Psychobiol*. 1983;16:29–46.
89. Morgan A. Neuro-developmental approach to the high-risk neonate. (Notes from a seminar presented in Williamsburg, VA: November 3–4; 1984.) Cited in: Tecklin JS. *Pediatric Physical Therapy*. Philadelphia, PA: Lippincott Williams & Wilkins; 1999.
90. Clopton NA, Duvall T, Ellis B, et al. Investigation of trunk and extremity movement associated with passive head turning in newborns. *Phys Ther*. 2000;80(2):152–159.
91. Suzanne SD. *Neurological Development in the Full Term and Premature Neonate*. Amsterdam, Netherlands: Elsevier; 1977. Cited in: Bly L. *Motor Skills Acquisition in the First Year: An Illustrated Guide to Normal Development*. Tucson, AZ: Therapy Skill Builders; 1994.
92. Guzzetta A, Haataja L, Cowan F, et al. Neurological examination in healthy term infants aged 3–10 weeks. *Biol Neonate*. 2005;87:187–196.
93. Oatis CA. *Kinesiology: The Mechanics and Pathomechanics of Human Movement*. Philadelphia, PA: Lippincott Williams & Wilkins; 2004:106.
94. Piek JP. *Infant Motor Development*. Champaign, IL: Human Kinetics; 2006.
95. Dubowitz LMS, Dubowitz V, Mercuri E. *The Neurological Assessment of the Preterm and Full-Term Newborn Infant*. 2nd ed. London, UK: MacKeith Press, 1999.
96. Capute AJ. Early neuromotor reflexes in infancy. *Pediatr Ann*. 1986;15(3):217–222.
97. Bly L. *Motor Skills Acquisition in the First Year: An Illustrated Guide to Normal Development*. Tucson, AZ: Therapy Skill Builders; 1994.
98. Morgan AM, Aldag JC. Early identification of cerebral palsy using a profile of abnormal motor patterns. *Pediatrics*. 1996;98(4):692–697.
99. Kornhaber L, Ridgway E, Kathirithamby R. Occupational and physical therapy approaches to sensory and motor issues. *Pediatri Ann*. 2007;36(8):484–493.
100. Koman LA, Smith BP, Shilt JS. Cerebral palsy. *Lancet*. 2004;363:1619–1631.
101. Pooh RK, Ogura T. Normal and abnormal fetal hand positioning and movement in early pregnancy detected by three- and four-dimensional ultrasound. *Ultrasound Rev Obstet Gynecol*. 2004;4(1):46–51.
102. Jaffe M, Tal Y, Dabbah H, et al. Infants with a thumb-in-fist posture. *Pediatrics*. 2000;105:e41. Available at: http://www.pediatrics.org/cgi/content/full/105/3/e41. Accessed September 20, 2012.
103. Haywood KM, Getchell N. *Life Span Motor Development*. 3rd ed. Champaign, IL: Human Kinetics; 2001.
104. Bly L. *Normal and Abnormal Components of Movement*. Course notes presented in September 1984, Milwaukee, WI.
105. Umphred DA. *Neurological Rehabilitation*. 4th ed. St. Louis, MO: Mosby, Inc; 2001.
106. Norton ES. Developmental muscular torticollis and brachial plexus injury. In Campbell SK, Vander Linden DW, and Palisano RJ, eds. *Physical therapy for children*. 2nd ed. Philadelphia, PA: Saunders; 2000:p. 291.
107. Fiorentino M. *Reflex Testing Methods for Evaluating CNS development*. Springfield, IL: Charles C. Thomas; 1972.
108. Thelen E, Fisher DM. Newborn stepping: an explanation for a "disappearing" reflex. *Dev Psychol*. 1982;18:760–775.
109. Long TM, Toscano K. *Handbook of Pediatric Physical Therapy*. Philadelphia, PA: Lippincott Williams & Wilkins; 2001.
110. Erhardt RP. *Erhardt Developmental Prehension Assessment*. Laurel, MD: Ramsco Publishing; 1984. Cited in: Bly L. *Motor skills Acquisition in the First Year: An Illustrated Guide to Normal Development*. Tucson, AZ: Therapy Skill Builders; 1994.

CHAPTER 3

영아와 아동의 발달 평가와 검사

Assessment and Testing of Infant and Child Development

아동 물리치료는 영유아 및 아동 발달을 포함한 전문 팀의 중요한 구성원이다. 아동 물리치료사는 검사, 평가, 건강 및 복지 증진 및 광범위하고 다양한 중재 및 지원의 성취를 통해서 아동이 기능적인 독립성을 최대한 발휘할 수 있도록 돕는다.[1] 아동 물리치료사는 영유아 및 아동 발달 평가를 위해 모든 아동, 포괄적 접근을 보장하기 위해서 가족 및 기타 의료, 교육, 발달 및 재활 전문가와 협력한다.

운동발달에 대한 지식은 아동 물리치료의 핵심이다. 정상적으로 질서있으며 연속적인 발달학적 성취와 통합 양상을 이해하는 것은 성숙에서 현저한 편차를 일으키는 근거가 된다.[2] 전형적인 발달의 지식을 통해 치료사는 발달 검사를 포함한 임상적 관찰과 객관적인 측정을 통해서 아동이 주어진 나이에서 예상되는 표준을 기능적으로 할 수 있는지 판단할 수 있다.

발달학적 검사의 목적

Purposes of developmental testing

발달학적 검사의 목적은 발달지연 위험의 확인, 서비스 자격의 결정, 중재 계획, 시간 경과에 따른 문서화, 시간 경과 또는 목적 검색에 따른 치료효과의 결정을 포함한다.

발달학적 검사는 발달지연의 위험이 있는 아동을 위한 조기중재를 촉진하는 검사도구로 사용될 수 있다.[3] 미국 아동학회의 장애아동 위원회는 "모든 영유아와 아동은 발달지연에 대해 선별 검사를 실시해야 한다"고 권고한다.[4] 조기 중재 또는 학교 환경에서 치료 서비스의 적합성을 판단하기 위해 차별화된 척도로 발달 검사가 사용된다. 발달검사에는 시간 경과에 따른 변화 또는 중재에 대한 반응을 측정하도록 설계된 평가척도가 포함된다.[3] 발달 검사는 중재 계획이나 Battelle Developmental Inventory 2(BDI-2)와[5] 같은 커리큘럼에 근거한 평가와 마찬가지로 시간 경과에 따른 진행 경과를 측정한다. 최종적으로 발달 검사는 다른 발달 검사의 신뢰도와 타당도를 평가하거나 프로그램 평가를 위한 임상연구 도구로 사용될 수 있다.

평가의 기본 방법
Basic methods of assessment

물리치료 실습지침서[6]는 임상 의사결정에 대한 체계적이고 포괄적인 접근 방법을 통해서 환자 결과를 극대화시킬 수 있도록 고안된 환자/의뢰인 관리모델을 제공한다. 검사, 평가, 진단, 예후 및 중재의 다섯 가지 요소는 물리치료 평가를 적용하는 아동들을 위해 일하는 치료사의 지침서로 사용된다.

물리치료 검사는 환자/의뢰인 병력의 획득, 시스템 검토 수행 그리고 검사와 측정을 선택하고 관리하는 것으로 이루어진 환자/의뢰인 관리의 첫 번째 요소이다. 적절한 병력을 얻기 위한 면담 과정에는 아동 발달과 관련된 가족의 관심사와 필요사항을 파악하고 문제에 대한 가족의 인식을 이해하며 매일 가족의 일상에 영향을 미치는 발달상의 걱정을 조사하는 것이 포함된다. 가족의 기대, 목표 및 물리치료에서 희망하는 결과는 인터뷰 과정에서 확인해야 하는 중요한 요소이다.

아동의 발달과 의학적 병력의 검토는 가치 있는 정보를 제공하며 환자/의뢰인 인터뷰를 통하거나 사례병력 양식과 같은 설문지를 통해 획득할 수 있다. 병력에서 얻은 정보를 평가할 때 부모의 신뢰성 부족과 편견이 일어날 수 있음을 고려해야 한다. 가능하다면 아동의 의료기록은 주 의사항, 환자의 건강 상태, 이전 의학병력, 의심되는 진단, 예후, 투약 및 아동의 건강에 영향을 미치는 다른 요인에 관한 객관적인 정보를 제공해야 한다. 가족 및 유전학적인 병력, 임신, 출산과 분만, 주산기 및 신생아 경과에 관한 정보를 포함해서 적합한 병력을 수집해야 한다.

치료사는 종종 인터뷰 과정에서 임상 관찰을 통해 자녀에 관한 많은 정보를 수집 할 수 있다. 그 아이가 환경에서 탐험하고 움직일 수 있는 동기부여를 받았는지? 아니면 아들 또는 딸이 자기 가족과 가까이 있는걸 더 좋아하는 관찰자이자 적극적인 청취자인지? 아이가 움직이는 경우에 움직임의 질과 대칭성이 어떤지? 아이의 몸이 중력의 영향에 어떻게 반응하는지? 아이가 부모가 치료사와 어떻게 의사소통을 하는지?

가족과 아동 사이의 신뢰감을 고취시키고, 환경을 편안하게 만들며 아동의 기질, 행동을 유연하게 하거나 특수한 요구사항을 수용하는 것이 아동 물리치료사에게 필요한 기술이다.

검사를 위한 적절한 시험 및 측정방법의 선택은 평가 목적에 달려 있다. Kirshner와 Guyatt는 다음과 같은 세 가지 평가 목적을 설명한다. (1) 평가 측정은 시간 경과에 따른 변화를 결정하거나 중재의 결과를 변경하는데 사용된다. (2) 예측의 측정은 양육이 지연되거나 지연 결과가 예상되는 아동을 확인하는 데 사용된다. (3) 분별 측정은 지연, 손상, 기능제한 또는 비전형적인 발달의 지연이 있는 아동과 그렇지 않은 아동을 구별하기 위해 사용된다.[7,8] 물리치료 검사를 위해 가장 적절한 발달 검사를 결정하는 것은 확실한 발달평가의 핵심 요소입니다.

평가 도구 Tools for assessment

검사 분야별 지침서 Guidelines for Selection of Tests

폭넓은 지식을 통해 신중하게 검사를 선택하는 것은 물리치료 검사의 중요한 구성 요소이다. 평가자가 사용하는 검사의 강점과 약점, 제한 및 제약 사항을 알지 못하는 경우 부적절한 검사를 사용할 확률이 높기 때문에 정확하지 않거나 잘못된 정보를 초래할 수 있다.[9] 대부분의 출판된 검사를 사용하는 것은 특히, 검사에서 발달 연령과 집단 그리고 표준화 대상에 대해서 몇 가지 제한이나 제약 사항이 있다. 물리치료사는 부적절한 검사의 선택을 피하기 위해 이러한 다양한 제한과 제약을 신중하게 검토하고 고려해야 하며 의도하지 않은 검사는 결과에 대한 잘못된 해석을 초래할 수 있다. 적절한 검사를 선택하기 위해서는 검사를 평가하기 위한 몇 가지 지침이 필요하다. Stangle와 동료들은 모든 평가 검사에 적용할 수 있는 선별 검사를 평가하기 위한 6가지 기준을 제안하였다: (1) 수용 가능성, (2) 단순화, (3) 비용, (4) 적합성, (5) 신뢰도, (6) 타당도. 모든 검사가 각 기준을 충족시키지 못할 수 있지만 치료사가 그 제한을 알고 있으면 검사 지식에 따라서 사용할 수 있다.[10]

수용 가능성이란 검사를 통해 영향을 받는 모든 사람

들, 선별된 아동 및 가족, 진찰 후 결과를 받는 전문가 및 지역사회를 포함해서 수용하는 것으로 정의된다. *단순성*은 검사를 가르치고, 배우고, 관리할 수 있는 용이성이다. *선별 검사의 적정성*은 선별된 문제의 유병률과 특정 집단에 대한 검사의 적용 가능성에 근거한다. *비용*에는 장비의 실제 비용, 개인의 준비 및 지불, 정확하지 않은 결과의 비용, 선별된 사람의 개인 비용, 조기 발견의 장점과 관련된 총 검사 비용이 포함된다. 또한, 검사는 측정 사이의 *신뢰도와 일치도*, *타당도* 또는 검사가 측정하고자 하는 것을 측정하는 정도를 보여줘야 한다.

설문지를 이용한 지침서 Using Questions as Guidelines

어떤 발달 평가가 검사에 가장 적합한지 선택하는 것은 다음 질문에 대한 대답에 달려있다.[11]

1. *검사는 어떤 목적으로 사용되는가?*
   - 발달지연을 확인하기 위해서
   - 서비스에 대한 적합성을 판단하기 위해서
   - 연구를 위해서
   - 치료적 중재의 효과를 결정하기 위해서
2. *아동의 특징은 무엇인가?*
   - 나이
   - 기능적인 능력
   - 인지와 언어 능력
3. *평가에 요구되는 내용은 무엇인가?*
   - 대동작
   - 소동작
   - 말하기
   - 기능적인 능력의 포괄적인 평가
4. *검사는 어떤 환경에서 이루어지는가?*
   - 아동의 자연스러운 환경(집, 어린이집, 학교)
   - 외래환자의 재활 설정
   - 입원환자의 병원 설정
   - 추적 또는 특수 클리닉
5. *검사자의 외부 제약조건은 무엇인가?*
   - 시간
   - 검사자의 경험과 훈련
   - 공간과 도구
   - 구매 가격
   - 이용자의 요구 및 제한

정의 Definitions

표준화된 평가를 이해하기 위한 용어
Terms for Understanding Standardized Assessments

*동등나이 점수*는 특정한 시험점수로 표시되는 생활나이(CA)이다. 예를 들어, 피바디 발달운동척도 2(PDMS-2: Peabody Developmental Motor Scales 2)의 이동력 하위검사에 대해 165점의 원 점수는 53개월에 해당하는 나이를 나타낸다. 나이에 상응하는 점수는 발달지연으로 인해서 특별히 의미있는 발달지표를 도출할 수 없는 아이들에게 특히 유용할 수 있다. 부모가 이해할 수 있는 나이-동등 점수는 이해하기 쉽지만 오해의 소지가 있으므로 신중하게 해석해야 한다.

*기준참조 검사*는 정상 집단의 수행방법과 같이 상대 기준 보다는 절대 기준(예를 들어, 정확하게 응답한 항목의 수)을 기반으로 점수를 해석하는 검사이다. 이러한 검사는 일반적으로 교사나 연구원이 개발하며 표준참조 검사가 사용되는 것처럼 집단 비교를 포함하는 연구에 사용될 수 있다. 기준참조 검사는 행동목표 집합에 대한 사람의 전문기술을 측정하는 데 사용된다. 검사는 객관적인 설정을 기반으로 내용의 유효성 또는 적합성을 극대화시키려는 시도를 반복한다. 발달지수는 검사에서 아동의 실제점수(발달나이)와 아동 생활나이 사이의 비율이다. 예를 들어, 운동나이/생활나이가 운동지수(MQ)와 같다.

표준참조 또는 *표준화된 검사*는 개별 검사점수를 해석하기 위한 표준으로 표준값을 사용한다. 표준화된 검사의 목적은 특정 아동과 아동 집단의 "표준" 또는 "평균"을 비교하는 것이다. 표준은 이미 정의된 모집단에서 수집된 많은 점수와 관련된 사람의 시험 점수를 나타낸다. 규범참조 검사의 예시로는 Bayley Scales of Infant and Toddler Development III(Bayley-III), Peabody Developmental Motor Scales 2 및 Bruinnks-Oscrestsky Motor Proficiency 2 검사가 있다.

*백분위 점수(percentile score)*란 검사 대상 아동보다 낮은 점수를 받을 것으로 예상되는 동일한 연령 또는 등급 단계의 아동 수를 나타낸다. 예를 들어, 표준참조 검사에서 75번째 백분위 수에 해당되는 아동은 표준집단에서 75% 이상을 수행한다는 의미이다.

*원점수(row score)*는 특수한 검사에 합격하거나 교정한 항목의 합계이다. 많은 검사에서 수행력의 최저와 최고 단계 점수의 설정이 요구된다. 각 검사마다 최저와 최고 단계 점수를 획득하는데 필요한 통과항목의 수가 다르다.

*신뢰도(reliability)*는 측정할 때마다 일정한 검사결과가 나오는가에 대한 것이다. 신뢰도의 종류에는 검사자간 신뢰도, 재검사 신뢰도가 포함된다. 검사자간 신뢰도는 통과와 실패한 항목들 사이의 관계를 보여주거나 독립된 두 검사 사이에 일치하는 백분율을 나타내는 것이다. 간단히 말하면 검사자간 신뢰도란 두 사람이 같은 검사를 했을 때 같은 점수를 얻을 수 있는지에 관한 것이다. 재검사 신뢰도란 한 사람이 같은 검사를 두 번 시행했을 때 각 검사에서 얻은 점수 사이의 상관관계이다. 간단히 말하면 이런 신뢰도는 동일한 환경에서 검사를 반복할 때 동일하거나 유사한 점수가 나오는지를 확인하는 것이다.

*측정의 표준오차(SEM: standard error of measurement)*는 개별 검사점수의 정확성을 나타낸다. 이것은 특정 검사점수와 관련있는 오차의 허용 가능한 범위를 알려준다. 측정의 표준오차는 특정 시험점수와 관련된 오차의 추정치를 제시하며 주어진 간격에서 점수를 관찰할 확률과 관련이 있다. 측정의 표준오차는 검사점수의 정확성을 해석하기 위한 신뢰구간을 개발하는 데 사용할 수 있다.

*표준점수(standard scores)*는 그 집단의 평균에서 얼마나 벗어나 있는가이다. 표준점수는 표준편차로 표현된다. 표준점수를 사용한 정보를 알려면 표준점수의 평균과 표준편차 값을 알아야 한다.

*타당도(validity)*는 검사가 측정하려는 목적에 어느 정도 부합되는가를 나타낸다. *구성 타당도(construct validity)*는 이러한 검사의 기초가 되는 이론 또는 가설을 검증하는 것이다. *내용 타당도(content validity)*는 검사의 적합성 또는 이러한 검사 내용이 결론을 도출해야 하는 주제 또는 행동의 표본을 얼마나 잘 검사하였는지를 평가한다. 검사에서 측정하는 표본 상황은 그 표본이 속해 있는 집단을 대표해야 한다. *준거참조 타당도(criterion-related validity)*에는 두 가지 유형이 있다. *동시 타당도(concurrent validity)*는 동일한 지식이나 행동을 측정하는데 허용된 검사이며 검사의 수행력을 잘 알려진 다른 검사의 수행력과 연관시킨다. *예측 타당도(predictive validity)*는 검사에서 아동의 수행력이 실제 행동을 예측한다는 것을 의미한다.

*민감도(sensitivity)*는 실제 가지고 있는 질환을 검사해서 올바른지 알 수 있는가이다. 민감도가 높다는 것은 위 음성의 결과가 거의 없다는 뜻이다.

*특이도(specificity)*는 질환을 가지고 있지 않은 사람을 정확히 가려내는 능력을 말한다. 특이도가 높다는 것은 위 양성이 거의 없다는 뜻이다.

*양성 예측값(positive predictive value)*은 양성 결과를 받은 사람들 중에서 정확하게 양성인 경우가 얼마나 되는지를 보는 것이다. *음성 예측값(negative predicitive value)*은 음성 선별검사 결과를 받은 이들 중에서 정확하게 음성인 사람이 얼마나 되는지를 보는 것이다.

검사의 개요 Overview of tests

발달 평가는 여러 가지 범주로 분류될 수 있다. 선별 검사는 향후 서비스의 적용이 필요하다는 아동의 수행력 결함을 구분하는 데 사용한다. 기능 구성요소의 평가는 기능의 특정 영역(예: 대동작 능력 또는 반사 상태)을 다룬다. 포괄적인 발달척도는 모든 발달영역을 평가한다. 기능 평가는 가정과 학교와 같은 자연 환경에서 아동에게 요구되는 필수적인 기술을 평가한다. 결과 및 건강 관련 삶의 질(HRQOL) 측정은 다방면의 삶의 영역에서 환자의 기능을 평가하는 데 사용된다.

이 장의 나머지 부분에서는 물리치료 평가에 사용할 수 있는 선별검사를 검토한다. 보다 널리 알려진 표준화된 평가절차 중 일부는 표준화되지 않았지만 임상시험에서 유용하다고 증명된 일부 검사와 마찬가지로 제시한다. 좀전에 언급한 범주는 조직에서 사용된다.

선별검사 Screening Tests

발달 검사는 임상적으로 현저한 편차나 발달지연 위험이 높은 아이들을 확인하기 위해 아동 전체를 사전 검사하는 과정이다.[12] 선별검사는 보다 집중적인 진단이나 평가를 통해 도움이 필요한 아이들을 확인하기 위한 간단한 평가로 고안되었다. 선별검사는 연령이나 단계적인 설문지(ASQ), 부모 평가에 의한 단계적인 설문지(ASQ) 또는 발달 상태의 부모 평가(PEDS) 또는 건강 돌봄 종사자가 직접 관리하는 도구일 수 있다.[13]

해리스 영유아 신경운동 검사

해리스 영유아 신경운동 검사(HINT: Harris Infant Neuromotor Test)는 고위험군과 저위험군 모두의 잠재적인 발달장애를 조기 검진하기 위해 임상 및 연구 환경에서 사용되도록 개발되었다.[14,15] 해리스 영유아 신경운동 검사를 이용한 선별에 근거하면 발달지연의 위험이 매우 높을 것으로 보이는 영유아의 운동 지연을 보다 광범위하게 평가하는 데 도움이 될 수 있다.[14]

검사 측정과 목표 집단 HINT는 영유아 운동, 행동 상태, 머리 둘레, 그리고 부모/보호자의 영유아 발달에 대한 관심을 측정한다. 해리스 영유아 신경운동 검사의 대상 집단은 2.5개월에서 12.5개월까지의 영유아이며 지역사회 보건간호사, 물리치료사, 작업치료사, 의사 및 영유아 특수교사와 같은 다양한 의료 전문가가 사용할 수 있다.[16]

검사 구성과 표준화 HINT는 신경발달 장애의 조기발견, 영유아의 운동평가(MAI)와 관련된 연구 및 15년에 걸쳐 진행한 저자의 임상경험을 통해 발표한 연구를 기반으로 개발되었다.[17] 운동, 자세, 움직임, 정형화된 행동, 행동 상태 및 머리둘레 측정을 평가하는 항목은 이전에 출판된 예측 타당도 연구에서 선정하였다. 부모/보호자 설문지는 부모의 걱정이 해결될 수 있도록 HINT에 포함하였다. 표준화된 자료는 5개 지역의 412명의 캐나다 영유아로부터 수집하였으며 성별, 모성 교육 그리고 인종에 따라서 계층화 하였다.[14]

검사 형식

유형 이 검사는 기준 참조된 신경운동, 인지, 행동 선별 도구이다.

내용 이 검사는 네 부분으로 구성된다: 1단락–영유아의 배경정보; 2단락–영유아의 움직임과 놀이에 대한 돌봄자의 지각을 평가하는 5가지 질문; 3단락–5가지 자세(바로 누운자세, 엎드려 누운자세, 바로 누운자세에서 엎드려 누운자세로 전환, 앉기 그리고 서기), 근 긴장도, 중력에 대항한 움직임, 협동, 전형적인 행동 그리고 머리 둘레에서 영유아의 운동기술을 평가하는 21개 항목; 4단락–영유아 발달에서 검사자의 임상적 표현은 HINT의 검사 항목을 나타낸다(표 3.1).

표 3.1 HINT 항목

검사 방법	인지 및 행동발달 항목	운동 발달 항목
관찰(영유아의 바로 누운자세, 엎드려 누운자세, 앉기 그리고 선 자세)	• 행동과 협동 • 전형적인 행동의 존재	• 운동성, 바로 누운자세 • 목 뒤당김, 바로 누운자세 • 눈 근육 조절 • 머리 자세, 엎드려 누운자세 • 위팔 자세, 엎드려 누운자세 • 머리 자세, 앉기 • 몸통 자세, 앉기 • 이동과 전환 기술 • 손의 자세 • 발의 자세 • 움직임의 다양성과 빈도
검사(영유아에게 점수가 결정되도록 자극을 주거나 검사자가 처리한다.)	• 머리 둘레	• 시각 추적 • 비대칭성 긴장성 목반사 • 바로 누운자세에서 뻗기 • 바로 누운자세에서 수동적 관절가동범위 • 바로 누운자세에서 엎드려 누운자세, 엎드려 누운자세에서 바로 누운자세로 머리 바로잡기 전환 • 바로 누운자세에서 엎드려 누운자세, 엎드려 누운자세에서 바로 누운자세로 전환에서 몸통 운동성 • 엎드려 누운자세에서 수동적인 관절가동범위

관리 검사는 영유아의 행동과 검사자의 기술에 따라 약 15~30분 이내에 실시할 수 있다. 영유아의 손 기술은 최소화되며 검사는 주로 관찰을 의미한다.

채점 검사세션 전체에서 관찰된 운동 행동과 움직임은 각 항목의 오른쪽에 있는 점수 시트의 상자에 체크로 표시된다. 해당 점수는 행동을 설명한 오른쪽에 있다. 총 점수는 21개의 운동행동 항목의 각각에 대한 모든 점수의 합계에서 산출된다.

해석 HINT의 총 점수가 낮을수록 더욱 성숙되거나 최적의 유아 발달을 나타낸다. HINT 평가의 경우, 특정한 나이집단에서 평균 점수의 1 표준편차 이내의 총점은 정상범위 이내로 검토된다. 평균보다 1 표준편차를 초과하거나 2 표준편차 미만인 점수는 의심할 수 있다고 표시된다. 평균보다 2 표준편차 큰 점수는 비전형적 또는 비정상으로 표시된다.[14]

신뢰도 및 타당도 HINT의 신뢰도와 타당도는 밴쿠버(Vancouver), 브리티시 콜롬비아(British Colombia)에서 두 건의 고위험 영아 추적검사 프로그램에 대한 연구에서 보고되었다.[16] 전체 HINT의 검사자간, 검사-재검사 및 검사자내 신뢰도는 0.80의 "기준척도(benchmark)"보다 훨씬 높은 0.98 이상이었다. Bayley Scale of Baby Development II(BSID-II)의 동시 타당도는 BSID-II 정신 및 운동 척도의 원점수와 HINT 총 점수를 비교해서 평가하였다. HINT 점수와 BSID-II 정신적 척도 사이의 중등도 강한 현저한 상관관계가 확인되었고, HINT가 생애 첫 해에 평가를 통해 조기 인지행동을 나타낼 수 있음을 제안한다. 피어슨 결과-시점 상관성(Pearson product-moment correlation)을 사용해 HINT와 BSID-II 운동 척도가 $r=-0.89$, $p<0.01$에서 강한 상관관계가 있었다.[16]

HINT와 알베르타 영유아 운동 척도(AIMS: Alberta Infant Motor Scales) 간의 동시 타당도는 전형적인 121명의 고위험 신생아에 관한 종단 연구에서 보고되었다.[18] AIMS와 HINT 모두 4개월에서 6.5개월과 10개월에서 12.5개월 두 시점에서 동시에 실시되었다. HINT의 총 점수는 생후 첫 해와 4개월에서 6.5개월의 전형적인 영유아에서 두 기간 모두 고위험 영유아의 AIMS 총 점수와 밀접한 관련이 있었다. 전체 표본의 상관계수는 두 평가 시점 모두 0.80을 초과하였다. 동시 타당도는 HINT와 나이 및 단계식 설문지 사이에서도 연구되었다. 52명 영유아에게 검사한 두 가지 검사 점수 사이의 결과-시점 상관관계는 $r=-0.82$에서 -0.84($p<0.05$)로 나타났다.[19]

장점/단점 HINT는 건강한 영유아 선별에 자주 관여하는 지역사회 제공자에게 적용할 수 있도록 선별검사로 설계되었다. 영유아의 움직임과 놀이에 대한 관심 단계에 돌봄자의 의견을 포함하는 것은 HINT를 가족중심으로 만드는 데 보탬이 된다. HINT는 운동 결손을 선별할 뿐만 아니라 조기 인지지연이나 행동장애를 확인할 수 있으므로 AIMS 또는 TIMP 검사 항목과 차별화 된다.

HINT 기준 표본은 다른 영유아 운동 평가에 비해 상대적으로 적고(412 캐나다 영아), 좁은 나이대(2.5~12.5개월)를 포함하고 있어서 광범위한 나이대의 아동을 설정하게 되면 유용성이 제한될 수 있다.

베일리 영유아 신경발달 선별

Bayley Infant Neurodevelopmental Screener

베일리 영유아 신경발달 선별(BINS: Bayley Infant Neurodevelopmental Screener)은 발달이나 신경발달 지연의 위험이 있는 영유아와 아동을 식별하도록 설계된 검사 도구이다.[20] 발달 추적검사 클리닉이나 대규모 임상 및 연구 프로그램과 같은 고위험군 영유아에 대한 추적검사 환경에서 주로 사용된다.

검사 평가와 목표 집단 BINS는 네 가지 개념영역을 평가한다: 기본적인 신경학적 기능/손상 없음(자세, 근육 긴장도, 움직임, 대칭성), 표현 기능(대동작, 소동작 그리고 입 운동, 언어), 수용 기능(시각, 청각, 언어), 인지 과정(사물 연속성, 목표 지향성, 문제해결), 프로세스(객체 영속성, 목표 지향성, 문제 해결).[21] 이 선별 검사는 3개월에서 24개월 사이의 영유아에게 적합하다.

검사 구성과 표준화 BINS는 BSIC-II의 항목들과 신경학적 상태를 측정하는 항목들로 구성되어 있다. BINS는 연령, 성별, 민족, 지역 및 학부모 교육에 따라서 계층화된 600명 이상의 영유아를 표준화하였다.

검사 형식

유형 검사는 기준 참조된 표준 검사도구이다.

내용 BINS는 기본적인 신경학적 기능, 수용적, 표현적 그리고 인지 기능을 평가하는 6가지 항목 세트로 구성된다. 각 세트에는 아동 나이에 따라 11~13개의 항목이 들어 있다.

관리/채점 BINS의 각 항목은 "최적화"(1) 또는 "비최적화"(0)로 분류하고, 각 세트의 "최적화" 항목의 총 숫자를 요약해 점수를 산출한다. BINS는 15~20분 이내에 처리할 수 있다.

해석 각 항목 세트에 대해 세 가지 설정된 요약 점수가 발달지연 위험성을 식별하고, 현저한 위험 단계를 세 가지로 분류한다: 저위험, 중등도 위험 또는 고위험. 3단계 체계는 모니터링 영유아(중등도 위험에 처한 영유아)와 중재 프로그램을 등록해야 하는 영유아(고위험군)를 결정하는 데 사용된다.

신뢰도와 타당도 아동의 나이에 따라서 검사-재검사 신뢰도가 확인되었고, 0.79-0.96의 범위 내에서 중등도에서 강한 내적 일치도가 나타났다.[20] 검사 표준화 동안에 BINS는 BSID-II와 함께 수용 가능한 동시 타당도를 증명하였다.[20]

장점/단점 BINS는 발달지연의 위험이 있는 영아와 어린 아동을 대상으로 확실한 정신분석학적 선별검사 중 하나이다. 다양한 배경을 가진 건강 돌봄 제공자가 간단하고 쉽게 관리할 수 있다. BINS는 높은 민감도와 특이도(75%~86%)를 가지며 이는 선별검사에서 중요한 부분이다.[22] 제한점은 BIN 점수가 3단계 분류 시스템(중등도 위험 집단)의 중간에 해당하는 아동의 포괄적인 발달 평가의 필요성을 명확하게 하기 어려우며 근육 긴장도를 포함한 많은 검사 항목에 대한 기준을 분명하게 할 필요가 있다.

운동기능 검사 Tests of Motor Function

물리치료사는 운동 발달과 기능을 측정하기 위한 물리치료 검사의 일환으로 운동발달 평가도구를 사용한다. 대동작 및 소동작 기능을 검사하는 많은 평가도구가 있다. 영유아 운동 수행력 검사(Test of Infant Motor Performance), 알버타 영유아 운동 척도(Alberta Infant Motor Scale), 대동작기능 분류시스템(Gross Motor Function Classification System), 피바디 발달 운동 척도 2(Peabody Developmental Motor Scales 2) 그리고 운동 능숙도의 브루노우닌크스 오스렉스키 검사(Bruninínks-Oseretsky Test of Motor Proficiency 2, BOT-2) 검사를 나열할 수 있다.

영유아 운동 수행력 검사

Test of Infant Motor Performance

Cambell과 동료 연구자들은 월경 후 34주에서 교정 나이 4개월까지 영유아의 자세와 움직임을 평가하기 위해 물리 및 작업치료사를 위한 영유아 운동 수행력 검사(TIMP)를 개발하였다.[23,24]

검사 평가와 목표 집단 TIMP는 운동발달을 정량적으로 평가하고 조기중재 서비스의 혜택을 받아야 하는 영아를 확인하는 데 사용된다. 이는 자세 변화, 중력에 대항한 움직임, 손 기술의 적응, 자기 안정, 눈으로 보기 위해서 머리와 몸을 바로잡기, 듣기, 그리고 돌봄자와 상호작용을 포함한 조기 영유아의 운동과 관련해서 나이에 적합한 기능 활동에 필요한 자세 조절과 정렬을 평가한다. TIMP는 집중 치료실의 간호사, 발달 추적검사 클리닉 및 조기 중재 프로그램에 해당하는 영유아를 대상으로 한다.[25] 이 검사의 항목은 34주 후반부터 4개월까지 운동 수행력 전체를 반영하도록 설계되었다.

검사 구성과 표준화 TIMP의 첫 번째 버전은 Girolami에 의해 34주에서 35주 사이의 조기에 태어난 고위험 영아의 자세와 운동에 대한 신경발달 치료의 효과를 평가하기 위해 개발되었다.[26] RASCH 분석을 통해 평가 항목의 개정/제거 및 42개 항목의 TIMP 결과의 평가기간 단축과 같은 최초 TIMP에 대해서 몇 번의 개정이 이루어졌다.[27] 미국 인구의 인종/민족 분포를 반영한 990명의 미국 영유아로부터 개발된 표준화된 나이를 사용할 수 있다.

검사 형식

유형 이 검사는 모집해서 관찰한 항목 구성요소를 기준 참조한다.

내용 TIMP의 5.1 버전에는 중심선에서 머리와 개별적인 손가락과 발목 움직임과 같은 영유아의 자발적인 움직임을 검사하기 위해 사용한 이분법으로 채점된 13개 항목이 포함되어 있다. 29개 항목에서 산출된 척도는 다양한 위치, 시야 및 소리에 대한 영유아의 운동반응을 검사한다.

검사 작성자에 따르면 항목별로 처리된 검사에는 다음

이 포함된다.

1. 공간에서의 머리의 바로잡기와 안정화하는 능력, 바로 누운자세, 엎드려 누운자세, 옆으로 누운자세에서 청각과 시각 자극에 대한 반응, 그리고 하나의 자세에서 다른 위치로 전환하는 동안에 똑바른 자세
2. 머리를 조절할 때 신체 정렬
3. 손가락, 손목, 손, 발목에 대한 먼쪽의 선택적 조절
4. 팔과 다리 움직임의 항중력 조절

관리/채점 이 검사는 아동의 능력, 행동상태, 생리적 안정성, 그리고 협동 수준에 따라서 25~40분 안에 시행할 수 있다. 자발적으로 발생한 행동/움직임의 관찰은 검사과정에서 존재(1) 또는 부재(0)로 평가된다. 발생한 항목은 표준화 지침에 따라서 관리되며 영유아를 직접 핸들링 해야 한다. 이 항목에 대한 응답은 각 검사에서 개별적으로 정의된 바와 같이 적은 성숙, 성숙에 대한 최소한 반응, 또는 완전 반응 범위에서 주의해야 하는 특수한 행동을 설명하며 3, 4, 5 또는 6점 등급 척도로 점수를 채점한다. 총 원점수의 범위는 0점에서 142점이다.

해석 원점수는 표준점수로 변환되며 해당 나이집단의 평균과 관련해서 해석한다. 영유아의 점수를 백분위 순위로 구성하기 위한 점수시트는 나이에 해당하는 점수를 제공한다. 저자들은 TIMP의 예측 타당도에 대한 이전 연구에 근거해서 밀접한 모니터링 및 중재 의뢰가 필요한 영유아를 식별하기 위해 평균보다 −0.5 표준편차가 낮을 것을 제안한다.[25]

신뢰도와 타당도 월경 후 34주부터 교정나이 4개월 사이 영유아의 경우 3일간 재검사 신뢰도가 r=0.89로 보고되었다.[28] 검사자간 신뢰도(ICC=0.98~0.99)와 검사자내 신뢰도(ICC=0.95)가 우수하다.[29] 구성 타당도는 운동능력의 나이관련 변화를 평가하는 검사의 민감도와 비정상 발달의 위험 관련성을 결정하기 위해 평가하였다. 개념상의 나이와 TIMP 수행력 측정 사이의 상관성은 0.83이었다. 위험도와 나이가 함께 TIMP 수행력 변수의 72%(r=0.85, p<0.00001)를 설명했다.[30] 생후 3개월에서 TIMP와 AIMS 원점수의 동시 타당도는 0.64(p<0.0001)로 보고되었다.[31]

장점/단점 TIMP는 우수한 검사–재검사 및 평가자 신뢰도를 가지며 특히, 조기 출생한 신생아와 주산기 건강상태에 따라 부족한 운동결과를 얻을 위험이 있는 신생아를 평가하기 위해서 설계되었다. 3개월에서 12개월 AIMS 백분율에서 TIMP 점수의 예측 타당도는 0.92의 높은 민감도와 0.76의 특이도를 보여준다.[32] 3개월의 TIMP 점수는 0.72의 민감도와 0.91의 특이도를 가지는 피바디 발달 운동 척도(Peabody Developmental Motor Scales)를 사용해 학령기 전 운동 수행력에 대한 예측 타당도를 증명한다.[33] 이 검사는 나이가 특정화되므로 임상적 유용성은 간호사, 발달 추적검사 클리닉 또는 조기중재 서비스와 같은 환경으로 제한된다.

알버타 영유아 운동 척도 *Alberta Infant Motor Scale*

알버타 영유아 운동 척도(AIMS: Alberta Infant Motor Scale)은 Piper와 Darrah가 출생에서부터 독립 보행까지 영유아의 대동작 성숙도를 측정하기 위해서 작성한 관찰 평가척도이다.[34] 위험성이 있는 영유아의 평가와 치료에 필수적이라고 생각되는 운동발달 구성요소를 통합하기 위해서 개발하였다. AIMS는 (1) 정상적인 집단에 비해 운동 수행력이 지연되거나 비정상적인 영유아를 확인하기; (2) 영유아가 습득한 운동, 현재 발달중인 운동, 유아의 레퍼토리에 없는 운동에 관해서 임상가와 부모에게 정보를 제공하기; (3) 시간 경과에 따른 중재 전후의 운동 수행력을 측정하기; (4) 운동 수행력의 측정 변화는 전통적인 운동 측정법을 사용하면 감지될 가능성이 없거나 매우 적다. (5) 운동장애가 있는 영유아를 위한 재활 프로그램의 효능을 평가하기 위한 적절한 연구 도구로 활용된다.

검사 측정 및 목표 집단 이 검사는 임신기간(생후 40주)부터 독립적인 보행 연령(0~18개월)까지 영유아의 운동발달을 확인하고 평가하기 위해 설계된 대동작 수행력 평가이다. AIMS는 운동 이정표 달성에 초점을 맞출 뿐만 아니라, 이러한 이정표(예를 들어, 체중부하, 자세 및 항중력적 움직임)를 달성하는데 필요한 운동 양상과 기전을 평가한다.[35] 네 가지 자세 위치 즉, 바로 누운자세, 엎드려 누운자세, 앉기 및 서기에서 상대적인 자세조절의 연속적인 발달을 관찰을 통해 평가한다.

검사 구성과 표준화 AIMS는 세 가지 임상 목적을 달성하기 위해 구성되었다: 다양한 수준의 운동 수행력 식별, 시간 경과에 따른 운동 수행력의 변화 평가(성숙 또는 중

재를 통합) 및 운동 중재 전략을 계획하는데 유용한 정보 제공.[34] 검사 항목은 기존의 도구에 대한 철저한 검토와 초기 운동 발달에 대한 서술식 이야기를 통해 얻었다. 이 도구의 내용 타당도는 캐나다의 아동물리치료사와의 면담 및 메일 조사 그리고 국제적인 전문가 패널과 협의를 통해 이루어졌다. 신뢰도와 타당도 검사를 위한 임시 테스트에는 총 58개 항목이 포함되었다. AIMS에 대한 기준을 수립하기 위해서 연령과 성별에 따라 계층화된 2,200명의 알버타의 영유아에 대한 자료 수집을 요구하였다.[36]

검사 형식

유형 이 검사는 기준 참조이며 참조 집단과 관련한 개인의 운동 수행력을 결정하기 위한 백분율 순위를 제공한다.

내용 이 검사에는 네 가지 자세에서 구성되는 58개의 항목이 포함된다: 엎드려 누운자세, 바로 누운자세, 앉기 그리고 서기. 항목의 분포는 다음과 같다: 21개 엎드려 누운자세, 9개 바로 누운자세, 12개 앉기 그리고 16개 서기. 각 항목에 대해서 영유아가 항목을 통과할 때 관찰해야 하는 특징적인 핵심 내용을 확인한다. 각 항목은 운동 수행력-체중부하, 자세 그리고 항중력적 움직임이라는 세 가지 측면을 설명한다(그림 3.1).

관리/채점 검사의 관리에는 최소한의 처리가 요구되는 관찰적인 평가가 포함된다. 신체 외형이 가진 체중부하, 자세 및 움직임의 각 항목에 대해서 평가한다. 채점은 "관찰됨"/"관찰되지 않음"으로 기록한다. 네 가지 자세 각각에 대한 평가에서 관찰된 최소한 성숙과 가장 성숙 항목은 "관찰됨"으로 기록하며 영유아가 가능한 운동 레퍼토리의 "창" 역할을 한다. 각 영역(엎드려 누운자세, 바로 누운자세, 앉기, 서기)의 점수는 합계 점수를 산출하기 위해서 합산한다.

해석 영유아의 전체 AIMS 점수는 기준 나이와 일치한 표본과 비교해서 영유아의 운동 수행력의 백분율 순위를 결정하기 위해서 그래프 상에 표시한다. 백분율 순위가 높을수록 영유아 발달이 지연될 가능성이 낮다. AIMS는 진단 검사가 아니므로 백분율 순위가 낮다는(10%) 의미가 정확하지 않으며 진행 중인 모니터링, 추가적인 진단 작업을 위한 추천이나 운동 지연을 위한 중재의 권장사항과 관련된 결정에 검사자의 임상적인 판단이 필요하다.

신뢰도와 타당도 원본 표본은 506명(남성 285명, 여성 221명)이었으며 출생에서 18개월까지 계층화된 정상 신생아이다. AIMS, Peabody 및 Bayley 척도에서 동시 타당도 평가를 위해 120명의 영유아를 채점하였고, AIMS에서 253명의 영유아를 각각 2~3회 채점하여 AIMS의 검사자간 및 검사-재검사 신뢰도를 평가하였다.[36] 연구자는 검사자간 신뢰도가 0.99이고, 검사-재검사 신뢰도가 0.99라는 것을 확인하였다. Bayley와 Peabody 척도의 동시 타당도를 반영한 상관계수는 각각 r=0.98과 r=0.97로 확인되었다. Pin 등은 생활나이 4주에서 18개월이며 임신나이 29주 이전에 태어난 영유아의 검사자내 및 검사자간 신뢰도를 연구하였다. 모든 ICC 값은 0.75보다 크고 SEM은 1.2보다 작았다. AIMS는 영유아 집단에서 사용 가능한 신뢰성있는 측정 도구이지만 두 가지 극단적인 나이대에서는 검사 항목의 수가 제한되어 있기 때문에 하위 점수의 ICC 값은 4개월과 18개월로 낮다.[37] 연구자들은 이 시점에서 제한된 검사 항목 때문에 4개월 미만의 영유아 또는 독립적인 보행 이후에 AIMS를 사용하는 것에 대해서 주의하라고 하였다.

장점과 단점 AIMS는 가능한 조기에 발견할 수 있는 능력을 제공하고, 기준에서 벗어나기 때문에 조기 중재로 기능부전의 영향을 최소화시킬 수 있다. 원 점수의 작은 변화로 백분율 순위가 크게 바뀔 수 있기 때문에 백분율 순위 사용은 신중해야 한다.[38]

최신 연구 생후 첫 해에 영유아에게 적용할 수 있는 9개의 신경운동 평가도구를 체계적으로 검토한 결과 Spittle 등은 AIMS가 가장 높은 예측 타당도를 증명하는 3가지 검사 중 하나였으며 8개월에서 12개월 사이의 영유아에서 예측 타당도가 가장 강한 두 가지 검사 중 하나라고 결론지었다.[39] AIMS는 최고의 정신심리학적 특성과 5가지 기준 참조된 검사의 임상적 유용성을 검토한 것으로 설명되었다.

영유아의 생애 첫 해 동안 두 가지 검사 사이의 예측 타당도를 비교하기 위해서 2세와 3세 영유아 발달의 베일리 척도(BSID: Bayley Scale of Infant Development)의 점수를 예측하는 AIMS와 HINT의 능력을 연구하였다.[40] 전형적으로 위험한 발달을 보이는 영유아는 HINT와 AIMS로 4개월에서 6개월 그리고 10개월에서 12.5개월 BSID를 2년과 3년으로 평가하였다. 초기(4개월~6.5개월) HINT

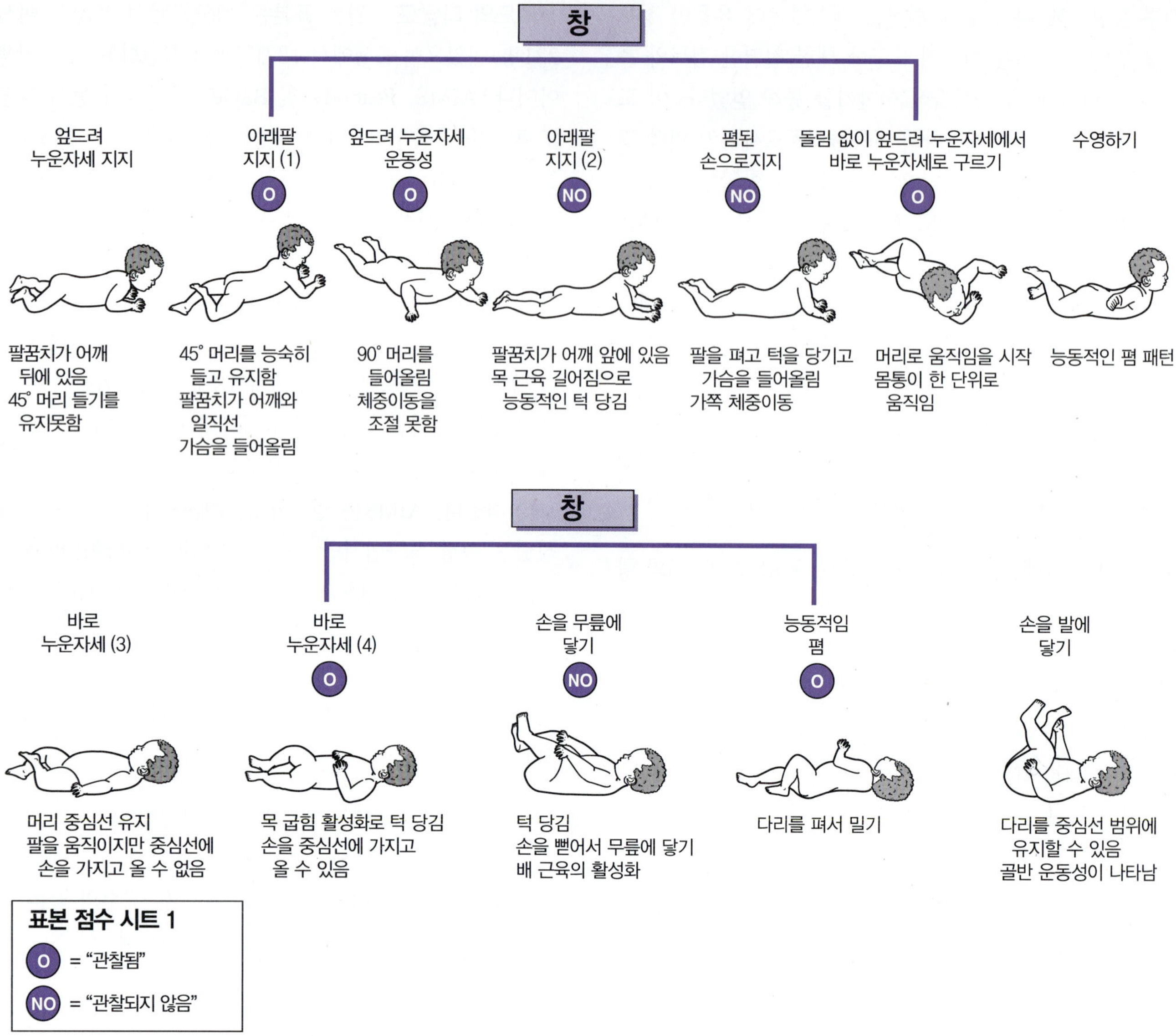

그림 3.1 AIMS의 표본 점수 시트(엘스비어 출판사로부터 알버트 영유아 운동 척도의 표본 점수 시트의 사용을 허가[AIMS 매뉴얼의 그림 4-1])

는 2년 BSID-II 운동 결과와 3년 BSID-III 대동작 결과에 대한 AIMS보다 높은 예측 상관관계가 나타났다. 상관관계는 10~12.5개월의 HINT 및 AIMS 점수와 3년 BSID-III 대동작(r=0.58 및 0.58) 및 소동작(r=0.35 및 0.35) 하위척도와 동일하였다.

대동작 기능평가 Gross Motor Function Measure

대동작 기능평가(GMFM: Gross Motor Function Measure)는 뇌성마비 아동의 대동작 기능의 변화를 평가하기 위해 설계된 임상적인 측정이다.[41]

검사 측정과 목표 집단 이 검사는 운동 기능이나 아동이 할 수 있는 활동의 정도를 평가하기 위해서 설계되었다. 특히 뇌성마비 아동을 대상으로 시간 경과에 따라서 또는 치료 후 기능 변화를 평가하는 지수이다. 최초 타당도 표본에는 5개월에서 16세 사이의 아동이 포함되었다. GMFM은 운동장애가 없는 5세나 그 이하 아동의 경우에 운동 기술을 알아보는 데 적합하다. 대동작 움직임의 질을 평가하는 관찰 도구인 대동작 수행력(GMPM: Gross Motor Performance Measure)은 운동 행동의 특수한 질적 특성의 시간 경과에 따른 변화를 평가할 수 있다.[42]

검사 구성 및 표준화 GMFM은 항목 선택, 신뢰도 검사 및 타당도 확인 절차를 통해 현대적인 측정설계 원칙에 따라 개발되고 검사되었다. 항목 선택은 문헌 검토와 소아과 의사의 판단에 근거를 두었다. 임상적으로 중요한 아동의 기능 변화를 보여줄 가능성이 있다고 평가된 항목이 포함되었다. 원본 GMFM은 88개의 항목(GMFM-88)이 포함되었다. GMFM의 해석성과 임상적 유용성을 향상시키기 위한 노력의 일환으로 Rasch 분석을 GMFM-88에 적용해 GMFM-66을 만들었다.[43] 연구자들은 GMFM-66이 GMFM-88보다 뇌성마비 아동의 운동발달을 더욱 이해할 수 있는 계층적 구조와 간격 점수를 제공한다고 보고하였다.[44]

검사 형식

유형 GMFM은 기준에 근거한 관찰적인 측정이다.

내용 이 검사에는 5가지 영역에서 운동 기능을 평가하는 88개 항목을 포함한다: (1) 눕기와 구르기; (2) 앉기; (3) 네발기기와 무릎서기; (4) 서기; (5) 걷기, 달리기, 점프하기. 아동이 독립적 기능을 발휘할 수 있는 잠재력을 최대화하는데 강조를 해서 다른 사람의 도움없이 독립적으로 과제를 완성할 수 있는지 여부를 측정한다(보조도구의 사용 여부에 관계없음).

관리/채점 관리가 쉽도록 항목은 검사 위치에서 등급 형태로 집단화되며 발달 순서에 따라서 범위가 정해진다. 채점 목적을 위해서 항목은 운동기능의 5개 분리된 영역을 대표하기 위해서 집단화 한다. 각 GMFM 항목은 4점 순서대로 점수를 채점한다. 0, 1, 2, 3 값은 네 가지 범주로 각각 지정된다. 0=시작하지 않음. 1=시작(과제의 10% 미만); 2=부분적으로 완료(과제의 10%에서 100% 미만); 3=과제 완료. 결과를 기록하는데 한 페이지 점수 시트가 사용된다. 각 항목에 점수를 매기는 방법에 대한 구체적인 설명은 검사 매뉴얼과 함께 관리 및 채점 지침에 나와있다. GMFM-66을 구성하는 66개의 항목은 점수표에 음영과 별표로 표시됩니다. GMFM-88을 완료하는데 필요한 시간은 약 45~60분이다. GMFM-66에는 적용할 항목이 22개 적기 때문에 검사 관리에 소요되는 시간이 더 적어야 한다.

해석 다섯 가지 영역의 각각은 총 점수에 동등한 가중치를 부여한다. 그러므로 각 점수(아동의 점수/최대 점수 x100%)에 대한 백분율 점수가 계산된다. 총점은 각 측정 영역의 점수를 더하고 5로 나눈 값이다. 또한 "목표 총 점수"는 아동의 목표와 가장 관련된다고 선택된 GMFM 영역을 포함하도록 초점을 좁힘으로써 측정값의 반응성을 높일 수 있는 계산을 할 수 있다. 컴퓨터 프로그램으로 GMFM-66의 점수를 해석하기 위해서는 대동작 능력 추정량(GMAE: Gross Motor Ability Estimator)이 필요하다. GMFM-66 점수가 GMFM-88 점수와 다른 점은 간격(순서와 반대)이 있다는 점이다.

신뢰도와 타당도 검사 저자는 각 영역에 대해 검사자내 신뢰도를 발견하였으며 총 점수는 0.92에서 0.99 사이 이었고, 검사자간 신뢰도는 0.87에서 0.99(ICC) 범위였다.[3] GMFM-66은 또한 높은 신뢰성(ICC=0.97에서 0.99)이 있고, 변화에 민감하다.[44, 45]

GMFM-88의 구성 타당도는 보행 속도와 D 영역(서기) (r=0.91) 및 E 영역(걷기, 달리기, 뛰기) (r=0.93) 사이의 현저한 선형 관계가 증명되었다.[46] 최근에는 3가지 점수 옵션(GMFM-88, GMFM-88 목표 총 점수 및 GMFM-66)에 대한 종단적인 구성 타당도가 5년 추적검사 연구에서 평가되었다.[47] 선택적 뒤뿌리 근절제술을 시행한 41명의 뇌성마비 아동을 GMFM으로 5년간 모니터링하였다. 세 가지 점수 옵션 모두 5년 연구에서 종단적인 구성 타당도가 크게 나타났다. GMFM-88 총 점수와 목표 총 점수는 GMFM-66 점수보다 수술 후 초기 대동작 운동기능에 큰 변화가 나타났다.[48] GMFM-66-IS(항목 세트)와 GMFM-66-B&C(바닥 및 천장 접근법) 모두 높은 수준의 타당도(ICCs of 0.99)와 신뢰도(ICCs 0.98 이상)를 증명하였으며 임상 실습 또는 연구 목적으로 사용될 수 있다.

GMFM의 원본 버전을 검증하는 과정에서 가족과 전문가 사이의 의사소통을 향상시키고, 연구를 위한 아동의 계층화에 대한 철저한 근거를 제공하기 위해서는 아동의 기능적인 운동성이 의미 있고, 타당하며 신뢰할 수 있는 분류가 필요하다는 것이 명확해졌다.[49] 1997년 Palisano와 동료들에 의해 개발된 뇌성마비를 위한 대동작기능 분류 시스템(GMFCS: Gross Motor Function Classification System)은 뇌성마비 아동의 운동기능을 임상적으로 의미있는 5가지 단계 중 하나로 분류하기 위해 만들었다(표 3.2).[50]

GMFCS는 I단계(대부분 가능)에서 V단계(가장 제한

표 3.2 GFMCS-E&R의 각 단계별 일반적인 제목

각 단계에 대한 일반적인 제목
I 단계 – 제한 없는 걷기 II 단계 – 제한 있는 걷기 III 단계 – 손으로 잡는 운동성 장치를 사용하여 걷기 IV 단계 – 제한있는 자가 운동성: 전동 이동장비 사용 V 단계 – 수동 휠체어로 이동
I 단계와 II 단계 사이의 구분 – I 단계와 비교했을 때 II단계 아동과 청소년은 먼 거리를 걷거나 균형을 잡는데 한계가 있다. 처음 걷기를 학습할 때는 손으로 잡는 운동성 장치가 필요할 수 있다. 실외 및 장거리 여행을 할 때 휠체어를 이용해 이동할 수 있다. 계단을 오르고 내릴 때 난간을 사용해야 한다. 달리기와 뛰기는 할 수 없다.
II 단계와 III 단계 사이의 구분 – II단계 아동과 청소년은 4세 이후에 손에 드는 운동성 장치가 없어도 걸어다닐 수 있다(때때로 사용할 수도 있음). III단계의 아동과 청소년은 실내와 지역사회에서 휠체어를 이용해 이동하기 위해 손으로 잡는 운동성 장치가 필요하다.
III 단계와 IV 단계 사이의 구분 – III단계 아동과 청소년은 스스로 앉아 있거나 앉을 수 있도록 외부 지지가 제한되고, 선 자세에서 이동이 더욱 독립적이며 손으로 잡는 운동성 장치로 잘 걸을 수 있다. IV단계의 아동과 청소년은 앉기 기능(일반적으로 지지됨)은 가능하지만 자가-이동성은 제한적이다. IV단계의 아동과 청소년은 수동 휠체어로 이동하거나 활발한 이동을 할 가능성이 더 크다.
IV 단계와 V 단계 사이의 구분 – V단계 아동과 청소년은 머리와 몸통 조절에 심한 제한이 있으며 광범위한 보조 기술과 신체 보조가 필요하다. 아동/청소년이 전동 휠체어를 사용하는 법을 배울 수 있을 때에만 자가-이동성이 달성된다.

CanChild 웹사이트의 허가. http://Peds-QLTM.canchild.ca/en/measures/gmfcs_expanded_revised.asp

적)까지 아동의 두 번째 생일 전부터 여섯 번째 생일과 열두 번째 생일까지 네 가지 나이대 안에서 운동기능을 설명한다. 운동기능은 GMFM이나 PEDI와 같은 공식적인 도구에서 관찰할 수 있는 능력 보다는 일반적인 상황에서의 기능에 초점을 맞춘 "단어 그림"으로 설명된다. GMFCS-E&R은 GMFCS의 확대 및 수정 버전으로 개정한 버전이다. 12세에서 18세까지의 나이대가 추가되었으며 국제 기능장애 및 건강 분류와 일치하는 개념적 틀이 확대되었다.[50]

장점/단점 Debuse 등은 뇌성마비 아동을 위한 활동의 결과측정에 대한 체계적인 고찰을 완성하였다.[51] GMFM-88, GMFM-66 및 장애가 발견된 아동 평가(PEDI: Pediatric Evaluation of Disability Inventory)는 뇌성마비 아동의 기능 검사에 가장 적합한 3가지 결과측정으로 선정하였다. GMFM-88과 PEDI는 모두 높은 완성도를 나타내며 뇌성마비 아동의 기능적 능력에 대한 결과측정의 적합성을 확인한다. 긴 완성 시간과 상대적인 일관성(조절된 검사 환경에서 대동작 능력만 검사)은 검사의 약점 또는 단점으로 보고되었다. GMFM-66은 검사할 항목이 22개 더 적고 빠른 완료시간을 허용하지만 낮은 운동 능력을 가진 아동에게는 바닥효과를 주고, 5세 이상의 어린이에게는 천장효과가 있다.[44] GMFM-88 또는 GMFM-66을 아동의 운동 능력에 근거해 사용할 것인지, 요구하는 모든 검사 항목을 완료하는 능력, 그리고 임상가의 지식과 적절한 대동작 능력 추정량을 사용하는 능력에 사용할 것인지 결정할 때는 신중하게 고려해야 한다.

피바디 발달학적 운동 척도 두 번째 버전

피바디 발달학적 운동 척도 두 번째 버전(PDMS-2: Peabody Developmental Motor Scales-Second Edition)은 심사자의 제안에 대한 응답으로 저자가 10년 동안 연구한 결과로 원본 피바디 발달학적 운동 척도(PDMS: Peabody Developmental Motor Scales) 개선을 위해 검사자로부터 피드백을 받았다.[52,53]

검사 측정과 목표 집단 PDMS-2는 생애 초기에 발달하는 상호 관련된 대동작 및 소동작을 측정하는 여섯 개의 하위 검사로 구성된다. PDMS-2는 물리치료사, 작업치료사, 조기 중재 전문가, 적응된 체육교육 교사, 정신심리학자, 진단 전문가 및 어린 아동의 운동능력 검사에 관심있는 사람들이 사용할 수 있다. 이는 출생부터 6세까지 아동

의 운동기술을 평가하기 위해 설계되었다.

검사 구성과 표준화 원본 PDMS는 운동 평가에 사용된 기존의 도구를 개선하기 위해서 개발되었다. 검사 항목은 검증된 운동척도에서 획득하였고, 새로운 항목은 아동의 성장과 발달에 관한 연구를 근거로 작성하였다. PDMS-2의 특징으로는 46개 주와 캐나다 지방에 거주하는 나이대에 따라서 계층화된 2,003명의 아동에 대한 더 큰 기준표본, 성별과 인종 편견이 없음을 보여주는 연구의 추가, 기준 표본 뿐만 아니라 다양한 하위 집단에 대한 신뢰도 계수(예: 운동 장애가 있는 개인, 아프리카계 미국인, 히스패닉계 미국인, 여성과 남성) 그리고 특별한 주의를 기울인 타당도 연구는 이 검사가 일반 집단뿐만 아니라 다양한 하위 집단에 대해서도 타당하다는 것을 보여준다.[53]

검사 형식

유형 PDMS-2는 차별적인 측정이며 기준 참조를 받는다.

내용 PDMS-2는 두 가지 구성 요소로 나누어 진다: 대동작 척도와 소동작 척도. 대동작 척도에는 반사(11개월 출생), 정지(모든 나이대), 이동(모든 연령대), 물체 조작(12개월 및 그 이상)의 네 가지 하위 검사로 나뉜 151개의 항목이 포함되어 있다.

소동작 척도는 98개 항목이 두 개의 하위 검사로 나누어져 있다: 모든 나이 파악과 시각-운동 통합(모든 나이대). 각 나이대의 각 기술 범주와 총 점수에 대한 기준이 제공된다.

하위 검사의 결과는 대동작 지수(GMQ: Gross Motor Quotient), 소동작 지수(FMQ: Fine Motor Quotient) 및 전체 지수(TMQ: Total Motor Quotient)라는 종합된 세 가지 대동작 수행력 지수를 생성하는데 사용될 수 있다.

관리 두 가지 척도는 아동이 약 45~60분 안에 수행할 수 있다. 검사 시간을 단축하기 위해서 진입 포인트와 바닥 및 천장 단계인 하위검사(반사) 중 하나를 제외하고 모두 사용된다. PDMS-2를 실시하고 해석하는 검사자는 검사 통계를 철저히 이해해야 한다.[53] 채점 및 해석을 관리하는 일반적인 절차; 대동작 및 소동작 능력 시험에 대한 구체적인 정보; 아동의 PDMS-2 성과에 대한 올바른 해석을 달성하기 위해서는 척도를 항목 관리 지침서에 명시된 대로 정확하게 관리해야 한다.

검사 목적이 장애가 있는 아동의 자격이나 배치, 교육 또는 치료 프로그램일 경우에 검사자는 항목의 의도를 유지하면서 지시 한 대로 항목을 관리하거나 아동의 개별 요구에 맞게 조정해야 한다.

채점 PDMS-2의 각 항목은 0, 1 또는 2로 점수를 채점한다. 숫자 점수에 대한 일반적인 기준과 마찬가지로 각 항목에 대한 특정 기준이 제공된다. 점수는 다음과 같이 지정된다.

0-항목을 시도 할 수 없거나 시도하지 않거나 시도에서 기술이 새로 출현 한 것으로 표시되지 않는다.
1-아동의 수행 능력은 항목 숙달 기준과 뚜렷하게 비슷하지만 기준을 완전히 충족하지 못한다(이 값은 새로운 기술을 허용한다).
2-어린이는 숙달을 위해 지정된 기준에 따라 항목을 수행한다.

채점은 서면 요약표 또는 PDMS-2 온라인 채점 및 보고 시스템을 사용해서 완료할 수 있다.

해석 PDMS-2는 원본 점수, 동동한 나이, 백분율, 하위 검사의 표준 점수 그리고 종합 지수 등 다섯 가지 유형의 점수를 산출한다. 각 하위 검사에서 계산된 원 점수에서 동등한 나이, 표준 점수는 설명서에 제공된 기준표에서 얻는다. 소동작, 대동작 및 전체 동작 종합에 대한 지수는 하위 검사의 표준 점수를 합하여 지수로 변환해 얻는다. 표준 점수와 지수가 결정된 후 운동 발달 프로필에 표시될 수 있다. 이 프로필은 육안으로, 대동작 척도와 소동작 척도 그리고 각 척도의 기술 범주를 비교하는 수단으로 제공된다. 그림 3.2는 PDMS-2 채점의 예시를 보여준다.

신뢰도와 타당도 PDMS-2의 전반적인 신뢰도는 검사 개발자가 내적 일관성, 검사-재검사 신뢰도 및 검사자간 점수 신뢰도 세 가지 유형의 오류 분산을 연구하였다. 세 가지 종합과 여섯 가지 하위 검사(Cronbach's α=0.89-0.97, 검사-재검사 r=0.82-0.93, 검사자간 r=0.96-0.99)에 대한 신뢰도 계수는 높은 신뢰성을 의미한다. 이러한 계수의 크기는 PDMS-2에서 검사 오류가 거의 없었으며 사용자가 결과에 확신할 수 있음을 강력히 시사한다.[53]

저자들에 따르면, PDMS-2의 내용 타당도는 정상아동 운동발달에 대해 확립한 연구와 운동 발달을 평가하는 다

항목	개월수 나이	항목명, 위치 그리고 설명	점수 기준		점수
16	7	구르기(등으로 바로 누운자세) 아동의 12인치 정중선에서 딸랑이를 흔든다. 아동의 손이 닿지 않게 아동의 왼쪽에서 더 낮게 딸랑이를 흔든다. 반대쪽에서 이 절차를 반복한다.	2	바로 누운자세에서 엎드려 누운 자세로 2회 구른다 (양쪽 방향으로).	2
			1	바로 누운자세에서 엎드려 누운 자세로 1회 구른다.	
			0	바로 누운자세로 있다.	
17	7	구르기(등으로 바로 누운자세) 아동의 옆쪽에서 흔들어서 아동의 관심을 장난감에 집중시킨다. 반대쪽에서 이 절차를 반복한다.	2	엎드려 누운자세에서 바로 누운자세로 구르며 엉덩관절과 넙다리로 이끌고 배와 어깨가 뒤따른다 (양쪽 방향으로).	2
			1	바로 누운자세에서 엎드려 누운 자세로 구른다 (한쪽 방향으로).	
			0	바로 누운자세로 있다.	
18	8	앞쪽으로 움직이기(배로 엎드려 누운자세) 장난감을 아동의 앞쪽 5피트에 놓는다. "장난감 가져와"라고 말한다.	2	팔을 사용해 앞쪽으로 움직인다.	1
			1	2피트 이상 3피트 미만으로 앞쪽으로 이동한다. 팔을 사용한다.	
			0	2피트 미만으로 이동한다.	
19	9	어깨와 엉덩이 들어올리기(배로 엎드려 누운자세) 아동의 앞쪽 3피트에 앉는다. 아동에게 손을 내밀어 "이리 오너라"라고 말한다.	2	5초 동안 손과 무릎에 체중부하 하고 2회기 동안 앞쪽과 뒤쪽으로 움직인다.	1
			1	손과 무릎을 체중부하 하고 1~5초 동안 들어올린다.	
			0	바로 누운자세로 있다.	
20	9	네발기기(손과 무릎으로) 아동의 앞쪽 6피트에 장난감을 놓는다. 아동에게 "장난감 가져와"라고 말한다. 아동의 접근에 따라서 장난감을 뒤쪽으로 이동시킨다.	2	손과 무릎을 대각선 양상을 사용해서 앞쪽으로 5피트 네발기기를 한다.	0
			1	손과 무릎을 대각선 양상을 사용해서 앞쪽으로 4피트 네발기기를 하거나 대각선 패턴을 사용하지 않고 5피트를 네발기기를 한다.	
			0	정지 상태로 남아있거나 엎드려 누운자세로 움직인다.	
21	9	네발기기(앉기에서) 아동 옆쪽에 바닥에 앉는다. "저를 보세요"라고 말한다. 장난감을 가져오기 위해서 손을 사용해 엉덩이를 앞쪽으로 밀어서 신체를 나아가도록 하는 시범을 보인다. 장난감을 아동의 앞쪽 5피트에 놓는다. 아동에게 "내가 그랬던 것처럼 장난감을 가져오라고" 말한다.	2	앉는 자세를 유지하고 손과 다리를 사용해서 앞쪽으로 3피트 엉덩이 밀기를 한다.	0
			1	앉은 자세를 유지하고 앞쪽으로 1~2피트 엉덩이 밀기를 한다.	
			0	앞쪽으로 1피트 미만 움직인다.	

그림 3.2 PDMS-2 아이템 투여 샘플

른 검증된 검사에 근거를 두고 있다. PDMS-2의 구성 타당도는 확인 가능한 요인분석에 의해서 수립되었으며 결과는 소동작 및 대동작 종합이 일반적인 움직임 안에서 두 개의 분리된 구성물임을 입증하는 결과이다. Connolly 등은 PDID-II 운동 척도와 PDMS-2의 동시 타당도를 연구하였다. PDMS-2와 BSID-II 운동척도 표준점수 사이에 동시 타당도가 부족하다고 보고되었다.[54] 또한, 이동을 제외한 두 검사 사이의 나이대가 일치하지 않는 것으로 나타났다. 연구자들은 BSID-II와 PDMS-2 적용이 12개월 된 영유아의 대동작 발달에 있어서 다른 결과를 산출할 수 있으며 아동의 서비스 적합성에 영향을 미칠 수 있다고 결론지었다. 이 정보는 중재의 필요성을 결정할 때 물리치료사의 전반적인 아동 평가(보고된 객관적인 평가결과 제외)의 중요성을 강화하는데 가치가 있다.

장점/단점 PDMS-2는 영유아 및 어린 아동을 평가할 수 있고, 광범위한 나이대로 표준화되어 신뢰할 수 있으며 타당성 있는 평가 도구이다. 하위 검사의 종합은 별도로 점수를 매길 수 있으므로 관리가 쉬우며 3점 보증된 시스템을 통해서 검사자는 신기술을 식별하며 새로운 기술 습득이 느린 아이들의 진도를 측정할 수 있다. PDMS-2의 단점은 유럽 아동들에 대한 표준 자료의 부족, 더 어린 아동들을 위해서 긴 관리 시간, 그리고 짧은 형식이 없음을 포함한다.[55]

운동 능숙도의 브루노우닌크스 오스렉스키 검사 두 번째 버전

브루노우닌크스 오스렉스키 검사 운동 능숙도(BOT-2: Bruininks-Oseretsky Motor Performance Per Second Test)는 Robert H. Bruininks 박사가 개발한 운동 숙련도의 브루노우닌크스 오스렉스키 검사(BOTMP: Bruininks-Oseretsky Test of Motor Proficiency)의 최신 개정판이다.[56] BOT-2는 소동작과 대동작 숙련도의 차별화된 측정을 포함해서 운동기술에 대한 포괄적인 평가를 제공한다.[57]

검사 측정과 목표 집단 BOT-2는 아동의 전반적인 운동 기능을 평가하기 위해서 설계되었으며 운동손상 진단 지원, 운동 결손 선별, 교육배치 결정 보조, 다양한 운동발달 교육과정을 계획하고 평가하는 수단으로 사용될 수 있다. 이 검사는 4세에서 21세 사이의 아동에게 적합하다.[57]

검사 구성과 표준화 운동 능숙도의 브루노우닌크스 오스렉스키 검사 개정판은 2002년에 저자, 시험 감독 및 연구원으로 구성된 개발팀과 함께 시작되었다. 이 개정판은 같은 나이대의 기준, 향상된 검사 조직화와 내용을 제공하고 현재 사용자 요구를 해결한다. BOT-2는 38개 주의 1,520명 아동을 대상으로 표준화하였다. 기준 표본의 11% 이상이 장애 아동을 포함하였다. 표본 선정은 무작위로 이루어졌으며 성별, 인종/민족, 사회경제적 지위, 12개 나이 집단의 장애 상태에 따라 계층화 하였다.

검사 형식

유형 BOT-2는 기준-참조이며 구조화된 환경에서 아동을 직접 관찰하고 평가하며 개별적인 관리 과제를 포함한다.

내용 BOT-2는 소동작 조절, 도수 협동성, 신체 협동성 그리고 근력과 민첩성의 네 가지 영역의 종합에 대한 숙련도를 평가한다. 이 네 개의 운동 영역 종합은 각각 8개의 BOT-2 하위 검사 중에서 2개를 구성한다. 다섯 번째 종

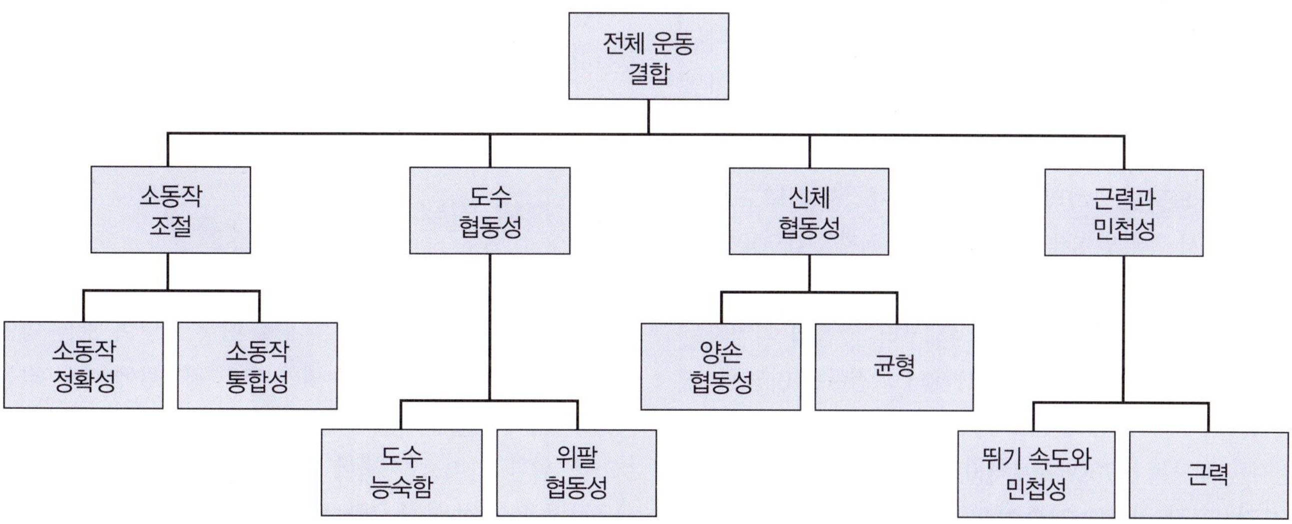

그림 3.3 운동 능숙도의 브루노우닌크스 오스렉스키 검사(Bruininks-Oseretsky Test of Motor Proficiency) 8개 하위 검사와 BOT-2 종합의 관계. (운동 능숙도의 브루노우닌크스 오스렉스키 검사에서 적응된 그림, 2판 [BOT-2]. Copyright 2005 NCS Pearson, Inc. 허락을 받아서 복제하였다. 판권 소유. "BOT"는 미국 또는 기타 국가에서 Pearson Education의 계열사 상표이다.)

합인 전체 동작 종합은 8개의 모든 하위 검사에서 고안하였다.

종합한 8개의 하위 검사의 관계를 그림 3.3에 나타냈다.

관리 완성된 양식은 40분에서 60분 사이에 실시할 수 있으며 검사 영역을 준비하는데 필요한 10분이 추가된다. 짧은 양식(선별 목적으로 사용)은 15분에서 20분 사이에 실시될 수 있으며, 영역 설정에 5분이 더 필요하다. 짧은 양식은 8개의 하위 검사에서 신중하게 선택된 14개의 BOT-2항목으로 구성되며 전체 운동 능력의 단일 점수를 산출한다. 아동을 위해 두 번의 짧은 검사 회기가 권장된다. 검사의 관리와 채점 절차는 잘 작성되어 있으며 매뉴얼에 나와있다. BOT-2를 관리하는데 필요한 자료는 스톱워치 및 테이프 측정을 제외하고 표준화된 테스트 키트가 제공된다.

채점 채점은 BOT-2 ASSISTTM 소프트웨어를 사용하거나 손으로 채점하여 완료할 수 있다. 아동의 원 점수는 검사 수행 중에 기록되며 첫 번째 점수로 변환된 다음 표준 점수, 대략 나이 근사치 및 백분율 순위로 변환된다(BOT-2의 표본 기록 양식은 그림 3.4 참조). 검사 결과에는 검사받은 아동, 학부모 및 교사에게 전달하는 데 도움이 되는 다섯 가지 설명 범주가 점수 시트에 포함된다. 전체 운동 종합은 네 가지 운동영역을 종합한 표준점수의 합계로 산출되며 전체적인 운동 숙련도에 대해서 가장 신뢰하며 선호할 수 있다.

해석 표준 표가 제공되고, 표준화 프로그램에서 검사된 과목 점수로 산출된 점수를 비교하므로 사용자는 국가별 참조된 집단과 관련해서 아동의 수행력을 해석할 수 있다.

신뢰도와 타당도 하위 검사의 검사-재검사 신뢰도 계수는 4세에서 7세 및 8세에서 12세의 피검자는 0.70s 이상이었고, 13세에서 21세 사이의 피검자는 0.69로 나타났다.[57] 종합 상관계수의 평균은 4세부터 12세의 피검자는 0.80s 이하이었고, 13세에서 21세의 피검자는 0.77로 내적 일관성 신뢰도가 높았으며 세 가지 나이대의 평균 하위 검사 신뢰도는 0.70s에서부터 0.80s 이하까지 분포하였다.

검사자간 신뢰도 계수는 도수 협동성, 신체 협동성 및 할 수 있는 것 종합의 경우 0.98과 0.99로 매우 높았다. 소동작 조절 종합 계수도 0.92로 높았다.

BOT-2의 사용을 지지하는 근거는 검사 내용, 내적 구조, 임상 집단의 차이와 운동기술의 다른 검사와의 관계를 통해서 4세에서 21세 사이의 개개인의 전반적인 대동작과 소동작 능숙도를 평가한다. Bruininks-Oseretsky 운동 숙련도 검사, PDMS-2 및 시각-운동기술 검사, 개정판(TVMS-R)에서 BOT-2 점수와 BOT-2 점수를 비교한 내용 및 구성 타당도 연구는 매뉴얼에 보고되어 있다.

장점과 단점 Dietz 등의 BOT-2에 대한 검토는 검사의 다음과 같은 장점과 제한점을 요약한다. 그 장점은 다음과 같다: (1) 검사항목 사진을 제공하는 관리 이젤은 효율적이고 표준화된 시험관리가 가능하다. (2) 전형적인 아동 활동(표면 타당도)을 반영한 시험 항목; (3) 시험의 구성 타당도 확인; (4) 미국의 인구 통계를 반영하는 현재 기준; (5) 완전한 형태의 전체 운동 종합 및 짧은 형태의 중등도 및 강한 검사자간 및 검사-재검사 신뢰도.[58] 보고된 제한 사항에는 (1) 일부 나이대의 몇 가지 하위 검사 및 운동영역 종합에 대한 약한 검사-재검사 신뢰도 계수; (2) 채점 과정이 시간이 많이 걸리고 지루할 수 있다. (3) 지연이 있는 5세 아동이나 전형적인 발달의 4세 아동을 대상으로 하는 항목의 어려움.

최근 연구 신경 섬유종 제1형(NF1) 아동의 운동 숙련도는 BOT-2를 사용해 평가하였다.[59] 4~15세의 NFl을 가진 26명의 아동들이 본 연구에 참여하였다. 연령과 성별이 일치한 검사 기준에 비례한 참가자 점수는 전체 운동 종합($z=-1.62$)과 8개의 하위 검사 중 7개 점수가 유의하게 낮았다($p<0.05$). 결과는 BOT-2가 NF1 아동에서 운동 능력의 지연을 확인하고 특성화하는 데 유용하다는 것을 나타낸다.

포괄적인 발달 척도
Comprehensive Developmental Scales

포괄적인 발달 척도는 유아 및 아동 발달의 모든 영역을 평가하며 많은 전문분야와 영역의 평가팀에 매우 적합하다. 평가된 발달 영역에는 조기 중재 및 특수 교육 서비스를 위한 서비스 자격에 관한 장애인 교육법(IDEA) 규정의 C 규정을 준수하는 신체적, 인지적, 의사소통적, 사회 정서적 및 적응 언어가 포함된다.[60]

BOT 2

Bruininks-Oseretsky Test of Motor Proficiency, *Second Edition*

Robert H. Bruininks & Brett D. Bruininks

	Year	Month	Day
Test Date	2006	10	2
Birth Date	1998	7	1
Chronological Age	8	3	1

Preferred Drawing Hand:	(Right)	Left
Preferred Throwing Hand/Arm:	(Right)	Left
Preferred Foot/Leg:	(Right)	Left

Norms Used: ☒ Female ☐ Male ☐ Combined

Examinee Name Kaleah Nelson　Sex Female　Grade 2

Examiner Name Dan Kotter　School/Clinic Whittier Clinic

	Total Point Score	Scale Score (Mean = 15, SD = 5) (Tables B.1–B.13)	Standard Score (Mean = 50, SD = 10) (Tables B.4–B.7)	Confidence Interval: (90%) or 95% (Tables C.1–C.4) Band	Interval	%ile Rank (Tables B.4–B.7)	Age Equiv. (Tables B.14–B.16)	Descriptive Category (Table C.13)
1 Fine Motor Precision	38	18		± 4	14 – 22		9:0–9:2	Average
2 Fine Motor Integration	38	18		± 4	14 – 22		10:0–10:2	Average
Fine Manual Control		Sum 36	57	± 7	50 – 64	76		Average
3 Manual Dexterity	28	17		± 4	13 – 21		8:9–8:11	Average
7 Upper-Limb Coordination	37	25		± 3	22 – 28		12:6–12:11	Well-Above Average
Manual Coordination		Sum 42	65	± 6	59 – 71	93		Above Average
4 Bilateral Coordination	17	10		± 3	7 – 13		5:9–5:9	Below Average
5 Balance	27	8		± 3	5 – 11		5:2–5:3	Below Average
Body Coordination		Sum 18	35	± 6	29 – 41	7		Below Average
6 Running Speed and Agility	30	14		± 4	10 – 18		7:3–7:5	Average
8 Strength Push-up Knee (Full)	25	20		± 4	16 – 24		12:6–12:11	Above Average
Strength and Agility		Sum 34	56	± 7	49 – 63	73		Average
			Sum 213					
Total Motor Composite			54	± 4	50 – 58	66		Average

	Total Point Score	Standard Score (Tables B.8–B.13)	Confidence Interval: 90% or 95% (Tables C.3, C.4) Band	Interval	%ile Rank (Tables B.8–B.13)	Descriptive Category (Table C.3)
SHORTForm Push-up Knee Full			± 4	50 – 58	66	

설명

완성된 양식

검사 세션 동안 각 항목에 검사받는 아동의 수행력을 기록한다.

검사 세션 후에 제공되는 변환 표를 사용하여 각 항목 원 점수를 포인트 점수로 변환한다. 두 번의 시도가 필요한 항목의 경우 두 개의 원 점수 중에서 더 나은 것을 변환한다. 그런 다음 포인트 점수 열의 해당 타원에 포인트 점수를 기록한다.

각 하위 검사에 대해서 항목 포인트 점수를 추가하고, 전체 포인트 점수 레이블이 붙은 타원과 표지 페이지의 해당 줄에 합계를 기록한다.

짧은 양식

검사 세션 동안 8페이지에 나열된 각 단문 형태 항목에 검사받는 아동의 수행력을 기록한다.

검사 세션 후에 제공되는 변환 표를 사용하여 각 항목 원 점수를 포인트 점수로 변환한다. 두 번의 시도가 필요한 항목의 경우 두 개의 원 점수 중에서 더 나은 것을 변환한다. 그런 다음 포인트 점수 열의 해당 타원에 포인트 점수를 기록한다.

마지막으로 총 14개의 짧은 양식 항목에 대해서 항목 포인트 점수를 추가하고 합계 포인트 점수 레이블이 붙은 타원과 표지 페이지의 해당 줄에 합계를 기록한다.

그림 3.4 운동 능숙도의 브루노우닌크스 오스렉스키 검사(Bruininks–Oseretsky Test of Motor Proficiency) 8개 하위 검사 기록 양식(운동 능숙도의 브루노우닌크스 오스렉스키 검사에서 적응된 그림, 2판 [BOT–2]. Copyright 2005 NCS Pearson, Inc. 허락을 받아서 복제하였다. 판권 소유. "BOT"는 미국 또는 기타 국가에서 Pearson Education의 계열사 상표이다.)

영유아 발달의 베일리 척도 – 제3판

Bayley Scales of Infant and Toddler Development - Third Edition

영유아 발달 제3판의 베일리 척도(Bayley-III)의 베일리 척도는 BSID-II의 개정판이다.[61,62] 교정은 질을 향상시키고 베일리 척도의 유용성을 높이기 위해 수행되었으며 몇 가지 중요한 목표가 있다: (1) 표준 자료를 갱신하고, (2) 5개의 서로 다른 척도를 개발하고, (3) 도구의 정신측정학적 질을 강화한다. (4) 도구의 임상적 유용성 향상, (5) 관리절차의 단순화, (6) 항목 관리의 갱신, (7) 자극 물질의 갱신 및 (8) 저자인 Nancy Baley를 상상해서 베일리 척도의 기본적인 질을 유지. Bayley-III의 중요한 목적은 발달지연을 가진 아동을 확인하고 중재 계획에 필요한 정보를 제공하는 것이다.

검사 방법 및 목표 집단 Bayley-III은 인지, 언어, 운동, 사회-정서적 및 적응이라는 5개 영역에서 영유아 발달을 평가한다. 인지, 언어 및 운동 영역은 아동의 항목 관리를 통해 직접 평가하지만 사회-정서적 및 적응 영역은 돌봄자의 질문지를 통해서 평가한다. 또한, 검사가 끝나면 의사와 돌봄자는 행동 관찰 목록을 작성해서 자녀의 검사 수행력이 자신의 능력과 전형적인지를 평가한다. Bayley-III는 1개월에서 42개월 사이의 영유아에게 개별적으로 관리된다.

검사 구성 및 표준화 원본 BSID는 여러 영유아 발달 척도와 영유아 연구의 광범위한 단면에서 유래되었다. Bayley-III에 대한 항목 작성은 발달 연구와 어린 아동들의 정상발달에 전형적인 행동을 나타내는 이론을 기반으로 한다. 모든 Bayley 척도(BSID, BSID-II 및 Bayley-III)에 대한 전체 세 가지 항목 관리는 수정된 효력 연속성에서 발생한다. 즉, 항목은 일반적으로 난이도에 따라 정렬된다. BSID-II에는 정신, 운동 및 행동 평가의 세 가지 척도가 포함되었다. Bayley-III에 대한 별도의 언어 척도를 작성함으로써 BSID-II 정신 척도 안의 항목 수를 줄였으며 Bayley-III의 인지 척도에서 인지 개념과 구성의 확장을 허용하였다. Bayley-III의 표준 정보는 1개월에서 42개월 사이의 유아를 대상으로 한 미국 집단을 나타내는 국가 표준 표본을 기반으로 한다. 이 표본에는 100명의 참가자로 구성된 17개의 나이집단으로 나뉘어진 1,700명의 어린이가 포함되었다. 학부모 교육 수준, 인종/민족 및 지리적 영역에 따른 계층화가 표준 표본에 대해 완료되었다.

검사 형식

유형 검사는 기준-참조된다. 정보는 아동을 직접 관찰하고 상호 작용함으로써 얻어진다.

내용 Bayley-III는 다음과 같은 척도를 포함한다: (1) 인지 항목은 감각운동 발달, 탐험 및 조작, 물체 관련성, 개념 형성, 기억 그리고 인지 기능의 다른 측면을 평가한다. (2) 언어 항목은 수용적 및 표현적 의사소통을 평가한다. (3) 운동 항목은 소동작 및 대동작 기술을 평가한다. (4) 사회-정서적 항목은 그린스펀 사회-정서적 성장 차트(Greenspan Social-Emotional Growth Chart)에 기반한 아동의 사회 및 정서적 이정표를 평가한다. 영유아와 아동을 대상으로 한 심사 설문지; (5) 적응 행동 항목은 적응 행동 평가 시스템 2판(Adaptive Behavior Assessment System, Second Edition) (보기 3.1)에 기초한 일상 생활에서 적응력 기술 기능을 평가한다.[64,65]

관리 Bayley-III 관리에 필요한 시간은 검사 숙련성, 아동의 구체적인 강점과 제한 및 검사 회기 행동에 따라서 다르다. 12개월 이하의 어린이의 경우 관리 시간은 전반적인 종합 검사에 대해 약 50분이다. 13개월 이상 어린이의 경우 총 관리 시간은 90분이다. 나이별 시작점을 기준으로, 앞으로(기본 수준) 이동하려면 처음 세 가지 연속 항목에 대해서 1점의 점수를 받아야 한다. 아동이 첫 번째 나이별 항목에서 0점을 얻으면 심사관은 이전 나이별 항목으로 이동해 동일한 규칙을 적용한다. 이 시험은 어린이가 다섯 가지 연속 항목(천장 수준)에 대해서 0점을 받으면 특정한 척도로 중단된다.

채점 및 해석 Bayley-III 기록 형식은 인지 수준과 수용적 및 표현적 의사소통, 소동작과 대동작 하위 검사의 각 항목에 대한 점수를 기록하는데 사용된다. 아동이 특정 항목에 대한 채점 기준을 충족시키는 경우에 심사관은 "1"에 동그라미를 표시하고, 해당 기준을 충족시키지 않으면 "0"을 표시한다. 각 하위 검사의 원 점수 합계(Total Raw Score)는 다음 매뉴얼에 제공된 표를 사용해 척도 점수, 종합 점수, 백분율 순위 및 신뢰도 간격으로 변환된다. 불일치 비교를 통해 하위 검사 간의 차이가 통계적으로 현저한지(임계값) 그리고 표준화 표본의 불일치 빈도(기본 비율)를 결정할 수 있다. 적응 행동과 사회-감정

보기 3.1 BAYLEY-III 검사 항목

적응 행동
- 의사소통
- 지역사회에서 사용
- 기능적 배움 이전
- 가정 생활
- 건강과 안전
- 여가
- 자기 관리
- 자기 방향
- 사회
- 운동

인지적
- 감각운동 발달
- 탐험과 조작
- 개체 관련성
- 개념 형성
- 기억
- 습관
- 시력 민감성
- 시각적 선호
- 개체 영속성
- 인지적 과정의 다른 측면

항목은 다음을 포함해 나이에 적합한 기술을 측정한다.
- 숫자 세기(일대일 대응 및 집합원의 개수)
- 시각적 및 촉각적 탐험
- 개체 집합
- 퍼즐 보드 완성
- 색상 일치
- 덩어리 비교
- 표현과 속이기 놀이
- 분별 패턴

언어
표현적 의사 소통
다음과 같은 구두 의사소통을 평가한다.
- 어지러운 소리
- 몸짓
- 관계 참조하기
- 획득을 넘기기
- 물건, 그림, 행동에 대한 이름 말하기와 같은 단어의 발달
- 두 단어로 된 발음의 사용과 복수형과 동사 시제의 사용과 같은 복합 문장의 발달

수용적 의사소통
다음과 같은 언어 행동 및 어휘 개발을 평가한다.
- 참조된 개체 및 그림을 식별하는 기능
- 대명사 및 전치사와 같은 형태학적 발달과 관련된 어휘
- 복수 표시 및 시제 표시와 같은 형태학적 표시의 이해

운동
소동작
관련된 소동작 기술:
- 잡기
- 지각-운동 통합
- 운동 계획
- 운동 속도

항목은 다음을 포함해 나이에 적합한 기술을 측정한다.
- 시각 추적
- 뻗기
- 개체 조작
- 잡기
- 아동 움직임의 질
- 기능적인 손 기술
- 촉각 정보에 대한 반응(감각 통합)

대동작
항목 평가 :
- 정적인 위치(예를 들어: 머리 조절, 앉기, 서기)
- 이동을 포함한 동적인 움직임(네발기기, 걷기, 달리기, 뛰기, 계단 오르고/내리며 걷기)
- 움직임의 질(일어서기와 걷기, 차기를 할 때 협동성)
- 균형
- 운동 계획
- 지각-운동 통합(예를 들어: 자세 모방)

사회-감정적
- 사회-정서적 성장의 초기 능력의 숙달을 결정한다.
- 건강한 사회적, 정서적 기능을 모니터링 한다.
- 조기 중재 프로그램의 경과를 모니터링 한다.
- 발달학적인 사회-정서적 능력에 대한 결손이나 문제를 발견한다.

영유아 발달의 베일리 척도(Bayley Scales of Infant and Toddler Development)의 평가영역 항목과 하위 항목의 목록, 3판(Bayley-III).

적 척도는 돌봄인에 의해 완성되고, 행동 빈도는 전체 원점수로 합산된다. 행동 관찰 목록(Behavior Observation Inventory)은 검사가 끝나면 완료된다.

해석을 쉽게 하기 위해서 척도 점수 프로파일(Scaled Score Profile) 또는 종합 점수 척도 프로파일(Composite Score Profile) 그래프에 척도 점수와 종합 점수를 그릴 수 있다. 척도 점수(평균 점수)는 1점에서 19점까지이고, 평균 점수는 10점이고 표준편차는 3점이다. 종합 점수는 40점에서 160점이며 평균 점수는 100점이며 표준편차는 15점이다.

신뢰도와 타당도 Bayley-III 하위 검사 범위의 전반적인 신뢰도 계수는 0.86(소동작), 0.87(수용적 의사소통), 0.91(인지, 표현적 의사 소통 및 대동작)을 포함한다. 저자에 따르면 인지 척도의 신뢰도 계수는 BSID-II의 정신발달 색인의 신뢰도 계수와 비슷하다. 종합 척도에 대한 신뢰도 계수는 0.93(언어 종합)과 0.92(운동 종합)에서 높다.

Bayley-III의 내용 타당도는 포괄적인 문헌 및 전문가의 검토로 내용과 연관성을 향상시키기 위해 새로운 항목 및 하위 검사를 만들어 냈다. Bayley-III는 측정되는 구성과 관련해 전체 나이대에 걸쳐 광범위한 과제를 평가한다.[61] Bayley-III와 PDMS-2 사이의 상관성 연구는 2개월에서 42개월까지 81명의 아동 환자에서 실시하였다. 저자들은 Bayley-III 종합의 평균과 PDMS-2 지수 사이에 거의 차이가 없다고 하였다. 가장 큰 상관성은 소동작 하위 검사와 소동작 지수(r=0.59) 그리고 대동작 하위 검사와 대동작 지수(r=0.57) 사이에 나타났다. 보다 최근에는 Connolly 등이 Bayley-III와 PDMS-2 사이의 동시 타당도에서 Bayley-III 종합 점수와 PDMS-2 전체 운동 지수 점수 사이의 모든 집단에 대해서 중등도 매우 높은 상관성을 보고하였다. 특수한 집단 간의 임상적 유용성 연구를 통한 타당성의 근거도 보고되고 있다.

장점 Bayley-III는 영유아와 아동 발달에 관한 수십 년간의 연구 결과이다. 다섯 가지 다른 척도는 조기 아동 평가를 위해 연방 및 주 지침을 준수하도록 설계되었다. 정신심리학적 질과 임상적 유용성은 이전의 베일리 척도의 기본 특성을 유지하면서 최신 개정으로 향상되었다.

단점 평가를 실시할 시간이 길어서 많은 의료 환경에서 완료하기가 어려울 수 있다. Bayley-III에 의한 발달지연의 과소 평가에 대한 우려는 극도의 조산/극소 저체중아로 태어난 2세 아동에 대한 코호트 연구에서 보고되었다.[67] 저자는 적절한 대조군이 없는 고위험 아동에 대한 Bayley-III 점수의 해석에 주의를 촉구했다.

바텔 발달 목록 - 2판

바텔 발달 목록-2판(BDI-2: Battelle Developmental Inventory-Second Edition)(2005년 발행)은 장애가 있거나 없는 아동의 발달을 측정하고, 발달지연 위험에 처한 아동을 선별하기 위해 사용되는 아동을 위한 포괄적인 발달 평가이며 개별화된 가족 서비스 계획 및 개별화된 교육 계획의 개발을 지원할 수 있다.[5] 이것은 의료 전문가 팀 또는 개인 제공자에 의해 관리될 수 있다.

검사 측정과 목표 집단 BDI-2는 다섯 가지 영역에서 발달을 측정한다: 적응, 개인-사회성, 의사소통, 운동 및 인지. 각 영역의 검사 진입점은 아동의 나이 또는 예상 능력에 따라 결정되는 하위 영역이 포함된다. BDI-2는 출생부터 7년 11개월까지의 아동에게 적합하다. BDI-2 항목 검사는 항목 풀의 항목 하위 집합으로 구성된 BDI-2 스크리닝 검사(BDI-2 Screening Test)도 이용할 수 있다.

검사 구성과 표준화 1984년에 개발된 원래의 BDI는 프로그램 기반 연구에서 종적인 변화를 측정할 뿐만 아니라 서비스에 대한 아동의 적합성을 결정하는데 사용되었다. 특히, 장애인 교육법의 C 부분에 수록된 5개 발달 영역에서 평가되었다. BDI-2는 검사 항목의 개정, 채점 기준의 수정, 영역/하위 영역 구성의 수정 및 새로운 표준화된 표본을 포함하는 5년 개발 과정의 결과이다. 새 버전에는 모든 나이대에 맞는 다채로운 항목과 아동 친화적인 조작법, 새로운 포괄적 표준, 추적검사를 포함한 명확한 스크립트가 적용된 인터뷰 항목, 컴퓨터 또는 손으로 채점하는 과정, 유연성 있는 관리 및 모든 나이대의 다양한 항목이 포함된다. 450가지 검사 항목을 구성하는 기술은 기능적 삶의 기술 및 교육적인 중재의 영향을 받는 능력과의 관련성으로 선정하였다. 표준 자료는 출생에서 7년 11개월로 2,500명의 아동으로부터 수집하였고, 2000년도 인구 조사에 따르면 미국과 매우 유사하다.

검사 형식

유형 BDI–2는 표준 참조와 기준 참조된 포괄적인 발달 평가이다.

내용 하위 영역인 다섯 개의 영역을 포함한다.

(1) 적응: 개인의 책임과 자기–관리 (2) 개인–사회성: 성인과 상호작용, 자아–개념과 사회적 성장 그리고 또래 상호작용; (3) 운동: 소동작, 대동작 그리고 지각 운동; (4) 의사소통: 표현적 및 수용적; 그리고 (5) 인지: 지각적 식별/개념 발달, 추론 및 학문적 기술, 집중력과 기억.

관리 BDI–2에는 체계적인 검사, 관찰 및 학부모 면담의 세 가지 관리 절차가 있다. 각 항목에 가장 적합한 절차를 결정하기 위한 지침이 제공된다. 이러한 관리 유연성은 검사 절차 중에 항목을 평가하기 어려울 때 또는 자녀가 참여를 거부하는 경우에 유용하다. 다양한 장애 및 장애를 가진 아동을 위해서 검사–수용 절차에 대한 추가 설명을 안내서에 제공하였다. 완전한 BDI–2는 스크리닝 검사를 하기 위해 60~90분, 10~30분 이내에 적용할 수 있다.

점수/해석 BDI–2는 옵션 점수 소프트웨어인 BDI–2 Data Manager™로 점수를 산출하거나 손으로 채점할 수 있다. 아동의 수행력은 간단한 3점 채점 시스템(2점=이정표 달성, 1점=이정표 출현, 0점=이정표 달성 없음)을 사용해 표준화된 기준에 따라 채점한다. 하위 영역 수준에서는 표준 참조 점수가 제공된다(평균 10점, 표준편차=3점, 점수 범위 1~19점). 하위 영역 점수는 5개의 BDI–2 영역 점수와 전체 BDI–2 발달 지수(평균 점수 100점, 표준편차=15점, 점수 범위 40~160점)를 종합해서 만든다. 백분율과 신뢰 구간은 영역 점수와 발달 지수에 대해 제공된다. 추가적으로 나이에 해당하는 표가 제공된다. BDI–2 Data Manager 소프트웨어는 원 점수 합계 및 기준 참조 점수를 일관성있게 결정한다. 부모와 전문가, 프로그램 평가를 위한 점수 보고서와 합계 보고서에 대해 서술식 보고서를 작성할 수 있다.

신뢰도와 타당도 전반적인 검사 점수의 신뢰도는 0.99로 매뉴얼에 보고되었다.[69] 반분법(split–halt method)을 사용한 내적 타당도는 여러 나이내의 신뢰도로 보고되었다. 영역의 신뢰도는 하위 영역에서 평균 0.90~0.96 및 0.85~0.95이다. 동시 및 기준 타당도는 원본 BDI, BSID–II, WJIII, Denver II, PLS–4, Vineland SHEC 및 WPPSI–III로 획득하였다. BDI–2는 0.83의 민감도와 0.85의 특이도로 검사를 위한 권장 정확도(0.75) 이상이다. Spies 등은 자폐 스펙트럼 장애의 초기 스크리너로 BDI–2의 사용을 평가하고, 96점(자폐 스펙트럼 장애 집단의 평균에서 1.5 표준편차)의 높은 민감도(0.94)가 나타났다.[70]

장점/단점 BDI–2는 정보 수집을 위한 유연한 프레임워크를 가지고 있으며 다양한 제공자가 사용할 수 있다. 발달장애 아동을 위해 근무하는 의료 제공자에 대한 구체적인 지침은 평가 관리를 돕고, 선별 검사가 포함되는 경우 시간 제약이 있는 환경에 유용하다. 0점, 1점, 2점의 3점 점수 시스템은 발달의 출현과 기술을 설명한다. 항목의 전체 종합 검사를 관리하는데 필요한 시간이 제한되고 관찰자와 면담 자료가 일치하지 않는 경우에 제공자는 검사 점수를 얻기 어려울 수 있다.

기능적 능력의 평가
Assessment of Functional Capabilities

기능 평가는 여러 영역의 일상생활에서 아동이 하는 행동을 검사한다. 지역사회에서 실제로 하는 행동은 활동을 수행하는 신체능력과 완전히 다를 수 있다. 따라서 기능적 능력 뿐만 아니라 기능적 수행력을 평가하는 것이 중요하다. 기능 평가는 종종 세계보건기구(WHO)의 국제기능장애건강분류(ICF)와 유사한 개념적 틀에 근거한다.[71,72] 이 접근법은 매일의 일상생활에서 아동의 참여, 수행 활동 및 아동의 일상적 기능에 기여하는 환경적 및 개인적 요인을 평가하는 것이다다.

Haley에 따르면 장애 및 기능 평가의 개념은 다음과 같은 핵심 개념을 포함한다.

1. 기능적 제한이나 장애 수준이 항상 반영되지 않는 심한 운동 손상이 있을 수 있다.
2. 기능적 결핍은 사회적 활동과 중요한 유년기 역할에 제한을 초래하거나 그렇지 않을 수 있다.
3. 기능적 요구 사항에 대한 환경 요인, 가족 기대 그리고 배경적 요인은 아동의 장애와 핸디캡의 최종 수준에서 중요한 역할을 한다.[73]

포괄적인 기능 평가 도구에는 운동성, 이동, 자기 관리 및 사회적 기능 항목이 포함된다. 보조와 적응 장비의 측정 영역을 포함하며 기능적인 기술 달성의 발달 단계를 통합한다.[74] 기능 평가를 통해 아동 물리치료사는 아동의 장애 또는 운동장애가 일상생활의 과제 요구사항에 어떤 영향을 미치는지에 대한 정보를 얻을 수 있다.

장애 목록의 아동용 평가

장애 목록의 아동용 평가(Pediatric Evaluation of Disability Inventory)는 6개월에서 7.5세 어린이의 수행력 뿐만 아니라 기능적인 능력에 대한 포괄적인 임상 평가이다.[75] PEDI는 기능적 결손이나 지연을 찾을 수 있는 도구, 아동 재활 프로그램의 경과를 모니터링 하는 평가도구 또는 아동용 재활 설정이나 교육 환경에서 프로그램 평가결과를 측정하는 수단으로 사용하기 위한 것이다.

검사 측정과 목표 집단 PEDI는 세 가지 개념 영역에서 기능적인 활동의 수행력과 능력을 측정한다. (1) 자조활동, (2) 운동성, (3) 사회적 기능. 수행력은 아동의 숙달과 능력을 증명하는 기능적인 기술의 확인에 의해 측정된다(보기 3.2).

기능적인 수행력은 주요 기능적인 활동을 성취하는데 필요한 돌보미 지원 및 환경 수정의 수준에 따라 측정된다.

PEDI는 6개월에서 7.5세까지 어린이를 평가하기 위해 설계되었다. PEDI는 영유아 평가를 위해서 만들어지고 표준화되었지만 장애가 없는 7.5세 아동에게 기대할 수 있는 기능적인 능력보다 아래에 있는 아동을 평가하기 위해서 사용할 수도 있다.

검사 구성과 표준화 PEDI의 내용 및 검사 척도는 최종 버전이 발표되기 전 여러 차례 개정되었다. 처음 내용은 사용 가능한 문헌, 이전 기능 및 적응 검사, 관련 저자 및 자문위원의 임상 경험을 토대로 작성되었다. 발달 초판은 60명 이상의 장애 아동과 그 가족들에게 현장 검사를 받았다. 내용의 이해력과 표현력은 외부의 내용 전문가가 평가하였다. 현장 시험 및 내용 타당도 연구를 기반으로 하는 수정본을 표준화 버전을 확정하기 위해 최종 PEDI 항목에 통합하였다.

PEDI에 대한 표준 자료는 메사추세츠, 코네티컷 및 뉴욕 전역에 분포하는 412명의 아동 및 가족을 통해 1990년 5월부터 1991년 6월까지 수집하였다. 동북 지역의 이 표본은 1980년 미국 인구 조사 자료에 정의된 바와 같이 미국 인구 대부분의 인구통계학적 특성과 매우 유사하다. 또한, 타당도 확인을 위해 장애가 있는 세 집단 아동(총 102명)의 임상 표본을 구성하였다.

검사 형식

유형 PEDI는 중재 서비스에 대한 적합성 결정(규범-참조된 표준점수)과 중재 후의 변화 결정(기준-참조된 점수)과 같이 평가 목적이 동일한 경우에 두 가지의 목적의 차이를 구별하기 위해 사용될 수 있다.[72]

내용 자조활동, 운동성 및 사회적 기능의 내용 영역은 기능적인 기술, 돌봄 보조 및 수정의 세 가지 측정 척도를 통해 평가된다. 기능적인 기술 척도는 주어진 활동 안에서 의미있는 기능 단위를 반영하도록 설계되었다. 돌봄 보조 척도는 기능적 활동을 수행하는데 필요한 도움의 양과 관련한 아동 장애를 측정한다. 수정 부분은 기능적인 수행력을 지원하기 위해 아동이 의존하는 환경 수정의 형태나 범위의 빈도 횟수를 제공한다.

관리 PEDI는 자녀를 잘 알고 있는 임상가와 교육자 또는 부모의 구조화된 면담에 의해 관리될 수 있다. 전형적인 수행력의 PEDI의 초점은 응답자 자녀의 전형적인 수행력에 대한 정확한 그림을 얻기 위해 자녀를 여러번 관찰할 기회를 가지도록 요구한다. 부모 보고서를 통한 관리는 45~60분이 소요된다. 관리 지침, 각 항목 채점기준 및 예제는 설명서와 함께 제공된다. 평가자는 특정 훈련을 통해 아동의 보조 수준을 결정하는데 사용되는 도구와 방법에 대한 항목 기준의 지식을 가져야 한다.

채점 기능적인 기술 척도 안의 항목은 각 내용 영역에 대해 1점(능력 있음) 또는 0점(능력 없음 또는 능력을 증명할 수 없음)으로 채점된다. 돌봄 보조 척도의 항목은 0점(완전 보조)에서 5점(독립)까지 6점의 점수로 채점되며 수정된 척도는 수정 없음에서 광범위한 수정의 4가지 범주로 평가된다.

점수는 소책자에 수록되어 있으며 각 영역 및 척도에 걸쳐서 아동 수행력의 프로파일을 작성하는데 사용되는 합계 점수 시트가 포함되어 있다. 세 가지 측정척도 세트의 평가 기준에 대한 요약은 보기 3.3에 제시되어 있다.

해석 원 점수는 요약되어 두 가지 유형의 요약 점수로 변환된다: 규범 표준점수와 척도 점수. 세 가지 영역 각각에

보기 3.2 PEDI의 기능적인 기술 내용

자조활동 영역	운동성 영역	사회적 기능 영역
음식 구성의 형태	화장실 이동	단어 의미의 이해
기구의 사용	의자/휠체어 이동	문장 복잡성의 이해력
마시는 그릇의 사용	자동차 이동	표현적 의사소통의 기능적 사용
칫솔	침대 운동성/이동	표현적 의사소통의 복잡성
헤어 브러쉬	욕조 이동	문제 해결
코 관리	실내 이동방법	사회적 상호작용 놀이
손 씻기	실내 거리/속도	전문가 상호작용
몸과 얼굴 씻기	물건 당기기/운반	자기 정보
풀오버/앞트임 의류	실외 이동방법	시간 지남력
지퍼(단추)	실외 거리/속도	가사
바지	실외 면적	자기 방어
신발/양말	계단 오르기	지역사회 기능
화장실 처리	계단 내리기	
방광 관리		
장의 관리		

Haley SM, Coster WJ, Ludlow LH 등의 허락 하에 사용. PEDI(Pediatric Evaluation of Disability Inventory): 개발, 표준화 및 관리 매뉴얼. 보스톤, MA: 새로운 잉글랜드 의료 센터 병원 및 PEDI 연구 집단; 1992: 13.

대한 기능적인 기술과 돌봄 보조를 위해 별도의 요약 점수가 계산되므로 6가지 표준 점수와 6단계 점수가 산출된다. 기준 표준 점수는 비슷한 나이의 아동과 비교한 아동의 전반적인 기능 수행을 측정한다. 점수는 평균이 50점이고, 표준편차는 10점으로 해석된다. 0점에서 100점까지의 척도로 배분된 배율 점수는 PEDI에서 가능한 최대 점수와 비교했을 때 아동의 수행력이 떨어지는 위치를 나타낸다. 평가 점수는 나이에 맞게 조정되지 않으므로 모든 나이대 아동의 기능적 상태를 설명하는데 사용될 수 있다. 또한, 수정의 네 가지 수준에 대한 전체 빈도를 계산할 수 있다. 이 합계는 아동이 사용하는 빈도와 수정 정도에 대한 설명 정보를 제공한다.

신뢰도와 타당도 표준 표본에서 얻은 내적 일관성 신뢰도 계수는 0.95와 0.99 사이에 있다. 돌보미 보조 척도에 대한 표준 표본의 면접자 사이의 신뢰도는 매우 높았다(ICCs=0.96–0.99). 수정에 대한 동의도 사회적 기능을 제외하고는 상당히 높았다(ICC=0.79).[75] Berg 등은 일반적으로 발달 중인 아동에게 작업치료사, 물리치료사 또는 유치원 교사가 부모를 관리했을 때 PEDI의 노르웨어 번역본의 신뢰성을 조사하였다. 평가자 내와 평가자 간의 신뢰도는 ICC가 0.95에서 0.99 사이로 우수하게 나타났다.[76] 여러 면접자 간의 불일치는 부모와 유치원 교사 사이에서 가장 높았으며 응답자 신뢰도(ICC)는 0.64에서 0.74 사이였다.

내용 타당도는 PEDI의 기능적인 내용을 증명하고 확인하기 위해 31명의 전문가 패널을 이용해 조사하였다.[77] 구성 타당도와 동시 타당도와 관련된 자료는 PEDI가 아동 기능의 유효한 척도임을 나타낸다.[78] 예비 자료는 또한 PEDI의 판별 및 평가 타당성을 증명한다.[75] WeeFIM과 PEDI 사이의 동시 타당도는 발달 장애가 있거나 뇌 손상을 입은 아동을 대상으로 조사하였다.[79] 두 가지 검사는 구성이 유사한지 측정하기 위해 결정되었으며 자조활동, 전환/이동 및 의사소통/사회적 기능에 대한 스피어만 상관 계수가 0.88 이상이었다.

장점과 단점 PEDI는 아동 기능 평가를 위한 표준화된 임상 도구이다. 개발 과정에서의 엄격한 방법론으로 타당하고 신뢰할 수 있는 도구가 되었다. PEDI가 운동 및 자조활동 기능뿐만 아니라 참여(사회적 기능 영역에서)를 조

보기 3.3 세 가지 유형의 측정 수준에 대한 평가 기준

1부 : 기능적 기술	2부 : 돌보미 보조	3부 : 수정
(기능적 기술의 197개 별개 항목) 자기 관리, 운동성, 사회적 기능 0 = 대부분의 상황에서 항목을 수행할 수 없거나 능력이 제한되었다. 1 = 대부분의 상황에서 항목을 수행할 수 있거나, 항목을 이전에 습득하였고 기능적 기술이 이러한 수준 이상으로 진행되었다.	(20가지 복잡한 기능 활동) 자기 관리, 운동성, 사회적 기능 5 = 독립 4 = 감독/ 프롬프트 / 모니터 3 = 최소한 보조 2 = 중등도 보조 1 = 최대 보조 0 = 완전 보조	(20가지 복잡한 기능 활동) 자기 관리, 운동성, 사회적 기능 N = 수정 없음 C = 아동 중심(불특정화) R = 재활 장비 E = 광범위한 수정

Haley SM, Coster WJ, Ludlow LH 등의 허락 하에 사용. PEDI(Pediatric Evaluation of Disability Inventory): 개발, 표준화 및 관리 매뉴얼. 보스톤, MA: 뉴잉글랜드 의료 센터병원 및 PEDI 연구집단; 1992: 16.

사하기 때문에 활동 및 참여의 국제기능장애건강분류 영역을 반영한다.[51] 또한, PEDI는 아동이 여러 영역에서 기능에 미치는 영향을 평가해 결과가 아동의 일상생활에 미치는 영향을 평가하는 결과측정 방법이다. PEDI 사용자의 비평은 관리시간이 길고, 표본 척도의 나이대가 적으며, 번역 문제, 가치 있고 중요한 기능적 활동의 문화적 차이, 그리고 아동의 발달 진행에 대한 부모의 기대치가 다르다는 것이다.[72] PEDI 항목은 기능적인 연속성이 마지막 쉬운 부분에 집중되어 있으므로 장애가 심하지 않거나 나이 든 아동에게는 이상적이지 않을 수 있다.[80]

최근 연구 장애 목록의 아동용 평가-컴퓨터 적응 검사(PEDI-CAT)는 수년간의 경험, 감각 되먹임 그리고 원본 PEDI와의 공식 연구에 기반한 PEDI의 전체 개정판이다.[81,82] PEDI-CAT는 네 가지 영역에서 기능을 측정하는 276개 활동 항목 은행에서 아동의 능력을 평가하기 위해 사전에 설치된 소프트웨어를 사용한다: (1) 일상활동, (2) 운동성, (3) 사회성/인지 그리고 (4) 책임. 원본 PEDI에 대한 개정에는 (1) 자조활동, 운동성 및 사회적 기능 영역에서 평가된 기능적 내용을 확장하는 새로운 항목, (2) 이분화 가능한/불가능한 척도를 대체하는 새로운 4점 어려움 척도; (3) 자조활동과 운동성 항목에 대한 삽화 추가; (4) 돌보미 보조 부분을 새로운 "책임" 부분으로 대체; (5) 각 영역에서 내용 관리를 위한 CAT 플랫폼의 생성.[72] CAT 플랫폼은 이전 답변을 기준으로 항목을 관리할 수 있으므로 관련 없는 항목은 피하고 아동을 위해 너무 쉽거나 어렵게 항목을 만들지 않아도 된다. 항목 관리는 책임이나 어려움의 중간 범위에서 시작하며 해당 항목에 대한 응답은 다음 항목(더 쉽거나 어려운 항목)을 나타낸다. 하위 항목 관리는 점수를 다시 예측하고 "중지 중" 규칙이 충족될 때까지 새로운 항목으로 "중지 중" 규칙을 만족하거나 계속할 수 있다. PEDI-CAT 소프트웨어는 항목 지도, 나이 백분율, 표준 점수 등의 결과를 계산하여 표시한다.[81]

각 PEDI-CAT 도메인은 자체적으로 포함되어 있으며 개별적으로 또는 자녀 평가에 적합한 조합으로 관리할 수 있다. 각 도메인의 난이도는 쉬움, 조금 어려움, 어려움, 할 수 없음, 4점 응답 척도를 사용해 측정된다. 최신 PEDI-CAT 도메인 책임은 개인 또는 돌봄의 복잡한 다단계 작업이나 생활 기술을 수행하는데 책임지는 정도를 측정한다. 현재 PEDI-CAT 웹 사이트는 이 컴퓨터 관련 테스트와 관련한 다양한 도메인, 점수 및 최근 발행물에 대한 매우 유용한 설명을 제공한다. www.pedicat.com/category/home-accessed 12/16/13.

현재 PEDI-CAT에는 두 가지 버전이 있다: 도메인 당 15개 이하의 항목만 필요한 "빠른-CAT" 및 도메인 당 약 30개의 항목과 각 도메인 안에 항목 내용이 균형있게 포함된 "균형적인 내용 CAT"이다.[82] 원본 PEDI 기능적 기술 운동성 척도(Functional Skills Mobility Scale)를 이용한 PEDI-CAT 운동성 영역의 동시 타당도와 신뢰도를 Dumas 등에 의해 조사되었다.[82] 평가점수 사이에 강한 상관관계(r=0.82; p<0.001)는 PEDI-CAT와 원본 PEDI

사이의 강력한 일치를 나타내며 동시 타당도의 근거가 된다. 측정자내 상관계수는 0.3390에서 1.000이며 일치된 결과는 측정된 8개 항목에 대해서 60%에서 100%까지 이다. 두 가지 평가도구 모두 기능적 운동성에 한계를 가진 아동을 확인할 수 있으며 PEDI-CAT는 기능적 제한이 있는 나이 든 아동의 비율을 더 많이 나타낼 수 있다.

아동용 기능적 독립성 측정

아동용 기능적 독립성 측정(WeeFIM: Functional Independence Measure for Children)은 의료재활(UDS)의 동일한 자료 시스템의 성인용 기능적 독립성 측정(FIM)의 아동용 적응이다.[83] WeeFIM은 발달 상황에서 기능을 측정하며 장애가 있는 아동이 독립적으로 최대한 기능수준을 가진 성인으로 성장할 때 모니터링에 도움을 주기 위한 것이다. WeeFIM-II 시스템은 WeeFIM 도구, WeeFIM 도구 0-3 모듈 및 보고서 생성과 분기별 집계 보고서가 있는 인터넷 기반 소프트웨어 응용 프로그램을 포함한다.[84]

검사 측정과 목표 집단 WeeFIM의 최신 개정판은 자기 관리, 운동성 및 인지의 세 가지 영역의 18개 항목으로 구성되어 있으며 6개월에서 7세 사이 아동을 대상으로 설계되었지만 발달장애가 있거나 정신나이가 7세 미만인 나이 든 아동도 사용할 수 있다.[82] WeeFIM은 손상이 아닌 장애의 척도이며 장애가 있는 아동이 실제로 무엇을 할 수 있는지 측정하기 위한 것이지 상황이 다른 경우에도 그들이 할 수 있어야 하거나 할 수 있는 것은 아니다. WeeFIM은 최소한의 항목을 포함하며 숙련된 임상가에 의해서 다양한 분야에서 유용하도록 설계되었다.

검사 구성과 표준화 WeeFIM은 성인을 위한 FIM의 조직 형식으로 만들어졌으며 대동작, 소동작, 수용 및 표현언어, 적응, 인지 및 교육적 도구를 검토한 다학문적 팀 사이의 협력으로 개발되었다.[85] 발달지연 없는 6개월에서 8세까지 417명의 아동 표본을 대상으로 Msall 등이 연구하였다. 2~5세 아동의 전체 WeeFIM 점수와 월별 아동 나이 사이의 현저한 상관성이 나타났다($n=222$, $r=0.80$, $p<0.01$).[85] WeeFIM에 대한 기준값은 3개월 간격으로 설명서에 나와 있으며, 첫 번째 집단은 5~7개월, 마지막 집단은 83개월 이상이였다. WeeFIM 전체 점수는 총 점수 120점에서 83개월 이상이 되면 일정해지기 때문에 이 나이 범위를 넘어서면 추가적인 손상은 없다.[84]

검사 형식

유형 검사는 기준을 근거로 기능적 제한 때문에 필요한 돌보미와 특별한 자원을 설명하는 척도이다.

내용 검사는 세 가지 영역으로 구성된다: 자기 관리(8개 항목), 운동성(5개 항목) 및 인지(5개 항목) (보기 3.4).

관리/점수 WeeFIM을 사용한 평가는 아동을 직접 관찰해야 한다. 직접적인 관찰이 불가능한 경우에 아동의 일상 활동에 익숙한 부모 또는 돌보미를 면담해서 평가할 수 있다. 아동의 기능을 평가하는 18가지 항목은 각각 (1) 전체 의존도에서 (7) 완전 독립 (보기 3.5)까지의 7단계 원본 척도로 평가된다.

매뉴얼은 각 척도를 등급에 대한 일반적인 개요로 설명하고, 18가지 항목 각각에 대한 수준 척도를 적용하기 위한 특정 지침을 제공한다.

해석 WeeFIM은 아동의 다양한 수준에서 장애와 관련된 기능적 능력과 "도움의 필요"를 측정한다. 획득한 점수는 심각성에 대해 기본적으로 설명하는 임상적인 평가, 치료 목표의 선택과 치료 평가 그리고 아동과 가족의 지원 필요성 확인에 도움이 된다. 이것은 유치원과 초등학교 초반의 시간 경과에 따른 기능적 상태와 결과를 추적하도록 설계되었다.

신뢰도와 타당도 전체 WeeFIM에 대한 검사-재검사와 검사자간 신뢰도는 각각 0.99와 0.95이다.[86,87] 구성 및 변별 타당도와 관련된 자료는 WeeFIM이 기능적인 독립성과 관련된 장애에 유효한 척도임을 나타낸다.[88] WeeFIM과 PEDI 사이의 동시 타당도는 Ziviani 등이 "자기 관리, 운반/이동 및 의사소통/사회적 기능에 대한 스피어만 상관계수가 0.88 이상인 것으로 보고되었으며 두 검사가 비슷한 구성으로 측정될 수 있다는 것을 나타낸다.[79]

장점 및 단점 WeeFIM은 10분에서 15분으로 짧은 측정 시간을 가지며 건강관리 서비스 제공자들 사이에서 공통된 언어로 일상생활 과제에 대처할 수 있는 능력을 상호교환하는 데 유용하다. WeeFIM을 사용하려면 가입비가 필요하며 기관이 검사 데이터베이스에 가입하려면 사용자 인증이 필요하다. 임상의사 결정을 안내하는 데 필요한 정보는 돌보미 도움 정보만으로는 문서화하기 어려울 수 있다.

보기 3.4 WeeFIM 영역

자기 관리
1. 먹기
2. 꾸미기
3. 목욕하기
4. 옷 입기-상의
5. 옷 입기-하의
6. 화장실
7. 방광 관리
8. 내장 관리

운동성
9. 의자, 휠체어 이동
10. 화장실 이동
11. 욕조와 샤워기 이동
12. 네발기기/걷기/휠체어
13. 계단

인지
14. 수용적
15. 표현적
16. 사회적 상호작용
17. 문제 해결
18. 기억력

보기 3.5 WeeFIM의 기능적 수준

도움 없음
7 = 완전 독립(적절한 시기, 안전하게)
6 = 수정된 독립(장비 필요)

도움
수정된 의존
5 = 감독
4 = 최소 보조(아동 = 75%-99%)
3 = 중등도 보조(아동 = 50%-74%)

완전한 의존
2 = 최대 보조(어린이 = 25%-49%)
1 = 완전 도움(어린이 = 0%-24%)

학교 기능 평가

학교 기능 평가(SPA: School Function Assessment)는 초등학교 아동의 기능적인 수행력을 효과적으로 측정할 필요성 때문에 Coster, Deeney, Haltiwanger 및 Haley가 개발되었다.[89] 효과적인 평가 및 서비스 계획을 위해서는 학교 환경 안에서 학생의 필요와 능력 및 성과에 대해 신뢰할 수 있고 유효한 평가 도구가 필요하다.

검사 측정과 목표 집단 SPA는 유치원부터 6학년까지 학생을 대상으로 학업 및 사회적 학교관련 활동의 참여를 지원하는 기능적인 과제수행 능력을 측정한다. SPA는 장애가 있는 학생이 개인이 할 수 있는 일에 의해 기능이 정의된다는 사실을 인식해서 기능적 과제를 수행하는 대안적인 방법을 사용할 수 있도록 허용한다.

검사 구성과 표준화 2002년 Burtner 등은 남서주 학교의 시스템에서 가장 많이 사용되는 평가 도구가 정밀하고 전체 운동 능력만을 측정하도록 설계된 평가라고 보고하였다.[90] 사실 활용된 평가 도구의 많은 부분은 평가대상 아동의 학교 관련 능력에 대한 정보를 거의 제공하지 않는다. 따라서 SFA는 학교 환경의 맥락에서 학생의 성과를 효과적으로 기능적으로 평가할 필요성을 충족시키기 위해 개발되었다. SFA는 두 집단으로 구성된 678명의 학생 표본을 표준화하였다. 40개의 주와 푸에르토리코 112개 사이트에서 특수 교육을 필요로 하는 363명의 학생과 정규 교육 프로그램에서 315명의 학생을 지원한다.[91]

검사 형식

유형 SFA는 기준 참조된 표준화된 평가 도구이다.

내용 SFA는 참여, 과제 지원 그리고 활동 수행력 세 부분으로 구성된다.[89,92] 참여는 일반 또는 특수교육 교실, 놀이터, 학교 통학 교통시설, 욕실, 수업 사이의 전환 및 식사 시간 등 여섯 가지 학교 활동의 설정에서 측정된다. 과제 지원 부문은 학교관련 기능을 수행하는 동안 개인에게 주어진 적응과 도움을 측정한다. 이 부문의 네 가지 척도에는 신체 과제 지원-도움, 신체 과제지원-적응, 인지/행동 과제 지원-도움 그리고 인지/행동 과제 도움-적응이 포함된다. 활동 수행력 부문에는 두 가지 주요 범주가 있다. 학교 규칙을 준수하고, 학교 교재를 사용하며 의사소통 요구와 같은 학교와 관련된 기능적인 활동에서 수행력을 측정하는 신체 과제와 인지/행동 과제를 측정한다.

관리/채점 참여 부문에서 6점 등급 시스템(1점 참여가 극도로 제한적에서 6점 완전한 참여)은 학생의 참여가 나이와 관련해 또래 학년과 비슷한지 여부를 나타내는 6가지 학교 활동 설정에서 각각 사용된다. 과제 지원 부문에서 학생에게 제공되는 보조 및 적응의 범위를 조사하기 위해 4점 등급 시스템(1점 광범위한 도움/4점 도움 없음/적응)이 사용된다. 활동 수행력 부문에서 활동은 수행력을 정의하는 특정 기준에 따라 4점 척도(1점 수행하지 않음에서 4점 일관된 수행력)로 평가된다. 각 부문의 원 점수는 SFA 매뉴얼에 제공된 점수 표를 사용하여 1점에서 100점까지의 연속된 기준 점수로 변환된다.[89] 기준 점수는 기준 절단점 점수(cut-off scores)와 비교된다. 평가 완료에 대한 세부 지침은 SFA *등급 척도 안내서 및 기록 서식*(그림 3.5)에 제시되어 있다.

해석 기준 점수는 전반적인 참여정도, 서비스 요구 또는 각각의 특정척도로 표현된 기능적인 성취정도에 대한 학생의 현재 기능적 성취정도에 대한 척도로 해석된다. 100점은 특정 영역에서 전체 등급에 적합한 기능의 기준을 나타낸다. 학생의 성적이 동급 학생들과 비교하여 낮은 경우를 식별하기 위해 기준 점수를 기준 절단점과 비교한다. 기준 절단점은 정규 교육 프로그램의 학생들을 표본으로 도출되었다. 이 모집단의 5% 이하가 이 기준점 미만의 점수를 가질 것으로 예상된다.

신뢰도와 타당도 SFA 매뉴얼에 보고된 검사-재검사 신뢰도 계수는 r=0.90에서 r=0.98이고 내적 일관성 측정 추정치(cronbach's α)는 α=0.95에서 0.98이다.[89] 내용을 평가하는 타당도 연구는 SFA 개발 과정에서 수행되었다. SFA는 서로 다른 수준의 기능과 관련성이 높고 뚜렷한 항목을 포함하기로 결정하였으며 초등학교 장애아동을 위한 포괄적이고 적절한 평가이다.[89] 황 등은 세 집단 아동(장애가 없으며 일반적인 교육을 받는 학생, 학습장애 학생, 뇌성마비 학생)[93]의 점수를 비교해 SFA의 알려진 집단 타당도를 조사하였다. SFA의 타당도를 뒷받침하는 세 집단의 학생들 중 SFA의 모든 부분에서 중요한 차이가 발견되었다. 작업치료사와 교사 사이의 즉, SFA를 관리하는 교사 간의 신뢰도는 16명의 학생들의 평점으로 평가되었다. 측정자내 상관성은 교사와 작업치료사 등급 사이에 중등도 관계(ICCs 0.68~0.73)가 나타났다.[92]

장점과 단점 SFA는 기능과 특수 교육법의 현재 모델을 기반으로 다학문적인 초점과 언어를 활용하는 초등학교 환경의 기능적인 요구사항을 반영하는 내용을 포함한다. 기준 참조된 척도는 의미있는 기능 변화를 측정하고, 별도의 척도는 특수한 수행력 영역에서 학생의 기능을 설명한다. SFA는 프로그램 기획, IEP 발달, 그리고 중재의 경과 및 영향을 문서화 할 때 우선 순위를 매기는 데 유용한다. 각각의 척도가 5분에서 10분 안에 완료되는 것으로 보고되었지만 SFA 전체를 마치는데 최대 1.5시간이 걸린다.

결과 측정 Outcome Measures

아동용 결과 측정과 HRQOL 측정은 환자-제공자의 의사소통을 향상시키고, 환자/부모 만족도를 높이며 감춰진 병적 상태를 확인하고, 임상의사 결정을 지원하기 위해 임상 실무에 사용된다.[94] 지난 10년간 HRQOL 측정법의 발달 및 활용이 증가해 환자의 건강을 향상시키고, 의료 서비스의 가치를 결정하였다.[95] 임상 실무에서 HRQOL 측정의 통합은 다양한 삶의 영역에 걸친 환자 기능의 포괄적인 평가 역할을 하며 환자의 필요에 따라서 중재 목표를 결정하는데 도움을 줄 수 있다.

아동용 삶의 질 목록

아동용 삶의 질 목록(Peds-QL: Pediatric Quality-of-Life Inventory™)은 건강한 아동과 급성 및 만성 질환이 있는 청소년의 건강과 관련된 삶의 질을 측정하도록 설계된 규격화된 도구이다.[96] Peds-Q 포괄적인 핵심 척도 23개 항목은 세계보건기구(WHO)가 선정한 건강 상태와 학교 기능을 측정한다. 천식, 관절염, 암, 심장질환, 뇌성마비, 류마티즘 그리고 당뇨병에 대한 Peds-Q 조건별 및 질병별 기준도 지정된 임상 집단에 제공된다. 새로운 질병의 특정 기준은 MAPI Research Trust를 통해 계속 게시된다.[97]

검사 측정과 목표 집단 Peds-QL 포괄적인 핵심 척도(Peds-QL Generic Core Scales)는 신체적, 정서적, 사회적 및 학교 기능과 관련된 건강관련 삶의 질의 백분율을 측정하는 다차원적 설문지이다. 발달에 적합한 양식은 2세에서 4세, 5세에서 7세, 8세에서 12세, 13세에서 18세 사이의 아동에게 제공된다. Peds-QL에는 5~18세 아동의 아동용 자기보고와 2~18세 아동의 부모 대리보고가 포함되어 있다.

2파트 과제 지원

지시 사항: 아래에 제공된 각 과제에 대한 설명을 읽으시오. 그런 다음 *평가척도 안내서*에 제공된 2파트의 평가기준을 참조로 학교와 관련된 기능적 업무를 수행하기 위한 추가적인 도움이나 수정에 대해 학생의 요구를 가장 잘 나타내는 등급을 결정하시오. 각 과제 옆에 적절한 등급을 표시하시오. 총점을 얻기 위해 각 척도 내에서 등급을 합산하시오. 해당 상자에 각 척도의 전체 원 점수를 기록하시오.

신체 과제	도움	적응
여행: 모든 형태의 실내 및 실외 지면에서 이동하시오. 혼잡한 좁은 공간이나 선을 통해 장애물 주위를 움직인다. 교통편이나 놀이터를 포함하여 학교에서 필요한 모든 이동 거리; 필요에 따라 건물을 나가는 것을 포함하여 모든 학교 상황에서 친구들과 보조를 맞춘다.	1 ② 3 4	① 2 3 4
유지 및 변경 자세: 스스로 또는 위치에서 이동(의자 또는 휠체어, 서기, 바닥 및 화장실 포함); 바닥이나 화장실에 안정된 착석자세 유지; 학급 수업 또는 착석 작업의 1/2시간 동안에 자리에서 기능적인 자세 유지; 모든 차량에서 탑승 및 하차.	1 ② 3 4	① 2 3 4
레크리에이션 운동: 공 게임 동안에 던지기와 잡기를 포함한 신체 활동과 관련된 게임을 한다. 공차기 놀이; 달리기, 뛰기 및 오르기; 낮거나 높은 놀이터의 기구에서 놀기.	1 2 ③ 4	① 2 3 4
움직임에 의한 조작: 교실 안과 밖 그리고 식사시간 설정에서 재료 또는 물건 운반하기. 깨지기 쉬운 물건이나 엎지르기 쉬운 내용물이 담긴 용기 운반하기. 크고 작은 물건을 집어서 들었다 내려놓기; 식탁, 보관 공간 그리고 바닥에서 물체를 찾아내기; 모든 종류의 문을 열고 닫기.	① 2 3 4	1 ② 3 4
물건 사용: 연필, 지우개, 마커, 가위, 스테플러, 테이프 및 접착제를 포함한 모든 교실 도구를 효과적으로 사용한다. 책 열기, 닫기 및 페이지 넘기기; 종이 접기와 보관; 기술적 물건 사용 그리고 작은 게임 조각 조작.	① 2 3 4	① 2 3 4
설치 및 정리: 교실과 점심 식사 시 물건 회수, 수집 및 폐기. 개봉 음식이나 교실 용기; 도구 또는 물건의 설치; 폐기물 처분; 테이블 위 또는 책상을 닦거나 깔끔하게 정리하기.	① 2 3 4	① 2 3 4
먹기와 마시기: 필요한 모든 기구의 사용. 흘리지 않고 컵으로 마시는 것을 포함한 일반적인 식사를 먹고 마시는 것; 냅킨을 사용해 얼굴과 손을 닦기. 허용된 시간 안에 식사/간식을 마치기; 학생이 접근 할 수 있는 음용대에서 마시기.	① 2 3 4	1 ② 3 4
위생: 화장실 조절; 세척, 수세식 또는 도구 관리를 포함한 화장실 과제 완료하기; 손을 씻고 말리기; 일반적인 시간 제한 내에서 과제 완료; 코 돌봄 관리; 기침이나 재채기를 할 때 입을 가리기.	① 2 3 4	① 2 3 4
의류 관리: 잠그개(예: 작은 단추 및 지퍼)와 신발을 포함하여 실내 및 실외 사용을 위해 옷을 착용하거나 벗기. 화장실에서 옷 관리.	① 2 3 4	① 2 3 4
DW 응답자 이니셜 — **신체적 과제**	13	11
	도움 원 점수	적응 원 점수

이 학교의 학생에게 해당되는 다음 세 가지 과제 중 하나를 완료하시오. 요약 점수 양식의 작업 영역을 선택해서 원 점수를 기록하시오. 이 점수를 이 페이지의 전체 원 점수에 더하지 마시오.

과제	도움	적응
계단 오르기/내리기: 전체 계단 층계(적어도 12개 계단); 물건을 계단을 오르고 내려서 운반하기; 계단에서 규칙적인 속도 유지하기.	① 2 3 4	① 2 3 4
저작물: 저작물(편지, 단어 및 숫자) 제작하기; 줄, 열 또는 페이지에서 항목 구성하기; 교과서 또는 칠판에서 복사하기; 저작물 과제에 대한 신체적 노력 유지하기; 동료들과 함께 속도를 유지하기.	1 2 3 4	1 2 3 4
컴퓨터 및 도구 사용: 스위치 조작; 기본 기능을 수행하기 위한 키보드나 마우스 사용; 테이프 또는 디스켓 삽입 또는 제거; 적절한 시간에 컴퓨터 작업 완료	1 2 ③ 4	① 2 3 4

알림: 등급 정의 및 예시는 *등급 정의 가이드*를 참조하시오.

4

그림 3.5 학교 기능 평가(School Function Assessment, SFA)의 사례연구 양식. (저작권 1998 NCS Pearson, Inc. 허가 하에 복제. 모든 권리 보유.)

검사 구성과 표준화 원래 Peds-QL 1.0은 소아암 데이터베이스에서 여러 아동 집단에 사용되는 포괄적인 삶의 질 목록으로 설계되었다. 추가 구성 요소와 항목을 비롯한 아동 및 학부모 대리 보고서의 나이 범위가 확대된 측정 모델의 발전으로 가장 최근에 Peds-QL 4.0이 추가 개정되었다. Peds-QL 포괄적인 핵심 척도에 대한 초기 현장 시험은 아동 보건의료 환경에서 모집한 1,677명(963명의 아동 자가보고, 1,629명의 부모 대리보고)에서 시행되었다.[98]

검사 형식

유형 Peds-QL은 표준 참조된 HRQOL 결과 측정 설문지이다.

내용 Peds-QL의 네 가지 다차원 척도를 포함한다: (1) 신체 기능(8개 항목), (2) 감정적 기능(5개 항목), (3) 사회적 기능 (5개 항목), (4) 학교 기능(5개 항목). 그리고 3개 요약점수를 제공한다: (1) 전체 점수(23개 항목), (2) 신체건강 요약점수(8개 항목), (3) 정신건강 요약점수(15개 항목) (그림 3.6).

관리 Peds-QL 포괄적 핵심 척도는 환자(자기보고) 또는 돌보미(부모 대리인)에게 대략 5분 이내 완료할 기회가 제공된다. 표준 버전에 대한 지침은 지난 한달 동안에 각 항목이 얼마나 많은 문제를 가지고 있는지 질문한다. 급성 버전은 과거 7일 동안에서 사용할 수 있다.

채점 각 척도의 질문에 대한 응답 선택은 다음을 포함한다. (0) 절대로 문제가 되지 않는다 (1) 거의 문제가 없다 (2) 때때로 문제가 된다 (3) 종종 문제가 된다 (4) 항상 문제가 된다. 항목은 반대로 점수가 매겨지고 0에서 100점 척도(0=100, 1=75, 2=50, 3=75, 4=0)로 변형되어 척도 점수가 높을수록 건강 관련 삶의 질이 더욱 향상됨을 나타낸다. 척도 점수를 작성하기 위해서 평균은 응답한 항목 수에 대한 항목의 합계로 계산한다. 정신사회적 건강 요약 점수(Psychosocial Health Summary Score)는 정서적, 사회적 및 학교 수준에서 응답한 항목 수에 대한 항목 합계로 계산된 평균이다. 신체적 건강 요약 점수(Physical Health Summary Score)는 신체기능 척도 점수와 동일하다. 전체 척도 점수는 모든 척도로 응답한 항목 수에 대한 모든 항목에 대한 합계의 평균이다.

해석 일반적으로 점수가 높을수록 건강 관련 삶의 질이 향상된다. Peds-QL의 저자가 발표한 연구에서 건강 상태가 양호한 아동의 점수는 약 83점이었고, 건강이 좋지 않은 아동은 60점 중반에서 70점대의 점수를 받았다.[99]

신뢰도와 타당도 전체 척도 점수(α=0.88 아동, 0.90 부모 보고), 신체적 건강 요약(α=0.80 아동, 0.88 부모 보고) 및 정신사회적 건강 요약 점수(α=0.83 아동, 0.86 부모 보고)에 대한 내적 일관성 신뢰도는 집단 비교에서 수용 가능한 것으로 보고되었다.[100] 구성 타당도는 Peds-QL 4.0 포괄적 핵심 척도와 Peds-QL 3.0 암 모듈 사이의 알려진 집단 방법을 사용해 증명하였다.[99] Peds-QL 4.0 포괄적 핵심 척도는 건강한 아동과 급성 또는 만성 질환이 있는 아동을 구별할 수 있으며 이환율과 질병 부담의 지표와 관련이 있다. Peds-QL 4.0 포괄적 척도와 Peds-QL 천식 단위 천식 증상 척도(Peds-QL Asthma Module Asthma Symptom Scale)에 대한 신뢰성, 타당성 그리고 임상 변화에 대한 반응도 보고하였다.[101]

장점/단점 Peds-QL은 여러 건강 관련 분야에서 전국적으로 사용되고 있는 간략하고 관리하기 쉬운 결과 측정 도구이다. 이것은 부모와 자녀의 관점 모두에서 다양한 차원의 건강을 평가했으며 여러 나이대에 적용할 수 있다. Peds-QL 측정 장비(일반 및 질병별)는 HRQOL의 척도로서 임상 시험, 연구 및 임상 실습에서 결과 측정으로 활용할 수 있다. Peds-QL과 같은 일반적인 삶의 질 측정 방법의 단점은 질병 과정과 관련된 기능영역을 평가할 수 없다는 것과 임상적 중재 결과로 발생하는 작지만 현저한 변화를 측정하기 위한 민감성이 적다는 것이다.[102]

아동용 결과 자료 수집 도구

POSNA 도구라고 알려져 있는 아동용 결과 자료 수집 도구(PODCI: Pediatric Outcomes Data-Collection Instrument)는 근육뼈대계 결과의 종합 척도로 1997년 미국 근육뼈대계학회(AAOS)와 북미 아동정형외과학회(POSNA)에 의해 만들어졌다.[103] 이는 정형외과적 치료가 위팔 및 다리 운동, 통증 완화, 활동 회복에 어떤 영향을 미치는지 결과를 측정하기 위해 제작하였다.

검사 측정과 목표 집단 PODCI는 전반적인 건강, 통증, 활발한 신체 활동뿐만 아니라 일상적인 일상 활동에 참여

PedsQL™ 4.0 일반 핵심 척도의 아동 및 학부모 보고서 :
- 어린 아동(5~7세)
- 아동(8~12세)
- 그리고 청소년(13~18세)

4가지 영역을 의미하는 23가지 항목으로 구성된다.

질문 목록의 설명:

영역	항목 수	항목 집단	역 점수	영역 방향
신체적 기능	8	1-8	1-8	점수가 높을수록 HRQOL이 우수함을 나타낸다.
감정적 기능	5	1-5	1-5	
사회적 기능	5	1-5	1-5	
학교 기능	5	1-5	1-5	

영역 점수

항목 크기	0점에서 4점까지의 5점 리커트 척도 (거의 항상) 영아 (5~7세) 아동 보고서에 대해 3 점 척도: 0 (전혀 아님), 2 (가끔) 및 4 (많이)
항목 가중치	없음
채점 척도의 확장	점수는 0에서 100 사이의 숫자로 변환된다.
채점 절차	**1단계 : 점수 변환** 항목은 점수가 예약되어 있으며 0=100, 1=75, 2=50, 3=25, 4=0과 같이 0-100 눈금으로 선형으로 변환된다. **2단계 : 점수 계산** 영역 점수 : • 척도의 항목 중 50% 이상이 누락된 경우 척도 점수를 계산해서는 안됨 • 평균 점수 = 응답한 항목 수를 초과하는 항목의 합계. 정신사회적 건강 요약 점수 = 정서적, 사회적 및 학교 기능 척도에서 응답한 항목 수에 대한 항목 합계. 신체 건강 요약 점수 = 신체 기능 점수 스코어 **전체 점수** : 모든 척도에 응답한 항목 수에 대한 항목의 합계이다.
누락 자료의 해석과 분석	척도의 항목 중 50 이상이 누락된 경우 척도 점수를 계산해서는 안된다. 50% 이상의 항목이 완성된 경우: 완성된 항목의 평균을 척도로 대체하시오.

그림 3.6 아동 보고서의 PedsQL Version 4.0 예시(Ages 8-12). (http://PedsQLTM.pedsql.org/ablut_pedsql.html)

할 수 있는 능력을 측정하는 청소년 자기보고 결과 설문지, 청소년 부모 보고서 결과 설문지 그리고 아동 결과 설문지로 구성된다. 아동용 결과 설문지는 부모 보고서를 통해 2년에서 10년간 아동을 대상으로 실시한 것이다. 청소년 부모 보고서 설문지는 11세에서 18세 어린이를 대상으로 한다. 청소년 자가 보고서 설문지는 11세에서 18세 청소년과 아동을 위해 작성하였으며 이 양식을 독자적으로 작성할 수 있다. 이 장의 목적을 위해서 아동용 결과 설문지를 검토할 것이다.

검사 구성과 표준화 최초의 POSNA 도구는 1994년 아동용 결과 도구 발달 집단(Pediatric Outcomes

Instrument Development Group)에 의해 기존 도구를 기반으로 결과 설문지, 전문가 패널 목록의 의견 그리고 환자/부모를 대상으로 한 시범 검사로 구성되었다.[103] 추가적인 시범 검사에서 환자와 학부모 연구 집단의 아동에게 기능적 건강과 관련된 중요한 개념과 영역을 결정한 후에 도구를 개정하였다. 아동 건강 설문지(CHQ)는 국가 표준을 갖춘 타당성 있고 신뢰할 수 있는 척도이며 타당도 검사와 변화에 대한 민감도를 비교하기 위한 참조용으로 사용될 수 있다. 2000년 미국의 정형외과학회(Academy of Orthopaedic Surgeons)는 환자의 점수와 비교하고, 일반적이고 건강한 집단 척도 점수를 제공하기 위해서 모든 결과 도구에 대한 표준 자료 연구를 완료하였다.[103] 총 20,631건의 유효한 응답이 연구에 포함되어 95% 신뢰수준에서 3%의 전체 신뢰구간을 제공한다.

검사 형식

유형 PODCI는 표준 참조된 기능적 HRQOL 결과 설문지이다.

내용 아동용 결과 설문지는 8개 척도로 구성된다: (1) 팔 및 신체적 기능 척도, (2) 이동 및 기본적인 운동성 척도, (3) 스포츠/신체적 기능 척도, (4) 통증/안락함 척도, (5) 치료 기대 척도, (6) 행복 척도, (7) 증상 척도의 만족도 그리고 (8) 전체 기능적 척도. 설문지에는 86개의 질문이 포함되어 있다.

관리 아동용 결과 설문지는 대략 10~20분 안에 완료해야 하며 아동의 상태를 알고 있는 학부모/보호자가 작성한다. 질문에 대한 응답은 다양한 척도(1점에서 4, 5점 또는 6점까지)로 평가된다.

채점 각 환자에 대해 표준화된 기준 점수를 계산할 수 있다. 표준 점수는 각 척도의 항목 평균을 기준으로 한다. 척도는 항목 값이 다를 수 있지만 점수 계산을 위해 모든 항목의 범위가 0점 에서 5점까지 재조정 된다(예: 0점=가능한 가장 낮은 점수이고 5점=가능한 최대 점수이다). 주어진 척도를 구성하는 항목은 응답한 항목의 총 숫자에 대해 평균을 내고 20을 곱해서 0점에서 100점 사이의 범위를 가진다. 마지막 숫자는 환자의 표준화 점수를 산출하기 위해서 100점에서 뺀다. Excel 워크시트를 통한 계산에는 항목 재코딩을 위한 수식, 누락된 항목의 계산 그리고 알려진 일반 모집단의 평균과 표준편차가 포함된다. 건강한 일반 집단의 0점에서 100점 척도의 실제 평균과 표준편차를 사용해 표준 점수를 도출하는 수식을 적용한다.

해석 표준화 점수의 범위는 0점에서 100점까지이며 0점은 가장 중증 장애를, 100점은 가장 경증 장애를 나타낸다. 건강한 인구 집단의 평균을 기준으로 한 척도로서의 규범 점수는 이 집단과 비교한 장애의 수치 척도를 제공한다.

신뢰도와 타당도 내적 신뢰도는 성인 척도에서 0.82에서 0.95, 청소년 척도에서 0.75에서 0.92로 다양하며, 검사-재검사 신뢰도는 0.71에서 0.97이다.[103] 척도는 구성 타당도를 적용한 결과 양상에서 임상가 평가와 아동 건강 설문지 사이에 상관관계가 나타났다. 아동을 위한 활동 척도(ASK: Activity Scales for Kids)와 PODCI의 구성 타당도는 r=0.78로 높은 상관관계가 나타났다.[105] 아동용 건강 설문지(0.60–0.81), GMFM(0.56–0.94) 그리고 PEDI(0.50–0.81) 사이에 동시 타당도가 보고된다.[82]

장점/단점 결과 측정으로, PODCI는 부모와 임상가의 전반적인 신체적 기능 평가와 높은 상관관계가 나타났고, 다른 질환 또는 질환 심각성의 다른 수준을 구별할 수 있다. 장애 아동의 통증, 신체 기능, 그리고 아동의 정신에 영향을 미치는 중요한 구성 요소를 다룬다. PODCI는 여러 진단 범주의 정형외과적 결과를 연구하는데 광범위하게 사용된다. 이 척도의 길이 및 복잡한 채점 알고리즘 때문에 몇몇 임상 현장에서는 실현 가능하지 않을 수도 있다.

▶ 정보 통합 Integration of information

발달 평가의 관리는 환자/고객 관리를 위한 *물리치료 실습(Physical Therapist Practice)*[6]의 모델에 설명된 대로 물리치료 평가의 구성요소의 하나일 뿐이다. *검사*에는 병력, 시스템 재검토, 검사 및 측정방법의 선택이 포함된다. *평가*는 검사를 통해 얻은 정보를 분석하고, 통합해서 물리치료사가 임상적 판단을 하는 역동적인 과정이다. *진단* 또는 물리치료 진단은 의학적인 진단과 다르다. 물리치료 진단은 신체의 네 가지 시스템(근육뼈대계, 신경계, 심장혈관계 또는 피부계) 중에서 한 가지 장애와 관련된 징후를 포함하는 용어 또는 레이블이다. 예를 들어, 아동은 뇌성마비의 의학적 진단을 받을 수 있으며 근력 약화와 같은 물리치료 진단도 있을 수 있다. 물리치료 진단을 공식화하면 가장 적절한 중재 전략이 결정된다. *예후*는 기능 개선의 예측할 수 있는 최상의 수준과 관련이 있으며, 중재의 빈도 및 기간, 치료 계획 그리고 퇴원 기준을 포함한다. 단기 및 장기 목표는 성취하기 위한 시간 프레임을 객관적으로 측정하는 것이지만 예후에 포함되는 예상 결과는 물리치료 계획을 수행한 결과 예상될 수 있는 변화이다. *물리치료사 지침서*에 설명된 결과에는 기능 제한 및 장애 최소화, 건강 상태 최적화, 장애 예방 그리고 환자/의뢰인 만족에 대한 최적화가 포함될 수 있다. 모델의 마지막 구성 요소는 환자/의뢰인과 물리치료사의 목적 있고 숙련된 상호작용인 중재를 포함한다. 치료의 조정, 의사소통 및 문서화뿐만 아니라 환자/의뢰인 교육 및 중재 절차(치료적 운동, 기능적 훈련 등)는 모든 중재의 구성 요소이다.

진행 상황을 평가하고 중재를 수정하기 위해 검사와 측정을 사용하는 과정인 재검사는 치료 프로그램의 적합성을 검토하고, 아동의 진행 상태를 모니터링하기 위해서 주기적으로 시행 될 수 있다.

물리치료 평가 보고서는 대개 서술식으로 제공된다. 보고서의 목적은 무엇을 듣고 관찰하였는지를 명확히 하고, 치료적 권고사항의 근거가 되는 자료를 제공하며 이 정보를 정확하고 이해하기 쉬운 방식으로 다른 사람들에게 전달하는 것이다. 어떤 정보는 모든 환자에게 포함되지만 각각의 아동 보고서는 그 아동의 독특한 능력과 장애에 대한 구체적인 설명을 제공해야한다.[106] 서술식 보고서의 개요는 보기 3.6에 제시하였다.

보기 3.6 발달 검사의 결과에 대한 서술식 보고서를 위한 개요 제안

1. 정보 확인: 아동의 이름, 생년월일, 현재 나이, 평가 날짜
2. 평가의 이유 및 추천 출처
3. 병력
   a. 주산기 병력
   b. 중요한 의학적 병력
   c. 부모나 다른 전공자가 제시한 발달상 병력
4. 임상적 관찰
   d. 신경학적 발달: 반사 발달, 근육 긴장도, 평형 및 보호 반응
   e. 근육뼈대계 상태: 관절가동범위, 도수근력검사, 인체계측학적 측정
   f. 감각 상태: 감각검사 결과, 통증 평가, 시각 및 청각 능력
   g. 기능적 능력: 일상생활 활동(예: 수유, 화장실, 옷 입기), 보조 장치
5. 발달 평가의 결과: 발달 연령 포함
6. 결과 요약
7. 권장 사항

요약

임상적으로 유용하고 일반적으로 사용되는 여러 평가 도구가 설명되어 있으며 그 중에서도 선별 검사, 운동기능 검사, 포괄적인 발달평가, 기능적 평가 및 HRQOL 결과 측정이 있다. 이러한 평가에서 얻은 정보는 면담, 의학이나 발달 기록 그리고 임상 관찰에서 얻은 정보를 결합해서 아동에 대한 포괄적인 평가를 완성한다. 특정 검사의 선택을 위해 제시된 지침서는 치료자가 평가대상 집단에 가장 적합한 검사를 선택하는 데 도움이 될 것이다. 치료사는 포괄적인 평가를 위해서는 인간의 성장과 발달에 대한 지식을 기반으로 한 질문에 대한 태도가 필요함을 기억해야 한다.

참고문헌

1. American Physical Therapy Association. *The ABC's of Pediatric Physical Therapy*. Alexandria, VA: Practice committee of the section of pediatrics, APTA; 2003.
2. Scherzer AL, Tscharnuter I. *Early Diagnosis and Therapy in Cerebral Palsy*. New York, NY: Marcel Dekker; 1982.
3. Russell DJ, Rosenbaum PL. Avery LM, et al. *Gross Motor Function Measure (GMFM-66 and GMFM-88) User's Manual*. London, UK: MacKeith Press; 2002.
4. American Academy of Pediatrics. Committee on Children with Disabilities. Developmental surveillance and screening of infants and young children. *Pediatrics*. 2001;108:192–196.
5. Newborg J. *Battelle Developmental Inventory*. 2nd ed. Itasca, IL: Riverside; 2005.
6. American Physical Therapy Association. Guide to physical therapist practice. Second edition. *Phys Ther*. 2001;81:9–746.
7. Kirshner B, Guyatt G. A methodologic framework for assessing health indices. *J Chronic Dis*. 1985;38:27–36.
8. Long T. Toscano K. *Handbook of Pediatric Physical Therapy*. 2nd ed. Philadelphia, PA: Lippincott Williams & Wilkins; 2002.
9. Lewko JH. Current practices in evaluating motor behavior of disabled children. *Am J Occup Ther*. 1976;30:413–419.
10. Stangler SR, Huber CJ, Routh DK. *Screening Growth and Development of Preschool Children: A Guide for Test Selection*. New York, NY: McGraw-Hill; 1980.

11. Tieman BL, Palisano R, Sutlive AC. Assessment of motor development and function in preschool children. *Ment Retard Dev Disabil Res Rev*. 2005;11:189–196.
12. Rydz D, Shevell MI, Majnemer A, et al. Developmental screening. *J Child Neurol*. 2005; 20(1):4–21.
13. Mackrides PS, Ryherd SJ. Screening for developmental delay. *Am Fam Physician*. 2011; 84(5):544–549.
14. Harris SR, Megens AM, Daniels LE. *Harris Infant Neuromotor Test (HINT) Test User's Manual Version 1.0 Clinical Edition (2009)*. Chicago, IL: Infant Motor Performance Scales LLC; 2010.
15. Harris SR, Daniels LE. Content validity of the Harris Infant Neuromotor Test. *Phys Ther*. 1996;76:727–737.
16. Harris SR, Daniels LE. Reliability and validity of the Harris Infant Neuromotor Test. *J Pediatr*. 2001;139:249–253.
17. Harris SR, Megens AM, Backman CL, et al. Development and standardization of the Harris Infant Neuromotor Test. *Infants Young Child*. 2003; 16(2):143–151.
18. Tse L, Mayson TA, Leo S, et al. Concurrent validity of the Harris Infant Neuromotor Test and the Alberta Infant Motor Scale. *J Pediatr Nurs*. 2008;23:28–36.
19. McCoy SW, Bowman A, Smith-Blockley J, et al. Harris Infant Neuromotor Test: comparison of US and Canadian normative data and examination of concurrent validity with the ages and stages questionnaire. *Phys Ther*. 2009;89(2):173–180.
20. Aylward GP. *The Bayley Infant Neurodevelopmental Screener*. San Antonio, TX: The Psychological Corporation; 1995.
21. Aylward GP, Verhulst SJ. Predictive utility of the Bayley Infant Neurodevelopmental Screener (BINS) risk status classifications: clinical interpretation and application. *Dev Med Child Neurol*. 2000;42:25–31.
22. Council on Children with Disabilities, Section on Developmental Behavioral Pediatrics, Bright Futures Steering Committee, et al. Identifying infants and young children with developmental disorders in the medical home: an algorithm for developmental surveillance and screening. *Pediatrics*. 2006;118(4):1808–1809.
23. Campbell SK, Osten ET, Kolobe THA, et al. Development of the test of infant motor performance. *Phys Med Rehab Clin North Am*. 1993; 4(3):541–550.
24. Campbell SK. *The Test of Infant Motor Performance: Test User's Manual Version 2.0*. Chicago, IL: Infant Motor Performance Scales, LLC; 2005.
25. Campbell SK, Levy P, Zawacki L, et al. Population-based age standards for interpreting results on the test of infant motor performance. *Pediatr Phys Ther*. 2006;18:119–125.
26. Girolami GL, Campbell SK. Efficacy of a neuro-developmental treatment program to improve motor control in infants born prematurely. *Pediatr Phys Ther*. 1994; 6(4):175–184.
27. Campbell SK, Wright BD, Linacre JM. Development of a functional movement scale for infants. *J Appl Meas*. 2002;3(2):190–204.
28. Campbell SK. Test-retest reliability of the Test of Infant Motor Performance. *Pediatr Phys Ther*. 1999;11:60–66.
29. Lekskulchai R, Cole J. Effect of a developmental program on motor performance in infants born preterm. *Aust J Physiother*. 2001;47:169–176.
30. Campbell SK, Kolobe TH, Osten ET, et al. Construct validity of infant motor performance. *Phys Ther*. 1995; 75(7):585–596.
31. Campbell SK, Kolobe THA. Concurrent validity of the Test of Infant Motor Performance with the Alberta Infant Motor Scale. *Pediatr Phys Ther*. 2000;12:2–9.
32. Campbell SK, Kolobe THA, Wright B, et al. Validity of the Test of Infant Motor Performance for prediction of 6-, 9-, and 12-month scores on the Alberta Infant Motor Scale. *Dev Med Child Neurol*. 2002;44:263–272.
33. Kolobe THA, Bulanda M, Susman L. Predicting motor outcomes at preschool age for infants tested at 7, 30, 60, and 90 days after term age using the Test of Infant Motor Performance. *Phys Ther*. 2004;84:1144–1156.
34. Piper MC, Darrah J. *Motor Assessment of the Developing Infant*. Philadelphia, PA: WB Saunders; 1995.
35. Lee LLS, Harris SR. Psychometric properties and standardization of four screening tests for infants and young children: a review. *Pediatr Phys Ther*. 2005;17:140–147.
36. Piper MC, Pinnell LE, Darrah J, et al. Construction and validation of the Alberta Infant Motor Scale (AIMS). *Can J Public Health*. 1992;83(suppl 2):S46–S50.
37. Pin TW, de Valle K, Eldridge B, et al. Clinimetric Properties of the Alberta Infant Motor Scale in infants born preterm. *Pediatr Phys Ther*. 2010;22:278–286.
38. Fetters L, Tronick EZ. Neuromotor development of cocaine-exposed and control infants from birth through 15 months: poor and poorer performance. *Pediatrics*. 1996; 98(5):938–943.
39. Spittle AJ, Doyle L, Boyd RN. A systematic review of the clinimetric properties of neuromotor assessments for preterm infants during the first year of life. *Dev Med Child Neurol*. 2008;50:254–266.
40. Harris SR, Backman CL, Mayson TA. Comparative predictive validity of the Harris Infant Neuromotor Test and the Alberta Infant Motor Scale. *Dev Med Child Neurol*. 2010;52:462–467.
41. Russell DJ, Rosenbaum PL, Cadman DT, et al. The Gross Motor Function Measure: a means to evaluate the effects of physical therapy. *Dev Med Child Neurol*. 1989;31:341–352.
42. Can Child—Center for Childhood Disability Research. CanChild Website. http://www.canchild.ca/en/measures/gmpmqualityfm.asp. Accessed October 9, 2012.
43. Avery LM, Russell DJ, Raina PS, et al. Rasch analysis of the Gross Motor Function Measure: validating the assumptions of the Rasch model to create an interval-level measure. *Arch Phys Med Rehabil*. 2003; 84(5):697–705.
44. Russell DJ, Avery LM, Rosenbaum PL, et al. Improved scaling of the gross motor function measure for children with cerebral palsy: evidence of reliability and validity. *Phys Ther*. 2000; 80(9):873–885.
45. Shi W, Wang SJ, Liao YG, et al. Reliability and validity of the GMFM-66 in 0- to 3- year old children with cerebral palsy. *Am J Phys Med Rehabil*. 2006; 85(2):141–147.
46. Drouin LM, Malouin F, Richards CL, et al. Correlation between the Gross Motor Function Measure scores and gait spatiotemporal measures in children with neurological impairments. *Dev Med Child Neurol*. 1996;38:1007–1019.
47. Josenby AL, Jarnlo G, Gummesson C, et al. Longitudinal construct validity of the GMFM-88 total score and goal total score and the GMFM-66 score in a 5-year follow up study. *Phys Ther*. 2009;89:342–350.
48. Brunton LK, Bartlett DJ. Validity and reliability of two abbreviated versions of the gross motor function measure. *Phys Ther*. 2011;91:577–588.
49. Rosenbaum PL, Palisano RJ, Bartlett DJ, et al. Development of the Gross Motor Function Classification System for cerebral palsy. *Dev Med Child Neurol*. 2008;50:249–253.
50. Palisano R, Rosenbaum P, Walter S, et al. Gross motor function classification system for cerebral palsy. *Dev Med Child Neurol*. 1997;39:214–223.
51. Debuse D, Brace H. Outcome measures of activity for children with cerebral palsy: a systematic review. *Pediatr Phys Ther*. 2011;23:221–231.
52. Folio MR, Fewell PR. *Peabody Developmental Motor Scales and Activity Cards Manual*. Allen, TX: DLM Teaching Resources; 1983.
53. Folio MR, Fewell RR. *Peabody Developmental Motor Scales*. 2nd ed. Austin, TX: Pro-Ed; 2000.
54. Connolly BH, Dalton L, Smith JB, et al. Concurrent validity of the Bayley Scales of Infant Development-II (BSID-II) and the

Peabody Developmental Motor Scale II (PDMS-2) in 12- month old infants. *Pediatr Phys Ther*. 2006;18:190–196.
55. Cools W, De Martelaer K, Samaey C, et al. Movement skill assessment of typically developing preschool children: a review of seven movement skill assessment tools. *J Sports Sci Med*. 2009;8:154–168.
56. Bruininks RH. *Bruininks-Oseretsky Test of Motor Proficiency: Examiners' Manual*. Circle Pines, MI: American Guidance Services; 1978.
57. Bruininks R, Bruininks B. *Bruininks-Oseretsky Test of Motor Proficiency (BOT-2)*. 2nd ed. Minneapolis, MN: NCS Pearson; 2005.
58. Deitz JC, Kartin D, Kopp K. Review of the Bruininks-Oseretsky test of motor proficiency, second edition (BOT-2). *Phys Occup Ther Pediatr*. 2007;27(4):87–102.
59. Johnson BA, MacWilliams BA, Carey JC, et al. Motor proficiency in children with Neurofibromatosis type 1. *Pediatr Phys Ther*. 2010;22:344–348.
60. Individuals with Disabilities Education Act Amendments of 1997, Pub L No 105–117, 20 USC, 1400 *et seq*.
61. Bayley N. *Bayley Scales of Infant and Toddler Development*. San Antonio,TX: The Psychological Corporation; 2006.
62. Bayley N. *The Bayley Scales of Infant Development-II*. San Antonio, TX: The Psychological Corporation; 1993.
63. Bayley N. *The Bayley Scales of Infant Development*. San Antonio, TX: The Psychological Corporation; 1969.
64. Greenspan S. *Greeenspan Social-Emotional Growth Chart*. San Antonio, TX: The Psychological Corporation; 2004.
65. Oakland T, Harrison P. *Adaptive Behavior Assessment System –II: Clinical Use and Interpretation*. San Diego, CA: Academic Press; 2008.
66. Connolly BH, McClune NO, Gatlin R. Concurrent validity of the Bayley-III and the Developmental Motor Scale-2. *Pediatr Phys Ther*. 2012;24:345–352.
67. Anderson PJ, DeLuca CR, Hutchinson E, et al. Underestimation of developmental delay by the new Bayley-III scale. *Arch Pediatr Adolesc Med*. 2010; 164(4):352–356.
68. Berls AT, McEwen IR. Battelle Developmental Inventory. *Phys Ther*. 1999; 79(8):776–783.
69. Newborg J, Stock JR, Wnek L, et al. *Battelle Developmental Inventory*. Allen, TX: DLM; 1988.
70. Spies M, Matson JL, Turygin N. The use of the Battelle Developmental Inventory-Second Edition (BDI-2) as an early screener for autism spectrum disorders. *Dev Neurorehabil*. 2011; 14(5):310–314.
71. World Health Organization. *International Classification of Functioning, Disability, and Health*. Geneva, Switzerland: World Health Organization; 2001.
72. Hayley SM, Coster W, Kao Y. Lessons from use of the Pediatric Evaluation of Disability Inventory: where do we go from here? *Pediatr Phys Ther*. 2010;22:69–75.
73. Haley SM. Motor assessment tools for infants and young children: a focus on disability assessment. In: Forssberg H, Hirschfeld H, eds. *Movement Disorders in Children*. Basel, Switzerland: S. Karger, AG; 1992:278–283.
74. Feldman AB, Haley SM, Coryell J. Concurrent and construct validity of the pediatric evaluation of disability inventory. *Phys Ther*. 1990;70:602–610.
75. Haley SM, Costern J, Ludlons LH, et al. *Pediatric Evaluation of Disability Inventory (PEDI): Development, Standardization and Administration Manual*. Boston, New England Medical Center Hospitals and PEDI Research Group; 1992.
76. Berg M, Jahnsen R, Froslie K, et al. Reliability of the Pediatric Evaluation of Disability Inventory (PEDI). *Phys Occup Ther Pediatr*. 2004;24:61–77.
77. Haley SM, Coster WJ, Faas RM. A content validity study of the Pediatric Evaluation of Disability Inventory. *Pediatr Phys Ther*. 1991;3:177–184.
78. Boyce WF, Gowland C, Hardy S, et al. Development of a quality-of-movement measure for children with cerebral palsy. *Phys Ther*. 1991; 71(11):820–828.
79. Ziviani J, Ottenbacher K, Shephard K, et al. Concurrent validity of the Functional Independence Measure for children (WeeFIM) and the Pediatric Evaluation of Disability Inventory (PEDI) in children with developmental disabilities and acquired brain injuries. *Phys Occup Ther Pediatr*. 2002;21:91–101.
80. McCarthy ML, Silberstein CE, Atkins EA, et al. Comparing reliability and validity of pediatric instruments for measuring health and wellbeing of children with spastic cerebral palsy. *Dev Med Child Neurol*. 2002;44:468–476.
81. Haley, SM, Coster WJ, Dumas HM, et al. *PEDI-CAT: Pediatric Evaluation of Disability Inventory-Computer AdaptiveTest: Development, Standardization, and Administration Manual*. Boston, MA: CREcare, LLC; 2012. Available at http://pedicat.com.
82. Dumas HM, Fragala-Pinkman M. Concurrent validity and reliability of the pediatric evaluation of disability inventory-computer adaptive test mobility domain. *Pediatr Phys Ther*. 2012;24:171–176.
83. Data Management Service of the Uniform Data System for Medical Rehabilitation and the Center for Functional Assessment Research: *Guide for Use of the Uniform Data System for Medical Rehabilitation, Including the Functional Independence Measure for Children (WeeFIM)*. Version 1.5. Buffalo, NY: State University of New York at Buffalo; July 1991.
84. *The WeeFIM II Clinical Guide, Version 6.0*. Buffalo, NY: Uniform Data System for Medical Rehabilitation; 2006.
85. Msall ME, DiGaudio K, Duffy LC, et al. WeeFIM normative sample of an instrument for tracking functional independence in children. *Clin Pediatr (Phila)*. 1994;33:431–438.
86. Msall ME, DiGaudio K, Duffy LC. Use of assessment in children with developmental disabilities. *Phys Med Rehab Clinics North Am*. 1993;4:517–527.
87. Ottenbacher KJ, Msall ME, Lyon NR, et al. Interrater agreement and stability of the Functional Independence Measure for children (WeeFIM): use in children with developmental disabilities. *Arch Phys Med Rehab*. 1997;78:1309–1315.
88. Thomas SS, Buckon CE, Phillips DS, et al. Interobserver reliability of the gross motor performance measure: preliminary results. *Dev Med Child Neurol*. 2001; 43(2):97–102.
89. Coster W, Deeney TA, Haltiwanger JT, et al. *School Function Assessment*. Boston, MA: Boston University; 1998.
90. Burtner PA, McMain MP, Crowe TK. Survey of occupational therapy practitioners in southwestern schools: assessments used and preparation of students for school-based practice. *Phys Occup Ther Pediatr*. 2002; 22(1):25–39.
91. School Function Assessment Technical Report. http://www.pearson**assessments**.com/NR/rdonlyres/./SFA_TR_Web.pdf. Accessed October 11, 2012.
92. Davies PL, Soon PL, Young M, et al. Validity and reliability of the school function assessment in elementary school students with disabilities. *Phys Occup Ther Pediatr*. 2004;24(3):23–43.
93. Hwang J, Davies PL, Taylor MP, et al. Validation of school function assessment with elementary school children. *OTJR*. 2002; 22(2):1–11.
94. Varni JW, Burwinkle, TM, Lane MM. Health-related quality of life measurement in pediatric clinical practice: an appraisal and precept for future research and application. *Health Qual Life Outcomes*. 2005;3. Available at http://www.hqlo.com/content 3/1/34.
95. Fayers PM, Machin D. *Quality of Life: Assessment, Analysis and Interpretation*. New York, NY: Wiley; 2000.
96. PedsQL™ 4.0 Measurement Model. http://pedsql.org. Accessed October 11,2012.

97. MAPI Research Trust: PedsQL (Pediatric Quality of Life Inventory). http://www.mapi-trust.org/services/questionnairelicensing/catalog-questionnaires/84-pedsql. Accessed on October 11,2012.
98. Varni JW, Seid M, Rode CA. The PedsQL™: measurement model for the Pediatric Quality of Life Inventory. *Med Care*. 1999;37:126–139.
99. Varni JW, Burwinkle TM, Katz ER, et al. The PedssQL™ in pediatric cancer: reliability and validity of the pediatric quality of life inventory generic core scales, multidimensional fatigue scale, and cancer module. *Cancer*. 2002; 94:2090–2106.
100. Varni JW, Seid M, Kurtin PS. PedsQL™ 4.0: reliability and validity of the pediatric quality of life inventory version 4.0 generic core scales in healthy and patient populations. *Med Care*. 2001;39:800–812.
101. Seid M, Limbers CA, Drscoll KA, et al. Reliability, validity, and responsiveness of the pediatric quality of life inventory™ (PedsQL™) generic core scales and asthma symptoms scales in vulnerable children with asthma. *J Asthma*. 2010;47:170–177.
102. Lim CMS. *Pain, Quality of Life, and Coping in Pediatric Sickle Cell Disease [dissertation]*. Downtown Atlanta, Georgia: Georgia State University; 2009. Psychology Dissertations Paper 54.
103. Daltroy LH, Liang MH, Fossel AH, et al. The POSNA pediatric musculoskeletal functional health questionnaire: report of reliability, validity, and sensitivity to change. *J Pediatr Orthop*. 1998;18:561–571.
104. American Academy of Orthopedic Surgeons: Outcomes Instruments and Information. http://www.aaos.org/research/outcomes/outcomes_documentation.asp#pedsref. Accessed October 11,2012.
105. Pencharz J, Young NL, Owen JL, et al. Comparison of three outcomes instruments in children. *J Pediatr Orthop*. 2001;21:425–432.
106. Knobloch H, Pasamanick B, eds. *Gesell and Armatruda's Developmental Diagnosis: The Evaluation and Management of Normal and Abnormal Neuropsychologic Development in Infancy and Early Childhood*. Hagerstown, MD: Harper & Row; 1974.

PART

II

신경학적 질환들

Neurological Disorders

CHAPTER

4

발달지연 위험이 높은 영아

The Infant at High Risk for Developmental Delay

신생아집중치료실 돌봄철학의 역사와 발전 History and evolution of the philosophy of care in the neonatal intensive care unit

서론 Introduction

Mary Ellen Avery는 모든 신생아학자들(neonatologist)을 예전에는 살아남지 못했던 유아들을 돌보는 선구자라고 하였다. 미국 신생아학은 지난 150년 동안 진화해 왔고, 그 진화는 아기들에 대한 문화적 태도 변화, 20세기의 기술 혁명, 그리고 아픈 신생아들을 돌보는 1세대 의료전문가들의 잘못된 가정(assumptions)들에 의해 영향을 받았다.[2,3] 때때로 신생아에게 유익한 것으로 간주되어 체계적인 검증을 거치지 않은 채 사용한 방법이 비참한 결과를 초래하기도 했는데 그 예로 다량의 산소보충(high amounts of supplemental oxygen)의 일상적 사용은 시각상실 또는 1950년에 한차례 발견된 수정체뒤섬유증식(retrolental fibroplasia)을 일으킨 사례를 들 수 있다.[4] 위와 같은 사례들을 예방하기 위해 현재의 신생아 치료에서는 근거-중심치료(evidence-based practice)가 사용되고 있다.[2]

미국 신생아학은 흔히 발생하는 가정출산 신생아에 대해 문학적 모순 상황에 직면했다. 신생아 사망은 "예상된 재생산 손실(expected reproductive loss)"로 여겨졌고, 신생아는 "임시적 가족 구성원"이라는 "암묵적 합의"가 존재했다.[4] 허약하거나 아픈 신생아를 살리기 위한 의학치료는 헛된 것이며, 약하고 아픈 아이들의 생존으로 인해 발생될 수 있는 지속적인 문제점들은 사회를 위태롭게 한다고 여겨졌다.[5] 또한 세상을 부산스러우며 혼란스럽고 지독한 곳으로 인식하는 신생아는 울고 토하는 것 외에 아무것도 할 수 없는 존재라 신생아를 도울 수 있는 방법은 없다고 생각하였다.[6]

이러한 통념에도 불구하고 미국의 일부 병원들은 신생아를 돌보기 위한 시설을 세웠다. 이전까지 신생아를 돌보는 것은 어머니의 역할로 생각되었기 때문에, 신생아를 환자로 보는 것은 이전에는 볼 수 없었던 새로운 개념이었다.[7] 새롭게 환자들로 인정된 이들을 담당하기 위해 소아과 전문의와 산부인과 전문의 간에 치열한 영역 다툼이 벌어졌다.[5,7] 1958년에 신생아 평가를 위한 APGAR 점수를 개발한 Virginia Apgar는 조산사나 내과 의사보다 신생아에게 필요한 평가와 중재에 더 헌신할 수 있게 의료적으로 돌보는 사람이 필요하다고 제안하였다.[7] 신생아는 신생아 전문치료가 등장하면서 정당한 자격을 가진 환자로 인정받게 되었다.

1900년대 초반부터 1950년까지는 일방적인 "손떼기(hands off)"가 초기 신생아 돌봄시설의 주요 철학이었는데 이것은 보온, 위생, 영양과 같은 생존에 필요한 적절한 상태를 제공하는 것 외에 아기에게 더 이상의 핸들링(handling)은 불필요하다는 것을 의미한다.[4] 상대적으로 최소한의 치료법만 적용되던 시기에서 아이의 체온변화를 줄이기 위해 평균 체온보다 낮게 유지되는 체온조절환경과 같은 검증되지 않은 방법이 적용되었는데, 이후에 이 치료법은 유아의 생존에 부적절한 것으로 밝혀졌으며,[2,4] 이 시기의 연약한 영아들은 사망률이 매우 높았다.[8,9]

1940년 후반에서 1950년대까지 신생아와 관련된 특유의 지식과 이해에 대한 필요성이 증대되고 수혈(transfusion)과 항생제 교체 등의 의료개입이 큰 성공을 거두게 되면서 초기 신생아학의 손떼기 철학은 "적극적인 치료(therapeutic exuberance)"로 바뀌었다. 신생아학은 적극적인 중재를 시행하여 모든 영아들의 생존을 돕기 위해 노력했다.[3,4,10] 20세기 중반의 기술적 진보로 인하여 복사 온열기(radiant warmer), 환기기(ventilator), 총비경구영양(TPN: total parenteral nutrition) 중심정맥관삽입법(central line access) 등이 이러한 적극적인 중재로 적용되었다. 신생아들에게 가장 적절한 돌봄을 제공하기 위한 전문적 지식과 기술을 보유한 의사들이 필요해지면서 신생아 돌봄 영역화(regionalization)와 전문화로 이어졌다.[3]

1970년 미국소아과학회(AAP: American Academy of Pediatrics)는 승인위원회를 통해 신생아학을 하위전문분야로 추가하였고, 1975년 분만건강위원회(Committee on Perinatal Health)는 지역 분만센터를 위한 지침서를 출간하였다. Brazelton[11]의 *신생아행동평가 척도(Neonatal Behavioral Assessment Scale)*는 1973년 출간되어 신생아를 울고 토하는 생명체로 간주하였던 기존의 개념을 사회적, 상호작용의 권리를 보유한 동반자라는 개념으로 대체하였다.

신생아 의학은 출생 시 체중 1500g 이하인 극소저체중 출생아(VLBW: very low birth weight)를 생존시키는데 성공하였지만 뇌성마비, 호흡기 질환, 시각상실, 인지지연, 청각손상 등의 발생률도 증가하였다. 초기중재프로그램은 1970년대 생존된 영아들이 신생아집중 돌봄을 받는 기간 동안에 필요로 하는 것을 발달과정에 맞춰 개발하였다. 엄마의 자궁은 미숙아들(임신기간 37주 미만 출생)이 경험하지 못한 풍부한 자극 환경을 제공한다고 생각되어졌다. 아픈 신생아를 위한 초기 철학인 "최소 핸들링"은 자궁 속에서의 다양한 촉각, 전정감각, 고유수용감각, 청각이 신생아집중치료실에서도 적용되어야 한다는 개념으로 바뀌게 되었다.[8,9]

1980년대와 1990년대 의학과 기술의 진보는 산화질소(nitric oxide), 체외막산소공급(ECMO: extracorporeal membrane oxygenation), 산소포화도측정계(pulse oximetry), 표면활성제 대체치료(surfactant replacement therapy) 등의 이전보다 수준 높은 호흡기 감시장치와 치료방법의 사용을 가능하게 하였고 더 나아가 신생아집중치료와 신생아집중치료실 근무자들의 전문성에 대한 필요성을 증대시켰다. 1980년에는 영아들이 신생아집중치료실에서 퇴원 후 비전형적인 발달 양상을 보이면서 영아추적검사프로그램이 고안되었고 영아자극프로그램이 확산되었다. 1986년 모든 장애아동을 위한 법률이 미국의 일부 주(states)에 통과되었고 발달지연 또는 지연의 위험이 있는 영아와 가족들을 위한 초기 중재서비스가 제공되기 시작했다.

1970년대 후반 신생아집중치료실 환경이 유아의 행동, 성장 및 발달에 유해한 영향을 미친다는 연구 결과, 조산아 및 중증 유아의 적절한 감각 자극에 대한 질문과 재개념화가 이어졌다. 고위험영아를 돌보는데 있어 지속적인 강한 조명, 지나친 소음, 과도한 시술("환경신생아학")의 수정이 중요한 철학이 되었다.[12,13] 또한 고도로 전문화된 장비를 영아에게 적용할 때 드는 비용 때문에 신생아집중돌봄의 영역화에 대한 필요성이 강조되기 시작하였다.[8,9] Heidelise Als가 1980년대 초반 고안한 발달의 상호작용 이론은 Brazelton의 연구를 확대한 것으로 아이의 종합적인 조절기전을 알 수 있는 신생아행동(생리적 특성, 운동, 근긴장도, 보행, 수면, 사회적 상호작용)에 대한 이해와 해석의 틀을 제공하였다.[14] 또한 아이의 삶 전체에서 가족의 역할이 중요하게 생각되어 가족중심돌봄이 새롭게 등장하여 지금까지 이어지고 있다. 점차적으로 영아돌봄에 관한 철학은 영아들의 개별적 능력에 따른 맞춤형 돌봄을 중시하고 영아를 돌보는 각 가족구성원들의 역할을 강조하는 방향으로 이동해 갔다.[7,15]

21세기 이후 약 10여년간 다양한 문화를 가진 가족[17]들의 특성에 맞게 근거를 바탕으로 한 치료를 제공하는 신생아집중치료실에서의 최상의 돌봄은 영아의 발달을 돕는 것으로 정의되었다.[16] 신생아학은 기존의 방식을 바꾸고 새로운 접근법을 받아들일 때 매우 신중한 태도를 취하는 것으로 알려져 있다. 새로운 치료방법이 실험을 거쳐 효과가 입증되었다면 확신을 갖고 받아들인다. 체계적 문헌고찰(systematic review)이 확산되면서 이 주제와 관련된 연구의 해석을 평가하는 데 도움이 되고 있다. 신생아학은 최선의 임상치료를 밝혀내기 위해 기관들의 데이터베이스를 분석하여 여러 기관들 간의 치료방법을 비교하고 있다.[2]

▶ 신생아집중돌봄 단계와 치료사 역할 Levels of newborn intensive care and the role of the physical therapist

2004년 미국소아과학회의 태아 및 신생아위원회는 국가적으로 적응 가능한 신생아집중돌봄단계의 통일된 정의가 필요하다고 하였다. 이러한 정의는 신생아 치료의 지역적 조직을 계획하는 중요성을 강조하는 것 외에도, 신생아집중치료실(건강 결과, 비용 및 자원 활용의 비교) 간의 포괄적 벤치마킹을 지원하며, 모든 유아들이 적절한 치료를 받는 것을 돕고, 지불인에 의한 정의 개발 필요성을 최소화하고, 집중 치료의 각 단계마다 일관된 서비스 표준을 장려한다. 산모와 태아 환경을 개선시키기 위한 노력의 일환으로 신생아집중치료 3단계는 1976년 March of Dime(역자 해설: 미국 신생아 건강증진 단체)에 의해 고안되었으며, 2001년 신생아집중치료실 880개를 대상으로 태아 및 신생아위원회가 실시한 설문조사를 바탕으로 개정 및 확장되었다. 위원회는 3단계로 돌봄의 범주를 제안하였다(표 4.1).[18]

- 신생아 기본 돌봄(Basic Neonatal Care)

표 4.1 신생아 돌봄 단계

Level Ⅰ	신생아 기본 돌봄
Level Ⅰ	• 분만 시 신생아 소생술 • 건강한 신생아의 산후 관리 및 평가 • 생리학적으로 안정된 재태연령 35~37주 후기미숙아의 안정화 및 관리 • 이동(transfer)전 임신 35주 미만의 영아 및 아픈 영아를 위한 안정화
Level Ⅱ	신생아 전문 돌봄
Level Ⅱ A	• Level 1 기능 • 이동하기 전에 아픈 영아와 미숙아를 소생시키고 안정화 • 유아 보살핌 ≥ 32주 임신 및 ≥1500g • 집중 치료 후 회복하는 유아 돌봄 제공
Level Ⅱ B	• level 2A 기능 • 기계적 환기 장치 또는 지속적양압기도 압력 제공 < 24시간
Level Ⅲ	신생아 특수(Subspecialty) 돌봄
Level Ⅲ A	• level 2B 기능 • 유아 종합적 치료 <1000g 미만 및 출생 < 재태연령 28주 • 표준 인공호흡기 제공 • 경미한 수술(중심 정맥 도관 배치 또는 사타구니 탈장 수리) 지원
Level Ⅲ B	• level 3A 기능 • 고급 호흡기 지원 제공 • 소아과 전문 의학 종사자의 현장 방문 및 접근의 용이성 • 긴급하고 일상적인 영상과 결과 해석 제공 • 주요 수술(복벽 결함, 괴사성 장염, 척수 수막류) 제공
Level Ⅲ C	• level 3B 기능 • 체외막산소(ECMO) • 심폐 대체혈관이 요구되는 복잡한 심장 기형을 수술

- 신생아 전문 돌봄(Specialty Neonatal Care)
- 신생아 특수 돌봄(Subspecialty Neonatal Care)

Ⅰ단계 보육실은 건강한 신생아를 평가하고 돌보는 육아상담실이다. 이 단계 신생아 돌봄은 입원한 산모에게 기본적으로 제공되며 모든 병원에서 최소한으로 갖추어야 할 사항이다. Ⅰ단계 보육실은 안정된 후기 조산아(임신기간 35주~37주 사이 출생)를 돌보고 출생 후 모든 신생아들을 회복시키며, 미숙아와 아픈 신생아가 특별한 돌봄을 받을 수 있는 시설로 옮기기 전까지 안정시키는 기능을 한다.[18] 이 단계의 신생아 보육실은 분만이 자주 일어나는 지역사회의 작은 병원에 존재한다.

Ⅱ단계 보육실은 Ⅰ단계 보육실의 기본적 보살핌을 제공할 뿐만 아니라 빠르게 회복이 가능한 의료적 문제를 가진 영아와 Ⅲ단계 보육실에서 중증 질병을 회복한 영아를 돌보는 기능을 한다. Ⅱ단계 보육실은 Ⅲ단계 보육실의 중간 또는 전단계로 지속적인 보살핌과 정맥주사약물(intravenous medications), 튜브영양, 산소공급 등을 제공한다. 이 단계의 신생아학자와 간호제공자는 주로 지역병원에 소속되어 있다. Ⅱ단계 돌봄은 아이가 최대 24시간 또는 다른 기관으로 이송될 때까지 아이에게 공급가능한 환기능력(capacity of ventilation)을 바탕으로 두 시설(ⅡA와 ⅡB)로 나눠진다. ⅡB단계 보육실은 차후 발생할 응급상황을 대비할 수 있는 장비와 인력을 갖춰야 한다.[18]

Ⅲ단계 보육실은 우리가 알고 있는 신생아집중치료실이며 중증의 연약한 영아들을 위한 고도로 전문화된 서비스를 제공한다. Ⅲ단계 보육시설은 신생아학자, 신생아간호전문의, 특별 교육을 받은 간호사들이 상황에 따라 언제든지 미숙아 및 아픈 영아에게 의료적 중재와 고급진단검사, 수술, 호흡보조를 복합적으로 제공한다.[9] Ⅲ단계 보육실은 3개의 범주로 나누어지는데, 심장검사 등과 같은 큰 수술 또는 작은 수술의 시해 여부와 고주파호흡장치(HFV: high frequency ventilation)와 체외막산소공급(ECMO: Extra-Corporeal Membrane Oxygenation) 등의 고급호흡장치 보유 여부가 기준이 된다.[18]

물리치료사는 Ⅰ단계 보육실에서 보살핌을 받는 영아의 특정한 근골격계 문제에 대하여 상담을 하는 경우가 드물게 발생하기도 한다. Ⅱ단계 보육실에서 특정 발달적 필요에 따라 물리치료중재가 적용되기도 한다. 물리치료사는 Ⅲ단계 보육실에서 영아를 지속적으로 관찰하여 자세, 에너지보존, 통증관리, 주위 환경설계, 돌봄, 의료관리 등과 관련된 지식을 영아의 가족에게 전달할 필요성이 있다. 관찰은 영아가 불필요한 핸들링으로 인하여 받을 수 있는 스트레스를 예방하기 위해 필수적이다.

표 4.2 신생아 치료사를 위한 지식 영역

- 전형적, 비전형적 발달
- 태아와 신생아의 발달
- 조산과 만삭아의 감각계의 상호작용관계 발달
- 미숙아와 만삭아의 의학적 상태와 중재
- 미숙아와 만삭아의 행동 및 사회적 발달
- 가족역동, 슬픔/상실 과정, 신생아집중치료실에서의 양육
- 신생아집중치료실의 생태와 문화
- 신생아집중치료실의 물리적 환경과 고위험 신생아에 대한 영향
- 신생아집중치료실에서 치료를 지원하는 이론적 틀
- 신생아 실천 지침
- 신생아 평가의 결과에 대한 설명, 관리, 정신측정학적 특성 및 해석
- 발달 결과와 관련된 위험 요소
- 고위험 영아를 위한 자세 및 중재를 위한 근거 기반 실습
- 가족 및 간병인을 위한 교육 전략
- 자동차 좌석 및 영아 자세 장비에 관한 안전성
- 조기 중재, 지역 사회 자원, 신생아 발달 프로그램

이 방법으로 돌봄을 시행하기 위하여, 신생아집중치료실에서 근무하는 치료사는 치료에 대한 수준 높은 지식과 성장 발달 구조에 대한 정확한 이론적 배경 등을 알아야 한다(표 4.2). 이 장에서 이 부분이 설명되어 질 것이다. 그러나 신생아집중치료실의 성장발달 중재는 복잡하므로 독자들은 이 장 마지막의 참고문헌 부분에 제시된 자료들을 살펴볼 필요가 있다.

신생아집중치료실에서 치료사 역할과 역량 Roles and competencies of the therapist in the NICU

신생아집중치료실에서 일하는 물리치료사의 역할은 다른 물리치료 임상과는 매우 다르다. 신생아물리치료사는 매우 많은 스트레스와 빠르게 돌아가는 집중치료실 환경에서 극단적으로 약한 아기와 그 가족에게, 물리치료 자문,

물리치료 진단, 중재 그리고 지지를 해준다. 또한, 치료사는 신생아 상태, 의학치료, 그리고 그것들이 장래의 발달에 미칠 영향을 광범위하게 이해하여야 하며 주의 깊은 관찰자, 좋은 협조자, 효과적인 의사소통자여야 한다.[2,9,19,20] 운동, 자세조절, 신경발달에 관한 전문지식을 가지고 있는 물리치료사는 신생아집중치료실 팀의 일원으로 특별한 역할을 한다. 또한 신생아 치료사는 매우 취약한 영유아 및 그 가족과 함께 작업 할 수 있는 전문 지식과 기술을 갖추고 있어야 한다(표 4.2 참조). 영아는 상태가 빠르게 변하므로 영아의 안정과 외부 지원에 관한 요구에 대한 빠른 판단을 할 수 있는 능력이 필요하다. 다른 환경에서는 가볍다고 생각되는 중재라도 이러한 환경에서는 심각하고 즉각적이며 돌이킬 수 없는 결과를 초래할 수도 있다.[9,19,20]

신생아집중치료실[9,19-22] 물리치료는 교육과 임상 훈련이 필요한 심화영역이라고 할 수 있다. 미국 물리치료협회는 신생아집중치료실에서 일하는 물리치료사를 위해 지침[20,23]을 만들었는데 특정한 역할, 갖추어야 할 역량, 지식, 그리고 규칙화된 임상훈련이 포함된다. 임상훈련 지침은 1989년[24]에 초판 되어 1999년[25]과 2009년[20]에 다시 개정되었다. 지침서의 가장 최근 판은 두 영역으로 구분되었다. 첫 번째 부분은 임상훈련 표준, 임상훈련 자격, 의사결정 방식이고 두 번째 부분은 신생아집중치료실 치료사의 행위를 지지하는 문헌적 근거와 틀에 대한 토론이다. 신생아 물리치료 협력 프로그램은 근거에 기초한 가족중심 발달 중재와 신생아집중치료실 환경에서 연구 조성을 통해 고난위도 기술을 발전시켜야 하는 개인들에게 심화지식과 실습에 관한 조언을 제공하기 위해 개발되었다.

신생아 물리치료사를 위해 근거 기반 임상 경로도 개발되어 최근 출판되었다. 신생아집중치료실 물리치료를 위한 유아 치료 경로는 신생아집중치료실의 고위험 영아 및 그 가족을 돌보는 다양한 분야에서 관찰 및 평가, 개입, 가족 지원 및 교육, 팀워크를 다룬다.[26-31] 작성된 경로는 신생아 물리치료사가 연구 기반 실습을 더 발전시키는 데 사용할 수 있는 틀과 지식을 제공한다. 이 경로가 유용한 도구이긴 하지만, 신생아 물리치료사는 유아, 가족 및 신생아 집중치료실 환경에 대해 특정 평가 및 중재를 개별화하여 적용해야 한다.

▶ 치료 가이드가 되는 이론적 토대
Theoretical frameworks to guide therapy

역동적시스템 이론 Dynamic Systems Theory

역동적시스템 이론은 많은 하부체계의 상호작용으로 행동이 나타나며 인간이 발달한다는 모델이다.[32-36] 중요한 순서가 없으며; 모든 하부시스템은 같은 레벨이고 각각 복잡하고 많은 기본요소와 개별적으로 독특한 면을 가지고 있다는 것이다. 내·외적 요인이 발달에 영향을 준다. 개체만큼 환경도 중요하다. 이 모델에서는 영아는 수동적으로 변화나 정보를 받아들이는 존재가 아니고 다양한 환경과 과제속성에 따른 하부시스템의 상호작용으로부터 나오는 일련의 발달학적 행동에 능동적으로 참여하는 자이다. 발달의 진행은 직선의 상관관계가 아니라 일련의 안정기, 불안정기, 재조직화 기간이 있다.[32-34,36-38] 개체는 언제나 안정기에서 불안정기로 넘어가는 시점에서 항상성과 재조직화로 나아가려고 항시 노력한다. 개체의 시스템은 충분히 탐구할 융통성이 있고 새로운 해결책이나 행동을 선택하는 능력이 있기 때문에 이러한 전환기 또는 불안정기는 중요하다. 치료적 중재는 이 시기에 가장 중요하다고 생각되는데 이 시기의 시스템은 좀 더 쉽게 영향을 받거나 변화할 수 있기 때문이다.[32,34,36]

역동적시스템 이론의 틀은 신생아집중치료실에서 고위험군 영아의 평가 및 치료에 이용될 수 있다(그림 4.1).[25] 영아와 환경의 상호작용뿐 아니라 영아의 여러 하부시스템 간의 상호작용은 개별 영아의 건강과 발달에 영향을 준다. 신체 구조, 생리적 상태, 그리고 행동이 하부체계에 속한다. 환경에는 병실의 물리적 환경, 여러 양육자와 지지 요원, 그리고 가족들이 포함된다. 내재적 시스템에의 변화 또는 환경의 변화는 긍정적 또는 부정적 영향을 줄 수 있다. 이러한 변화는 기능에 도움이 되는 안정성을 주거나 또는 방해요인이 되어 조직화가 잘 안되고 잠재적으로 부적응적 행동으로 나타나기 쉽게 한다. 한 시스템 요인에서의 작은 변화가 다른 시스템에 큰 영향을 주고 궁극적으로 기능에 영향을 미칠 수 있다.[25,32,37,38]

치료사는 병력, 현재의 영아 시스템의 상태, 그리고 환경을 이해하여야 하고 이 영아를 효과적으로 돌보기/치료를 위한 고려를 해야 한다.[25,34] 치료사는 영아의 스트레스가 줄고 기능적 행동이 발달할 수 있도록 상호작용을 지지하고 환경에 대한 의미를 이해하도록 하여야 한다. 동시에 치료사는 가족을 비롯한 양육자들이 어떻게 하는 것이 아이들의 발달을 돕는 것이며 아이들을 더 건강하게 하는 것인지를 인식 할 수 있도록 도와주어야 한다. 치료사는 언제 발달학적 중재가 안전하게 수행될 수 있는 전환기인지 알 필요가 있으며 치료사와 같은 전략을 가족이 사용하도록 지도해주어야 한다.

뉴런집단선택 이론

Neuronal Group Selection Theory

신경계의 생성, 정보 저장, 새로운 행동패턴 발생에 대한 이론적 개념은 Gerald Edelman에 의해 만들어졌다.[39,40] 뉴런집단선택이론(NGST: neuronal group selection theory)이라 알려진 이 이론에 따르면 뇌는 개별적으로 다양한 네트워크로 이뤄진 세포 개체군으로 생성된다. 이 네트워크로 구조와 기능은 진화, 환경, 행동에 따라 선택된다. 선택구성단위는 수백에서 수천대의 뉴런으로 밀접하게 서로 연결되어 기능적 구성단위로 작용하며 뉴런집단

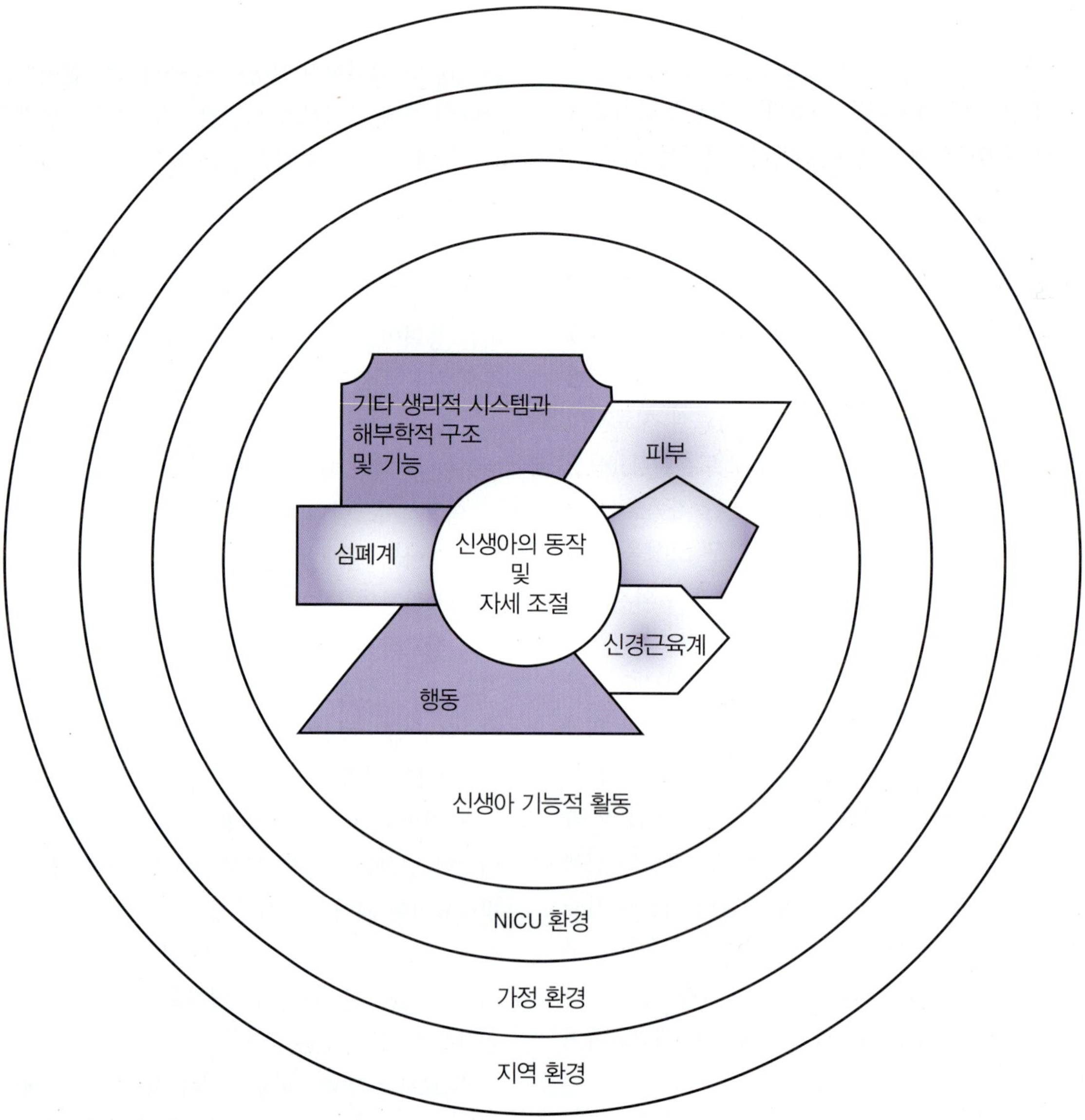

그림 4.1 신생아집중치료실에서의 역동적시스템 이론.(Reprinted with permission from Sweeney JK, Heriza CB, Reilly MA, et al. Practice guidelines for the physical therapist in the NICU. *Pediatr Phys Ther*. 1999;11(3):120.)

(neuronal groups)이라고 언급된다.[41]

뉴런집단선택 이론과 역동적시스템 이론 모두 운동발달이 비선형적이며 내부에 전이구간(phases of transition)이 있고 내·외부 요인의 영향을 받는다고 설명한다.[42] 그러나 유전적 요인은 뉴런집단선택 이론에서 경험만큼이나 신경계 형성에 중요한 역할을 하는 요인으로 생각한다. 특정 환경과 행동조건하의 유전적 요인과 후생적 요인의 상호작용은 같은 종(species)안에서 뇌 생성의 차이를 만들어낸다. 또한 이 상호작용은 오랜시간에 걸쳐 전달된 감각신호를 바탕으로 뇌를 변화시킨다.[39]

뉴런집단선택 이론은 발달과정에서 뇌가 형성되는 해부학적 배경, 경험의 선택과 반응패턴의 강화방법, 뇌지도 등의 각기 다른 3가지 개념으로 개인의 행동을 일으키는 원인에 관해 설명한다.[43]

뇌가 형성되는 동안 특유의 신경구조가 발생한다는 신경선택은 Edelman 이론의 첫 번째 개념이다.[43] 유전암호와 세포 특성(분할, 이동, 세포사)은 뇌의 특정부분이 아닌 전체 영역을 형성한다. 뉴런은 무수히 다양한 형태로 여러 방향으로 뻗어 있다. 뉴런은 시냅스(synapes)를 형성하기 위해 경쟁하고 이 시냅스 연결은 태아기와 출생 직후 자연발생적으로 만들어지는 다양한 운동에서 얻어지는 감각정보를 바탕으로 강화되거나 약화된다.[44] Pretchl[45]이 묘사한 태아와 신생아의 일반운동(general movement)은 선천적 운동 1단계의 가변성을 명백히 보여준다. 이 연결은 선천적 운동에 의해 강화되고 종 특유의 행동에 따른 1차 뉴런 레퍼토리를 발생시킨다. 1차 운동 레퍼토리는 차기와 걷기, 손을 입으로 가져가기, 빨기, 시각적 지남(visual orientation)과 시각적 추정(follow), 사물을 향해 팔 뻗기 등이 포함된다.[45] 자연발생적 활동에 의한 초기 시냅스 연결의 과도한 생성과 불완전한 형태의 시냅스 연결은 종 특이적 행동 내의 개체 변이를 일으킨다.

Edelman[43]의 두 번째 개념은 기능회로의 경험선택을 통한 2차 레퍼토리 발달을 포함한다. 영아는 출생 후 새로운 환경과 상호작용하면서 시냅스 연결이 형성되고 강화된다. 환경적 통제를 경험하고 목표 지향적 운동을 완벽히 보조하는 기능 연결의 2차 레퍼토리는 경험, 반복, 탐색을 통해 1차 레퍼토리에서 발생한다.[41] 2차 레퍼토리는 전문적인 기능적 운동뿐만 아니라 기억 등 다른 기능에 필수적인 운동 상승작용을 포함한다. 이 2차 변화가 일어나는 동안 개체는 다양한 운동을 탐색하고 이 탐색을 통한 2차 피드백을 통해 효과적인 전략을 선택한다. 이 과정은 환경 변화와 기능적 필요에 따라 평생 동안 일어난다.[46-49]

뉴런집단선택 이론의 3번째 개념은 신경계에서 뉴런그룹을 연결하는 뉴런지도를 만들기 위해 앞의 두 과정이 어떻게 상호작용하는지를 설명한다. 뉴런지도 사이의 평행하고 거대한 상호 연결은 감각유입을 받아들이고 반응을 선택하기 위한 신경계 능력과 요구를 정확하게 적용하여 운동을 일으킨다. 개체가 직면한 환경적 요구와 성장에 따른 인체 변화와 같은 내부 능력과 요구를 정확하게 적응하기 위한 능력을 위해 다양한 동작을 학습하여 기억할 필요가 있다. 최종 운동 전략은 현재 직면한 작업 및 환경이나 과거에 뉴런지도에서 특정 뉴런집단을 선택하려는 경향을 강화 또는 약화시켰던 경험을 바탕으로 한다.[43] 글로벌지도(global map)라고 불리는 고차역동구조(high-order dynamic structures)는 이 선택에서 발생하며 감각 운동지도와 연결된다. 이 글로벌 지도는 로컬지도(local map)와 운동행동, 새로운 감각저장, 고차원적 신경과정 간의 연결을 이루기 때문에 발달과 학습에 있어서 중요한 역할을 한다. 글로벌 지도는 평생에 걸쳐 지속적으로 수정된다.[49]

조기분만 같은 사건은 뇌 발달 과정을 변화시킨다. 미숙아는 덜 성숙한 신경계를 갖고 있고 다른 환경적 제약에 직면한다. 자궁의 보호 환경과 달리 신생아집중치료실은 밝은 조명, 소음, 불규칙한 핸들링, 양육적 신체접촉의 감소를 비롯하여 의료보조 장치와 감시 장치가 설치되어있고 양수 보조의 감소와 중력의 증가로 인해 자세와 운동의 변화가 일어날 수 있는 환경을 포함한다.[23] Edelman 이론[39]에 따르면 뇌 발달과정은 평소와 다른 감각 환경에 놓여있을 때 변경된다. 신경학적 연결이 변화하는 이 과정에서 세포들은 제거되거나 유지된다. 표준 신생아집중치료실 관리를 받는 영아와 신생아의 개별화된 발달 관리 및 평가 프로그램(NIDCAP: newborn individualized developmental care and assessment program) 중재를 받은 영아를 비교한 Als 등의 연구[50]에서 미숙아의 뉴런 변화가 보고되었다. 2년 9개월 자기공명영상촬영(MRI: magnetic resonace imaging)을 통해 영아의 건강상태, 성장, 신경행동, 뇌구조를 검사하였고, 뇌파(EEG: electroencephalography)를 통해 신경생리학을 검사하였다. 연구자들은 NIDCAP 관리를 받은 영아가 보다 나은 신경행동 기능과 뇌피질의 성숙한 섬유구조를 나타낸다고 보고하였다.[50]

신생아물리치료사는 미성숙하고 성장 중인 뇌에 신생아집중치료실 환경과 돌봄 치료가 미칠 수 있는 영향에 대해 생각할 필요가 있다. 출생 초기 비전형적인 감각·운동 경험은 뇌 구조 및 기능의 형성에 영향을 미칠 것이다. 영아들의 유전자, 성숙도, 자궁 내·외부 경험이 다르기 때문에 신생아집중치료실 환경과 치료의 영향은 영아의 뇌 발달과 기능에 다른 영향을 줄 것이다. 따라서 물리치료의 평가와 중재가 뇌 구조와 성숙에 미치는 영향을 고려하여 영아에게 각기 다르게 적용되어야 한다.

기능, 장애, 건강에 관한 국제적 분류

International Classification of Functioning, Disability, and Health: ICF

기능성취 모델(MOE: Models of Enablement)은 인간 기능과 발달에 비추어 볼 때 시스템 이론에 잘 들어맞는다. 이 모델은 개체의 건강에 영향을 주는 다양한 요인뿐 아니라 환경적 영향이 어떻게 건강과 기능, 참여에 영향을 미치는지를 설명하며 서로 연결된 틀을 제시한다. WHO의 *기능, 장애 그리고 건강에 대한 국제적 분류* 모델은 장애나 발달과 기능에 있어서 다단계, 다차원적, 역동적 과정, 환경의 영향이 고려되는 과정의 필요성을 강조하기보다는 건강과 실제기능에 더 초점을 맞추고 있다.[51-53]

ICF틀의 구성요소들은 신체기능과 구조, 활동과 과제, 그리고 참여의 관점으로 본다. 병태생리학적 관점에서 시작하기보다 ICF는 개인이 원하는 바와 해야 할 필요가 무엇인지를 보고 그 다음 그 참여를 방해하거나 또는 더 잘하게 해주는 개인의 요인들을 고려한다. 개인과 환경의 전반적 요인뿐만 아니라 기능/참여를 지원하거나 제한하는 환경 또한 고려된다.

비록 신생아집중치료실은 물리치료 임상에서는 독특한 세팅이지만 기능성취 모델을 물리치료 평가와 중재의 가이드로 삼을 수 있다.[23] 신생아집중치료실의 고위험 영아들을 위해 일하고 있는 물리치료사는 이러한 틀을 이용하여 신체구조와 시스템구조, 기능간의 통합성을 말하고 자세와 운동의 발달을 증진시키며 영아와 물리치료 환경, 그리고 가족, 신생아집중치료실 요원, 자문하는 사람간의 적절한 상호작용을 증진하도록 자신 스스로 가이드를 삼는다. 예를 들어, 영아의 기능적 목표를 가족이 안아줄 때 나타내는 사회적 상호작용에 둔다고 하자. 전반적 평가 후에 치료사는 이 활동을 성공적으로 하려면 필요한 요소 및 방해되는 요인이 무엇인지 파악하는 것이 필요하다. 치료사는 호흡과 같은 생리적 기능을 잘 할 수 있는 최적의 정렬 상태로 아기의 자세를 잡아주도록 가족을 도와줄 수 있고 자세를 유지하도록 적절히 잘 감싸주는 것, 영아가 자신의 손을 얼굴로 가져가 스스로 진정하고 행동적 조직화가 잘 일어나도록 도와줄 수 있다; 치료사는 불빛을 약하게 하고 스트레스를 줄이고자 소리를 줄이며 각성을 도와주고 영아가 상호작용하는데 있어서 보이는 힌트를 가족이 잘 알아채도록 도움을 줄 수 있다. 그 이외에도 치료사, 가족, 그리고 신생아집중치료실 요원들이 함께 협조하여 이러한 상호작용이 가장 잘 될 수 있는 최적의 시간대를 찾아낼 수 있다. 영유아 전체 치료 과정에서 물리치료사는 신체 구조와 기능, 가족 및 간병인 교육을 지원하고 환경 및 기타 상황에 따른 요소를 다루는 등 활동과 참여를 증진하는 것을 목적으로 세울 수 있다. Atkinson과 Nixon-Cave[54]는 ICF 모델을 유아 및 가족에게 적용 할 수 있게 도움이 되는 임상 적용 도구를 발표했다.

상호작용 이론 Synactive Theory

심리학자인 Heidelise Als[14]는 영아발달의 상호작용 이론을 제안하였는데 미숙아의 행동을 이해하고 해석하는 모델이다. 그리고 발달을 아기의 기능에 상호적으로 영향을 줄 수 있는 여러 요인의 관점에서 바라보며 역동적시스템 모델과 비슷하다. 난자와 정자의 수정으로부터 발달되는 태아는 다섯 가지로 구별되지만 서로 상호작용하는 하부시스템: 자율(기본적인 생리학적 기능 즉, 심박동, 호흡수, 내장기능 조절); 운동(자세와 동작 조절); 의식상태(수면부터 깨어있음 까지의 의식상태의 정도를 조절); 주의력/상호작용(양육자에게 주의하고 상호작용하는 능력); 그리고 자가조절(4가지 모든 하부시스템의 기능적 통합, 이완, 균형조절을 유지할 수 있는 통제능력)로 이루어져 있다. 이러한 하부시스템은 계속 서로서로 반응하고 서로 영향을 준다. 그리하여 "*synactive*"라는 용어를 사용하고 있다.[55-57] 만삭으로 태어난 아기는 일반적으로 생리적, 운동적, 그리고 의식상태의 하부시스템 내에서 안정성을 유지하는 가운데 짧게나마 양육자와 사회적 상호작용을 보일 수 있는 정도로 이러한 하부시스템이 성숙한 상태로 태어난다(그림 4.2). 아기들은 또한 자신들의 안정성에 해

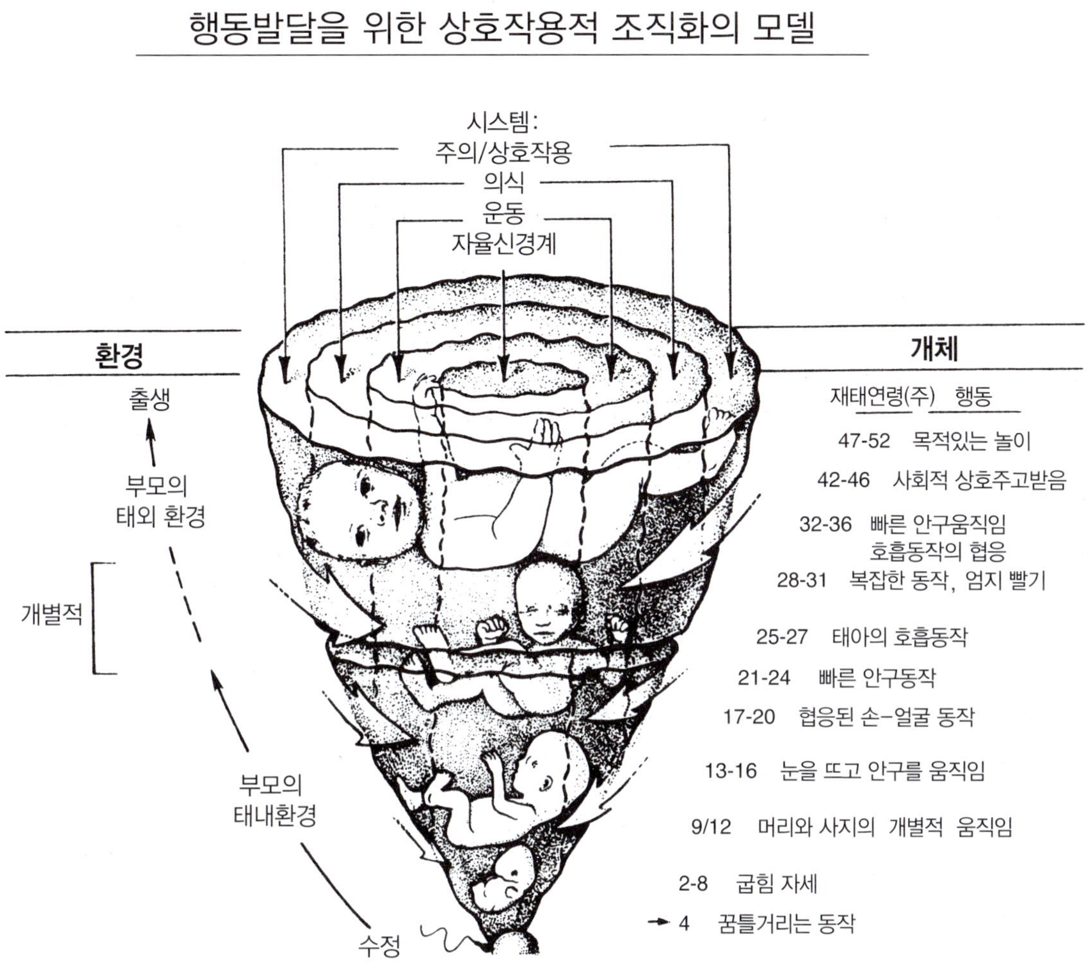

그림 4.2 행동발달의 상호작용적 조직화 모델. (Reprinted with permission from Als H. Toward a synactive theory of development: promise for the assessment and support of infant individuality. *Infant Ment Health J*. 1982;3(4):234.)

가 되는 환경에 놓였을 때 다양한 하부시스템을 조절하는 능력이 있다; 예를 들어, 부모와의 눈 맞춤이 너무 강할 때 만삭아는 하품을 하거나 짧게 고개를 돌리거나, 몸을 쭉 피거나 고개를 가슴 쪽에 묻거나 손을 모으는(주의/상호작용 시스템과 운동 하부시스템) 행동을 보인 후 다시 눈을 맞춘다.

만삭 이전에 출생한 아기는 5가지의 하위체계가 성숙되기 이전에 출생된 상태이다. 미숙아는 이러한 하부체계에 대해 태내에서 지지(체온조절, 태반을 통한 영양공급, 대사물질 배설, 산소공급, 그리고 이산화탄소 배출 같은 자율조절에 대한 지지; 자궁벽 및 양수에서 떠있는 상태와 같은 운동지지; 엄마의 수면-각성 주기와 같은 의식상태의 지지; 그리고 적은 청각과 시각 자극 상태와 같은 주의력/상호작용 영역에서의 지지)를 잃어버린 것이다. 조산으로 출생한 아기는 밝은 빛, 시끄러운 소리, 자주 당하는 핸들링, 그리고 여러 다중 자극을 견디는 한편 좀 더 독립적 기능 즉, 호흡, 섭식, 대사물질 배출, 자세유지, 그리고 항중력 움직이기 등의 각 하부체계의 성숙이 완성되어야 한다. 미숙아는 자궁내의 기능에 적응되어 있지만 자신의 발달상 중요 시기에 태중 바깥에서의 기능도 요구된다. 그러므로 매우 어려움에 직면하게 된다.[14,55-58]

발달케어 Developmental Care

아기를 체계적으로 관찰하며 상호작용 이론을 영아 발달에 적용해 보는 것은 아기가 성공적으로 잘 대처하는 영역과 그렇지 못한 영역을 식별하는 데 매우 유용하다. 잘 성숙되어 있는 영역과 취약한 영역에 대해 부모 및 양육

OBSERVATION SHEET Name: ______________ Date: ______________ Sheet Number ________

		Time:	0-2	3-4	5-6	7-8	9-10
Resp:	Regular						
	Irregular						
	Slow						
	Fast						
	Pause						
Color:	Jaundice						
	Pink						
	Pale						
	Webb						
	Red						
	Dusky						
	Blue						
	Tremor						
	Startle						
	Twitch Face						
	Twitch Body						
	Twitch Extremities						
Visceral/ Resp:	Spit up						
	Gag						
	Burp						
	Hiccough						
	BM Grunt						
	Sounds						
	Sigh						
	Gasp						
Motor:	Flaccid Arm(s)						
	Flaccid leg(s)						
	Flexed/ Tucked Arms	Act.					
		Post.					
	Flexed/ Tucked Legs	Act.					
		Post.					
	Extend Arms	Act.					
		Post.					
	Extend Legs	Act.					
		Post.					
	Smooth Mvmt. Arms						
	Smooth Mvmt. Legs						
	Smooth Mvmt. Trunk						
	Stretch/Drown						
	Diffuse Squirm						
	Arch						
	Tuck Trunk						
	Leg Brace						
Face:	Tongue Extension						
	Hand on Face						
	Gape Face						
	Grimace						
	Smile						

		Time:	0-2	3-4	5-6	7-8	9-10
State:	1A						
	1B						
	2A						
	2B						
	3A						
	3B						
	4A						
	4B						
	5A						
	5B						
	6A						
	6B						
	AA						
Face (cont.):	Mouthing						
	Suck Search						
	Sucking						
Extrem.:	Finger Splay						
	Airplane						
	Salute						
	Sitting On Air						
	Hand Clasp						
	Foot Clasp						
	Hand to Mouth						
	Grasping						
	Holding On						
	Fisting						
Attention:	Fuss						
	Yawn						
	Sneeze						
	Face Open						
	Eye Floating						
	Avert						
	Frown						
	Ooh Face						
	Locking						
	Cooing						
	Speech Mvmt.						
Posture:	(Prone, Supine, Side)						
Head:	(Right, Left, Middle)						
Location:	(Crib, Isolette, Held)						
Manipulation:							
	Heart Rate						
	Respiration Rate						
	$TcPO_2$						

그림 4.3 신생아 개별화된 발달치료와 평가 프로그램의 관찰용지. (Reprinted with permission from Als H. Reading the premature infant. In: Goldson E, ed. *Nurturing the Premature Infant: Developmental Intervention in the Neonatal Intensive Care nursery*. New York, NY: Oxford University Press; 1999:37.)

자와 의견을 나누는 것, 필요한 집중치료를 받으면서 무엇이 아기에게 도움이 되는 것인지 알아내는 것이 중요하다.[14,55,56,58-60] 체계적인 연속 관찰을 통하여 신생아집중치료실에서의 스트레스를 최소화하고 아기에 맞게 광범위한 중재를 하며 각각의 아기가 개별적으로 견딜 수 있을 정도의 돌봄을 할 수 있게 된다. 이러한 중재에는 소음을 줄이고 빛을 약하게 하며 아기에 대한 핸들링을 최소화하고 아기의 주변을 보호하며 아기의 행동적 힌트를 잘 알아내어 관계에 바탕한 양육을 증진하는 전략이 들어있다.[61] 신생아집중치료실에서의 이러한 접근을 신생아에게 개별

표 4.3 미숙아의 안정상태와 스트레스의 징후

시스템	안정상태의 징후	스트레스 징후
자율조절	원활하고 규칙적 호흡	호흡을 잠시 멈춤, 빈호흡, 헐떡임
	분홍빛 안정된 피부색	창백함, 입주위 거뭇함, 얼룩덜룩함, 청색증, 회색, 달아오름,홍조
	안정된 소화	딸꾹질, 헛구역질, 그르렁거림, 구토, 진전, 놀람, 꿈틀임,기침, 재채기, 하품, 한숨, 헐떡임
운동	부드럽게 조절되는 자세와 근긴장도	변하는 근긴장도
	사지와 머리의 부드러운 움직임	몸통, 사지 그리고 얼굴의 늘어진 상태
	손-발 쥐기, 다리고정, 손가락 구부리기,	몸통과 사지의 과긴장
	손을 입으로 가져감, 잡기, 빨기, 손쥐고 있기, 턱을 약간 숙이고 있는 자세	부잡스러운 움직임
의식상태	분명하고 잘 구분되는 수면상태	꼼지락거리며 얕은 잠, 갑작그러운 움직임, 불규칙한 호흡, 훌쩍거리는 소리, 얼굴찡그림, 안절부절
	생동감있는 표정으로 집중하는 명료함	눈을 굴리는 비몽 상태, 흐리멍텅한 눈,긴장한 듯한 모습 바라봄, 시선 회피, 멍청해 보임, 약한 울음소리, 당황한 모습

Adapted from Als H. Toward a synactive theory of development: promise for the assessment and support of *infant individuality. Infant Ment Health J.* 1982;3(4):237–238.

화된 발달 치료와 평가 프로그램(NIDCAP: Newborn Individualized Developmental Care and Assessment)이라고 부른다.[59] 이상적으로는 매 7~10일마다 NIDCAP 관찰을 하도록 되어 있고 간호 및 시술 등을 하기 20분 전에 아기를 기초적으로 관찰하고 또 간호 및 시술하는 동안 관찰, 그리고 아기가 원래의 기능 상태로 돌아가기까지 시술 후 상태를 관찰하는 것이 포함되어 있다[59,62](그림 4.3). 이런 관찰시간 동안 환경으로부터 받는 자극과 간호 과제를 기록하면서 안정의 징후와 각 하부시스템으로부터의 스트레스를 관찰하게 된다(표 4.3). 그 다음은 성공적이든

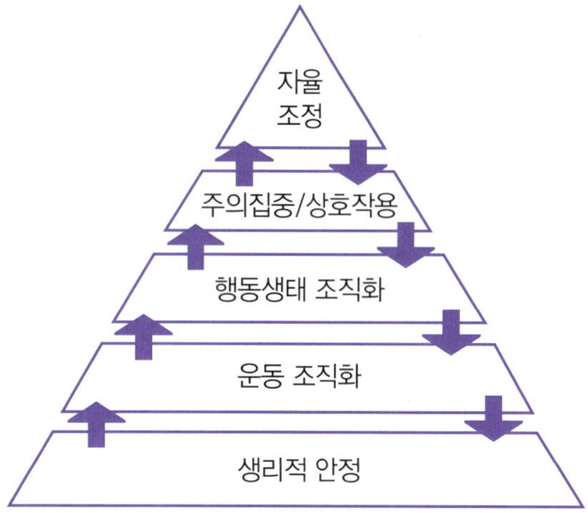

그림 4.4 영아의 행동조직화에 대한 상호작용 모델의 이론의 피라미드. 기초에는 생리적 안정이 자리잡고 있다. (Used with permission from Sweeney JK, Swanson MW. Low birth weight infants: neonatal care and follow-up. In: Umphred DA, ed. *Neurological Rehabilitation*. 4th ed. St. Louis, MO: Mosby; 2001:205.)

비성공적이든 영아의 자가조절 전략을 기록한다. 그리고 환경, 간호, 그리고 부모개입에서의 수정뿐 아니라 자기진정하려는 아기의 조직화 시도를 지원해줄 제안사항을 기록한다.[14,55,57-60] NIDCAP의 신뢰도와 자격증이 필요할 때는 NIDCAP 지역 훈련 센터를 통한 공식적 훈련이 요구된다. 그러나 아기의 행동을 이해하는데 상호작용 모델의 원칙과 그것을 적용해보는 것은 간호 중 관찰한 것을 토대로 한 발달 중재를 제공할 때 양육자에게 지침을 제공하기에 유용한 방식이다.

미숙아 행동의 상호작용 모델에서는 자율조절 하위체계와 운동 하위체계가 두 개의 중심 영역이며 이 두 가지가 영아의 나머지 기능의 토대를 이룬다고 본다(그림 4.4). 이러한 두 가지 하위체계는 깨어있기(의식의 하부체계)와 부모얼굴을 응시하기(주의/상호작용 하위체계) 같은 좀 더 고위의 기능을 할 수 있게 해주는 토대이다. 치료사는 자세와 감싸주기를 통하여 운동발달을 도와주는 중재를 제안하고 그렇게 해줌으로써 각 체계가 계속 상호작용하고 서로 영향을 주고받게 하여 의식과 상호작용이란 하위체계뿐 아니라 자율조절이란 또 다른 하부체계에 도움이 되도록 한다.[15,55,56,58] 치료의 체계적인 개별화는 발달학적 치료를 지지해주는 근간이다.[61,63] 한 아기가 다른 아기와 어떻게 다른지는 아기가 어떻게 자신의 환경과 상호작용하는지를 집중 관찰한 정보를 모아 알 수 있고 이해할 수 있

다. 아기의 강점과 약점에 대한 이러한 개별적인 지식을 치료가이드로 적용할 때 단기적 이점, 즉, 입원기간을 짧게 하고 비용이 덜 들어가고 호흡기 사용이 줄어들며 입으로 좀 더 빨리 먹을 수 있게 되고 성장이 좋아지는 등을 얻는 것으로 밝혀졌다. 장기적 이점은 영아기 후반부에서 신경행동적 기능과 뇌구조가 향상된다는 점이고 3세경에는 표현언어 및 신경학적 조직화와 기능이 좋고 8세경에는 주의력과 시공간 지각력이 향상된다는 점이다.[50,57,58,60-62,64-68] 발달학적 치료를 연구하는데 있어서의 비판적 관점은 연구들마다 결과가 일정치 않고 대상 환아가 적다는 점, 결과가 임상적으로 의미 있지는 않았다는 점을 들고 있다. 어떤 연구는 결과측정을 이중맹검법으로 하지 않았다든가, 대상군과 실험군에게 같은 중재를 허용하는 등의 연구설계 오류가 있었다. 발달학적 치료에 대한 비판은 신생아집중치료실에서 발달학적 치료를 적용한 경우 유해가 되는 영향은 발견되지 않았지만 얻을 수 있는 실제 장점이 있는가이다.[69,70] 만약 실제 이점이 없는데도 해가 없다고 해서 장점이 있을 수도 있는 기타 중재를 밀어내면서까지 그 원칙을 적용하는 것은 그릇된 것이다. 발달학적 치료원칙은 본질상 추상적이고 관계성에 바탕한 돌봄이라는 것을 고려할 때 연구하기가 어렵고 이 방법이 독자적으로 가르치고 수행하는 것이라는 것을 알면 놀랄 일은 아니다. NIDCAP 관찰 동안 저자들이 알게 된 것은 계속 양육자가 반응해주지 않아 아기가 조직화하려는 시도가 좌절되면 일반적으로 돌봄 시에도 영아가 점차 힘이 빠지고 수동적이 되며 축 처진다는 것이다. 그와 반대로 양육자가 아기가 보내는 힌트에 대해 반응하고 주의를 기울일 때 행동과 생리적 안정을 유지하는 것을 관찰하였다. 그 외에도 돌보는 과정 중 아기를 지지해 주는 특정 기술(즉, 향상된 감싸기나 공갈젖꼭지 빨기)의 결과가 긍정적임이 드러났다.[71-79] 미숙아들의 영아기와 유아시기를 특징지어주는 정서적 의존성을 볼 때 집중적 치료를 잘 견뎌내기 위하여 추가적인 특수한 지지가 필요하다는 것이 놀랄만한 사실이 아니다.

가족중심 치료 Family-Centered Care

모자 건강분야에서 의료진과 환아 부모간의 존중, 협조, 그리고 지지에 바탕한 환자치료 서비스 철학인 가족중심의 치료는 아동 생애에서 일정하게 함께 하는 가족(부모, 아동, 그리고 아동에게 의미 있는 관계자로 정의함)을 치료계획을 선택하고 수행하는 동반자로 인정하려고 노력한다. 가족 중심의 치료개념에서 입원이란 가족에게 많은 스트레스를 주며 아동과 가족의 통합에 변화를 주어 부모역할까지도 변하게 할 잠재성이 있다는 것을 알게 한다.[80,81] 신생아집중치료실에서 가족 중심의 치료를 하기 위해서는 치료사가 임신과 아기질환에 따르는 과정의 심리적 측면에 민감해야 하고 그에 대한 지식이 있어야 한다.

임신의 심리학적 과제 Psychological Tasks of Pregnancy

미국문화에서 임신은 행복하고 기대되는 시간이다. 그리고 비록 부분적인 진실이지만 임신은 심리학적으로 불안정한 시기이다. 40주간의 임신 기간은 훌륭한 부모가 되려는 심리학적 준비뿐 아니라 신체적 준비를 하게 되는 기간이다. 조산의 경우는 이러한 시간이 짧아지면 아기와 부모는 임신을 불완전하게 끝맺게 되어 고통을 받게 된다.[82-85] Bibring[86,87]은 임신의 세 가지 심리학적 과제를 알아냈는데 이는 임신의 3단계 기간과 상관이 있다.[83,85] 임신 첫 3개월에 부모는 자신들의 생활에서 임신으로 아기를 위한 새로운 책임감의 시기가 시작되었다는 놀라운 뉴스에 압도되어 받아들인다(첫번째 과제). 행복했고 창의적인 어린 시절을 되돌아보며 아동양육에 대한 자신들의 역량을 평가해보고, 모성의 양가감정, 아빠로서의 양가감정, 어쩔 수 없으며 부적절하다는 느낌, 소외된 느낌, 완전한 아기에 대한 환상, 그리고 완전한 부모에 대한 환상이 이 시기를 특징 짓는다.[83,88-90]

임신 중기에서는 태동을 느끼게 됨으로써 아기의 존재와 맞닥뜨리게 된다(두 번째 과제). 비록 엄마가 아기에게 인간적으로 가까운 느낌을 가지지만 엄마의 신체적 변화와 아기의 성장하는 동작이 아기를 좀 더 개별화된 개체로 실제적이고 분명하게 느끼게 한다. 엄마는 변하는 모습으로 인해 받게 되는 타인으로부터의 주의집중을 즐길 수도 있다. 이 시기동안 엄마는 계속 자신에게 스스로 부모로서의 적합성에 의문을 들이댄다. 건강과 태아에게 해가 될 수 있는 잠재적인 것에 관한 관심이 증폭된다. 아기에 대한 양가감정은 여전히 양 부모에게 존재한다. 아빠는 이 시기 아기를 경쟁자로 느끼며 소외된다는 느낌과 싸운다. 아기에 대한 연결 느낌이 발달하려면 시간이 걸린다.[83,85,88-90]

임신 후기에서는 아기 이름을 짓고 방에 페인트를 칠한다. 그 이외에도 태아의 움직임의 패턴을 알아채며 예견하고 이러한 패턴에 기초하여 아기의 기질 또는 성별을 구분하고 아기의 인간다운 특성을 더 개별화한다. 엄마의 음악, 음식 또는 기타 환경적인 상태에 대해 각기 다른 반응으로 나타나는 아기의 개별적 특징은 부모에게 아기의 역량과 능력뿐 아니라 출산 시 얼마나 잘 견딜지를 드러낸 준다.[83] 동시에 엄마는 신체적으로 더 불편해지며 수면, 호흡, 먹기 그리고 동작에서 더 어려움을 느낀다. 엄마는 임신을 그만 둘 수 없으며 이러한 신체 상태로 세 번째의 심리적 과제에 이른다. 태아를 내보낼 준비이다.[84-86]

만삭 출생은 자신의 신체로부터 아기가 분리되는 쇼크를 잘 참아내도록 엄마를 준비시킨다. 그리고 부모에게는 자기의 아기와 상호작용하고 연결됨을 준비시킨다. 조산하게 된 부모는 독립적 삶의 준비가 덜 된 채로 태어나는 아기와 마찬가지로 이러한 심리적 과제에의 준비가 덜 되어 있는 상황이다.[84] 예정된대로 임신 또는 출산이 진행되지 않을 때 부모는 완전한 임신에 실패하였다는 느낌과 아기가 겪을지도 모르는 어떠한 합병증 같은 것에 대한 죄책감을 느낀다.[84,91] 불예측성과 불안정성 때문에 신생아집중치료실은 안정된 부모역할에 요구되는 심리적 과정과는 거리가 먼 것임이 드러났다. 그 대신 신생아집중치료실 상황의 불안정성과 비예측성에만 심리학적 초점을 맞추게 되어 새로운 가족 구성원을 위한 준비와 부모역할에 대한 준비와는 거리가 멀어지게 된다.[90]

중요시기에 아기가 입원되어 있는 경우 부모는 자신의 아기와 관계를 형성하고 부모역할에 대해 배워야 하는데 그것은 매우 힘든 일이다.[92] 신생아집중치료실 경험 이후에도 이러한 스트레스의 영향은 수개월 지속되고 부모 각자에게 영향을 미치고 부부 사이에도 영향을 준다.[93] 집중치료를 필요로 하는 아기를 둔다는 경험은 외상 후 증후군을 유발할 만큼 정말로 심한 스트레스이다.[94-98] 생명이 위험할 정도의 질환과 의학적 시술을 경험한 이후에 발생하는 외상 후 증후군은 문헌에 보고되어 있다.[93] 연구결과 가족이 입원을 잘 견뎌내고 긍정적 전망을 가지고 있다면 가족의 아기가 나중에 더 나아진다고 하였다. 이와 비슷하게 잘 견뎌내지 못한 가족에서는 아기의 발달에도 부정적 영향이 지속될 수 있다.[99,100] 그러므로 신생아집중치료실에서 일하는 치료사들은 가족이 스트레스에 잘 대처할 수 있도록 지원해주기 위하여 가족이 경험하는 스트레스를 알고 가족과 지지적인 관계를 만들어야 한다. 그렇게 되기 위하여 치료사는 조산에 대처하는 과정과 슬퍼하는 과정에 대한 이해가 있어야 한다.

잘 대처함과 슬퍼함 Coping and Grieving

잘 대처함과 슬퍼함은 뚜렷한 단계(충격, 부정, 분노, 죄책감, 적응, 인정)의 순차적인 진행으로 설명된다. 그러나 경험적으로 볼 때 이러한 반응단계 과정이 일치하지는 않는다. 그 대신 이전의 문제와 상실이 다시 찾아올 때 보이는 고리형태의 순환적 진행과정으로서의 슬픔과 대처를 이해하는 것이 좀 더 유용하다. 구시대적 이라고도 할 수 있는 평범한 사회적 지지의 장점이 신생아집중치료실에서 저평가 될 수는 없다. 슬픔과 대처라는 고정된 시간적 틀이 항상 일정하게 있으리라는 생각으로 가족에게 접근하면 가족은 자신들이 판단을 받는다는 생각을 하게 되고 요원과 가족간의 지지적 관계 발달을 저해하여 궁극적으로는 아기에게 좋지 않은 영향을 미친다.

신생아집중치료실에서 가족중심 치료 제공하기 Providing Family-Centered Care in the NICU

임신, 산통, 또는 출산의 결과가 잘못되어 집중적인 의학적/수술치료가 요구되는 조산 또는 만삭아의 상태에 대해 부모가 결정하지 않은 채 시간을 끌고 있기 쉽다. 신생아집중치료실에 있는 아기의 부모는 위기상황에 처한 것이므로 아주 주의하여 대해야 한다. 가족의 상황(사망으로 인한 상실이 있었는지, 불임, 유산, 인공수정, 재정상태, 현재의 직업 또는 학업부담, 현재의 가족관계, 기타 삶에서의 스트레스)을 이해하는 것이 중요하다. 사회사업가의 기록을 읽어보는 것이 도움이 되고 사회사업가, 간호사, 심리사 그리고 가족과 직접 의견을 나눔으로써도 이런 것들을 알 수 있다. 신생아집중치료실 치료사는 이러한 사회적 병력을 간과해서는 안 되는데, 이 사회력은 "치료사가 아기에게 무엇을 해주든지간에 변하는 것이 아니기" 때문이다. 오히려 이러한 사회적 배경을 알고 치료사가 가족과 어떻게 상호작용할지 그 가이드로 삼아야 한다.

신생아집중치료실에 있는 각 가족은 예정된 대로의 산통/출산 계획이 틀어짐에 따라 또는 건강한 아기가 태어나지 않아 무엇인가 비통해 있다. 이러한 슬픔은 과거 상실을 다시 상기시키고 아기와 가져야 할 정서적 유대감을 제한하기도 한다. 그 이외에도 집중치료에 의해 아기가 필요한 상호작용이 박탈되어 아기를 알아가고 연결되는 것을 하지 못하게 한다. 고난이도의 위기가 오기 쉬운 신생아집중치료실 환경은 가족에게는 충격적이고 겁을 먹게 한다.

가족은 신생아집중치료실 출입에 대해서 허락을 받아야 할 뿐 아니라 자신들의 아기를 안아보거나 만지는 것도 허락을 받아야 한다. 이로 인해 자기 아기라는 느낌이 없어지기도 한다. 나중에 사망할 수도 있는 아픈 신생아에 감정적 연결을 하지 않으려는 가족들도 있다.

아기의 발달학적 치료는 아기 양육적이고 지지적인 관계를 설정하는 것으로부터 생겨났다. 이와 비슷하게 가족중심 치료의 발단은 가족에게 위임하고 지지적 관계를 설정한 것으로부터이다. 가족 중심치료 목표 중 하나는 영아기와 아동기와의 연계과정을 촉진하고 영아와 그 가족들 사이의 정서적 유대감을 돈독히 하는데 있다.[85,102] 이 목표를 효과적으로 달성하기 위해 치료사는 그들 자신의 태도와 비언어적 행동에 주의하고 가족의 정서, 대처방법, 그리고 그 속도를 비판단적으로 받아들여 의사소통을 조화롭게 하여야한다. 가족과 관계를 형성할 책임이 치료사에게 있으며 가족과 영아를 관찰하면서 알게 된 그들의 강점을 반영하면서 지지해주고 그들의 감정을 존중한다. 이를 성취하기 위한 몇몇 제안은 아기에 대해 말할 때 아기의 이름을 붙여 설명하고; 아기의 성취를 언급하고; 아기의 강점을 말해주며; 아기가 참 귀엽다고 말해주며; 아기와 가족간의 긍정적 상호작용에 대해 제안하고; 영아에 대한 부모의 중요함을 말해주고; 아기가 부모를 더 좋아한다고 지적해주며; 아기를 돌봄에 있어서 부모가 잘해내고 있다는 점을 강조해준다.[54,102]

가족 미래를 위한 희망을 유지하려는 인간적 경향, 전문가들이 틀릴 수 있고 일어날 수도 있는 기적에 대해서는 태도를 유보하고 있어야 한다. 희망이란 동기부여를 해주는 정서로써, 대처하고 일하며 노력하고 아기에게 계속 함께 할 수 있도록 에너지를 제공한다. 아기를 방문하고 상호작용함으로써 희망이 아기와의 감정적 유대를 유지하는 동력을 유지해준다. 희망을 깨트려서는 안된다. 그러나 비현실적인 전망을 해줌으로써 그릇된 희망을 심어주어서도 안된다. 신생아집중치료실에 아기가 있어서 위기에 처한 가족들은 의료팀과 물리치료사로부터 당연히 일치된 정보를 들어야 한다. 이러한 것에는 사려 깊은 태도, 자격, 그리고 의사소통 기술이 요구된다.[85]

▶ 치료가이드가 되는 발달학 토대
Developmental foundations to guide therapy

배아 발생학 및 신생아 발달
Embryogenesis and Neonatal Development

이 부분에서는 발생학과 임신 후반에서 근긴장도와 감각반응에 대해 현재까지 알려져 있는 내용을 말하려고 한다. 원시반사는 미숙아에서 불필요한 스트레스의 원인이 될 수도 있으므로 어떤 이유로든 현대의 치료사로써 미숙아에게 이런 반사가 그대로 나오게 내버려 두는 것은 현명치 않은 일일 것이다. 그 이외에도 미숙아에서 발달이 현재 적절하게 진행되고 있는지 판단하기 위하여 근긴장도만을 또는 감각적 반응만을 단독으로 평가하는 것은 미숙아들에게 아무런 도움이 되지 않는다. 오히려 여기에서 말하는 정보를 통하여 미숙아 발달에 대한 이해와 발달상 중요시기에 자궁외의 환경으로부터의 받는 방해를 극복하는 문제를 신생아 치료사에게 제시하려고 한다.

발생학은 굉장한 사건들의 연속이다. 0.1mm였던 한 개의 큰 세포가 수정시점부터 266일이 되면 5,000배까지 커지는데 체표면적으로는 6천 1백만배 커지고 무게로는 60억배 커지는 일이다. 배아 이전단계에서 수정된 첫 2주에 접합체에서 세포분열이 일어나 세 원시배엽을 형성하고 여기에서 분절과 축이 형성되는 것은 인간 아기의 발달에 필수적인 과정이다.[103] 외배엽은 피부, 척수 그리고 치아로 분화한다. 그리고 중배엽은 혈관, 근육, 뼈로 되고 내배엽은 소화기관, 폐, 비뇨기관으로 발전한다.[104] 배아시기(3~8주)에 세포덩어리는 나중에 여러 기관을 형성할 200개 이상의 다른 세포 종류로 나누어지고 분화한다.[103] 이것은 정확하게 계획되고 시간이 맞추어져 서로 얽혀있는 놀랍고도 복합적인 과정이다. 배아시기에 세포들은 동질적이지만 분화가 증가하면서 각 세포의 정확한 생물학적 기능을 결정한다. 이 시기 끝에 배아는 이형질적인 구조를 가지게 된다. 이 과정 중 잘못된 것이 하나라도 있으면 주요한 형태 기형이 발생되거나 사망하게 된다.[104] 처음으로 발달하기 시작하고 끝까지 계속 발달하는 신경계는 출생 후에도 계속 발달중이어서 손상에 취약하다. 다른기관은 손상이나 방해가 선천성 기형을 일으킬 수 있는 결정시기, 즉, critical period가 짧다.[103](그림 4.5에서 주요 또는 경미한 이상을 보이게 되는 결정시기를 보시오).

수정 첫 주내에 수정란이 자궁관을 통과하여 자궁으로 도달한다. 둘째 주에 수정란은 여러 번 유사분열하여 주머니세포(blastocyte) 단계로 혈관이 풍부히 분포한 자궁벽에 장착한다. 그리고 2주째 마지막에 원시적인 태반을 형성한다. 3주 마지막에 배아의 혈액이 U-모양의 관을 통하여 순환하는데 이는 나중에 융합하여 한 개의 튜브가 되고 4~7주 사이에 네 개의 방으로 나뉜다. 4주째에는 배아의 크기가 0.5cm 약간 못 미친다. 35일째에 단일세포였던 수정란이 10,000개의 다른 세포로 성장하여 있다. 이 과정은 변화가 빠르고 매우 정교하고 예측적이어서 선천성 기형의 시기를 정확히 집어낼 수 있다.[104] 그 이외에도 배아시기때 하는 초음파는 7일이내 범위로 임신날짜를 알 수 있다.[105]

9~26주의 태아시기에는 배아때 형성된 기관과 신체부위가 더 커지면서 정교해진다. 태반은 차단벽으로 작동하고 대사물질을 걸러내며 성장하는 태아에 영양을 공급하고 태아의 폐, 신장, 간, 소화기 기능을 담당한다. 3개월에 엄마는 모르지만 8온스의 양수내에서 태아는 아주 활발하여 발로 차고 몸을 돌린다.[104,106] 만삭아의 모든 동작 패턴이 임신 15주부터는 빨기, 삼키기, 호흡 그리고 탯줄 잡기 등의 동작을 시작하고 있다. 자궁외부로 부터의 자극(청각 또는 시각적 자극에 몸을 돌리기, 환경적 자극에 대해 심박동수의 변화, 그리고 반복 자극에는 습관화됨)에 대한 태아의 반응은 수십년에 걸쳐 기록되어왔다.[107-109] 태아의 활동성은 주기적인 변동과 하루 생활 리듬의 변화를 보인다.[109]

만삭아의 역량 The Competence of the Term Newborn

1900년대 이전에는 신생아를 검사하는 공식방법이 없었다; 신생아는 조직화되지 않고, 구조화되지 않은, 감각과 운동능력이 없는 존재로 생각하였다. 1990년대 초기 Sherrington의 반사모델이 유행하면서 신생아 반사도 조사되었고 신생아에 대한 표준적 신경학적 검사가 발표되었다. 1900년대 중반, 반사모델은 일반적 운동기능까지로 확대되었다. 연구자들은 영아의 능동적, 수동적 근긴장도를 연구하였으며 영아를 자신의 행동을 조절할 수 있는 존재로 보게 되었다. Prechtl과 Beintema는 영아 의식

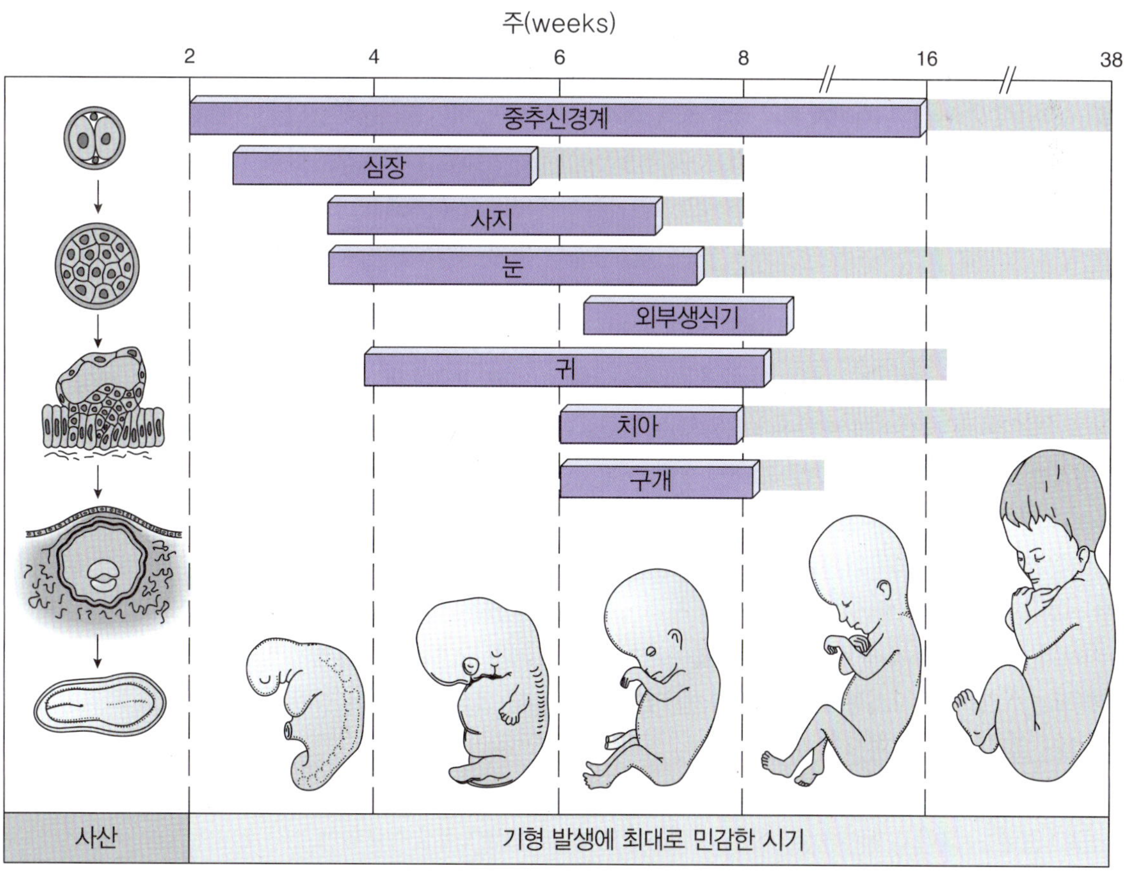

그림 4.5 배아발생과 태아의 발달. (Modified from Rubin E, Gorstein F, Schwarting R, et al. *Pathology*. 4th ed. Baltimore, MD: Lippincott Williams & Wilkins; 2005.)

상태를 뇌의 독특한 조직화 및 관련 생리능력이라는 개념으로 언급하였으며 이것이 어떻게 자극에 대한 반응에 영향을 주는지 소개하였다. 영아는 능동적으로 반응을 보이고 수행을 조절한다고 여겨졌다. 20세기 후반부에 좀 더 복잡한 영아기능이 연구되었다. 영아는 좋아하는 쪽으로 쳐다보며 소리구별, 감정적 행동, 동작과 말의 협응, 그리고 다양한 울음을 우는 것으로 생각되었다.[111] 이렇게 새롭게 발견한 것에 힘입어 영아는 "역량있는 존재"이며 더 이상 수동적으로 받아들이기만 하거나 환경과 양육자가 써 내려갈 수 있는 빈 흑판이 아니라는 점이 드러났다.[6,111] Comparetti[107]는 산통 및 출산(자동보행과 양성 지지반응이 있어 아기 머리가 산도에 위치하게 되고 자궁으로부터 빠져나오는 과정에서 협력을 보인다)의 시작과 참여를 위한 태아의 능력에 대해 발표하였으며 생존을 위한(먹이 찾기 반사와 빨기 반사) 아기의 역량에 대해서도 썼다. Brazelton은 돌봄을 이끌어내는 사회적 과제에 아기는 능동적 참여자이고 유대관계를 이끌어내는 주도자이며 안정성을 유지하는 가운데 환경으로부터 자극을 변형하려고자신의 의식과 자율조절기능을 조직화하는 것을 관찰하였다.[11]

이와 비슷하게 Heidelise와 Als[55-59]는 집중치료라는 고도의 스트레스안에서 자신의 기관체계의 성숙을 완성하는 한편 자신의 안정성을 유지하고자 노력하는 미숙아를 보여주는 많은 연구논문을 썼다. Als박사는 미숙아들이 보이는 자가조절의 시도를 알아채도록 양육자들을 교육하고 또 이런 노력들을 지지해주기 위해, 그리고 아기 스스로 성공하고 또 양육자와 아기 스스로가 신뢰감을 가지도록 돕기 위해 양육자들을 교육하는데 많은 노력을 기울였다.

생존할 수 있는 만삭 신생아의 역량을 네 가지 범주로 나누었다; 생리적, 감각운동성, 정서/의사소통, 그리고 복합적인 면이다. 생리적 역량에는 호흡, 섭식, 그리고 성장하게 하는 기능적 성숙과 모든 기관의 기능이 포함된다. 감각운동성 역량은 먹이찾기, 빨기, 잡기, 엎드린 상태에서 기도를 유지하기, 그리고 수평과 수직으로 눈 쫓아가기가 포함된 능력이다.[112] 정서/의사소통 역량에는 울기, 자기진정, 눈맞춤, 얼굴표정, 그리고 옆으로 보기가 있다. 복합적 역량은 아기의 청각 선호(엄마목소리), 미각선호(엄마모유), 시각선호(얼굴), 그리고 모방능력(혀를 내밈) 등이 포함되어있다.[113] Brazelton[11,83]은 신생아는 자기의 부모가 자기를 돌보도록 이끄는 임무를 수행 중인 것이 특징이라고 생각하였다. 건강한 만삭아는 양육자와 유대관계를 맺는 자신의 임무속에서 충분한 상대자를 확보하고 있는 것이다. 미숙아는 작고 볼품없으며 덜 반응하고 진정시키기 어려우며 아기의 울음은 양육자에게 부정적 감정을 일으킨다고 생각된다. 미숙아 엄마는 아기에게 조화로운 반응을 덜 보이고 게임놀이도 덜하며 함께 하는데 힘이 더 들어하고 아기로부터 만족을 덜 얻는다.[114] 그러므로 미숙아와 그 가족 사이에 유대관계 과정이 위험에 처해진다.

역량있는 섭식제공자 A Competent Feeder

섭식은 영아의 "일차적 일"[9]이라고 표현되며 빨기, 삼키기, 호흡의 협응 기술과 에너지가 요구된다.[115] 그럼에도 불구하고 만삭아는 매일 성공적으로 먹는다. 섭식은 만삭아의 전형적인 기본 생존역량인데 이 과정에서 아기는 능동적 역할을 한다. 즉, 깨어나서 울음을 통하여 배고프다는 의사를 전달하고 섭식의 원천을 찾아 입을 돌리고 삼킴과 호흡과 더불어 협응하여 알맞은 속도로 빨고 일정양의 음식을 소화시키고 대사물질을 배출하면서 체중과 성장을 얻게 되는 것이다. 미숙아나 아픈 만삭아는 이러한 영역 어디선가 섭식의 실패를 겪기도 한다. 아픈 아기나 미숙아는 신생아집중치료실 치료경험으로 인하여 입으로 먹지 않는 것이 이미 학습되어 있을 수 있다. 미숙아나 아픈 만삭아는 빨고 삼키고 호흡하는데 도움이 되는 자세인, 턱을 끌어당기고 목을 올바로 펴하는 정렬에 필요한 굽힘/폄의 균형이 없을 수도 있다. 또는 잔존하는 폐의 질환으로 호흡이 너무 빨라, 빨고 삼키는데 시간이 부족할 수도 있다. 미숙아들은 자신의 생리학적 능력을 자가조절하지 못하여 환경에서 스트레스를 받을 때 조용하게 깨어있지 못하고 자기진정이 잘 안될 수도 있다. 미숙아는 주기적인 무호흡 또는 서맥을 경험하기도 하고 생리학적 불안정상태가 되지 않고는 조화로운 빨기, 삼키기 그리고 호흡을 자가조절할 수 없을 때가 있다. 기타 성공적 섭식에의 잠재적 장애물에는 역류와 흡수장애 같은 소화기계의 미성숙이나 문제가 포함된다. 신생아의 일차 기능 중의 하나가 섭식이고 잘 섭식하는 것이 일반적으로 집으로 퇴원할 수 있는 조건이 된다.[115] 섭식문제가 있으면 퇴원이 늦어지고 좌절의 주요 원인이 되며 부모 양육자로서의 실패감도 느끼게 된다. 신생아집중치료실에서의 신생아들을 위한 섭식 중재는 이 장의 범위를 넘어선 것이다. 독자들은 이 장의 마지막에 첨부되어 있는 참고문헌을 읽어보기 바란다.

근긴장도, 반사, 그리고 근골격계 발달의 진화 Evolution of Tone, Reflexes, and Musculoskeletal Development

정교한 기술의 발전 덕분에 임신중기를 간신히 넘겨 생존하게 된 미숙아들 출생이 많아지고있다.[116] 생존할 수 있는 재태연령은 현재 23~24주로 생각되고 있다. 신생아집중치료실에서 근무하는 물리치료사는 미숙아가 보이는 행동을 이해하기 위해 임신 후반부의 태아 발달에 대한 상세한 지식이 있어야 하며 이는 미숙아의 평가와 그에 따른 중재를 하기 위해서도 필요하다. 1955년도에 Suzanne Saint-Anne Dargassies[117]는 20~27주사이의 생존하지 못한 태아와 생존전의 태아 40명에 대해 연구하여 태아 성숙의 특성을 기술하였다(그 당시 생존 가능성은 재태연령 27주이고 Dargassies 연구는 사망하기 전의 미숙아들을 연구한 것이다). 그녀는 재태연령 26주까지는 1주간의 재태연령이 한 단계에서 다음단계로 진행할 수 있는 기간이며 이후부터는 한 단계 변화에 걸리는 시간이 길어진다고 하였다. Dargassies는 자발적인 얼굴 움직임(혀와 입술 제외)이 매우 초기부터 있고; 원위부 반응이 근위부보다 먼저 나타나고; 갈란트(gallant; 체간의 휘어짐)반사가 20주까지는 완성된다는 것을 발견하였다; 그리고 능동적 움직임, 유발된 움직임, 그리고 원시반사의 질, 시간 그리고 완성은 천천히 향상됨을 발견하였다. 그녀는 사지와 체간에서의 수동적 근긴장도를 조사하기가 "부종, 피부경화 그리고 사망의 슬픔"[117] 때문에 어려웠으나 수동적 근긴장도는 완전히 느껴지지 않았다고 하였고 촉각과 통증자극에 대해 21주부터 태아는 다르게 반응함을 관찰하였다.[117]

Dargassies[117]는 또한 28주부터 생존한 미숙아와 41주 재태연령의 영아 100명을 대상으로 조사하였다. 그리고 이 시기부터 2주 간격으로 성숙에 대해 관찰하였다. 그녀는 영아를 28주, 30주, 32주, 35주, 37주의 "성숙" 기준을 분석하였고 미숙아가 40주되는 시점에 만삭아와의 차이점을 조사하였다. Dipietro[108]에 따르면 28주에서 32주 재태연령은 태아에게 전환기라고 한다. 심박수, 활동성, 의식상태의 조직화, 진동-청각 자극에 대한 반응, 그리고 태아활동과 심박수와의 연계가 최고조 및 안정상태를 보이는 것이 다양하다는 것이다. 31주에서 32주 임신기간까지 다양한 상태가 안정되고 발달속도가 느려져서 32주 아기는 놀람반응이 덜하고 조용하게 있는 시간이 늘며 의식상태 조직화가 향상되고, 진동 청각자극에 대한 반응이 성숙되어 자극에 대해 습관화되는 능력이 더 좋아질 것이다. 이러한 패턴은 만삭까지 지속적으로 성숙될 것이다; 그러나 32주 태아는 그 이하의 태아보다 만삭아에 가깝게 행동한다. 이러한 전환기는 피질의 미주신경반응vagal response와 고랑화(sulcation)를 포함하는 신경성숙과 말이집화의 빠른 향상과 평행하게 간다는 것이다.[108]

Allen과 Capute[116]는 나중에 뇌성마비로 되지 않은 24주에서 32주사이의 42명 미숙아를 대상으로 1주 마다 신경발달학적 검사를 하여 굽힘근 긴장도, 탄력성(recoil), 그리고 반사증가가 하지(33주~35주)에서 상지(35~37주)보다 2~3주 빨리 나타난다는 것을 발견하였다. 몸통의 근긴장도(복부 들어올리기 방법으로 측정함)는 36~40주에 뚜렷하다고 하였다. 미숙아는 교정연령이 만삭일 때도 절반 이상에서 목의 근긴장도가 좋지 않아 견인반응 시 머리가 뒤로 처졌다. 원시반사와 심부 건반사는 상지보다 앞서 하지에서 나타났다(비대칭성 긴장성목반사는 하지에서 31주에 처음 보이고 상지에서는 34주에 보임). 그들은 근긴장도, 심부 건반사, 그리고 원시반사 및 병적 반사의 발전이 정돈된 순차적인 방식으로 진전한다는 것을 발견하였다(즉, 하지에서 상지로, 그리고 원위부에서 근위부로).[116]

이전에 언급한 저긴장증 이외에도 미숙아들은 type I(느린 수축)근섬유와 type II(빠른 수축) 섬유와의 비율이 만삭아에 비해 감소하여 있다. 이 결과로 미숙아는 근육이 피로하다(특히 호흡근). 미숙아들은 또한 뼈의 골화도 불완전하고 인대도 느슨하고 결합조직의 탄력성도 불완전하다. 이러한 특이한 성질들의 조합으로 아기들이 누워있는 바닥에 늘어져있게 된다. 태아의 움직임이나 움직임이 없어서 자궁내에서 미숙아의 관절, 두개골 그리고 척추 커브의 모양이 그렇게 되어 출생된다고 생각되는 것과 같이 신생아집중치료실에서는 위에서와 같은 이유로 자세 유발성 변형이 초래되기 쉽다. 그 예로써 사지의 정렬이 틀어질 뿐 아니라 두개골의 모양 변형, 짱구머리(머리의 앞뒤 지름이 커짐), 그리고 머리가 찌그러지는(머리를 한쪽으로만 돌리고 있어 뒤쪽-한편만 납작해짐)형태를 볼 수 있다.[118]

미숙아가 교정연령으로 만삭일 때와(37~42주) 만삭아를 비교하여 연구한 결과는 근긴장도와 반응성에서 두 그룹사이에 차이를 보였다. 만삭아와는 달리 미숙아들은 자신들의 능동적 움직임을 제한 받는 자궁에서의 경험이 없었기 때문에 굽힘근 긴장도의 발달을 위한 경험이 없었다. 자궁내에 꽉 끼어있었던 만삭아와는 달리 미숙아들은 성숙과 관련된 저긴장증의 이러한 시기에 중력, 정맥내 라인, 지지보드, 그리고 기타 제한 등을 경험한다. 이러한 이유로 미숙아들은 교정연령으로 만삭일 때도 만삭아와는 다른 근긴장도를 보인다. 사지의 굽힘근 긴장도가 덜하며 목의 굽힘/폄간의 균형이 좋지 않고 French각도가 더 클 뿐 아니라 능동적 움직임이 더 크다.[119,120] 미숙아였던 영아들이 교정연령으로 만삭이 되었을 때 만삭 출산한 영아보다 좀 더 반응적이고 잘 놀라고, 진전(tremor)이 있고, 반사가 증가되어있고 주의시간이 더 짧다.[117,120] 미숙아였던 영아들은 또한 자동보행 반응시 발가락 끝으로 걷기도 하며 만삭아들은 발뒤꿈치-발가락의 패턴으로 걷는다.[117]

그 이외에도 이전에 미숙아였던 아기들의 뇌 발달도 교정연령으로 보아도 만삭아의 뇌의 발달과는 다르다. 만삭아는 교정연령으로 만삭이 된 건강한 미숙아들보다 자율조절, 운동성, 의식상태, 그리고 주의/상호작용적인 하부시스템의 행동적 기능이 더 좋고 그뿐 아니라 뇌파, 광자극 유발전위의 진폭도 더 크다. 그리고 회색질/백질의 분화와 말이집화가 더 좋다. 이러한 차이는 조산으로 인한 누적 합병증으로 설명될 수도 있으나 발달학적으로 부적절한 신생아집중치료실의 감각자극이 미숙아 뇌의 발달에 영향을 미쳤을 수도 있는 것이다.[121-123]

감각반응의 진화 Evolution of Sensory Responses

동물에서 신경감각 발달을 연구해보면 순차적인 패턴을 보이는데 첫째 촉각, 다음은 운동, 후각, 미각, 청각, 그리고 맨 나중에 시각이 발달한다고 한다. 발달 중 특정 시스템의 자극이 그 시스템의 발달에 필수적이다. 그러나 자극이 너무 강하거나 또는 타이밍을 맞추지 못하면 그 감각과 다른 감각시스템의 발달에 문제가 될 수도 있다.[124] 미숙아들은 강제로 태내상의 발달이 종결되고 신생아집중치료실에서 감각시스템이 성숙되어간다. 발달중인 뇌에 대한 이러한 환경의 영향은 아직 완전히 이해되고 있지 않으며 이제 이제 연구 시초이다.

촉각 시스템 Tactile System

촉각 시스템은 4가지 감각 능력인 접촉, 온도, 통증 및 고유 수용성 감각으로 구성된다. 처음의 3가지 감각 수용체는 피부에 수용되며, 마지막은 피부뿐만 아니라 관절과 근육의 수용체로 구성되어 있다. 피부는 가장 큰 기관이며, 따라서 촉각은 최초의 감각 체계일 뿐 아니라 가장 먼저 발달한 감각 시스템이다.[125,126]

통증 문제 통증은 촉각계의 감각 양식의 한 부분을 이룬다. 통증평가와 관리는 점차적으로 신생아집중치료실의 고위험영아를 돌보기 위한 필수요소로 인식되고 있다. 한때는 아기가 통증을 느끼거나 기억하지 못하는 것으로 알려져 환상절제술(circumcision), 중심정맥관대체술(central line replacement), 동맥관개존증(PDA: petent ductus arteriousus)[75] 등의 고통스런 치료를 시행할 때마다 마취나 무통을 적용하지 않는 것이 표준치료였다. 그러나 시간이 흐르면서 미숙아가 통증 자극에 반응할 뿐만 아니라 통증에 더 민감하고 이러한 특성이 유아기와 아동기까지 지속된다는 것을 밝혀냈다.[127] 반복된 통증 및 유해자극에 노출된 영아는 통증에 노출되지 않는 영아와 비교하여 통증에 대해 다른 행동생리학적 반응을 보이고, 2~6세(toddler) 유아에서 통증 자극에 덜 반응하는 신체화(somatization)가 나타났다. 영아기에 통증 및 유해자극에 노출된 아동은 8~10세 심리사회 통증에 비하여 의학 통증을 좋은 것으로 인식했다.[128] 게다가 반복된 피부 손상을 받은 심한 미숙아(very preterm infant)가 더 좋지 않은 인지기능과 운동기능을 나타낸다고 밝혔다.[129]

통증 수용기는 임신기간 7주에 입 주변에서 처음 나타나 몸 전체로 확산된다. 임신기간 20~22주경 말초신경계와 척수의 상행통증경로(ascending pain pathway)가 완성된다.[125,130,131] 미숙아와 만삭아의 신경해부계, 신경생리계, 신경내분기계는 통증 인식이 가능하도록 발달되어 있고 생리학 및 호르몬 통증 반응(physiologic and hormonal pain response)은 성인이나 소아와 비교하여 비슷하거나 더 민감하게 반응한다.[125,126,128] 임신기간 36주 미만 조산아의 통증 민감성의 증가는 척수의 도파민, 세로토닌, 노르에피네프린 분비 수준의 감소로 인해 발생하며 이 물질들은 통증 조절에 중요한 주가 될 때까지 신경전달물질을 방출하지 않는다. 반복된 침습시술(invasive procedure)은 통각 과민과 이질통(allodynia, 통증과 관련되지 않은 자극에 의해 발생하는 통증)을 일으키고, 통증 발생과정과 출생 후 성장, 뇌구조, 신경발달에 장시간 변화를 초래한다.[130,132-136]

병원에 입원한 영아는 병원 직원들의 의료적 접촉과 치료를 일상적으로 받으며 가족과의 접촉은 적게 경험한다. 입원한 환자를 위한 일상 치료는 자세 다시잡기(repositioning), 체온 확인, 기저귀 교환, 치료 테이프를 붙이고 정맥주사선과 몸의 상태를 확인하기 위한 촉진(papation) 등으로 구성된다. 신생아집중치료실에 입원한 영아는 하루 평균 40~70회 많게는 100회의 접촉을 경험한다.[137-140] 모든 중재가 영아에게 통증을 일으키는 것은 아니라도 매우 심한 스트레스로 작용할 것이다.[141] Hellerud와 Strom[142]은 기저귀 갈기가 생리행동학적 변화를 증가시킨다고 밝혔다. 시간이 경과할수록 영아에게 가해진 촉각 경험은 스트레스를 줄 뿐 아니라 중추신경계감작(central sensitization)으로 인한 통각과민과 이질통을 초례할 수 있다. 조명과 소리 등의 환경요인 또한 영아에게 스트레스를 줄 수 있다.

신생아집중치료실에 입원한 영아는 혈액체취, 정맥주사선 교체, 기관내 흡인(suctioning of endotracheal tube) 등의 통증이 동반되는 자극을 번번한 핸들링과 함께 일상적으로 경험한다.[74,75,143] Cignacco[144]는 출생 후 2주 동안 통증이 동반되는 과정을 하루 평균 10~15회, 최대 22회 경험한다고 보고했다. Cameron[145] 등은 미숙아에게 통증이 동반되는 과정이 끝난 후에도 통증점수 증가가 오래 지속된다고 밝혔다. 신생아집중치료실의 다른 영아보다 초극소미숙아(ELBW: extremely low birth weight)가 생존할 경우 위에 언급된 자극에 더 오래 노출되기 때문에 통증과 스트레스를 받을 위험성이 커진다.[146] 단시간 적용되는 통증 동반치료에 대한 빈도와 반응에 대한 연구는 많이 이뤄졌지만 괴사성장염(necrotizing enterocolitis), 뇌실내출혈(intraventricular hemorrhage), 지속적인 기계호흡장치 등과 같이 장시간 적용되는 통증 동반치료에 대한 연구는 부족한 실정이다.[147] 신생아집중치료실에서 연명치료(life-sustaining care)의 일부로 스트레스 및 통증 동반치료를 받은 경험은 성장과 발달에 장시간 영향을 미친다.[133,148,149] 통증과 스트레스를 최소화하고 예방하기 위한 전략이 영아 돌봄 계획에서 필수적이다.

통증평가문제 통증은 "실제 또는 잠재적 조직 손상과 관련된 불편한 감각 및 감정 경험"이라고 설명된다.[131] 소아와 성인의 통증평가에 대한 명확한 기준(good standard)은 환자의 통증기록이다. 아기가 자신의 통증에 대해 진술할 수 없기 때문에 신생아집중치료실에서 타당하고 신뢰할 수 있는 종합적 통증평가는 다양한 생리행동적 반응을 복합적으로 식별할 수 있어야 한다.[128,135,147,150] 영아의 통증처리과정에서 통증에 대한 취약성(vulnerability)이 특정 통증행동, 생리적 변화, 뇌혈류 변화, 세포·분자 변화 등으로 나타난다.[131] 통증의 생리학적 반응에는 심장박동수의 증가 또는 감소, 호흡수의 증가 또는 감소, 혈압 증가, 두개내압 증가, 산소포화도 감소, 말초 및 중추 혈류량 감소, 창백 또는 붉어진 피부색, 전신 발한, 손바닥쪽의 발한 등이 있다.[135,151] 미숙아의 얼굴 반응(눈 찡그림, 눈썹 움직임, 코입술 간격의 좁아짐), 팔·다리의 펼침, 손가락 벌림 등의 행동 신호는 통증과 관련이 있다.[146,152] 만삭아와 미숙아는 통증에 대해 다르게 반응하기 때문에 신생아집중치료실의 영아들의 통증을 평가하는데 어려움이 있다. 따라서 영아의 통증을 평가하는데 있어서 임신기간이 매우 중요한 요소로 작용한다.[135,150,153] 위독한 영아는 통증반응을 나타낼 능력이 현저히 부족하기 때문에, 행동적 통증 반응이 없을 경우에도 통증이 없는 것으로 간주해서는 안된다.[128,134,150] 의료기관승인 공동위원회(JCAHO: The joint commission on accreditation of healthcare organizations)는 통증을 "다섯번째 활력 징후"이며 표준화된 신생아통증평가척도가 적용된 신생아 통증[154]평가를 시행하여 통증을 경감시키기 위한 중재를 개발해야 한다고 주장한다(표 4.4의 신생아 통증평가에 주로 사용되는 방법을 참고). 2004년 Duhn과 Medves[155]가 재분석을 통해 밝혔듯이 40가지가 넘는 다양한 신생아 통증평가가 존재한다. 저자들은 통증 척도를 선택할 때 영아인구, 환경, 경험한 통증 유형 뿐 아니라 측정도구의 심리측정 정도도 함께 고려해야한다고 조언한다.[155]

신생아 통증평가와 관리에 대한 미국소아과학회와 JCAHO[154] 등의 권고에도 불구하고 신생아집중치료실 환경에서 통증을 느끼고 대처하는 영아의 능력에 대한 이해는 부족한 실정이다.[128,147,151,156,157] Carbajal[156] 등은 최소 40%에서 최대 90%의 영아들이 통증에 효과적이거나 예방할 수 있는 치료를 받지 못한다고 기록했다. 건강주치의의 약물의 부작용, 독성, 물리적 의존성에 대한 염려와 통증감소 목적의 비약물적 보조요법 효과에 대한 이해부족으로 인하여 비약물적 및 약물적 통증보조가 시행되지 못하는 경우도 있다.[128,147,158] 비약물적 중재는 영아의 자가조절능력을 향상시키고 통증을 경감시킬 수 있는 방법이다.[157] 신

표 4.4 흔하게 이용되는 신생아 통증평가 척도

	울음	미숙아 통증 프로필	신생아 얼굴 표시 척도(NFCS)	신생아 및 영아 통증 척도(NIPS)
평가된 특성	울기 추가의 산소 필요함 활력징후 증가 표현 잠을 자지 않음	재태연령 행동 상태 심박수 산소포화도 이마 부풀어보임 눈을 꼭 감음 코입술 고랑	이마가 부풀어보임 눈을 꼭 감음 코입술 고랑 입술 벌림 입을 꼭 다뭄 입술을 오므림 긴장한 혀 턱이 떨림 혀를 내밈	얼굴표정 울기 호흡패턴 팔 다리 각성 상태

From Anand KJS, International Evidence-Based Group for Neonatal Pain. Consensus statement for the prevention and management of pain in the newborn. *Arch Pediatr Adolesc Med*. 2001;155:173-180.

생아집중치료실에 근무하는 물리치료사는 영아의 생리행동적 평가뿐 아니라 통증완화를 위한 다양한 환경행동적 방법을 알 필요가 있다. 물리치료사는 신생아집중치료실 입원 영아의 통증을 최소화하기 위해서 공격적인 중재를 적용해야 할 경우가 발생하기도 하는데, 이때 영아에게 또 다른 통증을 가하지 않도록 주의를 기울여야 한다.[26,106,146]

통증감소를 위한 환경 · 행동전략 비약물적 중재는 통증관리의 기본치료이며 통증동반중재 또는 조직손상중재를 시행할 때 적절하게 고려되어야 한다.[128,156] 약물적 중재를 대신하여 비약물적 중재가 사용될 수 없으며, 영아의 심한 통증을 경감시키기 위해 비약물적 중재와 약물적 중재가 함께 사용되어야 한다. 그러나 절차상 통증(예, 혈액채취 과정에서 발생하는 통증)에 오피오이드(opioids, 진통마취제)는 효과가 없으며 이 경우 비약물적 전략이 더 효과가 있는 것으로 밝혀졌다.[134,156]

환경전략은 영아에게 현재 발생하는 유해한 자극을 간접적으로 감소시켜 통증을 완화시킨다. 환경 전략에는 조명을 어둡게 하거나 유아의 눈을 가리기, 호출기의 진동 모드 유지, 알람 음소거, 서랍 닫기 및 현 창문을 부드럽게 닫기 등 유아의 침대 공간 주변 소음을 줄이는 것이 포함된다. 다른 환경전략에는 핸들링과 통증동반중재의 적용 빈도를 줄이는 방법이 있다.[71] 그러나 돌봄 활동 자체가 고위험영아에게 통증반응을 일으키는 것으로 나타났다.[159,160] 신생아치료사는 돌봄 활동으로 인한 영아의 반응을 평가하고 각 영아에 맞는 돌봄을 제공할 수 있어야 한다.[146]

비약물적 중재에는 포대기로 감싸기나 facilitated tucking을 통한 자세잡기, 비영양성 흡철(NNS: nonnutritive sucking), 피부접촉 안아주기(캥거루 케어), 자당(sucrose)투여 등이 포함된다.[128,143,161] facilitated tucking은 유해하거나 통증이 동반되는 치료를 할 때 아기의 몸쪽으로 팔다리를 굽혀 고정시키는 도수기법이다. facilitated tucking은 혈액채취, 기관내 흡인, 일상 돌봄 동안 발생하는 통증의 생리학적 지수를 감소시키고 우는 시간을 줄여주며 수면상태를 유지시켜주고 미숙아통증지표(PIPP: premature infant pain profile)점수를 줄여주는 것으로 알려져 있다.[72-76,162,163] 포대기로 감싸기 또한 영아에게 통증동반중재를 시행하는 동안 통증을 경감시키는데 중요한 역할을 한다.[74]

NNS는 영아의 혈액채취 동안 소동, 울음, 생리적 흥분을 감소시키고 입원기간을 줄여준다.[77-79,147,135,164] 혈액채취 또는 정맥천자 동안 설탕용액을 투여(NNS 투입 여부 관계없이)하면 생리행동학적 통증을 감소시키는 것으로 밝혀졌고 절차상 통증을 줄이는 데에도 안전하고 효과가 있는 것으로 나타났다.[144,165,166,167] 통증 동반치료 2분 전에 자당을 경구 투여하면 통증경감 효과가 극대화된다.[166-168] 또한 모유수유와 모유를 함유한 NNS가 신생아의 통증경감에 효과적인 비약물적 중재요법으로 보고되었다.[169,170] 캥거루케어(또는 피부접촉 안아주기)는 편안한 다감각자극(지속적인 온몸 접촉, 부모의 온기, 심장박동소리, 흉부와 호흡기계 움직임, 체취, 음성)을 제공하고 진통효과를 일으키는 내부기전을 촉진시키는 것으로 생각된다.[164] 신생아의 혈액채취 동안 캥거루케어를 시행하였을 때 심박동수, 얼굴 찡그리기, 울기 등이 두드러지게 감소하였다.[171] 신생아집중치료실의 물리치료사와 간호사는 영아의 통증에 대한 표현을 주의 깊게 관찰하고 유해한 자극으로부터 신생아가 통증과 스트레스를 적게 받을 수 있는 환경행동전략을 시행해야 한다

안뜰감각 시스템 *Vestibular System*

안뜰시스템의 감각기관은 세 개의 반고리관과 안뜰에 있는 이석으로 구성되며 여기에는 와우라는 청각 감각기관이 있다. 청각기관과 안뜰기관 모두 들어오는 청각자극을 섬모를 통하여 전기 신호로 바꾼다. 안뜰기관에서 이 신호는 안뜰신경을 통하여 뇌줄기로 전달되고 이후 다양한 부위로 전달되어 이 정보로 아기는 공간에서의 자신의 자세를 해석할 수 있고 동작과 기능을 통합하도록 인도한다.[126]

안뜰기관은 태내에서 첫 번째로 발달하는 기관 중의 하나로 안뜰신경은 임신 첫 3개월에 첫 번째로 말이집화되기 시작하는 신경이다. 20주까지 이 신경은 완전히 성장하고 기타 안뜰 통로도 말이집화되기 시작한다.[126] 안뜰기관은 출산 전 태아의 머리가 밑으로 오게 되는 자세를 하는데 기여한다고 생각된다. 만삭아에서는 안뜰기관이 성숙되어[137] 움직이며 자신의 신체 크기와 모양이 변하는 것에 적응하는 것을 배우고 출생 후부터 사춘기까지 안뜰기관의 통로는 시냅스와 가지돌기에서의 성장, 변형이 일어난다고 한다.[126]

태내 환경은 발달 중인 태아에 거의 일정한 안뜰자극을 주는데 약간의 태아 움직임과 엄마의 움직임이 있을 뿐이다.[126,172] 신생아집중치료실의 미숙아들은 일차적으로 고정상태를 경험하므로 안뜰자극이 줄어든 상태이다. 그러나 태내에서 안뜰자극을 일정하게 경험하는 만삭아와, 자극을 받지 못한 미숙아에 대한 차이는 불분명하고 안뜰자극 중재를 꼭 주어야 한다고 지지하는 정보도 거의 없다. 미숙아에 대한 안뜰자극에 대한 연구는 종종 다른 모드의 자극과 함께 수행되곤 했는데 이것이 순수한 안뜰자극만의 효과를 이해하는 것을 더 어렵게 만든다. 안뜰자극은 행동상태를 증진한다고 알려져 있다; 예를 들어, 느리고 규칙적인 리듬을 타면서 흔들어주는 것은 아기를 진정시키고 조용한 수면을 돕고, 빠르고 불규칙적 리듬의 흔들기는 활동과 불안감을 증가시킨다.[9] 안뜰자극이이 입원중인 아기들의 섭식, 체중증가, 입원기간 또는 신경발달학적 결과에 영향을 준다고는 밝혀지지 않았다.[69] 이 분야에서 더 많은 연구가 필요하지만; 아이가 견딜 수 있는 수준 내에서 부드러운 안뜰감각 자극은 발달적으로 적절하다는 이유로 신생아집중치료실에서 시행 될 수 있다.[172]

후각과 미각의 발달 *Olfactory and Gustatory Development*

맛과 냄새는 모두 화학적 감각이며 근접 환경에 특정 분자가 있을 때 이에 대한 반응으로 시작되고 신경세포에 의해 전기신호로 전환된다. 후각체계의 발달은 재태연령 5주에 코 부위의 작은 구멍으로 시작된다. 8주에는 후각망울에서 신경세포들이 발달하기 시작하고 20주까지 성숙된다. 11주까지는 콧구멍이 후각상피세포로 가득하다. 냄새 맡을 수 있는 능력은 후각 상피세포들과 신경세포들의 생화학적 발달이 완성되는 28주부터이다.

약 13주부터 태아가 빨고 삼키기 시작할 때부터 미뢰가 성숙되기 시작하고 만삭인 경우 약 7,000개의 미뢰가 혀 주위, 연구개, 그리고 상부 후두에 있다고 한다.[126] 양수를 삼키고 빠는 것은 미뢰를 자극하고 그들의 시냅스 연결을 촉진한다. 양수는 태아의 소변과 엄마로부터의 영양물질이 혼합되어 계속 변하는 상태이다. 태아는 자궁내에 있을 때 다양한 맛과 냄새를 경험한다. 이와 비슷하게 모유는 엄마가 하는 식사의 향을 가지고 있으며 신생아는 엄마의 모유를 이미 그 냄새와 맛에 친숙하므로 알아차리게 된다. 24주부터 만삭까지 태아는 하루에 1리터의 양수를 삼킨다. 이 경험과는 반대로 미숙아는 흔히 영양공급용 구강튜브 또는 기관지 삽관 튜브를 입에 넣고 얼굴에 테이프가 붙여져 있다. 그리고 고무장갑, 의약품 또는 비타민을 아기의 입에 넣게 되기 때문에 이 맛을 경험하게 된다. 그 이외에도 이러한 상태로는 삼킴 훈련이 경험될 수 없기 때문에 빨기, 삼키기 그리고 호흡의 협응이 어렵다.[126]

청각시스템 *Auditory System*

24주까지 와우와 말초 감각신경 기관이 완전해지고 진동청각 자극에 대해 처음 눈을 깜박이고 놀라는 반응을 하게 된다. 28주까지는 이러한 반응이 지속되다가 청각 역치가 약 40dB이 되고 42주까지는 성인수준인 약 13.5dB에 도달한다. 이는 청각통로가 계속 성숙해감을 보여주는 것이다. 신생아집중치료실에 있는 미숙아는 청각이 정상발달

하고 성숙되는 시기에 신생아집중치료실의 소음에 노출되기 쉽다. 이러한 신생아집중치료실 소음에 노출됨은 수면장애뿐 아니라 와우의 손상 원인도 되어 아기의 성장과 발달을 저해한다.[123,173] 호흡기의 튜브내에서 들리는 물방울소리와 인큐베이터밖에서 두드리는 소리는 인큐베이터안에서 70~80dB에 달하는 소음으로 들릴 수 있다. 반면 병실 문을 닫거나 인큐베이터 밑의 서랍을 여닫거나 매트리스의 머리부위를 떨어뜨리거나 하는 것은 90~120dB정도의 소음이다.[173] 인큐베이터 덮개로는 오직 두드리는 소리를 줄여줄 수 있을 뿐이다. 그러나 인큐베이터안으로 전달되는 소음은 대부분 모터, 서랍과 문 닫는 소리, 그리고 영아 자신의 울음소리이다.[174] 기타 흔한 신생아집중치료실 소음은 알람, 머리위 호출기, 비퍼(beepers), 전화, 차소리, 그리고 대화소리이다. 한 연구에서 최고조 소음의 범위는 65~75dB인데 가장 심한 소음은 인간 활동에 의한 것이었다고 한다.[175] 정상대화는 보통 60dB범위이고 속삭이는 대화는 20~30dB 사이이다.[173]

이와는 반대로 태내에서 임신과 관련된 소리는(조용한 엄마 말소리, 엄마 심박동, 그리고 소화기계에서 나는 소리) 고정되거나 지속적이지 않고 어떤 패턴이 있다. 이러한 소리 역시 엄마 또는 태아의 행동에 따라 달라질 수 있으며 일반적으로 하나 이상의 감각 기관에 영향을 미친다.[112] 인간태내에서의 배경적 소음은 엄마 말소리의 주파수와 달라 구별된다. 태내에서는 엄마의 조직이 250HZ 이상되는 주파수의 음은 약화시키고 발달중인 태아를 보호한다. 신생아집중치료실의 소음환경은 낮은 주파수-높은 주파수 소리로 되어있으며 이것으로 인해 아기가 엄마 말소리에 노출되는 것을 감소시킨다. 신생아집중치료실의 아기는 자궁내보다 매우 다른 청각 환경의 경험을 가지게 된다.

미국 소아과 학회[173]는 신생아집중치료실의 소음 수준이 45dB이상은 넘지 않아야 된다고 권장하고 있다; 이를 위해서는 의료진들이 협력해야 하고 신생아집중치료실 디자인과 구조가 이를 뒷받침해주어야 한다. 사람과 기계로부터의 소음을 줄이는 전략 이외에도 현재의 밀집하고 시끄러운 신생아집중치료실 디자인에 대한 새로운 대안을 Evans와 Philbin[176-178], White[179], 그리고 Philbin과 Evans가 제안하였다.

시각 시스템 *Visual System*

시각은 가장 복잡한 인간의 감각이며 만삭출생시까지 최소로 성숙되는 기관이다. 23~24주까지는 눈의 주요한 구조와 시각통로가 형성되어있다; 그러나 눈썹이 붙어있고 눈동자는 맑지 않다. 그리고 눈 안에 배아조직이 남아있다. 적은 미성숙한 광 수용기 세포들이 망막을 차지하고 있으며 뒤쪽 망막에서 혈관들이 발달하기 시작한다. 24주에서 만삭까지 망막과 시각피질은 집중적으로 성숙과 분화과정을 거친다. 24~28주에 눈꺼풀이 분리된다. 그러나 동공반사는 없다; 눈꺼풀은 밝은 빛에 대해서는 팽팽하여지지만 쉽게 피로해진다. 34주에 가서야 동공반사가 있고 밝은 빛에 대해 피로감없이 눈을 감을 수 있게 된다. 짧게 눈을 뜨고 은은한 조명아래서 대조가 분명한 형태에 시각을 집중할 수도 있다. Morante[180] 등은 대부분의 재태연령 32주의 미숙아는 1/2인치의 줄무늬를 12인치 거리에서 지각할 수 있고 35~36주 미숙아는 1/4인치의 줄무늬를 지각할 수 있음을 발견하였다. 대부분의 만삭아기들은 1.8인치의 줄무늬를 감지할 수 있었다. 또한 34주부터 선호 패턴이 성숙된다. Saint-Anne Dargassies[117], Morante[180] 등은 미숙아였던 영아를 40주에 관찰하였을 때 만삭아들보다 시력이 떨어져있고 패턴선호도 덜 성숙하여있음을 발견하였다. 만삭아는 시력이 20/400정도이며 가까운 물체에 초점을 맞추지 못하는 원시상태이다.[112]

전형적으로 시각의 발달은 어두운 자궁안에서 빛에 대한 노출없이 이루어진다. 그러나 조산으로 출생한 영아는 신생아집중치료실의 매우 밝은 빛에 노출되기 쉽고 이는 동물에서는 광독성적인 효과가 있다. 그리고 궁극적으로 뇌의 발달에 충격을 준다. 고빌리루빈증에 대한 광선치료는 10,000개의 촛불을 켜둔 상태와 맞먹는다. 아기들의 시각기관이 성숙되어있지 않기 때문에 미숙아들은 주위와 보충적인 보조 빛의 원천을 가려주어야 한다. 다섯 개의 촛불정도가 자발적으로 눈을 뜨게 하는데 적절한 조도이다. 비록 미숙아들이 검고 흰 패턴에 주의하게 될 것이지만 이것은 그들에게 스트레스가 될 수 있다. 검고 흰 패턴을 오래 보고있었던 경험이 아동기의 낮은 IQ와 상관이 있어왔다. 시각자극은 정상적인 청각우세를 방해하고 손을 보는 행동이 늦게 나타나고 시각적으로 추적하면서 하게 되는 손의 뻗는 기능 발달에 방해될 수 있다.[9,112,126]

표 4.5 의식과 관련된 행동들*

수면상태	행동들
1A 단계	필수적 규칙적 호흡이나 호흡기와 잘 맞는 호흡을 하며 깊은 수면 상태; 감은 눈; 눈꺼풀 밑의 안구움직임 없음; 조용한 얼굴 표정; 자발적 움직임 없음; 전형적으로 창백함.
1B 단계	잘 조절되는 규칙적 호흡으로 싶은 수면 상태; 감은 눈; 눈꺼풀 밑의 안구 움직임 없음; 이완된 얼굴표정; 때로 놀라는 반응 말고는 자발적 움직임 없음.
2A 단계	눈을 감은 가벼운 수면상태; 눈꺼풀 밑의 안구가 빠르게 움직임; 국소적이 아닌 작은 비체계적 움직임이 있음; 호흡이 불규칙하고 빨기와 먹이찾기 움직임을 많이 보임, 흐느끼는 소리; 얼굴, 몸통, 팔 다리를 꿈틀거림, 많이 찡그림; "소음적" 상태라는 인상을 준다; 피부색은 보통 좋지 않다.
2B 단계	눈을 감은 가벼운 수면상태; 눈꺼풀 밑의 안구가 빨리 움직이는 것이 보임; 낮은 활동동작 수준과 놀람반응 있음; 동작의 크기가 작고 1단계보다는 좀더 모니터되는 수준이다; 놀라는 반응과 함께 다양한 내부자극에 대해 반응한다. 호흡이 보다 규칙적이고; 때때로 빨기와 먹이찾는 동작을 경미하게 함; 한 두번의 흐느낌과 자주는 아니지만 한숨과 미소가 관찰됨.
중간의식단계(기면상태)	
단계 3A	반쯤 졸린 상태; 눈은 감겨있거나 떠질 수도 있다; 눈꺼풀은 과도하게 떨림; 만약 눈을 뜨고 있으면 초점없는 멍한 눈으로 보임; 때때로의 놀람반응이 있을 수도 없을 수도 있으면서 다양한 활동 수준을 보임; 분명치 않은 동작; 흥분 또는 많은 소리내기, 흐느낌; 얼굴찡그림
단계 3B	반쯤 졸린 상태가 위와 같으나 소리내기, 흐느낌, 얼굴찡그림 등이 적다.
깨어있는 상태†	
4AL 상태	깨어있고 조용하다, 최소의 소리가 나는 활동, 눈을 반쯤 뜨고 있거나 완전히 떳지만 초점없이 멍하게 보여 사물이나 검사자를 똑바로 보고 있다는 느낌이 없다. 또는 아기가 깨어있고 반응을 하나 주기적으로 눈을 감는다.
4AH 상태	깨어있고 조용하다; 최소한의 동작활동; 눈을 크게 뜨고 있어 "과잉각성"이나 두려움을 느끼는 듯이 보인다; 자극에 집중하는 듯 보인다; 사물에 집중하는 정도를 조절하기 어려운 듯이 보이거나 시선을 돌리기가 어려워 보인다.
4B 상태	밝은 생동감있는 표정으로 깨어있다; 자극원천에 초점을 맞추는 듯 보이고 능동적으로 정보를 처리하여 조절하는 듯이 보이고; 운동활동은 최소수준이다.
활발한 상태	
5A 상태	눈을 뜰 수도 뜨지 않을 수도 있지만 아기는 분명히 각성되어 있고 운동각성으로 보여진다, 근긴장도, 그리고 스트레스 받은 얼굴표정, 찡그림 또는 기타 불편한 표정을 보인다. 만약 있다면 부잡스러운 불분명한 동작이다.
5B 상태	눈은 뜰 수도 뜨지 않을 수도 있지만 아기는 분명히 깨어있고 각성되어 있다. 움직임은 잘 알 수 있는 상당한 동작을 보인다. 아기는 분명히 또한 부잡스럽지만 활발하게 울지는 않음.
우는 상태	
6A 단계	심하게 찡그리고 우는 얼굴로 알 수 있는 심한 울음, 그러나 울음소리는 아주 긴장되거나 약하거나 없을 수 있다; 불안의 강도는 부잡스러운 것보다 더 크다.
6B 단계	리듬있고 강하고 활발하게 강하고 활기찬 울음소리를 낸다.

* 이것은 의식상태 그 자체로 구분되어지며 특정 주의력과 관련한 행동이다. 행동의 다양한 형태는 눈의 움직임, 눈 뜨기와 얼굴 표정, 대근육 동작, 호흡, 그리고 근긴장도가 특정시점에서 아기의 의식수준을 판단하기 위해 서로서로의 특정 시간적 관계안에서 사용되고 있다. 다양한 의식적 반응과 그 반응이 가능한 다양한 의식수준과 상응하는 듯이 보이는 다양한 행동양태간의 역동적인 변환사이를 의미있고 체계적으로 구분하는 것이 가능하다. 관찰 할 수 있는 의식수준의 스펙트럼은 다음과 같다: A라는 의식수준은 "noisy", 불분명 그리고 특정하지 않은 상태이다; B 상태는 분명하고 잘 구분할 수 있는 의식상태이다.

† 4A의 분명하지는 않은 각성 상태 두가지 타입을 구분해 놓았다, 4AL과 4AH이다. L이나 H는 따로 표시한다. AA: 아기가 오랫동안 숨을 참는 상태로 되면(8초이상) AA로 표시한다. 아기는 의식상태를 그대로 볼 수는 없다. 아기가 보이는 유동성과 행동에 따라 2분 타임 블록당 하나 이상 박스에 표시한다. 구분되는 의식상태로 표시가 되려면 2~3초동안의 행동양식을 보이는 상태라야 한다; 그러나 아주 짧은 4와 6의 상태로 판단되어도 신뢰성있는 판단이다. Reading the premature infant. In: Goldson E, ed. *Nurturing the Premature Infant: Developmental Intervention in the Neonatal Intensive Care nursery*. New York, NY: Oxford University Press; 1999:82–84.

의식분화의 진화 Evolution of State Differentiation

일련의 특성적 다양성을 연계하는 관점에서 본 참된 행동적 상태란 36~37주[114,181] 이하의 태아에서는 존재하지 않는다. 그리고 36주 이하의 어린 영아들은 각성을 조절할 수 있는 완전한 능력이 없다.[9] Brazelton과 Nugent[182]는 신생아 평가에서 6단계로 의식 상태를 정의하고 아기가 평가시 보이는 의식의 범위, 다양성 그리고 기간에 대해 정의하였다(표 4.5). Als[183]는 미숙아들을 위해서 이러한 상태를 수정하여 미숙아는 건강한 만삭아가 보이는 상태보다 덜 조직화되고 덜 분명히 구분된 상태라고 설명하였다. 미숙아는 더 많이 수면을 취하고 28주에 짧게 깨어있는 시간이 나타나고 30주에는 더 많이 깨어있는 횟수도 많아진다.[117] 미숙아는 수면시 덜 조직화되어있고 잠자는 동안 움직임이 많다. 미숙아는 각성시간도 짧고 일회성이다. 수면과 각성간의 비율은 아기가 성숙해가면서 달라진다. 미숙아가 조용히 깨어있을 수 있다는 것은 만삭이 다 되어감을 드러내는 것이다. 어느 정도 생리적 운동 상태가 안정되었다는 뜻이다. 의식의 하부체계는 주의집중 기능과 상호작용의 기본 토대이기 때문에 영아가 보일 수 있는 활기찬 상태로부터의 단계별 상태에 익숙해지는 것이 중요하고 의식상태가 용이하게 변하는 전환에 대해서도 잘 알고 있어야 한다.[183]

▶ 치료가이드가 되는 의학 토대 Medical foundations to guide therapy

신생아집중치료실 용어 Language of the NICU

신생아집중치료실의 언어는 심하게 아픈 아기들에 의해 요구되는 집중치료의 성격상, 위기유발에 의한 특성을 반영하고 있다. 많은 복잡한 시술과 진단을 약자로 쓰고 그 용어가 무었을 의미하는지 모르는 사람에게는 두려움이 된다. 이 장의 마지막에는 흔히 사용되는 약자의 리스트가 있다. 그 이외에 중요한 용어는 아래에 기술하려고 한다.

재태연령은 아기가 태내에 있었던 기간이고 엄마의 마지막 월경날짜부터 아기의 출생까지를 주로 표현한다. 만삭 재태연령은 37주에서 41주 6/7이다.[184] 그리고 37주 이전에 출생한 아기를 미숙아라고 한다. 42주 또는 그 이후에 출생한 아기는 과숙한 아기라고 한다.[185]

아기의 교정연령은 부모에게 교육할 때 중요한 기술이다. 40주 재태연령은 발달에 매우 중요해서 조산으로 출산이 되었을 때 태내에서 보내지 못했던 시간을 무시하기는 불공평하다. 치료사와 가족은 *교정연령*에 따라 아기의 발달을 기대해야 하며 역연령(CA: chronological age)에 비교해서는 안된다. 역연령은 아기의 생일에 따라 계산한다. 교정연령(AA: adjusted age)은 출산예정일로부터 정의된다; 역연령이 8주인 아기가 28주 조산이었다면 임신후 36주(PCA: postconceptual age)라고 간주한다(PCA=GA+CA 또는 28주+8주). 이 아기는 4주 후에 40주의 재태연령 또는 만삭이 된다고 본다. 일단 아기가 만삭 재태연령에 다다르면 자궁안에서 지내지 못했던 기간을 역연령에서 뺀다. 이러한 교정연령은 그때부터 대부분의 발달이 완성되는 것을 따라잡을 수 있는 2~3세가 될 때까지 미숙아의 발달과 성장을 평가하는 데 중요하다.[186]

AGA(appropriate for gestational age), *SGA(small for gestational age)* 그리고 *LGA(large for gestational age)*는 *적절한 재태연령에 적절한 아기*, *재태연령에 비해 작은아기*, *재태연령에 비해 큰 아기*를 각각 표시하는 약자이다. 이 용어들은 출생시의 몸무게에 따라 정한다. AGA는 출생시 체중이 또래의 10~90%이내인 유아를 지칭한다. 12주 조산한 아기도 AGA일 수 있고 만삭아로 출생했을 때도 체중이 또래 평균의 표준편차는 ±2이내에 있게 되면 AGA이다. SGA는 또래의 몸무게 평균의 *10%이하로 표준편차*는 ±2이다. LGA는 또래의 평균 체중의 *90% 이상으로 표준편차*는 ±2이다(그림 4.6). SGA영아는 IUGR 즉, *태내의 성장발육지연*이라고 한다. 이에 대한 이유는 염색체 이상, 선천성 기형, 또는 선천성 감염 등이 있을 수 있다.[106] LGA 아기는 부모가 큰 경우, 엄마의 당뇨 또는 과숙한 상태(재태연령이 42주 넘을 때) 또는 기타 유전적 증후군이 있을 때가 있다. LGA아기는 태어날 때 특히 팔신경얼기(Brachial Plexus) 손상, 주산기 압박과 같은 출산시의 손상을 받기 쉽다. 고인슐린분비증 또는 적혈구 증가도 더 나타나기 쉽다.[185]

출생 체중과 결과에 관한 빈번한 연구들은 추가적인 약어 생성으로 이어졌다.[9,185]

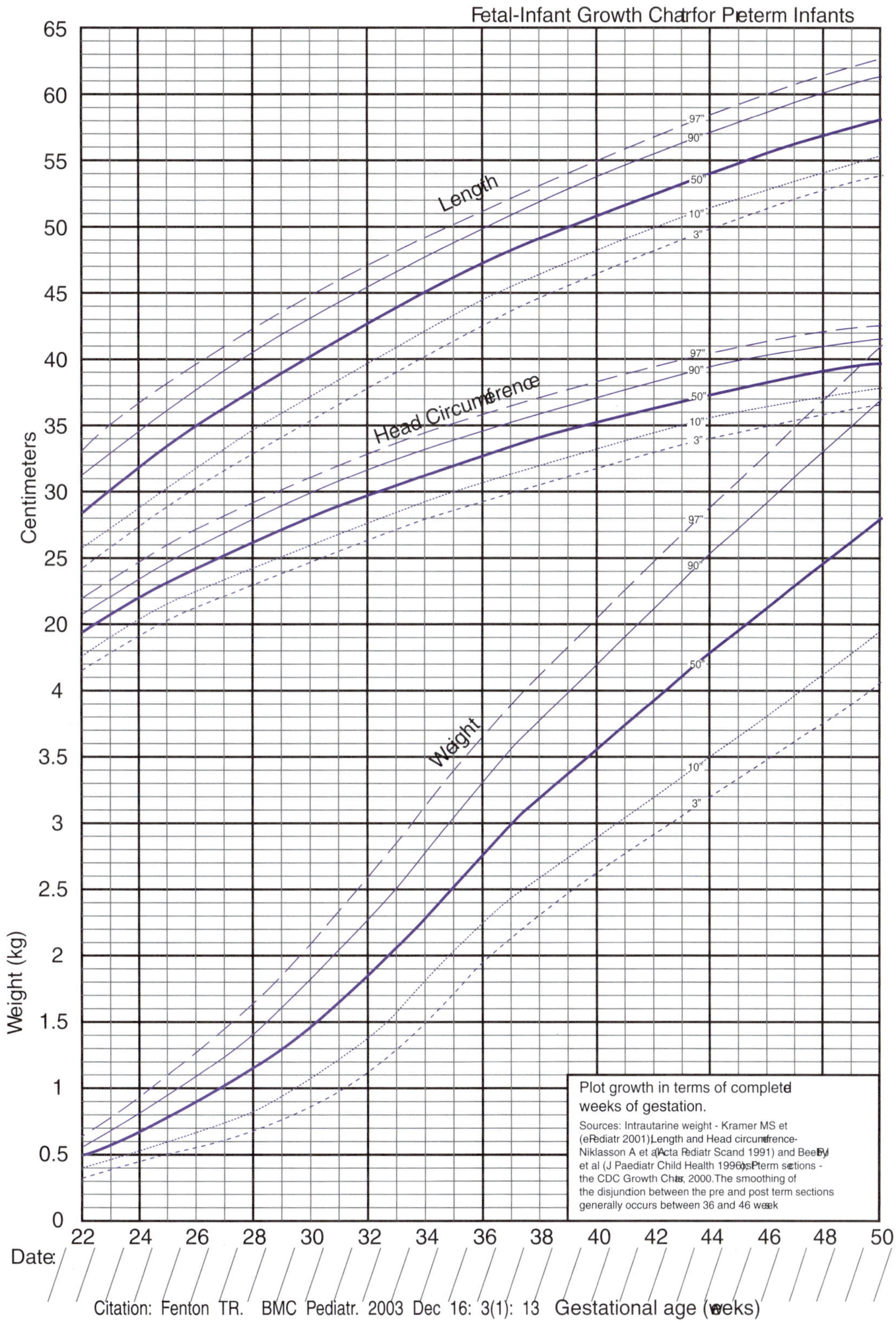

그림 4.6 미숙아의 성장 차트. (Adapted with permission from Babson SG, Benda GI. Growth graphs for the clinical assessment of varying gestational age. *J Pediatr*. 1976;89:814-820. Used with permission from Ross Products.)

출생체중에 관한 약어		
NBW	정상 출생체중	2500–3999g(5 lb 8 oz–8 lb 13oz)
LBW	저체중아	2500g 미만(5 lb 8 oz)
MLBW	중등도의 저체중아	1500–2500g(3 lb 5 oz–5 lb 8 oz)
VLBW	극소 저체중아	1500g 미만(3 lb 5 oz)
ELBW	초극소 저체중아	1000g 미만(2 lb 3 oz)
Micropremies		750g(1 lb 10 oz)
Macrosomia		4000g(8 lb 13 oz)

의학 챠트에서 엄마를 기술할 때 32세 G5 P1223이라고 써놓을 때가 있다. G는 임신이고 P는 출산이다. 이러한 용어는 엄마의 임신횟수와 출산했던 횟수를 각각 가리킨다. 첫 번째 숫자는 만삭출산의 횟수, 두 번째 숫자는 조산횟수, 세 번째는 유산횟수(자연유산 또는 낙태), 그리고 4번째 숫자는 생존한 자녀 숫자이다. G5 P1223를 풀어보면 이 엄마는 5번 임신하였고; 한번은 만삭출산, 두 번의 조산, 두 번의 유산, 그리고 현재 총 3명의 자녀가 생존하고 있음을 말한다. P 뒤에 숫자 한개만 표시되 있을 때 그것은 생존해있는 자녀의 수이다.

Virginia Apgar[187]는 1953년에 출산 후 신생아의 신체적 상태를 평가하는 척도시스템을 만들었고 APGAR라는 이름은 이 척도를 가리키는 약자로 발전하였다. A는 *모습*, P는 *맥박*, G는 *찡그림*, A는 *활기참*, 그리고 R은 *호흡*에 해당한다(표 4.6).

이러한 점수는 아기가 응급소생술을 필요로 하지 않는 경우 보편적으로 출생 1분과 5분에 매긴다. 이 APGAR 점수가 6점이하인 무호흡, 서맥을 나타내면 응급처치를 시작한다. 3~4점이면 백과 마스크로 산소호흡을 할 필요가 있다; 5~7점이면 산소공급만 하고; 8~10점이면 만삭의 보통아기라고 생각된다. 그리고 별다른 치료가 필요 없다. 기록된 Apgar점수의 예는 $8^1 9^5$이다. 1분 이후의 Apgar점수는 아기가 상태가 변하고 처치의 효과가 적절했는지 또는 더해야 하는지를 가리킨다. 집중적인 치료가 필요한 아기는 점수가 6이 넘을 때까지 매 5분마다 점검한다 (즉, $0^1 0^5 2^{10} 5^{15} 6^{20}$).[188,189]

집중치료실의 환경적 측면; 장비와 기술지원 Environmental Aspects of Intensive Care: Equipment and Technologic Supports

신생아집중치료실은 아기의 생명을 살리고 유지하기 위해 고도의 기술지원하에 만들어진다. 이러한 기술은 20세기 후반부터 폭발적으로 발전하여 보다 많은 아기가 생존하게 되었다. 이러한 기술적 진보는 신생아집중치료실의 분위기, 문화 그리고 작업공간에도 영향을 주었다. 그리고 신생아집중치료실를 매우 복잡하고 아주 냉정한 기계적인 모습으로 변화시켰다. 신생아집중치료실에서 아기를 도와주는 흔히 보는 설비는 표 4.7에 열거되어 있다(그림 4.7과 4.8).

호흡기의 일차적 목적은 고위험군인 아기의 기도와 폐에 최소한의 부담을 주면서 심폐기능을 최적화하는데 있다. 호흡기는 최소량의 산소를 흡입하고(FiO_2) 가장 낮은 압력과 일회성 호흡량에서도 가스교환이 좋아지게 하는 일

표 4.6 APGAR 점수

	점수		
Sign	0	1	2
심박수	없음	<100bpm	100–140bpm
호흡	없음	느리고 얇다	좋고 불규칙하게 운다
반사 과민성	반응없음	찡그림	기침 또는 재채기
근긴장도	늘어진 상태	약간 굽힘된 상태	팔 다리의 활발한 움직임
피부색	청색	몸통 핑크, 사지는 청색	모든 신체 핑크빛

From Apgar V. A proposal for a new method of evaluation of the newborn infant. *Anesth Analg.* 1953;32(4):260–267.

표 4.7 신생아집중치료실의 흔한 의학적 설비

설비	설명
복사열 보온기	머리위로 열을 내는 장치, 온도 모니터, 등을 갖춘, 높이와 각도조절가능 테이블 위에 조절가능한 낮은 높이의 플렉시 유리로 된 사이드레일이 있는 침상.
인큐베이터	열및 습도조절기가 있는 매트리스를 투명한 플라스틱 유니트 또는 박스로 덮은 막혀있는 인큐베이터. 아기와 접촉은 측면 구멍을 통해서 한다.
요람	한쪽만 덮개가 달린 작은 침상 또는 열 장치가 없는 작은 금속 요람.
백과 마스크	영아의 코와 입에 씌우는 마스크에 자가흡입용 백과 저장기, 유속미터, 압력계가 연결되어 있는 호흡시스템.
산소후드	영아 머리위에 씌우는 플렉시 유리 후드로 조절된 산소와 습기를 제공한다.
비관	코구멍에 맞게 작은 뾰쪽한 갈래끝(prongs)과 구부러지는 튜브를 통하여 가습한 가스를 준다.
HFNC	비관을 통하여 가습한(아주 많이 가습할 수도 있는) 가스를 고속으로 준다.
CPAP	마스크, 비강 뾰쪽한 갈래끝(prongs), 드물게는 기관내 삽관을 통하여 CPAP유니트 또는 인공호흡기에서 설정한 압력으로 따뜻한 가습가스를 지속적 또는 다양하게 준다.
Vapotherm 인공호흡	비강 뾰쪽한 갈래끝(prongs)을 통하여 아주 높은 습도의 가스를 고속으로 준다.
CMV	보통의 인공호흡기. 신생아집중치료실에서 더 흔히 사용하는 양압 호흡기는 일정속도, 시간주기설정, 압력제한이 되어 있다.
HFJV	고빈도 제트 호흡기는 제트인젝터를 통하여 직접 상기도내로 가온, 압축된 가스를 단기주기로 주입한다.
HFOV	고빈도 진동호흡기는 기도를 통하여 폐포로 들어가는 사이너스식의 압력파를 만드는 피스톤 펌프 또는 진동횡격막을 가지고 있다
iNO	인공호흡기와 함께 흡입할 때 산화질소를 주는데 혈관확장과 혈관 평활근육의 이완효과가 있다.
ECMO	체외막산소는 정맥혈을 배출하여 막 산소화 장치를 통하여 산소화하고 이산화탄소를 제거하여 다시 정맥계 또는 동맥순환으로 되돌려 보내준다.
활력징후 측정기	심박동수, 호흡수, 혈압, 그리고 산소포화도를 알려주고 모니터하는 유니트.
맥 산소측정기	영아의 팔 또는 다리에 밴드타입의 라이트 센서를 부착하여 맥박마다 모니터 스크린에 말초순환계의 산소포화도가 나타나게 해준다.
경피 산소및 이산화탄소 모니터	피부를 통하여 산소와 이산화탄소 농도를 측정하는 비침습적 기구.
주입펌프	수액, intralipid, 위루를 통한 영양공급시의 속도와 양을 조절한다.
광선치료	광섬유 또는 오버헤드 뱅크 또는 광섬유 담요, 라이트를 이용하여 고빌리루빈혈증을 치료한다.
급식튜브	위로 직접 영양을 공급해주기 위해 경구 또는 코-위 튜브를 사용한다. 경구 또는 코 튜브를 할 수 없는 영아, 심한 GER, 흡인의 위험이 있는 영아에서는 위루를 이용하여 공급한다.
PIV	수액, 영양, 또는 항생제 공급을 위하여 말초정맥내 주사라인을 이용한다.
CVL	비경구 영양, 항생제를 오래 공급하기 위하여, 혈액채취를 위하여 중심 정맥라인을 이용한다.
PICC	경피삽입된 중심 카테터. 팔굽 앞정맥(antecubital vein)으로 넣어 상부 대정맥까지 도달하게 되는 구부러지는 긴 카테터이다. 오랜기간의 영양, 항생제 공급과 혈액채취를 위해 이용한다.
UA	제대동맥으로 집어넣어 복부의 대동맥까지 도달하며 생후 첫 5~7일동안 동맥혈 가스, 수액주입, 그리고 지속적 혈압 모니터를 위해 이용되는 제대동맥 라인.
UV	제대정맥을 통하여 삽입한 제대정맥라인으로 생후 첫 7~14일동안 초기의 정맥접근, 혈관수축제의 주입, 교환수혈, 중심정맥압 모니터, 그리고 수액주입을 위해 이용한다.

을 한다. 개별 영아의 상태로 얼마나 호흡기 보조를 해주어야 하는지 알 수 있다.[190]

지속적인 기도 양압호흡(CPAP: continuous positive airway pressure)은 따뜻하고 습기있는 가스를 설정된 압력으로 계속 흐르게 하여 자발적으로 호흡하는 동안 날숨 말미의 폐용적(end-expiratory lung volume)을 높여준다.[190-193] CPAP는 마스크, 코에 끼는 뾰쪽한 갈래끝(prongs), 그리고 드물게는 기관내 삽관을 통하여 제공된다.

CPAP는 혼합된 가스를 지속적으로 주입하거나 또는 다양한 흐름으로 들어가게 해준다. 지속적으로 하는 경우 아기에게 중단 없이 가스를 공급하게 된다. 포말(bubble)형 또는 급수관이 방수된 CPAP는 계속 공급되는 타입이다. 가스는 따뜻하게 가온되고 습화된 후에 공급된다. 튜브의 끝은 증류수 또는 아세트산에 담겨져 있어 원하는 양의 CPAP를 제공하도록 설정되어있다.[192] 버블형 CPAP는 영아의 가슴에서 고빈도 호흡기에서 사용되는 주파수와 비슷한 진동을 생성한다.[194] 다양한 타입의 비강 CPAP(NCPAP)는 인젝터 흐름을 이용하여 비강 뾰쪽한 갈래끝(prongs)을 통하여 일정 압력으로 가스를 제공한다. 흐름은 변화시킬 수 있어서 아기가 CPAP의 압력에 반하여 숨을 내쉬지 않아도 된다.[192]

CPAP는 폐포와 기도의 찌그러짐을 예방하고 인공호흡기로부터의 압력으로 인한 손상을 감소시켜준다. CPAP의 적응증에는 호흡곤란증후군(RDS: respiratory distress syndrome)의 조기치료, 중등도 빈도로 발생하는 무호흡, 최근에 한 기관지 삽관의 제거, 만성적으로 호흡기에 의존하는 환아에서 호흡기를 점차 떼내고 있는 경우, 경미한 호흡곤란증후군이 있었던 미숙아에서 무기폐 예방목적으로 조기에 치료하는 경우, 그리고 경미하게 산소공급이 필요한 경우가 해당한다. NCPAP의 부정적 측면은 많이 들어가는 경우 위의 팽창이 일어나고 비중격이 손상되거나 점막이 까지거나 한다는 점이다.[191-193]

미국 신생아집중치료실에서 호흡부전의 가장 흔한 치료적 접근은 양압환기 치료이다.[195,196] 두가지 타입의 양압환기는 용적 제한형과 압력 제한형이 있다. 용적 제한형 호흡기는 얼마나 큰 압력이 필요한가에 상관없이 매번 같은 일회량의 가스를 보내준다. 신생아에서는 드물게 사용되지만 신생아에서 폐의 순응도가 빠르게 변화하는 경우에 맞춰 사용되도록 고안되었다.[190] 압력 제한형 호흡기는 미리 설정된 압력에 도달할 때까지 공기를 제공한다. 기도로 들어가는 가스의 최고압력은 일정하지만 매 호흡마다의 일회 가스량은 다양하다. 조화로운 주기적 강제 환기(SIMV: synchronized intermittent mandatory ventilation), 보조/조절, 그리고 압력지원은 보통의 압력제한성 호흡기의 변형인데 역시 신생아집중치료실에서 사용된다.

고빈도 환기(HFV: high-frequency ventilation)는 해부학적 사공간보다 작거나 또는 같은 일회호흡량을 주기 위하여 매우 빠른 빈도의 호흡수를 사용한다. 빠르게 일회호흡량이 더해지면서 폐용적을 높게 유지하려고 지속적인 압력을 적용한다. 일반 호흡기보다 HFV의 장점은 이미 압

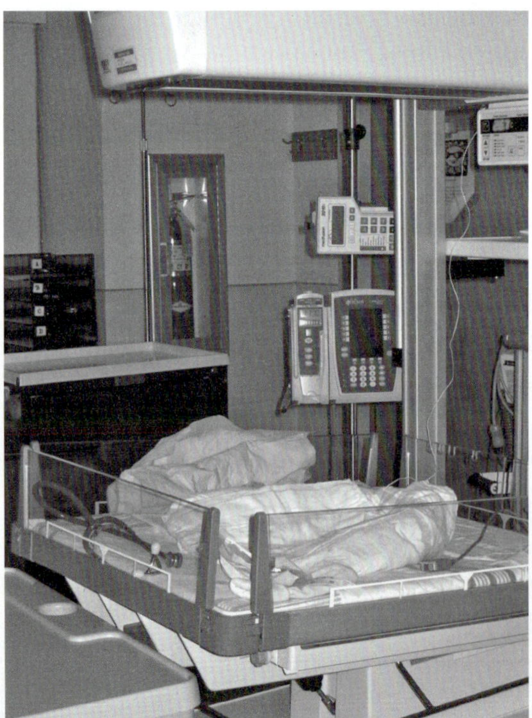

그림 4.7 신생아집중치료실 입원을 위한 복사열 보온기를 갖추고 있다.

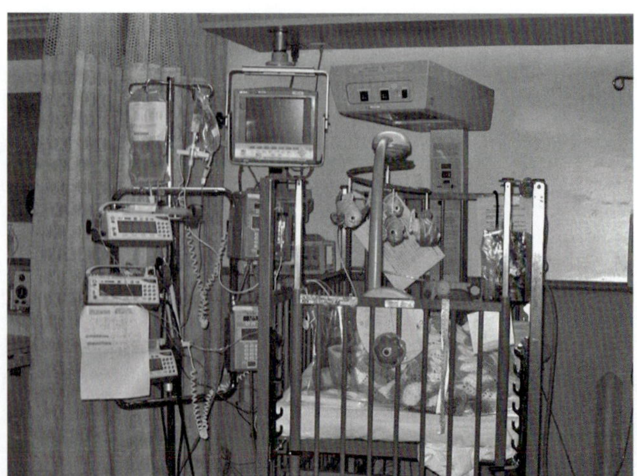

그림 4.8 복사열 보온기, 주입 펌프 그리고 모니터를 갖춘 요람.

력과 용적에 의해 외상을 받은 폐에서 보다 낮은 상부기도 압력으로도 적절하게 가스교환이 이루어질 수 있다는 점인데 상대적으로 손상 받지 않은 폐를 정상적인 구조로 유지하고자 하는데 있다.[197-200]

신생아집중치료실에서 사용되는 HFV의 세가지 형태는 고빈도 양압 환기(HFPPV: high-frequency positive pressure ventilation), 고빈도 제트 환기(HFJV: high-frequency jet ventilation), 그리고 고빈도의 진동 환기(HFOV: high frequency oscillating ventilation)이다.[197,200] HFPPV는 보통의 호흡기나 고빈도로 설정된 변형된 보통의 호흡기로도 할 수 있다.[199] HFJV는 가온되고 압축된 가스를 상기도로 직접 제트 인젝터를 통하여 준다.[199-201] HFJV는 폐의 순응도와 신체크기에 따라 다양한 범위로 산소화와 환기를 유지시켜줄 수 있다. HFOV는 사이너스식의 압력파를 만드는 피스톤식 펌프 또는 진동하는 횡격막을 가지고 있어 이 압력파가 기도를 통해 폐포에 전달된다.[199,200] 일정한 기도압력을 유지하는 바탕에 적은 일회호흡량이 빠른 호흡수로 더해지는 것이다.[202]

HFV는 기존의 호흡기로 효과가 없는 아기에서 일차적으로 적용한다.[189,197] 기존의 호흡기(CMV: conventional mechanical ventilation)보다 HFV의 분명한 장점을 보여준 연구는 없지만 임상적으로 HFV는 공기가 새는 증후군, 폐 간질 공기증(PIE: pulmonary interstitial emphysema), 선천성 횡격막 헤르니아(CDH: congenital diaphragmatin hernia) 교정술 전후, 태변흡입 증후군(MAS: meconium aspiration syndrome), 그리고 폐형성부전의 특정경우에 도움이 되었다.[199,200,202] HFV는 심한 호흡부전이 있는 아기에서 ECMO로 넘어가는 단계로 사용되기도 하고 어떤 경우는 ECMO로부터 벗어나는 전환단계로 사용되기도 한다.[199] 신생아의 RDS는 신생아집중치료실에서 HFV로 치료하는 가장 흔한 증후군이다. HFJV는 공기가 새는 에어릭 증후군의 치료에 가장 효과적인 것으로 나타났다. 반면 HFOV는 CDH, RDS, 그리고 지속적인 영아 폐고혈압(PPHN: persistent pulmonary hypertension of the newborn)에 더 나은 결과를 보여주었다.[199] HFV의 가장 심한 부작용은 초기의 뇌백질연화증으로 인한 장기적 신경학적 손상 또는 심한 뇌실내 출혈(IVH: intraventricular hemorrhage)이다.[200] 어떤 연구에서는 HFV대 CMV로 치료받은 아주 조기 미숙아에서 심한 IVH가 증가함을 발견하였다.[200,203] 다른 연구에서는 재태연령, 출산형태, 초기의 컸던 동맥관개존증(PDA), 그리고 감소되어있는 상대정맥(superior vena cava) 혈류를 고려하면 별다른 차이점이 없다고 결론 지은 연구도 있다(그림 4.9).[190,204]

신생아집중치료실에서 최근 많이 사용하게 된 또다른 형태의 호흡기는 높은 유속의 비강 튜브이다. 고속 비강 튜브(high-flow nasal cannula)는 경미한 호흡문제가 있는 영아에게 폐의 팽창 말미에 양압을 제공하는데 있어 NCPAP만큼 효과적임을 보여주는 연구가 있다.

NCPAP보다 비강 튜브가 좋은 이유는 비중격에 덜 자극적이라는 점이다.[205-207] 비강 튜브는 신생아편에서는 더 편안하고 간호사나 가족 입장에서 보면 아기를 안고 돌볼 때 비강 튜브가 비강 뾰쪽한 갈래끝(prongs) 또는 마스크보다 더 핸들링이 용이하다는 점이 장점이다. 매우 습도가 높은 고속 비강 튜브는 비강 튜브의 부정적 영향(마르고, 출혈 또는 중격 손상이 옴)없이도 가스를 빠른 속도로 제공할 수 있다.[208-212] Vapotherm/고습도의 고속 비강 큐브의 사용에 관해 참조할 수 있는 연구는 제한적이다.

1999년 12월 미국 FDA는 거의 만삭에 가깝거나 만삭아가 저산소성 호흡곤란이 있는 경우 산화질소 흡입을 허용하였다. PPHN, RDS, 흡인증후군, 폐렴, 패혈증, 그리고 선천성 횡격막 헤르니아는 저선소성 호흡곤란을 유발할 수 있는 질환들이다. 산화질소의 일차기능은 혈관을 확장시키고 혈관 평활근을 이완시킨다. 이를 통하여 폐포로 혈류공급이 많아지고 산소와 이산화탄소간의 교환이 향상된다. 산화질소는 반감기가 짧기 때문에 전신적 혈관에는 영

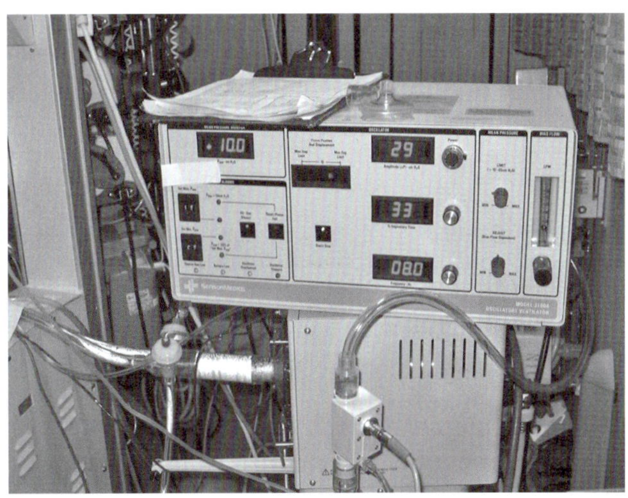

그림 4.9 고빈도 진동 호흡기(high-frequency oscillating ventilator)

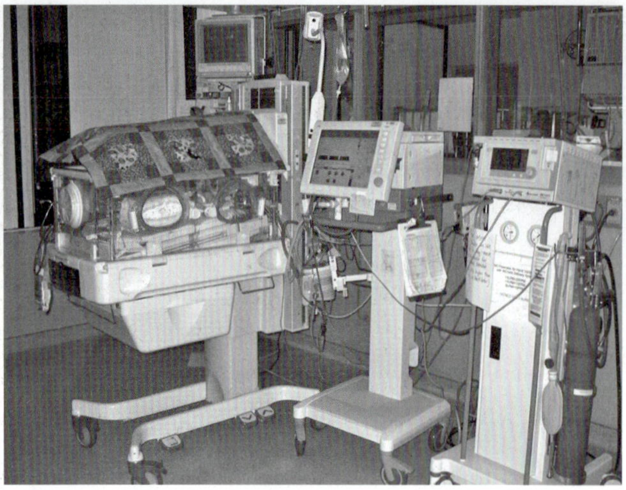

그림 4.10 산화 질소를 함유한 인공 호흡기

향을 미치지 않고 폐 혈관의 평활근에만 영향을 준다. 산화질소의 흡입을 결정하기전 어느 정도 질환이 심해야 하는가와 그전에 시도해봐야 하는 방법등에 대한 분명한 기준은 없다. 산화질소의 사용은 심폐기능이 우-좌 단락에 의존하고 있는 선천성 심장기형 환아 또는 좌측 심장이 심한 기능부전을 보이는 환아에서는 금기이다. 선천성 횡격막 헤르니아 환아에서는 산화질소 흡입이 효과적이지 않은 반면 여러 센터에서 시행한 동시연구에 따르면 만삭에 가깝거나 만삭인 아기가 PPHN같은 다른 원인에 의한 저산소성 호흡부전이 있을 때는 산화질소의 흡입이 산소화를 도와주는 것으로 드러났다. iNO는 신경발달학적, 행동적, 의학적 이상을 유발할 위험의 증가없이도 ECMO의 필요성을 줄여주는 것을 보여준 연구가 있다(그림 4.10).[213,214]

34주 이상의 재태기간을 가진 생후 첫 주의 영아에서 진행성 저산소성 호흡부전의 영아는 치료의 보조제로 iNO를 사용하는 기준에 충족된다. 산화질소(Nitric oxide)가 시도되기 전에 질병의 정도와 또는 방식은 명확하게 묘사되지 않았다. 산화 질소는 심폐 기능이 오른쪽에서 왼쪽으로 션트하거나 왼쪽 심부전이 는 선천성 심장 질환이 있는 유아에게는 금기이다. CDH(선천성 가로막 헤르니아; congenital diaphragmatic hernia)에 iNO로 영아를 치료하는데 효과적이지는 않았지만, 다기관 임상 시험에서 iNO가 산소화 및 PPHN(신생아 폐고혈압 지속증; persistent pulmonary hypertension of the newborn)과 같은 다른 조건으로 인한 저산소성 호흡 부전이 있는 만삭아나 만삭에 가까운 영아의 결과는 향상시키는 것으로 나타났다. 연구 결과에 따르면 iNO는 신경학적 발달, 행동 또는 의학적 이상을 증가시키지 않으면서 ECMO(체외막산소; Extracorporeal Membrane Oxygenation)의 필요성을 감소시킨다.[216-219]

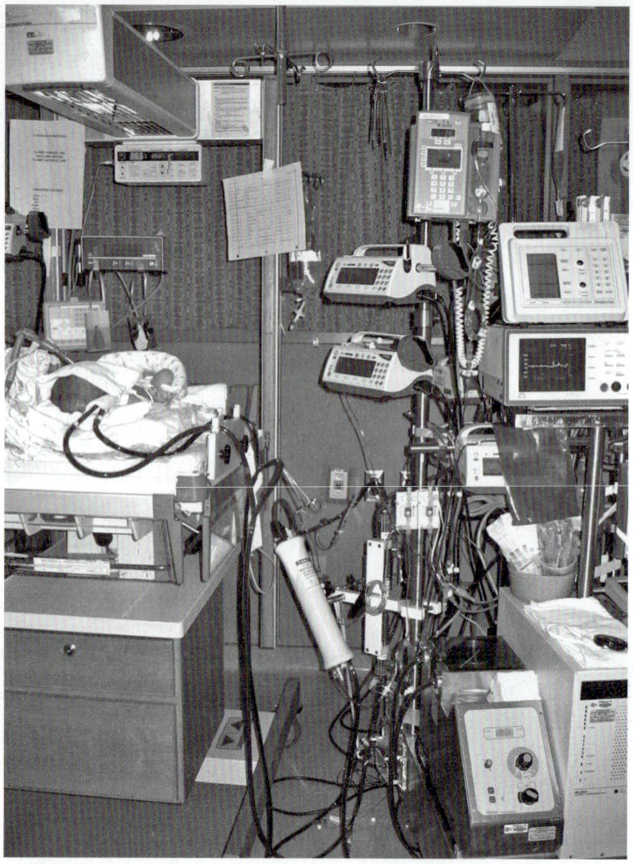

그림 4.11 체외막산소(ECMO)를 사용하고 있는 아기

34주 이하의 미숙아에서 iNO의 사용은 논란이 있고 흡입시기, 양, 그리고 치료기간에 대한 일치된 의견이 없다. 32주 이하이며 체중이 1,250g이하인 호흡기 사용이 필요한 아기를 대상으로 시행한 두 연구에서는 iNO를 받았던 아기들이 기관지폐 이형성(BPD: bronchopulmonary dysplasia)의 빈도가 낮고, 폐질환의 정도가 덜 심하였으며 산소보충의 필요시간이 짧아졌고 사망률도 적고 뇌손상의 위험도 높아지지 않았다. iNo의 장점은 기도 저항을 낮추어 산소공급의 필요성과 인공호흡기 사용을 줄이며 산화 스트레스를 줄이는데 있다.[220,221]

ECMO는 심장-폐 우회로 기계와 비슷한데 아기의 심장과 폐에 대해 휴식과 지지를 해주는 기능이다. ECMO는 인공호흡기와 고빈도 환기 같은 기존치료에 반응하지 않는 저산소증의 심장 및 폐기능 이상이 있는 환자에게 사

용된다. 지난 십여 년간 RDS, MAS, 또는 폐고혈압 환자에게 표면활성제의 사용, 흡인성 산화질소, 고빈도의 환기법 사용으로 ECMO를 대체하여 왔다. ECMO는 CDH, PPHN, 그리고 패혈증에서는 계속 이용되고 있다(그림 4.11).[222-226]

ECMO를 시작하기 위하여 아기 목의 우측에 카테터를 넣고 캐뉼레이션이란 시술로 심장까지 도달하게 한다(아기의 침대를 높인 상태에서). 아기의 산소화되지 않은 혈액이 중력으로 인하여 카테터를 통하여 ECMO 펌프 쪽으로 들어간다. ECMO 펌프는 이 혈액을 ECMO순환을 통과하게 해주는데 이 때 인공폐의 역할인 산소화를 시켜주는 막이 있어서 이산화탄소를 제거하고 통과 중인 혈액에 산소를 공급한다. 산소화된 혈액은 그 다음 카테터를 통하여 아기로 되돌아온다. ECMO를 시행중인 아기는 진정 및 이완되게 하고 통증을 줄이는 약물을 준다. 아기는 우측 목의 혈관접근이 쉽도록 얼굴을 좌측으로 돌린 자세로 똑바로 눕게 한다. 아기의 혈액이 카테터를 나와 ECMO 순환과 접촉할 때 엉김을 방지하기 위하여 다량의 헤파린을 준다.[227] 헤파린은 피떡 형성을 방지하기 위해 사용하지만 아기에게 출혈을 야기할 수 있으므로 이것은 가장 중증 ECMO의 합병증이다. 아기는 매일 두개 초음파를 시행하여 두개내 출혈(ICH)의 발생여부를 파악하여야 한다. 만약 출혈이 생겼으면 ECMO를 중단할 이유가 된다. ECMO를 받고있는 아기는 비정상적인 자세, 근긴장도, 그리고 비정상적 동작 패턴이 발생할 위험이 있고 정기적으로 발달경과를 추적하여야 한다.[222-226] ECMO를 했던 아기는 후에 흔히 입으로 먹는 것을 어려워한다. 기타 나타날 수 있는 신경발달학적 문제에는 경기, 청각상실, 과잉행동, 행동문제, 뇌성마비, 학업문제, 그리고 발달지연 등이 있다.[228] 비록 환아가 일차적으로 ECMO를 받아야 하는 다양한 진단을 가지고 있어도 ECMO후에는 비슷한 기능적 신경발달 결과를 보이는데 CDH 아기만 예외이다. CDH가 있는 아기는 생존률이 낮고 ECMO 후의 다른 환아보다 특히 호흡기와 소화기계의 이환률이 높다.[224,229]

미숙아의 의학적 문제
Medical Issues of Prematurity

조산으로 출생한 아기는 신생아집중치료실 내에서도 가장 약하다. 그들은 신체구조와 기관의 미성숙, 감염원과 발암물질에의 잠재적 노출, 생명유지와 질병을 최소화하는데 필요한 기술과 의학적 치료의 영향때문에 여러 의학적 합병증이 나타날 위험이 높다. 다음은 신생아집중치료실에서 볼 수 있는 좀 더 흔한 의학적 상태와 그 치료에 대해 말하고자 한다. 말하려는 정보는 간략한 고찰이기 때문에 독자들은 더 자세한 정보를 위해서는 신생아학 교과서, 치료 메뉴얼, 그리고 이 책 뒷부분의 참고문헌을 참조하기 바란다.

호흡곤란증후군 *Respiratory Distress Syndrome*

RDS는 폐의 미성숙함과 표면활성제의 부족으로 온다. 미숙아는 폐포 모세혈관의 발달부족, 타입 II 폐포세포의 부족, 그리고 표면활성제 생성 부족을 포함하는 폐의 생리학적 미성숙과 구조의 미성숙 때문에 RDS가 발생하기 쉽다. 표면활성제는 타입 II 폐포세포에 의해 만들어지고 폐포와 작은 세기관지벽을 따라 분포한다. 표면활성제가 감소되어있으면 표면장력이 높아져 폐포가 찌그러지고, 광범위한 무기폐가 발생하고 폐의 탄성이 떨어져서 호흡곤란이 온다. 미숙아는 늑골의 연골부분 때문에 가슴벽이 너무 유연하고 횡격막, 늑간근육에서의 타입 I 피로저항성 근육섬유의 감소, 그리고 호흡의 불안정한 신경조절 때문에 더 위태롭게 된다.[230-232]

RDS의 확진은 산전의 위험요소, 태아 폐의 미성숙함 평가, 그리고 산후의 임상 징후로 확인한다. 폐의 성숙함에 영향을 주는 요인과 RDS를 일으키는 요인에는 34주 이하의 조산, 엄마의 당뇨(인슐린이 표면활성제의 생성을 저해함), 유전적 소인(백인, RDS가 있는 형제, 남아), 그리고 폐의 형성부전이 있는 흉곽 기형 등이 있다.[233] 산전에 사용하는 스테로이드는 태아 폐를 빠르게 성숙시키고 표면활성제의 생성을 돕는 효과가 있다. 2000년도에 NIH[234]는 7일 이내에 조산할 위험이 있는 재태연령이 24~34주인 모든 임산부에게 스테로이드를 쓸 것을 권장하였다; 그러나 스테로이드 종류와 그 양에 대해서는 의견이 일치하지 않는다. 산전 스테로이드 치료에 관해서 표면활성제 생성 증가, 인공호흡기 의존시간 감소, IVH[235]의 빈도 감소를 발견한 여러 연구가 있는 반면 태아성장 둔화, 사망률 증가, 그리고 신경행동학적 발달이 좋지 않음 등의 결과를 나타내는 연구들도 있다.[236-240]

RDS의 진단은 병력, 임상양상, 혈액 가스분석, 그리고 폐 방사선 촬영에 기초하여 내린다. RDS는 폐의 미성숙

정도와 주산기의 상태에 따라 출생 직후부터 발생될 수 있거나 또는 생후 첫 몇 시간내 발생할 수 있다. RDS의 임상양상은 호흡수 증가, 날숨시의 그르렁거리는 소리, 흉골과 늑간의 뒤당김 현상, 코구멍 벌룸거림, 청색증, 청진시 공기흡입 소리가 작게 들림, 저산소증, 그리고 고탄산혈증이다. 폐 영상에서는 간유리 혼탁이 보인다.[233]

RDS가 있는 미숙아에 대한 중재는 산소공급, 호흡기 보조, 표면활성제 공급 등이 있으며 질병의 정도에 따라 달라진다. 30주 이하의 아기는 기관지 튜브를 통하여 표면활성제를 예방적으로 공급하면 초기의 호흡 상태가 개선되며 이는 RDS, 기흉, 기관지폐 이형성, 그리고 뇌실내 출혈의 빈도감소와 연관이 있다고 한다. 현재의 치료는 기관삽관할 필요가 없는 아기에게는 예방목적의 표면활성제를 주입하려고 일부러 기관삽관을 하지 않는 경향이다.[242-244] 텍사스 신생아 연구그룹[245]에서는 1,250g이거나 더 무거운 신생아가 경미하고 중등도의 RDS를 가지고 있을 때 표면활성제를 공급하기 위한 기관삽관은 하지 않도록 하고 있다.

호흡기를 다는것은 RDS 아기들의 일반적인 치료법이다. 그러나 호흡기를 달면 압력과 용적에 의한 기도 손상을 받을 위험이 있다. 폐손상을 줄이기 위해 전통적인 호흡기의 대체로 HFV를 사용하도록 권하여왔다.[197-200] 기관삽관으로 인한 압력손상을 제한하면서 호흡기 필요를 해결하기 위한 코 또는 인두 갈래를 통한 양압 환기를 권장하여왔다.[194] NCPAP를 하면서 조기에 표면활성제를 공급하면 RDS의 임상경과를 좋게 할 수 있고 호흡기 의존을 줄일 수 있는 결과를 드러낸다.[246] Honrubia와 Stark[233]에 따르면 RDS 영아에서 CPAP를 하면 무기폐의 예방, 폐손상의 최소화, 표면활성제의 기능적 성질을 보존하는 듯이 보인다고 한다. 어떤 형태의 호흡중재를 할지의 판단은 개별영아의 임상양상과 방사선학적 소견에 기초하여 판단한다.

호흡곤란 증후군이 있는 영아의 예후는 원래의 폐질환의 정도에 따라 다르다. 호흡기를 달 필요가 없었던 영아는 장기적 영향이 거의 없어 치료되기 쉽다. 그러나 매우 미숙한 극소저체중아는 만성 폐질환으로 이행되기 쉬우며 오랜 동안의 인공호흡기 사용 및 연관된 폐손상으로 인하여 기관지폐 형성부전이 되기 쉽다. 심한 RDS가 있는 영아는 두개내 출혈, 미숙아망막증 위험이 있고 괴사성 장염의 위험 또한 가지고 있다.[233]

RDS의 급성기에는 영아는 의학적으로 불안정하다고 여겨지며 무호흡, 서맥, 혈압 불안정, 그리고 뇌출혈과 같은 합병증의 위험이 있다고 생각된다. 종종 스트레스를 줄이기 위하여 소리, 빛 그리고 핸들링이란 환경적 자극은 최소한으로 주도록 권장된다. 물리치료사는 NIDCAP를 이용하여 관찰형 평가를 하고 그에 따라 치료에 대한 가이드를 줄 수 있다. 이 정보를 이용하여 치료사는 의료진과 부모와 협조하여 전체적인 성장과 발달을 지지하기 위해 계획을 세운다. 돌보는 방법에는 자세 잡아주기, 편안히 해주기 그리고 보호적인 방법들이 있다.

동맥관개존증 *Patent Ductus Arteriosus*

동맥관은 발달중인 태아 심장에서 혈류가 폐를 우회하도록 해주는 구조이다(그림 4.12). 태아는 혈액의 산소화를 위해 폐가 필요치 않으므로 우측 심실로부터의 혈류는 좌측 폐동맥의 단락을 통해 대동맥으로 간다. 동맥관은 보통 생후 10~15시간내에 내측 평활근의 수축으로 막힌다. 생후 2~3주에 해부학적으로 결찰이 완성되고 이러한 막힘을 촉진하는 요인은 산소, 프로스타글란딘 E_2농도, 그리고 성숙의 정도이다.[247]

산소는 동맥관이 닫히는 가장 큰 촉진요소이다.[248] 평활근이 산소에 반응하는 정도는 재태연령과 상관있다. 미숙아는 평활근이 산소에 덜 반응하는데 산소유발성 근수축이 떨어지고 고농도의 프로스타글란딘 E_2에 대한 민감성이 감

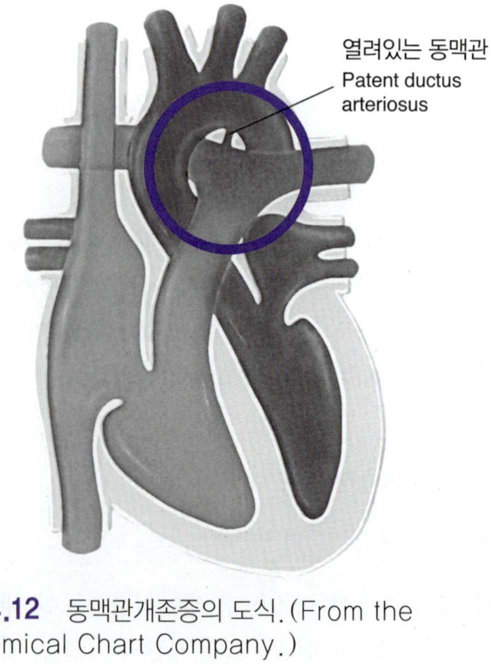

그림 4.12 동맥관개존증의 도식. (From the Anatomical Chart Company.)

소되어 있기 때문이다.[249] 동맥관이 닫히지 않으면 동맥관 개존증이라고 부른다. 미숙아는 폐혈관의 평활근이 잘 발달되어 있지 않아 만삭아에서보다 폐혈관 저항이 좀 더 급격히 떨어진다. 좌측의 심장으로부터의 혈류는 동맥관이란 단락을 통하여 우측심장으로 들어가 그 결과 저혈압이 되고 관류가 감소되며 심혈관에 대한 과부하로 울혈성 심부전이 초래된다. 장기적 불량한 환기 때문에 초래되는 낮은 평균혈압, 대사성 산증, 뇨량 감소, 그리고 악화되는 황달이 좌-우측 단락의 전신적 결과이다.

PDA의 임상양상은 심잡음, 심박동수 증가, 그리고 호흡곤란이며 기타 증상으로는 체중이 늘지 않고, 패혈증, 울혈성 심부전, 그리고 폐부종이 있다. 진단은 폐사진과 심장초음파로 한다. 치료는 PDA의 크기와 임상양상으로 판단한다. 처음에 PDA는 호흡기의 보조를 받고, 수분 제한, 그리고 이뇨제로 치료한다.[249] 증상이 있는 아기는 인도메타신을 비수술적 치료목적으로 투여하는데 약 80%에서는 효과적이다.[250,251] 무증상 아기에게 예방목적으로 인도메타신 사용은 약물로 인한 부작용이 있을 수 있기 때문에 논란이 되고있다. 두 번째 인도메타신 투여에도 닫히지 않고 PDA 증상이 있거나 인도메타신 투여가 금기인 아기는 PDA를 심장초음파로 확인하며 수술로 결찰한다.

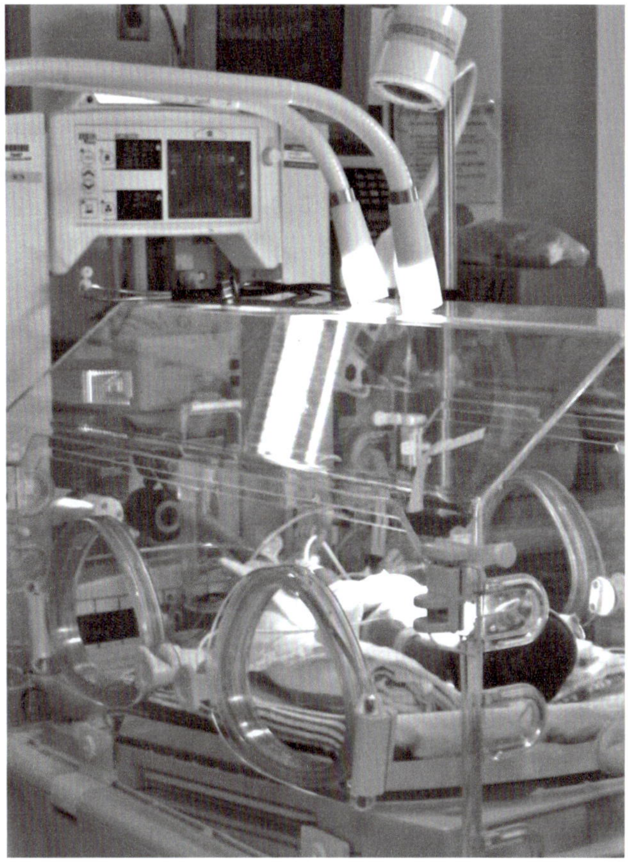

그림 4.13 고빌리루빈혈증 아기가 받고 있는 광선치료. 싸주지 않아 아기가 운동적 스트레스 신호를 보이고 있음을 주목하자.

고빌리루빈혈증 *Hyperbilirubinemia*

생리적 황달 또는 고빌리루빈혈증은 혈액에 과도한 양의 빌리루빈이 축적된 것이다. 빌리루빈은 적혈구에서 나온 헤모글로빈의 분해 산물 중 하나이다. 고빌리루빈혈증은 미성숙한 간기능, 출생 시 손상으로 인한 용혈 및 적혈구 증가로 인해 조산아에서 흔히 발생한다(그림 4.13).

고빌리루빈혈증의 치료의 일차적 관심은 신경 손상을 유발하는 뇌에 핵황달 또는 비접합체 빌리루빈이 침착되는 것을 예방하는 것이다. 가장 흔하게 침범되는 뇌부위는 기저핵, 뇌신경, 기타 뇌간핵, 소뇌핵, 해마, 그리고 척수의 앞뿔 세포이다.[252,253] 만성 빌리루빈 뇌병증이 있는 영아는 무정위운동형, 부분적 또는 완전한 감각신경성 청각소실, 위쪽으로 주시 제한, 치아 형성부전, 그리고 경미한 정신지체를 보일 수 있다. 미숙아에서는 핵황달이 드물기는 하지만 여전히 발생한다. 최근 연구에서는 ELBW로 태어난 신생아의 총 혈청 빌리루빈 상승이 신경 발달 장애 발생과 상관관계가 있다고 밝혀졌다.[254]

미숙아는 무산소증, 고탄산혈증, 그리고 패혈증이 오기 쉽다. 그리고 혈액-뇌 장벽이 열려있어 빌리루빈이 쉽게 신경조직에 침착된다. 저체중아에서 보이는 빌리루빈의 독성은 실제 빌리루빈 농도가 얼마나 높으냐 보다는 전반적인 임상상태가 더 잘 반영하고 있다.[252,255]

고빌리루빈혈증은 혈청의 빌리루빈 농도로 진단하고 광선치료 또는 교환수혈로 치료한다. 저체중아의 광선치료 또는 교환수혈에 대한 가이드라인에 대한 일치된 견해는 없다. 일반적으로 만약 광선치료가 혈청 빌리루빈 농도를 낮추는데 효과적이지 않거나 빌리루빈 농도가 급격히 상승 중이라면 교환수혈을 시행한다.[256] 광선치료는 혈중 빌리루빈을 낮추는데 사용되고 광섬유로 된 담뇨와 뱅크 또는 spot light로 시행한다. 광선치료중인 영아는 눈은 보호하기 위하여 가리고 기저귀외에는 모두 벗겨 가장 넓게 광선을 피부에 쪼여준다. 교환수혈을 통하여 부분적으로 용혈된 그리고 항체가 붙어있는 적혈구를 제거하고 감작하는 항체가 없는 새 적혈구로 다시 채운다. 빌리루빈은 혈장에서 제거되고 혈관외의 빌리루빈은 교환된 혈액에서 알부민과 결합한다. 교환수혈을 한 후에도 아기에게 계속 광선치료를 한다.[252,257] 교환수혈의 부작용은 저칼슘혈증(부정맥의 원인이 됨), 저혈당, 산-염기 불균형, 고칼륨혈증, 심혈관계 문제 즉, 혈관의 천공, 혈관의 색전, 혈관수축, 혈전, 경색, 용적 과부하, 그리고 심정지, 혈소판감소증, 감염, 용혈, 이식-숙주 반응, 저체온, 고체온, 그리고 괴사성 장염등이다.[252,253,257] 미숙아에게 시행되는 교환 수혈 횟수는 용혈성 질환을 예방하기 위한 예방Rh(D) 면역 글로불린 사용과 광선 요법 효과로 인해 현저하게 감소했다.[256]

고빌리루빈 혈증은 아기의 각성과 활동수준을 낮출 수 있다. 아기는 처져보이고 근긴장도의 감소를 보이고, 잘 빨지 못한다.[256] Paludetto[257]와 Mansi[258] 등은 중등도의 고빌리루빈혈증인 아기는 시각, 청각, 사회 상호작용, 그리고 신경운동 능력에서의 일시적 변화가 있다고 하였다. 이러한 소견은 빌리루빈이 높은 아기를 평가할 때 고려해야 할 중요한 점이다.[9] 평가와 계획을 세울때 고려해야 할 다른 점은 광선치료중이라서 제약을 받는다는 것이다. 아기가 광선치료를 받고 있을 때는 빛에 최대한 쪼일 수 있는 자세를 유지해야 하므로 아기한테 취할 수 있는 자세가 한정되어 둥지같이 만들어 주는 자세 등은 해줄 수 없다. 치료사는 광선치료에 방해가 되지 않으면서도 발달학적으로 좋은 자세를 증진해 줄 수 있는 창의적인 방법에 대해 양육자를 도와줄 필요가 있을 것이다. 광선치료를 하고 있는 아기는 밝은 빛으로 인한 손상이나 스트레스를 예방하기 위하여 눈을 가려준다. 눈을 가려줄 때 고위험군 아기들은 굉장히 아프게 느낄 수도 있으므로 너무 타이트하거나 헐렁하게 가리지 않도록 주의하여야 한다.

위식도 역류 *Gastroesophageal Reflux*

위식도 역류(GER: gastroesophageal reflux)는 위의 내용물이 거꾸로 식도 또는 그 위로 올라오는 경우를 말한다. 일반적으로 역류되는 위 내용물은 일반적으로 산성이 강한 위액, 음식물, 쓸개즙, 심지어 울때에 들어간 공기, 팽창된 위로부터 나오는 공기이며 식도, 비인두, 구강인두, 또는 기도의 어느 부분까지라도 역류될 수 있다. 역류의 원인은 여전히 완전히 이해되고 있지 않지만 특히 고위험 신생아에서 하부 식도의 괄약근 이완과 연관되는 것이라고 생각된다.[259-264]

모든 아기들은 어느 정도는 생리적으로 역류가 있지만 이는 아기가 잘 자라고 성숙하면서 저절로 좋아진다. 무증상의 위식도 역류가 있는 아기들이 어느 정도 토하는 것을 볼 수 있다; 다른 아기들은 토하지 않고 다시 삼키거나 다시 역류시킨다. 생리적 위식도 역류가 있는 아기는 잘 자라고 몸무게도 순조롭게 늘어난다.[263] 만약 아기가 자주 위식도 역류(병적인 위식도 역류)가 있으면 식도가 손상되어 식도 표면에 염증, 운동 이상 그리고 통증을 초래한다.[265] 입으로 잘 먹지 않으려 하고 거부하며 그리고 통증으로 인하여 심하게 운다. 구토로 인한 혈액소실로 인하여 철 결핍성 빈혈이 야기되기도 한다.[266] 심한 역류로 인하여 입으로 잘 먹지 못해 영양부족이 되고 잘 성장하지도 않게 된다.[267]

병적인 위식도 역류의 추가 증상은 무호흡, 흡인, 폐렴, 만성폐질환 또는 기도 염증 이다.[260] 위식도 역류는 주로 아래식도조임근의 이완으로 인해 발생한다.[268,269] 게다가 미숙아의 경우 식도와 배 안의 아래식도조임근의 길이가 짧고 위용량이 적다. 영아의 미성숙도, 출산질식, 주산기 스트레스, 신생아기 스트레스, 위 배출 지연정도, 위장관 위부분의 선천적 기형정도, 창자관 위부분의 후천적 문제, 가로막 결손, 호흡계 질병, 신경발달할적 지연, ECMO, 배부분 수술, 약물 치료 행위 등이 신생아 위식도역류와 관련된 위험요소이다. 산성용액은 식도 염증과 역류증상을 악화시킨다. 위식도역류의 고위험요소에는 미성숙도, 스트레스, 만성폐질환, 선천적 기형이 있다. 배근육의 근긴장도, 가로막의 움직임, 식도운동장애, 아래식도조임근의 근긴장도, 소화기능의 생리적 미성숙도가 신생아의 위식도역류 발생과 관련이 있다.[264] 코위관(nasogastric tube)의 사용은 아래식도조임근을 개방시키고 자극이 되어 위식도역류의 발생 가능성을 증가시킨다고 밝혀졌다.[270-272]

무호흡과 서맥과 위식도역류의 관계에 대해서는 논쟁의 여지가 있다. 무호흡과 서맥은 영양공급 도중에 또는 이후에 영아에게서 빈번히 발생하는데, 이때 위식도 역류 역시 발견된다.[270] 역류로 인하여 식도가 이동하면서 기도를 막아 장애성 무호흡과 서맥을 순차적으로 일으키기 때문에 위식도역류와 무호흡과 서맥이 발생할 수 있다.[273] 그러나 위식도 역류 발생과 무호흡 또는 서맥 간의 시간적 관계에 대해서 밝힌 연구는 존재하지 않는다.[270,274,275] Difiore[274] 등은 무호흡과 위식도역류가 공통위험요인으로 인해 동시에 발생하는 것이라고 주장했다.

신생아 위식도역류의 진단은 식도 PH 탐색자, 식도조영검사, 형광투시법, 상부위장관조영술, 위섬광조영술, 우유검사, 식도내압검사, 위내시경 등의 방법과 과거력, 임상평가를 통해 이뤄진다. 과거력과 임상평가는 다른 질환을 배제하는데 도움을 주기 때문에 중요하다.[276] 생리적역류인지 병적역류인지 확인하고 역류를 발생시키고 악화시키는 원인을 찾고, 역류로 인한 합병증 등이 있는지 알아보는 것 또한 중요하다.

신생아 위식도역류의 비약물적 관리에는 영양공급의 종류 및 방법, 자세잡기, 침대의 머리 경사도 조절의 변경 등이 포함된다. 영양공급의 점도, 구성, 양, 시간의 변경은 GER을 감소시키는 데 도움을 줄 수 있다. 또한 덩어리보다는 묽은 영양식을 제공하면 역류의 빈도를 줄일 수 있다. 창자 또는 경공장관 식이의 장기간 사용은 위식도역류 발생을 증가시킨다.[270]

영아의 바로눕기, 오른쪽 옆으로 눕기, 앉기는 역류발생을 증가시킨다. 엎드리기 30°이상 경사대에 바로눕기, 왼쪽 옆으로 눕기는 역류발생을 감소시킨다.[276-279] Omari[280] 등은 건강한 영아의 오른쪽 옆으로 누운자세는 일시적인 아래식도조임근 이완을 일으키고 위식도역류 발생과 위배출을 증가시킨다는 것을 밝혔다. 위잔류의 감소는 엎드린 자세와 오른쪽 옆으로 누운자세에서도 나타났다.[281,282] Chen[281] 등은 식사 후 30분간 엎드린 자세를 유지시키고 영아의 행동을 근거로 바로 누운자세로 바꿔야 한다고 말했다. Van Wikk[283] 등은 역류를 감소시키기 위해 식사 후 1시간이 지난 뒤에 엎드린 자세에서 왼쪽 옆으로 누운자세로 바꿔야 한다고 말했다. 엎드린 자세와 왼쪽 옆으로 누운자세 모두 영아돌연사증후군(SIDS: sudden infant death syndrome)과 관련있기 때문에 심장호흡계 관찰이 동반되어야 한다.

영아 위식도역류를 치료하기 위해 흔히 약물을 사용한다. 제산제, 히스타민2 수용체 작용물질, 프로톤 펌프 저해제, 위장운동촉진제 등을 처방한다. 이 약물은 산을 중화시키거나 억제하고 위와 식도 운동성을 촉진한다.[284,285]

위식도역류를 치료하기 위한 다른 방법이 효과가 없고 흡인(aspiration)으로 인한 호흡기계 증상을 동반하는 병적인 위식도역류는 수술이 시행되기도 한다.[285] 가장 흔한 항역류수술은 위바닥주름술(fundoplication)이다.[286] 식도 주위의 위장 상부나 위저(fundus) 일부 또는 전체를 감싸면 위의 역행운동을 감소시키고 위배출을 촉진시키는 덮개기전(valve mechanism)을 일으킨다. 장시간 튜브영양을 해야 하는 영아를 위해 위바닥주름술이 위루식이법(feeding gastrostomy)와 함께 시행된다.[287]

위식도역류와 식도염이 있는 영아는 통증행동을 나타낼 것이다. 머리와 몸통을 뻗거나 아치를 형성하는 동작이 관찰된다. 팔다리에서는 근긴장의 증가가 나타난다. 위식도역류의 의료적 처치가 가장 중요하더라도 신생아집중치료실 물리치료사는 자세잡기를 통해 영아의 역류를 최소화하고 편안함을 제공 할 수 있다. 행동이 역류에 미치는 영향을 알아내고 적절한 발달을 위한 중재를 적용하기 위해 지속적인 신경발달학적 평가를 시행해야 한다.

괴사성 소장대장염 *Necrotizing Enterocolitis*

정상 출산아의 1,000명 중 1~3명꼴로 발병하는 신생아 괴사성 소장대장염은 신생아에게 가장 흔한 위장관 응급질병 중 하나이다.[288,289] 신생아집중치료실의 입원의 약 1%~7.7%가 괴사성 소장대장염[288,289]으로 인한 것이고, 대부분은 장관영양법을 받은 미숙아에서 발생한다.[290-292] 신생아 괴사성 소장대장염은 장점막의 허혈성괴사로 인해 발생하며 장경색(intestinal infaction)을 일으킨다. 대부분의 경우 괴사성 소장대장염이 돌창자(ileum) 끝부분과 큰창자 일부만 영향을 주지만, 심한 경우 위장관 전체에 영향을 주기도 한다.[288,290,293,294] 미숙아는 괴사성 소장대장염에 걸리기 쉽고, 괴사성 소장대장염의 발병률은 임신기간과 출생시 체중과 반비례한다.[288,295-297] 전체 괴사성 소장대장염 환자 중 13%만이 만삭 출생아였고 이들은 선천성 심장병, 호흡기질병, 패혈증, 간질, 주산기 기도폐쇄, 저혈당증, 자궁내 발육지연 등의 질병을 갖고 있었다.[288-301]

괴사성 소장대장염의 원인과 병적 측면은 명확하지 않다. 약한 아기에게 다양한 요소가 작용하여 발생한 것으로 생각된다. 영아의 미성숙도와 모유수유를 비롯하여 창자 미생물의 과성장, 위장관 순환의 불안전성, 약물 복용 등은 창자점막의 손상이나 박테리아 과성장을 초래하여 괴사성 소장대장염을 일으킬 수 있는 위험인자이다.[290,302-305]

괴사성 소장대장염은 뇌성마비, 시력손상, 지적능력 변화 등의 생존과 관련된 신경발달학적 손상과 관련성이 있고 단기간에 급성질병을 일으킬 수 있다.[290,306] 영아의 성별에 따른 괴사성 소장대장염의 발병률은 차이가 나지 않는다.[288,307] 초기 발견과 적극적인 중재가 영아의 생존에는 도움이 되지만, 영아 전체 사망률은 15%~30%에 이른다.[288,303,308] 괴사성 소장대장염으로 인한 영아의 사망률은 체중과 반비례하고 수술을 필요로 하는 영아에게서 더 높

게 나타난다.[288,308-313]

괴사성 소장대장염이 발병한 영아는 전신증상과 복부증상 모두 나타난다. 전신증상에는 무호흡, 호흡부전, 무기력, 식이곤란, 체온 불안정, 저혈압 등이 있다. 복부증상에는 복부팽만, 예민함, 위잔류, 구토 혈변, 등과 같은 식이내성(feeding tolerance)의 변화가 있다.[288,314-319] 괴사성 소장대장염이 악화될수록 장출혈, 괴저(gangrene), 점막하 가스(submucosal gas)등이 나타나고 심할 경우 장천공, 폐혈증, 쇼크가 발생할 수도 있다.

결과에 영향을 미치는 가장 중요한 요인은 초기 진단과 치료이다. 진단은 물리적 검사에 의해 이뤄지며 복부 X-ray를 통해 장벽기포(Pneumotosis intestinalis, 장벽에서 관찰되는 공기)의 존재 유무를 확인할 수 있다. 그러나 방사선 소견은 임신주수에 따라 다양하게 나타나며 미숙아에게 도움이 되지 않는다는 연구결과가 있다.[288] 일반적으로 임상적 가능성이 높을 경우 방사선 검사를 시행하지 않고 초기 치료가 시행된다. 괴사성 소장대장염을 진단하기 위해 가장 많이 쓰이는 방법은 1978년 고안된 Bell의 단계 기준으로 영아의 전신증상과 장증상, 방사선 소견을 바탕으로 만들어졌다. Bell 단계 기준은 영아의 증상 정도에 따라 아래의 세 범주로 나눠진다.[309]

- Ⅰ단계: 괴사성 소장대장염 의심 단계로 특별한 전신증상(체온 불안정, 무호흡, 무기력)이 나타나지 않고 복부팽만, 위잔류, 구토, 대변혈액양성반응 등의 복부증상이 나타나며 방사선 소견은 정상이거나 심하지 않는 장팽창을 보인다.
- Ⅱ단계: 괴사성 소장대장염 환자 진단 단계로 Ⅰ단계 증상과 함께 창자소리가 들리지 않고 복부방사선 촬영 시 공기종이 나타난다.
- Ⅲ단계: 괴사성 소장대장염 악화 단계로 영아가 위독한 상태이다. Ⅰ단계와 Ⅱ단계 증상, 저혈압, 서맥, 심한 무호흡, 복부압통, 산성혈증, 백혈구감소증, 파종성혈관내응고증(disseminated intravascular coagulation)이 나타난다. 복부방사선 촬영 시 창자천공이 나타날 수 도 있다.[288,293,318,320-322]

괴사성 소장대장염이 의심될 경우 장비우기, 장관영양법 중단, 장내압을 줄이기 위한 장흡인, 총정맥영양법(TPN), 수액투여, 항생제, 위창자관 정밀 검사(X-ray 또는 초음파 사용), 기계환기 등의 내과적 치료가 즉시 시

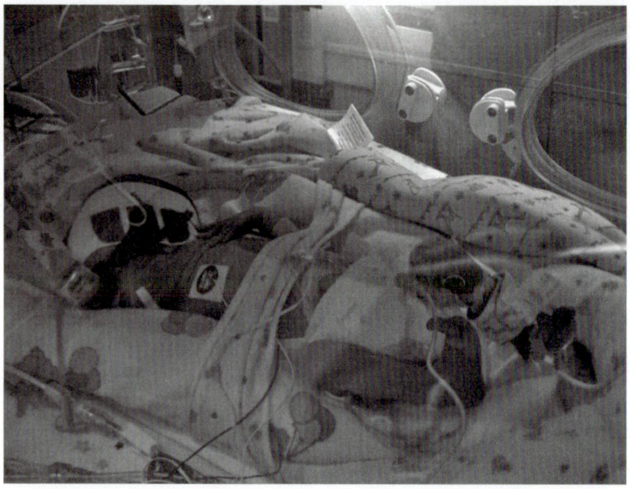

그림 4.14 인공항문성형술을 받은 괴사성 소장대장염 아기

행된다. 장폐색이나 천공 여부를 검사하기 위해 6~8시간 간격으로 복부방사선 촬영을 시행한다.

방사선촬영 결과의 변화로 괴사성 소장대장염이 확인되면 소아외과 의사는 수술의 필요성과 시기에 대해 고려해야 한다. 수술의 목적은 아이를 위태롭게 하지 않고 창자길이를 유지하는 것이다. 괴사된 창자의 절제 또는 탐색적 개복술(exploratory laparotomy)과 1차 복막배수(PPD: primary peritoneal drainage)가 시행된다. PPD는 국소 마취하에 시행하고 복원수술을 필요로 하지 않기 때문에 선호되는 수술방법이다. 그러나 이 수술방법이 가장 먼저 고려되어야 하는 근거는 존재하지 않는다. 개복술은 창자의 손상부위 절제와 인공항문과 점액질누(mucous fistula) 설치과정을 동반하고 필요에 따라 손상된 부위를 제거하고 1차봉합 수술을 할 수도 있다(그림 4.14).[304,320,290,323-329]

괴사성 소장대장염의 합병증으로 패혈증, 뇌수막염, 고름, 저혈압, 쇼크, 호흡부전, 파종성 혈관내 응고증이 단기간에 발생할 수 있고 장협착, 단장증후군(short bowel syndrome)이 장시간에 걸쳐 발생할 수 있다. 수술적 절제를 필요로 하는 협착은 전체 괴사성 소장대장염 발병 영아중 9%~36%에 이르고, 괴사성 소장대장염으로 인한 수술을 받은 영아 중 9%는 단장증후군을 나타낸다. 단장증후군은 만성 창자흡수불량을 발생시키고 TPN을 필요로 한다. 단장증후군을 겪는 영아는 패혈증, 담즙정체(cholestasis), 간기능 부전이 생길 위험이 크고 결국에는 창자와 간의 장기이식을 해야 할 수도 있다.[304,321,330-332] 괴사성 소장대장염이 있는 영아의 위의 합병증을 치료하기

위하여 장기간 입원을 견뎌야 한다.

자발적 단독 장천공(spontaneous and isolated intestinal perforation) 또한 신생아에서 발생할 수 있기 때문에 괴사성 소장대장염과 구별할 필요가 있다. 자발적 단독 장천공은 보통 출생 시 체중이 1,500g 미만 영아에게서 발생한다. 천공은 돌창자 끝부분에서 주로 발생하지만 출생 후 10일 이내에는 빈창자 또는 잘록창자에서 발생한다. 자발적 단독 장천공의 위험요소는 융모양막염, 출생전이나 주산기 산모의 항생제 노출,[333,334] 초기 당질코르티코이드 투여가 있다.[333,334–337] 괴사성 소장대장염과 달리 자발적 단독 장천공은 창자 양 끝 부분은 정상을 보이고 국소출혈이 일어난다(괴사성 소장대장염의 경우 출생 후 10일간 복벽이 푸르스름하게 변색되고 저혈압, 복부팽만이 나타나고, 방사선촬영 결과 공기배증(pneumoperitoneum)이 확인된다. 자발적 단독 장천공과 괴사성 소장대장염의 초기치료는 유사하다. 괴사성 소장대장염과 마찬가지로 창자절개 또는 PPD와 함께 탐색적 개복술이 필요할 수도 있다. 특정 치료를 권하는 무작위 대조실험 연구는 없었지만 PPD를 받은 영아에게 탐색적 개복술을 시행할 필요성은 적게 나타났다. 배출이 멈출 때까지 배액(drain)을 유지하고 창자기능이 회복된 뒤에 영양공급을 할 수 있다.[333,338–342]

성장과 신경발달학적 문제의 빈도는 다른 극소저체중아 아기와 비교한 연구에서 보고되어 있다.[306,320,321,330,343] 괴사성 소장대장염이 없는 극소저체중아 아기와 비교해서 1단계의 괴사성 소장대장염 또는 합병증 없는 괴사성 소장대장염이 있는 아기들 사이의 성장의 차이는 없었다.[288,344,345] 2, 3단계의 괴사성 소장대장염이 있었던 아기는 12개월에 측정시 머리둘레와 신장이 작았고 체중은 12~20개월에서 괴사성 소장대장염이 없었던 또래보다 적었다. 교정연령 12개월에서 20개월에 단계 2, 3의 괴사성 소장대장염이 있었던 극소저체중아 아기들은 신경발달 결과 평가 시 괴사성 소장대장염이 없었던 영아들과 비교 시 발달지수가 유의하게 낮았다. 3단계의 괴사성 소장대장염이 여러 기관에 침범되었던 영아들에서는 심리운동의 심한 지연 빈도가 높았다.[343,309] 괴사성 소장대장염에 비해 단독 천공이 있는 아기의 경우 신경 발달 결과가 더 좋을 수 있었다. 그러나 전 신생아에서는 천공이 없는 유아보다는 미숙아망막증이나 뇌실주위 백질연화증이 발생할 위험은 더 컸다.[333,346–348]

급성 괴사성 소장대장염이 발생하면 아기는 매우 위중해지고 치료사는 이러한 아기들을 지지하는 치료를 해주어야 한다. 환경적 자극을 최소화하고 핸들링도 최소화하는 보호적인 치료를 한다. 치료사는 의료진과 가족과 협의하여 영아에게 스트레스의 증후가 있는지와 편안한지 평가한다. 이런 정보를 위하여 공갈 젖꼭지를 빨려서 편안함을 주고 자세 잡아주기를 위한 제안을 할 수 있다. 이런 아기들은 발달지연의 위험도 있기 때문에 의학적 상태가 좋아지고 퇴원한 이후에 발달에 대한 경과 관찰을 해야 한다.

배아질–뇌실내 출혈 *Germinal Matrix-Intraventricular Hemorrhage*

GM–IVH는 1,500g 미만이고 32주 미만인 미숙아에서 가장 흔히 발생하는 뇌병변이다. GM–IVH는 재태기간과 반비례하여 이른 조산일수록 그 빈도가 높다. 출혈은 GM의 뇌실막 하층에서 시작되어 가쪽뇌실 사이의 뇌실내로 확장된다(그림 4.15). 태아의 발달시기 동안 이곳은 신경모세포가 분열하고 뇌실질로 이동해가는 신경세포들이 증식하는 장소이다. 20주에 이러한 신경의 증식이 완성되는 한편 신경아교세포의 증식은 32주까지 계속된다. 뇌기질은 23~24주에 크기가 줄어들고 36주까지는 완전한 정

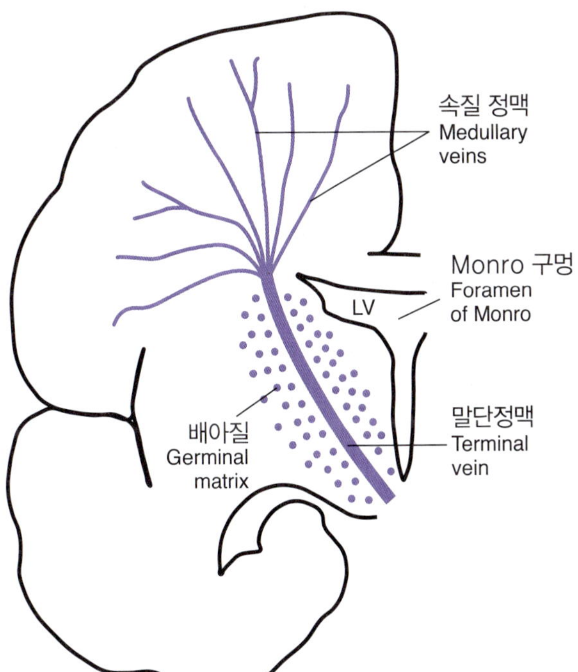

그림 4.15 배아질과 뇌백질의 정맥혈의 흐름의 도식. *LV*, 가쪽뇌실.(Reprinted with permission from Volpe JJ. *Neurology of the Newborn*. 4th ed. Philadelphia, PA: Saunders; 2001:432.)

리가 된다.[349-351,358,359] 뇌에서의 이러한 발달학적 변화는 신생아에서 출혈의 부위와 범위에 영향을 준다.

약하고 원시적인 모세혈관망은 대사적으로 매우 활발한 이러한 영역에 혈액을 공급한다. 이러한 모세혈관망 안에서 뇌실주변과 뇌실내로 출혈이 발생한다(PVH-IVH). 뇌실내 출혈은 뇌의 자가조절 상실과 급격한 뇌혈류의 변화로부터 야기되는 저산소혈증/또는 모세혈관 출혈 때문이라고 생각된다.[349,350,358,360,361] 뇌혈류를 자가조절하다가 압력에 의존하는 순환으로 변화하는 것은 PVH-IVH의 발생에 중요한 요인이다. 압력의존 순환을 하게 된 뇌혈류상의 변동에 따른 장해가 있을 때 출혈이 발생될 수 있다. 자가조절의 상실과 연관된 요인으로는 낮은 재태연령, 초극소 저체중아, 출산시 문제, 자발적이고 기계적 호흡의 부조화, 폐기종, 급격한 폐용적 팽창, 경기, pH의 변화, $PaCO_2$ 변화, PaO_2변화, 대사불균형, 기관흡인, 그리고 치료적 아픈 시술 등이다.[349,350,358,362-368]

뇌실내의 출혈은 뇌초음파로 검사하고 심한 정도에 따라 분류한다.[351,358,369] 여전히 Papile[357] 등이 만든 4단계의 구분 체계를 많은 신생아 전문의, 신경과, 방사선과 전문의들이 사용하고 있다. Volpe는 신경병리와 영상소견에 기초하여 1995년도에 다른 분류체계를 만들었다. 이 척도는 뇌실내 출혈을 세단계로 나눈다. Grade I은 뇌실내 출혈이 없거나 최소인 GM의 출혈이고 Grade II는 뇌실의 확장없이 뇌실부위의 약 10~15%를 차지하는 출혈이 있는 경우이다. Grade III는 뇌실의 50%를 차지하는 출혈이 있고 보통 가쪽뇌실이 확장되어 있다(표 4.8).[349,350]

IVH의 신경병리적인 합병증에는 GM의 손상, 뇌실주위의 출혈성 경색, 그리고 출혈 후 뇌실확장이다.[349,350,355,361] 뇌실주위 백질연화증은 흔히 IVH가 있는 아기에서 볼 수 있는데 출혈 그 자체에서 오는 것은 아니다.[349,355,358,370] GM손상과 신경아교세포 전구세포의 파괴는 장래의 발달에 부정적 영향을 준다. IVH 아기의 신경발달학적 결과는 출혈의 심한정도와 상관이 있다. Vohr[361] 등은 IVH가 있는 저체중아는 뇌성마비가 될 확률이 높다고 하였다. 경직성 양하지마비인 뇌성마비아는 IVH와 가장 흔히 연관되어 있는데 겉질척수로의 해부학적 부위와 일치하기 때문이다.[350,359,361]

뇌실주위의 출혈성 경색(PHI: periventricular hemorrhagic infarction)은 이전에는 뇌실질의 큰 부위의 출혈 확장 또는 Papile가 grade IV IVH라고 기술하였던 병변이라고 생각되고 있다. 신경병리와 초음파연구로 이 병변은 출혈성 정맥(venous) 경색으로 밝혀졌다.[350,361,371] 뇌실주위 출혈성 경색은 일반적으로 편측성 큰 부위 또는 가쪽뇌실의 위옆쪽 부위의 비대칭적 병변으로 나타난다. 이 병변은 대량의 IVH에 의해 말단 정맥의 폐쇄에 의해서 발생한다고 생각된다.[349,350,372] PHI는 더 큰 쪽의 IVH 쪽으로 발생하는 것이 일반적이다. 그리고 그쪽의 말단 정맥쪽으로는 혈류가 아주 심하게 저하되어 있거나 없다. 연구는 말단 정맥쪽으로 혈액을 흐르게 하는 속질(medullary) 정맥의 분포에 따라 병변이 생긴다는 연구들이 있다. 이 부위의 괴사는 시간이 지남에 따라 하나의 큰 뇌구멍성 낭종으로 발전 할 수 있다.[349] 신생아에서 PHI가 있으면 IVH 단독으로 있는 것보다 사망률이 더 높다. PHI의 발달학적 결과는 경직성 편마비, 비대칭적 사지마비, 그리고 인지 결손이다. PHI가 있었던 아동들에서 팔 다리는 동일하게 침범된다. 광범위한 PHI는 운동장애뿐 아니라 심한 인지 결손의 원인도 된다.[350,361]

출혈 후 뇌실 확장(PVD: Posthemorrhagic ventricular dilatation)은 원래의 IVH후 수일 또는 수 주 지난 후 발생한다. 진행성의 뇌실확장은 뇌척수액(CSF)의 원활한 흡수를 방해하는 과정 때문에 발생하는 것이다. 또는 특정 혈전 등이 있어 CSF의 흐름을 막고 있기 때문일 것이다. PVD로부터 야기되는 뇌손상은 저산소혈증-허혈 및 뇌실이 주위 백질 쪽으로 확장되기 때문인데 처음의 출혈의 충격 이후에도 주위 백질은 좀 더 손상에 취약하기 때문이다.[350] PVD의 결과는 전형적으로 양측 뇌백질 손상이다.[373] 중재없이도 뇌실확장은 정지되는 빈도가 높기 때문에 PVD인 경우 뇌실크기, 두위, 그리고 임상양상을 주

표 4.8 배아질-뇌실내 출혈(GM-IVH)의 단계

단계	특성
I	IVH가 없거나 최소인 GMH
II	뇌실의 10~15%를 차지하는 IVH
III	뇌실확장이 있고 뇌실의 50% 이상을 차지하는 IVH
뇌실주위 출혈성 경색	뇌실질내 정맥출혈

Adapted with permission from Volpe JJ. *Neurology of the Newborn*. 4th ed. Philadelphia, PA: Saunders; 2001.

의깊게 관찰하면서 치료한다. 느리게 계속되는 뇌실확장은 많은 CSF를 요추천자로 제거한다. Acetazolamide와 furosemide와 같은 약물은 CSF 생성을 줄이는 목적으로 사용된다.[350,361] 중등도부터 심한 확장, 두위의 증가, 그리고 뇌압 상승이 있는 빠르고 급격히 진행되는 뇌실확장은 처음은 일련의 요추천자로 치료하면서 이어 뇌실 외부로 튜브를 넣어 피하쪽으로 CSF를 배출한다.[350,361] 뇌실에서 뇌척수액을 배출되게 하는 것은 일반적으로 뇌실–복강 단락시술을 할 때까지 일시적인 방법이다. 이 단락은 가쪽뇌실로부터 복강으로 뇌척수액을 흐르게 하는 것이다.[350]

초극소 미숙아와 초극소 저체중아에서 심한 IVH 빈도가 더 높기 때문에 이 그룹들에서 출혈후 뇌실확장이 더 높은 빈도로 발생한다. 재태기간이 한주씩 늘어날 때마다 PVD의 발생이 줄어든다.[374] IVH 단계가 높아질수록 PVD의 빈도도 높아진다. Murphy 등은 IVH 단계와 dopamine, dobutamine 같은 혈압상승제 투여가 필요했던 경우가 수술이 필요한 PVD의 빈도와 관련이 있다는 것을 발견하였다. 출혈후의 뇌실확장은 신경운동 발달장애 및 심한 장애와 관련된 것으로 알려져 있다.[375-378] Krishnamoorthy[369] 등은 자신들의 연구에서 뇌실확장이 중요한 신경운동발달 장해의 전구요인이며 IVH 단계와는 별도로 별도로 뇌실확장이 있는 아동은 뇌성마비로 발전할 가능성이 5배나 높다는 것을 발견하였다.

최근 산전과 산후의 예방적 치료 발달로 IVH와 PHI의 빈도가 줄어들고 있으나 이러한 병변은 여전히 초극소 저체중아에서 신경발달학적 장애의 중요한 요소이다.[350,355,374,379-382] 산전치료의 일차 목적은 조산 출산을 방지 또는 지연시키는데 있다. 기타 전략들은 산통과 출산, 응급소생술, 그리고 신생아 치료 계획에 지지를 제공하는데 초점을 맞추고 있다. RDS가 IVH및 PHI와 높은 상관관계가 있기 때문에 산전에 스테로이드를 투여하여 RDS를 줄이는 치료를 한다. 산후 치료는 저산소혈증 또는 전신혈압과 뇌혈압의 변동을 예방하는데 중점을 둔다. 최적의 호흡과 의학적 지원을 제공하는 것 이외에 개별적으로 해주는 발달학적인 지지치료의 원칙은 아기를 돌보는 동안 스트레스를 최소화하는 것이고 생리적 안정성을 최대로 유지하며 IVH의 위험을 줄이는데 있다.[56,360,383,384]

뇌실주위백질 연화증 Periventricular Leukomalacia

뇌실주위백질 연화증은 가쪽뇌실의 외각에 인접한 백질 특정부위의 괴사를 말한다. 이 영역은 앞뿔과 뇌실몸통이 연접한 특정 부위를 말한다. 뇌실주위백질 연화증의 빈도는 32주 미만의 미숙아가 생후 수 일이 지나서 심폐기능에 문제가 있었던 경우에서 가장 많다.[349,350,385,386] 더 낮은 재태연령의 미숙아에서 미성숙한 뇌에서는 백질부위의 혈액공급이 좋지 않기 때문에 가장 손상의 위험이 높고 이 부위는 희소돌기아교 전구세포가 많은데 이 세포들이 허혈과 감염에 매우 민감하다.[349,350,359,385-387]

국소적인 뇌실주위 괴사와 좀 더 광범위한 백질연화증의 뇌손상은 뇌실주위백질 연화증의 병리적 양상이다. 국소 괴사는 심한 허혈과 관련되고 26주 이상의 미숙아에서 가장 많이 발생한다.[349,350,372,386] 국소 손상의 주요한 두 부위는 가쪽뇌실의 삼각부위 가까운 부위와 중간 대뇌동맥과 뒤 대뇌동맥 사이 또는 앞 대뇌동맥과의 경계부위이다. 광범위한 뇌백질 손상은 뇌위축, 뇌실확정, 그리고 희소돌기아교세포의 소실과 말이집화가 잘 되지 않고 있는 미발달된 뇌피질이 있는 26주 미만의 영아에서 가장 뚜렷하다.[349,350,372,386]

뇌초음파상 초음파 음영이 증가한 소견으로 뇌실주위백질 연화증을 진단한다. 이러한 음영은 축삭의 변성으로 인한 국소적인 세포괴사가 있음을 말하는 것이다. 비록 어떤 영아에서 초음파 음영이 일시적이거나 또는 방사선학적으로 "흐리게 보임"이어도 여러 개의 주머니로 발전되는 특징적인 국소적 뇌실주위백질 연화증인 것으로 드러난 영아들도 있다. 이러한 과정은 1~3주 동안 진행된다.[349,350,360,386] 그리고 뇌실주위백질 연화증 진단은 영아에게 시행한 뇌초음파의 시기와 횟수에 달려있다. 좀 더 확산된 병변은 낭종(cyst) 형태로 보이는 것은 덜하며 뇌초음파로 잘 알아내지 못할 수도 있다. 자기공명영상(MRI)은 뇌의 구조를 보다 잘 볼 수 있고 범위가 넓은 백질 손상을 확인하는데 사용되어 왔다.[372]

뇌실주위백질 연화증에서 백질손상의 병리기전은 미숙아의 미성숙한 순환과 혈관 구조, 뇌의 자가조절 장해, 그리고 미성숙한 뇌백질 신경아교세포가 지니고 있는 허혈–재관류에 취약한 내재적 요인간의 상호 영향들 때문인 것으로 생각된다.[349,350,370,372,386,388,389] 염증 전단계에 cytokine 방출을 포함한 주산기의 감염과 염증성 반응 또한 뇌실주위백질 연화증의 병리에 주요한 역할을 하는 것으로 밝혀졌다.[359,372,386,389-393] 조산의 합병증을 치료하고자 하는 투약과 다른 치료의 영향이 백질손상의 병리기전

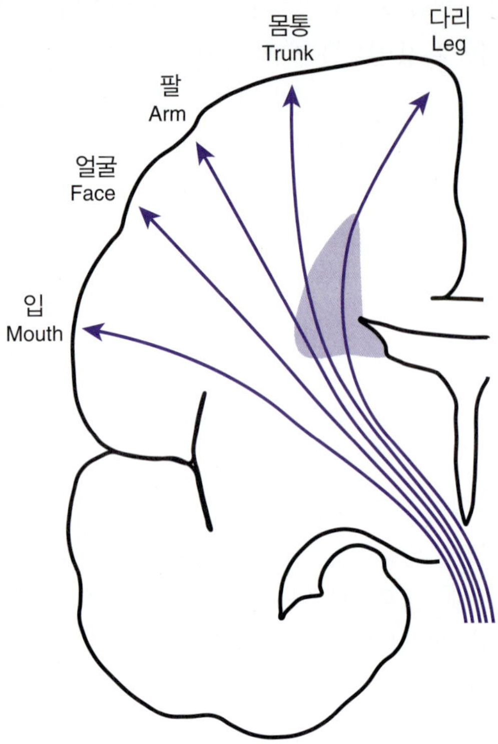

그림 4.16 뇌실주위 부위와 운동통로(Reprinted with permission from Volpe JJ. *Neurology of the Newborn*. 4th ed. Philadelphia, PA: Saunders; 2001:432.)

에 기여하기도 한다.[394]

뇌실주위백질 연화증 영아의 사망률과 장기적 이환상태 사이에는 강한 연관성이 있다. 뇌실주위백질 연화증 아기가 신생아때에 사망하는 것은 보통 본래의 손상인 뇌실주위백질 연화증 보다는 저산소혈증, 출혈성 또는 감염성 요인들에 의한 사망이다. 신생아기를 지나 생존한 뇌실주위백질 연화증 아기들은 운동, 인지 그리고 시각기능에 영향을 주는 신경발달학적 문제를 보일 가능성이 높다.[268,378,382,386,391,392,395] 경직성 양지마비아는 뇌수종 여부와 관계없이 뇌실주위백질 연화증의 가장 흔한 장기적 결과이다. Han[382] 등은 뇌실주위백질 연화증이 뇌성마비가 될 수 있는 가장 강하고 독립적 위험요소라는 것을 발견하였다. 임상양상은 하행 운동신경로의 해부학적 위치 때문에 상지보다는 하지에서의 운동장애가 더 심하다(그림 4.16). 뇌실주위의 백질로 더 들어가는 확장된 병변에서는 상지와 인지기능이 좀 더 침범될 것이다. 시각, 청각 그리고 체감각적 기능과 관련된 운동로 또한 침범될 수 있다.[386,391,392] 아주 이른 미숙아는 전반적 운동과 인지장해의 위험이 가장 높은 것으로 발견되었다.[352,353,370,396]

신생아 뇌에 가해지는 기타 손상과 함께 일차적 초점은 조산, 감염, 저혈압, 기타 관련 요인들의 예방에 둔다. 뇌실주위백질 연화증의 진단 후 초기 치료는 일차 원인과 손상의 합병증을 치료하면서 앞으로의 저산소-허혈 손상을 예방하는 것이다. 저산소증, 저혈압, 산증, 무호흡, 서맥, 그리고 감염의 최소화 또는 예방하는 치료전략을 사용하여야 한다. 발달학적 전략을 사용하여 스트레스를 줄이고 발달을 촉진해준다. 주기적으로 뇌초음파를 하여 뇌실주위백질 연화증을 모니터하고 가능한 진행 및 뇌수종을 모니터한다.

미숙아망막증 *Retinopathy of Prematurity*

망막증은 시력 장애 및 실명을 초래할 수 있는 망막의 혈관증식성 장애이다. 심한 망막증은 저하된 신경 발달을 예측하게 한다.[397] 재태연령 16~40주는 혈관 신생 및 혈관 형성 발생 과정이라 미숙아는 망막증이 발생될 위험이 더 높다. 망막의 혈관 형성은 일반적으로 재태연령 40주까지 완료되므로 만삭아 망막증은 거의 없다.[398]

망막증의 발병률과 중증도는 출생체중, 재태기간, 다태아 임신 및 전체적 질병 심각도와 밀접한 관계가 있다.[399,400] 극단적 미숙아 및 극소저체중아는 망막증 빈도를 증가 시키고 더 심각한 망막증을 나타나게 한다.[401]

망막증의 다른 위험 요소로는 출생 후 불충분한 체중 증가, 수혈, 고혈당과 모성의 흡연 및 자간전증과 같은 요인에 있다. 1940년[402]이래 망막증은 고농도의 산소에 노출된 것과 관련이 있었다고 했지만, 현재는 망막증의 원인으로 다양한 인자가 있다고 생각된다.[403] 산소 및 비산소 조절 성장 인자와 유전적 요인들 역시 망막증의 발생과 관련된다.

망막증의 발생은 두 단계로 나뉘는데 눈의 정상적 혈관 발달에서 일탈이 특징이다. 첫 번째 단계는 미숙아가 자궁내 환경보다 더 고농도 산소 환경에 노출되게 된다. 고농도 산소는 성장 인자를 억제하여 정상적인 혈관 발달을 중단시키고, 미성숙한 망막 혈관의 수축 및 모세 혈관 죽음을 초래한다. 망막의 혈관 외 영역은 저산소 상태가 되어 망막증의 다음 단계로 이어진다. 망막증의 두 번째 단계는 임신후 주령(PMA: Postmenstrual age) 32~34주에 생기며, 성장의 상향 조절과 저산소증에 대한 다른 요인들로 인해 무혈관과 혈관화된 망막 사이의 교차점에서 새로운 혈관 성장 증식이 특징이다.[404,405] 만약 무혈관 망막에 혈액 순환과 산소 증가가 재연 될 수 있으면 망막증은 퇴행하고 여분의 혈관은 재흡수된다. 그러나 혈액 순환이 불충분하고 저산소증이 지속되면 혈관 신생이 조절되지 않아 혈관 성장이 발생된다. 이러한 혈관은 비정상적 구조이며 출혈과 부종이 오기 쉽다. 이러한 비정상적 혈관이 심하게 성장하면 망막을 잡아당기는 반흔조직의 링을 형성하고 망막분리가 일어나게 된다.[403]

질환은 보통 34~40주에 정점에 이르게 된다. 대부분의 경우 망막증이 해소되면서 질환 과정이 회복된다. 심한 경우 망막 분리가 좋아지지 않으면 그 결과 전맹 상태가 될 것이다. 순차적으로 진행되는 망막증은 조기 진단 및 치료가 중요하므로 재태연령, 합병증 및 질병의 심각성을 기준으로 안과의사가 정기적으로 망막을 검진한다. 미국소아안과협회(AAPO: American academy for pediatric ophthalmology)는 망막증 선별 검사 안내서를 개발했다. 이 안내서에 따라 출생체중이 1,500g 미만이거나 재태연령이 30주 미만인 유아, 출생체중이 1,500g~2,000g 사이 유아 또는 기계 환기 및 산소 보충을 포함한 복잡한 임상적 상태에 있었던 30주 이상인 유아의 미숙아망막증을 검진한다. 연구결과 중증 망막증의 발병은 PMA와 상관관계가 있으며 PMA에 기초하여 급성 단계에서 선별 검사를 시작한다. 그러나 25주 미만의 초미숙아는 망막증의 위험이 높으므로 조기 검사를 고려해야한다. 검사 진행은 망막 소견에 근거하여 제시된 일정에 따라 수행된다.[406] 급성기 망막증 검진은 중증 망막증의 위험이 더 이상 존재하지 않을 때 종료된다.[407]

미숙아망막증 국제 분류에 따라 망막증은 위치, 단계, 그리고 병리생리학적 과정을 분류한다.[406,407] 위치는 비정상적인 망막혈관이 어디까지 뻗어있는지에 대해서이다. 망막은 세 동심원으로 나누고 그것을 영역(zone)으로 부른다(그림 4.17). 영역 중앙에서 주변으로 비정상적으로 혈관이 발달한다.[398] Zone I은 시신경을 둘러싸고 있으며 황반까지 다다른다. Zone II는 안쪽과 관자 쪽으로 확장되어 있고 Zone III는 관자 쪽으로 더 확장되어있다. 질환의 정도는 단계로 구분되어 있다(그림 4.17). 단계 1은 정상 망막과 미발달된 무혈관 부위로부터 망막이 얇은 선으로 구분되어 있다. 단계 2는 그 구분선이 두꺼워져 있고 유리체 쪽으로 진출된 높은 등선처럼 보이는 경우이다. 단계 3에서는 섬유성 혈관 증식이 망막외로 등선의 가장자리를 따라 일어나며 유리체 쪽으로 확장되어있다. 단계 4는 섬유화와 반흔이 형성되고 망막을 잡아당겨 부분적 박리가 일어난 상태이다. 단계 4는 다시 세분화된다: 4A에서는 부분박리가 황반은 침범하지 않고 4B에서는 황반이 침범되

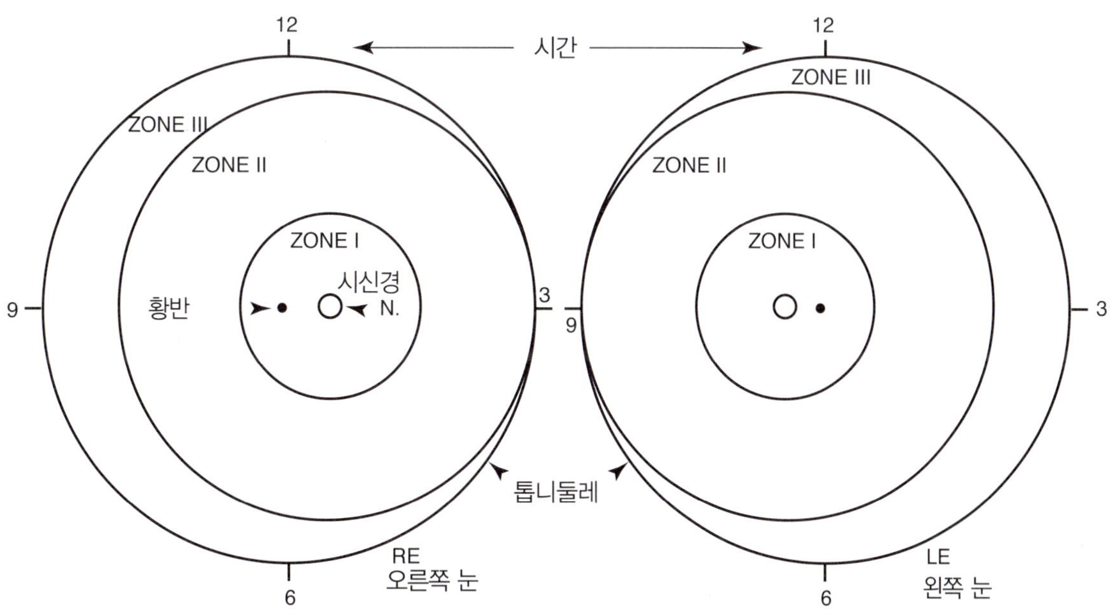

그림 4.17 시계모양을 보이는 좌 우측 눈과 미숙아망막증의 단계별 영역(zone), 미숙아망막증의 국제적 분류(Reprinted with permission from Committee for Classification of ROP. An International Classification of Retinopathy of Prematurity. *Arch Ophthalmol*. 1989;102(8):1131.)

어있다. 단계 5는 망막이 완전히 박리된 경우이다.[407]

홍채충혈, 동공강직, 유리체혼탁(vitreous haze)이 발생하는 플러스 질환은 심한 미숙아망막증이며 어느 단계에서든 발병 가능하다. 이러한 형태의 미숙아망막증이 있는 경우 망막뒤혈관은 팽창하여 구불구불한 형태로 바뀐다. 플러스 질환이 있는 영아는 급속히 악화되는 경향이 있고 시각적으로 좋지 않은 예후가 발생할 위험이 크기 때문에 중재를 필요로 한다.[398,407]

전-플러스 질환(pre-plus disease) 범주는 혈관 확장 및 비틀림이 존재하지만 플러스 질환에 해당되지 않는 상태로 2004년 ICROP 분류 시스템에 추가되었다. 전-플러스 질환은 플러스 질환으로 진행될 수도 있고 전-플러스 질환을 앓고 있는 영아는 유사한 증세를 보인다.[398,406,407] 수술여부를 결정하는 질병의 심각성은 역치와 전역치 측면으로 설명된다. 역치는 플러스 질환이 Ⅰ구역이나 Ⅱ구역에서 발병하고 5시 방향이나 8시 방향에 3단계가 나타나는 것을 말한다. 역치 망막증의 약 50%가 실명의 위험성을 초래할 수 있고 수술적 중재를 필요로 한다.[398,407]

다음 중에서 한 가지 이상 나타나면 전역치 질환에 해당된다. 1. 역치이하 Ⅰ구역 망막증 2. 2단계 및 플러스 질환을 동반한 Ⅱ구역 망막증 3. 플러스 질환 발병 없는 Ⅱ구역 망막증 4. 역치이하 4부분의 Ⅱ구역 3단계 망막증 등이 있다. 고위험 전역치 망막증의 경우 수술적 중재를 필요로 한다. AAP[408]는 치료 가능한 역치 망막증을 발견하면 72시간 이내에 치료하기를 권장한다. 추적 연구에서는 치료 후 3~7일 이후에 필요 여부에 따라 추가적으로 치료할 것을 권장한다.

망막증을 치료하기 위해 절제치료(ablative therapy)가 사용된다.[409,410] 임상연구를 토대로 광선치료의 우월성이 입증되어 저온요법보다 다이오드레이저 빛 응고술이 더 많이 사용된다. ETROP 또는 망막증의 초기치료 효과가 입증되어 망막증치료가 초기단계에 시행되었다.[411] 이 연구에서 레이져 치료가 망막증의 악화와 발생률을 감소시키는 것으로 나타났으나 ETROP 환자에서는 뚜렷한 효과가 나타나지 않았다.

혈관형성인자가 레이저치료에 의해 줄어들지 않기 때문인 것으로 보인다. 망막절제가 대다수 역치 망막증에 효과적인 치료법이지만, 간혹 망막박리 증상이 악화되는 경우도 있다. 이 경우 공막돌륭술(scleral buckling)이나 유리체절제술(vitrectomy)이 시행된다. 유리체절제술은 손상조직을 제거하고 망막을 앞으로 당기는 과정으로 이뤄진다. 이 과정들은 기능적 시각 결과측면에서는 제한적인 효과를 보인다.[412-415]

여러 망막증 치료 중에서 레이저 치료만이 근거를 바탕으로 효과가 입증되었다. 현재 진행중인 망막증 발생기전을 바탕으로 약물치료에 대한 연구가 이뤄지고 있다. 이 약물치료에는 혈관내피세포인자약물(anti-VEGF(vescular ednothelial growth factor)agent), 전신베타아드레날린수용체차단제(systemic beta-adrenergic receptor blockers), 유전자치료, 오메가3지방산보충제, IGF-1(insulin-like growth factor-1, 유사인슐린성장인자)가 포함된다.[410]

현재 망막증 예방을 위한 입증된 치료는 없다. 저농도 산소포화도가 망막증 발병률을 줄이지만 포화도의 적정수준은 아직 밝혀지지 않았다.[403,405] 임상적으로 망막증을 예방하기 위해 사용하는 방법에는 조기분만 예방, 산소공급 조절, 성장촉진과 체중 증가를 위한 영양공급, 미숙아에서 발생하는 동반 질병을 최소화 하는 것이다.

심한 망막증과 시각손상을 예방하기 위해서는 영아에게 선별검사가 시행되어야 한다. 그러나 망막증 시력검사 동안 영아가 겪는 통증과 스트레스가 아직 밝혀지지 않았다.[416,417] 눈검사 동안 영아에게서 심장박동수 증가, 혈압 증가, 산소포화도 감소가 나타났다. 또한 눈검사 이후 한동안 산소요구량 증가, 음식섭취과민증, 무호흡이 나타났다.[418] AAP[406]는 "눈검사로 인해 발생하는 불편함과 전신작용을 줄일 수 있는 모든 방법이 동원되어야 한다"고 권고했다.[419] 조기 마취성 점안액 사용의 복합적 결과에 대해 연구가 이루어졌다.[420,421] 고무젖꼭지, 경구설탕투여, 모유는 영아의 통증반응을 감소시키는 것으로 나타났다.[422-426] 영아를 진정시키기 위해 NIDCAP와 같은 발달돌봄시설, 네스팅(nesting), 관리시설 등에서 검사를 시행하기도 한다.[309,427,428] 물리치료사는 신생아집중치료 발달돌봄팀의 일원으로 부모와 양육자에게 편안함과 스트레스에 대한 영아의 반응을 교육하고, 통증과 스트레스를 줄이기 위한 전략을 확인하고, 망막증 검사와 같은 통증동반과정을 시행할 때 사용할 수 있는 계획을 수립할 책임이 있다.

융모양막염 *Chorioamnionitis*

자궁경질박테리아(cervicovaginal bacteria)는 임신 중 양막강(amniotic cavity)에 침입하여 세포막 염증반응을 일으키고 융모양막염(chorioamnionitis)을 발생시킨다. 융모양막염은 조기분만을 일으키는 가장 큰 요인이다. 태반이 장벽을 이루기 때문에 대부분의 영아는 출생시 패혈증에 걸리지 않는다. 그러나 일부의 경우 산모와 태아의 염증반응 때문에 BPD, NEC, 두개골초음파상의 기형, 장시간 신경학적 손상 등이 발생하는 경우도 있다.[429] 게다가 신경학적 결손을 초래하는 태아의 뇌 손상과 산모의 자궁내감염이 관련이 있고, 융모양막염과 뇌실주위백질 연화증이 관련이 있다는 연구결과도 있다.[393,430]

미숙아 대사성 골질환

Metabolic Bone Disease of Prematurity

임신 후기는 태아 골형성에 있어서 매우 중요한 시기이다. 아기가 자궁내에 있을 때 영양소가 태반을 통해 가장 효율적으로 공급된다. 임신 후 24~40주 사이에 약 80%의 뼈가 형성되는데, 이는 태아가 많은 양의 칼슘, 인, 마그네슘을 흡수하고 액체로 가득한 환경에서 자궁벽을 밀고 자유롭게 움직이는 기계적 자극이 발생하기 때문이다. 게다가 임신후기에 영아의 근육이 생기고 좁은 자궁 공간의 압력이 가해지기 때문에 영아의 근골격계에 기계적 하중이 발생한다. 미숙아는 이 시기의 뼈 형성과 미네랄 흡수 과정을 일부 또는 전체를 경험하지 못한다.

미숙아 대사성 골질환은 "비슷한 임신 주수에 자궁내 골밀도보다 출생 후 골강화(bone mineralization)가 적은 상태"로 정의된다.[438] 신생아집중치료실 미숙아는 뼈 성장에 영향을 주고 골절 가능성이 높은 미숙아 대사성 골질환에 걸릴 위험성이 크다.[440] 미숙아 대사성 골질환을 일으키는 위험요소는 다음과 같다.

- 식이 제한, 과영양주사의 장기간 사용, 영양 보강이 되지 않는 모유수유와 같은 영양태도
- 미네랄 배출을 증가시키는 코르티코스테로이드와 이뇨제 등의 약물 사용[433-437]
- 비타민 D 결핍(담즙울혈과 괴사성 소장대장염 등 흡수불량을 초래하는 질병에 의해 악화됨)
- 기계적 자극 부족(진정제, 마취제,[439] 팔다리를 움직이지 못하게 하는 정맥주사 사용에 의해 심해짐)

미숙아 대사성 골질환을 앓은 영아는 골절위험이 높고 긴머리증(dolichocephaly)과 호흡이환율(respitatory morbidity) 등의 자세성 기형을 나타낼 수 있다.[439]

미숙아 대사성 골질환은 골절 또는 구루병이 발생하기 전까지 증상이 없기 때문에 진단하는데 어려움이 있다. 생체 역학 표지(marker)는 해석하기가 어렵고, 뼈형성 표지는 골연화증을 발견할 수 없다. 골연화증은 골절이 일어나기 전까지 확인되지 않는다.[439] 정맥주사배치가 일시적으로 미숙아 골절에 영향을 미친다는 연구결과가 있다.[441] 저자가 치료하는 신생아집중치료실 영아의 경우도 면역치료, 정맥주사배치, 혈액채취, 통제 등의 의학치료와 골절이 일시적으로 관련을 나타내며 일어나는 경우가 있었다. 이 사건을 계기로, 영아의 팔다리를 중립자세를 유지하기 위해 팔다리 비틀기와 당기기 등의 핸들링을 할 때 주의를 기울이게 되었다. 겨드랑이나 갈비뼈 주위를 안아 들어 올리거나, 기저귀를 갈기 위해 손을 갑작스레 영아의 엉덩이 밑으로 넣고, 영아의 발목을 잡아 들어올리는 행동보다는 한손은 영아의 머리에 다른 손은 영아의 엉덩이에 두는 안전한 핸들링 기술을 권장한다.[442]

미숙아 대사성 골질환의 발병률은 출생시 임신주수와 체중에 반비례한다. 초극소저체중미숙아(출생 시 체중 1,000g 이하)의 골연화증 발병률은 50~60%이고, 극소저체중미숙아(출생시 체중 1,500g 이하)의 골연화증 발병률은 23%이다.[440] 초극소저체중미숙아의 골절 발생률은 교정 후 연령 36~40주 때 약 10%이다.[440] 신생아집중치료실에서 미숙아 뼈질환의 예방과 치료는 영양관리를 통해 적극적으로 시행된다. 의료직원은 부모영양법, 모유강화제, 조기치료 등을 시행할 때 영아의 비타민과 미네랄 수치를 주의 깊게 관찰해야 한다.[434-437] 그러나 영양프로그램이 주의 깊게 적용되고 있지만 미숙아 대사성 골질환은 여전히 발생한다. 미숙아의 골형성을 증진시키기 위한 수동관절가동범위 사용에 관한 연구가 이뤄졌다.[344,443-445] 그러나 이 연구들의 실험대상자 수가 적고 연약한 영아에게 핸들링을 시행할 때 발생하는 생리학적 스트레스에 대한 언급은 없다. 미숙아의 무기질화(mineralization), 골절, 성장에 대한 신체활동 프로그램의 효과를 결정하기의 8개의 실험논문을 분석한 코크란 리뷰[446]는 근거를 바탕으로 부작용, 장기간 영향, 영양효과를 설명하면서 신체활동 프로그램을 권장하지 않았고, 미숙아 대사성 골질환이 걸리기 쉬운 미숙아를 위한 더 많은 연구가 필요하다고 결론지었다.[446] 영아는 생리학적으로 약하고 골절의 위험성이 있기 때문에 핸들링을 할 때 주의해야 한다. 또한 머리를 중심선에 위치시킨 바로누운 자세를 포함하여 다양한 자세를 만드는

보조 기구를 사용할 때 주의해야 한다. 신생아물리치료사는 영아의 운동을 제한하지 않고 능동운동을 촉진하기 위한 자세를 알아야 한다. 이때 정맥주사선과 호흡보조를 위한 기관내 튜브는 보호되어야 하고 영아의 근력과 뼈 강화를 위하여 적절한 운동이 가능해야 한다.

물리치료 평가와 중재: 미숙아의 문제

Physical Therapy Assessment and Intervention: Issues of Prematurity

완전한 병력 청취는 의료 차트, 간호 및 의사, 가족의 정보가 모두 포함되어야 한다. 의료차트의 관련 정보는 출생 이전력, 출생력, 현재의 병력 및 가족 사회력이 포함된다. 산전 병력에는 엄마의 나이, 임신의 환경(인공임신의 사용여부), 산전 관리와 검사결과, 임신에 따른 합병증, 감염, 질환, 엄마가 먹은 약물(합법 또는 불법), 태아 또는 엄마가 받은 수술같은 중재, 엄마의 의학적 과거력, 그리고 조산통을 막기 위한 치료여부가 포함되어 있다. 출생력에는 출생시의 재태연령, 분만형태(자연분만, 유도 질식분만, 포셉이나 진공이용 또는 제왕절개), 체중, 신장, 두위, Apgar점수(표 4.6), 출산시 신생아의 임상양상, 필요했던 응급처치, 분만실에서의 계속 필요했던 중재가 무엇이었는지가 포함된다.

현재 질병의 병력에는 시스템별 의학적 상태를 심도있게 고찰하는 것도 포함된다. 아기들은 미숙한 장기와 생리학적 기능이 취약하여 신생아집중치료실에서의 관리가 필요하다. 챠트를 보면서 치료사는 아기의 호흡지원상태, 출생시부터 필요했는지 여부, 아기에게 현재 간호나 먹이는 것을 유지하기 위한 다른 방법이 필요한지와 기타 현재의 필요성에 대해 주의를 기울여야 한다. 치료사는 무호흡, 서맥, 그리고 탈산소화의 정도뿐 아니라 필요한 중재의 빈도와 정도를 알아야 한다. 심혈관계의 상태는 아기의 다른 장기의 건강상태 특히 중추신경계, 호흡기계, 소화기계의 건강상태를 이해하는데 중요하다. 아기에게 영양공급하는 초기수단과 아기가 이를 어떻게 받아들이는지, 수정하는지, 퇴행하는지 또는 좋아지는지를 이해하면 아기가 자라는 상태인 전반적 건강, 기능, 능력을 들여다보는 창구가 된다. 이와 비슷하게 아기의 투약은 명료한 상태로 있으면서 유지하기 위한 능력에 영향을 줄 수 있다. 의학적 치료상 진정제나 마약성 진통제가 필요했던 아기들은 투약을 하지 않으면 금단증상 및 금단 징후를 보이기도 한다.

아기의 현재 기능과 이후의 위험요인에 관련되는 의학적 기타 요인은 감염, 대사성 문제, 고빌리루빈혈증, 유전증후군, 선천성 기형, 경기, 뇌출혈, 그리고 수술적 문제가 있다. 챠트를 전체적으로 살펴본 후 치료사는 아기의 전반적 상태에 관하여 간호사와 대화를 하는 것으로 시작하여야 한다. 이어 다음과 같은 관련 있는 질문으로 이어간다: 상태의 변화 때문에 의학적 치료에도 변경이 있는지, 간호를 잘 참아내는지, 스트레스를 받는 시술, 그리고 좋아하는 달래기 방법이 있는지 물어본다. 만약 가족 중 누가 있으면 아기에 관한 대화로 그들과 유대관계를 맺을 수 있는지 찾아볼 수 있다. 이런 과정을 통하여 치료사는 이 가족이 아기의 의학적 문제에 대해 어느 정도 이해하고 있는지, 아기의 행동을 어떻게 해석하고 있는지, 그리고 아기와 상호작용하며 어떻게 달래주는지를 파악할 수 있다. 아기의 침상에 처음 방문하는 이런 경우 치료사는 침상 공간위치, 빛의 세기, 소리수준, 아기가 주위 환경으로부터 받는 스트레스에 어떻게 반응하는지와 같은 환경적 정보를 관찰한다.

치료사는 아기가 쉬고 있을 때, 간호시, 또는 기타 의료진의 치료시 깨어서 움직임을 보일 때 관찰할 필요가 있다. 간호 및 치료시의 관찰 동안 아기는 환경적 소리에 민감함을 보일 수도 있다. 치료사는 호출기를 진동으로 하고, 인큐베이터위에 물건을 놓거나 쓰지 않도록 하고 인큐베이터 구멍을 조용히 닫으며 침대 옆 카트의 서랍을 조용히 닫도록 하고 낮은 목소리를 유지하고 대화도 최소화하도록 의료진에게 협조를 구한다. 아기가 소음으로부터 스트레스를 받는다는 것을 크게 써붙여(그림 4.18) 방문자와 의료

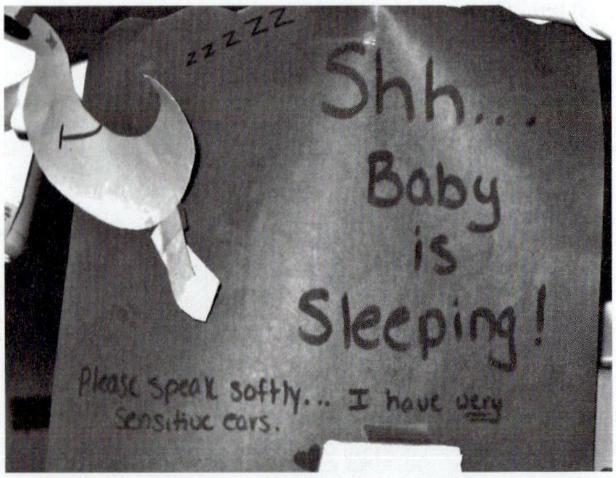
zzzZZ
Shh...
Baby
is
Sleeping!
Please speak softly... I have very
Sensitive ears.

그림 4.18 아기가 소리에 민감하다고 주의를 환기하는 안내문을 써 놓은 경우.

진들이 최소로 소리를 내야한다는 필요성을 알도록 한다. 이런 방법만으로 충분치 않으면 아기의 침대를 씽크대, 쓰레기통 또는 왕래가 많은 복도로부터 멀리 좀더 조용한 곳에 놓는다. 이와 비슷하게 아기가 빛에 민감하면 밝은 빛으로부터 아기의 눈을 가려준다. 빛을 흐리게 하거나, 인큐베이터를 덮거나 아기 얼굴에 텐트를 드리우거나 빛의 강도를 수정한다(담요로 아기의 눈에 그늘을 만들어주고 요람위로 커튼이 내려오도록 함). 그리고 치료동안 아기의 눈 위로 손을 둥그렇게 하여 가려준다. 신생아집중치료실의 물리적 환경은 각 침대공간에 개별적 조명이 되어 있어야 한다.[447]

중재뿐 아니라 휴식시에도 아기는 자주 생리적 운동적 스트레스를 보일 수 있다(표 4.3). 자율조절 하부시스템과 하부운동체계를 도와주기 위하여 아기는 자세적 보조로 단단히 싸여진 자세를 만들어주면 좋다. 상품으로 나와있는 것과 또는 담요를 말은 것으로 아기에게 둥지처럼 만들어 자궁의 폐쇄된 환경처럼 제공해준다(그림 4.19).

관찰하고 있는 동안 아기는 자가진정을 잘 하지 못함을 보이기도 한다. 만약 아기가 자기진정이 잘 안되면 탈진하고 헐떡이고, 간호와 돌보는 활동 끝에 가서 생리학적으로

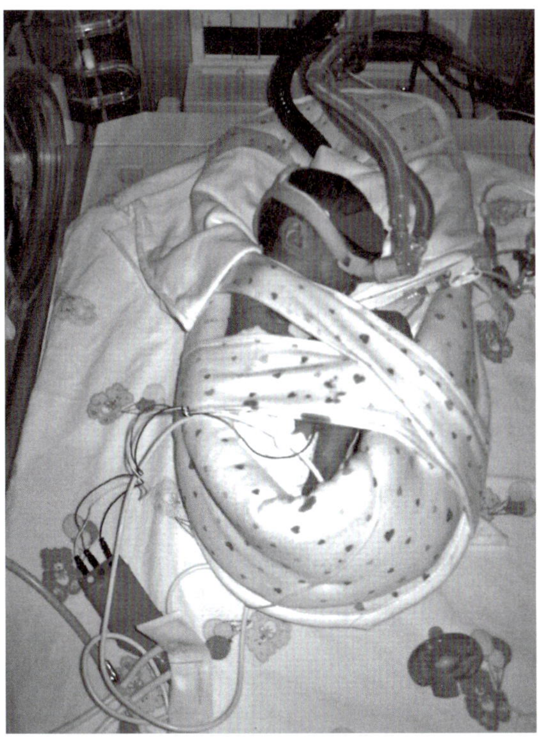

그림 4.19 Children's Medical Ventures SnuggleUp사가 만든 둥지에서 아기가 자세를 취하고 있다.

좋지 않을 수도 있다. 아기의 자가진정 전략을 도와주는 제안에는 고무젖꼭지, 얼굴/입 가까이 손을 가져다 놓기, 아기의 몸통에 가깝게 다리를 붙여 놓는 자세 취해주기 등이 있다. 간호 등은 아기가 잘 견딜 수 있는 수준으로 해주고 특히 힘들었던 간호 후에는 아기가 휴식을 할 수 있게 해준다(즉, 기저귀갈기 또는 흡인하기). 휴식시간 동안은 양손을 펴서 아기를 머리부터 발끝까지 가려주어 약간 구부러진 자세가 쉽게 되도록 해준다. 진정이 안되어 탈진하는 것을 예방하기 위하여 담뇨로 아기를 싸준다.[74,448-450]

부모 교육 Parent Education

신생아물리치료 계획의 주요 초점은 부모교육이다. Scale 등은 조기중재서비스를 제공받은 부모에게 더 효과적으로 지원할 수 있는 방법이 직접적인 물리치료 서비스보다는 유아운동 발달지지를 위한 부모교육이라고 보고하였다. Dusing도 교습, 평가 관찰, 문서 자료 및 질문 기회를 포함한 부모 교육 접근법이 가장 효과적이라고 했다. 효과적인 교육을 위해서는 입원 초기부터 부모 교육을 시작하고(퇴원 직전이 아닌) 입원 기간 동안 계속 진행하며, 다양한 분야에서 서로 협력하여야 한다.[453]

어려운 부모 역할을 수행하기 위하여 그들은 미숙아의 행동을 이해하고 정상적 발달과 이후에 어떻게 발달할지에 대한 이해가 필요하다. 그들은 자신들의 아기가 보이는 반응을 읽을 수 있는 능력이 필요하고 아기들에 대해 지지적인 반응을 해줄 줄 알아야 한다. 간호시 아기가 상대방과 상호작용하는 것을 치료사로서 관찰해보면 아기의 잘하는 영역, 강한 점, 취약점에 대해 발견할 수 있을 것이다. 마찬가지로 발달전문가로서의 신생아집중치료실 치료사는 발달과정을 알기 때문에 부모가 아기를 잘 돌볼 수 있도록 부모에게 도움을 줄 수 있는 역할을 할 수 있다. 단기간으로는 부모는 타인의 도움을 받지만 장기적으로는 아기와의 상호작용과 발달능력, 그리고 그들에게 적절히 반응하는 것에 대해 점차 알아가야 한다.[454-457] 치료사는 다음과 같은 질문을 하여 부모와의 첫 대화를 시작할 수 있다. "당신들의 아기가 어떻다고 생각하세요?" 그리고 부모들의 관심과 아기 행동에 대한 그들 나름으로의 해석을 듣는다. 이것으로써 치료사는 부모가 아기를 어떻게 이해하고 있는지 엿볼 수 있다. 치료사는 부모를 함께 오도록 해서 아기를 함께 보고 아기의 독특한 능력, 자가조절의 전략, 환경적 의료적 처치에 대해 취약한 부분과 민감한 부분을 가르

켜 줄 수 있는 기회를 가질 수 있다. 치료사는 영아 발달의 일반적 요인들을 요약하여 말해주고 현재에 초점을 맞추도록 부모에게 안내 해줄 수 있다. 부모교육에 대한 훌륭한 논문은 가족의 능력을 극대화하기 위하여 신생아집중치료실에서의 발달학적 평가를 이용한 Lowman[456] 등이 쓴 것이 있다. 부모가 된다는 것은 아동발달기의 어떤 단계에서도 어려운 일인데 특히 아기들이 자신들의 욕구와 희망을 말하지 못하는 영아기에 더욱 그렇다.

캥거루 돌봄 *Kangaroo Care*

피부를 맞대는 안아주기를 캥거루식 돌봄이라고 하는데 이는 영아의 행동적 생리적 안정성 및 성숙을 지지해주고 부모와 아기의 상호작용과 정서적 유대감을 지지해주는 중재이다. 이것은 기저귀만 찬 아기를 부모가 자신의 옷 밑으로 가슴과 가슴을 맞대어 피부를 맞대고 안아주는 것이다.[458] 처음엔 인큐베이터가 부족한 곳인 Bogota, Columbia에서 미숙아들에게 처음 시작되었는데 과거 십여년간 미국의 신생아집중치료실에서도 이 방식이 점점 넓게 수용되어 왔다.

미숙아에서 피부끼리 맞대고 안아주는 장점은 여러 연구에서 검증되어왔고 체온조절, 호흡패턴의 향상, 산소포화도의 향상, 무호흡 감소, 서맥의 감소, 행동의 조직화 향상. 체중증가율의 향상, 아픈 처치를 받을 때 통증감소, 그리고 입원기간이 짧아진다는 것이 장점들이다.[171,460-466] 부모측의 장점은 모유의 양이 늘었고 모유수유가 더 잘되고 아기와 긍정적 상호작용할 기회가 더 많아지고 아기에 대해 전반적으로 더 긍정적 생각을 하게 된다는 점이다.[466-468] Feldman[468]과 동료들이 미숙아의 부모가 피부를 맞대고 안아줄 때 아기가 보내는 신호에 더 민감해지고 퇴원 후 더 나은 가정환경을 아기에게 제공해준다는 것을 발견하였다. 또한 이 연구에서 6개월된 영아들을 신경발달학적으로 평가해보았을 때 이러한 방식의 돌봄을 받지 않았던 또래에 비해 신경발달학적 결과가 더 낫다는 것도 보여주었다.

피부를 맞대고 안아주는 방식은 재태연령, 체중, 그리고 아기의 급성기 질환여부에 기초하여 기관마다 다를 것이다. 아기의 입원초기부터 물리치료사는 피부를 맞대고 안아주기의 장점에 대해 가족에게 교육해주고 의료진이 이러한 접촉을 허락하는대로 가능한 빨리 그렇게 가족이 해주도록 격려한다. 물리치료사는 부모가 아기를 편안히 해주기 위해 자세를 잡아주고 생리적 안정성과 행동의 조직화를 증진하는 가장 최적의 자세를 확인하도록 부모를 도와줄 수 있다.

편안함을 위한 자세 *Positioning for Comfort*

미숙아는 특히 호흡근육에서의 근육피로를 경험하기 쉽다. 저긴장증, 중력의 힘, 그리고 자궁내의 타이트한 억제의 상실요인들의 영향을 함께 받은 아기는 폄자세를 하게 되어 불편함과 굽힘과 폄의 불균형이 발달한다. 호흡과 근골격계 시스템을 지지하고 아기의 편안함을 증진하기 위해 자세를 잡아줄 때 아기의 편안함을 증진하려면 다음과 같은 최적의 정렬 요소를 갖추어야 한다: 머리와 목은 중립, 그리고 만약 가능하다면 약간 턱을 앞으로 끌어당기고 상지의 굽힘 및 손을 중앙으로 가져오기 위한 어깨뼈(scapula)의 앞당김(그림 4.20)이 있어야 한다. 후방경사된 골반과 몸통의 굽힘, 하지의 굽힘상태가 되어야 하는데 이때 엉덩관절은 중립적인 벌림/모음 그리고 회전상태여야 한다. 최적의 자세를 유지하도록 아기를 도와주는 것은 담요를 말아 사용하거나 또는 상품으로 나와있는 자세기구를 이용하여 만들어줄 수 있다. Children's Meducal Venture와 Small Beginnings는 신생아집중치료실에서 사용되는 자세관련 상품을 다양하게 만들고 파는 회사이다.

미숙아들은 편안하게 해주고 피부의 손상을 막기 위해, 근골격계의 발달을 촉진하기 위해, 모든 폐 부위에서 가스교환이 잘 이루어지도록, 그리고 머리모양을 유지하기 위해 주기적으로 자세를 변화시켜주어야 한다.[118,469-472] 의학적으로 괜찮다면 미숙아를 엎드려 놓으면 장점이 있다. 엎드린자세는 산소섭취와 환기를 향상시키고 뇌의 정맥혈

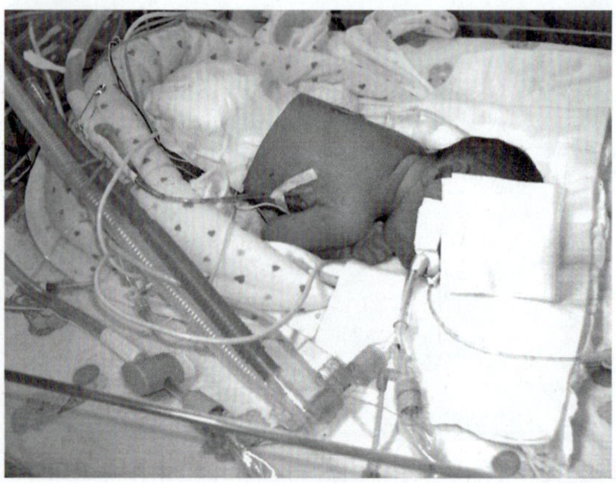

그림 4.20 앞가슴 중심밑에 롤을 대주어 엎드리게 한 자세. 둥지는 몸통, 팔, 그리고 다리의 굽힘을 증진해준다.

의 귀환을 향상시키며 두개내 압력을 감소시키고 자기진정을 촉진하며 수면도 좋게 해준다. 그리고 행동의 조직화/자가조절도 향상시킨다.[473-478] Grenier[478] 등은 엎드린자세로 둔 아기들이 둥지처럼 싸주거나 싸주지 않아도 바로누운자세나 옆으로 누운 아기에 비해 스트레스 행동의 빈도가 덜하다고 하였다. 그러나 탯줄 또는 기관지 삽관이 되어있는 아기 경우 어떤 기관에서는 엎드린자세를 하지 않는 원칙일 때도 있다. 아기를 위한 엎드린자세를 제안할 때 그 기관의 원칙이 어떤지 아는 것이 가장 좋다.

지지해주지 않는 엎드린자세는 어깨의 뒤당김, 목의 과폄, 몸통의 편편함, 그리고 엉덩관절이 더 벌림/바깥돌림되는데 이 자세는 아기가 불편해하는 자세이고 만약 교정해주지 않는다면 앞으로의 운동발달에 장해를 줄 것이다.[118,472] 엎드린자세로 둔 아기는 가슴에 얇은 수건말이 등을 대주어 어깨가 앞으로 나오게 해주고 목을 좀 더 중립자세로 나오게 해준다. 수건말이를 고관절밑에 대주어 하지의 굽힘을 돕고 큰 수건말이는 아기의 옆주위와 발밑에 대주어 안정된 둥지같은 느낌을 주도록 한다.

옆으로 지지해서 뉘인 아기 또한 바로누운자세에 비해서는 스트레스 행동이 줄어든다. 옆으로 누운 자세의 가장 좋은 장점은 대칭적이 되고 손을 입으로 가져가기 좋도록 몸통과 하지가 중앙으로 정렬된다는 점이다. 또 옆으로 누운 아기자세는 횡격막이 중력의 영향을 받지 않아서 호흡에 드는 일을 줄여주는 장점이 있다. GER은 좌측 옆으로 누운자세에서 감소하고 우측 옆으로 누운 자세에서는 위가 더 빨리 비워진다.[280,473,479] 옆으로 누운 자세에서의 장점을 얻기 위해서 담요를 말아 옆을 지지해 주어야 한다. 옆을 받쳐주지 않으면 아기에게 스트레스를 줄 위험이 있고 자세지지가 거의 되지 않아 아기 스스로 자가조직화를 통해 해야 하므로 힘들다.[473,478,479] 자세조절을 위한 테두리를 찾고자 하는 노력에서 미숙아는 목과 몸통을 뻗치기 쉽다. 이러한 과폄된 자세는 금기이고 턱을 끌어당긴 자세, 굽힘, 손을 얼굴쪽으로 가져가는 자세는 편안함, 진정 그리고 자가조절을 증진해주는 자세이다.[478]

바로누운자세로 있을 때 우리는 최대로 관찰할 수 있고 양육자가 아기에게 쉽게 접근할 수 있다. 그러나 엎드린자세, 또는 옆으로 뉘인 자세에 비해 생역학적으로, 조직화에서, 그리고 생리적으로 아기에게 가장 어려운 자세이다. 바로누운자세에서는 중력이 아기를 목의 폄, 몸통 폄, 견관절 뒤당김, 골반전방경사, 엉덩관절이 외회전 및 외전되도록 끌어당긴다. 그 이외에도 바로누운자세는 아기가 능동적으로 폄할 수 있게 해주는 자세이다. 이러한 자세는 진정되고 자가조절을 증진하여주지 못한다. 미숙아의 자세에 대한 연구에서 바로누운자세의 아기는 덜 조직화된 패턴으로 더 많이 움직인다는 것을 보여주었다; 좀 더 힘이 들고, 덜 조화로운 호흡을 하고; GER의 빈도가 더 많다고 한다.[480-482] 바로누운자세는 미숙아에게는 가장 어려운 자세이므로 아기는 수건말이를 이용하여 중심부로 대칭되게 머리 및 몸통이 굽힘되게, 손을 입 또는 얼굴 가까이 그리고 다리는 몸통쪽으로 끌어당긴 자세, 고관절은 중립자세가 되도록 해준다(그림 4.21). 지지를 해 준 바로누운자세는 뒤 두개골에 체중지지가 되는 장점이 있다. 좀 자란 아기는 바로누운자세에서 시각적 탐구 및 환경적 탐구를 더하고 얼굴을 마주보는 상호작용도 더하게 된다. micropreeme 미숙아는 첫 수일동안 바로누운자세로 둠으로써 뇌정맥혈의 흐름이 막히는 것을 예방하고 뇌혈류를 증가시켜준다.[483] 1992년도[484]에 미국 소아과학회는 바로누운자세로 재우는 운동을 전개하였다. 이는 바로누운자세로 재워서 영아돌연사증후군(SIDS: sudden infant death syndrome)을 방지하고자 한 것이었다. 미숙아는 SIDS의 위험이 더 높아 병원에서 퇴원전 바로누운자세로 수면하게 하는 자세 전환을 해 주어야 한다.[484]

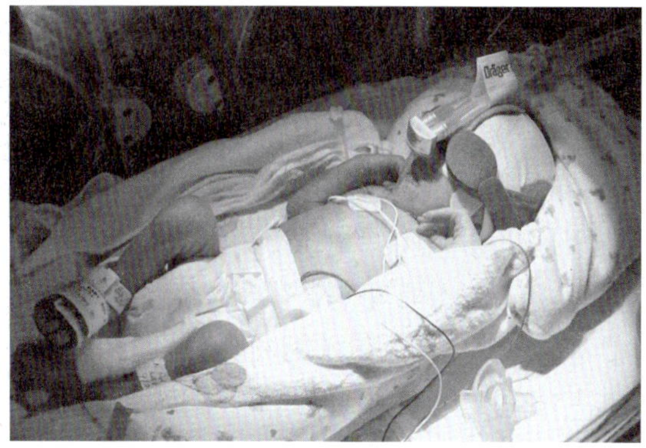

그림 4.21 다리와 몸통주위로 Children's Medical Ventures Snuggle Up사가 만든 둥지를 이용하고 머리와 목에는 Frederick T. Frog 자세보조기구를 이용하여 중앙으로 정렬될 수 있도록 바로누운자세를 취해주고 있다.

의학적으로 매우 취약한 아기는 여러 가지를 많이 달고 있기 때문에 취해 줄 자세가 제약을 받는다(즉, 가슴의 튜브, 탯줄정맥(UV)/탯줄동맥(UA)라인, 그리고 호흡기). 그리고 의학적(즉, 배벽갈림증, 배꼽탈장, 복부수술전, 그리고 관절굽음증 등) 상황하에서는 최적의 정렬을 얻기 위해 가능한 자세지지 기구를 사용한다. 목표는 완전한 생역학적 정렬을 얻기보다는 생리학적 안정성을 증진하고 아기가 편안함을 더 느끼도록 해주는데 있다. 아기의 상태가 좋아지면서 다른 자세와 좀 더 나은 정렬의 자세를 아기가 견딜 수 있는지 평가한다.

좋지 않은 정렬상태의 근골격계 후유증은 미숙아에서 시간이 가면서 목 폄근, 어깨/어깨뼈의 뒤당김근, 하부허리뼈 폄근, 그리고 관절 벌림근의 타이트함으로 드러난다. 타이트한 근육은 어떤 동작패턴을 더 강하게 나타내게 하면서 어떤 동작은 억제하는 경향이 있다. 이러한 운동패턴을 반복적으로 사용하는 것은 우세한 뇌 운동통로 형성의 원인이 되고 덜 자주 사용되는 운동통로는 퇴행하게 된다. 이러한 근육의 불균형, 좋지 않은 정렬, 그리고 우세한 운동통로 형성으로 말미암아 턱을 끌어당기는 자세, 머리의 중립 자세, 눈-손 바라보기와 뻗음, 체중이동, 그리고 구르기 등의 자세의 기술이 발달되지 못하게 한다.[473,485,486] 소근육과 대근육 운동발달에서의 지연이 있으면 놀이와 탐색이 장해되어 인지발달도 지연된다.[485] 연구결과들을 보면 4~6세까지 발가락이 밖으로 향하는 out-toeing 보행과 18개월까지 발끝보행이 계속되는 등은 미숙아에서 볼 수 있는 현상임을 알 수 있다.[118,487,488]

자세는 머리모양을 만들어가는데도 영향을 미칠 수 있다. 미숙아들은 만삭아들보다 두개골이 연하고 얇기 때문에 두개골의 변형이 오기 쉽다.[489-491] 찌그러진 머리모양은 부모가 자신의 아기를 예쁘게 생각하는데 영향을 주어 정서적 유대관계를 방해할 수도 있다.[492,493] 옆으로 누인 자세에서 중력의 영향과 매트리스로부터 받는 머리에 대한 압력 때문에 미숙아의 두개골은 앞뒤로 길어지는 모양이 될 수 있는데 이를 긴머리증(dolichocephaly)라고 한다. 이러한 머리모양은 바로누운자세에서 머리의 중립자세를 발달시키기가 어렵다. 그 이외에도 납작머리(plagiocephaly) 또는 편측성으로 뒤쪽 옆머리가 납작해지는 경우도 한쪽을 선호하여 그 쪽으로만 머리를 돌리고 그 반대로는 돌리지 않아 오랜 기간 바로누운자세로 두게 되면 이런 모양이 된다. 사경은 일측성으로 목빗근(SCM: sternocleidomastoid)의 단축이 있는 것인데 납작머리의 결과로 생길 수 있고 그 쪽으로 머리가 기울어져 있으며 반대쪽으로 머리를 회전하고 있는 것이 특징이다. 사경은 아기의 머리자세에만 영향을 주는 것이 아니라 몸통에도 영향을 주고 운동기술의 습득 지연뿐 아니라 양안시각과 눈 모음 발달도 방해한다. 두개골의 변형과 사경을 예방하려면 상품으로 나와있는 겔로 된 베개를 사용하여 두개골에 받는 압력을 분산시킨다.[471,494-497] 그 이외에도 낮동안 머리의 자세를 규칙적으로 바꿔주고 머리를 바로누운자세에서 중앙으로 정렬해주면 두개골의 변형과 사경의 발생을 최소화할 수 있다.

신생아 신경학적 평가 *Neonatal Neurologic Assessment*

물리치료사로서 우리는 선행(beneficence)을 베푼다는 원칙하에 치료를 한다. 우리의 환자에게 "무엇보다도 먼저, 해가 없는 것을 하기"위함이다. 고위험군의 아기들을 대상으로 물리치료를 할 때 잠재적으로 해가 될 수 있는 것들이 항시 있다. 아기의 생리적 상태를 주의 깊고 능숙하게 관찰함으로써 치료사는 아기가 평가를 견디는 능력, 그리고 언제 아기 핸들링하는 것을 끝내야 하는지 판단할 수 있다. 능숙한 치료사는 간호사와 협조하여 아기의 현 의학상태, 핸들링을 참는 정도, 아기와 직접 상호작용을 하기 전날의 일들에 대해 알아본다. 아기는 어떤 평가 또는 중재를 하기전, 하는 동안, 한 후에 통증의 증후가 있는지 의학적으로 인정된 신생아 통증 평가를 이용하여 알아본다.

이렇게 미리 정보를 살펴보았을 때 아기가 일상적인 일들에도 쉽게 스트레스를 받는 것으로 드러나면 아기가 돌봄으로부터 받는 어려움을 견디는 시도로 어떻게 스스로 조절하는지 확인하기 위해 관찰적인 평가를 하도록 권장된다. 치료사는 발달학적 치료 부분에서 말했던 관찰적 평가와 치료를 위한 단계를 따른다. 아기가 안정성이 향상 되어가면 치료사는 핸들링을 포함하는 평가의 장단점을 계속 저울질 해보아야 한다. 아기가 추가의 자극을 견딜 수 있는지, 수면 상태라면 반복되는 빛의 자극(눈위로 비추는 라이트)에 대한 반응과 그리고 소리(부드러운 딸랑이)에 대한 일련의 반응을 이용하여 아기가 반복적으로 들어가는 자극을 어떻게 걸러내는지 아기의 능력을 평가해본다. 이것으로 아기 수면상태의 안정성에 관하여 알 수 있고 핸들링을 할 준비가 된 것인지를 치료사가 판단할 기회를 갖게 되는 것이다. 만약 아기가 지나치게 스트레스를 받으면 그리고 생리적 안정성을 잃으면 치료사는 평가 세션을 마무리하고 조절을 하도록 도와주어야 한다. 그러나 만약 아기가 명료한 상태로 생리적 안정성을 유지하면 치료사는 부드러운 핸들링을 필요로 하는 평가를 천천히 진행할 수 있

표 4.9 표준화된 신생아 평가도구들

이름/저자	설명	심리측정학	목적	훈련
조산및 만삭아의 신경학적 평가 저자들: Dubowitz V Dubowitz L	신경계의 기능적 상태를 기록하고 미숙아의 신경 성숙과 산전 손상으로 부터의 회복을 기록하기 위함 연령:미숙아와 만삭아	행동상태, 신경행동, 자세, 동작, 수동적 핸들링을 통한 근긴장도와 반사 평가 반응의 패턴을 강조함. 테스트를 정량화하거나 연령 증가에 따른 정상적 예견치와 비교할 수 없음 수행 시간: 15분	신뢰성 데이터 없음 민감도: 83% 특이도: 84% 40주에서 만삭과 조산을 구분함 뇌초음파상의 IVH와 테스트 항목 간의 연관성 예측 타당도:81%	발달전문치료사의 영역 내에서 최소의 훈련이나 경험 필요함
미숙아의 신경행동 평가(NAPI) 저자들: Korner AF Thom VA	영아의 성숙도를 평가하고 진전을 모니터하기 위함. 발달에서의 지연과 신경학적으로 의심스러운 수행을 알기 위해 함. 연령: 재태연령 32~42주	의식상태, 행동, 반사, 운동패턴 그리고 근긴장도의 평가. 대부분의 항목이 기타 평가와 겹치고 깨우기부터 진정시키기, 진정에서 각성을 높이는 방향으로 수행함. 시행시간: 45분	검사-재검사간의 신뢰도: .51-.85 타당도:미숙아에서 연령대별로 수행에서 의미있는 차이를 통계적으로 보임. 발달학적 타당성을 받아들일 수 있음.	매뉴얼과 훈련 비디오 있음. 집중 치료실이나 중간 단계의 치료실에서 미숙아에 대한 연구 또는 전문적 돌보기 팀에서 사용할 수 있음.
신생아 행동평가 척도(NBAS) 저자: Brazelton TB	영아의 상호작용과정의 정도를 평가함. 연령: 36주~44주	28개의 행동항목과 18개의 반사항목으로 구성됨. 시행 순서는 융통성있게 하고 검사자는 영아의 가장 좋은 반응을 유발하려고 해야 한다. 시행시간: 30~45분 걸리고 점수화에 15~20분 걸림.	검사-재검사간의 신뢰도:.30. 검사자간 신뢰도: .90 장기적 예측타당도에 대한 근거는 많지 않다. 영아의 현재 행동을 기술하고 아기의 강점과 취약점을 알아낸다.	시행과 점수화의 신뢰도를 위하여 훈련이 필요함. 피훈련자는 자격증 세션전에 자가공부, 기술 테스트, 그리고 25명 아기에 대한 실습을 거쳐야 한다.
미숙아 행동평가(APIB) 저자들: Als H Lester BM Tronick EZ Brazelton TB	미숙아들의 개별적 행동 조직화 레퍼토리를 평가하고자 함.	BNBAS에 기초하나 미숙아에 초점을 맞춤. 미숙아의 생리, 운동, 의식, 주의, 상호작용, 그리고 조절체계를 살펴봄. 시행시간: 30~45분. 점수화에 많은 노력이 듬.	검사자간 신뢰도: .90	인간발달뿐 아니라 평가에 집중적 훈련이 필요함.
신생아집중치료실 네트웍 신경행동 척도(NNNS) 저자들: Lester BM Tronick EZ	고위험군 영아의 신경학적 통합성과 행동기능을 평가하기 위함 위축 징후를 기록하기 위한 척도 강조 연령:34~46주 건강한 만삭아와 고위험 영아군(약물노출력과 미숙아)에서 사용될 수 있음 33주 이하의 아기는 관찰적 항목만 적용.	NBAS, NAPI, APIB, 만삭아의 신경학적 검사의 그림을 인용함. 신생아의 신경학적 성숙도를 기술함. 항목을 그룹별로 나누어 기술되어있는 순서대로 아기의 의식상태에 따라 제시한다. 아주 조산인 경우, 생리적으로 불안정한 경우는 수정하여 제시할 수 있다. 시행 시간: 30분	각각 다른 재태연령에서의 세 가지 테스트상의 검사-재검사간 신뢰성: .30-.44 타당도:각 노출된 약물에 따른 차이가 있고 노출그룹과 비노출그룹 간에 차이도 있음. 건강한 영아 및 고위험군 특정 영아그룹의 정상 자료가 있음.	훈련해야 할 양은 경험, 편안한 핸들링, 임상적 통찰력에 따라 다르다.

표 4.9 표준화된 신생아 평가도구들(계속)

이름/저자	설명	심리측정학	목적	훈련
일반적 동작 평가(GMA) 저자: Pretchl HF	뇌기능이상의 조기징후를 질적인 측정을 통하여 평가하기 위함. 연령: 36주에서4개월까지 미숙아와 만삭아 모두에서 사용가능함.	영아를 비디오로 촬영하여 동작의 다양함, 가변성, 부드러움, 복잡성을 관찰적 분석함. 비디오 기록과 분석을 시간 경과에 따라 해야 한다. 시간: 처음 비디오는 1시간 걸리고 이후는 15분간 촬영하며 분석에 시간이 더 든다.	검사자간/검사-재검사간 신뢰도: 100% 특이도: 94.8% 민감도: 2세때의 신경학적 결과의 예측정도 95% 어린 영아에서는 더 낮고 3개월 정도되면 더 낫다.	기본원칙에 대해 2일 훈련이 필요함. 숙련된 관찰자가 되기 위해 100 케이스 이상 비디오로 훈련함. 동작의 질적인 면을 보여줄 수 있게 가능한 비디오 촬영 훈련.
영아 운동수행 테스트(TIMP) 저자들: Campbell SK Girolami G Oston E Lenke M	교정연령 4개월 이하의 영아에서 지연 여부 확인목적 연령: 재태연령 34주부터 교정연령 4개월까지	13개의 관찰항목, 중앙 정렬, 분리적 조절, 동작의 질에 초점을 맞춤; 29가지의 유발된 동작은 정상 영아에서 경험한 핸들링으로 유발된 항중력 자세조절에 초점을 맞춘다.	3개월때의 테스트로 12개월때의 운동수행을 예측 민감도: 92% 특이도: 76% 1,200명의 미국 영아를 연령별로 표준화하였으나 발표하지는 않음.	자가공부용의 CD 사용 또는 워크샵을 통함.
Alberta의 영아운동척도(AIMS) 저자들: Piper M Darrah J Pinnell L McGuire T Byrne P	운동지연의 확인, 개별적 발달의 모니터, 그리고 중재에 대한 평가. 연령: 0~18개월	바로누운자세, 엎드린자세, 앉기, 그리고 서기에서의 58개의 전환적 대근육 운동 패턴과 자세의 관찰적 평가.	검사자간의 신뢰도: .96 검사-재검사간 신뢰도: .86-.99(12개월까지) 동시신뢰도:PDMS와 .85-.99;BSID와 .84-.97	특별한 훈련 없어도 됨 영아의 운동발달에 대한 영역에서 일하는 전문가들이 이용할 수 있다.

다. 저자들은 하나의 표준화된 평가도구를 권하지 않는다. 표 4.9에는 표준화되어있는 다양한 신생아 평가도구들이 나열되어 있다. 평가를 통하여 치료사는 아기의 상태조절을 평가할 필요가 있다(즉, 조직화된 수면상태를 유지하는 능력과 그 상태의 범위; 표 4.5에는 의식 상태와 관련한 행동들이 나와 있다).

정확히 신경운동 상태를 검사하려면 아기가 조용하고 깨어있는 상태여야 하는데 다른 의식상태(수면, 울기)는 근육긴장도와 관절각도 및 능동적 동작에 영향을 줄 수 있기 때문이다. 의학적으로 안정된 아기에게 실온에서 열려있는 요람에서 신경운동검사를 시작하는 것이 일반적으로 안전하다. 그러나 평가의 이런 부분은 아기에게 가장 힘든 일이 될 수 있다; 그러므로 치료사는 견딜 수 있는 징후 또는 피로의 징후에 주의하고 있으면서 조심스럽게 이 과정을 진행해야 한다. 의학적으로 안정된 아기에 대한 기본적 평가의 구성 요소에는 안정시의 자세, 능동적 동작의 양과 질, 손과 발의 파악반사, 굽힘근의 탄성, 견인반응, 수동적 관절가동범위, 그리고 French 각도(안쪽모음근각도, 슬와각, 발뒤꿈치를 귀로 가져가는 각도, 배부굽힘각도, 그리고 스카프 징후 각도)를 잰다(그림 4.23).[512,513] 만약 아기가 이런 과정을 잘 참을 수 있으면 치료사는 좀 더 집중적 핸들링의 항목으로 옮겨갈 수 있는데 끌어당겨 앉히기, 겨드랑이로 안기(slip through), 현수(suspension), 그리고 엎드려 누운자세, 옆으로 누운자세 취하기, 그리고 앉는 자세 취해 보기 등이다. 이런 평가 동안 치료사는 아기로부터 시각, 청각반응을 끌어내는 적정한 시간을 관찰하고 있어야 한다. 평가의 이러한 부분은 가장 쉬운 것부터 어려운 것으로, 또한 단일 모드로부터 여러 모드의 자극으로 진행되도록 수행한다(즉, 물건, 무표정 얼굴, 표정 있는 얼굴, 말하면서 표정 보여주기). 이 시간동안 치료사는 접촉과 공간에서의 움직임에 대한 아기의 반응에 주의할 필요가 있으며 자율신경계, 의식 그리고 하부운동체계의 조직화를 유지하고 진정하는 아기의 전략에 주의할 필요가 있다. 평가를 통하여 치료사는 그 시간 한 시점에서의 아기의 기능을 창을 통하여 보는 것이다; 그러나 아기의 반응은 내용적인 요인뿐 아니라 아기 자신의 성숙정도에 바탕하여 나오는 것이다. 그러므로 아기 기능에 대한 전반적 평가를 위해서는 시간을 두고 몇 번 검사하는 것이 현명하다.

치료사는 병력, 관찰, 그리고 손수 하는 검사로부터 얻어진 정보를 이용하여 아기의 강점과 욕구, 그리고 가족의 강점, 욕구, 그리고 기대를 판단한다. 확인된 욕구는 치료를 계획할 때 우선으로 고려하며 아기가 견딜 수 있는 범위내에서 아기에게 약간의 도전이 되는 중재방법을 이용한 치료를 계획한다. 일주일 내내 가족과 양육자가 아기에게 적절한 도전과 지원을 해줄수 있도록 격려한다. 예를 들어, 과도한 폄 자세가 나오며 어깨-위팔 근육과 목의 폄근이 타이트한 아기가 있을 수 있다. 치료사는 일상속에서 가족과의 상호작용시 아기의 굽힘을 유도하고 과폄을 피하는 활동들을 할 방법을 제시한다. 아기가 성장하고 변화하면서 이러한 제안 사항을 항시 업그레이드 하여야 할 필요가 있다.

기관지폐 이형성증

Bronchopulmonary Dysplasia, BPD

기관지폐 형성 이상은 조산아에서 가장 흔이 발생하는 만성폐질환으로 발병률은 출생시 임신주수 및 체중과 반비례한다. 기관지폐 이형성증의 비율은 대상자의 특징, 임신주수 분포, 의료기관에 따라 다양하다. 신생아 돌봄이 발전하였음에도 불구하고 발병률은 초극소미숙아의 생존을 증가로 인하여 변화가 없다.[515-517]

Northway[518]와 동료들은 1967년에 기관지폐 이형성증을 기계적호흡과 산소치료로 인한 부상으로 기도와 폐 조직에 손상을 유발하는 질병이라고 처음 언급하였다. 기관지폐 이형성증은 기도 손상 및 염증 반응, 폐조직섬유증, 세포발육부전, 기도비후와 과민성을 유발하는 과대팽창 및 무기폐(atelectasis), 섬유증으로 인한 폐순응도 감소, 기도저항 증가, 환기관류불균형을 동반한 가스교환 손상, 공기포획(air trapping) 등의 특징을 보인다.[519-521] 기관지폐 이형성증의 진단은 임신 후 연령 36주에 보충용 산소의 필요정도와 방사선검사결과 변화에 따라 이뤄진다.[522] 태아기의 코르티코스테로이드, 출생 후 표면활성제, 가벼운 환기 기술, 향상된 영양공급과 같은 영아관리방법의 진보는 기관지폐 이형성증의 병리생리학적 특징을 변화시켰다.[516,523,524]

최근 기관지폐 이형성증이 발병한 영아들은 Northway 연구의 영아들보다 더 작고 미숙하다. 이 영아들은 섬유화와 폐의 팽창이 다소 약하게 나타나지만 폐포 및 혈관 생성감소는 여전히 일어난다.[517,521,525,526] 최근 기관지폐 이형성증이 발병한 영아들에게서 기도장애 및 폐포손상 감소, 가변적 기도발육부전, 가변적 간질성섬유증식, 이형성 맥관구조, 비전형적 폐세포 증식이 나타난다.[527,528] 기관지폐 이형성증 치료 및 증상의 변화로 인하여 기관지폐 이형성증의 발병과 정의가 진화하고 있다.

2000년에 미국국립아동보건인간발달연구소(NICHD: National Institutes of Child Health and Human Development)와 미국국립심장폐혈액협회(NHLBI: National Heart, Lung, and Bolld Institute)의 협의작업 그룹은 심각도를 바탕으로 기관지폐 이형성증을 정의하였다.[528] 이 진단 방법에 따라, 임신기간 32주 미만으로 태어난 직후 28일간 산소호흡치료를 받은 영아는 교정후연령 36주에 재검사가 이루어졌다. 호흡 중 공기를 측정 한 결과 가벼운 기관지폐 이형성증로 진단하였다. Fio_2 요구량이 30% 이하면 중중 기관지폐 이형성증로 진단하고 30% 이상이거나 양압환기를 보이면 심각한 기관지폐 이형성증으로 진단한다. Walsh[529] 등은 교정후 연령 36주 때 보충용산소장치의 필요성을 판단하기 위해 사용하는 생리학적 검사에 적용할 수 있는 기관지폐 이형성증의 생리학적 정의를 고안하였다.[530] 이 정의를 사용하여 다중기관에서 기관지폐 이형성증 검사를 시행하였을 때, NICHD/NHLBI 보다 더 낮은 기관지폐 이형성증의 발생률과 가변성이 나타났다.[530] 최근 Massie[531] 등은 영아의 폐기능 부전을 없음, 약함, 중간, 심함으로 구별하기 위해 돌봄과 영양공급 전·중·후에 간호사가 영아의 상태를 기록하는 대리기록 폐결과 점수(PRPOS: Proxy-reported pulmonary outcome score)를 고안하였다.

Northway[518] 등은 폐미숙, 호흡부전, 보충용산소, 양압환기를 일으키는 4가지 주요인자를 제시하였으며, 이후 다른 연구들에 의해 뒷받침되었다. 주요인자에는 염증반응, 폐성장과 신호통로의 이상, 성장인자와 전사인자(transcription factor)의 교란, 산화성폐손상, 유전자 등이 포함된다.[514,532-534]

기관지폐 이형성증을 유발하는 가장 큰 원인은 영아의 폐가 미성숙하기 때문이다. 초극소미숙아는 실질 발달상 낭상단계(saccular stage)에 출생하는데 이 시기의 폐는 미숙하고 기계적 호흡과 산소공급 등의 출산 후 중재와 감염으로 인한 염증반응에 매우 취약하다.[535] 폐 발달 초기단계의 손상은 폐포와 미세혈관계 발달을 저해한다.[525,535-537]

출생 전과 출생 후 요인 모두 기관지폐 이형성증을 발생시키는 주요 원인이다. 임신중독증은 산화스트레스, 자궁내 발육지연, 조기분만을 일으키기 때문에 기관지폐 이형성증 위험인자로 알려져 있다.[538] Bose[539] 등은 태아성장제한이 기관지폐 이형성증 발생과 관련이 있다는 것을 발견하였다. 게다가 자궁내감염 또는 융모양막염 등의 형성은 조기분만을 일으켜서 기관지폐 이형성증을 발생시킬 수 있다고 밝혔다. 감염으로 인한 염증반응은 기관지폐 이형성증을 발생시킬 수 있다.[537,540] *트라코마 클라미디아*와 거대세포바이러스는 폐렴을 서서히 발생시킨다. 미숙아에게 융모양막염이 생기면 폐에 염증반응이 증가하여 결국 기계적 호흡을 필요로 하게 된다.[525,540,541] 기관지폐 이형성증을 일으키는 다른 원인에는 고산소증, 저산소증, 동맥관개존증를 통한 초기체액과잉증, 지속적 좌–우 션팅(persistent left–to–right shunting), 영양부족, 집단 기도과민반응, 유전적 영향, 표면활성제 결합의 감소 등이 있다.[517,521,524,525,535] 또한 성별에 따라 영아의 질병 감수성과 심각성에 차이가 나타났다.[517] 임신기간 중 표면활성제의 합성은 여아보다는 남아에게서 늦게 일어나기 때문에 급성 호흡곤란이 남아에게서 일어날 가능성이 더 크다.[522,542,543]

출생 전 기관지폐 이형성증을 예방하기 위한 가장 좋은 방법은 조기분만이 일어나지 않도록 하는 것이다. 조기분만이 불가피할 경우에는 폐성숙을 촉진하고 폐손상을 예방하기 위해 출생 전 스테로이드를 투여하고 저용량 보충용 산소를 이용한 소생법을 시행한다.[518,521,535] 출생 후 치료의 목적은 병리학적 연결고리를 차단하는 것이다. 호흡보조법(respiratory support)은 적절한 환기를 유지하고 기압장애를 감소하기 위해 기도압력이 가장 낮을 때 사용한다.[516] nCPAP(지속적양압공급치료), 흡입된 산화질소(iNO), 고빈도환기(HFV)가 폐손상을 감소하기 위해 사용되고 있다.[535] 용적표적환기(volume–targeted ventilation)는 기관지폐 이형성증의 발병률을 감소시키는 것으로 나타났다.[544] 영아의 기관지폐 이형성증과 좋지 않은 신경발달학적 결과를 예방하기 위한 표적 산소(Target oxygen) 수준은 계속 연구되고 있다. 세심한 수액 및 영양관리는 성장을 촉진하고 수화작용(hydration)을 제공하기 위해 사용된다.[524] 폐심장증(cor pulmonale), 울혈심부전증, 폐부종을 예방하기 위해 이뇨처리(diuretic treatment)가 사용된다.[517] 박테리아와 곰팡이류, 감염 치료를 통한 감염관리와 기관지 확장제 치료가 기관지 경련을 감소시키기 위해 사용된다.[535] 코르티코스테로이드 치료는 기관지 경련과 염증반응을 감소시키지만 흡입용 코르티코스테로이드의 조기사용은 신경발달학적 지연과 뇌성마비와 관련이 있다.[524,545] AAP는 출생후 코르티코스테로이드의 사용은 환자의 상태에 따라 다르게 사용하라고 권고하고 있다.[542] 미숙아의 기관지폐 이형성증 발생을 예방하기 위한 방법에는 항산화 물질과 줄기세포치료가 있다.[516,517,524]

기관지폐 이형성증과 관련된 합병증은 전신성고혈압, 대사불균형, 청각손상, 망막증, 신석회증(nephrocalcinosis), 골다공증, GER, 조기발육부전이 있다.[387,394,396] 폐동맥고혈압(PAH: pulmonary artery hypertension)은 폐기능이상과 반응성 기도반응, 신경발달학적 지연, 발육부전을 일으키기 때문에 기관지폐 이형성증과 관계가 있다.[546-565] 유아에게 기관지폐 이형성증과 폐동맥고혈압이 발병할 경우 사망률은 증가한다.[546] 폐성장 및 기능과 관련된 기관지폐 이형성증의 합병증은 청소년 및 청년기까지 계속된다.[536,548] Balinotti[536] 등은 기관지폐 이형성증으로 인한 영아와 유아의 폐포발달 손상을 보고하였다. 미취학아동, 취학아동, 청소년, 만성폐질환을 앓았던 청년들은 호흡기질환, 호흡기 증상(기침, 천명, 천식), 손상된 호흡기능검사, 운동기능약화 등을 나타냈다.[548]

연구마다 다양한 발달 결과가 나타났지만 기관지폐 이형성증이 발생한 영아에게서는 주의력결핍, 인지능력 장애, 발달협응장애, 시각운동기능 저하가 나타났다.[350,352,353,551-559] Singer[554] 등은 기관지폐 이형성증이 3살 때의 좋지 않은 발달 결과를 예측하는데 중요한 독립변수임을 찾아냈다. NIH협의 정의에 따르면 기관지폐 이형성증의 심각도는 뇌성마비 및 인지, 운동, 행동, 언어능력 저하와 관계가 있었다.[551,558,559] 교정연령 36주에 보충용 산소공급을 받았던 영아는 전반적 발달 손상에 노출되어 있었다.[553,559] 뇌성마비 발병률은 기관지폐 이형성증의 심각도에 비례하여 증가하였다.[551,552,553] 대동작기능분류시스템(GMFCS: gross motor function classification system)에서 높은 점수를 나타내는 양하지마비 또는 사지마비 뇌성마비 영아는 기관지폐 이형성증 심각도의 증가를 나타냈다.[560] Van Marter[561] 등은 교정 후 연령 36주에 기계적 호흡장치와 보충용 산소공급을 필요로 하는 기관지폐 이형성증 발생된 영아는 이후 양측마비나 사지마비나 발생할 확률이 높지만, 교정 후 연령 36주에 기계적 호흡장치를 필요로 하지 않는 영아는 모든 형태의 뇌성마비와 관련성이 없다고 보고하였다. 게다가 기관지폐 이형성증과 관련된 행동사회 감정문제가 기록되었다.[561,562,563]

물리치료 평가와 중재: 기관지폐 이형성증

Physical Therapy Assessment and Intervention: Bronchopulmonary Dysplasia

기관지폐 이형성증/만성폐질환이 있는 아기를 검사할 때는 조산에 대하여 시스템별로 의학적 병력을 훑어보고 그 윤곽을 그려보는 것으로 시작한다. 치료사는 호흡상태와 호흡보조의 수위에 특히 주의하면서 과거와 현재 기능 상태에 대한 정보를 모을 필요가 있다. 치료사는 개별적으로 영아의 기본 기능에 대한 생리적 지수에 대하여 아는 것이 중요하고 이것이 또래 정상아로부터 얼마나 벗어나 있는지를 아는 것이 중요하다. 아기를 담당하는 간호사와 이야기 해보는 것은 필수적이고 어떤 활동을 아기가 참을 수 있는지 어떤 활동 때 아기가 호흡곤란을 겪게 되는지 알아본다. 간호사가 기록해둔 통증 평가지수를 아는 것도 중요하다. 그리고 평가동안 통증에 대한 평가도 지속하는 것이 중요하다. 기관지폐 이형성증이 있는 아기는 쉽게 탈산소화되어 생리적 안정을 회복하려면 오랜 기간의 의학적 중재가 필요하다고 알려져있다. 관찰적 평가를 시작하면서 치료사는 아기의 심박동수, 호흡수, 패턴, 그리고 안정시의 산소포화도, 활동 동안의 산소포화도를 평가하여야 한다. 혈압에 관한 어떠한 주의가 있는지, 몸통과 사지의 부종, 그리고 피부손상의 유무도 알아보아야 한다. 호흡상태에 대한 기관지폐 이형성증/만성폐질환의 아기는 종종 분당 60회 이상의 빠른 호흡을 보인다. 이러한 아기는 전형적인 복식호흡을 하기보다 보조 호흡근육을 이용한 호흡 및 역행호흡을 한다. 가슴벽의 뒤당김, 코구멍의 벌룸거림, 그르렁거리는 소리, 협착음 등의 호흡곤란 증후가 있는지를 평가시간 내내 관찰해야 한다.

아기의 자세와 근골격계를 평가 해봄으로써 아기의 호흡기능에 관련된 정보뿐 아니라 신경운동발달에 관한 정보도 얻을 수 있다. 아기는 호흡을 잘 할 수 있도록 기도와 가슴을 열기위해, 그리고 보조호흡근을 수축시키기 위해 보상적 운동패턴을 발달시킨다. 기관지폐 이형성증이 있는 아기의 전형적인 자세는 머리와 목의 과폄, 그리고 전방으로 경사진 골반, 몸통의 폄자세를 보인다. 이러한 자세는 효율적인 호흡기능의 발달을 방해할 뿐 아니라 자기진정, 섭식 그리고 손근육, 대근육 기술의 발달도 저해한다. 피부평가는 특히 동맥관개존증 결찰, 흉곽 튜브, 그리고 복부수술로부터 생긴 몸통에 있는 흉터를 살펴본다. 이러한 흉터가 몸통의 운동각도를 제한할 수 있으며 비대칭적인 몸통자세를 유발한다. 피부색깔과 그 온도는 몸통과 사지로의 혈류의 지표로서 평가되어야 한다.

치료사는 “물리 치료 평가 및 중재: 미숙아 문제” 부분에서 설명된대로 유아의 생리학적 안정성과 일상적 돌봄활동 핸들링(handling)를 참아낼 수 있는 능력에 근거하여 신경운동 평가를 시도해야한다. 신경운동 검사를 시작하기 전에, 치료사는 어떤 검사 항목이 유아에게 과도하게 스트레스를 줄 것인지를 고려하여 평가를 적절하게 수정해야한다. 수정 된 실습 평가(hands-on assesment)에는 기저귀 교체, 자세전환, 능동적 움직임의 부드러운 촉진, 일반적 동작 관찰, 사지의 반동 반응들, 스카프 징후, 파악반사 및 자기 조절 전략이 포함될 수 있다. 치료사는 생리학적 반응과 핸들링에 대한 참아낼 수 있는 능력에 세심한 주의를 기울여야 한다. 평가 과정에서, 신생아의 호흡 및 산소 포화도를 모니터링 해야 한다. 기관지폐 이형성증을 가진 유아는 호흡 예비량이 제한적이라, 유해 검사 항목이 호흡곤란 시작과 의료개입을 야기시킬 수도 있다. 또한 심한 호흡 부전이 없는 경우에도 평가로 인한 에너지 비용과 잠재적인 피로가 문제될 수 있다.

미숙아에서는 신경운동을 평가해보아야 한다. 신경운동검사를 시작하기전 치료사는 어느 항목이 아기에게 과도한 스트레스가 되는지 생각해보고 그에 따라 평가를 수정하여야 한다. 치료사는 아기가 보이는, 핸들링에 대한 생리적 반응과 지구력에 대해 특히 주의를 기울여야 한다. 평가기간 동안 호흡과 산소포화도에 대해 모니터를 계속한다. 기관지폐 이형성증이 있는 아기는 호흡능력이 떨어지고 아픈 자극이 되는 검사항목은 곧 호흡곤란상태로 이어져 의학적 처치를 필요로 할 때가 발생하기도 한다. 또 다른 관점은 심한 호흡곤란이 없어도 평가에 드는 에너지 소모와 피로의 위험이다. 신경발달학적 평가는 아기의 상태에 따라 진행한다. 평가의 다른 영역과 함께 기관지폐 이형성증이 있는 아기는 발달학적 활동에 대한 지구력이 떨어져 있다. 표준화된 평가 도구의 방법과 항목들을 아기의 지구력 수준과 맞춰 수정하여 시행할 수 있다. 치료사로서 호흡은 아기의 가장 우선순위이며 발달학적인 활동은 이차 달성이라는 사실을 존중해야 할 필요가 있다. 치료사는 수정되어진 실습 평가로 시작하고 아기가 표준화된 테스트를 완료하는 데 필요한 핸들링 및 시간을 허용 할 수 있는 경우에만 전체 평가실습을 실행한다.[19,23,27]

기관지폐 이형성증을 가진 아기들의 물리치료중재는 평가로부터 나온 종합정보에 기반 한다. 첫째로 고려해야 하는 중요한 것은 아기의 잠재능력과 활동지구력이다. 중재의 타이밍은 불필요한 스트레스와 피로를 줄이기 위해 아기에게 잡혀있는 기타 스케줄 활동을 참고하여 정해야 한다. 기관지폐 이형성증 아기는 불편함 또는 저산소증으로 인하여 종종 과민함과 불안함을 보인다. 이러한 요인들 또는 환경 및 간호로 인한 방해로 수면을 잘 취하지 못할 수 있다. 치료사는 환경적 자극을 줄일 수 있는 방법부터 아기의 호흡상태를 좋게 해줄 수 있는 자세 그리고 좀 더 숙면으로 이끌어줄 수 있게 아기를 도와주는 제안들을 할 수 있다. 이러한 활동은 발달학적으로 적절할 뿐 아니라 스트레스 및 에너지 소모를 줄이고 폐의 치유와 성장을 촉진해준다. 신생아집중치료실에서 기관지폐 이형성증을 앓고 있는 아기가 여러 달을 보냄에 따라, 지속적으로 아기를 평가하고 아기가 견딜 수 있는 범위 내에서 중재를 진행하는 것이 중요하다.

치료사는 자세와 정렬을 평가할 때 아기의 호흡 안정성 유지와 보다 최적의 자세 맞춤을 견딜 수 있는 아이의 능력을 고려하여야 한다. 자세와 자세 근육을 이용하여 기관지폐 이형성증을 앓고 있는 유아의 호흡을 도울 수 있다. 최적 정렬을 촉진하는 자세잡기(Positioning)를 통하여 잘못된 자세의 부작용을 개선하고 자가 조절, 호흡 및 추후 근골격계 및 신경운동 발달에 초점을 맞춘다. 한 번에 하나의 변화가 이루어져야하며, 유아가 변화에 적응하는지 관찰하여야 한다. 흉터 조직의 유연성을 향상시키고 체간의 유연성과 정렬을 개선하기 위해 흉터 마사지를 제공이 필요 할 수도 있다. 구체적인 치료 전략과 세부사항은 Byrne and Garber가 개발한 치료 경로에서 자세히 설명된다.[28]

자세와 정렬을 중요시하는 반면 치료사는 아기가 안정된 호흡을 유지하면서도 좀 더 최적의 정렬을 견디는 능력을 고려하여야 한다. 치료사는 점차 부드러운 핸들링과 동작 테크닉을 통하여 보다 나은 정렬을 향해 나아가야 한다. 목과 어깨관절부터 하기 보다는 하지와 골반부터 우선 시작하는 것이 필요하다. 한 번에 한 가지씩의 변화를 만들고 이어 아기가 이런 변화에 적응할 시간을 주기 위해 관찰 시간을 가진다. 반흔 조직의 유연성을 향상시키기 위해 마사지도 해주어 몸통의 정렬과 유연성을 좋게 해준다. 기관지폐 이형성증 아기는 폐에서의 높은 에너지 소모로 인하여 운동 활동과 사회적 상호작용을 할 능력이 줄어들어 있다. 신생아집중치료실의 치료사로서 가장 중요한 것은 아기가 불편할 때 어떤 반응을 보이는지, 가능한 상호작용이 무엇인지 배우는 것이다. 치료사는 부모를 도와 부모가 아기의 신호을 알아차리고 아기의 욕구와 능력에 맞게 사회적 상호작용을 하고 달래줄 수 있도록 돕는다. 부모는 아기가 자가 진정 기술을 발달시키도록 도울 수 있다. 이것은 차례로 부모역할을 하는 것을 촉진해주며 아기를 돌보는 능력을 향상 시켜준다. 아기는 부모와의 상호작용으로부터 이점을 얻고 또한 행동적 조직화 기술을 발달시키는데 도움을 얻는다. 부모는 오랜 기간이 될 수도 있는 입원 과정 중 자신들의 아기와 유대를 맺는 기회를 가질 수 있어서 장점이 된다. 치료사는 부모를 위한 최상의 학습 방식으로 입원기간 동안과 집으로 퇴원 후에 독립적으로 할 수 있는 발달 중재 부모 교육을 제공해야 한다.[451,452]

운동기술과 자세조절을 증진시키기 위한 활동은 밥먹기, 트림, 기저귀갈기, 목욕하기와 같은 일상동작을 가능하게 한다.[28] 발달기술을 연습할 기회는 영아의 일상생활에서 이뤄진다. 발달활동은 영아의 상호작용과 놀이 능력에 따라 이뤄져야 한다. 영아의 가족과 의료제공자는 아기의 반응에 따라 위험하지 않은 적절한 놀이자세와 활동을 보조해야 한다. 물리치료사는 기관내 삽관을 장기간 하고 있는 영아의 일상생활과 발달놀이 활동 중 바로 선자세와 엎드린 자세를 안전하게 보조하는 창의적인 방법을 찾기 위해 돌봄팀과 협력해야 한다. Shephard[565] 등은 기관지폐 이형성증 영아 관리를 위한 종합적인 다방면 접근법이 신경발달학적 결과를 향상시키고 재입원율을 감소시킨다고 밝혔다. 퇴원계획이 입원 동안 수행되어 퇴원이 이뤄져야 한다. 영아가 입원했을때와 마찬가지로 가정에서도 동일한 활동을 받기 위해서 부모가 발달중재 동안 편안하게 느껴야 한다.[451,453]

수술이 필요한 아기

The Baby Who Requires Surgery

이 장은 선천성 횡격막탈장, 배꼽류(omphalocele), 배벽갈림증(Greek for 'belly cleft'), 기관식도누출관(TEF: tracheal esophageal fistula)을 포함하여 영아에게 수술이 필요한 태아 기형에 대해서 다룬다. 끝부분에는 태아 수술 중재의 간단한 분석이 나온다.

선천성 횡격막 탈장 *Congenital Diaphragmatic Hernia*

선천성 횡격막 탈장은 배아발생기 중 호흡기횡격막 형성기에 발생한 결함으로 출생아 2,200명 중 1명 꼴로 일어난다.[566] 폐기도와 폐동맥 발달에 있어 매우 중요한 시기인 임신기간 3~16주에 흉막복막강(pleuroperitoneal cavity)이 닫히지 못하면 복부내장(창자, 위, 간)이 횡격막 구멍을 통해 가슴한쪽으로 돌출된다.[566] 돌출된 내장은 같은쪽 폐를 압박하여 기관지 가지와 폐부피를 감소시키고 폐형성저하증(pulmonary hypoplasia),[568] 반대쪽 폐 또한 창자탈장으로 인해 종격동이동(mediastinal shift)이 발생하여 압력이 증가된다.[569] 폐 압박은 폐동맥가지의 과도한 근육발달을 촉진시키서 폐고혈압을 유발한다.[568] 이후 표면활성시스템의 기능부전과 추가 표면활성제 결핍을 일으킨다.[570-572] 횡격막결손이 발생한 반대쪽에 가장 큰 영향을 준다.[568]

오른쪽보다 왼쪽 횡격막이 더 크기 때문에 왼쪽결손이 빈번이 발생하는 반면에(80~85%), 오른쪽 선천성 횡격막 탈장은 10~15% 발생하고 양측 탈장은 발생빈도가 적다.[571-573] 선천성 횡격막 탈장에 의한 폐형성저하증과 폐고혈압의 심각도는 다양하고 높은 신생아 사망률과 선천성 횡격막 탈장의 장기간 이환율과 관련이 있다.[566]

선천성 횡격막 탈장의 진단은 임신 중 초음파 촬영에 의해 이뤄지며 흉막복막강과 종격동이동이 관찰된다.[566,574] 출생 전 복부 이상이 확인되더라도 임신 주수가 증가할수록 좋아질 수 있다. 평균적으로 임신 중 24주에 진단된다.[575] 출생 전 진단되지 않았으나 출생 후 선천성 횡격막 탈장으로 확인된 영아는 호흡곤란, 원통모양가슴, 홀쭉배(scaphoid abdomen), 같은쪽 호흡음 부재, X-선 검사상 내장기관이 한쪽으로 치우쳐짐이 관찰된다.[566]

선천성 횡격막 탈장 영아의 50~60%는 또 다른 기형은 관찰되지는 않는다. 폐형성저하증, 장이상회전(intestinal malrotation), 심장우전위(cardiac dextroposition) 등은 선천성 횡격막 탈장과 관련이 있고, 다른 기형과는 관련이 없는 것으로 생각된다. 나머지 40~50%의 영아는 구조적 기형(식도폐색, 배꼽류, 구개열 등)과 에드워드증후군, 파타우 증후군, 다운증후군 등의 염색체 이상을 갖는다.[566] 선천성 횡격막 탈장이 있는 영아가 유산되는 주된 이유는 신경관 손상과 심장이상 등의 기형 때문이다.[575-577]

비정상핵형, 심각한 기형, 오른쪽 결손, 간이탈, 폐부피 감소가 나타나는 영아의 생존 예후는 좋지 않다. 폐형성저하증의 심각성은 태아 자기공명영상(MRI), 3D 초음파에 의해 평가된다. 다른 예측방법은 폐와 머리둘레의 비율을 측정하는 것이다. 반대편 폐를 측정하여 태아 머리둘레로 나누는 방법이다.[574] 간이탈이 없을 경우에는 출생 후 생존율이 높아진다.[578]

영아가 선천성 횡격막 탈장을 진단 받으면 영아의 어머니는 체외막산소화장치와 신생아 수술장비가 갖춰진 센터에서 분만하는 것을 고려해야 한다.[579] 아기의 출생동안 사망률이 3~8%이기 때문에 출생 과정동안 세심하게 관찰한다.[574] 임신기간은 37~38주에 분만할 경우 폐형성저하증과 폐고혈압의 위험을 예방하는데 도움이 된다.[574]

출생 후 몇시간에서 몇일이 지나 호흡상태와 폐동맥고혈압이 안정되면 봉합이 시행된다. 초기 관리에는 폐고혈압의 위험을 증가시키는 산성혈증과 저산소증을 예방하기 위한 기관내삽관, 폐이형성으로 발생하는 기압장애를 예방하기 위한 환기공급, 폐압박을 막기위한 위감압술 등이 포함된다. 약물과 액체공급에 방해가 되지 않도록 배꼽 동·정맥 주사선을 놓는다. 좌우션팅을 예방하기 위해 혈압조절약물을 투여한다. 만약 영아의 상태가 최대 보존적 환기치료에 효과를 보이지 않는다면 체외막산소화장치를 적용한다. 체외막산소화장치의 치료경험 유무와 상관없이 선천성 횡격막 탈장이 있는 아동은 감각신경 청각손상, 위식도역류, 성장장애, 영양문제, 간질, 발달지연, 오목가슴, 척

추측만증의 위험이 있기 때문에 지속적인 검사를 필요로 한다.[566,569]

배꼽류 Omphalocele

태아기 배 앞부분 결손은 2,000명당 1명꼴로 발생한다.[580] 드물게 발생하는 기형에는 칸트렐 증후군(pentalogy of Cantrell), 배설강외번(cloacal exstrophy), 몸통결손이 있다. 가장 흔히 발생하는 배 앞부분 결손은 배꼽류와 위벽파열로 뒤에서 다뤄진다.[580-582]

창자실(gut)이 배아보다 빨리 자라는 발생학상 6번째 주에 일시적인 생리학적 탈장이 배꼽줄기에 기초가 된다. 4주 후 창자는 배아복부강으로 다시 들어가고 네 개의 외 · 중배엽주름(머리, 꼬리, 가쪽 2개)이 복벽의 구멍을 막기 위해 합쳐진다.[583] 창자가 배아복강으로 들어가지 못하면 배꼽기초부위에 창자가 돌출된 배꼽류가 형성된다.[584-586] 복벽이 막히지 않으면 간도 배꼽기초부위로 튀어나가 큰 배꼽류를 형성하게 된다.[587-589] 이와 같은 경우 배근육, 근막, 피부는 연결되지 않고 돌출된 주머니에는 양막과 복막으로 둘러싸여 태아의 창자와 간이 들어있다.

배꼽류는 출생아 5,000명당 1명꼴로 발생하고 산모 나이가 20세 미만 또는 40세 초과인 경우 더 많이 발생한다.[590,591] 배꼽류가 있으면 태아이수성(35~60%)과 구조적기형(50~70%)을 동반하는 경우가 많았다.[581,582,592,593] 배꼽류와 관련된 증후군으로는 에드워드증후군, 파타우증후군, 다운증후군, 16번 염색체이상, Beckwith-Wiedmann증후군, 칸트렐증후군, OEIS증후군(배꼽류, 방광외번증, 무공성항문, 척수손상)이 있다. 또한 이와 관련된 구조적 기형에는 선천적심장결손, 횡격막 및 상부중심선 결함, 장이상회전, 장폐쇄, 비뇨생식기 기형이 있다.[581,590,594] 배꼽류가 있는 태아가 위치한 자궁 내 양수기형(양수과소증, 또는 과다증)이 동반된다면 예후가 좋지 않다.[590]

출생 전 진단은 임신 기간 12주 전 배꼽류에 간이 들어있는지 여부를 초음파영상을 통해 확인하거나 모체혈청의 태아단백질의 양성반응을 통해 이뤄진다.[590] 염색체 기형과 구조적 기형이 배꼽류가 있는 영아에게 흔히 발생하기 때문에 태아 핵형(fetal karyotype), 심초음파검사, MRI 검사가 이뤄져야 한다. 출생 전 배꼽류로 진단받은 영아의 가족은 구조적 기형유무를 바탕으로 소아외과의사, 신생아학자, 유전자질환 상담가, 산모태아의료전문가, 사회복지사의 상담을 받게 된다. 3차의료센터의 출산과 경우에 따라 제왕절개분만에 대해서 체계적인 연구가 이뤄지지 않았다.[581,582] 대부분의 산과전문의는 간탈출이 있는 배꼽류 영아를 분만할 경우 제왕절개분만을 추천한다. 태아의 성장과 신체정신적안녕(well-being)이 연속초음파검사와 매주 태아비수축검사 또는 생물리학적검사를 통해 면밀히 관찰된다. 임신 중기보다는 초기에 조산이 많이 일어나고 여아보다는 태아가 영향을 더 많이 받는다.[595] 결손은 작은 복강과 관련된다.[585,586]

배꼽류가 있는 영아가 출생하면 위의 압력을 감소시키기 위한 구위관(orogastric tube), 항생제와 체액 투여를 위한 정맥주사, 기도 안정화장치, 환기보조장치 등이 적용된다. 배꼽류 주머니에 살균드레싱을 적용하여 체온과 체액 감소를 최소화한다. 장의 탈장정도는 눈으로 구별이 불가능할 정도로 일부 튀어나온 경우도 있지만 중간장기(mid gut)와 간이 탯줄에서 발견될 정도로 전체가 탈장된 경우도 있다. 결손정도에 따라 1차봉합술 또는 단계적 봉합술 시행여부가 결정되는데, 최근에는 괴사딱지유발물질을 국소적용하여 상피형성을 촉진시킨 후에 봉합수술을 시행하기도 한다. 2cm 미만 구멍은 1차 봉합수술을 바로 시행하고 2~9cm 구멍은 실로(silo)압박 드레싱을 적용한 후 단계적 봉합수술을 시행한다. 10cm가 넘는 구멍은 국소드레싱을 시행한다.[590]

단계적 봉합은 영아가 바로누운자세에서 실로(silo) 압박드레싱을 한 상태로 영아의 내장이 영아보다 높이 고정된 상태로 진행된다.[581,582,585] 수일에서 수주간 내장이 복강으로 들어가 배꼽류가 줄어든다. 이 과정 동안 신경근차단을 통해 영아를 마비시키고 배꼽류주머니에 들어있는 창자를 넣기 위해 조직확장기를 사용하여 근막결함(fascial dedect)과 복벽을 늘린다. 외과의사는 이후 발생할 수 있는 비정형적 태아위치 발생을 예방하기 위하여 충수절제술을 시행하고 압력감소를 위한 위성형술 튜브를 삽입한다. 영아가 수술을 받은 이후에도 복부 내용물이 횡격막 운동과 폐확장을 방해할 경우 환기호흡보조 장치를 적용해야 한다.[581,582,585,586,590,599] 큰 복부종괴(abdominal mass)를 밀어내고 폐를 확장하기 위해서는 큰 압력이 필요하기 때문에 배꼽류 수술을 받은 영아에게서 기관지폐 이형성증과 만성폐질환이 장시간 관찰된다. 배꼽류와 관련된 다른 합병증에는 구강자극의 장시간 감소로 인한 식이 어려움, 얕은 호흡으로 인한 빈호흡(tachypnea), 발육장애 등이 있다. 음식섭취 과민증(intolerance)은 장기간 입원과 총비경구영향법을 오랜기간 사용할 경우에 발생한다.[585] 게다가 배꼽류와 관련된 다른 기형들은 영아의 발달 결과에 큰 영향을 준다.[586]

위벽파열 *Gastroschisis (GS)*

위벽파열(그리스어로 “belly cleft”)은 배꼽류와 달리 위벽 전층의 장애로 배꼽 근처에서 발생한다. 발생 원인은 불명확하지만 임신 10주(배아주름이 배꼽에서 합쳐져 복부강을 막는 활동이 일어나는 시기)에 혈관압박이 발생하여 복부내용물이 복부강으로 유출된다고 제시한 연구가 있다. 작은 창자, 위, 결장, 대장, 난소는 돌출되어 두껍고 단단해진 뒤에 양수와 접촉하면서 질겨진다(화학적 복막염, chemical pertonitis).[583,584,600] 위벽파열은 조산아와 저체중출생아에게서 발생할 확률이 높고, 간혹 위장관 바깥쪽의 선천적 기형이 함께 나타나기도 한다. 산모가 혈관수축 약물사용이나 흡연경험이 있거나, 출산시 나이가 어릴수록(20세 미만) 발병률이 높다.[583,600] 위벽파열은 1,000명당 1~5명꼴로 발생하고 미국의 하와이, 노스캐롤라이나, 조지아, 잉글랜드, 아일랜드, 캐나다 등 다양한 지역에서 세계적으로 유병률이 증가하고 있다.[583,601] 남아와 여아의 발생비율은 비슷하다.[601,604-606] 아동기에 위벽파열이 발생한 가족이 있는 영아의 발병률은 증가하는 경향을 보인다.[601,607-610]

위벽파열이 있을 경우 모체혈청의 태아단백질 수치가 상승한다. 위벽파열의 진단은 초음파 검사를 통해 이뤄지는데 정중선 오른쪽의 작은 복벽 결손과 양수 내의 창자 탈장부위가 관찰된다. 임신 중 위벽파열이 진단되면 2~4주마다 면밀한 초음파 검사가 시행된다.[594,601] 자궁내 발육이 좋지 않으면 예후 또한 좋지 않다. 이 경우 임신 후기 태아사망의 위험이 높기 때문에 임신 30주에 생물리학적검사, 비수축검사, 양수유도(amniotic fluid induces)가 시행된다.[601,611-615] 출산시기와 출산방법에 대한 우선적인 근거는 없지만, 위벽파열이 있는 영아는 배꼽류가 있는 영아와 마찬가지로 3차 의료기관에서 출산하는 것이 권장된다. 출생후 초기 수술적 관리는 배꼽류가 있는 영아에게 적용한 방법과 마찬가지로 살균드레싱을 적용하여 체온과 체액감소를 최소화한다.

기관-식도 누출관 *Tracheal Esophageal Fistula (TEF)*

임신 3~6주에 원시적인 앞창자(primitive foregut)가 호흡계와 소화계로 나눠진다.[573] 식도와 기관을 나누는 가쪽사이막형성(lateral septation)의 결손은 기관식도누출관의 원인이 된다.[616-618] 기관식도누출관은 기도에서 가장 흔히 발생하는 선천성 기형으로 출생아 3,500명당 1명꼴로 발생한다.[616-621] 기관식도누출관의 95%는 EA와 동반되어 발생한다. 기관식도누출관은 해부학적 특징에 따라 분류되고 84%는 몸쪽식도주머니와 먼쪽기관식도누출관에 해당된다(C형).[584,616,619,621]

기관식도누출관은 출생전에 진단되는 경우가 드물다. EA가 있는 영아의 경우, 모체는 출산 전 양수과다증을 보이거나 출생 직후 구강분비물을 뱉지 못하거나(비효율적인 삼킴운동 때문에 발생) 식이 중에 호흡곤란, 기침, 기도폐쇄, 청색증을 나타낸다. 의료진은 튜브를 위(stomach)로 넣기 위해 코를 통과시키지 못하고, 튜브를 넣더라도 방사선촬영시 위식도주머니에 튜브가 꼬여있는 것을 확인할 수 있다.

EA가 동반되지 않는 기관식도누출관은 드물게 일어나며 진단도 어렵다. EA가 있는 영아와 달이 H형 기관식도누출관이 발생한 영아는 출생시에 증상이 없으나 영양섭취 중 기침을 하거나 기도폐색을 나타낼 수 있다. 기관식도누출관이 단독으로 발생한 영아의 진단은 상부위장관조영술(upper GI series)을 통해 이뤄진다.[616,623-627] 기관식도누출관이 있는 영아의 약 50%는 VACTERL(척추기형, 항문폐쇄, 선천성심장병, 기관식도누출관, EA, 신장이상, 팔다리기형) 등과 연관된 다른 기형을 갖는다.[617,628]

TEF/EA의 치료는 누공의 외과적 결찰 및 식도 문합이 필요하다. 그러나 식도의 양끝을 분리한 거리가 크면 식도의 신장, 기존 식도의 원형 근절개 또는 누락된 식도를 소장 또는 대장의 일부로 교체하는 등의 단계적인 처리가 필요하다.[585,616,629-640] 아기가 수술 후 치료하는 동안 수유할 수 있도록 위절개(gastrostomy) 튜브의 위치를 배치하도록 한다. 분리된 TEF의 치료는 덜 어렵다; 누공은 결찰 될 수 있고 예후는 좋다.[616,641-643]

기관식도누출관과 EA의 예후는 다양하고 다른 관련 기형의 존재 유무와 분리된 식도주머니 간격에 따라 달리 나타난다. 기관식도누출관과 EA의 장 · 단기 합병증 모두 흔히 발생한다. 단기합병증에는 문합누출(anastomotic leak), 식도협착, 기관연화증(tracheomalaia), 연동운동

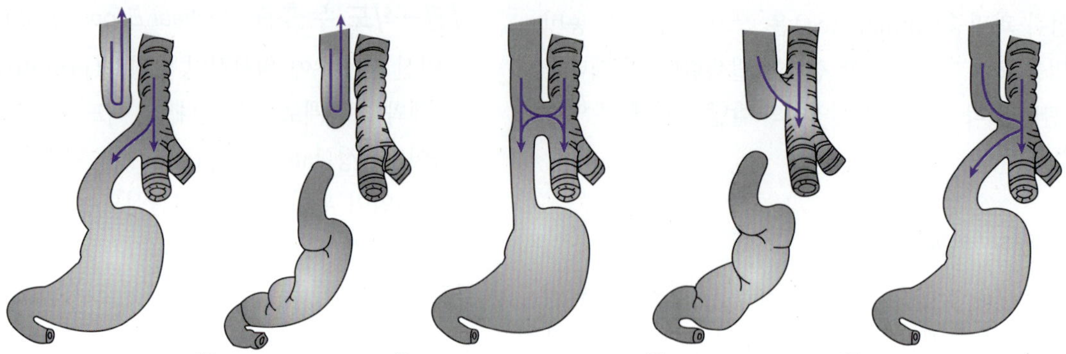

그림 4.22 식도폐쇄와 기관지-식도누출관. (From Pillitteri A. *Maternal and Child Nursing*. 4th ed. Philadelphia, PA: Lippincott Williams & Wilkins; 2003.)

방해가 있다. 장기합병증에는 운동장애, 호흡기능비정상, 식도편평상피암이 있다(그림 4.22).[420,585,616,644-650]

태아수술 Fetal Surgery

현재는 널리 퍼져 있는 출생 전 검사와 진단 기술은 1960년[651]에 처음으로 고안되어 태아의 구조적 문제의 발달을 개선하기 위해 임신 중에 개입하는 다양한 방법의 개발을 자극했다. 태아 수술은 치료되지 못했던 질병에 대한 지식이 증가하고 출생 전 태아기의 중재가 장기적 발달에 악영향을 미치는 손상을 개선 할 수 있다는 믿음이 생기면서 발달하였다.[567,579,423,652] 1982년에 국제태아의학외과학회(IFMSS: International Fetal medicine and Surgery Society)가 설립되었고, 태아와 산모 모두를 보호하기위하여 태아수술에 관한 엄격한 기준이 만들어졌다. 이 지침서의 내용은 다음과 같다.[653]

1. 정확한 진단과 예후가 가능해야 한다.
2. 출생 후 시행할 수 있는 효과적인 치료가 없어야 한다.
3. 안전성과 효과성이 실험을 통해 입증되어야 한다.
4. 중재는 숙달된 각분야 전문가로 구성된 팀에 의해 엄격한 프로토콜에 따라 시행되어야 한다.

태아 수술로 증거에 근거한 실천에 대한 약속은 태아수술 실습의 모든 측면이 여성과 그 아기에 대한 효능 또는 위해에 대해 테스트되어야 한다는 것을 요구한다. 여기에는 마취, 기타 약리 작용제, 잠자리 휴식 및 산모 및 태아에 대한 시술의 효과 및 시기가 포함된다.[654]

1990년 복강경의 개발로 최소침습 태아수술이 탄생하였고, 개방태아수술 시행시 제왕절개분만을 의무적으로 시행하였다.[651,655] 최소침습 태아수술은 날카로운 바늘을 자궁강으로 넣어 혈액을 소량 빼내는 침법(needle technique)과 레이저나 다른 장비를 통해 중재를 적용하는 내시경법이 있다. 두 방법 모두 초음파영상 유도를 필요로 한다. 이 발전으로 인하여 개방태아수술 후 산모와 태아의 입원기간 감소와 태반조기박리 발병률의 감소 등 수술 결과가 향상되었다. 그러나 태아수술로 인하여 양수누출과 분만 전단계 파열로 인한 조산(임신 37주 미만 출생)이 발생할 수 있다.[651,655]

개방태아수술을 시행할 때 선천성기도기형 절개, 천미골 기형종, 태아천수수막류 등의 직접접근법과 산모 개복술, 자궁절개술이 필요한 경우도 있다.[651]

척추갈림증의 한 종류인 MOM(태아천수수막류 치료, managerment of myelomeningocele)가 있는 영아의 출생 전 수술효과와 출생 후 수술효과를 조사하기 위한 무작위대조실험연구가 2010년에 시행되었다. 91명의 대상자가 태아수술을 받았고 92병의 대상자가 출생 후 수술을 받았다. 158명의 영아들의 생후 12개월 때 결과가 뉴잉글랜드의학학회(New England Journal of Medicine)[656]에 보고되었다. 단락배치(shunt placement)는 출생 전 수술을 받은 집단에서 40% 출생 후 수술을 받은 집단에서 82% 나타났다. 출생 전 수술을 받은 집단의 영아들은 생후 30개월에 보행능력과 베일리검사의 정신발달 및 운동기능 점수가 더 향상되었고, 생후 12개월에 후뇌탈출(hindbrain herniation) 발생 비율은 더 낮게 나타났다. 그러나 출생 전 수술은 조기분만과 자궁벌어짐(uterine dehiscence) 발생을 증가시킬 수 있다.[656] 무작위대조실험연구 결과를 바탕으로 태아천수수막류의 태아수술이 8개 센터에서 표준

돌봄으로 제공되고 있다.[657]

다태아간수혈증후군(TTTSL twin-to-twin transfusion syndrome)의 아이들을 성공적으로 수술시킨 사례가 있다. 양수과다증 치료를 위해 반복적 양수감압술을 시행할 때 필요한 태반혈관 연결과정을 위해 출생 전 내시경레이저절제법을 사용하였을 때 임신기간 연장, 생존율, 뇌실주위핵 발생 등에 긍정적인 영향을 보인다는 무작위대조군실험연구 결과가 있다. 다태아간 수혈증후군의 출생 전 수술은 태아수술 중 가장 많이 사용되는 방법이다.[651]

선천성 횡격막 탈장을 치료하기 위해 출생전 기관폐쇄증 치료에 관한 2개의 무작위대조실험연구가 현재 수행되고 있다.[658] 기존에 전형적인 출생 후 수술을 시행하기 위해 개방형 자궁절개술이 사용되었고, 이후 출생전 기관폐쇄증 치료가 고안되었다.

태아수술은 기술적 진보와 치료사의 치료능력 향상, 태아병리생리학의 새로운 관점 출현으로 인하여 계속 진화하고 있다.

수술이 필요한 아기의 물리치료 평가와 중재 Physical Therapy Assessment and Intervention for the Baby Who Requires Surgery

신생아집중치료실에서 비록 수술이 필요한 아기가 조산이 아닐 때도 있지만 수술이 필요한 아기는 상호작용 이론상 하부체계의 어떤 부분에라도 미성숙함과 불안정성이 보일 수 있다. 수술이 필요한 아기는 다른 신생아집중치료실 아기보다 좀 더 많은 고정(fixation)과 통증을 경험했을 수 있다. 그러므로 치료사가 직접 중재를 하기 전 통증의 문제를 알아보는 것이 중요하다.

기타 어떤 검사와도 마찬가지로 치료사는 챠트를 전체적으로 보고 수술 적응증, 수술방법, 그리고 수술결과, 주의할 점, 금기사항에 대해 특히 주의를 하여야 한다. 간호사와 이야기하여 어떻게 아기의 통증을 치료하고 있는지 안정시와 간호시 아기의 통증 치료가 적절한지 이야기해본다. 수술이 필요한 아기는 인공호흡기, 흡인여부와 관계없이 가슴튜브, 배액관, 또는 위 흡인기구 등의 기술적 지원이 필요하다. 이러한 기술적 보조가 아기에게 불편함을 줄뿐 아니라 자세를 취하고 움직이는데 제약을 가한다. 치료사는 아기의 수술자국이 잘 회복되고 있는지 살피고 반흔의 여부도 살핀다. 치유과정은 항생제 내성균 감염으로 지연될 수 있고 의료적으로 감염될 위험이 있어 입원기간이 연장되기도 한다. 장기간의 질병, 고정, 그리고 입원상태는 아기의 발달기술의 습득을 방해할 뿐 아니라 사회화, 유대를 맺는 능력을 방해하여 발달지연의 위험을 높인다. 신생아집중치료실이라는 위기가 오기 쉬운 환경에서의 양육은 여러 명의 바뀌는 양육자와의 만남, 가족과의 제한된 상호작용 기회, 움직일 기회, 발달학적 활동을 연습할 기회, 그리고 정상적 감각자극을 가져볼 기회가 제한되어있음으로 아기에게 장애를 준다. 그 이외에도 신생아집중치료실에서의 적절한 자극을 제공하는데 의료진들은 어려움을 느낀다.[659]

수술이 아기의 호흡기능에 준 영향을 포함한 평가를 해야 한다. 상처의 존재, 흉곽과 복부압력의 변화, 해부학적 구조변화, 통증, 부종, 그리고 근골격계의 지지 부재에 의해 호흡기능이 영향을 받을 수 있으므로 아기의 호흡 패턴과 횟수를 평가해야 한다. 그 이외 위에 언급한 것들이 아기의 수동적, 능동적 관절가동범위에도 영향을 미칠 수 있다. 이러한 환자들을 위해서는 현재 방식으로 아기들의 발달기술에 대해 평가하는 것이 중요하다.

이 아기들이 필요로하는 질병의 특성과 집중치료 때문에 종종 발달 지연이 나타나 신생아집중치료실 치료사의 역할이 영아의 입원 기간 동안 상담에서 핸들링으로 바뀔 수 있다.

수술받은 아기를 위한 중재로는 자세 취해주기, 연부조직의 움직임, 감각반응의 촉진, 자세조절, 그리고 대근육, 소근육활동의 중재를 들 수 있다. 각 치료 세션의 초기부분은 발달적 기술 촉진을 위한 핸들링 이전에 유연성과 정렬을 위한 모빌라이제이션에 중점을 둔다. 흉부나 복부에 수술이 필요했던 아기들의 자세가 흔히 비대칭적으로 발달한다. 원래의 해부학적 병변이 원인일 때도 있고 또는 수술후 상처와 자세의 제약 때문에 올 수 있다. 그 이외에 자세 프로그램을 만들어 양육자에게 모빌라이제이션을 일상에 통합하여 항시 할 수 있도록 그 기술을 양육자에게 보여준다. 치료사는 가족과 신생아집중치료실 요원들에게 발달학적으로 적절한 활동을 제안해주어야 한다. 이는 아기의 침상옆에 놀이 아이디어를 붙여놓든지 직접 가르쳐주는 형태로 할 수 있다.

신경학적 문제가 있는 아기
The Baby with Neurologic Issues

질식이 있는 아기 The Baby with Asphyxia

주산기의 질식은 저산소혈증을 초래한다. 또는 여러 장기로 가는 혈류의 제한을 일으킨다(허혈).[660] 질식의 빈도는 1,000명당 2~6명 발생한다.[378] 질식은 미숙아(극소저체중아에서 60%)에서 뇌실주위/뇌실내 출혈이 있을 때 좀 더 흔하고 주산기 사망원인의 약 20%를 차지한다.[430] 질식은 만삭아인 경우 엄마가 임신 중독증이거나 당뇨일 때 좀 더 흔히 발생하고 IUGR과 둔위와도 연관이 있다. 질식 출산의 90%는 분만 전 또는 분만동안의 태반 기능 부전으로 인해 발생하는 것으로 추정된다.[660] 그러나 태아의 심폐기능 이상도 또한 질식의 위험요소이다.[430] 정상적 출산시 모든 아기들이 저산소혈증을 경험하지만 손상을 입을 정도까지는 아니다. 탯줄 또는 태아두피상의 pH가 7.0이하일 때 실제적으로 자궁내에서 질식이 있다는 징표가 된다. 다른 표식으로는 태변이 묻어있거나, 태아의 심박동수와 리듬이상, 그리고 5분 이후의 아프가 점수가 3 이하일 때이다. 질식동안 손상받기 쉬운 장기로는 콩팥, 뇌, 심장, 그리고 폐

표 4.10 저산소-허혈 뇌병증의 Sarnat과 Sarnat 단계*

단계	단계 1(경미함)	단계 2(중등도)	단계 3(심함)
의식수준	과잉각성: 예민함	늘어짐 또는 둔해보임	혼미, 혼수
신경근육 조절:	억제되지 않음, 과반응	자발적 움직임 감소	자발적 움직임 감소 또는 없음
근긴장도	정상	경미한 저긴장	늘어져 있음
자세	원위부 경미한 굽힘	원위부 강한 굽힘	주기적 제뇌자세
반사신경	과잉반응	과잉반응, 억제되지 않음	감소 또는 없음
분절적 간대성 근경련증	있거나 없음	있음	없음
복합반사:	정상	억제	없음
빨기	약함	약하거나 없음	없음
모로	강함, 낮은 역치	약함, 불완전 높은 역치	없음
눈-전정반사	정상	과잉반응	약하거나 없음
긴장성 목반사	약간	강함	없음
자율기능:	전신성 교감반응	전신적 부교감반응	양 체계가 억제되어 있음
동공	확대	수축	중앙위치, 약한 빛반사 이용함
호흡	자발적	자발적; 때로 무호흡	주기적; 무호흡
심박동수	빠름	느림	다양함
기관지와 침샘분비	거의없음	많음	다양함
소화기계 연동	정상 또는 감소	증가 설사	다양함
경기	없음	흔히 국소나 다중 국소적 경기 (6~24시간된 아기)	드물다(제뇌상태 제외)
뇌파소견	정상(각성)	초기: 일반적 낮은 진폭의 느린 델타와 세타파가 지속적으로 나옴 후기: 주기적 패턴(각성): 국소적, 다발국소적 경기; 1.0-1.5Hz 스파이크와 파형	초기: 주기적으로 파형없음 후기: 완전히 파형없음
증상기간	<24시간	2~14일	수시간에서 수주일
결과	약 100%가 정상	80% 정상; 증상이 5~7일 이상이면 비정상적 결과	약 50% 사망; 나머지는 심한 후유증

*이 표의 단계는 36주 이상의 재태연령 아기의 임상 상태의 스펙트럼을 반영하는 연속선상이다.
출처: From Sarnat HB, Sarnat MS. Neonatal encephalopathy following fetal distress: a clinical and electroencephalographic study. Arch Neurol. 1976;33:696. Reprinted with permission from Aurora S, Snyder EY. Perinatal asphyxia. In: Cloherty JP, Eichenwald EC, Stark AR, eds. *Manual of Neonatal Care*. 5th ed. Philadelphia, PA: Lippincott Williams & Wilkins; 2004:542-543.

이며 주산기 질식의 가장 중요한 결과는 저산소성-허혈성 뇌병증(HIE: hypoxic-ischemic encephalopathy)이다.[660] HIE를 확진하려면 저산소증과 허혈의 근거가 있어야 한다. 그리고 아기에게 저산소증-허혈을 초래할 만한 선행 신경학적 장애가 있어야 한다.[661]

HIE는 경미함부터 심한 정도까지 있다. 만삭아에게 질식이 있을 때 10~20%가 사망한다. 나머지 생존한 아기들은 신생아 시기 동안 경기가 있어도 정상발달 할 가능성이 높다. 그러나 심하게 질식되었던 아기들은 생존하여도 주요한 신경학적 장해 즉, 뇌성마비, 지적장애,[660] 간질, 대뇌피질 맹, 청각장해, 그리고 소두증 등의 결과를 초래한다.[378] 질식되었던 아기는 다음과 같은 다섯 가지의 신경학적 병변들이 나타날 수 있다.

1. 국소적 또는 여러 부위의 뇌피질 파괴
2. 워터셰드(watershed)경색(대뇌와 소뇌경계부위의 겹치는 혈관분포 부위에서 혈압 및 혈류가 감소된 부위)
3. 선택적 신경세포 괴사(뇌간의 핵 또는 소뇌의 퍼킨지 세포)
4. 대리석 상태(시상의 핵과 기저핵의 괴사와 신경세포 대 별아교세포의 말이집화의 이상)
5. 뇌실주위 백질연화증[378,430,660]

질식이 심할수록 병변의 크기도 크다. 부분적인 질식인 경우 광범위한 뇌의 괴사가 있는 반면 완전 질식은 뇌피질은 침범하지 않고 뇌간, 시상, 그리고 기저핵에 손상을 준다. Sarnat 임상단계(표 4.10)는 임신 36주 이상의 영아에서 질식의 중증도를 추정하는 데 사용되며 임상 양상과 증상의 지속 기간을 기반으로 한 것이다.[660] 미숙아에서의 질식은 미숙아 뇌 자체의 미성숙함, 저긴장증, 그리고 미성숙한 반사 때문에 인지하기가 힘들다. 미숙아는 뇌의 미성숙함에 의한 방어 때문에 HIE에 의한 손상을 덜 받는다. 이는 질식 당시에 기관이 좀 더 성숙되어 있으면 뇌손상을 일으키는 손상을 입는데 시간이 더 짧기 때문에 미숙아가 손상을 덜 받는 것이다.[430] 가장 효과적인 중재는 인공호흡기를 갖춰놓고 관류를 잘 시키고 저혈압과 저산소증을 최소화하는 것이다. 아기는 스트레스를 최소로, 혈압의 변화가 생기지 않도록 감각 과부하가 되지 않게 다루고 부모도 그와 같은 원칙으로 하도록 교육한다(표 4.10).[378]

경기가 있는 아기 *The Baby with Seizures*

신생아 시기의 경기는 인지하기 어려운데 주산기 아기의 뇌가 기능적 형태학적으로 미성숙하기 때문이다. 경기파는 시냅스 연결, 축색과 수상돌기의 가지치기, 그리고 말이집화에 따라 다르다. 이러한 발달은 신생아와 달리 좀 더 자란 아기에서의 경기의 움직임 패턴이 더 조직화가 잘 된 것으로 보이게 한다.[662] 신생아에서의 경기의 표현은 일반적으로 씹는 동작, 입맛다시기, 빨기, 무호흡, 그리고 비정상적인 시선방향으로 드러나 보이는데 아마도 상대적으로 둘레계통(limbic system)의 구조가 성숙되고 뇌줄기와의 연결이 성숙되어있기 때문일 것이다.[663] 경기에는 다섯 가지 형태가 있다.

1. 미세한 경기는 만삭아와 미숙아에게게 가장 흔하다. 경기 중 50%를 차지한다. 이 형태는 다른 경기들과 함께 가장 흔히 발생한다. 뇌파와 완전 일치하지 않을 수도 있고 항전간제에 반응이 없을 수도 있다. 이런 종류에는 수평으로 눈이 돌아가는 것, 구강/뺨, 혀의 움직임, 수영, 자전거타는 듯한 동작, 무호흡, 그리고 기타 자동적 현상이 포함된다.[662,663]
2. 국소적 간대성 경기는 국소적으로 간대성 움직임이 빠른 수축과 느린 이완형태로 의식소실의 동반없이 나타나는 것이 특징이다. 보통 대사성 장애, 반대쪽 대뇌반구의 구조적 병변, 또는 국소적 외상성 손상과 연관되어 나타나며 예후가 좋다.[662,663]
3. 다발 국소적 간대성 경련은 불규칙한 간대성 사지동작이 다른 사지로 진행한다. 이것은 신생아에서 드문데 신생아 뇌는 미성숙하여 경기파가 발생하면 뇌 전체로 파급되기 어렵기 때문이다.[662,663]
4. 긴장성 경기는 국소적이거나 전신적일 수 있고 큰 아동의 제뇌 경직자세 또는 제뇌피질 경직자세처럼 보이는데 목, 몸통, 그리고 상지에서 긴장성 굽힘, 또는 폄이 보이고 하지는 긴장성 폄이 나타난다. 예후는 다양하나 일반적으로 좋지 않다.[662,663]
5. 근간대성 경련의 특징은 한 곳 또는 머리뿐 아니라 몸통 여러 곳의 신체부위를 실룩거린다. 이들의 불규칙한 패턴과 속도로 간대성 경련과 구분된다. 이것은 광범위한 뇌병리와 연관되며 예후가 좋지 않다.[662,663]

신생아에서의 경기의 기저 원인은 CNS 외상, 대사성 이상, 감염, 뇌기형, 약물, 적혈구 증가증, 그리고 국소적 경색, 알려지지 않은 원인 3~25%를 포함한 여러 원인 중 하나가 될 수 있다. 재발성 또는 지속적 경기는 생화학적 영향을 줄 수 있어 뇌손상으로 이어질 수있다. 의학적 치료의 목표는 항전간제 투여로 경기를 조절하는 한편 기저의 원인을 치료하는 데 둔다. 예후는 경기의 시간과 긴장성 또는 근간대성 경기의 존재뿐 아니라 유발하였던 상태에 따라 다르다. 아기의 15%가 사망한다. 30%는 장기적 신경적 합병증이 남으며 55%는 정상발달을 한다.[662,663]

신경학적 문제가 있는 아기의 물리치료평가 및 중재 Physical Therapy Assessment and Intervention for the Baby with Neurologic Issues

치료사는 이전에 설명한 바와 같이 챠트를 우선 보아야 한다. 특별히 주의할 것은 신경과 의뢰, 신경방사선학적 소견(뇌초음파, MRI, CT 스캔), 그리고 병변 부위와 관련된 EEG, 임상양상이다. 치료사는 의사가 말한 예후를 알아야 하며 그 정보를 가족이 알고 있는지도 알아야 한다. 가족을 인터뷰하여 그들이 아기의 예후와 상태를 이해하는 수준이 어느 정도인지 알아보아야 한다. 또한 주의할 것은 수술을 포함한 치료 즉, 투약, 뇌척수액 천자, 션트 또는 뇌실 창냄술 같은 것을 했는지 주의해 본다. 검사하는 동안 치료사는 근긴장도와 각성수준을 떨어뜨릴 수 있는 항전간제 같은 약물을 투여하고 있는지 고려해야 한다.

손을 대어 평가하기 전 아기의 간호사와 가족에게 이 평가가 아기의 수면 스케쥴, 에너지 레벨, 그리고 견디는 것에 영향을 미칠 수 있다는 점을 이야기해준다. 치료사는 아기가 보이는 행동이 정상적인지 알아야 될 필요가 있다. 만약 아기가 경기를 한다면 전형적 경기의 양상인지, 또 경기를 유발하는 요인이 있는지 물어보아야 한다. 간호사에게 물어볼 기타의 질문은 항전간제 투약시간, 깨어있는 여부와 그 수준, 관찰된 능동적 움직임, 그리고 비정상적 자세에 대해서이다.

평가에 있어 중요한 부분은 근긴장도에 중점을 둬야 하

고위험군 아기의 신경학적 발달

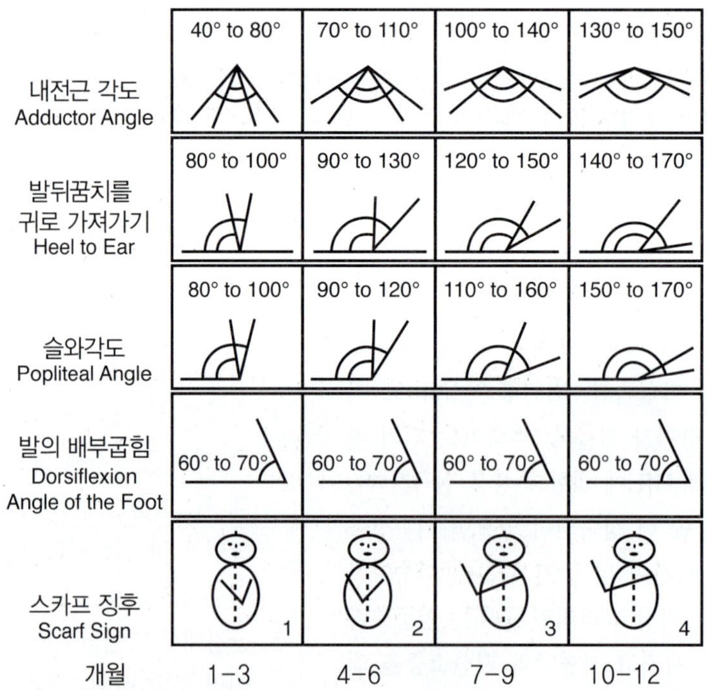

그림 4.23 French 각도에서와 같이 유발된 반응에서 비대칭성을 보이는 대칭적 능동적 움직임:(Reprinted with permission from Ellison PH. Neurologic development of the high-risk infant. *Clin Perinatol*. 11(1):45 and adapted from Amiel-Tison C. A method for neurological evaluation within the first year of life. *Curr Probl Pediatr*. 1976;7(1):45.)

는데; 그러나 아기의 행동상태가 근긴장도 및 운동행동에 영향을 미친다. 신경학적 손상이 있는 아기는 다양성이 없고, 부드럽게 자세 전환이 안되며 상호작용이 제한되는 비정상적 상태를 보인다. 예를 들어, 아기는 오직 잠만 자고 있다거나 과민하게 깨어있기만 할 수도 있다. 이러한 모든 상태에서 신경학적 평가를 완수하는 것은 정확성이 떨어질 수 있다; 그러나 치료사는 여전히 몸통과 사지의 능동적 움직임을 관찰하여 유용한 정보를 얻을 수 있다. 대칭성, 부드러움, 다양성, 복잡함, 분리된 움직임 등이 있는지 능동적 움직임을 관찰하여야 한다. 행동상태의 조직화와 신경운동 상태에서의 변화가 있는지 주기적으로 재평가를 해보아야 한다. 반사, 관절가동범위, 그리고 근긴장도를 포함한 신경학적 평가를 적절할 때 시행한다. 대칭적, 능동적 움직임을 보이지만 유발된 반응에서는 비대칭성을 보이는 아기들이 있다. 예를 들어, 한쪽에서만 강한 갈란트 반사, 손과 발의 파악반사 또는 비대칭적 French 각도(그림 4.23)를 보이는 것이다.[664]

이들은 신경운동발달 결과의 예후인자이므로 미세한 징후가 있을 때에는 모니터해야 한다. 신경학적 손상이 있는 아기에 대한 중재는 아기의 행동상태를 지지해주는 환경으로 바꿔주는 것부터 시작되어야 한다. 깨어있지 못하는 아기를 위해서 치료사는 감싼 것을 벗기고 부드러운 목소리와 조명강도를 낮추어, 촉각적 자극, 기저귀 갈기, 또는 스폰지목욕을 사용하여 깨운다. 깨어있을 때 과민함만을 보이는 아기는 자극을 줄인 환경만으로도 개선될 수 있다. 이러한 수정내용에는 감싸주기, 공갈젖꼭지 빨리기, 고유수용성 자극, 깨어있는 상태로부터 재우기, 또는 그 반대상황으로의 부드러운 전환이 포함된다. 일단 각성문제가 좋아지면 치료사는 중재를 신경운동과 근골격계 관점으로 돌리기 원할 것이다. 근긴장도와 제한된 능동적 움직임으로 인하여 아기는 관절가동운동이 타이트해 보이면 부드러운 스트레칭과 부목을 해주는 것이 필요하다. 손의 부목을 위해 작업치료 의뢰가 필요할 수 있다. 대칭적 자세와 동작을 촉진해주기 위한 자세잡아주기와 핸들링 전략을 가족과 양육자에게 제공해주어야 한다.

후기 조산아의 의학적 문제

Medical Issues of the Late Preterm Infant

후기조산은 재태연령 6/7주, 34~36주에 태어나 이전의 "거의-만삭"유아, 만삭 유아와 비슷한 요구와 보살핌을 필요로 한다고 알려졌었다. 그러나, 최근에는 이들 유아는 조산아와 더 유사하며 취약하다고 인정되었다. 미국에서 지난 30년간 증가한 후기 조산 출생 발생률은 의학적 지시 출생 증가와 보조 생식 기술사용 분야 같은 다양한 분만의 증가와 관련이 있다.[664-669] 후기조산(late preterm birth)은 년 250,000명 이상 발생한다.[664] 다음 장에서 후기조산 영아의 의학적 문제에 대해서 다룬다.

후기조산아는 정상분만아에 비하여 사망률과 생후 첫 해 재입원율이 높으며 장기간 신경발달학적 손상위험성이 더 크다.[664,670-674] 또한 조산아의 전체적인 미성숙으로 인해 다방면에 취약성이 나타난다. 예를 들어, 말단호흡주머니(terninal respiratory sac)와 폐의 꼬리세포는 임신 36주까지 성숙이 지속된다. 일반적으로 표면활성제의 분비는 34주에 급등하여 폐 성숙을 보조한다. 그러나 조기분만시 영아는 이 과정을 거치지 못한채 태아난다. 미숙아에게 일시적 빈호흡, 지속적 폐고혈압, RDS, 폐렴, 기계환기장치를 필요로 하는 호흡기능부전 등이 발생할 수 있다.[664,673,675-677] 후기조산으로 출생한 영아는 점차적으로 호흡질환 발생률과 중재의 필요성이 감소한다.[664,670,673,678] 후기 조산으로 인해 발생할 수 있는 다른 문제에는 간빌리루빈결합 경로의 미숙, 식이 및 삼킴동작 부조화, 혈액뇌장벽(blood-brain barrier)의 미완성이 있다. 후기조산아에게 위의 여러 문제들은 빌리루빈으로 인한 뇌손상 및 지속적 고빌리루빈혈증의 위험성을 갖게 한다.[664,670,673,679,680] 게다가 미숙아는 지방조직이 적기 때문에 체중에 대한 표면적 비율이 크고 열을 발생시킬 수 있는 능력이 부족하여 저체온증을 유발할 수 있다.[664,670,679-684] 무호흡과 느린맥 또한, 후기조산아에게서 많이 발생한다. 후기조산아는 뇌성마비와 인지능력 장애[664,684-689]와 같은 장시간 신경발달학적 변화를 겪는 위험에 더 노출되어 있다.[664,690]

만삭아의 의학적 문제

Medical Issues of the Term Infant

미숙아가 조산 및 관련 합병증으로 인하여 신생아집중치료실에 입원해야 하는 것과 마찬가지로 만삭아의 경우도 집중돌봄치료를 필요로 하는 경우가 있다. 이 영아들은 위독하여 입원기간이 길며 신생아물리치료서비스를 통해 효과를 나타낸다. 이와 관련된 상태와 적용가능한 중재에 대하여 이장에서 논의된다.

태변흡입 증후군 *Meconium Aspiration Syndrome*

급성 또는 만성 저산소증이 태아에게 발생하면, 출생전에 태아는 양수에 태변을 배설한다. 영아가 출생 후 첫 호흡을 위해 가쁜호흡을 하게 되면 태변으로 오염된 양수를 들이마시고 태변입자는 기도를 막아 가스교환능력을 방해하며 결국 호흡곤란증후군을 일으킨다. 이는 생명을 위협하는 호흡기능 부전으로 소생법을 필요로 한다.[691-693] 양수혼탁(mecoinum staining)은 출생아의 약 9%에서 일어나는 것으로 보고되었다.[691-693]

호흡곤란을 나타내지만 다른 원인를 찾지 못한 경우, 양수혼탁이 있으면 태변흡입 증후군으로 추정한다.[691,695] 양수혼탁이 있는 상태에서 태어난 영아의 2%~10%는 태변흡입 증후군이 있다.[691-693] 태반흡입의 위험성은 과숙아(postmature infant)와 SGA영아 모두에게서 있다.[691,696-699] 최근 미숙아의 산부인과 관련 인식변화로 인해 과숙아 출산이 감소하고 태아 건강에 대한 관찰이 증가하면서 태변흡입 증후군이 감소하고 있다.[691,698-701] 저산소증, 조기분만, 자궁내감염과 같은 태아의 지속적 상태는 태변흡입과 관련이 있고 출산동안 급성 기도폐쇄를 일으킬 수 있다. 태변흡입 증후군이 있는 영아의 20~33%는 소생술을 필요로 한다.[691,698,702-706] 태변은 화학적폐렴, 감염, 염증반응, 표면활성제의 불활성 등을 일으키기 때문에 직접적인 중독작용을 유발하여 기도 내 공기를 가둬 폐팽창, 꽈리세포 파열, 기흉 등을 발생시킨다.[691,707-709] 저산소증으로 인하 폐혈관수축은 태변흡입 증후군의 2차효과인 지속적 신생아 폐고혈압을 일으킨다.[694,703]

신생아기에 태변흡입이 호흡기에 미치는 영향에는 빈호흡, 청색증, 호흡근 이외 근육사용, 늑골간(intercostal) 및 검상돌기 하부의 함몰, 원통모양 가슴, 후두음, 코벌렁거림을 동반한 역행호흡패턴(paradoxical breathing pattern)이 있다.[691] 이 영아들은 출생시에는 증상을 나타내지 않고 태변이 작은 기도로 이동함에 따라 호흡곤란이 심해진다. 분만실에서 시행되는 초기관리는 양압호흡장치를 적용하기 전 인두의 이물질을 제거하고 기관에 관을 삽입하기 위해 후구경검사를 시행하는 것이다. 태변흡입 증후군이 있는 영아는 보충용산소가 적용되어야 하고 증상이 심할 경우 기계적 환기장치가 적용된다. 호흡곤란이 악화될 경우 고빈도환기장치, 표면활성제 치료, 산화질소 치료가 시행된다.[691,698,710] 태변흡입 증후군, 지속적 신생아 폐고혈압, 호흡부전 등으로 상태가 심각하여 위에 제시된 치료가 효과가 없을 경우에는 체외막산소 장치를 적용한다.[694] 태변흡입 증후군 영아는 11세까지 기침, 침, 천명음을 동반하는 반응성 기도질병을 나타내고 호흡기능 검사에서 낮은 점수를 나타낼 가능성이 크다.[694,698,711] 신경발달학적 결과는 기도폐쇄로 인한 중추신경계 손상정도에 따라 다양하다.[694,711,712]

신생아의 지속적인 폐고혈압 *Persistent Pulmonary Hypertension of the Newborn*

지속적 신생아 폐고혈압은 만삭아 또는 과숙아에게서 가장 흔히 나타나며 태아순환에서 신생아순환으로의 전환이 중단되어 나타난다. 만약 출생 후 PVR이 떨어지지 못하면, 태아순환을 하던 난원공(foramen ovale)과 동맥관이 지속적으로 작용하여 심각한 저산소증을 일으킨다. 저산소증과 폐포무기폐(alveolar atelectasis)는 폐혈관수축과 폐고혈압을 일으킨다.[713,714]

세 가지 형태의 폐혈관구조 기형으로 인하여 PVR이 떨어지지 않는다. 폐혈관구조는 단면적 감소를 보이며 발달하지 않으면 PVR의 고정이 유지된다. 이것은 CHD등의 폐형성부전과 관련하여 지속적 신생아 폐고혈압을 진단할 때 가정 전형적인 병리생리기전이다. 두 번째는 폐혈관구조가 비정상적으로 두껍고 넓은 근육층을 나타내며 발달하는 것이다. 출생후 10~14일에 폐혈관의 재구조화가 일어날 때 PVR이 떨어진다. 이 폐혈관구조 기형은 유전적 성향을 나타내며 임신 기간 동안 비스테로이드성 항염증약물을 복용하거나 태변흡입 증후군이 있을 때 나타난다. 마지막으로 산모가 주산기 우울증이나 산모감염과 같은 나쁜 출생상태에 있을 때 정상적으로 발달한 혈관구조가 팽창하지 못하여 발생한다.[714-718] 지속적 신생아 폐고혈압은 산모의 당뇨와 요도관 감염 등과도 관련이 있다. 주산기가사(perinatal asphyxia)는 지속적 신생아 폐고혈압의 가장 흔한 동반질병이다.[714,719]

100% 산소주입법 또는 CPAP등의 양압호흡보조장치를 적용하였음에도 아무런 반응을 보이지 않는 심각한 저산소증 영아는 지속적 신생아 폐고혈압이 있을 것이라 추정한다. 지속적 신생아 폐고혈압 영아의 초음파심장검사에서 폐고혈압이 동반된 정상 심장구조와 동맥관과 난원공을 지나는 좌우션팅이 나타난다. 지속적 신생아 폐고혈압은

의료적으로 긴급한 상황으로 진단과 치료가 신속하게 이뤄져야 한다. 치료목표는 PVR의 감소를 촉진하는 동안 조직에 산소를 적절히 공급하는 것이다. 중재에는 보충용산소 공급, 혈관확장제, 기관내삽관, 기계적 환기, iNO, 체외막 산소화장치, 대사성산성증치료, 혈류역학치료, 대사성기형과 적혈구증가증 치료 등이 시행된다.[713,714,719-721] 치료적 교반은 카테콜아민 분비를 일으켜 PVR을 증가시킬 수 있기 때문에 치료동안 아기를 안정 및 진정시켜야 한다.[714]

지속적 신생아 폐고혈압이 있는 영아는 기계적환기, iNO, 체외막산소화장치 등의 상용에 의해 증상이 개선될 수있다. 그러나 CLD, ICH, 신경발달지연, 감각신경청각 손상 등이 발생할 수 있다. PPHN의 아기의 예후는 인공호흡기, iNO, ECMO의 발달로 많이 좋아졌다. 그러나 생존자들은 만성적 폐질환, 뇌출혈, 신경발달적 지연, 그리고 감각신경성 청력 장애의 위험이 있다.[719] 중등도, 심한 PPHN, 그리고 중증의 PPHN의 생존자들에서 운동, 인지, 그리고 청각기능에서의 중증 장애가 발견된다.[714,721-728]

PPHN 아기를 보게 되는 치료사는 잠재적인 심폐기능 장해를 알고 그 기관에 스트레스를 주지 않고도 발달을 지지해줄 줄 알아야 한다. 가족과 다른 양육자에게 아기의 생리적 안정성을 유지하면서도 운동, 사회성, 그리고 섭식 기술을 촉진해 줄 방법들을 제안해준다.[9] 동반된 감각이상, 그리고 신경발달 위험요소를 알 필요가 있고 적절한 선별, 가족 교육, 그리고 추적관찰의 서비스를 제공한다.

태아 알코올 스펙트럼 장애

Fetal Alcohol Spectrum Disorder

알코올은 임신기간동안의 기형 유발물질이고 안전한 역치 수준이 없기 때문데 임신기간 동안 자제해야 하는 것으로 알려져 있다.[729] 최근 연구는 태아가 알코올에 노출되면 성장기형, 중추신경계기형, 안면이형증(facial dysmorphism), 선천성 장기기형 등의 다양한 악영향을 가져온다고 밝히고 있다.[350,730-732] *태아 알코올 스펙트럼 장애* 용어는 알코올이 태아에게 미치는 영향에 따라 명명되었다.[350,733-735] 15~44세 임산부를 대상으로 연구한 결과 폭음(3.7%)과 과음(1%)을 포함한 알코올 섭취(10.8%)가 보고되었다.[732,736] 태아 알코올 스펙트럼 장애는 생존 출생아 1,000명당 0.3~1.5명 발생하였고, 흑인과 미국인디안, 알래스카에 거주하는 사람에게서 높게 나타났다.

태아 알코올 스펙트럼 장애의 가장 심한 형태는 태아알코올증후군이다. 태아알코올증후군은 발육부전, 중추신경계기형, 특징적인 안면이형증을 나타낸다(표 4.11).[350,730-732,737-741] 1973년[737] Jones와 Smith에 의해 처음으로 알려졌고 지적장애를 일으키는 가장 흔한 원인 중 하나로 알려져 있다. 알코올 노출의 영향은 알코올 섭취의 양, 시간, 패턴과 산모의 알코올 대사에 따라 개인적 차이를 보인다.[732,742-745]

표 4.11 태아 알코올 증후군의 양상들

신체양상	신경발달학적 관점
산전성장 지연/IUGR	발달지연
산후성장 지연	인지기능 장해
수두증	언어장해
짧은 눈꺼풀 틈새	전도성 청력 상실
눈구석 주름	감각신경성 청력 상실
얼굴 중앙부의 형성부전	행동적 문제
짧은 들창코	정신지체
형성부전인 길거나 굴곡없는 인중	
윗입술이 얇음	
귀의 모양이상	
시신경의 형성부전	
심장이상(ASD, VSD)	
물콩팥증	
외부생식기 이상	
손금 이상	
관절이상(손, 손가락, 발가락)	
피부혈관종	

ASD, 심방중격결손; IUSR,태내 성장제약; VSD,심실중격결손

자궁내에서 알코올에 노출된 경험이 있는 신생아는 태아 알코올 스펙트럼 장애의 특징인 급성 금단증상이 나타나기도 하지만 경우에 따라 나타나지 않기도 한다. 임신초기에 과음할 경우 신생아에게 알코올과 관련된 선천적 결함과 안면이형증, 성장결핍 등이 나타날 수 있지만, 적정한 알코올을 섭취했을 경우 8세 영아의 지적능력에 영향을 미치지 않았다.[732,748] 임신중기 알코올 섭취는 태아의 키성장과 지적능력에 영향을 줬다. 태아알코올 노출로 인한 가장 큰 특징은 태아의 발육지연이다. 성장결핍은 출생이후에도 지속되었고 신장보다는 체중에 영향을 많이 미쳤다.[350,738]

태아알코올증후군의 가장 심각한 특징은 중추신경계 발달 방해이다. 신경세포의 증식 및 이주, 중심전뇌형성(midline prosencephalic formation)의 장애는 임신 초기와 중기 동안 알코올로 인하여 기형이 유발되었기 때문이

다.[350] 모든 태아 알코올 스펙트럼 장애에는 소두증이 동반되고 아동기에 신경발달지연이 나타난다. Kartin과 동료들은 출생전 알코올과 약물에 노출된 영아를 대상으로 취학전 발달 수행을 평가하였을 때 평균이하 수준을 나타낸다는 것을 알아냈다.[350,729,734] 게다가 지적기능 저하, 과잉행동, 주의산만, 집중시간 감소, 말하기와 언어발달 손상, 시각기억손상 등이 발생하여 학교생활에서 필요한 기능에 영향을 미쳤다. 심리사회기능에 대한 장기간 영향 또한 보고되었다.[350,732,733,735,749,741,748-752]

태아알코올증후군은 신생아기에 발견하는 것이 어렵고 다른 증상들과 혼동되기 쉽다. 영아가 적정한 양의 알코올에 노출되었다면 증상을 나타내지 않는다. 신경과민증, 수면장애, 떨림, 근긴장저하, GI징후 등의 금단증상이 많은 양의 알코올에 노출되었을 경우에 나타날 수 있다.[350,752,753] 다른 물질과 함께 알코올에 노출된 영아는 더 심각한 금단증상을 나타낼 것이다. 태아알코올증후군 영아는 안면 및 신체 특징이 미묘하고 금단증상이 드러나는 경우가 많지 않기 때문에 부주의, 과잉행동, 학습장애가 두드러지게 나타나는 취학전 · 후가 될 때까지 진단되기는 어렵다.[735,753,754] 늦게 진단을 받은 아동은 조기 개입 및 성장발달에 필요한 것을 해결할 수 있는 여러 가지 서비스를 놓칠 수 있다. 태아가 알코올에 노출된 것으로 알고 있거나 FAS가 의심되는 유아는 퇴원시 발달 추적 서비스를 받아야 한다.[732,741]

신생아 금단 증후군 *Neonatal Abstinence Syndrome*

산전에 엄마가 마약을 사용한 경우 이 약물에 태아도 의존성을 보인다. 임신 중 흔히 사용하는 약물 중 의존성과 금단증상을 보이는 약물에는 헤로인, 메타돈, 그리고 처방된 통증치료제들이 있다. 만삭아들은 미숙아들보다 더 심한 금단 증상을 보인다. 지방층에 약물이 축적되기 때문에 재태연령이 늘어날수록 이런 약물에 더 의존성이 있게 된다. 출생시 약물을 더 이상 주지 않으면 아기는 금단 증상을 보인다.[757,758]

급성 마약 금단증상의 시작은 생후 첫 수시간 내에서 5일 이상까지 다양하다. 증상은 보통 약물의 종류, 사용기간, 재태연령, 그리고 엄마가 마지막 복용한 양에 따라 24~48시간에 보통 알 수 있다.[350,755,759] 아기가 여러 약물에 노출되는 것은 드물지 않다; 여러 약물에의 금단증상은 methadone 또는 아편 단독 사용시보다 더 심한 금단증상을 나타낸다.[756,757,759,763,764] 금단증상은 과민성, 진전, 경기, 무호흡, 근긴장도의 증가, 수면장애, 심부건반사의 항진, 비협응, 과민하게 빨기, 비효율적인 빨기와 삼키기. 그리고 고음의 울음소리와 새된 울음소리이다.[755,757,759,764,765]

증상이 있는 아기의 치료는 타이트하게 감싸주기, 안아주기, 흔들어주기, 소리와 빛의 외부자극 줄이기, 필요하면 고칼로리의 식이를 공급해주는 것이다. 이러한 보존적 치료에 반응하지 않는 아기들은 약물을 추가한다.[350,755-757,759,765,766] 약물치료 대상인지의 판단은 신생아 금단 척도상의 객관적 측정에 의거하여 내린다. 가장 흔히 사용되는 신생아 금단 척도는 Finnergan이 만들었다.[767,768] 신생아집중치료실 Network Neurobehavioral Scale은 Finnergan척도를 포함하면서 성숙도, 행동조절, 그리고 자가조절도 평가한다. 투약을 증량해야 할지 또는 점차 줄여 나가야 할지에 대한 판단 또한 금단증상 척도에 따른다.[755-757,766] 신생아 금단 증후군(NAS)의 치료약물에는 신생아 모르핀액, 신생아 아편액, 진통제, phenobarbital, diazepam, methadone, 그리고 clonidine이 있다.[757-760,755,756,769-771,772]

NAS아기는 체중이 낮고 신장과 두위가 작다. 종종 억압되어 있거나 일관되지 않은 상호작용을 보인다. 그리고 자기진정이 잘 되지 않으며 이는 발달에 영향을 줄 수 있다. 그 이외에도 NAS의 치료는 수주에서 수개월의 입원이 필요할 수도 있는데 이것은 엄마와의 애착과 전반적 발달을 방해할 수 있다.[350,756,759,765,766] NAS가 있는 아기들을 주기적으로 경과를 관찰한 결과 과잉행동, 학습행동장애, 그리고 사회적 적응이 좋지 않음을 발견하였다.[766] Kartin 등은 산전에 알코올과 약물에 노출되었던 학령기전 아동의 발달학적 결과가 또래보다 낮았다고 하였다.[773-775] 이러한 낮은 수행의 결과가 산전에 약물 노출 때문인지 약물남용으로 유도한 환경적 요인 즉, 엄마의 성격, 흡연, 복합약물 사용, 빈곤 등 외적인 환경요인이 어느 정도 관련되었는지는 아직 불분명하다.[350,766] 신생아 약물 노출과 발달학적 결과사이의 직접적 연관을 말하기는 어렵지만 이러한 아동과 가족은 사회적, 행동적, 그리고 발달 문제에 위해요소를 가지고 있음은 틀림없다. 그러므로 면밀한 주기적 추적관찰과 조기 중재같은 엄마-자녀 서비스의 제공이 필요하다.[758,773,774]

만삭아와 후기 조산아의 물리치료 평가와 중재 Physical Therapy Assessment and Intervention for the Late Prterm and Term Infants

신생아집중치료실의 만삭아와 후기 조산아는 복잡한 건강 상태로 인해 매우 허약해질 수 있다. 조산아를 다룰 때, 치료사는 임신 35주 조산아는 만삭 아기 뇌의 65% 뇌 무게이고 고랑(sulci) 적음을 상기해야 한다.[665] 이 사실은 후기 조산기간 동안 급격한 유아의 두뇌 성장과 발달 변화가 있음을 강조하게 된다. 신생아 치료사의 최우선 임무는 유아의 성장과 발달을 지원하는 것이다. 모든 물리 치료 중재는 유아의 수면을 방해하지 않고 입원에서 오는 부담외 추가적인 스트레스를 유발하지 않도록 주의 깊게 시간을 정하고 관리해야 한다. 또한, 중재 비용은 검증된 유익에 대해 신중하게 부과해야 한다. 불행히도, 신생아 물리 치료에서 많은 중재에 대한 확실한 근거는 거의 없다. 또한 물리 치료 중재는 부모 역할을 수행하는 가족을 지원하는 것도 중요하다.

신생아집중치료실에 있는 만삭아나 거의 만삭아는 복합적 의학상태로 인하여 매우 약하다. 물리치료사는 엄마 병력/산전병력, 출산력, 과거병력, 현병력, 의학적 검사/연구소견, 내외과적 치료, 투약, 그리고 중재와 투약에 대한 영아의 반응, 신생아 통증 척도 평가를 포함하여 챠트를 살펴본다. 만약 할 수 있다면 가족의 심리 사회적 병력과 관심을 평가하고 사회사업가와 의논해야 한다. 치료사는 생리적 상태, 치료중의 어떤 변화, 그리고 그 날 있었던 일에 대해 간호사로부터 새로운 정보를 얻어야 한다. 가족과 아기의 상태에 대한 이해와 아기에 대한 가족의 관점을 의논하면 그들과의 관계 설정에 도움이 되고 가족 교육을 포함한 치료중재를 계획하는데 도움이 될 것이다.

아기에 대한 평가는 어떤 호흡보조를 받고 있는지, 중심라인과 팔다리에 있는 주사라인, 섭식을 위한 튜브 등이 있는지 살펴보는데 이것들은 아기의 취약함을 보여주는 지표가 될뿐 아니라 아기의 자세와 능동적 움직임에 제약을 줄 수도 있기 때문이다. 관찰적 평가에는 아기의 활력징후, 호흡패턴, 행동상태, 부종의 유무, 선호하는 자세, 그리고 능동적 움직임을 평가한다. 피부에 정렬, 움직임 그리고 기능을 방해할 수 있는 손상이나 상처가 있는지 살펴본다.

신생아가 MAS 또는 PPHN과 같은 의학적 상태에서 회복되었지만 여전히 심하게 아프고 생리 기능을 촉진하기 위해 많은 양의 의료 지원이 필요한 경우에는 평가를 허용하지 않을 수 있다. 태변흡입 증후군 또는 신생아의 지속적 폐고혈압으로부터 회복된 아기들은 여전히 매우 아프고 생리적 기능향상을 위해 계속 많은 의학적 처치가 필요하기 때문에 손으로 하는 평가를 잘 견디지 못할 수도 있다. 또 산전 감염에 노출된 아기도 매우 아프고 핸들링을 잘 견디지 못할 때가 있다. 약물노출로부터 발생한 금단증상이 있는 동안 아기는 핸들링의 자극을 잘 견디지 못할 것이다. 이 입원 시기에는 치료사는 주로 간호사와 가족에게 자문을 해주어 아기의 편안함, 생리적 기능을 위한 자세와 환경적 수정에 관한 제안을 해주고 가능하다면 이후의 발달을 위한 자세정렬에 대해서도 제안해준다.

핸들링을 받아들일 수 있을 정도로 안정된 아기의 평가는 호흡의 상태와 패턴, 다른 자세에서의 호흡 효율성, 피부상태, 행동조직화, 자세와 정렬, 수동 및 능동적 관절움직임 범위, 근긴장도, 반사의 유무 및 대칭성, 능동적 동작의 양과 질, 자세조절, 감각자극에 대한 반응, 시각추적, 청각에 대한 반응(국소적 위치 인지), 그리고 사회적/상호작용적 기술을 포함하여 평가한다. 만약 적절하다면 표준화된 평가도구를 사용하여 시행한다. 물리치료 중재는 각 아기의 강점과 관점에 기초한다. 아기의 의학적 상태와 신생아집중치료실 환경안에서의 아기의 시급한 욕구에 따라 우선 순위를 정한다. 핸들링을 할때 아기의 심폐기능과 행동적인 힌트를 관찰하는 것이 중요한데 이런 아기들은 또래의 다른 아기들보다 많은 활동을 견디지 못할 수도 있다.

산전 약물에 노출되었다가 금단을 보이는 경우 종종 긴 입원기간이 필요하고 특정욕구가 있을 수 있다. 이 아기들은 일반적으로 더 자라고 생리적으로 안정되어 있을 때도 행동조직화가 좋지 않아 너무 긴 깊은수면, 졸린수면, 수면과 우는 상태에서의 동요, 당황스럽게 깨기가 자주 나타난다.[775] 평가에는 이전에 말했던 모든 요인들과 신생아 금단 증상 척도의 평가가 필요하다. 평가에 중점을 두고 편안한 측정, 특히 금단 초기에 더욱 편안한 측정이 요구된다. 중재에는 핸들링 동안 감싸주고 깊은 압박감을 주며 침상에서의 자세를 통하여 몸 전체를 폭 안기도록 싸주고 소음과 밝은 빛의 자극을 줄이는 환경적 수정을 해주고 깊은 수면을 취할 수 있도록 촉진해주는 것이 들어있다. 깊게 눌러주는 마사지가 어떤 아기들은 도움이 되고 부모와의 애착을 더 좋게 해주기도 한다. 부드럽게 흔들어주거나 하는 것은 부드러운 전정감각자극인데 어떤 아기들에게는 효과적이다.[776,778] 이러한 아기들은 좀더 자라서 이러한 활동을 견디는 것이 가능할 때 적절한 발달학적 중재를 제공하여야 한다는 것을 기억하는 것이 중요하다. 치료사는 가족구성원이 영아의 욕구를 이해하고 차분하고 적절한 발달학적 애착을 형성하도록 하는데 도움을 줄 수 있다. 입원기간동안의 우선순위는 애착을 증진하고 발달시키는 것인데 수주에서 수개월이 걸린다.

산전에 알코올에 노출되었던 아기는 금단증상을 보이지 않을 수도 있고 신생아기에 발달학적 문제를 보이지 않을 수도 있다. 치료사는 온전한 평가를 하고 어떤 필요성 또는 관점이 있는지 말해주어야 한다. 입원환자로서의 평가상 특정 소견이 있든지 없든지간에 장기적으로 발달학적 문제가 발생할 위험이 있기 때문에 영아는 퇴원시 다시 한번 발달학적 관찰을 필요로 한다.

집으로의 퇴원 Transition to home

보통의 퇴원계획은 입원 첫날부터 시작되지만; 의학적으로 불안정한 아기가 생존이 불분명할 경우는 이렇게 하는 것이 너무 이르다. 퇴원의 정확한 날짜는 예측할 수 없는데 아기가 일정하게 생리적 안정성을 보이기 시작할 때 퇴원계획을 위한 발걸음을 시작할 수 있다. 신생아집중치료실를 떠나는 아기는 보통 장기간으로 추적관찰을 하게 되고 가족은 자신들의 아기를 관리하는 것을 배우는 시간이 필요하다. 현재의 조기퇴원 경향은 가족이 좀 더 어린, 덜 안정된 아기를 돌보게 됨을 의미하므로 퇴원계획을 세울 때 가능한 빨리 가족을 같이 참여하게 해주어야 한다.

좋은 퇴원계획이란 분명히 확인할 수 있는 목표와 함께 아기와 그 가족 모두에게 점차적인 것이어야 한다. 이러한 목표는 가족과 의료팀과 함께 이야기되어야 하며 중복되고 산발적으로 하는 가족교육의 방지 및 추적관찰이 되지 않는 것을 방지하고 지역사회의 보건, 발달의 지원체계와 연계되게 해주고, 진료의 접근이 지연되지 않고 집에서의 아기와 가족이 잘해나갈 수 있도록 해주는 것이 필요하다.[779-782] 의료팀은 아기 가족의 특별한 강점과 욕구를 평가할 필요가 있는데 이것은 아기를 돌볼 수 있는 가족의 능력, 필요한 자원, 사회적 지원, 그리고 가정에서의 물리적 시설을 포함한 평가이다. AAP[779]는 적어도 두 명의 수행가능한 가족 구성원이 배워서 아기에게 해줄 수 있기를 권한다. 조산이었고 산전 약물에의 노출이 있었던 아기들은 애착이 잘 형성되지 않을 위험성과 학대의 위험성도 가지고 있다. 아기를 위험에 노출하는 것은 낮은 교육배경, 사회적 지원이 없는 경우, 결혼생활이 불안정한 경우, 산전의 간호방문이 뜸했던 경우, 약물남용, 그리고 입원 중 가족의 방문이 적었던 경우이다. 능동적인 부모의 참여와 퇴원 후 돌볼 준비를 한다는 것은 가족이 아기를 집에서 돌볼 준비가 되었다는 것을 보여준다.[779,781]

신생아집중치료실로부터의 퇴원에 적합한 의학적 상태는 지속적으로 체중이 늘고 실온의 실내에서 정상체온으로 조절할 수 있고 구강 또는 튜브를 통한 영양공급이 되어있고 무호흡과 서맥이 5일동안 없는 상태이다.[779,781] 레벨 II와 III의 어떤 치료실에서는 퇴원기준을 재태연령과 체중으로 정하고 있다. 집에서도 할 수 있게 능률적인 섭식과 투약방법이 필요하다. 퇴원을 위한 교육은 조기에 시작하여 가족이 정보를 얻고 능숙해지는데 걸리는 시간을 여유있게 가지도록 한다. 가족에게 아기를 돌보는 시간표를 제공하여 미리 병원에서 가족만 아기 옆에 있어보게 하여 집에서와 비슷한 상황을 미리 경험해보고 퇴원에 대비할 것을 권장한다. 이것을 "rooming in"이라고 한다.[779,781]

물리치료 계획은 집에서의 시행을 위하여 수정해주며 불필요한 소모없이 가족이 아기를 모두 돌볼 수 있게 해준다. 치료사는 가정이란 변화된 환경에서도 잘 할 수 있게 자세를 취해주는 것과 적절한 감각경험, 그리고 발달학적 활동에 관하여 가족을 도와줄 수 있다. 신생아집중치료실에서는 자세지지가 흔하다; 그러나 AAP[374]는 영아는 잘 때 바로누운자세로 해야 하고 잠자는 환경내에는 부드럽고 푹신한 침구와 봉제인형이 없어야 한다고 강력하게 권장한다. 이것들이 기도를 막을 위험이 있기 때문이다. 치료사는 영아에게 점차 자세보조를 하지 않아도 되도록 계획을 세울 수 있고 필요시 바로누운자세로 자도록 전환시켜줄 수 있다.[783] 자세보조를 사용할 수 있는데 이는 깨어있는 동안의 활동과 놀이에 있어 어떤 아기에게는 매우 중요하다. 아기를 아기의자에 앉힐 때 담요로 말은 롤을 아기의 어깨 뒤에 받쳐주어 손이 중앙으로 오게 하고 대퇴부를 따라 받쳐주어 몸의 대칭성을 증진하도록 도와준다. 아기가 깨어있을 때 엎드린 자세에서 안전하게 놀 수 있도록 가족을 교육해주는 것이 중요한데 이것은 바로누운자세 수면권고에는 빠져있는 사항이다. 영아가 깨어있을 때 지켜보는 가운데 엎드리게 해서 놀이하는 것은 어깨, 목, 그리고 몸통

근육을 똑바로 하는데 도움이 되는데 이는 앞으로의 대근육 운동기술을 위한 준비이다.

집중치료가 필요했던 아기들은 집으로 퇴원한 이후에도 빛과 소리에 대해 과민한 반응을 계속 보일 수 있다. 집이란 환경으로 성공적으로 진입하기 위하여 치료사는 아기의 취약한 부분을 부모가 알 수 있도록 도와줄 수 있고 적절한 세팅을 위해서 집을 수정하고 그에 따른 제안을 하여 도와줄 수 있다. 부모는 빛을 약하게 하고 밝은 빛을 가리고 아기 주변에서의 소리를 최소화하여 자가조절을 도와주며 각성과 상호작용을 도와준다. 치료사는 문제해결을 위한 역할모델로 도와주며 아기의 현재 계속 변화하는 욕구에 대해 적응할 필요가 있다.

발달학적 활동은 아기가 자라면서 또한 시간에 따라 변화할 것이다. 부모는 아기의 연령을 조산에 맞춰 교정연령으로 계산하고 이에 따라 기대하는 발달수준을 알 수 있어야 하는데 예를 들어, 퇴원시 역연령 4개월이지만 교정연령은 1개월인 경우가 그 예이다. 장난감과 놀이도 교정연령에 따라야 한다. 활동에 대한 제안은 각 아기에 따라 다르다; 그러나 초기 영아시기에 대부분의 아기에게는 공통적인 요인이 있다. 진보된 기술의 호흡기를 달았던 아기, 호흡하기 힘들었던 아기, GER이 있었던 아기; 의학적 상태 때문에 바로누운자세만 취해야 했던 아기; 조산으로 인하여 자궁내에서 웅크리고 꽉 끼는 경험을 하지 못했던 아기들은 머리, 몸통, 그리고 사지의 굽힘을 시작하는데 어려움이 있다는 것이다. 자세를 취해주는 것에 대해 가족이 교육을 받고 아기가 할 수 있는 범위내에서 쉽게 굽힘자세를 취해줄 수 있는 기술을 교육받아야 한다. 예를 들어, 부모는 아기를 자신들의 무릎위에 놓고 다리는 요람처럼 하며 머리를 중앙부로 오게 하고 턱은 약간 앞으로 끌어당기고 어깨는 앞으로 나오도록 해주는 것이다. 아기가 자신의 다리를 부모배에 대고 굽힘하게 해주어야 한다. 이러한 자세에서 아기는 아래쪽으로 시선을 모으고 턱은 약간 앞으로 끌어당긴 자세로 부모 얼굴을 응시할 수 있다(그림 4.24). 가족의 일상생활에 함께 하는 기타 활동들도 제공해줄 수 있다. 교정연령이 만삭이거나 그에 가까운 아기들의 활동은 대칭성, 굽힘 그리고 중앙부를 지각할 수 있는 활동들이어야 한다.

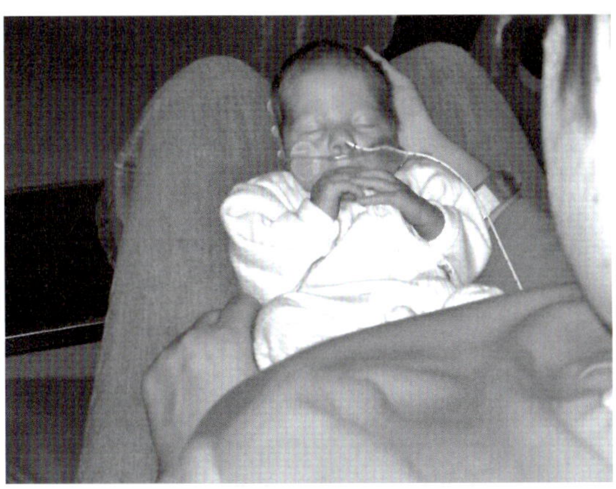

그림 4.24 부모 무릎위에 바로누운자세 자세로 있으면서 상호작용하는 아기

가족에게 가정 프로그램을 제공하는 이외에도 조기중재와 같은 지역지원에도 연계를 해주어야 한다. 조기중재 서비스는 미국 전역에 있는 프로그램인데 연방과 지역정부에 의한 기금으로 운영되고 있으며 이는 장애인 교육법(IDEA)에 따른 것이다. 조기중재 서비스에서 영아와 가족에게 발달학적 서비스를 제공한다. 이러한 프로그램은 발달학적 지연위험이 있는 영아와 그 가족에게 다양한 치료와 교육서비스를 제공해준다. 그러나 프로그램에 의뢰되는 시점과 서비스 시작간의 간격이 45일이 넘을 수 있다.[784] 그러므로 외래 또는 사설기관에서 가정에 기본하는 치료를 조기중재 서비스가 시작되기 이전에 중간단계로 받을 필요가 있을 때도 있다. 이러한 중간 서비스는 부목을 대고 있거나 팔 신경얼기손상같이 말초신경 손상이 있어서 자주 모니터가 요구되는 영아에서 특히 필요할 때가 있다.

신생아 추적관찰 서비스
Neonatal follow-up services

신생아 집중치료가 필요하였던 영아들은 주요한 또는 경미한 장애의 위험이 높다. 고위험 영아들 중 48%가 저긴장증 또는 과긴장증 같은 일시적인 신경학적 이상을 보이고 이중 10%는 뇌성마비, 뇌수종, 맹아, 간질, 그리고 청각장애 같은 주요한 신경학적 장애아가 된다.[377,393,785–790] 경미한 신경발달학적 장애 그리고 신경행동학적 장애에는 만삭으로 태어난 형제보다 지능이 낮음, “분노발작 조절” 문제, 언어지연, 소근육 운동장애, 시각–운동협응, 감각통합문제, 사회적 능력의 부재, 정서적 미숙함, 주의력 결핍, 학습장애, 그리고 궁극적으로 학업성취가 낮음 등이 있다.[791] 이러한 장애는 생존자들 중에 흔하며 나이가 들어가면서 더 뚜렷해진다.[72,352,368,396,790–796] 그 이외에도 집중치료가 필요했던 저체중아와 심하게 아팠던 만삭아, 또는 거의 만삭아도 잦은 재입원, 단락술 합병증, 정형외과 수술과 눈 수술, 만성적 폐질환, 그리고 영양소모증 같은 장기적 후유증을 보인다.[393,549,785,793,797,798] 이러한 이유로 신생아집중치료실 졸업생들은 특수한 장기추적 서비스를 필요로 한다. AAP는 이러한 아이들의 결과에 관한 정보를 제공해주기 위하여 잘 계획된 퇴원 후의 추적뿐 아니라 이러한 발달학적 관점을 위한 경과 관찰도 권장한다.[779,786] 대부분의 신생아집중치료실는 이러한 고위험군의 신생아들의 결과를 모니터하고 결과에 대한 집중치료실의 효과를 판단하기 위해 추적관찰 프로그램을 운영한다. 그 이외에도 이러한 프로그램은 결과의 데이터베이스, 단일센터 연구, 그리고 여러 센터가 동시 참여하는 연구들을 수행한다. 추적정보는 시간경과에 따른 성장지표(두위, 신장, 그리고 체중), 섭식, 영양, 약물 투여, 질환과 입원, 통증, 가정에서의 테크놀러지 이용(산소, 무호흡 모니터, 영양공급 튜브/펌프), 수면자세와 패턴, 자동차 시트 이용, 다른 전문가의 경과관찰, 가정환경, 돌봄계획, 부모의 관점, 그리고 의학적, 신경학적 검사를 포함한다. 표준화된 발달평가는 추적관찰 프로그램중에 들어있다. 선택할 수 있는 여러 가지 것들이 있는데; *Bayley Scale of Infant Development Edition Ⅲ(BSID Ⅲ)*은 0~42개월까지의 영아발달을 측정할 수 있다. BSID Ⅲ에 많은 추적관찰 프로그램 중 특정영역 위주의 평가 즉, 사회적, 정서발달, 대근육과 소근육, 언어와 행동발달 그리고 가족 기능 등에 초점을 맞춘 평가를 조합하여 사용하기도 한다.[785,786] 추적관찰서비스는 퇴원팀, 물리치료사, 지역 소아과의사, 가정방문간호사 또는 양육자가 조기경과를 관찰할 이유가 특별하게 없으면 아기는 보통 교정연령 4개월에 본다(퇴원 후 첫 번째 하게 되는 소아과의의 진료와 혼동하지 말 것). 일반적으로 기관지절개술, 산소보충기기, 무호흡 모니터, 그리고 영양공급튜브와 같은 것을 가지고 퇴원한 아기들은 퇴원 후 첫 1개월에 다시 보아야 한다. 첫해에는 3개월마다 경과 관찰을 하며 두 번째 해에는 매 6개월마다, 3세부터 학교 입학까지는 1년에 한번 보게된다. 그러나 특수한 관심영역을 모니터할 필요가 있을 때에는 이 스케쥴보다 좀 더 자주 볼 수 있다. 연구의 일환으로 포함되어있는 아기는 특정 연구 스케쥴에 맞춘 횟수에 따라 보게된다.

경과관찰팀은 보통 많은 영역의 전문가로 구성되는데 발달학 소아과전문의, 신생아전문의, 소아임상간호사, 사회사업가, 임상심리사, 영양사, 물리치료사, 작업치료사 그리고 언어치료사이다. 행정적 지원요원에는 임상 코디네이터, 데이터 매니저, 그리고 비서가 지원해준다. 경과 관찰 클리닉은 성격상 여러 영역의 전문가 협력팀이라는 성격이므로 방문을 아주 효율적으로 조절하여 고위험군 아기와 가족의 욕구를 이해하고 충족해 주어야 한다. 가족은 종종 클리닉 구성원을 자신들의 아기를 돌보는 "베테랑"으로 생각한다. 그리고 그들에게 외부의 건강 관련인이 제안한 사항을 확인하려고 한다. 결과 관찰팀의 어떤 구성원은 신생아집중치료실 입원기간동안 아기와 가족에게 서비스를 제공하였기 때문에 가족이 이들과는 편안함과 친숙함을 느낄 수도 있다. 그러므로 입원하고 있는 동안에 확인된 가족의 욕구를 잘 파악하여 좀 더 효과적으로 부응할 수 있게 된다. 그리고 가족도 새로운 관점에 대한 이야기를 좀 더 쉽게 이야기하게 된다. 사회사업가는 재정적 문제를 확인하고 말해주어야 하며 가난, 주거, 약물남용, 그리고 교육의 부재와 같은 사회적 위험요인에 대해 인지하고 이것들이 아기의 건강과 발달에 추가로 미치는 영향에 대한 이야기를 할 수 있다. 엄마의 교육수준과 사회경제적 상태는 신생아집중치료와 전형적으로 동반된 생리학적 위험요소를 더 가중시킬 수 있는 것으로 밝혀졌다.[72,368,799,800,801]

물리치료사는 아기 움직임의 질적인 면을 검사할 수 있는 발달학과 운동학에 관한 지식이 있어 고위험군 영아를 추적 관찰하는데 독특한 강점을 가진다. 동작 패턴의 기본적인 요소를 이해하고 있으므로 아기가 발달을 진전시킬 수 있는 균형있는 동작패턴 레퍼토리를 발달시키는 중인지 아닌지 분별할 수 있다. 또는 이러한 발달진행을 가로막는 비적응적 패턴을 아기가 지속적으로 사용하는지 알 수 있다. 물리치료사는 발달과 발달에 대한 장기적인 결과를 이해하고 있으므로 고위험군 영아의 추적관찰에서 일정 부분을 담당하는 것이 유용하다. 신생아집중치료실에서 보였던 어떤 "경계 신호"가 시간경과에 따라 영아에게 어떤 변화를 일으키는지 관찰하는 것도 중요하다. 경계신호는 영아의 발달에서 일시적으로 나타나기도 하고 좀 더 정상적인 발달로 대치되기도 하기 때문이다. 비록 슬픈 일이긴 하지만 비정상적 신경발달학적 결과를 드러낸 신생아집중치료실에 있었던 아기를 추적관찰에서 보는 것은 많은 공부가 된다. 추적관찰은 치료사로 하여금 다양한 평가도구를 찾아보는 계기가 되고 아기의 수행상 약간의 미세한 점이라도 주의깊게 살펴보는 도전을 던져준다. 추적관찰 클리닉의 참여로 인하여 지역의 제한적인 자원과 반응도 보게 된다. 그리고 아마 효과적이라고 증명된 새로운 자원을 학습하는 기회가 될 수도 있다. 그 이외에도 치료사는 신생아 추적관찰 프로그램에 참여함으로써 가족의 복원력과 신생아집중치료실에서부터 시작되어 지속되는 가족의 어려움도 보게 된다. 신생아 추적관찰 클리닉에서의 경험은 치료사에게 신생아집중치료실에서 아기를 볼 때 풍부한 정보를 가지고 볼 수 있게 해준다. 이것은 신생아집중치료실 아기를 볼 때 기본이 되며 퇴원 권유를 할 때 그리고 이후의 결과에 대하여 부모와 이야기할 때의 기초지식으로 활용할 수 있다.

요약

지난 세기동안 신생아학이라는 전문영역은 시간에 따라 변화하며 발전되어 왔다. 그리고 신생아집중치료실에서 물리치료사의 역할도 변화가 있었다. 조산아 발달, 환경이 미치는 효과, 신생아 관리, 영아 발전을 위한 가족참여에 대한 이해가 높아짐에 따라 물리 치료사는 NICU내에서 독특하고 전문적인 발달전문가로 활동할 수 있는 기회가 생겼다. 이러한 요구를 적절히 효과적으로 수행하기 위하여 치료사는 태아와 영아의 행동과 발달; 임신, 출산 그리고 신생아집중치료실에서 부모역할 수행과 관련된 가족 스트레스; 위험요인; 장기적 발달결과에 관한 깊이있는 지식과 의학상태와 중재에 대한 지식이 필요하다. 그 이외에도 물리치료사는 신생아집중치료실과 추적관찰 클리닉에서 일을 할 때 조언을 해 줄 수 있는 조언자를 두어야 한다. 물리치료사는 또한 고위험 영아 및 그 가족을 치료하는 치료팀의 일원이 되는 것이 중요하다. 빠르게 변하는 테크놀러지와 그 관리, 그리고 아기의 건강과 발달에 대한 효과에 참여할 수 있어야 한다. 이렇게 하려면 물리치료학과 신생아관련 문헌을 계속 공부하여 최신의 지식을 유지해야 한다.

신생아집중치료실에서 근무하는 물리치료사는 앞서 말한 고도의 지식과 기술과 시간, 훈련, 그리고 고도의 임상 수행능력을 획득하기 위해 조언자를 두어 섬세하고 지식적으로 풍부하고 지지적인 치료를 아기와 가족에게 제공해줄 수 있어야 한다. 신생아집중치료실 물리치료사가 되는 것은 의미있으며 시간을 들이고 훈련을 한 만큼 보람이 있는 일이다.

사례연구들

사례연구 1

Kayla Kayla는 23주 3/7일의 재태연령에 570g으로(그림 4.25) 결혼한 G2P2 엄마에게 태어났는데 산전 관리를 잘 받았다. 엄마는 합병증으로 group B streptococcus 감염이 되어있었고 22주에 질출혈을 하였으며 23주 3/7일에 조산통이 시작되었다. 이때 자궁경부가 열렸고 수축이 시작되었다. 질을 통하여 둔위로 분만되었고 Apgar점수는 1분에 4점, 5분에 7점이었다. 분만실에서의 응급처치로는 기도삽관, 양압환기법, 표면활성제가 투여되었다. Kayla는 신생아집중치료실로 옮겨졌는데 일반적인 호흡기를 달고 동맥주사와 정맥주사통로를 확보하였다. 멍드는 것 때문에 광선치료를 하였다.

호흡상태가 악화되었기 때문에 Kayla는 CMV로 전환하기전 HFOV를 33일동안 하게 되었다. 기관삽관을 제거할 수 있었고 2개월 후에는 일반 호흡기의 CPAP를 걸었다. CPAP 2주후 비강 튜브만을 남긴채 호흡기를 떼었지만 2주후 패혈증이 와서 다시 기도삽관하고 인공호흡기를 달았다. 2주후에는 다시 기도삽관을 제거하고 비강 튜브만을 두었다. 마침내 143일째 모든 호흡보조를 제거할 수 있었다.

Kayla의 입원은 여러 합병증으로 점철되었는데 BPD, 폐간질 폐렴, 수술이 요구되는 큰 동맥관 개존증, 고빌리루빈혈증, 경미한 폐판막 상부협착증, 뇌막염, pseudomonas 기관염(tracheitis), methicillin 저항성 staphylococcus aureus(MRSA)감염, 그리고 폐렴을 포함한 여러 번의 패혈증을 겪었다.

통증 관리

Kayla는 생후 첫날부터 통증에 관한 관리로 모르핀을 투여받기 시작하였다. 점차 감소하는 스케쥴에 따라 용량을 완전히 줄여서 끊을 때까지 34일이 걸렸다. 다시 기도삽관과 인공호흡기가 필요했던 생후 120일째 모르핀을 재투여하게 되었다. 133일

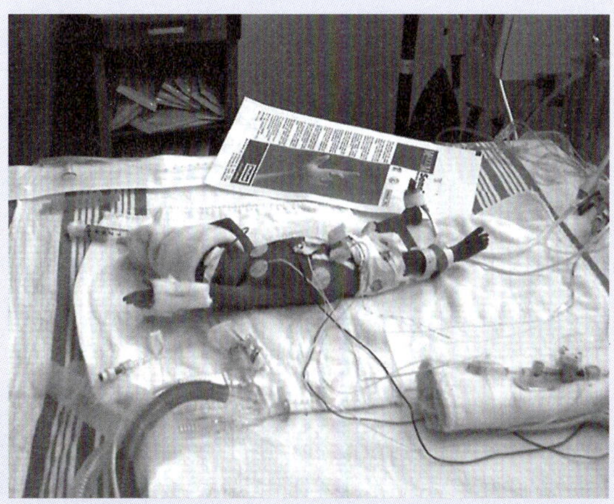

그림 4.25 Kayla는 출생후 안정되었다. 아기의 신체크기를 장갑봉투 크기와 비교해보자.

째부터 서서히 모르핀을 줄여나가고 143일째는 중단하였다. 아기는 이러한 줄여나가는 스케쥴을 잘 참아냈으며 의료진은 신생아 금단척도 점수를 면밀히 검사하였다. 입원기간동안 Kayla는 모든 의료진이 통증에 대해 평가하였다. 통증평가는 물리치료사도 하였는데 이에 대하여 치료사는 아기와 상호작용을 한 세션마다 기록해두었다.

물리치료서비스

Kayla는 생후 2주에 물리치료서비스로 의뢰되었다(재태연령 25주). 치료사는 아기의 의학챠트를 통하여 병력을 알고 간호사와 아기의 상태에 대해 의논하였다. 간호사는 아기가 매우 과민하고 손으로 하는 돌보기에 매우 불안정한 반응을 보인다고 하였다. 물리치료사는 Kayla를 요람에서 간호전, 간호동안 또 그 후에 관찰하였다. 이시기동안 Kayla는 기도삽관이 되어있고 HFOV가 필요했고 광선치료중에 있었다. 아기는 목이 과폄되어 있고 몸통과 하지도 폄되어 있었다. 간호전 부드럽지 못한 갑작스런 진정이 안되는 움직임을 보였다. 소리와 빛에도 과민하였다. Kayla는 핸들링을 잘 견디지 못하고 간호시 자세변화도 잘 참아내지 못하였다. 아기의 스트레스 징후는 피부색의 변화, 심박동수의 증가, 산소불포화도, 머리와 몸통을 활처럼 휘고 사지의 폄자세를 보이는 운동스트레스 징후였다. Kayla는 자가진정 행동을 잘 이용할 줄 몰랐고 외부지지로 진정되는 것이 어려웠다. 아기는 이완되는 자세를 유지할 수 있는 세팅이 되도록 충분한 시간동안 tucking을 촉진해주고 단단히 감싸주는 것에 대해 좋은 반응을 보였다. 간호이후 아기는 창백하고 탈진된 것처럼 보였다.

물리치료 목표

이시기의 물리치료의 목표는 다음과 같다:

1. 환경적 스트레스를 줄이기
2. 진정되는 행동을 증진하기
3. 진정및 근골격계 발달을 위한 최적의 정렬을 위한 굽힘자세 증진하기
4. Kayla가 보이는 신호을 알고 반응하기 위하여 가족과 양육자를 도와주기
5. 발달학적 지지치료에 관해 가족 교육해주기

다음과 같은 제안을 한다:

1. 아기의 요람을 가려서 환경으로부터의 스트레스를 최소화하고 아기의 눈을 밝은 빛으로부터 가린다. 사람들에게 침상에 붙여놓은 신호과 교육을 통해서 아기의 침상주변에서의 소음의 수준을 낮추라고 한다.
2. 간호활동에 보조 맞추어 tucking의 촉진, 느린 동작과 단단한 감싸기를 이용하고 증진된 tucking을 제공하면서 휴식기를 제공하기
3. 깊은 둥지처럼 하여 그 속에서 굽힘자세를 취하고 엎드린 자세, 옆으로 눕기 그리고 바로누운자세를 아기가 할 수 있는 만큼 번갈아 하도록 해주기
4. 머리를 손으로 받쳐 잡아주고 아기가 손으로 잡을 수 있게 해보고 자가진정을 위해서 공갈 고무젖꼭지를 주기

kayla의 엄마는 매일 아기를 보러와서 물리치료사는 엄마와 아기의 상태에 대해서 이야기하고 아기의 발달을 도와주기 위한 제안을 해줄 수 있었다. 함께 Kayla의 신호을 알아보고 진정과 애착형성을 위한 전략을 의논하였다. 저녁에는 아기의 아빠가 보러오고 엄마는 남편에게 아기의 발달을 지지해주기 위한 제안들을 말해주었다.

다음 2개월동안 Kayla는 매우 심하게 약하고 고도의 호흡보조가 필요한 좋지 않은 상태였으며 PDA를 결찰하는 수술을 받았고 패혈증도 있었다. 물리치료사는 Kayla를 계속 지켜보고 적절할 만큼 아기의 물리치료 방식을 수정하였다. 10주(재태연령 33주)에 Kayla는 HFOV를 떼고 일반적인 호흡기를 달았다. 여전히 핸들링을 잘 할 수 없었으나 고무젖꼭지나 굽힘자세로 단단히 감싸주기와 같은 방식으로 더 쉽게 진정이 되었다. 손을 머리로 가져가고 손을 쥐고 자가진정 행동을 보였다. 물리치료사는 간호사 및 가족과 계속 같이 일하면서 자가진정, 최적의 자세, 그리고 간호활동에 대한 지구력을 증진하기 위한 발달치료의 계획을 만들었다. 이 시기 Kayla의 부모는 캥거루 돌보기 방식을 익히고 있었고 매일 아기를 안아주었다(그림 4.26). 물리치료사는 캥거루식 돌보기동안 취해줄 자세에 대한 제안을 해줄 수 있었다.

Kayla는 의학적으로 서서히 좋아졌으며 재태연령 36주에도 여전히 인공호흡기가 필요한 상태였다. 핸들링과 자세변화를 견디는 능력은 더 좋아졌다. 고무젖꼭지를 빨며 폭 싸여있는 상태로 조용히 깨어있는 상태를 유지할 수 있었다. 외부의 도움을 받아도 시각적, 사회적 자극에의 지구력에는 제한을 보였다. Kayla는 빛과 소리에 매우 민감하였다. 물리치료 검사시 하지의 굽힘이 증가되었으며 완전한 가동범위를 보였다. 상지의 자세는 견갑골의 뒤당김, 어깨의 외전 그리고 외회전의 자세를 취하였다. 사지가 떨리면서 급작스런 동작을 하며 어느 정도 항중력으로 움직일

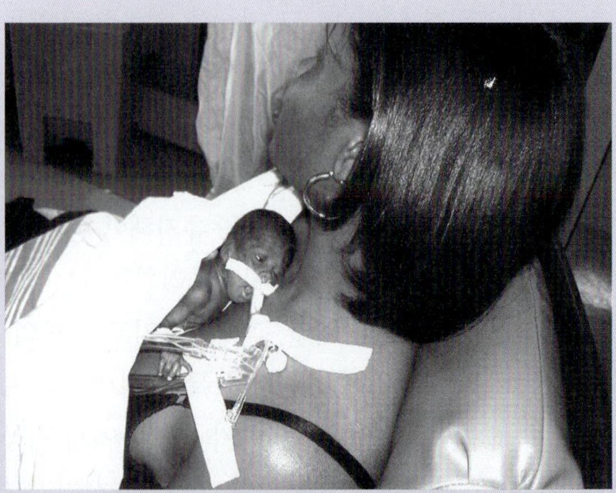

그림 4.26 Kayla와 엄마는 피부를 맞대고 안는 캥거루 돌보기를 연습하고 있다.

수 있었다. 아기는 여전히 자주 굽힘보다는 폄자세를 취하고는 하였다. 젤로 된 베개의 사용에도 불구하고 HFOV에서 보냈던 시간으로 말미암아 아기의 머리 옆쪽이 납작해져버렸다. 아기는 목 폄근의 단축을 보이면서 머리를 폄하고 있다. 흉곽, 요추, 그리고 천추 부위는 타이트함을 보였다. Kayla의 목표는 다음과 같다:

1. 조용하게 깨어있는 시간을 점점 늘리기
2. 자가진정의 능력 향상시키기
3. 경추근 단축의 감소와 함께 중립적으로 머리의 자세정렬하기
4. 요추 천추의 굽힘성 증가시키기
5. 견갑골과 견관절에서의 타이트함 감소시키기
6. 항중력적으로 굽힘 동작 증가시키기
7. Kayla 가족 및 보호자가 독립적으로 자세잡기 및 발달지지 활동하기

치료사는 계속하여 간호사와 가족과 함께 Kayla가 보이는 의미를 읽고 아기가 견딜 수 있을 만큼의 사회적 상호작용과 핸들링을 늘려갔다. 치료사는 또한 중앙으로 정렬되게, 굽힘자세 및 어깨관절의 앞당김 자세를 증진해주는 자세에 대한 제안을 해주었다. 요천추 부위에서 시작하여 근위부쪽으로 수주에 걸쳐 척추를 부드럽게 움직여주는데 이것은 Kayla의 반응에 따라서 한다.

그 다음달에 Kayla는 호흡기에서 CPAP로 전환하고 그 다음은 비강 튜브를 통한 산소공급을 받았다. 패혈증 때문에 호흡 안정성에 단 한가지의 단점이 남았는데 재태연령 43주에는 점차 호흡보조를 뗄 수 있었다. 치료사는 앞서 말한대로 집으로 퇴원시

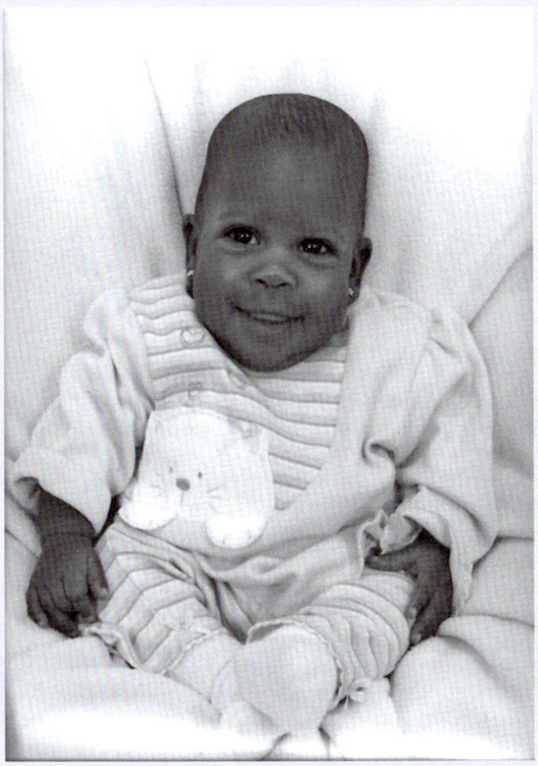

그림 4.27 역연령 7.5개월 또는 교정연령 3.25개월

까지 필요한 일들을 계속하였다. 퇴원시 주의해서 보아야 할 것은 다음과 같다:

1. 빛과 소리에의 민감성
2. 핸들링에의 제약
3. 경추와 견관절에서의 관절가동범위 제약
4. 자세반응의 지연

아기의 강점은 활발한 것이고 뚜렷한 행동을 보이는 상태였다. 자가진정하는 능력이 향상되었고 사회적 상호작용이 더 좋아졌다. 사물에 고정 응시할 수 있었고 좌우로 추시할 수 있었다. 부모는 아기의 행동적 의미를 알고 적절하게 반응할 수 있다. 부모가 집에서 해줄 수 있는 것들에 대해 제안하고 부모는 이러한 활동들을 독립적으로 수행할 수 있음을 보여줄 수 있었다. 재태연령 45주에 Kayla는 어떠한 호흡보조없이 우유병으로 먹으며 집으로 퇴원하였다. 추적관찰 서비스로는 안과와 특수 아기 클리닉(신생아 추적관찰), 심장전문의, 그리고 조기중재서비스를 받았다(그림 4.27).

사례연구 2 Baby J

병력

남자아기인 J는 37주 2/7일에 G4P3A1 AA인 24세 엄마로부터 자연분만으로 태어났다. 검사실 소견은 정상이었다. 아기는 3.375kg이었고 Apgar점수는 1분에 8, 5분에 8이었다. 지역병원의 일반 신생아실로 전원되었고 그곳에서 호흡곤란이 발생하였으며 산소공급을 받지 못하였다. 흉부방사선 사진은 특정 소견이 없었다. 12시간 수유한 이후 아기는 복부팽만이 보이고 매우 아픈 듯이 보였다. 복부 방사선소견상 공기증이 보였으며 남아 J는 외과적 평가를 위하여 지역아동병원으로 이송되었다. 3일째 아기는 복강경으로 회장을 절제하고 회장 창냄술을 시술받았다. 결과적으로 11cm의 소장이 절제되었다. 생후 17일째 수유를 시작하였는데 baby J는 복부팽만이 발생하였고 구토를 하였다. 23일째 소화기계를 촬영시 위문의 협착이 의심되었다. 아기는 곰팡이균에 의한 패혈증 및 amphotericin으로 치료한 병력이 있었다. Baby J의 부모는 결혼한 부부로 두 명의 학동기전 연령의 형제를 두고 있다; 맏이는 조기중재 서비스를 통하여 언어치료를 받은 적이 있다.

물리치료 검사

Baby J는 3.5주에 물리치료에 의뢰되었다. 수유는 이 당시 고영양 수유뿐 아니라 5mL의 Pregestimil을 입으로 3시간마다 먹고 있었다. 물리치료 검사는 벌려진 복부상처로 변이 흘러들어가는 것을 막기 위한 노력의 일환으로 오른쪽 옆으로 누운 자세에서만 가능하였다. 경미하게 팽만된 복부, 상처에 거즈를 덮은 상태, 회장 창냄술에 약간의 대변이 보이고 좌측 종아리 앞쪽에 중심 카테터 라인이 꽂혀 있었는데 아기는 평가내내 잠자고 있었

다. 검사동안 CRIES 통증 점수는 0~1이었다.

Baby J는 수면상태에서 10번의 감각자극 시도 중 빛에 대해서는 견디지 못하였고 딸랑이는 6번 시도 끝에 익숙해졌다. 자고 있었기 때문에 근긴장도는 약간 감소하여 있었다. 자세에 대한 주의사항과 수면상태였기 때문에 처음 검사는 제한적이었다. 아기의 물리치료 진단은 의학적 상태 및 앞으로 있을지 모르는 장기 입원으로 인한 발달지연의 위험이 증가한 것이라는 것이었다. 이후 일주일에 두 번 물리치료를 받았는데 진행중인 평가, 부모교육, 그리고 발달학적 자극을 위해서였다. 초기의 단기간 목표(4주)는 세션중 8~10분 깨어있기, 8~10초간 얼굴응시하기, 똑바른 자세로 안았을 때 위가슴을 받쳐주면 머리정위반응이 앞 뒤로 잘 나오기, 부모가 아기를 편안하게 안아줄 수 있게 되는 것으로 잡았다. 장기목표는 15개월에 연령에 맞는 발달 기술을 성취하기로 잡았다. Baby J의 두 번째 물리치료 세션에서는 서로 뚜렷이 구분되는, 기면상태와 각성상태로의 전환이 서서히 이루어짐을 보여주었으며 치료사의 얼굴을 바라보고 엎드린 자세에서도 기도가 유지되고 앞 뒤로의 머리정위반응이 나오고 하지는 양측 굽힘근의 긴장도가 대칭적이었다. 아기의 능동적 움직임은 약간 떨렸으며 아래팔은 우측에서 좌측으로 회전되어 있었다. 자동보행반응은 보이지 않았다.

물리치료 과정

Baby J의 부모는 자주 나이든 형제들과 함께 아기를 보러왔다. 아기의 침대를 형제와 친척들이 보내준 시, 사진, 그리고 그림으로 장식하였다. 아기의 부모는 놀이 아이디어를 제안받고 설명을 듣고 시연을 보았으며 물리치료사는 그 그림을 침대옆에 붙여놓았다. 다음 세션은 1.5개월때였는데 열이 있어서 한차례의 물리치료는 거른 상태였다. 아기는 왼쪽으로 얼굴을 돌리기를 더 좋아하였고 상호작용의 조절을 위해 하품 또는 재채기 등을 사용하는 생동감있는 아기가 되어있었다. 아기의 단기목표는 모두 성취하였으며 새로운 단기목표(4주)는 다음과 같은 사항을 포함하여 계획되었다: 목과 머리의 우측으로 AROM이 45°-60°가 되고 세션중 두 번정도 추시가 있어야 한다. 중립적 머리폄이 엎드린자세에서 8~10초간 유지되어야 한다. 세션중 한번은 바로누운자세에서 장난감을 친다. 똑바로 안은 자세에서 위가슴을 지지한 상태에서 머리를 중립으로10~18초간 유지한다 등이다. 물리치료사는 Baby J를 일주일에 두 번씩 계속 보았다.; 그러나 생후 56일째 회장 창냄술을 봉합하고 유착을 떼어내기 위하여 복강경 수술을 받았다. 수술후 baby J는 열이 있어 61일째 수술실로 옮겨져서 실험 복강경을 한 결과 농양이 발견되었다 ; 외과의는 이 농양을 배농하고 아기의 재문합부위를 더 견고히 하였다. 이 마지막 수술후 baby J가 가도삽관을 하고 과민하고 경직되어 있고 MRSA의 군집이 있어서 물리치료 목표는 변경되었다. 물리치료사는 부모에게 아기를 편안하게 안아주고 핸들링해주고 자세를 잡아주는 것에 대한 제안을 해주었을뿐 아니라 중립적 머리정렬을 위해 모빌등의 시각적 자극을 두는 위치등에 대해서도 조언하였다. 아기가 2.5개월이 되었을 때 새롭게 설정한 단기목표(4주)는 90~180초간 어려움없이 엎드린자세를 견디기. 엎드린자세에서 3~5초간 머리들기, 바로누운자세에서 두 번정도 손을 중앙으로 모으기, 똑바른 자세에서 겨드랑이를 받쳐주면 8~10초간 머리를 중립으로 유지하기, 부모가 두 가지의 발달학적 활동을 설명할 수 있게 되기에 두었다. Baby J는 이 마지막 수술후 수면상태와 패혈증으로 인한 위중한 상태 때문에 물리치료 세션을 여러 번 하지 못하였다.

3.5개월때의 재방문시 baby J는 신생아집중치료실에서 나와 현재의 수유문제를 위하여 통합케어 서비스실로 옮겨졌다. 아기는 상호반응적 미소를 보이고 팔굽이 어깨뒤로 위치한 자세의 엎드린자세에서 머리를 90°로 들 수 있었다; 치료사가 엎드린자세에서 옆으로 체중을 밀었을 때 머리정위반응을 보였다 ; 머리를 건들거리면서도 똑바른 자세에서 머리를 중립으로 유지할 수 있었다. 이시기 작업치료를 같이 받게 되었으며 일주에 두 번씩 하기도 하였다. 새로운 4주 단기목표로는 지지를 해주면서 8~10초간 다리로 서보기, 엎드린자세에서 옆으로 밀었을 때 옆으로의 머리 정위반응을 양측으로 25~40초간 보일 것, 엎드린자세에서 40~60초간 팔굽이 어깨와 나란한 자세로 90도로 머리들기, 손으로 딸랑이 쥐기와 치료세션중 두번은 눈-손 주시하기 등을 목표로 삼았다. Baby J는 감각과 발달학적 자극을 위해 일주에 두 번씩 물리치료를 받았다. 4.5개월시 영아운동수행 검사(TIMP: Test of Infant Motor Performance)를 완수할 수 있었고 정상범위의 수행을 보여주었다.

Baby J는 입으로 수유가 가능해져 집으로 곧 퇴원하였다. 부모는 코-위튜브가 있는 상태에서 훈련받았고 입으로 수유할 수 없는 경우 이를 사용토록 교육받았다. 발달과 의학상태에 대해 아기의 소아과주치의에게 경과 관찰을 받도록 하였다. 부모는 현재와 앞으로의 발달학적 활동에 대해 여러 제안을 받았다.

참고문헌

1. Avery ME. Neonatology. *Pediatrics*. 1998;2(1):270–271.
2. Robertson AF, Baker JP. Lessons from the past. *Semin Fetal Neonatal Med*. 2005;(10):23–30.
3. Nelson NM. A decimillennium in neonatology. *J Pediatr*. 2000;(137):731–735.
4. Silverman WA. Neonatal pediatrics at the century mark. *Pediatr Res*. 1990;27(6 suppl):S34–S37.
5. Baker JP. The incubator and the medical discovery of the premature infant. *J Perinatol*. 2000;(5):321–28.
6. Friedrich O. What do babies know? *Time*. August 15, 1983.
7. Philip AGS. The evolution of neonatology. *Pediatric Res*. 2005;58(4): 799–815.
8. Pressler JL, Turnage-Carrier CS, Kenner C. Developmental care: an overview. In: Kenner C, McGrath JM, eds. *Developmental Care of Newborns and Infants: A Guide for Health Professionals*. Philadelphia, PA: Elsevier; 2004.

9. Vergara ER, Bigsby R. *Developmental and Therapeutic Interventions in the NICU*. Baltimore, MD: Paul H Brookes Publishing Co; 2004.
10. Robertson AF. Reflections on errors in neonatology: I. The "Hands-Off" years, 1920 to 1950. *J Perinatol*. 2003;(23):48–55.
11. Brazelton TB. *Neonatal Behavioral Assessment Scale*. 2nd ed. Philadelphia, PA: JB Lippincott Company; 1984.
12. Lucey JF. Is intensive care becoming too intensive? *Pediatrics*. 1977;(59 suppl):1064–1065.
13. Korones SB. Disturbance and infants' rest. In TD Moore, ed. *Iatrogenic problems in neonatal intensive care: Report of the 69th Ross Conference on Pediatric Research*. Columbus OH Ross Laboratories; 1976:94–97.
14. Als H. Toward a synactive theory of development: promise for the assessment and support of infant individuality. *Infant Ment Health J*. 1982;3(4):229–243.
15. Johnson B. Family centered care: four decades of progress. *Fam Syst Health*. 2000;18(2):137.
16. Gibbins S, Coughlin M, Hoath SB. Quality indicators: using the Universe of Developmental Care Model as an exemplar for change. In Kenner C, McGrath JC, eds. *Developmental Care of Newborns and Infants*. 2nd ed. Glenview, IL: National Association of Neonatal Nurses; 2010.
17. Stevens DC, Helseth CC, Kurtz JC. Achieving success in supporting parents and families in the neonatal intensive care unit. In Kenner C, McGrath JC, eds. *Developmental Care of Newborns and Infants*. 2nd ed. Glenview, IL: National Association of Neonatal Nurses; 2010.
18. Committee on Fetus and Newborn. Levels of neonatal care. *Pediatrics*. 2004;114(5):1341–1347.
19. Sweeney JK. Assessment of the special care nursery environment: effects on the high-risk infant. In: Wilhelm IJ, ed. *Physical Therapy Assessment in Early Infancy*. New York, NY: Church Livingstone; 1993.
20. Sweeney JK, Swanson MW. Low birth weight infants: neonatal care and follow-up. In: Umphred DA, ed. *Neurological Rehabilitation*. 4th ed. St. Louis, MO: Mosby; 2001.
21. Sweeney JK, Heriza CB, Blanchard Y. Neonatal physical therapy. Part I: clinical competencies and neonatal intensive care unit clinical training models. *Pediatr Phys Ther*. 2009;21:296–307.
22. Campbell SK. *Decision Making in Pediatric Neurologic Physical Therapy*. Philadelphia, PA: Churchill Livingstone; 1999.
23. Sweeney JK, Heriza CB, Blanchard Y, et al. Neonatal physical therapy. Part II: practice frameworks and evidence-based practice guidelines. *Pediatr Phys Ther*. 2010;22:2–16.
24. Scull S, Deitz J. Competencies for physical therapists in the neonatal intensive care unit (NICU). *Pediatr Phys Ther*. 1989;1:11–14.
25. Sweeney JK, Heriza CB, Reilly MA, et al. Practice guidelines for the physical therapist in the neonatal intensive care unit (NICU). *Pediatr Phys Ther*. 1999;11:119–132.
26. Campbell SK. Use of care paths to improve patient management. *Phys Occupat Ther Pediatr*. 2013;33(1):27–38.
27. Byrne E, Campbell SK. Physical therapy observation and assessment in the neonatal intensive care unit (NICU). *Phys OccupatTher Pediatr*. 2013;33(1):39–74.
28. Byrne E, Garber J. Physical therapy intervention in the neonatal intensive care unit. *Phys OccupatTher Pediatr*. 2013;33(1):75–110.
29. Garber J. Oral-motor function and feeding intervention. *Phy Occupat Ther Pediatr*. 2013;33(1):111–138.
30. Goldstein LA. Family support and education. *Phys Occupat Ther Pediatr*. 2013;33(1):139–161.
31. Barbosa VM. Teamwork in the neonatal intensive care unit. *Phys Occupat Ther Pediatr*. 2013;33(1):5–26.
32. Kamm K, Thelen E, Jenson JL. A dynamical systems approach to motor development. *Phys Ther*. 1990;70(12):763–775.
33. Heriza CB. Implications of dynamic systems approach to understanding infant kicking behavior. *Phys Ther*. 1991;71(3): 222–234.
34. Heriza CB. Motor development: traditional and contemporary theories. Contemporary management of motor control problems. In: *Proceedings of the II Step Conference*. Alexandria, VA: Foundation of Physical Therapy; 1991.
35. Lockman JS, Thelen E. Developmental biodynamics: brain, body, behavior connections. *Child Dev*. 1993;64:953.
36. Thelen E. Motor development: a new synthesis. *Am Psychologist*. 1995;50(2):79–90.
37. Guiliani CA. Theories of motor control: new concepts for physical therapy. Contemporary management of motor control problems. In: *Proceedings of the II Step Conference*. Alexandria,VA: Foundation for Physical Therapy; 1991.
38. Horak FB. Assumptions underlying motor control for neurologic rehabilitation. Contemporary management of motor control problems. In: *Proceedings of the II Step Conference*. Alexandria, VA: Foundation for Physical Therapy; 1991.
39. Edelman GM. *Neural Darwinism: Theory of Neuronal Group Selection*. Oxford, UK: Oxford University Press; 1989.
40. Edelman GM. *Bright Air, Brilliant Fire: On the Matter of the Mind*. New York, NY: Basic Books Inc; 1992.
41. Sporns O, Edelman GM. Solving Bernstein's problem: a proposal for the development of coordinated movements by selection. *Child Dev*. 1993;64:960–981.
42. Hadders Algra M. The neuronal group selection theory: a framework to explain variation in normal development. *Dev Med Child Neurol*. 2000;42:566–572.
43. Edelman GM. Neural darwinism: selection and re-entrant signalling in higher brain function. *Neuron*. 1993;10:115–125.
44. Hadders Algra M. The neuronal group selection theory: promising principles for undertanding and treating developmental motor disorders. *Dev Med Child Neurol*. 2000;42:707–715.
45. Prechtl HFM. Developmental neurology of the fetus. *Bailliere's Clin Obstetr Gynecol*. 1988;2(1):21–36.
46. Hadders Algra M. Variation and variability: key words in human motor development. *Phys Ther*. 2010;90:1823–1837.
47. Smith LB, Thelan E. Development as a dynamic system. *Trends Cogn Sci*. 2003;7(8):343–348.
48. Adolph KE. Learning in the development of locomotion. *Monogr Soc Res child Dev*. 1997;62(1–4):1–158.
49. Campbell SK. The child's development of functional movement. In: Campbell SK, Palisano RJ, Orlin MN, eds. *Physical therapy for Children*. 4th ed. St Louis, MO: Elsevier Saunders; 2012.
50. Als H, Duffy FH, McAnulty GB, et al. Early experience alters brain function and structure. *Pediatrics*. 2004;11(4):846–857.
51. World Health Organization. *International Classification of Functioning, Disability and Handicaps*. Geneva, Switzerland: World Health Organization; 2001.
52. Goldstein DN, Cohn E, Coster W. Enhancing participation for children with disabilities—application of the ICF enablement framework to pediatric physical therapist's practice. *Pediatr Phys Ther*. 2004;16(2):114–120.
53. Palisano RJ, Campbell SK, Harrris SR. Evidenced-based decision making in pediatric physical therapy. In Campbell SK, Palisano RJ, Orlin MN, eds. *Physical therapy for Children*. 4th ed. St Louis, MO: Elsevier Saunders; 2012.
54. Akinson HL, Nixon-Cave K. A tool for clinical reasoning for reflection using the International Classification of functioning, disability, and Health (ICF) framework and patient management model. *Phys Ther*. 2011;91(3):416–430.
55. Als H. Infant individuality: Assessing patterns of very early development. In: Call J, Galenson E, Tyson RL, eds. *Frontiers of Infant Psychiatry*. New York, NY: Basic Books; 1983.
56. Als H. A synactive model of neonatal behavioral organization: framework for the assessment of neurobehavioral development in the premature infant and for support of infants and parents in the neonatal intensive care environment. In: Sweeney JK ed. The High Risk Neonate: Developmental Therapy Perspectives. *Phys Occup Ther Pediatr*. 1986;6:3–55.
57. Als H, Lawhon G, Brown E, et al. Individualized behavioral and environmental care for the very low birth weight preterm infant at high risk for bronchopulmonary dysplasia: neonatal

intensive care unit and developmental outcome. *Pediatrics*. 1986;78(6): 1123–1132.
58. Als H, Lester BM, Brazelton TB. Dynamics of the behavioral organization of the premature infant: a theoretical perspective. In: Field TM, Sostek AM, Goldberg S, et al. , eds. *Infants Born at Risk*. New York, NY: Spectrum; 1979.
59. Als H. *Manual for the Naturalistic Observation of Newborn Behavior: Newborn Individualized Developmental Care and Assessment Program (NIDCAP)*. Boston, MD: National NIDCAP Training Center; 1995.
60. Lawhon G, Melzar A. Developmental care of the very low birth weight infant. *J Perinatal Neonatal Nurs*. 1988;2(1):56–65.
61. Bowden VR, Greenberg CS, Donaldson NE. Developmental care of the newborn. *Online J Clin Innovations*. 2000;3(7):1–77.
62. Gilkerson L, Als H. Role of reflective process in the implementation of developmentally supportive care in the newborn intensive care nursery. *Infants Young Child*. 1995;7(4):20–28.
63. Chappel J. *Advancing Clinical Practice and Perspectives of Developmental Care in the NICU*. Morristown, NJ: 2004.
64. Als H, Lawhon G, Duffy FH, et al. Individualized developmental care for the very low-birth-weight preterm infant. *JAMA*. 1994;272(11): 853–858.
65. Becker PT, Grunwald PC, Moorman J, et al. Outcomes of developmentally supportive nursing care for very low birth weight infants. *Nurs Res*. 1991;40:150–155.
66. Becker PT, Grunwald PC, Moorman J, et al. Effects of developmental care on behavioral organization in very-low-birth-weight infants. *Nurs Res*. 1993;42(4):214–220.
67. Buehler DM, Als H, Duffy FH, et al. Effectiveness of individualized developmental care for low-risk preterm infants: behavioral and electrophysiologic evidence. *Pediatrics*. 1995;96(5):923–932.
68. Petryshen P, Stevens B, Hawkins J, et al. Comparing nursing costs for preterm infants receiving conventional vs. developmental care. *Nurs Econ*. 1997;15(3):138–150.
69. Symington A, Pinelli J. Distilling the evidence on developmental care: a systematic review. *Adv Neonatal Care*. 2002;2(4):198–221.
70. Symington A, Pinelli J. Developmental care for promoting development and preventing morbidity in preterm infants (Cochrane Review). *Cochrane Database Syst Rev*. 2002;4.
71. Franck LS, Lawhon G. Environmental and behavioral strategies to prevent and manage neonatal pain. *Semin Perinatol*. 1998;22(5): 434–443.
72. Hill S, Engle S, Jorgensen J, et al. Effects of facilitated tucking during routine care of infants born preterm. *Pediatr Phys Ther*. 2005;17: 158–163.
73. Ward-Larson C, Horn RA, Gosnell F. The efficacy of facilitated tucking for relieving procedural pain of endotracheal suctioning in very low birth weight infants. *Am J Matern Child Nurs*. 2004;29(3):151–156.
74. Taquino L, Blackburn S. The effects of containment during suctioning and heelstick on physiological and behavioral responses of preterm infants. *Neonatal Nurs*. 1994;13(7):55.
75. Corff KE, Seideman R, Venkataraman PS, et al. Facilitated tucking: a nonpharmacologic comfort measure for pain in preterm neonates. *J Gynecol Neonatal Nurs*. 1995;24(2):143–147.
76. Corff KE. An effective comfort measure for minor pain and stress in preterm infants: facilitated tucking. *Neonatal Netw*. 1993;12(8):74.
77. Corbo MG, Mansi G, Stagni A, et al. Nonnutritive sucking during heelstick procedures decreases behavioral distress in the newborn infant. *Biol Neonate*. 2000;77:162–167.
78. Field T, Goldson E. Pacifying effects of nonnutritive sucking on term and preterm neonates during heelstick procedures. *Pediatrics*. 1984;74(6):1012–1015.
79. Pinelli J, Symington A. How rewarding can a pacifier be? A systematic review of nonnutritive sucking in preterm infants. *Neonatal Netw*. 2000;19(8):41–48.
80. Kilbride HW, Thorstad K, Daily DK. Preschool outcome of less than 801 grams preterm infants compared with full term siblings. *Pediatrics*. 2004;113(4):742–747.
81. Galvin E, Boyers L, Schwartz PK, et al. Challenging the precepts of family-centered care: testing a philosophy. *Pediatr Nurs*. 2000;26(6):625–632.
82. Harrison H. The principles of family-centered neonatal care. *Pediatrics*. 1993;92(5):643–650.
83. Brazelton TB, Cramer BG. *The Earliest Relationship*. Reading, MA: Addison-Wesley Publishing Company Inc.; 1990.
84. Lawhon G. Management of stress in premature infants. In: Angelini DJ, Whelan Knapp CM, Gibes RM, eds. *Perinatal-Neonatal Nursing: A Clinical Handbook*. Boston, MD: Blackwell Scientific Publications; 1986.
85. Mercer RT. *Nursing Care for Parents at Risk*. Thorofare, NJ: Charles B Slack Inc; 1977.
86. Bibring GL. Some considerations of the psychological process in pregnancy. *Psychoanal Study Child*. 1959;14:113–121.
87. Bibring GL, Dwyer TF, Huntington DS, et al. A study of the psychological processes in pregnancy and of the earliest mother-child relationship. *Psychoanal Study Child*. 1961;16:9–24.
88. Cowan CP, Cowan PA. When Partners Become Parents: The Big Life Change for Couples. Mahwah, NJ: Lawrence Erlbaum Associates Publishers; 1999.
89. Cowan CP, Cowan PA. Interventions to ease the transition to parenthood. *Fam Relations*. 1995;44:412–423.
90. Cowan CP, Cowan PA, Heming G, et al. Transitions to parenthood his, hers, and theirs. *J Fam Issues*. 1985;6(4):451–481.
91. Stainton MC, McNeil D, Harvey S. Maternal tasks of uncertain motherhood. *Matern Child Nurs J*. 1992;20(3,4):113–1231.
92. Miles MS, Brunssen SH. Psychometric properties of the parental stressor scale: infant hospitalization. *Adv Neonatal Care*. 2003;3(4): 189–196.
93. Melnyk BM, Alpert-Gillis LJ, Hensel PB, et al. Helping mothers cope with a critically ill child: a pilot test of the COPE intervention. *Res Nurs Health*. 1997;20:3–14.
94. *Diagnostic and Statistical Manual of Mental Disorders*. 4th ed. Washington, DC: American Psychiatric Association; 1994.
95. Jotzo M, Poets CF. Helping parents cope with the trauma of premature birth: an evaluation of a trauma-preventive psychological intervention. *Pediatrics*. 2005;115(4):915–919.
96. Holditch-Davis D, Bartlett TR, Blickman AL, et al. Posttraumatic stress symptoms in mothers of premature infants. *J Obstet Gynecol Neonatal Nurs*. 2003;32(2):161–171.
97. Peebles-Kleiger MJ. Pediatric and neonatal intensive care hospitalization as traumatic stressor: implications for intervention. *Bull Menninger Clin*. 2000;64(2):257–280.
98. DeMier RL, Hynan MT, Harris HB, et al. Perinatal stressors as predictors of symptoms of posttraumatic stress in mothers of infants at high risk. *J Perinatol*. 1996;16(4):276–280.
99. Affleck G, Tennen H. The effect of newborn intensive care on parents' psychological well-being. *Child Health Care*. 1991;20(1):6–14.
100. Sydnor-Greenberg N, Dokken D, Ahmann E. Coping and caring in different ways: understanding and meaningful involvement. *Pediatr Nurs*. 2000;26(2):185–190.
101. Clubb RL. Chronic sorrow: adaptation patterns of parents with chronically ill children. *Pediatr Nurs*. 1991;17(5):461–466.
102. Pohlman S. Fathers role in the NICU care: evidence-based practice. In: Kenner C, McGrath JM, eds. *Developmental Care of Newborns and Infants: A Guide for Health Professionals*. St. Louis, MO: Mosby; 2004.
103. Kaplan S, Bolender DL. Embryology. In: Polin RA, Fox WW, Abman SH, eds. *Fetal and Neonatal Physiology*. 2nd ed. Philadelphia, PA: WB Saunders Co; 1998.
104. Graham EM, Morgan MA. Growth before term. In: Batshaw MA, ed. *Children with Disabilities*. 4th ed. Baltimore, MD: Paul Brooks Publishing Company; 1997.
105. MacKenzie AP, Stephenson CD, Funai AF. Prenatal assessment of gestational age. Available at: http://www.uptodate.com/contents/prenatal-assessment-of-gestational-age?detectedLanguage=en&source=search_result&search=prenatal+assessment+of+gestational+age&selectedTitle=1%7E150&provider=noProvider. Accessed April 2013.

106. Wilkens-Haug L, Heffner LJ. Fetal assessment and prenatal diagnosis. In: Cloherty JP, Eichenwald EC, Stark AR, eds. *Manual of Neonatal Care*. 5th ed. Philadelphia, PA: Lippincott Williams & Wilkins; 2004.
107. Comparetti AM. Pattern analysis of normal and abnormal development: the fetus, the newborn, the child. In: Slaton DS, ed. *Development of Movement in Infancy*. Chapel Hill, NC: UNC; 1980.
108. Dipietro JA. Fetal neurobehavioral assessment. In: Singer LT, Zeskind PS, eds. *Biobehavioral Assesment of the Infant*. NewYork, NY: The Guilford press; 2001.
109. Rivkees SA, Mirmiran M, Ariagno RL. Circadian rhythms in infants. *NeoReviews*. 2003;4(11):298–303.
110. Prechtl H, Beintema D. *The Neurological Examination of the Newborn Infant. Clinics in Developmental Medicine, 12*. London, UK: Heinemann Educational Books; 1964.
111. Lester BM, Tronick EZ. History and description of the neonatal intensive care unit network neuro-behavioral scale. *Pediatrics*. 2004; 113(3):634–640.
112. Glass P. Development of the visual system and implications for early intervention. *Infants Young Child*. 2002;15(1):1–10.
113. Morrissey K. Seminar in Pediatric Physical Therapy: Infant Development and Therapeutic Interventions. Fall Semester 1994. Hahnemann University Program in Pediatric Physical Therapy.
114. Yoos L. Applying research in practice: parenting the premature infant. *Appl Nurs Res*. 1989;2(1):30–34.
115. Hunter JG. Neonatal intensive care unit. In: Case-Smith J, ed. *Occupational Therapy for Children*. 4th ed. Philadelphia, PA: Mosby; 2001.
116. Allen MC, Capute AJ. Tone and reflex development before term. *Pediatrics*. 1990;85:393–399.
117. Dargassies SSA. Neurological Development in the Full-Term and Premature Neonate. Amsterdam, Netherlands: Exerpta Medica; 1977.
118. Sweeney JK, Gutierrez T. Musculoskeletal implications of preterm infant positioning in the NICU. *J Perinatal Neonatal Nurs*. 2002;16(1):58–70.
119. Palmer PG, Dubowitz LMS, Verghote M, et al. Neurological and neurobehavioral differences between preterm infants at term and full-term newborn infants. *Neuropediatrics*. 1982;13:183–189.
120. Mercuri E, Guzzetta A, Laroche S, et al. Neurologic examination of preterm infants at term age: comparison with term infants. *J Pediatr*. 2003;142:647–655.
121. Duffy FH, Als H, McNulty, GB. Behavioral and electrophysiological evidence for gestational age effects in healthy preterm and full-term infants studied two weeks after expected due date. *Child Dev*. 1990;61:1271–1286.
122. Huppi PS, Schuknecht B, Boesch C, et al. Structural and neurobehavioral delay in postnatal brain development of preterm infants. *Pediatr Res*. 1996;39(5):895–901.
123. Mouradian LE, Als H, Coster WJ. Neurobehavioral functioning of healthy preterm infants of varying gestational ages. *Dev Behav Pediatr*. 2000;21(6):408–416.
124. Graven SN. Sound and the developing infant in the NICU: conclusions and recommendations for care. *J Perinatol*. 2000;20: S88–S93.
125. McGrath JM. Neurologic development. In: Kenner C, McGrath JM, eds. *Developmental Care of Newborns and Infants: A Guide for Health Professionals*. St. Louis, MO: Mosby; 2004.
126. Lutes LM, Graves CD, Jorgensen KM. The NICU experience and its relationship to sensory integration. In: Kenner C, McGrath JM, eds. *Developmental Care of Newborns and Infants. A Guide for Health Professionals*. Philadelphia, PA: Elsevier; 2004.
127. Grunau RE, Whitfield MF, Petrie-Thomas J, et al. Neonatal pain, parenting stress, and interaction in relation to cognitive and motor development at 8 and 18 months in preterm infants. *Pain*. 2009;43(1-2):138–146.
128. American Academy of Pediatrics, Canadian Paediatric Society. Prevention and management of pain in the neonate: an update. *Pediatrics*. 2006;188(5):2231–2241.
129. Grunau RE. Early pain in preterm infants. A model of long-term effects. *Clin Perinatol*. 2002;29:373–394.
130. Bouza H. The impact of pain in the immature brain. *J Mat Fetal Neonatal MED*. 2009;22(9):722–732.
131. Hall RW, Anand JS. Physiology of pain and stress in the newborn. *NeoReviews*. 2005;6:e61–e68.
132. Taddio A. Opiod analgesic for infants in the neonatal intensive care unit. *Clin Perinatol*. 2007;27:S9–S11.
133. Gunau RE, Holsti L, Peters JWB. Long-term consequences of pain in human neonates. *Sem Fetal Neonatal Med*. 2000;11:268–275.
134. Anand KJ, Aranda JV, Berde CB, et al. Summary proceedings from the neonatal pain-control group. *Pediatrics*. 2006;117:39–52.
135. Johnston CC, Stevens BJ, Yang F, et al. Differential response to pain by very preterm neonates. *Pain*. 1995;61:471–479.
136. Brummeltre S, Grunau RE, Chau V, et al. Procedural pain and brain development in the premature newborn. *Ann Neurol*. 2012;71:385–396.
137. Harrison LH, Lotas MJ, Jorgensen KM. Environmental issues. In: Kenner C, McGrath JM, eds. *Developmental Care of Newborns and Infants: A Guide for Health Professionals*. Philadelphia, PA: Elsevier; 2004.
138. Syman A, Cunningham S. Handling premature neonates. *Nurs Times*. 1995;91(17):35–37.
139. Blackburn S, Barnard K. Analysis of caregiving events relating to preterm infants in the special care unit. In: Gottfried AW, Gaiter JL, eds. *Infants Under Stress: Environmental Neonatology*. Baltimore, MD: University Park; 1985.
140. Gottfried AW, Hodgman JE, Brown KW. How intensive is intensive care? An environmental analysis. *Pediatrics*. 1984;74:292–294.
141. Holsti L, Grunau RE, Oberlander TF. Is it painful or not? Discreet validity of the behavioural indicators of infant pain (BIIP) scale. *Clin J Pain*. 2008;24(1):83–88.
142. Hellerud BC, Storm H. Skin conduction and behavior during sensory stimulation of preterm and term infants. *Early Human Dev*. 2002;20:38–46.
143. Franck LS, Miaskowski C. Measurement of neonatal responses to painful stimuli: a research review. *J Pain Symptom Manag*. 1997;14(6): 343–378.
144. Cignacco EL, Sellam G, Stoffel L, et al. Oral sucrose and "facilitated tucking" for repeated pain relief on preterms: a randomized control trial. *Pediatrics*. 2011;129:299–308.
145. Cameron EC, Raingangar V, Khoori N. Effects of handling procedures on pain responses of very low birth weight infanst. *Pediatr Phys Ther*. 2007;19:40–47.
146. Holsti L, Grunau RE, Oberlander TF, et al. Body movements: an important additional factor in discriminating pain for stress in preterm infants. *Clin J Pain*. 2005;21:491–498.
147. Stevens B, Gibbins S, Franck LS. Treatment of pain in the neonatal intensive care unit. *Pediatr Clin North Am*. 2000;47(3):633–650.
148. Grunau RE, Whitfield MF, Holsti L, et al. Biobehavioral reactivity to pain in preterm infants: a marker of neuromotor development. *Dev Med Child Neurol*. 2006;48:471–476.
149. Vinall J, Miller SP, Chau V. Neonatal pain in relation to postnatal growth in infants born very preterm. *Pain*. 2012;153:1374–1381.
150. Johnston CC, Stevens BJ, Franck LS, et al. Factors explaining lack of response to heel stick in preterm infants. *J Obstet Gynecol Neonatal Nurs*. 2004;33(2):246–255.
151. Losocco V, Cuttini M, Greisen G, et al. Heel blood sampling in European neonatal intensive care units: compliance with pain management guidelines. *Arch Dis Child Fetal Neonatal Ed*. 2011;96(1): F65–F68.
152. Morison SJ, Grunau RE, Oberlander TF, et al. Are there developmentally distinct motor indicators of pain in preterm infants? *Early Human Dev*. 2003;72(2):131–146.
153. Craig KD, Whitfield MF, Grunau RV, et al. Pain in the preterm neonate: behavioral and physiological indices. *Pain*. 1993;52:287–299.
154. Joint Commission on Accreditation of Healthcare Organizations. Joint Commission Hospital Quality Report. Available at: www.jcaho.org.

155. Duhn LJ, Medves JM. A systematic integrative review of infant pain assessment tools. *Adv Neonatal Care*. 2004;4(3):126–140.
156. Carbajal R, Lenclen R, Jugie M, et al. Morphine does not provide adequate analgesia for acute procedural pain among preterm neonates. *Pediatrics*. 2005;115:1499–1500.
157. Stevens B, Johnston C, Franck L, et al. The efficacy of developmentally sensitive behavioral interventions and sucrose for relieving procedural pain in very low birth weight neonate. *Nurs Res*. 1999;48(1):35–43.
158. Hatch DJ. Analgesia in the neonate. *BMJ*. 1987;294:920.
159. Browne JV. Developmental care for high-risk newborns: emerging science, clinical application, continuity for newborn intensive care unit to community. *Clin Perinatol*. 2011;38:719–729.
160. Holsti L, Grunau RE, Shaney E. Assessing pain in preterm infants in the neonatal intensive care unit: moving to a "brain oriented" approach. *Pain Manag*. 2011;1(2):171–197.
161. Franck L. Some pain some gain reflections on the past two decades of neonatal pain research and treatment. *Neonatal Netw*. 2002;21(5):37–41.
162. Obeidat H, Kahalaf I, Callister LA. Use of facilitated tucking for nonpharmocologic pain management in preterm infants: a systematic review. *J Perinatol Neonat*. 2009;23(4):372.
163. Axelin A, Kirjavainen J, Salantera S, et al. Effects of pain management on sleep in preterm infants. *Eur J Pain*. 2010;14(7):752–758.
164. Cong X, Cusson RM, Walsh S, et al. Effects of skin to skin contact on autonomic pain responses in preterm infants. *J Pain*. 2012;13(7): 636–645.
165. Stevens B, Yamada J, Beyene J, et al. Consistent management of repeated procedural pain with sucrose in preterm neonates: is it effective and safe for repeated use over time? *Clin J Pain*. 2005;21(6):543–548.
166. Stevens B, Yamada J, Lee GY, et al. Sucrose for analgesia in newborn infants undergoing painful procedures. *Cochrane Database Syst Rev*. 2013;DOI:10.1002/14651858.CD001069.pub4. Accessed April 2013.
167. Stevens B, Yamada J, Lee GY, et al. Sucrose for analgesia in newborn infants undergoing painful procedures. *Cochrane Database Syst Rev*. 2010;(1):CD001069:PMD:20091512. Accessed April 2013.
168. Gerall R, Cignacco E, Stoffel L, et al. Phsyiologic parameters after non pharmacologic analgesia in preterm infants: a randomized trial. *Act Paediatr*. 2013;DOI: 10.111/ apa.12288.
169. Shah PS, Herbozo C, Aliwalas LL, et al. Breast feeding or breast milk for procedural pain in neonates (review). *Cochrane Database Syst Review*. 2012;12.
170. Simonese E, Mulder PGH, van Beek RHT. Analgesic effect of breast milk versus sucrose for analgesia during heel lance in late preterm infants. *Pediatrics*. 2012;129:657–663.
171. Gray L, Watt L, Blass EM. Skin-to-skin contact is analgesic in healthy newborns. *Pediatrics*. 2000;105(1):4–19.
172. Turnage-Carrier CS. Caregiving and the environment. In: Kenner C, McGrath JM, eds. *Developmental Care of Newborns and Infants: A Guide for Health Professionals*. Philadelphia, PA: Elsevier; 2004.
173. American Academy of Pediatrics, Committee on Environmental Health. Noise: a hazard for the fetus and newborn. *Pediatrics*. 1997; 100(4):724–727.
174. Philbin MK. Planning the acoustic environment of a neonatal intensive care unit. *Clin Perinatol*. 2004;31:331–352.
175. Chang YJ, Lin CH, Lin LH. Noise and related events in a neonatal intensive care unit. *Acta Paediatr*. 2001;42:212–217.
176. Evans JB, Philbin MK. The acoustic environment of hospital nurseries. *J Perinatol*. 2000;20(8):S105–S112.
177. Philbin MK. Some implications of early auditory development for the environment of hospitalized preterm infants. *Neonatal Netw*. 1996;15(7):71–73.
178. Philbin MK, Evans JB. Noise levels, spectra and operational function of an occupied newborn intensive care unit built to meet recommended permissible noise criteria. *J Acoustic Soc Ame*. 2003;114(4, part 2):2326 (#2aNS2).
179. White RD. Recommended standards for newborn ICU design. *J Perinatol*. 2003;23(1):5–21.
180. Morante A, Dubowitz LMS, Levene M, et al. The development of visual function in normal and abnormal preterm and full term infants. *Dev Med Child Neurol*. 1982;24:771–784.
181. Prechtl HFR, Fargel JW, Weinmann HM, et al. Postures and respiration of low-risk pre-term infants. *Dev Med Child Neurol*. 1979;21:3–27.
182. Brazelton TB, Nugent JK. The Neonatal Behavioral Assessment Scale. 3rd ed. London, UK: MacKeith Press; 1995.
183. Als H. Reading the premature infant. In: Goldson E, ed. *Nurturing the Premature Infant Developmental Intervention in the Neonatal Intensive Care Nursery*. New York, NY: Oxford University Press; 1999.
184. Pompa KM, Zaichkin J. The NICU baby. In: Zaichkin J, ed. *Newborn Intensive Care: What Every Parent Needs to Know*. Santa Rosa, CA: NICU Ink Book Publishers; 2002.
185. Lee, KG, Cloherty JP. Identifying the high risk newborn and evaluating gestational age, prematurity, post maturity, large for gestational age, and small for gestational age. In: Cloherty JP, Eichenwald EC, Stark AR, eds. *Manual of Neonatal Care*. 5th ed. Philadelphia, PA: Lippincott Williams & Wilkins; 2004.
186. Gregory S. Homeward bound. In: Zaichkin J, ed. *Newborn Intensive Care: What Every Parent Needs to Know*. 2nd ed. Santa Rosa, CA: NICU Ink Book Publishers; 2002.
187. Apgar V. A proposal for a new method of evaluation of the newborn infant. *Curr Res Anesth Analg*. 1953;32(4):260–267.
188. American Academy of Pediatrics, Committee on Fetus & Newborn, American College of Obstetricians & Gynecologists et al. The apgar score. *Pediatrics*. 2006;117(4):1444–1447.
189. American Academy of Pediatrics Committee on Fetus & Newborn, American College of Obstetricians & Gynecologists & Committee on Obstetric Practice. The apgar score. Pediatrics. 2006;117(4):1444–1447.
190. Eichenwald EC. Mechanical ventilation. In: Cloherty JP, Eichenwald EC, Stark AR, eds. *Manual of Neonatal Care*. 5th ed. Philadelphia, PA: Lippincott Williams & Wilkins; 2004.
191. Cameron J, Haines J. Management of respiratory disorders. In: Boxwell G. *Neonatal Intensive Care Nursing*. New York, NY: Routledge; 2000.
192. Wiswell TE, Pinchi S. Continuous positive airway pressure. In: Goldsmith JP, Karotin EH, eds. *Assisted Ventilation of the Neonate*. 4th ed. Philadelphia, PA: Saunders; 2003.
193. Czervinske MP. Continuous positive airway pressure. In: Czervinske MP, Barnhart SC, eds. *Perinatal and Pediatric Respiratory Care*. 2nd ed. Philadelphia, PA: Saunders; 2003.
194. Lee KS, Dunn MS, Fenwick M. A comparison of underwater bubble continuous positive airway pressure with ventilator derived continuous positive airway pressure in premature infants ready for extubation. *Biol Neonate*. 1998;73(2):69–75.
195. Spitzer AR, Greenspan JS, Fox WW. Positive-pressure ventilation-pressure-limited and time cycled ventilation. In: Goldsmith JP, Karotin EH, eds. *Assisted Ventilation of the Neonate*. 4th ed. Philadelphia, PA: Saunders; 2003.
196. Schwartz JE. New technologies applied to management of the respiratory system. In: Kenner C, Lott JW, eds. *Comprehensive Neonatal Nursing: A Physiologic Perspective*. 3rd ed. Philadelphia, PA: Saunders; 2003.
197. Meredith KS. High frequency ventilation. In: Czervinske MP, Barnhart SC, eds. *Perinatal and Pediatric Respiratory Care*. 2nd ed. Philadelphia, PA: Saunders; 2003.
198. Mammel MC. Mechanical ventilation of the newborn. *Arch Dis Child Fetal Neonatal Ed*. 2000;83(3):F224.
199. Mammel MC. High frequency ventilation. In: Goldsmith JP, Karotin EH, eds. *Assisted Ventilation of the Neonate*. 4th ed. Philadelphia, PA: Saunders; 2003.
200. Keszler M, Derand DJ. Neonatal high frequency ventilation: past, present, future. *Clin Perinatol*. 2001;28(3):579–607.
201. MacIntyre NR. High frequency jet ventilation. *Respir Care Clin N Am*. 2001;7(4):599–610.
202. Bouchet JC, Goddard J, Claris O. High frequency oscillatory ventilation. *Anesthesiology*. 2004;100:1007–1012.

203. Moriette G, Paris-Llado J, Walti H, et al. Prospective randomized multicenter comparison of high frequency oscillatory ventilation and conventional ventilation in preterm infants of less than 30 weeks with respiratory distress syndrome. *Pediatrics*. 2001;107(2): 363–372.
204. Osborn DA, Evans N. Randomized trial of high frequency oscillatory ventilation versus conventional ventilation: effect on systemic blood flow in very premature infants. *J Pediatr*. 2003;143(2):192–202.
205. Sreenan C, Lemke RP, Hudson-Mason A, et al. High-flow nasal cannulae in the management of apnea of prematurity: a comparison with conventional nasal continuous positive airway pressure. *Pediatrics*. 2001;107(5):1081–1083.
206. Locke RG, Wolfson MR, Shaffer TH, et al. Inadvertent administration of positive-end-distending pressure during nasal cannula flow. *Pediatrics*. 1993;91(1):135–138.
207. Saslow JG, Aghar ZH, Nakhla TA, et al. Work of breathing using high flow nasal cannula in preterm infants. *J Perinatol*. 2006;26(8): 476–480.
208. Walsh B. Comparison of Vapotherm 2000i with a bubble humidifier humidifying flow through a nasal cannula. *Respir Care*. 2003;48(18).
209. Kopelman AE, Holbert D. Use of oxygen cannulas in extremely low birthweight infants. *J Perinatol*. 2003;23:94–97.
210. Vapotherm. Available at: http://www.vtherm.com/forclinicians/lowflow.asp. Accessed June 2013.
211. Woodhead DD, Lambert DK, Clark JM, et al. Comparing two methods of delivering high-flow gas therapy by nasal cannula following endotracheal extubation: a prospective, randomized, masked, crossover trial. *J Perinatol*. 2006;26(8):481–485.
212. Waugh JB, Granger WM. An evaluation of two new devices for nasal high flow gas therapy. *Respir Care*. 2004;49(8):902–906.
213. Panitch HB, Wolfson MR, Shaffer TH. Epithelial modulation of preterm airway smooth muscle contraction. *J Pediatr*. 1993;74(3): 1437–1443.
214. Cullen AB, Wolfson MR, Shaffer TH. The maturation of airway structure and function. *NeoReviews*. 2002;3(7):e125–e130.
215. Williams LJ, Shaffer TH, Greenspan JS. Inhaled nitric oxide therapy in the nearly term or term infant with hypoxic respiratory failure. *Neonatal Netw*. 2004;23(1):5–13.
216. Neonatal Inhaled Nitric Oxide Study Group (NINOS). Inhaled nitric oxide in full-term and nearly term infants with hypoxic respiratory failure. *N Engl J Med*. 1997;336:597–604.
217. Neonatal Inhaled Nitric Oxide Study Group (NINOS). Inhaled nitric oxide in term and nearly term infants: neurodevelopmental follow-up of the neonatal inhaled nitric oxide study group (NINOS). *J Pediatr*. 2000;136(5):611–617.
218. Ellington M, O'Reilly D, Allred EN, et al. Child health status, neurodevelopmental outcome, and parent satisfaction in a randomized, controlled trial of nitric oxide for persistent pulmonary hypertension of the newborn. *Pediatrics*. 2001;107(6):1351–1356.
219. American Academy of Pediatrics, Committee on Fetus and Newborn. Use of inhaled nitric oxide. *Pediatrics*. 2000;106(2, part 1): 344–345.
220. Ballard RH, Truog WE, Cnaan A, et al. Inhaled nitric oxide in preterm infants undergoing mechanical ventilation. *N Engl J Med*. 2006;355(4):343–353.
221. Kinsella JP, Cutter GR, Walsh WF, et al. Early inspired nitric oxide therapy in premature newborns with respiratory failure. *N Engl J Med*. 2006;355(4):354–364.
222. Ford JW. Neonatal ECMO: current controversies and trends. *Neonatal Netw*. 2006;25(4):229–238.
223. Rais-Bahrami K, Short BL. The current status of neonatal extracorporeal membrane oxygenation. *Semin Perinatol*. 2000;24(6):406–417.
224. Jaillard S, Pierrat V, Truffert P, et al. Two years follow-up of newborn infants after extracorporeal membrane oxygenation. *Eur J Cardiothorac Surg*. 2000;18(3):328–333.
225. Kim ES, Stolar CJ. ECMO in the newborn. *Am J Perinatol*. 2000;17(7): 345–356.
226. Rais-Bahrami K, Wagner AE, Coffman C, et al. Neurodevelopmental outcome in ECMO vs near-miss ECMO patients at 5 years of age. *Clin Pediatr*. 2000;39(3):145–152.
227. Tappero EP. NICU technology. In: Zaichkin J, ed. *Newborn Intensive Care: What Every Parent Needs to Know*. 2nd ed. Santa Rosa, CA: NICU Ink Book Publishers; 2002.
228. Cooper M, Arnold J. Extracorporeal membrane oxygenation. In: Cloherty JP, Eichenwald EC, Stark AR, eds. *Manual of Neonatal Care*. 5th ed. Philadelphia, PA: Lippincott Williams & Wilkins; 2004.
229. Nield TA, Langenbacher D, Poulsen MK, et al. Neurodevelopmental outcome at 3.5 years of age in children treated with extra corporeal life support: relationship to primary diagnosis. *J Pediatr*. 2000;136(3):338–344.
230. Massery M. Chest development as a component of normal motor development: implications for treatment for pediatric physical therapists. *Pediatr Phys Ther*. 1991;3(1):3–8.
231. Make BJ, Hill NS, Goldberg AI, et al. Mechanical ventilation beyond the intensive care unit: report of a consensus conference of the American College of Chest Physicians. *Chest*. 1998;113(5): 289S–344S.
232. Vohr BR, Cashore WJ, Bigsby R. Stresses & interventions in the neonatal intensive care unit. In: Levine MD, Carey WB, Crocker AC, eds. *Developmental-Behavioral Pediatrics*. 3rd ed. Philadelphia, PA: Saunders; 1999.
233. Honrubia D, Stark AR. Respiratory distress syndrome. In: Cloherty JP, Eichenwald EC, Stark AR, ed. *Manual of Neonatal Care*. 5th ed. Philadelphia, PA: Lippincott Williams & Wilkins; 2004.
234. National Institutes of Health. *Report of the Consensus Development Conference on Anti-natal Corticosteroids Revisited: Repeat Courses*. Bethesda, MD: National Institute of Child Health and Human Development; 2000.
235. Baud O. Antenatal glucocorticoid treatment and cystic periventricular leukomalacia in very preterm infants. *N Engl J Med*. 1999;341(16):1190–1196.
236. Banks BA, Cnaan A, Morgan MA, et al. Multiple courses of antenatal corticosteroids and outcome of premature neonates. *Am J Obstet Gynecol*. 1999;181:709–717.
237. Banks BA, Macones G, Cnaan A, et al. Multiple courses of antenatal corticosteroids are associated with early severe lung disease in preterm neonates. *J Perinatol*. 2002;22:101–107.
238. Jobe AH, Ikegami M. Biology of surfactant. *Clin Perinatol*. 2001;28: 671–694.
239. Egerman RS, Mercer BM, Doss JL, et al. A randomized controlled trial of oral and intramuscular dexamethasone in the prevention of neonatal respiratory distress syndrome. *Am J Obstet Gynecol*. 1998;179(5):1120–1123.
240. Hack MF, Minisch N, Fanaroff A. Antenatal steroids have not improved the outcomes of surviving extremely low birth weight (ELBW) infants [<750 grams]. *Pediatr Res*. 1998;43(2):214A.
241. Soll RF. Surfactant treatment of the very premature infant. *Biol Neonate*. 1998;74(suppl 1):35–42.
242. Suresh GK. Current surfactant use in premature infants. *Clin Perinatol*. 2001;28:671–694.
243. Escobedo MB, Gunkel JH, Kennedy RA, et al. Texas Neonatal Research Group. Early surfactant for neonates with mild to moderate RDS: a multicenter randomized trial. *J Pediatr*. 2004;144(6):804–808.
244. Jobe AH. Surfactant for RDS: when and why? *J Pediatr*. 2004; 144(6):A2.
245. Dani C, Bertini G, Pezzati M, et al. Early extubation and nasal continuous positive airway pressure after surfactant treatment for respiratory distress syndrome among preterm infants <30 weeks gestation. *Pediatrics*. 2004;113(6):e560–e563.
246. Park MK. *Pediatric Cardiology for Practitioners*. 4th ed. St Louis, MO: Mosby; 2002.
247. Heyman MA, Teitel DF, Liebman J. The heart. In: Klaus MH, Fanaroff AA, eds. *Care of the High-Risk Neonate*. 4th ed. Philadelphia, PA: Saunders; 1993.

248. Wechsler SB, Wernovsky G. Cardiac disorders. In: Cloherty JP, Eichenwald EC, Stark AR, eds. *Manual of Neonatal Care*. 5th ed. Philadelphia, PA: Lippincott Williams & Wilkins; 2004.
249. Gersony WM, Peckham GJ, Ellison RC, et al. Effects of indomethacine in premature infants with patent ductus arteriosus: results of a national collaborative study. *J Pediatr*. 1984;102(6):895–906.
250. Gersony WM. Patent ductus arteriosus. *Pediatr Clin North Am*. 1986;33(3):545–560.
251. Martin CR, Cloherty JP. Neonatal hyperbilirubinemia. In: Cloherty JR, Eichenwald EC, Stark AR, eds. *Manual of Neonatal Care*. 5th ed. Philadelphia, PA: Lippincott Williams & Wilkins; 2004.
252. Dennery PA, Seidman DS, Stevenson DK. Neonatal hyperbilirubinemia. *N Engl J Med*. 2001;334:581–590.
253. Poland RL, Ostrea EM. Neonatal hyperbilirubinemia. In: Klaus MH, Fanaroff AA, eds. *Care of the High Risk Neonate*. Philadelphia, PA: Saunders; 1993.
254. Maisels MJ, Watchko JF, Bhutani VK, et al. An approach to the management of hyperbilirubinemia in the preterm inants less than 35 weeks of gestation. *J Perinatol*. 2012;32:660–664.
255. AAP Subcommittee on Neonatal Hyperbilirubinemia. Neonatal jaundice and kernicterus. *Pediatrics*. 2001;108(3):763–765.
256. Patra K, Storfer-Isser A, Siner B, et al. Adverse events associated with neonatal exchange transfusion in the 1990's. *J Pediatr*. 2004;144:626–631.
257. Paludetto R, Mansi G, Raimondi F, et al. Moderate hyperbilirubinemia induces a transient alteration of neonatal behavior. *Pediatrics*. 2002;110(4):e50.
258. Mansi G, De Maio C, Araimo G, et al. "Safe" hyperbilirubinemia is associated with altered neonatal behavior. *Biol Neonate*. 2003; 83(1):19–21.
259. Jadcherla SR. Gastroesophageal reflux in the neonate. *Clin Perinatol*. 2002;29(1):135–158.
260. Omari TI. Lower esophageal sphincter function in the neonate. *NeoReviews*. 2006;7(1):e13–e17.
261. Jadcherla SK, Rudolph CD. Gastroesophageal reflux in the preterm neonate. *NeoReviews*. 2005;6:e87–e95.
262. Tipnis NA, Tipnis SM. Controversies in the treatment of gastroesophageal reflux in preterm infants. *Clin Perinatol*. 2009;36:153–164.
263. Noviski N, Yehuda YB, Yorum B, et al. Does the size of nasogastric tube affect gastroesophageal reflux in children. *J Pediatr Gastroenterol Nutr*. 1999;29:448–451.
264. Hammer D. Gastroesophageal reflux and prokinetic agents. *Neonatal Netw*. 2005;24(2):51–58.
265. Sherman PM, Hassell F, Fagundes-Nero U, et al. A global evidence-based consensus on the definition of gastroesophageal reflux in the pediatric patient. *Am J Gastroenterol*. 2009;104:278–298.
266. Menon AP, Schefft GL, Thach BT. Apnea associated with regurgitation in infants. *J Pediatr*. 1985;106(4):625–629.
267. Jadcherla SR. Upstream effect of esophageal distension: effect on airway. *Curr Gastroenterol Rep*. 2006;8(3):190–194.
268. Gupta A, Gulati P, Kim W, et al. Effect of postnatal maturation on the mechanics of esophageal propulsion in preterm human neonates: primary and secondary peristalsis. *Am J Gastroenterol*. 2009;104:411–419.
269. Jadcherla SR. Pathophysiology of aerodigetive pulmonary disorders in the neonate. *Clin Perinatol*. 2012;39:631–654.
270. Peter CS, Sprodowski N, Bohnhorst B, et al. Gastroesophageal reflux and apnea of prematurity. No temporal relationship. *Pediatrics*. 2002; 109(8):8–11.
271. Poets CF. Gastroesophageal reflux: a critical review of its role in preterm infants. *Pediatrics*. 2004;113(2):e128–e132.
272. Krishnamoorthy M, Muntz A, Liem T, et al. Diagnosis and treatment of respiratory symptoms of initially unsuspected gastroesophageal reflux in infants. *Am Surg*. 1994;60:783–785.
273. Davies AM, Koenig JS, Thatch BT. Upper airway chemoreflex responses to saline and water in preterm infants. *J Appl Phys*. 1988; 64(4):1412–1420.
274. DiFiore J, Arko M, Herynk B, et al. Characterization of cardiorespiratory events following gastroesophageal reflux in preterm infants. *J Perinatol*. 2010;30(10):683–687.
275. Poets CF. Gastroesophageal reflux and apnea of prematurity- coincidence not causation. *Neurology*. 2013;103:103–104.
276. Orenstein SR, Whittington PF. Positioning for prevention of infant gastroesophageal reflux. *J Pediatr*. 1983;103:534–537.
277. Tobin JM, McCloud P, Cameron DJS. Posture and gastroesophageal reflux: a case for left lateral positioning. *Arch Dis Child*. 1997;76: 254–258.
278. Ewer AK, James ME, Tobin JM. Prone and lateral position reduce gastroesophageal reflux in premature infants. *Arch Dis Child*. 1999;81:F201–F205.
279. Corvaglia, L Rotatori R, Ferlini M, et al. The effect of body positioning on gastroesophageal reflux in the premature infant: evaluation by combined impedence and pH monitoring. *J Pediatr*. 2007;151:591–596.
280. Omari T, Rommel N, Staunton E, et al. Paradoxical impact of body positioning on gastroesophageal reflux and gastric emptying in the premature infant. *J Pediatr*. 2004;145:194–200.
281. Chen SS, Tzeng YL, Gau BS, et al. Effects of prone and supine positioning on gastric residuals in preterm infants: a time series with cross-over study. *Int J Nurs Stud*. 2013; Available at: http://dx.doi.org/10.1016/j.ijnurstu.2013.02.009. Accessed May 2013.
282. Sangers H, de Jong PM, Mulder SE. Outcomes of gastric residuals whilst feeding preterm infants in various body positions. *J Neonatal Nurs*. 2012. Available at: http://dx.doi.org/10.1016/j.jnn. Accessed December 2012.
283. van Wijk MP, Bennigan MA, Dent J, et al. Effect of body position-changes on postprandial gastroesophageal reflux and gastric emptying in the healthy preterm neonate. *J Peds*. 2007;585–590.
284. Malcolm WF, Cotton M. Metoclopramide, H2 blockers, and proton inhibitors: pharmacology for gastroesophageal reflux in neonates. *Clin Perinatol*. 2012;39:99–109.
285. Czinn SJ, Blanchard S. Gastroesophageal disease in neonates and infants. When and how to treat. *Pediatr Drugs*. 2013;15:19–27.
286. Loots CM, Benniga MA, Omari M. Gastroesophageal reflux in pediatrics (patho) physiology and new insights in diagnosis and treatment. *Minerva Pediatir*. 2012;64(1):104–119.
287. Loots C, van Herwaarden MY, Benniga MA, et al. Gastroesophageal reflux, esophageal function, gastric emptying and the relationship to dysphagia before an after antireflux surgery in children. *J Pediatr*. 2013;162:526–573.
288. RJ Schanler. Clinical Features and Diagnosis of Necrotizing Enterocolitis in Newborns. *Up to Date*, April 17 2012. Available at: http://www.uptodate.com/contents/clinical-features-and-diagnosis-of-necrotizing-enterocolitis-in-newborns?source=search_result&search=NEC+totalis&selectedTitle=2%7E150. Accessed May 2013.
289. Kosloske AM. Epidemiology of necrotizing enterocolitis. *Acta Paediatr Suppl*. 1994;396:2.
290. RJ Schanler. Pathology and pathogenesis of necrotizing enterocolitis in newborns. *UptoDate*, March 18, 2013. Available at: http://www.uptodate.com/contents/pathology-and-pathogenesis-of-necrotizing-enterocolitis-in-newborns?source=search_result&search=necrotizing+enterocolitis&selectedTitle=4%7E150#references. Accessed May 2013.
291. Neu J, Weiss MD. Necrotizing enterocolitis: pathophysiology and prevention. *J Parenter Enteral Nutr*. 1999;23:S13.
292. Hunter CJ, Upperman JS, Ford HR, Camerini V. Understanding the susceptibility of the premature infant to necrotizing enterocolitis (NEC). *Pediatr Res*. 2008;63:117.
293. Neu J. Necrotizing enterocolitis: the search for a unifying pathogenic theory leading to prevention. *Pediatr Clin North Am*. 1996;43:409.
294. Ballance WA, Dahms BB, Shenker N, et al. Pathology of neonatal necrotizing enterocolitis: a ten-year experience. *J Pediatr*. 1990;117:S6.
295. Horbar JD, Badger GJ, Carpenter JH, et al. Trends in mortality and morbidity for very low birth weight infants, 1991-1999. *Pediatrics*. 2002;110:143.

296. Sankaran K, Puckett B, Lee DS, et al. Variations in incidence of necrotizing enterocolitis in Canadian neonatal intensive care units. *J Pediatr Gastroenterol Nutr*. 2004;39:366.
297. Lee SK, McMillan DD, Ohlsson A, et al. Variations in practice and outcomes in the Canadian NICU network: 1996-1997. *Pediatrics*. 2000;106:1070.
298. Wiswell TE, Robertson CF, Jones TA, et al. Necrotizing enterocolitis in full-term infants. A case-control study. *Am J Dis Child*. 1988;142:532.
299. Polin RA, Pollack PF, Barlow B, et al. Necrotizing enterocolitis in term infants. *J Pediatr*. 1976;89:460.
300. Ostlie DJ, Spilde TL, St. Peter SD, et al. Necrotizing enterocolitis in full-term infants. *J Pediatr Surg*. 2003;38:1039.
301. Lambert DK, Christensen RD, Henry E, et al. Necrotizing enterocolitis in term neonates: data from a multihospital health-care system. *J Perinatol*. 2007;27:437.
302. Kliegman RM, Walker WA, Yolken RH. Necrotizing enterocolitis: research agenda for a disease of unknown etiology and pathogenesis. *Pediatr Res*. 1993;34:701.
303. Holman RC, Stoll BJ, Clarke MJ, et al. The epidemiology of necrotizing enterocolitis infant mortality in the United States. *Am J Public Health*. 1997;87:2026.
304. McAlmon KR. Necrotizing enterocolitis. In: Cloherty JP, Eichenwald EC, Stark AR, eds. *Manual of Neonatal Care*. 5th ed. Philadelphia, PA: Lippincott Williams & Wilkins; 2004.
305. Reber KM, Nankervis CA. Necrotizing enterocolitis: preventative strategies. *Clin Perinatol*. 2004;31(1):157–167.
306. Rees CM, Pierro A, Eaton S. Neurodevelopmental outcomes on neonates with medically and surgically treated necrotizing enterocolitis. *Arch Dis Child Fetal Neonatal Ed*. 2007;92:F193–F198.
307. Rees CM, Eaton S, Pierro A. National prospective surveillance study of necrotizing enterocolitis in neonatal intensive care units. *J Pediatr Surg*. 2010;45:1391.
308. Snyder CL, Gittes GK, Murphy JP, et al. Survival after necrotizing enterocolitis in infants weighing less than 1,000 g: 25 years' experience at a single institution. *J Pediatr Surg*. 1997;32:434.
309. Schanler RJ. Management of Necrotizing Enterocolitis in Newborns. *UpToDate,* March 5, 2013. Available at: http://www.uptodate.com/contents/management-of-necrotizing-enterocolitis-in-newborns?source=search_result&search=NEC+totalis&selectedTitle=1%7E150#H20 Accessed May 2013.
310. Abdullah F, Zhang Y, Camp M, et al. Necrotizing enterocolitis in 20,822 infants: analysis of medical and surgical treatments. *Clin Pediatr (Phila)*. 2010;49:166.
311. Fasoli L, Turi RA, Spitz L, et al. Necrotizing enterocolitis: extent of disease and surgical treatment. *J Pediatr Surg*. 1999;34:1096.
312. Fitzgibbons SC, Ching Y, Yu D, et al. Mortality of necrotizing enterocolitis expressed by birth weight categories. *J Pediatr Surg*. 2009;44:1072.
313. Horwitz JR, Lally KP, Cheu HW, et al. Complications after surgical intervention for necrotizing enterocolitis: a multicenter review. *J Pediatr Surg*. 1995;30:994.
314. Kliegman RM, Fanaroff AA. Necrotizing enterocolitis. *N Engl J Med*. 1984;310:1093.
315. Walsh MC, Kliegman RM, Fanaroff AA. Necrotizing enterocolitis: a practitioner's perspective. *Pediatr Rev*. 1988;9(7):219–226.
316. Yu VY, Tudehope DI, Gill GJ. Neonatal necrotizing enterocolitis: 1. Clinical aspects. *Med J Aust*. 1977;1:685.
317. Kleigman RM, Walsh MC. Neonatal necrotizing enterocolitis: pathogenesis, classification, and spectrum of illness. *Curr Probl Pediatr*. 1987;17:213–288.
318. Kanto WP, Hunter JE, Stoll BJ. Recognition and medical management of necrotizing enterocolitis. *Clin Perinatol*. 1994;21:335–346.
319. Stoll BJ, Kliegman RM. Necrotizing Enterocolitis. Clinics in Perinatology. Philadelphia, PA: Saunders; 1994.
320. Walsh MC, Kliegman RM. Necrotizing enterocolitis: treatment based on a staging criteria. Pediatr Clin North Am 1986;33:179–201.
321. Kleigman RM. Necrotizing enterocolitis: bridging the basic science with the clinical disease. *J Pediatr*. 1990;117(5):833–835.
322. Bell MJ, Ternberg JL, Feigin RD, et al. Neonatal necrotizing enterocolitis. Therapeutic decisions based upon clinical staging. *Ann Surg*. 1978;187:1.
323. Clark DA, Miller MJ. Intraluminal pathogenesis of necrotizing enterocolitis. *J Pediatr*. 1990;117:S64.
324. Morgan J, Young L, McGuire W. Slow advancement of enteral feed volumes to prevent necrotising enterocolitis in very low birth weight infants. *Cochrane Database Syst Rev*. 2011;CD001241.
325. Morgan J, Young L, McGuire W. Delayed introduction of progressive enteral feeds to prevent necrotising enterocolitis in very low birth weight infants. *Cochrane Database Syst Rev*. 2011;CD001970.
326. La Gamma EF, Browne LE. Feeding practices for infants weighing less than 1500 G at birth and the pathogenesis of necrotizing enterocolitis. *Clin Perinatol*. 1994;21:271.
327. Schanler RJ, Shulman RJ, Lau C, et al. Feeding strategies for premature infants: randomized trial of gastrointestinal priming and tube-feeding method. *Pediatrics*. 1999;103:434.
328. Bombell S, McGuire W. Early trophic feeding for very low birth weight infants. *Cochrane Database Syst Rev*. 2009;CD000504.
329. Caplan M. Is EGF the Holy Grail for NEC? *J Pediatr*. 2007;150:329.
330. Cikrit D, Mastandrea J, West KW, et al. Necrotizing enterocolitis: factors affecting mortality in 101 surgical cases. *Surgery*. 1984; 96:648–665.
331. Salvia G, Guarino A, Terrin G, et al. Neonatal onset intestinal failure: an Italian Multicenter Study. *J Pediatr*. 2008;153:674.
332. Cole CR, Hansen NI, Higgins RD, et al. Bloodstream infections in very low birth weight infants with intestinal failure. *J Pediatr*. 2012;160:54.
333. Kim ES, Brandt ML. Spontaneous intestinal perforation of the newborn. Available at: http://www.uptodate.com/contents/spontaneous-intestinal-perforation-of-the-newborn?source=search_result&search=spontaneous+infant+performation&selectedTitle=3%7E150. Accessed May 2013.
334. Ragouilliaux CJ, Keeney SE, Hawkins HK, et al. Maternal factors in extremely low birth weight infants who develop spontaneous intestinal perforation. *Pediatrics*. 2007;120:e1458.
335. Gordon PV, Young ML, Marshall DD. Focal small bowel perforation: an adverse effect of early postnatal dexamethasone therapy in extremely low birth weight infants. *J Perinatol*. 2001;21:156.
336. Stark AR, Carlo WA, Tyson JE, et al. Adverse effects of early dexamethasone in extremely-low-birth-weight infants. National Institute of Child Health and Human Development Neonatal Research Network. *N Engl J Med*. 2001;344:95.
337. Gordon P, Rutledge J, Sawin R, et al. Early postnatal dexamethasone increases the risk of focal small bowel perforation in extremely low birth weight infants. *J Perinatol*. 1999;19:573.
338. Baird R, Puligandla PS, St. Vil D, et al. The role of laparotomy for intestinal perforation in very low birth weight infants. *J Pediatr Surg*. 2006;41:1522.
339. Blakely ML, Gupta H, Lally KP. Surgical management of necrotizing enterocolitis and isolated intestinal perforation in premature neonates. *Semin Perinatol*. 2008;32:122.
340. Cass DL, Brandt ML, Patel DL, et al. Peritoneal drainage as definitive treatment for neonates with isolated intestinal perforation. *J Pediatr Surg*. 2000;35:1531.
341. Chiu B, Pillai SB, Almond PS, et al. To drain or not to drain: a single institution experience with neonatal intestinal perforation. *J Perinat Med*. 2006;34:338.
342. Rao SC, Basani L, Simmer K, et al. Peritoneal drainage versus laparotomy as initial surgical treatment for perforated necrotizing enterocolitis or spontaneous intestinal perforation in preterm low birth weight infants. *Cochrane Database Syst Rev*. 2011;CD006182.
343. Sonntag J, Grimner I, Scholtz T, et al. Growth and neurodevelopmental outcome of very low birth weight infants with necrotizing enterocolitis. *Acta Paediatr*. 2004;89:528–532.

344. Hintz SR, Kendrick DE, Stoll BJ, et al. Neurodevelopmental and growth outcomes of extremely low birth weight infants after necrotizing enterocolitis. *Pediatrics*. 2005;115:696.
345. Martin CR, Dammann O, Allred EN, et al. Neurodevelopment of extremely preterm infants who had necrotizing enterocolitis with or without late bacteremia. *J Pediatr*. 2010;157:751.
346. Attridge JT, Herman AC, Gurka MJ, et al. Discharge outcomes of extremely low birth weight infants with spontaneous intestinal perforations. *J Perinatol*. 2006;26:49.
347. Adesanya OA, O'Shea TM, Turner CS, et al. Intestinal perforation in very low birth weight infants: growth and neurodevelopment at 1 year of age. *J Perinatol*. 2005;25:583.
348. Roze E, Ta BD, van der Ree MH, et al. Functional impairments at school age of children with necrotizing enterocolitis or spontaneous intestinal perforation. *Pediatr Res*. 2011;70:619.
349. Volpe JJ. Brain injury in the preterm infant. *Clin Perinatol*. 1997; 24(3):567–583.
350. Volpe JJ. *Neurology of the Newborn*. 4th ed. Philadelphia, PA: Saunders; 2001.
351. Vohr B, Allen WC, Scott DT, et al. Early onset intraventricular hemorrhage in preterm neonates: incidence of neurodevelopmental handicap. *Semin Perinatol*. 1999;23(3):212–217.
352. Vohr B, Wright LL, Dusick AM, et al. Neurodevelopmental and functional outcomes for extremely low birth weight infants in the National Institutes of Child Health and Human Development Neonatal Research Network, 1993–1994. *Pediatrics*. 2000; 105(6):1216–1226.
353. Vohr B, Allan WC, Westerveld M, et al. School-age outcomes of very low birth weight infants in the indomethacin intraventricular hemorrhage prevention trial. *Pediatrics*. 2003;111(4):e340–e346.
354. Larroque B, Morret S, Ancel PY, et al. White matter damage and intraventricular hemorrhage in very preterm infants: the EPIPAGE study. *J Pediatr*. 2003;(143):477–483.
355. Vohr B, Ment LR. Intraventricular hemorrhage in the preterm infant. *Early Human Dev*. 1996;44(1):1–16.
356. Lucey JF, Rowan CA, Shiono P, et al. Fetal infants: the fate of 4172 infants with birth weights of 410 to 500 grams-The Vermont Oxford Network experience (1996–2000). *Pediatrics*. 2004;113(4): 1559–1566.
357. Papile LA, Burstein J, Burston R. Incidence and evolution of subependymal and intraventricular hemorrhage: a study of infants with birthweights less than 1500 grams. *J Perinatol*. 1978;92: 529–534.
358. Papile LA. Periventricular-Intraventricular hemorrhage. In: Fanaroff AA, Martin RJ, eds. *Neonatal-Perinatal Medicine: Diseases of the Fetus and Infant*. 5th ed. Philadelphia, PA: Mosby; 1992.
359. Shalik L, Perlman JM. Hemorrhagic-ischemic cerebral injury in the preterm infant: clinical concepts. *Clin Perinatol*. 2002;29:745–763.
360. Cullens V. Brain injury in the premature infant. In: L Boxwell G, ed. *Neonatal Intensive Care Nursing*. New York, NY: Routledge; 2000.
361. Vohr BR, Garcia-Coll C, Mayfield S, Brann B, Shaul P. Oh W. Neurologic and developmental status related to the evolution of visual-motor abnormalities from birth to 2 years of age in preterm infants with intraventricular hemorrhage. *J Pediatr.* 1989 Aug.;115(2):296–302.
362. Bada HS, Korones SB, Perry EH, et al. Frequent handling in the neonatal intensive care unit and intraventricular hemorrhage. *J Pediatr*. 1990;117(1, part 1):126–131.
363. Bada HS, Korones SB, Perry EH, et al. Mean arterial blood pressure changes in premature infants and those at risk for intraventricular hemorrhage. *J Pediatr*. 1990;117(4):607–614.
364. Perlman JM, Thach B. Respiratory origins of fluctuations in arterial blood pressure in premature infants with respiratory distress syndrome. *Pediatrics*. 1988;81(3):399–403.
365. Perlman JM, McMenamin JB, Volpe JJ. Fluctuating cerebral blood velocity in respiratory distress syndrome: relationship to subsequent development of intraventricular hemorrhage. *N Engl J Med*. 1983;309(4):204–209.
366. Fanconi S, Duc G. Intratracheal suctioning in sick preterm infants: prevention of intracranial hemorrhage and cerebral hypofusion by muscle paralysis. *Pediatrics*. 1987;79:583–543.
367. Bregman J, Kimberlin LVS. Developmental outcomes in extremely premature infants. *Pediatr Clin North Am*. 1993;40(5):937–950.
368. Perlman JM. Cognitive and behavioral deficits in premature graduates of intensive care. *Clin Perinatol*. 2002;29(4):779–797.
369. Krishnamoorthy KS, Kuban KC, Leviton A, et al. Periventricular-intraventricular hemorrhage, sonographic localization, phenobarbital, and motor abnormalities in low birth weight infants. *Pediatrics*. 1990;85(6):1027–1033.
370. Zach T, Brown JC. Periventricular leukomalacia. *Emedicine J*. 2003. Accessed April 2003.
371. Shankaran S. Hemorrhagic lesions of the central nervous system. In: Stevenson DK, Benitz WE, Sunshine P, eds. *Fetal and Neonatal Brain Injury*. 3rd ed. New York, NY: Cambridge University Press; 1997.
372. Inder TE, Weels SJ, Mogride NB, et al. Defining the nature of cerebral abnormalities in the premature infant: a qualitative magnetic resonance imaging study. *J Pediatr*. 2003;143(2):171–179.
373. Scher MS. Fetal and neonatal neurologic consultations and identifying brain disorders in the context of fetal-maternal-perinatal disease. *Semin Pediatr Neurol*. 2001;8(2):55–75.
374. Murphy BP, Inder TE, Rooks V, et al. Posthemorrhagic ventricular dilation in the premature infant: natural history and predictors of outcome. *Arch Dis Child*. 2002;87:F37–F41.
375. Anonymous. Randomised trial of early tapping neonatal post hemorrhagic ventricular dilatation results at 30 months. *Arch Dis Child Fetal Neonatal Ed*. 1994;70(2):F129–136.
376. Allan WC, Sobel DB. Neonatal intensive care neurology. *Semin Pediatr Neurol*. 2004;11(2):119–128.
377. Peterson BS, Vohr B, Staib LH, et al. Regional brain volume abnormalities and longterm cognitive outcome in preterm infants. *JAMA*. 2000;284(15):1939–1947.
378. Blackburn ST. Assessment and management of the neurologic system. In: *Comprehensive Neonatal Nursing: A Physiologic Perspective*. 3rd ed. Philadelphia, PA: Saunders; 2003.
379. Jones MW, Bass WT. Perinatal brain injury in the premature infant. *Neonatal Netw*. 2003;22(1):61–67.
380. Schmidt B, Davis P, Moddemann D, et al. Long-term effects of indomethacin prophylaxis in extremely-low-birth-weight infants. *N Engl J Med*. 2001;344(26):1966–1972.
381. Ment LK, Vohr B, Allen W, et al. Change in cognitive function over time in very low-birth-weight infants. *JAMA*. 2003;289(6): 705–711.
382. Han TR, Bang MS, Yoon BH, et al. Risk factors for cerebral palsy in preterm infants. *Am J Phys Med Rehabil*. 2002;81:297–303.
383. Westrup B, Bohm B, Lagercrantz H, et al. Preschool outcomes in children born very prematurely. *Acta Paediatr*. 2004;93:498–507.
384. Sizan, J, Ratynski N, Boussard C. Humane neonatal care initiative: NIDCAP and family centered neonatal care. Neonatal individualized developmental care and assessment program. *Acta Paediatr*. 1999;88(10):1172.
385. Zupan V, Gonzalez P, Laaze-Masmonteil T, et al. Periventricular leukomalacia: risk factors revisited. *Dev Med Child Neurol*. 1996;38(12):1061–1067.
386. Volpe JJ. Neurobiology of periventricular leukomalacia in the preterm infant. *Pediatr Res*. 2001;50(5):553–562.
387. Larroque B, Marret S, Ancel P-Y, et al. White matter damage and intraventricular hemorrhage in very preterm infants. The EPIPAGE study. *J Pediatr*. 2003;143:477–503.
388. Blumenthal I. Periventricular leukomalacia: a review. *Eur J Pediatr*. 2004;163:435–442.
389. Batten D, Kirtley X, Swails T. Unexpected versus anticipated cystic periventricular leukomalacia. *Am J Perinatol*. 2003;20(1):33–40.
390. Kadhim H, Tabarki B, Verellen G, et al. Inflammatory cytokines in the pathogenesis of periventricular leukomalacia. *Neurology*. 2001;56:1278–1284.

391. Dammann O, Kuban KC, Leviton A. Perinatal infection, fetal inflammatory response, white matter damage and cognitive limitations in children born preterm. *Ment Retard Dev Disabil Res Rev.* 2002;8(1):46–50.
392. Dammann O, Leviton A. Infection remote from the brain, neonatal white matter damage and cerebral palsy in the preterm infant. *Semin Pediatr Neurol.* 1998;5:190–201.
393. Wilson-Costello D, Borawski E, Freidman H, et al. Perinatal correlates of cerebral palsy and other neurologic impairment among very low birth weight children. *Pediatrics.* 1998;102(2):315–322.
394. Gressens P, Rogido M, Paindaveine S, et al. The impact of neonatal intensive care practices on the developing brain. *J Pediatr.* 2002;140:646–653.
395. Perrott S, Dodds L, Vincer M. A population-based study of prognostic factors in very preterm survivors. *J Perinatol.* 2003;23(2): 111–116.
396. Lemons JA, Bauer CR, Oh W, et al. Very low birth weight outcomes of the national institute of child health and human development neonatal research network, January 1995 through December 1996. *Pediatrics.* 2001;107(1):E1–E8.
397. Msall ME, Phelps DC, DiGaudio KM, et al. Severity of neonatal retinopathy of prematurity is predictive of neurodevelopmental functional outcome at age 5.5 years. Behalf of the Cryotherapy for Retinopathy of Prematurity Cooperative Group. *Pediatrics.* 2000; 106(5):998–1005.
398. Askin DF, Diehl-Jones W. Retinopathy of prematurity. *Crit Care Nurs Clin N Am.* 2009;21:213–233.
399. Filho JBF, Eckert GU, Valiatti B. The influence of gestational age on the dynamic behavior of other risk factors associated with retinopathy of prematurity. *Arch Clin Exp Ophthalmol.* 2010;248:893–900.
400. DiFiore JM, Bloom JN, Orge F, et al. A higher incidence of intermittent hypoxemic episodes is associated with sever retinopathy of prematurity. *J Peds.* 2010;157:64–73.
401. Koo KY, Kim JE, Lee SM, et al. Effect of severe neonatal morbidities on long term outcome of extremely low birthweight infants. *Korean J Pediatr.* 2010;53(6):694–700.
402. Terry TL. Extreme prematurity and fibroblastic overgrowth of persistent vascular sheath behind each crystalline lens. *Am J Ophthalmol.* 1942;25(2):203–204.
403. Chen J, Smith LEH. Retinopathy of prematurity. Angiogenesis. 2007;10:133–140.
404. Smith LEH. IGF-1 and retinopathy of prematurity in the preterm infant. *Bio Neonate.* 2005;88:232–244.
405. Cavalluro G, Filippi L, Bagnoli P, et al. The pathophysiology of retinopathy of prematurity: an update of previous and recent knowledge. *Arch Ophthalmol.* 2013;1–19.
406. AAP Section on Ophthalmology, American academy of Ophthalmology, American Academy for Pediatric Ophthalmology, et al. Policy Statement. Screening exam of premature infants for retinopathy of prematurity. *Peds.* 2013;131(1):189–195.
407. ICROP: An International Committee for the Classification of Retinopathy of Prematurity. The ICROP Revisited. *Arch Ophthalmol.* 2005;123:991–999.
408. Screening Examination of Premature Infants for Retinopathy of Prematurity. Policy Statement American Academy of Pediatrics. *Pediatrics.* 2001;108(3):809–811.
409. Ng EY, Connelly BP, McNamara JA, et al. A comparison of laser photocoagulation with cryotherapy for threshold retinopathy of prematurity at 10 years: part 1. Visual function and structural outcome. *Ophthalmology.* 2002;109(5):928–934.
410. Mutlu FM, Sanci SU. Treatment of retinopathy of prematurity: a review of conventional and promising new therapeutic options. *Int J Ophthalmol.* 2013;692:228–236.
411. Early Treatment for Retinopathy of Prematurity cooperative Group. Revised indications for the treatment of retinopathy of prematurity: results of the early treatment for retinopathy of prematurity randomized control trial. *Arch Ophthamol.* 2003;121:1684–1694.
412. Zuparncic JAF, Stewart JE. Retinopathy of prematurity. In: Cloherty JP, Eichenwald EC, Stark AR, eds. *Manual of Neonatal Care.* 5th ed. Philadelphia, PA: Lippincott Williams & Wilkins; 2004.
413. Stout AU, Stout JT. Retinopathy of prematurity. *Pediatr Clin North Am.* 2003;50(1):77–87.
414. Ertzbischoff LM. A systematic review of anatomical and visual outcomes in preterm infants after scleral buckle and vitrectomy for retinal detachment. *Adv Neonatal Care.* 2004;4(1):10–19.
415. Quinn GE, Dobson V, Barr CC. Visual acuity in infants after vitrectomy for severe retinopathy of prematurity. *Ophthalmology.* 1991; 98(1):5–13.
416. Laws DE, Morten C, Weindly M, et al. Systemic effects of screening for retinopathy of prematurity. *Br J Ophthalmol.* 1996;80:425–428.
417. Rush R, Rush S, Micolau J, et al. Systemic manisfestations in response to mydrasis and physician examination during screening for retinopathy of prematurity. *Retina.* 2004;24:242–245.
418. Sun X, Lemyre B, Barrowman N, et al. Pain management during eye exams for retinopathy of prematurity in preterm infants: a systematic review. *Acta Paediatr.* 2010;99:329–334.
419. Kandesay Y, Smith R, Wright IMK, et al. Pain relief for premature infants during ophthalmology assessment. *J AA Pos.* 2011;15: 276–280.
420. Marsh V, Young W, Dunaway K, et al. Efficacy of topical anesthetics to reduce pain in premature infants during eye examinations for retinopathy of prematurity. *Am Pharmacother.* 2005;29:829–833.
421. Mehta M, Mansfield T, Vander Veen DK. Effect of topical anesthesia and age on pain score during retinopathy of prematurity screening. *J Perinatol.* 2010;30:731–735.
422. Stevens B, Yamada J, Ohlsson A. Sucrose for analgesia in newborn infants undergoing painful procedures. *Cochrane Neonatal Rev.* Avaiable at: www.chochraneneonatal. Accessed May 2013.
423. da Costa MC, Eckert GU, Fortes BGB, et al. Oral glucose for pain relief during examination for retinopathy of prematurity: a masked randomized clinical trial. *Clinics.* 2013;68(2):199–203.
424. Boyle EM, Freer T, Khna-Orakai Z, et al. Sucrose and non-nutritive sucking for the relief of pain in screening for retinopathy:a randomized controlled trial. *Arch Dis Child Fetal Neonatal Ed.* 2006;91(3): F1 6–F168.
425. Rush R, Rush S, Ighani F, et al. The effects of comfort care on pain response in preterm infants undergoing screening for retinopathy of prematurity. *Retina.* 2005;25:59–62.
426. Mitchell A, Stevens B, Mungen N, et al. Analgesic effects of oral sucrose and pacifier during eye examinations for retinopathy of prematurity. *Pain Manag Nurs.* 2004;5:160–168.
427. Slevin M, Murphy JFA, Daly L, et al. Retinopathy of prematurity screening, stress related responses, the role of nesting. *Br J Ophthalmol.* 1997;81:762–764.
428. O'Sullivan A, O'Connor M, BrosnahanD, et al. Sweeter, soother, and swaddle for retinopathy screening: a randomized placebo controlled trial. *Arch Dis Child Fetal Neonatal Ed.* 2010;95(6):F419–F422.
429. Redline RW. Placental pathology. In: Fanaroff AA, Martin RJ, eds. *Neonatal-Perinatal Medicine Diseases of the Fetus and Infant.* 7th ed. St. Louis, MO: Mosby; 2002.
430. Vannucci RC, Palmer C. Hypoxia-ischemia: neuropathology, pathogenesis, and management. In: Fanaroff AA, Martin RJ, eds. *Neonatal-Perinatal Medicine Diseases of the Fetus and Infant.* 7th ed. St. Louis, MO: Mosby; 2002.
431. Demari S. Calcium and phophorus nutrition in preterm infants. *Acta Paediatr Supp.* 2005;94(449):87–92.
432. Huttner KM. Metabolic bone disease of prematurity. In: Cloherty JP, Eichenwald EC, Stark AR, eds. *Manual of Neonatal Care.* 5th ed. Philadelphia, PA: Lippincott Williams & Wilkins; 2004.
433. Miller M. The bone disease of preterm birth: a biomechanical perspective. *Pediatr Res.* 2003;53(1):10–15.
434. Krug SK. Osteopenia of prematurity. In: Groh-Wargo S, Thompson M, Cox J, eds. *Nutritional Care for High-Risk Newborns Rev.* 3rd ed. Chicago, IL: Precept Press Inc; 2000.

435. Rauch F, Schoenau E. Skeletal development in premature infants: a review of bone physiology beyond nutritional aspects. *Arch Dis Child Fetal Neonatal Ed*. 2002;86:F82–F85.
436. Rigo J, DeCurtis M, Pieltain C, et al. Bone mineral metabolism in the micropremie. *Clin Perinatol*. 2000;27:147–170.
437. Rigo J, Senterre J. Nutritional needs of premature infants: current issues. *J Pediatr*. 2006;149(3 supp):S80–S88.
438. Abrams SA. Calcium and Phosphorus Requirements of Newborn Infants. *Up to Date*. Available at: http://www.uptodate.com/contents/calcium-and-phosphorus-requirements-of-newborn-infants?source=search_result&search=metabolic+bone+disease+of+prematurity&selectedTitle=1%7E150#H12Feb 12,2013 Accessed June 2013.
439. Fewtrell MS, Cole TJ, Bishop NJ, et al. Nenonatal factors predicting childhood height in preterm infants: evidence for a persisting effect of early metabolic bone disease? *J Pediatr*. 2000;137:668–673.
440. Vachharajani AV, Mathur AM, Rao, R. Metabolic bone disease of prematurity. *NeoReviews*. 2009;10:e402–e411.
441. Jones S, Bell MJ. Distal radius fracture in a premature infant with osteopenia caused by handling during intravenous cannulation. *Injury*. 2002;33:265–266.
442. Osteogenesis Imperfecta Foundation. Available at: http://www.oif.org/site/DocServer/Infant_Care_Suggestions_for_Parents.pdf?docID=7213.
443. Eliakim A, Nemet D. Osteopenia of prematurity-the role of exercise in the prevention and treatment. *Pediatr Endocrinol Rev*. 2005;2(4):675–682.
444. Moyer-Mileur LJ, Brunstetter V, McNaught TP, et al. Daily physical activity program increases bone mineralization and growth in preterm very low birth weight infants. *Pediatrics*. 2000;106(5):1088–1092.
445. Litmanovitz I, Dolfin T, Friedland O, et al. Early physical activity intervention prevents decrease of bone strength in very low birth weight infants. *Pediatrics*. 2003;112(1):15–19.
446. Schulzke SM, Trachsel D, Patole SK. Physical activity programs for promoting bone mineralization and growth in preterm infants. *Cochrane Database Syst Rev*. 2007;(2):CD005387.
447. Browne J, Cicco R, Erikson D, et al. Recommended Standards for Newborn ICU Design. Available at: http://www.nd.edu/~kkolberg/frmain.htm. Accessed January 13, 2005.
448. Vanden Berg KA. Basic principles of developmental caregiving. *Neonatal Netw*. 1997;16(7):69–71.
449. Lawhon G. Providing developmentally supportive care in the neonatal intensive care unit: an evolving challenge. *J Perinatal Neonatal Nurs*. 1997;10(4):48–61.
450. Ohgi S, Akiyama T, Arisawa K, et al. Randomized controlled trial of swaddling versus massage in the management of excessive crying in infants with cerebral injuries. *Arch Dis Child*. 2004;89(3):212–216.
451. Scales LH, McEwen IR, Murray C. Parent's perceived benefits of physical therapists' direct intervention compared with parental instruction in early intervention. *Pediatr Phys Ther*. 2007;19:196–202.
452. Dusing SC, Van Drew C, Brown SE. Instituting parent education practices in the neonatal intensive care unit: an administrative case report of practice evaluation and statewide action. *Phys Ther*. 2012;92(7):967–975.
453. Dusing SC, Muraay T, Stern M. Parent preferences for motor development education in the neonatal intensive care unit. *Pediatr Phys Ther*. 2008;20:363–368.
454. Eiden RD, Reifman A. Effects of Brazelton demonstrations on later parenting: a meta-analysis. *J Pediatr Psychol*. 1996;21(6):857–868.
455. Culp RE, Culp AM, Harmon RJ. A tool for educating parents about their premature infants. *Birth*. 1989;16(1):23–26.
456. Lowman LB, Stone LL, Cole JG. Using developmental assessments in the NICU to empower families. *Neonatal Netw*. 2006;25(3):177–186.
457. Loo KK, Espinosa M, Tyler R, et al. Using knowledge to cope with stress in the NICU: how parents integrate learning to read the physiologic and behavioral cues of the infant. *Neonatal Netw*. 2003:22(1):31–37.
458. Gale G, VandenBerg KA. Kangaroo care. *Neonatal Netw*. 1998;17(5):69–71.
459. Sloan N, Camacho LWI, Rojas EP. Kangaroo mother method: randomized controlled trial of an alternative method of care for stabilized low-birth-weight infants. *Lancet*. 1994;344:782–785.
460. Acolet D, Sleath K, Whitelaw A. Oxygenation, heart rate and temperature in very low birthweight infants during skin-to-skin contact with their mothers. *Acta Paediatr*. 1989;78:189–193.
461. Fohe K, Kropf S, Avenarius S. Skin-to-skin contact improved gas exchange in premature infants. *J Perinatol*. 2000;20:311–315.
462. Feldman R, Eidelman AI. Skin-to-skin contact (kangaroo care) accelerates autonomic and neurobehavioral maturation in preterm infants. *Dev Med Child Neurol*. 2003;45:274–281.
463. Lundington-Hoe SM, Anderson GC, Swine JY, et al. A randomized control of kangaroo care and cardiorespiratory and thermal effects on healthy preterm infants. *Neonatal Netw*. 2004;23(3):39–48.
464. Johnston CC, Stevens B, Pinelli J, et al. Kangaroo care is effective in diminishing pain response in preterm neonates. *Arch Pediatr Adolesc Med*. 2003;157(11):1084–1088.
465. Bier JA, Ferguson AE, Morales Y, et al. Comparison of skin-to-skin contact with standard contact in low birth weight infants who are breast fed. *Arch Pediatr Adolesc Med*. 1996;150(12):1265–1269.
466. Anderson G. Kangaroo care and breastfeeding for preterm infants. *Breastfeeding Abstracts*. 1989;9(2):7.
467. Feldman R, Weller A, Sirota L, et al. Testing a family intervention hypothesis: the contribution of mother-infant skin-to-skin contact (kangaroo care) to family interaction, proximity, and touch. *J Fam Psychol*. 2003;17(11):94–107.
468. Feldman R, Eidelman AI, Sirota L, et al. Comparison of skin-to-skin (kangaroo) and traditional care: parenting outcomes and preterm infant development. *Pediatrics*. 2002;110(1):16–26.
469. Hemingway M, Oliver S. Water bed therapy and cranial molding of the sick preterm infant. *Neonatal Netw*. 1991;10(3):53–56.
470. Hemingway M, Oliver S. Bilateral head flattening in hospitalized premature infants. *Neonatal Intens Care*. 2000;13(6):18–22.
471. Hemingway M. Preterm infant positioning. *Neonatal Intens Care*. 2000;13(6):18–22.
472. Vaivre-Douret L, Ennouri K, Jrad I, et al. Effect of positioning on the incidence of abnormalities of muscle tone in low-risk, preterm infants. *Eur J Pediatr Neurol*. 2004;8:21–34.
473. Hallsworth M. Positioning the pre-term infant. *Clin Neonatal Nurs*. 1995;7(1):18–20.
474. Chang YJ, Anderson GC, Lin CH. Effects of prone and supine positions on sleep state and stress responses in mechanically ventilated preterm infants during the first postnatal week. *J Adv Nurs*. 2002;40(2):161–169.
475. Wolfson MR, Greenspan JS, Deoras KS, et al. Effect of positioning on the mechanical interaction between the rib cage and abdomen in preterm infants. *J Appl Physiol*. 1992;72(3):1032–1038.
476. Bjornson K, Deitz J, Blackburn S, et al. The effect of body position on the oxygen saturation of ventilated preterm infants. *Pediatr Phys Ther*. 1992;4(3):109–115.
477. Goldberg RN, Joshi A, Moscoso P, et al. The effect of head position on intracranial pressure in the neonate. *Crit Care Med*. 1983;11:428–430.
478. Grenier IR, Bigsby R, Vergara ER, et al. Comparison of motor self-regulatory and stress behaviors of preterm infants across body positions. *Am J Occupat Ther*. 2003;57(3):289–297.
479. Vohr BR, Cashore WJ, Bigsby R. Stresses and interventions in the neonatal intensive care unit. In: Levine MD, Carey WB, Crocker AC, eds. *Developmental-Behavioral Pediatrics*. Philadelphia, PA: Saunders; 1999.
480. Hashimoto T, Hiurs K, Endo S, et al. Postural effects on behavioral states of newborn infants: a sleep polygraphic study. *Brain Dev*. 1983;5:286–291.
481. Hadders-Algra M, Prechtl HFR. Developmental course of general movements in early infancy. I. Descriptive analysis of change in form. *Early Human Dev*. 1992;201–213.

482. Adams JA, Zabaleta IA, Sackner MA. Comparison of supine and prone noninvasive measurements of breathing patterns in fullterm newborns. *Pediatr Pulmonol*. 1994;18:8–12.
483. Pellicier A, Gaya F, Madero R, et al. Noninvasive continuous monitoring of the effects of head position on brain hemodynamics in ventilated infants. *Pediatrics*. 2002;109(3):434–440.
484. American Academy of Pediatrics. Task Force on Infant Sleep Position and Sudden Infant Death Syndrome. Changing concepts of sudden death syndrome: implications for infant sleeping environment and sleep position. *Pediatrics*. 2000;105(3):650–656.
485. van Heijst JJ, Touwen BCL, Vos JE. Implications of a neural network model of sensori-motor development for the field of developmental neurology. *Early Human Dev*. 1999;55(1):77–95.
486. de Groot L. Posture and motility in preterm infants. *Dev Med Child Neurol*. 2000;42:65–68.
487. Fay MJ. The positive effects of positioning. *Neonatal Netw*. 1988; 23–28.
488. Monterososso L, Kristjanson L, Cole J. Neuromotor development and the physiologic effects of positioning in very low birthweight infants. *J Obstet Gynecol Neonatal Nurs*. 2002;31(2):138–146.
489. Shaw JC. Growth and nutrition of the preterm infant. *Br Med Bull*. 1988;44(4):984–1009.
490. Clarren SK, Smith DW, Hanson JW. Helmet treatment for plagiocephaly and congenital muscular torticollis. *J Pediatr*. 1979;94(1): 43–46.
491. Kriewell TJ. Structural, mechanical, and material properties of fetal cranial bone. *Am J Obstet Gynecol*. 1982;143(6):707–714.
492. Budreau GK. The perceived attractiveness of preterm infants with caranial molding. *J Obstet Gynecol Neonatal Nurs*. 1989;18(1):38–44.
493. Budreau GK. Postnatal cranial molding and infant attractiveness: implications for nursing. *Neonatal Netw*. 1987;5(5):13–19.
494. Schwirian PM, Eesley T, Cuellar L. Use of water pillows in reducing head shape distortion in preterm infants. *Res Nurs Health*. 1986;9(3):203–207.
495. Geerdink JJ, Hopkins B, Hoeksma JB. The development of head positioning preference in preterm infants beyond term age. *Dev Psychobiol*. 1994;27(3):253–268.
496. Cartlidge PH, Rutter N. Reduction of head flattening in preterm infants. *Arch Dis Child*. 1988;63(7):755–757.
497. Chan JS, Kelley MC, Khan J. The effects of a pressure relief mattress on postnatal head molding in very low birth weight infants. *Neonatal Netw*. 1993;12(5):19–22.
498. Dubowitz L, Dubowitz V. *The Neurological Assessment of the Preterm and Full-Term Newborn Infant. Clinics in Developmental Medicine. No. 12*. Philadelphia, PA: Lippincott; 1981.
499. Dubowitz L, Dubowitz V, Mercuri E. The Neurological Assessment of the Preterm and Full-Term Newborn Infant. 2nd ed. London, UK: MacKeith; 1999.
500. Korner AF, Brown JV, Thom VA, et al. *Neurobehavioral Assessment of the Preterm Infant*. Rev 2nd ed. Van Nuys, CA: Child Development Media, Inc. 2000.
501. http://med.stanford.edu/NAPI. Last accessed November 2013.
502. www.Brazelton-Institute.com. Last accessed November 2013.
503. Als H, Lester BM, Tronick EZ, Brazelton. Manual for the assessment of preterm infant's behavior (APIB). In Fitzgerald HE, Lester BM, Yogman MW (Eds.). Theory and research in behavioural pediatrics (pp. 35-63). New York: Plenum Press, 1982b.
504. Als H, Butler S, Kosta S, McAnulty G. the assessment of preterm infant's behavior (APIB): furthering understanding and measurement of neurodevelopmental competence in preterm and full-term infants. *Ment Retard Devel Disabil Res Rev*. 2005; 11:94–102.
505. Lester BM, Tronick EZ. The neonatal intensive care unit network neurobehavioral scale procedures. *Pediatrics*. 2004;113(3): 641–667.
506. Einspieler C, Prechtl HFR, Bos, et al. *The qualitative assessment of general movements in preterm, term, and young infants*. London, UK: Mac Keith, 2004.
507. Einspieler C, Prechtl HFR, Ferrari F, et al. The qualitative assessment of general movements in preterm, term, and young infants-review of the methodology. *Early Human Dev*. 1997;50:47–60.
508. General Movements./www.general-movements-trust.info.Last Accessed June 2012.
509. Campbell Sk. The Test of Infant Motor Performance. Test user's manual version 2.0. Chicago: Infant Motor Performance Scales, LLC, 2005.
510. Available at: www.TheTIMP.com. Last accessed November 2013.
511. Piper MC, Darrah J. Motor assessment of the developing infant. Philadelphia: WB Saunders, 1994.
512. Ellison PH. Neurologic Development of the high-risk infant. *Clin Perinatol*. 11(1):45.
513. Amiel-Tison C. A method for neurological evaluation within the first year of life. *Curr Probl Pediatr*. 1976;7(1):45.
514. Van Marter LJ. Epidemiology of bronchopulmonary dysplasia. *Semin Fetal Neonatal Med*. 2009;14:358–366
515. Deakins KM. Bronchopulmonary dysplasia. *Respir Care*. 2009;54(9):1252–1262.
516. Kair LR, Leonard DT, Anderson JDM. Bronchopulmonary dysplasia. *Pediatr Review*. 2012;33(5):255–263.
517. Ali Z, Schmidt P, Dodd J, et al. Bronchopulmonary dysplasia: a review. *Arch Gynecol Obstet*. 2012;DOI 10.1007.
518. Northway WH, Rosan RC, Porter DY. Pulmonary disease following respirator therapy of hyaline-membrane disease. Bronchopulmonary dysplasia. *N Engl J Med*. 1967;16(276):357–368.
519. Goetzman BW. Understanding bronchopulmonary dysplasia. *Am J Dis Child*. 1986;40:332–334.
520. Abman S, Groothius J. Pathophysiology and treatment of bronchopulmonary dysplasia. *Respir Med*. 1994;41:277–307.
521. Philip AGS. Bronchopulmonary dysplasia: then and now. *Neonatology*. 2012;102:1–8.
522. Bancalari E, Abdenocir GE, Feller R, et al. Bronchopulmonary dysplasia: clinical presentation. *J Pediatr*. 1979;95(5 part 2):819–823.
523. Jobe AH. The new bronchopulmonary dysplasia. *Curr Opin Pediatr*. 2011;23:167–172.
524. Sosenko IRS, Bancalari E. New developments in the pathogenesis and prevention of bronchopulmonary dysplasia. In: Bancalari E & Polin RA, eds. *The Newborn Lung: Neonatology Questions and Controversies*. 2nd ed. Philadelphia, PA: Elsevier Saunders; 2012: 217–233.
525. Jobe AH, Bancalari E. Bronchopulmonary dysplasia. *Am J Respir Crit Care Med*. 2001;63(7):1723–1729.
526. Jobe AH. The new BPD. *NeoReviews*. 2006;7:e531–e545.
527. Husain AN, Siddiqui NH, Stocker JT. Pathology of arrested acinar development in post surfactant bronchopulmonary dysplasia. *Human Pathol*. 1998;29(7):710–717.
528. NICHD consensus: Jobe AH, Bancalari E. NICD/NHLBI/ORD Workshop Summary: Bronchopulmonary dysplasia. 2001;163: 1723–1729.
529. Walsh MC, Wilson-Costello D, Zadell A, et al. Safety, reliability, validity of a physiologic definition of bronchopulmonary dysplasia. *J Perinatol*. 2003;23:45145–45146.
530. Walsh Mc, Yao Q, Gettner PP, et al. National Institute of Child Health and Human Development Neonatal Research Network: Imapct of a physiologic definition of bronchopulmonary dysplasia rates. *Pediatrics*. 2004;114:1305–1311.
531. Massie SE, Tolleson-Rinehart S, DeWalt DA, et al. Development of a proxy-reported pulmonary outcomes scale for preterm infants with bronchopulmonary dysplasia. *Health Qual Life Outcomes*. 2011;9:55.
532. Thebaud B, Abman SH. Bronchopulmonary dysplasia: where have all the vessels gone? Roles of angiogenic growth factors in chronic lung disease. *Am J Respir Crit Care Med*. 2007;175:978–985.
533. Parker RA, Lindstrom Dp, Cotton RB. Evidence from twin study implies possible genetic susceptibility to bronchopulmonary dysplasia. *Sem Perinatol*. 1996;20:206–209.

534. Bhandari V, Bizzaro MS, Shetty, et al. Famial and genetic susceptibility to major neonatal morbidities in preterm twins. *Pediatrics*. 2006;117:1901–1906.
535. Askin DF, Diehl–Jones W. Pathogenesis and prevention of chronic lung disease in the neonate. *Crit care Nurs Clin N Am*. 2009;21:11–25.
536. Balinotti JE, Chakr VC, Tiller C. Growth of lung parenchyma in infants and toddlers with chronic lung disease of infancy. *Am J Respr Crit Care Med*. 2010;181:1093–1097.
537. Trembath A, Laughton MM. Predictors of bronchopulmonary dysplasia. *Clin Perinatol*. 2012;39:585–601.
538. Rugolo LMSS, Bentin MK, Petean CE. Preeclampsia: effect on the fetus and newborn. *NeoReviews*. 2011;12:e1298–e206.
539. Bose CL, Van Marter LJ, Laughan M, et al. Fetal growth restriction and chronic lung disease among infants born before the 28th week of gestation. *Pediatrics*. 2009;124:e450–e458.
540. Lahra M. Intrauterine inflammation, neonatal sepsis, and chronic lung disease: a 13–year hospital cohort study. *Pediatrics*. 2009;123(5): 1314–1319.
541. Speer CP. Inflammation and bronchopulmonary dysplasia. *Semin Neonatol*. 2003;8(1):29–38.
542. Fleisher B, Kulovich M, Hallman M, et al. Lung profile: sex differences in normal pregnancy. *Obstet gynecol*. 1985;66(3):327–330.
543. Henderson-Smart DJ, Hutchinson DA, Donoghue DA, et al. Prenatal predictors of chronic lung disease in very preterm infants. *Arch Dis Child Fetal Neoonatal Ed*. 2006;91:F40–F45.
544. Morely CJ. Volume limited and volume targeted ventilation. *Clin Perinatol*. 39(3):513–523.
545. Halliday M, Ehrenkranz RA, Doyle LW. Early (<8 days) postnatal corticosteroids for preventing chronic lung disease in ventilated very low birthweight preterm infants. *Cochrane Database Syst Rev*. CD002057.
546. Khemani E, McElhinney DB, Rhein L, et al. Pulmonary artery hypertension in formally premature infants with bronchopulmonary dysplasia: clinical features and outcomes in the surfactant era. *Pediatrics*. 2007;120:1260–1269.
547. Hintz SR, Kendrick DE, Wilson-Costello DE, et al. Early childhood neurodevelopmental outcomes are not improving for infants born <25 weeks gestational age. *Pediatrics*. 2011:127:62–70.
548. O'Reilly M, Sozo F, Harding R. The impact of preterm birth and bronchopulmonary dysplasia in the developing lung: long-term consequences for respiratory health. Doi:10.1111/1440-1681.12068.
549. Korhonen P, Laitmen J, Hyodymaa E, et al. Respiratory outcome in school aged, very-low-birth-weight children in the surfactant era. *Acta Paediatr*. 2004;93:316–321.
550. Lewis BA, Singer LT, Fulton S, et al. Speech and language outcomes of children with bronchopulmonary dysplasia. *J Commun Disord*. 2002;35(5):393–406.
551. Jeng SF, Hsu CH, Tsai PN, et al. Bronchopulmonary dysplasia predicts adverse developmental and clinical outcomes in very-low-birthweight infants. *Devel Med Child Neurol*. 2008;50:51–57.
552. Short E, Kirchner L, Asaad GR, et al. Developmental sequelae in preterm infants having a diagnosis of bronchopulmonary dysplasia: analysis using a severity-based classification system. *Arch Pediatr Adolesc Med*. 2007;161(11):1082–1087.
553. Ehrenkrantz RA, Walsh MC, Vohr BR, et al. National Institutes of Child Health and Human Development Neonatal Research Network. Validation of the National Institutes of Health consensus definition of bronchopulmonary dysplasia. *Pediatrics*. 2005;116(6):1353–1360.
554. Singer L, Yamashita TS, Lilien L, et al. A longitudinal study of developmental outcome of infants with bronchopulmonary dysplasia and very low birthweight. *Pediatrics*. 1997;100:987–993.
555. Karogianni P, Tsakaidis C, Kyriakidou M, et al. Nueromotor outcomes in infants with bronchopulmonary dysplasia. *Pediatr Neurol*. 2011;44(1):40–46.
556. Majnemer A, Riley P, Shevell M, et al. Severe bronchopulmonsry dysplasia increase risk for later neurological and motor sequelae in preterm survivors. *Dev Med Child Neurol*. 2000;42:53–60.
557. Skidmore MD, Rivers A, Hack M. Increased risk of cerebral palsy among very low birthweight infants with chronic lung disease. *Dev Med Child Neurol*. 1990;82:325–332.
558. Kobaly K, Schluchter M, Minich N, et al. Outcomes of extremely low birthweight (<1 kg) and extremely low gestational age (<28 weeks) infants with bronchopulmonary dysplasia: effects of practice changes in 2000 to 2003. *Peditraics*. 2008;121(1):73–81.
559. Natarajan G, Pappas A, Shankaran S, et al. Outcomes of extremely low birth weight infants with bronchopulmonary dysplasia: impact of the physiologic definition. *Early Hum Dev*. 2012;88:509–515.
560. Palisano RJ, Hanna SE, Rosenbaum PL, et al. Validation of a model of gross motor function for children with cerebral palsy. *Phys Ther*. 2000;80(10):974–985.
561. Van Marter LJ, Kuban KC, Allred E, et al. Does bronchopulmonary dysplasia contribute to the occurrence of cerebral palsy among infants born before 28 weeks gestation? *Arch Dis Child fetal Neonatal Ed*. 2011;96:F20–F29.
562. Spittle A, Treyvaud K, Doyle Lw, et al. Early emergence of behavioural and social–emotional problems in very preterm infants. *J Am Acad Child Adolesc Psychiatry*. 2009;28(9):909–918.
563. Anderson PJ, Doyle LW. Neurodevelopmental outcome of bronchopulmonary dysplasia. *Semin Perinatol*. 2006;30:227–232.
564. Abman S, Nelin LD. Management of the infant with severe bronchopulmonary dysplasia. In: Bancalari E & Polin RA, eds. *The Newborn Lung: Neonatology Questions and Controversies*. 2nd ed. Philadelphia, PA: Elsevier Saunders; 2012:407–425.
565. Shephard EG, Knupp AM, Welty SE. An interdisciplinary bronchopulmonary dysplasia program is associated with improved neurodevelopmental outcomes and fewer rehospitalizations. *J Perinatol*. 2012;32:33–38.
566. Hedrick HL, Adzick NS. Congenital Diapharagmatic Hernia in the Neonate. *UpToDate*. Available at: http://www.uptodate.com/contents/congenital-diaphragmatic-hernia-in-the-neonate?source=search_result&search=congenital+diaphragmatic+hernia&selectedTitle=2%7E31; Jan 22, 2013. Accessed March 2013.
567. DiFiore JW, Fauza DO, Slavin R, et al. Experimental fetal tracheal ligation and congenital diaphragmatic hernia: a pulmonary vascular morphometric analysis. *J Pediatr Surg*. 1995;30(7):917.
568. Bloss RS, Aranda JV, Beardmore HE. Congenital diaphragmatic hernia: pathophysiology and pharmacologic support. *Surgery*. 1981; 89:518.
569. Bianchi DW, Crumbleholme TM, D'Alton ME. Diaphragmatic hernia. In: *Fetology Diagnosis and Management of the Fetal Patient*. New York, NY: McGraw-Hill; 2000.
570. Lotze A, Knight GR, Anderson KD, et al. Surfactant (beractant) therapy for infants with congenital diaphragmatic hernia on ECMO: evidence of persistent surfactant deficiency. *J Pediatr Surg*. 1994;29:407.
571. Wilcox DT, Glick PL, Karamanoukian HL, et al. Pathophysiology of congenital diaphragmatic hernia. IX: Correlation of surfactant maturation with fetal cortisol and triiodothyronine concentration. *J Pediatr Surg*. 1994;29:825.
572. Wilcox DT, Glick PL, Karamanoukian HL, et al. Pathophysiology of congenital diaphragmatic hernia. XII: Amniotic fluid lecithin/sphingomyelin ratio and phosphatidylglycerol concentrations do not predict surfactant status in congenital diaphragmatic hernia. *J Pediatr Surg*. 1995;30:410.
573. West SE. Normal and abnormal structural development of the lung. In: Polin RA, Fox WW, Abman SH, eds. *Fetal and Neonatal Physiology*. 2nd ed. Philadelphia, PA: WB Saunders Co; 1998.
574. Hedrick HL, Adzick NS. Congenital Diapharagmatic Hernia: Prenatal Diagnosis and Management. *UpToDate*. Available at: http://www.uptodate.com/contents/congenital-diaphragmatic-hernia-prenatal-diagnosis-andmanagement?source=search_result&search=cdh&selectedTitle=2%7E11 Jan, 11, 2013. Accessed March 2013.
575. Crane JP. Familial congenital diaphragmatic hernia: prenatal diagnostic approach and analysis of twelve families. *Clin Genet*. 1979; 16:244.

576. Puri P, Gorman F. Lethal nonpulmonary anomalies associated with congenital diaphragmatic hernia: implications for early intrauterine surgery. *J Pediatr Surg*. 1984;19:29.
577. Witters I, Legius E, Moerman P, et al. Associated malformations and chromosomal anomalies in 42 cases of prenatally diagnosed diaphragmatic hernia. *Am J Med Genet*. 2001;103:278.
578. Mullassery D, Ba'ath ME, Jesudason EC, et al. Value of liver herniation in prediction of outcome in fetal congenital diaphragmatic hernia: a systematic review and meta-analysis. *Ultrasound Obstet Gynecol*. 2010;35:609.
579. Bianchi DW, Crumbleholme TM, D'Alton ME. Invasive fetal therapy and fetal surgery. In: *Fetology Diagnosis and Management of the Fetal Patient*. New York, NY: McGraw-Hill; 2000.
580. Monteagudo, A. Prenatal sonographic diagnosis of fetal abdominal wall defects. *UpToDate*. Available at: http://www.uptodate.com/contents/prenatal-sonographic-diagnosis-of-fetal-abdominal-walldefects?source=search_result&search=omphalocele+gastroschisis&selectedTitle=3%7E60 Oct 31, 2012. Accessed March 2013.
581. Davis AS, Blumenfeld Y, Rubesova E, et al. Challenges of giant omphalocele: from fetal diagnosis to follow-up. *NeoReviews*. 2008: 9(8)e338–e346.
582. Emanuel PG, Garcia GI, Angtuaco TL. Prenatal detection of anterior abdominal wall defects with US. *Radiographics*. 1995;15:517–530.
583. Chabra S, Gleason CA. Gastroschisis: embryology, pathogenesis, epidemiology. *NeoReviews*. 2005:6(11):e493–e498.
584. Ross AJ. Organogenesis, innervation and histologic development of the gastrointestinal tract. In: Polin RA, Fox WW, Abman SH, eds. *Fetal and Neonatal Physiology*. 2nd ed. Philadelphia, PA: WB Saunders Co; 1998.
585. Thigpen TL, Kenner C. Assessment and management of the gastrointestinal system. In: Kenner C, Lott JW, eds. *Comprehensive Neonatal Nursing: A Physiologic Perspective*. 3rd ed. Philadelphia, PA: Saunders; 2003.
586. Bianchi DW, Crumbleholme, TM, D'Alton ME. Omphalocele. In: *Fetology Diagnosis and Management of the Fetal Patient*. New York, NY: McGraw-Hill; 2000.
587. Duhamel B. Embryology of exomphalos and allied malformations. *Arch Dis Child*. 1963;38:142.
588. Hutchin P. Somatic anomalies of the umbilicus and anterior abdominal wall. *Surg Gynecol Obstet*. 1965;120:1075.
589. Cyr DR, Mack LA, Schoenecker SA, et al. Bowel migration in the normal fetus: US detection. *Radiology*. 1986;161:119.
590. Stephenson, CD, Lockwood CJ, MacKenzie AP. Obstetrical Management of Omphalocele. *UpToDate*. Available at: http://www.uptodate.com/contents/obstetrical-management-of-omphalocele?source=search_result&search=omphalocele+gastroschisis&selectedTitle=1%7E60. May 24, 2012. Accessed March 2013.
591. Byron-Scott R, Haan E, Chan A, et al. A population-based study of abdominal wall defects in South Australia and Western Australia. *Paediatr Perinat Epidemiol*. 1998;12:136.
592. Chen CP. Chromosomal abnormalities associated with omphalocele. *Taiwan J Obstet Gyneol*. 2007;46:1–8.
593. Ledbetter DJ. Gastroschissis amd omphalocele. *Surg Clin North Am*. 2006;86(2):249–260.
594. Nicholas SS, Stamilio DM, Dicke JM, et al. Predicting adverse neonatal outcomes in fetuses with abdominal wall defects using prenatal risk factors. *Am J Obstet Gynecol*. 2009;201:383.e1–e6.
595. Nyberg DA, Fitzsimmons J, Mack LA, et al. Chromosomal abnormalities in fetuses with omphalocele. Significance of omphalocele contents. *J Ultrasound Med*. 1989;8:299.
596. Benacerraf BR, Saltzman DH, Estroff JA, et al. Abnormal karyotype of fetuses with omphalocele: prediction based on omphalocele contents. *Obstet Gynecol*. 1990;75:317.
597. Carpenter MW, Curci MR, Dibbins AW, et al. Perinatal management of ventral wall defects. *Obstet Gynecol*. 1984;64:646.
598. Townsend. Abdomen. In: *Sabiston Textbook of Surgery*. 16th ed. Philadelphia, PA: WB Saunders Co; 2001:1478.
599. Biard JM, Wilson RD, Johnson MP, et al. Prenatally diagnosed giant omphaloceles: short- and long-term outcomes. *Prenat Diagn*. 2004;24:434.
600. Bianchi DW, Crumbleholme TM, D'Alton ME. Gastroschisis. In: *Fetology Diagnosis and Management of the Fetal Patient*. New York, NY: McGraw-Hill; 2000.
601. Stephenson, CD, Lockwood CJ, MacKenzie AP. Obstetrical Management of Gastroschisis. *UpToDate*. Available at: http://www.uptodate.com/contents/obstetrical-management-of-gastroschisis?source=search_result&search=omphalocele+gastroschisis&selectedTitle=2%7E60 2/27/13. Accessed March 2013.
602. Moore TC. Gastroschisis and omphalocele: clinical differences. *Surgery*. 1977;82:561.
603. Abdullah F, Arnold MA, Nabaweesi R, et al. Gastroschisis in the United States 1988-2003: analysis and risk categorization of 4344 patients. *J Perinatol*. 2007;27:50.
604. Mastroiacovo P, Lisi A, Castilla EE. The incidence of gastroschisis: research urgently needs resources. *BMJ*. 2006;332:423.
605. Loane M, Dolk H, Bradbury I, et al. Increasing prevalence of gastroschisis in Europe 1980-2002: a phenomenon restricted to younger mothers? *Paediatr Perinat Epidemiol*. 2007;21:363.
606. Overton TG, Pierce MR, Gao H, et al. Antenatal management and outcomes of gastroschisis in the U. K. *Prenat Diagn*. 2012;32:1256.
607. Mac Bird T, Robbins JM, Druschel C, et al. Demographic and environmental risk factors for gastroschisis and omphalocele in the National Birth Defects Prevention Study. *J Pediatr Surg*. 2009;44:1546.
608. Chambers CD, Chen BH, Kalla K, et al. Novel risk factor in gastroschisis: change of paternity. *Am J Med Genet A*. 2007;143:653.
609. Mattix KD, Winchester PD, Scherer LR. Incidence of abdominal wall defects is related to surface water atrazine and nitrate levels. *J Pediatr Surg*. 2007;42:947.
610. Kohl M, Wiesel A, Schier F. Familial recurrence of gastroschisis: literature review and data from the population-based birth registry "Mainz Model". *J Pediatr Surg*. 2010;45:1907.
611. Crawford RA, Ryan G, Wright VM, et al. The importance of serial biophysical assessment of fetal wellbeing in gastroschisis. *Br J Obstet Gynaecol*. 1992;99:899.
612. Brantberg A, Blaas HG, Salvesen KA, et al. Surveillance and outcome of fetuses with gastroschisis. *Ultrasound Obstet Gynecol*. 2004;23:4.
613. Adair CD, Rosnes J, Frye AH, et al. The role of antepartum surveillance in the management of gastroschisis. *Int J Gynaecol Obstet*. 1996;52:141.
614. Towers CV, Carr MH. Antenatal fetal surveillance in pregnancies complicated by fetal gastroschisis. *Am J Obstet Gynecol*. 2008;198:686.e1.
615. Kuleva M, Salomon LJ, Benoist G, et al. The value of daily fetal heart rate home monitoring in addition to serial ultrasound examinations in pregnancies complicated by fetal gastroschisis. *Prenat Diagn*. 2012;32:789.
616. Oermann CM. Congenital anomalies of the intrathoracic airways and tracheoesophageal fistula. *UpToDate*, Jan 23, 2013. Available at: http://www.uptodate.com/contents/congenital-anomalies-of-the-intrathoracic-airways-and-tracheoesophageal-fistula?source=search_result&search=tef&selectedTitle=1%7E62. Accessed April 2013.
617. Crisera CA, Grau JB, Maldonado TS, et al. Defective epithelial-mesenchymal interactions dictate the organogenesis of tracheoesophageal fistula. *Pediatr Surg Int*. 2000;16:256.
618. Goyal A, Jones MO, Couriel JM, et al. Oesophageal atresia and tracheo-oesophageal fistula. *Arch Dis Child Fetal Neonatal Ed*. 2006;91:F381.
619. Depaepe A, Dolk H, Lechat MF. The epidemiology of tracheo-oesophageal fistula and oesophageal atresia in Europe. EUROCAT Working Group. *Arch Dis Child*. 1993;68:743.
620. Robb A, Lander A. Oesophageal atresia and tracheo-oesophageal fistula. Available at: linkinghub.elsevier.com/retrieve/pii/S0263931907001135. [Accessed on November 16, 2007]). Surgery (Oxford) 2007; 25:283.
621. Keckler SJ, St. Peter SD, Valusek PA, et al. VACTERL anomalies in patients with esophageal atresia: an updated delineation of the spectrum and review of the literature. *Pediatr Surg Int*. 2007; 23:309.

622. Pretorius DH, Drose JA, Dennis MA, et al. Tracheoesophageal fistula in utero. Twenty-two cases. *J Ultrasound Med*. 1987;6:509.
623. Karnak I, Senocak ME, Hiçsönmez A, et al. The diagnosis and treatment of H-type tracheoesophageal fistula. *J Pediatr Surg*. 1997;32:1670.
624. Laffan EE, Daneman A, Ein SH, et al. Tracheoesophageal fistula without esophageal atresia: are pull-back tube esophagograms needed for diagnosis? *Pediatr Radiol*. 2006;36:1141.
625. Nagata K, Kamio Y, Ichikawa T, et al. Congenital tracheoesophageal fistula successfully diagnosed by CT esophagography. *World J Gastroenterol*. 2006;12:1476.
626. Islam S, Cavanaugh E, Honeke R, et al. Diagnosis of a proximal tracheoesophageal fistula using three-dimensional CT scan: a case report. *J Pediatr Surg*. 2004;39:100.
627. Dogan BE, Fitoz S, Atasoy C, et al. Tracheoesophageal fistula: demonstration of recurrence by three-dimensional computed tomography. *Curr Probl Diagn Radiol*. 2005;34:167.
628. Shaw-Smith C. Oesophageal atresia, tracheo-oesophageal fistula, and the VACTERL association: review of genetics and epidemiology. *J Med Genet*. 2006;43:545.
629. Little DC, Rescorla FJ, Grosfeld JL, et al. Long-term analysis of children with esophageal atresia and tracheoesophageal fistula. *J Pediatr Surg*. 2003;38:852.
630. Orford J, Cass DT, Glasson MJ. Advances in the treatment of oesophageal atresia over three decades: the 1970s and the 1990s. *Pediatr Surg Int*. 2004;20:402.
631. Tsao K, Lee H. Extrapleural thoracoscopic repair of esophageal atresia with tracheoesophageal fistula. *Pediatr Surg Int*. 2005;21:308.
632. Krosnar S, Baxter A. Thoracoscopic repair of esophageal atresia with tracheoesophageal fistula: anesthetic and intensive care management of a series of eight neonates. *Paediatr Anaesth*. 2005;15:541.
633. Rothenberg SS. Thoracoscopic repair of esophageal atresia and tracheo-esophageal fistula. *Semin Pediatr Surg*. 2005;14:2.
634. Meier JD, Sulman CG, Almond PS, et al. Endoscopic management of recurrent congenital tracheoesophageal fistula: a review of techniques and results. *Int J Pediatr Otorhinolaryngol*. 2007;71:691.
635. Holcomb GW 3rd, Rothenberg SS, Bax KM, et al. Thoracoscopic repair of esophageal atresia and tracheoesophageal fistula: a multi-institutional analysis. *Ann Surg*. 2005;242:422.
636. Freire JP, Feijó SM, Miranda L, et al. Tracheo-esophageal fistula: combined surgical and endoscopic approach. *Dis Esophagus*. 2006;19:36.
637. Patkowsk D, Rysiakiewicz K, Jaworski W, et al. Thoracoscopic repair of tracheoesophageal fistula and esophageal atresia. *J Laparoendosc Adv Surg Tech A*. 2009;19(suppl 1):S19.
638. Varjavandi V, Shi E. Early primary repair of long gap esophageal atresia: the VATER operation. *J Pediatr Surg*. 2000;35:1830.
639. Spitz L. Oesophageal atresia treatment: a 21st-century perspective. *J Pediatr Gastroenterol Nutr*. 2011;52(suppl 1):S12.
640. van der Zee DC. Thoracoscopic elongation of the esophagus in long-gap esophageal atresia. *J Pediatr Gastroenterol Nutr*. 2011;52 (suppl 1):S13.
641. LaSalle AJ, Andrassy RJ, Ver Steeg K, et al. Congenital tracheoesophageal fistula without esophageal atresia. *J Thorac Cardiovasc Surg*. 1979;78:583.
642. Ko BA, Frederic R, DiTirro PA, et al. Simplified access for division of the low cervical/high thoracic H-type tracheoesophageal fistula. *J Pediatr Surg*. 2000;35:1621.
643. Teich S, Barton DP, Ginn-Pease ME, et al. Prognostic classification for esophageal atresia and tracheoesophageal fistula: Waterston versus Montreal. *J Pediatr Surg*. 1997;32:1075.
644. Choudhury SR, Ashcraft KW, Sharp RJ, et al. Survival of patients with esophageal atresia: influence of birth weight, cardiac anomaly, and late respiratory complications. *J Pediatr Surg*. 1999;34:70.
645. Konkin DE, O'hali WA, Webber EM, et al. Outcomes in esophageal atresia and tracheoesophageal fistula. *J Pediatr Surg*. 2003;38:1726.
646. Upadhyaya VD, Gangopadhyaya AN, Gupta DK, et al. Prognosis of congenital tracheoesophageal fistula with esophageal atresia on the basis of gap length. *Pediatr Surg Int*. 2007;23:767.
647. Engum SA, Grosfeld JL, West KW, et al. Analysis of morbidity and mortality in 227 cases of esophageal atresia and/or tracheoesophageal fistula over two decades. *Arch Surg*. 1995;130:502.
648. Antoniou D, Soutis M, Christopoulos-Geroulanos G. Anastomotic strictures following esophageal atresia repair: a 20-year experience with endoscopic balloon dilatation. *J Pediatr Gastroenterol Nutr*. 2010;51:464.
649. Michaud L, Gottrand F. Anastomotic strictures: conservative treatment. *J Pediatr Gastroenterol Nutr*. 2011;52(suppl 1):S18.
650. de Lagausie P. GER in oesophageal atresia: surgical options. *J Pediatr Gastroenterol Nutr*. 2011;52(suppl 1):S27.
651. Luks FI. New and/or Improved Aspects of Fetal Surgery. *Prenat Diagn*. 2011;31:252–258.
652. Deprest JA, Done E, Van Mieghem T, et al. Fetal surgery for anesthesiologists. *Curr Opin Anaesthesiol*. 2008;21:298–307.
653. International Fetal Medicine and Surgery Society. 1st annual meeting in 1982: consensus statement and registry developed. Available at: http://www.ifmss.org/AboutIFMSS/History/tabid/67/Default.aspx. Accessed April 2013.
654. Wu D, Ball RH. The Maternal Side of Maternal-Fetal Surgery. *Clin Perinatol*. 2009;36:247–253.
655. Beck V, Lewi P, Gucciardo L, et al. Preterm prelabor rupture of membranes and fetal survival after minimally invasive fetal surgery: a systematic review of the literature. *Fetal Diagn Ther*. 2012; 31:1–9.
656. Adzick NS, Thom EA, Spong CY, et al. For the MOMS investigators. A randomized trial of prenatal versus postnatal repair of myelomeningocele. *N Engl J Med*. 2011;364:993–1004.
657. MOMS trail. http://en.wikipedia.org/wiki/MOMS_Trial. Last Accessed April 2013.
658. Total Trial website. http://www.totaltrial.eu/?id=9. Accessed April 2013.
659. Jones MW, McMurray JL, Englestad D. The "geriatric" NICU patient. *Neonatal Netw*. 2002;21(6):49–58.
660. Aurora S, Snyder EY. Perinatal asphyxia. In: Cloherty JP, Eichenwald EC, Stark AR, eds. *Manual of Neonatal Care*. 5th ed. Philadelphia, PA: Lippincott-Raven; 2004.
661. Kuban KCK, Philiano J. Neonatal seizures. In: Fanaroff AA, Martin RJ, eds. *Neonatal-Perinatal Medicine Diseases of the Fetus and Infant*. 4th ed. St. Louis, MO: Mosby; 1998.
662. Yager JY, Vannucci RC. Seizures in neonates. In: Fanaroff AA, Martin RJ, eds. *Neonatal-Perinatal Medicine Diseases of the Fetus and Infant*. 7th ed. St. Louis, MO: Mosby; 2002.
663. du Plessis AJ. Neonatal seizures. In: Cloherty JP, Eichenwald EC, Stark AR, eds. *Manual of Neonatal Care*. 5th ed. Philadelphia, PA: Lippincott-Raven; 2004.
664. Lekskulchai R, Cole J. The relationship between the scarf ratio and subsequent motor performance in infants born preterm. *Pediatr Phys Ther*. 2000;12:150–157.
665. Barfield WD, Lee KG, Late Preterm Infants. *Up to date*. http://www.uptodate.com/contents/late-preterm-infants?source=search_result&search=late+preterm+infant&selectedTitle=1%7E42. April 2nd 2013. Accessed May 2013.
666. Spong CY, Mercer BM, D'Alton M, et al. Timing of indicated late-preterm and early-term birth. *Obstet Gynecol*. 2011;118:323.
667. Hamilton BE, Martin JA, Ventura SJ, et al. Births: Final data for 2007. *Natl Vital Stat Rep*. 2010;58:24. Available at: http://www.cdc.gov/nchs/data/nvsr/nvsr58/nvsr58_24.pdf. Accessed May 2013
668. Goldenberg RL, Culhane JF, Iams JD, et al. Epidemiology and causes of preterm birth. *Lancet*. 2008;371:75.
669. Schieve LA, Ferre C, Peterson HB, et al. Perinatal outcome among singleton infants conceived through assisted reproductive technology in the United States. *Obstet Gynecol*. 2004;103:1144.
670. Reddy UM, Wapner RJ, Rebar RW, et al. Infertility, assisted reproductive technology, and adverse pregnancy outcomes: executive summary of a National Institute of Child Health and Human Development workshop. *Obstet Gynecol*. 2007;109:967.
671. Wang ML, Dorer DJ, Fleming MP, et al. Clinical outcomes of near-term infants. *Pediatrics*. 2004;114:372.

672. Shapiro-Mendoza CK, Tomashek KM, Kotelchuck M, et al. Effect of late-preterm birth and maternal medical conditions on newborn morbidity risk. *Pediatrics*. 2008;121:e223.
673. Bird TM, Bronstein JM, Hall RW, et al. Late preterm infants: birth outcomes and health care utilization in the first year. *Pediatrics*. 2010;126:e311.
674. Engle WA, Tomashek KM, Wallman C, et al. "Late-preterm" infants: a population at risk. *Pediatrics*. 2007;120:1390.
675. Leone A, Ersfeld P, Adams M, et al. Neonatal morbidity in singleton late preterm infants compared with full-term infants. *Acta Paediatr*. 2012;101:e6.
676. Engle WA, Kominiarek MA. Late preterm infants, early term infants, and timing of elective deliveries. *Clin Perinatol*. 2008; 35:325.
677. Consortium on Safe Labor, Hibbard JU, Wilkins I, et al. Respiratory morbidity in late preterm births. *JAMA*. 2010;304:419.
678. Engle WA, American Academy of Pediatrics Committee on Fetus and Newborn. Surfactant-replacement therapy for respiratory distress in the preterm and term neonate. *Pediatrics*. 2008; 121:419.
679. Rubaltelli FF, Bonafe L, Tangucci M, et al. Epidemiology of neonatal acute respiratory disorders. A multicenter study on incidence and fatality rates of neonatal acute respiratory disorders according to gestational age, maternal age, pregnancy complications and type of delivery. Italian Group of Neonatal Pneumology. *Biol Neonate*. 1998;74:7.
680. Escobar GJ, McCormick MC, Zupancic JA, et al. Unstudied infants: outcomes of moderately premature infants in the neonatal intensive care unit. *Arch Dis Child Fetal Neonatal Ed*. 2006;91:F238.
681. Sarici SU, Serdar MA, Korkmaz A, et al. Incidence, course, and prediction of hyperbilirubinemia in near-term and term newborns. *Pediatrics*. 2004;113:775.
682. Hunt CE. Ontogeny of autonomic regulation in late preterm infants born at 34–37 weeks postmenstrual age. *Semin Perinatol*. 2006;30:73.
683. Ramanathan R, Corwin MJ, Hunt CE, et al. Cardiorespiratory events recorded on home monitors: comparison of healthy infants with those at increased risk for SIDS. *JAMA*. 2001;285:2199.
684. Henderson-Smart DJ, Pettigrew AG, Campbell DJ. Clinical apnea and brain-stem neural function in preterm infants. *N Engl J Med*. 1983;308:353.
685. Morse SB, Zheng H, Tang Y, et al. Early school-age outcomes of late preterm infants. *Pediatrics*. 2009;123:e622.
686. Petrini JR, Dias T, McCormick MC, et al. Increased risk of adverse neurological development for late preterm infants. *J Pediatr*. 2009;154:169.
687. Chyi LJ, Lee HC, Hintz SR, et al. School outcomes of late preterm infants: special needs and challenges for infants born at 32 to 36 weeks gestation. *J Pediatr*. 2008;153:25.
688. Talge NM, Holzman C, Wang J, et al. Late-preterm birth and its association with cognitive and socioemotional outcomes at 6 years of age. *Pediatrics*. 2010;126:1124.
689. Moster D, Lie RT, Markestad T. Long-term medical and social consequences of preterm birth. *N Engl J Med*. 2008;359:262.
690. McGowan JE, Alderdice FA, Holmes VA, et al. Early childhood development of late-preterm infants: a systematic review. *Pediatrics*. 2011;127:1111.
691. Gurka MJ, LoCasale-Crouch J, Blackman JA. Long-term cognition, achievement, socioemotional, and behavioral development of healthy late-preterm infants. *Arch Pediatr Adolesc Med*. 2010;164:525.
692. Garcia-Prats JA, Abrams SA. Clinical Features and Diagnosis of Meconium Aspiration Syndrome. *Up to date*. May 22, 2012. Available at: http://www.uptodate.com/contents/clinical-features-and-diagnosis-of-meconium-aspiration-syndrome?source=search_result&search=meconium+aspiration&selectedTitle=1%7E36#references. Accessed June 2013.
693. Singh BS, Clark RH, Powers RJ, et al. Meconium aspiration syndrome remains a significant problem in the NICU: outcomes and treatment patterns in term neonates admitted for intensive care during a ten-year period. *J Perinatol*. 2009;29:497.
694. Whitfield JM, Charsha DS, Chiruvolu A. Prevention of meconium aspiration syndrome: an update and the Baylor experience. Proc (Bayl Univ Med Cent). 2009; 22:128.
695. Garcia-Prats JA, Abrams SA. Prevention and management of meconium aspiration syndrome. *Up to date*, May 11, 2012. Available at: http://www.uptodate.com/contents/prevention-and-management-of-meconium-aspiration-syndrome?source=search_result&search=meconium+aspiration&selectedTitle=2%7E36. Accessed May 2013.
696. Fanaroff AA. Meconium aspiration syndrome: historical aspects. *J Perinatol*. 2008;28(suppl 3):S3.
697. Balchin I, Whittaker JC, Lamont RF, et al. Maternal and fetal characteristics associated with meconium-stained amniotic fluid. *Obstet Gynecol*. 2011;117:828.
698. Clausson B, Cnattingius S, Axelsson O. Outcomes of post-term births: the role of fetal growth restriction and malformations. *Obstet Gynecol*. 1999;94:758.
699. Lee JS, Stark AR. Meconium aspiration. In: Cloherty JP, Eichenwald EC, Stark AR, eds. *Manual of Neonatal Care*. 5th ed. Philadelphia, PA: Lippincott Williams & Wilkins; 2004.
700. Martin RJ, Fanaroff AA, Klaus MH. Respiratory problems. In: Klaus MH, Fanaroff AA, eds. *Care of the High-Risk Neonate*. 4th ed. Philadelphia, PA: Saunders; 1993.
701. Yoder BA, Kirsch EA, Barth WH, Gordon MC. Changing obstetric practices associated with decreasing incidence of meconium aspiration syndrome. *Obstet Gynecol*. 2002;99:731.
702. Shankaran S. The postnatal management of the asphyxiated term infant. *Clin Perinatol*. 2002;29(4):675–692.
703. Gelfand SL, Fanroff JM, Walsh MC. Controversies in the treatment of meconium aspiration syndrome. *Clin Perinatol*. 2004;31:445–452.
704. Dargaville PA, Copnell B, Australian and New Zealand Neonatal Network. The epidemiology of meconium aspiration syndrome: incidence, risk factors, therapies, and outcome. *Pediatrics*. 2006;117:1712.
705. Cleary GM, Wiswell TE. Meconium-stained amniotic fluid and the meconium aspiration syndrome. An update. *Pediatr Clin North Am*. 1998;45:511.
706. Wiswell TE, Tuggle JM, Turner BS. Meconium aspiration syndrome: have we made a difference? *Pediatrics*. 1990;85:715.
707. Wiswell TE, Bent RC. Meconium staining and the meconium aspiration syndrome. Unresolved issues. *Pediatr Clin North Am*. 1993;40:955.
708. Ghidini A, Spong CY. Severe meconium aspiration syndrome is not caused by aspiration of meconium. *Am J Obstet Gynecol*. 2001;185:931.
709. Tran N, Lowe C, Sivieri EM, et al. Sequential effects of acute meconium obstruction on pulmonary function. *Pediatr Res*. 1980;14:34.
710. Tyler DC, Murphy J, Cheney FW. Mechanical and chemical damage to lung tissue caused by meconium aspiration. *Pediatrics*. 1978;62:454.
711. Stoll BJ, Kliegman RM. Respiratory tract disorders. In: Berhman RE, Kliegman RM, Jenson HB, eds. *Nelson's Textbook of Pediatrics*. 17th ed. Philadelphia, PA: Saunders; 2004.
712. Beligere N, Rao R. Neurodevelopmental outcome of infants with meconium aspiration syndrome: report of a study and literature review. *J Perinatol*. 2008;28(S3):93.
713. Konduri GG. New approaches for persistent pulmonary hypertension of the newborn. *Clin Perinatol*. 2004;31:591–611.
714. Adams JM, Stark AR. Persistent Pulmonary Hypertension of the Newborn. *UpToDate*, November 20 2012. Available at: http://www.uptodate.com/contents/persistent-pulmonary-hypertension-of-the-newborn?source=search_result&search=pphn+of+newborn&selectedTitle=1%7E46#references. Accessed May 2013.
715. Levin DL. Morphologic analysis of the pulmonary vascular bed in congenital left-sided diaphragmatic hernia. *J Pediatr*. 1978;92:805
716. Geggel RL, Murphy JD, Langleben D, et al. Congenital diaphragmatic hernia: arterial structural changes and persistent pulmonary hypertension after surgical repair. *J Pediatr*. 1985;107:457.

717. Murphy JD, Rabinovitch M, Goldstein JD, Reid LM. The structural basis of persistent pulmonary hypertension of the newborn infant. *J Pediatr*. 1981;98:962.
718. Dhillon R. The management of neonatal pulmonary hypertension. *Arch Dis Child Fetal Neonatal Ed*. 2012;97:F223.
719. VanMarter LJ. Persistent pulmonary hypertension of the newborn. In: Cloherty JP, Eichenwald EC, Stark AR, eds. *Manual of Neonatal Care*. 5th ed. Philadelphia, PA: Lippincott Williams & Wilkins; 2004.
720. Lipkin PH, Davidson D, Spivak L, et al. Neurodevelopmental and medical outcomes of persistent pulmonary hypertension of the newborn in term neonates treated with nitric oxide. *J Pediatr*. 2002;140(3):306–310.
721. Walsh MC, Stark ER. Persistent pulmonary hypertension of the newborn. Rational therapy based on pathophysiology. *Clin Perinatol*. 2001;28(3):609–627.
722. Inhaled nitric oxide in term and near-term infants: neurodevelopmental follow-up of the neonatal inhaled nitric oxide study group (NINOS). *J Pediatr*. 2000;136:611.
723. Ellington M Jr, O'Reilly D, Allred EN, et al. Child health status, neurodevelopmental outcome, and parental satisfaction in a randomized, controlled trial of nitric oxide for persistent pulmonary hypertension of the newborn. *Pediatrics*. 2001;107:1351.
724. Rosenberg AA, Kennaugh JM, Moreland SG, et al. Longitudinal follow-up of a cohort of newborn infants treated with inhaled nitric oxide for persistent pulmonary hypertension. *J Pediatr*. 1997;131:70.
725. Robertson CM, Finer NN, Sauve RS, et al. Neurodevelopmental outcome after neonatal extracorporeal membrane oxygenation. *CMAJ*. 1995;152:1981.
726. Cohen DA, Nsuami M, Etame RB, et al. A school-based Chlamydia control program using DNA amplification technology. *Pediatrics*. 1998;101:E1.
727. Fligor BJ, Neault MW, Mullen CH, et al. Factors associated with sensorineural hearing loss among survivors of extracorporeal membrane oxygenation therapy. *Pediatrics*. 2005;115:1519.
728. Eriksen V, Nielsen LH, Klokker M, et al. Follow-up of 5- to 11-year-old children treated for persistent pulmonary hypertension of the newborn. *Acta Paediatr*. 2009;98:304.
729. Chang G. Alcohol Intake and Pregnancy. *UptoDate*, November 29 2012. http://www.uptodate.com/contents/alcohol-intake-and-pregnancy?source=search_result&search=alcohol+in+pregnancy&selectedTitle=1%7E150 Accessed May 2013.
730. Jones KL. *Smith's Recognizable Patterns of Human Malformation*. 5th ed. Philadelphia, PA: Saunders; 1997.
731. AAP Committee on Substance Abuse 1999–2000. Fetal alcohol syndrome & alcohol related neurodevelopmental disorders. *Pediatrics*. 2000;106(2):358–361.
732. LA Siellski Infant of mothers with substance abuse. *UptoDate*, July 1 2013. Available at: http://www.uptodate.com/contents/infants-of-mothers-with-substance-abuse?source=search_result&search=nas&selectedTitle=2%7E15. Accessed May 2013.
733. Jones MW, Bass WT. Fetal alcohol syndrome. *Neonatal Netw*. 2003;22(3):63–70.
734. Day NL, Jasperse D, Richardson G, et al. Prenatal exposure to alcohol: effect of growth & morphologic characteristics. *Pediatrics*. 1989;84(3):536–541.
735. Sokol RJ, Delaney-Black V, Norstrom B. Fetal alcohol spectrum disorder. *JAMA*. 2003;290(22):2996–2999.
736. US Department of Health and Human Services. Results from the 2010 National Survey on Drug Use and Health: Summary of National Findings. Substance Abuse and Mental Health Services Administration; Center for Behavioral Health Statistics and Quality, 2010. Available at: http://oas.samhsa.gov/NSDUH/2k10NSDUH/2k10Results.htm. Accessed October 2012.
737. Jones KL, Smith DW. Recognition of the fetal alcohol syndrome in early infancy. *Lancet*. 1973;2:9.
738. Jobe AR. Alcohol as a fetal neurotoxin. *J Pediatr*. 2004;194(3):338.
739. Mukherjee RAS, Hollins S, Turk J. Fetal alcohol spectrum disorder: an overview. *J Roy Soc Med*. 2006;99:298–302.
740. Hoyme HE, May PA, Kalberg WO, et al. A practical clinical approach to diagnosis of fetal alcohol spectrum disorders: clarification of the 1996 institute of medicine criteria. *Pediatrics*. 2005;115:39.
741. American Academy of Pediatrics. Committee on Substance Abuse and Committee on Children With Disabilities. Fetal alcohol syndrome and alcohol-related neurodevelopmental disorders. *Pediatrics*. 2000;106:358.
742. Warren KR, Li TK. Genetic polymorphisms: impact on the risk of fetal alcohol spectrum disorders. *Birth Defects Res A Clin Mol Teratol*. 2005;73:195.
743. Jacobson SW, Carr LG, Croxford J, et al. Protective effects of the alcohol dehydrogenase-ADH1B allele in children exposed to alcohol during pregnancy. *J Pediatr*. 2006;148:30.
744. McCarver DG, Thomasson HR, Martier SS, et al. Alcohol dehydrogenase-2*3 allele protects against alcohol-related birth defects among African Americans. *J Pharmacol Exp Ther*. 1997;283:1095.
745. Stoler JM, Ryan LM, Holmes LB. Alcohol dehydrogenase 2 genotypes, maternal alcohol use, and infant outcome. *J Pediatr*. 2002;141:780
746. Feldman HS, Jones KL, Lindsay S, et al. Prenatal alcohol exposure patterns and alcohol-related birth defects and growth deficiencies: a prospective study. *Alcohol Clin Exp Res*. 2012;36:670.
747. Alati R, Macleod J, Hickman M, et al. Intrauterine exposure to alcohol and tobacco use and childhood IQ: findings from a parental-offspring comparison within the Avon Longitudinal Study of Parents and Children. *Pediatr Res*. 2008;64:659.
748. Kartin D, Grant TM, Streissguth AP, et al. Three-year developmental outcomes in children with prenatal alcohol and drug exposure. *Pediatr Phys Ther*. 2002;14(3):145–153.
749. Streissguth AP, Aase JM, Clarren SK, et al. Fetal alcohol syndrome in adolescents and adults. *JAMA*. 1991;265:1961.
750. Spohr HL, Willms J, Steinhausen HC. Prenatal alcohol exposure and long-term developmental consequences. *Lancet*. 1993;341:907.
751. Spohr HL, Willms J, Steinhausen HC. Fetal alcohol spectrum disorders in young adulthood. *J Pediatr*. 2007;150:175.
752. Roussotte F, Soderberg L, Sowell E. Structural, metabolic, and functional brain abnormalities as a result of prenatal exposure to drugs of abuse: evidence from neuroimaging. *Neuropsychol Rev*. 2010;20:376.
753. Gardner J. Fetal alcohol syndrome: recognition and intervention. *J Matern Child Nurs*. 1997;22(6):318–322.
754. Koren G, Nulman I, Chudley AE, et al. Fetal alcohol spectrum disorder. *Can Med Assoc J*. 2003;169(11):1181–1185.
755. Schechner S. Drug abuse and withdrawal. In: Cloherty JP, Eichenwald EC, Stark AR, eds. *Manual of Neonatal Care*. 5th ed. Philadelphia, PA: Lippincott Williams & Wilkins; 2004.
756. Johnson K, Gerada C, Greenough A. Treatment of neonatal abstinence syndrome. *Arch Dis Child*. 2002;F2–F5.
757. AAP Committee on Drugs. Neonatal drug withdrawal. *Pediatrics*. 1998;10:1079–1088.
758. LA Sielslki. Neonatal Opiod Withdrawal (Neonatal Abstinence Syndrome. *UptoDate*, September 13 2012. Available at: http://www.uptodate.com/contents/neonatal-opioid-withdrawal-neonatal-abstinence-syndrome?source=search_result&search=nas&selectedTitle=1%7E15. Accessed May 2013.
759. Akera C, Ro S. Medical concerns in the neonatal period. *Clin Fam Pract*. 5(2):265.
760. Hudak ML, Tan RC, Committee on drugs, et al. Neonatal drug withdrawal. *Pediatrics*. 2012;129:e540.
761. Zelson C, Rubio E, Wasserman E. Neonatal narcotic addiction: 10 year observation. *Pediatrics*. 1971;48:178.
762. Kandall SR, Gartner LM. Late presentation of drug withdrawal symptoms in newborns. *Am J Dis Child*. 1974;127:58.
763. Wright ML, Robinson MJ. Neonatal abstinence syndrome. *Arch Dis Child Fetal Neonatal Ed*. 1995;73:F122.

764. Bada HS, Bauer CR, Shankaran S, et al. Central and autonomic systems signs with in utero drug exposure. *Arch Dis Child Fetal Neonatal Ed*. 2002;F106–F112.
765. Fike DL. Assessment and management of the substance-exposed infant. In: Kenner C, Lott JW, eds. *Comprehensive Neonatal Nursing: A Physiologic Perspective*. 3rd ed. Philadelphia, PA: Saunders; 2003.
766. D'Apolito K. Substance abuse: infant and childhood outcomes. *J Pediatr Nurs*. 1998;13(5):307–316.
767. Finnegan LP, Connaughton JF, Kron RE, et al. Neonatal abstinence syndrome: assessment and management. *Addict Dis*. 1975;2(1–2):141–158.
768. Finnegan LP. Neonatal abstinence syndrome: assessment and pharmacotherapy. In: Rubatelli FF, Granati B, eds. *Neonatal Therapy: An Update*. New York, NY: Exerpta Medica; 1986.
769. Osborn DA, Jeffery HE, Cole MJ. Opiate treatment for opiate withdrawal in newborn infants. *Cochrane Database Syst Rev*. 2010;DOI:CD002059.
770. Jackson L, Ting A, McKay S, et al. A randomised controlled trial of morphine versus phenobarbitone for neonatal abstinence syndrome. *Arch Dis Child Fetal Neonatal Ed*. 2004;89:F300.
771. Kandall SR, Doberczak TM, Mauer KR, et al. Opiate v CNS depressant therapy in neonatal drug abstinence syndrome. *Am J Dis Child*. 1983;137:378.
772. Finnegan LP, Michael H, Leifer B, et al. An evaluation of neonatal abstinence treatment modalities. *NIDA Res Monogr*. 1984;49:282.
773. Kaltenbach K, Finnegan LP. Perinatal and developmental outcome of infants exposed to methadone in-utero. *Neurotoxicol Teratol*. 1987;9:311.
774. Doberczak TM, Shanzer S, Cutler R, et al. One-year follow-up of infants with abstinence-associated seizures. *Arch Neurol*. 1988;45:649.
775. Bauer CR. Perinatal effects of prenatal drug exposure. Neonatal aspects. *Clin Perinatol*. 1999;26:87.
776. Huffman DL, Price BK, Langel L. Therapeutic handling techniques for the infant affected by cocaine. *Neonatal Netw*. 1994;13(5):9–13.
777. Marcellus L. Care of substance-exposed infants: the Current state of practice in Canadian hospitals. *J Perinat Neonatal Nurs*. 2002;16(3):51–68.
778. Forrest DC. The cocaine-exposed infant, Part II: intervention and teaching. *J Pediatr Health Care*. 1994;(8):7–11.
779. American Academy of Pediatrics. Committee on Fetus and Newborn. Hospital discharge of the high risk neonate—proposed guidelines. *Pediatrics*. 1998;102(2):411–417.
780. Kenner C, Bagwell GA, Torok LS. Transition to home. In: Kenner C, Lott JW, ed. *Comprehensive Neonatal Nursing: A Physiologic Perspective*. 3rd ed. Philadelphia: Saunders, 2003.
781. Zaccagnini L. Discharge planning. In: Cloherty JP, Eichenwald EC, Stark AR, eds. *Manual of Neonatal Care*. 5th ed. Philadelphia, PA: Lippincott Williams & Wilkins; 2004.
782. Hack M. The outcomes of neonatal intensive care. In: Klaus MH, Fanaroff AA, eds. *Care of the High-Risk Neonate*. 5th ed. Philadelphia, PA: Saunders; 2001.
783. Lockridge T, Taquino LT, Knight A. Back to sleep: is there room in that crib for both AAP recommendations and developmentally supportive care? *Neonatal Netw*. 1999;18(5):29–33.
784. Bailey DB, Hebbeler K, Scarborough A, et al. First experiences with early intervention: a national perspective. *Pediatrics*. 2004;113(4):887–896.
785. Hack MB, Wilson-Costello D, Friedman H, et al. Neurodevelopmental predictors of outcomes of children with birth weight of less than 1000 grams: 1992–1995. *Arch Pediatr Adolesc Med*. 2000;154(7):725–751.
786. Vohr BR, O'Shea M, Wright LL. Longitudinal multicenter follow-up of high-risk infants: why, who, when, and what to assess. *Semin Perinatol*. 2003;27(4):333–342.
787. Vohr B. Overview of infants and children with hearing loss. Part 1. *Ment Retard Dev Disabil Res Rev*. 2003;9(2):62–64.
788. Vohr B. Infants and children with hearing loss—part 2: overview. *Ment Retard Dev Disabil Res Rev*. 2003;9(4):218–219.
789. Bear LM. Early identification of infants at risk for developmental disabilities. *Pediatr Clin North Am*. 2004;51:685–701.
790. Wood NS, Marlow N, Costloe K, et al. Neurologic and developmental disability after extremely premature birth. *N Engl J Med*. 2000;343(6):378–384.
791. Bennett FC. Perspective: low birth weight infants: accomplishments, risks, and interventions. *Infants Young Child*. 2002;15(1):vi–ix.
792. Wolf MJ, Koldewijn K, Beelen A, et al. Neurobehavioral and developmental profile of very low birthweight preterm infants in early infancy. *Acta Paediatr*. 2002;91:930–938.
793. Stewart JE. Follow-up of very-low-birth-weight infants. In: Cloherty JP, Eichenwald EC, Stark AR. *Manual Neonatal Care*. 5th ed. Philadelphia, PA: Lippincott Williams & Wilkins; 2004.
794. Davis DW. Cognitive outcomes in school-age children born prematurely. *Neonatal Netw*. 2003;22(3):27–38.
795. Foulder-Hughes LA, Cooke RW. Motor, cognitive, and behavioral disorders in children born very preterm. *Dev Med Child Neurol*. 2003;45(2):97–103.
796. Pinto-Martin J, Whitaker A, Feldman J, et al. Special education services and school performance in a regional cohort of low-birthweight infants at age nine. *Pediatr Perinatal Epidemiol*. 2004;18:120–129.
797. Latal-Hajnal B, von Siebenthal K, Kovari H, et al. Postnatal growth in VLBW infants: significant association with neurodevelopmental outcome. *J Pediatr*. 2003;143(2):163–170.
798. Smith VC, Zupancic JA, McCormick MC, et al. Rehospitalization in the first year of life among infants with bronchopulmonary dysplasia. *J Pediatr*. 2004;144(6):799–803.
799. McCormick MC. The outcomes of very low birth weight infants: are we asking the right questions? *Pediatrics*. 1997;99(6):869–875.
800. Weisglas-Kuperus N, Baerts W, Smrkovsky M, et al. Effects of biological and social development of very low birth weight children. *Pediatrics*. 1993;92(5):658–665.
801. Bayley N. Bayley Scales of Infant and Toddler Development, 3rd ed. San Antonio, Texas: The Psychological Corporation; 2006.

추천도서

Brazelton TB, Nugent JK. *Neonatal Behavioral Assessment Scale*. 3rd ed. London, England: Mac Keith Press; 1995.

Cloherty JP, Eichenwald EC, Stark AR, eds. *Manual of Neonatal Care*. 5th ed. Philadelphia, PA: Lippincott Williams & Wilkins; 2004.

Goldson E. *Nurturing the Premature Infant*. London, England: Oxford University Press; 1999.

Hunter JG. Neonatal intensive care unit. In: Case-Smith J, ed. *Occupational Therapy for Children*. 4th ed. St. Louis, MO: Mosby; 2001.

Kenner C, Lott JW, eds. *Comprehensive Neonatal Nursing: A Physiologic Perspective*. 3rd ed. Philadelphia, PA: Saunders; 2003.

Kenner C, McGrath JM, eds. *Developmental Care of Newborns and Infants: A Guide for Health Professionals*. Philadelphia, PA: Elsevier; 2004.

Mercer RT. *Nursing Care for Parents at Risk*. Thorofare, NJ: Charles B. Slack Inc; 1977.

Sweeney JK, Heriza CB, Blanchard Y. Neonatal physical therapy. Part I: clinical competencies and neonatal intensive care unit clinical training models. *Pediatr Phys Ther*. 2009;*21*:296–307.

Sweeney JK, Heriza CB, Blanchard Y, et al. Neonatal physical therapy. Part II: practice frameworks and evidence-based practice guidelines. *Pediatr Phys Ther*. 2010;*22*:2–16.

Sweeney JK, Swanson MW. Low birth weight infants: neonatal care and follow-up. In: Umphred DA, ed. *Neurological Rehabilitation*. 4th ed. St. Louis, MO: Mosby; 2001.

Vergara ER, Bigsby R. *Developmental and Therapeutic Interventions in the NICU*. Baltimore, MD: Paul H. Brookes Publishing Co; 2004.

Volpe JJ. *Neurology of the Newborn*. 4th ed. Philadelphia, PA: Saunders; 2001.

Zaichkin J. *Newborn Intensive Care: What Every Parent Needs to Know*. 2nd ed. Santa Rosa, CA: NICU Ink Book Publishers; 2002.

부 록

A

흔히 사용되는 약자
Common Abbreviations

A 무호흡(Apnea)
ABG 동맥혈가스(Arterial blood gas)
AGA 재태연령에 적절함(Appropriate for gestational age)
AOP 조산아 무호흡(Apnea of prematurity)
APIB 조산아 행동평가(Assessment of Preterm Infant Behavior)
AROM 양수막의 인공파열(Artificial rupture of membranes)
B 서맥(Bradycardia)
BAER 뇌간청각유발전위(Brainstem auditory−evoked potentials)
BPD 기관지폐 이형성증(Bronchopulmonary dysplasia)
BPI 팔얼기신경손상(Brachial plexus injury)
BW 체중(Birth weight)
CDH 선천성 횡격막 헤르니아(탈출증)(Congenital diaphragmatic hernia)
CHD 선천성 심장 질환(Congenital heart disease)
CHD 선천성 엉덩관절형성부전(Congenital hip dysplasia)
CLD 만성 폐질환(Chronic lung disease)
CMV 표준 인공호흡기(Conventional mechanical ventilation)
CMV 거대세포바이러스증(Cytomegalovirus)
CPAP 지속적 양압기도압력(Continuous positive airway pressure)
CS 제왕절개(Cesarean section)
D 탈산소포화(Desaturation)
DOL 생애(Day of life)
ECMO 체외 막 산소화(Extracorporeal membrane oxygenation)
EGA 재태연령추정(Estimated gestational age)
ELBW 초극소저체중아(Extremely low birth weight)
FAS 태아알코올 증후군(Fetal alcohol syndrome)
FiO_2 흡입산소분압(Fraction of inspired oxygen)
FT 만삭(Full term)
G 임신(Gravida)
GA 재태연령(Gestational age)
GBS 그룹(Group B streptococcus)
GER 위식도역류(Gastroesophageal reflux)
GM 배아기질(Germinal matrix)
GMA 일반 동작 평가(General Movement Assessment)
HAL 고영양(Hyperalimentation)
HC 두위(Head circumference)
HFFI 고빈도유속간섭(High−frequency flow interruption)
HFJV 고빈도 제트환기(High−frequency jet ventilation)
HFOV 고빈도 진동환기(High−frequency oscillatory ventilation)
HFV 고빈도환기(High−frequency ventilation)
HIE 저산소−허혈 뇌병증(Hypoxic−ischemic encephalopathy)
HMD 유리막 질환(Hyaline membrane disease)
HR 심박동수(Heart rate)
ICH 뇌내출혈(Intracranial hemorrhage)
ICN 집중간호실(Intensive care nursery)
IDVA 정맥주사 약물남용(Intravenous drug abuse)
IMD 당뇨엄마의 영아(Infant of diabetic mother)
IMV 주기적 강제환기(Intermittent mandatory

ventilation)
iNO 흡입된 산화질소(Inspired nitric oxide)
IVH 뇌실내출혈(Intraventricular hemorrhage)
IUGR 태내성장지연(Intrauterine growth retardation)
LBW 저체중아(Low birth weight)
LGA 크게 태어난아기(Large for gestational age)
MAS 태변흡입 증후군(Meconium aspiration syndrome)
MCA 다발성 선천이상(Multiple congenital anomalies)
MV 인공호흡(Mechanical ventilation)
NAPI 조산아의 신경행동평가(Neurobehavioral Assessment of the Preterm Infant)
NAS 신생아 금단증후군/신생아 금단척도(Neonatal abstinence syndrome/neonatal abstinence scale)
NBAS 신생아 신경행동 평가척도(Neonatal Neurobehavioral Assessment Scale)
NC 비강튜브(Nasal cannula)
NEC 괴사성 소장대장염(Necrotizing enterocolitis)
NICU 신생아집중치료실(Neonatal intensive care unit)
NIDCAP 신생아 개별화된 발달치료 및 평가프로그램(Newborn Individualized Developmental Care and Assessment Program)
NNNS 신생아집중치료 네트워크 신생아행동척도(Neonatal Intensive Care Network Neurobehavioral Scale)
NJ 나소 공장(Naso jejunal)
NG 코-위(Nasal gastric)
NO 산화질소(Nitric oxide)
NP 코 프롱(Nasal prongs)
OC 개방요람(Open crib)
OD 오른쪽 눈(Right eye)
OG 구강-위(Oral gastric)
OS 왼쪽 눈(Left eye)
P 옆, 보호(Para)
PCA 재태연령(Postconceptual age)
PDA 동맥관개존증(Patent ductus arteriosus)
PEEP 날숨말미양압(Positive end-expiratory pressure)
PHI 뇌실주위출혈경색(Periventricular hemorrhage infarction)
PIE 폐간질공기증(Pulmonary interstitial emphysema)
PO 경구(By mouth)
PPHN 신생아 지속되는 폐고혈압(Persistent pulmonary hypertension of the newborn)
PPV 양압환기(Positive pressure ventilation)
PROM 양수막의 조기파열(Premature rupture of membranes)
PT 조산(Preterm)
PTL 조산통(Preterm labor)
PVD 출혈후 뇌실확장(Posthemorrhagic ventricular dilation)
PVL 뇌실주위 백질연화증(Periventricular leukomalacia)
RDS 호흡곤란 증후군(Respiratory distress syndrome)
ROM 양수막 파열(Rupture of membranes)
ROP 조산아의 망막증(Retinopathy of prematurity)
RR 호흡수(Respiratory rate)
SaO_2 산소포화도(Oxygen saturation)
SGA 작게 태어난 아기(Small for gestational age)
SIMV 협응적 간헐적 인공호흡(Synchronized intermittent mechanical ventilation)
TORCH 선천성 바이러스 감염(Congenital viral infections (toxoplasmosis, other infections, rubella, cytomegalovirus, herpes)
TPF 톡소플라즈마 감염이 된 태아(Toxoplasmosis fetalis)
TPN 완전 비경구 영양(Total parenteral nutrition)
TTN 신생아의 일시적 빠른 호흡(Transient tachypnea of the newborn)
UAC 탯줄 동맥 카테터(Umbilical arterial catheter)
US 초음파(Ultrasound)
UVC 탯줄정맥 카테터(Umbilical venous catheter)
VLBW 극소저체중아(Very low birth weight)

B

▶ 기구 구입처 Equipment Resource

Children's Medical Ventures
275 Longwater Drive
Norwell, MA 02061
888-766-8443 (Parents)
800-345-6443 (Hospitals)
866-866-6750 (Education)
www.childmed.com

Small Beginnings Inc.
17525 Alder Street
Suite #28
Hesperia, CA 92345
800-676-0462
www.small-beginnings.com

CHAPTER

5

뇌성마비 영아와 아동

The Infant and Child with Cerebral Palsy

(제4판에서 Jane Styer-Acevedo에 의해 쓰여진 '뇌성마비 영아와 아동'을 각색하였다.)

▶ 정의 Definition

기존의 뇌성마비 정의 및 분류를 새롭게 재조명하기 위하여 '뇌성마비 정의 및 분류를 위한 국제 워크샵(The International Workshop on Defidition and Classification of Cerebral Palsy)'이 2007년에 개최되었다. 여기에서 "뇌성마비는 태아 및 영아의 발달중인 뇌의 비진행성 병변으로 인하여 활동 제한이 초래되고, 이로 인하여 운동과 자세 발달에 영구적 장애가 초래되는 군을 말한다. 뇌성마비의 운동 장애는 감각, 지각, 인지, 의사소통, 행동학적 장해(disturbance) 뿐 아니라 경기 및 이차적 근골결계 문제를 동반하기도 한다."[1,2]라는 뇌성마비 정의에 여러 저자들이 동의하였다. Becknug and Hagberg[3]는 5세부터 8세까지의 뇌성마비 아동의 경우 2가지 이상의 복합적인 장해가 다양한 형태로 동반된다고 하였다. 아동의 40%에서 정신지체가 동반되며, 학습 장애나 학습이 느린 아동까지 포함하면 75%까지 증가한다. 뇌성마비 아동의 13%에서는 2가지 장해가 동반되며, 15%에서 3가지 장해가 동반되었다. 추가적 동반 문제로 청각문제는 25%, 말하기는 25%에서 어려움이 있다.[4] Stiller[4] 등은 또한 뇌성마비 아동의 40~50%정도의 높은 빈도로 시각적 문제가 동반되는 것이 증가한다고 하였다. 일반적으로 대부분의 아동은 출생전, 출생시, 출생후에 발생하는 문제로 뇌성마비로 진단받았다. 최근에 확립된 뇌성마비의 정의를 기준으로 볼 때, 출생후에 발생하는 문제점에 대한 연령에 제한을 두지 않고 있다.[1] 이런 이유로 영아나 초기 아동기 전반에 걸쳐 뇌성마비로 진단받을 수 있다.

▶ 발생률 Incidence

미국에서 국립 신경학 및 의사소통장애와 뇌졸중 기구가 수행한 거국적 주산기 프로젝트는 오늘날까지 여러 연구에 인용되는 기념비적인 연구로 알려져 있다.[5] 이 프로젝트는 미국에서 1959년부터 1966년까지 54,000명의 임산부를 대상으로 12개 도시의 수련병원에서 수행한 연구였다. 이 중 46%는 백인 임산부였고, 46%는 흑인, 그리고 나머지는 푸에르토리카인이었다. 대상자의 사회경제적 수준은 일반인들보다 낮았다. 이 임산부들로부터 출생한 아기들은 1세와 7세 때 정기적으로 일반신체검사와 신경학적 검사를 포함한 주기적 검사를 받도록 하였다. 38,533명의 7세 때 결과에서 202명이 뇌성마비의 진단 기준에 부합하였다. 202명 중 24명(12%)은 발달초기 다양한 원인으로 발생한 후천적 운동장해를 가지고 있었는데 이는 태내 이상 또는 출산시 발생한 선천적 장해와는 구별되는 것이었다. 감염성 뇌막염과 외상이 후천적 뇌성마비의 가장 흔한 원인이었다. 7세 때까지 생존한 202명의 뇌성마비아 이외에도 대부분 경직성 팔다리마비아인 24명은 7세 이전에 사망하였다. 이 프로젝트의 결과에 따른 뇌성마비의 발생률은 다음과 같다:

5.2:1,000–뇌성마비로 진단됨
4.6:1,000–후천적 뇌성마비를 제외한 발생률
2.6:1,000–경미한 아동을 제외한 발생률(이것은 장애가 있는 선천성 뇌성마비의 유병률을 보다 근접하게 나타낸다)

이 프로젝트의 후속 연구에서는 "신생아실에서 경기 여부와 상관없이 비정상 증후가 없었던 아기들에서는 뇌성마비의 발생률이 상대적으로 낮았다(1.3~2.9명/1,000명)"고 하였다.[6]

뇌성마비의 발생률에 관한 좀 더 최근의 연구에서는 미국, 영국, 오스트레일리아 서부, 그리고 스웨덴에서 1,000명 출생당 2~2.5명이라고 한다.[4,7-9] 생존율은 좋아지고 있지만 유병률은 과거 40여년동안 거의 변화가 없었다. 이것은 조산아와 아주 이른 조산아(very preterm)들에서 뇌성마비가 증가되고 있는 것과 관련이 있다.[7,8,10] 쌍둥이에서 보고된 유병률은 1,000명 출생당 15명, 세쌍둥이에서는 80/1,000명, 네쌍둥이에서는 43/1,000명이다. 이른 조산아 또는 극저체중아에서는 1,000명 출생당 40에서 80명으로 증가하는 추세를 보였다. 영국의 한 연구에서는 1970년도에 뇌성마비라고 확인된 아동들 100%가 10년 후에도 여전히 생존하고 있으며, 1958년도에 시행된 첫 번째 연구시보다 그 수가 증가하였다고 하였다.[8]

▶ 원인 Etiology

뇌성마비라고 알려진 증후는 특정한 하나의 뚜렷한 원인이 없다. 오히려 뇌성마비의 잠재적 원인들은 산전 시기에 발생하며, 주산기나 신생아기, 그리고 산후와 신생아기

보기 5.1 뇌성마비의 산전원인

중뇌동맥의 경색과 같은 혈관계의 문제
임신 기간 중의 첫 번째와 두 번째 3개월 시기에 엄마의 감염; 풍진(rubella), 거대세포바이러스증(cytomegalovirus), 톡소포자충증(toxoplasmosis)
덜 흔한 원인: 대사질환, 모체의 독성물질 섭취, 드문 유전증후군

보기 5.2 뇌성마비의 주산기 원인

출산시의 문제
- 폐쇄분만
- 분만전 출혈
- 탯줄 탈출

기타 신생아기의 원인
- 저산소-허혈성 뇌병증
- 신생아 뇌졸중: 보통 중간대뇌동맥
- 심한 저혈당
- 치료하지 않은 황달
- 심한 신생아기 감염

이후의 선천성 문제로 나누어볼 수 있다.[7,10] 뇌성마비의 산전 원인의 좀 더 자세한 목록은 보기 5.1에, 주산기 원인은 보기 5.2에, 산후 후천적 원인은 보기 5.3에 나와 있다.

산전 원인은 모든 뇌성마비의 약 75%에 해당한다. 주산기 질식은 뇌성마비 원인의 6~8%로 예방이 가능하지 않다. 그리고 10~18%는 산후 원인이다. 개발도상국에서 만삭으로 태어나는 아기의 대부분에서 뇌성마비의 원인은 산전 원인으로 드러났으며, 신생아기의 뇌염과는 뚜렷한 관련성이 없다고 하였다. 일반적으로 의학적 검사를 통해 잠

보기 5.3 후천적 뇌성마비의 출생후 원인

대사성 뇌병증
- 축적병(storage disease)
- 뇌줄기 대사성 대사질환
- 대사성 대사질환
- 기타 질환
- 알코올과 같은 독성

감염
- 뇌막염
- 패혈증
- 말라리아(개발도상국)

손상
- 뇌혈관계손상
- 선천성 기형 수술 후 발생한 손상
- 거의 익사수준(익사직전 정도의 손상)
- 외상
- 자동차 사고
- 아기 흔들기 증후군과 같은 아동학대

보기 5.4 임신 전에 발생한 위험요인들

엄마의 요인
- 초경의 지연
- 불규칙한 월경
- 긴 월경 간격
- 보통이상으로 길거나 짧은 임신 사이의 간격
- 낮은 사회계층의 정상 체중으로 출생한 아동
- 세 번 이상의 조산 아동을 출산한 경험이 있는 경우
- 이전의 태아사망과의 관련성

의학 상태
- 지적장애
- 경련
- 갑상선 질환

아빠와 형제의 요인
- 아빠의 나이가 많은 경우(무정위 이상긴장형 뇌성마비에서 좀 더 흔하다)
- 운동 장애가 있는 형제가 있는 경우

재적 문제로 나타날 수 있는 위험 요인이 영아나 태아에서 보였다. 이러한 위험 요인들은 임신 전 또는 임신 중, 분만 중, 그리고 출생 후 아주 짧은 기간에 나타날 수 있다. 이러한 위험 요인의 자세한 목록은 보기 5.4에서 5.8에 나와 있다.

Miller는 뇌성마비를 유발할 수 있는 잠재적 선천성 문제를 나열하였다. 뇌가 분엽적으로 갈리는 뇌갈림증(schizencephaly); 뇌이랑없음증(lissencephaly), 즉, 가장자리로 이동해야 할 신경 이주의 문제로 뇌이랑이 형성되지 않음; 작은머리증(microcephaly)과 큰머리증(megalocephaly); 뇌겉질 발생장애(cortical dysgenesis); 그리고 시냅스의 정상적 형성과 리모델링의 장애이다. Hadders-Algra에 의하면 뇌 신경세포의 약 반

보기 5.5 임신 중의 위험요인

- 조산아가 아닌 만삭아일 때 자간전증
- 아래 상태와 관련된 다태아 임신:
- 조산
- 태내 성장지연
- 출생 결함
- 자궁 내 합병증

보기 5.6 분만 시의 위험요인

주산기 질식의 유발요인
- 탯줄의 탈출
- 대량의 자궁내 출혈
- 비정상적 태아위치 또는 골반-태아머리 불균형으로 인한 난산
- 어깨 난산으로 출생한 거대아
- 여러 원인으로 발생한 엄마의 쇼크

우발적인 요인과 관련된 문제
- 2단계 출산의 지연
- 응급 제왕절개
- 태반 조기박리
- 비정상적 태아위치

조산의 경우
- 태변으로 인한 양수혼탁
- 목에 감긴 탯줄

수가 특히 임신 중반기에 소멸한다고 한다. 축삭과 시냅스는 생후 첫 10년 또는 그 이후의 정상발달 동안에 제거된다. 이러한 신경계의 형성구조는 신경화학적 과정과 신경활동에 의해서 이루어진다. 환경에 적절한 적응을 할 수 있는 신경세포가 가장 오래 살아남는다. 그러므로 발달중인 신경계 형성기에 변화가 있을 때 뇌성마비가 올 수 있다. 그러나 미성숙한 뇌는 가소성이 풍부한데, 가소성이란 손상되지 않은 부위가 손상된 부위의 기능을 보완 담당하도록 하는 능력을 가리키는 말이다.[10] 그러므로 손상에 대한 반응은 매우 다르고, 진단과 예후 추정을 어렵게 한다.

보기 5.7 출생 시와 신생아기의 위험요인

- 감소된 체중
- 짧은 재태연령(재태기간이 가장 강한 요인임)
- 부족한 자궁 내 성장(극 조산이 아닌 중등도의 조산의 경우)
- 낮은 태반의 무게
- 낮은 Apgar 점수(5분에 점수 0~3은 뇌성마비가 될 확률이 81배 높음)
- 신생아 경기
- 패혈증
- 호흡질환

보기 5.8 조산아의 위험요인

- 동맥관 열림증
- 저혈압
- 수혈
- 인공호흡기 장기 사용
- 폐공기증
- 패혈증
- 저나트륨혈증
- 비경구 영양공급
- 경련
- 뇌실확장이 동반된 뇌실질 손상

진단과 예후 Diagnosis and prognosis

뇌성마비의 증상과 징후는 영아 초기에 분명하게 나타날 수 있다. 비정상적인 근육 긴장도, 전형적인 자세, 원시반사가 보이는 움직임 등을 가지고 있는 영아들은 2세 이전에 진단받을 수 있다.[10] 경미한 뇌성마비의 경우는 4~5세가 될 때까지 진단받지 못하기도 한다.[13] 아동의 운동기술능력, 신경영상학적 검사, 그 외 이상 증후가 지속되는지에 대한 평가는 진단을 위한 주요 요소이다. 임상적 소견과 신경해부학적 소견과의 비교를 통해 제한된 정도를 가늠할 수 있다. 뇌초음파, CT, MRI와 같은 뇌의 신경영상학적 검사는 뇌손상의 형태와 위치를 보여 줄 수 있다. 뇌초음파는 다른 영상 기술보다는 덜 해롭기 때문에 고위험군 조산아에게 종종 사용된다. MRI는 뇌 조직과 구성을 자세히 살펴볼 수 있기 때문에 흔히 사용된다.[13] 뇌성마비의 70~90%가 뇌 MRI 상에 이상소견이 있는 것으로 밝혀졌다. 의사는 뇌손상의 범위로 정확하게 신체적 움직임이나 기능적 능력을 예측할 수 없기 때문에 신경영상학적 검사를 해석할 때 주의해야 한다.[10] 뇌의 신경영상학적 검사로 분명하게 나타나지 않을 때에는 미토콘드리아 또는 대사성 장애, 그리고 과도기적 이상긴장형(transient dystonia)과 같은 뇌성마비의 증상과 징후가 비슷한 다른 진단명을 고려해야 한다.

뇌출혈은 뇌성마비와 관련이 있다. 출혈상태의 분류는 뇌실 안에만 출혈이 발생하는 뇌실내 출혈(IVH), 뇌실주위 조직에 출혈이 발생하는 배아기질(germinal matrix)

출혈(GMH), 뇌실주위와 뇌실 안 모두에서 출혈이 발생하는 뇌실주위 뇌실내 출혈(PIVH)로 분류한다. 뇌실주위 낭종(PVC)은 급성 출혈이 흡수된 곳에 생기는 낭종이다.[10] 뇌발달의 결정적 시기 동안에 발생한 뇌손상과 뇌실확장을 동반한 출혈은 위험요인으로 알려져 있다. 특히 뇌실주변 백질은 제태기간 24주에서 34주에 손상에 가장 예민하다.[13,14]

출혈은 I단계에서 IV단계로 4단계로 나뉘는데, IV단계가 가장 심한 출혈이다. 출혈의 단계만으로 뇌성마비의 심각성이나 발달정도를 예측할 수는 없다.[10] Palmer는 저체중아를 대상으로 뇌초음파를 이용하여 III단계와 IV단계 출혈, 뇌실내 출혈, 낭종성 뇌실주위 백질연화증(PVL), 그리고 뇌실확장이 있는지를 검사하였다.[11] 만삭 이후에는 뇌초음파와 MRI을 이용하여 뇌성마비로 발전될 수 있는 낭종성 PVL과 뇌실확장이 있는지를 검사한다.[7,11] PVL은 조산으로 태어난 영아에서 뇌성마비가 되는 주요 원인이다.[14] 백질 손상의 정도와 부위로 뇌성마비 분류에서 하위 형태가 다르게 나타날 수 있다. 뇌척수로의 국한된 손상으로는 경직형 양쪽마비가 되기도 하고, 손상 부위가 좌우로 커진 경우는 팔다리마비가 된다. 신경학적 검사만으로는 뇌성마비로 조기 확진하기에는 충분치 않다. 의사들과 연구자들은 뇌의 기능을 평가하기 위하여 아기의 "일반적 동작들(GMs: general movements)"의 질적인 면을 연구하고 있다.[11,12] Ferrari[11]등은 84명의 조산아들을 대상으로 출생 후 16~20주에서 검사한 결과 GMs가 비정상적인 것을 발견하였다. 팔과 다리, 몸통, 목에서 정상적인 꼼지락거림 움직임의 부재와 경련성으로 나타나는 동시다발적인 GMs(cramped synchronous GMs)가 우세하게 나타나는 현상은 2~3세 때에 뇌성마비로 진단하는 민감도로서 100%, 특이성은 92.5~100%를 보이는 뇌성마비의 예측인자임을 발견하였다. 꼼지락거리는 동작이 있어야 할 생후 2~4개월 시기에 비정상적인 GMs가 뚜렷하게 나타나면, 꼼지락거리는 동작의 세련된 춤과 같은 복합적인 움직임을 전혀 볼 수 없으며, 이는 뇌성마비의 예측 인자로 85~98%의 정확도를 가진다. GMs는 후에 뇌성마비가 될 가능성의 예측 인자가 될 수 있고, 기능적 운동 발달 정도를 가장 잘 드러내주는 지표이다.[12] GMs는 기능적 운동 지표(milestones)와 유사하며, 또한 GMs가 일찍 나타날수록 기능적 운동의 제한 정도가 심해지므로, GMs가 나타나는 시기로 운동의 기능 수준의 심한 정도를 예측할 수도 있다. 이러한 관찰과 임상적 검사에 따라 아기의 추후 기능 향상을 위하여 치료를 의뢰하기를 권한다.[12]

다른 연구자들은 인지 능력이 뇌성마비의 심한 정도와 관련 있으며, 많은 결과들의 예측 인자가 되기도 한다고 하였다.[8,15] Blair[16] 등은 2001년 연구에서 지적 장애는 뇌성마비아의 생존의 가장 강력한 단일 예측 인자라고 하였으며(심각한 정신 지체가 동반된 뇌성마비아동의 경우 성인기까지 생존할 수 없었음), 두 번째 강력한 예측 인자는 신체 장애의 심각 정도라고 하였다. Katz[8]는 뇌성마비 아동의 기대수명에 관한 여러 인자를 조사하여 그중 가장 흔한 사망인자는 호흡, 순환기계 합병증, 특정 암, 그리고 신경학적 합병증임을 발견하였다.

분류 Classification

뇌성마비는 운동 장애의 형태, 침범된 운동 기능의 해부학적 위치, 운동 기능 장애의 심각도에 따라 분류할 수 있다. 운동 장애의 형태에 따라 경직형, 저긴장형, 운동이상형, 운동실조형으로 분류할 수 있다.[1,17] 일반적으로 임상가들은 침범된 팔다리의 해부학적 위치에 따라 뇌성마비를 분류한다. 크게 3가지 형태로 신체의 같은 쪽 팔과 다리의 한쪽이 손상된 반신마비, 양쪽 다리가 손상된 양쪽마비, 등과 목의 근육뿐 아니라 팔다리 모두가 손상된 팔다리마비로 분류한다. 아동은 운동 장애의 형태와 침범된 운동기능의 위치에 따라 분류되며, 운동 기능 장애의 심각 정도를 바탕으로 보다 확실히 구별되어 진다. 예를 들어, 경도의 경직형 양쪽마비아는 지역사회에서 보조 장비 없이 걸을 수 있으나, 중증도의 경직형 양쪽마비아는 실내에서 걷기 위해서는 보조 장비가 필요하다. 일반적으로 하나의 특징적 운동 장애 형태로 분류할 수 있지만, 많은 아동의 경우 운동 장애의 형태가 혼합되어 있기도 한다(예로 경직형과 운동이상형).

뇌성마비 아동의 대운동 기능을 바탕으로 한 분류 체계인 대운동 기능 분류 체계(GMFCS)는 1997년에 Palisano[18]와 동료들에 의해 개발되었다(보기 5.9). 뇌성마비의 심각정도에 따라 분류하는 대운동 기능 분류 체계는 진단 시 매우 유용할 수 있으며, 뇌성마비 아동의 '움직임 장애의 심각성'을 측정할 수 있는 표준화된 시스템을 갖추기 위해 발전이 거듭되었다.[18,19] 이것은 5가지 단계로 분

보기

5.9 6~12세 뇌성마비 아동의 대운동 기능 분류 체계

1단계
제한 없이 걷는다; 달리기나 뛰기와 같은 대운동 기술에 제한이 있다.

2단계
보조 기구 없이 걷는다; 실외와 지역사회에서 걷는데 제한이 있다.

3단계
보조 이동 기구를 이용하여 걷는다; 실외와 지역사회에서 걷는데 제한이 있다.

4단계
자조적 이동 능력에 제한; 실외와 지역사회에서 전동 이동 장비를 이용하여 이동 가능

5단계
보조 장비의 사용에도 불구하고 자조적 이동 능력에 심각한 제한이 있다.

류된다. 1단계는 가장 독립적인 기능을 가진 단계로, 또래 아동처럼 모든 활동을 수행할 수 있지만 속도와 협응과 균형에서 약간의 어려움을 지닌 상태이다. 5단계는 거의 모든 자세에서 목과 몸통의 자세 조절이 어려우며, 수의적인 동작을 수행하는 것이 어렵다.[18,19] 대운동 기능 분류 체계는 3장에 자세하게 설명되었다. Beckung와 Hagberg[3]는 대운동 기능 분류 체계와 유사한 5단계 척도를 가지고 있는 양쪽 손의 소운동 기능 분류 체계(BFMFCS: Bimanual Fine Motor Function Classification)를 설명하였다. GMFCS와 BFMFCS와의 사이에는 강한 연관성이 있으며 뇌성마비 아동의 대운동과 소운동 기능의 심한 정도는 항상 평행한 관계이다.[3] 또한, 2006년에 Shriner's Hospital for Children Upper Extremity Evaluation(SHUEE)의 유효성 연구에서는 SHUEE와 PEDI(pediatric Evaluation of Disability Inventory)의 자조 영역 간 사이에 타당성 있는 연관성이 있음을 보고하였다.[20]

경직형 Spastic

경직형은 전체 뇌성마비의 약 75%에 해당하며, 대부분 신경학적 이상으로 인해 양쪽마비, 팔다리마비, 반신마비의 형태로 나타난다.[10,21] 1997년 프랑스 연구에서는 경직형 뇌성마비 중 40%는 팔다리마비, 17%는 양쪽마비, 그리고 21%는 반신마비로 분포하였다고 보고하였다.[22] 이와는 조금 다르게 북캘리포니아에서는 44%는 팔다리마비, 33%는 양쪽마비, 23%는 반신마비로 분포하였다고 하였다.[23] 경직형은 복합적인 운동 이상으로, 설명하는데 어려움이 있지만, 과긴장도는 수동적으로 움직일 때 속도를 증가시키면 저항이 증가하는 것으로 정의할 수 있다.[1] 가장 흔하게 경직을 검사하기 위해 사용되는 도구는 개정된 Ashworth 척도(MAS)이다(표 5.1). 경직, 즉, 과항진된 뻗침반사는 보툴리눔 독소, 바클로펜, 선택적 뒤신경뿌리절단술, 그리고 정형외과적 수술 등을 포함한 여러 가지 치료에 따라 달라진다. 이러한 치료법에 대한 자세한 설명은 본 장의 후반부에 설명되어져 있다. 경직은 근섬유의 길이 성장의 감소, 근육 볼륨의 감소, 근동원 크기의 변화, 근섬유 형태의 변화 등 현저한 조직학적 변화를 일으킨다. 경직을 동반한 이러한 근육의 변화는 엉덩관절 탈구, 척추옆굽음, 무릎관절 구축, 넙다리뼈와 정강이뼈의 비틀림 기형과 같은 이차적 장애를 일으킬 수 있다. 이러한 변화는 기능에 큰 영향을 주게 된다. 예로, 과도한 보행 패턴이 나타나며, 앉은 자세를 유지하는데 어려움이 있으며, 화장실 가기, 목욕하기, 옷입고 벗기, 스스로 식사하기와 같은 자조능력을 수행하는데 어려움이 있다.

표

5.1 개정된 Ashworth 척도

점수	근 긴장도의 설명
00	저긴장도
0	정상 긴장도, 근 긴장도의 증가가 없음
1	근 긴장도의 약간의 증가를 보임. 근 긴장도의 증가가 느껴졌다가 사라지거나, 관절가동범위 끝에서 약간의 저항이 느껴짐
1+	관절가동범위의 남아 있는 범위(1/2 이하)에서 적은 저항에 의해 근 긴장도가 약간 증가함
2	관절가동범위의 대부분에서 현저한 근 긴장도의 증가가 보이지만, 손상된 팔다리가 쉽게 움직임
3	근 긴장도가 현저히 증가되어 있으며, 수동 움직임이 어려움
4	손상된 관절이 뻣뻣하여 움직일 수 없음

양쪽마비 Diplegia

양쪽마비는 경직형 뇌성마비 중 가장 흔한 형태이며, 허혈에 의한 뇌실 주변의 백질연화증이 주된 원인이다.[24] 주로 양쪽 다리에 침범되어 보행, 균형, 협응 능력에서 문제가 나타난다. 선 자세에서는 증가된 허리뼈앞굽음증, 골반 앞기울임, 양쪽 엉덩관절 안쪽돌림, 양쪽 무릎관절 굽힘, 엄지발가락가쪽휨증, 꿈치안쪽들린휜발이 나타난다(그림 5.1). 팔과 다리의 기능에 차이가 있으며, 팔과 몸통에 비해 다리가 더 침범되었다. 전반적으로 양쪽마비 아동의 운동 침범 수준에는 큰 범위가 있다. 꿈치들린휜발 또는 웅크린 자세와 같은 보행 결함은 가장 관심 있는 영역이다(자세한 내용은 보행 부분 참고). 양쪽 다리의 경직, 약화, 에너지 소비의 문제는 가정이나 지역사회에서 아동이 이동하는데 있어 지구력 및 기능적 이동성이 감소되어 어려움이 발생한다. 일반적으로 양쪽마비 아동은 정상적인 인지 능력을 가졌으나, 어떤 부분에서는 사회적, 그리고 감정적으로 어려움이 있다. 또한 후방워커나 Lofstrand 목발과 같은 보조 장비를 사용하여 보행 가능하기도 하며, 먼 거리를 이동할 때에는 스쿠터나 휠체어가 필요하기도 한다.

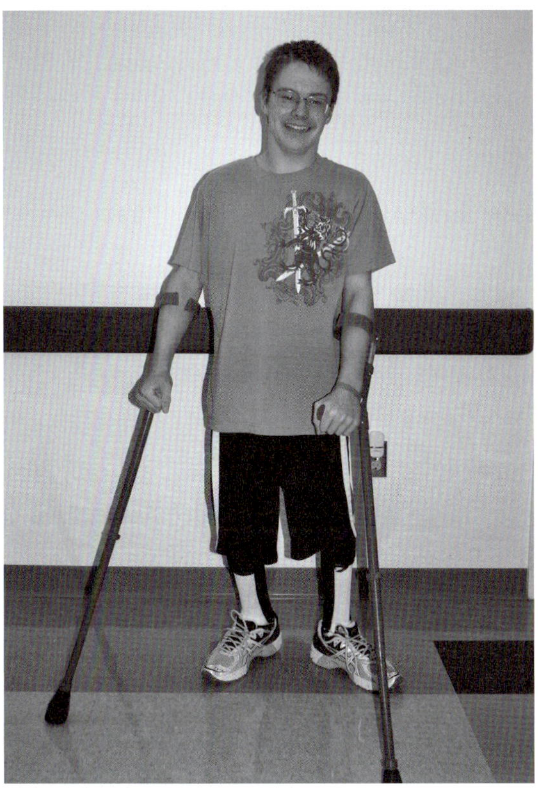

그림 5.1 전형적인 양쪽마비 아동의 자세

반신마비 Hemiplegia

반신마비는 경직형 뇌성마비의 한 형태로 같은 쪽 상하지가 침범되어 있는 경우이다. 뇌손상의 4가지 주요 형태로 인해 반신마비 뇌성마비가 된다. 뇌실주변 백질의 손상(abnormailities)은 가장 흔하게 발견할 수 있는 진단 소견이라고 보고하였다.[25] 뇌 기형의 한 형태인 목-겉질밑 손상(cervical-subcortical lesion)과 비진행성 산후 손상들 또한 반신마비의 주요 원인들이다.[26] 전형적으로 팔이 다리에 비해 더 침범되었으며, 팔다리보다 몸통이 더 침범되는 경향이 있다. 침범된 쪽의 근 경직은 근육과 뼈의 성장을 감소시키고, 이로 인해 관절가동범위도 감소된다. 그 결과 반신마비 아동에서 흔히 침범된 쪽에 구축과 팔다리 길이의 차이가 발생한다. 또한 어깨관절 내밈, 팔꿉관절 굽힘, 손목관절 굽힘과 자뼈 편위(ulnar deviation), 골반 뒤당김, 엉덩관절 안쪽돌림과 굽힘, 무릎관절 굽힘, 발바닥쪽 굽힘된 발로 인해 발앞부분만 지면에 닿는 등의 신체 형태가 나타난다.

대부분의 반신마비 아동은 모든 대운동과 소운동의 기능을 획득할 수 있으나, 발달의 기준 시점 내에는 획득하지 못한다. 예로, 반신마비 아동은 18~24개월 사이에 걷기가 가능하지만 보행 형태에 문제가 나타난다. 부가적으로, 양손 사용 기술의 획득은 침범된 쪽의 신경학적 손상으로 지연된다. 예로, 반신마비 아동은 포크와 나이프를 사용하여 음식을 자를 수 있으나, 가정이나 작업치료 시간에 엄청난 시간동안 반복된 연습을 통해서 가능해진다. 반신마비 아동의 팔 기능의 질적 평가를 위해 SHUEE[20]와 the Assisting Hand Assessment(AHA)[27]가 일반적으로 잘 알려진 2가지 평가 방법이다. 반신마비 아동은 대체적으로 인지 기능은 정상적이므로, 성인이 되어서 다양한 직업을 가지고 일할 수 있다. 이와는 달리 사회적, 감정적 결손을 가진 반신마비 아동들도 있다. 감정 장애는 24%, 행동 장애 24%, 전반적 과행동 10%, 상황적 과행동 13% 정도 분포하고 있다.[15] 전반적으로 반신마비 아동은 학교생활을 영위하는 데에 스스로 가능하거나 최소한의 장비만 요구되어진다. 시각 문제로 인한 원근조절 장치, 지팡이와 같은 보조 장비 및 보조기의 도움을 받기도 한다.

팔다리마비 Quadriplegia

뇌성마비의 한 형태인 팔다리마비는 팔다리의 수의적

근 조절이 심하게 손상될 뿐 아니라 목과 몸통의 손상 또한 동반된다. 팔다리마비는 양쪽마비와 마찬가지로 신경영상학적 소견으로 뇌실 주변 백질 손상이 주된 원인이다. 또한 바닥핵과 후두엽 주변의 광범위한 손상으로 시각 문제와 경기가 주로 동반된다.[14] 팔다리마비 아동의 인지 능력은 정상에서부터 아주 심각한 손상을 가진 경우까지 아주 다양하다. 말을 할 수 없어서 인지 기능이 떨어진 것으로 간주되는 경우가 있으니 주의깊게 인지 능력을 평가하여야 한다. 이러한 아동들은 효과적인 의사소통 보완 장비를 이용하여 표현할 수 있다.[17] 팔다리마비 아동의 소운동 및 대운동 기능 역시 보조 장치를 사용하여 집안에서 이동이 가능한 경우부터 모든 상황에서 도움을 받아야 하는 경우까지 광범위하게 다양하다. 이러한 아동들에게 필요한 장치는 생애주기에 따라 계속 바뀌어야 한다. 가장 일반적으로 권장되는 보조 장치로는 휠체어, 기립보조기, 보행 훈련기/워커, 식사보조 시스템, 목욕 시스템, 신변처리 시스템 등이 포함된다. 심각한 장애를 가진 아동들이 최대한 독립적으로 이동하고 생활하기 편하도록, 또한 장애 아동을 양육자가 보다 쉽게 돌볼 수 있도록, 그리고 아동과 보호자 모두가 안전하도록 집안을 개조하는 것도 고려되어져야 한다.

운동이상형 Dyskinetic

운동이상형, 운동 장애는 무정위운동, 강직, 떨림, 긴장이상, 발리스무스(ballismus), 무도증 같은 조절이 어렵고 불수의적인 움직임이 나타난다.[8,10,15,21,28] 심부 회색질 손상과 뇌실 주변 백질 손상이 확장된 경우가 주된 원인이다.[24] 무정위운동(athetosis)은 느리고 꼼지락 거리는 형태, 또한 타이밍, 방향, 공간적인 특성에서의 비정상적인 패턴, 몸쪽 관절에서 큰 동작 형태로 나타나는 등의 불수의적인 움직임을 보인다.[8,10,21] 무도증과 동반된 무정위운동은 일차적 운동 장애로 흔하며, 경직과 동반된 무정위운동은 이차적 운동장애로 가장 일반적이다.[1] 대뇌겉질-바닥핵-시상 회로는 감각과 운동의 피드포워드 및 피드백 순환회로의 역할을 하는 것으로 이 부위가 손상되면 무정위운동이 나타난다. 나이가 든 무정위형 뇌성마비는 퇴행성 척추디스크와 목뼈의 불안정성으로 엄청난 신경학적 결손이 있을 위험에 처하기도 한다. Harada 등은 180명의 방사선 연구에서 뇌성마비가 없는 대상자에 비해 무정위형 뇌성마비의 경우 조기에 그리고 아주 빠르게 퇴행성 디스크가 발병한다고 보고하였다. 그 중 51%는 퇴행성 디스크 후기 단계로 일반적 발생률의 8배에 해당한다.[29] 전형적으로 무정위형의 경우, 턱과 머리 움직임과 함께 움직임을 시도하거나 시작하는 경향이 있다. 이러한 움직임 패턴은 목뼈의 불안정성, 잠재적으로 높은 위험의 척수손상, 비기능적인 턱관절, 척추관협착증 등과 같은 근골격계의 변화를 초래한다. 일차적 운동 손상으로 무정위형이 나타나는 아동의 경우, 이들의 인지 능력은 눌어증이 동반되기 때문에 가진 능력 이하로 평가되기도 한다. 실제로 이러한 아동은 정상이거나 정상 이상의 지능을 가지고 있는 경향이 있다. 강직(rigidity)은 그보다는 흔하지 않으며, 능동적 그리고 수동적 움직임 모두에서 저항이 느껴지며, 속도에 따라 저항 정도가 달라지지 않는다.[21] 떨림(tremor)은 적은 범위에서 리듬적으로 나타나는 움직임으로, 보통은 작은 관절에서 일어나며, 뇌성마비에서 단독 형태로 발생하지 않으며, 무정위운동형이나 운동실조형에 동반되어서 나타난다.[10] 근육긴장이상(dystonia)은 하나의 사지나 전체 신체가 비틀리면서 느리게 동작이 나타나는 것으로, 그 패턴 자체가 시간이 지나면서 변화하기도 한다.[10] 발리스무스(ballismus)는 가장 흔하지 않은 움직임 장애로, 무작위적으로 크고 빠르게 보통 하나의 사지가 움직이는 것을 말한다.[10] 무도증(choreoathetosis)은 손가락 같은 데에서 흔히 보이는 갑작스런 동작(jerky movement)을 말하는데, 관절가동범위가 매우 다양하다.[10,15]

운동실조형 Ataxic

운동실조형 뇌성마비는 일차적으로 근약증, 비협응, 지지면이 넓은 보행, 의도적 떨림을 동반한 협응된 움직임의 타이밍 조절 및 균형에 문제가 나타나는 유형이다.[8,21] 운동실조형 뇌성마비는 소뇌에 병변이 있을 때 나타나기도 하지만 경직성이나 무정위운동형과 동반되어 종종 나타나기도 한다. 소뇌는 주요 감각정보처리 중추로, 소뇌에 손상이 있으면, 운동실조가 나타난다. 최근 한 연구에서는 특정 영역에만 손상된 경우가 드문 뇌성마비의 다른 유형과 달리 운동실조형 아동의 39%에서 특정한 영역에서만 손상되었다고 하였다.[24] 운동실조형 아동의 경우 운동기술의 이전에 어려움을 가지고 있으므로, 치료시 특정 과제-지향적 접근방법을 사용하는 것이 효율적일 것이다. 예로, 학교 통학차량에 오르고 내리기를 마스터하기 위해서는 버스 계단을 이용한 기술 습득 훈련이 가장 효과적이다.

저긴장형 Hypotonic

저긴장성 뇌성마비는 영구적일 수 있지만, 보다 흔하게는 무정위형이나 경직형으로 발전해가는 과정에 과도기적으로 나타나기도 하며, 뇌성마비의 특정 유형을 나타내지 못할지도 모른다. 예로, 전반적으로 몸통과 팔다리에 저긴장성이 나타나는 영아의 경우, 종종 경직이 먼쪽에서 시작하여 몸쪽으로 발전하기도 한다. 저긴장성은 전형적으로 뇌이랑없음증과 같은 선천적 기형과 연관성이 있다.[10] 일부 팔다리마비 아동의 경우, 다리에는 경직이 나타나고, 몸통과 목에는 심각한 저긴장이 나타나는 등 혼합된 긴장도 패턴을 가지고 있는 경우가 흔히 있다.

▶ 뇌성마비 영아와 아동의 평가 Assessment of the infant and child with CP

뇌성마비 영아를 얼마나 빨리 조기에 진단할 수 있는지는 문헌과 임상에서 의견이 일치하지 않는다. Burns[30]와 공동연구자들은 아주 경미한 뇌성마비인 경우 생후 8개월이면 뇌성마비 진단이 가능하다고 믿었다. 운동발달지표에 따른 운동기술의 획득, 신경학적 소견, 원시적 반사, 자세반응의 포괄적인 평가 동안 드러나는 비정상적인 징후와 의심스러운 징후를 조합하여 진단내릴 수 있다.

약간 또는 아주 경미한 징후가 지속적으로 나타나는 영아와 아동의 경우에는 명확한 결과가 도출될 때까지 면밀히 모니터하면서 경과를 관찰을 해야 한다.[30] Harris[31]는 영아동작평가(MAI)를 이용하여 4개월된 영아들을 대상으로 침범되지 않은 영아와 뇌성마비 영아를 구분할 수 있는 특정 항목을 발견하였다. 진단적인 가치가 있는 항목은 목의 과폄과 어깨관절 뒤당김, 엎드린 자세에서 아래팔로 체중지지를 할 수 있는 능력, 지지하여 앉히거나 독립적으로 앉아 있는 자세에서 안정적으로 머리를 유지할 수 있는 능력, 그리고 중력에 대항해 엉덩관절을 능동적으로 구부릴 수 있는 능력을 측정하는 항목들이다.[31,32] Harris는 17개의 MAI 항목 중에서 7개 항목이 관찰 항목으로서 뇌성마비의 예측지표로 매우 유의하다는 것을 발견하였다. Harris와 Milani-Comparetti는 영아의 반응을 유발시키기 위해 자극하거나 강제적으로 핸들링하는 것보다 중력을 대항하여 영아가 스스로 움직이는 동작을 관찰하는 것이 더 큰 진단적 가치가 있다고 판단하였다.[31,32] Harris[31]는 4개월된 영아에서 Bayley 척도와 MAI의 진단적 가치를 비교하였을 때 MAI가 Bayley 척도보다 좀 더 민감하다고 결론지었다. 그러나 Bayley 운동 척도는 생후 1년에서는 대단히 높은 민감도를 보여주었다. Rose-Jacobs[33] 등은 MAI로 2세로 성장한 영아의 운동 및 인지발달 상태를 예측할 수 있는지를 평가하였다. 2세 영아의 운동 및 인지발달 상태는 Bayley 척도의 정신 및 심리운동 척도로 평가하였다. 그 결과, 만삭으로 태어났지만 발달지연의 위험이 있는 영아들에서 발달결과를 예측하는데 MAI가 사용가치가 있다고 하였다. 이러한 검사는 임상가가 중재서비스를 제공하여야 할지에 대한 판단을 내리는데 유용한 도구가 될 수 있다. Nelson과 Ellenberg[34]는 1세 때 뇌성마비라고 진단받았지만 뇌성마비가 되지 않고 성장한 아동을 대상으로 연구하였다. 이들은 1세 때 경미한 운동장애가 있어 뇌성마비가 될 거라고 여겨졌지만, 7세 때 뇌성마비가 아니라고 판명되었다. 이와는 달리, 중등도와 중증 뇌성마비라고 진단받았던 아동들은 7세에도 여전히 같은 진단임을 확인할 수 있었다. 뇌성마비가 되지 않고 성장한 아동들은 다른 신경학적인 문제를 겪고 있는 경우가 많았는데, 예를 들어, 정신지체, 비열성 경기, 조음장애 등이었다.[34] 이러한 소견으로 미루어 신경학적 또는 행동적인 이상이 나타나는 모든 영아나 아동들은 반드시 학동기 초기까지는 추적관찰을 해야 한다.

뇌성마비 아동에서 나타나는 비전형적인 움직임과 운동조절을 이해하기 위해서, 치료사는 전형적인 아동의 근골격계 발달, 항중력 운동조절의 획득, 자세조절의 발달에 대해 이해해야 한다. 이에 대해서는 제2장에서 설명하였다. 이 장에서는 여러 저자들이 기술한 비전형적인 발달에 관해 설명하고 있다.[35-38]

평가의 목적은 아동의 강점과 기능적인 능력을 발견하고, 일차적 장해와 이차적인 장해(일차적 장해로 인해 발생하는 보상적 패턴)가 무엇인지 판단하며, 아동과 가족이 바라는 기능적 결과를 발견하는 것이다. 치료사는 아동의 기능적인 능력의 가장 정확한 기초적인 정보를 얻기 위해서 아동을 관찰하고, 상호작용하며, 핸들링하는데 있어서 체계화된 접근방법을 사용할 줄 알아야 한다. 보기 5.10은 신경발달치료(NDT)협회의 강사 그룹이 치료계획을 세우

고 평가소견을 기록하기 위하여 개발한 체계화된 평가를 보여주고 있다.[21]

보기 5.10 뇌성마비 영아 및 아동의 평가(신경발달치료 접근법의 평가 모델 근거)

자료수집
- 출생일
- 평가일
- 역연령(실제연령)/교정연령
- 의뢰된 이유
- 관련된 병력
- 기능의 전반적 검토(간단히)
- 가족과 환경적 특성
- 실제 측면(상태와 기능 제한요인)
- 보조공학적 기술/적응적 기구 사용

검사
- 형태학
- 기능적 기술과 변화할 가능성
- 대근육운동 조절
- 의사소통
- 소근육운동 조절
- 사회적 기술/행동 조절
- 객관적 테스트 결과
- 자세와 동작 관찰
- 기능과 관련된 개별 시스템 검토
- 신경근육계
- 근골격계
- 감각계
- 호흡계
- 심혈관계
- 피부
- 소화기계
- 지각/인지
- 조절

평가
- 환아의 역량 리스트
- 관심분야
- 시스템의 장해
- 비효과적인 자세와 동작
- 기능적 제한
- 참여를 막는 장애물
- 각 수준을 분석하고, 어떻게 그들이 상호연관되어 있는지, 어떻게 환아의 기능적 제한을 일으키는지 분석
- 소견에 따라 변화할 가능성을 분석

치료계획
- 기대하는 목표와 결과를 명시(장기와 단기)
- 중재의 빈도와 기간을 명시
- 중재 전략
- 환아, 가족, 기타 의료와 교육 전문가의 역할
- 환아 중심의 프로그램
- 건강, 웰빙 그리고 체력을 증진할 방법
- 재검사 시기

움직임의 평가 Assessment of Movement

아동이 치료 장소로 들어오는 것을 관찰하면서 움직임과 자세에 대한 많은 정보를 얻을 수 있다. 아동을 평가받기 위해 데려온 다양한 관점과 아동의 병력에 대해 부모와 이야기하면서 아동 및 영아를 관찰할 수 있다.

부모나 양육자의 팔에 안겨 있거나 무릎 위에 놓인 아기나 어린 유아를 관찰하면서 중요한 정보를 얻을 수 있다. 다음과 같은 질문은 관찰을 통해서 대답을 얻을 수 있다:

1. 엄마가 아기를 어떻게 안고 있는가? 엄마가 아기의 머리와 몸통을 지지해주고 있는가? 또는 아기의 골반부위를 잡고 있는가?
2. 아기의 머리와 몸통이 늘 한쪽으로 돌아가 있거나 기울어져 있는가?
3. 아기가 팔을 앞으로 뻗어 엄마를 잡으려고 하는가, 또는 정중위에서 장난감을 가지고 노는가? 어깨뼈가 모음된 상태로 팔이 신체 뒤로 가 있는가, 또는 팔이 굽힘, 모음되어 있는가?
4. 안고 있을 때 아기가 몸통을 펴면서 몸을 뒤로 젖히는가? 또는 몸통을 구부리면서 앞으로 숙여진 상태인가?
5. 다리를 어떻게 하고 있는가?: 폄 상태로 모음되어 있는가, 또는 굽힘과 벌림 상태로 힘이 없는가?
6. 발가락이나 발목관절은 분리되어 움직이는가? 또는 발목관절이 발바닥쪽굽힘 또는 발등굽힘되어 있는가? 발이 안쪽번짐 또는 가쪽번짐되어 있는가? 발가락들을 느슨하게 또는 강하게 구부리고 있는가?

이러한 형태의 관찰 분석은 아동이 부모 팔에 안겨 있어도 상관이 없다. 휠체어를 타고 들어오는 아동의 경우에는 다음과 같은 질문을 통하여 추가적인 정보를 얻을 수 있다.

1. 아동이 독립적으로 휠체어를 굴릴 수 있는가? 아니면

다른 사람의 도움이 필요한가?
2. 아동의 자세 유지를 위해 신체 주요 부위에 전체적으로 지지를 제공하는 휠체어인가? 신체 지지를 받지 않아도 된다면 그 부분의 신체정렬이 좋은가? 그리고 자유롭게 움직일 수 있는가?
3. 아동이 휠체어 안에서 몸통을 펴면서 뒤로 뻗치는 경향이 있는가? 골반이 뒤기울임 또는 앞기울임으로 되어 있는가? 이와 같은 방식으로 자세를 취하고 있다면, 팔다리에서도 이와 비슷하게 뻗치고 있는가?
4. 아동이 대칭적인 자세로 앉아 있는가 아니면 심각하게 비대칭적인 자세인가?
5. 아동이 의자에서 앉아 있는 것이 편안해 보이는가?

운동장애가 심하지 않은 아동은 치료실로 걸어 들어올 수 있다. 아래와 같은 질문은 이동 가능한 아동의 움직임의 질을 평가하는 데 유용할 것이다.

1. 아동이 보조도구 예를 들어, 워커, 지팡이, 목발 같은 것을 사용하여 또는 사용하지 않고 이동하였는가?
2. 아동이 이동하는 동안 다른 사람으로부터 신체적인 도움이 필요하였는가?
3. 아동의 보행패턴이 안정적이었는가? 아동이 안전한가?
4. 걸음거리(step length), 디딤기 및 흔듦기 시간, 지지면적과 같은 보행의 공간적, 시간적 지표들이 일반적으로 대칭적인가 또는 비대칭적인가?
5. 아동이 한쪽 또는 양쪽 다리로 체중지지를 할 때 몸통이 옆으로 구부러지면서 기울어지는가? 아니면 적절하게 항중력으로 펴서 유지하는가?
6. 아동이 뒤꿈치–발끝 보행패턴으로 걷는가? 아동이 발의 볼 부분으로 디디고 서 있는가?
7. 디딤기에서 아동의 무릎과 엉덩관절을 폄상태로 고정하고 있는가? 또는 아동이 구부정한 상태로 걸으면서 무릎과 엉덩관절을 굽힘상태로 끌어당기는가?

대근육 운동의 관찰 평가 이외에도 치료사는 전체적인 평가의 한 부분으로써 운동기능의 개별적인 측면들을 검사하여야 한다. 치료사는 아동의 나이에 맞는 기능적 단계에서 먼저 검사를 시작하여야 한다. 다음의 자세 목록은 기능적 항중력 조절을 평가하기 위한 지침을 제시한다.

- 똑바로 누운 자세(앙와위)
- 엎드린 자세(복와위)
- 옆으로 누운 자세
- 앉은 자세– 다리를 구부리고 앉은 자세, 다리를 쭉 펴고 앉은 자세, 옆으로 앉은 자세, 다리를 둥그렇게 하고 앉은 자세
- 네발기기 자세
- 무릎 꿇은 자세
- 반 무릎 자세
- 선 자세
- 걷는 자세

만약 아동이 좀 더 높은 수준의 움직임을 할 수 있다면, 평가는 다음 범위로 확장하여 시행하여야 한다.

- 계단오르기
- 경사로나 보도의 연석에서 돌아다니기
- 한쪽 발로 서기
- 뛰기
- 점핑하기
- 양발로 깡충 뛰기(hopping)
- 게걸음같이 옆으로 뛰기(galloping)
- 두발로 번갈아 깡충 뛰어가기(skipping)

휠체어에서 기능하는 아동을 평가할 때는 다음과 같은 변수에 대해 관찰 평가를 하여야 한다:

- 신체의 정렬과 가동성
- 체중이동
- 휠체어 굴리기
- 휠체어와 부속을 다루기
- 휠체어로 타고 내리기

자세조절의 평가 Assessment of Postural Control

역사적으로 자세는 '반사' 용어를 통해서 정의되었으며, 조절된 감각 피드백을 통하여 촉진되어졌다.[39] 영아에서는 원시적인 반사가 존재하는지, 존재하지 않는지, 얼마나 강한지를 평가하였다. 이러한 원시반사는 영아가 발달하면서 통합된다고 여겨져 왔다. 치료사들은 정상적인 바로잡기반응과 평형반응을 촉진하기 위하여 시각바로잡기, 미로바로잡기, 목바로잡기, 머리에 대한 몸바로잡기, 몸통에 대한 몸바로잡기반응으로부터 피드백 자극을 이용하였다.[39] 치료에서는 비정상적인 감각피드백을 감소시키기 위해서 하

위 수준의 반사는 억제시키고, 바로잡기반응과 평형반응의 통합과 출현을 촉진시켰던 것이다.

최근의 운동 과학 연구에 의하면, 인간 시스템은 더 이상 수직계층적 모델에 따라 작용하지 않는다고 한다. 현재에는 신경계의 조직화와 기능을 설명하기 위하여 여러 가지 시스템 모델이 사용되고 있다.[39]

뇌성마비 영아와 아동의 자세조절을 평가하기 위해서는 여러 개념을 이해하고 있는 것이 중요하다. 자세 준비(postural preparation)는 기능적인 움직임을 하기 전에 사용되는 전략으로 관절 주변의 근활성도를 증가시키거나 기저면을 변화시킴으로써 안정성을 증가시키는 것이다.[40] 이러한 변화는 이전에 학습하였던 특정한 과제 시 미리 예측하여 나타나게 된다. 아동은 이전에 수행한 과제에서 감각 정보(피드백)를 받았으며, 가장 효율적이고 효과적인 방식으로 과제를 완성하기 위한 필요한 자세로 조정하게 된다. 예를 들어, 바닥에 앉아 있는 영아는 옆에 떨어져 있는 장난감을 보았을 때 그것을 잡으려고 한다. 만약 장난감이 지지면에서 멀리 떨어져 있다면, 영아는 그 장난감을 잡으려다 쓰러질 것이다. 그 다음 시도에서 영아는 쓰러지지 않고 장난감을 잡기 위해 지지면을 조정하거나 근육을 더 활성화시킬 것이다.

피드포워드(feedforward)는 움직임을 위한 자세 준비에서 수많은 경험으로부터 학습되는 결과로 발생한다.[39] 과제를 미리 예측하면서 자세를 잡는다는 것(postural setting)은 명백히 밖으로 드러나는 움직임은 없으나 하나 또는 그 이상 관절들 주위의 근육들을 활성화시키는 것이다. 현재의 운동과학은 어떤 동작이나 자세조절에 있어서 미리 예측하는 것 즉, 피드포워드의 중요성을 강조한다. 피드포워드는 예시로 설명된 것과 같이 시도와 실수를 통해서 학습되어지며, 목적지향적이고 과제지향적으로 발생되어진다. 자세 조절은 어떤 특정 과제에 따라 맞게 학습되고 다양한 환경 내에서 학습되어진다. 아동이 능동적으로 세션에 참여하고 피드백을 받아 반응하는 것으로부터 피드포워드 조절을 할 줄 알게 될 때 운동이 학습된다. 예를 들어, 아동은 장난감을 가지고 놀고 만지면서 사물의 고유수용적 특성과 촉각적인 특성을 경험(피드백)한다. 이런 경험은 나중에 아동이 보다 정교한 뻗기와 잡기를 하기 위하여 영아의 손을 미리 준비시키는데 도움이 되는 것이다.

아동의 자세 조절을 평가할 때 다음과 같은 질문에 대한 대답을 구해야 한다.

- 아동이 다양한 방식으로 자세 변환을 하고 있는가? 아니면 오로지 한 가지 전형적인 선택만 하고 있는가?
- 아동이 사지나 또는 골반으로 지지면을 능동적으로 밀 수 있는가?
- 아동이 동작이나 과제를 반복할 수 있는가? 그리고 운동 수행에 있어서 작은 변화를 만들 수 있는가?

자세긴장도의 평가 Assessment of Postural Tone

임상적인 용어인 '긴장도(tone)'는 경직과 비정상적인 신장성(extensibility)의 장애를 설명한 용어이다. 비정상적으로 높은 긴장도는 속도에 의존하여 과활동성으로 나타나는 경직에 의한 것일 수 있다. 즉, 팔다리의 동작에 속도가 가해졌을 때 속도에 비례해서 높은 긴장도가 나타나는 것이다.[10]

임상가들은 아동의 관절을 어느 특정적인 범위로 움직여 볼 때, 자신의 손에서 하나의 근육 또는 근육군이 어떻게 느껴지는지를 설명할 때 '긴장도'라는 용어를 사용한다. 비정상적으로 높은 긴장도는 비정상적으로 근육의 기계적인 특성이 변했기 때문에 근육이 잘 늘어나지 않아서이다.[10] 이와 같은 근육들에서 근육길이를 변화시키고자 힘을 가할 때 일반적으로 예상한 것보다 더 큰 힘을 든다면, 경직성(stiffness)이 더 증가되었다고 할 수 있다.

증가된 긴장도의 증후는 먼쪽의 고정(발가락들을 웅크리거나 주먹을 꽉 쥔다), 신체 분절을 관절 범위 전체로 움직이는 것이 어려움, 비대칭적인 자세, 뒤당김된 입술과 혀 등이 있다. 감소된 긴장도의 징후는 신체 분절들이 과도하게 무너져 있고, 자세 정렬이 바르지 않고, 중력에 대항하여 일정한 자세를 유지할 수 없는 것을 포함한다. 증가되거나 감소되는 경직성 둘 다 모두 나타나는 변화무쌍한 경직성을 가진 아동도 있다. 이렇게 변화무쌍한 경직 정도를 보여주는 뇌성마비의 유형은 무정위운동형과 운동실조형이다.

근골격계의 평가 Musculoskeletal Assessment

길항근의 적절한 활성 없이 하나의 근육이나 근육군의 영구적 짧아짐은 경직, 증가되거나 감소된 뻣뻣함, 근약증, 또는 정적인 자세로 오래 있어서 초래되는데, 연부조직의 구축이 발생할 위험이 있고 더 나아가 뼈의 변형도 일어날 위험이 있게 된다. 비정상적인 운동발달에서 보통 볼 수 있는 결과와 자세와 동작에서 나타나는 결과에 대해 지식이 있는 치료사는 변형과 구축이 발생할 위험이 있는 부위에 대해서 주의를 집중하여야만 한다.

각도계 측정 Goniometric Measurements

관절가동범위(ROM)는 각도계로 관절의 제한된 동작을 측정한다. 측정된 결과는 이후의 측정값과의 비교를 위해 명확히 기록해두어야 한다. 두 관절에 걸쳐져 있는 근육들은 양쪽 관절에서 충분히 펴진 상태로 측정되어야 한다. 아동의 팔, 다리를 관절가동범위 내에서 천천히 움직여서 뻗침반사가 유발되지 않도록 한다. 첫 번째로 손에서 느껴지는 근육의 "팽팽함"은 아동이 과제를 할 때 기능적으로 수행하는 관절범위라고 할 수 있다. 치료사는 이 범위 이상으로 근육을 천천히 주의 깊게 늘려서 두 번째 팽팽함이 느껴지는 각도 즉, 절대각도라고 부르는 곳까지 천천히 늘릴 수 있다. 여기까지가 근육의 실제 길이인데 아동은 능동적으로는 이 기능적인 범위 이상으로 근육을 활성화시킬 수 없다. 치료사는 아동과 양육자와 함께 두 값이 거의 근접할 수 있도록 즉, 기능적인 범위가 절대관절범위까지 다가갈 수 있게 노력하여야 한다.

척추의 평가 Evaluation of the Spine

모든 면(plane)에서의 척추의 가동성을 위해서는 올바른 정렬이 반드시 필요하다. 즉, 부드럽고 대칭적인 척추의 움직임과 팔다리의 관절가동 전체 범위로 움직이기 위해서 필요하다. 아동의 수동적이고 능동적인 몸통 움직임을 평가하는 것은 평가의 아주 필수적인 부분이다. 수동적인 척추의 굽힘 동작을 평가하려면 똑바로 누운 자세에서 아동의 무릎을 가슴쪽으로 끌어 올려 척추를 둥그렇게 하면서 측정한다. 가시돌기(spinous process)가 아동의 척추를 따라서 균등하게 나타나고 있는지 살펴본다. 이것이 척주(spinal column)의 부드러운 형태의 굽힘을 이룬다. 만약 특정 부위가 평평하다면 즉, 가시돌기가 보이지 않거나 아니면 약하게 보이는 경우에는 척추 굽힘이 감소되어 있음을 의미한다. 척추 폄, 가쪽 굽힘, 그리고 돌림은 앉은 자세에서 가장 쉽게 평가할 수 있다. 치료사가 골반을 안정되게 잡고 여러 가지 몸통 움직임을 시켜본다. 동작이 부드러운지 살펴보고, 관절가동범위의 끝범위와 그 끝범위에서의 느낌, 몸통의 대칭성, 각 척주 관절에서의 동작의 크기 정도를 살펴본다. 뇌성마비 영아와 아동은 종종 목의 폄근과 허리뼈부의 폄근에서 팽팽함과 제한을 보이기도 한다. 배곧은근과 갈비사이근육이 짧아져 있어서 등뼈의 폄이 제한되기도 한다.

치료사는 정상적인 척추 곡선에서 벗어나 있는 편차를 기록해 두어야 한다. 척추옆굽음증과 과도한 척추뒤굽음증, 그리고 척추앞굽음증증이 있는지 살펴보고, 그 곡선들이 이미 구조적으로 변형된 것인지 아니면 기능적인 것인지를 살펴본다.

등뼈의 움직임 Thoracic Movement

뇌성마비 아동에서 특별히 관심 있는 부분 중 하나는 호흡 주기 동안에 발생하는 가슴우리의 협응적인 동작이다. 정상적으로 발달중인 6개월 이하의 아기들은 갈비뼈와 척추 간의 각도가 거의 90°이다. 아기가 정상적으로 발달하면서 머리와 몸통을 조절함에 따라, 이전보다 똑바로 세운 자세를 발달하기 시작하면서 이러한 90° 관계에 변화가 오게 된다. 축을 이루는 근육들의 힘으로 인하여 중력에 반하여 갈비뼈가 뒤쪽에서 앞쪽을 향하여 아래로 기울어지게 된다. 이러한 기울임으로 인해 전후(펌프-손잡이 동작) 및 좌우(양동이-손잡이 동작)로 가슴우리의 지름을 팽창시킬 수 있는 능력이 더 증가된다. 흡입할 수 있는 용적도 커지면서 바깥 갈비사이근육인 가슴우리근육과 배빗근이 가슴우리를 고정시키는 작용을 한다. 이러한 고정으로 인하여 가로막의 수축이 촉진되고, 폐 용적이 증가한다. 대부분의 뇌성마비 아동은 몸쪽에서는 뻣뻣함이 덜하다. 또한 몸통의 굽힘근과 폄근 사이에 능동적인 균형이 감소된 경향을 보이며, 똑바로 세운 자세를 유지하는데 어려움을 가지고 있다. 그 결과 들숨시 가슴벽의 동작에 어려움을 가지고 있다. 첫째, 아래로 기울어져 있는 갈비뼈가 결코 완전히 발달하지 않아서 들숨시의 전후와 좌우 동작(펌프 손잡이 동작과 양동이 손잡이 동작)의 기계적인 이점이 아주 작다. 둘째, 가슴우리의 안정화에 필요한 근긴장도가 없으므로 가로막 근섬유, 특히 복장뼈에 부착되어있는 근섬유들이 거의 모순된 기능을 담당하고 있다. 즉, 들숨시 칼돌기와 복장뼈를 아래쪽으로 끌어당기는 원인이 된다. 가슴우리 팽창의 부족과 복장뼈의 꺼짐(depression)으로 얕은 호흡만 하게 된다. 호흡이 잘 안되기 때문에 발성도 짧고 약해질 수 있다. 호흡시 가슴우리 동작의 검사는 뇌성마비 아동의 운동평가에서 아주 중요하다. 아동이 다양한 기능적인 자세로 있을 때 호흡기능을 평가해야 한다. 치료사는 몸통을 이용하여 자세 조절이 좋아지도록 하는데 목표를 둔 중재방법을 발달시켜야 한다. 치료사는 특히 자세유지 근육들 즉, 몸통의 폄근과 굽힘근 특히 배빗근들을 촉진해 주어야 하는데 이러한 근육들의 기능이 기침과 재채기하는데 필요한 강력한 날숨에 도움이 되기 때문이다.

팔이음뼈와 팔의 평가

Evaluations of the Shoulder Girdle and Upper Extremity

몸통의 축이 과다폄되어 있고, 목의 굽힘근과 배근들의 활성화가 부족한 뇌성마비 아동은 팔이음뼈 움직임의 제한과 짧아짐이 나타난다. 큰가슴근육의 짧아짐은 영아기 부터 계속되는데, 이는 아기가 출생 후에 엎드린 자세에서 팔로 체중을 적절히 지지하여 큰가슴근육을 늘리는 자세를 하지 못하였기 때문이다. 팔이음뼈의 동적인 안정성이 발달하지 않아서 어깨뼈가 아래쪽으로 돌림, 앞쪽으로 기울어진 위치로 고정되어 있다. 이러한 고정된 위치로 말미암아 복장빗장관절(sternoclavicular joint)과 봉우리 빗장관절(acromioclavicular joint)에서의 동작이 제한된다. 뇌성마비 아동은 어깨가 수동적으로 굽힘, 벌림, 바깥돌림 상태로 제한되기 쉽다. 머리를 안정시키기 위해 올라간 어깨와 등뼈의 과도한 뒤굽음증으로 인하여 어깨를 내려뜨리는데 필요한 팔이음뼈–등뼈의 동작이 제한되어있다. 치료사가 먼쪽을 움직여보면, 팔꿉관절의 폄, 아래팔의 뒤침, 손목과 손가락들의 폄이 제한되어 있는 것을 종종 발견한다.

엉덩관절과 골반의 검사

Examination of the Hip and Pelvis

뇌성미비 아동 중 특히 경직형 양쪽마비아나 팔다리마비아에서 흔히 엉덩관절 굽힘근, 모음근, 안쪽돌림근들이 전형적으로 짧아져서 결과적으로 엉덩관절 폄, 벌림, 바깥돌림에 제한이 오게 된다. 엉덩관절의 굽힘 구축을 확인하기 위해서는 토마스 검사(Thomas test)를 시행한다. 엉덩관절의 모음과 벌림 검사를 할 때는 엉덩관절, 무릎관절을 편 상태에서 하여야 한다. 엉덩관절의 안쪽돌림과 바깥돌림은 영아나 아동이 엎드린 자세에서 엉덩관절은 펴고, 무릎관절은 굽힌 상태로 있는 동안 측정하여야 한다.

엉덩관절의 아탈구 또는 탈구는 엉덩관절이 매우 뻣뻣하게 굽힘, 모음, 안쪽돌림되어 있는 아동에서 일어날 수 있다. 엉덩관절 아탈구는 신체적 검사를 통해 측정하기 어렵다. 아탈구나 탈구된 엉덩관절에서는 벌림이 제한되어 있다. 물리치료사에게 가장 중요한 측정은 엉덩관절과 무릎관절을 펴서 엉덩관절 벌림을 측정하는 것이다. 엉덩관절 벌림의 가동 범위가 45° 이하인 8세 이하의 아동은 후속 평가를 위해 외과 진료를 의뢰하여야 한다.[10] 다리길이 차이가 있는 경우는 한쪽 엉덩관절 아탈구나 탈구를 의심해 보아야 한다. 아탈구나 탈구된 엉덩관절은 주로 위뒤쪽으로 아탈구되기 때문에 상대적으로 정상 다리에 비해 짧아지게 된다.[10,41]

넙다리뼈의 앞경사 *Femoral Anteversion*

넙다리뼈의 앞경사는 넙다리뼈의 목부위에 대해 넙다리뼈의 몸통이 안쪽돌림되어 있는 상태이다. 이와 비슷하게 사용되는 용어에는 태아의 넙다리뼈 비틀림(fetal femoral torsion)과 엉덩관절의 태아 정렬 상태의 지속(persistent fetal alignment of the hip)이라는 용어가 있다.

출생시 영아는 넙다리뼈 앞경사 각도가 약 40°인데, 이 각도는 넙다리뼈의 관절융기를 잇는 선과 넙다리뼈 목부위의 축 사이의 각도를 말한다. 신생아는 약 25°로 엉덩관절이 굽힘구축되어 있는데, 이것은 자궁내의 자세와 생리학적 굽힘 긴장도로 인한 것이다. 정상적인 발달 과정에서 아동이 똑바로 누운 자세나 엎드린 자세로 누워 있는 동안에 중력의 작용으로 엉덩관절 굽힘근들의 길이가 늘어난다. 엉덩관절을 능동적으로 펴고 바깥돌림하게 되면서 엉덩관절의 앞쪽 관절피막이 팽팽해진다. 이로 인해 토크 또는 회전 힘이 발생하여 앞경사의 각도가 감소한다. 엉덩관절 피막이 팽팽해지는 효과 이외에도 엉덩관절의 폄근과 바깥돌림근들은 넙다리뼈 몸쪽에 있는 성장판에 가깝게 붙어있다. 이 근육들이 활성화되면 폄근과 바깥돌림근들이 성장판을 잡아당기게 되고, 넙다리뼈의 비틀림을 감소시키는데 도움이 된다. 이와 같은 다양한 힘의 결과로 16세에 보통 성인들의 앞경사 각도인 15°에 도달하게 된다.[43,44] 넙다리뼈의 앞경사를 보려면 방사선 사진을 양면으로 찍어야 한다. 앞경사는 간단한 임상 검사로도 추정할 수 있다. 엉덩관절을 편 자세(또는 엎드린 자세에서 무릎관절을 굽힌 상태)에서 엉덩관절이 안쪽돌림, 바깥돌림 정도를 검사하면 된다. 넙다리뼈 앞경사는 엉덩관절에서의 바깥돌림이 안쪽돌림보다 실질적으로 감소되어 있을 때 의심할 수 있다.

뇌성마비아동이나 영아들은 엉덩관절의 굽힘근들이 짧아져 있거나 과활성화되어 있고 폄근과 바깥돌림근의 조절은 잘 되지 않는다. 1969년 Beals[45]는 뇌성마비아동 40명을 대상으로 연구한 결과, 넙다리뼈 앞경사 정도가 태어났을 때에는 정상이었다는 것을 발견하였다. 그러나 또한 앞경사 정도가 생후 수년에 걸쳐서 감소하지 않는다는 것도 발견하였다. 이것은 정상적으로 발달하는 아동과는 다른 결과이다. 생후 3세 이후에는 보행 정도나 연령에 따른 넙다리뼈 앞경사의 의미 있는 변화도 없다는 것을 발견하였다. 연구대상 뇌성마비 아동들은 뇌성마비 아닌 아동들에서보다 앞경사 각도가 평균 14° 정도 더 크다는 것을 알 수 있었다.[45]

Staheli[46]와 동료들은 뇌성마비 그룹을 대상으로 침범된 다리에서의 넙다리뼈 앞경사 각도가 침범되지 않은 다리에서보다 더 크다는 것을 발견하였다. 이 결과로 정상발달에서 보여지는 앞경사의 감소를 방해하는 요인이 엉덩관절의 폄근과 바깥돌림근의 근활성도가 지속적으로 부족하다는 것임을 쉽게 설명할 수 있게 되었다.

무릎관절의 검사 Examination of the Knee

뇌성마비아동에서는 넙다리네갈래근과 넙다리뒤근의 부적절한 길이로 인해 무릎관절의 굽힘과 폄이 제한되어 있다. 두 개의 관절을 지나는 안쪽 및 가쪽 넙다리뒤근과 넙다리곧은근의 길이는 엉덩관절과 무릎관절을 편 상태에서 평가해야 한다. 수동적으로 다리를 들어올리거나 슬와각을 측정하는 방법으로 넙다리근육의 짧아짐 정도를 알아낼 수 있다. 만약 넙다리뒤근이 많이 짧아져 있다면, 아동은 엉덩관절을 90° 구부린 상태에서 궁둥뼈로 체중을 지지하고 앉을 수 없게 된다. 그리고 보행하는 동안 걸음거리(stride length)가 제한될 수 있다.

넙다리네갈래근이 짧아져 있으면, 무릎관절의 굽힘을 제한하고, 슬개골이 정상보다 좀 더 위쪽으로 위치하게 되며, 이는 엎드려 누운 자세에서 무릎관절 굽힘 정도를 평가함으로써 확인할 수 있다.

정강이뼈의 비틀림 Tibial Torsion

정강이뼈의 비틀림이란 정강이뼈가 몸통의 긴 축을 따라서 돌아가 있어서 결과적으로 다리가 안쪽 또는 바깥쪽으로 돌려진 상태를 말한다. 비틀림의 각도를 측정하는 방법은 2가지가 있다: (1) 정강이뼈 결절로부터 수직으로 내려 그은 선과 복사뼈를 통과하는 선과 만나는 각도가 정강이뼈 비틀림 각도와 (2) 넓적다리-발 각도로 엎드린 자세에서 넓적다리와 양쪽복사뼈(transmalleolar) 축을 연결한 각도이다(그림 5.2).

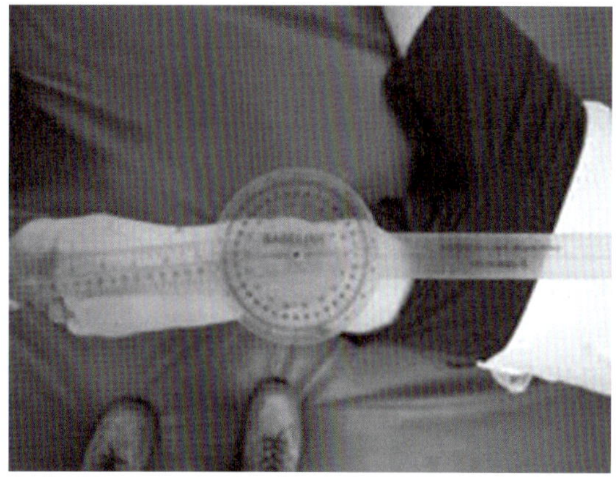

그림 5.2 넓적다리-발 각도

넙다리뼈와 마찬가지로 정강이뼈도 발달학적으로 비틀림의 변화를 겪게 된다. 출생시 복사뼈들은 관상면에서 평행한 상태이다. 영아기와 초기 아동기를 거치면서 정강이뼈가 바깥쪽으로 돌면서 바깥쪽 복사뼈가 상대적으로 안쪽 복사뼈보다 뒤쪽으로 위치하게 한다. 정강이뼈가 상대적으로 안쪽에서 바깥쪽으로 돌아가게 되는 과정은 아동이 자라면서 정강이뼈에 넙다리뼈 앞경사 감소로부터 받게 되는 힘의 변화로부터 기인된 것이다.

발의 검사 Examination of the Foot

뇌성마비아에서 발목관절의 발등굽힘이 제한된 경우가 많다. 이러한 발목관절의 발등굽힘은 목말밑관절(subtalar joint)을 중립자세로 유지한 상태에서 평가하여야 한다. 중립위치는 발뒤축이 움직이는 동안 발 앞쪽에서의 과도한 운동성을 예방해 줄 것이다.[47]

한손으로는 발뒤축을 잡고, 다른 한 손으로는 앞발을 엎침 또는 뒤침으로 움직여보면서 발목뼈 중간(midtarsal)의 움직임을 평가할 수 있다. 발가락들은 첫째 발허리-발가락관절(M-P joint)에서 곧게 뻗어 있고 약 90도의 폄이 가능할 정도로 움직일 수 있어야 한다.

서 있을 때 발꿈치뼈(calcaneus)는 수직이거나 다리 아래쪽 약 1/3에 대하여 약간 안쪽번짐(invert)되어 있다. 아동은 3.5~4세까지는 세로활(longitudinal arch)이 나타나기 시작하여야 한다. 세로활이 평평해지는 것은 목말뼈(talus)가 발바닥쪽굽힘 및 모음되고 상대적으로 발꿈치뼈가 가쪽번짐(eversion)되어 나타나는 것이다. 이러한 정렬은 또한 다리의 안쪽돌림과 관련이 있다. 이러한 선 자세에서의 비정렬의 또 다른 기전은 발바닥쪽굽힘을 포함한 폄 패턴의 경직(stiffness) 때문에 발생한다는 것이다. 이러한 아동의 발은 발바닥쪽굽힘 상태로 유지되기 때문에 발꿈치뼈로 실제적으로 체중지지를 못하기도 한다. 발목뼈 중간관절의 과도한 가동성으로 펴져서 발생한 엎침을 동반한 목말뼈가 발바닥쪽굽힘 상태로 모든 체중을 감당하게 된다.[47,48] 선 자세나 보행을 위해 보조기를 고려할 때, 이러한 두 가지 기전은 주의 깊게 검사되어야 한다.

다리 길이의 불일치 Discrepancy in Leg Length

다리 길이의 측정은 똑바로 누운 자세에서 골반의 높이를 모든 면에서 맞추고, 엉덩관절은 중립 돌림 위치에서 벌림 또는 모음 상태로, 무릎관절은 완전히 펴진 상태에서 측정하여야 한다. 앞위쪽 엉덩뼈가시(anterosuperior iliac spine)에서부터 안쪽복사뼈의 먼쪽까지 측정한다.

Staheli[46]와 동료들은 50명의 경직성 반신마비 아동에서 다리길이의 불일치가 있음을 발견하였다. 그 중 11세 이상의 나이 많은 16명 아동의 70%에서 다리길이가 심각하게 차이가 났다. 10명의 아동에서는 1cm 또는 그 이상의 차이를 보였으며, 2명은 2cm이상의 불일치가 있었다.

다리 길이의 차이를 신발 높이로 교정하는 것을 지지하지 않는 사람들이 있다.[42] 그러나 뇌성마비아동들에서 다리길이 차이로 인해 근긴장도와 근육의 활성도, 자세, 동작에서의 비대칭적인 상태가 있게 될 때에는 척추옆굽음증이 발생하고 근육의 짧아짐을 더 유발할 가능성이 있다. 이러한 아동은 짧아진 다리 쪽의 뒤꿈치를 올려 발바닥쪽굽힘 상태로 보행하여 다리길이의 차이를 보완하려는 경향이 있어 발목관절의 발바닥쪽굴근이 짧아진 상태를 계속 유지하게 된다. 아동의 긴뼈들의 동일한 성장을 촉진하기 위해서는 가능한 한 조기에 다리 길이를 맞추어 체중지지할 수 있도록 하여야 한다. 신발의 높이를 높여서 다리 길이를 맞출 때에는 아동이 서 있는 자세에서 뒤쪽 엉덩뼈가시와 앞위쪽 엉덩뼈가시, 그리고 엉덩뼈능선이 대칭적인지 평가하여야 한다. 보조기를 착용하는 아동의 경우 신발 높임(shoe lift)의 두께는 보조기의 두께를 고려하여서 정하여야 한다. 신발 높임은 신발의 안쪽에 장착하거나 바닥에 장착하여 상대적으로 비용이 저렴하다.

보행 Gait

부모나 보호자들이 자주하는 질문 중 하나는 '내 아이가 언제 걸을 수 있나요?'이다. 보행은 인간의 가장 복잡한 기능 중 하나여서 어린 뇌성마비의 경우 예측하기가 매우 어렵다. 유럽의 뇌성마비 아동 10,000명을 대상으로 한 Beckung[49] 등의 연구에서 뇌성마비 아동의 54%는 보조 장비 없이 걸을 수 있으며, 16%는 보조 장비를 사용하여 걸을 수 있으며, 30%는 보행이 불가능하다고 하였다. GMFCS는 뇌성마비 아동이 미래에 걸을 수 있는지를 예측하는데 도움을 준다. GMFCS는 특정 연령에 따른 대운동 활동 능력에 따라 뇌성마비를 분류하는 시스템으로 신뢰도와 타당도가 높다. 2세 미만, 2~4세, 4~6세, 6~12세로 구분되어 아동의 주요 기능적 특성을 설명하였다(보기 5.9). Rosenbaum[50] 등은 임상가와 보호자들이 영아나 아동의 기능적 가동성을 예측하는데 도움을 주기 위해 GMFCS를 사용하였다. 657명의 뇌성마비 아동을 종단적 관찰(longitudinal observations)을 바탕으로 운동발달의 패턴을 구성하였다.[50] 또한 연령과 GMFCS 수준을 기준으로 아동의 대운동 기능을 부모들이 예측하고 이해하는 데 도움을 줄 것이라고 생각했다. 이것은 향후의 보행 기술 습득 여부를 예측하는 데에 있어서 이전에 사용된 방법인 2세까지 독립적으로 앉기와 같은 운동 기술 습득으로 보는 방법보다 아주 정확한 방법이 될 것이다.[51]

전형적인 보행을 이해하는 것은 뇌성마비 아동에서 장해(impairments)가 보행 능력에 어떻게 영향을 주는지를 이해하는 데 도움이 된다. 정상 보행에 관한 사항은 이 장에서는 자세한 설명이 어려우므로, 본 저자는 Jacquelin Perry와 Judith Burnfield가 쓴 '*보행분석*' 책을 강력하게 추천한다.[52] 우선 주행을 위한 정상 보행의 전제 조건은 (1) 디딤기에서 안정적 다리, (2) 흔듦기에서 바닥에서 발을 떼기, (3) 후기 흔듦기에서 적절하게 발등굽힘된 발의 위치, (4) 적당한 보폭 길이, (5) 최대 에너지 보존이다. 중추신경계 손상은 선택적 운동 조절의 소실, 비정상적 근긴장도, 주동근과 길항근의 불균형, 부족한 평형반응의 원인이 된다.[52,53] 그 결과 뇌성마비 아동에서는 위에서 설명한 정상 보행의 전제조건의 대부분 또는 모두를 가지지 못하게 된다.[53]

관찰적 보행 분석 Observational Gait Analysis

뇌성마비 아동의 보행 기전을 평가할 때, 기계를 사용한 보행 분석은 매우 좋은 표준이 된다. 보행 분석을 위한 요소로는 운동학, 운동역학, 근전도 자료, 비디오 촬영 자료, 에너지 소비율, 임상적 관찰이 포함된다.[53] 보행분석실에서는 아동이 보행하는 동안 아동의 신체 중 특정 부위에 부착해 둔 반사 마커의 궤도를 추적하기 위해 컴퓨터와 연결된 카메라를 이용한다. 이 카메라에서는 각 마커의 3차원적 궤도에 관한 디지털화된 정보를 컴퓨터에 보낸다. 분석에서 발생한 데이터는 신체 여러 관절의 공간적 움직임과 같은 운동역학적 정보를 제공한다. 실험실 바닥에 설치된 힘판(Force plates)에서는 관절 모멘트, 관절 파워, 지면반발력과 같은 운동학적 정보를 기록한다. 보행분석의 모든 측면에서 수집된 정보는 그래픽과 수적 데이터로 볼 수 있으며, 임상가들이 해석하고 적절한 치료 방향을 설정하는데 도움을 준다.

그러나, 불행하게도 모든 치료사가 중요한 보행 분석을 시행할 수 있는 보행분석실에 접근할 기회가 있지는 않다. 자세한 관찰적 보행 분석은 위에서 설명한 비정상적 보행을 기록하는데 매우 효과적일 수 있다. 뇌성마비 아동의 보행을 평가하는 것을 수련할 때, 아동이 걷는 것을 촬영한 비디오가 매우 도움이 된다. 걷는 모습의 앞, 뒤, 양 옆을 관찰한다. 아동의 허벅지, 무릎, 아래다리, 발이 잘 드러나도록 짧은 옷을 입고 맨발로 보행하게 한다. 여러 보행 주기에서 시간의 흐름에 따라 신체 한 부위를 관찰하는 것이 가장 좋은 방법이다. 첫 번째로 초기 접촉기(initial contact)에서 발의 위치를 관찰한다. 뒤꿈치부터 닿는가, 평발로 닿는가, 앞꿈치부터 닿는가? 중간 디딤기에서 발가락이 안으로 또는 바깥으로 향하는가(발의 진행 각도(progression angle)가 안쪽 또는 바깥쪽인지 참고)? 앞쪽과 옆쪽에서 관찰할 때, 발끝 떼기(push-off) 시 발의 정렬(안쪽들린휜발 또는 바깥들린휜발)을 확인한다. 무릎관절/허벅지 영역을 고려하여 아동의 측면에서 관찰할 때, 디딤기시 무릎관절 각과 안정성, 흔듦기시 무릎관절의 굽힘각과 폄각을 관찰한다. 디딤기시 무릎관절이 과도하게 굽혀지거나 펴지는가? 흔듦기시 발가락이 땅에 끌리지 않을 만큼 충분히 무릎관절이 굽혀지는가? 흔듦기 및 디딤기에서 무릎관절 위치를 확인하기 위해 정면에서 관찰한다. 흔듦기 및 디딤기에서 무릎관절이 바깥굽어지는가? 무릎의 안쪽면이 닿는가? 엉덩관절을 측면에서 관찰할 때, 후기 흔듦기 동안 엉덩관절 굽힘의 정도와 발끝 떼기 시 엉덩관절 폄 정도를 확인한다. 후기 디딤기에서 엉덩관절 폄이 일어나는지 또는 엉덩관절 굽힘이 그대로 유지되는가? 흔듦기 동안 엉덩관절이 과도하게 펴지거나 벌리는가? 골반과 척추를 관찰할 때, 보행의 모든 주기 동안 골반 기울임, 골반 돌림, 앞굽음증 및 몸통 정렬에 초점을 두어 확인한다. 보행 주기 전반에서 증가된 허리척주앞굽음증과 더불어 골반의 과도한 앞기울임이 있는가? 다리의 흔듦을 보조하기 위해 몸통과 골반이 과도하게 돌리는가? 발가락이 땅에 끌리는 것을 방지하기 위해 골반을 올리는가? 마지막으로 머리, 팔, 몸통을 관찰한다. 흔듦기시 머리와 몸통이 한쪽으로 바깥쪽 굽힘 되는가? 각각의 부위를 관찰할 때, 속도, 움직임의 유연성, 걸음거리, 보폭과 같은 중요한 보행 특성을 확인하기 위해 특정 부위에 초점을 두지 않고 전체적으로 신체가 움직이는 것을 관찰해야 한다.

보편적 보행 편차 Common gait deviations

보행과 보행 편차를 논의할 때, 일차적 보행 문제와 그의 원인 사이의 관련성을 이해하는 것이 도움이 된다. 뇌성마비 아동의 가장 보편적인 보행 편차와 이러한 편차의 주요 원인의 목록을 표 5.2에 작성하였다. 전형적인 뇌성마비의 보행 편차의 4가지 주요 원인은 (1) 약화, (2) 비정상적 신체 정렬, (3) 근육 구축, (4) 근육 경직이다.[53,54] 주요 보행 근육의 과활성화된 신장반응으로 인해 발생되는 경직은 미성숙하게 활성화되어 동작을 억제할 수 있게 되고, 그 결과 지속적이고 부적절한 근육 활동이 일어나게 된다. 보행 가능한 뇌성마비 아동이 자라고 성숙함에 따라 비정상적 긴장도와 근약화는 골격의 변화를 일으키고, 그 결과 관절 구축뿐 아니라 비정상적 정렬이 나타난다. 대부분의 뇌성마비 아동은 하나 이상의 근육에서 경직과 약화 둘 다를 가지고 있기 때문에 전형적으로 비정상적인 보행 패턴을 가지고 있다. 뇌성마비아동은 각 형태에 따라 다양한 특징적인 보행패턴이 있다. 이러한 고전적인 보행패턴에 대해서는 다음 부분에서 설명이 된다.

반신마비 보행 Hemiplegic Gait

거의 모든 반신마비 형태의 뇌성마비 아동은 걸을 수

표 5.2 보행 편차와 주요 원인

문제	주요 원인들
골반	
골반 앞기울임	엉덩관절 굽힘 구축/엉덩관절 폄근 약화
돌림 증가	장딴지근 약화, 엉덩관절 뻣뻣함, 엉덩관절 굽힘근 약화로 발끝 떼기가 어려움
흔듦기쪽 골반의 내림	엉덩관절 모음근 약화
엉덩관절	
굽힘 감소	넙다리뒤근 또는 볼기근 구축 발끝 떼기시 발바닥쪽굽힘근의 약화 엉덩관절 굽힘근 약화
폄 감소(디딤기)	엉덩관절 굽힘근 구축; 무릎관절 굽힘 구축
벌림 증가	벌림근 약화; 모음근 구축
모음 증가	모음근 구축/근 긴장도 증가
안쪽돌림 증가	다리뼈앞경사; 근 긴장도 증가 또는 안쪽돌림근 구축; 정강이뼈의 바깥돌림을 위한 보상
바깥돌림 증가	넙다리뼈뒤굽음; 근 긴장도 증가 또는 바깥돌림근 구축; 정강이뼈의 안쪽돌림을 위한 보상
무릎관절	
초기 접촉기시 굽힘 증가	무릎 굽힘 구축; 넙다리뒤근 긴장도; 발바닥쪽굽힘근의 증가로 발가락 치기
초기 접촉기기 굽힘 감소	넙다리뒤근 약화; 넙다리네갈래근 약화
중반 디딤기시 젖힌무릎	장딴지근 긴장도 증가; 장딴지근 약화; 넙다리뒤근 약화
디딤기시 구부러짐 (엉덩관절과 무릎관절 굽힘)	무릎관절 구축; 넙다리뒤근 구축; 엉덩관절 굽힘 구축; 균형능력 감소; ; 중증도의 가쪽들린휜발; 발목관절의 꿈치들린휜발
경직된 무릎관절 보행	넙다리곧은근 긴장도의 증가; 넙다리네갈래근 구축; 발끝 떼기 어려움
뛰기 보행(초기 디딤기시 무릎관절 굽힘)	넙다리뒤근의 과활동
발	
초기 디딤기시 꿈치들린휜발	장딴지근/가자미근 구축; 장딴지근 과활동; 발등굽힘근 약화
발끝 떼기 파워 감소	장딴지근/가자미근 약화; 중증도의 가쪽들린휜발
발가락안쪽휨증 intoeing(안쪽으로 진행하는 발)	정강이뼈의 안쪽 비틀림; 안쪽들린휜발
발가락가쪽휨증 out-toing(가쪽으로 진행하는 발)	정강이뼈의 바깥쪽 비틀림; 중증도의 근약화; 균형 능력 감소

From Miller F. *Cerebral Palsy*. New York, NY: Springer-Verlag, Inc; 2005:338.

있으며, 가장 큰 장점은 기능적인 보행자가 된다는 것이다. 실제로 대부분 아동들이 15~24개월에 보조 장비 없이 독립적으로 보행 가능하게 된다.[3] 중증도의 반신마비 뇌성마비의 경우 침범된 쪽에는 무릎 위로 비대칭성이 있고 침범되지 않은 쪽에도 경미하게 증가된 긴장도 또는 근위축이 있어서 3세가 될 때까지 보행이 불가능할 수도 있다. Beckung[49] 등은 반신마비 뇌성마비 아동의 3%에서만 5세가 되어도 걸을 수 없다고 하였다. 또한 5세까지 보행이 불가능한 것을 예측할 수 있는 가장 큰 예측인자는 심각한 인지적 장애라고 하였다. 2세 전에 반신마비 아동의 주요 패턴은 양쪽으로 발가락 보행하거나 평발 또는 가쪽들린휜발 보행 패턴으로 걷는다.[10] 장딴지 근육의 경직은 주요 신경근 손상으로 시간이 지남에 따라 구축으로 발전하여 거의 모든 반신마비 아동들은 보장구 없이는 발가락으로 걷게 된다. 시간이 지날수록 앞정강근과 뒤정강근의 과활동으로 발의 꿈치안쪽들린휜발 상태에서 발가락이 안쪽으로 틀어지기도 한다. 반신마비 아동의 보행의 가장 두드러진 특성은 침범된 쪽으로의 비대칭적 체중 이동이라고 할 수 있다. 전체 보행 주기 동안 침범된 쪽의 팔에서는 반대쪽 어깨뼈와 골반에 비해 어깨뼈가 뒤당김되고, 골반은 뒤쪽으로 돌아가 있다. 침범당하지 않은 팔만 자연스럽게 흔들고, 침범당한 쪽의 어깨관절은 과폄되어 있고, 팔꿉관절은 굽힘되어 있는 전형적인 팔의 자세를 보인다.

경직성 반신마비에서 나타나는 다리의 보행 편차는 매우 다양하지만, Winters[55] 등에 의해 4가지의 확실한 패턴으로 설명되어진다. 최소한의 침범만 있는 제1유형은 보행 흔듦기에서 발은 떨어지지만 발등굽힘의 수동적인 관절 가동범위에서는 정상적이다. 또한 후기 디딤기, 초기 접촉기 및 지지 반응기(loading response)에서는 무릎관절 굽힘이 증가한다. 다른 보상 패턴으로는 흔듦기에서 엉덩관절의 과폄이 나타나고, 허리척주앞굽음증도 증가되기도 한다. 이러한 형태의 치료는 침범된 쪽에 앞정강근의 근력을 강화시키고, 뒷판 스프링, 관절 있는 짧은 다리 보조기가 포함된다. 가장 많이 보편적인 형태인 제2유형은 전체 보행 주기에서 발목 발바닥쪽굽힘이 현저하게 나타나, 디딤기 동안 무릎관절 과폄 또는 젖힌무릎이 나타나고, 엉덩관절에서 과굽힘과 허리척주앞굽음증도 증가하여 나타난다. 종아리세갈래근의 구축은 디딤기 동안 발 위로 정강이뼈가 앞으로 움직이는 것을 방해하고, 이로 인해 중기와 후기 디딤기에서 무릎관절 과폄 또는 젖힌무릎이 보이게 된다. 그 결과 몸통의 움직임이 제한되고, 발 위로 무게중심점을 유지하기 위해 엉덩관절을 과굽힘하고 허리뼈를 펴야 한다. 이러한 보행 편차를 위한 조기 치료는 장딴지근을 늘리고, 젖힌무릎을 방지할 수 있는 뒤쪽 발바닥쪽굽힘 정지(plantarflexion stop)가 포함된 관절형 짧은 다리 보조기를 처방하고, 장딴지근에 보툴리눔 독소 A 주사 주입 등이 포함된다. 아킬레스건의 구축이 점차 심해져 AFO 착용이 어려워지는 경우에는 치료 방법으로 초등학교 저학년 시기에 아킬레스건 늘림술을 시행한다.[10,56] 전형적으로 제1, 2 유형에서는 1~2cm 다리길이 차이가 나타난다. 이러한 비대칭성 때문에 흔듦기 동안 침범된 쪽의 발이 땅에 끌리지 않는다면 신발 높이를 교정하지 않아도 된다.[10]

제3유형은 네갈래근과 넙다리뒤근의 동시수축으로 특히 흔듦기에서 무릎관절 동작이 감소한다. 제3유형의 치료는 제2유형과 비슷하게 넙다리뒤근을 늘리고, 넙다리뒤근에 보툴리눔 독소 A 주사 주입, 넙다리뒤근 늘림술 등이 포함된다. 가장 심하게 침범된 제4유형은 엉덩관절 모음근과 엉덩허리근의 과활동으로 엉덩관절의 움직임에 제한이 있다. 이것은 후기 디딤기에서 엉덩관절의 폄을 방해한다. 현저하게 증가된 근긴장도와 구축으로 인해 장딴지근과 넙다리뒤근 늘림술을 시행하는 경우가 일반적이다. 이러한 아동들은 넙다리뼈앞경사가 현저하게 나타나 돌림방지를 위한 뼈자름술(derotation osteotomy)을 필요로 한다. 또한 다리 길이 차이가 현저하여 신발 높이 교정을 하기도 한다. 최근 뇌성마비 보행을 분석한 Winter[55] 등의 연구에서 반신마비 아동의 비정상적 보행 패턴은 꿈치들린휜발(equinus) 64%, 경직된 무릎관절(stiff knee) 56%, 발가락안쪽휨증(intoeing) 54%, 과도한 엉덩관절 굽힘 48%, 웅크림 보행(crouch) 47%를 포함한다고 하였다.[57]

양쪽마비 보행 Diplegic Gait

반신마비 형태의 뇌성마비 아동과 같이 양쪽마비 아동의 보행 패턴 역시 침범 정도의 심각도에 따라 매우 다양할 수 있다. 일반적으로 경직형 양쪽마비 아동은 일반 아동의 보행 속도의 절반 정도로 보행한다.[58] 반신마비 유형과는 달리 발목관절만 침범당한 양쪽마비 아동은 드물다. 양쪽마비 아동의 대부분에서 엉덩관절, 무릎관절, 발목관절의 침범이 있다. 이렇게 침범 부위가 증가했음에도 불구하고 양쪽마비 아동들은 독립적으로 걸을 수 있다. 좀 더 심하게 침범된 양쪽마비 아동이 보행하기 위해서는 고정형 AFO와 후방워커나 lofstrand 목발과 같은 보조 장비가 필요하다.

양쪽마비 아동에서 아래 다리의 긴뼈와 발의 변형은 일반적이다.[56] 모든 뼈가 보행의 진행 라인에 있을 때 아래 다리근육이 가장 잘 활성화되기 때문에 뼈의 비정렬이 있을 때에는 근육의 효율성이 감소된다. 이러한 비기능은 종종 "지렛대 병(lever arm disease)"과 연관이 있다.[56]

지렛대 병으로 발생하는 양쪽마비 아동의 흔한 뼈기형은 넙다리뼈의 앞경사, 정강뼈의 바깥쪽 비틀림, 중간발의 무너짐이다.[56] 이러한 뼈 기형들이 함께 진행됨에 따라 중간볼기근의 약화로 엉덩관절 안쪽돌림을 조절하는 것이 비효율적이게 되고, 발바닥쪽굽힘근은 디딤기에서 발 위로 정강뼈가 경골이 진행되는 것을 조절하는 것이 제한된다. 이것은 후에 엉덩관절이 안쪽으로 돌림하는 원인이 되며, 디딤기에서 엉덩관절과 무릎관절의 굽힘은 증가되고, 발목관절의 과도하게 발등굽힘되는 원인이 된다. 그 결과, 양쪽마비 아동에서 흔히 보이는 발의 기형인 가쪽들린휜발 위치로 발이 좀 더 무너지게 된다.

반신마비와 마찬가지로 양쪽마비 아동에서도 여러 가지 보행 패턴이 나타난다. 가장 흔한 보행 패턴은 경직된 무릎관절(88%), 웅크림 보행(74%), 과도한 엉덩관절 굽힘(66%), 발가락안쪽휨증(66%), 꿈치들린휜발(58%) 등이 포함된다.[57] 다음은 양쪽마비에서 흔히 보이는 보행 패턴에 대한 설명이다.

꿈치들린휜발 Equinus

양쪽마비 아동이 걷기 시작할 때 흔히 장딴지근의 경직으로 인해 디딤기 동안 엉덩관절 및 무릎관절은 펴지고 발목관절은 발바닥쪽굽힘되는 꿈치들린휜발 패턴의 보행을 하게 된다. 때때로 꿈치들린휜발된 발꿈치를 바닥에 닿게 하기 위하여 무릎관절이 과폄되기도 한다. 디딤기에서 안전성을 향상시키기 위해 경직을 감소시키는 방법으로 보톡스-A를 사용하는 경우가 종종 있다. 또한 보조기를 사용한 관리법으로 고정형 또는 관절형 AFO를 사용하기도 한다.[56]

가쪽들린휜발 Planovalgus

가쪽들린휜발은 뒤꿈치는 꿈치들린휜발되고, 앞발과 중간발은 엎침된 것이 특징이다.[59] 가쪽들린휜발의 주요 원인은 뒤정강근을 포함한 발바닥쪽굽힘근의 약화이며, 지렛대 병에 의해 악화되기 때문이다. 가쪽들린휜발의 비정렬로 중간 디딤기 동안 앞발과 중간발의 안정성이 감소되어 잠기지 않은 위치(unlocked position)가 유지된다. 이로 인해 발의 발바닥 중간 부위에 과도한 부하를 받게 된다. 앞발과 중간발의 비정렬로 인해 이미 약화된 앞정강근과 종아리세갈래근의 힘-재생 능력이 감소하게 된다. 이러한 근의 비기능으로 중기 및 후기 디딤기 동안 발은 가쪽들린휜발 위치로 무너지고 되고, 효율적인 발끝 떼기가 불가능하게 된다. 가쪽들린휜발 기형과 관련되어 엄지발가락가쪽휨증, 뒤꿈치의 밖굽이, 정강뼈의 바깥돌림이 함께 동반되기도 한다. 또한 가쪽들린휜발은 아래에 설명하게 될 웅크림 보행할 때 보이기도 한다.

웅크림 보행 Crouch

전체 보행 주기에서 엉덩관절과 무릎관절의 굽힘 패턴이 보이는 웅크림 보행 패턴은 양쪽마비 아동의 성장기 지난 후에 때때로 나타나기도 한다.[10] 뇌성마비 아동의 근육은 짧아진 범위 내에서 약화되기 때문에 선 자세나 보행시 발목의 발등굽힘, 엉덩관절 및 무릎관절을 펴서 체중을 지지하는 것이 점점 어렵게 된다. 일반적으로 이러한 웅크림 보행 패턴은 초기에 디딤기에서 넙다리뒤근이 과활동되고 네갈래근과 종아리세갈래근은 약화된다.[54] 보행시 발바닥쪽굽힘근은 무릎관절을 펴서 유지하는데 결정적인 역할을 한다. 정상 보행에서 가자미근은 중기 디딤기 동안 무릎관절 폄을 조절하는 유일한 근육이다.[10,52] 지지된 다리는 운동학적으로 잠긴 사슬(closed-kinetic chain)로 유지되기 때문에 발바닥쪽굽힘근의 등장성 수축으로 즉, 발바닥쪽굽힘과 무릎관절 폄의 커플 작용으로 무릎관절 폄을 유지하면서 발목관절의 발등굽힘을 제한한다. 발바닥쪽굽힘근의 약화는 이러한 정상적 기전의 효율성을 제한하며, 웅크림 보행을 하게 한다. 발바닥쪽굽힘근에 의한 무릎관절 폄의 조절은 차후에는 지렛대 병에 의해 제한되고, 더불어 발의 가쪽들린휜발 기형으로 인해 디딤기에서 불안정성이 발생한다. 디딤기 전체에서 증가된 무릎관절 굽힘은 이미 약화된 넙다리네갈래근의 과도한 요구를 유발시킨다. 이것은 넙다리네갈래근 힘줄의 느리고 점진적인 늘림의 원인이 되며, 무릎뼈가 위쪽으로 올라가고(petella alta), 추후에는 무릎넙다리 증후군(patellafemoral syndrome)을 일으키게 된다. 또한 넙다리뒤근과 엉덩관절 굽힘근의 구축을 일으킬 수도 있다. 감소된 무릎관절 폄과 감소된 걸음거리(stride length)로 보행 속도가 감소된다. 이러한 보행 패턴을 위한 치료는 넙다리뒤근 늘림, 넙다리네갈래근 강화, 보조기 적용(발등굽힘을 조절하도록 발바닥쪽굽힘근을 보조해 줄 고정형 또는 지면 반발 짧은 다리 보조기)이다. 종종 초기 접촉기에서 무릎관절 폄을 향상시키기 위해 구축된 넙다리뒤근의 늘림술이 사용되기도 한다. 중기 디딤기에서 무릎관절 굽힘 각도가 20° 보다 적을 때 가장 이상적이다. 30°가 넘은 웅크림 보행은 약화 및 과하게 늘어난 가자근과 짧아진 넙다리뒤근, 그리고 쉽게 피로해지는 네갈래근으로 기능적인 보행을 만들기가 매우 어렵다. 체중이 늘어나고 키가 빠르게 성장하는 청소년기에 웅크림 보행은 더 심해 질 수 있다. 이러한 성장 시기 동안 넙다리뒤근의 유연성, 체중, 근력, 수동적인 무릎관절 폄의 지속적인 모니터링은 웅크림 보행이 악화되는 것을 예방하고 2차적 손상과 기능적 제한을 예방하는데 필요하다.

뛰기보행 Jump Knee

뛰기보행은 양쪽마비 아동에서 흔히 볼 수 있는 또 다른 보행 패턴으로 엉덩관절 굽힘근과 넙다리뒤근, 장딴지근의 경직으로 몸쪽에서 좀 더 침범이 있는 형태이다.[56] 골반 앞기울임, 엉덩관절 굽힘, 무릎관절 굽힘, 그리고 발목관절의 꿈치들린휜발이 나타난다.[56] 넙다리뒤근의 과활동으로 후기 흔듦기와 초기 디딤기에서 무릎관절 굽힘이 증가하게 된다. 그 후에 후기 디딤기에서 네갈래근의 강한 수축으로 점프하게 된다.[60] 웅크림 보행에서와 마찬가지로 디딤기 동안 발등굽힘보다 큰 쪽으로 진행하지 못할 뿐 아니라 점프하는 형태로 나타난다. 이런 형태의 보행 패턴을 가진 아동의 경우 넙다리뒤근과 장딴지에 보톡스 주사요법이 필요로 하기도 한다. 허벅지와 발목 근육의 경직과 약화의 심각도에 따라 고정형 및 관절형 짧은 다리 보조기, 지면반발 짧은 다리 보조기 등 다양한 보조기가 적용되어야 한다.[56]

경직된 무릎관절 Stiff Knee

경직된 무릎관절 보행은 넙다리곧은근의 과활동으로 인해 흔듦기 동안 무릎관절 폄이 증가하는 특징이 있다.[54] 정상 보행에서 흔듦기 동안 무릎관절 굽힘 동작은 흔듦기 쪽 다리를 짧게 하여 바닥에서 발가락 끌림 없이 다리를 들 수 있도록 해준다. 무릎관절 굽힘의 감소는 흔듦기에서 발을 바닥에서 뗄 때 문제가 발생한다. 이러한 보행 패턴을 가진 아동에서는 발가락이 끌리는 것을 막기 위해 엉덩관절 휘돌림(hip circumduction), 도약/뜀(vaulting; 흔듦기 반대쪽 다리의 벌림 또는 발바닥쪽굽힘), 골반의 위쪽 기울임(upward tilt), 골반의 바깥돌림 등의 보상패턴이 나타나기도 한다.[54] 흔듦기에서 무릎관절 굽힘의 감소의 다른 원인으로는 전반적으로 느린 보행 속도, 엉덩관절 굽힘근의 약화로 흔듦기 다리의 가속도의 부족과 좋지 못한 발끝 떼기가 포함된다.

젖힌 무릎 Recurvatum

젖힌 무릎 보행은 초기 디딤기에 무릎관절 폄이 시작되어 중기 및 후기 디딤기에는 과다폄되는 것이 특징이다. 꿈치들린휜발의 가장 흔한 원인은 장딴지근의 과활동 또는 구축이다. 장딴지근의 증가된 경직은 초기 접촉기에 꿈치들린휜발을 일으키고, 전체 디딤기 동안에는 발목관절을 발바닥쪽굽힘으로 유지시킨다. 이것은 조기에 무릎관절 폄을 유발시킨다. 장딴지근의 약화와 엉덩허리근의 짧아짐 역시 젖힌 무릎을 유발시키는 요소들이다.[10] 무릎관절 뒷부분 구조에 반복적인 스트레스는 무릎관절뒤쪽 관절낭과 뒷부분 근조직의 늘림으로 이어진다. 이것은 청소년기에 만성 무릎관절 통증의 원인이 될 수 있다. 젖힌 무릎은 무릎관절의 뒤쪽 안정성을 위한 잠재력뿐만 아니라 보행 동안의 앞쪽 가속도에도 지장을 주어 보행을 비효율적으로 만든다.[10] 약화된 장딴지근을 가진 환자에서 고정형 MAFO로 변경하거나 발등굽힘의 각도를 증가시키거나 3~5도 정도의 관절형 MAFO로 변경하는 것은 젖힌 무릎을 향상시키기 위한 흔한 변경사항들이다.[10]

특발성 발가락 보행 vs 경도의 양쪽마비

Idiopathic Toe-Walking versus Mild Diplegic CP

특발성 발가락 보행과 경직형 양쪽마비 사이의 차이점에 관한 견해와 혼동이 있을 수 있다. 걸음마를 배우는 아이에서 보이는 발가락 보행은 정상적인 변형으로 간주되기도 하지만 보행 첫 해가 지나서도 지속되는 경우에는 비정상으로 간주되어 특발성 발가락 보행으로 분류되기도 한다. 전형적으로 특발성 발가락 보행을 하는 아동들은 정상 근력, 정상 긴장도, 그리고 선택적 운동 조절력을 가지고 있지만 여전히 발가락으로 걷는 것을 선호한다. 발달 이력과 신체 검사는 특발성 발가락 보행과 뇌성마비를 구별하는데 도움이 될 수 있으나 충분치는 않다.[61] 특발성 발가락 보행을 하는 아동의 신체 검사에서는 경도의 장딴지근의 짧아짐만 있고 넙다리뒤근의 짧아짐은 없다.[61,62] Hicks[62] 등은 특발성 발가락 보행자의 경우, 디딤기에서 무릎관절 폄이 증가되고 발에서는 증가된 발바닥쪽굽힘과 더불어 바깥돌림이 증가된다고 하였다. 이와는 반대로 뇌성마비의 경우 후기 디딤기와 초기 접촉기에서 무릎관절 굽힘이 유지된다고 하였다.[62] Kelly 등도 역시 두 그룹 차이가 있다고 하였으며, 특발성 발가락 보행 아동들은 흔듦기 초반에는 발등굽힘된 동작에서 중반부에 갑작스런 발바닥쪽굽힘이 나타나 발이 바닥에 꿈치들린휜발로 닿게 된다. 올바른 지도를 받은 많은 특발성 발가락 보행 아동들의 경우에는 보다 정상적 보행 기전으로 걸을 수도 있다.[63]

팔다리마비형 보행 Quadriplegic Gait

대부분의 팔다리마비형 뇌성마비 아동의 경우 지역 사회에서 이동이 가능하지 않으나, 가정이나 치료실에서는 보조 장비를 이용하여 이동할 수 있기도 한다. 이러한 아동의 대부분은 초기 아동기에서 보행훈련기를 사용하고 몇 년이 지난 후에는 아래팔 지지 워커로 전환하게 된다. 팔다리마비형의 흔한 보행 편차는 경직된 무릎관절(93%), 웅크림 보행(88%), 과도한 엉덩관절 굽힘(78%), 발가락 안쪽휨증 (70%), 꿈치들린휜발(68%), 과도한 엉덩관절 모음/가위보행(63%)을 포함한다.[10] 몇몇 아동은 청소년기에 몸무게가 증가하고 갑작스런 성장으로 인해 이차적으로 이동 능력을 잃어버리게 된다. 이러한 아동들은 생애 전반에 걸쳐 지역사회에서 기능적 이동 및 보행이 실제적 목표가 될 수 없을 지라도, 이동하도록 조장하는 것은 매우 중요하다. 보행의 역할에 관한 환아와 가족의 견해는 초기 치료 방향에서 대단히 중요하다. 왜냐하면, 전동 이동 장치가 초기 학령기부터 아동의 남은 인생에 걸쳐 이동성을 위한 가장 장기적 수단이 될 것이라는 것을 가족들이 받아들이는데 오랜 시간이 걸리기 때문이다. 엉덩관절 아탈구 및 약화, 골연화증은 이동을 어느 정도 감소시킬 수 있는 흔한 손상이다. 이러한 아동의 경우 12세 또는 13세까지 이동의 진전이 일어날 수도 있다.[10] 팔다리마비 아동이 보행 훈련기를 사용하여 이 연령 때까지 보행 가능하다면, 성인에서 후방워커까지 진행되지 않을 것이다. 보행 훈련은 아동의 생애 동안 체중을 이동할 수 있는 능력을 유지하는 데에 도움이 되기 때문에 청소년기에 앞서 보행 훈련의 중단은 권장하지 않는다. 중증의 꿈치들린휜발, 넙다리뒤근 구축, 엉덩관절 모음근 및 굽힘근 구축, 무릎관절 굽힘 구축은 중기 아동기와 청소년기에 보이는 흔한 장애이다.[10] 아동이 이미 획득한 이동수단이 시간이 지남에 따라 소실되는 것을 예방하기 위하여 위에서 제시한 장해들을 개선하기 위한 외과적 중재방법이 요구된다. 이러한 아동들은 아동기에 획득한 보행 능력을 성인기까지 유지할 수 있기도 한다.

무정위형 보행 Athetotic Gait

무정위형 아동의 전형적인 보행은 매우 설명하기 어려우며, 나타나는 패턴을 명명하는 것조차 어렵다. 무정위형 움직임은 주로 2~3세에 발견하게 된다. 3~5세에는 무정위 패턴이 지속되고 거의 변화가 없다.[10] 경미한 무정위형 아동들은 심하게 뻣뻣할 정도로 자세긴장도가 변화무쌍하지만 잠재적으로 낮은 자세긴장도를 가지고 있다. 다리의 보행 패턴은 단계적이지 못하고, 전체적인 패턴으로 나타난다. 보통 다리를 높이 들어 올려 굽히고, 디딤기에서는 모음, 안쪽돌림, 그리고 발바닥쪽굽힘하여 다리 전체가 펴진 상태로 바닥을 딛는다. 엉덩관절은 약간 굽혀 유지되고, 허리뼈는 과폄되고, 등뼈는 과도하게 둥글게 되면서 목은 과폄, 굽힘, 돌림되어 있고 턱은 앞으로 내밀어져 있고 한쪽으로 돌림되어 있다. 정형외과적 치료와 물리치료는 무정위형 움직임에 효과가 적다. 때때로 무게가 있는 조끼와 발목 모래주머니의 사용은 균형을 향상시키는 데 도움을 줄 수도 있다.

실조형 보행 Ataxic Gait

실조형 보행의 가장 흔한 형태는 불안정함, 넓은 지지면, 불규칙한 걸음걸이, 긴 디딤기 시간, 증가된 양쪽 다리 지지기(double-limb support) 시간, 느린 속도, 큰 신체 흔들림 등을 포함한다. 소뇌형 실조형의 보행 측정방법은 매우 다양하다.[64] 물리치료로 보행이 개선되었다는 문헌적 지지는 많지 않으나, 반복적인 운동 훈련, 테이핑, 또는 팔다리에 가벼운 모래주머니를 착용하는 것은 종종 효과적이기도 하다.[64] 심각한 불안정성으로 인해 보행 시 균형을 유지하는 것이 어렵다.

▶ 소근육 운동과 적응기술의 평가
Fine motor, adaptive, and self-care skills

뇌성마비 영아와 아동의 소근육 운동, 적응, 자조 기술의 평가는 전형적으로 작업치료사의 주된 관심 영역 중 하나이다. 만약 치료 센터 또는 학교에 작업치료사가 없다면, 물리치료사가 이러한 운동기술과 발달영역을 평가할 기본적인 지식을 갖고 있어야 한다. Chen 등의 2011년 연구에서 보행 가능한 뇌성마비 아동의 삶의 질에 대하여 조사하였다. 이 연구에서는 기민성과 시각 운동 조절을 포함한 소근육 운동 기능이 건강 관련 삶의 질과 연관된 가장 중요한 운동 요소라고 밝혔다.[65] 자조, 소근육 운동, 놀이 기술의 기본적인 발달 상태를 아는 것은 평가를 해야 하는 물리치료사에게 매우 가치가 있다. 자조 및 놀이 기술에 대한 기본적인 발달 단계에 대한 지식은 특정 기술 영역에서 중재방법의 필요성을 규명하는 물리치료사에게 도움이 될 수 있다. 자조 기술의 전형적인 발달적 단계(continuum)를 살펴보면, 생후 4.5개월에서 6개월에 젖병을 두 손 또는 한 손으로 잡고 유지할 수 있으며, 9개월에 부드러운 음식은 손가락으로 집어서 먹을 수 있으며, 약 12개월에 앉아서 양말을 벗을 수 있으며, 12개월에 소매를 잡아 팔을 밀어 넣을 수 있으며, 12~14개월에는 음식이 담긴 스푼을 입으로 가져갈 수 있으며, 24~28개월에는 양말을 신으려고 시도하며, 24개월에는 묶지 않은 옷을 벗을 수 있다. 3.5세에서 4세가 되기 전까지 코트에 큰 단추를 끼우고, 지프를 잠그고, 신발끈을 묶으려고 시도하지 않는다. 보다 정교한 소근육 운동과 양손을 사용한 기술이 언제 발달하는 지에 대한 놀이 기술 발달 단계를 이해하는 것이 중요하다. 아동의 소운동과 놀이 기술의 전형적인 발달적 단계를 살펴보면, 약 7~9개월에 박수를 칠 수 있으며, 7~8개월에 장난감통 안에 장난감을 넣을 수 있으며, 9~10개월에는 시지로 사물을 찌를 수 있으며, 11~12개월에는 사물을 손가락으로 가리킬 수 있으며, 11~12개월에 정교한 pincer 잡기(엄지와 시지의 끝으로 작은 물건을 잡기)를 할 수 있다. 발달 단계는 정해진 과정대로 발달하지 않으며, 많은 요소들에 영향을 받는다.[66] 그러므로 아동들은 제시한 시기보다 일찍 또는 늦게 특정 기술을 숙달할 수 있다.

부모, 양육자 또는 교사에게 질문하여 그들의 대답을 들어보면 영아와 아동의 섭식, 옷입기, 벗기, 화장실, 목욕, 그리고 놀이를 할 때 잡거나 조작하는 기술, 학교에서 공부하는 동안의 기능과 관련된 중재에 대한 필요성을 치료사는 느낄 수 있을 것이다. 아동이 신발과 양말, 코트를 벗고, 입는 것을 포함한 기본적인 자조 기술의 수행과정을 직접적으로 임상적 관찰을 하는 것은 아동의 독립 수준을 판단하는데 매우 유용한 정보가 될 수 있다. 아동이 이러한 과제를 수행할 때 치료사는 아동의 앉은 자세에서의 균형, 목과 몸통 조절 및 가동성, 골반을 통한 체중이동, 팔의 사용 및 가동성에 대해서 평가할 수 있다. 아동이 옷을 치울 때 평가할 수 있는 다른 변수들은 다양한 형태의 잡기뿐만 아니라, 팔을 뻗는 능력이다. 평가 과정동안 치료사는 다음과 같은 것을 확실히 보아야 한다:

1. 특정기술을 어떻게 수행하고 있는가?
2. 필요한 도움이 어느 정도인가?
3. 어떤 시점에서 과제에 대한 도움이 필요한가?
4. 아동이 추후 잠재적인 구조 변화나 변형이 발생할만한 보상적인 움직임을 사용해서 과제를 수행하는가?

▶ 말과 언어 능력의 고려사항들
Speech and language considerations

포괄적으로 말과 언어를 평가하는 것은 물리치료 영역은 아니다. 그러나 물리치료사는 아동의 말과 언어에 관한 중요한 정보 즉, 물리치료 평가와 치료를 하는 동안 기본적 관찰에 의한 정보인 말과 언어 능력과 호흡의 질에 대해서 언어치료사에게 알려줄 수도 있다. 이 정보를 얻기 위하여 물리치료사는 다음과 같은 질문에 대해 고려해야 한다.

- 영아와 아동이 당신의 목소리를 들었는가? 아니면 다른 환경적인 소리에 대한 반응으로써 조용해지거나 또는 소리 나는 방향으로 돌아보았는가?
- 아동이 평가하는 동안 받았던 질문을 이해하였는가? 아니면 아이가 단계별로 지시하는 요구사항을 따랐는가?
- 영아 및 아동이 평가하는 동안 소리를 내거나 또는 말을 하였는가? 내었다면 어떤 종류의 소리를 내었는가? 말소리를 따라했거나 중얼거렸는가?
- 말을 할 수 있는 아동이라면, 그 말이 분별할 수 있는 정도였는가? 말하는데 호흡이 적당하였는가? 또는 호흡이 불량하여서 한 두 단어의 발화에 그쳤는가? 역연령에 비해서 표현 언어 기술이 지연되어 있는가?
- 말할 수 없는 아동이라면, 의사소통에 사용한 다른 방법이 있었는가? 즉, 몸동작, 신호 언어, 수화판, 전자기적 의사소통시스템 등 이러한 대체시스템 내에서 아동이 눈으로 쳐다보거나 손가락으로 가리키거나 또는 다른 방법을 사용하였는가?
- 영아 및 아동의 의사소통 정도가 기능적인 수준이었는가?

치료사는 부모나 양육자 또는 교사에게 빨기, 삼키기, 씹기, 섭식, 또는 마시기와 같은 말하기 관련된 기능적 영역 또는 아이의 말하기에 어떤 문제가 있는지를 물어보아야 한다.

이러한 관찰과 질문을 하여 얻은 정보로 언어치료사에게 좀 더 자세한 평가를 의뢰할 수 있다. 적절하다면, 언어치료사는 물리치료 시간에 보완할 수 있는 치료 프로그램을 만들어 함께 할 수 있다.

가슴우리의 조절과 가동성에 대해서 포괄적으로 평가하는 것은 아주 필수적이고, 언어치료사가 수립한 아동의 치료성과를 획득하는 때에 도움이 될 것이다. 척추와 가슴우리의 움직임은 발화를 위한 호흡 및 숨을 유지하는 데에 큰 영향력을 가지고 있다. 그것은 또한 폐를 깨끗하게 하는데 영향을 주는데, 가슴우리의 움직임이 좋아지고 호흡이 깊어지면 공기가 폐로 들어가는 흐름에 도움이 되고, 폐렴 치료에 도움이 되거나 예방할 수 있게 되기 때문이다. 가슴우리의 가동성과 배의 지지는 말하기 조절과 목소리의 질을 위한 좋은 기초를 제공한다. 언어치료사와 같이 치료하게 되면, 아동에게 매우 유익하며, 보다 빠른 진전을 초래하기도 한다. 언어치료사가 의사소통과 호흡 문제에 대한 치료 계획을 수립할 때, 물리치료사가 근골격계 문제를 이야기해주면 도움이 될 것이다.

기능적 성과의 수립 Establishing functional outcomes

물리치료에서는 아동이 스스로 원하는 기능, 또는 부모나 양육자가 원하는 기능, 치료팀의 특정구성원이 원하는 기능을 달성하도록 목표설정을 하여야 한다. 기능적인 성과의 한 예를 들어, 앞에 매달려 있는 장난감을 잡기 위해서 아기가 손을 뻗어 잡으려고 하는 것이다. 장난감은 영아의 손뻗기 동작을 유도할 수 있을 만큼 영아에게 흥미로와야만 한다. 축구공 차기에 흥미가 있는 아동의 경우, 만약 치료에 보다 잘 참여해서 그 성과로 더 나은 축구선수가 될 가능성이 높아진다고 인식할 수 있다면, 아동은 좀 더 치료에 의욕적으로 참여하게 될 것이다. "성과(outcomes)"란 본질적으로 기능적인 것이 되어야 하고, 단기목표와 장기목표를 적절하게 설정하여야 한다. 영아 또는 아동이 즉각적인 또는 예측되지 못한 문제에 직면하지 않은 한 단기목표 뿐 아니라 장기목표와 연관지어 수립된 성과에 따라 각 치료세션은 진행되어져야 한다.

목표는 영아 또는 아동의 장해를 변화시키는데 목적이 있고 본질적으로 기능적이지는 않다. 치료 전략 목표의 몇 가지 예로서는 넙다리뒤근의 길이를 늘리고, 특정 근육 또는 근육군을 강화시키고, 호흡을 깊게 하고, 신체의 한 부위로 가는 혈액 순환을 향상시키고, 대칭적인 미소를 지을 수 있게 하기 등이 될 수도 있다. 치료사는 한 세션 내에서도 많은 치료목표를 가지고 할 것이며, 이 모든 것은 수립한 기능적 목표를 성공적으로 달성하는 데 목적을 둔 것이다. 치료사들은 단일 시스템을 다룰 수도 있고, 여러 시스템을 통합하여 다룰 수도 있으며, 성과의 달성을 위하여 시스템뿐 아니라 아동도 준비를 시켜야 한다. 각각의 단기적 및 장기적 결과 및 성과는 관찰과 측정이 가능한 것이어야 한다. 보기 5.11~5.13에 제시된 항목들은 영아 및 아동이 처한 다양한 상황에서의 단기목표와 장기목표에 대한 예를 보여준다.

보기 5.11 기능적 성과: Mary, 8세 경직성 양쪽마비

장기목표(6개월)

Mary는 집에서 8인치 높이의 계단 13개를 밟고 이층으로 올라갈 수 있을 것이다. 이 때 왼손은 옆에 두고 오른손으로 난간을 잡아 끌어당겨 한발씩 옮기는 패턴을 사용한다: 아동은 옆에서 감독만 필요할 것이고, 이 활동을 1주일에 4~5회 수행할 것이다.

단기목표(2개월)

1. 거리에서 아래팔 목발을 사용하여 6인치 높이의 보도석을 안전하게 오르내릴 것이고 이 활동을 5번 수행시 5번 감독이 필요할 것이다.
2. 발목관절 경첩이 달린 짧은 다리 보조기를 신고 보조 장비 없이 독립적으로 보행할 것이고 4피트 떨어진 부엌 씽크대와 냉장고 사이로 플라스틱 컵을 옮길 수 있게 될 것이다. 이 때, 수직의 골반 위로 머리와 몸통을 똑바로 세워 유지하고 나머지 한 팔은 균형을 잡는데 보조적으로 사용할 것이다. 5번 시도 중에 3번 성공할 것이다.

치료 중재 Therapeutic interventions

뇌성마비 아동을 위한 올바른 치료 접근법 또는 치료 기술을 결정하는데 여러 가지 요소들이 도움을 준다. 아동의

보기 5.12 기능적 성과: Emily, 10개월 중등도의 중증 경직형 팔다리마비

장기목표(6개월)

Emily는 바닥에 링 모양으로 앉은 자세에서 골반을 완전히 지지해 주면 30~45초 동안 수직의 골반 위로 척추를 똑바로 세운 자세에서 턱을 당기고 머리를 정중위로 들고 시선을 아래쪽으로 보면서 두손으로 장난감을 잡고 유지할 수 있다. 단일 치료세션에서 3번 중 2번 성공할 것이다.

단기목표(2개월)

1. 바닥에 엎드린 자세에서 골반 주변에 안정성을 위한 최소의 보조만 제공하며, 팔과 손바닥을 펴고 손목을 적어도 45° 펴서 15~30초 정도 이 자세를 유지할 것이다. 이때 머리는 바닥에 수직위로 유지하여 주변 환경을 살펴 볼 수 있을 것이다. 3번 시도 중 2번 성공할 것이다.
2. 치료실에서 엉덩관절, 무릎관절, 발목관절을 90°로 유지시킬 수 있는 맞춤 의자(상판이 설치됨)에 앉을 수 있을 것이다. 발은 지면에 닿고, 머리는 어깨 위에 똑바로 세워지고, 상판 위에서 양손은 장난감을 잡으려고 휘두를 수 있다. 치료세션 끝에 1~2분간 자세 유지가 가능하며, 2번 정도 성공할 것이다.

보기

5.13 기능적 성과: Teddy, 6세 경도에서 중등도의 무정위형 뇌성마비

장기목표(6개월)

Teddy는 높이 36인치, 길이 8피트의 지지면을 따라 양손으로 지지하여 양쪽으로 돌아다닐 수 있을 것이다. 이때 앞으로 나가는 다리는 벌림되고, 머리는 자연스럽게 펴거나 굽힌 자세에서 환경을 탐색하기 위해 능동적으로 돌릴 수 있을 것이다. 같은반 친구의 감독 아래 적어도 하루에 2번, 5일에 5번 이상 성공할 것이다.

단기목표(2개월)

교실 의자에 엉덩관절과 무릎관절을 90°로 구부리고 바닥에 발이 편평하게 닿도록 앉은 자세에서 선생님의 질문에 대한 반응으로, 독립적으로 골반에 체중을 이동시키고, 왼쪽 어깨를 80°까지 구부리고, 90° 바깥돌림하여 천장 쪽으로 손을 들어 올릴 수 있을 것이다. 이때 머리, 목, 몸통은 균형을 위하여 펴거나 구부린다.

장해 심각도, 기능적 제한, 아동과 가족의 목표 등 모든 요소들이 효과적인 치료 계획을 디자인하는 데 영향을 준다.

치료적 중재는 기능적 목표에 따라 지도해야 하며, 물리치료 중재를 받고 싶어하는 아동과 그 가족의 참여에 따라 진행되어야 한다. 물리치료사는 수립된 목표에 따라 요구되어지는 기능 또는 과제를 분석하여야 하며, 과제분석과 영아 및 아동의 기능평가를 비교해야 한다. 아래와 같은 질문에 대한 답변들은 아동의 기능 또는 과제 수행 시 아동에게 요구되는 적절한 치료전략을 치료사가 순차적으로 선택하는데 도움을 줄 수 있다.

- 기능적 목표를 성취할 기초가 될 수 있는 아동의 강점이나 역량은 무엇인가?
- 아동이 기능적 목표를 성공적으로 달성하는데 방해가 되는 자세와 움직임 행동방식은 어떤 것인가?
- 어떤 장해(impairment)가 기능적 목표를 성공적으로 달성하는데 가장 중요한 요인인가?
- 기능적 목표와 연관되어 이러한 장해의 우선순위를 어떻게 두어야 하는가? 5~6개 항목 중에 과제에 가장 큰 영향을 미치는 장해를 먼저 기재하고, 우리가 얻고자 하는 목표의 중요성에 따라서 나머지 4~5개의 장해를 순차적으로 기재한다.
- 우선순위로 살펴본 장해를 경감하는 데 이용할 수 있는 치료전략들은 무엇이 있는가?
- 단일 장해보다 더 많은 장해를 경감시킬 규명된 치료 전략이 있는가? 전략들을 조합하여 사용할 수 있는가?
- 다른 장해를 경감시키기 위한 준비로 어떤 장해가 치료되어져야 하는가?
- 가장 성공적이려면 어떤 순서대로 치료 전략들을 시행하여야 하는가?
- 치료세션 종결시점에 아동이 그 과제를 자신의 것으로 잘 수행하기 위해서는 얼마나 많은 반복이 필요한가?
- 바라던 목표를 성취하는데 얼마나 많은 보조가 필요한가? 이러한 보조의 정도를 치료세션 내에 감소시킬 수 있는가?

일단 세션이 완료되면, 치료사는 세션의 결과를 분석하고, 치료전략과 순서, 보조나 촉진의 양, 보조기구의 변경, 세션 내에서의 반복회수를 변화시킬 필요성에 대해서 기록을 해 두어야 한다. Tieman[67] 등은 기능적인 목표의 성공 여부를 판단하고 기록할 때, 가정, 학교, 외부, 지역사회라는 다양한 환경에서 뇌성마비아의 가동성 능력과 수행정도를 고려하여야 한다고 하였다. 또한 여러 환경에 따라 아동의 가동성의 능력과 수행정도가 다르다는 것을 발견하였다. 뇌성마비아들은 학교나 지역 사회와 같은 높은 요구조건의 상황에서 잘 수행하지 못하는 경향이 있다. 물리치료사가 시행하는 많은 검사들은 임상적 상황 내에서 이루어지기 때문에 다른 상황에서도 기능적 목표를 완전히 수행하는지에 따라 결정해야 한다.

물리치료에서 아동의 성과를 문서화하고 양적으로 측정하는 것은 중요한 일이다.[68-70] 여러 저자들이 성과 및 치료 효율성에 대한 연구 필요성을 논의하였다. 대운동기능측정(GMFM)이나 대운동기능분류체계(GMFCS)는 뇌성마비아동들에게 중재를 제공할 때에 기능적인 변화나 현재 상태를 기록하는 유용한 표준화된 도구로서 인정받아 왔다.[19,71] 이 책 제3장에서는 뇌성마비 아동의 기능적인 성과와 변화를 양적으로 측정할 수 있는 운동발달에 관한 검사 및 다양한 평가들을 설명하였다.

뇌성마비 아동들은 일생동안 기능적인 측면에서 어려움과 직면하는데 이것은 물리치료를 받음으로써 때때로 경감될 수 있는 것들이다. 뇌성마비 영아 및 아동의 신경계는 손상되어 있어 어떠한 방법으로든 아동들을 정상화하는 것은 불가능하다. 물리치료사들은 부모들이 물리치료의 의도를 잘못 받아들이거나 오해하지 않도록 주의하여야 한다. 일반적으로 물리치료를 하는 목적은 영아 또는 아동이 자신의 삶에서 기능적인 과제를 수행함에 있어서 가능한 가장 독립적이도록 해주는 데 있다. 아동이 성장하고, 발달함에 따라 정기적인 물리치료의 횟수와 기간은 변화되어야 한다. 그러므로 정기적인 물리치료가 필요한 가장 중요한 시기, 기타 보완적 치료 시기, 독립적인 프로그램이 필요한 시기에 대해서 알고 있는 것이 중요하다.

예를 들어, 신경학적 수술과 정형외과 수술, 보톡스 주사를 시행한 후, 그리고 동작의 생역학적인 기전에 영향을 미치는 폭발적인 성장기 후에 적용하는 집중적 물리치료는 특히 효과가 있다. Facchin 등의 출판되지 않은 연구에서는 집중 치료와 과제 수행 시 집중치료의 긍정적인 효과에 대해 설명하였다. 추후에 이러한 치료 접근법을 뒷받침해주기 위한 장기간 후속 연구는 현재 진행 중이다. 집중치료의 효과를 뒷받침해 주는 데이터는 치료횟수를 변경하는 데 영향을 줄 것이다.[72]

뇌성마비의 어느 특정 유형만을 위해 권장하는 중재방법은 없다. 이것은 각 영아 및 아동들에게는 각기 다른 기능적 역량과 바라는 결과, 그리고 기능적 제한과 장해를 가지고 있기 때문이다. 이러한 아동을 위한 효과적이고, 효율적인 치료를 위해서는 다양한 치료적 접근으로부터의 다양한 원칙을 이용하는 것이 필요하며, 그렇게 하는 것은 흔한 일이다. 치료사는 환아에게 유용한 일련의 방법들을 결정하여야 한다. 뇌성마비의 4가지 주요 유형에서 보이는 "전형적인" 장해를 보기 5.14-5.17에서 설명하고 있다. 이 예시들은 참조로서만 사용되어야 하고, 뇌성마비 유형의 "실제적 양상" 이라고 생각해서는 안된다. 빈번하게 뇌성마비의 두 가지 또는 그 이상의 유형의 장해를 동시에 볼 수 있을 것이다. 예를 들어, 다리보다 팔이 더 침범된 경직형 팔다리마비 아동의 경우, 무정위형 동작요소가 보이기도 한다. 이러한 표에서 포함되어 있는 정보들의 출처는 다양하다.[21,36,73-75]

이 장에서는 다양한 치료적 중재 방법에 대해서 논의하고 설명하고자 한다. 치료적 운동과 근력강화 운동, 신경발달치료(NDT), 치료 핸들링, 감각통합치료(SI)와 감각정보 장애(SPD), 개정된 강제적 동작 유도 치료(mCIMT), 트레드밀 훈련 및 로봇을 이용한 보행 훈련, 전기자극(ES), 수치료, 승마치료, 지역사회 프로그램이 여기에 포함된다.

보기 5.14 과긴장을 보이는 영아와 아동의 "전형적" 장해

신경운동계
- 목과 몸통의 긴장도 감소
- 사지의 긴장도 증가, 먼쪽 > 몸쪽; 병변의 유형과 위치, 범위에 따라 다양
- 동시수축 또는 상호억제 중 하나만 과도할 때, 동시수축(CA)과 상호억제(RI)사이의 단계적으로 움직이는 것이 어려움
- 특정 근육군의 활성화 시작이 어려움(즉, 엉덩관절 폄근과 위팔세갈래근)
- 특정 근육군의 수축을 유지하기 어려움(즉, 가슴우리폄근과 배근육)
- 특정 근육군을 이완하기 어려움(즉, 엉덩관절 굽힘근, 모음근 그리고 안쪽돌림근)
- 작은 범위에서 근이 활성화되는 경향이 있음
- 원심성 수축의 조절이 어려움(즉, 넙다리네갈래근)

근골격계
- 특정 근육의 관절가동범위 제한(연부조직의 짧아짐)
- 다른 근육들은 늘어나 있음(길항근들)
- 경직이 있는 특정 근육에서는 힘을 생성하기가 어려움
- poor 정도의 근력
- 척추옆굽음증의 위험이 높음
- 엉덩관절 아탈구/또는 탈구의 위험

감각/지각 시스템
- 촉각과 고유수용성 감각의 지각이 감소됨
- 다른 종류의 촉각적 구분이 어려움
- 몸 전체의 운동감각 감소
- 전정 감각의 감소
- 신체 인지 감소
- 시선을 위로 쳐다본다. 때로는 비대칭적으로 위로 쳐다본다.

심혈관 및 호흡기계
- 가동성 감소로 인한 심혈관계 지구력이 떨어짐
- 벌어진 갈비뼈와 팽팽한 배근으로 호흡지지가 잘 안됨

대운동 장해
- 바닥에서 독립적 가동성의 제한
- 이동을 위해서 보조기구의 사용가능
- 경직성 팔다리마비의 경우 앉는 자세에서 균형이 떨어짐
- 높은 수준의 균형 기술이 부족함

소운동 장해
- 이동을 위한 보조기구 및 안정성을 위한 손사용이 감소됨
- 경직성 팔다리마비의 경우, 손으로 잡고 놓기가 어렵고 조작기능도 떨어짐.

구강운동 장해
- 경직성 팔다리마비의 경우 항상 존재함.
- 침을 흘리기도 하고 조음이 불량함
- 섭식에서의 어려움이 있을 수 있음.

보기

5.15 저긴장증의 영아 및 아동에서의 "전형적" 장해

신경운동계

- 몸통과 팔다리 전체에서 긴장도가 감소됨
- 기능적 활동에 필요한 긴장도의 수준을 단계적으로 조절하기 어려움
- 기능을 위해서 굽힘보다는 폄상태를 선호함
- 몸통과 팔다리에서 수평 또는 수직 자세의 안정성을 위한 동시활성화가 어려움.
- 기능적 활동을 하려고 할 때 갑작스런 위상동작(phasic bursts)으로 시작함
- 몸쪽 안정성을 위한 배근과 엉덩이근의 수축을 유지하기 어려움
- 근육의 활성화를 수동적으로 끝내게 되는 경향이 있음
- 특정 근육의 원심성 수축 조절이 힘듬(즉, 네갈래근)

근골격계

- 관절들은 과잉가동성을 가지고 있어 인대로 안정성을 유지
- 관절의 끝 범위에서 안정성을 유지.
- 팔과 다리에서 이차적으로 구축이 발생(즉 가슴근, 긴장근막띠(TFL), 엉덩관절과 팔꿉관절의 굽힘근)
- 바로 누운 자세와 엎드린 자세에서 중력의 영향으로 가슴우리가 납작해지거나 타원형이 될 위험이 있음
- 신체 전체에서 힘을 생성하기 어려움

감각/지각 시스템

- 촉각과 고유수용성 감각의 지각이 어려움(감각정보의 등록을 위해서 더 강한 자극이 필요함)
- 신체의 운동감각과 신체인지가 떨어짐
- 때로는 위험한 상황도 마다하지 않고 강한 감각자극을 찾음
- 안정성을 위해 넓은 지지면을 이용하기 때문에 몸의 양쪽을 같이 사용하는 능력이 떨어짐

심혈관 및 호흡기계

- 가로막과 배근육이 약해져 있어 호흡이 얕고 호흡지지가 감소됨
- 기침을 잘 하지 못함
- 심혈관계의 지구력이 감소됨

대운동 장해

- 운동발달지표에 따른 대운동이 지연됨
- 네발기기를 못하기도 함
- 안정성을 위해 "W"자형으로 앉음
- 높은 수준의 균형 기술이 부족함
- 중간범위에서의 조절이 없이 끝범위에서 안정성을 유지함

소운동 장해

- 팔이음뼈의 안정성이 부족하고, 먼쪽 근력도 떨어짐
- 아치 없이 평평한 손
- 양손 협응 기술과 손으로 하는 조작기술이 떨어짐
- 독립적으로 일상생활동작 수행이 어려움

구강운동 장해

- 구강운동근육의 근력이 떨어짐
- 숨이 찬 목소리와 발화시간이 짧음
- 돌림성 씹기 동작이 감소되어 있고 다양한 재질의 음식을 받아들이지 않음
- 고유수용성 감각이 떨어져 음식을 입에 물고 있음

보기

5.16 무정위운동형 영아 및 아동에서의 "전형적" 장해

신경운동계

- 긴장도가 전신적으로 심하게 감소됨, 몸쪽 > 먼쪽
- 동작을 점진적으로 조절하는 것이 어려워, 진폭이 크고 낮은 빈도의 흔들리는 움직임을 보임
- 동시활성화가 어렵고 상반억제를 좀 더 흔히 볼 수 있음
- 근육의 활성화를 유지하거나 서서히 시작하는 것이 어려움
- 근육의 활성화를 수동적으로 끝내게 되는 경향이 있음
- 근육의 원심성 수축이 어려움

근골격계

- 척추와 골반이 심하게 비대칭적임
- 관절은 과도한 상반억제로 인하여 과잉 운동성을 보일 수 있음.
- 연령이 많아지면서 C1과 C6~7의 과잉 운동성이 생기고 척추의 아탈구 가능성이 생김
- 흔히 턱관절의 문제가 발생함
- 힘을 생성하기 어려움

감각/지각 시스템

- 시선을 위로 쳐다 본다.
- 고유수용성 감각이 떨어져 있으며, 팔이 다리보다 더 심함
- 신체인지가 떨어짐
- 운동감각이 떨어짐

심혈관 및 호흡기계

- 호흡수와 리듬이 불규칙함
- 호흡지지가 좋지 않음

대운동 장해

- 운동발달지표의 성취가 지연됨
- 바닥에서 앉기가 매우 어렵고 이동성이 제한됨
- 보행기술의 습득이 지연됨
- 안정성을 위해 "W"자형으로 앉음

소운동 장해

- 바닥이나 수직 자세에서 손은 안정을 위해 짚어야 하므로

과제 수행을 위한 손 사용이 어려움
양손 협응 기술과 손의 조작기술이 떨어짐
독립적 일상생활동작의 수행이 어려움

구강운동 장해
조음 불량
숨이 찬 목소리와 짧은 발화
얼굴근육을 비대칭적으로 사용하기 때문에 턱관절 장해가 발생하기 쉬움
흔히 침을 흘리고 입술을 다물기가 어려움

보기
5.17 운동실조형 영아 및 아동에서의 "전형적" 장해

신경운동계
몸통, 때로는 팔다리까지 근긴장도가 약간 감소함
근긴장도의 조절이 어려움
동작을 서서히 조절하는 것이 어렵고 동작은 진폭이 낮고 고빈도로 흔들리는 진동(oscillating) 양상임
근육활성화의 타이밍이 어렵고, 순차적으로 시작하고, 유지 및 끝내는 것이 어려움
동시수축와 상반억제를 점진적으로 조절하는 것이 어려움
몸통, 엉덩관절 및 팔이음뼈 근육들의 동시수축 능력이 떨어짐

근골격계
힘을 생성하기 어려움
관절의 끝범위에서 자세를 유지하려고 하며, 인대에 의존하여 안정성을 가지려고 함

감각/지각 시스템(운동 결손일 때만큼 기능을 제한하는 아주 심각한 감각결손)
균형과 자세의 정렬을 시각에 의존함; 그러므로 환경을 둘러볼 여유가 없음
심한 눈떨림
시지각이 떨어짐
신체의 고유수용성 감각이 떨어짐
감각정보 처리 과정에서 잠복 시간이 지연됨
자세가 심하게 불안정함; 움직임에 대해서 매우 심한 불안감을 보임
전정계가 좋지 않음
구별지각이 좋지 않으며 촉각감각방어를 보이는 경향이 있고 즉, 지속적으로 자극이 들어가는 것을 참을 수 없어함
새로운 과제를 수행하기 위한 감각 및 운동정보를 일반화하는데 어려움이 있음

심혈관 및 호흡기계
몸쪽 안정성 부족으로 때로는 변화무쌍함
제한된 움직임으로 가슴우리의 발달 특히 가슴우리의 팽창이 저해됨
심혈관계의 지구력이 좋지 않음
얕고 빠른 호흡

대운동 장해
바닥에서 아주 넓은 지지면을 이용하여 독립적으로 움직임
무게중심을 낮추기 위해 다리를 구부리고 있음
똑바로 선 자세에서 균형이 좋지 않으므로 발달의 속도가 늦어지는 경향이 있음

소운동 장해
정교한 동작을 점진적으로 할 수 있는 능력이 없어 소운동 기술이 좋지 않음
팔을 분리하여 사용할 필요가 있는 활동들을 수행하기가 어려움

구강운동 장해
움직임의 범위가 큼
여러 재질과 맛의 음식을 받아들이기 어려워함

치료적 운동, 근력강화, 신장
Therapeutic Exercise, Strengthening, and Stretching

치료적 운동과 근력강화는 뇌성마비아의 치료에 중요한 역할을 한다. 뇌성마비 아동은 경직을 가지고 있으며, 근력이 떨어지고, 선택적인 근육 조절이 어렵다.[76] 이러한 근약화는 운동동원 단위의 결손으로 인해 근육 볼륨이 감소하고, 근육 길이가 변경되어 그 결과로 근육 힘이 떨어지고, 길항근과의 동시수축이 어려워지며, 근육의 생리학적 변화까지 초래하게 된다.[77-79] 이러한 경직과 근약화는 뇌성마비 아동의 가동성에 큰 영향을 준다.[80,81] 근력강화 운동은 경직을 증가시키고 관절가동범위를 감소시키고, 뇌성마비 아동의 전반적인 기능을 떨어뜨린다고 예전부터 간주되어졌다.[80-82] 그러나 이러한 개념은 면밀한 조사에 의해 내세울 수 없게 되었다.[84,85] 최근 문헌의 계통적 연구에서 저자들은 근력강화 훈련이 뇌성마비아의 근력을 증가시킬 수 있으며, 지구력, 심폐 건강, 체중 관리, 뼈밀도 유지, 자각 능력, 보행 기능을 향상시킬 수 있다고 보고하였다. 또한 근력강화 훈련을 함으로써 보행 변수들이 알아볼 수 있게 향상되었으며, 근육의 수행이 향상되었음을 볼 수

있다. Damiano는 근력강화 훈련으로 GMFM 점수, 보행, 자기 인식을 향상시킨다고 보고한 많은 연구들을 발표하였다. 또한 운동기술, 또는 기능을 확실히 향상시키며, 이는 아동이 최소한 자발적으로 근육을 조절할 수 있을 때에 수행될 수 있다고 주장하였다.[10,86]

많은 연구들에서 조절되지 않은 임상적 시도로 시행하였기 때문에 연구들 사이에 기준이 없었다. 그래서 근력강화를 GMFM 점수와 기능적 향상 정도로 비교한 몇몇 연구에서는 과대평가되기도 하였다.[78,83] 그럼에도 불구하고, 근력강화 훈련은 뇌성마비 아동에게 가치있으며 효과적인 중재방법이다.[83]

뇌성마비아는 근육이 수축하려고 할 때 근단위의 동원(recruitment)이 좋지 않고, 일정하게 최대 힘을 유지할 수 없고, 그 근육이 경직성을 나타냄에도 불구하고 상당한 근약화가 있다. 치료사들은 '뇌성마비 아동의 기능적 근력을 획득하기 위한 가장 최선의 운동처방은 무엇인가?' 라는 질문에 결정을 내려야 한다. The National Strength and Conditioning Association(NACA)에서는 아동과 청소년을 위한 근력 훈련 지침서를 제시하였다(표 5.3).[83] 이 지침서는 뇌성마비 아동을 기반으로 만든 것은 아니지만 뇌성마비 아동의 치료 프로토콜의 시작 시점으로 사용될 수 있는 훌륭한 근거가 될 것이다.[83]

근력강화 프로그램을 효과적으로 하기 위해서는 아동이 다음과 같이 해야 한다.

1. 아동은 그 과정을 이해할 수 있어야 한다.
2. 최대 또는 거의 최대에 가까운 노력을 일정하게 낼 수 있어야 한다.
3. 아동은 의욕이 있어야 하며 과제에 참여할 수 있어야 한다.
4. 프로그램과 아동을 지지해줄 수 있는 가족이 있어야 한다.[10]

표 5.3 근력 훈련 프로그램을 위한 NSCA 지침

다양한 저항 훈련	NSCA 지침
준비운동	5~10분간 동적인 활동
유형	구심성 및 원심성 수축을 이용하여 단일 관절과 다관절 운동
강도/양	1RM의 50%~85% 강도로 6~15회 반복하여 1~3세트
휴식 간격	1~3분
빈도	주 2~4회
기간	8~20주
진행	근력을 향상될 때까지 점진적으로 (5~10%) 저항을 증가
나이	7세 이상

근력훈련 프로그램은 위와 같은 필요조건을 충족시킬 수 있는 7세 정도의 어린 아동에게 사용할 수 있다. 근력강화를 증진시키기 위해서는 3~8번 정도의 적은 횟수로 높은 무게를 반복적으로 이용해야 한다. 이 과정을 여러 세트로 하면서 각 세트 사이에 휴식을 가진다. 근지구력을 향상시키기 위해서는 적은 무게를 8~20번 정도로 반복을 시키고 휴식을 취하면 된다. 근력이 향상되기 시작하면 치료사는 점차적으로 무게를 증가시키거나, 반복횟수를 늘려준다. 뇌성마비아의 운동 처방을 위한 최적의 권고사항을 제시한 자료는 거의 없으나, NSCA 지침서에서는 최적의 시작 시점을 제공해준다.[81-83]

근력강화 프로그램은 여러 가지 이유로 사용될 수 있다. 예를 들어, 기능적인 향상을 최대화하기 위해서는 뒤신경뿌리 절단술, 척수강 내 바클로펜 펌프, 연부조직 및 뼈에 대한 수술, 보톡스 주사요법과 같은 침습적인 시술과 함께 시행한 근력강화 훈련 프로그램은 매우 효과적이다.[10] 무게를 사용하지 않고 특정 근육군을 사용해야만 되는 활동들을 주의 깊게 선택하여 수행함으로써 근력강화를 할 수 있다.[76] 예를 들어, 식탁의자에 앉고 내려오는 것이 목표인 경우에는 다리 근력 강화를 위하여 다양한 의자 높이에서 앉고 서는 이동 동작을 훈련하는 것이 이러한 목표에 도달할 수 있다.

영아 또는 아동의 근력이 너무 약하거나 외부 무게 또는 자신의 신체무게조차도 저항으로 느껴져 신체 조절이 어려운 경우에는 아동을 중력을 제거한 위치에서 또는 보조적 핸들링을 제공하여 동작을 수행하도록 치료사가 도와줄 수 있다. 중력에 대항한 점진적 진행의 예시로는 머리 조절이 어려운 영아로 설명될 수 있다. 어깨 위에 머리를 들고 수직 위치에서 영아를 지지해주면, 영아는 수직 위치에서 머리를 떨어뜨리지 않고 균형을 유지해야 한다. 더 나아가 영아를 수직적 정렬에서 약간 벗어나게 한 후, 머리를 똑바르게 유지해 보라고 요구한다. 근력이 증가함에 따라 영아는 머리를 수직으로 유지하면서 몸은 다시 수평으로 기울어지는 동안 눈은 수평으로 평행하게 유지하면서 머리를 유지하는 것이 향상될 것이다. 이러한 성취는 뇌성마비의 심각정도에 따라 몇 번의 치료세션으로 가능하거나 또는 여러 달, 수년이 걸릴 수도 있다.

근력강화에 도움이 되는 새로운 영역의 연구로 가상 현실 프로그램을 사용한다. Chia-Ling[87] 등은 뇌성마비아의 근력강화를 위해 가정 기반 가상 프로그램의 장점을 연구하였다. 그 결과 무릎관절의 근력은 증가하였으나, 대운동기능 평가에서 기능적 성과에는 변화가 없었다.

운동조절과 운동학습에 대한 이해 및 최근 연구들은 모든 뇌성마비 아동에게 있어서 근력강화 프로그램을 지지하고 있다. 근력강화 훈련은 근력을 증가시키고 활동을 향상시키지만 가장 효과적인 근력강화 훈련 프로그램은 아직 확정되지 않았다.[83] 추후의 연구에서는 활동 형태, 강도, 기간, 세션 사이의 휴식 시간, 뇌성마비의 심각성, 연령을 포함한 최상의 근력강화 훈련 프로토콜을 제시할 필요가 있다.

구축을 최소화시키고 관절가동범위를 유지시키기 위한 규칙적인 신장운동은 아동기 전반에서 매우 중요하다. 특히 기능적 활동 시 정상적인 가동범위 내에서 움직일 수 없는 아동에게 중요하다. 신장운동은 뇌성마비 아동의 높은 긴장도를 얼마 동안 감소시킬 수 있다.[88,89] 또한 빠른 성장기에는 치료실뿐만 아니라 가정에서 신장운동을 위한 프로그램이 강조되어져야 한다.

신경발달치료 Neurodevelopmental Treatment

보바스 접근법으로 알려져 있는 신경발달치료는 1940년대 초에 영국에서 보바스에 의해 개발되어졌다. 이것은 뇌성마비 아동과 반신마비 성인 환자들과 같은 특히 중추신경계에 병변이 있는 사람들을 치료하기 위한 것이었다.[90] 보바스 박사와 보바스 여사는 신경발달치료를 "살아있는 개념"으로 기술하였는데, 그것은 말 그대로 수년 동안 계속 발전하였음을 의미한다. "신경발달치료 접근법은 하나의 치료기술법이 아니라, 운동과제를 기능적으로 할 수 있게 해주는 운동조절과 운동요소들에 대한 발달 과정을 보다 많이 이해하는 것이다."[75] 이 치료의 목표는 치료세션으로부터 실제 생활로 효과적인 연계가 되도록 하는 것이며, 다음 치료세션까지 그 효과가 지속되게 하려는데 있다. Carryover 즉, 연계는 실제적으로 운동학습을 말하며, 반응하는 능력이 상대적이긴 하지만 영구적으로 변화한 것을 가리킨다.[39]

신경발달치료의 궁극적인 목표는 영아 또는 아동이 자신의 연령과 능력에 따라서 최대의 독립적인 기능을 할 수 있게 하는 것이다. 치료세션은 기능적인 성과를 위한 것으로, 가능한 아동이 주도하는 움직임이 포함되도록 하고 있다. 치료사는 아동이 과제를 수행할 수 있도록 준비 작업(즉, 근육의 늘림)을 계획한다. 그리고 기능적인 능력을 방해할 수도 있는 운동행동 양식들과 자세들을 감소시키거나 예방하기 위해 아동의 움직임을 가이드하고 촉진시킬 것이다. '피드포워드'는 아동이 치료사의 가이드에 따라 기술 또는 과제를 훈련하게 되면서 발달하게 된다. 치료사는 영아 또는 아동이 자세와 운동에 필요한 조건을 미리 예측할 수 있게 되면서 점차 지지와 가이드를 줄여나간다.[39] 보기 5.18에서 신경발달치료를 기반으로 한 주요 치료 서식의 간단한 개요이다:

이러한 접근에 대한 설명을 위한 신경과학적 기반은 보바스 박사와 보바스 여사가 많은 연구와 임상관찰 및 치

보기 5.18 신경발달치료의 개요

- 신경발달 치료는 대상자의 연령과 인지 수준에 맞는 독립적인 기능을 성취하기 위하여 중추신경계에 결손이 있는 영아, 아동, 그리고 성인 환자를 위한 문제-해결 접근 방법이다.
- 검사와 평가는 장애와 제한을 우선적으로 처리하는 치료 과정의 일부분이며, 치료 과정동안 계속된다.
- 아동에게 의미 있는 범위 안에서 특정 장애를 목표로 한 중재전략으로 기능적 제한들이 변화하기도 한다.
- 치료는 기능적 성과를 목표로 능동적이어야 하며, 치료사는 동작을 가이드하기 위해 필요한 핸들링을 해주고 설정된 목표를 성공적으로 습득하기 위하여 필요한 보조를 제공한다.
- 아동에게 의미 있는 방식으로 기능적이도록 자세와 동작을 정립 또는 재정립하기 위하여 핸들링을 주의 깊게 사용한다.
- 아동과 양육자에 의한 능동적 연계는 성공적인 목표달성에 필수적이다.
- 전형적인 발달이 어떻게 일어나고 비전형적인 발달이 어떻게 정상발달과 차이가 있는지 이해한다면 치료사로서 원하지 않는 자세 변화와 기능적 능력이 감소되는 것을 예방하고 예측할 수 있다.
- 움직임과 감각 정보 처리는 연계되어 있다. 치료사는 중추신경계 기능이상을 가진 아동의 치료에 있어서 이 두 시스템을 알아야 한다.
- 신경발달 치료는 치료사에게 자신의 개별 치료영역에 따라 대상아동을 치료할 수 있는 치료전략을 선택할 때 유연한 지침이 될 수 있다.

료를 시작한 이래로 변화해 왔다. 오늘날 신경계가 어떻게 경험의 결과로 변화하는지를 설명하기 위해 신경그룹선택 이론(NGST: Neuronal Group Selection Theory) 개념을 차용한다. 이 이론은 유전자와 환경 사이의 복잡한 연관성의 결과로 발달이 이루어진다는 개념을 강조하고 있다. 뇌발달은 적절한 환경 내에서 기능적 활동에 참여할 때 발달되어진다.[21] 그러므로 영아 및 아동이 과제의 요구에 부합한 움직임을 만들기 위해 가능한 한 많이 기능적이고 발달학적으로 적절한 활동을 할 수 있게 해주는 것이 아주 중요하다.[21]

치료 핸들링 Therapeutic Handling

정렬을 유지하고, 체중을 이동하고, 움직임을 지지하고, 부드럽게 움직임을 변환시키기 위해서 아동의 과도한 긴장도를 감소시키기 위한 방법으로 치료사의 손 또는 장비들이 사용되어질 수 있다. 이러한 외부 지지는 영아 또는 아동에게 독립적으로 움직임을 연습할 수 있는 기회를 제공하기 위해 즉각적으로 변경될 수 있다.

신체 부위에 안정성이 없는 경우에 발생하는 보상적인 과긴장을 감소시키기 위해 치료사는 아동의 신체를 지지해 주기도 한다. 이러한 외부 지지는 움직임을 촉진시키기 위함이다. 이러한 지지는 몸쪽(몸통, 어깨, 또는 골반)에서부터 먼쪽으로 이동되어진다. 지지점이 먼쪽으로 이동됨에 따라 치료사는 지지하지 않은 관절에서의 움직임 조절이 향상되었을 것이라 예상한다.

감각통합과 감각처리 장애 Sensory Integration and Sensory Processing Disorder

1970년대 초에 A. Jean Ayres 박사에 의해 밝혀지고 발달된 감각통합 이론은 감각통합 치료의 치료적 접근법의 기초가 되었다. Ayres의 이론에서는 감각통합을 '기능적 행동에서 사용될 감각 입력을 조직화하는 뇌의 능력을 강화시키기 위한 접근법'이라고 설명하고 있다.[91] 이것은 이전에 관찰된 행동보다 효과적일 것이라 생각되는 적응 반응(즉, 기능적 행동)을 만들기 위해 고안된 감각 입력을 아동에게 제공하는 중재법이다.[91] 이러한 치료적 접근법에 의해 생성된 치료전략은 모든 환경에서 아동이 최적의 각성 상태를 유지하도록 도와주는 방법들을 포함한다. 감각통합은 각성수준이 낮은 아동, 교실에서 또는 치료세션 중에 또래들과 상호작용하는데 어려움이 있는 아동들에게 도움이 된다. 이와는 반대로 각성수준이 높아서 교실에서 활동하고, 환경에서 목적 있게 상호작용하는 것이 어려운 아동에게는 특정 전략이 도움이 될 것이다. 2007년 Davies와 Gavin에 의해 발표된 연구에서는 감각처리 장애가 있는 아동의 뇌 처리과정을 검사하기 위하여 EEG 측정법을 사용하였다. 이 연구에서는 일반적으로 발달한 아동에 비해 감각처리 장애를 가진 아동의 정보 수집 능력이 떨어지며, 이로 인해 독특한 신경학적 소견이 보이며 비효율적인 감각정보 처리 능력과도 연결된다고 주장하였다.[91]

많은 뇌성마비 영아와 아동들도 입력된 감각 정보를 처리하는 것이 어려우며, 이로 인해 운동 출력에도 큰 어려움이 있다. 운동 수행과 기능 활동에 영향을 주는 특정 감각시스템에 대해 다룰 필요가 있다. 뇌성마비 아동들은 감각정보를 정확하게 받아들이고 해석하는데 어려움이 있다. 이로 인해 적절한 운동 출력을 위한 정보를 받아들이는데 어려움이 있게 된다. 치료사는 아동에게 감각정보를 올바르게 해석하도록 도와줄 수 있는 움직임 경험을 제공하여, 기능적으로 운동 출력이 될 수 있도록 선택할 수 있게 도와준다. 아동의 일상생활 동안 지속적으로 감각 정보를 제공하면, 아동은 보다 빠르고, 정확하게 기능적으로 정보를 적용할 수 있게 된다. 부모와 교사에게 아동을 보조해줄 방법 즉, 감각 정보에 관한 학습과 아동의 신체와 어떻게 연관시킬지에 대해 교육할 필요가 있다. 이에 대한 예시는 다음과 같다.

- 목욕 후 수건으로 말릴 때 단단한 압박(firm pressure)을 사용한다.
- 아동을 데리러 갈 때마다 팔을 흔드는 동작을 한다.
- 방과 방 사이를 지나갈 때 아동의 어깨 또는 손을 잡고 춤을 춘다.
- 바닥에서의 놀이 즉, 구르기, 팔굽혀 펴기, 팔다리를 움직이기 등을 하게 한다.
- 밀가루반죽 놀이, 고무 찰흙 장난감, 젖은 모래 놀이와 같은 손의 근력이 요구되는 놀이 활동들을 제안한다.
- 옷이나 책이 들어있는 바구니 밀기, 마트 카트 밀기 또는 무거운 생필품을 집까지 운반하기, 교실 책상 아래로 의자 밀어 넣기, 교실 청소 시 무거운 장난감 정리하기 등과 같은 무거운 일들을 할 기회를 제공한다.

• 미끄럼틀, 시소, 회전목마, 정글짐 등과 같은 운동장에서 놀 수 있도록 장비를 선택한다.

위에서 제시한 것들은 아동의 기능을 증가사키기 위해 아동의 일상에서 또는 치료프로그램에서 사용될 수 있는 아이디어 목록들이다. 아동의 일상생활에서 감각 놀이와 감각 다이어트를 만들 수 있는 아주 좋은 아이디어를 부모, 교사, 가족에게 제공할 수 있는 책들이 있다.[92-94] 아동의 주요 장해가 감각인 경우에는 감각시스템에 관한 특정 훈련, 즉, 감각통합에 관한 훈련을 받은 작업치료사들이 아동에게 좋은 영향을 줄 수 있다.[92] 뇌성마비 아동의 경우 복합적인 치료가 요구되기 때문에 치료 중재방법들과 같이 감각통합을 사용하는 것이 가장 좋다.

개정된 강제적 동작 유도 치료
Modified Constraint-induced Movement Therapy

1960년대 중반에 Edward Taub 등에 의해 이 치료 접근법의 기초가 완성되었다. 연구에서는 CIMT의 이론적 바탕이 되는 대뇌겉질 재조직화 및 뇌가소성의 중요성을 강조하였다.[95,96] CIMT 치료를 구성하는 3가지 주요 요소가 있다. 그것은 비손상측 팔을 기브스 등으로 강제로 억제하고, 손상측 팔을 집중 훈련하고, 마지막으로 침범된 팔을 훈련하는 치료방법으로 집중적 성형 기술(shaping technique)을 사용하는 것이다.[96,97] 또한 치료 빈도는 이 기술법의 특징으로, 전형적인 CIMT는 하루 중 90%에 해당하는 시간동안 비손상측 팔을 강제로 억압하고 하루에 6시간 동안 집중적 중재를 실시하는 것이다. 이러한 방법을 2주 이상 지속하여야 한다. 만성 뇌졸중 환자에게 CIMT를 적용한 여러 편의 연구들을 정리한 Boyd의 계통적 논문에서는 CIMT 적용 후에 기능적으로 매우 향상되었으며, 일상생활로 연계가 보다 쉽게 이루어졌다고 하였다.[97] 또한 이러한 연구들에서는 훈련 강도와 집중 훈련 요소가 이 치료법의 효과에 영향을 주는 주요 구성요소라고 강조하였다.[97]

CIMT는 반신마비 패턴을 가진 뇌성마비 아동에게 사용되어진다. 개정된 CIMT는 기존의 CIMT에서 사용되는 기브스 대신 장갑 또는 벙어리 장갑으로 사용하는 것으로 보다 덜 강제적이므로 아동에게 쉽게 적용할 수 있다. 치료 시간과 빈도 역시 하루에 3시간 이하에서부터 6시간까지, 1~2주 동안 집중 치료기간으로 더 짧아졌다.[72,96]

아동에게 개정된 CIMT 사용을 위한 연구들은 성인 연구에 비해 탄탄하지 못하다. CIMT로 아동의 기능이 좋아졌다는 증거가 있으나, 대부분의 연구에서 샘플 크기가 작고, 통계적으로 약하고, 너무 다양한 방법으로 연구되어졌다.[72] Taub, DeLuca, Echols의 연구에서는 17명의 뇌성마비 아동에게 21일간 하루에 6시간 동안 비손상측 상지에는 개정된 CIMT를, 손상측 팔에는 집중 훈련을 실시하였다.[98] 손상측 팔의 쥐기, 체중지지력, 기능적 사용에서 향상을 보였다.[97,98] Charles[99] 등은 개정된 CIMT 후에 3주간 현저한 치료 영향이 있다고 보고하였으며, Eliasson[100] 등의 연구에서는 특히 심각한 손상이 있는 아동에게서 개정된 CIMT 후에 손상측 손의 기능적 사용이 증가하였다고 보고하였다.

나아가, Facchin[72] 등은 개정된 CIMT와 집중적인 양손 재활 치료를 함께 적용한 경우 손상측 손의 세밀한 쥐기에서 향상이 크게 보였다고 하였다. 이에 비해 기존의 치료를 받은 아동의 경우는 손기능에 변화가 거의 없거나 최소한의 변화만 보였다고 하였다. Coker[96] 등은 반신마비 아동에게 실시한 개정된 CIMT가 보행 특성에 어떠한 영향을 미치는 지에 대해 연구하였다. 개정된 CIMT로 아동의 팔 기능과 보행 능력에 변화 및 대뇌겉질의 재조직화가 나타났으며, 이로써 개정된 CIMT는 팔과 다리에 동시적으로 좋은 영향을 준다는 이론을 제시하였다. 12명의 반신마비 아동을 대상으로 5일 연속으로 하루에 6시간 동안 비손상측 손에 벙어리 장갑을 끼고 집중 치료를 시행하였다. 그 결과 보행 시 뒤꿈치와 뒤꿈치 사이 지지거리가 좁아졌으며, 두발로 지지하는 시간이 감소하였으며, 한발로 지지하는 것이 증가하였다.[96]

트레드밀 훈련/로봇 보행 훈련
Treadmill Training/Robotic Gait Training

트레드밀 훈련은 가정이나 지역사회에서 아동의 보행 능력을 향상시키기 위해 트레드밀 위에서 걷기 훈련을 하는 새로운 기능적 치료법이다. 운동 학습 영역의 과제 특이성 접근법을 기반으로 한 치료법으로써 만약 뇌성마비 아동의 보행 기술을 향상시키고자 한다면, 집중적인 보행 훈련이 요구되어진다는 것이다. 교대적인 트레드밀 보행은 고위 뇌중추의 조절 없이 척수에 의해 부분적으로 조절

될 수 있다.[101] 교대적인 걸음(stepping)은 중추패턴발생기(CPGs)라 불리우는 척수 내에 감각 및 운동 신경망에 의해 조직화되어 고려되어진다.[102] CPGs는 뇌줄기와 바닥핵에 의해 활성화되고, 순차적으로 반복적인 보행 동작에서 요구되는 근육들이 활성화된다.[103] 트레드밀 훈련은 고위 뇌중추가 손상되었을 경우에서도 자동적인 교대적 보행 기전을 활용하기 위해 사용한다.[104] 치료 양식으로 사용되는 트레드밀은 3가지 유형으로 나눌 수 있다: (1) 부분적 체중 지지 트레드밀 훈련(PBWSTT), (2) 로봇 보조 보행 훈련(BALT), (3) 아무런 지지 없이 트레드밀 훈련.

부분적 체중지지 트레드밀 훈련은 아동의 체중 일부를 지지하기 위하여 머리 위에 벨트(harness) 시스템을 설치하여 사용한다. 또한 아동이 보행 훈련을 할 때 한 명 또는 두 명의 치료사가 아동의 발이나 다리를 손으로 잡고 가이드 해준다. 뇌성마비 아동의 체중 일부를 지지해 주기 때문에 두려움 없이 교대적으로 걸음을 뗄 수 있다. 벨트로 지지해주어야 체중의 정도는 확실하지 않지만, 최근 연구에서는 지지하는 체중의 정도를 줄이지 않고 진행된 부분적 체중지지 트레드밀 훈련은 체중지지 없이 시행한 일반적 트레드밀 훈련보다 효과적이 않다고 제시하고 있다.[105] 최근 연구에서는 부분적 체중지지 트레드밀 훈련이 대운동 기능,[104,106-108] 보행 속도,[109] 보행 지구력에 긍정적인 영향력이 있다고 보고하였다.[110] 그러나 샘플 수가 적고, 무작위대조시험(randomized controlled trials) 연구의 부족 등 이러한 연구의 흔한 제한점으로 인해 아동의 대운동 기능과 보행이 향상되었다는 결정적인 증거가 될 수 없다고 하였다. 부분적 체중지지 트레드밀 훈련은 임상적으로 제한점을 가지고 있다. 이러한 훈련 유형은 반복적인 동작 수행으로 인하여 아동의 동기부여를 유지시키는데 어려움이 있다. 예로, 벨트에 매달려서 바닥에서 발을 떼고, 점프하고, 앞으로 벨트에 기대는 등의 반복적인 활동은 아동이 지루하고 피로하게 느낀다.

로봇 보조 보행 훈련은 보행을 향상시키기 위한 또 다른 최신의 치료 방법이다. 로봇 보행 시스템은 두 가지 외골격 즉, 장비에 아동을 묶을 수 있는 여러 가지 버팀목과 체중을 지지할 수 있는 벨트 시스템으로 구성되었다.[113] 로봇 트레드밀 훈련은 적은 노력으로 많은 양의 걷기 훈련이 가능하기 때문에 특수한 보행 재활로 각광받고 있다. 주행거리, 속도, 보행 수, 지지력, 체중지지와 같은 보행 요소들을 각 치료세션마다 정교하게 규명할 수 있어서 앞으로의 진전을 쉽게 만들 수 있다.[113] 로봇 트레드밀 훈련은 강도와 빈도를 증가시키면서 정상적인 보행 패턴을 유지하기 때문에 보행 훈련의 이상적 상태를 제공할 수 있는지에 대한 논란이 있다. 2009년 Meyer-Heim[113] 등의 연구에서는 로봇 트레드밀 훈련에 참여한 아동의 보행 속도에서 평균 15% 이상 크게 증가하였다고 보고하였다.

부분적 체중지지 및 로봇 보조 트레드밀 훈련은 많은 재활 센터에서 사용가능하지만 상용화되지는 않았다. 기본적인 트레드밀은 뇌성마비 아동이 지역사회와 학교에서 실제로 사용가능하다. 최근 그리스 아동을 대상으로 연구에서는 체중 지지 없이 간단한 트레드밀 훈련이 여러 가지 긍정적인 효과가 있다고 보고하였다.[114] 12주 동안 일주일에 3번씩 트레드밀 훈련과 보전적인 물리치료를 함께 시행한 청소년기 아동들에서 보행 속도와 대운동 기능이 크게 향상되었다고 설명하였다.[114]

전기 자극 Electrical Stimulation

전기 자극은 통증 조절, 부종 감소, 근력 강화를 위해 사용되어져 왔다. 뇌성마비 아동에게 중재법으로 전기 자극을 사용할 때에는 여러 가지 고려할 점들이 있다. 아동의 나이, 피부 민감도, 인지 능력, 자극에 대한 인내력 등이 포함된다. 뇌성마비 아동에게 가장 많이 사용되는 3가지 방식은 신경근육 전기자극(NMES: neuromuscular electrical stimulation)과 기능적 전기자극(FES: funtional electrical stimulation), 역치전기자극(TES: threshold electrical stimulation)이다.[115-117] 최근 연구에서는 비정상적인 보행 패턴을 가진 뇌성마비 아동에게 NMES와 FES를 함께 적용하여 연구하였다.[117-120] NMES는 근육수축을 유발할 만한 충분한 강도의 전기자극을 적용할 수 있어서 근력강화를 위해 사용된다. 보행과 같은 기능적 활동 동안에 수축되어야 할 근육을 전기로 자극할 때 사용되는 것은 기능적 전기자극(FES: functional electrical stimulation)이다.[115] NMES와 FES 모두 표면 전극, 발스위치, 최근에는 경피 주입을 사용하여 전기자극을 제공한다.[120] Wright[120] 등의 계통적 연구에서 보행을 위한 NMES의 사용에 대해 논의하였다. 흔듦기에 앞정강근을 자극하고, 디딤기에 장딴지근에, 또는 앞정강근과 장딴지근에 교대적으로 자극하였다. 한 저자는 앞정강근을 자극하거나 자극하지 않고 장딴지근을 자극할 때 기능적 보행에서 큰 변화가 있다고 주장하였다.[117] 추후 연구에서는 보행을 위한 FES를 적용할 때, 가장 효과적인 전극부위와 치료 기간의 결정에 필요한 연구가 진행되어야 할 것이다.

13세의 청소년 양쪽마비 뇌성마비아에서 계단오르기와 같은 새로운 기술을 습득에 필요한 넙다리네갈래근을 강화시키는데 NMES가 효과적임을 발견하였다.[121] NMES는 보톡스 주사와 같이 사용되기도 한다. 보톡스 주사 후에 NMES를 사용하면 주동근의 가동범위를 향상시키고, 길항근의 근력을 강화시킬 수 있다.[120] 마지막으로, Pape가 제안한 TES는 수축을 일으킬 정도가 아닌 낮은 수준의 전기적 자극으로 집에서 자는 동안 즉, 성장호르몬이 최대로 분비되는 시간대에 적용하여 혈류를 증가시켜 근육의 용적을 증가시키기 위한 방법이다.[115,122,123] TES는 일차적 치료 중재를 대신하기 위한 것이 아니라 아동의 전체적 관리를 보조하기 위한 목적이었다.[123] Pape의 연구결과에서는 손으로 직접 치료하는 중재법과 같이 시행하였을 때 아동에서 그 결과가 더 빨랐음을 보여주었다. 증가된 근육의 양을 기능적으로 사용할 준비가 되도록 하기 위해서는 근력이 강화되어야 하고, 아동의 일상활동에서 늘 사용되어야 한다. 그러나 이러한 전기자극 방법에 대한 연구의 부족으로 뇌성마비아에게 전기자극 사용에 대한 결론은 내기 어렵다고 하였다.[115,117,120] TES보다 NMES와 FES의 사용을 더 지지하는 증거가 있지만, 이러한 치료기구의 사용에 반대하거나 결정적인 증거를 제공해 줄 수 있는 통계적 증거가 충분치 않으므로 이러한 소견을 해석하는데 주의해야 한다. "환자의 유형과 연령이 이러한 중재로부터 가장 도움을 받을 수 있는지, 최적의 치료 변수는 어떤 것인지 아직 알려져 있지 않다."[115]

수중치료 Aquatics

치료적 수중운동이 수세기 동안 의학적인 목적으로 사용되어 오고 있었으며, 현재는 발달, 재활, 건강 및 웰빙, 그리고 일반적인 체력 단련을 목적으로 사용되고 있다. 물이라는 물리적인 특성이 특정 장해와 아동의 기능적 제한을 경감시키는 데 사용되며, 기능적인 성과를 얻기 위하여 수중운동을 한다.[10,124] 수중운동은 지역사회 내에서 수영에 참여하는 형태로 또는 특수장애인 올림픽에서 하는 수영시합으로, 또는 개별적인 운동 형태로 시행하고 있다. 치료적 수중운동은 적응을 위한 수중운동과 구별되어야 한다. 치료적 수중운동에서는 치료사가 아동의 능력과 제한점을 검사하고 분석하여, 목표와 기능적 성과를 규명하는데 주목한다. 확인된 장해와 제한점을 경감시키기 위하여 물속에서 활동, 행동, 동작, 그리고 운동을 하거나 또는 수영의 팔 젓기를 배울 수도 있는데, 이것은 아동 스스로 장해를 줄이고 원하는 기능적 결과를 위하여 노력하려는 의욕을 증가시키는 데 도움이 된다. 적응적 수중운동(adaptive aquatics)이란 아동의 현재 능력에 맞게 수영 기능을 익히기 위한 팔 젓기를 가르쳐서 성공적으로 수영할 수 있도록 하는 것이다. 여기에 반신마비인 뇌성마비 아동의 예가 있다. 아동은 보다 강한 한쪽 팔만 젓는 동작을 선택하여 물속에서 앞으로 전진할 것이다. *치료적인 영법*으로 알맞은 것은 배영으로, 양팔을 물 아래에서 동시에 사용하게 되며, 추후에는 양 팔을 독립적이고 성공적으로 사용할 수 있게 되는 것이 목표이다. 이러한 경우에 치료사는 아동의 약한 팔이 강한 팔의 동작과 거의 유사하게 팔을 당길 수 있을 만큼 충분히 강해질 때까지 아동을 보조하여 팔 젓기를 촉진시켜야 한다.[124]

승마치료 Hippotherapy

승마치료(hippotherapy)는 발달 또는 재활에 말을 사용하는 치료법으로 장애가 있는 승마자에게 승마기술을 가르치거나 레크레이션에 중심을 두는 치료적인 승마(therapeutic riding)와 구별된다.[10,125,126] 북미 장애승마협회(NARHA)는 신경근골격계 기능이상이 있는 환자에서 장해, 기능적 제한, 장애를 경감시키는 도구로서 말을 사용하는 것을 승마치료라고 정의하였다.[10] 승마치료는 장해를 감소시키는데 유용한 것으로 밝혀졌다. 사람이 보행시 나타나는 골반의 움직임과 아주 유사한 말의 삼차원적(트리플라나) 동작을 이용하는 승마치료는 기능적 성과를 내는데 유용하다는 것이다. 말의 움직임은 이완, 관절가동범위의 증가, 근력강화, 몸통 조절 등을 향상시키는데 이용되며, 기능적 성과 향상에 목표를 둔다. 이 때 보통은 안장을 사용하지 않고, 아동에게 말과의 접촉으로 따뜻함을 주기 위하여 담요를 깔고 앉게 한다. 이러한 대체요법을 선택하기 전에 검토되어야 하는 특정 금기사항이 있다.[10] 치료의 일상에는 말의 관리 등 마굿간의 일도 포함되어 있는 경우가 있는데, 이는 인지, 지시 따르기, 순차적인 행동, 기억, 정신사회적 요인뿐만 아니라 활동에 내재된 감각

운동적 요소 등을 향상시켜준다. 이러한 중재를 제공할 수 있는 치료사는 특별 훈련 및 임상 경험이 있는 전문가로서 뇌성마비아동에게 기능적 성과를 현실화할 수 있도록 도와줄 수 있다.[126]

지역사회 프로그램 Community Programs

경도에서 중등도의 장해를 가진 초기 청소년기와 성인기는 공식적인 물리치료에 더불어서 레크리에이션과 같은 보완적인 활동들을 제공해주어야 할 시기이다.[127,128] 아동의 연령, 기능적 능력, 참여의 수준, 가족의 지지 정도, 그리고 내용적 요인을 고려하면서 전통적인 물리치료를 대체할 만한 활동을 고려해 보아야 한다. 즉, 특정 기간 동안 가능한 기능적 성과를 위하여 물리치료 중재를 대신하거나 특정한 방식으로 물리치료세션을 보완할 방법을 찾아야 한다. 이러한 제안들은 치료를 지겨워하는 아동에게 치료가 아닌 것으로 받아들여서 동기부여 및 협조를 유도할 수 있다. 자긍심은 아동이 친구들과 같이 참여하고 즐거움을 함께 할 수 있을 때 생긴다. 다음에 열거한 대체 요법들 중 무엇이 가장 효과적으로 기능적 성과를 달성하는가를 규명하기 위한 연구가 더 필요하다. 현재까지 입증되지 않은 효과들은 알려지고 있으나, 이것을 입증할 수준 높은 연구들은 거의 없는 실정이다. 이러한 지역사회 기반 활동들에는 요가, 가라데, 댄스 교실, 텀블링, 수영, 승마, 보조체육, 그리고 음악 레슨 등을 들 수 있는데, 이들은 아동의 현재 능력을 향상시킬 뿐 아니라 아동이 새로운 기능적 기술 또는 보다 강화될 수 있는 현재의 기능적 능력을 자신의 강점을 키워나가도록 하는 것이다. 이러한 대체 요법은 치료가 아닌 즐거움으로 인식하기 때문에 많은 아동들에 있어서 강력한 동기부여가 될 수 있다. 일반 교실 또는 특수학급 아동들도 참여할 수 있다. 학교와 지역사회 활동의 참여는 아동의 발달에 필수적인 부분이다. 이러한 참여는 공 잡기, 요가, 야구공 치기와 같은 특정 기술 습득을 위한 물리치료에 도움이 될 것이다. 지역사회 기반 활동으로의 연계는 치료에서 습득한 기술을 가정이나 지역사회 환경에서 사용 가능할 수 있도록 아동에게 도움을 줄 것이다.

▶ 적응적 장비 Adaptive equipment

뇌성마비 영아 또는 아동 치료에 적응적인 장비들이 때로 필요하고 유용한 보완이 된다.[10] 장비들을 사용하여 자세를 지지할 수 있고, 기능적 기술과 움직임에 도움을 받을 수 있다. 어떠한 장비라도 가족에게 친숙하고(가족에게 기능적인 것), 편안하고, 안전하고, 사용하기 쉽고, 또 보기 좋은 것이어야 한다. 적응적인 장비와 그 사용은 아동의 기능적 결과를 더 강화시켜주는 것이어야 한다. 장비를 자주 재평가하고, 아동의 성장과 현재의 요구도를 기반으로 필요한 만큼 수정하여야 한다.

적응적인 착석 시스템과 선 자세를 지지하고 조장하는 시스템은 영아나 아동이 가정이나 교실에서 기능을 최적화하고, 환경이나 장난감을 탐색하고, 형제자매, 양육자, 친구 등과 상호작용하기 위해 사용되는 가장 흔한 장비들이다. 본 장에서는 이러한 2가지 특별한 장비에 중점을 두고 설명하였다. 제12장에서는 장애 아동을 위한 적응적 도구와 환경적 보조에 대해서 많이 다루었으며, 모든 장비에 관한 자세한 정보를 수록하고 있다.

착석유지기구 Seating and Positioning Equipment

이동이 불가능한 뇌성마비 아동들은 다양한 자세에서 기능적이기 위해 요구되는 자세 조절 및 협응 능력이 부족하기 때문에 이러한 아동들에게 휠체어나 유모차는 가장 중요한 장비이다. 그러나 종종 가족들이 뇌성마비 아동을 위한 특별한 유모차나 휠체어를 받아들이는데 어려움이 있다. 휠체어 등을 사용한다는 것은 아동의 장애를 인정한다는 것이기 때문에 양육자들은 종종 착석 보정 장비를 논의하는 것을 주저하기도 한다. 가족이 아동의 가동성을 위해 착석 보정 장비의 필요성을 받아들이는 데에는 시간이 걸린다. 장비에 대한 가족의 열린 견해를 갖도록 하고, 가족의 수용에 필요한 심리 과정을 세심하게 다루는데 물리치료사의 역할이 중요하다. 보행 가능하나 기능적 보행을 위한 근력이나 지구력이 부족한 아동의 양육자들은 휠체어를 사용하게 되면 아동이 더 이상 걷지 못하게 될 것이라고 믿기 때문에 특히 더욱 거부하기도 한다. 이러한 두려움은 같은 고민을 가진 가족들과 서로 논의하기도 한다. 휠체어 내에서의 기능적인 제한 때문에 많은 아동들은 가정이나 학교에서 보행을 계속할 것이다. 뇌성마비 성인의 기능적 보행 능력이 아동일 때의 보행 정도에 따라 결정된다는 증거는 없다.[10] 적절한 착석 보정 장비는 가동성의 효율성을 향상시킬 뿐 아니라 팔 기능을 향상시키고,[129,130] 호흡 기능을 강화하며,[129] 먹기와 마시기 등의 구강운동 기능[131] 및 발성[132]도 향상시킨다. 양육자에게 적절한 착석 및 이동 시스템에 대한 모든 이점들을 제공하면 보다 쉽게 수용하게 될 것이다.

적응적인 착석유지기구를 위해 아동을 평가할 때, 의자 밖에서의 평가로 중요한 정보를 얻을 수 있다. 다음의 질문들이 고려되어져야 한다.

- 나이든 영아 또는 아동은 외부 지지 없이 독립적으로 앉을 수 있는가? 그렇다면, 자세 정렬은 어떠한가?
- 아동은 최적의 몸통과 머리의 정렬을 유지하여 얼마나 오래 동안 앉을 수 있는가?
- 영아 또는 아동은 자신의 팔로 짚고 앉을 수 있는가? 또는 똑바른 자세를 유지하기 위하여 외부지지에 의존하여야 하는가?
- 몸통과 머리를 적절하게 정렬하여 골반을 중립적 자세로 유지할 수 있는가?
- 영아 또는 아동의 자세는 고정적인 것인가? 또는 변할 수 있는 것인가?

아동의 착석유지기구는 물리치료사, 임상가, 작업치료사, 재활 엔지니어, 휠체어 판매자들의 모든 의견들을 수렴하여 결정하여야 한다. 공식 착석유지기구 클리닉에서는 환자와 가족들이 가장 최선의 결정을 내릴 수 있도록 도와줄 수 있다. 일반적으로 착석유지기구 클리닉은 소아과와 몇몇 특수학교에 있다. 아동의 현재와 미래의 기능적 수준, 가정과 학교에서의 기능, 휠체어나 유모차로 이동 가능성, 휠체어의 성장 요구도, 근골격계의 기형, 자세나 정렬에 영향을 줄 수 있는 미래의 수술/치료 등을 고려하여 착석유지기구 팀들은 아동의 착석 시스템의 목표에 관해 논의해야 한다. 평가 후반에 휠체어/착석 시스템의 처방이 이루어지며, 판매자는 아동의 요구에 따라 착석 시스템을 만들고 조정하여야 한다.

이동 불가능한 아동을 위한 착석유지기구
Seating for the Nonambulator

아동의 기능적 나이와 수준은 휠체어와 유모차를 결정하는데 가장 중요한 요소이다. 모든 이동을 타인에게 의존하는 중증도의 팔다리마비 아동의 경우, 1~2세 사이에 지지를 위한 착석 시스템이 필요로 하게 되고, 첫 번째 착석 시스템을 위해 평가될 수 있다. 첫 번째 착석유지기구로는 유모차 내에 견고한 발판, 몸통 옆면 지지대, 몸통 앞면 지지대, 머리 받침이 포함된 뒤로 기울어지는 것이 가능한 유모차이다. 뒤로 기울어지는 것이 가능한 유모차는 머리를 지지해주고, 가슴이 앞쪽으로 떨어지는 것을 방지해 준다. 무릎 위에 설치되는 상판은 먹기, 소근육 운동, 학습 시 유용하게 사용된다. 학령기에 주로 사용하게 되는 두 번째 휠체어로는 첫 번째와 유사하지만 일반적인 휠체어에 가깝다. 전동 휠체어는 중증도의 무정위운동형 아동에게 같은 시기에 고려되어지지만, 모든 환경에서 안전하게 기능할 수 있도록 아동의 운전 조절 능력을 주의 깊게 평가하고 훈련해야 한다. 중증도 뇌성마비 아동의 경우 구강운동 조절도 나쁘기 때문에 구강 조이 스틱(Mouth joy-stick)이나 빨대를 불고 빨아들이는 장치(sip-and-puff)가 흔하지 않지만 사용되기도 한다. 많은 중증도의 경직형 팔다리마비 아동의 경우 청소년기가 될 때까지 골격 기형이 현저하게 발달되기 때문에 직접 모양을 제작한 착석 및 추가적인 충전재가 요구되어진다. 또한 척추옆굽음이 점차 악화되어 청소년기에 수술적 중재방법이 필요하기도 하다. 척추융합술 이후에 아동의 전체 등 길이가 1~4인치 늘어나기 때문이 휠체어의 등받이와 머리 받침대를 높이를 올리는 변경이 필요하다. 또한 척추 융합 부위의 위에서 아래까지 압박을 없애기 위해 등받이를 없애거나 착석 깊이를 조정하고, 바깥쪽 부분을 조정하는 등의 조치가 필요하다.[10]

부분적으로 이동 가능한 아동을 위한 착석유지기구 Seating for the marginal ambulator

보행기술에 제한이 있으며, 몸통 조절이 어느 정도 가능한 아동들의 경우 3세 경에 첫 번째 착석 및 이동 시스템을 갖게 된다. 팔의 근력이 강하고 인지 능력이 좋은 아동에게는 휠체어가 적당할 것이다. 운동 조절이 떨어지기 때문에 아동이 손으로 휠체어를 조정할 수 없다면, 가족이 아동의 기능적 활동을 만들기 쉽도록 전반적으로 의자의 높이를 높인 유모차가 도움이 될 것이다. 요즘에는 아주 어린 아동에게 전동 휠체어(Power mobility)를 제공하는 것이 인기 있다. 어린 나이에 전동 휠체어의 사용으로 얻게 되는 강점으로는 위험요소를 감소시키고, 자신감을 증진시키고, 학습 능력을 증가시키며, 시각 발달을 촉진하는 것이다. 최소한의 보행이 가능한 많은 어린 뇌성마비 아동들은 전동 휠체어의 조기 사용을 위한 '최고의 후보자' 로서 관심을 받지만, 이러한 주요한 결정을 하기 전에 여러 가지 요소들을 고려하여야 한다. 휠체어로의 이동, 모든 환경에서 안전성, 가정 셋팅, 비용 분석 등이 전동 휠체어를 선택할 때 고려되어져야 하는 여러 요소들이다. 행동 성숙, 인지 능력, 팔 조절 능력, 양육자의 준비 등 다 같이 전념할 수 있을 때인 후기 아동기에 속한 아동들의 경우 전동 휠체어는 적절한 선택사항이 될 것이다. 소아 전동 휠체어 선별 검사(PPWST: Pediatric Powered Wheelchair Screening Test)는 뇌성마비 아동이 전동 휠체어를 사용하는데 요구되는 인지 능력을 가지고 있는지를 결정하는데 있어 임상가에게 도움을 줄 수 있는 유용한 도구이다.[134] 이러한 유형의 대부분의 뇌성마비 아동들은 주동작하는 손으로 스틱을 잡고 휠체어를 조정하지만, 이보다 침범이 심한 아동들은 머리와 다리 스위치를 사용하여 조정할 수도 있다. 이러한 아동에게 필요한 착석 시스템은 매우 다양하며, 몸통과 허벅지 바깥쪽 지지대, 가슴 벨트, 무릎 위 상판, 머리 지지대 등이 포함된다. 아동이 선자세로 이동할 수 있다면, 고정형 다리받침대보다는 분리형(swing-away) 다리받침대가 유용할 것이다. 이러한 아동들은 깨어 있는 시간 대부분을 착석시스템에서 지내기 때문에, 지속적으로 자세 및 정렬을 평가하여 나쁜 자세로 발생될 수 있는 이차적 장해를 최소화할 수 있다.

집에서는 이동 가능하나 지역사회에서 제한이 있는 아동을 위한 착석유지기구 Seating for the Household and Limited-Community Ambulator

집에서는 이동 가능하지만 지역 사회에서 이동하기에 지구력이 떨어지는 경우에는 다른 형태의 장비가 요구되어진다. 이러한 아동들은 초등학교에 들어가지 전에 기능적인 보행이 어려우며, 가족들은 장기 여행시 일반적인 유모차를 사용하는데 만족한다. 학교에 들어가게 되면 대부부의 아동들은 휠체어를 사용하게 된다. 이러한 아동들에게 필요한 착석 시스템은 몸통 조절이 어느 정도 가능하기 때문에 최소한으로 즉, 딱딱한 착석 및 등받이와 착석 벨트만 필요로 한다. 대학교에 들어갈 준비를 하는 청소년기에는 지역사회에서 이동하는데 유용한 스쿠터를 고려하기도 한다.

기립보조기 Standers

성장한 영아 또는 아동이 독립적으로 설 수 없는 경우, 또는 적절한 정렬 자세로 서 있어야 되는 경우, 외부 지지를 위한 서기 시스템을 사용하여야 한다.[10] 서기와 보행을 시작하지 못한 뇌성마비 아동의 경우 2세에 서기 프로그램이 시작되어야 한다. 기립보조기의 장점으로는 체중지지에 대한 참을성을 향상시키고, 머리와 몸통 조절을 향상시키고, 골밀도를 증가시켜며, 엉덩관절 발달을 강화하여 하지 기형을 예방하고, 발바닥쪽굽힘근과 엉덩관절 굽힘근의 길이를 늘리고, 몸통과 다리의 수동적 관절가동범위를 유지시키고, 서기에 사용되는 다리 근육의 동시수축을 향상시키고, 호흡 효율성을 향상시키고, 위장 운동을 향상시키고, 순환을 향상시키고, 욕창을 감소시키고, 배변 기능을 향상시키고 사회적 상호작용을 향상시킨다. 기립보조기를 지지하는 대부분의 증거들은 간접적인 것들이 많다. 왜냐하면 기립보조기를 사용하면 부동 즉, 고정될 것이라는 부정적인 영향 때문이다.[135] 불행히도 위에서 제시한 기립보조기의 장점을 양적으로 측정한 연구들은 거의 없다.[10,135] Stuberg[135]는 다리의 굽힘 구축을 조절하기 위해서는 하루에 2번 또는 3번씩 45분간 기립보조기에 세우고, 뼈 성장을 촉진하기 위해서는 하루에 4번 또는 5번씩 1시간동안 세우기를 권장하였다. 많은 아동들이 기립보조기에서 하루에 몇 시간씩 안전하게 서 있을 수 있기 때문에, 이러한 빈도가 결코 최종 목표로 사용되는 것은 아니다.

기립보조기의 사용을 결정할 때, 아동에게 가장 적당한 기립보조기를 선택하기 전에 자세한 평가가 이루어져야 하며, 많은 요소들을 고려해야만 한다. 이전에 사용한 기립보조기에 관한 정보, 최근에 구입한 다른 장비들, 전반적인 기능 수준, 기립보조기의 기대되는 목표 등은 특수한 아이템을 선택하기 전에 수집해야 할 중요한 정보이다. 이러한 정보는 다른 방향에서 장비에 관한 대화로 달라질 수 있다. 예를 들어, 보행기와 기립보조기가 유익할 수 있는 아동의 경우, 두 개를 소유할 수 없다는 흔한 딜레마에 직면하게 된다. 일반적으로 제3자의 지급자가 이러한 두 가지 유형의 치료 장비 중 하나만 구입할 수 있다. 평가에서 보행 가능성이 보인다면, 기립보조기가 고려되어져야 한다. 평가 과정에서 다음 단계는 앉은 자세와 선 자세에서 머리/몸통 조절 및 자세, 관절가동범위의 제한 등에 주의하여 객관적인 평가를 해야 한다. 아동의 전체 키, 바닥에서 가슴까지의 높이, 바닥에서 팔꿉관절까지 높이, 다리 길이, 아래다리 길이, 몸통 너비, 엉덩관절 너비, 안쪽 솔기, 몸무게 등을 정밀하게 측정하여야 한다. 착석 시스템과 마찬가지로, 아동의 연령과 미래의 성장 가능성 또한 중요한 고려사항이다. 기립보조기의 각 유형의 많은 장단점 때문에 결정하기 전에 여러 가지 기립보조기를 시험해 보아야 할 것이다. 시험 시 아동의 자세와 정렬을 평가할 수 있는 이점 이외에도 양육자가 아동을 기립보조기에 세우고 빼내는 것이 쉽고 이동이 용이한지도 결정하는 데 중요하다. 이동 용이성은 기립보조기의 사용 준수에서 가장 중요한 요소이다. 최소한 15분 동안 각 기립보조기를 시험한 후에, 압박된 부위의 피부를 주의 깊게 살펴보아야 한다. 기립보조기에서 내려온 후 20분 이내에는 어떠한 홍반도 없어져야 한다. 기립보조기를 선택할 때 최상의 기능을 제공할 수 있는 보조장치를 주의 깊게 선택하여야 한다. 아동의 근력이 향상되면 보조장치를 제거하거나 조정할 수 있다.

현재 4가지 기본적인 기립보조기 유형이 통용되고 있다. 즉, 후방형 기립보조기(supine stander), 전방형 기립보조기(prone stander), 직립형 기립보조기(upright stander), 앉은 자세에서 서기형 기립보조기(sit-to-stand stander)이다. 이 장에서는 이러한 기립보조기 사이의 기본적인 차이점에 관해 상세히 설명하였다. 각각의 기립보조기의 적응증과 금기증에 관한 부가적인 자세한 설명은 표 5.4를 참고하라. 후방형 기립보조기는 아동을 바로 눕혀서 수평 또는 기울인 자세에서 시작한다. 바로 누운 자세에서 아동을 쉽게 단단히 묶을 수 있으며, 천천히 수직 자세로 변환시킨다. 기울임판(tilt table)은 후방형 기립보조기의 가장 기본적인 형태이지만 뇌성마비 아동을 위한 최선의 선택은 아니다. 뇌성마비 아동의 복잡한 요구도에 맞는 후방형 기립보조기의 보다 복잡한 모델이 요구되어진다. 몸통 및 엉덩관절 바깥쪽 지지대, 무릎 패드, 엉덩관절 모음/벌림 지지대, 머리 받침대와 같은 부품을 아동의 필요에 따라 주문할 수도 한다. 후방형 기립보조기는 리프트로 이동가능한 중등도에서 중증도의 폄 패턴을 가지고 머리 조절이 어려운 어린 아동을 위한 좋은 선택이다. 머리 조절이 어려운 아동이 후방형 기립보조기를 사용할 때 최적의 기울기 정도는 머리를 수직으로 유지가능하고 앞쪽으로 굽힘되어 떨어뜨리지 않을 정도이다. 아주 심각한 폄 패턴을 가진 아동의 경우, 신체 뒤쪽에 제공되는 접촉은 아동의 폄 패턴을 자극하기 때문에 이러한 유형의 기립보조기가 좋은 후보가 될 수 없기도 한다. 전방형 기립보조기는 앞쪽 지지를 제공하는 것으로, 후방형 기립보조기와 마찬가지로 이동시키기에 용이한 수평 자세에서 시작한다. 추가적 부품들은 후방형 기립보조기와 유사하나, 아동이 수직으로 자세를 유지할 때 머리 조절을 보조해주기 위해 턱받침이 추가된다. 전방형 기립보조기는 아동의 머리와 경부를 충분히 지지하지 못하기 때문에 머리조절이 떨어지는 아동에게는 권하지 않는다. 전통적으로 전방형 기립보조기를 사용할 때는 폄근 활동을 도모하여 머리 조절을 향상시키기 위해 앞으로 약간 굽힘된 자세(10~20°)를 취하게 한다. 완전한 수직 자세에서 최대한의 체중지지와 가장 세워진 상태에서의 기능이 일어나기 때문에 모든 아동에게 앞으로 기울어진 자세를 권장하지는 않는다. 머리와 몸통 조절이 어느 정도 가능하여 머리 조절의 지구력을 향상시키는 것이 목표인 아동의 경우에는 최적의 체중지지뿐 아니라 올바른 목뼈 및 몸통 정렬을 성취하기 위해서 후방형보다는 전방형 기립보조기에서 완전히 수직 위치로 세우는 것이 더 나은 선택이다. 단순 직립 기립보조기 또는 파라포디아는 아동의 선 자세 그대로를 유지해주는 장치이다. 이 기립보조기는 골반 위를 지지해줄 수 없기 때문에 머리 및 몸통 조절 능력이 요구되어진다. 머리 및 몸통 조절이 좋은 대부분의 뇌성마비 아동들은 보행 가능하기 때문에 이러한 유형의 기립보조기는 흔히 권장하지 않는다. 보다 지지력이 있는 직립 기립보조기가 상업적으로 가능하며, 몇몇 뇌성마비 아동 즉, 외부지지가 없어도 머리 조절은 좋고, 몸통 조절은 어느 정도 가능하나 다리 정렬이 나쁜 아동에게는 경제적으로 좋은 선택이 될 것이다. 지난 10여 년간 앉은 자세에서 서기형(sit-to-stand) 기립보조기는 뇌성마비 아동에게 대중화된 모델이었다. 이 기립보조기의 다재다능성 때문에 보행이 불가능한 또는 장소에 따라 보행 가능한 뇌성마비 아동 모두에게 도움이 된다. 아동들은 선 자세의 축 또는 앉은 자세의 축 이동을 통해 이 기립보조기에서 항상 이동되어진다. 앉은 자세에서 무릎과 몸통이 적절하게 지지될 때, 아동은 수동 유압 펌프 또는 전동 리프트 기전을 사용하여 천천히 선자세로 자세 변경할 수 있다. 이 기립보조기는 몸집이 큰 아동이나 청소년, 경도의 엉덩관절 및 무릎관절 구축으로 완전히 똑바로 설 수 없는 아동을 위한 최상의 선택이다. 이 기립보조기는 선 자세를

표 5.4 기립보조기의 선택 지침(뇌성마비 아동을 위한 기립보조기의 선택)

유형	적응증	금기증
후방형 기립보조기(Supine) 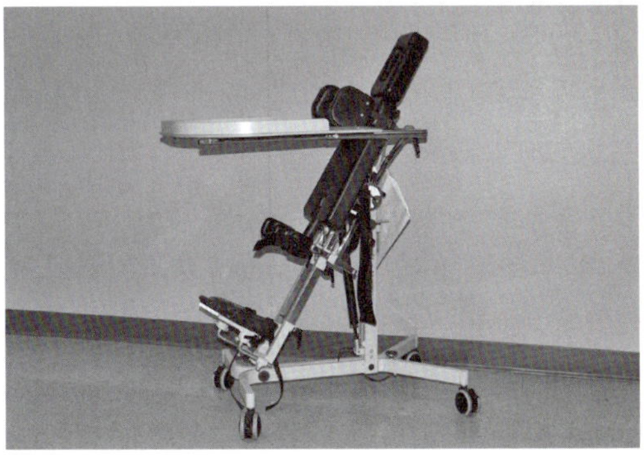	2세–성인 머리지지대 또는 기울어진 자세가 필요한 머리/몸통 조절이 떨어지는 경우 굽힘근 긴장도 기관절제술 완전하게 직립한 자세를 유지할 수 없는 경우	강한 폄근 긴장도 머리와 체간 조절이 좋은 경우 심각한 무릎관절과 엉덩관절 굽힘 구축 신체가 커서 양육자가 이동시키기 어려운 경우
전방형 기립보조기(Prone) 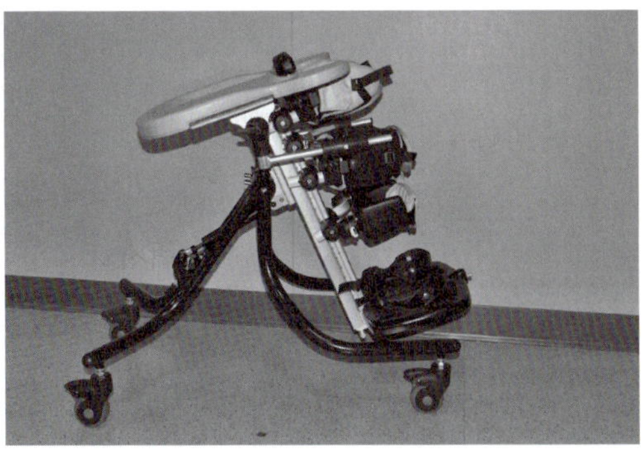	어린 아동(종종 초기 학령기 나이) 머리 조절이 중간 또는 좋은 경우 체간 조절이 중간 정도인 경우 선 자세에서 팔 사용이 목표인 경우 선 자세에서 교실 활동에 참여하는 것이 목표인 경우 상지조절이 좋은 아동에게 가동성을 허용해주는 역동적인 선택사항	강한 폄근 긴장도 수직 자세에서 머리와 몸통을 펴기 위해 주로 폄근 긴장도를 이용하는 경우 머리 조절이 어려우며, 목뼈 폄의 위상성 활성화만 가능한 경우 신체가 커서 양육자가 이동시키기 어려운 경우
직립 기립보조기(Upright) 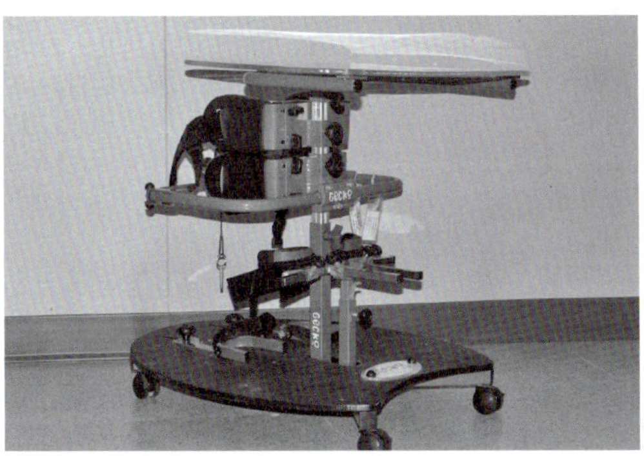	어리고 무게가 가벼운 아동 오랜 시간동안 완전히 직립한 자세를 유지할 수 있는 경우 머리 조절 및 지구력이 좋은 경우 경제적인 요건이 중요한 경우	머리 조절이 어려운 경우 과도한 굽힘근 또는 폄근 긴장도 엉덩관절과 무릎관절 굽힘 구축 신체가 큰 아동
앉은 자세에서 서기형 기립보조기(Sit-to-stand) 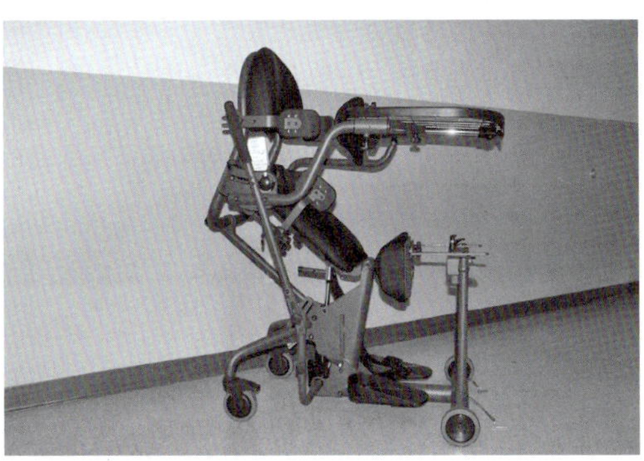	학령기 아동 또는 청소년기 머리 조절은 좋고 체간 조절은 중간 정도인 경우 경도의 엉덩관절/무릎관절 굽힘 구축 독립적으로 자세 이동이 가능한 인지 및 신체 능력을 가진 아동	머리 조절이 어려운 경우 앉은 자세에서 선 자세로 이동이 어려운 경우

유지시키는 이점 이외에도 엉덩관절 굽힘근, 넙다리뒤근, 뒤쪽 무릎관절낭을 신장시키기 위해 낮은 부하로 시간을 연장할 수도 있다. 몇몇 아동들은 이 기립보조기에서 선 자세와 앉은 자세를 번갈아 변경하기 때문에 오랜 시간 머무르기도 한다. 이러한 장점에도 불구하고, 선 자세와 앉은 자세 모두에서 최적을 자세를 제공하고 조정하는데 어려움이 있다. 그러므로 양육자 또는 학교 보조 선생님은 각 자세로 변경 후에 적절한 조정을 위한 훈련을 받아야 한다.

보행 보조기구들 Ambulation Aids

많은 보행 보조기구들은 기능적으로, 에너지 효율적으로, 그리고 거추장스러움이 최소화되도록 보행을 만드는데 이용될 수 있다. 아동에게 필요한 최선의 보행 보조기구를 결정하기 전에 수직 위치에서 아동의 기능적 능력에 관한 평가가 이루어져야한다. 또한 아동의 일상, 하루 동안 요구되는 자세 전환, 이동 거리에 관한 사항들을 아동의 팀들과 의사소통하는 것이 중요하다. Rose[136] 등은 연구에서 뇌성마비아와 뇌성마비가 아닌 아동들의 다양한 걷는 속도에 따라 심장박동수와 산소섭취 사이에 비례적인 관계가 있다는 것을 밝혔다. 이 연구에서는 심박수를 아동의 체력과 에너지 소비 측정에 이용할 수 있다고 제안하였다.[136] 이것은 아동이 어떤 보조기구를 사용해야 할지 판단하는데 도움이 되는 좋은 방법이다.

보행기 Gait Trainers

보행기는 독립적으로 또는 지지를 받아 발걸음 떼기가 가능하지만 안전하게 보행하기에는 균형과 운동조절이 떨어지는 아동들의 보행 기술을 향상시키기 위해 개발되어졌다. 물리치료사들 사이에 보행기를 사용하는데 대한 논란의 여지가 있다. 보행 훈련기기 사용을 지지하는 사람들은 보행 연습으로 보행 시 사용되는 근육의 근력을 강화할 수 있으며, 워커와 같은 덜 제한적인 이동 장비로 진전될 것이라고 주장하였다. 기립보조기와 같이 보행기는 뼈밀도, 위장 기능, 호흡 효율성, 또래와의 관계형성의 향상을 도모할 수 있다. 반면 반대측 사람들은 보행기로 보행을 시도하는 아동들은 자세가 좋지 않으며, 보행에 역효과가 생긴다고 주장한다. 또한 많은 아동들이 보행기 내에서 앉아서 다리로의 체중 지지 없이 몸통의 굽힘과 폄을 사용하여 보행기를 앞뒤로 움직이려고 할 것이라고 하였다. 현재 보행기 사용에 관한 지지 또는 반대에 직접적인 증거는 없다.

보행기의 형태는 모델에 따라 매우 다양하다. 단단한 착석 또는 슬링 착석이 장착된 4바퀴로 구성된 보행기는 선 자세를 유지할 수 없거나 보행시 균형이 떨어지는 아동을 지지하는데 적합한 모델이다. Rifton 보장구 회사에서 만든 Rifton Pacer와 같은 몇몇 보행기에는 몸통 및 다리 정렬을 향상시키기 위하여 몸통 지지대, 팔꿈치 받침대, 엉덩관절 가이드, 그리고 과도한 벌림을 제한하는 발목 스트랩과 같은 많은 부속품들이 포함되어 있다(그림 5.3). 또 다른 보행기는 부분적 체중지지 보행시스템과 유사하게 배터리 전동, 공기압 전동, 스프링을 사용하여 보행 시 아동의 체중을 부분적으로 지지해 준다(그림 5.4). 일반적으로 이러한 장비들은 보행 시 다리 정렬을 맞추기 위한 부속품이 많지 않으므로, 모음근 과긴장이 심하여 가위 보행

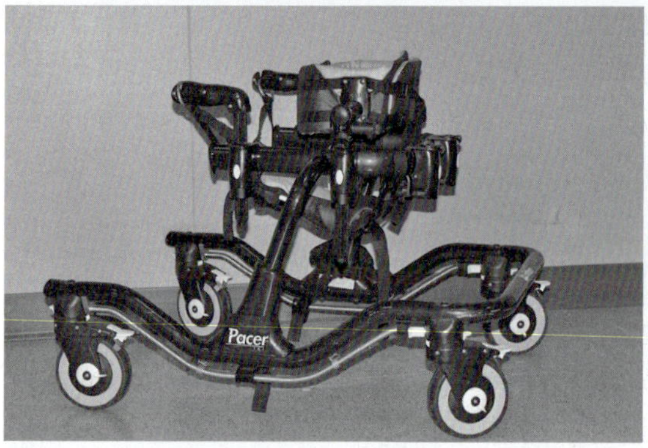

그림 5.3 Rifton Pacer

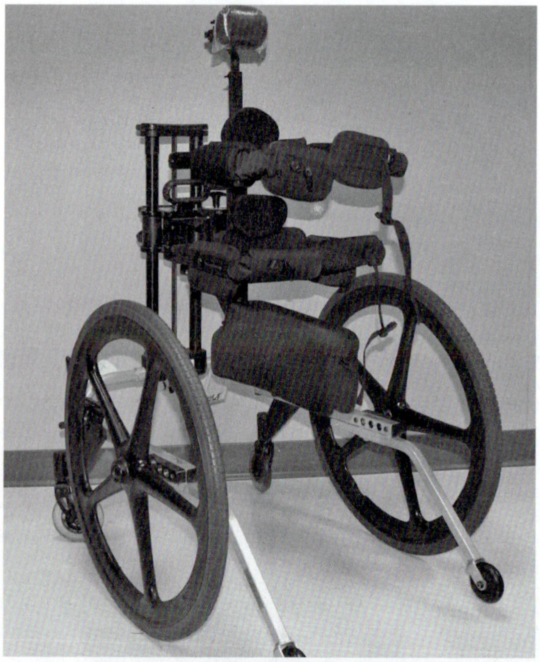

그림 5.4 Up and Go gait trainer

(Scissoring)과 같이 보조기로 쉽게 교정될 수 없는 정렬을 가진 아동에게는 좋지 못한 선택이 될 것이다.

워커 Walkers

전통적으로 뇌성마비 아동에서 성인까지 흔히 전방 워커가 사용되고 있다. 후방 워커는 전방 워커를 사용하는 아동에게 발생될 수 있는 많은 자세적 문제점들을 다루기 위해 개발되었으며, 현재에는 대부분의 뇌성마비아동을 위한 워커 선택 시 고려되어지고 있다. 후방 워커를 사용할 때 위팔뼈를 펴기 때문에 어깨는 좀 더 내려가고, 어깨뼈는 좀 더 모음되는 경향을 보여서, 가슴우리가 더 많이 펴지기 때문에 똑바로 선 자세를 유지하는데 용이하고, 좀 더 에너지 효율적인 것으로 나타났다.[137,138] 후방 워커에 바퀴는 두 개 또는 네 개가 있다. Logan[137]과 동료들은 바퀴가 두 개 달린 후방 워커는 전방 워커에 비하여 보폭을 41%를 증가시키고, 동시적 다리 지지를 39% 감소시킨다는 것을 발견하였다. 그러나 Levangie[138]와 동료들은 네 바퀴의 후방 워커, 두 바퀴의 후방 워커, 그리고 전방 워커를 비교한 Levangie와 동료들의 연구에서는 네 바퀴 달린 후방 워커가 가장 효율적이었으며 아동의 속도, 오른쪽 및 왼쪽 보폭, 그리고 왼쪽 걸음거리가 가장 많이 증가하였다고 보고하였다. 두 바퀴의 후방 워커와 전방 워커의 결과는 비슷하였다고 하였다.[138] 이 논문의 결과가 중요할지라도 각 아동의 보행 능력과 손상 정도는 다르기 때문에 아동에 따라 선택되어야 한다. 가장 에너지 효율적인 보행 패턴을 제공하기 위해 안정성과 안전성이 있는 워커를 결정하기 위해서는 워커의 다양한 형태를 평가해야 한다. 후방 워커에는 아래팔 지지대, 후진 방지 바퀴, 회전 바퀴, 엉덩관절 가이드, 플립다운(flip-down) 좌석과 같은 여러 가지 부속품을 선택할 수 있다. 아래팔 지지대는 손, 위팔세갈래근, 몸통, 어깨뼈를 내리는 근육의 근력이 약하여 아래팔지지 없이 바로 세운 자세를 유지할 수 없는 팔다리마비형 뇌성마비 아동에게 흔히 사용한다. 후진 방지 바퀴는 동적인 균형 조절 및 몸통 조절이 제한되어 후방으로 균형을 잃었을 때 워커가 뒤쪽으로 구르는 것을 막을 수 없는 아동들 중 후방 워커를 사용하기 시작하는 아동들에게 사용되어진다. 회전 바퀴는 전방 보행이 익숙하고, 회전 속도 및 자유도가 증가되길 원하는 아동에게 고려되어진다. 엉덩관절 가이드는 엉덩관절 벌림근의 근력이 불충분하여, 워커 보행 시 골반을 정중위로 유지를 할 수 없는 경우에 고려되어진다. 예로, 골반이 한쪽으로 틀어진 아동은 워커 보행 시에도 보행 방향이 한쪽으로 틀어지기 때문에 이러한 엉덩관절 가이드가 유익하다. 플립다운(flip-down) 좌석은 집안 내에서의 거리 정도는 가능하나 장거리 보행시 휴식할 필요가 있는 아동에게 적당하다. 이 좌석을 보다 기능적이게 사용하기 위해서는, 아동의 한손으로 워커를 잡고, 몸통을 돌리고 다른 한 손으로 좌석 아래를 당길 때 잠시 균형을 잡을 수 있어야 한다. 전반적인 기능을 향상시키기 위해 이러한 부속품을 변경할지를 결정하기 위해서 아동 보행 능력에 대한 지속적인 재평가는 중요하며, 전체 아동기 동안에 시행되어져야 할 것이다.

목발과 지팡이 Crutches and Canes

양쪽마비형 뇌성마비로 진단받은 어린 아동은 다리로 체중지지하는 것이 어려워 보상 작용으로 팔의 근력을 이용하는 경향이 있다. 이 아동에게 후방 워커로 보행을 가르칠 때, 이들은 자신의 팔에 의지하여 체중을 많이 지지하려고 하며, 디딤기에 발가락이 먼저 바닥에 닿거나 발을 바닥에 끌면서 이동하는 보행패턴을 보인다. 비록 후방 워커의 사용으로 아동의 기능적 이동이 가능할 지라도, 보행 역학적으로 볼 때, 보행에 필요한 몸통 조절, 균형, 하지 근력을 증진시키는 이상적인 방법은 아니다. 이러한 아동을 위해서 아래팔 목발은 다리로의 체중지지 보다는 오히려 균형을 향상시키기 때문에 보행 보조도구로써 더 나은 선택이 될 것이다. 초기에는 목발이나 지팡이를 사용하여 앞으로 움직이는 동안 아동은 다리로 체중지지하는 것을 배울 때 보조가 필요할 것이다. 사점 보행(Four point gait)은 항상 세 개의 지지점이 바닥에 접촉되므로 최대의 안정성을 가르쳐 줄 수 있다. 아동의 협응 능력과 근력이 향상됨에 따라 이점 보행 패턴이나 삼점 보행 패턴을 권장할 수 있다. 전형적으로 경직성 양쪽마비아의 학령기 초반에 워커에서 아래팔 목발로 변경이 이루어지지만, 장거리 보행이 요구되는 나이가 많은 경직성 양쪽마비 아동은 후방 워커를 사용하기도 한다. 목발은 워커에 비해 지역사회에 있는 구조적 장애물에 넘어 보행하는데 용이하기 때문에 좀 더 손상이 심한 아동에게도 단거리 이동시 사용되기도 한다. 학령기 중반에 독립적 보행이 가능한 정도의 양쪽마비, 중등도의 반신마비 아동은 청소년기에 보행 지구력을 증가시키고 넘어짐을 최소화하기 위해서 한 개 또는 두 개의 아래팔 목발을 사용하게 될 것이다. 반면 겨드랑이(액와) 목발의 경우 뇌성마비 아동의 팔 조절 능력이 떨어져 올바르게 사용할 수 없기 때문에 뇌성마비 아동에게 권장되지 않는다. 즉, 뇌성마비 아동들은 전형적으로 엉덩관절 앞쪽에 목발을 두고 겨드랑이 아래 패드에 기대어 자신의 체중 대부분을 지지하는 경향이 있기 때문이다. 나이가 많은 경도의 양쪽마비 아동의 경우 팔의 근력이 정상에 가까우므로 지역사회에서의 보행을 위해 장기간 사용될 최상의 보조 장비로 한 개의 포인트가 있는 지팡이를 선택할 수 있다.

경직 치료를 위한 신경학적 중재방법
Neurologic interventions to treat spasticity

경직 치료를 통해 아동의 기능, 편안함, 돌봄 등에 어떠한 영향을 미치는지 결정하기 위해서 포괄적인 평가가 요구되어진다. 더구나, 경직 치료는 통증, 아탈구, 구축과 같은 이차적인 문제를 예방할 수 있다. 일부 아동들은 자신의 경직을 조절하여 서기, 이동, 발걸음 떼기 등을 보조하기 위해 경직을 이용하는 방법을 배운다는 것을 기억해야 한다. 이러한 아동들과 치료를 통해 아동의 삶이 향상되거나 돌보는 것이 쉬워지지 않는 경우라면, 경직 치료는 고려되어져서는 안된다. 이와는 달리, 물리치료, 적절한 보조기 사용, 순차적 석고 고정 등과 경직 치료가 병행된다면, 아동의 전반적 기능에 매우 긍정적인 효과가 나타날 수 있다.[88] 경직 치료의 긍정적인 효과는 적절한 근력강화, 신장운동, 기능적 운동의 이점을 대신할 수는 없다.

신경약물치료 Neuromedical Interventions

근육이완제 *Oral Medications*

일반적으로 경도 또는 광범위한 경직형 아동에게 약물이 사용되어져 왔다. 이러한 약물은 진정 작용과 같은 부작용이 있으며, 수주일 내에 효과가 떨어지기도 한다.[10] 그러나, Tilton[88]은 이러한 진정 효과는 수주일 지나서 향상될 것이라고 보고하였다. 흔히 사용되는 근이완 약물에는 diazepam과 baclofen이 있다. 이러한 약물은 뇌와 척수에 GABA의 유입을 막으므로 근육 연축(muscle spasm)을 떨어뜨린다. 이 두 약물 모두 진정 효과가 커서, 아동의 인지 기능을 악화시킬 수도 있다. 이와는 달리, 밤에 복용한 diazepam은 낮 동안에 졸림 없이 밤 동안에 근육 연축을 감소시켜 수면을 도와줄 수 있다.[139] tizanidine과 dantrolene sodium은 뇌성마비 아동의 경직을 감소시킬 수 있으나, 여러 가지 부정적인 부작용으로 흔히 사용되지는 않는다. 아동에게 이러한 약물의 기능적 효과에 대한 연구는 거의 없으며, 적절한 용량, 안정성, 그리고 부작용에 대해서도 얼마 알려져 있지 않다.

신경근육 차단 *Neuromuscular Blocks*

신경근육 차단은 화학성분을 말초 신경 또는 근육 내에 주사하여 신경-근육 전달을 막는 것이다.[88] 페놀과 에틸 알콜은 1970년대 뇌성마비 아동에게 경직 치료를 위해 주로 사용되었다. 이러한 화학성분은 말초 신경에 주입되어 일시적 축삭 변성을 일으키며, 수개월에서 수년이 지나서 신경분포의 재배치가 일어난다.[88] 페놀[141,142]과 알콜[140] 주사요법으로 경직이 감소하였다는 연구들은 많지만, 주사요법 후에 통증과 이상감각이 발생하여 최근에는 보툴리눔 독소 신경근 차단이 좀 더 많이 사용되고 있다.[143]

보툴리눔 독소는 식중독과 파상풍을 일으키는 혐기성 박테리아인 *Clostridium botulinum*에 의해 만들어진 신경독소이다.[10,88] 보툴리눔 독소는 신경근 접합부에서 시냅스 단백질과 결합하여 그 결과 접합부에서 아세틸콜린 방출을 차단하여 일시적 근육 마비를 일으킨다.[10] 이 결합은 회복 불가능하여, 말초 신경에서는 새로운 신경근육 접합 형태로 새로운 섬유가 자라나게 된다.[144,145] 이러한 과정은 약 3~4개월 소요된다.[10] 1993년 이후부터 보툴리눔 독소 A형 주사가 뇌성마비아의 경직을 치료하는데 사용되어져 왔다. 신경근육 접합부의 신경 축삭 분포가 다시 재정립되는데 보통 3~4개월 걸리기 때문에 첫 번째 주사의 효과를 유지하기 위해 여러 번 주사하는 것이 필요하다. 중화하는 항체가 생겨나는 위험을 감소시키기 위하여 최소한 12주 간격을 두고 주사하여야 한다.[146] 에틸 알콜과 페놀과의 비교하면, 보톡스는 임상적 합병증이 적고, 사용이 간편하며, 통증이 적고, 진정제를 투여하지 않고도 시행할 수 있으며, 근육으로 쉽게 퍼져나간다는 장점이 있지만, 단기간 지속되는 효과에 비하여 고비용이 든다.[143] Kinnett는 실제로 보툴리눔 독소 A를 주사한 뇌성마비아를 대상으로 한 논문들을 분석하여 독소의 용량과 주사방법이 다양하다는 점을 문헌에서 고찰하였는데, 과거 십여년 동안 특별한 전신적인 부작용 없이 보툴리눔 독소 A의 전체 양이 증가되었

다고 보고하였다.[147]

보툴리눔 독소 A로 아동을 치료하는 임상적 목표에는 기능의 향상, 근골격계 합병증의 예방 또는 치료, 편안함의 증가, 돌보는 것이 쉬워지고, 모습이 보기에 좋아져야 하는 것을 포함한다.[146] 보툴리눔 독소 A 사용의 이점에는 정형외과적인 수술이 연기되고, 보행의 패턴이 좋아지고, 독립적인 보행이 성취되고, 서고, 걸을 때 기능적 수행이 향상되고, 경직성이 감소하는 것이 있다.[143,146,148] 이러한 주사요법은 치료프로그램 즉, 신장운동, 드레싱, 그리고 기능적 운동과 병행하여 궁극적으로 아동의 기능적 향상이 최대 수준이 되도록 도와주는데 있다.[144-146,149] 뇌성마비아의 보행시 보톡스 주사의 효과를 검증한 최근 계통학적 연구에서는 물리치료만 적용한 것보다는 보톡스와 병행했을 때 효과적이라는 것을 입증하고 있다.[150]

O'Neil 등은 보툴리눔 독소 A 주사를 맞은 아동들에게 물리치료 서비스를 제공한 연구를 한 결과 기능적 기술과 장해 수준에서 변화가 있다는 것을 발견하였다. 그러나 주사요법이 실제로 물리치료의 부가적인 방법임에도 불구하고 주사요법이 주 치료로 흔히 받아들여지고 있는 점을 지적하였다. 또한 주사요법은 치료사가 장해를 해결하고 기능을 향상시킬 수 있도록 도와주어 목표와 성과를 좀 더 쉽게 성취할 수 있게 한다고 하였다. O'Neil[149] 등은 물리치료 목표를 성취하고 성과를 향상시키는데 유용한 전략들을 규명하였다. Fragala 등은 보톡스 후에 아동의 성취정도를 GMFCS에 따른 기능 단계를 토대로 연구하였는데, 더 높은 기능수준(1과 2 수준)이었던 아동에서 또, 여러 그룹 근육보다는 한 그룹 근육에 주사했던 아동들에서 능력의 향상이 보였으며 치료만족도도 더 높았다고 하였다.[145]

또 다른 치료 방법은 보툴리눔 독소 A 주사요법과 주사 맞은 팔다리에 연속적 기브스를 병행하는 것이다. 이러한 병행으로 구축 및 뼈의 변형을 예방할 수도 있고, 가능한 정형외과적인 수술 요구도를 감소시키고, 수술시기를 늦출 수 있다. 이러한 병행 치료는 기브스만 하는 것보다는 단시간에 관절가동범위의 목표치를 달성할 수 있으며, 장딴지 근육의 늘림술 후 때때로 발생하는 보행의 퇴행을 예방하기도 한다. 이러한 치료법의 사용에 대한 장점을 설명한 여러 연구들이 있는 반면,[148,151-156] 다른 연구에서는 기브스나 보톡스 단독 치료보다 병행 치료가 더 좋다는 것을 지지하는 않는다.[157,158]

몇몇 의학센터에서는 한 번의 마취 상태에서 좀 더 많은 근육들에 주사하기 위하여 페놀과 보툴리눔 톡신 A를 병행하기도 한다. Gooch와 Patton은 후향적인 연구를 통하여 두 가지를 병행하여 평균적으로 14곳의 근육에 주사한 결과, 단기간 동안 근 긴장도를 감소시켰다고 하였다. 그러나 추후 연구에서는 페놀과 보툴리눔 독소 A를 주사하는 부위와 최적 용량에 관한 연구가 더 필요하다고 결론지었다.[159]

신경외과적 치료 Neurosurgical Interventions

선택적 뒤신경뿌리절단술 Selective Dorsal Rhizotomy

선택적 뒤신경신경뿌리절단술(SPR: selective posterior rhizotomy)이라고도 알려져 있는 선택적 뒤신경뿌리절단술(SDR: selective dorsal rhizotomy)은 더 이상 뇌성마비아의 치료접근으로 새로운 것은 아니지만 뇌성마비아의 경직을 줄일 목적으로 하는 시술로 잘 이해되고 있지 않다.[98,160-163] 수술 후 좋은 결과를 얻으려면 환자 선택이 아주 중요한데 두 형태의 환자가 적절한 후보군이다. 첫 번째 그룹은 경직에 의한 기능적 제한을 가지고 있지만, 본래의 자발적인 근력이 충분히 있어서 자신의 기능적인 능력들을 향상시키고 유지할 수 있 환자들이다. 두 번째 그룹은 경직으로 인하여 앉고, 목욕하고, 자세를 잡고, 배변 관리, 교실에서의 활동에 제한이 있는 비보행자 환자군이다.[162,163] 수술은 전형적으로 L2~S2[160,162] 또는 L2~S1[163]에 부위에 시행되고, 선택한 수만큼 뒤신경뿌리를 잘라낸다. 선택된 신경들은 경직에 가장 많이 영향을 주며 비정상적인 움직임 패턴을 야기한다고 생각되는 것들이다.

경막내 배클로펜 펌프 Intrathecal baclofen pump

약물 복용 이외에 뇌성마비아의 경직을 관리하는 또 다른 방법은 경막내에 배클로펜 펌프를 삽입하는 것이다. 상부 가슴우리에 삽입한 카테터는 펌프에서 배 안쪽까지 바클로펜을 전달한다.[164] 많은 연구들에서 뇌성마비 아동의 경직을 감소시키는데 경막내 배클로펜의 사용이 효과적이라고 하였다.[165-167] 전통적으로 경막내 배클로펜은 통증 감소/편안함 증가, 기형 또는 기능 악화 방지, 보다 쉽게 돌볼 수 있는 것이 최우선 목표인 중등도의 중증(moderately severe) 경직형 뇌성마비 아동들에게 주로 사용된다.[10,168] 2011년에 발표된 보행이 가능하지 않은 뇌성마비 아동을 대상으로 경막내 배클로펜을 연구한 결과에서는 수술 후 18개월 동안 경막내 배클로펜의 사용으로 긴장도와 근육 연축이 감소하고 편안함과 돌보는 것이 향상되었으나, 사회에서의 참여와 기능에는 큰 영향이 없었다고 하였다.[169] 경도 또는 중등도의 기능적 제한이 있는 환자들은 경막내 배클로펜 펌프 시술의 대상이 아니다. 몇몇 최근 연구에서는 중증보다 약하게 침범된 뇌성마비 아동에게 경막내 배클로펜을 적용 후에 보행의 상태[173-177]와 질적인 면에서 향상[170-172]되었다고 설명하였다. 다른 한편에서는 보행이 불가능한 아동에게 경막내 배클로펜 펌프 삽입한 결과로 보행을 하게 될 수는 없다고 하였다.[169,178] 이것이 절대적인 원칙이라고 판명되지는 않았지만, 수술 후에 보행 기술을 새롭게 습득하지 못할 수 있다는 것을 수술 전에 양육자와 현실적인 목표에 관해 논의될 필요성이 있다. 보행 기술 획득의 가능성을 다룬 다른 연구에서는 경도, 중등도, 중증도의 경직형 뇌성마비와 이상긴장형 뇌성마비 아동을 대상으로 GMFM을 측정할 결과 전반적인 기능의 향상이 보였다고 하였다.[179,180] 또 다른 두 연구[173,176]에서는 약 12%에 해당하는 아동들은 경막내 배클로펜 펌프 삽입 후에 보행 및 이동 능력이 악화되었다고 보고하였다. 이것은 과긴장이나 경직을 이용하여 기능적으로 움직였던 능력이 감소한 결과라고 하였다.[173,176]

물리치료는 경막내 배클로펜 펌프 삽입 전후에 여러 방면에서 중요한 역할을 한다. 물리치료사는 환자에게 배클로펜 펌프가 적당한지 규명하는데 도움을 주며, 경직이 기능을 저해하는지 아니면 기능을 위해 사용하는지를 구별하기 위한 평가 과정을 보조해주며, 수술 이전에 현실적인 목표를 설정하는 것을 보조해준다. 펌프 삽입 후에 물리치료사는 팔다리와 몸통의 긴장도를 평가하여 용량을 결정하는 것을 도와주며, 병원에 입원하고 있는 동안 가족과 환자를 도와서 수술 전과는 다르게 움직여지는 것을 느끼는 신체에 익숙해지도록 도와줄 수 있다. 또한 착석을 수정하기 위해 평가를 하고, 새로운 장비의 요구도를 평가하고, 재활 서비스 요구도를 결정하고, 피부가 온전한지 살펴보고 수술 후 조치에 대해 양육자를 교육하는 등에서 중요한 역할을 한다.[168] 심각한 두통의 발생을 감소시키고 이차적으로 뇌척수액이 새는 것을 감소시키기 위한 수술 후 조치로는 의사들에 따라 다양하지만, 엉덩관절 굽힘을 90° 이상 넘지 말아야 하고, 강하게 몸통을 돌리지 말고, 적어도 수술 후 48시간 이상 바로 누워 있어야 하는 것을 포함한다. 돌보는 것이 용이해지고, 통증을 감소시키는 것이 기대되는 목표인 아동들은 물리치료의 빈도를 증가시키는 것이 필요로 하지 않을 것이다. 그러나 기능적인 변화를 목표로 하는 아동들은 수술 후 약 1개월쯤에 물리치료를 시작하는 것이 좋다.[168]

정형외과적 중재방법
Orthopedic interventions

정형외과적 관리의 목표는 각 아동들이 간단하고 효과적인 치료가 시작되어질 수 있도록 조기발견을 통하여 기형을 예방하고 최상의 기능적 능력에 도달하는 것을 도와주는 것이다. 물리치료는 정형외과적 수술에 대한 요구도를 최소화하도록 도와 줄 수 있으며, 수술이 요구되는 아동의 수를 감소시킨다. 외과적 수술의 목적은 기능을 향상시키고, 불편함을 줄이고 장애가 될 수 있는 구조적인 변화를 예방하는 것이다.[181]

비정상적인 발달의 이해와 동작에서의 보상적 움직임에 대해 이해하는 것은 수술이 아동의 장래 기능에 어떻게 영향을 미치는가를 판단하는데 필수적이다.

뇌성마비 아동은 다관절에서 정형외과적 장해가 있기 때문에 이러한 문제 중 하나만 치료하는 것은 주변관절에서 부정적인 결과를 초래하게 된다. 그러므로 전반적 기능

표 5.5 정형외과 수술 용어

용어	정의
힘줄이완술/절단술	힘줄을 완전히 자름
힘줄늘림술	종종 Z자 성형으로 힘줄의 근막을 늘림
피부늘림술 (Precutaneous lengthening)	부위 개봉 없이 힘줄에 작은 자름으로 힘줄을 늘림
뒤물림술	근막늘림술에 사용되는 또다른 용어; 주로 장딴지근 늘림술과 전체 아킬레스 힘줄늘림술의 차이를 설명
뼈자름술	뼈의 지남력을 변화시키기 위한 목표로 뼈를 수술적으로 자름
선반 절차(Shelf procedure)	엉덩관절의 탈구를 감소시키기 위해 절구의 위 선반을 만들기 위한 골반 뼈자름술과 관련
힘줄전이술	힘줄의 한쪽 끝을 잘라 다른 근육에 붙이는 것
관절유합술	최소한 2개의 뼈의 융합

표 5.6 뇌성마비 아동을 위한 일반적 정형외과 수술

수술 과정	적응증	합병증	수술후 관리
후방척수융합술	신경근 척추옆굽음증	췌장염 상처 감염	통나무 구르기만 가능 엉덩관절 굽힘 90° 이상 금지 강제적 몸통 돌림 금지
모음근 늘림술	엉덩관절 아탈구 모음근 구축 가위 보행 살 위생관리가 어려움	구축 재발 종속 영양 석회화 (heterotropic ossification) 과늘림(흔치 않음)	주의사항 없음 WBAT
골반 뼈자름술	엉덩관절 아탈구/탈구	내부 감염 반복된 탈구 고정의 상실	엉덩관절 굽힘 90° 이상 금지 강제적 몸통 돌림 금지 정중위를 넘어가는 모음 금지 WBAT
넙다리의 안굽이 감소를 위한 뼈자름술	넙다리앞경사의 증가 엉덩관절 아탈구/탈구	상처 감염 넙다리뼈 골절	엉덩관절 굽힘 90° 이상 금지 강제적 몸통 돌림 금지 WBAT
엉덩허리근 이완술/힘줄절단술	보행불가능한 아동에서 엉덩관절 굽힘 구축	구축 재발 과늘림	WBAT 주의사항 없음
허리근 늘림술	보행가능한 아동에서 엉덩관절 굽힘 구축	구축 재발 과늘림	주의사항 없음 WBAT
넙다리뒤근 늘림술	넙다리뒤근 구축 경도의 무릎 굽힘 구축	구축 재발 과늘림	하루에 8~12시간 무릎관절 고정기 착용
후방 무릎 관절낭 절개술	중등도의 무릎 굽힘 구축	구축 재발 과늘림	엎드린 자세에서 무릎 굽힘 90°이상 금지
넙다리곧은근 전이술	경직된 무릎 보행	넙다리네갈래근의 일부 섬유부분 재접착(흔치 않음)	6~8주간 짧은 다리 기브스 WBAT
정강이뼈자름술	안쪽 또는 바깥쪽 정강이뼈 비틀림	발목관절의 안굽이 또는 밖굽이 구획증후군	4~6주간 짧은 다리 기브스 WBAT
아킬레스힘줄늘림술	꿈치들린휜발 변형 가쪽들린휜발	구축 재발 과늘림	4~6주간 짧은 다리 기브스 WBAT
장딴지근 뒤물림술	가자미근 구축을 동반하지 않은 장딴지근 구축	구축 재발 과늘림	4~6주간 짧은 다리 기브스 WBAT
목말밑관절융합술	중증도의 가쪽들린휜발	유합 불량 발목관절 밖굽이	12주간 짧은 다리 기브스 WBAT
트리플 관절유합술	통증이 동반된 중증도의 가쪽들린휜발	유합 불량 발목관절 밖굽이	12주간 짧은 다리 기브스 WBAT
바깥쪽 기둥 늘림술	가쪽들린휜발	가쪽들린휜발의 재발	12주간 짧은 다리 기브스 WBAT
뒤정강근 전이술	보행의 디딤기 또는 흔듦기 전체적으로 앞정강근이 활성화된 안쪽들린휜발	안쪽들린휜발의 과교정 또는 교정부족	수술 후 4주간 기브스 WBAT
앞정강근 힘줄 갈림 전이술	보행의 디딤기 전체적으로 뒤정강근이 활성화된 안쪽들린휜발	안쪽들린휜발의 과교정 또는 교정부족	수술 후 4주간 기브스 WBAT

향상을 목표로 다관절에서 외과적 수술을 시행하기 위해서 정형외과 의사들은 많은 연습이 요구되어진다. 단일 시행 다단계적 수술법(single-event multilevel surgery)으로 알려진 이러한 접근방법은 포괄적인 보행 분석 평가와 함께 지난 20여년 이상 많이 사용되어져 왔다.[183-185] 척추와 다리의 흔한 정형외과적 문제들과 수술 과정에 관한 사항들은 다음 부분에서 언급될 것이다. 표. 5.5에서는 흔히 사용되는 수술 용어를 정의하였고, 표 5.6에서는 일반적인 정형외과적 방법들, 적응증, 수술 후 관리방법에 대해 설명하고 있다. 일반적인 물리치료 중재도 또한 다음 부분에서 논의되어 진다. 수술 후 프로토콜은 병원, 외과의, 환자에 따라 매우 다양할 수 있으므로, 여기에 제시된 정보들은 치료프로그램을 계획하고 시행하는데 있어서의 참조로만 이용되어야 한다.

척추/신경근 옆굽음증
Spine/Neuromuscular Scoliosis

척수 변형은 뇌성마비 아동에게 흔히 보이며, 가장 흔한 변형 패턴은 신경근 옆굽음증이다. 신경근 옆굽음증은 일차적으로 척수의 주동근과 길항근의 불균형로 발생한다. 이러한 불균형으로 아동기 동안 진행이 지속되면서 S자 또는 C자 만곡 형태로 발달하게 된다. 옆굽음증의 발생률은 뇌성마비 아동에서 20~25%이며,[164,186] GMFCS 4, 5 수준의 보행이 불가능한 아동들에게 가장 심각하게 나타난다.[187] 대부분의 척추측만증의 경우는 10세 이전에 발현되지만,[188] 사춘기 동안 매달 2~4°씩 빠르게 진행되기 시작한다.[186] 옆굽음증으로 인해 골반 또는 엉덩관절 구축이 발생하면 골반 비대칭으로 발전되어 아동이 휠체어에 앉은 자세에도 영향을 주게 된다. 청소년기의 척추옆굽음증은 만곡이 증가함에 따라 호흡 제한, 통증, 욕창 등을 유발하며, 위생관리에서의 어려움도 증가한다.[187] 불행하게도 신경근 옆굽음증은 보조기 관리로 교정되지 않으며,[186] 옆굽음증 치료를 위해 신장 및 근력강화 운동, 관절가동기법, 전기치료의 사용에 대해 지지하는 증거들도 없다. 50° 이상의 만곡과 기능적 기술의 악화가 나타나는 10세 이상의 아동을 위한 치료로 뒤쪽 척추융합술이 사용된다.[186] pre-bent 골반 섹션과 함께 유니트 로드(unit rod) 즉, U자형 로드를 사용하는 이 방법은 좌골에 고정하여 골반 비대칭과 옆굽음증을 교정한다(그림 5.5).[188] 융합술이 시행되면 몸통은 더 이상 성장하지 않으므로, 수술시행 적기로는 아동이 청소년기 또는 성장이 끝난 시기에 하는 것이 좋다.[189] 수술 후 합병증 비율은 높으며, 한 연구에서는 68%라고 보고하였다.[187] 일반적인 합병증으로는 폐 문제, 장비 사용의 실패(hardware failure), 수술부위 상처, 만곡의 진행, 췌장염, 가성관절염 등이 포함된다. 높은 합병증에도 불구하고, 양육자와 환자의 만족도는 높으며, 삶의 질이 현저하게 향상된다고 보고하였다. 수술 후에 치료사는 앉기와 서기를 위한 장비를 점검하여 아동의 신체 정렬에 맞추어 개조하여 욕창과 같은 피부 문제가 생기지 않도록 해야 한다. 또한 수술 후에 가슴우리 팽창이 향상되어 가스 교환할 수 있는 폐용적이 증가하며, 이로 인해 호흡 기능이 전반적으로 향상될 가능성이 증가된다. 이것은 기능적인 훈련 이외에 수술 후 재활 시에 해결되어야 한다. 수술 전, 수술을 위한 준비단계에서 물리치료를 시행할 것을 강력히 추천한다. 왜냐하면 전체 척추의 가동성을 증가시켜, 회복기간이 짧아질 수 있기 때문이다.

엉덩관절 Hip

뇌성마비 아동은 엉덩관절 아탈구와 탈구의 감소 및 예방, 발가락안쪽휨 보행의 교정, 가위 보행 패턴을 없애고, 샅부위 관리의 향상 등의 많은 이유으로 엉덩관절 수술이 필요하다. 뇌성마비 아동에서 비정상적인 엉덩관절은 흔하게 나타나며, 발생률이 2~75%라고 보고되었다.[41]

넙다리뼈앞경사 *Femoral Anteversion*

넙다리뼈앞경사의 증가로 보행시 과도하게 안쪽돌림되면서 걸으며, 흔듦기동안 한쪽의 발가락이 반대측 발뒤꿈치 뒤에 걸림으로써 넘어지게 되어 보행에 심각한 영향을 줄 수 있다. 블레이드 판 고정(blade plate fixation)으로 돌림방향을 돌려놓는 넙다리뼈 뼈자름술(그림 5.6)과 안쪽 넙다리뒤근을 절개하여 늘리는 방법이 이 변형의 표준적인 수술방법이다.[10,190,191] 수술 후 관리방법으로 기브스 고정은 하지 않으며, 물리치료는 수술 후 하루나 이틀 이내에 수동적 관절가동운동으로 시작한다. 수술 후 2일째에는 아동을 침상에서 이동하여 휠체어에 앉게 한다. 수술 후 4일~7일째 퇴원 시에 체중을 전부 지지하고, 약간의 보조로 보행을 한다.[10] 물리치료는 관절가동범위를 늘리고, 엉덩관절 주위의 근육을 강화시켜 근육의 균형을 향상시키는

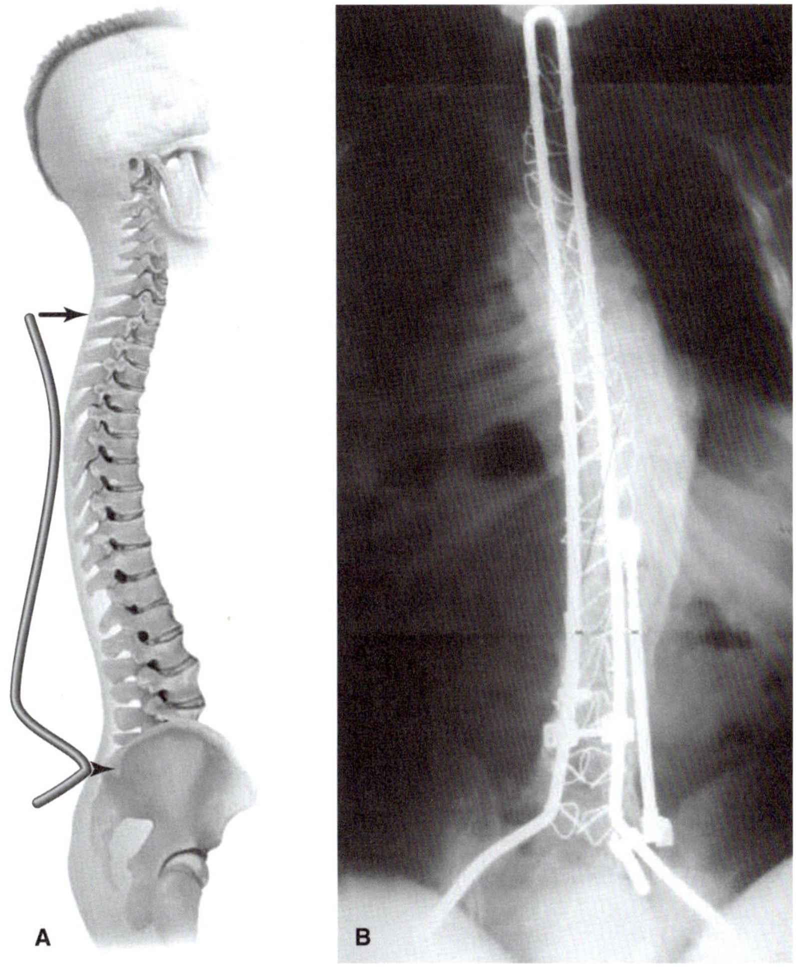

그림 5.5 후방 척추 융합술: (A) 전형적인 unit pod placement의 묘사 (B) unit rod로 만곡 교정을 보여주는 방사선 사진

데 있다. 아동이 수술 후 새로운 엉덩관절 정렬로 새롭게 움직이는 방식을 습득하고 더 나은 운동 조절을 가능하게 하는 기능 훈련은 매우 중요하다. 수술 후 1년이 되면 수술 전 상태로 좋아지고 그 이상으로 좋아지는 것을 기대할 수

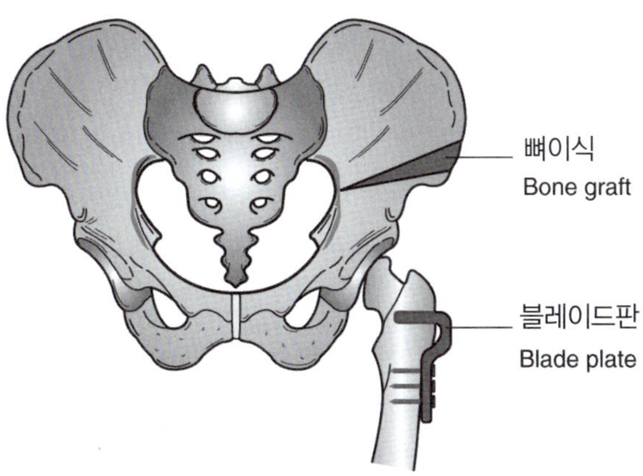

그림 5.6 VDRO 블레이드판 고정을 이용한 골반 뼈자름술

있다.[10] 한쪽 엉덩관절만 수술하면 다리길이의 차이가 나타날 수 있으며, 치료 시 이 가능성을 고려해야 하며, 외과의사에게 의뢰하는 것도 고려하여야 한다.

엉덩관절 아탈구 및 탈구 *Hip Subluxation/Dislocation*

뇌성마비 아동의 신경학적 침범이 심할수록 엉덩관절 아탈구 및 탈구가 발생할 위험도 더 커진다.[192,193] Soo[193] 등의 연구에서는 GMFCS 분류로 1수준 아동에서 엉덩관절 변위의 발생률은 0%, 5수준의 아동에서 90%로 나타났다고 보고하였다.

뇌성마비 아동의 비정상적인 엉덩관절의 진행과정을 이해하기 위해서는 우선 엉덩관절의 정상 발달을 이해하여야 한다. 뇌성마비 아동과 일반적인 아동 모두 정상적인 엉덩관절, 즉, 넙다리뼈가 앞경사로 된 위치로 태어난다. 정상적인 엉덩관절에서는 서기와 보행시 근육의 균형적인

사용으로 넙다리뼈머리, 절구의 발달을 도모하고 넙다리뼈의 앞경사 형태로 리모델링이 일어난다. 뇌성마비 아동에서 보행은 엉덩관절 아탈구를 막는 중요한 요소이다. 5세에 독립적으로 보행 가능한 아동들은 탈구를 방지하데 필요한 근육들이 균형적으로 발달한다. 보조기구로 보행 가능한 아동들은 통증이 없는 아탈구로 진행될 것이다. 보행이 불가능한 아동들은 7세 이전에 엉덩관절 탈구가 시작될 것이다.[41] 위쪽 및 뒤쪽으로의 아탈구가 가장 흔한 패턴이며, 이것은 모음근의 경직으로 발생되며, 엉덩관절 아탈구의 주요 원인이다. 아탈구를 진단하기 위해서는 엉덩관절을 굽힌 상태에서 벌림 정도가 40° 이하이거나[41] 엉덩관절을 편 상태에서 벌림 각도가 45° 이하면[10] 보다 정확한 평가를 위해 정형외과의에게 의뢰하여야 할 것이다. 긴모음근이 모음근 경직의 주요 원인이지만 짧은모음근 및 두덩정강근의 경직 또한 비정상적인 힘을 생성시켜, 그 결과로 아탈구가 발생된다. 엉덩관절 모음근, 넙다리뒤근, 굽힘근의 지속적인 동시수축으로 엉덩관절 주변에 과도한 힘이 발생되어 엉덩관절은 굽힘 및 모음된 위치로 고정된다. 이러한 비정상적으로 강한 힘은 넙다리뼈머리를 절구의 위쪽 및 뒤쪽 면으로 재배치하게 한다.[41] 아탈구가 진행되면서 넙다리뼈머리는 절구의 바깥쪽에 압력을 가하게 되고, 그 결과 관절면이 평평해지고 관절연골은 변성된다.[41] 넙다리뼈 부위의 변화 외에도, 넙다리뼈 목의 경사각은 높아지고, 앞경사는 지속된다. EMG 연구에서 안쪽 넙다리뒤근의 경직과 중간볼기근의 약하는 연관되어 있으며, 이 근육의 불균형으로 엉덩관절의 안쪽돌림이 일어나며, 넙다리뼈 앞경사가 지속된다고 하였다.[41] 치료받지 않는다면, 넙다리뼈 머리의 위치는 탈구가 될 때까지 계속 악화될 것이다. Gamble[194] 등은 이러한 과정이 6세 이상에서 발생한다고 하였다.

아탈구된 엉덩관절의 진행을 늦추거나 막기 위한 보존적 치료 방법에는 엉덩관절 모음근과 굽힘근을 수동적으로 신장시키는 것과 신경화학적인 경직 중재법이 포함된다. 경막내 바클로펜은 중등도에서 중증도로 침범된 아동에서 엉덩관절의 경직을 감소시키는데 도움이 되지만, 보톡스 주사 요법은 기술적 어려움 때문에 흔히 사용되지는 않는다. 아동의 신체에 맞는 착석 시스템을 이용하여 올바른 자세를 유지하고, 선 자세를 지속적으로 유지하는 것은 진행 속도를 늦출 수 있을 것이다. 만약 진행이 계속된다면 수술이 필요하게 될 것이다. 수술적 관리는 3가지 기본적인 형태로 나눈다: (1) 조기 아탈구를 막기 위한 연부조직 늘림술, (2) 넙다리뼈 및 절구의 이형성증으로 인한 아탈구의 진행을 늦추기 위한 연부 조직 및 뼈자름술, (3) 관절염에 걸린 엉덩관절을 위한 일시적인 방편의 수술.

수술 후 조치는 엉덩관절 연부조직 늘림술 후에 제한되며, 조기 체중지지, 신장운동, 기능적인 근력강화 운동을 고려해야 한다. 수술 후에 양육자가 지속적으로 모음근을 늘리도록 훈련하여 유연성을 향상시키는 것이 매우 중요하다. 수술 후 신장 프로토콜을 준수하지 않으면, 수술 후 얻어진 엉덩관절 벌림의 가동 범위가 감소될 것이고, 추후에는 아탈구가 진행될 것이다. 또한 물리치료에서는 엉덩관절 벌림근과 모음근의 균형적인 근활동을 향상시키기 위하여 엉덩관절 주변 근육들의 근력강화를 포함해야 한다. 손을 쓰게 하고 시각적 단서 제공을 이용한 선 자세에서 활동과 보행 훈련은 근육의 동시활동 패턴을 향상시키는데 사용되어질 수 있다. 아탈구 또는 탈구, 넙다리뼈앞경사, 절구의 이형성증 등이 진행되는 아동들에게는 근육 및 뼈의 복합적 수술이 요구되기도 한다.

만성적, 진행성 아탈구는 절구의 이형성증을 유발시킨다. 절구 중심부 깊숙이 넙다리뼈머리를 재위치시키기 위하여 연부 조직 늘림술과 모음 감소를 위한 뼈자름술을 시행할지라도 절구를 재형성시키기 어렵다.[41] 완벽한 엉덩관절 재건술은 이러한 경우에 시행되며, 근이완술과 모음 감소를 위한 뼈자름술을 통해 절구 내에 넙다리뼈머리를 정복시키며, 후에 이러한 변형을 교정하기 위해 절구를 재건술 하는 것이다.[195-198] 골반 뼈자름술로 알려진 절구 재건술은 골반 뼈를 잘라서, 절구의 위쪽 면을 새롭게 만들기 위하여 뼈이식을 하는 것이다. 이러한 수술 과정은 절구의 형태를 변화시켜 모음 감소를 위한 뼈자름술을 통해 만들어진 넙다리뼈머리의 정복을 유지하는 것이 더 좋아진다. 엉덩관절 재건술의 목표는 정상적인 관절에 가깝게 만들고, 정상적인 엉덩관절의 가동범위를 획득하게 하는 것이다. 수술 후 치료는 외과의의 수술 후 조치와 프로토콜에 따라 다양하다. 뼈자름술 후의 일반적 조치로는 엉덩관절 굽힘이 90°를 넘지 말아야 하고, 엉덩관절 돌림 범위를 제한하고, 엉덩관절 모음 범위를 중립위치에서 벗어나지 말아야 한다. 수술 후에 고정으로 인해 일어날 수 있는 피부문제, 뼈감소증, 근약화 등을 예방하기 위하여 조기에 가동성과 체중지지를 시행한다. 전형적으로 엉덩관절 재건술 후에 재활은 6~12개월까지 지속적으로 진행되며, 이 기간에 수술 이전 기능으로 돌아갈 수 있다. 수술 후 치료에서 집중해야 할 것은 향상된 엉덩관절 벌림 가동 범위를 유지시키기 위한 신장운동이며, 향상된 엉덩관절 주변 근균형으로 가능해진 선 자세에서 기능적인 근력강화 운동을 하는 것이며, 올바르게 앉은 자세를 유지하도록 하는 것이다.

탈구된 엉덩관절에 시행되는 일시적 방편의 수술은 재건술 실패로 통증이 지속되는 아동에게 다시 시행된다. 인공 어깨관절 삽입술과 함께 시행된 전체 엉덩관절 관절경과 관절 성형술, 또는 넙다리뼈 몸쪽의 절단술은 일시적 선택이다. 이러한 수술의 목표는 통증의 원인을 제거하고 기능을 향상시키는 것이다.[10,194,198]

아탈구 없는 엉덩관절 모음 구축
Hip Adductor Contracture without Subluxation

엉덩관절 모음근 치료의 대상은 다음과 같다:

- 다리가 교차하는 보행패턴의 향상을 개선시키거나
- 샅 부위의 관리가 향상되기를 원하는 경우

앞서 토의한 바와 같은 보툴리눔 독소 A 주사의 경우에서와 같이 고전적인 요법은 처음에 신장운동, 자세 잡기 그리고 엉덩관절 벌림근을 강화시켜서 엉덩관절 주변 근육의 균형을 향상시키는 것이다. 아동의 상태에 따라 모음근만 단독으로 늘리는 수술을 하거나 엉덩허리근(iliopsoas)도 같이 늘려주는 수술을 한다. 수술 후 고정기간은 필요없으며, 즉시 관절가동운동/기능적인 근력강화 운동을 시작하도록 한다.[10]

굽힘근 구축 *Hip Flexor Contracture*

엉덩관절이 굽힘 구축되면 엉덩관절을 완전히 펴는 것이 어렵기 때문에 선 자세를 방해한다. 전형적으로 이에 대한 보상은 신체 정렬을 수직으로 하기 위해 등허리뼈 부위에서 과도한 폄이 나타나며, 무릎관절을 굽힌 채로 있게 된다. 일반적으로 구축된 엉덩관절 굽힘근을 신장하는 것은 어려운데, 이것은 등허리뼈 연접부위에서 폄이 일어나는 동안 골반은 앞기울임되어 앞쪽으로 고정되기 때문이다. 효과적으로 수동적 신장운동을 하기 위해서 골반은 바로 누운 자세 또는 엎드린 자세에서 안정되어야 한다. 보존적인 요법은 전형적으로 엎드린 자세에서 활동시 자세를 잡아주는 것이며, 이 때 중력이 골반을 바닥쪽으로 끌어당기므로 도움이 되며; 기립대를 사용하여 서기를 시키고; 엉덩관절 주위의 근육들의 균형을 향상시키기 위하여 엉덩관절 폄근의 근력강화와 활성화를 시킨다. 수술적 중재는 엉덩허리근의 힘줄을 자르거나 골반 또는 엉덩관절로 힘줄 이전술을 하는 방법이 있다.[10,17,199,200] 이 근육만 단독으로 수술하는 것은 드물고, 기능적 제한이 더 많은 아동에서 여러 군데 중 하나로 이 근육을 수술하게 된 다. 수술 후의 물리치료로는 최대로 엉덩관절을 펴기 위하여 엎드린 자세를 취하게 하고, 엉덩관절 폄근과 벌림근의 근력을 강화시킨다. 수술 전에 보였던 보상적 동작패턴으로 돌아가는 것을 예방하기 위하여 기능적 기술을 지속적으로 촉진시켜 주어야 한다.

무릎관절과 아래다리 Knee and Lower Leg

무릎관절 굽힘 구축 *Knee Flexion Contracture*

뇌성마비 아동에서 무릎관절 폄 가동범위의 감소는 흔히 볼 수 있는 소견이다. 지속적인 넙다리뒤근의 신장운동에도 불구하고, 엉덩관절 굽힘 구축은 종종 발생한다. 넙다리뒤근의 구축은 뇌성마비 아동의 기능에 영향을 주기도 하고, 주지 않기도 하기 때문에, 모든 경우의 아동들에게 집중적인 중재가 필요하지는 않는다.[10] 양쪽마비아의 보행시 특히 디딤기에서는 넙다리뒤근의 경직과 구축으로 인해 적어도 부분적으로 무릎관절 굽힘이 증가한다. 이러한 굽힘된 무릎관절 또는 웅크림 보행으로 걸음거리가 감소하고, 디딤기에서 무릎관절 굽힘과 발목관절 발등굽힘이 증가하며, 후기 흔듦기에서 무릎관절 폄이 감소하게 된다. 이러한 웅크린 자세는 보행시 에너지 비효율성의 원인이 되며, 부분적으로 네갈래근의 지속적인 수축으로 인하여 좀 더 굽혀지고 무너지는 것을 막는다(웅크림 보행의 자세한 내용은 보행 부분 참조).[201-203] 지속적인 엉덩관절 굽힘은 넙다리뒤근의 구축을 유발하고, 보다 중증인 경우에는 무릎관절낭 구축 및 궁둥신경 짧아짐까지 유발한다.[10]

변형을 막기 위하여 무릎관절의 짧아진 뒤쪽 구조를 늘리는 것은 무릎관절 굽힘 구축을 위한 치료 목표이다. 지속적인 넙다리뒤근 신장운동은 이를 위한 첫 번째 방어책이다. 치료사는 넙다리뒤근 짧아짐으로 기능에 영향을 미치기 전에 신장운동을 교육해야 할 것이다. 무릎관절 고정기를 함께 사용하거나 사용하지 않고서 시행된 보툴리눔 독소 A 주사요법은 넙다리뒤근의 과긴장을 감소시키기 위한 또 다른 보존적 치료법이다. 또한 무릎관절 고정기는 보톡스 주사 요법을 사용하지 않고도 잠잘 때 또는 낮 동안 여러 시기에 사용될 수 있다. 또한 선 자세에서 무릎관절 고정기를 사용한다면, 무릎관절 굽힘 구축을 예방할 수 있으며, 짧아짐이 심하지 않은 경우에는 길이 확보에도 도움이 될 것이다. 이러한 보존적 관리가 실패하는 경우에는 구축 정도에 따라 3가지 수술적 중재방법이 사용된다: (1) 넙다리뒤근 늘림술, (2) 넙다리뒤근 늘림술과 뒤쪽 무릎관절낭조영술(posterior knee capsulography), (3) 넙다리뒤근 늘림술과 넙다리 폄 뼈자름술.

넙다리뒤근 늘림술은 무릎관절 굽힘 범위를 증가시키기 위한 교정법으로 선택할 때 수술과정에서 광범위하게 고려되어지는 사항이다.[10,204,205] 주로 넙다리뒤근의 먼쪽을 늘리는데, 가장 흔한 과정으로는 Z자 성형술/반힘줄모양근 힘줄절제술, 두덩정강근 힘줄절제술, 반막모양근 뒤옮김술, 근막 늘림술, 때때로 넙다리두갈래근 뒤옮김술 등이 포함된다.[10,203,206] 넙다리뒤근육을 늘리는 수술적 적응은 다음과 같다:

- 넙다리뒤근육의 짧아짐으로 앉은 자세에서 중증도의 뒤굽음증이 나타날 때
- 보행을 방해하는 무릎관절 굽힘 구축이 있을 때
- 고정된 무릎관절 굽힘 구축이 10° 이상일 때
- 슬와각이 40~45° 이상일 때
- 보행하는 동안 발을 바닥에 접촉 시 무릎관절을 20~30° 굽힘할 때
- 디딤기와 초기 흔듦기 동안 넙다리뒤근육의 근전도 활동이 지속적일 때
- 중간 디딤기 동안 무릎관절 굽힘이 20°일 때이다.[10,206-208]

많은 연구에서는 넙다리뒤근육 늘림술 후에 디딤기에서 무릎관절 폄이 향상되었으며, 이로 인해 구부러짐도 감소하였다고 언급하였다.[209-211] 넙다리뒤근육 늘림술 후에 무릎관절 굽힘 30° 범위에서 넙다리네갈래근의 근력이 증가하였으며, 이것은 웅크린 자세로 되돌아가는 것을 막는데 아주 중요하다.[211] 무릎관절 수동관절가동운동, 침상 운동, 체중 지지 훈련, 무릎관절 고정기 사용과 신장운동에 관한 가족 교육 등의 물리치료를 수술 후 1일부터 시작해야 한다. 초기에 무릎관절 고정기는 밤 전체 동안에 착용하고, 낮에는 2시간 착용 후에 2시간 휴식하는 방법을 권장한다.[10] 이러한 착용 스케줄은 밤 동안에만 벗는 경우도 있다. 넙다리뒤근육의 적절한 강도와 빈도에 관한 양육자 교육의 중요성은 매우 강조되어져야 한다. 넙다리뒤근육 늘림술 후에 이틀째부터 시작하여 하루에 3번씩 30초동안 신장운동하는 것을 최소 3~4개월 동안 지속적으로 시행할 것을 권장한다. 재활동안 슬와각을 주의 깊게 모니터링하여 빈도를 천천히 감소시키는 것을 결정한다. 신장운동을 하지 않으면 상흔 조직이 무릎관절의 굽힌 위치에서 발생하여 원래의 구축상태로 되돌아가는 원인이 되기도 한다. 외래 환자의 물리치료는 초기에 넙다리뒤근육의 유연성을 향상시키고, 능동적/수동적 무릎관절 폄 가동범위를 향상시키고, 무릎을 펴서 서기를 보조하며(짧은 다리 보조기와 무릎관절 고정기를 사용), 관절 주변 균형을 향상시키기 위한 무릎관절의 굽힘근과 폄근 모두를 강화시키는 것(수술 후 약 6주에 시작)이다.[10] 늘림술에도 불구하고 넙다리뒤근육이 수술 전 수준으로 근력 강화되는 데에는 9개월 정도 걸린다.[205,211] 연장하면, 넙다리뒤근육의 근복은 되돌아오고, 근절은 느슨해진다. 시간이 지남에 따라 근섬유에 있는 근절의 수는 최적의 필라멘트 결합으로 회복하기 위해 감소한다. 이러한 과정은 수개월이 소요되며, 수술 전 수준으로 넙다리뒤근육의 근력이 증가하는 데에는 더 오랜 시간이 필요하다. 넙다리뒤근육은 엉덩관절과 무릎관절을 지나기 때문에 엉덩관절 근육의 가동범위와 근력에도 중점을 두어야 한다. 때때로 선 자세와 보행시 발목의 발등굽힘을 조절하기 위해 짧은 다리 보조기를 사용하기도 한다. 재활 후반부에는 바로 선 자세에서 효율적으로 움직이고 보행할 수 있도록 보행훈련과 균형훈련이 강조되어야 한다. 무릎관절 주변근의 근력이 수술 전 수준이나 그 이상으로 강화될 때까지 기능적인 향상은 보이지 않는다.[205,211]

넙다리뒤근육 늘림술은 비교적 간단한 수술 과정임에도 불구하고, 여러 가지 주목해야할 합병증이 있다. 가장 흔한 합병증은 넙다리뒤근육 구축의 재발이다.[10] 이로 인해 웅크림 보행, 즉, 무릎관절을 구부리고 걷는 보행 패턴으로 되돌아가게 될 것이다. 넙다리뒤근육 구축과 더불어 정강뼈의 바깥쪽 비틀림, 넙다리네갈래근의 약화, 또는 갑작스런 성장으로 인해 웅크림 보행으로 되돌아갈 것이다.[10,201] 이러한 기능적 퇴보로 인해 넙다리뒤근육 늘림술은 반복적으로 시행되며, 특히 초기 아동기에 처음으로 수술을 시행한 경우에 반복된다.[10] 궁둥신경 마비 역시 흔한 합병증이다. 넙다리뒤근육의 힘줄이완술은 무릎관절 폄을 향상시키지만, 슬와에서 신경을 팽팽해지게 하기 때문이다.[10,203] 이

러한 신경은 무릎관절 폄을 제한할 수 있으며, 과도한 신장으로 손상을 입기도 한다. 물리치료사는 수술 후 몇 주 동안은 아동에게 이상감각이 있는지, 발가락을 꼼지락 움직이는 능력이 있는지를 평가해야 한다.[203] 어떤 경우에는 궁둥신경이 신장되어 자율신경 반응으로 발의 부종이 생길 수도 있다.[10] 경막외 마취제로 수술 후 통증을 관리한 아동들은 궁둥신경 통증을 일으키는 위험요소를 증가시킨다. 왜냐하면 통증 약물은 실제 통증을 숨기고 둔한 감각을 만들어, 신경이 늘어나도 통증을 견딜 수 있게 되어, 결국 장기 신경마비로 발전되기 때문이다.[203] 또 다른 합병증은 젖힌무릎이다. 넙다리뒤근육의 과늘림으로 흔듦기에 무릎관절을 펴는 능력이 떨어지게 되며, 이로 인해 디딤기에 젖힌무릎이 일어난다.[10,209,210] 시간이 지남에 따라 젖힌무릎은 향상되지만, 배부굽힘으로 고정시킨 고정형 또는 관절형 짧은 다리 보조기를 사용하면 단기간에 향상될 수 있다.[10]

중등도의 무릎관절 굽힘 구축(10~30°)이 있는 경우, 뒤무릎관절낭절개술(posterior knee capsulotomy)의 대상이 되며 넙다리뒤근육의 늘림술을 같이 시술한다.[10] 수술 후의 관리로는 6주간 하루에 12시간~18시간 정도 무릎을 펴서 고정하기, 이어 6개월 동안은 밤에만 착용하는 것으로 점차 시간을 줄인다.[10] 초기에 수동적 관절가동운동으로 무릎관절이 뻣뻣해지는 것을 막을 수 있지만, 통증이 따른다. 게다가 뒤무릎관절낭절개술 후에 궁둥신경 마비의 위험요소는 더 커지므로, 주의 깊게 점진적으로 넙다리뒤근육을 신장시켜야 한다. 중증도의 무릎관절 구축(30° 이상)은 먼쪽 넙다리뼈 폄 뼈자름술로 교정한다. 그 이후 재활은 광범위하며, 1년 이상의 재활 치료가 필요하다. 수술 후 주의 사항으로는 무릎관절 굽힘의 수동 가동범위를 90°까지만으로 제한하는 것과 치료를 하지 않을 때 무릎관절 고정기를 사용하는 것이다. 체중 지지는 수술 중의 고정에 따라 제한되기도 하고 제한되지 않기도 한다.[10]

넙다리곧은근의 비기능으로 인한 경직된 무릎관절 보행 *Stiff Knee Gait due to Rectus Femoris Dysfunction*

경직된 무릎관절 보행 패턴은 여러 가지 손상 즉, 엉덩관절 굽힘근 근력감소, 발목 근력의 부족, 넙다리뼈앞경사, 정강이뼈의 비틀림, 넙다리곧은근의 이상기능 등에 의해 유발된다. 넙다리곧은근 이전술은 넙다리곧은근의 경직으로 흔듦기 동안 무릎관절 굽힘이 감소되거나 흔듦기 초기에서 중기까지 부적합한 활성화를 위한 치료로 선택할 수 있다. 수술 이전에 사용되는 보톡스 주사요법은 넙다리곧은근 이전술이 보행에 어떠한 영향을 주는지를 결정하는데 도움이 될 수 있다.

정강이뼈의 비틀림 *Tibial Torsion*

안쪽 또는 바깥쪽 정강이뼈 비틀림으로 인한 발가락안쪽휨증(in-toeing) 또는 발가락가쪽휨증(out-toeing)은 뇌성마비 아동에서 비교적 흔히 볼 수 있으며, 정상적인 운동 조절을 가진 아동들에게 보여지더라도 성장에 따라 악화되지는 않는다.[17] 넙다리뼈앞경사와 같이 안쪽 정강이뼈 비틀림은 비효율적인 보행을 유발할 수 있다. 정강이뼈 뼈자름술은 안쪽 또는 바깥쪽 정강이뼈 비틀림을 교정하는 위한 유일의 효과적인 수술법이다. 수술 후에 주의사항 또는 체중 지지의 제한은 없다. 종종 6~8주 정도 기브스로 고정한다. 기브스 제거 후에 재활은 제한되지 않으며, 보행 기전과 균형 향상에 중점을 둔다. 보다 정상적인 발의 진행 각도로 인해 발등굽힘근과 발바닥쪽굽힘근의 요구도에 변화가 생기고, 새로운 요구에 따른 근 조절을 돕기 위한 특정 근력강화가 필요하게 된다.

발목관절과 발 Ankle and Foot

꿈치들린휜발 변형 *Equinus Deformity*

뇌성마비아동에서 아주 흔한 발의 변형인 꿈치들린휜발(equinus)은 발바닥쪽굽힘근과 발등굽힘근 사이의 불균형으로부터 온다. 즉, 발목관절 주변에 경직이 있을 때 발바닥쪽굽힘근이 발등굽힘근의 5~6배 강하게 된다.[10] 보행가능한 아동의 경우, 디딤기 동안 발바닥쪽굽힘근 폄반사의 과활동되어 꿈치들린휜발이 나탄난다. 여기서 경직은 발끝으로 걸으며, 보행동안 발뒤꿈치를 더 빨리 들어올리거나 발바닥쪽굽힘의 모멘트가 더 빨리 일어나는 것으로 표현된다.[10] 더 심한 꿈치들린휜발이 있는 아동은 휠체어의 발판에 발을 놓는 것이 어렵고, 발을 지렛대로 작용하여 서서 자리를 옮기는 동작에 도움을 받는 것도 어려우며, 신발을 신는 것도 어렵다. 보존적인 요법에는 목말밑관절을 주의 깊게 "고정"하면서 발등굽힘쪽으로 수동적인 신장을 시키는 것; 야간 부목대기; 발등굽힘근의 근력강화 등이 있다. 성형한 발목관절 발보조기(MAFO: molded ankle-foot orthosis)를 사용하면 발목관절을 중립위치로 유지하는데 도움이 될 수 있으나 근육그룹의 근길이를 늘리는 데에는 도움이 되지 않고, 발등굽힘근의 근력강화에도 도움은 되지 않는다. 무릎관절을 편 상태에서 발목과 발을 중립위로 가져올 수 없다면, 바닥에서 뒤꿈치로 설수 없을 것이며, 몇가지 보상 패턴이 필요할 것이다. 꿈치들린휜발된 발목을 90°로 설정된 보조기로 고정을 한 경우에는 뒤꿈치를 내려 닿을 수 있거나 관절의 먼쪽인 발꿈치뼈까지 가동성이 과하게 커지게 될 것이다. 연속적인 기브스는 보톡스 A형 주사요법과 같이 또는 단독으로 짧아진 아킬레스건을 관리하는데 사용되는 보존적 방법이다(신경학적 중재법 부분 참조).[144,151,212] 연속적인 기브스를 시행하는 여러 가지 방법(protocol)이 있다. 전형적으로 불편함을 주지 않은 최대 범위에서 기브스를 셋팅하여 1주 동안 그대로 둔다. 획득한 새로운 근육 길이로 근력강화를 도모하고 관절 주변 근육의 약화를 막기 위하여 기브스를 제거하고 최소 24~48시간 동안 가동성을 이용하여 움직일 수 있도록 한다. 그 다음 기브스는 새로운 편안함과 범위로 또한 주 동안 기브스 한 채로 둔다. 이렇게 사용되는 기브스 횟수는 다양하며, 2~6주간 지속될 것이다. 장딴지근과 가자미근을 신장시키고, 목말밑 관절의 과운동성을 막기 위해서, 발목관절의 발등굽힘 범위를 확보하기 위해 기브스를 적용할 경우 목말밑 관절을 고정하여 운동하도록 주의해야 한다.

아킬레스건 늘림술과 장딴지근 뒤옮김술(gastrocnemius recession)은 꿈치들린휜발 치료를 위한 가장 흔히 사용되는 수술 방법이다.[10,190,213] 아킬레스건 늘림술은 가장 흔하며, 장딴지근과 가자미근이 둘 다 구축일 때 사용된다.[10] 가자미근의 길이는 정상이고 장딴지근이 구축된 아동의 경우에는 장딴지근 뒤옮김술을 선택한다. Silfverskiod 검사는 종종 가자미근과 장딴지근 사이의 유연성의 차이를 결정하기 위한 검사법(그림 5.7A, B)으로 사용되고, 수술을 시행할지 결정할 때 보행 분석과 함께 사용되기도 한다. 장딴지근과 가자미근 모두 보행에 가장 중요한 근육으로 보행 기전을 향상시키기 위해서는 어느 정도로 늘리고 교정하는지가 결정적으로 작용한다. 늘림술의 목표는 두 근육의 경직을 감소시키고, 초기 접촉기에서 뒤꿈치 접촉을 향상시키고, 중기 디딤기에서 발바닥쪽굽힘의 모멘트를 정상 가까이까지 감소시키고, 발끝 밀기에서 파워를 증가시키는 것이다.[10,214] 꿈치들린휜발 보행의 재발 또는 무

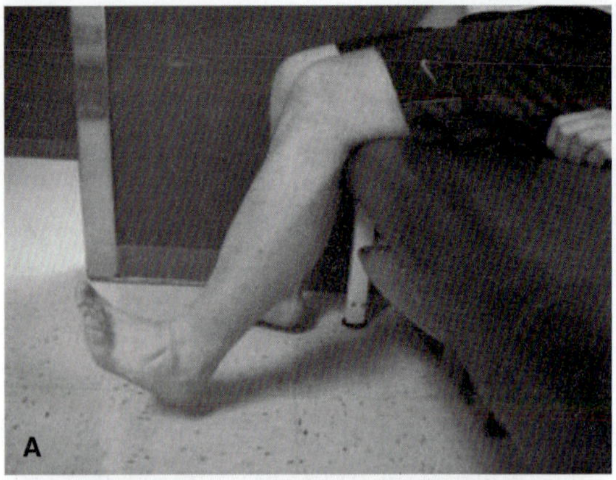

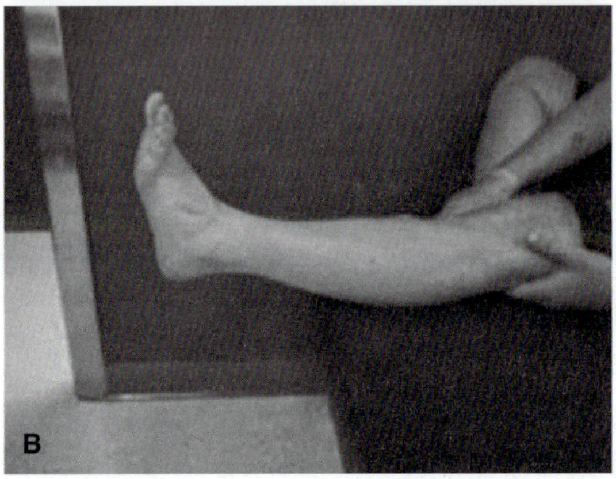

그림 5.7 Silfverskiold 검사. 장딴지근과 가자미근의 유연성 차이를 측정한다. 가자미근 길이는 무릎을 구부려 수동적으로 가동범위를 기록하여 평가하고(A), 장딴지근은 무릎을 펴서 수동적으로 가동범위를 기록하여 평가한다(B).

변화는 아킬레스건 늘림술과 장딴지근 뒤옮김술의 가장 흔한 합병증으로 5~40%의 비율로 보고되었다.[10,214-218] 전형적으로 아동기에 꿈치들린휜발 치료를 위한 수술방법으로는 위의 두 가지 늘림술 이외에는 없다. 과한 늘림은 흔하지는 않지만, 매우 심각한 수술 합병증으로 흔듦기 중반에 과도한 발등굽힘을 유발한다. 이러한 비정상적 보행은 '발꿈치뼈 보행'[219]과 연관되고 웅크린 자세를 증가시키고, 추후에는 발바닥쪽굽힘근은 늘어나고, 고관절 굽힘근과 넙다리뒤근육은 짧아지는 원인이 된다.[10] 과한 늘림을 교정할 수 있는 치료적 또는 수술적 치료법은 없다. 많은 경우에 장기 또는 영구적인 고정형 및 지면 반발 짧은 다리 보조기의 사용은 종종 구부린 보행의 진행을 막는데 필요로 한다.

늘림술 또는 뒤옮김술에 따른 수술 후 관리는 발목을 중립위 또는 약간 발등굽힘으로 셋팅된 짧은 다리 보행 기브스를 4~6주 동안 착용하는 것이 필요하다. 전형적으로 보행 가능한 아동은 수술 후 며칠 내에 보행 기브스를 착용하고 전체 체중을 지지할 수 있다. 기브스를 제거한 후

아동의 발목은 수술과 몇 주간의 고정으로 매우 약해져 있을 것이다. 아동이 기브스 없이 선 자세를 유지하려면 몇 주가 걸릴 것이다. 수술로 획득된 발등굽힘 범위를 유지하고 최적의 자세로 체중 지지하도록 보조하기 위해 간헐적인 고정형 또는 관절형 짧은 다리 보조기를 수술 후 3~6개월간 사용하는 것을 권장한다. 각 아동은 AFO 착용에 관한 개별화된 스케줄을 가지고 있으며, 기능적인 근력강화와 기술 발달을 촉진하기 위해 보조기를 벗을 때 발목을 능동적으로 사용하도록 한다. 수술 후에 발목 전체 특히, 발등굽힘근과 발바닥쪽굽힘근을 강화시키는 것이 중요하다. 몇몇 임상가들은 적당한 시기에 발등굽힘근을 활성화시키기 위하여 NMES 또는 FES를 사용한다. 재활의 장기목표는 수술 후 약 6~12개월에 수술전 기능으로 되돌아가고, 보행 기전을 최적화하는 것이다.

가쪽들린휜발 *Planovalgus*

평발로 알려진 가쪽들린휜발은 경직(특히 종아리근 또는 발바닥쪽굽힘근), 다리 약화, 인대 이완, 유전, 그리고 서기와 보행의 변경된 기전을 포함한 여러 가지 요소에 의해 유발되는 변형이다.[10] 이러한 발의 위치로 보행 시 발의 안쪽면과 엄지 발가락에 가해지는 압력이 증가하게 된다. 이러한 변형은 보통 가변적이며 목말밑 관절을 누르면서 앞발을 중립자세로 하고 발목관절을 발바닥쪽굽힘으로써 올바른 자세로 돌아갈 수 있는 변형이다. 심한 경우에는 발이 현저하게 바깥쪽으로 돌아가서 발바닥 면 위로 가해지는 압력이 전혀 없을 수도 있다. 대부분의 뇌성마비 아동에서 가쪽들린휜발은 중증 이상으로 진행되지 않으며, 장딴지근육과 가자미근을 신장하고, 발목 주변근육을 강화시키고, 신발에 삽입하는 보조기로 교정하는 방법으로 관리될 수 있다. 이러한 변형이 올 수 있는 세 가지 상황은 다음과 같다: (1) 경직성이 있는 종아리근육으로 인하여 목말밑 관절축의 돌림으로 좀 더 수평적으로 변하여, 중간발과 앞발의 벌림으로 발생한다. (2) 장딴지근육/가자미근의 굽힘근 짧아짐으로 발꿈치뼈가 발바닥쪽굽힘되어 발생한다. (3) 목말뼈의 목 부위가 태아 때부터 안쪽으로 편위되어 있어서 발생한 것이다.[42] 대부분의 뇌성마비 아동은 가쪽들린휜발을 위한 수술적 중재법이 필요하지 않지만, 가쪽들린휜발 변형으로 통증 및 다른 기능적 변화가 유발된다면, 여러 가지 수술 교정법이 흔히 사용된다: (1) 바깥쪽 기둥 늘림술(lateral column lengthening), (2) 목말밑 관절유합술(subtalar arthrodesis),[190] (3) 트리플 관절유합술.[10,190]

발꿈치뼈 늘림술로 알려진 바깥쪽 기둥 늘림술은 경미한, 좀 더 유연한 평발을 수술법으로 주로 사용된다. 이 수술법은 당겨늘림술 후에 벌려진 부위를 뼈 이식을 통하여 뼈자름술을 유지하는 방법이다. 이러한 뼈자름술은 발꿈치뼈의 길이를 늘려서 엎침된 발로 바닥을 미는 것을 목표로 한다.[10] 목말밑 동작은 이 수술 후에 제한되지만, 목말밑 관절유합술과 트리플 관절유합술 보다는 큰 세 가지-방향에서의 동작을 허용한다. 수술 후에 아동은 뼈자름술이 치유될 때까지 즉, 10~12주 정도 짧은 다리 보행 기브스를 착용한다.[17] 목말밑 관절유합술은 보행 가능한 아동 중에 좀 더 중증의 가쪽들린휜발이 있는 경우에 시행된다. 목말뼈와 발꿈치뼈 사이에 뼈를 삽입하고, 그 후에 목말뼈의 중립위치에서 두 뼈를 같이 유합하기 위해 나사를 삽입한다. 트리플 관절유합술은 보행이 불가능하거나 경계에 있는 나이가 많은 아동들에게 종종 사용되는 일시적인 치료법이다. 이 수술법은 목말밑 융합 수술뿐 아니라 입방뼈에서 발꿈치뼈까지, 발배뼈에서 목말뼈까지, 첫 번째 쐐기뼈에서 발배뼈까지 융합술을 하는 것이다. 2가지 방법의 관절유합술 후에 짧은 다리 기브스를 이용한 수술 후 고정은 약 12주 동안 시행한다. 지지대(orthotic)는 수술 결과와 추가적인 관절의 안정성이 필요한지에 따라 가끔 사용되어질 것이다.[10] 치료사는 수술 후에 융합된 관절 먼쪽에 과운동성이 나타나는 지를 확인해야 한다. 이러한 과운동성은 지속적으로 모니터링하여야 하며, 통증을 막고 불안정성을 조절하기 위해 보조기가 필요로 할 것이다.

안쪽들림 변형 *Varus deformity*

발목 관절에서의 안쪽들림 변형은 뇌성마비아에서 흔하지 않으며, 대부분은 반신마비와 양지마비아에서 볼 수 있다. 이 변형은 약한 종아리 근육과 앞 또는 뒤의 정강근육(tibialis)의 경직 사이의 불균형으로 초래된다.[190] 안쪽들림된 발은 매우 불안정하여 발목관절이 염좌되기 쉽다. 수술은 8세 이후까지 미루는 것이 좋으며, 수술시기가 될 때까지 부목대기, 신장운동, 그리고 근력을 강화해 줌으로써 관리한다. 수술의 대상은 디딤기 동안 발이 안굽이되거나, 흔듦기 동안 발이 안쪽들림되는 경우이다. 이 변형의 수술치료는 뒤쪽 또는 앞쪽 정강이 근육들을 전이하거나 각각 분리하여 전이 또는 늘림 시술을 할 수 있다.[10,190,220-222] 수술 후에 발을 중립위 또는 약간 발등굽힘 위치로 짧은 다리 보행 기브스를 작용하여 약 4주간 고정한다.[10] 기브스를 제거한 후에 재활은 제한 또는 보조기의 사용 없이 수행되어질 수 있다. 치료적 중재방법은 특히 근육 이전술을 시행하였을 때, 근육 재교육에 중점을 두어야 한다.

다리 보조기 Lower extremity orthoses

어떤 보조기를 사용할 지 선택하는 것은 가족, 정형외과의사, 재활의학의사, 아동 그리고 물리치료사 사이의 협의로 판단한다.[223] 보행이 가능한 아동의 경우 보행 편차에 대한 이해를 바탕으로 선택하여야 한다. 물리치료사가 이에 참여할 수 있는 부분은 가능한 수동 및 능동적 관절가동범위의 평가: 체중을 지지할 때와 지지하지 않을 때의 발의 정렬상태와 유연성을 평가(구조적 변형 대 기능적 변형); 다리, 발목관절, 발 동작의 자발적인 조절; 현재의 기능적 능력의 평가; 아동 또는 영아 그리고 가족의 바람직한 기능적이고도 참여적인 성과에 대한 평가이다. 발은 안정성과 가동성 모두를 위해 필요하기 때문에 보조기의 효과는 안정성 및 가동성 모두를 주의 깊게 생각해야 한다. 보조기는 안정성을 제공하지만 가능한 움직임은 제한할 수 있다는 사실을 기억하는 것이 중요하므로 안정시켜야 될 관절을 경유하는 근력이 강화될 기회도 제한할 수 있다는 것을 기억하는 것이 중요하다. 이러한 동작의 제한 때문에 보조기는 가능한 많은 동작을 허용해야 하고 원치 않는 동작을 조절할 수 있어야만 한다. 의료팀이 제한을 최소화하면서 가장 기능적인 보조기를 허용할 수 있는 다양한 선택사항들이 있다.

아동에게 보조기를 제공할 때 관절 또는 다리를 필요기간 이상으로 고정했을 때 일어날 수 있는 약화를 방지하기 위해, 피부 손상을 예방하고, 착용시 기능성을 향상시키기 위해서 가족은 특별한 착용 스케줄을 받아야 한다. 어린 영아는 보조기 착용으로 영향을 받을 수 있는 구조적인 변형이 없기 때문에 보조기 착용은 거의 드물다. 보통은 영아가 바로 선 자세로 체중지지가 시작될 때 발이 바닥에 어떻게 접촉하는지, 또 다리 전체의 정렬이 어떻게 되는지를 살펴서 다리 보조기를 고려해야할 것이다.

아동에게 새로운 다리 보조기를 맞추고 난 후에 생기는 흔한 질문은 '무슨 종류의 신발을 구입해야 하나요?'이다. 이러한 어려운 질문에 대한 대답을 할 때, 치료사는 가족의 재력, 보조기와 신발의 착용으로 기대되는 기능, 아동의 연령, 보조기를 사용하게 되는 환경을 고려하여야 한다. 보조기를 수용하기 위해서는 큰 신발이 요구되지만, 너무 큰 신발은 보행시 안 좋은 영향을 줄 수 있다. 일반적인 권장사항은 보조기 없이 신었을 때 보다 1~1.5 사이즈를 넘지 않는 것이다. 이러한 경우 치료사가 신발 브랜드에 관한 지식이 많으면 도움이 될 것이다. 새로운 신발에 보조기가 쉽게 들어간다면, 최소한 0.5 사이즈 적은 것을 권장한다. 이러한 규칙에도 예외가 있는데, 보행이 불가능한 아동의 경우 꼭 맞는 것보다 더 중요한 착용성이 용이하고, 편안함이 절실히 요구되기 때문이다. 오늘날 많은 다리 보조기는 중간발과 앞발을 안정화시키기 위해 성형되며, 이로 인해 아치 지지물이 포함된 '동작 조절' 신발의 필요성이 감소한다. 일반적으로 높이를 낮추고, 너비가 넓은 신발과 쉽게 제거가 가능한 깔창을 가장 선호한다. 오늘날 다리 보조기를 사용하는 아동들을 위해 특별히 제작하는 것이 가능하지만 여전히 흔한 브랜드의 신발을 많이 사용한다.

다음 부분에서는 뇌성마비 아동에게 가장 흔히 사용되는 보조기에 대해 설명하였다. 표 5.7은 각 보조기 유형에 따른 일반적인 적응증과 금기증, 특정 고려사항에 대해 자세히 설명하고 있다.

짧은 다리 보조기 Ankle Foot Orthoses (AFO)

발목 꿈치들린휜발은 뇌성마비 아동에게 나타나는 가장 흔한 관절 비정렬이다.[10] 지난 십여년간 직접 제작된 AFOs는 뇌성마비 아동의 꿈치들린휜발을 막기 위한 가장 흔한 방법이었다.[224] 오늘날 AFOs를 위한 현대적 고열 열가소성 수지의 사용으로 가장 강한 발목 경직으로 발생하는 발바닥쪽굽힘의 강한 힘을 견딜 수 있게 되었다. 다양한 AFOs에 관해 많이 연구되었지만, 다른 AFOs에 비해 한가지 유형만 지지하는 데이터는 제한적이다. Figueiredo 등은 뇌성마비아의 보행 시 AFOs의 효율성에 관해 연구하였다. 저자는 AFOs는 발목 관절가동범위, 보행 운동역학 및 운동학, 가동성과 연관된 기능 활동에서 긍정적인 영향을 준다고 하였다.[225] 불행히도 높은 질적인 방법을 사용한 연구가 부족하여, 뇌성마비의 특정 유형에 따른 특정 유형의 AFOs의 이점에 대한 결론을 내리는 데에는 어려

표 5.7 뇌성마비 아동을 위한 보조기 선택 지침(계속)

보조기	고정형 짧은 다리보조기	동적 짧은 다리보조기	관절형 짧은 다리보조기
	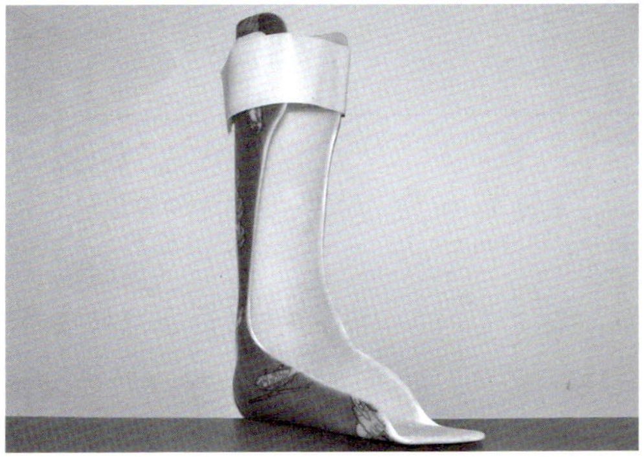	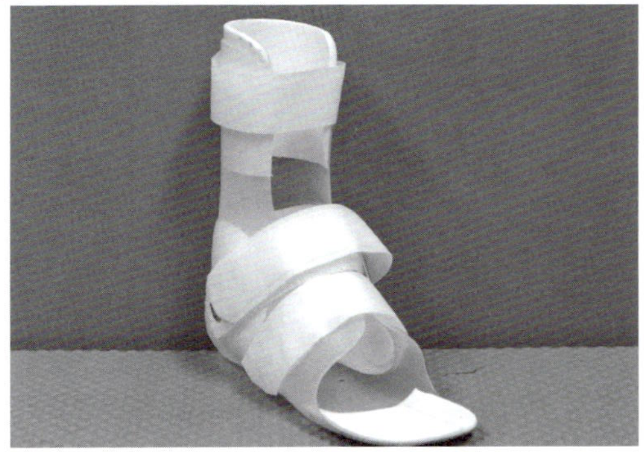	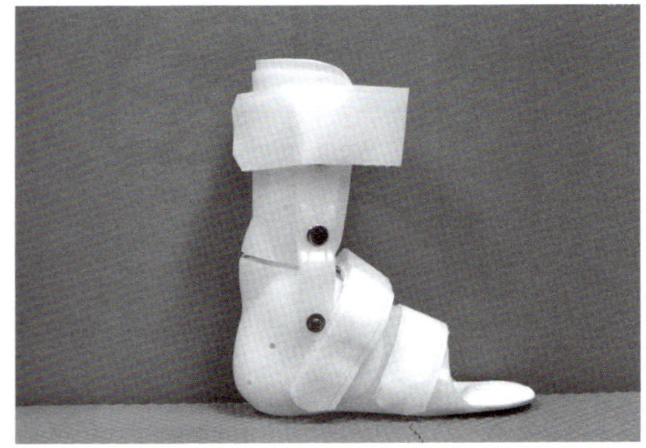
세부설명	장딴지 전체 높이 몸쪽 정강이 스트랩 등쪽 발목 스트랩	장딴지 3/4 높이 등쪽 발목 스트랩 앞발 스트랩 몸쪽 정강이 스트랩 포함 또는 비포함 얇은 플라스틱 전체를 감싼 앞닫이(vamp)로 발목관절을 완전히 덮는다.	장딴지 전체 높이 몸쪽 정강이 스트랩 자유로운 발등굽힘 또는 제한된 발등굽힘을 허용하는 등쪽 발목 경첩스트랩 후방 발바닥쪽굽힘 정지
적응증	1세이상-성인 중등도에서 중증도의 발목 발바닥쪽굽힘의 경직; 보행 시 중등도에서 중증도의 젖힌무릎; 경도에서 중등도의 웅크림 보행	최소 1세 이상 중등도에서 중증도의 발목 발바닥쪽굽힘의 경직; 보행시 중등도에서 중증도의 젖힌무릎; 고정형 MAFO보다 앞발 및 중간발 조절에 용이	2세 이상~성인 발바닥쪽굽힘 조절과 능동적 발등굽힘 허용 앞발 및 중간발 조절 중등도와 중증도의 젖힌무릎 정상에 가까운 발등굽힘의 수동관절가동범위 엉덩관절과 무릎관절 조절이 좋은 경우 정상적인 넓적다리-발 각도
금기증	중증도의 꿈치들린휜발 구축 중증도의 발 변형 중증도의 웅크림 보행	중증도의 꿈치들린휜발 구축 중증도의 웅크림 보행 신체가 큰 아동 중증도의 발 변형	중증도의 꿈치들린휜발 또는 평편외반족 발등굽힘의 수동관절가동범위가 불가능한 경우 웅크림 보행
특정고려사항	무거운 아동/청소년을 위해서는 DAFO보다 용이 보행이 불가능한 아동의 발목 위치를 고정하는데 용이 탈착에 용이	계속 발달하는 어린 아동을 위한 좋은 선택 탈착이 어려움	젖힌무릎이 보이는 부분 보행이 가능한 아동을 위한 좋은 선택

보조기	뒷판 스프링 보조기	지면반발 짧은 다리보조기	복사위 보조기
	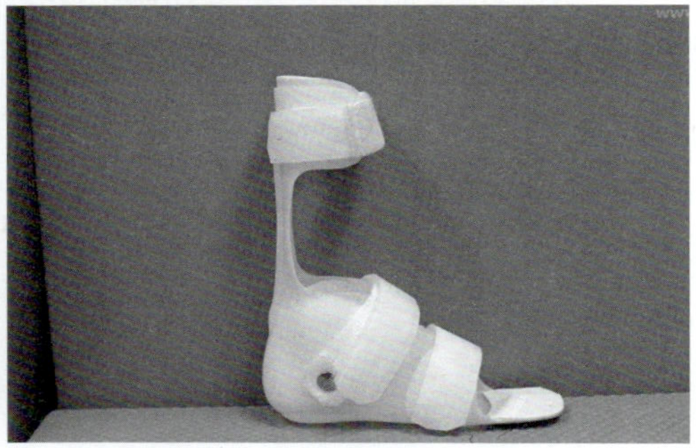	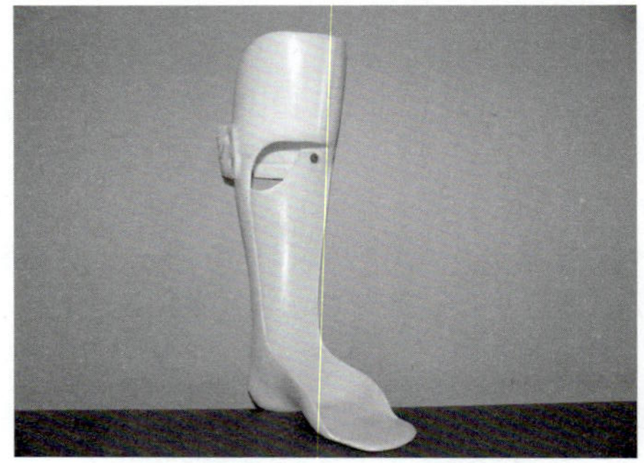	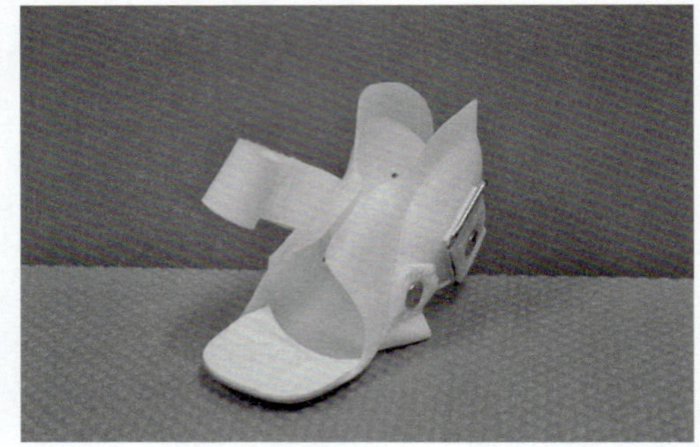
세부설명	장딴지 전체 높이 복사뼈 위 또는 아래까지의 늘씬한 플라스틱 뒷판 등쪽 정강이 스트랩 DAFO 모델에는 발목과 앞발 스트랩	몸쪽 앞부분 플라스틱 판이 포함된 고정형 AFO 발목 스트랩	복사뼈까지의 플라스틱 정지
적응증	10세 이상, 45파운드 이상 아동으로 흔듦기 및 디딤기에서 발바닥쪽굽힘을 조절하는 경우 중반 디딤기에서 후반 디딤기까지 발등굽힘을 허용할 만큼의 발바닥쪽굽힘근 긴장도가 경미한 경우 경도의 젖힌무릎	중등도에서 중증 웅크림 보행 고정형 AFO로 충분한 안정성을 제공하기 어려운 무거운 아동	2세이상-성인 중등도에서 중증 가쪽들린휜발 또는 꿈치들린휜발
금기증	꿈치들린휜발 구축 발 변형 웅크림 보행 넓적다리-발 각도의 비정렬 무거운 아동	10° 이상의 무릎 굽힘 구축 중증도의 가쪽들린휜발 또는 꿈치들린휜발 기형 중증도의 넓적다리-발 각도의 비정렬	발목 꿈치들린휜발 중증도의 발 변형을 가진 무거운 아동
특정고려사항	엉덩관절과 넓적다리 조절이 좋아야만 한다.	60파운드보다 가벼운 경우 넓은 몸쪽 스트랩이 포함된 AFO가 더 좋은 선택이 된다.	보행이 발달하는 동안 발목 조절이 필요 없는 어린 아동을 위한 좋은 선택

움이 있다.[225] 아래에서는 가장 흔히 사용되는 AFOs 즉, 전통적인 고정형, 관절형, 뒷판 스프링, 지면 반발 짧은 다리 보조기를 지지하는 최신 증거들을 제시하고 자세히 설명한다. 또한 뇌성마비 아동들에게 흔히 사용되는 긴장도 감소, 얇은 플라스틱, 끝부분이 굽은 디자인 등을 포함하여 AFO 각 유형에 따른 많은 스타일과 디자인들이 있다는 것을 제시한다. AFO의 가장 흔한 디자인인 동적인 짧은 다리 보조기(DAFO)는 Cascade DAFO 회사에서 개발되고 유행되었다. 동적인 짧은 다리 보조기가 다른 형태의 짧은 다리 보조기는 아닐지라도 이 부분에서는 전통적인 짧은 다리 보조기 디자인과 다르게 논의되어질 것이다.

고정형 짧은 다리 보조기

Soild Molded Ankle-Foot Orthoses

전경골근 스트랩과 발목 앞부분에 스트랩이 포함된 고정형 MAFO는 발목관절과 발에 안정성을 제공하기 위한 흔한 보조기 디자인으로 선 자세에서 안정된 기저면을 제공해준다. 이러한 전통적인 보조기는 두껍고, 고열 열가소성 수지로 만들어졌으며, 발목관절이 없으면서 장딴지 높이로 디자인되었다. 이 보조기는 선 자세에서 최대한의 무릎 안정성과 최대한의 안쪽 및 바깥쪽 발목 안정성을 제공하며, 강한 발바닥쪽굽힘근의 경직을 대항할 수 있다. 또한 후기 디딤기에서 발바닥쪽굽힘근의 모멘트를 증가시키고,[226] 디딤기에서 발목관절의 운동역학적인 면을 정상화시키며,[227] 걸음거리를 증가시키고,[227,228] GMFM으로 측정된 걷기/뛰기/점프하기 기술 수행에서 향상을 보였다.[227] Bukton[227] 등의 연구에서는 대부분의 경직형 양쪽마비 아동 경우 고정형 AFO 또는 뒷판 스프링 AFO 사용으로 기능적인 이점이 있을 것이라고 결론지었다. 또한 고정형 AFO는 중증도의 꿈치안쪽들린휜발이나 꿈치가쪽들린휜발 변형이 있는 아동에게 좋은 선택사항이다. 관절형 AFO, 뒷판 스프링 AFO, 동적 AFO는 중간발이나 앞발 기형을 잘 조절할 수 없으며, 결국 더 큰 발의 변형이 발생하게 될 것이다. 고정형 AFO는 또한 짧은 거리의 보행이 가능하거나 보행이 불가능한 아동들에게 흔히 사용된다. 심각한 웅크림 보행 패턴으로 짧은 거리의 보행이 가능한 아동들은 과도한 발목의 발등굽힘과 무릎의 굽힘을 최소화하기 위하여 보다 두꺼운 고정형 AFO가 요구되어진다. 보행이 불가능한 뇌성마비 아동을 위한 AFO의 주요 목적은 발목의 자세를 향상시키고 구축을 예방하는 것이다. 편안함과 피부 손상의 예방은 중요한데 이를 위하여 간단하면서 패드로 잘 덧대어 진 고정형 AFO의 사용은 피부 손상은 최소화하고, 발목 자세를 향상시키고 양육자가 쉽게 사용하도록 하는 아주 좋은 선택이 될 것이다. 이러한 보조기의 단점은 플라스틱으로 제작되어 전반적으로 부피가 커서 양육자가 이 보조기에 맞는 신발을 구하기가 어렵고, 선 자세에서 균형[229]을 잡을 때 먼쪽 근활성도가 감소하고, 선 자세 또는 계단 오르기로 자세 변환하기와 같은 기능적인 활동 시 동적인 균형을 잡는데 부정적인 영향이 있다는 점이다. 탄력 있는 몸쪽 정강이뼈의 스트랩은 종종 적은 양의 수동적 발등굽힘을 허용하는데 사용되어지며,
그 결과 선 자세에서 좀 더 역동적으로 만들 수 있다.

발목관절이 있는 관절형 짧은 다리 보조기

Articulating Ankle–Foot Orthoses

관절형 짧은 다리 보조기는 발목관절에 경첩이 달려 있어 자유롭게 발등굽힘과 발바닥쪽굽힘을 허용하거나 발바닥쪽굽힘은 고정되어 있는 반면 자유로운 발등굽힘을 허용한다. 뇌성마비 아동에게 사용되는 대부분의 관절형 짧은 다리 보조기는 자유롭게 발등굽힘을 허용하고 발바닥쪽굽힘은 고정하는 것이다. 이러한 보조기는 발목관절의 자유로운 발등굽힘은 허용하지만, 과긴장성의 발바닥쪽굽힘은 억제한다. 그 결과 아동이 쉽게 일어설 수 있으며, 계단 활동과 보행하는 것이 착용 전보다 수월해 진다. 발목관절의 발등굽힘과 발바닥쪽굽힘이 자유롭게 일어나도록 허용해 줌으로써 발목관절의 움직임을 도모하여 발목관절을 지나가는 근육들을 강화시키는데 도움이 될 것이다. 착용결과 발목관절의 자유로운 운동을 허용함으로써 의미 있는 생역학적 변화를 관찰할 수 있었다. 이점으로는 디딤기에서 보다 자연스러운 발목 동작과 증가된 걸음거리, 그리고 다리의 분절적인 동작의 대칭성을 들 수 있다.[226,230-232] Buckton[227] 등은 몇몇 경직형 양쪽마비아의 경우 관절형 보조기를 착용하여 보행시 초기 디딤기에서 무릎관절 폄근 모멘트가 증가하고(젖힌무릎을 유발), 과도한 발목 발등굽힘이 나타나며(웅크림 보행을 유발), 보행속도가 감소할 수 있음을 지적하였다. 발목관절을 발등굽힘 상태로 오랜기간 신장시켜 가자미근/장딴지근육의 길이를 증가시키는 목적으로 발판의 발가락 부위에 조절가능한 스트랩을 부착하여 밤에 스플린트(splint)를 댈 수 있다(그림 5.8). 낮은 강도의 지속적인 장딴지근의 신장은 일부 아동들에게

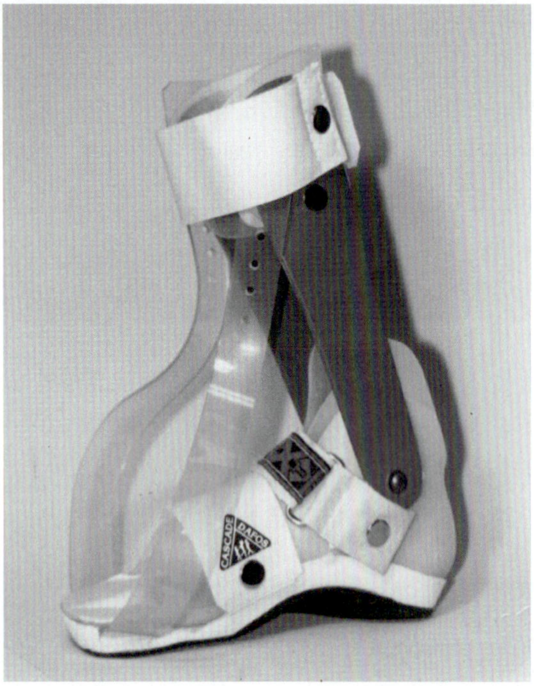

그림 5.8 밤시간 짧은 다리 보조기(Nighttime AFO)

천천히 발등굽힘을 향상시킬 수 있는 좋은 방법이다. 이러한 종류의 보조기의 사용으로 편안함의 부족과 수면 장애가 치료사와 가족들의 주요 관심사이다. 그러나 Mol[233] 등의 최근 연구에서는 이러한 주장에 반박하였으며, 밤에 보조기를 착용한 아동들과 그렇지 않은 아동들과의 수면 장애에는 통계학적인 차이가 없다고 보고하였다.

뒷판 스프링 보조기
PLS: Posterior Leaf Spring Orthosis

PLS 보조기는 발처짐이 있는 환자들에게 주로 사용되는 짧은 다리 보조기로 디딤기에서 약간의 안정성만 제공할 수 있다.[234] 열가소성 플라스틱으로 가늘게 뒤쪽으로 복사뼈까지 구성된 PLS-AFO는 흔듦기 및 디딤기 동안 발바닥쪽굽힘을 막을 수 있을 만큼 강하지만 중기 디딤기에서 후기 입각이 시작 시점까지 앞쪽 정강이뼈의 이동 및 발등굽힘을 허용할 만큼 유연하다. 또한 발끝 떼기 시에는 "스프링 효과"를 가지고 있다. 즉, 발목을 발등굽힘할 때 뒤쪽 플라스틱에 긴장이 가해지면 이론적으로 에너지가 플라스틱 내에 저장되었다가 후기 디딤기 시 발바닥쪽굽힘을 보조하기 위해 이완될 것이다. 이것은 일부 뇌성마비 아동들이 보행할 때 피로를 감소시킨다고 하였다. 버팀목의 두께와 탄소 섬유의 다양한 선택 방법으로 보행 시 스프링 효과와 정강이뼈 이동의 정도를 점진적으로 조절하는 것이 가능하다. 신체가 큰 아동들의 보다 심각한 구부러짐을 조절하기 위해 좀 더 두꺼운 플라스틱 또는 탄소 섬유로 강화하는 것이 필요하다. Ounuu[234] 등은 PLS-AFO는 뇌성마비 아동들에서 흔듦기와 초기 접지기에서 발등굽힘을 향상시키고 중기 디딤기에서 정상적인 발등굽힘을 허용하지만 발목관절의 힘을 생성할 능력을 향상시킬 수 없다고 보고하였다. 이 보조기의 사용으로 전반적인 안정성이 감소되고, 목말밑, 앞발, 중간발 조절 능력이 감소하기 때문에, 이 보조기를 선택하기 전에 주의 깊게 뇌성마비 아동에게 적합한지를 고려해야 한다. 발의 변형이 있는 아동들의 경우에는 PLS-AFO와 복사위 보조기(SMO)를 결합하여 발의 안정성을 제공할 수 있다.

지면 반발 보조기 *Ground-Reaction Orthoses*

지면 반발 보조기는 보행시 디딤기에서 과도한 발등굽힘과 무릎관절의 굽힘(웅크림 보행)으로 보행하는 아동들에게 흔히 사용된다.[223] 지면 반발 보조기는 디딤기와 흔듦기 모두에서 발목관절의 발등굽힘 및 발바닥쪽굽힘에 대한 저항을 증가시키도록 고안된 보조기이다.[223] 동적인 짧은 다리 보조기 또는 전통적인 짧은 다리 보조기는 비교적 어린 뇌성마비 아동의 웅크림 보행을 조절하는데 도움을 줄 수 있으나, 약 55°에 도달하는 웅크림 보행을 하는 아동에게는 보다 지지력이 좋은 지면 반발 보조기가 요구되어 진다. 지면 반발 보조기는 플라스틱 두께가 두껍고, 앞쪽 벽에 판을 덧대었으며(아래다리 전체 길이 또는 몸쪽 정강이뼈만 지지), 어떤 경우에는 탄소 섬유로 더욱 강화하여 보다 견고하다.[223] 이러한 견고함은 디딤기의 두 번째 잠금(rocker)에서 강한 무릎관절 굽힘과 발등굽힘의 모멘트에 높은 저항을 제공한다. 이 보조기를 사용하여 이점이 있으려면 최소한 무릎관절을 펴서 중립위로 발등굽힘이 가능하고 안쪽 또는 바깥쪽 정강이뼈 비틀어짐이 20°를 넘지 않아야 한다.[10] 전통적으로 이 보조기는 발 변형이 심한 아동들에게 좋지는 않지만, 현재에는 발의 변형이 덜 심한 일부 아동에게 선택사항으로서 짧은 다리 보조기 면 외부에 복사 상 보조기를 덧대는 것과 같은 새로운 디자인으로 만들어지기도 한다. Rogozinski 등은 지면 반발 보조기의 최상의 목표는 중간 디딤기에서 엉덩관절 굽힘 피크값으로 결정되는데, 엉덩관절 및 무릎관절 굽힘 구축이 같거나 10° 보다 작을 때 일어난다고 결론지었다. 중간 디딤기에서 무륲 굽힘의 피크를 조절하기 위한 보조기의 효율성은 엉덩관절 및 무릎관절 구축이 15° 이상의 아동들에게는 좋지 않다. 그러므로 이러한 아동들에게는 지면 반발 보조기는 좋은 선택이 아니다.[223]

동적 짧은 다리 보조기 Dynamic AFO

지난 20년간 억제성 또는 동적 짧은 다리 보조기(DAFO)는 대체적 보조기에서 전통적인 보조기로서 매우 대중적이게 되었다. 1970년대에 사용된 억제성 기브스에서 진화한 것이 동적 짧은 다리 보조기이다.[235] 억제성 기브스는 종아리세갈래근과 발가락 굽힘근의 건에 지속적인 신장과 압박으로 경직을 감소시키고, 촉각으로 유도되는 반사로부터 발을 보호함으로써 다리의 비정상적인 반사를 억제하고 감소시키는 데 목적이 있다.[236] DAFO의 발판은 억제성 기브스와 비슷하게 형태에 맞도록 맞춤으로 만들었다. 발판은 발가락, 바깥쪽 및 안쪽 가로활, 그리고 세로활 아래는 가득 차게, 발허리뼈와 발꿈치뼈 패드 부분 아래는 약간 들어가게 성형되어 있다. 이러한 특징들이 발의 아치를 지지하고, 안정화시키며, 중간발뼈 및 목말밑 관절을 중립위치로 유지하게 해준다. 발판은 비정상적인 근육활동이 감소하도록 고안되었으며, 선 자세와 보행 시 발목관절의 과도한 발바닥쪽굽힘을 감소시키고 다리, 골반, 몸통의 움직임을 향상시키는 등을 포함한 생역학적인 변화에 효과적이도록 만들어졌다. 동적인 보조기가 긴장도를 감소시키기 위해 아직까지 흔히 사용될지라도, 이를 위해 압력점을 포함한 동적인 보조기의 발판을 성형하는 것을 지지하는 증거는 매우 제한적이다. DAFO는 전통적인 AFO와는 달리 발목관절과 발에 전체적으로 접촉이 되도록 되어있다. 앞부분 전체를 감싸는 원주형 디자인은 고유수용성감각을 향상시키고, 피부의 넓은 부위 위로 힘을 분산시키며, 전반적인 정렬을 향상시킬 수 있지만, 아동 또는 부모가 보조기를 착용하는데 어렵게 만든다. DAFO를 여는데 두 손과 근력이 요구되기 때문에 많은 아동들을 혼자 힘으로 이 보조기를 착용할 수 없게 된다. DAFO에는 엄지발가락을 안정시키기 위한 발가락 루프(loop), 앞발의 위치를 조절하기 위한 앞발 스트랩, 뒷꿈치를 아래로 유지하기 위해 목말뼈 위에 부착된 발목 스트랩을 포함하여 다양한 스트랩 선택사양들이 있다. DAFO는 일반적인 고정형 AFO에서 사용되는 견고한 3/16인치 플라스틱과는 달리, 보다 얇고, 유연한 플라스틱으로 만들어져 점진적인 동작을 허용한다. 이러한 얇은 플라스틱은 높은 스트레스 상황에서 견딜 수 없으며, 많은 환자들에게 비효과적이다. 또한 얇고 전체를 접촉한 디자인은 피부 문제가 발생하거나 갑작스런 성장으로 수정이 필요한 경우 보조기를 쉽게 변형시키기 어렵다.

보행 기전과 기능에서 DAFO의 효과에 관하여 광범위하게 연구되지 않았다. 최근에 DAFO의 사용으로 보행 요소 또는 운동역학적인 면에서 유효한 변화에 관한 상반된 증거들이 있다.[228,232,236,238] Radtka[236] 등은 보조기를 착용하지 않은 그룹과 비교하여 발바닥쪽굽힘이 고정된 DAFO와 전형적인 AFO를 착용한 경우에 걸음거리가 증가되고 보속(cadence)은 감소되었으며, 발목관절의 과도한 발바닥쪽굽힘은 감소되었다고 보고하였다. Lam 등은 전통적인 AFO와의 비교에서 보행 시 부가적인 생역학적인 이점이 있다고 설명하였다. 특히 DAFO를 착용한 대상자들에서 초기 접촉기에서 무릎관절 굽힘이 증가하였다고 설명하였다.[228] 한편, Carlson[238] 등은 AFO나 DAFO 모두에서 걸음거리 또는 보행 속도에 유효한 영향을 주지 못한다고 하였다. 또한 DAFO는 보행 운동역학적인 면에서 아무런 효과가 없었다고 하였다.[238] 2002년 Romkes와 Brunner[232]의 연구에서는 DAFO는 보행에서 현저한 향상이 없었으나 관절형 AFO에서는 보행에 향상이 있었다고 보고하였다.

한편, 최신 증거들에서는 DAFO가 뇌성마비 아동들의 대운동기능과 균형에 긍정적인 효과가 있다고 주장하였다. Bjornson[239] 등은 단기간 DAFO의 사용으로 GMFM66과 88로 측정하였을 때 네발기기/무릎서기, 서기, 걷기/달리기와 점프하기 기술에서 유효한 향상이 있었다고 보고하였다. Burtner[229] 등은 고정형 AFO와 DAFO를 착용한 아동들 사이에 균형에서 차이점을 조사하였다. 좀 더 견고한 AFO를 착용한 아동들에게서 균형을 되찾는 능력과 대체적 균형 전략으로 대치되는 능력이 감소하였다고 하였다. DAFO를 착용한 아동들의 경우 이러한 능력의 감소는 보이지 않았으며, 경직형 뇌성마비 아동들이 예상치 못한 상황 즉, 친구와 부딪치거나 버스 등과 같은 움직이는 사물 위에서 선 자세로 균형을 잡을 때 효과적이라고 주장하였다.[229]

복사위 보조기 Supramalleolar Orthoses

복사위 보조기(SMO)는 가쪽들린휜발이나 안쪽들린휜발로 된 발의 자세를 조절하기 위하여 발목관절의 발등굽힘과 발바닥쪽굽힘을 잘 조절하는 것이 필요한 아동들에게 주로 사용되어진다. SMO의 라인은 복사의 앞쪽 및 위쪽 방향으로 잘라 주며, 목말밑 관절, 중간발 및 앞발에 필요한 안정성을 제공하기 위해 발판을 성형한다. 앞쪽 발목 스트랩은 SMO의 효율성을 향상시키기 위하여 필요하기도 한다. Cascade DAFO 회사에서 제작된 전체를 감싸는 얇은 플라스틱으로 된 SMO는 어린 환자에게는 좋은 선택이 되지만, 체구가 크거나 청소년 환자의 발을 조절하기에는 충분히 강하지 않다. SMO의 착용으로 다운증후군[240]이나 반신마비 아동[241]들의 균형을 향상시킨다는 연구 결과는 있지만, 뇌성마비 아동에서 SMO의 사용의 효율성에 관한 연구는 제한적이다.[242-244]

발 보조기 Foot Orthoses

뇌성마비 아동이 발로 바닥을 디딜 때 스스로 발목관절을 조절하지만 여전히 외부지지를 필요로 하면, 발 보조기가 바람직하다. 발목관절과 무릎관절의 조절 능력은 좋지만 중간발과 앞발의 좋지 못한 정렬을 가지고 있는 뇌성마비 아동에게도 발 보조기가 도움이 될 것이다. 발보조기로는 캘리포니아 버클리 대학 연구소 보조기(UCBL)와 아치 지지대를 포함된다. UCBL의 라인은 안쪽 또는 바깥쪽 복사 아래까지 잘라 주어, 발배뼈를 충분히 지지할 수 있으며 과도한 엎침 동작을 조절할 수 있다. 발판은 각 아동의 개별적 필요에 따라 발허리뼈 머리 바로 아래나 그 위까지 만들기도 한다. 발판은 제작하거나 매장에서 구입 가능할 수 있다.

신발 깔창(insert)은 다음과 같은 경우에 사용한다.

- 발꿈치뼈, 목말밑 관절 그리고 발목뼈 중간관절의 조절을 위해서
- 다리 및 골반의 안정성과 정렬의 향상을 위해서
- 앞발을 중립적 자세로 하기 위해서
- 발의 병리적 문제로 발생하는 이차적인 무릎 통증

보조기의 결합 Combining Orthoses

보조기의 최신 경향은 아동의 다방면적인 선택사양을 제공하기 위해 다방면적인 보강재를 주문하는 것이다. 이러한 제품의 하나는 DAFO TURBO(Cascade DAFO, Inc., Bellingham, WA)로 SMO와 AFO을 결합한 것이다. 이것은 경직형 또는 반신마비 형태의 어린 뇌성마비 아동에게 아주 좋은 선택이 될 것이다. SMO만은 자유로운 발등굽힘/발바닥쪽굽힘 동작이 필요한 기능적인 활동을 위해 사용될 것이고, 결합된 보조기는 발목 안정성이 더 요구될 때 사용될 것이다. 이러한 결합 보조기는 심한 발바닥쪽굽힘 경직을 가진 아동의 경우 양육자가 전통적인 DAFO를 착용시키는 것이 매우 어려운 경우에 흔히 사용되어질 수 있다. 이 디자인은 양육자가 보다 쉽게 발목의 발등굽힘을 유지하여 SMO 부분을 먼저 착용시키도록 한다. SMO를 착용하면, 발바닥쪽굽힘 긴장도로 보조기 뒤꿈치 부분을 밀어내지 않고 AFO를 쉽게 미끄러지듯이 착용할 수 있다.

▶ 가정에서의 관리 Home management

가정관리 프로그램은 뇌성마비 영아 또는 아동을 위한 전반적인 치료계획의 필수 부분이다. 왜냐하면 우리의 궁극적인 목적은 시간이 지나면서 성취하게 될 영아/아동의 가장 독립적인 기능이기 때문이다. 가정프로그램은 물리치료 세션에서 훈련되어 왔던 움직임, 자세 그리고 기술들을 강화하기 위하여 계획되어야 하며, 다음 세션을 위한 준비에 도움이 되도록 고안되어야 한다. 물리치료사는 아동이 집에서의 일상생활 중에 해야 하는 의무적인 일들을 위한 활동을 계획할 때 그 아동 및 가족의 일상을 고려하여야 한다. 아마도 형제들이 있을 수 있고, 대가족일 수도 있고, 여러 세대가 한 집에 살 수도 있는데, 그들은 발달을 위한 조력자가 되기도 하지만 어떤 때는 방해자가 되기도 한다. 형제는 가정프로그램을 진행하는데 아주 도움이 되는 존재이며, 움직임을 설정된 일상 활동으로 통합하게 해주는 중요한 역할을 한다. "형제들과의 독창적이고, 자발적이고 경쟁적인 상호작용은 기능적 독립을 위한 높은 보상을 제공하는 것이 된다."[245]

가정에서의 요구는 시간에 따라 변할 것이다. 영아 및 아동의 요구 변화에 따라 각 치료세션 동안 가정프로그램을 검토하고 상향 조정하는 것이 필수적이다. 동작, 자세, 그리고 기술을 분리되고 공식적인 운동프로그램보다는 아이와 놀이를 하면서 일상생활 동작으로 더 잘 통합시킬 수 있을 것이다. 또한 치료사는 부모와 양육자들에게 직면한

아동과 관련되지 않은 요구사항들도 현실적으로 고려하여야 한다.

Tetreault 등은 전반적인 발달지연이 있는 아동의 가족에게 가정활동 프로그램을 주고 그 순응도에 대하여 연구하였다. 부모에게 주어진 활동에는 아이를 집에서 보살피기와 실제적인 신체적 보살핌이 들어 있었다. 이 연구에서는 활동들을 일상생활에 흡수시켜, 훈련할 기회를 더 많이 가지도록 하고, 일반화를 촉진하도록 권장하였다. 저자들은 7.5~8.5개월 후에 75.6%에 달하는 순응도를 보였다고 보고하였다.[246]

영아를 위한 치료적 동작 및 활동들은 일상적인 돌봄 활동으로 쉽게 통합될 수 있다. 아이의 동작을 증가시키는 것을 목적으로 한 치료적 핸들링은 기저귀 채우고 갈기, 옷 입히기, 밥 먹이기, 목욕시키기, 운반하기, 그리고 아기를 지지된 자세로 들어올리기 등의 일상생활 내에서도 가능하다. 아동의 엉덩관절의 관절가동범위와 자세를 유지하는 가장 간단한 방법은 부모, 양육자에게 아동 및 영아를 옮길 때 엉덩관절이 잘 분리되고 관절가동범위가 늘어나도록 특정한 방식을 가르쳐 주는 것이다. 또 다른 아이디어는 어린 아동이 바지에 관련한 활동 즉, 옷을 입고, 벗기, 대소변 훈련 동안에 바지를 내리고 입는 동안 아동을 서 있게(지지해주거나 지지 없이) 하도록 하는 것이다. 이 활동은 다리로 체중을 지지함으로써 수직으로 스스로 서 있는 것에 대한 지각(perception)과 고유수용성 감각을 강화해준다. 일상생활에서 몸쪽 근력과 균형을 강화해 주려면, 아동을 작은 상자에 앉게 하거나, 침대 가장자리에 앉혀서 가능한 독립적으로 셔츠를 입도록 도와주는 것이다. 보행이 가능한 아동이라면 기회가 될 때마다 집안에서 걸어 다니게 하거나 저녁 테이블 또는 목욕탕으로 걸어가게 한다. 이와 같은 아이디어들은 30분 동안 수동적 관절가동운동을 시키거나 매일 운동을 시키는 것보다는 가정에서의 프로그램으로써 유지될 가능성이 높다. 이것은 단지 한 예시일 뿐이며, 실제의 가정프로그램과 다를 수도 있다. 영아/아동들은 각기 독특한 존재들이며, 양육자와 집안일들이 각각 다를 수 있으므로 개별적으로 창의적인 이해를 바탕으로 치료되어져야만 한다. 아동의 생활 중에는 수술 후 또는 폭발적인 성장기와 같은 집중적인 가정프로그램이 요구되는 시기가 있을 것이다. 만약 가족이 일상 활동들을 규칙적으로 관리할 수 있다면 치료시간을 늘려야 할 시기에도 덜 스트레스를 받을 것이다.

다른 활동에 흥미가 있는 아동을 위해서는 음악 도구를 사용하거나 치료적 승마, 수중운동치료, 또는 바람직한 기능적 결과를 강화시켜 줄 다른 활동들을 치료사가 권장할 수 있다(대체 중재방법을 설명한 "지역사회프로그램" 부분을 참조).

▶ 학교를 기반으로 한 치료
School-based therapy

아동이 교실에서 적절하고 효과적으로 관리 및 교육을 받기 위해서 치료사와 교사간의 의사소통은 필수이다. 치료사는 아동이 학교에서 일상이 어떠한지에 관하여 교사로부터 정보를 얻을 수 있다. 이러한 정보를 가지고 아동을 위한 계획을 같이 세우면 효과적이고 효율적인 교육프로그램을 만들 수 있게 된다. 학교를 기본으로 한 치료에서 강조하는 주요 영역은 교실 또는 학교에서의 독립성에 방해되는 요소들을 평가하고, 교실 의자 또는 휠체어에서 앉아 있는 각기 다른 시간에 따른 정렬을 평가하고, 안전하게 보행가능하거나 서는 것이 가능하게 하는 상황들을 평가하는 것을 포함한다. 교실 내에서 이 활동에서 저 활동으로 서거나 걷기, 체육수업에 참여하기와 같이 지속적으로 움직일 기회를 제공한다면, 앉은 자세로부터 다른 동작을 할 기회를 갖게 될 것이다. 아동의 자세 변경과 움직임의 양적 및 질적인 면을 위해 교실 책임자와 아동 간에 지도, 감독, 보조, 책임을 공유하는 것이 필요하다. 체육교사도 아동에게 해가 되거나 이점이 될 움직임의 패턴 및 특정한 형태, 그리고 관절 움직임의 목표에 대한 정보를 알아야 한다. 또한 교사들은 부목 및 다른 보조기, 기구들의 적절한 사용 목적을 검토해 보아야 한다. 학교에서 아동기능을 증진시키는 자세한 정보는 이 책의 21장을 참고하기 바란다.

작업치료사는 아동의 소근육, 시각 운동, 시지각, 시각구별, 그리고 조작 기술; 주의집중시간; 인지; 감각시스템의 조절; 정서적 수준; 적응적인 자조관리 기술에 관한 정보를 나눌 것이다. 언어치료사는 교육 팀에게 아동의 말과 언어능력에 관하여 정보를 제공해줄 것이다. 언어치료사로부터 특별한 제안과 함께 제공 받는 이러한 정보들은 아동이 학습하는 것을 촉진시킬 것이다.

치료사는 교사가 자세 조절의 목적으로 치료적인 핸들

링을 아동에게 해주기를 기대해서는 안된다. 교사가 해 줄 것으로는 올바른 자세 유지, 너무 오래 앉혀두지 않기, 보조기구를 사용하기, 안전에 주의집중하기가 좀 더 현실적인 기대일 것이다. 치료사는 교사를 치료영역에서의 중요한 협력자로 인식하여야만 한다.

요약

이 장에서는 뇌성마비 아동들이 직면하는 독특한 문제들 즉, 광범위한 신경근육계, 감각/지각 그리고 인지에 관한 문제들을 다루고 있다. 물리치료사의 역할은 아동의 개별적 요구 및 기능적 목적에 맞춘 관리를 계획하는 것이다. 이러한 아동의 평가, 진단 및 치료가 효과적이려면 물리치료사는 아동뿐만 아니라 가족의 복합적인 요구도를 고려해야 한다. 이를 위해서는 다영역 전문가팀과 아동, 가족, 양육자 그리고 기타 사람들과의 의사소통이 아주 좋아야만 한다. 치료의 궁극적인 성과는 뇌성마비 영아 또는 아동이 지역사회와 가족의 기능적 구성원으로서 잠재적인 독립성을 가지도록 나아갈 수 있게 하는 것이다.

사례연구들

사례연구 1 Ella는 왼쪽 반신마비 패턴 뇌성마비로 진단 받은 5세 여자아이로 왼쪽 다리의 유연성이 떨어지고, 보행의 비기능이 증가하고, 전반적인 균형이 부족하여 외래로 물리치료를 받고 있다. Ella의 부모는 가을에 Ella가 초등학교에 입학하기 때문에 학교와 학교 놀이터에서 Ella의 안전에 관심을 가지고 있다.

과거 의학적 병력

Ella는 3세에 왼쪽 반신마비로 진단 받은 밝고 행복한 5세 여아이다. 제태기간 38주 만삭아로 태어났다. 분만과정에서 태아 모니터에 위험을 알리는 심박수의 빈번한 변동이 보였다. 이러한 이유로 태어나자마자 뇌손상이 있는지를 확인하기 위하여 MRI를 실시하였다. 이러한 신경영상학적 검사에서 뇌실내 출혈 4단계로 바깥쪽 뇌실의 확장이 보였으며, 왼쪽보다 오른쪽 뇌실이 더 크고, 머리 둘레가 증가하였으며, 숨구멍(천문)이 막혔다. 동시에 또한 눈떨림이 나타났다. 선천성 뇌수종으로 3개월에 단락술(shunt)을 시행하였다. 6개월에 안과 검사에서 겉질 시각 손상(cortical visual impairment), 시신경 위축, 심각한 시각 손상으로 진단받았다. 정형외과의는 만 3세 후에 재진 받을 것을 권장하였다.

발달 병력

Ella는 전반적인 발달 지연으로 태어나면서부터 작업치료, 물리치료, 언어치료를 받았다. 왼쪽 반신마비, 가동성의 감소, 발화의 감소 등으로 발생한 기능적인 영향을 조정하기 위하여 조기중재 프로그램을 포함한 모든 서비스를 가정에서 제공받았다. 5개월에 바로 누운 자세에서 엎드린 자세로 구를 수 있었다. 구르기를 할 때 등과 머리를 아치 모양으로 만들면서 시작하는 경향이 있다. 11개월에 독립적으로 앉을 수 있으나 주로 'W' 자세로 앉았다. 18개월에 비대칭적인 토끼뜀 패턴으로 배밀이를 시작하였으며, 21개월에는 오른쪽 팔로 지지하여 독립적으로 설 수 있으며, 양쪽 방향으로 가구 잡고 걷는 것이 가능하게 되었다. 그러나 주로 오른쪽으로 가구 잡고 걷는 것을 선호하였다. 24개월에 처음으로 혼자 힘으로 발걸음을 떼었으며, 30개월에 보조 장비 없이 지속적으로 보행이 가능하게 되었다.

물리치료 검사

주의사항: 뇌실-배안 단락술(VP shunt)

통증: Wong Baker Faces 통증 척도로 측정하였을 때, 과제 활동시 0/10 통증 수준으로 보고되었다.

관절가동범위: 오른쪽 엉덩관절, 무릎관절, 발목관절: 정상 범위 내(WNL); 왼쪽 엉덩관절 굽힘: 100°, 왼쪽 엉덩관절 폄: 10°, 왼쪽 무릎관절 폄: 정상 범위 내, 왼쪽 슬와각: 35°, 무릎을 펴고 측정한 왼쪽 발목관절 발등굽힘: 2°, 무릎을 굽히고 측정한 왼쪽 발목관절 발등굽힘: 10°; 오른쪽 어깨관절, 팔꿉관절, 손목관절: 정상 범위 내; 왼쪽 어깨관절 굽힘: 100°, 왼쪽 팔꿉관절 굽힘: 정상 범위 내, 왼쪽 팔꿉관절 폄: 10°, 왼쪽 손목관절 굽힘: 정상 범위내, 왼쪽 손목관절 폄: 15°.

근력: 양쪽 도수근력검사: 오른쪽 엉덩관절, 무릎관절, 발목관절: 5/5; 왼쪽 엉덩관절 굽힘: 3/5; 왼쪽 엉덩관절 벌림: 2/5; 왼쪽 엉덩관절 모음: 2/5; 왼쪽 무릎관절 폄: 3/5; 엎드린 자세에서 왼쪽 무릎관절 굽힘: 2+/5; 왼쪽 발목관절 발등굽힘: 1/5(trace)

긴장도: MAS: 왼쪽 네갈래근: 1/5; 왼쪽 넙다리뒤근: 2/5; 왼쪽 발목관절: 3비트 간대(three-beat clonus)

감각: 부드러운 터치, 냉과 온, 날카로운 감각과 둔한 감각 모두에서 정상

기능적 가동성: 왼쪽으로 체중 이동하여 앉은 자세에서 선 자세로 이동이 가능하다. 오른쪽 다리로 반 무릎 서기를 하여 오른손으로 사물을 당기면서 바닥에서 선 자세로 이동이 가능하다. 왼쪽 발로 한 발 뛰기는 불가능하지만 오른쪽 발로는 3번 연속 뛰기도 가능

하다. 피로가 빨리 와서 놀이터에서 친구들과 오래 동안 놀 수 없다.

보행/계단: 비대칭적이지만 독립적으로 걸을 수 있다. 보행시 디딤기 시간이 짧고, 주로 왼쪽으로 체중 이동하며, 왼쪽 발의 걸음거리가 짧다. 흔듦기에서 왼쪽 골반이 뒤당김되며, 왼쪽 무릎관절은 뻣뻣하다. 초기 접촉기에서는 왼쪽발의 앞발이 바닥에 먼저 닿는 보행 패턴을 보인다. 또한 왼쪽 중기 디딤기에서 무릎관절의 과폄이 경미하게 간헐적으로 나타난다. 일반적인 계단을 오를 때에는 오른손으로 난간을 잡고 오른발로 딛고 오를 수 있다. 계단을 내려 갈 때는 오른손으로 난간을 잡고 왼발을 딛고 내려간다.

균형: 5~8초간 오른쪽 한 발로 서기: 왼쪽은 1초보다 짧음

장비: 왼쪽 다리에는 고정형 AFO를 사용하나, 피부문제로 지난 9개월간 착용하지 않았으며, 보조기를 신을 때마다 통증을 호소했다고 함

물리치료 평가/예후

Ella는 왼쪽 반신마비로 진단받은 5세 여아이다. 왼쪽 다리의 위축, 관절가동범위의 감소, 지구력 감소, 보행 이상, 친구들과 오래 지내는 것이 어려움 등의 문제를 가지고 있다. 전반적인 예후는 순조로워서, 지방 국립 초등학교에 안전하게 다닐 수 있었다. 현재 상태에서 변화를 주고, 다른 의학적 중재를 제공하기 위하여 의학적인 치료뿐 아니라 학교-기반 서비스를 지속적으로 받는 것이 도움이 될 것이다. 또 지역사회 댄스 교실에 참가하여 친구들과 상호작용하며, 사회적 환경에서 즐기면서 근력 및 균형을 훈련할 수 있을 것이다.

중재 (일주일에 1~2회 물리치료)

신장운동: 왼쪽 엉덩관절 폄근, 넙다리뒤근, 장판지근, 가자미근을 각 30초씩 3번 반복하여 신장한다.

근력훈련: 일반적인 근력훈련 프로그램은 Ella 나이또래에는 적당하지 않으므로, 놀이를 통한 왼쪽 및 오른쪽 다리의 근력훈련을 시행한다.

치료적 핸들링: 치료 공을 이용하여 몸통중심부 근력훈련, 자세조절, 왼쪽 다리 근력강화 및 신장운동을 시행한다.

보조기: 수동적으로 관절가동범위를 측정하였을 때, 무릎관절을 펴고 발목의 발등굽힘 각도가 2° 정도 가능해지면, 관절형 얇은 플라스틱으로 된 전체적으로 접촉이 되는 짧은 다리 보조기(Cascade DAFO 2)를 하루에 6~8시간동안 착용하는 것을 권장한다. 새로운 짧은 다리 보조기를 착용하고 걸을 때에는 디딤기동안 왼쪽으로 체중 지지하는 것이 증가하였으며, 더 이상 무릎관절에서 과폄이 보이지 않는다.

보행훈련: 초기 접촉기에서 왼발의 뒤꿈치 닿기가 향상되고, 디딤기동안 왼쪽으로 체중 이동이 증가하며, 왼발의 걸음거리가 길어지며, 왼쪽 골반과 넙다리의 가동성을 향상시키는데 중점을 두고 보행 훈련을 시행한다.

환자/부모 교육: 가정 프로그램은 치료 목표와 관련된 신장운동 및 근력강화운동으로 구성된다.

퇴원/지속적인 관리: Ella의 부모는 가족은 모든 중재 결정에 잘 참여하였으며 아이의 모든 욕구를 지지해 왔다. 가정, 의학적 모델, 학교와 지역사회의 다양한 중재로부터 도움을 받았다. 아이는 필요한 치료적, 외부적 지원을 받으면서 가족과 친구들과 함께 하는 생산적이고 완전한 삶을 향해서 계속 발전해가야 한다.

사례연구 2 토마스는 경직형 팔다리마비로 진단 받은 12세 남자아이로 양쪽 안쪽들림을 감소시키기 위한 뼈자름술, 오른쪽 Dega 절차, 양쪽 모음근 및 넙다리뒤근 늘림술, 양쪽 바깥쪽 지지대 늘림술을 포함한 광범위한 수술 중재 이후 1주일에 외래로 물리치료를 받도록 의뢰되었다.

과거 의학적 병력

토마스는 광범위한 의학적 병력을 가지고 있다. 그는 제태기간 29주 만에 출생하였고, 신생아 집중 치료실에서 6주간 보냈으며, 그 기간 중 2일을 구강에 관을 삽입하였으며, 그 이후 코삽입관을 통해 산소를 공급받았다. 신생아 집중 치료실에 머무는 동안 섭식튜브와 다양한 정맥 주사선을 가지고 있었다. 신경학적 손상 범위를 확인하기 위해서 뇌초음파를 찍었으나 신경해부학적 변화가 보이지 않았다. 토마스는 초음파 심전도에서 주목할 만한 소견이 없어서 심장 질환을 배제하였다. 호흡적 우려로 무호흡 모니터를 가지고 신생아 집중 치료실에서 퇴원하였다.

토마스는 대운동과 소운동에서 천천히 진전이 보였으며, 움직일 때 비정상적인 패턴을 사용하는 경향이 있다. 6개월에 바로 누운 자세에서 엎드린 자세로 구를 수 있으나 목과 등의 폄근을 먼저 사용하여 몸통과 함께 한 덩어리로 구른다. 몸통의 굽힘근을 활성화할 수 없어서 구를 때 다리와 팔의 분리된 움직임이 일어나지 않았다. 토마스는 W자로 앉아서 안정성을 가질 수 있었다. 이 때 골반은 앞기울임되며, 양쪽 엉덩관절은 안쪽돌림, 모음되며, 무릎관절은 굽힘되고, 발목관절은 발등굽힘되었다. 몸통의 저긴장성으로 외부 지지나 보조 없이 앉는 자세가 어렵고 비효율적이게 되었다. 경미한 또는 중등도의 신체 보조로 링모양 앉기나 옆으로 앉는 것이 가능하였다.

18개월에는 주변 감독하에 양쪽 팔로 지지하여 링모양으로 앉은 자세를 유지할 수 있었다. 배밀이를 시도하였으나 다리의 분리가 어려워 교대적인 배밀이 시 필요한 연속적인 협응 동작에 어려움이 있었다. 토마스는 양쪽 팔을 교대적으로 사용하여 앞으로 움직였지만, 이 때 동시적으로 양쪽 다리에서는 폄근의 긴장도가 증가하여 엉덩관절의 굽힘을 유지하는 능력이 떨어졌다.

토마스는 18개월에 미숙아 망막증으로 처음 안과 수술을 받았다. 이후에 2.5세에 두 번째 눈교정 수술을 받았다. 두 번째 눈 수술 후에 보행시 시지각이 향상되었다. 몸통 지지대, 엉덩관

절 가이드, 양쪽 발목 프롬프트, 양쪽 아래팔 프롬프트, 손의 위치를 순응시키기 위해 기울어진 손잡이가 부착된 보행 훈련기를 사용하여 보행 훈련을 시작하였다. 2.5세에 보행 훈련기에서 엉덩관절 가이드만 부착된 후방 워커를 사용하여 걸을 수 있었다. 흔듦기에서 몸통 돌림이 부족하고 양쪽으로 모음이 심하여 서 있는 다리의 뒤꿈치를 치고 지나가는 가위 보행이 보였으며, 짧아진 넙다리뒤근으로 후기 디딤기에서 무릎관절 폄이 감소하였으며(웅크린 자세), 발목관절 가동범위의 제한과 발바닥쪽굽힘근의 긴장도 증가로 초기 접촉기에서 앞발 또는 발가락이 먼저 바닥에 닿는 보행 패턴을 보였다. 이러한 비효율적이고 과도한 노력으로 걷는 보행 패턴으로 장거리에는 휠체어를 이용하였다.

다리, 특히 양쪽 넙다리뒤근, 장딴지근, 모음근의 경직을 감소시키기 위하여 보톡스 시술을 3~3.5세에, 4세에 다시 한번 총 2번을 시행하였다. 6세에는 양쪽 넙다리뒤근 늘림술을 받았으며, 동시에 영구적인 코골이와 수면 장애를 해결하기 위해서 아데노이드절제술을 시행하였다. 8세에 발바닥쪽굽힘근의 긴장도를 감소시키기 위하여 양쪽 다리의 안쪽 및 바깥쪽 장딴지근에 3번째 보톡스 시술을 시행하였다. 이것으로 보행 능력을 향상시키고, 추후에 요구되는 수술을 지연시킬 수 있었다.

토마스는 어릴때부터 물리치료를 시작하였다. 생후 1년 동안은 가정 기반 조기 중재 서비스에 참여하였으며, 아동 병원에 외래로 물리치료 및 작업치료를 받았다. 그 후 5세에 일주일에 한 번씩 받는 학교 기반 서비스로 변경하였다. 9세까지 일주일에 1~3회씩 물리치료와 작업치료를 받았다. 전형적으로 치료는 일주일에 한 번이였으나, 보톡스 시술과 넙다리뒤근 늘림술 이후에는 2~3회로 증가하였다. 가족들은 토마스를 매우 잘 돌보았으며, 가정 운동 프로그램을 지속적으로 시행하여 토마스의 기능적인 능력을 향상시키는데 많은 도움이 되었다. 토마스의 학교활동과 기능향상으로 9세에는 의학적인 물리치료에서 자문 위주로 변경되었고, 수술 후에 물리치료는 다시 시작되었다.

수술 전 기능 수준

토마스는 지속적인 성장, 몸무게의 증가, 다리 긴장도 및 구축의 증가, 심각해진 웅크림 보행 패턴, 통증, 나빠진 뼈 정렬, 가정과 교실 내에서 움직이는 능력의 감소 등의 이유로 12세에 광범위한 수술을 시행하였다.

기능적 가동성: 수술 전에는 앉은 자세에서 선 자세로 이동 가능하고, 감독 하에 워커를 사용하여 이동 가능하였다. 최소한의 신체 보조로 사물을 잡아 당겨 바닥에서 이동할 수 있다. 중등도의 신체 보조로 반무릎서기에서 선자세로 이동할 있다.

보행/계단: 수술 전에는 양쪽에 Cascade Turbo 보조기를 착용하고 후방 워커를 사용하여 웅크림 보행 패턴으로 독립적으로 걸을 수 있었다. 그러나, 흔듦기에는 엉덩관절의 모음이 심하여 다리가 꼬이기도 한다. 집 안에서는 보행가능하고, 교실에서는 워커로 움직이는 것이 가능하였다. 장거리는 피로를 최소화하기 위해 휠체어를 사용하였다. 보도턱을 오를 때는 중등도의 신체 보조가 요구되었다.

보조기: Cascade에서 제작된 Turbo 보조기로 알려진 SMO가 삽입된 짧은 다리 보조기를 12세에 착용하였다. 수술 전에 웅크림 보행 패턴이 증가되었다.

물리치료 검사

수술 후에 아동병원에 입원하여 침상 가동성, 이동 훈련, 수술 후 주의사항에 관한 부모교육을 위한 물리치료를 받았다. 병원에서 퇴원 후에는 외래 물리치료에서 수술 후 관리를 위한 계획을 결정하기 위하여 초기 검사를 받았다. 검사 결과는 다음과 같다.

주의사항: 90° 이상 엉덩관절을 구부리면 안되고, 강하게 안쪽돌림 및 바깥돌림도 안되며, 정중위를 넘어 모음시켜도 안된다; 밤새 무릎 고정기를 2시간 착용하고 2시간 벗어야 한다; 짧은 다리 기브스를 착용하여 체중 지지하여야 한다.

통증: 수적 통증 척도(0~10점 척도)로 측정하였을 때, 전반적으로 통증이 5/10점이었으며, 가장 통증 있는 부위는 왼쪽 발이었다.

관절가동범위: 양쪽 엉덩관절 90°, 벌림 35°, 모음은 중립, 슬와각은 25°였으며, 발목 범위는 짧은 다리 기브스 착용으로 검사할 수 없었다.

근력: 도수근력검사로 양쪽 엉덩관절 굽힘: 2+/5; 벌림: 1/5; 모음: 2/5; 무릎 관절 폄: 3/5; 엎드린 자세에서 무릎관절 폄: 2/5; 발목관절은 짧은 다리 기브스 착용으로 검사할 수 없었다.

긴장도: MAS: 양쪽 모음근 및 넙다리뒤근 2/5

감각: 양쪽 다리 감각은 부드러운 터치, 냉과 온, 날카로운 감각과 둔한 감각 모두에서 정상

기능적 가동성: 앉은 자세에서 선자세로 이동하려면 중등도의 신체 보조가 요구됨; 바닥에서 선자세로 이동은 미루어짐.

보행/계단: 양쪽으로 짧은 다리 기브스 및 무릎 고정기를 착용하여 중등도의 신체 보조로 후방워커를 사용하여 10피트 정도 보행 가능

균형: 워커를 팔로 지지하지 않고도 5~10초 정도 무릎 고정기를 착용하여 정적인 선 자세를 유지할 수 있다; 팔로 지지하면 30초 정도 선 자세를 유지할 수 있다.

장비: 토마스는 학교에서 수동 휠체어를 사용하지만 가족들은 느리고 비효율적이어서 친구들과 지내는 것이 어려울까봐 염려하고 있다. 치료사는 토마스와 가족들에게 전동 휠체어 사용에 대한 장점에 관해 의논하고, 모든 환경에서 장거리 이동시 에너지 효율적인 이동성을 제공할 것이라고 설명하였다. 현재 토마스와 가족들은 토마스가 나이가 많고 지구력이 감소하고 비효율적인 보행 패턴이 보이기 때문에 전동 휠체어를 고려하고 있다. 토마스는 한

교실에서 다른 교실로 이동하는데 사용하기 보다는 학교에서 즐기고, 학습하는데 에너지를 보존하고자 한다. 가족들은 전동 의자 크기와 무게가 증가로 휠체어 리프트를 설치하기 위해 밴차량을 개조하는 중이다.

물리치료평가/예후

토마스는 경직형 팔다리마비로 진단받은 12세 남아이다. 최근에 엉덩관절의 지남력을 향상시키고, 근육 길이를 늘이고, 발의 정렬을 향상시키기 위하여 광범위한 다리 수술을 시행하였다. 통증, 증가된 다리의 긴장도, 감소된 다리 근력, 감소된 균형 능력, 지구력 감소를 포함한 장해들이 있었다. 그 결과 비정상적인 보행 패턴이 나타났으며, 독립적으로 기능적인 가동성과 이동이 감소되었다. 토마스의 걷고자 하는 동기부여가 높아서 치료의 관점은 좋다. 가족과 치료사에 의한 토마스의 장기 목표는 학교를 가로질러 25피트 걷는 것이고, 연말 기념식에서 워커를 사용하여 친구들과 함께 5~10분 정도 설 수 있는 것이다.

수술후 6개월간 중재법(한 주에 3회 60분 세션)

신장운동: 수술 후 8주에 기브스를 제거한 후에 양쪽 엉덩관절 모음근 및 넙다리뒤근 신장운동, 발목관절의 발등굽힘 신장운동을 30초씩 5회 반복한다.

근력훈련: 기능적인 근력 훈련은 다양한 의자 높이로 앉은 자세에서 선 자세로 이동 훈련을 반복하는 것으로 시작한다. 의자 높이는 엉덩관절이 90°가 되는 낮은 높이에서 좀 더 높은 높이로 훈련을 진행한다. 도수 저항과 기계를 이용하여 엉덩관절 벌림근, 모음근, 폄근 및 넙다리뒤근, 발등굽힘근의 다리 근력 운동을 한다. 근력 훈련 기계를 사용할 때는 한 세트에 6~10회 반복하는 것을 1~3회 세트 후에 피로도가 충분히 높은 정도의 저항으로 시행하여야 한다. 중심부(core) 근력강화는 바로 누운 자세, 엎드린 자세, 앉은 자세에서 중간 크기의 치료용 공을 사용한다.

치료적 핸들링: 기능적인 연속 동작은 자세와 정렬을 맞출 때 하지 근의 동시수축을 향상시켜 능동적인 기저면을 사용하도록 촉진하면서 훈련하였다. 이러한 연속 동작은 평행봉을 잡고 선 자세에서 체중 이동을 촉진하거나, 거울로 시작적인 정보를 제공하면서 볼기와 배의 근육을 촉진하면서 워커를 사용하여 앞으로 보행하고, 중간볼기근/큰볼기근 및 안쪽/바깥쪽 배빗근에 정보를 주어 계단오르기를 촉진하는 것을 포함한다.

보조기: 기브스를 제거한 후에 웅크린 자세를 막고 발의 정렬을 증진시키기 위하여 고정형 AFO를 맞추었다.

수치료: 수술 후 12주에 기브스를 제거하고 토마스는 수치료에 참여하였다. 수중 활동에는 어깨가 잠기는 물 높이에서 손목까지의 높이로 점차적으로 낮추면서 선 자세에서 균형 훈련, 보행 훈련을 하였으며, 기능적인 근력훈련과 킥보드를 이용하여 발차기를 통한 엉덩관절의 근력 훈련을 하였다.

보행훈련: 보행 준비단계로 체중 지지 능력을 증가시키기 위하여 선 자세에서 보행 전 활동들을 시작하였다. 후방 워커를 사용하여 평지에서 보행 훈련을 진행하였다.

부모/환자 교육: 주의사항들, 이동 훈련, 엉덩관절의 모음근, 넙다리뒤근, 장딴지근과 가자미근 신장을 위한 가정 프로그램들을 검토하였다.

수술후 6개월 후 중재법(한 주에 2회 60분 세션, 수술후 주의사항 없이)

신장운동: 지속적으로 모음근, 넙다리뒤근, 발목 발등굽힘근 신장운동을 각 30초씩 3회 반복

근력훈련: 기능적인 잠긴 사슬 근력강화 훈련으로 점진적인 저항훈련을 시행하고, 장딴지근과 가자미근, 넙다리네갈래근, 중간볼기근, 큰볼기근과 같이 기립 자세 유지에 중요한 근육을 한 관절 근력운동에 중점을 두었다.

NDT/치료적 핸들링: 환자/가족 및 치료사가 결정한 목표를 달성하기 위하여 우선적으로 기능적인 활동들로 통합시켰다. 공위에서 굽힘-돌림과 폄-돌림 활동을 통한 골반 체중 이동으로 중심부 근력강화시키고, 선 자세에서의 활동 전에 발을 준비시키고, 워커에서 팔로 지지하거나 지지 없이 균형을 훈련하고 체중 이동을 촉진시키는 것이 포함된다.

보행훈련: 웅크린 자세는 최소화 하고 적절한 자세와 정렬을 유지하면서 워커를 사용하여 보행 거리를 증가시키는데 중점을 둔다. 지구력 증진을 위해 부분적 체중 지지로 트레드밀 훈련을 시작하였다.

부모/환자 교육: 연이은 8주간 관절가동범위 측정에서 안정적이었으므로, 하루에 한 번으로 신장운동 횟수를 감소시키고, 보행 및 기능적 근력강화에 중점을 준다.

퇴원/지속적인 관리: 수술 1년 뒤에 토마스는 학년말 기념식에서 반 친구들 사이에서 서서 여기 저기 돌아다닐 수 있게 되어 워커로 5분 정도 선 자세를 유지하겠다는 토마스의 개인적인 목표가 달성되었다. 동시에 가정 프로그램 및 병원에서의 물리치료 프로그램을 종결하였다. 치료사는 토마스의 치료적 필요는 관리 계획을 세우는 것이 최선이라고 설명하였고, 추후 중재가 필요한지 결정하기 위해 6개월마다 물치치료 평가를 받도록 권장하였다. 퇴원 전에 지역사회에서 제공되는 활동들 중에 토마스가 흥미있어 하는 것을 의논하였다. 토마스는 수중치료동안 수영장에서 지내기 때문에 지역 YMCA에서 수영 프로그램에 적응하기로 하였다.

▶ 감사의 글 Acknowledgments

우리는 지난 3판에서 이 장을 집필한 Jane Styer-Acevodo의 지식, 열정, 그리고 공헌에 감사를 드린다. 이 장에서 기술된 효과적인 뇌성마비 치료 중재법에 대한 결정적인 정보인 뇌성마비에 대한 전문지식을 기꺼이 나누어 주신 Freeman Miller 박사에게 진심어린 감사를 표한다. CPO인 Gary Mickalowski와 보조기 부분을 도와주신 CPO인 Heater Mickalowski, 보행 부분을 도와주신 물리치료사 Chris Church, 우리를 지지하고 물심양면으로 도와주신 Nemours/Al duPont 어린이병원 모든 치료사들에게 감사를 드린다. 마지막으로 특히 지난 세월동안 아낌없이 지지해준 가족들에게 감사하는 바이다. 이 장은 여러분들 없이 절대 완성할 수 없었다.

참고문헌

1. Rethlefsen S, Ryan D, Kay R. Classification systems in cerebral palsy. *Orthop Clin North Am*. 2010;41:457–467.
2. Rosenbaum P, Paneth N, Leviton A, et al. A report: the definition and classification of cerebral palsy April 2006. *Dev Med Child Neurol Suppl*. 2007;109:8.
3. Beckung E, Hagberg G. Neuroimpairments, activity limitations and participation restrictions in children with cerebral palsy. *Dev Med Child Neurol*. 2002;44(5):309–316.
4. Stiller C, Marcoux BC, Olson RE. The effect of conductive education, intensive therapy, and special education services on motor skills in children with cerebral palsy. *Phys Occup Ther Pediatr*. 2003;23(3):31–50.
5. Niswander KR, Gordon M. The collaborative perinatal project. In: *The Women and Their Pregnancies*. Washington, DC: National Institutes of Health; 1972. DHEW Publication No 73–379.
6. Ellenberg JH, Nelson KB. Cluster of perinatal events identifying infants at high risk for death or disability. *J Pediatr*. 1988;113:546–552.
7. Reddihough DS, Collins KJ. The epidemiology and causes of cerebral palsy. *Aust J Physiother*. 2003;49(1):7–12.
8. Katz RT. Life expectancy for children with cerebral palsy and mental retardation: implications for life care planning. *NeuroRehabilitation*. 2003;18:261–270.
9. SCPE Working Group. Surveillance of cerebral palsy in Europe: a collaboration of cerebral palsy surveys and registers. Surveillance of Cerebral Palsy in Europe (SCPE). *Dev Med Child Neurol*. 2000;42:816–824.
10. Miller F. *Cerebral Palsy*. New York, NY: Springer-Verlag, Inc; 2005.
11. Ferrari F, Cioni G, Einspieler C, et al. Cramped synchronized general movements in preterm infants as an early marker for cerebral palsy. *Arch Pediatr Adolesc Med*. 2002;156(5):460–467.
12. Hadders-Algra M. General movements: a window for early identification of children at high risk for developmental disorders. *J Pediatr*. 2004;145(2 suppl):S12–S18.
13. National Institute of Neurological Disorders and Stroke. Reducing the burden of neurological disease. *Cerebral Palsy: Hope Through Research*. http://www.ninds.nih.gov/disorders/cerebral_palsy/detail_cerebral_palsy.htm#179273104.
14. van Haastert LC, de Vries LS, Eijsermans MJC, et al. Gross motor functional abilities in pretem-born children with cerebral palsy due to periventricular leukomalacia. *Dev Med Child Neurol*. 2008;50:684–689.
15. Liptak GS, Accardo PJ. Health and social outcomes of children with cerebral palsy. *J Pediatr*. 2004;145(2 suppl):S36–S41.
16. Blair E, Watson L, Badawi N, et al. Life expectancy among people with cerebral palsy in Western Australia. *Dev Med Child Neurol*. 2001;43(8):508–515.
17. Miller F, Bachrach S. *Cerebral Palsy: A Complete Guide for Caregiving*. 2nd ed. Baltimore, MD: Johns Hopkins University Press; 2006.
18. Palisano R, Rosenbaum P, Walter S, et al. Development and reliability of a system to classify gross motor function in children with cerebral palsy. *Dev Med Child Neurol*. 1997;39:214–223.
19. Morris C, Bartlett D. Gross motor function classification system: impact and utility. *Dev Med Child Neurol*. 2004;46(1):60–65.
20. Davids J, Peace L, Wagner L, et al. Validation of the Shriners Hospital for Children Upper Extremity Evaluation (SHUEE) for children with hemiplegic cerebral palsy. *J Bone Joint Surg Am*. 2006;88:326–333.
21. Howle JM. *Neuro-Developmental Treatment Approach Theoretical Foundations and Principles of Clinical Practice*. Laguna Beach, CA: The North American Neuro-Developmental Treatment Association; 2002.
22. Rumeau-Rouquette C, Grandjean H, Cans C, et al. Prevalence and time trends of disabilities in school-age children. *Int J Epidemiol*. 1997;26:137–145.
23. Koman AL, Smith BP, Shilt JS. Cerebral palsy. *Lancet*. 2004;363:1619.
24. Krageloh-Mann I, Cans C. Cerebral palsy update. *Brain Dev*. 2009;31:537–544.
25. Wiklund L, Uvebrant P. Hemiplegic cerebral palsy: correlation between CT morphology and clinical findings. *Dev Med Child Neurol*. 1991;33(6):512–523.
26. Cioni G, Sale B, Paolicelli PB, et al. MRI and clinical characteristics of children with hemiplegic cerebral palsy. *Neuropediatrics*. 1999;30(5):249–255.
27. Holmefur M, Krumlinde-Sundholm L, Ellasson AC. Interrater and intrarater reliability of the Assisting Hand Assessment. *Am J Occup Ther*. 2007;61:79–84.
28. Accardo J, Kammann H, Hoon AH Jr. Neuroimaging in cerebral palsy. *J Pediatr*. 2004;145(2)(suppl):S19–S27.
29. Harada T, Erada S, Anwar MM, et al. The cervical spine in athetoid cerebral palsy. A radiological study of 180 patients. *J Bone Joint Surg Br*. 1996;78(4):613–619.
30. Burns YR, O'Callaghan M, Tudehope DI. Early identification of cerebral palsy in high risk infants. *Aust Paediatr J*. 1989;25:215–219.
31. Harris SR. Early neuromotor predictors of cerebral palsy in low birthweight infants. *Dev Med Child Neurol*. 1987;29:508–519.
32. Harris SR. Movement analysis—an aid to diagnosis of cerebral palsy. *Phys Ther*. 1991;71:215–221.
33. Rose-Jacobs R, Cabral H, Beeghly M, et al. The Movement Assessment of Infants (MAI) as a predictor of two-year neurodevelopmental outcome for infants born at term who are at social risk. *Pediatr Phys Ther*. 2004;16(4):212–221.
34. Nelson KB, Ellenberg JH. Children who "outgrew" cerebral palsy. *Pediatrics*. 1982;69:529–535.
35. Bly L. *Motor Skills Acquisition in the First Year: An Illustrated Guide to Normal Development*. Tucson, AZ: Therapy Skill Builders; 1994.

36. Bly L. Abnormal motor development. In: Slaton DS, ed. *Proceedings of a Conference on Development of Movement in Infancy Offered by the Division of Physical Therapy*. Chapel Hill, NC: University North Carolina; May 18–22, 1980.
37. Cochrane CD. Joint mobilization principles: considerations for use in the child with central nervous system dysfunction. *Phys Ther*. 1987;67:1105–1109.
38. Illingworth RS. *The Development of the Infant and Young Child*. 8th ed. New York, NY: Churchill Livingstone; 1983.
39. Bly L. What is the role of sensation in motor learning? What is the role of feedback and feedforward? *NDTA Netw*. 1996;1–7.
40. Cupps B. Postural control: a current view. *NDTA Netw*. 1997;1–7.
41. Valencia F. Management of hip deformities in cerebral palsy. *Orthop Clin North Am*. 2010;41:549–559.
42. Bleck EE. Orthopedic management of cerebral palsy. Philadelphia, PA: WB Saunders; 1979.
43. Shands AR, Steele MK. Torsion of the femur. *J Bone Joint Surg*. 1958;40A:803–816.
44. Michele AA. *Iliopsoas*. Springfield, IL: Charles C Thomas; 1962.
45. Beals RK. Developmental changes in the femur and acetabulum in spastic paraplegia and diplegia. *Dev Med Child Neurol*. 1969;11:303–313.
46. Staheli LT, Duncan WR, Schaefer E. Growth alterations in the hemiplegic child. A study of femoral anteversion, neck-shaft angle, hip rotation, C.E. angle, limb length and circumference in 50 hemiplegic children. *Clin Orthop Relat Res*. 1968;60:205–212.
47. Jordan P. Evaluation and treatment of foot disorders. Presentation at: Neurodevelopmental Treatment Association Regional Conference; May 1984; New York, NY.
48. Calliet R. *Foot and Ankle Pain*. Philadelphia, PA: FA Davis; 1970.
49. Beckung E, Hagberg G, Uldall P, et al. Probability of walking in children with cerebral palsy in Europe. *Pediatrics*. 2008;121:e187–e192.
50. Rosenbaum PL, Walter SD, Hanna SE, et al. Development and reliability of a system to classify gross motor function in children with cerebral palsy. *JAMA*. 2002;288(11):1357–1363.
51. Watt J, Robertson CM, Grace MG. Early prognosis for ambulation of neonatal intensive care survivors with cerebral palsy. *Dev Med Child Neurol*. 1989;31:766–773.
52. Perry J, Burnfield J. *Gait Analysis: Normal and Pathological Function*. 2nd ed. Thorofare, NJ: Slack Inc; 2010.
53. Gage JR, DeLuca PA, Renshaw TS. Gait analysis: principles and applications. Emphasis on its use in cerebral palsy. *J Bone Joint Surg Am*. 1995;77(10):1607–1623.
54. Sutherland DH, Davids JR. Common gait abnormalities of the knee in cerebral palsy. *Clin Orthop Relat Res*. 1993;288:139–147.
55. Winters TF, Gage JR, Hicks R. Gait patterns in spastic hemiplegia in children and young adults. *J Bone Joint Surg Am*. 1987;69:437–441.
56. Rodda J, Graham H. Classification of gait patterns in spastic hemiplegia and spastic diplegia: a basis for a management algorithm. *Eur J Neurol*. 2001;8(suppl 5):98–108.
57. Wren TA, Rethlefsen S, Kay RM. Prevalence of specific gait abnormalities in children with cerebral palsy: influence of cerebral palsy subtype, age, and previous surgery. *J Pediatr Orthop*. 2005;25(1):79–83.
58. Mossberg KA, Linton KA, Fricke K. Ankle-foot orthoses: effect on energy expenditure of gait in spastic diplegic children. *Arch Phys Med Rehabil*. 1990;71:490–494.
59. Davids J. The foot and ankle in cerebral palsy. *Orthop Clin North Am*. 2010;41:579–593.
60. Rodda JM, Graham HK, Carson L, et al. Sagittal gait patterns in spastic diplegia. *J Bone Joint Surg Br*. 2004;86(2):251–258.
61. Westberry D, Davids JR, Davis RB, et al. Idiopathic toe walking: a kinematic and kinetic profile. *J Pediatr Orthop*. 2008;28(3):352–358.
62. Hicks R, Durinick N, Gage JR. Differentiation of idiopathic toe-walking and cerebral palsy. *J Pediatr Orthop*. 1988;8:160–163.
63. Kelly IP, Jenkinson A, Stephens M, et al. The kinematic patterns of toe-walkers. *J Pediatr Orthop*. 1997;17(4):478–480.
64. Mochizuki H, Ugawa Y. Cerebellar ataxic gait [in Japanese]. *Brain Nerve*. 2010;62(11):1203–1210.
65. Chen CM, Chen CY, Wu KP, et al. Motor factors associated with health-related quality-of-life in ambulatory children with cerebral palsy. *Am J Phys Med Rehabil*. 2011;90:940–947.
66. Alexander R, Boehme R, Cupps B. *Normal Development of Functional Motor Skills: The First Year of Life*. San Antonio, TX: Therapy Skill Builders; 1993.
67. Tieman BL, Palisano RJ, Gracely EJ, et al. Gross motor capability and performance of mobility in children with cerebral palsy: a comparison across home, school, and outdoors/community settings. *Phys Ther*. 2004;84(5):419–429.
68. Campbell SK. Quantifying the effects of interventions for movement disorders resulting from cerebral palsy. *J Child Neurol*. 1996;11(suppl 1):561–570.
69. Harris SR, Atwater SW, Crowe TK. Accepted and controversial neuromotor therapies for infants at high risk for cerebral palsy. *J Perinatol*. 1988;8(1):3–13.
70. Palisano RJ, Kolobe TH, Haley SM, et al. Validity of the peabody developmental gross motor scale as an evaluative measure of infants receiving physical therapy. *Phys Ther*. 1995;75(11):939–948.
71. Gorter JW, Rosenbaum PL, Hanna SE, et al. Limb distribution, motor impairment, and functional classification of cerebral palsy. *Dev Med Child Neurol*. 2004;46(7):461–467.
72. Facchin P, Rosa-Rizzotto M, Visona Dalla Pozza L, et al. Multisite trial comparing the efficacy of constraint-induced movement therapy with that of bimanual intensive training in children with hemiplegic cerebral palsy: postintervention results. *Am J Phys Med Rehabil*. 2011;90(7):539–553.
73. Bobath B, Bobath K. *Motor Development in the Different Types of Cerebral Palsy*. London, UK: William Heineman Medical Books; 1982.
74. Finnie NR. *Handling the Young Cerebral Palsied Child at Home*. 2nd ed. New York, NY: Dalton Publications; 1975.
75. Davis S. Neurodevelopmental treatment/Bobath eight week course in the treatment of children with cerebral palsy. Lecture notes. June–July 1997.
76. Scholtes V, Becher J, Comuth A, et al. Effectiveness of functional progressive resistance exercise strength training on muscle strength and mobility in children with cerebral palsy: a randomized controlled trail. *Dev Med Child Neurol*. 2010;52:107–113.
77. McNee A, Gough M, Morrissey M, et al. Increases in muscle volume after plantarflexor strength training in children with spastic cerebral palsy. *Dev Med Child Neurol*. 2009;51:429–435.
78. Scianni A, Butler JM, Ada L, et al. Muscle strengthening not effective in children and adolescents with cerebral palsy: a systemic review. *Aust J Physiother*. 2009;55:81–87.
79. Reid S, Hamer P, Alderson J, et al. Neuromuscular adaptations to eccentric strength training in children and adolescents with cerebral palsy. *Dev Med Child Neurol*. 2010;52:358–363.
80. Lee JH, Sung IY, Yoo JY. Therapeutic effects of strengthening exercise on gait function of cerebral palsy. *Disabil Rehabil*. 2008;30(19):1439–1444.
81. Rogers A, Brinks S, Darrah J. A systemic review of the effectiveness of aerobic exercise interventions for children with cerebral palsy: an AACPDM evidence report. *Dev Med Child Neurol*. 2008;50: 808–814.

82. Verschuren O, Ketekaar M, Takken T, et al. Exercise programs for children with cerebral palsy: a systemic review of the literature. *Am J Phys Med Rehabil.* 2008;87(5):404–417.
83. Verschuren O, Ada L, Maltais D, et al. Muscle strengthening in children and adolescents with spastic cerebral palsy: considerations for future resistance training protocols. *Phys Ther.* 2011;91:1130–1139.
84. Pippenger WS, Scalzitti DA. Evidence in practice, what are the effects, if any of lower extremity strength training on gait in children with cerebral palsy? *Phys Ther.* 2004;84(9):849–858.
85. Eagleton M, Iams A, McDowell J, et al. The effects of strength training on gait in adolescents with cerebral palsy. *Pediatr Phys Ther.* 2004;16(1):22–30.
86. Damiano DL, Abel MF. Functional outcomes of strength training in spastic cerebral palsy. *Arch Phys Med Rehabil.* 1998;79:119–125.
87. Chen C, Hsien W, Cheng H, et al. Muscle strength enhancement following home-based virtual cycling training in ambulatory children with cerebral palsy. *Res Dev Disabil.* 2012;33:1087–1094.
88. Tilton A. Management of spasticity in children with cerebral palsy. *Semin Pediatr Neurol.* 2009;16:82–89.
89. Pin T, Dyke P, Chan M. The effectiveness of passive stretching in children with cerebral palsy. *Dev Med Child Neurol.* 2006;48:855–862.
90. Birkmeier K. Curriculum and theoretical base committee update. *NDTA Netw.* 1997;6(4):1–7.
91. Davies PL, Gavin WJ. Validating the diagnosis of sensory processing disorders using EEG technology. *Am J Occup Ther.* 2007;61:176–189.
92. Blanche EI, Botticelli TM, Hallway MK. *Combining Neurodevelopment Treatment and Sensory Integration Principles: An Approach to Pediatric Therapy.* Tucson, AZ: Therapy Skill Builders; 1995.
93. Fisher AG, Murray EA, Bundy AC. *Sensory Integration: Theory and Practice.* Philadelphia, PA: FA Davis; 1991.
94. Ayres AJ. *Sensory Integration and the Child.* Los Angeles, CA: Western Psychological Services; 1979.
95. Taub E, Uswatte G, Pidikiti R. Constraint-induced movement therapy: a new family of techniques with broad application to physical rehabilitation—a clinical review. *J Rehabil Res Dev.* 1999;36(3):237–251.
96. Coker P, Karakostas T, Dodds C, et al. Gait characteristics of children with hemiplegic cerebral palsy before and after modified constraint-induced movement therapy. *Disabil Rehabil.* 2012;32(5):402–408.
97. Boyd RN, Morris ME, Graham HK. Management of upper limb dysfunction in children with cerebral palsy: a systemic review. *Eur J Neurol.* 2001;8(5):150–166.
98. Echols K, DeLuca S, Ramey S, et al. Constraint induced movement therapy in children with cerebral palsy. In: Proceedings of the American Academy of Cerebral Palsy and Developmental Medicine. *Dev Med Child Neurol.* 2001;43.
99. Charles JR, Wolf SL, Schneider JA, et al. Efficacy of a child-friendly form of constraint-induced movement therapy in hemiplegic cerebral palsy: a randomized control trial. *Dev Med Child Neurol.* 2006;48:635–642.
100. Eliasson AC, Krumlinde-sundholm L, Shaw K, et al. Effects of constraint-induced movement therapy in young children with hemiplegic cerebral palsy: an adaptive model. *Dev Med Child Neurol.* 2005;47:266–275.
101. Dimitrijevic MR, Gerasimenko Y, Pinter MM. Evidence for a spinal central pattern generator in humans. *Ann N Y Acad Sci.* 1998;16:360–376.
102. Cohen A, Ermentrout G, Kiemel T, et al. Modeling of intersegmental coordination in the lamprey central pattern generator for locomotion. *Trends Neurosci.* 1992;15:434–438.
103. MacKay-Lyons M. Central pattern generators of locomotion: a review of the evidence. *Phys Ther.* 2002;82:69–83.
104. Mattern-Baxter K, Bellamy S, Mansoor J. Effects of intensive locomotor treadmill training on young children with cerebral palsy. *Pediatr Phys Ther.* 2009;21:308–319.
105. Willoughby KL, Dodd KJ, Shields N, et al. Efficacy of partial body weight-supported treadmill training compared with overground walking practice for children with cerebral palsy: a randomized controlled trial. *Arch Phys Med Rehabil.* 2010;91:33–39.
106. Cherng R, Liu C, Lau T, et al. Effect of treadmill training with body weight support on gait and gross motor function in children with spastic cerebral palsy. *Am J Phys Med Rehabil.* 2007;86:548–555.
107. Day J, Fox EJ, Lowe J, et al. Locomotion training with partial body weight support on a treadmill in a nonambulatory child with spastic tetraplegic CP: a case report. *Pediatr Phys Ther.* 2004;16:106–113.
108. Schindl MR, Forstner C, Kern H, et al. Treadmill training with partial body weight support in non-ambulatory children with CP. *Arch Phys Med Rehabil.* 2000;81:301–306.
109. Dodd KJ, Foley S. Partial body-weight supported treadmill training can improve walking in children with cerebral palsy: a clinical controlled trial. *Dev Med Child Neurol.* 2007;49:101–105.
110. Provost B, Dieruf K, Burtner P, et al. Endurance and gait in children with cerebral palsy after intensive body weight-supported treadmill training. *Pediatr Phys Ther.* 2007;19:2–10.
111. Mutlu A, Krosschell K, Spira DG. Treadmill training with partial body-weight support in children with cerebral palsy: a systematic review. *Dev Med Child Neurol.* 2009;51:268–275.
112. Damiano D, DeJong S. A systematic review of the effectiveness of treadmill training and body weight support in pediatric rehabilitation. *J Neurol Phys Ther.* 2009;33:27–44.
113. Meyer-Heim A, Ammann-Reiffer C, Schmartz A, et al. Improvement of walking abilities after robotic-assisted locomotion training in children with cerebral palsy. *Arch Dis Child.* 2009;94:615–620.
114. Chrysagis N, Skordilis EK, Stavrou N, et al. The effect of treadmill training on gross motor function and walking speed in ambulatory adolescents with cerebral palsy: a random controlled trial. *Am J Phys Med Rehabil.* 2012;91:747–760.
115. Kerr C, McDowell B, McDonough S. Electrical stimulation in cerebral palsy: a review of effects on strength and motor function. *Dev Med Child Neurol.* 2004;46:205–213.
116. Pape KE, Chipman ML. Electrotherapy in rehabilitation. In: Delisa BM, Gans NE, Walsh NE, et al, eds. *Physical Medicine and Rehabilitation: Principles and Practice.* Baltimore, MD: Lippincott Williams & Wilkins; 2004.
117. Seifart A, Unger M, Burger M. The effect of lower limb functional electrical stimulation on gait of children with cerebral palsy. *Pediatr Phys Ther.* 2009;21:23–30.
118. Ho C, Holt KG, Saltzman E, et al. Functional electrical stimulation changes dynamic resources in children with spastic cerebral palsy. *Phys Ther.* 2006;86:987–1000.
119. Durham S, Eve L, Stevens C, et al. Effect of functional electrical stimulation on asymmetries in gait of children with hemiplegic cerebral palsy. *Physiotherapy.* 2004;90:82–90.
120. Wright P, Durham S, Ewins D, et al. Neuromuscular electrical stimulation for children with cerebral palsy: a review. *Arch Dis Child.* 2012;97:364–371.
121. Daichman J, Johnson TE, Evans K, et al. The effects of neuromuscular electrical stimulation home program on impairments and functional skills of a child with spastic diplegic cerebral palsy: a case report. *Pediatr Phys Ther.* 2003;15(3):153–158.
122. Pape KE. Therapeutic electrical stimulation the past, the present, the future. *NDTA Netw.* 1996;1–7.

123. Pape KE, Kirsch SE. Technology–assisted self-care in the treatment of spastic diplegia. In: Sussman MD, ed. *The Diplegic Child: Evaluation and Management*. Rosemont, IL: American Academy of Orthopaedic Surgeons; 1992.
124. Styer-Acevedo JL. Aquatic rehabilitation in pediatrics. In: Ruoti RG, Morris DM, Cole PJ, eds. *Aquatic Rehabilitation*. Philadelphia, PA: Lippincott-Raven; 1997.
125. McCloskey S. Notes from Lecture on Hippotherapy at Arcadia University; April 28, 2004.
126. Casady RL, Nichols-Larsen DS. The effect of hippotherapy on ten children with cerebral palsy. *Pediatr Phys Ther*. 2004;16(3):165–172.
127. Binder H, Eng GD. Rehabilitation management of children with spastic diplegic cerebral palsy. *Arch Phys Med Rehabil*. 1989;70:482–489.
128. Molnar GE. Rehabilitation in cerebral palsy. *West J Med*. 1991;154:569–572.
129. Nwaobi OM, Smith PD. Effect of adaptive seating on pulmonary function of children with cerebral palsy. *Dev Med Child Neurol*. 1986;28:351–354.
130. Reid DT. The effects of the saddle seat on seated postural control and upper extremity movement in children with cerebral palsy. *Dev Med Child Neurol*. 1996;38:805–815.
131. Hulme JB, Shaver J, Archer S, et al. Effects of adaptive seating devices on the eating and drinking of children with multiple handicaps. *Am J Occup Ther*. 1987;41:81–89.
132. Hulme JB, Bain B, Hardin M, et al. The influence of adaptive seating on vocalization. *J Commun Disord*. 1989;22:137–145.
133. Rosen L, Arva J, Furumasu J, et al. RESNA position on the application of power wheelchairs for pediatric users. *Assist Technol*. 2009;21(4):218–226.
134. Furumasu J, Guerette P, Tefft D. Relevance of the pediatric powered wheelchair screening test for children with cerebral palsy. *Dev Med Child Neurol*. 2004;46:468–474.
135. Stuberg WA. Considerations related to weight-bearing programs in children with developmental disabilities. *Phys Ther*. 1992;72:35–40.
136. Rose J, Gamble JG, Medeiras J, et al. Energy cost of walking in normal children and in those with cerebral palsy: comparison of heart rate and oxygen uptake. *J Pediatr Orthop*. 1989;9:276–279.
137. Logan L, Byers-Hinkley K, Ciccone CD. Anterior versus posterior walkers: a gait analysis study. *Dev Med Child Neurol*. 1990;32:1044–1048.
138. Levangie PK, Chimera M, Johnston M, et al. The effects of posterior rolling walkers on gait characteristics of children with spastic cerebral palsy. *Phys Occup Ther Pediatr*. 1989;9:1–17.
139. Verotti A, Greco R, Spalice A, et al. Pharmacotherapy of spasticity in children with cerebral palsy. *Pediatr Neurol*. 2006;34:1–6.
140. Tardieu G, Tardieu C, Hariga J, et al. Treatment of spasticity in injection of dilute alcohol at the motor point or by epidural route. Clinical extension of an experiment on the decerebrate cat. *Dev Med Child Neurol*. 1968;10:555–568.
141. Spira R. Management of spasticity in cerebral palsied children by peripheral nerve block with phenol. *Dev Med Child Neurol*. 1971;13:164–173.
142. Yadav SL, Singh U, Dureja GP, et al. Phenol block in the management of spastic cerebral palsy. *Indian J Pediatr*. 1994;61:249–255.
143. Wong AMK, Chen CL, Chen CPC, et al. Clinical effects of botulinum toxin A and phenol block on gait in children with cerebral palsy. *Am J Phys Med Rehabil*. 2004;83(4):284–291.
144. Sutherland DH, Kaufman KR, Wyatt MP, et al. Injection of botulinum A toxin into the gastrocnemius muscle of patients with cerebral palsy: a 3-dimensional motion analysis study. *Gait Posture*. 1996;4:269–279.
145. Fragala MA, O'Neil ME, Russo KJ, et al. Impairment, disability, and satisfaction outcomes after lower extremity botulinum toxin A injections for children with cerebral palsy. *Pediatr Phys Ther*. 2002;14(3):132–144.
146. Pidcock FS. The emerging role of therapeutic botulinum toxin in the treatment of cerebral palsy. *J Pediatr*. 2004;145(2)(suppl):S33–S35.
147. Kinnette DK. Botulinum toxin A injections in children: technique and dosing issues. *Am J Phys Med Rehabil*. 2004;83(10)(suppl):S59–S64.
148. Bottos M, Benedetti MG, Salucci P, et al. Botulinum toxin with and without casting in ambulant children with spastic diplegia: a clinical and functional assessment. *Dev Med Child Neurol*. 2003;45(11):758–762.
149. O'Neil ME, Fragala MA, Dumas HM. Physical therapy intervention for children with cerebral palsy who receive botulinum toxin A injections. *Pediatr Phys Ther*. 2003;15(4):204–215.
150. Ryll U, Bastiaenen C, De Bie R, et al. Effects of leg muscle botulinum toxin A injections on walking in children with spasticity-related cerebral palsy: a systematic review. *Dev Med Child Neurol*. 2011;53:210–216.
151. Booth MY, Yates CC, Edgar TS, et al. Serial casting vs combined intervention with botulinum toxin A and serial casting in the treatment of spastic equinus in children. *Pediatr Phys Ther*. 2003;15(4):216–220.
152. Boyd RN, Pliatsios V, Starr R, et al. Biomechanical transformation of the gastroc-soleus muscle with botulinum toxin A in children with cerebral palsy. *Dev Med Child Neurol*. 2000;42:32–41.
153. Flett PJ, Stern LM, Waddy H, et al. Botulinum toxin A versus fixed cast stretching for dynamic calf tightness in cerebral palsy. *J Paediatr Child Health*. 1999;35:71–79.
154. Ackman JD, Russman BS, Thomas SS, et al. Comparing botulinum toxin A with casting for treatment of dynamic equinus in children with cerebral palsy. *Dev Med Child Neurol*. 2005;47:620–627.
155. Glanzman AM, Kim H, Swaminathan K, et al. Efficacy of botulinum toxin A, serial casting, and combined treatment for spastic equinus: a retrospective analysis. *Dev Med Child Neurol*. 2004;46:807–811.
156. Hayek S, Gershon A, Wientroub S, et al. The effect of injections of botulinum toxin type A combined with casting on the equinus gait of children with cerebral palsy. *J Bone Joint Surg Br*. 2010;92(8):1152–1159.
157. Corry IS, Cosgrove AP, Duffy CM, et al. Botulinum toxin A compared with stretching casts in the treatment of spastic equinus: a randomized prospective trial. *J Pediatr Orthop*. 1998;18:304–311.
158. Kay RM, Rethlefsen SA, Fern-Buneo A, et al. Botulinum toxin as an adjunct to serial casting treatments in children with cerebral palsy. *J Bone Joint Surg Am*. 2004;86-A:2377–2384.
159. Gooch JL, Patton CP. Combining botulinum toxin and phenol to manage spasticity in children. *Arch Phys Med Rehabil*. 2004;85(7):1121–1124.
160. Peacock WJ, Stoudt LA. Functional outcomes following selective posterior rhizotomy in children with cerebral palsy. *J Neurosurg*. 1991;74:380–385.
161. Guiliani CA. Dorsal rhizotomy for children with cerebral palsy: support for concept of motor control. *Phys Ther*. 1991;71:248–259.
162. Abbott R, Forem SL, Johann M. Selective posterior rhizotomy for the treatment of spasticity: a review. *Childs Nerv Syst*. 1989;5:337–346.
163. Oppenheim W. Selective posterior rhizotomy for spastic cerebral palsy. A review. *Clin Orthop Relat Res*. 1990;253:20–29.
164. Lonstein JE. Cerebral palsy. In: Weinstein SL, ed. *The Pediatric Spine: Principles and Practice*. New York, NY: Ravens Press Ltd; 1994.

165. Albright AL, Cervi A, Singletary J. Intrathecal baclofen for spasticity in cerebral palsy. *JAMA*. 1991;265:1418–1422.
166. Gilmartin R, Bruce D, Storrs BB, et al. Intrathecal baclofen for management of spastic cerebral palsy: multicenter trial. *J Child Neurol*. 2000;15:71–77.
167. Hoving MA, van Raak EP, Spincermaille GH, et al. Efficacy of intrathecal baclofen therapy in children with intractable spastic cerebral palsy: a randomized control trial. *Eur J Paediatr Neurol*. 2009;13:240–246.
168. Barry MJ, Albright AL, Shultz BL. Intrathecal baclofen therapy and the role of the physical therapist. *Pediatr Phys Ther*. 2000;12:77–86.
169. Morton R, Gray N, Vloeberghs M. Controlled study of the effects of continuous intrathecal baclofen infusion in non-ambulant children with cerebral palsy. *Dev Med Child Neurol*. 2011;53:736–741.
170. Brochard S, Lempereur M, Filipetti P, et al. Changes in gait following continuous intrathecal baclofen infusion in ambulant children and young adults with cerebral palsy. *Dev Neurorehabil*. 2009;12(6):397–405.
171. Bleyenheuft C, Filipetti P, Caldas C, et al. Experience with external pump trial prior to implantation for intrathecal baclofen in ambulatory patients with spastic cerebral palsy. *Neurophysiol Clin*. 2007;37:23–28.
172. Shilt J, Reeves S, Lai L, et al. The outcome of intrathecal baclofen treatment on spastic diplegia: preliminary results with minimum of two-year follow-up. *J Pediatr Rehabil Med*. 2008;1:255–261.
173. Gerszen P, Albright A, Barry M. Effect on ambulation of continuous intrathecal baclofen infusion. *Pediatr Neurosurg*. 1997;27:40–44.
174. Conclaves J, Garcia-March G, Sanchez-Ledesma M, et al. Management of intractable spasticity of supraspinal origin by chronic cervical intrathecal infusion of baclofen. *Stereotact Funct Neurosurg*. 1994;62:108–112.
175. Fitzgerald JJ, Tsegaye M, Vloeberghs MH. Treatment of childhood spasticity of cerebral origin with intrathecal baclofen: a series of 52 cases. *Br J Neurosurg*. 2004;18:240–245.
176. Gooch JL, Oberg WA, Grams B, et al. Care provider assessment of intrathecal baclofen in children. *Dev Med Child Neurol*. 2004;46:548–552.
177. Brochard S, Remy-Neris O, Filipetti P, et al. Intrathecal baclofen infusion for ambulant children with cerebral palsy. *Pediatr Neurol*. 2009;40:265–270.
178. Pin TW, McCartney L, Lewis J, et al. Use of intrathecal baclofen therapy in ambulant children and adolescents with spasticity and dystonia of cerebral origin: a systematic review. *Dev Med Child Neurol*. 2011;53(10):885–895.
179. Krach L, Kriel R, Gilmartin R, et al. GMFM 1 year after continuous intrathecal baclofen infusion. *Pediatr Rehabil*. 2005;8:207–213.
180. Motta F, Antonello C, Stignani C. Intrathecal baclofen and motor function in cerebral palsy. *Dev Med Child Neurol*. 2011;53:443–448.
181. Sprague JB. Surgical management of cerebral palsy. *Orthop Nurs*. 1992;11(4):11–19.
182. Dormans JP. Orthopedic management of children with cerebral palsy. *Pediatr Clin North Am*. 1993;40(3):645–657.
183. Thomason P, Baker R, Dodd K, et al. Single-event multi-level surgery in children with spastic diplegia. *J Bone Joint Surg Am*. 2011;93:451–460.
184. McGinley JL, Dobson F, Ganeshalingam R, et al. Single-event multilevel surgery for children with cerebral palsy: a systematic review. *Dev Med Child Neurol*. 2012;54:117–128.
185. Godwin EM, Spero CR, Nof L, et al. The gross motor function classification system for cerebral palsy and single-event multi-level surgery: is there a relationship between level of function and intervention over time? *J Pediatr Orthop*. 2009;29:910–915.
186. Tsirkos A, Lipton G, Chang W-N, et al. Surgical correction of scoliosis in pediatric patients with cerebral palsy using the unit rod instrumentation. *Spine*. 2008;33:1133–1140.
187. Bohtz C, Meyer-Heim A, Min K. Changes in health related quality of life after spinal fusion and scoliosis correction in patients with cerebral palsy. *J Pediatr Orthop*. 2011;31:668–673.
188. Sarwark J, Sarwahi V. New strategies and decision making in the management of neuromuscular scoliosis. *Orthop Clin North Am*. 2007;38:485–496.
189. Comstock CP, Leach J, Wenger DR. Scoliosis in total-body involvement cerebral palsy: analysis of surgical treatment and patient and caregiver satisfaction. *Spine*. 1998;23:1412–1425.
190. Green NE. The orthopedic management of the ankle, foot, and knee in patients with cerebral palsy. Neuromuscular disease and deformities. *Instr Course Lect*. 1987;36:253–256.
191. Moens P, Lammens J, Molenaers G, et al. Femoral derotation for increased hip anteversion. A new surgical technique with a modified Ilizarov frame. *J Bone Joint Surg Br*. 1995;77(1):107–109.
192. Lonstein JE, Beck RP. Hip dislocation and subluxation in cerebral palsy. *J Pediatr Orthop*. 1986;6:521–526.
193. Soo B, Howard JJ, Boyd RN, et al. Hip displacement in cerebral palsy. *J Bone Jont Surg Am*. 2006;88:121–129.
194. Gamble JG, Rinsky LA, Bleck EE. Established hip dislocations in children with cerebral palsy. *Clin Orthop Relat Res*. 1990;253:90–99.
195. Root L, Laplasa FJ, Brourman SN, et al. The severely unstable hip in cerebral palsy. Treatment with open reduction, pelvic osteotomy, and femoral osteotomy with shortening. *J Bone Joint Surg Am*. 1995;77(5):703–712.
196. Brunner R, Baumann JU. Clinical benefit of reconstruction of dislocated or subluxated hip joints in patients with spastic cerebral palsy. *J Pediatr Orthop*. 1994;14(3):290–294.
197. Atar D, Grant AD, Bash J, et al. Combined hip surgery in cerebral palsy patients. *Am J Orthop*. 1995;24(1):52–55.
198. Barrie JL, Galasko CS. Surgery for unstable hips in cerebral palsy. *J Pediatr Orthop B*. 1996;5(4):225–231.
199. Patrick JH. Techniques of psoas tenotomy and rectus femoris transfer: "new" operations for cerebral palsy diplegia—a description. *J Pediatr Orthop B*. 1996;5(4):242–246.
200. Moreau M, Cook PC, Ashton B. Adductor and psoas release for subluxation of the hip in children with spastic cerebral palsy. *J Pediatr Orthop*. 1995;15(5):672–676.
201. Dreher T, Vegvari D, Wolf SI, et al. Development of knee function after hamstring lengthening as a part of multilevel surgery in children with spastic diplegia. *J Bone Joint Surg Am*. 2012;94:121–130.
202. Gage JR. Surgical treatment of knee dysfunction in cerebral palsy. *Clin Orthop Relat Res*. 1990;253:45–54.
203. Karol LA, Chambers C, Popejoy D, et al. Nerve palsy after hamstring lengthening in patients with cerebral palsy. *J Pediatr Orthop*. 2008;28:773–776.
204. Kay RM, Rethlefsen SA, Skaggs D, et al. Outcome of medial versus combined medial and lateral hamstring lengthening surgery in cerebral palsy. *J Pediatr Orthop*. 2002;22:169–172.
205. Abel MF, Damiano DL, Pannunzio M, et al. Muscle tendon surgery in diplegic cerebral palsy: functional and mechanical changes. *J Pediatr Orthop*. 1999;19:366–375.
206. Jones S, Haydar AJ, Hussainy A, et al. Distal hamstring lengthening in cerebral palsy: the influence of the proximal aponeurotic band of the semimembranosus. *J Pediatr Orthop*. 2006;15:104–108.
207. Root L. Distal hamstring surgery in cerebral palsy. In: Sussman MD, ed. *The Diplegic Child Evaluation and Management*. Rosemont, IL: American Academy of Orthopaedic Surgeons; 1992.

208. Gage JR. Distal hamstring lengthening/release and rectus femoris transfer. In: Sussman MD, ed. *The Diplegic Child Evaluation and Management*. Rosemont, IL: American Academy of Orthopaedic Surgeons; 1992.
209. Chang WN, Tsirkos AI, Miller F, et al. Distal hamstring lengthening in ambulatory children with cerebral palsy: primary versus revision procedures. *Gait Posture*. 2004;19:298–304.
210. Gordon AB, Baird GO, McMulkin ML, et al. Gait analysis outcomes of percutaneous medial hamstring tenotomies in children with cerebral palsy. *J Pediatr Orthop*. 2008;28:324–329.
211. Damiano DL, Abel MF, Pannunzio M, et al. Interrelationships of strength and gait before and after hamstring lengthening. *J Pediatr Orthop*. 1999;19:352–358.
212. Mazur JM, Shanks DE. Nonsurgical treatment of tight Achilles tendon. In: Sussman MD, ed. *The Diplegic Child: Evaluation and Management*. Rosemont, IL: American Academy of Orthopaedic Surgeons; 1992.
213. Yngve DA, Chambers C. Vulpius and Z-lengthening. *J Pediatr Orthop*. 1996;16(6):759–764.
214. Kay RM, Rethlefsen SA, Ryan JA, et al. Outcome of gastrocnemius recession and tendo-achilles lengthening in ambulatory children with cerebral palsy. *J Pediatr Orthop B*. 2004;13:92–98.
215. Borton DC, Walker K, Pipiris M, et al. Isolated calf lengthening in cerebral palsy. Outcome analysis of risk factors. *J Bone Joint Surg Br*. 2001;83(3):364–370.
216. Etnyre B, Chambers CS, Scarborough NH, et al. Preoperative and postoperative assessment of surgical intervention for equinus gait in children with cerebral palsy. *J Pediatr Orthop*. 1993; 13:24–31.
217. Gaines RW, Ford TB. A systematic approach to the amount of Achilles tendon lengthening in cerebral palsy. *J Pediatr Orthop*. 1987;7:253–255.
218. Rosenthal RK, Simon SR. The Vulpius gastrocnemius-soleus lengthening. In: Sussman MD, ed. *The Diplegic Child Evaluation and Management*. Rosemont, IL: American Academy of Orthopaedic Surgeons; 1992.
219. Segal LS, Thomas SE, Mazur JM, et al. Calcaneal gait in spastic diplegia after heel cord lengthening: a study with gait analysis. *J Pediatr Orthop*. 1989;9:697–701.
220. Kagaya H, Yamada S, Nagasawa T, et al. Split posterior tibial tendon transfer for varus deformity of hindfoot. *Clin Orthop Relat Res*. 1996;323:254–260.
221. Roehr B, Lyne ED. Split anterior tibial tendon transfer. In: Sussman MD, ed. *The Diplegic Child: Evaluation and Management*. Rosemont, IL: American Academy of Orthopaedic Surgeons; 1992.
222. Green NE. Split posterior tibial tendon transfer: the universal procedure. In: Sussman MD, ed. *The Diplegic Child: Evaluation and Management*. Rosemont, IL: American Academy of Orthopaedic Surgeons; 1992.
223. Rogozinski BM, Davids JR, Davis RB III, et al. The efficacy of the floor-reaction ankle-foot orthosis in children with cerebral palsy. *J Bone Joint Surg Am*. 2009;91(10):2440–2447.
224. Rosenthal R. The use of orthotics in foot and ankle problems in cerebral palsy. *Foot Ankle*. 1984;4:195–200.
225. Figueiredo EM, Ferreira GB, Moreira RC, et al. Efficacy of ankle-foot orthoses on gait of children with cerebral palsy: systematic review of literature. *Pediatr Phys Ther*. 2008;20:207–223.
226. Radtka S, Skinner S, Johanson M. A comparison of gait with solid and hinged ankle-foot orthoses in children with spastic diplegic cerebral palsy. *Gait Posture*. 2005;21:303–310.
227. Buckton CE, Thomas S, Huston S, et al. Comparison of three ankle-foot orthoses configurations for children with spastic hemiplegia. *Dev Med Child Neurol*. 2004;46:590–598.
228. Lam WK, Leong JC, Li YH, et al. Biomechanical and electromyographic evaluation of ankle foot orthosis and dynamic ankle foot orthosis in spastic cerebral palsy. *Gait Posture*. 2005;2:189–197.
229. Burtner PA, Woollacott MH, Qualls C. Stance balance control with orthoses in a group of children with spastic cerebral palsy. *Dev Med Child Neurol*. 1999;41:748–757.
230. Middleton EA, Hurley GR, McIlwain JS. The role of rigid and hinged polypropylene ankle-foot orthoses in the management of cerebral palsy: a case study. *Prosthet Orthot Int*. 1988;12:129–135.
231. Carmick J. Managing equinus in a child with cerebral palsy: merits of hinged ankle-foot orthoses. *Dev Med Child Neurol*. 1995;37(11):1006–1010.
232. Romkes J, Brunner R. Comparison of dynamic and a hinged ankle foot orthoses by gait analysis in patients with hemiplegic cerebral palsy. *Gait Posture*. 2002;15:18–24.
233. Mol EM, Monbaliu E, Ven M, et al. The use of night orthoses in cerebral palsy treatment: sleep disturbance in children and parental burden or not? *Res Dev Disabil*. 2012;33:341–349.
234. Ounuu S, Bell K, Davis R, et al. An evaluation of the posterior leaf spring orthosis using joint kinematic and kinetics. *J Pediatr Orthop*. 1996;16(3):378–384.
235. Hylton N. Dynamic casting and orthotics. In: *The Practical Management of Spasticity of Spasticity in Children and Adults*. Philadelphia, PA: Lea & Febiger; 1990.
236. Radtka SA. A comparison of gait with solid, dynamic, and no ankle-foot orthoses in children with spastic cerebral palsy. *Phys Ther*. 1997;77(4):395–409.
237. Kobayashi T, Leung A, Hutchins, S. Design and effect of ankle-foot orthoses proposed to influence muscle tone: a review. *J Prosthet Orthot*. 2011;23(2):52–57.
238. Carlson WE, Vaughan CL, Damiano DL, et al. Orthotic management of gait in spastic diplegia. *Am J Phys Med Rehabil*. 1997;76:291–225.
239. Bjornson K, Schmale G, Adamczyk-Foster A, et al. The effect of dynamic ankle foot orthoses on function in children with cerebral palsy. *J Pediatr Orthop*. 2006;26(6):773–776.
240. Martin K. Supramelleolar orthoses and postural stability in children with Down syndrome-Martin replies. *Dev Med Child Neurol*. 2005;47:71.
241. Pohl M, Mehrholz J. Immediate effects of an individually designed functional ankle-foot orthosis on stance and gait in hemiparetic patients. *Clin Rehabil*. 2006;20:324–330.
242. Harris SR, Riffle K. Effects of inhibitive ankle-foot orthoses on standing balance in a child with cerebral palsy. A single-subject design. *Phys Ther*. 1986;66:663–667.
243. Ramstrand N, Ramstrand S. AAOP state-of-the-science evidence report: the effect of ankle-foot orthoses on balance—a systematic review. *J Prosthet Orthot*. 2010;22(10):4–23.
244. Kornhaber L, Majsak M, Robinson A. Advantages of supramalleolar orthotics over articulating ankle-foot orthotics in the gait and gross motor function of children with spastic diplegic cerebral palsy. *Pediatr Phys Ther*. 2006;18(1):95–96.
245. Craft MJ, Lakin JA, Oppliger RA, et al. Siblings as change agents for promoting the functional status of children with cerebral palsy. *Dev Med Child Neurol*. 1990;32:1049, 1057.
246. Tetreault S, Parrot A, Trahan J. Home activity programs in families with children presenting with global developmental delays: evaluation and parental perceptions. *Int J Rehabil Res*. 2003;26(3): 165–173.

CHAPTER

6

척추이분증

Spina Bifida

빈도와 원인 Incidence and etiology

척추이분증은 신경근육 기능 이상을 야기하는 선천적 신경관 결손 중의 한 종류이다. 척추이분증 발생률은 매 1,000명 출생당 한 명이며 다운증후군 다음으로 가장 흔한 선천성 장애이다. 세계 여러 나라에서, 비타민 보충, 더 정확해진 산전검사, 임신중절의 선택으로 이와 같은 병을 가지고 태어나는 아기의 발생이 매우 감소되어지고 있다. 미국에선, 10,000명의 신생아당 3.4명으로 그 수가 현재 안정되고 있다. 잠재적 원인으로 생각되는 유전적, 환경적, 영양적 요인에 대해 연구하여 왔지만, 염색체 이상을 포함하여 그 정확한 원인은 아직 확인되고 있지 않다.[1-3]

많은 요인들이 척추이분증을 가지고 태어나는 아기들에게 영향을 미친다. 수많은 환경적 영향에 의해 유전적 소인이 증대될 수 있다. 여러 연구에서 임신 전 모체의 낮은 엽산농도가 이 질환과 연관되어 있음을 시사했다. Duff

등은 자메이카에서 1988년 가을 허리케인 Gilbert의 피해 후 수개월 내에 임신되었던 아동들을 대상으로 한 연구에서 모든 종류의 신경관 결손을 가진 아동들의 출생이 일시적으로 증가되었음을 발견하였다. 일반적으로 자메이카라는 섬은 신선한 과일과 채소에서 엽산이 풍부하다. 허리케인은 다량의 섬 곡식들을 파괴하고, 일시적으로 신선한 식품이 줄어들었다. Seller의 설명뿐 아니라, 이 연구는 오렌지 쥬스, 씨리얼, 밀가루, 쌀, 그리고 소금과 같이 우리가 흔히 먹는 음식에 엽산을 첨가할 필요가 있다는 것을 제안하였다.[5]

1992년 미국 공중보건서비스(the U.S. Public Health Service)는 모든 여성이 아이를 갖기 전 수개월 동안 엽산을 매일 400㎍을 섭취하고 임신 첫 3개월 동안은 600㎍씩 섭취할 것을 권장하였다. 교육 향상과 의료사회의 지원으로, 개선된 식생활, 보조식품, 강화식품을 통하여 엽산의 권장 수준에 도달할 수 있게 되었다. 엽산은 짙은 녹색채소, 콩류, 견과류, 씨, 감귤류, 통곡물, 파스타, 빵, 그리고 쌀에 풍부하다. 그러나 지속적으로 엽산이 풍부한 식생활을 유지하는 것은 어려워서 1996년 미국과 캐나다의 보건국은 모든 씨리얼에 엽산을 강화하여 여성이 좀 더 쉽게 하루 필요량을 섭취할 수 있도록 하였고, 2년 뒤, 이는 법으로 정하였다. 미국의 건강 및 국민보건서비스는 2010년까지는 척추이분증으로 태어나는 아동의 수를 50%까지 감소시킬 국가적 목표를 설정하였다.[6-9] 최근에는 26~31% 정도 감소하였지만, 이러한 개선(감소)은 고무적이다.[10-12] 척추이분증의 발생을 상당히 감소시키는 엽산의 능력은 엽산 대사에 관련된 유전자와 추가연구의 대상으로, 수송과 관련된 유전자를 연구자들에게 시사하는 것으로 보인다.[13,14]

임산부가 밸프로산(valproic acid) 즉, 항경련제를 사용하는 것 또한 척추이분증의 가능성을 높인다고 알려져 있다. 이 약물에 노출된 후에는 특히 발달 중인 신경계는 분열에 특히나 취약해 보인다. 임산부의 항우울제 사용 또한 검사되어야 하며, 또 다른 위험 가능성 요소로 고려해야 한다. 사우나, 뜨거운 욕조 목욕, 전기담요의 사용으로 인한 임산부 이상고열, 그리고 임신 첫 3개월 동안의 임산부 고열에 대한 연구가 있었으며, 오직 뜨겁게 욕조 목욕하는 것이 척추이분증의 위험을 높이는 경향이 있음을 보여주었으나 보다 더 최근의 연구에서 이 원인이 크게 주목받지는 못하였다.

미국에서 지난 수 십년 동안 척추이분증의 가장 높은 발생률은 1,000명 출생당 4.5명 꼴로 아일랜드계와 Celtic계(켈트족)의 유전으로 보여진다. 이것은 100년 전 아일랜드의 감자 기근으로 인한 영향 결핍에 의한 결과라고 생각되었지만, 정확한 병인은 제한된 식사와 내재적 유전 소인과 관련이 있을 것이라 생각되어진다. 일본인은 역사적으로, 1,000명 출생당 0.3명의 낮은 발생률을 보인다. 최근, 미국의 백인여성에서 전체 병이 발생한 출생률은 감소하였지만, 아프리카계 미국여성에서의 태어난 영아에게서 보여지는 감소와 동일한 정도는 아니다. 또한, 히스패닉 어머니의 병이 발생된 영아의 수는 백인여성과 아프리카계 미국여성의 병이 발생된 영아의 수 만큼 감소하지 않았다. 하나 의심되는 요인은 히스패닉 가정의 식생활 변화이다. 미국 내 이 집단은 교외의 농장과 작은 마을에서 큰 도시로 이주를 하였기 때문에 자연히 엽산 섭취가 더 어려워졌다. 또한 히스패닉 여성은 자연적으로 발생한 상태의 비타민과 비교했을 때, 비타민 보충제에 의한 엽산 흡수에 대해 유전적 저항이 있을 수 있다. 히스패닉 여성의 언어장벽, 산전 관리의 제한적 접근, 비타민 섭취방법의 준수능력 감소, 그리고 이러한 여성에 대한 기타 부정적인 사회경제적 영향 또한 고려되어야 할 추가적 문제이다.

모든 인구에서, 태아의 선천적 결함이 확인된 후 임신중절 결정에 대한 종교적 계율 실천 또는 개인적인 철학의 영향을 무시할 수 없다. 최근의 다국적 연구에서, 임신 24주 이전에 척추이분증으로 진단받았을 때 63%의 여성이 임신 중절을 선택했다.[19-22]

마지막으로, 척추이분증이 이미 발현된 가정에서는 두 번째 아기를 가져서 결손이 있을 가능성이 일반 사람보다 2%~5% 더 높다. 이 장의 서론에서는 미국과 주변국의 척추이분증으로 태어난 아기의 수가 감소하고 있음을 주되게 설명하는 상당한 자료가 포함되어 있으나, 몇몇 여성집단에서는, 여전히 이러한 감소를 가져오는데 훼방을 놓는 다양한 혼란변수가 있다.

예후 Prognosis

이전 세대에서는 이러한 아기들이 치료받지 않으면 장기 생존율은 1%까지 낮았고 치료받으면 50%까지의 생존율을 보인다고 보고되었다. 현재, 척추 결함 그리고 관련 문제에 대해서 적극적 치료가 이루어졌을 때, 생존율이 90% 이상인 것으로 기대된다. 이 장에서는 물뇌증, 하지의 운동과 감각결핍, 비뇨기계적 장애가 있는 아동들에게 영향을 미치는 1차적 문제, 뿐만 아니라 물리치료사들에게 있어 임상적 의미가 있는 정형외과적 문제, 인지/지각문제와 같은 2차적 문제를 보여준다.

1947년, 개방 척추에 대한 감염을 제한하기 위한 항생제 사용과 1960년, 물뇌증을 치료하기 위한 뇌실측로술 삽입이 척추분리증 치료에 있어 두 가지 주된 진보이다. 신경성 방광을 완전히 비우기 위해 초기 깨끗하고 규칙적인 도뇨관 삽입의 일관된 사용은 사망원인으로 언급되었던 비뇨기계 감염과 신장 기능의 퇴행을 조절하여 생존율을 극적으로 향상시켰다. 이러한 방법들은 초기 척추 봉합 시술과 함께, 척추이분증 아동들의 생존율을 계속해서 향상시켰다. 생존율이 향상되어 가면서, 과거에는 즉각적 확인과 치료의 우선순위가 아니었던 관련 문제들에 대해 인식이 개선되는 것으로 서서히 발전됐다. 심하게 손상을 입은 생존 아동수도 증가되었다. 추가적으로, 심하지 않은 아동의 증가된 수는 적극적 치료 계획 없이는 살아가지 못할 수 있을지 모른다. 결국 이 병증에 대한 전반적 영역과 복잡성은 지금 이제야 이해될 수 있다. 임상의들은 이전에는 접하지 못했던 이러한 이질적 집단으로부터 같이 나아가고 많이 배울 수 있는 기회가 있다.[23,24]

정의 Definitions

척수막 탈출증(myelomeningocele), 수막척수탈출증(meningomyelocele), 척추이분증(spina bifida), 개방 척추이분증(spina bifida aperta), 낭성 척추이분증(spina bifida cystica), 척추봉합선 폐쇄장애(spinal dysraphism), 그리고 척수형성 이상증(myelodysplasia)은 모두 동의어들이다. 전 세계 의학계에서 상호 교환되어 사용된다. 이 장에서는 척추이분증(spina bifida)을 철자가 쉽기 때문에 선택하였다. 척추이분증은 보통 출생했을 때 영아의 등에 밖으로 돌출된 주머니로 인해 척추 결손이 진단된다(그림 6.1). 이 주머니에는 척추의 등쪽결손을 통하여 빠져나온 수막과 척수조직이 포함되어 있다. 척추의 모든 부위에 발생할 수 있지만 가장 흔하게는 허리부위에 발생한다. 주머니는 내측에 붙어있는 신경조직과 함께 투명한 막으로 덮여 있거나, 또는 신경조직이 노출된 채로 열려있을 수도 있다. 주머니의 외측 경계는 융합되지 않은 척추의 신경궁(neural arch)으로 형성된 뼈돌기가 있다. 이 장애는 많은 척추가 침범된 큰 병변일 때도 있고 오직 한 두개 척추가 침범된 작은 병변일 수도 있다. 병변의 크기 자체 만으로 아동의 기능결핍의 정도를 예측하는 요인은 아니다.[17,24,25]

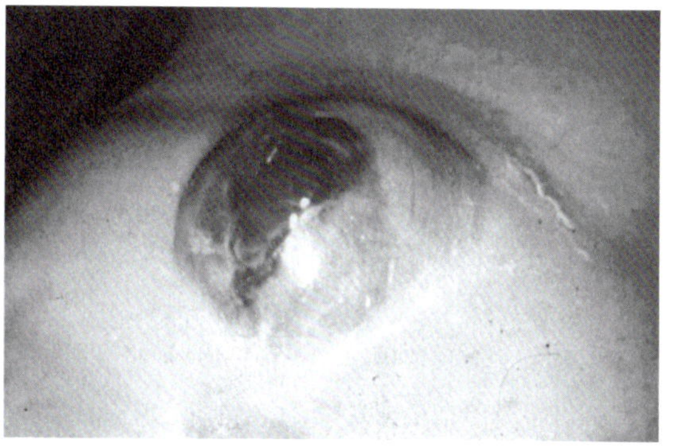

그림 6.1 수술로 봉합하기 이전의 척추이분증 결손을 보이고 있는 신생아

여기에서 우리는 다른 여러 종류의 선천성 척추결손을 다루어야 한다. 척추이분증과 관련한 심하지 않은 기형으로는 잠재성 척추이분증과 척수탈출증(myelocele), 지방수막탈출증이 있다. *잠재성 척추이분증*이란 척추의 신경고리의 반이 융합되지 않았지만 그에 따른 신경조직의 장애는 없는 상태이다. 이 병변은 허리 또는 엉치뼈 수준에 가장 흔하며 종종 관련이 없는 부위에 방사선 사진을 찍었을 때 우연히 발견된다. 잠재성 척추이분증은 피부의 색소침착 유무와 상관없이 중앙에 털뭉치로 외면적으로 구별될 수도 있다. 낭포성 척추이분증 아동을 출산한 21%~26%의 부모가 잠재성 척추이분증을 가지고 있는 것으로 발견되었다. 이러한 경우가 아니면 잠재성 척추이분증은 일반 인구에서의 빈도는 오직 4.5%~8% 정도이다.[17,24,26] 이전에는 잠재성 척추이분증 환자들은 신경학적, 그리고 근육계 이상이 없다고 생각되었다. 그러나 이러한 신경학적 문제와 관련한 포착된 척수(tethered cord)의 높은 빈도율과 잠재성 척추이분증 환자들에서 비뇨기계 질환들이 발견되었다. 포착된 척수에 대한 더 자세한 정보는 이 장의 후반부에서 언급할 것이다.

*척수탈출증*이란 돌출된 주머니에 수막과 뇌척수액이 들어있지만 신경근과 척수는 손상받지 않고 제자리에 있는 경우이다. 일반적으로 운동과 감각신경 손상이 없으며 척

수탈출증과 관련한 물뇌증 또는 기타 중추신경계 문제가 없다.[25]

*지방수막탈출증(lipomeningocele)*은 아래허리, 엉치뼈 부위의 척수에 존재하는 표재성의 지방 덩어리이며 보통 이 부위의 진단에 포함된다. 이 환자군에서는 심각한 신경학적 장애와 물뇌증은 기대되지 않는다. 그러나 일반적으로 아동기 말이나 또는 특히 급격한 성장 후 청소년 초기에 하지와 발기능에서의 미묘한 변화뿐 아니라, 포착된 척수로 인한 방광 및 대장 기능 이상의 높은 빈도가 두드러진다.[30,31]

발생학 Embryology

낭포성 척추이분증은 중추신경계의 형성 발달 초기에 발생하는 여러 신경관 결손 중의 하나이다. 임신 18일까지 형성되는 신경판 세포들은 신경관과 신경능선을 형성하기 위해 분화한다. 신경능선은 말초신경계 즉, 뇌신경, 척추신경, 자율신경, 그리고 신경절이 된다. 중추신경계, 뇌와 척수가 되는 신경관은 머리쪽, 꼬리쪽 양쪽 끝이 열려있다. 2~4일 경과하는 동안 머리쪽 끝은 닫히는데 이 과정이 대략 임신 24일에 완성된다. 머리쪽 폐쇄결손으로 치명적 병증인, 무뇌증이 발생한다. 신경관 꼬리쪽 끝은 대략 임신 26일경에 닫힌다. 신경관의 어느 지점에서라도 폐쇄결손을 보이면 낭포성 척추이분증 또는 척수막 탈출증이 된다. 낭포성 척추 이분증의 흔한 임상증상은 침범된 부위 이하로 운동과 신경기능의 결손과(보통 양측으로) 방광기능과 대장의 신경학적 조절기능의 상실이 있다. 편측 운동 및 감각 상실이 나타나며 또한 이러한 상실의 수준이 한쪽에서 더 높게(높은 척수 수준), 비대칭적으로 나타날 수 있다. 기능적 결손이 부분적이거나 또는 완전히 상실된 경우도 있지만, 거의 모두 대부분이 영구적인 장애이다.[24,32,33]

물뇌증 및 Chiari II 기형
Hydrocephalus and the chiari ii malformation

물뇌증 및 *Arnold-Chiari 기형*은 척추이분증과 긴밀히 연관되어 있는 중추신경계 이상이다. 물뇌증은 두뇌 기저부 뇌척수액의 비정상 축적이다. 척추이분증이 없는 사람에게서, 물뇌증의 원인은 뇌척수액의 과잉생산, 뇌척수액의 흡수 장애일 때, 뇌 구조와 척수를 통한 뇌척수액의 정상적인 흐름이 막혔을 때가 원인이 되어 나타날 수 있다. 척추이분증을 가진 대부분 아동의 물뇌증의 원인은 Arnold-Chiari 기형에 의한 통로의 막힘이 1차 원인이라고 생각되어진다. *Chiari II 기형*이라고도 알려진 이 기형은 소뇌, 숨뇌, 그리고 경수의 기형이다. 또한 말단방향으로 치환된 뇌줄기 구조와 함께, 뒤쪽 소뇌가 큰후두구멍을 통하여 아래로 탈출되어있다. 비정상적으로 위치한 이러한 구조들로 인하여 제4뇌실로부터의 뇌척수액 방출이 막히고 큰후두구멍을 통과하는 흐름이 방해받는 것이다. 또한 하부 뇌신경의 당겨짐이 발생하고 이는 이러한 기형과 연관되어있다. MRI를 이용한 연구들에서 척추이분증을 가진 대부분의 아동들이 Chiari II 기형을 가지고 있다고 보여진다. 이 기형을 가진 아동들 사이에서 물뇌증이 발생할 가능성은 90% 이상이다.[34-37]

Chiari II 기형의 발생과 관련된 이론들은 흥미가 있다. 예전에는 1차적 척추결손이 척수에 닻처럼 작용하여, 태아가 자라면서 척수관내 척수가 근위부 쪽으로 이동해 가는 것을 방해한다고 여겨졌다. 이러한 척수의 당겨짐은 부착된 뇌줄기의 구조물들을 비정상적으로 아래로 당겨 내려졌다고 생각되었다. 물뇌증은 이러한 척추관 막힘이 이루어지는 연령기의 단순한 유체역학의 결과로 야기된다고 믿었다. 1989년 McLone과 Knepper의 연구는 세포수준에서, 척추이분증, Chiari II 기형, 그리고 물뇌증의 발생을 보다 밀접하게 연관시켰다. 그들은 Chiari II 기형이 먼저 나타나고 그 결과 물뇌증이 발생하는, 일련의 매우 밀접하고, 시간-의존적 결합은 원시적인 뇌실계의 배아 발생 동안 일어난다고 이론을 제시하였다. 그 결론은 대부분 침범된 아동들은 후뇌와 뇌줄기의 구조물들을 수용할 수 없는 뒤쪽 오목(posterior fossa) 부분이 있으며, 이것은 비정상적 위치에 영향을 미친다고 보여주었다. 의미 있게 McLone과 Knepper는 검사를 받았던 척추이분증 신생아의 25% 이상이 머리둘레가 5번째 백분위 아래라는 것을 발견하였다. 그러므로 척추 결손에 의한 아래로 당겨짐도, 물뇌증에 의한 압박도 기형을 야기 시키는 것은 아니었다. 그들은 척추이분증과 동반된 물뇌증은 초신경관 닫힘 결손을 시작으로 뇌실계의 발달 중에 시기를 놓친 결과라고 간주하였다. 이러한 설명은 신경해부학자와 신경외과의사들 사이에서 광범위하게 받아들여졌고, 척추이분증 아동들을 관찰해 오면서 CNS 기능 이상의 원인에 대하여 생각해 왔던 물리치료사들에게도 흥미로울 것이다. 이러한 척추이분증 아동은 종종 비교되는 두 집단, 척추이분증 없이 물뇌증만 있는 아동과 매우 다르며, 또한 후천적 척수마비 환자와도 닮지 않았다. McLone과 Knepper의 이론은 많은 환자들에서 보였던 중추신경계 이상에 대한 해부학적 이론과 지속적 연구에 대한 분명한 기초를 제공하였다.[39]

척추이분증 아동의 약 2~3%는 Chiari II 기형으로 인한 심각한 장해를 보인다(보기 6.1). 기관지 절개술과 위루관 수술은 증상들로부터 생명을 구하는 방법이며, 이는 아동의 성장과 뇌가 성숙해지면서 해결될 수 있다는 많은 사례가 보고되었다. 심한 경우에는, 성대마비, 상지근육의 약화 또는 활모양강직 자세를 보이기도 한다. 뇌줄기와 목뼈 척수 구조에 가해지는 압박을 경감하기 위하여 뒤쪽 오목부분에 대한 감압술과 목(척추)후궁절제술은 치료의 절차로 받아들여지고 있긴 하나 얻은 성과는 각기 다르다. 심각한 Chiari II 증상과 물뇌증의 정도 사이에는 연관성이 없다는 것과 아동의 척수손상 수준과 중추신경계 또한 연관성이 없다는 연구는 흥미롭다. 또한 아동의 Chiari II 기형의 결과로 심각한 중추신경계 기능이상을 경험할 것이라는 예측의 제한적 성공만 있어왔다. MRI 검사 결과는 심한 기형을 보이는데 증상은 없는 경우도 보고된다. 뇌줄기 청각 유발 전위 검사는 진단적 도움이 되리라 짐작한다. 의사들은 또한 이러한 비정상적인 것에 대한 세포수준에서의 많은 배움은 앞으로의 연구에 많은 도움이 될 것이라고 믿는다.[17,24,41-44]

보기 6.1 Chiari II 기형과 관련된 증상들

- 쌕쌕거림 – 특히 들숨 시에 들리는 그르렁거림
- 무호흡 – 울음 또는 밥에
- 위식도 역류
- 성대마비
- 삼킴 장애
- 기관지 흡인
- 혀의 근육부분 수축
- 얼굴마비
- 부족한 식사
- 실조증
- 저긴장증
- 상지 근육 약화
- 경기
- 안구 근육의 비정상적인 움직임
- 안구진탕증

산전 검사와 진단
Prenatal testing and diagnosis

좀 더 정교하고 널리 사용 가능하게 발전된 산전 검사들로 인하여 척추이분증의 조기 진단이 가능해졌다. 이러한 산전 검사는 가족이 임신에 대해 결정할 수 있게 해주는 정보를 제공한다. 산전 검사는 예외적 검사가 아닌 일반적인 검사가 되면서 임산부의 상당수가 신경관 결손 가능성이 높은 태아를 유산하였다.[7,45,46] 이것이 척추이분증 아동의 수 감소에 기여한 가장 큰 요소이다. 그럼에도 불구하고 만삭이 될 때까지 아기의 출산을 선택한 가족을 위해, 미리 적절하고 조정된 의학적 관리를 받을 수가 있다.

AFP 즉, 알파–태아 단백질(Alpha–fetoprotein)은 발달 중인 태아에서 일반적으로 나타나고 양수에서 발견된다. AFP 수준이 태아의 혈청과 양수에서 최고조에 다다르는 시기는 임신 6주~14주 사이이다. 열린 척추의 개방된 혈류를 통하여 AFP가 양수로 계속해서 세어나온다. 양수의 비정상적으로 높은 AFP 수치는 신경관 결손의 산전 진단의 강력한 증거이다. 양수천자와 임산부의 혈액을 통한 AFP 검사는 신경관 결손의 약 89%를 발견한다. 하지만 이 검사의 결과는 거짓양성과 거짓음성의 가능성이 있다. 그러므로 일반적으로 확진하기 전에 임상적 초음파 결과와 AFP 결과를 비교한다.[24,34]

산과전문의들은 초음파 장비의 발전과 경험 많은 전문가들에 의해 발달 중인 태아의 척추이분증과 높은 관련성이 있는 몇몇 임상적 이상소견들을 관찰하고 기록할 수 있게 되었다. 결함의 발견이 어려운 작은 병변은 태아가 척추이분증을 가지고 있다는 것을 나타내는 두개골 증후를 이용한다. 하나의 예로 태아 머리뼈의 이마뼈 모양이다. 척추이분증이 나타나면 이마뼈는 볼록하지 않고 평편하게 되는데, 이 모양이 레몬과 비슷하다. '레몬증후'는 임신 24주 전에 발견할 수 있다. 이는 태아의 성숙과 머리뼈가 단단해지거나 물뇌증이 발생하여 평편한 머리뼈를 밀면서 원래 모양대로 돌아오면서 사라진다. 레몬 증후가 보이면 등에 병변의 위치를 알기 위한 목적으로 추가의 초음파 검사로 이어진다.[48-50]

출생 전 척추이분증이 발견되었을 때, 최상의 분만 방식에 대해 논의되어왔다. 제왕절개는 가능한 한 아동의 최대 기능적 상태를 향상시키면서, 신생아 등의 예민한 신경조직을 보호하는 효과가 있다고 여겨진다. 제왕절개는 질식분만으로 발생할 수 있는 등에 노출되어 있는 신경의 외상을 줄인다. 제왕절개는 신생아의 개방된 척추가 질을 통과하면서 세균에 감염되는 것을 피할 수 있다. 이 결과 신생아 뇌염 발생의 위험이 감소한다. 또한 제왕절개는 난산 또는 둔위(역위)분만의 경우 발생하는 등의 외상(이는 영아의 신경학적 기능에 영향을 미친다)을 피할 수 있다. 결론으로, 병변의 조기 발견과 함께 계획된 제왕절개는 개방된 등의 봉합수술 시기를 준비할 수 있어 비계획적 질식분만 보다 성공적으로 수술을 해낼 수 있다.[51-55]

태아 수술 Fetal surgery

1997년부터, 몇몇 기관에서는 출생 전 몇 주간 척추결함을 치료하는 태아수술을 시행하기 위한 노력을 해왔다. 척추이분증을 가지고 태어나는 아동의 대부분을 위한 일반적인 신생아관리 방법은 바뀌지 않았지만, 선택된 어머니와 태아의 집단에서의 문제점을 설명하기 위해 산부인과의사와 신경외과의사들이 적극적으로 조사하고 있는 하나의 방법론이 있다. Johnson 등은 재태연령 20~25주에 산전 수술을 시행하여 뒤쪽 뇌의 탈출을 중요한 전환, 2차적 물뇌증의 단락술의 필요에 대한 의미있는 감소와 하지기능에서도 향상을 보이면서, 94%의 생존율을 보였다.[56] 두 개의 또 다른 연구에서도 산전 수술로 뒤쪽 뇌의 탈출상태가 향상을 보였고 단락수술 필요성이 감소되었으며 물뇌증이 발생한 영아들에서도 처음 단락술을 하게 된 평균 연령이 더 높았음을 알 수 있었다. 이러한 연구들에서 이러한 수술적 중재로 하지의 운동기능이 변화하였다는 증거는 없었다.[57,58] 2011년 미국의 외과 센터 3곳에서—밴더빌트 대학교, 필라델피아 아동병원, 캘리포니아 대학교—시행한 척추이분증의 태아의 검사 수정을 평가하기 위한 연구에서, 임신 19주와 25.9주 사이에 이 수술을 받은 아동의 결과는 대개 긍정적이었다. 뇌척수 수막류 관리 연구(MOMS)의 결과는 30%가 되지 않는 아동이 물뇌증단락술이 필요하고, 30%이상 뒤뇌 탈출증의 발생과 심각한 정도가 감소되었다. 더욱이 30개월 아동은 해부학적 결함 부위와 관련한 예상되는 움직임보다 척수 2분절 수준만큼 더 나은 다리의 움직임이 보여졌다. 이 수술을 추진하는 이론은 양수환경은 노출된 신경세포에 위험하고, 실제로, 임신 몇 달 동안 보호되지 않은 채로 있게 되면, 척수에 악영향을 미친다는 것이다. 태아회복술이 시행되면, 태아의 신경계는 더 정상적인 단계로 발달되기 위해 추가 시간을 가진다.[3]

모든 산전 연구에서는 유아 사망률, 조산, 이와 관련한 합병증, 저체중, 유아질병률 증가와 함께 태아 등 회복술에 대한 몇몇 중요한 위험인자를 언급하였다. 산과적 합병증은 향후 성공적 임신에 영향을 주는 조기진통, 태반조기박리, 자궁벽의 얇아짐 등이 있다. 하지만 대부분의 저자들은 나중에는 수술절차의 향상에 집중하는, 태아 수술을 시행함으로써 얻게 될 이점과 시간이 지나면, 모-태아선별법은 위험인자를 줄일 것이며, 많은 부정적 결과는 축소될 것이다.[3,57,58] 시애틀 아동병원의 Dr. David Shurtleff와 척추이분증이 있는 아동 치료와 관련한 다른 연구자들은 산전수술이 치료 기준으로 받아들이기 이전에 규모가 크고 장기적인 연구가 필요하다는 염려를 표했다. 운동기능의 초기 향상과 신경학적 검사결과가 보행, 인지능력, 성적기능, 장과 방광 조절에 있어 더 나은 기능 향상으로 해석될 수 있는지, 기능적인 이득이 엄마와 아이들에게 있어 위험요인이 더 큰지가 문제이다.[3,59-61]

신생아 관리 Management of the neonate

치료의 일반 원칙
General Philosophy of Treatment

척추이분증 신생아 치료의 철학은 미국 내에서 뿐 아니라, 세계적으로 매우 다양하다. 등의 병변은 일반적으로 생명이 위험하다고 생각하지 않았기 때문에 병원은 척추이분증 영아의 치료의 시기와 강도에 대한 자신들의 프로토콜을 각각 개발하였다. 그러나 다양한 초기 치료형태를 비교한 연구결과는 조기 의학적 중재의 효율성을 지지하여준다. 개방척추의 감염을 예방하기 위한 무균관리는 필수적이며, 생후 72시간 이내의 등 봉합 수술은 현재 대부분의 병원에서의 목표이다.[17,24,62]

이 수술의 목적은 신경조직들을 척추관 안에 위치하게 하고 척추 결손을 덮고 평편하고 물이 스며들지 않게 완전히 주머니를 봉합하는데 있다(그림 6.2). 열려져 있는 척추는 뇌와 척수를 직접 감염시킬 수 있는 통로이다. 감염을 예방하고 그와 관련된 뇌 손상을 예방함으로써 아동 기능의 수준, 신체적, 인지적 수준이 보존될 수 있다. McLone과 동료들은 그람-음성 뇌실염을 앓았던 아기들은 그렇지 않은 아기들에 비해서 지적 능력이 떨어졌다고 보고하였다. 이 연구는 하지마비의 수준 또는 물뇌증의 존재만으로는 영향이 없었을 지적 기능이 감염의 후유증으로 떨어진다는 데 그 의미가 있다.[17,62-64]

많은 기관에서는 척추이분증 아동은 즉각적으로 등을 봉합하고 물뇌증을 빨리 적극적으로 치료한다. 응급 수술이 아닌 계획된 수술로 치료하는 기관들도 있다. 신체적으로 덜 침범되어 있는 아동에게는 좀 더 적극적인 치료를 하게 된다. 이러한 기관에서 척추이분증 신생아의 치료는 하지 마비 수준과 다른 요인들의 존재여부에 따라 변할 것이다. 치료 판단에 영향을 미치는 요인들에는 동반되어 있는 비정상 즉, 물뇌증, 척추뒤옆굽음증, 그리고 신장(콩팥) 이상 등이 있다. 여전히 많은 기관들은 아동의 상태와 척추이분증이 그들 모두의 삶에 미치게 될 영향들에 관하여 부모를 교육을 시도하고 있다. 부모들은 그 다음 숙고하여 의료인과 같이 서로 받아들일 수 있는 치료방법을 선택한다. 수 시간에서 또는 수주가 걸릴 수 있는 이러한 교육기간 동안 영아는 보통 안정된 상태를 유지하고 감염 예방이 되도록 치료받는다.

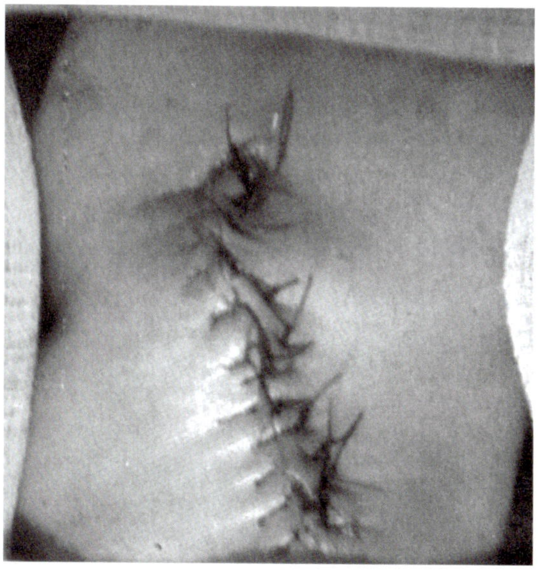

그림 6.2 그림 6.1과 같은 아기에서 수술로 봉합한 상태를 볼 수 있다.

치료 프로토콜과 관계없이 이 초기 기간은 의료팀이 아동 상태에 관한 정보를 수집하도록 제공된 시간이다. 물뇌증이나 현재 있는 정형외과적 변형에 관하여 좀 더 다영역 전문가들의 참여가 필요한 치료를 시작할 수 있다. 외관상의 문제가 경미한 아동일지라도 아동의 정확한 예후를 예측하는 것이 어렵다는 것을 아는 것이 중요하다. 수많은 다양한 요인들이 앞으로 아동의 상태와 기능에 영향을 미칠 것이다. 그러므로 치료사는 현재까지 알려진 장기 예후에 관한 정보에 주의하고 있어야 한다. 이러한 적극적인 치료에 예외적인 경우는 손상이 심하여 여러 선천성 기형들을 가지게 된 명백히 결과가 좋지 않을 척추이분증 아동이다.[65-67]

수술 전 평가 Preoperative Assessment

많은 센터에서는 이 분야에 전반적인 치료 경험이 있는 한 사람의 의사에 의해서 평가가 이루어진다. 그 다음 필요한 전문 분야로 의뢰된다. 또한 전문가 팀이 각각 아기를 평가하고 입원기간 자신들의 전문 분야에서 아기를 포괄적으로 모니터하는 센터도 있다. 이러한 전문가들에는 퇴원 후 아동의 장기적 치료를 외래에서 하게 되는 팀도 있을 것이다.

신경외과 의사는 처음 영아 등의 병변의 정도와 그 위치에 주목한다. 큰 병변을 적절하게 덮을 피부이식이 필요할 수도 있다. 척추옆굽음증, 뒤옆굽음증이 있으면 봉합된 곳에 과도한 압박을 가할 수 있기 때문에 상처 치유가 잘 안되기 쉽다. 등의 병변부위에 융합된 늑골이 동반되어 있는 선천성 척추옆굽음증이 있으면 아동의 성장기 동안 척추옆굽음증이 빨리 진행되리라는 것을 보통 예견할 수 있다. 진행성 척추옆굽음증이 심폐계 기능에 미치는 영향으로 결국 척추보조기와 수술적 치료를 한다 하더라도 생명이 위험해지기 쉽다. 그러므로 이러한 기형의 유무를 아는 것이 중요하다.

소아과 의사 또는 신생아 전문의에게 의뢰하여 아기의 일반적 건강을 평가하고 심폐계 기능 이상을 나타내는 또는 다른 선천성 장애가 있는지 확인한다. 비뇨기과 전문의는 신생아 초기에 비뇨기의 요역동학 검사를 요구할 수 있다. 비뇨기과 전문의의 목표는 신경인성 방광이 상부요로에 미치는 영향을 최소화하며 요로를 위험에 빠뜨리지 않으면서 요실금을 최소화하는 데 있다. 위와 같은 목표를

소아 척추이분증과 영양

Rebecca Thomas, RD, LDN
임상영양사, 필라델피아 어린이병원

영양관련 문제들	고려할 점/중재
비만	
6년 후에 척추이분증 환자의 50%가 비만이 됨.	일정한 식사 습관/식사 스케쥴
척추이분증 아동은 지방구성이 높고 총 에너지 소모가 낮고 신체활동이 감소되어 있다.	고지방, 고칼로리 음식 제한
• 욕창 위험 증가	쥬스/탄산수 제한
• 이동의 어려움 증가	과일/체소 섭취 증가시킴
• 사회적 통합 감소	살코기, 저지방 유제품 권장
	신체 활동/물리치료 프로그램 증가시킴
	욕창/상처치유
	고단백식사
	비타민 C와 아연 첨가
	내장 단백질 축적 모니터
	신체활동 증가시킴
	뼈의 건강
	체중지지 활동 권장
	저지방 유제품 권장
	칼슘, 비타민 D 섭취의 적정량 확인
영양실조	
편식으로 인함: 과일과 채소를 잘 안먹고 불규칙한 식사 습관 낮은 영양의 음식/음료 과식	다양한 균형잡힌 식사 권장
비정상적이거나 둔화된 성장	저체중이면 칼로리 농축 음식, 영양보충제 권장
척추의 성장 잘 안되고 하지의 근육의 위축; 척추, 엉덩관절 무릎관절의 변형; 물뇌증; 신장질환; 장기입원상태로 인함	매일 복합 비타민 섭취토록 함
• 감소된 체중지지 활동	
• 뼈의 미네랄화 감소	
대변실금/뇨실금	
식사에 불충분한 섬유소와 수분	규칙적 식사습관/식사 스케쥴
감소된 신체 활동에 기인함	과일, 채소, 통곡식, 견과류를 통한 적정량의 섬유소 섭취 권장
	적절한 양의 물 마시기
	신체 활동 권장

추천 문헌

Leibold S, Ekmark E, Adams RC. Decision–making for a successful bowel continence program. *European J Pediatr Surg.* 2000;10(suppl 1):26–30.

Littlewood RA, Trocki O, Shephard RW, et al. Resting energy expenditure and body composition in children with myelomeningocele. *Pediatr Rehabil.* 2003;6(1):31–37.

Nevin–Folino NL, ed. *Pediatric Manual of Clinical Dietetics.* 2nd ed. Pediatric Nutrition Practice Group, American Dietetic Association; 2003.

달성하기 위해서는 무균적으로 하는 주기적인 도뇨삽관을 널리 사용하고 있다. 이 도뇨삽관은 일반적으로 등을 수술한 이후에서나 관심을 가지게 되는데 가족과 좀 더 빨리 논의한다면 그들이 도뇨삽관을 치료적 기술로서 좀 더 잘 받아들이게 될 것이다. 간헐적 도뇨삽관은, 척추이분증 아동에서 빠르면 3년 후부터도 시작될 수 있는 신장 기능의 퇴행을 예방하고 그 기능을 유지하는 방법으로 인식되고 있다.[68,69]

초기에는 포괄적인 정형외과적 평가를 반드시 하지 않아도 되지만 평가를 하게 되면 출생 시부터 있는 정형외과적 문제가 어느 정도인지를 알게 된다. 수술, 스플린트 또는 깁스의 필요성과 그 시기를 토의할 수 있는데 이로써 가족들과 의료팀에게 유용한 교육과 정보를 제공할 수 있게 된다. 아기가 1개월일 때 하지와 척추에 정렬에 대한 평가에 따라 정형외과적 치료계획을 세울 수 있다. 이러한 계획이 세워지면 물리치료사와 같은 팀 구성원이 아기의 중재에서 역할을 시작할 수 있게 된다.[17,24,67,70]

물뇌증의 치료 Management of Hydrocephalus

등의 병변을 봉합하는 수술 후에 10% 영아들은 회복하여 봉합사를 제거하고 더 이상의 합병증 없이 퇴원한다. 나머지 90%는 물뇌증이 발생하기 시작한다. 수술 전에 등의 개방성 병변은 자연적으로 CSF가 흘러나오는 역할을 하였는데 그것을 봉합하면 두개 내에서 CSF 압력이 높아지기 시작한다. 물뇌증이 발생한 영아의 90% 중 약 25%는 출생 시부터 물뇌증의 증거를 가지고 태어나며 즉각적인 션트 삽입을 필요로 한다. 나머지 55%는 출생 수일 내에 물뇌증이 발생한다는 것을 보여주는 연구도 있다. 나머지 아기들에서는 생후 6개월 내에 단락술이 필요할 것이다. 신경외과 의사들은 주의깊게 아기 두위의 변화를 모니터하는데 초음파, 컴퓨터 단층촬영 또는 MRI를 이용하여 외측 뇌실의 크기에 관한 기본적인 정보를 알게된다. 나중에 비교하면 단락수술의 적기를 판단하는 데 도움을 받을 수 있다.

아기 상태에 변화가 있으면 종종 두개 내의 압력이 증가된다. 두개는 어느 정도 아직 유연하므로 커져가는 뇌실 때문에 뇌가 커져서 물뇌증의 증상이 하나 또는 여러 조합으로 나타날 수 있다. 가장 흔한 증상은 눈이 아래 방향으로 향하는 선셋(sunset) 현상이며, 앞쪽 대천문이 튀어나오고 두개 봉합선이 벌어지는 것이다.

증가된 뇌척수의 압력은 어떤 환자에서는 수술 없이도 안정될 수 있다. 그러나 이것이 언제 그렇게 될지 예측하는 것은 불가능하며 압력이 어느 정도로 높아질지, 머리가 어느 정도 커질지 예측하는 것은 불가능하다. 활력징후는 떨어지고 뇌줄기 구조에 너무 많은 압박을 받을 때 호흡정지가 일어날 수도 있다. 치료 없이도 어떤 아기들은 생존할 수 있지만 그 결과로 심한 장애가 온다.[17,23,67]

션트를 수술로 심어 놓으면 증가된 두개 내 압력과 관련된 증상과 징후가 없어질 것이다. 션트란 가는 유연한 관으로서 가쪽 내실로부터 CSF를 흘러나오게 해준다. 션트는 션트의 위, 아래쪽 끝부분을 고정하며 방사선 사진에서 쉽게 알 수 있는 방사선 비투과이다. 뇌실심방(VA: ventriculoatrial) 션트는 과도한 CSF를 가쪽 뇌실로부터 우측 심방으로 보낸다. 이 시스템이 감염되면 패혈증, 뇌실염, SVC의 폐쇄, 그리고 폐의 색전 등을 유발할 수 있기 때문에 이러한 형태의 션트는 과거에 비해서 흔하게 사용되지는 않고 있다. 뇌실복막(VP: ventriculoperitoneal) 션트가 현재 물뇌증의 치료로 더 활용되고 있다. 비록 VA 션트보다 더 쉽게 막힐 때가 있지만 VP 션트와 관련된 합병증은 덜 심하다. 그 경로가 가쪽 내실로부터 나와서 목 아래로 통과하여 목, 쇄골 아래, 가슴 앞쪽으로 내려가는 것을 촉지할 수 있는데 표재성 근막 바로 아래에 위치한다. 션트의 끝은 복막에 심어지고 CSF가 그곳에서 재흡수되며 과도한 것은 배출되도록 하는 것이다(그림 6.3).[70,71] 비록 션트 삽입이 신경외과가 흔히 하는 수술이지만 이미 등에 수술을 받았던 영아들에게는 또 다른 스트레스이다. 두 번째 마취를 하지 않기 위해서 여러 센터에서는 등의 병변 봉합과 션트 수술을 동시에 한다. 이 접근을 지지하는 사람들은 등의 상처 치유가 안으로부터 잘 일어나기 위해서는 CSF 압력이 잘 조절되어야 한다고 생각하기 때문이다. 그러므로 두 가지 수술을 한번에 함으로써 등의 상처가 좀 더 빠르게 치유되기를 예견할 수 있고 또 부정적인 후유증이나 수술 후 합병증이 증가된다는 보고는 없다.[72,73]

수술 후에 물리치료사는 영아의 상태에 의거하여 계획을 세울 수 있다. 우선 관건은 부작용 없는 빠른 치유와 회복이며 집으로 빨리 퇴원하는 것이다. 그러므로 수술 후 물리치료를 시작하기 전 24시간~48시간은 최소한 기다리는 것이 적절하다. 많은 경우 수술하기 전 물뇌증이 어느

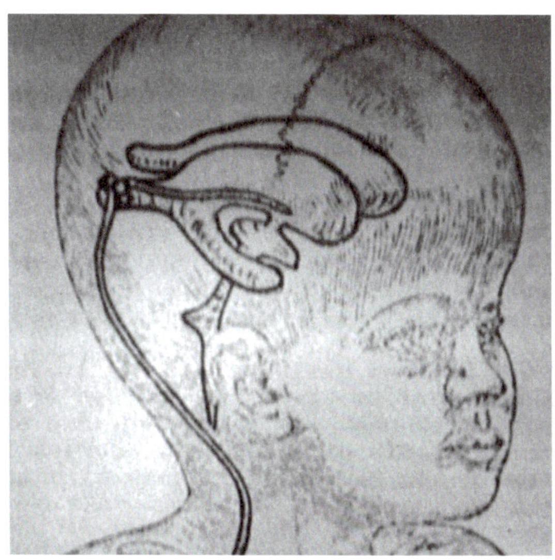

그림 6.3 가쪽 뇌실과 뇌실복막 션트의 위치

정도인가에 따라 구강영양을 시작할지, 체위 변경, ROM 운동, 그리고 똑바로 세우는 자세로 하는 정상 핸들링을 시작할지 그 시기에 영향을 미칠 것이다. 물뇌증이 심하게 있었던 아기에게서 수술 후 특히 미숙하게 적극적으로 핸들링을 하는 것은 안전하지 않다. 션트 수술 후 극적으로 두개 내 압력이 떨어질 수 있으며, 아기를 너무 빨리 똑바로 세우면 혈관계 문제가 발생할 수 있다.[67]

척추이분증 영아의 물리치료
Physical therapy for the infant with spina bifida

고찰 Overview

물리치료사의 초기 역할은 등의 병변을 봉합하는 수술 전에 신생아의 하지 움직임이 어떤지 평가하는 것으로부터 시작될 수 있다. 이러한 수술 전 평가를 했던 치료사가 입원기간 내내 그 아기를 담당하는 것이 이상적이다. 만약 아기가 외래 클리닉이나 특수 클리닉으로 전원되면서 같은 치료사가 부모교육을 하고 장기간 모니터할 수 있게 된다면 또한 도움이 될 것이다. 이 시기 부모가 받는 스트레스에 대하여 지속적인 지지를 해 줄 수 있는 것은 팀접근법이다. 아동이 성장하면서 같은 요원들이 계속 돌봐줄 수 있는 점의 중요성이 증가되어가고 있다. 기능상 어떠한 변화가 의심될 때 영아에게 친숙한 치료사와 기본적인 관찰을 했던 그리고 그것을 기록하였던 치료사가 의료팀에게 유용한 정보를 제공해줄 수 있다. 치료 초기부터 모니터에 참여하였던 치료사라면 미묘한 변화를 인지하는 능력이 매우 좋을 것이다.[67]

도수근력 검사 Manual Muscle Testing

물리치료사가 도수근력 검사를 함으로써 아기의 다리에 남아있는 근력 양과 능동적인 동작 유무에 관한 객관적인 정보를 얻을 수 있다(보기 6.2). 가능하다면 언제나 등의 병변을 수술하기 이전에 도수근력 검사를 하여야 한다. 수술 10일 후에 다시 한번 하고 6개월에 한 다음에는 1년마다 하도록 한다. 특별한 문제가 있지 않다면 이 스케줄을 따르도록 하고 문제가 있다면 더 자주 하도록 한다. 이러한 조기 검사의 목적은 의료팀이 하지동작의 평가를 통하여 그 병변 위치를 확인하는 데 도움을 줄 수 있기 때문이다.[67]

보기 6.2 척추이분증 아동의 초기 도수근력검사로부터 얻을 수 있는 정보들

장기 경과에 비교하기 위한 기초분석 자료
현재 남아있는 근육기능의 평가
개별 관절에서의 근육 불균형에 대한 평가
현재 변형의 특성과 그 정도의 이해
추후 오게 될 변형의 예비적 예측
조기 스플린팅의 필요성을 판단하는 데 도움이 됨
조기 수술 필요성의 판단에 도움이 됨

이러한 근력검사시 아기의 자세를 잡아줄 때 고려해야 될 점들이 있다. 등의 병변 또는 수술 부위의 상태에 따라 침범된 부위를 보호하기 위하여 영아는 엎드리거나 또는 옆으로 눕는 자세만을 취해야 할 때도 있다. 그러나 주의 깊게 관찰하고 촉지하면 여전히 주요한 근육그룹들 대부분을 확인하는 것이 가능하다(그림 6.4와 그림 6.5).

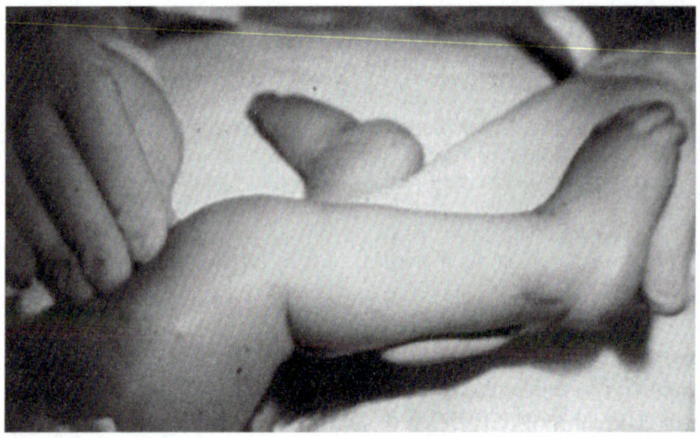

그림 6.4 수술 전 하지의 능동적 동작의 평가동안 대퇴네갈래근을 관찰하고 촉지한다.

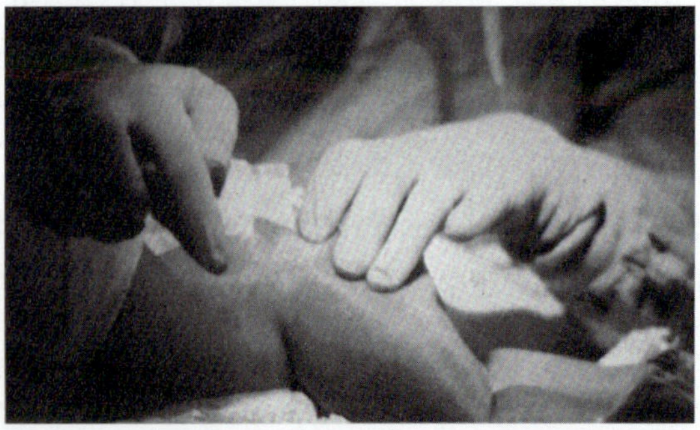

그림 6.5 중간 엉덩이근육과 큰 엉덩이 근육의 평가를 위해 아기를 자극하여 동작을 유발하고 촉지한다.

운동신경 수준은 가장 나중에 온전한 신경근의 발견에 따라서 정해진다. Lindseth는 아동이 항중력 동작으로 온전한 가동범위로 움직일 수 있을 때 그것을 가장 낮은 수준의 운동수준으로 정의한다.[74] 영아를 검사할 때에는 이러한 수준을 확신을 가지고 정하기는 가능하지 않을 수도 있는데 이때는 아기를 담당하는 전문가들 사이의 일관된 의사소통을 향상시키기 위하여 예비적으로 운동 수준을 확인하는 것이 목적이다. 그러나 같은 운동 수준이라고 정해진 근육들 기능도 다를 수 있으므로 가능한 대로 빨리 개별 근육그룹들을 도수검사하여 근력을 측정하고 위치를 확인하는 것이 현명할 것이다. 여러 요인들이 생후 수 시간 동안에 움직이는 능력에 영향을 미칠 수 있다. 엄마 마취의 영향, 물뇌증으로 인한 뇌압의 증가, 난산으로부터 일반적인 기면과 피로감이 올 수 있는데 이러한 요인들로 인하여 자발적 움직임이 감소된 것처럼 보일 수 있다. 이와는 반대로 이러한 같은 요인들로 인하여 오히려 아기가 자극에 과민반응을 보이게 할 수도 있다. 치료사는 병변위치 위쪽으로 또는 목주위 그리고 얼굴을 간지르거나 긁는 자극을 주어서 아기가 깨어있고 계속 움직이도록 유지하여야 한다. 다리의 동작을 관찰할 수 있으며 다리를 위쪽에서 잡아보아 근수축을 촉지할 수 있다. 다리를 적절하게 잡아야 동작이 어디에서 시작되어 일어나는지를 잘못 해석하는 위험을 피할 수 있다. 영아의 도수근력 검사의 원칙은 나이든 환자의 경우와 거의 동일하다. 다리 한 곳에 동작에 대한 부드러운 저항을 가하면 다리의 원위부 동작의 근력을 증가시키는 데 도움이 될 수 있다. 그리고 한번에 한 부분에서만 동작이 일어나도록 하면 좀 더 정확한 해석을 하는데 도움이 될 것이다. 예를 들어, 엉덩관절과 무릎관절을 약간 구부리거나 약간 폄된 상태로 강하게 잡아 그 관절들에서의 동작을 방지하면 그렇지 않다면 놓칠 수 있는 약한 발목관절 동작을 인지할 수 있을 것이다. 각 동작의 위치를 확인한 다음 치료사는 그 동작을 일으키는 근육그룹의 근력을 평가한다. 무엇보다도 임상훈련, 경험, 인내, 그리고 연구적인 마음이 있어야 아기의 운동능력을 정확하게 측정하는 것이 향상될 것이다.[67,75]

치료사는 근육이 기능하는지 아닌지를 알아야 하고 어떤 근육이 강하고 어떤 근육이 완전가동 범위대로 관절을 움직일 수 있는지, 어떤 것이 약하여 관절을 부분적으로만 움직일 수 있는지를 알 수 있어야 한다. 이러한 영역을 잘 할 수 있어야 운동 수준을 좀 더 정확하게 판정하는데 도움이 될 것이다. 자발적으로 움직이는 것과 반사적으로 움직이는 동작을 구별하는 능력은 이 초기시기에는 때때로 어려울 수 있지만 알 수만 있다면 병변 위치를 좀 더 정확히 알아낼 수 있을 것이다.[75]

등뼈마비가 있는 영아에서 반사적 동작은 흔하다. 이러한 환자에서 보통 엉덩관절에서는 움직임이 없지만 원위부 쪽인 무릎관절 또는 발목관절에서는 움직임이 있다. 이 움직임은 관절이 약하게 계속 움직이면서 근육 중간의 부분적 근육 수축이 있는 듯이 보이기도 하는데 아기가 자고 있을 때 또는 다른 관절은 움직이고 있지 않을 때 볼 수 있는 현상이다. 반사 동작은 종종 무릎관절을 구부리는 것처럼 또는 발목관절을 발등굽힘 또는 발바닥굽힘 형태로 움직이는 것처럼 보인다. 반사는 비록 척추 병변에 의해서 피질 조절의 통제는 받지 않지만 동작에 대한 국소반사고리가 보존되어 있음을 나타낸다. 이러한 반사적 동작은 그것의 불수의적인 특성 때문에 관심을 가지게 되고 보통 같은 관절의 능동적 길항근의 작용에 영향을 받지 않으므로 주목하게 된다. 그러므로 이러한 체크되지 않는 반사 활동이 변형적 힘으로 작용하여 그에 대한 중재가 필요하게 될 수도 있다. 이 움직임은 종종 치료사들과 가족들이 기능적 동작으로 잘못 해석하게 될 오해의 소지가 있다. 그러나 피질에서부터 시작된 동작이 아니기 때문에 기능적 가치는 거의 없다.[67]

도수 근력검사 근력단계를 정하는 것은 아기가 적절한 항중력 자세, 또는 중력을 제거한 반응을 검사할 적절한 자세를 취할 수 있게 되기까지 수정하여 적용하기도 한다. 이러한 도수근력 등급은 아동이 더 나이가 들고 구두 지시사항을 따라서 할 수 있게 되며 저항에 반하여 검사를 할 수 있게 되기까지는 수정할 수 있는데 이런 방식대로 하여야 검사 결과의 일관성과 신뢰도가 증가하기 때문이다. 시카고의 Children's Memorial Hospital에서 개발한 성공적인 방법 하나는 강한 움직임이 있는 부위는 "X"로 표시하고, 반응이 없으면 "O"로 표시하며, 움직임을 볼 수 있는 수준은 아니지만 수축이 만져질 정도의 움직임에서는 "T"로 표시한다. "R"은 반사적 움직임에 표시한다. 이 등급 체계를 기존의 "0"에서부터 "5"까지 표시하는 척도와 같이 사용했을 때 아주 어린 환자들이라도 하지에 관한 의미 있는 정보를 얻을 수 있었다.

초기에 도수 근력검사를 함으로써 관절 주변 근육의 불균형을 감소시키고 변형이 발생할 가능성을 줄여준다. 만약 변형이 이미 있으면 도수 근력검사를 해서 그 제한의 원인이 수동적인지, 아니면 태내에서의 자세 때문인지, 그 관절에서 한 방향으로만 작용하는 근육에 대한 길항근이 없어서인지, 원인을 확인하는 데 도움을 받을 수 있다. 관절 변형의 원인을 구별하는 것이 초기에 하지 수술을 생각해보기를 원하는 정형외과 의사에게 도움이 된다. 정형외과 의사는 유용하게 기능하는 잠재적인 근육은 보존하기 원하고 반면 변형을 유발하는 특성이 있는 동작은 제거하기를 원할 것이다. 이와 반대로 만약 동작의 원천이 불분명하면 외과의사는 현명하게 아동이 더 자라고 좀 더 정확한 평가가 가능해진 이후에 할 수술의 종류를 판단할 것이다. 어떤 센터는 하지의 신경 지배를 평가하기 위한 근전도를 시도하였다. 근전도는 학문적으로는 관심이 있지만 기능적 정보는 거의 제공하지 못하며 폭넓게 사용되고 있지도 않다.

초기의 도수 근력검사 역시 최종의 대근육 기능 수준과의 상관관계가 좋지 않은 점이 흥미롭다. 그러므로 아동의 장래 기능에 관한 것을 이러한 조기 평가에 의거하여 예측하는 것은 주의해야 한다. 장래의 기능은 하지 근력의 정도; 아동의 CNS 상태; 의욕 그리고 지적 능력; 그리고 가족이 치료에 장기적으로 잘 순응하는지, 가족지지, 그리고 가족 관심이 어느 정도인가에 달려있다. 이러한 다양한 요인은 척추이분증 아동의 기능적 결과에 영향을 미칠 수 있는 많은 요인들 중 단지 한 부분이다. 이러한 관점의 몇몇은 이 장에서 앞으로 나올 부분에서 좀 더 자세히 이야기된다.[76,77]

초기 시행한 도수 근력검사의 결과는 아동의 신경 근육 안정성을 모니터하기 위하여 추후의 검사 결과와 비교하여야 한다. 등에 병변을 봉합한 이후에 동작이나 근력이 증가하는 것을 발견하는 것은 즐거운 기쁜 일이지만 만약 동작이 감소하여간다고 생각되면 신경외과 의사들은 주의를 기울여야만 한다. 하지 운동기능에 감퇴가 있다면 문제가 있음을 의미하며 의사에게 의뢰하여야 한다.[78]

관절가동범위 평가 Range-of-motion Assessment

등의 병변을 수술하기 전에 하지의 ROM을 미리 평가해 볼 수 있다. 정상 신생아들은 엉덩관절에서 30°까지의 굽힘, 무릎관절에서 10°에서 20° 굽힘, 발목관절에서의 발등굽힘이 40° 또는 50°까지 있다.[79-82] 척추이분증 아동들이 ROM이 제한되어 있다고 해서 즉각적이고 적극적인 스트레칭의 대상이 되지는 않는다. 수주 또는 수개월간 걸리는 안전한 치료계획이 필요한 ROM의 조기 제한은 이러한 관리 계획이 필요하다. 관절 제한이 심하면서도 오래갈 것이라는 것이 분명해졌을 때 장기계획 즉, 스플린트 또는 그리고 수술적 교정을 포함한 치료계획을 만들어야 한다.

척추이분증 신생아에서는 여러 흔한 제한들을 볼 수 있다. 운동 병변 수준이 L2부터 L3 또는 L3부터 L4인 아동인 경우, 엉덩관절의 굽힘이 심한데 이는 허리엉덩근이 강한데 반하여 엉덩관절 폄근은 약하거나 없기 때문이다. 이차적으로 엉덩관절 폄 근력을 나타내주는 뒤넙다리근 역시 약하거나 없을 수 있다. 모음근(adductor)의 단축도 볼 수 있는데 길항근 즉, 중간 볼기근이 없음으로 해서 상대적으로 모음근이 강해지기 때문이다. 만약 아기의 엉덩관절 폄이 불충분하여 엎드린 자세를 할 수 없다면 신경외과 의사와 간호요원들은 발생할 수도 있는 엎드린 자세에서의 넓다리뼈 골절을 예방하려는 노력 차원에서 이 사실을 알아야만 한다. 등을 수술하는 동안 수술실에서 엎드린 자세를 변형하도록 하여야 한다. 취해줄 수 있는 하나의 제한적인 자세로는 아기를 작은 플랫폼 위에 놓이게 하거나 타올을 말아서 양쪽 엉덩관절에 대주어서 안전하게 굽힘 자세로 있을 수 있게 해주는 것이다. 수술 후에도 이렇게 엉덩관절 폄이 제한된 아기들에게는 변형된 엎드린 자세 또는 옆으로 누운 자세가 가장 안전한 자세가 될 것이다. 물리치료사는 수술 전 평가에서 이러한 특별한 자세 필요성을 처음 인지할 수 있는 요원일 때가 있다.[64]

과도한 발등굽힘 또는 발목뼈의 변형은 출생시 볼 수 있는 또 다른 흔한 구축이다. L5까지 온전한 신경지배가 되어있는 아동은 심한 발관절 발등굽힘상태가 되는데 앞쪽 정강이근육과 발가락 굽힘근이 강한 반면 가자미근과 장딴지근으로부터 야기되는 발바닥굽힘이 없고 발가락 굽힘근이 없거나 약하기 때문이다. 이때는 발관절을 90°까지 내리기 위하여 연속 스플린트 계획을 세울 수 있다. 스플린트 외에도 부드럽게 수동적으로 운동해 주는 것이 종종 짧은 기간 내에 이러한 변형을 감소시키는 데 도움을 준다.

아기가 의학적으로 안전하다고 의사가 허락하면 침상에서 매일 하지의 ROM 운동을 시작하는데 등 수술 직후부터 할 수 있다. 이 시기에 수술 후 적절한 자세를 제한당할 수 있지만 엎드리고 옆으로 누운 자세는 모든 하지의 동작을 수행하기에 적절한 자세이다.[17,67]

수술 후 물리치료 Postoperative Physical Therapy

물리치료사가 포괄적이고 적절한 프로그램을 개발하기 위해서는 등에 봉합술과 션트수술을 받은 아기들의 신경학적 그리고 정형외과적 소견에 대하여 고려해야 할 점들이 있고, 그 계획이 가장 효과적으로 되기 위해서는 가족들이 아기를 규칙적으로 방문하기 시작함에 따라 가족 구성원 중 누가 도움이 될지 치료사는 민감하게 알아야만 한다.

팀 구성원과 부모와 의사 소통하기 Communication with Team Members and Parents

대부분의 경우 척추이분증 아기를 출산한 부모는 생각한 것보다 좀 더 어렵고 매우 다른 출산 후 시기를 경험하게 될 것이다. 그 부모들의 아기는 태어나자마자 아마도 다른 치료 시설로 전원되어 특별한 치료를 받게 될 것이기 때문이다. 종종 출산 후 회복 중인 엄마의 욕구는 아기의 욕구 뒤로 밀리기 쉽다. 그리하여 아빠와 다른 구성원들은 엄마에게 촛점을 아기만큼 맞추기가 어려울 수 있다. 척추이분증과 아기에 대한 부정확한 정보가 이러한 신체적, 정서적으로 잘 대처하며 지내기 어려운 시기동안 일반적으로 가족이 자신들의 아기와 잘 지내는 기술에 방해가 될 수도 있다. 부모들은 종종 병원 요원들로부터 자신들의 아기가 지적 장애가 있을 것이며 걷지 못할 것이고, 시설에 수용될 수도 있다는 말을 듣는 것으로 보고되었다. 비록 좋은 의도를 가지고 있음에도 불구하고 이러한 전문가들은 현재의 척추이분증 아동들의 치료와 평가방법에 대해서 경험이 없을 수 있다. 그리고 오직 아동들이 예외보다는 보통 이러했다는 이전의 생각만으로 정보를 회상하여서 그런 것일 수 있다. 이러한 잘못된 정보는 많은 보호자들을 혼란스럽고 좌절하게 만든다. 특히 아기를 평가하고 난 후에 전문가 팀에서 논란이 있는 정보들처럼 이야기 할 때에 특히 그렇다. 그러므로 치료사와 팀의 다른 구성원들 사이에 긴밀한 의사소통이 중요하다. 팀에서 함께 일하는 사람들은 각자의 소견들을 알고 이해해서 상반되는 의견이 발생하지 않도록 하여야 한다. 아기에 관한 정보는 적절한 사람이 개방적이고 솔직한 태도로 가족에게 제공하여야 한다.
그러나 또한 섬세한 태도로 이야기하여야 한다.

물리치료사의 하나의 목표는 치료세션 동안 긍정적이고 다정한 태도로 대해주는 것이다. 이러한 접근이야말로 가족 구성원들이 아기치료에 잘 동참하도록 하는데 도움이 될 수 있다. 가정 프로그램은 즉시 가르쳐 줄 수 있다. 이것은 치료사로서 가족 구성원들과 상호작용을 시작하고 가족이 아이와의 상호작용을 촉진하도록 해주는 건설적인 방법이다. 집에서의 관리와 치료를 준비시키기 위하여 입원하고 있는 동안 아동의 치료에 가족이 관찰하고 참여할 수 있도록 격려해 줄 수 있다. 퇴원할 때까지 교육받는 것을 기다리게 하는 것은 가족 구성원들에게 스트레스를 증가시키며 단기간 내에 많은 것을 배워야 할 입장인 가족들에게 특히 그럴 것이다. 예기치 않게 빨리 퇴원하는 가족들은 교육받을 시간이 거의 없으며 이러한 교육은 입원 기간 내내 이루어졌어야 하며 퇴원 시까지 완수되었어야 한다. 퇴원 후에 경과, 관찰 세션을 할 계획을 잡아서 외래 또는 클리닉으로 방문하게 하여 이러한 교육과 집에서 하는 프로그램 진행 과정이 쉽도록 해준다. 장기간이므로 자주 경과 관찰할 약속을 하는 것은 가족으로서 불편한 일이며 자주 한다고 해서 주기적으로 스케줄대로 하는 것만큼 가치가 있지 않을 수도 있다.

관절가동 운동 Range-of-motion Exercises

등을 봉합한 후부터 매일 하지 ROM 운동을 시작할 수 있고, 가능한 대로 빨리 보호자에게 가르쳐 줄 수 있다. 수동적 ROM 운동은 짧게 하루에 2번~3번 하여야 한다. 또한 가족들도 매일 기저귀 가는 활동과 같이 일상에 이 운동을 접목하도록 권유하고 이때 아기의 다리가 정상적으로 노출돼 있을 때에 안하도록 한다. 치료사가 개별적 다리동작을 그룹별 동작 패턴으로 모아 교육해주는 가운데 가족은 가정 프로그램을 위하여 3가지 또는 4가지 정도의 패턴만을 배울 필요가 있다. 하나의 예를 들어, 반대쪽 다리는 완전히 편 상태로 잡고 있으면서 한 다리의 엉덩관절과 무릎관절을 같이 굽히게 하는 것이다. 아기는 똑바로 누운 자세에서는 양측 엉덩관절을 동시에 외전시킬 수 있는데 발과 발목관절은 개별적으로 시키도록 한다(그림 6.6과 6.7).[67]

이 ROM 운동은 움직이려는 관절 가까이에 손을 대어서 짧은 지렛대 운동이 되도록 하여 연부조직과 관절구조에 불필요한 스트레스가 가해지는 것을 예방하도록 한다. 각 패턴을 여러 번 반복하는데 가동범위 끝에서 관절을 잠시 잡고 있으면 이것으로도 경미하거나 중등도의 제한을

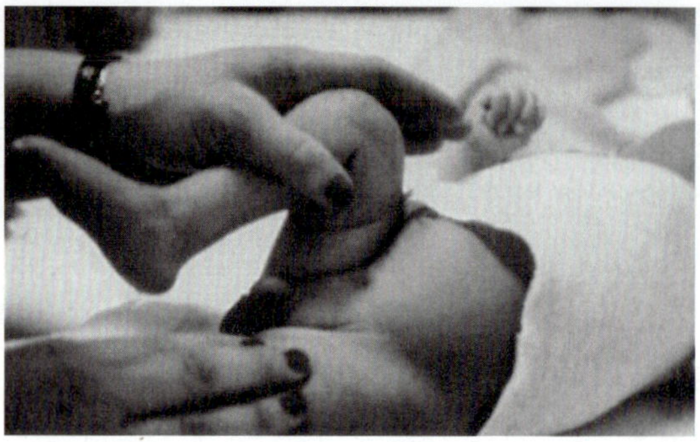

그림 6.6 하지의 ROM운동. 한쪽 엉덩관절과 무릎관절을 완전히 굽히면서 다른 쪽은 폄 시키고 있다.

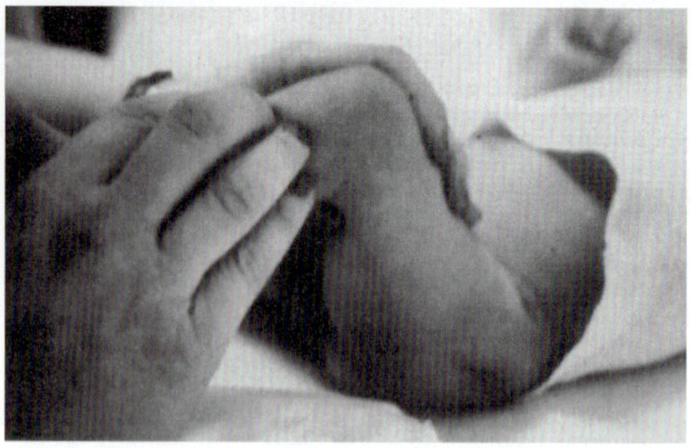

그림 6.7 무릎관절 ROM운동을 시키기 위해 손을 무릎관절 근접한 부위에 대고 있다. 짧은 지렛대의 길이상태로 운동시키고 있음을 보시오.

가진 관절은 ROM이 증가되거나 유지될 수 있을 것이다. 만약 심한 제한이 있으면 그 관절에서의 운동은 좀 더 길게 하고 더 많이 반복하도록 한다. 그러나 관절제한이 심한 정도와 관계없이 적극적인 스트레칭은 피하여야 한다.

이 운동 프로그램에 참여함으로써 조기에 보호자들은 아기의 다리를 만져보고 움직여 보도록 격려를 받는데 이때 치료사가 관찰한다. 감독 하에 자신들의 아기를 핸들링해보는 기회를 가짐으로써 많은 가족이 아기에게 손상을 가하게 될까봐 걱정하는 것을 없애는데 도움이 된다. 치료사가 가족을 위로하고 지지적인 말과 실연해 보여줌으로써 운동 프로그램은 부모, 자녀 간에 긍정적인 상호작용을 할 가치있는 기회를 제공해주는 것이다.

수동적 ROM 운동은 아동 일생동안 계속하여야 한다. 이 목표는 아동이 궁극적으로 자신 스스로 이 운동을 수행하는 것을 배우도록 하는데 있다. 수동적 운동은 종종 치료사와 부모에게 있어 잊혀지기 쉬운데 아동이 좀 더 활발해지고 치료의 중점이 대근육 운동 활동과 보행훈련으로 옮겨가면서 이러한 활동만으로도 관절의 유연성이 유지된다고 생각하는 사람도 있을 수 있지만 그렇지 않다. 얼마나 아동이 활발한가에 관계없이 오직 신경지배를 받는 팔다리만 움직이게 되는 것이고 동작도 일정한 면으로만 하게 되는 것이며 관절가동을 부분적으로 하게 되는 것이다. 그러므로 만약 ROM 운동을 그만하게 되면 구축이 나타날 것이다. 어떤 아동에서는 구축이 나타나는데 수년이 걸리기도 하지만 어떤 아동에서는 짧은 기간 내에 구축이 나타난다. 유연성 상실이 있을 때마다 기능은 떨어질 것이다.[17,24,34,67]

자세 잡아주기와 핸들링 Positioning and Handling

척추이분증이 있는 아동은 항상 그 또래의 아이들처럼 발달하고 움직이는 것은 아니다라는 것을 알고 있기 때문에, 물리치료사는 종종 퇴원하기 전에 부모에게 교육해줄, 입원한 아기를 핸들링해주고 자세 잡아주는 프로그램을 만드는데 책임이 있다. 비록 퇴원이 가까워지면서 취할 수 있는 자세가 많아지지만 수술 후 처음 며칠 동안에는 엎드려 있거나 옆으로 눕는 것만 허용될 수 있다. 아동의 의학적 상태가 안정화되고 동작을 할 수 있는 것이 향상되어 가면서 오랜 기간동안 아동을 움직이지 못하게 하는 것은 피해야 한다. 치료사가 핸들링과 아기를 운반하는 전략들을 직접 하기도 하고 그 다음 부모에게 가르쳐 줄 수 있다. 편한 의자를 찾는 것이 가장 중요하며 일단 앉을 수 있게 되면 치료사 또는 가족들이 아기를 자신들의 무릎 위에 엎드리게 잡고 천천히 양옆으로 흔들어 준다. 이 자세는 부모로서도 편하고 아기에게도 새로운 움직임을 경험하게 해 주는 것이다. 아기는 또한 부모가 병원 바닥을 이리저리 느리게 걷는 것을 좋아하는데 이때 잡아주어야 한다. 또 보호자 어깨에 약간 기대어서 이리저리 돌아다니는 것을 좋아할 수도 있다. 이 자세에서 아기는 자신의 머리를 들려고 하는 기회를 가지게 되며 이리저리 둘러볼 기회를 가질 수 있다. 만약 똑바로 누운 자세를 하지 말라고 하면 부모는 아기를 한 팔 위에 엎드려 걸쳐놓고 걸어다니거나 앉아 있는다. 이러한 몇 안 되는 자세는 가족이 아기를 방문하러 왔을 때 해볼 수 있는 핸들링 전략의 레퍼토리이다. 이러한 자세는 영아에게는 회복할 시간이 필요하고 적극적인 동작과 핸들링에 잘 반응할 수 없을 수도 있기 때문에 또한 영아에게 안전하다. 우리는 수술 후 영아의 1차적 목표는 합병증 없이 등의 상처가 잘 낫고, 션트 삽입으로부터 빠른 회복, 그리고 병원으로부터 빨리 퇴원하는데 있음을 기억하여야 한다.[67]

대부분 경우에서 의학적으로 안정되면 짧은 시간 똑바로 눕히고 지지를 받아 똑바로 치료사 팔 안에서 앉게 하는데 이것이 등에 상처 치유 과정에 영향을 주어서는 안되며 이 자세들은 수술한 수일 후에 하는 핸들링 방법에 추가될 수 있다. 다양한 자세는 깨어있는 시간 동안, 먹는 동안, 또는 조용히 주변을 바라보는 동안 아기의 경험을 정상화하는 데 도움이 된다. 이러한 짧은 시간은 또한 치료사에게 있어 이 자세에서 중력에 대한 아기의 반응을 알아보는 데 유용하며 특히 어깨와 목의 근 긴장도에서의 변화를 느껴보고 어떤 의미있는 비대칭이 있는지 관찰하는 데 도움이 된다. 이러한 정보들을 기록해두는 것이 나중에 발달소견과 비교해보는 데 있어서 유용한 기초자료가 된다.[34,67]

가족들은 처음엔 치료사하는 것을 보고 다음에 모방해보고 아기를 위해 치료사가 권한 활동을 해보려고 한다. 대부분 부모들이 처음 자신들의 아기를 핸들링하는데 약간의 걱정과 주저함을 보인다는 것을 명심하자. 만약 그들이 하지 못한다면 아기의 의학적 상태를 잘 이해하고 있지 않다는 뜻이며 이는 다른 분야의 치료에서 결정해야 할 것이 있을 때 잘못 판단을 내리는 데 기여한다. 좀 더 큰 형제를 벌써 양육해 본 경험이 있는 가족이라 하더라도 초기에 하는 걱정은 정상적인 것이라고 할 수 있다.

이러한 교육이 진행되면서, 치료사는 부모에게 몇몇의 ROM과 핸들링 활동들을 치료사 대신하는 "역할을 가족에게 위임"하기 시작할 수 있다. 이러한 교육 세션이 진행되어 감에 따라 이러한 역할에서의 변화가 발생하게 되면서 치료사는 아동의 치료계획상 다른 면에 집중할 수 있게 된다. 많은 병원에서 퇴원하기 전에 하지에 대한 도수 근력검사를 반복 시행하도록 요청받는다. 치료사는 또한 아기의 상태를 관찰하여 물뇌증과 션트 수술에 따른 2차적 변화를 알 수 있다. 이러한 추가적인 정보를 모으는 것은 이후에 기능 이상을 확인하는 데 도움이 될 것이다. 션트에 기능 이상이 발생하기 시작할 때 표 6.1에서 보이는 증상과 증후 이외에 아기의 근 긴장도, 동작에 대한 반응에서의 변화, 동작하는 동안 과민성의 증가 등이 또한 나타날 수 있다.

표 6.1 션트 기능 이상의 증상과 징후들

영아
- 대천문이 부어오름
- 구토
- 식욕의 변화
- 눈의 "선셋(sunset)" 징후
- 션트 통로를 따라 부종, 발적

유아
- 구토
- 과민성
- 두통
- 션트 통로를 따라 부종, 발적

학동기 아동
- 두통
- 늘어짐
- 과민성
- 션트 통로를 따라 부종, 발적
- 손으로 쓰기에서의 변화
- 고음의 울음소리
- 경기
- 두위의 급격한 성장
- 두개의 피부가 얇아짐
- 새롭게 나타난 안구진탕
- 새롭게 나타난 사시
- 구토
- 학업성취가 떨어짐
- 성격변화
- 기억의 변화

가족 구성원들에게 아기에 관해 좀 더 능동적으로 정보를 모으도록 권장하여야 한다. 그들에게 아기와 놀고 관찰하고 긍정적인 상호작용을 촉진할 뿐 아니라 아기의 기능을 평가하는 데 있어서 의료요원들을 또한 돕도록 고취하여야 한다. 아기가 점점 안정되어갈수록 의료팀과의 상호작용은 횟수가 점점 뜸해진다. 그러므로 보호자가 잘 관찰할 수 있으면 초기에 문제를 발견하는 데 도움이 될 수 있어서 적절한 의학적 치료를 받게 하는 데 도움이 된다.

감각 평가 Sensory Assessment

물리치료사는 척추이분증 신생아에서 감각 평가를 해야 하는데 다리를 만지는 것에 아기가 반응하는지 무감각한지 확인하기 위해서이다. 이러한 감각 정보와 근력검사의 결과를 함께 조합해보면 척추 변병의 수준을 좀 더 정확하게 판단할 수 있다. 이러한 평가를 통하여 아기의 몸통과 다리에서 감각이 온전한 부위를 찾아내어 이러한 부분에 자극을 주면 아기가 움직일 것이다. 척추이분증의 대부분 영아는 감각에 반응하지 않는 수준이 보통 더 높아서 대퇴부나 또는 몸통부위를 자극할 필요가 있을 때도 있다. 치료사는 또한 운동기능 수준과 감각수준이 양측 다리에서 비슷하지 않을 수도 있다는 것을 발견한다. 처음 시행한 감각 검사의 결과가 아기의 상태에 따라 정확치 않을 수 있음을 명심하라. 그 이외에도 이 시기에 모든 감각 종류를 정확히 평가하는 것은 어렵다; 가볍게 접촉, 심부압박, 그리고 온도에 대한 반응을 보는 것이다. 아기가 좀 더 자랐을 때 좀 더 포괄적인 평가를 할 수 있을 것이다.

감각소견이 좀 더 안정적이고 일정한 소견을 보이게 될 때 그 정보를 가족 구성원과 나누어야 하고 자신들의 아기가 피부감각이 없는 데에 대한 교육을 가족들이 받아야 한다. 피부 관리에 관한 부모교육은 종종 간호사와 치료사의 공동 책임일 때가 있다. 때때로 부모는 자신의 아기의 하부신체나 다리가 만지는 것에 무감각해진 것을 이해하기 어려울 때가 있다. 치료사는 가족들 스스로 이러한 정보를 발견하는 것을 도와줄 수 있다. 아기가 깨어있지만 조용할 때 부드럽게 만지거나 애무 또는 간지르는 것을 통하여 반응이 있는 부위를 가족 구성원들이 그려나가게 할 수 있다. 치료사가 보호자에게 시연해보일 때 핀이나 다른 날카로운 것을 이용하여 검사하지 말아야 한다. 핀으로 자극하는 데 대한 아기의 반응은 부드러운 접촉에 반응하는 것 이상으로 객관적이지 않으며 더 나아가 치료사가 날카로운 것으로 자신들의 아기를 검사하는 것을 본다면 부모에게 근심과 주의를 더해 주게 될 것이다.

아기는 탈신경된 부위에 손상을 입어도 반응할 수 없으므로 하지의 무감각 부위는 보호해줄 필요가 있다. 예를 들어, 가족은 항상 아기를 욕조에 담그기 전에 물의 온도를 검사하여야 한다. 가족들은 적정한 온도인지 판단하는데 아기의 반응에 전적으로 의존할 수 없다. 그들은 이를 주의하여야 하며 아기가 수도꼭지를 가지고 놀면서 우연하게 뜨거운 물이 더해지지 않도록 하여야 한다. 열린 공간에 있는 히터나 라지에이터는 덮개가 필요하거나 아기를 너무 가까이 하지 않도록 위치를 바꿔 놓아야 하며 아기가 심각한 화상을 입지 않도록 주의하여야 한다. 아기를 놀도록 바닥에 내려놓기 전에 카펫 안에 보이지 않는 고정기구나 작은 날카로운 장난감이 있는지 찾아보아 예기치 않은 손상을 입지 않도록 한다. 바닥을 기게될 때 아기의 다리와 발을 항시 보호하여야 한다. 양말을 신겨 놓으면 아기가 6~8개월 때 자신들의 발가락을 입으로 가져가고 심지어 깨물기 시작할 때에 일어나는 문제들을 예방하는데 또한 도움이 될 것이다.

아동 일생을 통하여 무감각한 피부가 계속 주의대상이 될 것이다. 새로운 신발 또는 보조기를 신을 때마다 예를 들어, 압박 부위, 궤양 또는 피부가 벗겨지지 않는지 항시 보아야 한다. 감각이 정상인 사람은 오랜 기간 동안 움직이지 않고 앉아 있을 수 없다. 온전한 감각 피드백을 받아서 자주 자신들의 체중분포에 변화를 주어서 체중을 옮기고 이리하여 압박을 경감하고 불편함을 줄이게 되는 것이다. 무감각한 피부를 가진 사람은 오래 앉아 있어도 불편함을 느낄 수 없고 그러므로 체중도 옮기지 않으며 자세도 변화시키지 않아 압박을 경감시킬 수 없기 때문에 오래 앉아있게 되어 2차적인 피부문제를 발생시키는 경향이 있다. 비슷한 경우로써 사람이 정상감각을 가지고서 잘 맞지 않는 신발을 신을 때 압박감이 느껴져서 계속되는 피부마찰을 피하기 위하여 신발을 바꾸거나 신발을 벗을 수 있을 때까지 보행을 재정립하려고 한다. 완전한 감각이 없는 아동들은 이러한 재적응이 일어나지 않을 것이며 압박을 받는 부위를 지각하지 못한다. 어떤 새로운 보조기를 소개해줄 때 점진적으로 골라주는 것이 중요하다. 보조기는 하루 중 한 번에 몇 시간 동안만 신어야 한다. 그리고 압박받는 부위가 있는지 주의 깊게 피부를 살펴야 한다. 피부가 빨갛게 되는 곳이 30분 이상 지속되면 보조기의 재적용이 필요하다. 계속 신어서 피부가 적응되리라고 생각하는 것은 용인될 수 없다. 새로운 보조기에 대한 적응은 주말 동안 또는 밤에 아동이 집에 있을 때 해보는 것이 가장 좋으며 학교에서 성공적으로 착용할 수 있는 스케줄이 되지 않는다면 피부가 잘 적응되고 적절한 착용이 확인될 때까지는 새로운 보조기를 하루 종일 신는 것은 현명치 않다. 이러한 문제들을 처음에 이야기하지 않아 아동피부에 상처가 생기면 보조기를 신을 수 없는 기간이 늘어나고 심각한 감염, 그리고 어쩌면 입원이 필요하게 될 수도 있다.[24,34,67]

어린 아동의 치료 Care of the young child

현재의 관점과 문제점들
Ongoing Concerns and Issues

척추이분증 아기를 위한 초기의 의학적 치료가 마무리 되어 가면서 장기간의 치료계획을 세워야 한다. 의학적 치료는 다양한 방법들이 있고 대부분 경우에서는 같은 기관에서 일하는 전문가들이 제공하게 된다. 소아과 의사가 아동을 관찰하며 특별한 문제가 있을 때 그 이외의 전문가들에게 아동을 의뢰하기도 한다. 처음 치료 프로그램에 함께 하였던 지역전문가가 또는 사설 클리닉에서 치료를 제공할 수도 있는데 여러 기관으로 치료가 분산될 때 부모에게는 새로운 역할이 생기게 된다. 부모들은 할 수 없이 강제로 자신의 아이의 매니저가 되어서 치료의 연속성과 전문가들 사이의 의사소통을 촉진하는 역할을 하게 된다. 이러한 추가되는 책임은 많은 가족들에게 버거우며 최적의 치료를 받게 되기보다는 치료를 덜 받게 되는 결과를 초래할 수도 있다. 척추이분증 아동의 치료에는 많은 전문영역이 필요하기 때문에 가장 치료를 잘 해줄 수 있는 사람들은 함께 일하면서 협응이 잘 되는 경험있는 전문가 그룹처럼 보인다. 이것이 많은 소아 기관에서 전문 영역 간 클리닉을 만들려는 시도를 하고 척추이분증 아동을 같은 날 가능하면 1차 전문가들이 여럿이 함께 보도록 노력하는 이유이다. 가능하면 이러한 척추이분증 클리닉 중 한 곳에서 아동의 치료를 계속하도록 부모에게 권유한다. 전문가 팀이 함께 일하는 곳에서는 서로서로 보완이 되며 이것은 아동과 부모 모두에게 이익이 된다. 전문가들 사이의 의사소통은 촉진되고 신속히 처리된다. 정보를 좀 더 쉽게 공유하여 서로 많이 배우며 현재의 관점들을 유지하게 된다. 만약 문제가 발견되면, 필요한 전문가가 좀 더 가까이 있으면서 다시 재진 약속을 하지 않고서도 관심이 가는 문제를 경감시킬 수 있다. 일관성이 있고 협조가 잘 되면 전문가에 대한 신뢰가 발달할 수 있어서 가족구성원이 스트레스를 덜 받으면서 아이 욕구에 집중할 수 있으며 더 잘 대처할 가능성이 있다.[24,34,65,67]

처음 1년간은 다양한 전문가의 계속되는 경과 관찰로 인하여 자주 클리닉을 방문하여야 한다. 신경외과 의사는 등 봉합상태를 모니터할 것이며 물뇌증의 발생 여부, 션트 기능을 체크를 할 것이다(보기 6.3).[17,70] 정형외과 의사는 다리의 유연성, 근력 그리고 관절 상태를 평가할 것이다. 아동에게 서는 준비를 시키기 위하여 스플린트와 수술 계획을 세운다(보기 6.4).[24,67] 비뇨기과 의사는 방광과 대장의 기능을 모니터할 것이며 주기적으로 신장 상태를 평가하고 규칙적인 카테터 삽입으로 도뇨하는 치료과정을 계획하고 가능하면 약물치료도 생각한다(보기 6.5). 적절한 시기에 대장 프로그램을 수행하여 대변을 잘 보도록 하여야 하는데 이에는 화장실 가기, 식사, 투약, 생체 되먹임, 그리고 행동 수정 방법이 포함된다. 아동의 상태가 각각의

보기 6.3 척추이분증 환자를 위한 신경외과의 목표

등 봉합 이전의 조기 치료를 조정함
등의 결손 부위와 크기를 평가함
등의 병변을 봉합함
하지 마비의 수준을 평가함
물뇌증을 평가하고 치료함
뇌실 션트의 기능을 모니터함
급성, 만성의 중추신경계 이상을 모니터함
CNS의 기능감퇴, 포착 척수 그리고 물척수증을 모니터함
임상팀에게 지원/협력을 제공함

보기 6.4 척추이분증 환자를 위한 정형외과의 목표

가족에게 관련있는 정보 제공하기: 현재와 앞으로의 문제점
관절구축이 고정되지 않도록 예방하기
근골격계 이상의 교정
구조적 비정렬로부터 야기되는 피부손상 예방
가장 좋은 이동을 성취할 수 있는 자원 제공하기
척추옆굽음증에 대한 모니터
중추신경계의 기능감퇴, 포착척수, 그리고 물척수증을 모니터
임상팀에게 지원/협력 제공

보기 6.5 척추이분증 환자를 위한 비뇨기과의 목표

신장 기능을 평가하고 보전함
적절한 배뇨를 제공함
주기적으로 도뇨를 제공함
대장 관리의 자원 제공
중추신경계의 기능감퇴, 포착척수, 그리고 물척수증의 모니터
임상팀에게 지원/협력함

전문 영역에서 안정되어 가면서 클리닉을 방문하는 횟수도 줄어든다. 몇 년간은 6개월 간격으로 재진하는 것이 보통이며 현재 문제가 없다면 또는 주요 이슈가 없다면 1년에 한번 경과 관찰을 하게 된다. 그러나 만성 문제가 있어서 면밀한 모니터링 또는 치료가 필요한 경우에는 좀 더 자주 클리닉을 방문한다.[67-69,83-85]

발달학적 문제 Developmental Issues

이 장의 전반부에 말한 바와 같이 척추이분증을 가지고 태어나는 영아들이 더 많은 수가 생존하게 되어 물리치료사들이 이러한 아동들을 더 많이 보게 되면서 장애의 전반적인 양상에 대한 인식과 경험을 가지게 되었으며 이에 따르는 1차적 그리고 2차적 문제도 인식하게 되었다. 많은 척추이분증 아동은 CNS 장애를 나타내며 어떤 아동의 기능에는 하지 마비보다 이러한 CNS 장애가 더 영향을 미친다. 이러한 장애는 아동의 대근육, 소근육, 지각운동, 그리고 인지기능에 부정적 영향을 미치며 물리치료사가 이러한 문제를 이해하고 경감시키는 것이 중요하다. 물리치료사의 지식은 관찰될지 모르는 여러 문제점에 관한 다른 서비스 제공자에게 중요한 자료일 수 있다.

Chiari II 기형은 오랜기간 동안 확인되고 연구되어 왔지만 최근에야 그것이 척추이분증 아동에서 보이는 CNS 기능 부전과 관련되었다는 데 대한 토의가 이루어져 왔다. MRI 연구를 이용하여 구조적인 비정상이 확인되고 볼 수도 있게 되었다. 그러나 앞에서 말했지만 이러한 연구로써도 항상 일관되게 임상양상을 추정할 수는 없다. 그러나 척추이분증 아동의 85%는 근 긴장도가 낮으며 경미함으로부터 중등도의 발달지연을 보여왔다. 가장 흔한 어려움은 머리와 몸체 조절, 정위반응, 평형반응의 발달지연과 또는 비정상 습득이다. 흥미롭게도 척추이분증이 없고 오직 물뇌증만 있는 아동들에서의 이러한 동작문제는 척추이분증과 물뇌증을 같이 갖고 있는 아동들만큼 빈도와 그 정도가 같지 않다. 척추이분증 아동을 보기 시작하는 물리치료사로서 우리는 초기 운동 발달 개념과 관련한 정형외과적, 운동학적, 의료보장구적 관리에 관한 지식의 통합이 필요하다. 오직 Chiari II 기형이 우리가 볼수도 있는 동작의 어려움의 원인이라 생각할 동안 여전히 우리는 아동의 모든 필요/요구를 설명하도록 요구받는다.[24,34,67,69-72]

많은 영아들에서 보이는 초기 문제는 머리와 신체 상부의 불안정성이 오래 지속되는 것과 모든 자세, 균형반응, 평형반응에 있어 항중력 움직임이 늦게 발달하거나 약하게 발달한다는 것이다. 정상적인 아기들은 생에 처음으로, 다양한 자세를 바르게 잡는데 시간을 보내고, 모든 자세에서 머리와 몸의 중력 영향을 경험하게 된다. 엎드린 자세나 바로 누운 자세에서 아기가 머리를 들어 올릴 수 있기도 전에, 이러한 초기 안정성은 잘 일어나게 된다. 아기의 머리가 점차적으로 더 안정됨에 따라 부모는 아기를 움직이고 다루기 위해, 새롭고 더 편리한 그리고 덜 보호적인 방법을 찾는다. 이러한 부모-아기 생체되먹임은 아기가 부모의 팔을 잡고 바로 설 때 매우 분명하다. 처음에는, 부모가 아기가 뒤로 넘어지는 것을 막기 위하여 손을 아기의 머리 뒤에서 바친다. 몇 달 뒤에는, 지지하는 손은 오직 부모가 유아침대나 이동탁자에서 아기를 들어 올리거나 내릴 때 또는 자는 아기를 옮길 때만 사용하는 것을 알게 된다. 정말 수 달 내에 아기를 바로 선 자세에서 옮길 때 더 이상 머리를 보호하는 것은 필요하지 않게 된다. 부모는 아기의 새로운 기술에 반응을 하게 되고, 일반적으로 어떤 치료적 지시나 중재의 필요 없이, 그 반응에 따라, 아기를 들고, 잡고, 옮기는 방식이 바뀌어 지게 된다. 정상 근긴장도를 가진 영아에서는 머리와 목의 생리적 안정성이 있다. 목뼈를 통한 정상적인 관절 고유수용성 감각과 목의 연부조직 상의 정상 스트레치 반사가 있어서 아기의 머리는 동작이나 자세 변환 때 중력에 의해서 천천히 뒤로 젖혀지기도 하지만 그 정도는 약해진다. 머리는 능동적 참여 없이도 어느 정도 안정되게 유지할 수 있다.

낮은 목 안정성을 가진 척추이분증 아동은 정상 발달 영아보다 놀람반사가 더 오래 지속될지 모른다. 부모는 아기가 독립적으로 머리를 들고 유지 해야만 했었던 아주 예전시기에 필요했었던 머리 지지를 계속적으로 해주면서 반응한다. 아기의 필요에 따른 알맞은 반응이 일어나고 있는 동안에, 부모의 손에 의한 머리지지로 비정상적 순환이 시작하며, 사실 아기가 더 나은 머리 조절을 연습하고 발달시킬 수 있는 경험과 기회에 제한적이며 그래서, 발달지연이 더 오래 지속되어진다. 근 긴장도가 낮은 척추이분증 아기들은 중력에 대한 고유수용성 반응이 느리고 약하여 안정반응이 발생하기 전에는 앞으로 나 옆으로 고개를 떨어뜨린다. 역학적 불리함은 아기가 자라면서 악화시킨다. 머리가 더 무거워지고 커지게 되면 머리를 바로 하는 과제는 머리의 추가적 무게와 상대적으로 약해진 근육에 의해 더욱 더 힘들어지게 만든다. 척추이분증 아기를 다양한 자세로 놓아서 머리를 안정하려는 시도는 보상적 동작패턴이 종종 보일 수 있다. 한 가지 볼 수 있는 패턴은 어깨를 올리는 것이다. 생후 4개월까지는 머리를 똑바로 들어야 하는 아기에게 있어 이것은 미성숙한 정렬로 발달하는데 이것은 발달학적으로 미성숙한 것이라고 할 수 있다. 이러한 어깨 패턴으로 머리를 들려고 하는 것은 정위반응의 발달을 방해하는 패턴이며 또한 상지의 자유로운 동작과 사용에 제약이 된다. 영아가 상지의 기술과 동작을 좀 더 자유롭게 훈련하고 경험을 해야 될 때 자신의 상지를 뻣뻣하게 해서 목에 안정성을 제공하려고 한다.

팔을 과하게 사용하는 보상적 패턴 또한 아기가 머리를 들려고 할 때 그리고 엎드린 자세에서 두리번거리려 할 때 볼 수 있다. 손과 양팔 사이로 체중을 적절하게 이쪽 저쪽으로 이동하는 것은 쉽지 않을 것이다. 아기가 장난감 쪽으로 한 팔을 올려서 뻗을 때 지지가 무너지면서 안정성이 상실되고 머리와 위 가슴이 무너지게 된다. 경험과 훈련을 계속하여도 이러한 패턴은 적절한 중재 없이는 향상되지 않는다. 아기는 자신의 머리를 체중 이동을 위하여 한쪽으로 기울이고 그렇게 내버려두면서 한 팔로 원하는 물건으로 뻗는 것을 알게 될 것이다. 일단 이러한 보상패턴이 성공하게 되면, 적절한 중재 없이 체중을 이동하는 것은 향상되지 않을 것이다. 이런 상태가 계속되면 수개월 후에는 불충분한 몸통근력과 불충분한 안정성을 가진 아동이 앉은 자세로 놓일 때에는 중력에 반하여 자기 자신을 똑바로 유지하려고 항시 팔을 앞으로 짚게 되어 아동은 한 자세로 고정되고 고정화된 방식 이외로는 자세변환을 하기 어려워진다. 자세를 변화하기 위하여 아동은 궁극적으로 움직이는 전략을 개발하지만 이러한 전략들은 보통 수동적이며 거의 근육 활동은 하지 않거나 목과 몸통의 조절을 하지 않아서 근력과 신체의 협응을 향상시키는데 더 도움이 되지 않는 전략들이다. 아동은 머리를 한쪽으로 기울이고 바닥에 무너지듯이 엎드리며 또는 앞으로 기대고 앉은 자세로부터 기는 자세로 돌아간다. 한쪽으로 앉은 자세에서 다른 쪽으로 앉은 자세가 되고 다시 다른 자세로 변화할 때는 아동에게 아직 발달하지 않은 목과 몸통의 근력, 조절, 균형을 필요로 한다. 그러므로 "W"로 앉은 자세는 보통 가장 하기 쉽다. 엎드린 자세나 네발 자세에서, 아동은 단순히 무릎 사이로 엉덩이가 바닥에 닿을 때까지 신체를 똑바로 뒤로 밀기만 한다. 이러한 수동적인 움직임 패턴의 사용은 몸의 근력과 협응 발달에 도움을 더 주지 못한다.

정상발달중인 아기는 엎드린 자세에서 물건 쪽으로 한 팔을 뻗을 때 한쪽으로 체중이 쏠리면서 이로 인하여 목, 몸통, 엉덩관절, 그리고 다리 근육이 활성화되어 자세 균형을 잡아주고 안정시킨다. 아기는 머리를 들기 위하여 상지 지지에 의존하지 않으며 그러므로 머리를 떨어뜨리지 않고도 팔을 뻗을 수 있다. 정상적인 체중 이동과 엎드린 자세에서의 동작 동안 아래팔이 바닥에 안정되어 있을 때, 상지는 좀 더 바깥쪽돌림되고 이때 아래 팔은 좀 더 뒤침되어 지지가 노뼈에서 자뼈 쪽으로 이동한다. 노뼈 쪽에서 자뼈 쪽으로의 체중 지지를 늘리는 다양한 경험과 손바닥에 촉각 자극을 주는 것으로 쥐기반응의 과민성을 줄이는데 도움이 된다. 또한 정상적으로 상지로 체중을 지지하는 과정의 발달은 아기의 구부러진 손가락과 손을 열리게 하는데 도움이 된다. 엎드린 자세에서의 경험은 상지조절과 근력을 증가시키는 데 관절을 통한 고유수용성 감각을 많이 제공해준다.

척추이분증 아동은 보행 시 보조기구의 사용, 일상생활 동작 수행, 그리고 학교 수업을 위해 종이와 연필의 조작 때문에 상지의 근력과 협응이 필요하다. 그러나 머리와 몸통 대신 상지로 계속 지지하면 팔과 손의 운동 경험을 제한하게 된다. 어깨는 머리의 안정성을 제공하기 위하여 계속 올라간 채로 있다. 어깨뼈의 앞당김과 함께 팔은 안쪽돌림 경향을 보인다. 아래 팔은 엎침되고 팔목과 손은 굽힘되는 것이 보인다. 노뼈 쪽 손에 체중 지지하는 것도 또한 제약받을 수 있다.

마비된 하지 때문에 아동이 받아들이는 촉각, 고유수용성 감각, 그리고 전정 감각의 총 양이 감소한다. 이러한 결핍이 환자에게 영향을 미치는 정도는 다리에 남아있는 동작과 감각, 상지의 기능, 아동의 CNS 상태에 따라 다르다. 만약 아동이 환경을 능동적 · 독립적으로 탐색할 수 있으면 환경과 관련되어 자신의 신체에 관한 직접적 지식을 얻게 된다. 정상적인 아기는 아주 많은 동작적 경험을 가지게 되고 많은 동작들이 동시에 일어나며 많은 감각 형태로부터 나오는 정보들을 이삭 줍듯이 학습하게 된다. 동작과 탐색이 제한되면 학습은 영향을 받는다. 하지 마비와 함께 근긴장도의 저하, 잘 되지 않는 머리조절 때문에 대근육 동작이 좀 더 어렵게 되어 아기가 움직이려고 하는 동기에도 영향을 줄 수 있다. 많은 척추이분증 아동들에서 동작이 좀 더 어려우면 그것은 부정적 경험이 될 것이고 좀 더 정교한 동작기술을 학습하는 것이 어려워질 수 있다.

치료사는 이러한 장애가 척추이분증 아동이 동작기술을 학습하는데 미치는 영향을 인식할 필요가 있으며 부모를 위한 조기 핸들링 전략을 촉진하고 격려하는데 이러한 정보를 사용한다. 이것은 그들의 아기의 발달을 촉진할 것이며 좀 더 정상적인 동작 패턴을 획득하는데 도움이 될 것이다.[86-95]

▶ 부모를 위한 핸들링 전략
Handling strategies for parents

앞에서 언급한 바와 같이 부모를 위한 설명시간은 아동이 퇴원하기 전부터 가져야 하고 부모가 자신들의 핸들링을 편안하게 여길 때까지 계속되어야 하며 또는 받아들일 만한 아동의 기능과 동작을 볼 수 있을 때까지 계속하여야 한다. 부모는 적극적으로 아기에게 접근해야 하지만 의학적 상태와 아기 연령에 의해서 너무 적극적이 되지 못할 때도 있다. 교육 시간은 말로 설명하는 것뿐 아니라 치료사의 핸들링을 부모가 관찰할 기회를 많이 주는 것도 포함된다.

부모들은 종종 가장 두드러진 하지마비 장애에만 집중한다. 그러나 물리치료사는 허리 위쪽의 대근육, 소근육, 지각 운동 능력들을 증진시켜줄 정보들을 가족이 이해하도록 설명하는 프로그램을 제공할 책무가 있다. 설명해주는 속도는 가족의 능력과 아기 상태에 따라 다르게 한다. 자주 부드럽게 상기시켜 줌으로써 어떤 아동에게 나타날 수 있는 발달지연에 관하여 조기 치료 세션을 해줄 수 있다. 가족은 특히 아기의 머리와 목의 조절에서 발달상 나타날 수 있는 잠재적 어려운 문제들에 대해 경고를 듣게 된다.

저긴장증이 있으면 모든 방향에서 항중력으로 머리를 조절하는 능력의 습득이 지연된다. 아기 머리가 신체에 대해서 심하게 기울어져있는 것을 놔두어서는 안 된다. 이러한 자세는 근육에 과한 스트레칭을 일으키며 기타 연부조직 구조의 과도한 스트레칭을 유발한다. 머리를 바로 세우기 위해 수건을 말아 자동차 시트에 적용하는 것은 한가지 유용한 방법이다. 뒤자리에 앉는 것을 배우는 것은 아기의 머리와 목의 중력영향을 또한 줄일 수 있다. 똑바로 누워 있는 자세에서 능동적으로 목을 구부릴 수 없는 아동은 가장 비대칭적으로 보이며 중력의 효과때문에 머리를 이리저리 돌리는 것이 어렵다. 똑바로 누운 자세에서 아기가 머리를 이쪽저쪽 회전하려고 할 때 비정상적인 보상적 동작 패턴이 나올 수 있다. 엎드린 자세는 좀 더 대칭적 자세를 향상시키는 자세지만 목과 몸통 상부의 폄근 근력이 좋지 않은 아기라면 머리를 쉽게 들지 못하거나 돌릴 수 없어 좌절할 수도 있다. 엎드리거나 또는 똑바로 누운 자세에서 머리가 한쪽으로만 있게 되면 아기가 울기 시작할 수 있다. 그에 대한 반응으로 보호자는 아기를 들어올리거나 또는 다른 자세로 회전해주기도 한다. 이러한 방식으로 반응함으로써 부모는 자신도 모르게 아기가 마스터해야 할 운동 기술을 부모가 해주는 꼴이 된다. 부모의 좋은 의도가 실제로는 아기가 좀 더 올바르게 움직이기 위하여 필요한 근육을 적절히 발달시키는 것을 실제로 방해한다는 것을 교육받아야 한다.

정상 아동의 초기 운동발달에 대한 설명을 담은 문헌이 아주 많다. 이런 정보들로부터 아기가 엎드린 자세에서 고개를 들 수 있기 전에도 또는 똑바로 누운 자세에서 중앙으로의 조절을 유지하기 전이라도 지지를 해주면 똑바르게 앉힌 자세에서 머리와 목의 안정성을 획득한다는 것을 우리는 알고있다. 똑바로 앉힌 자세에서 머리를 안정시키는 능력을 얻는 것은 다른 자세에서 머리 조절과 머리를 들기

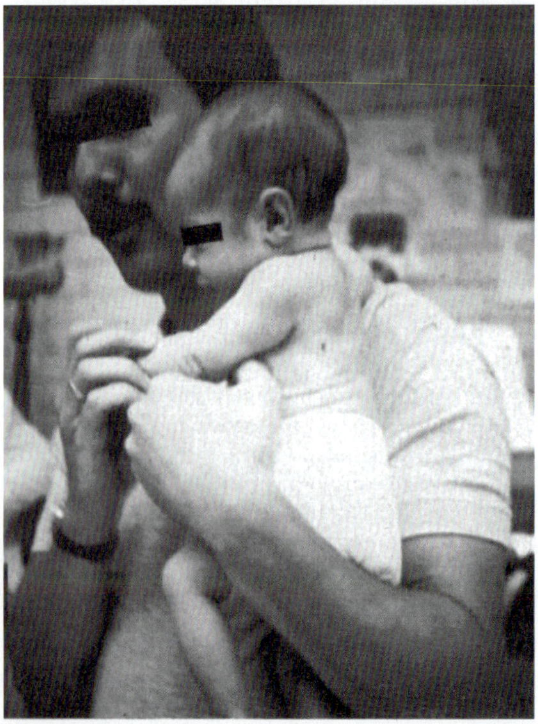

그림 6.8 6주가 된 아기. 아기는 똑바른 자세에서 머리를 안정시키고 있다. 정상 근긴장도하에서 등뼈가 똑바른 것을 보시오.

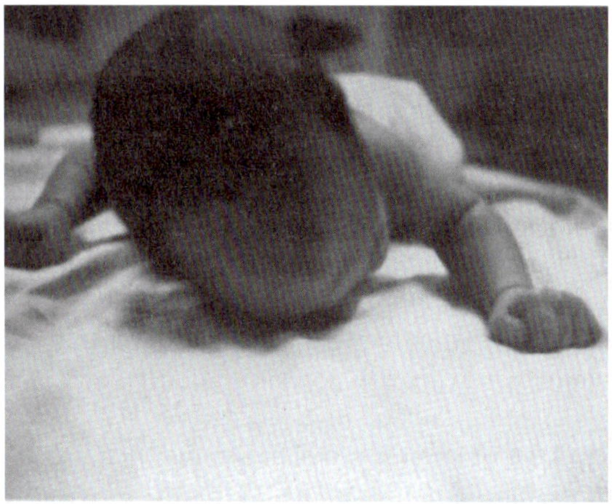

그림 6.9 그림 6.8의 같은 아기로 **엎드린자세에서는** 머리를 들어 이쪽 저쪽으로 거의 돌리지 못한다.

에 필요한 근육의 근력을 촉진한다(그림 6.8과 6.9). 이런 개념을 두면서 치료사들은 부모에게 척추이분증 아기들이 모든 자세를 경험하도록 해야 하지만 특히 똑바로 한 자세에 중점을 두도록 말한다.[34,88-93]

부모에게 아기가 깨어 있고 명료한 상태일 때 머리를 지지해 주지 않고 안아주는 것을 가르쳐 줄 수 있다. 이 자세는 머리 조절의 발달을 촉진하지만 갑자기 조절하지 못할 정도로 머리가 기울어지는 것을 허락해서는 안 된다. 그러면 놀람반응이 나온다. 부모의 가슴에 아기를 안기보다 어깨 수준에서 아기를 높이 안아주는 것도 해볼 수 있는 하나의 자세이다(그림 6.10). 또 다른 유용한 전략은 아기를 책상 위에 앉히고 잡아주어서 부모와 마주보게 해서 눈높이를 맞춘다. 부모에게 아기와 시각놀이를 하도록 격려해줄 수 있으며 독립적 머리조절을 훈련하는 경험을 제공해줄 수 있다. 아기를 처음은 어깨 주위로 안고 다음 점차 머리조절이 발달되어 감에 따라 수준을 낮추어서 마지막에 가슴 높이로 안게 된다. 바로 된 자세를 제공했다고 하여 아동이 영아 의자에 있게되는 것은 아니다. 곧 이에 대해 자세히 이야기하겠다.

부모에게 아기가 오랜기간 동안 비대칭적인 자세인지 관찰하도록 지도하여야 한다. 그러나 물리치료사로서, 부모가 일상생활 중 즉, 기저귀 갈기, 옷 입히기, 식사 시간, 휴식 그리고 놀이 시간 동안 다양한 자세에서 아기의 대칭적 적절한 정렬을 훈련할 수 있도록 하려고 아기에게 이러한 비대칭적인 것이 보일 때까지 기다릴 필요는 없다(그림 6.11). 좀 더 대칭적 정렬을 좋게 해주는 또 다른 자세는 부모가 편하게 소파에 앉아서 다리를 구부린 상태로 약간 들어 올려서 아기를 무릎에 둥지 안에 앉히듯이 바로 누운자세로 두는 것이다.

척추이분증 아기들은 오랜 기간 동안 치료적 중재가 필요하지만 이러한 것들이 병원 세팅에서는 불편하거나 가능하지 않을 수도 있는데 특히 CNS 장애가 있고 좀 더 자주 적극적 프로그램이 필요한 아기들에서 그러하다. 필요한 치료 서비스를 제공해 줄 수 있다면 다영역 전문가들에 의한 조기 중재 프로그램을 지역 안에서 받도록 권장된다.

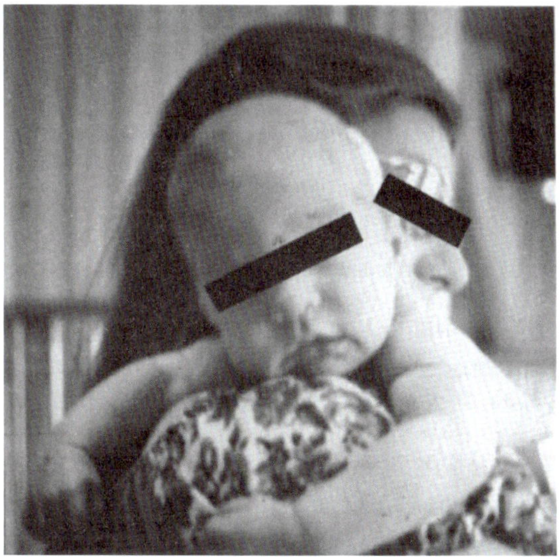

그림 6.10 어른의 어깨 높이만큼 아기를 높이 안고 머리를 자율적으로 조절하도록 허용하고 상지의 자세도 좋아지도록 해준다.

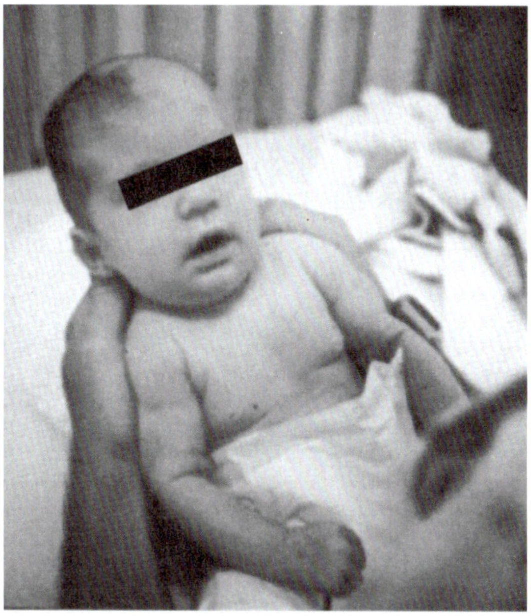

그림 6.11 바로누운자세에서 아기를 핸들링해줄 때 권장되는 자세. 아기와 얼굴을 마주보며 부모가 자극해주는 한편 부모의 손으로 아기의 대칭적 중앙자세를 제공해주는 것을 보여준다.

이상적으로는 지역 프로그램이 또한 부모에게 지지적인 서비스를 제공할 수 있어야 한다. 병원과 같은 안전한 환경을 일단 떠나 아기를 집으로 데리고 갔을 때 가족은 종종 지지와 도움이 계속 필요하다. 첫아기인 경우의 부모뿐 아니라 다른 자녀를 두고 있는 가족들에게도 0-to-3 프로그램이 제공하는 지지, 보조 그리고 교육이 필요할 수도 있다. 우리들은 나이 든 형제를 양육해본 어떤 부모는 다양한 속도의 정상발달을 보는 것에 익숙해져 있어 제공받은 정보와 상관없이 척추이분증 아기의 발달 지연을 최소로 생각하거나 또는 거부하기도 한다. 부모가 아기의 상태를 잘 볼 수 있고 효과적인 접근으로 아기의 욕구를 맞추어줄 수 있도록 하기 위해서는 물리치료사로서 계속 부모에게 정보를 주는 것이 필요하다. 이것은 어떤 세팅에서도 제공될 수 있고 의미있는 지연이나 비정상이 나타날 때까지 기다렸다가 의뢰하는 것은 부적절하다.

보기 6.6 착추이분증 환자를 위한 물리치료 목표

도수근력검사로 예비적으로 우선 운동수준을 판단한다.
하지의 동작에 관한 정확한 정보를 의료팀에게 제공한다.
비교목적으로 주기적으로 도수근력검사를 시행한다.
하지의 변형을 예방할 목적으로 가족에게 장기적 가정 프로그램을 지도한다.
가능하면 생활연령에 근접하게 운동발달을 촉진해주기 위하여 가정 프로그램을 지도한다.
적절한 보조기를 판단하는데 도움을 준다.
적응대상이 되면 휠체어 사용과 보행을 위한 이동 프로그램을 촉진해준다.
환자의 신경학적 기능에 관하여 치료 중인 의사에게 정보를 제공한다.
중추신경계의 기능감퇴, 포착된 척수, 그리고 물척수증을 모니터한다.
의료팀을 지원/협력한다.

▶ 성장기 아동의 물리치료
Physical therapy for the growing child

발달학적 관점 Developmental Concerns

신경외과의, 정형외과의, 그리고 가족이 받아들일 수 있는 장기적 물리치료계획을 물리치료사가 만들어야 한다. 척추이분증을 가진 어린 아동들의 물리치료계획은 대부분 다른 전문가들뿐 아니라 물리치료사 평가의 객관적 소견에 의한다. 도수근력검사와 주의깊게 아동발달을 반복관찰함으로써 치료사는 아동의 강점과 약점을 확인할 수 있다. 물리치료중재는 하지의 특정한 필요에 맞추게 될 수 있으며 대근육 운동발달을 지향하여 중재를 할 수 있다 (보기 6.6).

척추이분증 아기들은 머리와 몸통의 정위반응과 평형반응을 향상시킬 활동들을 훈련할 필요가 있다. 치료사가 이러한 욕구에 부응하여 그 능력을 향상시켰을 때 보게 될 중요한 2차 이점이 있다. 모든 자세에서 항중력으로 자동적 균형반응을 자극하는 동안 몸통과 하지에서는 능동적 동작 형태의 흐름이 있는 것을 볼 수 있다. 그러므로 이러한 균형반응은 아동의 가정운동 프로그램에 중요한 부분이 되어야 한다.

앉은 자세는 아동의 균형을 자극하고 머리와 몸통의 조절을 향상시키며, 아기의 시야를 증가시키고 눈, 손, 협응의 많은 경험을 할 기회를 제공한다. 머리 정위반응과 평형 반응을 앉은 자세에서 평가하고 이러한 반응들은 아기의 어깨를 잡아주면서 천천히 뒤쪽으로 기울임으로써 향상시킬 수 있다. 20~30° 정도로 시작하면서 보면 아기는 머리를 안정되게 유지하는 반응을 보여야 하는데 그 다음은 아기에 연령과 기술 수준에 따라 머리를 앞으로 끌어당기려는 움직임을 보인다. 그 다음 치료사는 아기의 신체를 중심으로 다시 오게 하고 한 방향, 다른 방향, 앞으로 또는 대각선 방향으로 이 활동을 반복한다. 만약 어떤 방향으로든 반응이 일어나지 않고 아기의 머리가 건들거리거나, 이 활동을 싫어한다면 동작이 너무 빠르거나 너무 많이 아기를 기울였을 것이다. 반응이 나올 때까지 좀 더 느리고 더 쉬운 동작을 사용한다. 지지해주는 손의 자세를 바꾸면 아기가 약했던 반향으로 반응할 수도 있다. 아기를 다루는 사람의 무릎에 놓고 부드럽게 반동(bouncing)을 주면 목뼈의 관절면 접근이 촉진되고 따라서 이것이 아기를 도울 수 있다. 기울이는 것에 대한 아기의 반응이 좀 더 빨라지고 강해짐에 따라서 기울이는 각도도 증가시킬 수 있다. 아기가 시간 경과에 따라 좋아지면서 지지해주는 손은 가슴 쪽으로, 허리 쪽으로 옮길 수 있으나 활동은 계속한다. 특히 아기를 대각선 방향으로 기울이는 균형과 평형반응 동안 아기의 체중중심이 이동하는데 대한 반응으로 복부빗근과 하지근육들이 신체를 안정시키려고 수축한다. 그리고 원래의 자세인 중앙자세로 돌아가려는 시도로 근육을 수축한다. 평형반응이 강화되면서 능동적 엉덩관절 굽힘, 엉덩관절 모음과 벌림, 무릎관절 폄, 그리고 발목관절과 발의 동작이 유발될 수 있다. 나는 머리와 신체 상부의 조절이 제한되어 있는 아동들을 치료할 때 정위반응과 균형 활동에 따라 이차적으로 다리 근력이 의미 있게 향상되는 것을 흥미롭게 봐왔다. 또한 말로 하는 지시를 따를 수 없고 이해하지 못하는 어린 아동들에게 다리근력 강화를 직접 나오게 해주는 이러한 자동적 균형 반응을 사용하는 것은 하나의 전략이 될 수 있다.

한쪽으로 또는 여러 방향으로 비대칭적 기술을 아기가 보일 때는 이러한 쪽으로 좀 더 많 반복을 시킬 수 있는데 여전히 더 강하게 나오는 반응들은 계속하게 해주어야 하고 태만해져서는 안된다. 어린 아동들을 위한 이러한 세션은 2~5분 정도 하도록 권장된다. 가족이 아기의 일상생활 속에서 이러한 활동을 하게 되는 여러 기회를 발견해 내어 일상에서 반복되어 그 반응으로 좀 더 빨리 하지 근력을 강화시킬 수 있도록 해야 할 것이다(그림 6.12). TV를 많이 보는 부모에게는 각 광고 시간 동안 이러한 운동을 아기와 함께 할 것을 제안한다. 부모는 기저귀를 갈고 난 후 ABC 알파벳 노래를 천천히 부르는 시간동안, 또한 아기가 ABC 알파벳 노래에 참여하도록 시도하면서, 평형운동을 할 수 있다.

엎드린 자세에서 아동이 팔로 지지하지 않고 항중력으로 머리와 가슴을 유지하려는 시도를 하고 성공하게 되면서 목과 가슴의 폄근이 강화된다. 등 아래부위의 폄근, 엉덩이근, 넙다리네갈래근, 그리고 발바닥굽힘근은 엎드린 폄패턴에서 활성화될 것이다. 이러한 근육들은 신경이 온전한 근육들이다. 일상적으로 아기를 엎드린 자세로 안아주거나 가족과 아기가 모두 바닥에 누워서 얼굴을 마주보고 놀이하는 동안 시각적으로 자극하면 머리를 똑바로 유지하기 위하여 아기는 엎드린 자세에서 천천히 한쪽으로 기울이고 그다음 다른 쪽으로 기울인다. 이러한 균형반응이 더 강하게 나오고 아기가 체중이동하는 동안 자신의 머리를 똑바르게 유지할 수 있게 되면서 목과 몸통 그리고 하지근력강화가 일어난다.

앞서 이야기한 바와 같이 똑바로 누운 자세에서는 중력의 영향으로 아기가 대부분 비대칭적으로 보인다. 앉아서 균형 활동을 하는 동안 능동적으로 목 굽힘의 근력강화를 시키면 아동이 능동적으로 똑바로 누워있는 자세에서 목을

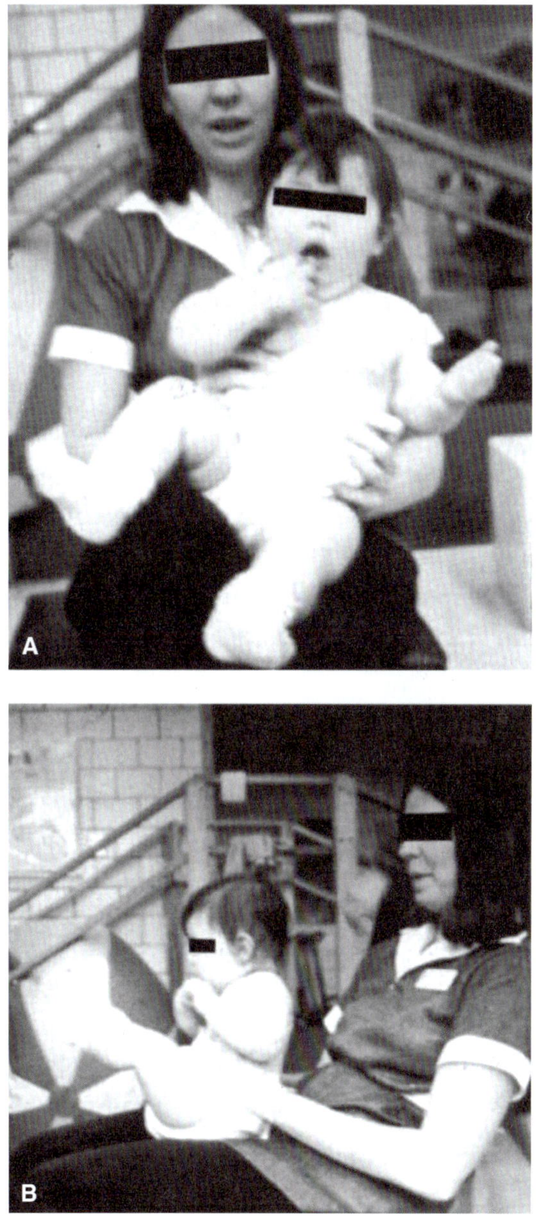

그림 6.12 (A, B) 좀 더 복잡한 상지의 동작과 하지근력 강화를 유발하기 위하여 아기의 균형반응에 도전을 주고 있다.

중앙선에서 조절하는 것을 향상시킬 수 있어서 비대칭의 많은 부분을 감소시킬 것이다. 똑바로 누운 자세에서 시간을 보내는 것은 눈, 손 협응의 시작을 촉진하고 정상적인 아기들의 양측 상지 놀이를 촉진하기 시작하는 것이다. 그러나 만약 척추이분증 아기가 머리를 자신의 선호방향으로 기울이는 비대칭성이 계속 남으면, 위의 기술들의 발달이 저해될 수 있다. 똑바로 누운 자세는 또한 아동이 다른 자세로 전환하거나 똑바로 누운 자세를 유지하거나 누워서 능동적으로 놀이할 때 신체의 분리를 촉진해준다. 허리에 대해 가슴을 회전하고 골반에 대해 허리를 회전하고 골

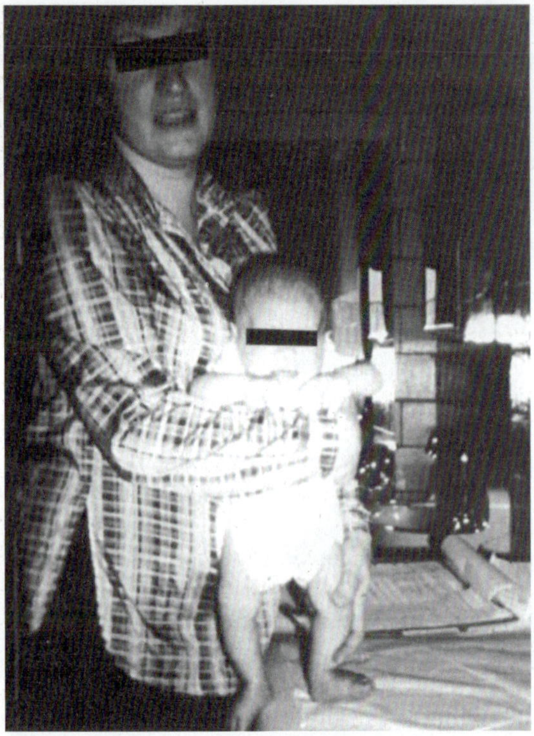

그림 6.13 낮에 짧게 서는 활동을 하면 하지의 신경지배가 온전하지 않아도 잘 정렬된 자세로 체중지지를 하게 해 줄 것이다.

반에 대해 다리를 회전하는 것은 이러한 신체 부분의 조절과 근력강화가 많이 일어나게 된다. 아기가 자신의 다리를 똑바로 누운 자세에서 항중력적으로 들어올려 잡고, 다리들을 차는 동작처럼 하며 놀이하도록 하면 하지근육뿐 아니라, 목과 복부 근육도 강화된다. 목과 몸통의 굽힘근과 폄근을 같이 강화하게 되면 앉은 자세에서의 척추 정렬이 좋아진다.

정상적인 아기는 빠르면 2개월에 양성지지 반응의 결과로 다리로 체중을 지지할 것이다. 이러한 새로운 반응이 부모에게 발견되면 부모는 아기와 놀아주는 레파토리에 그 활동을 빨리 포함시킨다. 이러한 체중지지를 통하여 고유수용성 감각이 들어간다. 또한 목, 몸통, 그리고 다리를 통한 관절면에 중력이 작용함으로써 폄이 자극된다. 이러한 감각 입력은 신체 인지와 공간에서의 신체 지각에 중요하다. 서 있는 것 역시 아기가 주변과 자신의 관계성에 관한 새로운 관점을 가지게 된다. 초기 체중지지 동안 넙다리뼈 머리와 비구 사이의 접촉은 엉덩관절 주변의 근육 수축과 함께 비구 발달을 자극하는데 도움이 된다. 아기가 자라가면서 이러한 자세에서의 훈련은 반사적 반응의 형태로부터 자발성 동작으로 발전한다. 똑바로 서서 체중지지를 계속하게 하는 것은 신체 조절과 균형을 항중력으로 향상시키고 도전이 되며 쓸 수 있는 몸통과 하지 근육들을 자극하므로 이것이 독립적으로 서는 자세에 도움이 될 것이다.

아동이 지지를 덜 받거나 또는 서는 기구를 처음 사용하거나 좀 더 오래 서 있는 자세를 제공하고자 보조기를 할 때까지 척추이분증 아기가 매일 여러 번 짧게 서 있는 활동을 수행하도록 부모는 교육받아야만 한다. 아기가 견고한 탁자위에 있으면서, 부모의 몸에 기대어 아기는 지지할 수 있으며, 동시에 한쪽다리는 안정적이게 되고 체중은 그 다리로 실리게 된다(그림 6.13). 작은 공을 사용하거나 부모의 어깨에서 무릎으로 아기를 내리는 다른 두가지 방법도 있다. 부모에게 쉽고 편리한 방법을 찾고 성공할 때까지 많은 방법이 시도 될 수 있을 것이다.[34,67]

만약 아기가 팔로 약한 몸통과 목을 보상하기 위하여 밀고 끌어당기는 것을 배우면 그것으로 아기가 구르고 네발자세를 하는 것이 가능해지거나 그리고 아마도 하지 기능이 적절하다면 몸을 끌어당겨 서는 것을 가능케 해줄 것이다. 그러나 이러한 진전이 있어도 팔에 의존하는 바가 더 증가하고 몸통 근력이 좋지 않으면 궁극적으로 등의 병변 수준보다 더 높은 수준의 보조기가 필요하게 된다. 그리고 아동은 또 보행 동안 좀 더 지지를 많이 해주는 보조기구가 필요할 수도 있는데 예상보다 더 높은 수준의 보조기가 필요할 수 있다. 그러므로 척추이분증 아기를 평가하고 치료하는 동안 단순히 발달학적 지표가 성취되었는지 확인하는 것으로만 충분치 않다. 오히려 동작을 질적으로 평가하는 것이 중요한데 항중력으로 동작할 수 있는 능력이 있는지 동작이 보기에 정상인지, 보상적 또는 비정상 패턴이 나오고 있는지를 평가하는 것이 더 중요하다. 그 다음 앞으로의 기술을 위한 기초로서 증강되고 강화되어야 할 동작패턴을 확인할 수 있으며 또한 변화되거나 피해야 할 동작을 확인할 수 있다. 안전하고 적절한 물리치료 계획안에서 중점 영역에 대한 물리치료 중재를 말할 수 있다. 물리치료 계획에는 모든 자세에서 수행할 수 있는 활동, 아동에게 도전이 되는 중력의 이용, 그리고 운동발달을 촉진하기 위한 변화하는 동작, 자극이 들어있다. 이러한 경험과 기회를 가지게 함으로써 아동의 대근육, 소근육, 그리고 지각적 운동능력이 덜 침범될 것으로 보이며 아동의 대근육 운동기술이 하지 운동수준과 딱 맞는 대근육 운동을 할 수 있게 될 것이다.[86-96]

영아 보조기 Infant Devices

영아 의자와 다양한 아기 보조기구를 사용하는 문제는 항시 부모와 대화할 때 나오는 문제이고 치료사가 가능한 한 빨리 이 문제를 말해주는 것이 좋다. 이제까지의 문헌들은 아기가 항중력적으로 움직이고 똑바르게 앉기와 서기 자세, 그리고 보행을 위하여 필요한 근력과 운동조절을 성취하기 위해서는 능동적일 필요가 있다는데 일관된 관점을 보여준다. 자신의 신체에 대한 지식을 쌓고 환경안에서 효과적으로 기능하는 능력을 기르기 위해서는 영아는 대단히 많은 양의 감각과 운동정보를 받아들이고 통합하여야 한다. 유아 보행기, 점퍼 시트, 그네, 반동 의자, 그리고 자동차 카시트를 너무 많이 이용하면 운동발달과 감각운동 학습에 부정적 영향을 준다. 이러한 기구의 사용은 이미 운동지연의 위험을 안고 있는 척추이분증 아기들의 발달을 더 지연시킬 수도 있을 것이다(11장에서 더 자세히 언급하였음).

모든 아기들이 많은 기술들을 습득하고 숙련시키기 위해서는 똑바르게 앉는 자세를 경험해야만 한다. 이 자세는 아기가 주변을 둘러볼 수 있는 새로운 시야를 제공해주며 중력의 영향에 대한 처음의 느낌, 머리 무게의 감각을 느끼게 해주며 어깨에 대해 머리를 안정시키는 일을 하게 해준다. 그러나 이런 초기의 기술들을 훈련하고 자신감을 얻기 위하여 아기는 예를 들어 부모 팔 안에 안겨서 옮겨지면서 동작에 의한 자극을 받아야 한다. 부모가 아기를 안고 걷고 움직이는 동안 아기는 불규칙하게 체중 이동과 기울어지는 경험을 하게 되는데 이는 생리학적으로 중요하다. 머리의 흔들거림과 갑작스런 움직임은 목의 관절에 있는 수용기를 자극하여 스트레치 반사를 자극하는데 이는 초창기에 아기가 머리를 조절하는 처음 시도의 발현이다. 이런 자극은 필수적이다. 그러나 대부분의 영아 보조기구는 완전한 지지를 제공한다. 이러한 많은 지지는 머리조절 발달이 느릴 수도 있는 척추이분증 아기에게는 현명하지 못한 일이다. 척추이분증을 가진 영아는 머리, 목, 몸통의 조절을 자극하는 활동으로 구성된 세션을 자주 가질 필요가 있다. 아기들은 능동적으로 움직여야 하며 다양한 측면에서 중력이 몸에 작용하는 것에 힘입어 주변을 보기 위해 몸을 돌릴 수 있어야 한다. 앉기 도구에 수동적으로 앉혀져 있는 상황은 동작이나 학습과정에 능동적인 참여가 거의 없는 것이다. 앉는 기구에서 움직이려고 할 때 기구의 등받이에 목을 젖힘하여 뻗대는 것을 흔히 볼 수 있는데 이런 패턴으로는 이후의 바람직한 기술의 습득으로 이어지지 않는다.

이제 하지의 근력이 있어서 보행기로 방안을 잘 돌아다니는 경우를 생각해보자. 영아는 보행기안에서 한쪽으로 기울이고 있는 좋지 않은 정렬상태를 종종 보일 것이다. 이러한 기구안에서는 추진을 얻기 위해 다리의 협응적이고도 교차적인 동작이 필요치 않다. 다리로 체중을 지탱하는 것이 일화적이고 순간적이다. 보행기를 추진시키기 위해서는 단지 빨리 밀치는 패턴만이 필요할 것이다. 이러한 패턴을 촉진하고 강화하는 것은 부적절하다. 왜냐하면 이러한 패턴은 독립적 서기와 보행에 필수적인 하지와 몸통의 안정을 주거나 협응적 동작을 발달시키는 것으로 연계되지 않기 때문이다. 오히려 영아는 몸통과 상체의 적절하고 똑바른 정렬을 유지하면서도 다리로 체중을 지지해보아야 한다. 척추이분증이 있어서 다리의 약함을 걱정하는 부모들에게 아기의 신체 전체가 참여해야 하는 서기 경험을 제공해주도록 지도하고 북돋워주어야 한다. 전형적으로 아동들은 움직이고 놀 때 자신의 신체의 많은 부분을 동시에 사용한다. 밝은 물체에 흥미를 느낀 아기는 다리를 들어올려 차면서 동시에 팔을 움직일 것이다. 이러한 동작들은 운동조절을 배우고 또 다리의 근육을 강화하는 것을 도와주는 것이다. 완전 지지는 아니지만 적절하게 지지해주면서 영아를 서기자세로 있게 하는 것이 더 장점이 있다. 이것은 감각자극이 되면서 상체와 다리의 조절을 증진시킬 것이다.

부모들은 종종 처음엔 이런 기구를 오직 잠시 동안만 사용할 계획을 세운다. 그러나 대부분의 부모들은 영아가 행복하고 만족하기를 열망하기 때문에 이 기구안에서 보내게 되는 시간이 모르는 사이에 늘어나고 바닥에서 이리저리 활발히 움직이면서 보내는 시간이 줄어든다. 치료사는 이러한 기구를 사용하는 것을 어떻게 평가해야 할지, 또 어떻게 부모를 지도해야 할지는 그 가족의 생활상을 고려해야 한다. 많은 부모는 매일 많은 시간을 차안에서 보내며 약속장소, 수퍼마켓, 쇼핑센터, 기타 장소로 가게 되는데 이때 영아를 유모차나 카트에 지지받는 자세로 두게 될 것이다. 이 시간을 영아가 원래 먹고 자는 시간에 보탠다면 장점이 되는 활동과 자세에 사용할 시간이 거의 없는 셈이 된다. 그러나 물론 여행 동안과 그 사용이 강력하게 강화되어 안전한 카시트에 앉히는 경우의 예외가 있다.[34,67,86,88,90–92,97]

보조기 Orthotics

보조기 착용에 대한 개론 Introduction to Bracing

척추이분증이 있는 어린 아동을 위한 보조기를 토의하는 방법은 운동수준이 비슷하여 정형외과 및 보조기 관리가 비슷하게 필요한 아동들을 그룹지어서 접근하는 것이 논리적이다. 이 장에서는 등 수준을 한 그룹으로, 위허리 L1부터 L3까지를 두 번째 그룹으로, 그리고 L4부터 L5를 세 번째 그룹으로 하며 엉치(뼈) 수준을 마지막 그룹으로 나누어 이야기하려고 한다. 각각 그룹마다 초기 부목 하기, 서기 기구, 그리고 처음 보행을 위한 보조기 착용에 대해 설명하겠다. 한 집단 내의 아동이라도 능동적 동작, 근력, 그리고 정립기전이 매우 다른 것을 유념해야 한다. 그리하여 치료사는 각 아동이 개별적으로 평가되어야 하며 이 장에서 제공되는 정보를 가이드 삼아 그 소견에 따라서 관리 계획이 세워질 수 있음을 알아야 한다.

보조기적용의 원칙 Philosophies of Bracing

어떤 병원은 병변수준에 의거한 최대기능 수준과 대근육 운동능력을 설정하고 그에 따라 보조기를 하는 원칙에 따른다. 그 이외에도 여러 연구발표는 각 운동수준에서 볼 수 있는 예상되는 이동능력의 개념을 지지해왔다. 보행훈련을 가르치는 물리치료 서비스와 보조기 관리에 많은 시간, 노력, 그리고 비용이 소요될 수 있기 때문에 합리적으로 운동기능을 예상 설정하는 것을 지지한다. 이런 원칙에 대해 어떤 치료사들은 아동의 운동수준에 따라 일차적으로 추후의 기능적 결과를 예측할 수 있다는 개념이 효율적이고도 효과적인 방법으로 생각한다. 이 모델을 따르고 있는 기관에서는 대부분 병변수준이 높은 청소년들이 휠체어만 이용하고 십대시기까지는 보행의 가능성을 포기한다는 문헌보고에 따라 종종 등 또는 위허리수준 병변인 초기아동기를 지난 환아에서 보조기 하기를 거부하기도 한다. 그러나 아동의 궁극적 기능 수행에 영향을 주는 것은 여러 요인들이 있으며 다리의 기능은 그중 하나일 뿐이라는 많은 보고들이 있다. 가족의 흥미와 참여, 그리고 아동의 CNS 기능, 의욕, 학습능력, 동작에 대한 소망은 보행프로그램을 지속할 것인지 그만둘 것인지 결정할 때 고려해야 될 몇몇의 요인들이다. 호주의 주요 클리닉에서 나온 최근의 논문은 아동이 늦게 보행을 시작할수록 더 빨리 보행을 포기한다고 하였다. 그러나 이 논문은 또한 빠른 성장과 체중의 증가 때문에 보조기를 자주 수정할 필요성을 언급하였으며 예상보다 더 일찍 보행을 그만두게 하는 요인들로써 의학적 문제들을 지적하였다. Malcolm Menelaus 박사가 쓴 최신의 논문에서 그는 비록 나중에 보행을 포기한다 하더라도 조기 보행은 중요하다고 하였다. 마지막으로 윤리적 관점에서 볼 때 환자 자신 이외의 사람에 의해 보행 프로그램의 종결이 결정되어야 하는지도 의문이다.

시카고의 Children's Memorial Hospital은 척수막 탈출증 클리닉에서 보게되는 아동 모두와 그 가족은 조기 서기와 보행 프로그램을 시작하고 아동이 성장함에 따라 의료요원, 부모, 학교관계자, 그리고 아동이 서로 의견을 말하여 관점과 경험을 나누고 합리적으로 보이는 한 보행훈련 및 지속적인 보조기를 위한 계획을 세운다. 비록 집안에서나 보행할 수 있는 수준이고 집밖에서는 일차적으로 휠체어로 이동하더라도 이 수준의 보행을 클리닉에서는 지지해준다. 이 전략을 취한다는 것의 의미는 다양한 기관과 개인사이의 의사소통에 더 힘을 쏟아 모든 이가 보행의 목표를 같이 인식하고 같은 결과를 위하여 협력한다는 것이다. 환자의 욕구와 능력은 항시 변하기 때문에 이동에 대한 목표 또한 융통성이 있어야 한다. 척추이분증 아동에 대한 의학적 치료의 변화 뿐 아니라 보조기 기술과 재료의 발전은 보조기와 보행을 향한 능동적이고 창의적인 접근을 필요로 한다. 목적은 각 아동이 자신의 운동수준과 관계없이 수행의 최적수준을 얻도록 돕는데 있고 가능한 한 오래 이 기능수준을 유지토록 돕는데 있다. 아동의 물리학적 환경과 그 영향에 관한 이 쟁점만을 생각해 보자. 미국에서, 크고 작은 도시, 지방, 교외도시에서, 건축의 양식과 집과 아파트의 크기가 매우 큰 편차가 있을 수 있다. 보도, 운동장, 도로의 상태, 학교의 접근성, 공원의 접근성과 걷고 노는 공간의 비용과 많은 다른 비용과 장애물이 보행 기술을 얻고 유지하는데 영향을 미칠 것이다. 모든 정보는 결정인자로서 아동의 결손 수준과 함께 보행 프로그램 개발에 도움을 줄 때 고려해야만 한다.[34,67,81,100,101]

보조기의 일반적 원칙들
General Principles of Orthotics

보조기에 대한 토의는 기본적인 의문을 가지게 한다. 보조기를 높게 채워서 운동기술이 습득되어감에 따라 제거해야 하는지 또는 낮은 보조기를 채워서 필요가 있을 때 부분을 추가해야 하는지에 대해서이다. 유감스럽게도 보조기 처방은 부정확할 수 있으며 임상경험에 의해서만이 좀 더 맞는 처방을 할 수 있다. 움직이고 성장하며 변화하는 아동을 위해 처방된 보조기는 평가당시와 다음 성장까지 짧은 시간 동안만 아동에게 잘 맞는다. 3세부터 5세사이의 아동에게 있어서 이 시간은 14세부터 16세까지의 십대에서보다 짧을 수 있다. 이것의 의미는 빠르게 성장하는 어린 아동일수록 매우 활발하고 더 자주 보조기를 재평가하고 수정하며 수리가 필요하다는 뜻이다. 이것은 실망하라거나 보행 계획을 수정, 또는 그만두라는 뜻이 아니다.
오히려 보행 과정을 부지런히 체크해주어 환자와 가족이 부정적 영향을 받지 않도록 하라는 말이다.

적절한 보조기 선택을 위해서 하지의 운동수준뿐 아니라 CNS기능, 또 아동의 움직일 수 있는 능력에 대한 그것들의 영향에 대해서 고려해야만 한다. 정형외과의사, 물리치료사, 그리고 가족은 보조기 프로그램을 시작하기 전 아동에 대한 가능한 한 많은 객관적 정보를 모으려고 노력해야 한다. 아동과 시간을 같이 보내는 물리치료사는 아동의 운동능력에 대해 잘 알고 있어야 한다. 부모가 자신 아이의 운동기능에 대해 어떻게 인식하고 있는지를 물어보면 가정과 외래에서의 수행의 편차를 확인 할 수 있다. 부모에게 아이가 어떤 놀이를 좋아하는지, 어떤 자세를 좋아하는지, 정립자세에 대한 반응은 어떤지, 자세변화에 어느 정도의 도움이 필요한지, 바닥에서 움직일 때 어떤 방식으로 하는지에 대해 설명해 주기를 요청할 수 있다. 이런 질문에 대한 답은 이러한 대화 동안 병원의 유모차에 조용히 앉아 있는 아동이라 할지라도, 치료사에게 얼마나 아동이 활동적인지에 관한 귀중한 정보가 된다. 보조기와 보행 프로그램을 시작한다는 생각에 흥분하면서도 아이의 정립자세, 구두지시에 따르기, 그리고 보조기와 보조기구를 사용한 걷기가 준비되지 않은 것 같다고 이야기 했었던 가족들이 있다. 그래서 아동이 준비가 더 된 것처럼 보일 때까지, 부모가 동의 할 수 있을 때까지 아동은 며칠의 짧은 기간 동안의 보행 프로그램에 작은 부분에만 참여하며, 보조기와 보행 프로그램을 시작하는 것이 몇 달 지체되어진다. 특정 상황에서는, 집에 워커를 두도록 할지도 모르며, 그래서 아동이 집의 가구 중 하나로 이것을 보고, 워커를 잡아보도록 하였을 때 더 이상 두려워하지 않는다. 다른 아동에게는 보조기를 두게 하고, 일상을 통해 허용토록 하지만 그 이상은 아니다. 그렇지 않으면, 아동은 장난을 칠 소파에서 대비하거나 버틸 수 있을지 모른다. 과정이나 활동을 깨는 능력과 약간 소심하거나 두려움이 많은 아동에게 이것을 소개하는 것은 성공과 실패사이의 차이를 만들어 줄 수 있을지 모른다.

일단 보조기가 만들어지면 가족에게 적절하게 신고 벗는 것을 보여주어야 하고 아동의 피부를 보호하기 위해 다리를 덮어주어야 한다는 것을 알려주어야 한다. 치료사는 소년용 긴 스타킹 또는 얇고 부드러운 타이츠를 남아, 여아용으로 추천한다. 부모는 부적절한 보조기 착용을 인지하고 언제 불편한 보조기를 수정해야 할지에 대해 주의하여야 한다. 또한 아동의 발전에 따라 또는 문제가 드러남에 따라 빼버릴 계획, 첨가할 계획, 변화 계획을 알고 있어야 한다. 알고 있으면 부모가 직접 치료사, 외래 코디네이터, 또는 보조기 제작자와 연락하여 욕구를 말하고 필요한 약속을 잡을 수 있다. 가족은 아동의 보조기를 치료사 또는 정형외과의사와 만나기 전까지 사용하지 않은 채 장롱속에 몇 개월간 넣어두어서는 안 된다. 이와 비슷하게 부모가 가정 지도에 관해 무분별하게 불평하는 사람들이라고 해서 피부손상을 일으키는 잘 맞지 않는 보조기를 착용시킬 수는 없다. 외부지지가 더 필요한 보조기로 회귀하는 것을 아동이 실패 또는 퇴행했다거나 또는 발전 없음이라고 해석하여서는 안 된다. 대신에, 때론 주관적이고도 객관적인 결과들에 입각한 종종 어려운 결정을 내리기 위한
과정으로 다루어야한다.

보조기 수준, 열린 보조기 관절의 결정 또는 보조기구 변경은 심사숙고하여야만 한다. 적절한 시기는 보행훈련에 대해 아이가 보이는 태도 및 준비성을 보아 판단을 내린다. 보조기 수준의 결정, 관절을 잠그지 않은 상태여야 할지, 또는 보조기구를 수정해야 할지에 대해서는 주의 깊게 고려하여 판단하여야 한다. 적절한 시기는 보행훈련에 대해 아이가 보이는 태도 및 준비성을 보아 판단을 내린다. 일반적으로 목표는 5~6세에 학교에 입학하기 위한 준비로써 안전하고 기능적 보행을 하는데 있다. 그러나 주어진 여건으로 볼 때 숙련되어야 할 많은 기술과 과제를 생각

하면 시간이 큰 문제는 아니다. 학교 입학연령이 다가오면 치료사와 부모는 조급함을 느끼게 되지만 한 단계의 기술에 숙련된 뒤 다음으로 넘어가는데 많은 시간을 들어야 한다. 어떤 가족들은 가능한 한 빨리 아이를 세우고 걷게 하기를 강력하게 바란다. 이러한 바람이 치료사에게 아이의 결과에 부정적 영향을 미칠 수도 있는 성급한 결정을 내리는 압박이 되어서는 안된다. 책임감 있는 훈련 방법은 아동과 그 가족에게 가장 안전하고 덜 스트레스가 되는 결과를 얻기 위하여 천천히 기능의 발달에 맞춰나가는 것이다. 이러한 측정 가능한 접근을 고수하면서 보조기나 보조기구에 한 번에 하나씩의 변화를 주어야 한다. 다음 변화를 주기 전, 부목의 근위부 관절을 잠금 해제하거나 몸통 스트랩을 제거한 후, 아동이 적응할 수 있는 시간을 허용하고 결과를 지켜봐야 한다. 목발로 전환하기 전 아동의 보행기 사용능력은 높은 발전이 있어야 한다. 그렇지 않으면, 동시 또는 너무 짧은 시간에 여러 번의 수정은 발생할 수 있는 문제의 원인을 진단하는 것이 더 어려워지기 때문이다.

잘 정비된 보조기 프로그램은 초기평가의 결론이 난 다음 생후 1일째라도 상관없이 조기에 시작되어야 한다. 물리치료사와 정형외과의사는 현재 있는 변형과 근육불균형 또는 관절주위의 뼈의 변형에 이차적으로 발생할 수 있는 변형들에 대해 논의하여야 한다. 그런 다음 필요한 부목이나 보조기를 포함한 치료계획을 세워 현재 또는 앞으로 있을 문제들을 경감해주어야 한다. 정형 외과적 수술과 초기의 보조기 프로그램은 가능한 한 자기 연령에 맞는 정립자세를 위한 협조 안에서 시행될 수 있다.[24,67,82]

등뼈수준 마비 아동

Children with Thoracic-level Paralysis

등뼈 아래로는 운동조절기능이 없는 아동은 하지가 힘이 없고 개구리모양 다리형태의 변형이 올 위험이 있다. 이 자세는 흔히 움직이지 못하는 영아가 바로누운자세로 오래 누워있게 되면 볼 수 있다. 다리는 엉덩관절이 벌림, 바깥돌림 그리고 굽힘되어 있고 무릎관절은 굽힘되어 있으며 발은 발바닥굽힘 상태이다. 중력에 반하여 이런 자세를 바꿀 어떠한 능동적 움직임도 없다. 근육과 기타 연부조직은 적절히 주의하지 않으면 시간이 가면서 단축되어 간다. 엎드려누운자세와 매일의 관절가동범위 운동이 권장된다. 또 밤에 다리를 폄과 모음자세로 탄력밴드로 싸주어 변형을 예방할 수 있다. 경미함부터 중등도의 타이트함이 이미 있는 경우에서도 이런 방법으로 유연성을 얻을 수 있다. 그러나 문제가 생기기전 예방하려는 노력이 일차목표이다. 아동이 성장해가면서 상실되어가는 관절가동범위를 예방하기 위해 낮잠시간과 밤동안 전체 몸통 부목을 대주기도 한다. 이러한 기구는 "A프레임"보조기라고도 부른다. 보조기를 적절하게 사용한다면 피부가 벗겨지는 원인이 되는, 보조기안에서의 움직임이 없을 것이다. 영아가 머리와 몸통도 조절할 필요가 있기 때문에 웨지형의 고무창으로 변형한 이 처음의 보조기가 처음 서기의 짧은 시기동안 필요할 수도 있다. 서기의 이러한 세션동안 영아는 훈련할 수 있고 점점 난이도가 높아지는 균형과 평형반응에 숙련되게 된다(그림 6.14). 부목을 하고서 궁둥뼈결절, 엉치뼈, 그리고 발꿈치뼈같은 뼈가 두드러진 부위의 압박을 피하기 위해 엎드려누운자세가 권장된다. 이러한 부위의 피부손상은 계속 바로누운자세를 했을 때 흔하다. 보조기 세션을 하고 난 후에는 반드시 피부를 살펴보아야 하며 사라지지 않는 빨갛게 된 부위는 부목의 수정을 위하여 제작자에게 주의를 주어야 한다.

만약 영아가 중등도부터 심한 관절가동범위제한을 가지고 있다면 다리를 더 나은 정렬로 하기 위해 강제로 보

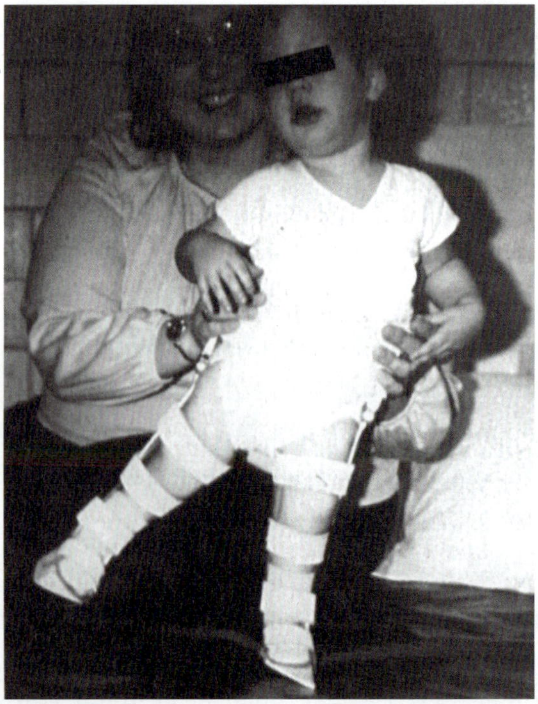

그림 6.14 웨지형의 발바닥을 댄 전체 몸통 접촉 보조기를 하고 서고 체중이동 활동을 하고 있는 영아. 이 보조기는 밤에도 착용할 수 있다.

조기를 사용하는 것은 적절하지 않다. 이는 위험하며 피부 손상을 일으킬 수도 있고 또는 골절까지 일으킬 수 있다. 유연성이 심하게 제한되어 있는 경우는 엉덩관절 바깥돌림근, 무릎관절 굽힘근, 엉덩정강근근막띠 같은 타이트한 연부조직을 수술로 연장하여 치료하는 것이 가장 좋다. 수술 후에는 원하는 자세를 위하여 보조기를 사용한다.

몸에 전체로 접촉이 되는 보조기는 골반과 허리부위를 안정시키기 위해 항시 등-허리부위를 포함하고 있어야 한다. 이 부위가 없으면 아동은 몸통을 옆으로 구부릴 수 있고 상대적으로 골반에 대해 한쪽 엉덩관절이 모음되는 부정렬상태가 된다. 발의 구축은 나중에 보조기나 구두의 착용을 어렵게 만들 수 있으므로 전체 접촉 보조기의 부분에 발을 중립자세로 해주는 하지부분이 포함되어있어야 한다.

나이든 아동이나 청소년에서는 윗등수준 마비가 있으면 더 이상 보행하지 않으므로 온종일 앉아 있게 되는 이 시기에 쉽게 나타날 수 있는 구축을 줄이기 위하여 밤에만 전체신체접촉 보조기를 한다. 그 이외에도 좋은 정렬을 유지하여 적절하게 구두를 신을 수 있도록 낮 동안 가벼운 발 부목 또는 발목관절 보조기(AFO)를 제작하여 사용할 수 있다.[24,67]

위허리 수준 마비 아동
Children with High Lumbar Paralysis

L1부터 L3의 운동수준을 보이는 아동들은 약간의 엉덩관절 능동적 굽힘과 모음을 보이지만 엉덩관절과 무릎관절에서의 기타 강한 움직임은 없다. L3 운동수준의 아동에서는 넙다리네갈래근이 약한 것을 볼 수 있다. 엉덩관절에서의 굽힘/모음 구축을 방지하기 위하여 위허리수준인 아동은 전체 신체 접촉 보조기를 착용하면 좋다. 부목을 함으로써 엉덩관절과 무릎관절을 중등도의 벌림된 상태(약 30°)의 폄을 유지할 수 있고 수면동안에 이를 착용한다. 이 부목은 서는 활동을 시작할 때 처음 사용되는 도구로도 쓸 수 있다.

위허리 수준 마비가 있는 아동은 서고 걸으려면 높은 수준의 보조기가 필요할 것이다. 무릎관절과 발목관절을 안정시키기 위해 또 엉덩관절과 골반의 좌우 조절을 위해 보조기 착용이 필요하다. 이 수준의 마비가 있으면서 몸통의 근력은 좋고 앉은 균형이 좋으며 중추신경계기능이 정상인 아동은 엉덩관절에 작용하는 보조기 없이도 좌우로 엉덩관절 동작을 조절하면서 보행을 할 수도 있을 것이다. 그러나 여전히 무릎관절 상부에 보조기와 보행기나 목발 같은 보조기구가 필요할 것이다.

엉덩관절 주변 근육의 심한 불균형으로 엉덩관절의 아탈구 및 탈구가 흔하다. 엉덩관절 탈구가 발견되면 치료사와 부모는 관절유연성이 상실되지 않도록 또는 근육이 단축되지 않도록 해주기 위하여 수동 관절가동범위 운동을 계속해주어야 한다. 관절가동범위 운동으로 손상이 더 되지 않을까 종종 염려가 되기도 할 것이나 오히려 운동을 중단함으로써 더 단점이 있게 될 것이다. 이 수준의 마비를 가진 아동에서 엉덩관절에 대한 적절한 수술적 접근에 대해서는 토의와 논란이 있어왔다. 현재까지의 합의는 엉덩관절을 정복하기 위한 수술대상이 반드시 되지는 않는다는 것이다. 이러한 접근은 원래의 탈구보다 더 문제가 될 수 있는 수술 후 많은 합병증을 피하게 한다. 골절, 통증, 감염은 개방적 정복술 후 뻣뻣하고 얼어붙은 엉덩이 만큼이나 잘 발생할 수 있다. 엉덩관절을 고정하면 앉기와 서기의 정렬이 나빠질 것이고 종종 교정이 되지 않을 경우 재수술이 필요할 것이기 때문이다. 엉덩관절 안정을 제공하는 엉덩관절 주위의 근육의 능동적 힘이 없으므로 재탈구도 흔하다. 만약 능동적이고 반대힘을 받지 않는 엉덩관절 굽힘근과 모음근이 타이트해져서 가동범위가 실제 줄어들지는 않았지만 제한할 수 있는 시점까지 타이트해졌을 때는 연부조직의 단순한 연장술이 필요할 수도 있다. 편측의 탈구인 경우 만약 탈구된 엉덩관절이 타이트해지면 비대칭적 골반이 초래될 수 있다. 이러한 비대칭성은 앉을 때, 그리고 설 때 불균등한 지지를 초래하고 보조기의 정렬과 적절한 착용을 방해한다. 다시한번 말하건대 탈구된 엉덩관절을 제자리로 정복하는 것보다 더 중요한 것은 엉덩관절의 수술없이 관절가동범위의 제한이 되지 않게하고 골반의 수평위치를 유지하는 것이다. 한쪽만 엉덩관절 탈구가 되어있을 때는 정립자세에서 다리의 길이를 맞추기 위해 신발 올림에 대한 평가가 필요할 것이다. 다리길이 차이가 작아도 어린 환자의 서는 자세의 정렬과 안정성에 영향을 미칠 수 있다.

엉덩관절 수술을 하려고 하는 경우는 석고붕대한 채로 아동이 퇴원할 때 뿐 아니라 석고붕대를 제거한 이후에도 물리치료사가 아동과 가족의 가정 프로그램 지도에 참여하는 것이 적절하다.[24,67,102-107]

등 및 위허리 수준 마비 아동들을 위한 보조기 Orthotics for Children with Thoracic and High Lumbar Paralysis

T12에서 L3 운동수준의 아동이 거의 12개월이 되고 머리를 적절하게 조절하고 똑바르게 유지하면 Toronto 서기 프레임이라고 알려진 "A프레임"을 고려하여야 한다. 이 프레임은 하루 중 짧게 여러번 서는데 이용될 수도 있고, 정상 아동의 발달 과정 중 바닥에서 좀 더 많이 움직이는 상태에서 잠시 보이는 몸을 끌어당겨 일어서는 활동을 모방하고자 할 때 사용한다(그림 6.15). 이 기구는 쉽게 신고 벗을 수 있으며 하루에 3~5번 정도 30분 이상 똑바로 세우는데 사용하며 이것은 대부분 부모들이 할 수 있다. 이 기구는 자유롭게 서고 아동이 부모의 손으로 지지받지 않고 또는 자신의 상지로 지지하지 않고서도 똑바른 자세로 놀이할 첫 번째 기회를 가지게 한다. 아동 스스로 먹기, 소근육 활동 등은 이렇게 서 있는 시간 동안 하게 하는 것이 이상적이다. 추가로 아동이 이렇게 서 있는 시간 동안 좀 더 도전을 주도록 부모를 교육할 수 있는데 더 어려운 도전이란 머리의 정위 반응과 균형 기술을 익히도록 하는 것이다. 추천되는 활동은 프레임을 한 방향으로 천천히 기울이면서 아동의 머리와 몸통의 정위 반응을 지켜보는 것이다. 프레임을 다시 원래대로 했다가 다음 또 다른 방향으로 기울이면서 다시 아동의 균형 반응을 기다린다. 프레임은 천천히 작은 각도로 기울여야 하며 모든 방향으로 그 활동을 수행하는데 앞, 뒤, 오른쪽, 왼쪽, 그리고 대

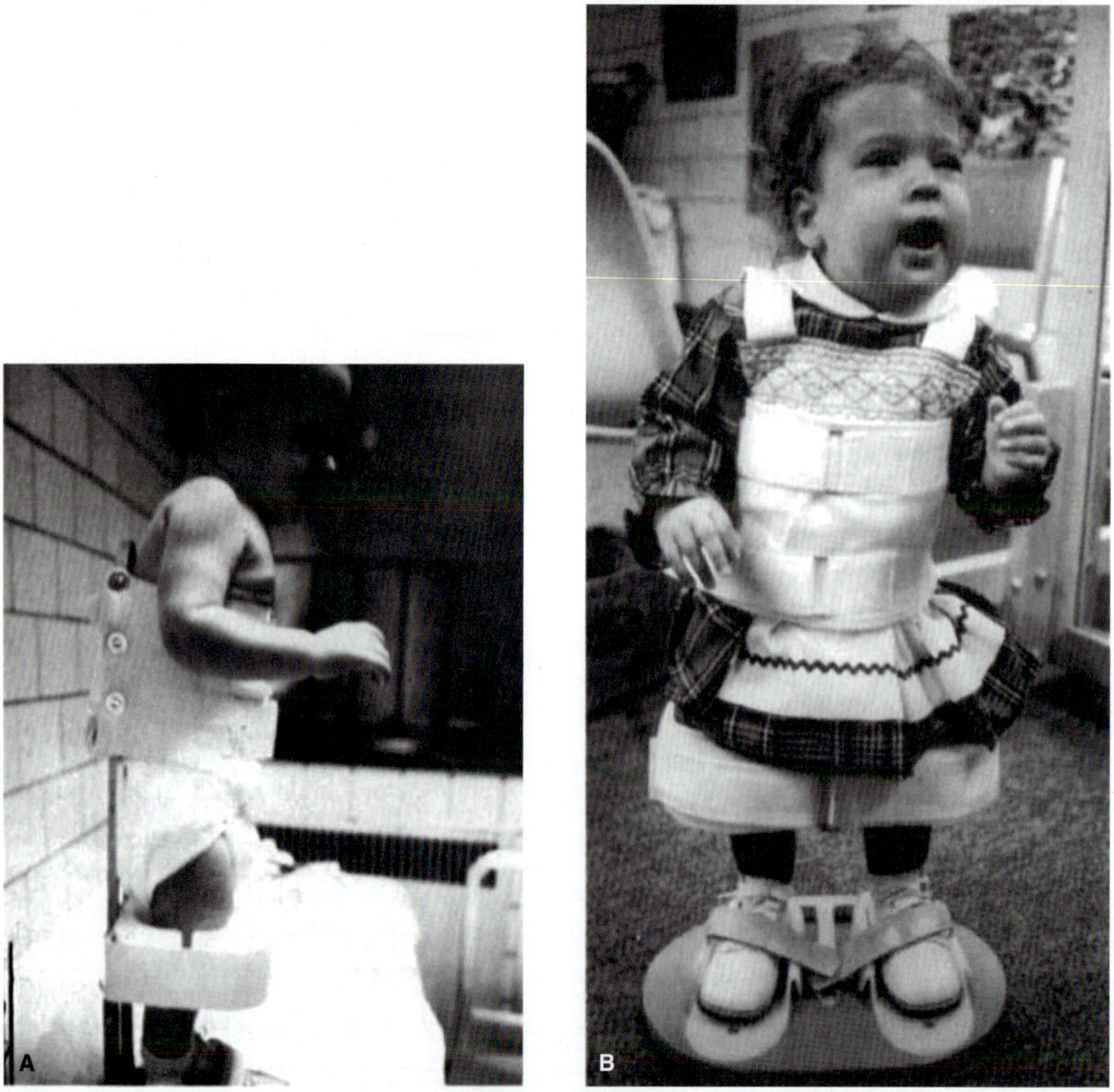

그림 6.15 좋은 정렬을 보이며 Toronto A프레임을 이용하여 서 있는 아기. (A) 측면 (B) 앞면

각선 방향으로 한다. 이것은 매 서는 세션의 3~5분 동안 하도록 추천한다. 아동이 성공하면서 이에 따라 반응을 좀 더 강화시키고 기울이는 각도를 좀 더 크게 하여 목과 몸통 근육의 근력 강화도 얻는다. 다시 말하건대 이전에 말한 바와 같이 아동 반응의 질적인 면에서 비대칭성이 보이면 좀 더 자주 약한 반응 쪽을 강화시키도록 특정 방향으로 좀 더 자주 시행한다. 아동을 감독하지 않고 TV 앞에 수동적으로 세워놓는 자세는 추천하지 않는데 아동의 꼼지락거리는 신체가 기구를 넘어뜨릴 수 있어 손상의 원인이 될 수도 있기 때문이다. 아동이 발달지표상의 발전이 있게 됨에 따라 즉, 구르기, 앉은 자세로 되고 그 자세로부터 다른 자세로의 전환, 그리고 기려는 시도를 하게 되면 아동은 더 이상 이 서기 프레임에 서 있으려고 하지 않는다. 이 정도면 보조기를 신을 준비가 되었다는 것을 의미하고 보행훈련을 시작하라는 의미이다.

중등도 부터 심한 중추신경계 장애가 있는 아동과, 머리 조절과 상지 기능의 지연이 있는 아동들은 프레임에 비해서 너무 커질 때까지도 서기 프레임을 계속 사용할 수도 있는데 보통 아동 신장에 따라 달라질 수 있지만 6세 정도까지도 사용할 수 있다. 아동이 프레임 이상으로 자랐을 때에는 파라포디움 또는 Orlau 스위벨 워커를 고려해본다. 이러한 두 가지 보조기 사양은 의미있는 똑바른 자세를 계속할 수 있게 해주며 상체를 적절하게 지지해주어 심각한 운동지연이 있는 아동의 욕구에 부응한다. 위의 것들은 모두 착탈이 쉽고 간단하며 사이즈가 잘 맞고 또 자유로운 서기를 제공하는 보조기이기 때문에 감독이 필요하다. 선택한 기구와 상관없이 아동은 발달학적 보행전 기술을 포함한 운동 프로그램을 계속하여 목과 몸통, 팔 그리고 상체의 기능을 향상시켜야 한다. 위 두 가지 보조기 안에서 아동은 위에서 언급한 체중 이동활동을 훈련할 수 있다. 파라포디움을 사용하는 아동들에게는 워커 또는 아래팔 목발을 쓰게 하여 어떤 시점에서는 앞으로의 이동을 가르칠 수 있는데 만약 아동의 상지가 충분히 강하고 협응적이면 가능하다. Orlau 스위벨 워커는 볼-베어링 판을 기저부에 가지고 있어서 편평한 바닥에서는 보조기구 사용 없이도 앞으로 진행할 수 있다. 아동이 어깨, 몸통 상부, 머리를 이쪽저쪽으로 움직여서 이 기구가 한쪽에서 무게를 지지하지 않게되면 앞으로 회전하게 되는 것이 Orlau 움직임이다. 아동의 기술이 좋아지면서 덜 지지적이고 제한적인 또 다른 보조기로 발전해 나갈 수 있지만 성장을 수용할 수 있는 한 아동은 이 두 보조기구 중 하나는 써야 할 것이다.

몇 년 동안, 걸을 준비가 된 상위병변 수준인 아동에서는 표준적으로 HKAFO(엉덩관절, 무릎관절, 발목관절, 발보조기)가 유일한 선택이었다. 등뼈 부위까지 확장된 HKAFO는 제한된 몸통 조절을 보이는 아동을 위해서 등뼈 부위까지 확장시킨 것이지만 다리를 움직이지 못하게 하여 아동이 오직 운동 목적으로 또는 집 안에서만 걷을 수 있게 해 아이의 잠재성을 제한하기도 한다. 또 다른 가능성으로는 루이지에나 주립대학의 상호교차보행 보조기 즉, RGO(Reciprocating Gait Orthosis)가 만들어졌다. 이 RGO는 한쪽 엉덩관절을 폄상태로 잠금하여 안정적으로 서게 하고 다른 엉덩관절은 굽힘시키는 이중액션 엉덩관절을 가진 케이블 시스템을 사용한다. 그리고 교차패턴의 보행패턴이 나오게 한다. 적절하게 착용된 RGO는 모든 다리 관절에서의 폄을 유지하고 다리에 대해서 등뼈 부분과 함께 몸통과 골반을 정렬하고 지지한다. HKAFO에 비교하여서 RGO와 보조기구를 사용했던 많은 아동들이 좀 더

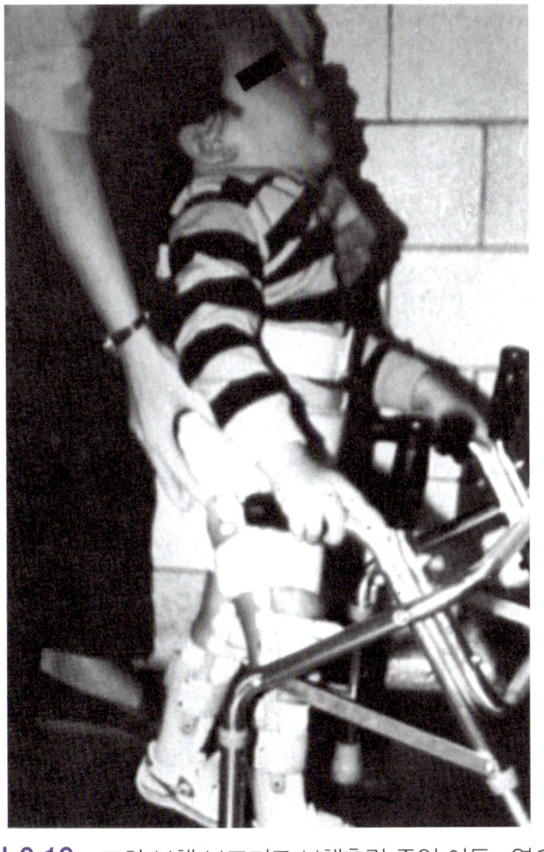

그림 6.16 교차 보행 보조기로 보행훈련 중인 아동. 옆으로 체중을 이동하여 실으면서 약간 뒤로 기대는 동작으로 하면 체중이 실리지 않은 다리는 앞으로 나아간다.

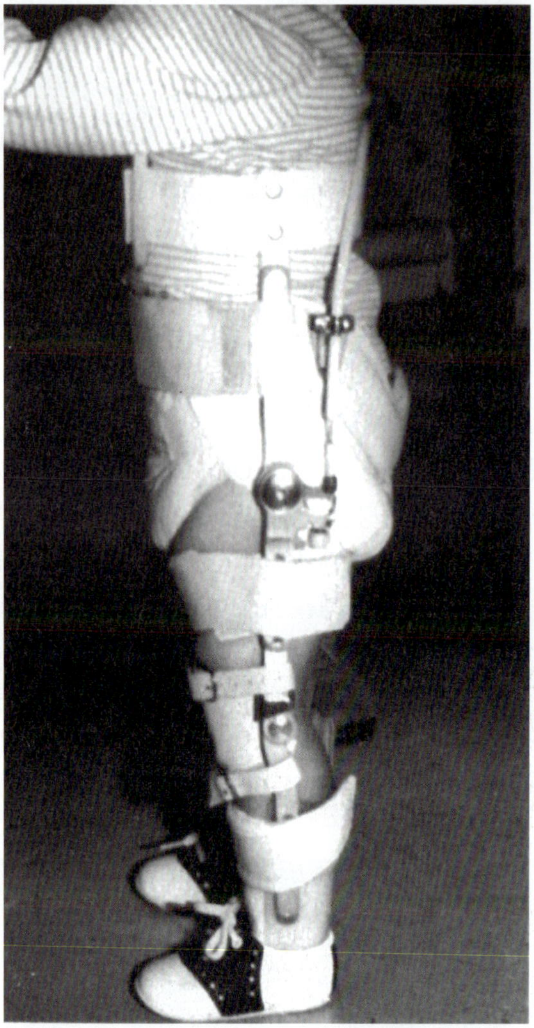

그림 6.17 등뼈 스트랩, 업라이트, 케이블, 이중 기능 엉덩관절이 있는 RGO. 무릎을 **폄**시키기 위해 **무릎관절** 패드를 사용한 것을 보시오.

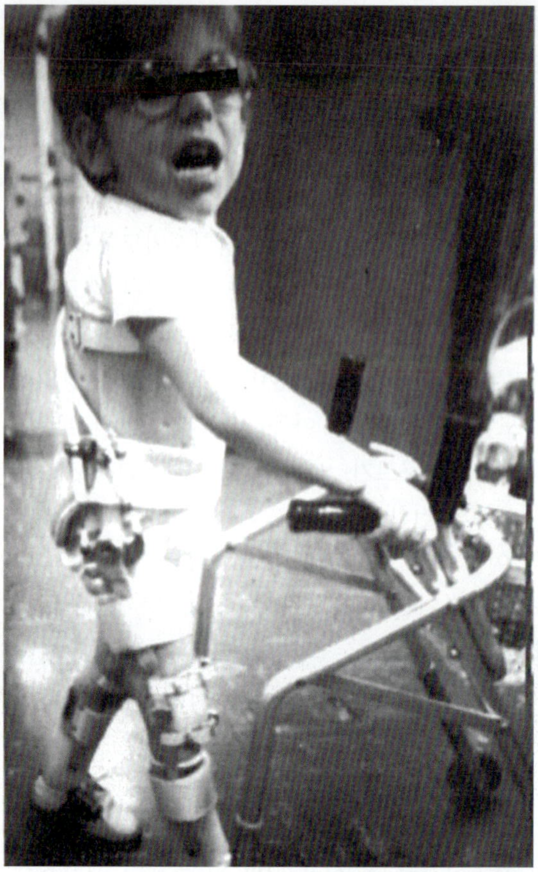

그림 6.18 교차보행 보조기를 척추옆굽음증 교정을 위한 플라스틱 자켓위로 착용하고 있다. T10 마비가 있는 아동인데 똑바른 정렬을 하고 있음을 보시오.

에너지 효율적이고 안전한 보행패턴으로 발달하였다. 아동의 몸통 상부의 안정성이 향상되어감에 따라 아동 능력을 감소시키지 않고서도 RGO를 변형시킬 수 있다. 케이블과 이중액션 엉덩관절을 유지하고 등뼈 스트랩은 제거하며 등뼈 업라이트를 제거하면 아동은 보조를 받는 교차보행 기전을 여전히 사용할 수 있지만 상체에 대한 제한은 덜 받게 된다.[108-111]

등중심(isocentric) RGO는 뒤쪽의 케이블 시스템을 제거한 오리지날 RGO와 같은 기능을 가지고 있는 기구이다. 오리지날 RGO 사용에 익숙해져 있는 환자와 가족은 아동이 성장하여 새 보조기가 필요할 때 등중심 모델로 바꿀 수 있거나 또는 이것을 아동의 첫 번째 보조기로 처방될 수 있다.[109]

엉덩관절과 무릎관절을 잠근 상태에서 이러한 교차보조기와 보조기구로 보행하는 아동은 한 다리쪽으로 체중을 이동하여 지지하고 체중지지하지 않는 다리가 앞쪽으로 굽힘하며 나아갈 수 있게 하려고 어깨를 약간 뒤로 기댄다. 다시 체중이동을 반대쪽으로 시키면서 다른 쪽 뒤로 약간 기대는 동작으로 반대 다리가 앞쪽으로 굽힘되도록 해준다. 이 보행패턴은 다리의 능동적인 운동기능이 없어도 되지만 남아있는 엉덩관절의 능동적 굽힘의 힘을 다리를 구부리는데 이용한다(그림 6.16과 6.18).[109-111]

골반대가 있는 표준 HKAFO를 사용할 때 엉덩관절, 무릎관절을 잠그고 고정된 발목관절을 사용하면 아동이 워커를 사용하여 깡충 뛰는 보행이나 아니면 보행의 회전패턴을 배울 수 있다. 나중에 팔 근력이 증가하고 조절이 향상되었을 때는 swing through 패턴을 목발과 함께 숙련할 수 있다. 능동적인 엉덩관절 굽힘근이 남아있는 아동은 한쪽 또는 양쪽 엉덩관절을 잠그지 않고 교차보행패턴

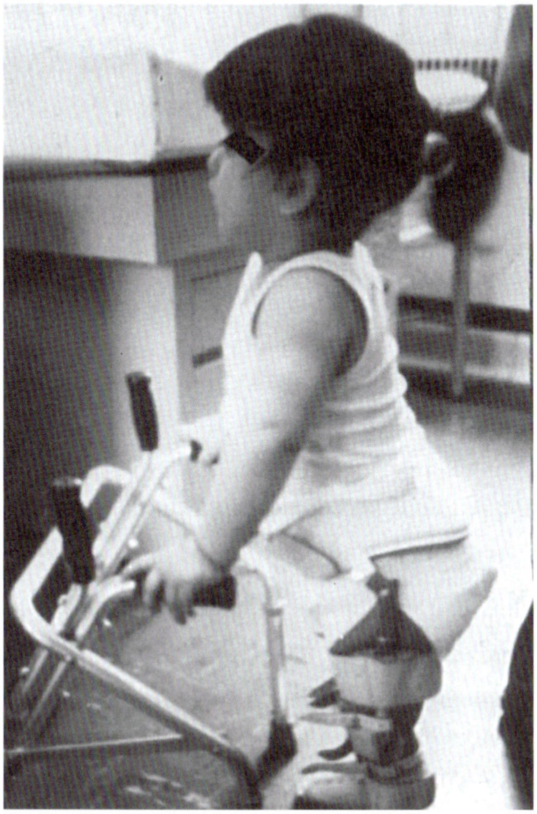

그림 6.19 엉덩관절을 잠그지 않은 상태의 엉덩관절-무릎관절-발목관절-발 보조기. L4/L5 운동수준인 아동은 허리를 젖힘하고 워커를 팔로 붙잡아 균형을 유지한다. HKAFO는 근육불균형으로 인한 엉덩관절의 내-외측 불안정성을 조절하기 위해 필요하다.

을 이용하여 걸으려고 시도한다. 양쪽 엉덩관절을 풀어놓으면 엉덩이근 또는 아래허리 폄근의 기능이 없는 상태에서 아동은 앞으로 넘어질 것이다. 똑바로 선 자세를 유지하려고 무게중심을 뒤로 이동시키기 위해서 허리를 젖힘하여야 한다. 아동은 또한 똑바른 자세를 유지하기 위하여 양측 상지를 이용하여 워커를 밀거나 또는 목발 손잡이에 힘을 주게 된다(그림 6.19). 엉덩관절을 풀어놓은 상태의 HKAFO에서는 골반대가 아동이 능동적으로 조절할 수 없는 하지의 내/외측 회전과 모음/벌림을 조절하게 된다. 위 허리 수준 병변이면서 중추신경계가 온전한 아동들 중 몇몇은 만약 아동이 목발을 사용할 수 있게 발전된다면 골반대를 어느 시점에서 제거 해주어 좀 더 자유로운 이동이 가능하게 되어 더 빠른 건너뛰기(swing-through) 패턴으로 보행을 할 수 있게 된다. 안정적 입각기를 위한 필수적 능력은 적절한 팔 근력, 몸통 안정성, 그리고 골반밴드 없이 허리를 젖힘할 수 있는 능력이다. 이 기술들로 외상성 마비 환자 보행과 유사한 보행을 할 수 있다.[109,110]

어떤 보조기든지 상관없이 대부분 어린 아동과 그들의 치료사는 회전워커가 보행훈련을 시작하기에 가장 효과적인 보조기구라고 생각한다. 네 점으로 지지하고 두 개의 앞 바퀴가 있어서 이 워커는 좋은 지지를 제공하고 아동은 앞으로 나아가기 위하여 워커를 들어 올릴 필요가 없다. 이러한 이유로 표준 워커는 이 대상아동들에서 더 이상 사용되지 않는다. 또한 전방 보행 보조기는 무릎 위 버팀대가 필요한 어린이에게 더 나은 지지를 제공할 수 있다.

어린 아동들은 보행 보조기를 잡는 법을 처음 배울 때 어른의 도움이 필요하다. 낮은 창문이나 거울에 서있는 동안, 아동이 이동하지 못하도록 주의를 기울여야하며, 보행기가 기울어지거나 넘어지지 않도록 주의하여야 한다. 아

표 6.2 보행결과: T12에서 L3 운동수준

	중추신경계상태		
	정상-경미한 결손	경미함-중등도	중등도-심함
보행전단계 보조기	Toronto A 프레임	Toronto A 프레임	Toronto A 프레임
접근	15~24개월때에 보행보조기	15~24개월때에 보행보조기	A프레임 계속 사용
보행 보조기	HKAFO; 엉덩관절 잠금; 회전워커	RGO; 등뼈 업라이트; 회전워커	Orlau스위벨 워커; 보조기구 필요없음
진전	위와같음; 엉덩관절 잠그지 않음	RGO; 업라이트 제거; 회전워커	RGO; 등뼈 업라이트; 회전워커
진전	위와같음, 목발	위와같음, 목발	
진전	KAFO, 골반대 제거; 목발	추후 변화 평가; 표준 HKAFO나 KAFO	추후 변화 평가

CNS, 중추신경계; HKAFO, 엉덩관절-무릎관절-발목관절-발 보조기; KAFO, 무릎관절-발목관절-발 보조기; RGO, 상반보행 보조기.

동이 나머지 방향을 제어하는 것을 배우는 동안 보행기를 벽이나 거울에 기대면 시상면에서 안정된다. 몇 차례의 연습을 마친 후, 아동은 지탱하지 않고 움직임을 보여줄 수 있다. 가능하다면 초기 보행 훈련 때는 평행봉을 사용하지 않아야 되는데 평행봉은 너무 많은 안정성을 제공하고 아동이 끌어당기고 기대는 패턴으로 발전시켜 워커를 사용하게 되었을 때 위험할 수도 있을 것이다. 그 예외로 아동이 너무 무서워하거나 워커 사용을 극단적으로 어려워할 때는 평행봉을 이용한다. 이런 경우 처음에 보조기 높이가 적절한지 살펴야 하고 아동이 보조기를 너무 낮게 착용하였다면 추가적 지지가 필요하다(표 6.2).

겨드랑이 목발 또는 아래팔 목발로 진행해야 하는지의 판단은 아동능력에 따라 하게 될 것이다. 아이는 다른 장비로 전환하기 전에 첫 번째 장비로 성공적으로 걸을 수 있는 충분한 시간을 가져야 한다. 전진에 대한 일반적인 과정은 쉽게 언급되거나 예견될 수 없으며, 어느 정도의 실험단계가 필요할 수 있다. 상지의 힘이 충분하고, 아동이 단순한 신호와 구두 지시를 따를 수 있으면, 아동이 낙상을 염려하거나 보행기에 너무 의존하기 전, 6세~8세 사이의 전환을 하는 것이 가장 좋다.

척추옆굽음증으로 인하여 몸통 자켓을 입고 있는 아동은 겨드랑이 목발 사용이 어렵다. 목발이 미끄러질 수도 있고 안정시키기가 어렵다. 목발은 안정적이지 않을 수 있거나 미끄러운 척추 교정기에 부딪히며 움직일 수 있다. HKAFO에 추가 확장된 몸통, 겨드랑이 목발은 측면 기립을 잡을수 있게 한다. 겨드랑이 목발은 좀 더 똑바른 자세를 하게 해주고 교차보행으로 걷는 아동에게는 가장 좋으며 또는 hop-to 패턴으로 걷는 아동들에게도 가장 좋다.

저자의 경험에 따르면, 아래팔 목발을 사용할 때는 swing-to와 swing-through 패턴이 가장 안정적이고 효율적이며 척추이분증 아동들 대부분은 보행기에서 아래팔 목발로 전환한다. 그러나 아동이 아래팔 목발을 수년 이상 사용해 왔을 때 목발 쪽 앞으로 몸을 기울이는 경향이 나타날 수 있는데 이러한 습관적인 패턴으로 상부등뼈 뒤굽음증이 발생될 수 있으며 등뼈근육이 타이트해져서 어깨관절이 앞으로 나올 수 있는데 이때 어깨띠는 올라가 있고 앞으로 나온 상태가 된다. 만약 이러한 비정상 정렬이 발생하기 시작하면 치료사와 가족은 유연하고 똑바른 등뼈를 유지하기 위하여 서로 협력하여 교정시키고 어깨 자세도 바르게 하도록 협조한다. 엎드려 상체 들어올리기와 앉은 자세, 엎드린 자세, 똑바로 누운 자세에서 어깨관절 바깥돌림과 내림을 운동하는 것은 마름근과 하부 등세모근의 근력강화에 도움이 되고 등뼈근육의 신장에도 도움이 되어 이러한 문제들의 심한 정도를 감소시킬 것이다.

등과 허리의 위 수준 마비를 가진 아동이 청소년기로 들어갈 즈음 또래와 함께 하기 위한 경쟁적 기능을 좀 더 성취하기 위해 휠체어를 일차 이동형태로서 선택할 수도 있다. 소녀들은 사춘기 이후 청소년기에 체중 증가와 신체 발달로 인해 휠체어 이동을 소년보다 더 선호한다는 사실이 밝혀졌다. 아동과 가족이 휠체어를 사용하기 시작한 이후로는 보조기 착용, 서기, 그리고 걷기에 대한 생각을 버릴 수도 있다. 청소년기에 있어서 폭발적 성장과 체중 증가는 척추이분증 아동의 보조기 관리를 좀 더 어렵게 하는 전형적인 문제이다. 보조기를 더 자주 수정하고 고치고, 그리고 또는 새로 만드는 것이 필요할 수 있다. 학교에서 아동은 서고 걷는데 거의 시간을 쓰지 않으므로 보조기의 가치는 매우 감소된다. 그러나 휠체어에서 하루종일 지내면 엉덩관절과 무릎관절 굽힘구축과 발의 기형이 발생할 가능성이 더 높다. 이것은 비보행자인 청소년에서 흔하며 휠체어로 하는 이동기술에 영향을 미칠 수 있다. 그러므로 휠체어를 주로 이동목적으로 선택하고자 할 때 가능하다면 아동은 근골격계 퇴행과 관절구축 예방 목적으로 자세 잡아주기와 신체활동 프로그램을 또한 유지하여야 한다. 엎드린 자세, 기립대, 파라포디움 또는 보조기들이 처방되어 치료세션 동안 사용될 수 있고 주 내내 일정기간 동안 학교와 가정에서 사용될 수 있다. 가정에서의 숙제, 식사, 휴식 시간 등 일상의 가정에서의 서기는 이 장 앞부분에서 설명한 직립의 생리적 이점과 근골격계를 유지하는 데 도움이 된다. 수영, 휠체어 스포츠, 휠체어 에어로빅, 그리고 기타활동 등이 체중조절과 심폐계 기능을 향상시키는데 도움이 되며 이는 아동 활동 프로그램의 한 부분이 된다. 몸통과 팔 근력의 유지와 강화 그리고 협응은 나이든 아동, 청소년에게 성장과 체중증가 시기동안 더 이상의 기능상실이 되지 않게 하기 위해 중요하다.[24,98–100,103,104,112]

아래허리 마비 아동들을 위한 보조기

Children with Low Lumbar Paralysis

L4 또는 L5 운동기능을 가진 아동은 보통 엉덩관절 굽힘근과 모음근이 강하다. 중간 엉덩이 근육과 엉덩정강근

막은 엉덩관절을 벌림시키는데 비록 이들의 근력이 "poor"에서 "good" 단계까지 다양할 수 있음에도 불구하고 이 수준의 아동은 굽힘구축 발생 위험뿐 아니라, 조기에 엉덩관절 탈구 또는 후반부에 진행성 아탈구가 발생할 가능성이 있는데 이는 엉덩관절 주변의 근육들의 상대적인 근력에 달려있다. 근긴장도가 낮은 아동에서 선천적으로 관절이 느슨하여 엉덩관절 불안정성의 원인이 된다.

무릎관절 주변 근육들을 대상으로 도수근력 검사를 하면 보통 넙다리 네갈래근과 내측 뒤넙다리근육은 강하고 외측뒤넙다리근육 기능은 없다. 발로 차고 기는 동작을 하는 조기 아동기 동안 상대적으로 강한 내측뒤넙다리근육에 의해서 정강뼈가 자극됨으로써 정강뼈가 안쪽으로 비틀림이 일어날 수 있다. 이러한 힘의 불균형으로 서 있거나 보행할 때 토인(toe-in) 자세의 원인이 되며 이 현상은 아이가 몸을 끌어당겨 붙잡고 이동하기 시작할 때 처음 보인다.

종종 발목관절과 발에서의 운동능력에 많은 차이가 있기 때문에 하부수준 병변이 있는 아동에서 근력도수 검사는 매우 중요하다(보기 6.7). 앞 뒤쪽 정강이근육과 길고 짧은 발가락 폄근, 길고 짧은 종아리 근육, 그리고 발가락 굽힘근들이 기능적일 수 있지만 이러한 근육들의 근력은 아주 많이 변한다. 근력에서의 심각한 불균형이 발견되면 부모는 근육들의 유연성이 계속 소실되는 것을 예방하기 위하여 밤에 부목을 대줄 필요가 있다. 교정 수술을 할 때까지 부목교정으로 발 유연성을 유지하는 것이 좋다.

발목관절 발등 굽힘근은 강하고 발바닥 굽힘근은 없어서 출생시 발꿈치뼈의 변형이 더 흔하거나 초기 아동기 동안 발생하기도 한다. 앞쪽 정강이근육이 상대적으로 강하기 때문에 예외적으로 아치가 높은 휜 발 기형이 발생하여 그 결과 체중지지 할 발바닥이 위험할 정도로 줄어든 발이 된다. 체중이 실리는 부위는 발뒤꿈치와 발의 볼 부분이며 아동이 걷기 시작할 때 압박 문제가 발생할 수 있다. 보조기와 신발 착용이 어려울 수 있으며 변형을 일으키는 힘을 약하게 하거나 없어지도록 수술하기도 한다. 또한 수술 목적은 뼈를 재정렬하고 발바닥 전체에 고르게 체중지지가 되도록 하는데 있다.[113]

발바닥굽힘근육(장딴지근, 가자미근)이 없는 경우, 내재 근육의 강화와 약증의 다양한 조합은 발목, 발 및 발가락 비정상적인 정렬 및 비정상적인 체중 부하 표면을 생성할 수 있다. 정형외과 의사는 근육을 늘리고 힘줄을 옮겨서 관절주변의 동적인 힘의 균형을 맞추려는 수술을 하거나 능동적 근육 균형을 이룰 수 없다면 힘줄의 운동을 위하여 수술을 시도한다. 목표는 편편한 발을 만들어서 보조기와 신발 착용이 쉽도록 해주는데 있다.[113, 114] Torosian과 Dias는 척추이분증 환자의 하지 문제 중 발 변형이 가장 흔하다고 하였다. 발의 기형은 통증을 유발하며 신발과 보조기 착용을 방해하고 걸을 수 있는 능력에 부정적인 영향을 미친다. 그들은 뒷발의 심한 가쪽번짐의 치료에 관하여 여러가지를 말하였지만 그 원칙은 모든 발의 비정렬에 적용할 수 있는 보편적인 원칙이다. 경미한 변형은 보조기로 치료하지만 심한 경우 감각이 없는 발은 압박성 궤양과 욕창에 취약하기 때문에 수술적 교정이 필요하다.

L4 또는 L5 운동수준인 척추이분증 아동에서 곤봉발 기형이 가장 흔하다(그림 6.20). 곤봉발의 진단과 치료는 정형외과 의사들이 담당하여 집중적 토의를 한다. 신생아 첫 주에는 현재 많은 곳에서 테이핑과 부드러운 도수조작

보기 6.7 척추이분증 환자에서의 흔한 발 변형

발뒤꿈치 발, 뒤꿈치 내반, 뒤꿈치외반
수평외반만족 또는 곤봉발
외반족 또는 편평발
볼록 외반족 또는 흔들리는 바닥발과 수평목발뼈
요족, 높은 족궁과 발가락 발톱
중간이나 뒷꿈치에서의 발목 내반

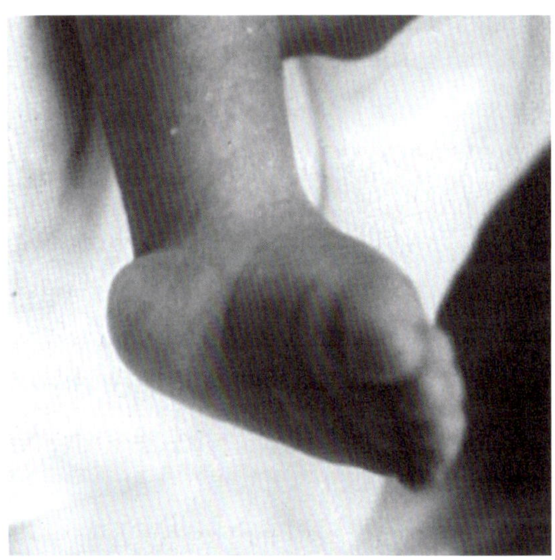

그림 6.20 신생아의 곤봉발. 좀 더 중립위치로 하기 위한 연속 테이핑을 하여 연부조직을 스트레치한다.

을 포함한 프로토콜을 따른다. 곧이어서 패드를 잘 댄 부목을 착용하는데 연속적 석고붕대보다 더 선호된다. 최근에 석고붕대를 광범위하게 사용하여 왔지만 뼈가 도드라진 곳에 받는 압박으로부터 생기는 문제에 대한 대응으로 이러한 접근에 변화가 일어났다. 그리고 이와 관련하여 피부가 자극되고 피부가 벗겨지는 것이 보이기 때문에 변화되었다. 또한 석고붕대는 여러 변형이 있는 작은 발에 적당한 압력을 가하는데 정확하지 않다. 곤봉발은 종종 보존적 치료에 좋아지지 않으며 수술 교정이 꼭 필요할 수 있다. 보존적 치료나 불충분한 수술적 교정 후에도 이차적으로 곤봉발 기형 재발이 68% 나타날 수 있으며 이로 인하여 보조기나 신발 착용이 잘 맞지 않아 피부 문제를 일으키게 된다.[113] 비록 추가 수술로 기형을 완전히 교정하는 것이 필요하다 할지라도 수술 후 발 유연성을 유지하기 위해 부드럽게 수동적 스트레칭 운동을 하는 것과 패드가 잘 대어진 적절하게 맞는 보조기가 중요하다. 힘줄을 절개하는 대신 힘줄을 늘리는 수술 후에 발 기형이 좀 더 재발한다고 보고되었다. 이 수준의 운동마비인 아동들은 대부분 보행 시 발목관절의 안정을 위하여 항상 보조기가 필요하기 때문에 힘줄을 절개하는 것이 보조기 착용과 보행에 기능적 영향을 미치지 않는다. 곤봉발에서 중간 발부위에는 뚜렷한 발금이 있으며 앞발은 모음된 상태이다. 수술로 발의 정렬이 좀 더 좋아짐에 따라 발 크기가 커진다. 수술 전에 보호자에게 짧아진 힐코드(heelcord) 뿐만 아니라 발의 내측 피부와 연부조직을 부드럽게 자주 스트레칭 하도록 지도해 준다. 이것은 수술 후 흔한 합병증인 상처가 벌어지는 것을 방지하는데 도움이 되는 것으로 드러났다. 상처가 벌어지는 일은 수술 후 교정된 발의 길어진 부위를 덮게 된 피부가 얇아지고 타이트해진데서 원인을 찾을 수 있다. 수술 전 연부조직이 유연할수록 이런 일이 발생할 가능성은 적다.[24,67,116,117]

L4 또는 L5 병변인 아동에서 엉덩관절 탈구가 있을 때의 수술에 관하여 논란이 계속되고 있다. 치료과정을 결정할 때 하지의 힘과 기술발달, 보조기로 걷는 아동의 가능성이 포함된 운동기능에 초점을 두어야 한다. 엉덩이 상태가 이러한 매개 변수에 영향을 미치지 않기 때문에, 이동 시 엉덩이 보조기와/나 보조기구가 항상 필요할 경우 외과적 교정은 금기 사항으로 간주된다. 다른 한편, 외과적 교정은 양호한 몸통 운동조절과 강한 넙다리네갈래근을 가진 아이에게는 고려된다. 보조기구가 없거나 AFO 또는 KAFO 보조기의 일부 구성만으로 걸을 수 있는 경우 외과의사는 아동의 미래 독립 보행을 방해 할 수 있는 잘못된 보행을 예방하거나 교정하기 위해 아동의 엉덩이 수술을 선택할 수 있다. 불안정한 엉덩관절의 퇴행성 변화를 예방하기 위해 수술을 선택할 수 있다. 많은 외과 의사들은 기능적 이득이 적고 인생 후반에 보행이 감소 할 큰 가능성이 있는 수술 후 합병증이 궁극적으로 더 해로울 수 있다는 두려움 때문에 양측 엉덩관절 탈구가 절대로 수술되어서는 안된다고 주장한다. 중추신경계 기능이 좋은 아동에서는 한쪽 엉덩관절 탈구는 보통 수술하는데 이런 아동은 보조기구 없이 단하지 보조기만으로 보행 가능성이 있기 때문이다.[24,67,118]

이 부분에서 보고된 문헌과 함께 살펴본 바와 같이 아래허리수준 병변을 가진 아동에서는 엉덩관절 탈구에 대한 치료는 논란이 되는 주제임이 명백하다. 물리치료사는 의사가 아동의 근력, 근약증, 똑바른 자세에서의 기술, 몸통, 골반 정렬, 그리고 전반적인 대근육 운동 능력을 확인하는 것을 보조하는 역할을 할 수 있다. 이러한 정보로 의사가 좀 더 나은 평가와 그에 따라 치료 선택을 하는데 도움이 된다. X-ray 소견이 아닌 기능적인 면이 이러한 중요한 결정을 내리는데 지침이 되어야 한다.

L4에서 L5 마비가 있고 심각한 중추신경계 기능 이상이 있는 아동들은 똑바른 자세에서 몸통을 조절할 수 없거나 다리를 잘 움직이지 못할 것이다. 이렇게 움직임이 없는 경우는 종종 상위 수준의 마비가 있지 않나 생각한다. 치료사와 가족은 중추신경계 기능 이상의 영향을 감소시키기 위해 머리, 어깨 그리고 몸통의 협응을 향상시키도록 계속 노력해야 한다. 아동은 Toronto 서기 프레임으로 프로그램을 시작할 수 있고 보행 훈련을 위하여 RGO 프로그램으로 진행한다. 이 두가지 기구들은 천천히 대근육 운동 기술을 습득해 왔던 아동과 그 가족에게 심리적, 동기부여의 상승기반을 제공한다. 만약 환아가 보행 훈련을 사려깊은 방식으로 수행한다면 성공을 측정할 수 있는 방법이 현실적으로 있다. 몸통 안정이 좋지 않은 아래허리수준 마비아동에게 순전히 다리의 근육 평가에만 근거해서 낮은 수준의 보조기를 신게 한 것은 잘못된 것이다 . 이러한 부적절한 보조기와 비효과적인 보행 훈련 시도로 아동, 부모 그리고 치료사 다 같이 큰 좌절을 겪게 된다. 이런 아동들에서는 이러한 상황을 피하기 위하여 RGO 사용이 더 좋을 수가 있고 아동들의 기술이 향상되는 시점에는 좀 더

낮은 수준의 보조기 적용을 발전할 수 있다.[108-110]

중추신경계 기능 이상이 없는 L4에서 L5 수준 병변인 아동들은 그들의 하지 기능에 따라 보조기가 제공될 수 있다(표 6.3). 이 수준에 있는 많은 아동들은 10~12개월이면 몸을 끌어당겨 벌써 설 수 있거나 서려고 시도하고 서기 프레임이 필요하지 않을 것이다. 만약 아동이 똑바로 서 있는 자세에서 무릎을 조절할 수 있다면 직접 AFO를 착용해 볼 수 있겠다(그림 6.21). 비록 이 수준의 몇몇 아동은 설 수 있을 것이고 발을 지지해주지 않아도 걷기 시작할 수 있을 것이다. AFO는 디딤기와 보행 시 다리에 안정성을 제공해 줄 것이며 보행 변수들을 정상화하는데 도움이 될 것이고 보행 속도를 증가시켜 줄 것이며 보장을 증가시키고 이중 지지 입각기 시간을 줄여줄 것이다. 그리고 산소 소비도 줄여줄 것이다. 보조기는 또한 목말뼈하 관절의 조절에 도움이 될 것이고, 뒤꿈치의 가쪽번짐을 예방하고, 앞발 모음 및 벌림을 조절하는데 도움이 될 것이다. 서기의 안정적 토대를 위해 AFO는 발목에서 굽힘을 허용하지 않고 90°로 설정되어 아동에게 제공하는데 그것이 무릎의 굽힘으로 보상되는 것에 항상 주의해야 한다. 아이가 똑바로 있을 때 엉덩이 넙다리의 회전이 보인다. 이것은 허리뼈 밴드와 케이블이 각 외측면에서 아래쪽으로 달려있어 각 AFO의 근위 외측면에 부착되는 간단한 기전이다. 각 다리의 발 전진 각을 보다 잘 맞출 수 있도록 올바른 회전력을 제공하도록 조절된다. 엉덩이나 무릎 뒤에서 동일하지 않는 힘으로부터 안쪽 돌림이 나오는 것은 이 병변 수준에서 매우 일반적이다(그림 6.22). 그러나 양측 다리가 바깥돌림 상태이거나 한 다리는 안쪽돌림, 다른 쪽은 바깥돌림이 같이 나타나는 것도 또한 볼 수 있다. 트위스터 케이블은 이러한 현상들을 조절하도록 부착할 수 있고 다리의 정렬을 도와주어 더 안전하고 보기좋은 보행패턴이 나오는데 도움이 된다. 트위스터 케이블은 항상 양측 AFO에 부착하는데 한쪽에만 부착할 수 없다. 만약 한 다리는 교정이 필요 없다면 그쪽에 있는 케이블은 중립으로 해놓을 수 있다. 과도하게 비틀어져 있는 다리에서 볼 수

표 6.3 L4에서 L5 병변과 엉치뼈의 병변인 아동들에서의 보조기 처방

	L4 to L5	엉치뼈
잔존 근육	엉덩관절 굽힘근과 모음근 넙다리네갈래근 내측 뒤넙다리근육 앞 정강이근육 약간의 중간 엉덩이근육 약간의 발 내재근	모든 근육기능 잔존함. 예외적으로 큰엉덩이 근육, 장딴지근/가자미 근육그룹 그리고 발의 내재근이 없을 수 있다.
보행전단계의 보조기	Toronto 서기 프레임(끌어당겨서는 아동은 이 프레임을 생략하고 보조기로 시작한다.*)	보통 필요치 않다.*
보행 보조기	RGO; 중추신경계 결함이 있는 경우	약한 장딴지근/가자미근 또는 웅크림 보행인경우 AFO.
	약한 넙다리네갈래 근육인 경우 KAFO 몸통 균형이 좋고 만약 비틀림이 있으면 AFO와 “트위스터”를 할 수도 있음*	어떤 아동은 보조기 필요치 않음, 그러나 발의 정렬을 위해서 깔창을 대기도 함
보조기구	회전 워커로 시작하여 목발로 진행함. 어떤 경우 허리척주앞굽음과 중간엉덩이근육의 기울임을 동반한 독립보행을 하기도 함	초기에 워커 사용; 대부분 독립보행으로 발전함*
예견되는 기능적 수준	체중증가가 없으면 독립보행 지속; 굽힘구축; 중추신경계상태가 좋지않음; 추후의 합병증으로 보행상태가 감퇴할 수 있음	근약증의 패턴에 기반하여 경미함부터 중등도의 일탈이 있는 독립보행상태

*상체의 조절과 중추신경계 상태에 따라 이 수준이 변화할 수 있음

AFO, 발목관절-발 보조기; 중추신경계, 중추신경계; KAFO, 무릎관절-발목관절-발 보조기; RGO, 교차보행보조기

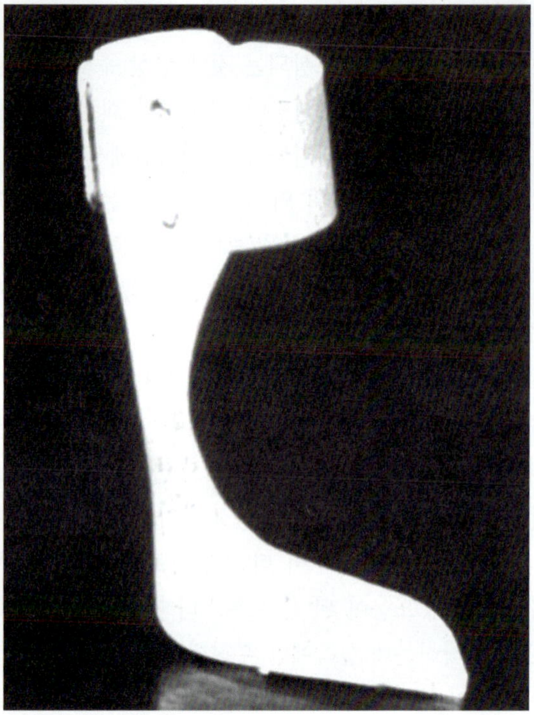

그림 6.21 발목관절을 90°로 만든 플라스틱 발목-발 보조기

있는, 디딤기의 무릎관절에서의 안쪽번짐 또는 가쪽번짐을 트위스터가 또한 감소시켜 준다. 만약 아동이 잘 정렬되지 않은 다리상태로 계속 걷고 있었다면 무릎에서 인대구조가 느슨해지는 과잉 스트레칭 상태를 트위스터가 예방할 수도 있다. 시간이 가면서 아동은 트위스터 케이블 도움으로 회전 일탈이 최소화되도록 조절하는 것을 배우며 수술로 교정하는 것을 피할 수 있지만 궁극적으로는 대부분 어린 아동에서 다리를 다시 돌려놓는 수술이 필요하다. 수술은 만 6세 연령에서 대략 추천된다. 그 방법은 넙다리뼈이나 정강이뼈의 회전 원천이 어디인가에 따라 넙다리뼈 또는 정강이뼈에서 비정상적으로 정렬된 뼈를 교정하여야 한다. 만약 아래 다리에서 회전이 있다면 능동적 내측 뒤넙다리근육의 힘줄을 무릎 뒤에서 좀 더 중앙부로 이동시키는 수술을 하여 정강이뼈의 변형이 최소화되도록 한다.[67]

KAFO는 똑바로 서 있을 때 한쪽 또는 양쪽 무릎의 폄을 유지하기 어려운 넙다리네갈래근이 약한 아동에서 사용될 수 있다. 무릎관절이 달려있는 많은 보조기들은 넙다리와 아래 다리를 가로지르는 스트랩들을 가지고 있다. 나는 정강이뼈 스트랩과 넙다리 스트랩으로부터 받는 압박을 줄이면서도 좀 더 나은 무릎관절 폄을 유지시키는데 도움이

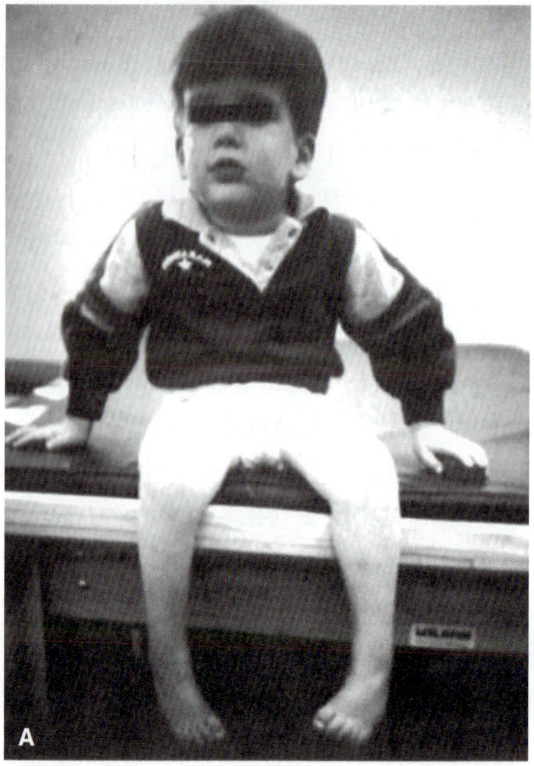

A

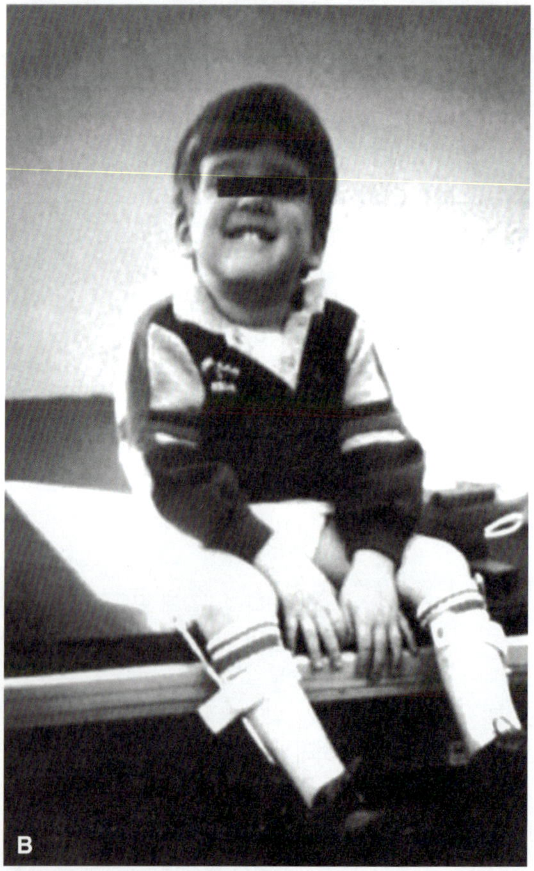

B

그림 6.22 **(A, B)** L4에서 L5 수준인 아동과 심한 인토잉(intoeing) 상태를 보여주고 있는 사진. 트위스터 케이블을 발목-발 보조기에 달아 수술 적용이 될 때까지는 회전과 비틀림을 조절해준다.

될 무릎뼈, 무릎 패드를 KAFO에 추가하는 것이 좋다는 것을 발견하였다. 이렇게 압박을 경감시켜주면 그 부위의 피부 손상 가능성을 줄여준다. 무릎 패드가 있어서 보조기를 신고 벗는데 좀 더 시간이 걸리지만 이 보조기는 위, 아래 스트랩만으로는 제공되지 않는 보조기의 무릎관절 폄을 확실하게 하는 것으로 생각된다. 어떤 아동들에서는 서 있는 동안 정강이뼈 스트랩으로 지나친 힘이 가해지기 때문에 넙다리뼈에 비해서 정강이뼈가 뒤쪽으로 밀려나는 현상이 발생할 수 있다. 무릎뼈 패드로 이러한 현상의 발생을 예방한다. 아동이 서고 걸을 때 한쪽에서 무릎관절 굽힘이 발견되면 긴 다리쪽이 굽힘되고 있는 것이므로 KAFO를 고려하기 전에, 있을 지도 모르는 다리 길이 차이를 알아보아야 한다.[24,67]

무릎관절 폄을 유지하기가 어려운 아동들에서는 "지면반발" 또는 "anticrouch" 보조기를 사용해 왔다. 이 보조기는 표준 KAFO에다 발뒤축 접지기에 무릎관절 폄을 촉진시켜야 하는 앞부분에 쉘을 가지고 있다. 이 보조기는 이론적으로 맞으며 다른 장애아들에게도 성공적으로 사용해 왔다. 그러나 앞쪽 정강이뼈쪽으로 과도한 압박이 가해지는 문제와 피부 손상에 문제가 있어서 어떤 센터들에서는 척추이분증 아동에서는 사용하는 것을 피하게 하는 원인이 되었다.

Hunt 등이 발목관절이 있는 AFO 사용에 대하여 연구한 최근 보고에서는 이 보조기가 기존의 발목관절 없는 AFO에 비교해서 발등굽힘 5°, 발바닥굽힘 10° 움직임을 더 제한하는 것으로 나타났다. 그것은 걷는 속도에 긍정적 영향을 보여 주었으며 그러므로 이러한 보조기는 앞으로 더 연구해 볼 필요가 있다. 항상 무릎관절 굽힘을 일으키는 발목관절에서의 발등굽힘은 아동의 보행 기술을 제한하게 되는 관절구축을 피하기 위하여 치료사로써 좀 더 자주 평가하여야만 하여야 할 것이다. 선택된 보조기의 종류에 관계없이 그 결과로 보이는 보행패턴을 주의깊게 평가함으로써 이러한 특별한 기구의 성공여부와 수정이 필요한지 다른 것으로 대치가 필요한지를 더 잘 알 수 있을 것이다.

L4 또는 L5 운동수준인 아동은 종종 바퀴달린 워커(rollator walker)로 외래에서 짧은 시간 연습을 한 이후에 걷기 시작할 수 있다. 어린 아동을 위한 목발훈련은 종종 시간이 더 걸리는데 많은 치료사들은 아동의 6세전의 목발 처방은 잘못 되었다고 생각한다. 그리고 기술이 합리적인 수준으로 도달하고 워커에 자신감이 생기기 전까지는 이러한 처방이 잘못된 것이라고 믿는다. 아동이 목발을 짚는 짧은 훈련기간에 과도한 좌절감을 갖지 않도록 충분한 주의를 기울여야 한다. 저자가 5세 이전 조기 목발 사용 성공의 유일한 경험은 환자의 어머니가 물리치료사였을 때이다. 그녀는 아들이 유치원에 완전히 들어가서 독립 할 수 있도록 최선을 다하고 열심히 노력했다.

L4~L5 마비인 몇몇 아동들은 도움없이 독립적인 보행을 하려고 할 것이다. 보행패턴은 보통 과도한 허리척추앞굽음과 중간 엉덩이근이 이쪽 저쪽 기울어지는 패턴으로 걷는데 그 정도가 심할 수도 있다. 이러한 흔들림의 정도는 엉덩관절 굽힘근과 모음근에 비해서 엉덩관절 폄근과 벌림근이 얼마나 강한지와 몸통의 조절과 안정성에 따라 결정된다. 보행은 등과 복부 근력이 좋을 때 향상될 것이다. 이 근력들은 허리뼈와 골반의 좀 더 나은 정렬에 도움을 줄 수 있지만 엉덩관절 주위의 근육이 약하거나 그리고 불균형적이면 흔들림은 항상 보일 것이다. 무릎과 발목에서 이차적인 바깥돌림과 밖굽이무릎(valgus) 변형은 지지를 받지 못하는 보행에서 발생할 수 있다. 이러한 것은 훗날 아이 삶에서 보행의 기술 감소 또는 총 손실로 이어질 수 있기 때문에 치료사들은 청소년기를 통하여 보조기구를 계속 사용하도록 지지하여야 하며 이로써 연부조직의 과도하게 늘어나는 것과 통증이 동반되는 관절염적인 변화가 발생하는 장래 문제를 예방하는 것이 필수적이다.

이러한 아동들에서 보행 기술이 퇴행하는 데 가장 영향을 미치는 중요한 단일 요인은 중등도부터 심한 정도의 엉덩관절 굽힘 구축이다. 엉덩관절 굽힘 구축이 20° 이상이면서 AFO와 목발을 사용하는 아동은 보행 속도가 65% 정도까지 감소한다. 아래허리수준 병변이 있는 많은 어린이들이 높은 수준의 활동을 보여주지만 관절가동범위 운동은 여전히 중요한 이유가 여기에 있다. 엎드린 자세 프로그램은 보행 중 엉덩이 굽힘 구축과 과도한 척추앞굽음 자세를 막는데 도움이 된다. 하루 중 규정된 기간 동안만 아니라 밤에 엎드린 자세도 엉덩관절 굽힘 구축의 발달을 최소화할 수 있다. 활동은 척추움직임을 유지하고 허리척추앞굽음이 포함되어야 한다. 바로누운자세와 앉기자세에서 복부근력 활성 활동은 균형과 척추배열을 향상시켜 학교와 집에서의 장기적 프로그램으로 추천된다.

엉치뼈 수준 마비 아동을 위한 보조기
Children with Sacral-level Paralysis

엉치뼈 수준 병변이 있는 아동은 다른 수준 아동들보다 하지의 근육 기능을 더 많이 가지고 있을 것이다. 그러나 다른 수준 경우에서와 같이 이 그룹의 아동들 사이에도 많은 다양한 정도의 운동수준이 분포할 것이다. 주요한 근육 그룹은 부분적 신경지배 또는 완전한 신경지배 상태이므로 엉덩관절과 무릎관절 주위의 근력은 좀 더 균형이 좋다. S1과 S2 운동 수준에서는 무릎관절 굽힘근과 중간엉덩이근의 근력이 강한 반면 큰 엉덩이근과 장딴지근, 가자미근은 약할 것이다. S2에서 S3 운동 수준의 아동인 경우 엉덩관절, 무릎관절, 발목관절의 모든 근육의 힘이 좋은 것을 기대할 수 있다. 다른 수준의 아동들보다 이 그룹에서의 엉덩관절 아탈구 및 탈구는 그 빈도가 더 낮다. 심각한 엉덩관절 굽힘 구축은 일어나지 않으며 넙다리뼈와 정강이뼈의 비정상적 비틀림도 상부수준의 아동만큼은 발생하지 않는다. 몸통과 엉덩관절, 그리고 무릎관절같은 근위부 관절에 추가 근력이 있기 때문에 엉치뼈 수준 아동의 보행패턴은 여전히 약간의 일탈이 있지만 거의 정상 보행패턴과 비슷할 것이다.

도수근력검사를 해보면 발과 발목관절에서 가장 다양한 근력차이가 있으며 장딴지근과 가지미근 그룹의 근약증도 보인다. 발가락 굽힘근력이 있어 발바닥굽힘하는데 이차적 힘을 제공할 수 있지만 보통 약해진 장딴지근, 가자미근을 완전히 보상하여 디딤기와 보행 시 발목관절을 안정화시킬 만큼은 강하지는 않다. 그 결과 이러한 아동에서는 AFO가 필요할 것이다. 만약 발바닥굽힘근이 강하다면 어릴 때는 외부지지는 필요하지 않을 수도 있지만 급격하게 성장과 체중이 불어나는 시기에는 특히 면밀한 관찰이 필요하다. 작은 아동이 서고 걸을 때 장딴지근과 가자미근이 단거리 보행 시에는 정렬을 잘 시키고 정강이뼈를 적절히 안정화할 수 있을 만큼의 힘이 있을 수 있지만 좀 더 나이들어 크고 체중이 무거운 아동에서는 그 힘이 충분치 않을 수도 있다. 그러므로 이때부터 보행 일탈이 보이기 시작할 수 있다. 아동이 자라가면서 그리고 근육의 지렛대 길이가 길어지면서 근육 효율성이 감소될 수 있다. 기계적 장점이 없어진다는 것은 안정화를 위해서 추가의 근력이 필요하다는 것을 의미하며 이는 부분적으로 신경지배가 되어 있는 근육으로서는 가능하지 않다. 발뒤꿈치 접지기로부터 디딤기의 보행이 진전되면서 발 앞으로 정강이뼈가 나아가게 조절하는 것은 장딴지근과 가자미근이다. 근력이 충분치 않을 때 웅크린 보행이 나올 수 있다. 정강이뼈가 너무 앞으로 멀리 회전하거나 너무 빨리 발등굽힘을 하게 되면 이차적으로 엉덩관절과 무릎관절 굽힘이 발생할 것이다. 그러므로 외래에서 또는 물리치료 동안 정적으로 서 있는 자세와 동적인 보행 상태 모두를 항상 관찰하여야 한다. 엉치뼈 수준 병변에서는 비록 굴국 구축이 일어나서는 안 되지만 만약 이러한 웅크린 자세가 교정되지 않는다면 굽힘구축이 발생할 수도 있다. 변형과 함께 추가적으로 에너지가 소모되어 역시 보행 능력을 감소시킬 지도 모른다. 단축된 뒤넙다리근육을 수술로 늘리는 것은 흔한 것은 아니지만 보행에서의 이러한 변화가 필요할 수도 있으며 일단 독립적으로 보행하게 되었더라도 수술 후 보조적 기구가 필요하게 될 수도 있다. 그러나 웅크린 보행과 그와 관련된 문제는 아동에서 그 필요성이 인정되면 AFO를 사용함으로써 간단히 예방될 수 있다. 보조기로 그 자세가 유지되는 아동은 그 다음은 보조기 없이 짧은 기간 동안 있어보고 파티나 또는 특별한 일에 미래의 가능성, 잠재력을 손상시킴 없이 참여해 볼 수 있다. 엉치뼈 운동 수준을 가진 아동은 더 정확한 검사와 물리치료에 의한 면밀한 모니터링이 가능해지기 전에는 손상되지 않는 것처럼 생각되었다. 발전될 수 있는 문제가 더 높은 수준의 마비가 있는 어린이들만큼 심각하지는 않지만, 이러한 문제를 간과해서는 안된다.

우리 전문가들이 발과 발목관절 문제에 좀 더 경험을 쌓아감에 따라 엉치뼈 수준 아동들이 전형적으로 처방된 AFO내에 본을 뜬 구두를 착용케 함으로써 그 이점을 얻을 수 있게 되었다. 아동이 자라면서 발 내재근의 불균형이 좀 더 심각해짐에 따라 일어날 수 있는 뒷발과 중간발의 많은 비정상적인 정렬을 이렇게 처방된 보조기로써 예방할 수 있다. 발목관절과 발의 근육을 능동적으로 사용하도록 해주는 능동보행을 좀 더 할 필요가 있는 아동이라면 어느 정도 제한된 발바닥굽힘과 발등굽힘을 할 수 있게 해주는 유연한 재질의 AFO나 발목관절이 달려있는 AFO가 더 장점이 있다.[120,121]

더 상위수준에 마비가 있는 아동과 비교해서 엉치뼈 마비의 아동들은 치료적 중재는 필요없는 듯이 보인다. 더 높은 운동성 마비를 가진 어린이와 비교할 때 엉치뼈 병변이 있는 아동에게는 치료적인 개입이 필요하지 않은 것으로 보인다. 그러나 치료프로그램 참여로 최소화 할 수 있

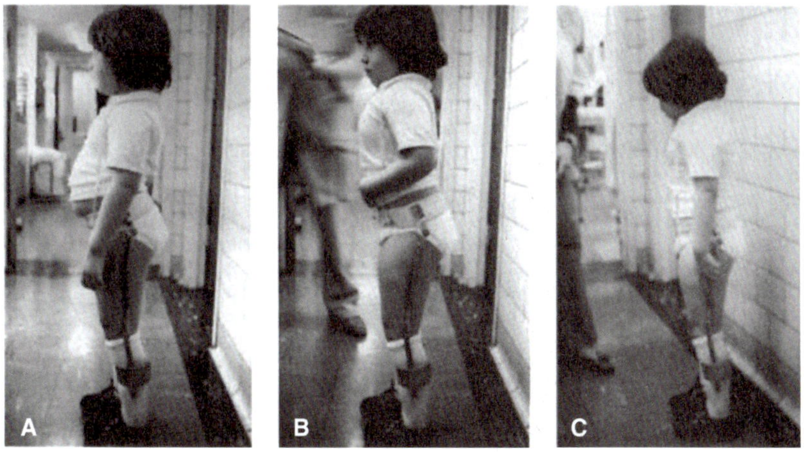

그림 6.23 S1수준인 9세된 여아. (A) 트위스터를 단 AFO로 독립보행을 하고있다. 몸통의 정렬이 좋지 않고 근긴장도가 낮을 뿐 아니라 엉덩관절 굽힘과 더불어 골반이 앞쪽으로 경사져 있음을 보시오. (B) 문제되는 것을 적극적으로 장기간 프로그램으로 훈련한 뒤 등과 허리를 잘 정렬하려고 의도적으로 노력하고 있으며 골반의 정렬이 좋아졌음을 보시오. (C) 보행 동안의 올바른 자세

었던 보행 편차가 성장하면서 중증의 보행편차로 나타날 수 있다. 치료로 아동의 보행을 "미세 조정"할 수 있다. 이 프로그램은 장기간에 걸친 세션에서 제공될 수도 있고, 만약 성장기가 지나 아동 정렬에 부정적인 영향이 악화된다면 단기간의 집중적 개입이 필요할 수도 있다. 복부 강화, 특히 배바깥빗근, 배곧은근, 그리고 몸통과 사지의 폄근 강화되어야 한다. 또한 아동은 서 있거나 보행하는 동안 어깨, 몸통, 골반, 팔다리의 올바른 정렬을 연습해야 한다. 촉각, 언어 및 시각 강화는 모두 아동이 장시간 동안 적절한 자세를 배우고 유지하는 데 도움이 될 수 있다. 이와 같은 프로그램에 참여한 어린이들은 자신이 어떻게 보일지 생각하지 않을 때 대부분 비정상적인 보행 패턴을 나타낼 수 있다. 그러나 아동이 성숙함에 따라, 단기간이라 할지라도 올바른 패턴으로 걷기를 원할 수 있다. 그런 다음 아동은 그렇게 할 수 있는 근력과 기술을 가지게 된다. 저자가 치료했던 한 환자는 중간정도의 외측 몸통 굽힘, 심각한 허리척추앞굽음, 모든 단계에서 다리의 안쪽 회전을 통해 학교 운동장을 돌아 다녔다. 그러나 병원에 들어와서는 몸통을 정렬하고, 양쪽 발을 앞으로 똑바로 향하게 하여 대칭 자세를 유지하며 과시하며 걸어서 팀을 빠져나갈 수 있었다. 그의 어머니는 결혼식에서도 그 자세로 걸어 나올 수 있기를 바란다고 말했다.

스스로 더 높은 수준의 운동기능에 도달할 수 있는 아동을 위해 일하는 것은 즐거운 일이다. 이와 같은 아동을 위해 일하는 과정 또한 치료사에게는 교육적 기회가 된다. 치료사는 좀 더 면밀히 관찰하고 미묘한 보행의 일탈을 분석하고 몸통과 사지 근약화 부위를 판단하고 이것이 보행에 영향을 주는지 판단하기 위한 관찰을 배우며 그리하여 적절한 중재 계획이 만들어질 수 있다. 주의깊고 필수적인 관찰 기술을 발전시키는 것은 궁극적으로 척추이분증 환자들뿐 아니라 모든 환자들에게 이익을 가져다 준다 (그림 6.23).

엉치뼈 병변의 마비 아동에서는 운동 기술 습득에 부정적으로 영향을 미치는 중추신경계 요인들, 생역학적, 신경근육적 요인들이 그렇게 흔하지 않다. 그 결과 엉덩관절 불안정성 그리고 기타 관절의 비정상이 있는 엉치뼈 마비 아동들은 기능적 보행 잠재력을 보존하기 위하여 적극적으로 치료받는다.[24,67]

엉치뼈 수준 병변 아동들이 만약 몸통에서의 균형 반응이 잘 발달되고 동작의 질이 좋다면 보행 전 기구인 서는 기구가 필요하지 않을 수 있다. 이런 아동들은 10~12개월 사이에 이미 몸을 끌어당겨서 서며 이것은 정상적인 아동들에서 볼 수 있는 발달기술이다. 흔히 발에 대는 부목을 제작하여 밤에 그 정렬을 유지하도록 착용케하고 낮에는 약한 발목관절을 안정화하기 위하여 이용될 수 있는데 이로써 최종의 보조기를 기다리는 동안 아동은 설 수 있다. 기능적 활동의 수준이 높은 이 그룹의 아동들에게도 돌봄은 여전히 이루어져야 하는데 특히, 발 감각 결손 우려가 있기 때문에 모든 보조기와 신발의 적합성을 모니터링해야 한다.

중추신경계 어려움이 있는 아동들을 위해서는 좀 더 상위수준 병변의 아동을 위한 중재 원칙을 따른다. 머리와 몸통의 항중력 굽힘 및 폄 근력 강화를 해주는 활동들을 포함한 프로그램들을 훈련하여야 하고 모든 자세 위치에서의 균형과 평형 반응뿐 아니라 하지 관절의 구축예방을 위하여 수동적 능동적 운동을 포함한 프로그램과 아동의 기술수준에 기반한 보조기 프로그램을 수행하여야 한다.[67,89-93]

3차원 보행분석 Three-dimension Gait Analysis

좀 더 정밀하고 쉽게 해볼 수 있는 보행 분석 기술의 발전으로 치료사, 보조기사, 정형외과 의사들이 더 정확하게 척추이분증 환자의 보행변수와 비정상적인 보행을 이해하고 볼 수 있게 됨에 따라 객관적인 정보를 알 수 있게 되었다. 그동안 주관적이거나 또는 일화성 증거에 기반하여 널리 믿어지고 있는 생각들과 치료프로그램들은 현재 3차원 보행 분석으로부터 얻는 정보에 의해서 인정을 받거나 버려지고 있다. 특별히 시상면에서의 동역학적 보행 속도, 지면반발 힘이 발을 통과하는 진행, 그리고 골반의 3면에서의 움직임, 엉덩관절 그리고 무릎관절의 3면에서의 움직임과 같이 보조기의 효과를 이해할 수 있게 되었을 때 아동의 특정 요구에 잘 맞는 보조기 처방이 될 수 있다. 시카고의 Children's Memorial Hospital의 보행 분석실에서 Vankoski 등은 척추이분증 아동들의 보행 특성을 정상 발달하는 아동들과 비교한 결과로는 치료계획을 가이드하고 평가하는데 필요한 가장 의미있는 정보들을 얻을 수 없다는 것을 발견하였다. 오히려 이미 병변을 가진 척추이분증 아동들이 합리적으로 동질적인 보행패턴의 특성을 보여주었다. 우리가 비교할 수 있는 기본은 이러한 확인할 수 있는 패턴으로써 치료사는 이를 바탕으로 그 환자의 운동수준에 따른 현실적 목표에 집중하고 보존적 중재나 수술적 중재의 결과를 좀 더 정당하게 평가받을 수 있게 된다. Ounpuu 등은 중간엉덩이근, 큰 엉덩이근, 그리고 발목관절의 발바닥굽힘근이 없는 경우, 골반과 엉덩관절에서는 어떤 보상적 움직임이 일관되게 나타나서 아동이 보조기구 없이도 보행을 유지할 수 있게 해준다는 것을 알게 되었다. 허리-엉치뼈 수준 병변인 아동의 이러한 보행패턴은 골반에서의 과장된 움직임과 골반 경사를 보이고 입각기에 엉덩관절 벌림과 무릎관절 굽힘이 증가되고 무릎관절 가쪽번짐과 발목관절 발등굽힘도 증가되는 특징을 보인다. 또 다른 연구에서 Williams 등은 허리-엉치뼈 수준 병변의 보행하는 환자들에서 후기에 나타나는 무릎관절 통증의 빈도는 24%라고 보고하였다. 통증을 유발하는 무릎관절 가쪽번짐 상태는 골반의 안쪽돌림, 그리고 엉덩관절의 회전과 입각기에서의 무릎관절 굽힘의 조합으로 유발된다는 것을 알게 되었다. 보행 분석을 이용하여 이러한 비정상적 무릎관절 동작을 조기에 감지하면 치료사로 하여금 가장 적절한 치료를 할 수 있는 가이드가 된다. 보행동안 통증을 피하고 통증이 더 악화되는 것을 피하기 위하여 수술적 치료로는 정강이뼈의 뒤틀림을 원래자리로 돌아오게 하는 골절술을 시행하거나 KAFO를 사용하여 무릎관절을 펴하는데 지지하도록 도움을 준다. 목발을 계속 사용하는 것이 이 환자들이 나중에 관절염 변화나 통증을 억제하는 중요한 요인으로 드러났다. 조기에 보조없이 걸을 수 있었던 아동이라도 계속 목발을 사용하면 허리뼈, 골반, 엉덩관절 그리고 무릎관절에서의 관절 스트레스와 과장된 동작 범위를 줄여 줌으로써 이러한 부위에서 나중에 통증이 나타나는 것을 줄이는데 도움이 된다. 많은 아동에서 보행에 대한 AFO의 영향을 분석해 보았을 때 보조기를 착용하는 것보다 보조기가 없는 것이 무릎에는 스트레스가 덜 가해지는 것으로 나타났다. 이 분석 결과로 발목관절에는 필요한 조절을 해 주지만 그 상위 관절에 부정적 영향이 가는 것을 피할 수 있는 새로운 보조기 개발로 이어질 수도 있을 것이다. 이러한 연구는 확실히 허리뼈 또는 엉치뼈 수준 마비인 아동에서 보조기 사용을 중단하라는 의미는 아니다. 왜냐하면 비정상적인 보행패턴은 훨씬 더 많은 문제를 일으킬 수 있기 때문이다. 오히려 이러한 유형의 분석은 근위부 관절의 부정적인 영향을 피하면서 발목에서 필요한 제어를 제공할 수 있는 새로운 보장구를 개발할 수 있게 해준다. 3차원 보행 분석은 중재의 성공을 측정하기 위한 매개 변수인 아동의 기능적 능력에 대한 초점을 X-레이 판독에서 분명히 이동시켰다.[107]

끝으로, 많은 기관의 첨단 보행 연구 기술에도 불구하고 물리치료사가 제공하는 수동 근육 검사 및 총 운동 평가는 정형외과 치료 계획의 성공적인 개발을 위한 아동 평가의 중요한 구성 요소로 남아 있다.

▶ 정형외과 수술 후에 석고붕대하기
Casting following orthopedic surgery

이 장 초반에 다양한 운동수준과 흔히 관련된 여러 변형들을 이야기하였으며 그것을 교정할 몇몇 수술 방법도 이야기 하였다. 이러한 대부분의 수술 후에는 수술 부위가 방해받지 않고 낫도록 하기 위해서 아동이 움직이지 않도록 석고붕대로 고정하여야 한다. 연부조직 수술에는 2~3주, 골반 절골술과 같은 뼈를 수술한 후에는 6~8주 또는 더 오래 고정이 필요하다. 척추이분증 아동에서 석고붕대와 그와 동반된 고정은 결코 간단한 치료 중재방식이라고 생각해서는 안된다. 무감각한 피부에 압박과 자극을 주는 것은 항상 위험 요인이다. 골절, 관절 유연성의 상실, 그리고 대근육 운동 기술의 상실이 합병증이다. 일정기간 고정 후에 중추신경계 장애가 경미하거나 아니면 없는 아동도 자세 안정감을 잃어버리고 항중력 근력을 상실할 수도 있는데 중추신경계 문제가 심한 아동은 고정한 후에 아주 퇴행될 수 있다. 아동 환자들이 오랜 시간에 노력하여 획득했던 기술들을 잃어버리는 것을 보는 것은 걱정스럽다.

대부분 외과 의사들은 척추이분증 아동들은 적절한 치료 동안 필요한 기간만큼 가능한 짧게 석고붕대를 하여야 한다는데 동의한다. 고정과 관련된 문제와 입원기간을 최소화하고 마취 횟수도 최소로 하기위해 몇몇 의사들은 한번에 여러 시술을 하여 석고붕대를 할 수 있도록 노력할 것이다. 치료사는 수술과 연이은 석고붕대 기간이 변형을 감소시키고 궁극적으로 아이의 기능을 유지시키는 정형외과적 프로그램의 중요한 부분임을 지지하면서도 석고붕대 한 기간동안 문제가 덜 일어나도록 아동과 가족을 도와줄 수 있다. 아동을 수술이전 상태로 가능한 빨리 회복하게 해 주는 것 또는 상태를 향상시키는 것이 목표가 되어야 한다. 석고붕대를 한 아동을 관리하기 위한 권장사항을 가족과 가능할 때마다 수술 전에 토의하여야 하며 그리하여 아동의 욕구가 이해되고 수술 후를 위한 적절한 준비가 이루어져야 한다. 수술을 받게 되어 있는 아동은 가족생활의 정상적인 일상에 스트레스가 더 가해진다. 중요한 질문들을 종종 잊어버리기도 하는데 치료사는 이러한 문제를 말하고 예견할 수 있어야 한다. 즉, 가족이 아동이 움직이지 못하게 되는 기간동안 마주치게 될 문제들이 어떤 문제인지 알고 이야기할 수 있어야 한다.

많은 아동들이 골반 또는 엉덩관절 수술 후에 몸통석고붕대(hip spica)를 하게 될 것이다. 만약 한쪽만 수술한다 하더라도 반대쪽 다리와 골반의 안전을 위하여 온전한 몸통 석고붕대를 하여서 수술 부위의 움직임이 예방되도록 한다. 외과 의사가 허락하면 엎드린 자세를 취하게 함으로써 뼈가 도드라진 발꿈치뼈, 엉치뼈, 그리고 궁둥뼈결절 부위의 피부 손상을 예방하는데 도움이 될 것이다. 이 자세는 아동 스스로 머리를 들거나 폄시켜서 TV시청, 독서 또는 놀이하도록 하는 도전이 되는 활동을 할 수 있는 자세이다. 아동 스스로 팔로 밀수 있다면 이동할 수 있는 스쿠터 보드 또는 리클라이닝 휠체어에서 엎드린 자세를 하게 할 수도 있다. 이렇게 이동하게 하면 가족이 들어서 옮기는데 힘을 덜 써도 된다. 이와 비슷하게 밖에서 오래 걸을 때 패드를 댄 한 웨건 위에 엎드린 자세를 하게 하면 아동이 즐거워하기 때문에 이 시간동안 가족들은 덜 불안하고 덜 좌절한다. 며칠 지난 후에 의사가 아동이 서도 좋다고 하면 특히 식사시간과 놀이시간에 이런 자세를 쉽게 유지할 수 있다. 한 머리 좋은 가족은 좀 더 나이 들고 무거운 청소년을 몸통 석고붕대를 하고 있는 동안 변형시킨 손수레에 안전하게 세우고 움직이는 데 적응해 보았다(그림 6.24). 만약 석고붕대가 비대칭적이라면 수건을 한쪽 발밑에 대어서 아동의 수준을 맞춰준다. 아동의 안전을 담보하기 위하여 아동을 움직이지 않을 무거운 의자, 테이블 또는 쇼파 쪽으로 기울이게 할 필요가 있을 것이다. 아동의 연령과 신뢰성에 따라 넘어지는 것을 예방하기 위하여 가족 구성원이 항상 지키는 것이 필요할 수도 있다. 몇층

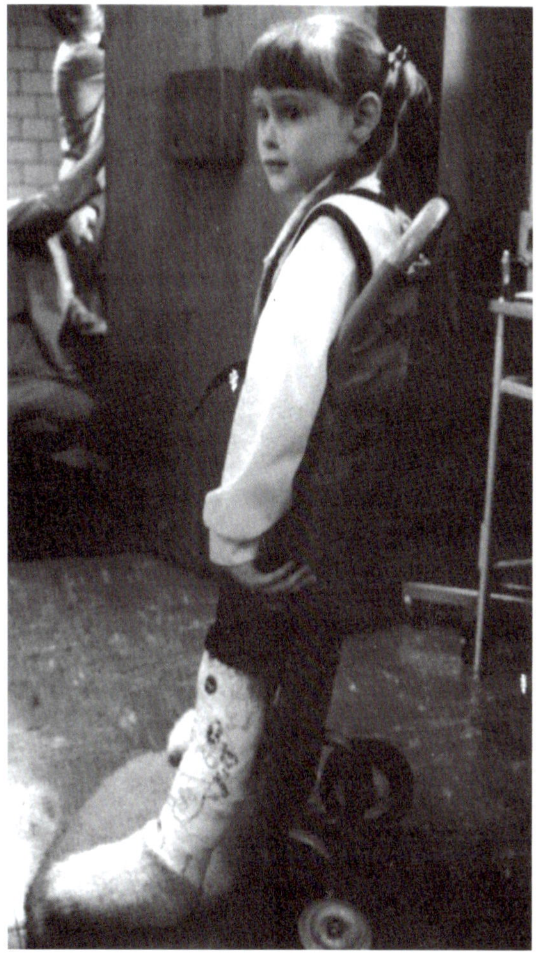

그림 6.24 시중에서 판매되는 손수레를 개조하여 몸통 석고붕대를 하고있는 나이든 아동을 세우고 움직이는 안전한 방식을 창의적으로 발견한 부모.

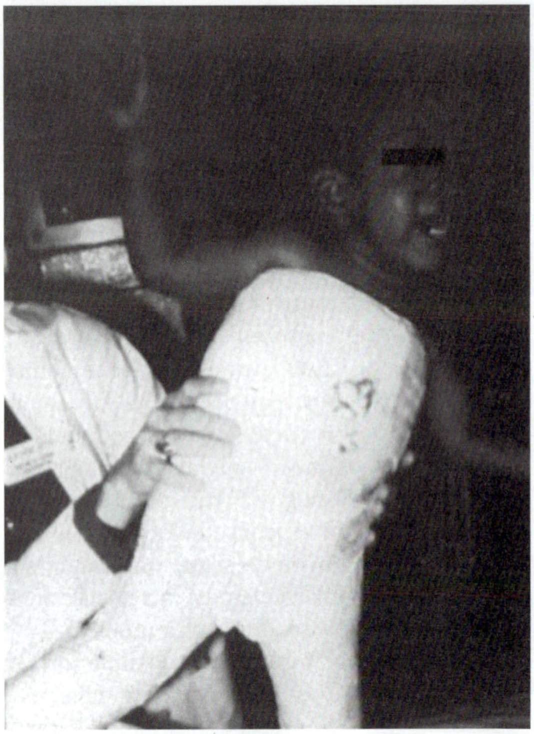

그림 6.25 엉덩관절 정복술 후 hip spica cast를 한 아동. 어떻게 아동이 서고 기울이는지 보시오. 외과의가 허용하면 수술 후 10일 경에 서기를 시작하는데 이는 가정 프로그램의 일환으로 시행할 수 있다.

으로 된 집에서 사는 가족이라면 아동을 위하여 1층에 임시 침실을 준비하여야 한다. 낡은 요람, 매트리스 또는 몇 장의 두꺼운 담요를 바닥에 깔면 평안할 것이다. 아동이 엎드린 자세에서 매트리스 끝에 발이 나오게 함으로써 발가락에 마찰로 인한 피부손상이 일어나지 않도록 주의하여야 한다. 가족들에게 아동의 정렬 상태를 또한 고려하면서도 아동을 안전하게 들어올리고 좋은 신체 기전을 이용하여 아동을 돌리는 안전한 방법에 대하여 지도해 주어야 한다. 아동이 병원에서 집으로 퇴원하는 계획이 있어도 집 현관문을 통과하는 것이 일일 수 있다.

몸통 석고붕대를 하고 있는 아동의 연령과 관계 없이 몸과 몸통의 근력 소실 예방, 자동적 균형반응의 유지를 위하여 매일의 운동시간이 중요하다. 이러한 기능들은 석고붕대를 제거하고 아동이 일상활동으로 돌아가게 될 때에 중요할 것이기 때문이다. 하루에 여러 번 가족과 함께 가정프로그램으로 10~15분 동안 일상운동을 하여야 하는데 엎드려서 목과 등 폄근, 어깨 팔 들기, 바로 누워서 머리들기와 상체 일으킨다. 그리고 몸통 굽힘근을 위한 부분 셋업 운동, 그리고 모든 방향으로 기울이면서 하는 서기 운동을 하여야 한다. 아이가 이러한 활동을 시도함에 따라, 석고붕대내 근육뿐만 아니라 눈에 보이는 근육도 수축한다. 근육 활동은 하지의 뼈에 압박을 가해 뼈의 탈무기질화를 줄이고 석고붕대를 제거할 때 골절 위험을 줄일 수 있다. 이러한 어려운 항중력 활동을 통하여 전정감각과 고유수용성 감각자극이 제공되므로써 자세불안정도 감소될 것이다(그림 6.25). 가족들에게 아동을 오랜 시간 앞으로 손을 짚은 앉은 자세를 취하지 않도록 주의를 주어야 하는데 이 자세는 뼈가 튀어나온 부위는 욕창의 원인이 되고 상부 척추는 후만증이 되기 쉽기 때문이다.

일단 석고붕대를 제거한 후에 단기간 집중치료를 받기도 한다. 재입원해서 치료하든 또는 외래치료를 하든 석고붕대 제거 후 기능의 빠른 회복에 목표를 두어야 한다. 목과 상부체간의 균형과 평형반응의 향상과 함께 특히 수술부위의 하지 근력과 관절가동범위에 즉시 주의를 기울인다. 치료사가 하지의 관절가동범위뿐만 아니라 아동의 모든 욕구에 초점을 맞춘다면 짧은 기간에 이전의 기능으로 되돌아갈 수 있다.

아동의 병변 수준이 높다면 수술의 목적은 다리의 정렬을 더 좋게 하고 보조기를 잘 착용할 수 있도록 하고자 수동적인 유연성을 얻는데 있을 수 있다. 이런 아동을 위해서는 부모와 함께 관절가동범위 운동을 다시 살피고 보조기를 평가하며 하부체간의 조절을 향상시키기 위한 활동을 다시 살펴보는 것이 석고붕대 제거 후 우리가 할 모든 일이다. 적절한 기능이 될 때까지 아동을 외래, 지역센터 또는 학교에 기반한 물리치료 프로그램을 통하여 모니터한다.

등 또는 높은허리 수준 병변으로 엉덩관절이나 무릎에서 상당한 운동 손실을 보이는 아동은 골절의 위험이 있다. 잃어버린 이동성을 회복하기 위해 단시간 입원이 지시될 수 있다. 회복될 때까지 지속적인 관절가동범위 운동과 앉은 자세에서 활동을 가족이 준수할 수 있다면 대부분 시간 동안 착용하는 두 쪽으로 된 석고붕대나 부목을 가지고 아동은 집으로 보내질 수도 있다. 어떤 아동들은 연부조직 신장술 또는 힘줄 절제술 후에 석고붕대 대신 HKAFO로 고정해놓기도 하는데 이때는 치유 과정 동안 부모가 부드럽게 다리운동을 시키며 서 있게 하는 것이 허용된다.

L4에서 L5 병변이 있는 아동에서 엉덩관절의 안정 또는 복구를 위한 수술방법에는 단순한 힘줄 늘이기, 넙다리뼈 또는 골반뼈자름술, 또는 배바깥빗근의 전환을 포함한 좀 더 복잡한 린세스(Lindseth) 방법이 있다. 이러한 시술

의 대상자는 보조받지 않고 걸을 수 있고 중추신경계 장해가 없는 아동이다. 린세스 방법으로 시술하고 석고붕대 제거 후에 관절의 움직임과 균형기술이 다시 안전해지고 회복되기 위하여는 입원하는 것이 필요한데 이제는 아동이 보조기구 없이 보행할 수 있게 훈련한다. 수술전 체간의 근력강화 활동에 집중하여 몸통과 골반을 안정시키는데 전환된 근육이 제 역할을 하도록 해주고 과도한 몸통의 옆굽힘이 일어나지 않도록 해준다.

오래 석고붕대를 하고 난 후에는 허리와 하지의 가동범위가 줄어드는 것이 흔하다. 석고붕대를 제거한 후에 뒤넙다리근육과 엉덩관절 폄근이 적응적으로 단축되었기 때문에 좋은 앉는 자세에 요구되는, 엉덩관절을 90°로 구부리는 것이 어렵다. 엉덩관절과 아래허리의 단축이 골반으로 하여금 후방으로 고정되게 만들고 이차적으로 등의 뒤굽음이 일어나게 하는데 이는 교정되어야 할 사항이다. 골반과 엉덩관절의 움직임과 근력강화를 위한 부드러운 활동을 하도록 한다. 엉덩관절의 능동적 굽힘과 등의 능동적 폄, 복부근의 사용은 아동이 엉덩관절을 90°로 구부리는데 도움이 될 것이다. 약한 뼈를 너무 강하게 밀어 하지를 운동시키는 것보다는 좀 더 똑바로 앉은 자세를 능동적으로 유지토록 아동을 도와주는 것이 더 안전할 것이다. 장시간 등을 구부리고 앉는 자세를 하지 않도록 아동에게 주의를 준다. 그래서 불량한 정렬이 습관적으로 되지 않도록 엉덩 관절의 제한된 범위를 보완한다.

몸통 석고붕대를 제거한 후에 네발기기를 하지 않도록 부모에게 주의를 준다. 네발기기에는 엉덩관절과 무릎관절을 90° 이상으로 굽힘하는 것이 필요하다. 앉은 자세에서 기는 자세로 전환할 때 또는 그 반대의 전환 시 엉덩관절의 회전도 필요하다. 석고붕대를 막 제거한 후에는 이러한 동작에 필요한 만큼의 유연성이 없기 때문에 골절될 수 있다.[106,107]

무릎관절이나 발목관절의 수술 후 아동은 한쪽 또는 양쪽, 장하지 또는 단하지 석고붕대를 하게 될 것이고 부모에게 바로누운자세 또는 앉은 자세로 아동을 너무 오래있지 않도록 지도가 필요할 것이다. 피부가 손상될 위험뿐 아니라 굽힘구축의 발생이 항시 주요 관심사이다. 단하지 석고붕대 상태로 과도한 앉기, 네발기기, 무릎걸음을 하는 것은 엉덩관절 및 무릎관절 굽힘근의 타이트함을 증가시킬 것이다. 굽힘을 증가시키는 자세 대신 취할 수 있는 자세에 대한 정보를 제공해주어야 한다. 추천되는 자세는 엎드린 자세이며 가능하다면 서고 걷기가 좋은 활동이다. 임시로 석고붕대 상태로 보행할 때 목발보다는 워커 사용으로 걷는 것을 더 빨리 습득할 수 있다. 석고붕대의 무게와 적절한 균형상실의 위험, 좋지 않은 고유수용성감각, 그리고 잘 맞지 않는 석고붕대때문에 목발로 보행훈련을 하는 것은 어린 아동에게 어렵다. 그와 비교하여 워커보행은 더 빠르고 안전한 선택이다. 석고붕대를 하고 있는 동안 아동이 계속 움직이도록 도움이 될 몸통 운동뿐 아니라 척추, 엉덩관절, 그리고 무릎관절의 폄근에 대한 근력강화 운동을 가르쳐줄 수 있다. 이러한 다면적 프로그램으로 일단 석고붕대를 제거한 이후에는 아동은 빠르게 이전의 기능, 또는 보다 향상된 기능상태로 돌아갈 것이다.[24,34,128-132]

▶ 중추신경계의 기능퇴행 CNS deterioration

일생 동안 척추이분증을 가진 개인, 가족 및 치료에 관련된 전문가는 물척수(hydromyelia) 또는 결박척수(tethered spinal cord)를 나타낼 수 있는 기능 저하에 주의해야 한다. 이러한 신경학적 상태는 환자의 이동과 대근육 운동기능, 비뇨기과적 기능, 소근육 운동기술, 그리고 일상생활동작(ADLs)에 영향을 미칠 수 있다. 만약 적시에 진단되고 치료된다면 그의 영향은 일시적일 수 있다. 만약 치료되지 않은 채 지내게 되면 증상이 더 악화되고 그 영향은 영구적으로 남을 것이다. 치료사는 일반적 방문, 평가, 그리고 도수근력검사 또는 부모와의 대화 중 종종 발견할 수 있기 때문에 이러한 문제들에 대해 알고 있어야 한다.[24,34,67]

물 척수증 Hydromyelia

Hall[133] 등은 빠르게 진행되는 척추옆굽음증을 보이는 척추이분증 환자들을 대상으로 한 연구에서 CSF가 척수내로 이동한다는 것을 발견하였다. 과도한 뇌척수액이 주머니를 만들고 척수를 눌러 압박부위를 형성하고 주위의 말초신경 괴사를 일으켜 척추옆굽음증의 원인이 된다. 이것과 동반된 또 다른 문제는 진행성의 상지 근약증과 과긴장이다. 한가지 알아둘 점: 처음 검사에서 가쪽 뇌실의 확장을 볼 수 없고 션트가 오작동이었다는 것을 나타내진 않았다. 그러나 VP션트 개선은 진단초기 증상 완화를 가져왔다. 어떤 아동들은 과도한 CSF와 그에 동반한 압력을 완전히 소멸하기 위해 주머니가 있는 척추부위의 션트가 필요하기도 하다. 린세스(Lindseth)는 정형외과 의사이지만 빠르게 진행되는 척추옆굽음증 환아 모두를 아주 세밀히 조사할 것을 지지한다. 그는 있을지도 모르는 중추신경계의 합병증의 가능성을 항시 고려해야 하고 척추옆굽음증을 순수한 근골격계 문제로 치료해서는 안된다고 말한다. 치료되지 않은 채 둔다면 척수액은 계속 척수를 따라 모여 상하지 기능이 계속 나빠지는 결과를 낳는다.[24,34,67,133,134]

결박 척수 Tethered Spinal Cord

재태연령 약 10주에 태아의 척주와 척수는 길이가 같으며 척수신경은 수평적으로 상응하는 척추수준에서 나온다. 재태 5개월까지 척주는 척수보다 빨리 자라 척수는 이제 S1에서 끝난다. 출생 시 척수는 L3 수준에 있고 성인기에서는 L1-2 척추수준에서 척수가 끝난다.

결박척수는 유착으로 인하여 척수를 원래의 장소에 붙박아놓기 때문에 발생한다. 아동은 빠르게 성장하지만 척수는 자유롭게 위 수준로 당겨 올라가지 못하고 대신 원래 위치하고 있었던 결손이 있는 부위에 남아있게 된다. 척수가 이렇게 지나치게 잡아당겨지는 결과가 되어 신경조직에 대사 변화와 허혈이 생겨 따라서 근육의 변성도 일어난다. 빠르게 진행하는 척추옆굽음증, 하지의 한 두군데 이상에서의 과긴장, 보행패턴의 변화와 비뇨기계 기능의 변화가 발생할 수 있다. 도수근력검사상 비대칭적 소견, 수동적 관절가동범위 시 긴장도의 증가를 보이며, 근력이 약해진 부분이 있거나 엉덩이, 등에서 불편한 것이 느껴지면 검사자는 속박된 척수의 가능성을 주의해야 한다.[134,135] 전문가에 의한 면밀한 주기적 검사와 상태를 주의하고 있는 부모는 이 합병증과 관련된 기능적 변화를 조기에 알 수 있어 적절한 의학적 치료를 생각하게 된다(보기 6.8). Petersen은 자신의 연구를 바탕으로 L3 이상의 병변을 교정한 아동은 6세 이전에 속박된 척수 증상을 보일 것이고 L4 아래의 병변이었던 아동은 6세 이후에 증상을 나타낼 것이라고 하였다. 교정술을 받지 않은 아동에서는 병변의 수준과 상관없이 증상이 좀 더 빨리 나타난다고 하였다. 속박현상이 의심되면 척수 조영술을 시행하여 진단을 확진하고 이어 신경외과적 수술로 척수를 풀어준다. 수술 후 척수가 여전히 자신의 적절한 위치로까지는 가지 못할 수 있지만 아동이 더 성장하면서 증상의 재발이 없고 최소한 기능에서의 더 심한 퇴행은 없을 것이다. 만약 수술을 적시에 해준다면 신경학적 손상은 보통 막을 수 있다. 그러나 수술을 한다고 하여도 모든 증상이 깨끗이 회복되는 것은 아니라고 본다. McClone 등은 속박된 척수의 증상으로서 척추옆굽음증을 보였던 30명의 아동을 대상으로 한 연구에서 척수를 풀어주기 위한 수술을 하였다. 가장 큰 향상을 보인 아동은 척추 커브가 50° 이하인 아동들이었다. 2~7년 동안의 경과 관찰중 38%의 아동에서 다시 재속박의 결과로 척추옆굽음증이 진행되기 시작하였다. 그러나 나머지 아동은 척추정렬이 안정되거나 향상되었다.[137]

등수준의 마비가 있는 아동은 똑바로 선 자세를 유지하기 위해 필요한 항중력적으로 충분한 체간의 능동적 근력을 가지고 있지 않아 척추옆굽음증의 발생위험이 있다. 그러나 허리 또는 엉치(뼈) 수준 병변인 아동은 체간의 신경지배가 온전하므로 어떠한 커브라도 발생하고 있는지 평가해 보아야 한다. 특히 단기간에 발생하는지를 주의하여야 한다. T12 이하의 운동수준인 아동에서 만약 척추옆굽음증이 발생한다면 항시 물척수증과 속박된 척수를 의심해보아야 한다. 물척수증과 속박된 척수를 적극적으로 수술치료하는 곳에서는, 척추이분증 환자의 다른 부위 데이터와 비교했을 때 척추융합을 하여야만 하는 척추옆굽음증의 발생이 줄어들었다고 보고되고 있다.[138-142]

보기 6.8 결박 척수 진단을 의심할 만한 임상소견들

엉치뼈신경근의 지배를 받는 근육의 경직성
다리관절의 수동적 동작에 대한 저항성이 증가됨
허리척추앞굽음의 갑작스런 증가
등 또는 엉덩이 통증
어린 나이에 척추옆굽음증이 발생
빠르게 진행하는 척추옆굽음증
마비수준 이상에서의 척추옆굽음증
비뇨기계 기능의 변화
보행패턴의 변화
다리근육의 진행성 근약증

척추옆굽음증 Scoliosis

척추의 변형은 척추이분증 아동에서 심각한 문제이다. 척추옆굽음증이 발생하고 체간의 정렬이 나빠지면 아동은 똑바른 자세를 유지하기 위해 추가의 지지가 필요하다. 만약 아동이 자신의 상지로 지지를 해야 한다면 아동의 자유 움직임은 직접 영향을 받으며 모든 활동에서의 에너지 소모가 증가된다. 아동이 똑바른 자세를 유지하면서 휠체어를 앞으로 나아가게 해야 하므로 휠체어를 앞으로 미는 것이 가장 힘든 일이다. 앉았을 때 중등도에서 심한 척추옆굽음증은 골반을 경사지게 해서 체중지지에서의 변화가 오고 어떤 부위에는 압박이 증가되어 빠르게 피부가 손상될 수 있다. 넙다리의 뒤쪽면과 궁둥뼈 결절, 대전자, 엉치뼈, 그리고 꼬리뼈같은 뼈가 튀어나온 부위가 특히 취약하다. 척추변형에 의한 영향으로 체간의 정렬과 균형이 감소함으로써 보행이 좀 더 불안정해진다. 골반과 체간의 비대칭성은 HKAFO와 RGO 보조기의 착용에 영향을 미칠 것이다. 만약 보조기가 잘 맞지 않고 보행이 좀 더 어려워진다면 보조기를 신어야 함에도 불구하고 자주 신지 않게 될 것이다. 이로써 아동의 동작 기능은 더 나빠질 것이다.

몸통의 안정성이 없거나 커브의 진행속도를 느리게 할 목적으로 척추보조기 또는 바디자켓을 착용하는 경우는 도움이 될 수 있지만 많은 아동에서 결국 척추융합술을 받아야 한다. 선호되는 척추융합 방법에는 여러 가지가 있는데 고정기간과 일상활동에서의 제약기간도 각각 다르다. 융합에 사용되는 기구의 종류와 부위와 그 범위는 아동의 기능 지표에 영향을 줄 것이다. 만약 엉치뼈까지 융합술을 확장한다면 골반의 움직임은 감소될 것이고 보행능력도 직접적으로 영향을 받게 될 것이다. 보행분석을 해보면 일반아동보다 척추이분증 아동은 보행 시 골반에서 더 움직임이 많은 것으로 드러난다. 이러한 정보로 볼 때 외과의사는 피할수만 있다면 보행하는 아동에서는 엉치뼈까지 척추융합을 하지는 않았다. 성공적이고 효율적으로 휠체어를 밀기 위해 상지와 체간의 움직임 또한 필요하다. 원위부 척추의 유연성이 줄어들었거나 없으면 휠체어를 이용한 독립이동도 할 수 없게 될 것이다. 그리고 이런 점이 수술 시 고려해야 할 점이다.

고정기간동안 사지의 유연성과 근력의 유지, 수술 후 고정 기간과 척추 융합 후 피부문제의 예방에 대해서 수술 후 즉시 이야기되어야 한다. 활동을 자유롭게 해도 좋다고 허락되면 기능적 기술 중 상실된 것이 있는지 환자를 다시 평가하여 판단하는 것이 중요하다. 물리치료사는 수술 후의 활동수준과 움직임 회복의 보조에 집중하여야 한다. 척추융합은 많은 독립적인 ADLs의 수행에 영향을 주므로 적응적인 전략을 만들 필요가 있다. 일단 척추가 안정된 아동은 팔 운동이 더 자유롭고, 지지를 위해 그들의 팔을 의존하는 기술을 조기에 습득할 수 있다. 이 아동과 그 가족을 돕기 위한 포괄적인 치료 평가 및 개입 프로그램이 제시될 수 있다.

▶ 라텍스 알러지 Latex allergy

척추이분증 환아에서 라텍스에 대한 알러지 반응은 상대적으로 최근의 관심사가 되었다. 라텍스란 인간의 피부 및 기타 신체부위와 접촉되는 광범위한 상품에 사용되는 천연고무이다. 건강영역에서 흔히 사용되는 아주 많은 항목에서 라텍스가 포함되어 있거나 그것으로만 만든것들이 있다. 라텍스의 접촉에 대한 민감성은 여전히 있지만 비투과성이고 질겨서 많이 사용한다. 질환의 확산에 예방적으로 사용되는 소독 장갑에 많이 사용된다. 탄성이 있으며 내구적이고 구부러지는 튜브와 장난감 영역에서 인기가 좋고 넓게 사용된다(보기 6.9).

일반인구의 약 1%만이 이 물질에 알레르기가 있다고 보지만 다양한 연구결과 척추이분증 환자의 18~37%가 심각한 과민성을 보인다고 한다. 보건 관계자의 약 7~10%가 라텍스 과민성을 보인다고 한다. 알레르기 반응은 눈물이 나고 눈이 가려우며 재채기, 기침, 두드러기, 접촉부위의 발적이 있다. 좀 더 심한 반응으로는 기관지가 붓고 혈압과 순환기의 변화로 아나필락시스 쇼크가 발생하기도 한다. 라텍스 과민성은 병력, 반응의 관찰, 피부알러지 검사의 면역학적 소견에 따라 내린다. 이유는 현재까지 잘 모른다. 그러나 조기에, 강하게, 지속적으로 라텍스에 노출되어 이러한 민감성이 발달되는 것이라고 생각한다. 좀 더 심한 증상들은 장갑을 끼고 벗기 편하게 발라둔 가루의 흡입으로 초래된다. 그리고 그것은 장갑을 벗을 때 공기중에 흩어질 수 있다. 그러나 그 이후의 연구에서는 이것이 항시 자극제가 되지는 않는다는 것을 발견하였다.

미국 식약청(FDA)과 질병 조절 및 예방센터(CDC)에서는 알레르기를 일으키는 라텍스 요소를 발견하려는 노력을 지원하고 이 문제를 계속 조사하고 있으며 안전한 비알레르기성 고무를 생산하는 방법을 개발하며 라텍스가 들어있는 상품에 큰 표시를 붙이도록 권장하고 있다. 라텍스 알레르기는 또한 어떤 환자에서는 바나나, 밤, 아보카도 그

보기
6.9 라텍스를 포함하고 있는 흔히 사용되는 상품 목록(부분적)

풍선
공갈젖꼭지
껌
치과에서 사용하는 dam(보호용 고무판)
고무밴드
옷에 있는 탄성 섬유
물놀이용 장난감
일회성 기저귀의 어떤 종류
풀
페인트
지우개
접착밴드의 어떤 상품
주사기
관장약
구멍뚫는 파우치
산소마스크
맥 산소포화측정기
햄머
청진기 튜브
흡인 튜브
탄력 혈관용 스타킹
겨드랑이 목발 패드, 끝부분, 손잡이
부엌에서 쓰는 클리닝 장갑
수영 고글
휠체어 바퀴
휠체어 쿠션 중 어떤 것
음식 보관용 지퍼백

리고 키위 민감성과 상관이 있다는 증거가 있으며 이러한 관련성 또한 조사되고 있다. 건강관련 종사자와 척추이분증 환자의 고용전 검사 시 이용할 수 있는 혈액검사가 개발되어 결과가 양성인 경우 알레르겐을 피하는 데 도움이 된다.

척추이분증 환자는 출생 직후부터 라텍스를 함유한 물질에 많이 노출되었기 때문에 라텍스 알레르기가 발생하는 것으로 생각된다. 한 연구에서 척추이분증의 존재는 라텍스 알레르기의 위험요인으로 간주되어야 한다고 지적한다. 라텍스 알러지와 민감성을 예방하기 위한 하나의 방법은 생후 첫날부터의 라텍스 노출을 피하는 것이고 아기를 위해 라텍스가 없는 환경을 만들어주는 것이다. 6년동안 이 방법을 시행한 한 연구결과 민감한 아동이 26.7%에서 4.5%로 줄었다고 한다.[143,144]

옹호 단체들은 병원들이 라텍스에서 벗어날 수 있도록 독려하고 모든 병원에서 라텍스 제품을 금지하도록 FDA에 요청하고 있다. 그들은 척추이분증 환아의 부모, 나이든 아동 또는 양육자는 심한 알레르기 반응의 경험이 있는 경우에는 자가주사할 수 있는 사용하기 편한 에피네프린을 가지고 다니도록 권한다. 모든 과민한 사람들은 Media Alert 팔찌, 목걸이를 착용하도록 한다. 응급요청에 부응하는 가까이 있는 응급구조팀, 소방서 그리고 지역 응급서비스는 환자의 과민성에 대하여 경계를 하고 있어야 한다. 응급요원이 사용할 비라텍스성 장갑을 현관 가까이 구비해둔다. 가족과 환자는 피해야 할 상품들을 숙지하기를 권장한다. 라텍스 상품과 비라텍스성 물품의 완전한 리스트는 미국 척추이분증 협회로부터 얻을 수 있다. 이 장 마지막에서 라텍스 정보와 라텍스 없는 물품정보를 부모와 공유하며 볼 수있다.[145-153]

▶ 지각운동과 인지수행
Perceptual motor and cognitive performance

척추이분증 아동은 많은 영역을 넘나드는 양상을 보이는 환자군이다. 환자들의 근력과 제약은 다양하며 이미 이 장을 통하여 말했던 운동과 중추신경계문제 이외에도 환아들의 학습 스타일에 영향을 미칠 수 있을지 모르는 어려움에 대해 치료사는 알고 있어야 한다. 이 장에서는 이 환자들이 보이는 지각과 인지 수행에 관한 알려진 거대한 양의 정보를 간단히 고찰해보려고 한다. 이러한 문제에 대한 개입은 일반적으로 작업치료사 또는 교육자의 전문성에 비해 떨어질 수 있지만, 이는 치료 전략 선택, 교수 방법 및 아동의 성공 수준에 직접적인 영향을 미치기 때문에 이 부분을 아는 것이 좋다. 진단과 아이가 겪고 있는 어려움 사이의 연관성을 알지 못할 수도 있는 전문가와 가족 모두에게 귀중한 자원이 될 수도 있다.

척추이분증 환아의 지능, 감각, 그리고 지각운동기능에 관하여 많은 흥미와 관심이 있어왔다. 여러 연구는 이 그룹의 전반적 지능은 운동수준, 션트하기 전의 물뇌증의 정도, 다시 재수술한 횟수와 관련이 없다는 것을 보여준다. 인지에 영향을 주는 요인들은 물뇌증의 치료여부, 뇌감염의 유무, 그리고 기타 중추신경계 이상의 동반유무이다.[42-64]

척추이분증 환아의 지능검사는 대부분의 검사에서 정상범위로 나오지만 일반인들보다는 아래이다. Willis와 동료들은 동작지능, 산수, 그리고 시각-운동협응에서 점수가 낮은 것을 발견하였다. 같은 아동들을 대상으로 좀 더 성장한 다음에 시행한 지능검사에서는 산수능력과 시각-운동협응수준이 더 떨어졌지만 읽기와 쓰기는 떨어지지 않았다. 이 연구상의 하나의 결론은 시지각의 조직화 장해가 아동의 수학과 시공간 문제 해결 능력에 영향을 미치고 있음을 발견한 것이다. 이러한 장해는 어려운 수학이 요구되는 큰 아동에서 상대적으로 더 심하였다. 표준화된 평가는 기술 습득이 나이와 교육 경험에 따라 증가 할 것이라는 기대를 반영하는데 결과는 연구된 그룹에서 시간이 지남에 따라 감소했다. 만약 조기의 기본기술이 튼튼하지 않으면 좀 더 어렵고 직관이 필요한 수학에서 제약을 받을 것이다.

어떤 척추이분증 환아들에서 주의력결핍 또는 산만성이 높다고 한 연구들이 있다; 이러한 문제는 언어발달이 좋지 않았던 아동에서 특히 심하였다. 이러한 같은 아동들이 청각적으로 배경소음으로부터 집중해야 할 내용을 구분하는 과제에서 좋지 않은 수행을 보였는데 이는 청각적 환경에서 관련된 정보에 집중하고 인지하는 능력이다. 이 영역에서 문제가 있는 아동은 교사의 가르침과 지시같은 청각적 정보를 알아듣지 못하고 열린 창문으로 들리는 트럭이 지나는 소리같은 관계없는 소음에 주의를 뺏긴다. 그러므로 청각자극이 풍부한 환경에서는 비본질적 소리가 아이가 해야 할 과제로부터 주의를 분산시킨다. 이러한 아동은 좀 더 조용하고 시간이 예정되어 있는 검사는 잘 할 수 있는데 교실에서의 수행은 좋지 않을 수 있다.

Horn 등은 검사한 아동의 많은 수에서 언어이해 발달이 제약되고 있음을 발견하였다.[155] 개별적 어휘는 정상적으로 이해하였으나 이야기를 전체로 이해하는 것은 어려워하였다. 중요하지 않은 사실을 무시하는 한편 관련있는 것을 인식하고 계속 집중하는 것에 어려움이 있었고, 관련없는 말을 배우고 학습하는 것이 어려웠다. 그러나 바로 전 크게 읽었던 이야기에 관한 질문에 대답하는 것과 같은 관련있는 사실에 대한 기억은 더 좋았다.[155-157]

인용한 모든 연구에서 대상자의 조기 치료상황에 대한 정보는 거의 없었다. 물뇌증에 대한 치료 적시성, 잠재적인 뇌실 감염, 또는 기타 합병증은 설명되어있지 않았다. 감각운동 학습과 검사 결과에 영향을 미치는 추가의 요인으로 이동 능력, 그리고 체간과 하지의 감각 같은 것이 명시되어있지 않았다. 그러므로 이러한 연구들에서 그 문제에 대해 어떤 요인이 영향을 미쳤는지 가정하기가 어렵다. 발달학적 기술의 발달기회가 감소된 것이 한 요인으로 생각된다. 아동의 경험에 기여하는 조기 이동에서의 제약이 학습과정에 대한 기타 부정적 영향을 미친다: 환경탐색, 고정된 물체에 대해서 자신의 몸을 움직이기, 이러한 사물을 조작하고 움직여 보기같은 경험을 말한다. 기능부전의 이론적 가설은 Chiari II 기형에서 있을지도 모르는 소뇌의 손상인데 이는 신체의 자발적 동작의 범위, 방향, 힘, 그리고 빈도에 영향을 준다. 그리고 동작을 지각하는 방식에도 영향을 준다. 그러나 원인과 관계없이 결과로 나타나는 학습의 어려움은 아동기능의 많은 면에 영향을 줄 것이므로 알고 있는 것이 중요하다. 이것은 학교생활의 성공적 적응에도 제약을 줄지도 모른다.

마지막으로, 개념적 추론 능력의 결함을 조사한 흥미로운 연구에서 척추이분증의 많은 아이들이 수다스럽고 우호적이며 수다스럽지만 반복적인 비특이적인 내용으로 대화를 한다고 하였다. 이 연구가 수행되기 수십 년 전에, 이 언어 스타일에 사용 된 용어는 명백한 이유로 오래된 학교의 "칵테일 파티 잡담" 이었다. 아동의 말은 모든 사람들이 어떻게 하고 있는지를 묻는 질문에 답을 하고 있지만 제대로 된 답을 하고 있지 않고, 대화를 더 깊이하기 위해 깊이 들어가는 것은 아닌 질은 낮고 양은 많은 혼잡한 파티에서 걷는 것과 비슷하다. 척추이분증을 가진 아동의 경우, 그것은 아동이 하고 있는 활동적인 행동이나 선택보다는 본질적인 문제이다.[158]

척추이분증 환자군에서 지각 문제를 논할 때에는 또한 눈의 기능 문제도 이야기되어야 한다. 일반인과 비교 시 사시는 척추이분증 아동에서 6~8배 더 많이 발생한다. 동향주시가 되지 않아 공간-지각문제에 영향을 주고 정상 시지각 발달에 영향을 준다. 조작하는 활동 동안 시각-공간 문제가 척추이분증 환아에게 어느 정도 있는 것이 확인된 바 있다. 그 이외에 좀 더 흔한 눈의 문제는 안구진탕, 좋지 않은 안구움직임, 동향주시의 기타 결함이다. 비록 Chiari II 기형의 정도와 이런 눈의 장해와 관련성은 없지만 이러한 이상들은 뇌줄기의 기능 이상으로 보인다.[159-161]

척추이분증 환아는 초기에 폭넓게 움직이고 학습의 경험을 가져야 한다는데 의견이 일치한다. 많은 영역에서의 여러 경험이 특정 제약의 상태를 줄여줄 수 있다. 연령에

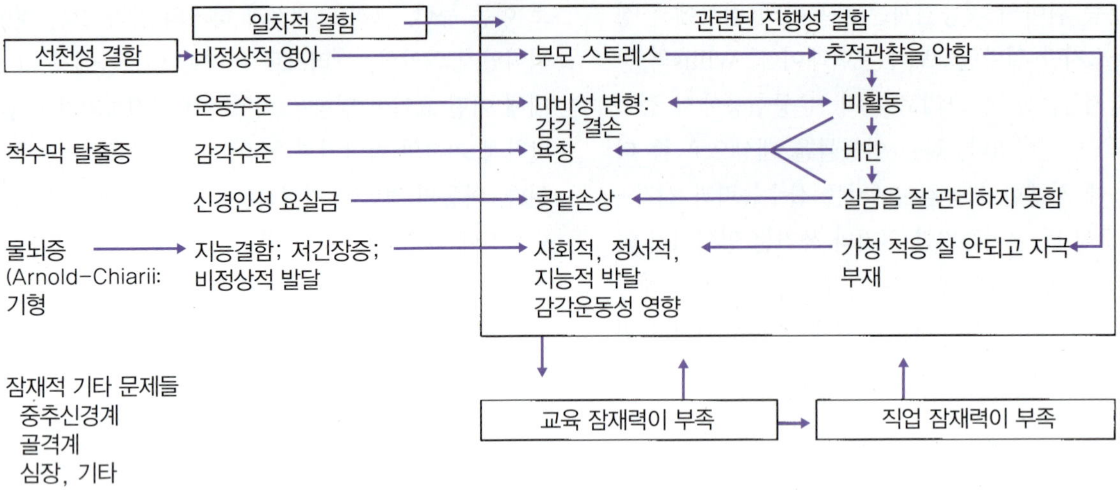

그림 6.26 척추이분증 아동에서 일차적인 결함과 진행성인 결함(Adpated *관절가동범위* American Academy for Cerebral Palsy; 1974.)

맞는 검사 자료로 아동이 검사에 집중할 수 있는 환경에서 검사를 하는 것이 아주 중요하다. 또한 검사항목 중 운동부분을 제외하는 것이 좀 더 정확하고 신뢰할 수 있는 결과를 나타낼 수 있다(그림 6.26).[154-163]

▶ 휠체어 이동 Wheelchair mobility

이 장에서 보조기와 아동의 보행 준비에 대해 많은 부분을 할애하였지만 앉아서 이동할 수 있는 어떤 형태가 필요할 때도 있으므로 그 적절한 대상일 때는 고려해 보아야 한다. 기구 중 하나를 사용하려는 판단을 내릴 때에는 가족 구성원, 그리고 아동과 관련된 전문가로부터 가능한 많은 정보가 있어야 한다. 앉는 형태의 기구가 필요한지에 대해 토의를 먼저 하여야 한다. 고려해야 할 의문점은 레크리에이션 또는 또래와의 교류를 위한 기구인가? 실내 또는 실외 사용용인가? 학교 또는 유치원에서 사용할 것인가? 가족의 외출에 오랜시간 사용할 것인가? 또는 주로 가족의 편리와 수송에 목적이 있는지를 판단한다.

아동을 위한 첫 번째 장비는 손으로 추진하는 "Caster Cart", "Ready Racer" 또는 "The Wheel"일 수 있는데, 이 모든 것은 의료 공급 회사 또는 인터넷을 통해 중개되어 사용할 수 있다. 시판되는 전기 자동차 및 오토바이는 일반적인 풋 페달 구성보다는 핸드 스위치로 수정할 수 있다. 상상력이 풍부한 부모는 필요한 경우 다리 위치 및 몸통지지 수준을 이 항목에 적용할 수 있다. 장치는 상대적으로 비용이 들지 않고 바닥이 낮기 때문에 바닥이나 서있는 상태로 쉽게 전환 할 수 있다. 그것들은 외형적으로도 보기 좋고 장애아나 비장애아 모두에게 잘 받아들여진다. 적절한 환경에서 사용 시 빠르고 안전할 수 있는데 레크리에이션과 사회화에 좋은 기회와 자극을 준다. 치료사는 아동의 지각적 기술, 상지능력, 그리고 비정상적 근긴장도의 유무를 고려하여 수동이나 배터리로 조작되는 기구 중 어느 것이 더 적절할지 판단하는 지침으로 삼는다. 기구를 밀고 조작하는데 지나치게 상지의 노력이 필요하다면 아동에게 좌절감을 주고 중추신경계 기능부전이 있을 때 근긴장도가 변할 수 있다. 거의 독립이동이 가능하지 않은 어린 아동들을 대상으로 전동휠체어 사용을 지도한 연구한 흥미로운 연구가 있다. 대부분의 아동은 매우 잘 수행하였으며 그 장점에는 증가된 호기심, 주도성, 의욕, 의사소통, 탐구, 그리고 환경내의 사물과의 상호작용의 증가가 있었다. 의존성도 줄어들었다. 따라서 이 연구는 좌절감을 느낄 수 있는 환경과 상황에서 어려움을 겪지 않도록 느린 보행 방법으로 아동을 제한하기보다는, 적절하게 사용되는 바퀴와 힘있는 장치는 어린이의 이동 프로그램에 중요한 추가 요소가 될 수 있고 보행 훈련 동기에 해로운 영향을 미치지 않는다는 생각을 지지한다.[164]

가족의 외출에 아동이 참여할 수 있도록 휠체어가 필요했던 가족은 아동이 5~6세될 때까지는 유모차를 이용할 수도 있다. 큰 유모차도 있으며 보행과 함께 이용되기

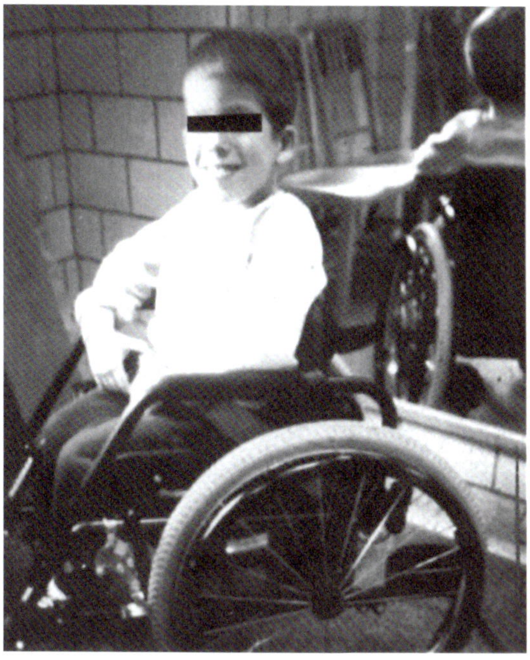

그림 6.27 학교와 지역에서는 가벼운 휠체어를 선택하여 장거리에 사용하도록 한다. 이 아동은 집과 학교의 단거리에는 교차보행 보조기를 사용하고 있다.

도 한다. 그 연령의 정상아동들도 긴시간 외출시에는 유모차를 탔다가 걷다가 하는 일이 보통이다. 그러나 더 자라면서는 보행에서의 타인에 대한 의존성이 증가하지 않도록 주의할 필요가 있다. 유모차, 이동의자, 또는 휠체어가 더 적합한지 그 지역의 학교 통학상의 규칙은 무엇인지 아는 것이 도움이 될 것이다(그림 6.27). 만약 학교 통학버스에 타고 내리고, 안전하게 수송하는 것이 문제이고 완전히 걷지 못하는 아동은 학교 들어가기 전 표준형 휠체어를 얻을 수 있다. 우리는 학교를 다니는 지역과 학교 내 다른 목적지까지의 과도한 거리도 고려해야 한다. 휠체어 사용의 또 다른 대상은 아동이 효과적으로 지역에서 이동할 수 없고, 겨우 기능적 보행 수준이거나 안전하지 않은 보행 상태, 또래 또는 가족의 보행속도에 못 미치는 속도를 보일 때이고 아동이 레크리에이션 활동에 대한 욕구가 증대되어 보행 기능만으로 해소가 되지 않을 때이다. 걸을 수 있지만 아동이 작고 체중이 많이 나가지 않으면 버스의 카시트에 또는 일반 버스좌석의 안전벨트만으로 또는 하니스(harness)를 착용하고 버스로 이동할 수 있다. 그리고 남은 하루 동안 아동은 학교에 도착해서는 걸어가야 된다. 학교 출석은 보편적으로 따라 결정되는 휠체어의 사용으로는 안되며 개별적으로 고려되어야 한다.

치료사는 휠체어 탄 아동에서는 위험이 증가되고 휠체어를 이용하는 시간과 이용하지 않는 시간을 생각해야 한다. 휠체어 사용을 지도할 때 높은 수준의 효율적 보행에 도달할 잠재력이 있는데도 아동은 보행프로그램을 포기할 위험이 항시 있다. 엉덩관절과 무릎관절의 굽힘구축과 피부와 욕창문제 그리고 척추의 변형은 앉아있는 아동에게 흔한 문제이며 보행 잠재력에 영향을 줄 수 있는 문제이다. 그러므로 아동은 매일 구부정한 자세로 휠체어에 앉지 않고 또 앉은 자세를 벗어나 활동하는 시간을 가져야 한다. 엎드린 자세, 스텐딩테이블앞에 서있기, 또는 보조기를 사용하면서 엎드려 누운 자세 또는 바로 누운 자세로 스텐딩테이블에 서 있는 활동은 보행의 기회를 위해 고려되어야 한다.

아동이 자라서 이동에 변화가 필요할 때 전동휠체어 또는 전동스쿠터를 이용하면 속도와 효율성을 얻을 수 있다. 전동기구를 사용하면 아동은 에너지를 덜 써도 된다. 이는 학교, 직장에서 분주한 하루를 지내는데 아주 중요할 것이다. 다른 많은 관리 영역과 마찬가지로 휠체어 이동의 영역에서 치료사의 기술, 창의성, 그리고 문제해결 능력이 척추이분증 환자와 그 가족에게 아주 도움이 될 수 있다. 제조업자, 기구대표사와 치료사간에 좋은 신뢰관계가 있으면 최신에 나온 기구를 치료사가 빨리 사용할 수 있어 아동의 생활에 도움이 된다. 경우에 따라, 가정에서의 접근성 제한으로 인해 매일 학교에서 나올 때 동력 장치 형식을 제한할 수 있다. 우리는 보험 회사들이 보행 및 보행 장비에 대한 비용을 지불할 때 시간을 절약할 수 있는 장치를 지지할 수 있다. 우리는 종종 그들이 환자의 독립보행을 바라는 다른 전문가들의 생각에 반대편에 서있는 것을 발견할 수 있다. 아동이 바퀴 달린 이동성을 수동 또는 수동으로 사용할 시간과 상황을 합리적으로 기대하면서 환자 및 가족과 협력하여 분명한 목표를 개발하면 반대 의견이 있는 사람들과의 토론은 보강될 것이다.

척추이분증 환자의 휠체어에는 쿠션을 또한 추가하여야 한다. 다양한 휠체어 쿠션은 욕창 발생을 예방 또는 줄일 수 있다. 여러 재질이 사용되는데 아이가 비대칭적 체중지지를 보일 때 좀 더 체중지지를 고르게 해줄 고밀도 폼(foam)과 부풀릴 수 있는 종류 등이 있다. 그러나 선택한 쿠션과 상관없이 피부손상의 예방에는 압박경감 활동이 여전히 가장 좋은 수단이다. 하루에 뒤쪽 넙다리부와 엉덩이에 압박이 가해지지 않도록 열심히 압박경감 활동을 시행한다. 휠체어에 앉아 푸쉬업을 자주하고, 좌우로 체중을 이동하고 아동의 하루 스케쥴에 휠체어를 타지 않는 시간을 넣어 규칙적으로 압박을 경감한다. 또한 손목시계 알람, 말하는 시계, 또는 비퍼(무선호출기) 등을 사용하여 아동이 독립적으로 이러한 활동을 수행하는데 도움이 되도록 많은 방법을 모색해야 한다.[67,165,166]

▶ 레크리에이션과 레저활동
Recreation and leisure activities

학동기가 되면 바닥 위에서 움직이고 놀이 가능한 시간이 아주 줄어든다. 일반적으로 말하여 일반교육 세팅 또는 통합교육세팅에서 온전한 학습 커리큘럼에는 레크리에이션의 기회가 거의 없다. 창의적이고 의욕에 찬 지도자가 있어 기꺼이 물리치료사와 함께 하려는 체육 수업시간이 있다면 이상적이다. 척추이분증 학생을 나머지 수업시간의 정규활동에 참여시킬 수 있는 전략을 개발될 수 있으며 그렇게 하고 있다. 변형과 적응을 가미하여 정규 학교 체육수업에 참여할 기회를 주는 것이 아동이 현재 참여할 수 있는 활동과 학교를 졸업한 이후에도 즐길 수 있는 활동을 찾아내는 데 도움이 될 수도 있다. 정규반에 있는 척추이분증 아동이 체육수업을 빠지는 것은 결코 정당화될 수 없고 활동의 어느 부분이나, 또래 학생들이 구사하는 기술의 어느 부분이라도 참여하도록 해주어야 한다. 물리치료사는 체육교사와 함께 수업에서 아동이 할 수 없는 것이나 무엇을 할 수 있는지를 고려하여 수정된 평가체계를 만드는데 협력할 수 있다.

특수학교에 다니는 학생은 레크리에이션과 레저 기술의 발달을 위하여 교육과정의 한 부분으로 체육수업뿐 아니라 특별 세션을 가지도록 한다. 다시 한번 말하건대 참신하고 의욕있는 교사는 그렇지 않으면 경험해보지 못할 많은 경험에 아동을 참여시키는데 도움이 될 것이고 이러한 활동이 일생의 관심 또는 취미가 되기도 한다.

그러나 정상아동들에서도 같지만 척추이분증 아동들도 방과 후에 새롭고, 좋은 일정한 레크리에이션의 경험을 친구와 가족의 지원과 정보에 의존하여 가질 수 있다. 배울 수 있고 일생 동안 해나갈 수 있는 활동이 무엇인지 확인하는 것이 척추이분증 환자의 전반적 관리상의 한 부분이 되어야 한다. 물리치료사는 전통적인 리틀리그 대신 "T-ball"게임과 같은 적응적 게임, 휠체어 게임, 걸을 수 있는 척추이분증 아동과 그 가족에게 적절하고 원하는 스포츠 프로그램 제공을 돕는데 중요한 역할을 할 수 있다. 전국적으로 각 시즌마다 아동과 가족이 참여할 수 있는 특수 팀을 결성하는 것이 늘어가고 있다. 척추이분증 아동은 적절한 심폐계 자극, 근력강화, 눈-손 협응, 휠체어 조작 기술, 모든 아동들에게도 도움이 되는 스포츠맨쉽을 향상시킬 적절한 활동에 정기적으로 참여하도록 권장되어야 한다. 치료사는 개조된 자전거, 그리고 기타 가정 운동, 레크리에이션 기구에 관한 자문을 받는 것이 흔하다. 전문적인 권고를 함으로써 아동이 계속 활발히 활동할 수 있게 돕는 것이 부모에게 중요한 도움이 될 수 있다. 때론, 우리가 신뢰할 수 있는 공급업체의 구체적인 자원, 브랜드 이름 및 연락처를 제공해야 할 수도 있고, 보험 회사에 장비 필요성을 주장하는 서신, 성공적인 후속 조치의 가능성을 증가시키는 서신 등이 포함될 수 있다. 가족 및 환자와의 팀 구성은 시간이 많이 걸리지만 궁극적으로 매우 소중하고 가치가 있는 일이다.

물리치료 전문분야에 수중운동이 포함되고 확대됨으로써 수중치료까지 하게 된 물리치료사를 위해 그에 대한 신체 연구와 정보가 의미있게 증가되기도 하였다. 일반인의 건강과 체력에 대한 관심이 장애인이 접근할 수 있는 많은 수영장을 만들게 하였고 이는 레크리에이션과 치료적 목적에 사용되도록 하는 결과를 낳았다. 수중동작의 장점을 누릴 즐거움과 탐색하는 기회를 제공하는 것이 척추이분증 환자에게는 신체에도 도움이 되는 바, 이러한 활동에 참여하도록 해주는 것이 좋을 수도 있다. 어린 아동에게는 수중 안전과 기본 수영기술을 가르쳐서 일생 이용할 수 있게 한다. 부력기구의 이용여부와 상관없이 물속에서의 역량은 척추이분증 환자가 땅에서는 누리지 못할 동작에서의 독립성을 누릴 수 있게 해준다. 좀 더 고도의 수중운동기술은, 각 개인에 맞춘 다면적 치료프로그램의 한 부분으로 통합시켜 수중운동을 시킬 수 있는 물리치료사가 가르치고 모니터한다. 물의 자연스런 저항과 부력을 이용함으로써 몸의 근력강화, 심폐기능 효율성 증가, 그리고 즐거움을 느낄 수 있다.

풀에서 물리치료를 하는 치료사는 이러한 수중치료가 정형외과적 수술을 한 아동의 후속 재활프로그램에 유용한 도구라는 것을 발견하였다. 이미 물과 친숙한 아동은 이러한 물이란 환경에서의 운동프로그램에 흥분과 신기함을 느끼며 쉽게 동기부여가 되어 열심히 하려고 한다. 석고붕대를 하고 있었거나 수술후 침상에서 회복되어가고 있는 아동은 물에서 더 쉽게 움직일 수 있다. 짧은시간 자유수영은 치료적 활동 사이의 휴식이 될 수도 있고 치료를 잘 따른 아동의 보상으로 이용할 수도 있다. 치료에서 매트 프로그램을 할 때 휴식시간이란 것은 움직이지 않는다는 것을 말한다. 그러나 물속일 때는 계속 움직일 것이다. 물속에서 물건 찾기, 농구, 배구, 또는 술래잡기 같은 팀플레이와 왕복 수영, 경주 같은 활동은 전통적인 치료 상황보다 아동을 더 많이 움직이게 만드는 활동들이다. 그러나 모든 레크리에이션과 치료를 같이 하는 치료사는 아동이 즐겁게 놀이하도록 해주어야 하지만 아동의 치료적 목표를 훼손해서는 안된다. 매트 운동같은 특정한 운동을 만들어서 적절한 영역을 목표로 하는 물리치료 중재가 되어야 한다 (보기 6.10).

보기 6.10 수영장에서 이용될 수 있는 치료전략의 예

신경지배가 남아있는 다리, 팔, 몸통의 근력강화 제공:

1. 매트에서의 이차원적 움직임에서는 가능하지 않았던 모든 방향, 모든 면으로의 다리의 움직임 패턴을 조합하여 움직임.
2. 깊은 물에서 부력기구 사용, 물의 저항을 받으며 다리로 차는 동작하기.
3. 폄 근육을 활성화하기 위하여 물위에 엎드리거나 바로누운자세로 치료사 손이나 수영장 벽을 밀어 물에서 갑작스런 전진을 즐기기.
4. 킥보드 잡고 또는 튜브 안에서 다리 동작만으로 왕복 수영.
5. 추가적으로 추진력과 저항을 얻기 위해 물갈퀴 착용하고 왕복수영, 어깨의 모든 근육을 쓰기 위해 다양한 영법을 사용함(만약 큰 엉덩이근육이 능동적이지 않으면 수영장 바닥에 다리를 끄는 것을 방지하고 펌하기 위하여 부력 커프를 발목관절 주위에 차고 동작을 하기도 한다).
6. 치료사가 다리를 잡고 바로누운자세, 엎드려누운자세로 앞으로 나아가는 것을 하지 못하게 하는 저항성 수영을 하도록 함.
7. 바로 누운 자세로 부유링 안에서 다리를 물 밖으로 내놓고 모든 복부근육을 운동하기 위하여 다리를 이쪽 저쪽으로 회전한다.
8. 아동의 연령과 능력에 따라 다양한 물 깊이에서 공 주고 받기, 농구, 투구와 포구(newcomb), 배구를 함.

척추이분증 성인
The young adult with spina bifida

의료관리팀은 척추이분증이 있는 청소년이 청소년/성인 시설이나 의료센터로 옮겨지기 전까지 환자에게 관심을 가져야 한다. 우리는 이 청소년들과 직접적인 관련은 없지만, 이 연령집단에 관한 지식은 임상가에게 도움이 된다. 치료사들은 이 진단을 받은 환자의 질환에 노화과정이 미치는 영향을 이해하여 모든 연령대에 도움이 되는 치료적 관점을 얻을 수 있다. 또한 다양한 수술적 · 치료적 · 중재적 결정에 대한 폭넓은 이해를 갖는 것도 중요하다. 척추이분증이 있는 환자들의 성장과 운동기능에 대해 이해함으로써 소아 환자들에게 접근하는 방법을 향상시킬 수 있다. 우리의 환자들이 모든 연령대에서 삶의 질을 향상시킬 수 있도록 새롭고 희망적인 전략을 개발하기 위하여 효과적이지 않은 기존 프로토콜을 수정하거나 폐기할 수 있다.[167]

시카코의 Selber와 Dias는 같은 의원에서 같은 의료진에게 치료를 받은 엉치(뼈)수준 척추갈림증이 있는 청소년들을 조사했다. 그러나 환자들의 대다수에서 공통적으로 골수염(osteomyelitis), 척추옆굽음증, 절단의 필요, 보행기능 감소 등의 합병증이 나타났다. 환자와 가족들은 피부관리 교육을 수년간 받고 의료진들과 오랜 관계를 맺어왔다. 골수염은 보조기와 신발을 무분별하게 사용하거나 몸에 맞지 않게 사용할 경우 발생할 수 있다. 가장 충격적인 것은 초기에 약한 발과 발목 등의 피부 손상이 발견되고 치료법을 찾기 위해 시간이 지연되는 동안 문제가 발생한다는 점이다. 더 심할 경우 절단이 필요할 수도 있다. 이 연구 집단에서 발견된 다른 문제는 많은 대상자들이 실외보행을 유지하더라도 무릎통증으로 인하여 보행의 안정성을 높이고 보조하고 관절 압박을 감소시키기 위하여 보조기, 목발, 지팡이 등을 다시 사용한다는 점이다. 이장의 앞에서 설명되었듯이 엉치(뼈)수준 손상이 있는 아동 집단은 가장 증상이 적은 것으로 생각된다. 의사, 환자 가족은 이 합병증들을 인식하여 아동의 일생 동안 기능에 영향을 줄 수 있는 복잡한 요인들에 관한 지식을 지속적으로 알아야 한다. 우리의 노력과 중재가 장기간에 걸쳐서 증상을 완화시킨다고 추측할 수는 없으며, 이와 같은 비극적인 결과가 발생했을 때는 더욱 더 치료 효과에 대한 논의가 불가능하다. 이런 경우 이 장에서 저자가 여러번 언급한 것처럼 우리가 불필요한 중재를 반복한 게 아닌가 하는 기분을 느낄 수도 있지만, 다행스럽게도 중요한 정보의 일관된 강화는 물리치료사뿐만 아니라 환자에게도 좋은 결과를 낳을 수 있다.

청소년의 손상 정도를 구분하지 않은 다른 연구에서는 1:1 돌봄에 대해 많은 사람들이 관심을 보이지 않았고, 질병상태 관리의 지속기간은 개인의 흥미와 약속 정도에 따라 다양하게 나타났다. 또한 많은 아동들이 따지기를 좋아하고 고집스러운 성격을 나타냈다. 기억력 문제, 사물 이해도 부족, 추리적 문제해결능력과 정신적 유연성 결핍이 나타났다.

전형적인 청소년 및 청년의 경우, 책임감이 깊어지고 커져서, 개인위생, 학교, 사회생활이 용이해지고 적응도가 증가하여 성공한다. 그러나 척추이분증 아동이 자신의 특정 영역의 치료에 중점을 두는 중재 및 지원이 제공되지 않는 한 이러한 기대치에 성공적으로 다다를 수 없다. 조기 독립을 달성하기 위해서는 그들 자신의 중재 계획을 계획하고 그 계획을 수행할 수 있는 기회가 있어야 한다. 아동이 과도한 수준의 필요와 도움에 길들여지기 전 적극적으로 가족이 함께 참여하는 경우, 이 계획은 성공할 가능성이 더 높다.[158]

인디애나에 있는 Riley 아동병원에서 실시한 연구에서, 척추이분증 증후군을 앓고 있는 청소년의 부모는 자녀에게 영향을 미치는 평생의 문제로 접근성, 지역 사회 교통, 독립성을 중심으로 우려를 표명했다. 그러나 십대들은 재정, 의료, 친구와의 의사소통 및 사회화, 또래 수용 등의 문제에 더 관심 있었다. 의료 치료를 제외하고는, 그들의 문젠 전형적인 또래들에게서 볼 수 있는 것과 크게 다르지 않았다. 이 연구는 이 사람들에게 주의를 기울여야 할 것은 사회 통합, 직업 훈련 및 성 상담이라고 결론지었다.[169]

전형적인 젊은 성인 인구에서 있는 잘못된 식단, 비만, 신체 활동 감소, TV시청 및 기타 좌식 활동 증가, 약물 남용의 건강 위험은 어린 시절부터 시작된 것이다. Dias 등의 척추이분증을 가진 성인 환자에 대한 연구에서 그들의 80%가 부모나 다른 친척들과 함께 살았으며 그 중 절반이 30세 이상이라는 사실을 발견했다.[171] 비록 82%가 어느 정도 독립성을 달성했지만, 17명의 환자만이 결혼하여 가족 구성원들과 떨어져 살고 있었다. 흥미롭게도, 개인의 독립 정도는 병변 수준이나 그들이 달성한 보행 수준과 관련이 없었다. 따라서 척추이분증을 가진 일부 개인의 인지적 구성에서 독립성에 대한 동기 부여 요인이 결여 되었다고 추정할 수 있다.[171]

Dunne과 Shurtleff는 척추이분증 성인에게서 공통적인 불평으로 비만, 요실금, 재발성 요로 감염, 만성 폐쇄성 폐질환, 설사, 관절통, 고혈압, 신경학적 저하 및 우울증을 확인했다. 요실금은 척추이분증을 가진 사춘기 소년과 소녀 그룹 설문 조사에서 핵심적인 문제였다. 일반적으로 소녀들이 소년보다 외모, 운동 능력 및 자존감이 낮았다. 그러나 소년 소녀 모두 요실금을 앓고 있는 아이들보다는 점수가 더 높았다. 이 연구에서 많은 젊은 성인들에서 요실금 문제는 걷는 능력보다 더 중요하게 나타났다.[173]

요로 감염은 성인에게서 가장 빈번하게 보고되는 질환이다. 환자는 요실금과 그것의 사회적 영향에 매우 관심이 많으며, 감염되지 않고 건조되도록 다양한 방법을 사용한다. 소변 우회로는 복부에 있는 위(stoma)에서 소변을 카테터로 빼거나 흡수 패드에 수집하는 수술 절차이다. 간헐적인 카테터 삽입에 의존하기를 원하지 않는 많은 환자에게 선호되는 해결책이다. 방광에 잔뇨가 있게 되면 박테리아 저장실이 되어 감염률이 높아지고 신장에 손상을 줄 수 있다. 일부 환자에게는 내재하는 폴리카테터(Foley catheter)가 사용되었지만 감염률이 높다. 다른 외부 수집 장치인 발살바(Valsalva) 배뇨 및 기저귀는 일반적으로 확인된 방법이다. 하루 일과에 따라 성인 관리를 위한 가장 성공적인 방법으로 남아 있으며 감염이나 신장 손상의 위험도가 가장 낮아 간헐적인 카테터 삽입술은 자주 권장된다. 그러나 부모가 더 이상 도움을 못주거나 감독하지 않아 잘 관리되지 않으면 자가 카테터 삽입술은 척추이분증 젊은 성인에게 예측된 것보다 성공적이지 않을 수 있다.[174,175]

McClone[176]은 직업 훈련 기회 부족, 고용 실현 부족, 가족과의 심리적 및 육체적 독립성 달성 능력의 저하와 같은 척추이분증 성인의 다른 문제들을 언급했다. 두 연구에서는 다각적 신경 심리 검사를 물뇌증이 있거나 물뇌증이 없는 척추이분증 젊은 성인에게 실시되었을 때, 구두(verbal) 학습, 언어 구사 및 복잡한 작업 순서에 있어 점수가 낮았으며 주의력 결핍률은 높았다. 기억력 지연, 공간 기억, 시각적 인식 기억은 평균 범위였다. 연구 중 하나에서 물뇌증을 가진 피험자의 거의 50%는 전체 IQ가 정상범위내에 들었음에도 불구하고 몇 가지 유형의 인지 손상을 보였다. 따라서 이전에 언급한 다른 도전 영역뿐만 아니라 환자가 학교에서 성공을 경험하고 일상생활의 복잡한 책임을 통제하고 관리하는 방법을 배우는데 상당한 영향을 미칠 수 있는 언어 구사 및 순서가 약하였다. 다양한 학습 스타일을 가진 다양한 환자들에 대한 우리의 중재는 개인의 학습 강점을 극대화하는 방법으로 그들의 도전 영역을 보완한다. 우리는 high-and low tech 통합 접근으로 그들을 돕는데 더욱 능숙해지고 있다. 따라서 활동순서 차트를 사용하여 자가 도관 삽입 및 절차를 배우는 것이 합리적이다. 사진이나 그림을 사용하는 가정 운동 프로그램은 환자에게 기록을 나누어 주고 읽게 하거나 긴 구두지시를 피할 수 있는 또 다른 적응이다. 집에서 볼 수 있는 운동 프로그램을 수행하는 환자의 비디오를 만드는 것도 사용된다. 행사달력, 체크리스트 또는 일일계획서 및 태블릿, 아이패드 및 기타 전자 장치의 사용은 환자에게 동기를 부여하고 계속 유지할 수 있게 한다. 이 전략들 중 많은 것들이 젊은 환자들에게 사용되지만, 나이 든 환자들도 함께 지속적 사용은 성공과 실패의 차이를 의미한다. 가족 구성원은 여러 가지 프로토콜, 운동 및 일정을 기억하고 준수하는데 도움을 줄 수 있는 개별화된 전략 중 일부를 활용할 수 있으며 스스로 구성하는 데 도움이 필요할 수도 있다.

일부지방 학교에서는 14세가 되면 학생의 연간 교육 프로그램에 특수 교육 전환 계획이 포함된다. 치료사, 사회복지사 또는 상담교사, 가족, 그리고 자녀는 팀으로서 고등학생에게 필요한 유형의 교육 프로그램에 관한 아이디어를 토론한다. 미래의 교육이 어떤 유형이 가장 좋을지, 자녀가 더 이상 집에서 살지 않을 때 어떤 유형의 주택이 필요한지, 그리고 어떤 종류의 직업 선택이 고려 될 수 있는지 등을 설명한다. 척추이분증이 있는 경우, 의료 제공자, 학교 및 가족은 서로 간의 의사소통을 통해 14세보다 훨씬 어린 자녀가 있을 때 장기적으로 발생하는 문제 중 일부를 최소화하거나 예방하기 위해 예비적이고 유연한 계획을 수립해야 한다고 나열되었다. 성인은 다양한 요구를 가지고 있으며, 이러한 요구 사항은 효율적으로 파악하고 해결할 수 있는 포괄적인 종합 팀 접근법에 의해 가능한 조기에 지속적으로 해결되어야하며, 전문가의 중재를 통해 젊은 환자를 더욱 더 독립적인 성인으로 만들어야 한다.

요약

척추이분증 소아를 치료하는 물리치료사에게는 생각해야 할 많은 접근방법이 있다. 종종 물리치료사로서의 역할은 언제 물리치료를 제공할지 논거에 의해 결정하는 것이다. 이 장애는 침범되어 있는 많은 시스템들에 대한 이해가 요구되는 복잡한 것이다. 이 장에서 제공된 정보는 이러한 출생 시부터의 결함을 좀 더 잘 이해하는 바탕이 되어줄 것이다. 물리치료사마다 일하고 있는 세팅에 따라 이 장의 어떤 부분은 다소간 관련이 더하거나 덜할 수도 있다. 이 장에서 제시한 중재를 위한 전략과 고찰은 척추이분증에 흔한 신경학적, 정형외과적, 그리고 발달학적 문제에 대해 물리치료사들이 알아야 할 일반적 철학을 반영한 것이다. 그리고 이것은 그들이 하고있는 치료에 적용되는 프로토콜과 경향들이다. 치료사는 아동과 그 가족을 치료하고 있는 다른 전문가의 생각에도 항시 민감해야 한다. 물리치료사로서 진정 어려운 것은 이러한 다양한 관점을 최선의 결과를 얻게 해줄 창의적인 치료계획에 통합하는 것이다. 해부학과 신경학을 아는 강력한 기본을 바탕으로 시작하여 경험과 탐구를 조합하면 치료사로서 좀 더 정교한 중재를 만들 수 있고 더 나아가 중요하게는 이것으로 아동이 가장 생산적이고 기능적 능력으로 발전해가도록 도와줄 수 있을 것이라는 점이다.

사례연구들

Crystal, 9세
중요한 병력

Crystal은 출생 3일째 등의 봉합술을 받았으며 12일째에는 물뇌증을 조절하기 위하여 VP션트를 시술받았다. 이후 집으로 퇴원하였으며 별다른 합병증이 없었다. 아이는 조부모와 남동생과 함께 살고있다. 3세부터 5세까지 작업치료, 물리치료, 그리고 언어치료의 조기중재 프로그램을 받았다. 그녀는 3세까지 조기개입 서비스를 받지 못했다. 크리스탈은 3년 전 학교에 입학했고 보조기없이 개인 수동휠체어를 탔다.

현재소견

아이는 중등도의 수용언어, 표현언어의 제약 및 인지제한을 보인다. 아이는 비슷한 학습장애를 가진 아동들을 대상으로 한 특수학급 종일반에 속해 있다. 이 학생들 중 유일하게 신체장애를 가지고 있다. 대근육 및 소근육 기술은 아이의 강점이다. 그녀는 복도에서 휠체어를 밀고, 서고, 걸어가기 위해 교실을 떠나는 것을 좋아한다. 그녀는 학교 간호실에서 매일 두 번 카테터 삽관을 받는다.

대근육 운동기술

아이는 안전을 위한 근접 감독하에서 휠체어에서 책상의자 사이로 옮겨 앉을 수 있다. 아이는 충동적이고 휠체어를 잠그지 않을수도 있거나 다리를 부주의하게 움직일 수도 있다. Crystal은 다양한 환경 내에서 휠체어를 잘 밀 수 있고 운전을 잘할 수 있다. 그녀는 휠체어를 타고 반 친구들과 함께 건물 안팎으로, 점심과 휴식시간에 쉽게 이동할 수 있다.

수동적 관절동작

작년에 뒤넙다리 근육의 연장술을 받았으며 6주 동안 긴다리 석고붕대를 하였다. 석고붕대를 제거하였을 때 우측 무릎관절이 15° 굽힘된 상태로 남았지만 좌측은 완전히 펴되었다. 여름방학에서 학교로 다시 돌아왔을 때 무릎관절만 제외하고 다리의 모든 양측 관절을 수동으로 완전한 범위로 움직일 수 있다. 우측 무릎관절은 40° 폄제한, 그리고 좌측 무릎관절은 폄이 20° 제한되어 있다.

기립상태로 이동

깁스를 제거하고 HKAFO와 나비모양의 골반대를 착용하여 엉덩관절의 폄을 유지하고 엉덩관절과 무릎관절은 드럽락(drop lock) 관절을 달았다. 발목관절은 90°로 고정되어있다. 아이는 모든 관절을 잠근상태에서 후방워커를 사용하면서 hop to 패턴으로 이동하는 것을 배웠다. 할머니는 아이가 치료받았던 지역 아동병원에서 보조기 사용법을 지도받았다. 보조기와 운동화를 가방에 넣어가지고 다니며 학교에서 신고 보행연습을 하였다. 가족에게 많은 요청을 하여도 이러한 일상에 변화가 없었다. 집에서는 저녁이나 주말에도 보조기를 신지 않았다. 할머니는 아침에 시간부족으로 보조기를 신기는 것이 어렵다고 한다. 그러나 교실에서 교사에게 보조기를 신기라는 요구는 불합리하다. 만약 가족이 크리스탈에게 보조기를 신긴 후 학교에 보내면, 학교 간호사는 늦은 아침에 도뇨관 검사를 실시하고 오후 도뇨관 검사를 받은 뒤 다시 보조기를 신길 용의가 있지만 가족이 지키지 않는 것이라는 점에 분노하고 있다. Crystal의 조부모님이 방과후나 주말에 그녀가 서고 걷는 것을 연습하는 것을 돕는다는 약속을 받는 것도 어렵다.

Crystal은 매주 학교에서 물리치료를 받는데 프로그램은 보행훈련과 몸통과 상지의 근력강화로 구성되어있다. 능동적이고 능동보조 관절가동운동은 또한 무릎 폄에 중점을 두고 수행된다. 아이는 가까이에서 감독해 주면 약 500야드를 피곤해하지 않고 일정하게 걸을 수 있다. 교실로 돌아오기 전에 학교 간호사에게 걸어가는 것을 좋아한다. Crystal의 가장 큰 어려움은 우측 무릎관절의 굽힘구축으로 좌측에 비해 우측이 상대적으로 짧아져 있다는 것이다. 이로 인하여 일어섰을 때 체중지지가 좌측으로 쏠리면서 불안정해진다. 아이는 추가의 지지를 위해 팔을 과도하게 사용해야 한다. 그녀는 또한 근접 보호를 받지 않으면 후방 보행 보조기로 서있을 때 두려움을 느꼈다. 보행 보조기를 그녀가 필요로 하는 전방 롤레이터 보행 보조기로 바꾸어 연습하였다.

도수근력검사

아이의 양측근육의 능동적 기능은 다음과 같다: 엉덩관절 굽힘과 모음(fair); 무릎관절 폄(poor); 무릎관절 굽힘(poor); 발목관절 발등굽힘(trace).

시행한 중재

학교 물리치료사와 척추이분증 클리닉의 정형외과의사, 물리치료사 간의 컨퍼런스가 소집되었다. 우리는 보조기에서 골반대를 떼어내고 훈련해볼 것을 결정하였다. 보조기사는 2인치의 웨지형 신발올림을 우측에 대어주어 무릎관절 굽힘을 보완하여 다리길이가 같아지도록 해주었다. 편편한 바닥위에 설 수 있게 되었다. 아이의 할머니는 클리닉에 와서 다시 한번 Crystal에게 매일 보조기를 신길 수 있도록 방법을 배웠다. 할머니는 골반대가 떼어진 긴다리 보조기는 신기기가 훨씬 수월해졌다고 하였다. 우리는 아이가 청소년기로 접어들고 있으며 아이의 기능적 보행이 많이 향상되지 않으면 앞으로 새로운 정립기술은 더 성취하기 어려울 수 있음을 말해주었다. 할머니는 다음번 방문 약속을 잡았다.

결과

Crystal은 현재 매일 보조기를 신고 학교에 가고 있다. 그녀는 교실 직원의 도움 덕분에 오른쪽 무릎 굽힘근의 신장과 왼쪽이 더 짧아지는 것을 방지하기 위해 양쪽 무릎을 잠근 채로 교실에서 앉아있다. 그녀의 휠체어에는 다리 받침대가 올라 있지 않기 때문에 작은 상자에 다리를 올리고 있다. 그녀는 매주 치료사와 계속 걷고 있으며, 그녀의 일상 프로그램으로 선다. 그녀는 매일 최대 1시간 동안 교실 직원에 의해 서기 상자에 똑바로 배치된다. 무릎을 잠그는 것이 훨씬 쉽고 빠르며 감독자가 설수 있도록 당겨주어 그녀는 서기만 하면 된다. 선생님은 그녀와 함께 그녀의 의자에서 서기 상자로 또 뒤쪽으로 걷는다. 서기 상자에는 트레이가 있어서 수업 활동과 컴퓨터 작업에 참여할 수 있다. 그녀는 활동적이라 부족한 엉덩이 굽힘근으로도 교대적 패턴의 다리 운동을 할 수 있으며 신발 리프트는 더 나은 지지면을 제공하고 팔의 지지 의존도는 감소되었다. 그녀의 보행 지구력이 향상되었다.

그녀는 종종 그녀의 속도를 높이는 도약(hopping) 보행으로 전환한다. 그녀는 몸통을 앞으로 굽히지 않고 엉덩이 위로 꼿꼿이 세우고 유지할 수 있다. 선생님은 서서히 보행 프로그램을 늘릴 계획이며 휠체어를 사용하기보다는 하루에 두 번 걸어서 간호사에게 카테터 삽입을 위해 교실을 나갈 것이다. 간호사는 이제 Crystal의 보조기를 제거하지 않고 카테터 삽입을 빠르고 쉽게 수행 할 수 있다. 마지막으로 작은 그림 카드를 만들어 의자에 부착하여 휠체어를 세우고 안전하게 옮길 수 있는 순서를 올바르게 알려주었다. 그것은 그녀를 도와주는 선생님의 조언이었다.
이 적응은 그녀의 안전 수준을 크게 향상 시켰다.

결론

처음에는 골반대가 병변 수준과 하체강화에 적절하였지만, 그녀의 서고 걷는 치료 프로그램에서 골반대를 제거하니 골반대가 그녀를 전방으로 이동하는 열쇠였다는것을 알 수 있었다. 골반대 제거는 그녀의 속도, 지구력 또는 운동 패턴에 부정적인 영향을 미치지는 않았다. 선생님은 더 열성적으로 참여하였고 더 쉽게 도움을 주었다. 그녀의 가족은 순응적이고 높은 참여도로 보조기를 신기어 학교에 보냈다. 크리스탈은 보행 운동과 그녀의 직립 기술을 유지하는 목표를 위해: 체중 조절; 다리, 몸통, 그리고 팔 강화; 이 계획은 성공적이었다. 그녀가 일찍이 이 보행 프로그램을 시작했다면, 그녀의 걷기 위한 힘과 동기는 더 높은 기능 수준에 도달했을 것이다. 선생님, 학교 간호사, 학교 물리치료사, 그리고 병원 직원은 가정에서 동참를 권장하여 Crystal에게 보조기를 신기어 주말이나 긴휴일 및 여름 방학 동안 걷기 등 계속 노력할 것이다. 그녀의 걷는 기술이 향상되면, 더 먼 거리를 걷고 그녀의 일상적인 교실에서 서는 시간을 늘리는 것이 추가 될 수 있다.

참고문헌

1. Morrisey RT. Spina bifida: a new rehabilitation problem. *Orthop Clin North Am*. 1978;9:379–389.
2. Myers GJ. Myelomeningocele: the medical aspects. *Pediatr Clin North Am*. 1984;31:165–175.
3. Adzick NS, Thom EA, Spong CY, et al. A randomized trial of prenatal versus postnatal repair of myelomeningocele. *N Eng J Med*. 2011;364:993–1004.
4. Duff EM, Cooper ES. Neural tube defects in Jamaica following Hurricane Gilbert. *Am J Public Health*. 1994;84(3):473–476.
5. Seller M. Risks in spina bifida: annotation. *Dev Med Child Neurol*. 1994;36:1021–1025.
6. Share with women: folic acid—what's it all about. *J Midwifery Womens Health*. 2003;48(5):365–366.
7. MMWR Editorial Note. Center for Disease Control and Prevention. MMWR editorial note. 2004;53(17):362–365.
8. Ray JG, Meier C, Vermeulen MJ, et al. Association of neural tube defects and folic acid food fortification in Canada. *Lancet*. 2002;360(9350):2047–2048.
9. Frey L, Hauser WA. Epidemiology of neural tube defects. *Epilepsia*. 2003;44(suppl 3):4–13.
10. Trends in wheat-flour fortification with folic acid and iron—worldwide, 2004 and 2007. *MMWR Morb Mortal Wkly Rep*. 2008;57:8–10. Available at http://www. cdc.gov/mmwr/preview/mmwrhtml/mm5701a4.htm. Accessed November 2012.
11. Periconceptual use of multivitamins and the occurrence of anencephaly and spina bifida. *MMWR Morb Mortal Wkly Rep*. 1988;37:47:727–730. Available at http://www.cdc.gov/mmwr/preview/mmwrhtml/00001309.htm. Accessed November 2012.
12. Mathews TJ, Honein MA, Ericckson JD. Spina bifida and anencephaly prevalence—United States,1991-2001. *MMWR Recomm Rep*. 2002; 51(RR-13):9–11. Available at http://www.cdc.gov/mmrw/preview/mmwrhtml/rr5113a3.htm. Accessed November 2012.
13. Finnell RH, Gould A, Spiegelstein O. Pathobiology and genetics of neural tube defects. *Epilepsia*. 2003;44(suppl 3):14–23.
14. Dias MS, Partington M. Embryology of myelomeningocele and anencephaly. *Neurosurg Focus*. 2004;16(2):E1.
15. Alwan S, Reefhuis J, Rasmussen A, et al. Use of selective serotonin reuptake inhibitors in pregnancy and the risk of birth defects. *N Eng J Med*. 2007;356:2684–2692.
16. Lunsky AM, Ulcicus M, Rothman KJ, et al. Maternal heat exposure and neural tube defects. *JAMA*. 1992;268:882–885.
17. McClone D. Neurosurgical management and operative closure for myelomeningocele. Paper presented at: the Annual Myelomeningocele Seminar; 1982; Chicago, IL.
18. Center for Disease control. Estimating the prevalence of spina bifida. Available at: http://www.cdc.gov/ncbddd/spinabifida/research.html. Accessed September 2012.
19. Smith K, Freeman KA, Neville-Jan A, et al. Cultural considerations in the care of children with spina bifida. *Ped Clin North Am*. 2010;57(4):1027–1040.
20. Canfield MA, Ramadhani TA, Shaw GM, et al. Anencephaly and spina bifida among Hispanics: maternal, sociodemographic and acculturation factors in the national birth defects prevention study, birth defects research (Part A). *Clin Mol Teretol*. 2009;85(7):637–646.
21. Arizona Department of Health Services. Facts about Spina bifida, 1995-2009. Available at: www.azdhs.gov/phstats/bdr/reports/spinabifida.pdf. Accessed July 2012.
22. Johnson CY, Honien MA, Flanders DW, et al. Pregnancy termination following prenatal diagnosis of anencephaly or spina bifida: A systematic review of the literature. *Birth Defects Res A Clin Mol Teratol*. 2012:44(1):857–863.
23. Scarff TB, Fronczak S. Myelomeningocele: a review and update. *Rehab Lit*. 1981;42:143–147.

24. Tachdjian MO. *Pediatric Orthopedics*. Vol 3. 2nd ed. Philadelphia, PA: WB Saunders; 1990:1773–1880.
25. Behrman RC, Vaughn VC, eds. *Nelson's Textbook of Pediatrics*. 11th ed. Philadelphia, PA: WB Saunders; 1979.
26. Wolraich M. The association of spina bifida occulta and myelomeningocele. Paper presented at: the 2nd Symposium on Spina Bifida; 1984;Cincinnati, OH.
27. Fidas A, MacDonald HL, Elton RA, et al. Prevalence of spina bifida occulta in patients with functional disorders of the lower urinary tract and its relation to urodynamics and neurophysiological measurements. *BMJ*. 1989;298:357–359.
28. Warder DE. Tethered cord syndrome and occult spinal dysraphism. American Association of Neurological Surgeons. *Neurosurg Focus*. 2001;10(1):e1.
29. Tubbs RS, Wellons III JC, Grabb PA, et al. Chiari II malformation and occult spinal dysraphism. Case reports and a review of the literature. *Pediatr Neurosurg*. 2003;39(2):104–107.
30. D'Agasta SD, Banta JV, Gahm N. The fate of patients with lipomeningocele. Paper presented at: The American Academy of Cerebral Palsy and Developmental Medicine (ACPDM); 1987; Boston, MA.
31. Kanev PM, Lemire RJ, Loeser JD, et al. Management and long-term follow-up review of children with lipomyelomeningocele. *J Neurosurg*. 1990;73:48–52.
32. Moore KL. *The Developing Human: Clinically Oriented Embryology*. Philadelphia, PA: WB Saunders; 1974.
33. Robbins SL. *Pathologic Basis of Disease*. Philadelphia, PA: WB Saunders; 1974.
34. Umphred DA. *Neurological Rehabilitation*. St. Louis, MO: CV Mosby; 1985.
35. Sharrard WJ. Neuromotor evaluation of the newborn. In: *Symposium on Myelomeningocele*. St. Louis, MO: CV Mosby; 1972.
36. Peach B. The Arnold-Chiari malformation. *Arch Neurol*. 1965;12:165.
37. Peach B. The Arnold-Chiari malformation. *Arch Neurol*. 1965;12:109.
38. McCullough DC. Arnold-Chiari malformation—theories of development. Paper presented at: the 2nd Symposium on Myelomeningocele; 1984; Cincinnati, OH.
39. McLone DG, Knepper PA. The cause of Chiari II malformation: a unified theory. *Pediatr Neurosci*. 1989;15:1–12.
40. Mclone DG, Dias MS. The Chiari II malformation: cause and impact. *Childs Nerv Syst*. 2003;19(7–8):540–550.
41. Lutschg J, Meyer E, Jeanneret-Iseli C, et al. Brainstem auditory evoked potential in myelomeningocele. *Neuropediatrics*. 1985;16:202–204.
42. Hesz N, Wolraich M. Vocal cord paralysis and brainstem dysfunction in children with spina bifida. *Dev Med Child Neurol*. 1985;27:528–531.
43. Hoffman HJ, Hendrick EB, Humphreys RP, et al. Manifestations and management of Arnold-Chiari malformation in patients with myelomeningocele. *Childs Brain*. 1975;1:255–259.
44. Staal MJ, Melhuizen-de Regt MJ, Hess J. Sudden death in hydrocephalic spina bifida aperta patients. *Pediatr Neurosci*. 1987;13:13–18.
45. Biggio JR, Wenstrom KD, Owen J. Fetal open spina bifida: a natural history of disease progression in utero. *Prenat Diagn*. 2004;24(4):287–289.
46. Palomaki GE, Williams JR, Haddow JE. Prenatal screening for open neural-tube defects in Maine. *N Engl J Med*. 1999;340(13):1049–1050.
47. Thomas M. The lemon sign. *Radiology*. 2003;228(1):206–207.
48. Pilu G, Romero R, Reece A, et al. Subnormal cerebellum in fetuses with spina bifida. *Am J Obstet Gynecol*. 1988;158:1052–1056.
49. Benacerraf BR, Stryker J, Frigotto FD. Abnormal ultrasound appearance of the cerebellum (banana sign): indirect sign of spina bifida. *Pediatr Radiol*. 1989;171:151–153.
50. Nyberg DA, Mack LA, Hirsch J, et al. Abnormalities of cranial contour in sonographic detection of spina bifida: evaluation of the "lemon" sign. *Radiology*. 1988;167(2):387–392.
51. Thiagarajah S, Henke J, Hogge WA, et al. Early diagnosis of spina bifida: the value of cranial ultrasound markers. *Obstet Gynecol*. 1990;76:54–57.
52. Bensen J, Dillard RG, Burton BK. Open spina bifida: does cesarean section delivery improve prognosis? *Obstet Gynecol*. 1988;71:532–534.
53. Luthy DA, Wardinsky T, Shurtleff DB, et al. Cesarean section before the onset of labor and subsequent motor function in infants with myelomeningocele diagnosed antenatally. *N Engl J Med*. 1991;324:662–666.
54. Shurtleff DB, Luthy DA, Benedetti TJ, et al. Perinatal management, cesarean section and outcome in fetal spina bifida. Paper presented at: the American Academy of Cerebral Palsy and Developmental Medicine; 1987; Boston, MA.
55. Hogge WA, Dungan JS, Brooks MP, et al. Diagnosis and management of prenatally detected myelomeningocele: a preliminary report. *Am J Obstet Gynecol*. 1990;163:1061–1064.
56. Johnson MP, Sutton LN, Rintol N, et al. Fetal myelomeningocele repair: short term clinical outcomes. *Am J Obstet Gynecol*. 2003;189(2):482–487.
57. Sutton LN, Adzick NS, Bilaniuk LT, et al. Improvement in hindbrain herniation demonstrated by serial fetal magnetic resonance imaging following fetal surgery for myelomeningocele. *JAMA*. 1999;282(19):1826–1831.
58. Buner JP, Tulipan N, Paschall RL, et al. Fetal surgery for myelomeningocele and the incidence of shunt-dependent hydrocephalus. *JAMA*. 1999;282(19):1819–1825.
59. Danzer E, Johnson MP, Adzick NS, et al. Fetal surgery for myelomeningocele: progress and perspectives. *Dev Med Child Neurol*. 2012;54(1):8–14.
60. Verbeek RJ, Heep A, Maurits NM, et al. Fetal endoscopic myelomeningocele closure preserves segmental neurologic function. *Dev Med Child Neurol*. 2012;54(1):15–22.
61. Shurtleff D. Fetal endoscopic myelomeningocele repair. *Dev Med Child Neurol*. 2012;54(1):4–5.
62. Raimondi AJ, Soare P. Intellectual development in shunted hydrocephalic children. *Am J Dis Child*. 1974;127:664–671.
63. McLone DG, Czyzewski D, Raimondi AJ, et al. Central nervous system infections as a limiting factor in the intelligence of children with myelomeningocele. *Pediatrics*. 1982;70:338–342.
64. Ellenbogen RG, Goldmann DA, Winston KW. Group B streptococcal infections of the central nervous system in infants with myelomeningocele. *Surg Neurol*. 1988;29:237–242.
65. Banta J. Long-term ambulation in spina bifida. Paper presented at: the American Academy of Cerebral Palsy and Developmental Medicine; 1983; Chicago, IL.
66. Murdoch A. How valuable is muscle charting? *Physiotherapy*. 1980;66:221–223.
67. Schafer M, Dias L. *Myelomeningocele: Orthopedic Treatment*. Baltimore, MD: Williams . . . Wilkins; 1983.
68. Kaplan G. Editorial: with apologies to Shakespeare. *J Urol*. 1999;161:933.
69. Tanaka H, Katizaki H, Kobayashi S, et al. The relevance of urethral resistance in children with myelodysplasia: its impact on upper urinary tract deterioration and the outcome of conservative management. *J Urol*. 1999;161:929–932.
70. *An Introduction to Hydrocephalus*. Chicago, IL: Children's Memorial Hospital; 1982.
71. Raimondi AJ. Complications of ventriculoperitoneal shunting and a critical comparison of the 3-piece and 1-piece systems. *Childs Brain*. 1977;3:321–342.

72. Bell WO, Sumner TE, Volberg FM. The significance of ventriculomegaly in the newborn with myelodysplasia. *Childs Nerv Syst.* 1987;3:239–241.
73. Bell WO, Arbit E, Fraser R. One-stage myelomeningocele closure and ventriculo-peritoneal shunt placement. *Surg Neurol.* 1987;27:233–236.
74. Lindseth RE. Treatment of the lower extremities in children paralyzed by myelomeningocele (birth to 18 months). *Am Acad Orthop Surg Inst Course Lec.* 1976;25:76–82.
75. Daniels L, Williams M, Worthingham C. *Muscle Testing: Techniques of Manual Examination.* Philadelphia, PA: WB Saunders; 1956.
76. Strach EH. Orthopedic care of children with myelomeningocele: a modern program of rehabilitation. *BMJ.* 1967;3:791–794.
77. Asher M, Olson J. Factors affecting the ambulatory status of patients with spina bifida cystica. *J Bone Joint Surg Am.* 1983;65(3):350–356.
78. Bunch W. Progressive neurological loss in myelomeningocele patients. Paper presented at: the American Academy of Cerebral Palsy and Developmental Medicine Conference; 1982; San Diego, CA.
79. Coon V, Donato G, Houser C, et al. Normal ranges of hip motion in infants. *Clin Orthop.* 1975;110:256–260.
80. Haas S. Normal ranges of hip motion in the newborn. *Clin Orthop Rel Res.* 1973;91:114–118.
81. Dias L. Hip contractures in the child with spina bifida. Paper presented at: the 2nd Symposium on Spina Bifida; 1984; Cincinnati, OH.
82. Banta JV, Lin R, Peterson M, et al. The team approach in the care of the child with myelomeningocele. *J Prosthet Orthot.* 1989;2:263–273.
83. Lie HR, Lagergren J, Rasmussen F, et al. Bowel and bladder control of children with myelomeningocele: a Nordic study. *Dev Med Child Neurol.* 1991;33:1053–1061.
84. Brem AS, Martin D, Callaghan J, et al. Long-term renal risk factors in children with myelomeningocele. *J Pediatr.* 1987;110:51–55.
85. Anagnostopoulos D, Joannides E, Kotsianos K. The urological management of patients with myelodysplasia. *Pediatr Surg Int.* 1988;3:347–350.
86. Wolf LS. Early motor development in children with myelomeningocele. Paper presented at: the American Academy of Cerebral Palsy and Developmental Medicine; 1984; Washington, DC.
87. Mazur JM. Hand function in patients with spina bifida cystica. *J Pediatr Orthop.* 1986;6:442–447.
88. Anderson P. Impairment of a motor skill in children with spina bifida cystica and hydrocephalus: an exploratory study. *Br J Psychol.* 1977;68:61–70.
89. Dahl M, Ahlsten G, Carlson H, et al. Neurological dysfunction above cele level in children with spina bifida cystica: a prospective study to three years. *Dev Med Child Neurol.* 1995;37:30–40.
90. Bobath B. Motor development, its effect on general development and application to the treatment of cerebral palsy. *Physiotherapy.* 1971;57:526–532.
91. Bobath B. The treatment of neuromuscular disorders by improving patterns of coordination. *Physiotherapy.* 1969;55:18–22.
92. Bobath B. The very early treatment of cerebral palsy. *Dev Med Child Neurol.* 1967;9:373–390.
93. Caplan F. *The First Twelve Months of Life.* New York, NY: Grosset and Dunlap; 1973.
94. Turner A. Upper-limb function in children with myelomeningocele. *Dev Med Child Neurol.* 1986;28:790–798.
95. Turner A. Hand function in children with myelomeningocele. *J Bone Joint Surg Br.* 1985;67:268–272.
96. Agness PJ. Learning disabilities and the person with spina bifida. Paper presented at: the Spina Bifida Association of America Meeting; 1980; Chicago, IL.
97. Cronchman M. The effects of babywalkers on early locomotor development. *Dev Med Child Neurol.* 1986;28:757–761.
98. Williams EN, Broughton NS, Menelaus MB. Age-related walking in children with spina bifida. *Dev Med Child Neurol.* 1999;41(7):446–449.
99. Menelaus M. The evolution of orthopedic management of myelomeningocele. *J Pediatr Orthop.* 1999;18:421–422.
100. Charney EB, Melchionni JB, Smith DR. Community ambulation by children with myelomeningocele and high level paralysis. Paper presented at: the American Academy of Cerebral Palsy and Developmental Medicine; 1989; San Francisco, CA.
101. Beaty JH, Canale ST. Current concepts review. Orthopedic aspects of myelomeningocele. *J Bone Joint Surg Am.* 1990;72:626–630.
102. Dias L. Orthopedic care in spina bifida: past, present, and future. *Dev Med Child Neurol.* 2004;46(9):579.
103. Menelaus M. Hip dislocation: concepts of treatment. Paper presented at: the 2nd Symposium on Spina Bifida; 1984; Cincinnati, OH.
104. Stauffer ES, Hoffer M. Ambulation in thoracic paraplegia [Abstract]. *J Bone Joint Surg.* 1972;54A:1336.
105. Hoffer MM, Feiwell EE, Perry R, et al. Functional ambulation in patients with myelomeningocele. *J Bone Joint Surg.* 1973;55(1):137–148.
106. Swaroop VT, Dias L. Orthopedic management of spina bifida. Part I: hip, knee and rotational deformities. *J Child Orthop.* 2009;3(6):441–449.
107. Swaroop VT, Dias L. Orthopedic management of spina bifida. Part II: foot and ankle deformities. *J Child Orthop.* 2011;5(6):403–414.
108. Yngve D, Douglas R, Roberts JM. The reciprocating gait orthosis in myelomeningocele. *J Pediatr Orthop.* 1984;4:304–310.
109. Dias L, Tappit-Emas E, Boot E. The reciprocating gait orthosis: the Children's Memorial experience. Paper presented at: the American Academy of Developmental Medicine and Child Neurology; 1984; Washington, DC.
110. Douglas R, Larson PF, D'Ambrosia R, et al. The LSU reciprocating gait orthosis. *Orthopedics.* 1983;6:834–839.
111. Center for Orthotics Design, Inc. www.centerfororthoticsdesign.com. Accessed July 5 2007.
112. Williams L. Energy cost of walking and of wheelchair propulsion by children with myelodysplasia. *Dev Med Child Neurol.* 1983;25:617–624.
113. Wright JG. Hip and spine surgery is of questionable value in spina bifida: an evidence based review. *Clin Orthop Relat Res.* 2011;465(5):1258–1264.
114. McDonald CM, Jaffe KM, Mosca VS, et al. Ambulatory outcome of children with myelomeningocele: effect of lower extremity muscle strength. *Dev Med Child Neurol.* 1991;33:482–490.
115. Torosian CM, Dias LS. Surgical treatment of severe hindfoot valgus by medial displacement osteotomy of the os calsis in children with myelomeningocele. *J Pediatr Orthop.* 2000;20(2):226–229.
116. Neto J, Dias L, Gabriel A. Congenital talipes equinovarus in spina bifida: treatment and results. *J Pediatr Orthop.* 1996;16:782–785.
117. Schopler SA, Menelaus MB. Significance of the strength of the quadriceps muscles in children with myelomeningocele. *J Pediatr Orthop.* 1987;7:507–512.
118. Sherk HH, Uppal GS, Lane G, et al. Treatment versus nontreatment of hip dislocations in ambulatory patients with myelomeningocele. *Dev Med Child Neurol.* 1991;33:491–494.

119. Duffy CM, Graham HK, Cosgrove AP. The influence of ankle-foot orthosis on gait and energy expenditure in spina bifida. *J Pediatr Orthop*. 2000;20(3):356–361.
120. Hunt KG, et al.The effects of fixed and hinged ankle-foot orthoses on gait myoelectric activity in children with myelomeningocele. Meeting Highlights of AACPDM. *J Pediatr Orthop*. 1994;14(2):269.
121. Knutson LM, Clark DE. Orthotic devices for ambulation in children with cerebral palsy and myelomeningocele. *Phys Ther*. 1991;71:947–960.
122. Vankoski S, Dias L. Children with spina bifida benefit from gait analysis. *The Standard*. 1997;1:4–5.
123. Vankoski S, Sarwark J, Moore C, et al. Characteristic pelvis, hip and knee kinematic patterns in children with lumbosacral myelomeningocele. *Gait Posture*. 1995;3(1):51–57.
124. Ounpuu S, Davis R, Bell K, et al. Gait analysis in the treatment decision making process in patients with myelomeningocele. In: 8th Annual East Coast Gait Laboratories Conference; May 5–8, 1993; Rochester, MN.
125. Duffy C, Hill A, Cosgrove A, et al. Three-dimensional gait analysis in spina bifida. *J Pediatr Orthop*. 1996;16:786–791.
126. Williams J, Graham G, Dunne K, et al. Late knee problems in myelomeningocele. *J Pediatr Orthop*. 1993;13:701–703.
127. Thompson JD, Ounpuu S, Davis RB, et al. The effects of ankle-foot orthosis on the ankle and knee in persons with myelomeningocele: an evaluation using three dimensional gait analysis. *J Pediatr Orthop*. 1999;19(1):27–33.
128. Porsch K. Origin and treatment of fractures in spina bifida. *Eur J Pediatr Surg*. 1991;1(5):298–305.
129. Drummond D. Post-operative fractures in patients with myelomeningocele. *Dev Med Child Neurol*. 1981;23:147–150.
130. Rosenstein BD, Greene WB, Herrington RT, et al. Bone density in myelomeningocele: the effects of ambulatory status and other factors. *Dev Med Child Neurol*. 1987;29:486–494.
131. Lock TR, Aronson DD. Fractures in patients who have myelomeningocele. *J Bone Jt Surg Am*. 1989;71:1153–1157.
132. Bartonek A, Saraste H, Samuelson L, et al. Ambulation in patients with myelomeningocele: a 12 year follow-up. *J Pediatr Orthop*. 1999;19(2):202–206.
133. Hall P, Lindseth R, Campbell R, et al. Scoliosis and hydrocephalus in myelomeningocele patients: the effect of ventricular shunting.*J Neurosurg*. 1979;50:174–178.
134. Mazur JM, Menelaus MB. Neurologic status of spina bifida patients and the orthopedic surgeon. *Clin Orthop Rel Res*. 1991;264:54–64.
135. Jeelani NO, Jaspan T, Punt J. Tethered cord syndrome after myelomeningocele repair. *BMJ*. 1999;318:516–517.
136. Petersen M. Tethered cord syndrome in myelodysplasia: correlation between level of lesion and height at time of presentation. *Dev Med Child Neurol*. 1992;34:604–610.
137. McClone D, Herman J, Gabriele A, et al. Tethered cord as a cause of scoliosis in children with a myelomeningocele. *Pediatr Neurosurg*. 1990;91(16):8–13.
138. Banta J. The tethered cord in myelomeningocele: should it be untethered? *Dev Med Child Neurol*. 1991;33:167–176.
139. Mazur J, Stillwell A, Menelaus M. The significance of spasticity on the upper and lower limbs in myelomeningocele. *J Bone Joint Surg Br*. 1986;68:213–217.
140. Flanagan RC, Russell DP, Walsh JW. Urologic aspects of tethered cord. *Urology*. 1989;33:80–82.
141. Kaplan WE, McLone DG, Richards I. The urological manifestation of the tethered spinal cord. *J Urol*. 1988;140:1285–1288.
142. Grief L, Stalmasek V. Tethered cord syndrome: a pediatric case study. *J Neurosci Nurs*. 1989;21:86–91.
143. Hochleiter BW, Menardi G, Haussler B, et al. Spina bifida as an independent risk factor for sensitivization to latex. *J Urol*. 2001;166(6):2370–2373.
144. Nieto A, Mazon A, Pamies R, et al. Efficacy of latex avoidance for primary prevention of latex sensitization in children with spina bifida. *J Pediatr*. 2002;140(3):370–372.
145. Centers for Disease Control. Anaphylactic reaction during general anesthesia among pediatric patients, United States. Jan 1990–Jan 1991. *MMWR Morb Mortal Wkly Rep*. 1991;40:437–443.
146. *Allergic Reactions to Latex-Containing Medical Devices: FDA Medical Alert*. Food and Drug Administration; March 29, 1991.
147. Meeropol E, Frost J, Pugh L, et al. Latex allergy in children with myelomeningocele. *J Pediatr Orthop*. 1993;13:1–4.
148. D'Astous J, Drouin M, Rhine E. Intraoperative anaphylaxis secondary to allergy to latex in children who have spina bifida. *J Bone Joint Surg*. 1992;74(7):1084–1086.
149. Meehan P, Galina M, Daftari T. Intraoperative anaphylaxis due to allergy to latex. *J Bone Joint Surg*. 1992;74-A:1103–1109.
150. Lu L, Kurup V, Hoffman D, et al. Characterization of a major latex allergen associated with hypersensitivity in spina bifida patients.*J Immunol*. 1995;155:2721–2728.
151. Medical Sciences Bulletin. Available at: http://pharminfo.com/pub/msb/latex.html. Accessed Jan 2003.
152. Good Latex Allergy Survival Skills. Available at: http://www.netcom.com/~ecbdmd/Glass.html. Accessed Jan 2003.
153. Latex Allergy. Available at: http://www.waisman.wisc.edu/~rowley/sbkids/Sb_latex.html. Accessed Jan 2003.
154. Willis KE, Holmbeck GN, Dillon K, et al. Intelligence and achievement in children with myelomeningocele. *J Pediatr Psychol*. 1990 Apr; 15(2): 161–176
155. Horn DG, Pugzles Lorch E, Lorch RF, et al. Distractibility and vocabulary deficits in children with spina bifida and hydrocephalus. *Dev Med Child Neurol*. 1985;27:713–720.
156. Wolfe GA, Kennedy D, Brewer K, et al. Visual perception and upper extremity function in children with spina bifida. Paper presented at: the American Academy of Cerebral Palsy and Developmental Medicine; 1989; San Francisco, CA.
157. Cull C, Wyke MA. Memory function of children with spina bifida and shunted hydrocephalus. *Dev Med Child Neurol*. 1984;26:177–183.
158. Dise JE, Lohr ME. Examination of deficits in conceptual reasoning abilities associated with spina bifida. *Am J Phys Med Rehab*. 1998;77(3):247–250.
159. Mauk JE, Charney EB, Nambiar R, et al. Strabis-mus and spina bifida. Paper presented at: the American Academy of Cerebral Palsy and Developmental Medicine; 1987; Portland, OR.
160. Lennerstrand G, Gallo JE. Neuro-ophthalmological evaluation of patients with myelomeningocele and Chiari malformations. *Dev Med Child Neurol*. 1990;32:415–422.
161. Rothstein TB, Romano PE, Shoch D. Meningomyelocele. *Am J Ophthalmol*. 1974;77:690–693.
162. Horn DG, Lorch EP, Lorch RF, et al. Distractibility and vocabulary deficits in children with spina bifida and hydrocephalus. *Dev Med Child Neurol*. 1985;27:713–720.
163. Ruff HA. The development of perception and recognition of objects. *Child Dev*. 1980;51:981–992.
164. Butler C. Effects of powered mobility on self-initiated behaviors of very young children with locomotor disability. *Dev Med Child Neurol*. 1986;28:325–332.
165. DeLateur B, Berni R, Hangladarom T, et al. Wheelchair cushions designed to prevent pressure sores. *Arch Phys Med Rehabil*. 1976;57:129–135.
166. Fiewell E. Seating and cushions for spina bifida. Paper presented at: the 2nd Symposium on Spina Bifida; 1984; Cincinnati, OH.
167. Borjeson MC, Lagergren JL. Life conditions of adolescents with myelomeningocele. *Dev Med Child Neurol*. 1990;32:698–706.
168. Selber P, Dias L. Sacral level myelomeningocele: long term outcome in adults. *J Pediatr Orthop*. 1998;18:423–427.

169. Buran CF, McDaniel AM, Brej TJ. Needs assessment in a spina bifida program: a comparison of the perceptions of adolescents with spina bifida and their parents. *Clin Nurse Spec*. 2002;16(5):256–262.
170. Sawin, KJ, Brei TJ. Health risk behaviors in spina bifida: the need for clinical and policy action. *Dev Med Child Neurol*. 2012;54(11):974–975.
171. Dias LS, Fernandez AC, Swank M. Adults with spina bifida: a review of seventy-one patients. Paper presented at: the American Academy of Cerebral Palsy and Developmental Medicine; 1987; Boston, MA.
172. Dunne KB, Shurtleff DB. The medical status of adults with spina bifida. Paper presented at: the American Academy of Cerebral Palsy and Developmental Medicine; 1987; Washington, DC.
173. Moore C, Kogan BA, Parekh A. Impact of urinary incontinence on self-concept in children with spina bifida. *J Urol*. 2004;171(4):1659–1662.
174. Lobby NJ, Ginsburg C, Harkaway RC, et al. Urinary tract infections in adult spina bifida. *Infect Urol*. 1999;12(2):51–55.
175. Campbell JB, Moore KN, Voaklander DC, et al. Complications associated with clean intermittent catheterization in children with spina bifida. *J Urol*. 2004;171(6, pt 1):2420–2422.
176. McClone DG. Spina bifida today: problems adult face. *Semin Neurol*. 1989;9:169–175.
177. Iddon JL, Morgan DJR, Loveday C, et al. Neuropsychological profile of young adults with spina bifida with or without hydrocephalus. *J Neurol Neursurg Psychiatry*. 2004;75:112–118.
178. Barf HA, Verhoef M, Jennekens-Schinkel A, et al. Cognitive status of young adults with spina bifida. *Dev Med Child Neurol*. 2003;45(12):813–820.

추천도서

Developingchild. Harvard.Edu/topics/understanding intervention (research and topics of interest about the benefits of early intervention).

Scherzer A, Tscharnuter I. *Early Diagnosis and Therapy in Cerebral Palsy*. New York, NY: Marcel Dekker; 1982 (handling strategies for young children).

Williamson GG. *Children with Spina Bifida: Early Intervention and Pre-School Programming*. Baltimore, MD: Brooks Publishers; 1987 (family concerns and PT/OT interventional strategies).

Zabel TA, Linroth R, Fairman AD. The Life Course Model Website: an online transition-focused resource for the Spina Bifida community. *Pediatr Clin North Am*. 2010;57(4): 911–917.

라텍스에 대한 정보-기타 출처

Food and Drug Administration. www.fda.gov

Spina Bifida Association of America. www.spinabifidaassociation.org

American Latex Allergy Association. http://www.latexallergyresources.org

CHAPTER 7

중추신경계에 대한 외상성 손상: 뇌손상

Traumatic Injury to the Central Nervous System: Brain Injury

정의 definition

외상성 뇌손상(TBI: traumatic brain injury)은 소아들의 이환과 사망률의 흔한 원인이며 외부의 기계적 힘이 머리를 우연하게 또는 고의로 강타하였을 때 발생한다.[1-3] TBI는 선천적인 손상 또는 퇴행적 손상과는 관련이 없다. TBI의 특성은 짧은 기면 상태로부터, 오랜 혼수 또는 뇌사에 이르기까지 이르는 의식의 변화이다. *물리치료 임상*

표 7.1	선호되는 임상 패턴-물리치료 임상지침, 2판
5C	중추신경계의 비진행성 질환과 관련된 운동기능과 감각통합의 장해: 영아 또는 아동기의 후천적 또는 선천적 원인
5D	중치신경계의 비진행성 질환과 관련된 운동기능과 감각통합의 장해: 청소년기 또는 성인기의 후천적 또는 선천적 원인
5I	혼수, 거의 혼수상태 또는 식물상태와 관련한 각성, 동작범위, 운동조절의 장해

From Guide to physical therapist. 2nd edition. *Phys Ther* 2001;81(1):1–768.

지침[4]에 따르면, 소아 TBI는 물리치료 영역에서 보게 되는 세 가지 임상패턴 중의 하나이다(표 7.1). 손상의 위치와 그 정도에 따라 증상이 아주 다양하게 변한다. TBI 아동의 97%는 가벼운 부상으로 별탈없이 회복하는 반면, 나머지는 부분적 또는 완전 기능장애 또는 정신사회적 장애가 남는 경우도 있다. 또한 TBI는 후천적 뇌손상, 머리 부상, 두부손상과도 관련이 있다.[5]

빈도 incidence

최근 들어 머리 손상으로 의심되어 응급실을 찾는 아동의 수가 거의 매년 1,365,000명으로 증가하여왔다.[6] 그들 중의 거의 18%가 0세에서 4세 사이의 어린 아동들이다.[6,7] 미국에서 해마다 475,000명의 새로운 TBI 아동이 발생하며, 그중 100,000명이 입원이 필요한 환자들이다.[6,8–10] 대체로 뇌손상은 1세부터 19세까지의 아동사망과 장애를 선도하는 원인이며, 1세 이하의 아동에서는 세 번째 사망의 원인이다.[8] 그럼에도 불구하고 손상을 입은 성인에서보다는 아동의 생존율이 더 좋다.[11,12]

현재 아동에서 TBI 발생은 두 시기의 정점이 있다. 첫째는 유아기(4세 이하)에서 많이 발생하고 두 번째는 중후반 청소년기(15세에서 19세 사이)에서 그 다음으로 발생한다.[11,13] 모든 연령대에서 여자아이들보다 남자아이들의 빈도가 2배 이상 높으며, 0세에서 4세 사이의 남자아이들의 수가 입원과 TBI와 관련된 사망에서 높게 나타난다.[1,7,9,11,14,15] 손상받기 전의 아동의 성격과 행동을 보면 손상받을 소인이 있다는 것을 알 수 있다.[16] 공격적, 과잉행동 그리고 집중하기 어려운 아동들에게서 부상의 위험이 증가한다.[16,17] 그 외에도 일단 한번 TBI가 발생한 경우 심지어 경미한 경우라도 또 다시 손상받을 위험이 증가된다.[18,19]

뇌손상과 사망률은 인종과 사회경제적 상태에 따라 아주 다르다. TBI 관련 사망률은 아프리카계 미국인에서 가장 높고 다음 백인종, 그 다음 기타 인종 순서이다.[5,20] 그러므로 저소득가정 아동들의 사망률이 중산층, 부유층 아동보다 높다.[20]

손상의 원인 causes of injury

추락 falls

입원이 필요하거나 또는 사망으로 이어지는 경우가 TBI의 35%에서 50%는 추락이 원인이다.[1,10,11,20,21] 12개월 미만의 아동은 추락이 부상의 위험으로 가장 높으며, 0개월에서 6개월 사이의 아동은 보호자 품에서의 추락을 포함하여, 추락으로 인해 중간정도의 부상의 높은 비율이 보여진다.[22] 학동기 이전의 아동 중의 외상성 손상의 51%는 놀이터 기구에서 추락하는 것이다.[20] 나이든 아동이 보통 10피트 이하에서 추락하는 경우는 많지 않다.[20,23] 비록 많은 경우가 사고로 인한 추락이지만, 10피트 이하에서 추락하는 경우에는 아동학대에 대해 조사해야 한다는 것을 명심하자.[20,23]

자동차 사고 motor vehicle accident

자동차 사고(MVAs: motor vehicle accident)는 소아 TBI의 약 25%를 차지하며, 5세에서 9세 사이의 아동들이 사망하는 가장 흔한 원인이다.[1,2,10,20] 4세에서 14세 사이의 아동은 자전거를 타다가 또는 보행 중 대부분 손상을 입는다.[13] 이와 반대로 청소년기의 자동차 사고의 대부분은 자동차에서 보호장구를 착용하지 않을 때 일어난다.[13] 자동차 사고는 아동들로 하여금 심각한 부상과 복합적인 정신적 외상을 야기하며, 거의 70%의 아동들이 어느 정도의 기간 동안 다양한 정도의 혼수상태를 경험한다.[20]

총상 gunshot wounds

우발적 발사, 살인, 그리고 자살을 목적으로 한 총기손상이 학령기 아동 및 청소년기에서 외상으로 인한 사망원인중 MVAs에 이은 두 번째를 차지한다. 도시의 젊은이들 사이에서 총상의 빈도는 우려할 만하며, 아동들은 희생자나 가해자가 될 때, 사망비율보다는 생존율이 2배로 높긴 하지만 25%에서는 영구장애가 남는다.[26]

학대 abuse/assault

영아 및 어린 아동에 대한 신체적 학대는 0세부터 4세 사이에 많다.[10,13] 두부손상으로 사망하는 2세 이하의 아동의 약 80%가 신체학대 때문이다.[13] 아동학대에서 두부손상을 야기하는 이유는 종종 미성숙한 뇌와 목근육의 지지가 약한 상태이기 때문이다. 학대로 인한 TBI의 특성은 어떻게 손상이 일어났는가와 손상의 심한 정도와 특성에서 차이가 큰 것이 특징이다. 학대의 조기발견은 반복적인 진행성 손상 예방에 매우 중요하다.

스포츠 및 레크리에이션 활동 sports/recreational activities

스포츠 및 레크리에이션은 학동기 아동 및 청소년기 뇌손상 원인의 29%를 차지한다.[20,21] 몸을 많이 부딪히는 스포츠 즉, 축구, 권투, 태권도가 손상의 반수 이상을 차지한다. 머리를 보호하지 않거나 보호구 착용을 잊어버린 상황에서 하게 된 레크리에이션 활동 중 TBI가 발생되기도 한다.[20,21,27] 예로, 다이빙, 야구, 자전거, 승마 그리고 럭비 등이다.[15]

▶ 손상의 기전 Mechanisms of injury

가속-감속 손상 Acceleration–Deceleration Injuries

가속-감속 손상은 움직이는 머리가 땅이나 방풍유리 등 고정되어 있는 물체에 부딪힐 때 발생한다.[28] 어린 영아는 목의 움직임을 제한하는 능력이 덜하므로 특히 가속-감속 손상을 받기 쉽다. 그러므로 영아에서의 가속-감속 손상으로 두개와 안의 내용물이 제자리를 벗어날 수도 있다.[28] 가속-감속 손상의 방향은 회전성이거나 한 방향이다. 대부분의 TBI는 이 두 형태의 손상이 같이 있다.

직선적인 방향의 손상 *translational*

고정된 물체에 움직이는 머리가 부딪히면 처음에는 두개와 내부의 뇌가 옆으로 치우친다. 이를 *진탕(coup)*이라고 한다. 처음의 힘의 방향과 반대되는 곳의 병변을 *반진탕(countrercoup)*이라고 한다. 이 현상은 두개의 뼈 구조물에 반하여 뇌가 감속되면서 일어나는 것이다.

회전성 손상 *Rotational Injury*

회전손상은 내부의 뇌는 고정되어 있는데 두개가 회전할 때 생긴다. 이 결과로 뇌에 각진 힘(angular force)이 가해지고 표면에 좌상, 열상, 그리고 비트는 손상이 일어난다. 회전 손상기전으로 뇌손상은 국소적이거나 광범위한 손상으로 이어진다.

타격 손상 Impression Injuries

타격 손상은 움직이지 않고 있는 머리에 돌이나 둔탁한 물체 등 단단한 물체에 의한 타격이 가해질 때 일어난다. 이로써 두개골절과 충격이 가해진 곳의 국소적 병변이 생긴다. 두개골절이 있으면 두개 내 손상의 높아지는 위험과 관련이 있지만 두개골절이 없다고 하여 심각한 두개 내 손상이 없다고는 할 수 없다.[29,30]

▶ 외상으로 인한 일차적 뇌손상 Primary brain damage from trauma

외상으로부터의 일차적 뇌손상은 머리에 처음 충격이 가해질 때 일어나는 직접결과이다.[28,31]

뇌진탕 Concussion

뇌진탕은 외상 후 즉시 오는 두통, 의식과 인지기능의 변화, 균형장애를 특징으로 하는 임상상태이다.[32] 의식변화는 수초에서 수시간 지속될 수 있으며 두개골 내에서 뇌가 앞뒤로 밀쳐지면서 뇌간에 가해지는 스트레칭 힘의 전

외상성 뇌손상 아동을 위한 영양

Susan Boyden, MS, RD, LDN
임상영양사, 필라델피아 아동병원

영양관련 문제	중재
입으로 먹을 수 없음:	
• 소화기계의 장해	보완적 영양 공급:
• 혼수/식물상태	비경구 영양
• 호흡부진	튜브 식이
• 흡인 위험	
적절한 영양을 섭취할 수 없음:	
• 구강운동 기술 장해	식이변형:
• 씹기	음식 재질/점도 변형
• 입에 물고 있음	점도를 높인 액체
• 삼키기	고칼로리 보충
• 침흘리기/입에서 새어나옴	튜브 섭식
• 감각과 의사소통 결손:	
• 제공되는 음식을 볼 수 없음	안과 외뢰 평가
• 배고플 때 의사소통 안됨	언어치료사 의뢰
• 청각 장해로 식사 시 의사소통 어려움	작업치료사
• 우울	청각평가
• 통증문제	정신과 의뢰
	투약
	음악치료
열량/영양소 필요 증가:	아동 생애 치료
• 대사성 스트레스	
• 골절	영양 보충
• 상처치유	튜브 섭식
• 불수의적 동작	비타민/미네랄
변비	비경구적 공급
	적절한 섬유소와 수액
	장 프로그램
위식도역류	투약
	소량 자주 식사
	농축 영양소 식이/스낵/제조된 식사
	투약
비만	
• 운동성 감소	물리치료 프로그램
• 손상과 관련되거나 식욕조절 중추와 관련한 식욕 불만족	지방/열량 줄임
	음식일기
	일정한 식사 시간표

추천 자료

Ekvall SW. Pediatric nutrition in chronic diseases and developmental disorders. In: Cloud H, ed. *Feeding Problems of the Child with Special Health Care Needs*. New York: Oxford University Press, 1993:203–217.

Loan T. Metabolic/ nutritional alterations of traumatic brain injury. *Netrition* 1999;15:809–812

달과 관계있다.[33] 뇌진탕은 뇌에 병변을 일으키지 않으면서도 발생할 수 있다; 그러나 경미하고 광범위한 뇌백질 손상이나 신경화학적 손상에 의해 또한 올 수 있다.[33] 뇌진탕 후 아이가 달라붙는 행동, 수면장해, 과민함 또는 평시보다 산만함 등을 보일 수 있는데, 이러한 행동변화는 수일에서 수개월 지속될 수 있다.[32,33] 아동과 청소년은 성인보다 뇌진탕의 회복이 오래 걸릴 수 있다.[19]

뇌타박상 Contusion

뇌타박상은 대뇌반구의 능선 또는 이랑에서 발생하는 멍이나 출혈이며, 이는 둔탁한 외상, 압창손상, 또는 두개골내에서 뇌가 가속-감속 손상을 입는 것과 같은 내부 관성의 힘을 받아 일어날 수 있다.[34] 뇌타박상은 이마엽, 측두엽에서 가장 흔히 일어나는데 이 부위가 두개골 내의 뼈의 구조가 불규칙하기 때문이다.[33]

두개골 골절 Skull Fractures

두개골절은 폐쇄성 및 개방성 두부 손상, 복합적 두부 손상에서 볼 수 있다. 저속의 물체로 맞으면 조각나는 골절로 이어지고 고속의 물체로 충격을 받으면 보통 함몰골절이 일어난다.[28] 선상골절이 되면 뇌좌상, 출혈, 뇌신경손상을 일으킬 수 있다. 5mm 이상되는 함몰골절은 심각한 것이다.[28] 함몰골절은 뇌탈출 증후군, 뇌좌상, 열상, 그리고 뇌신경손상을 유발하기도 한다.[28]

두개 내 출혈 Intracranial Hemorrhages

두개 내 손상은 두개골절 또는 의식의 변화없이도 일어날 수 있다.[29,30] 소아 TBI에서는 경막외 및 경막내의 혈종 두가지 형태의 두개 내 출혈이 흔하다. 두개 내 출혈은 검진 초기에는 발견되지 않을 수도 있다.[30] 피가 고이는 속도와 혈종의 위치는 TBI의 심한 정도와 손상 결과와 관련있다.[35] 두개 내 출혈은 증상이 악화되는 요인이 되고 손상 후 의식이 청명했다가 사망하는 환자의 흔한 원인이 되기도 한다.

경막외 혈종 Extradural Hematomas

경막외 혈종은 뇌의 동맥이 찢어져서 일어나는데 주로 중간수막 동맥(middle meningeal artery)과 그의 분지들이다. 아동의 경막외 혈종은 두개골절로 인하여 생기고 또는 두개골이 뇌속으로 꺾여들어가며 생긴다.[35] 한쪽만 혈종이 있으면 측두엽 탈출이 종종 발생한다.[36] 혼수상태가 되고 심폐정지도 올 수 있다.

경막내 혈종 Intradural Hematomas

경막내 혈종은 경막하 혈종과 뇌내 혈종을 포함한다. 급성의 경막하 혈종은 경막하 정맥이 손상되어 일어난다. 그다음의 회복은 혈종을 빼내기까지의 걸린 시간과 그 아래 뇌조직의 손상의 심한정도에 따라 달라진다.[35] 경막하 혈종은 흔히 측두엽과 이마엽에 내부로 향하는 관성의 힘을 받아 발생한다.[33] 경막하 혈종은 사망률이 높고 기능적 회복도 좋지 않다. 선천적 혈관 이상이 있는데 외상을 받거나 터졌을 때 두개 내 혈종의 원인이 된다.[37] 아주 심한 손상이 뇌내 혈종을 일으킬 수도 있는데 뇌실쪽으로 파열되면 뇌실 출혈로 이어진다.[33]

광범위한 축삭손상 Diffuse Axonal Injury

광범위한 축삭손상(DAI: diffuse axonal injury)은 CT스캔에는 흔히 보이지 않는 미세현미경적 소견이다. DAI는 두개 내에서 회전력을 받을 때 일어난다.[28] 비틀어지는 손상이 TBI를 발생시키고 이어 세포구조들의 광범위한 장애를 야기한다. DAI는 TBI에서 볼 수 있는 심한 뇌손상의 많은 부분과 관련있다. 예를 들어, 갑작스러운 의식소실, 팔다리의 신전강직, 그리고 자율신경계 이상 등이다.[33]

▶ 외상에 의한 이차적 뇌손상
Secondary brain damage from trauma

외상에 따른 이차적 뇌손상은 일차적 외상에 시초한 병리생리적 변화의 결과로 초래된 것이다.[28,31] 연구결과 외상으로부터의 이차적 뇌손상은 수 시간에서 수 일에 걸쳐 나타난다는 것이다.[33] TBI에서의 많은 뇌손상의 정도가 이차적 손상에 의한 것이므로 이차적 뇌손상의 예방이 TBI 아동의 급성기 치료에 있어서 주 목표이다.[35]

뇌부종 Cerebral Edema

아마 가장 흔한 이차손상의 원인은 뇌부종일 것이다. 발견되지 않은 뇌부종이 있어 뇌압상승이 동반되면서 여러 곳에 뇌경색이 오고 뇌 탈출, 뇌간 괴사, 그리고 비가역적 혼수가 오기도 한다.[36] 종종 뇌가 붓는 것을 조절하기가 어렵고 마약성 진정제, 이뇨제, barbiturate 등을 사용하고, 전신적인 신경근육계의 이완 또는 과호흡 등의 치료를 조합하여 시행하는 것이 필요하다.[35,36]

뇌압 Intracranial Pressure

TBI에는 혈종 또는 뇌부종 같은 덩어리가 발생하기도 하는데 뇌에 가해지는 압력에 반응하여 두개 내 압력(ICP: intracranial pressure)이 올라간다. ICP상승의 초기에는 뇌실이 반응하여 어느 정도 조절한다.[36] 그러나 이러한 보상기전이 더 이상 효과가 없을 때 ICP가 올라간다.

영아에서 ICP의 상승의 증상은 천문이 부어오르고 두개의 봉합선이 벌어지는 것이다. 5세 이상의 아동에서 ICP가 올라감에 따라 두개골의 내용물은 큰구멍(foramen magnum)을 통해 아래로 빠지도록 하는 힘을 받는다. 이로 인하여 뇌간이 압박을 받고 호흡이 곤란해져 심폐정지까지 오게 된다.[28] 오랜 시간 ICP가 증가되어 있으면 외상 후 뇌수종으로 진전된다.[28]

뇌탈출 증후군 Herniation Syndromes

뇌부종과 팽창되는 병변으로 인해 뇌가 밀리면서 탈출 증후군이 발생한다. 병변의 위치에 따라 헤르니아가 폐쇄성 뇌수종, 뇌의 치우침, 뇌간압축 등의 원인이 될 수 있다.[33] 헤르니아는 아주 심각하게 신경학적 상태를 악화시키는데 의식이 나빠지고 호흡변화, 고혈압, 편부전마비, 그리고 제뇌피질 자세가 오기도 한다.[33]

저산소-허혈 손상 Hypoxic-Ischemic Injury

뇌로 산소와 영양을 공급하는 것은 적절한 뇌혈액의 관류(perfusion)와 혈류에 달려있다. 뇌혈류의 변화, 뇌압상승, 또는 뇌로 가는 산소공급 부족으로 저산소-허혈 뇌손상이 온다.[33] 허혈은 뇌좌상 또는 혈종 주변의 조직에서 흔히 발생하고 궁극적으로 뇌손상을 일으킨다. 심한 저산소 손상과 광범위한 축삭손상이 심한 장애를 야기하기 쉬운데 혼수 후 장기간의 기억상실이 포함된다.[33,38]

신경화학적 변화 Neurochemical Events

뇌가 외상을 받으면 혈류-뇌 장벽이 와해되어 흥분성 신경전달물질이 유출되고 자유 산소이온이 혈류로 방출된다.[33] 자유 산소이온은 뇌에 심한 독성이 있으며 세포막과 혈관막을 손상시킨다.[39] 자유 산소이온으로부터 받는 손상은 신경학적 기능의 내부적 와해와 뇌손상의 원인이 된다.[39]

▶ 뇌손상의 기타 결과
Other consequences from brain damage

뇌수종 Hydrocephalus

뇌수종은 교통성 또는 비교통성으로 구분된다. 교통성 뇌수종에서는 뇌실의 모든 부분들이 확장되고 ICP가 때때로 올라간다. 대부분에서는 외상 후 교통성 뇌수종이 발생한다.[40] 비교통성 뇌수종은 뇌척수액의 흡수가 잘 안되고 흐름이 막혀서 뇌실이 확장되는 것이다. 뇌수종이 있는 아동은 정신상태의 변화, 기면, 구역질/구토, 두통, 보행실조, 그리고 요실금이 나타나기도 한다.[40] 뇌수종 아동은 신경외과에서 뇌실-복막 션트 수술을 하여 척수액의 흡수와 흐름이 좋아지도록 해준다.[40]

간질 Seizures

흔히 성인에서보다 아동에서 외상 후 간질이 더 조기에 나타나고 그 빈도는 약 10%이다.[41] 아동에서 외상 후 조기 간질은 전신 대발작 그리고 긴장간대발작(tonic-clonic) 간질형태이다.[41] 부분발작 또는 국소발작은 나중에 나타나며 아동에서는 흔하지 않다.[41] TBI후 1년 이내에 나타나는 간질의 빈도는 이후의 재발을 예측하는 인자이다.[41] 그러므로 손상 1년 이내에 간질이 나타나지 않으면 이후에도 나타날 확률은 적다.

감염 Infections

총상, 함몰골절과 같은 관통상은 본질적으로 뇌의 감염 위험을 수반한다. 그 이외에도 ICP모니터를 심는 신경외과적 시술과 증가된 뇌척수액을 조절하기 위한 션트 수술도 감염의 위험을 높인다. 관통상에 흔히 감염되는 두 종류는 뇌수막염과 뇌농양이다.[40] 물리치료사는 감염의 증후, 즉, 열, 두통, 의식혼탁, 목이 뻣뻣함, 그리고 뇌압상승 등의 감염의 증후를 모니터하여 의료팀에게 도움을 줄 수 있다.

자율신경 실조증 Dysautonomia

자율신경계의 고장으로 인한 자율신경 실조증은 뇌손상 아동의 13% 내에서 발생한다.[42] 고혈압, 발한, 근긴장 이상은 잠재적 진단의 주요 예측 변수이다.[42] 따라서 물리치료사는 의료팀에게 증상을 알려 관리를 잘 할 수 있도록 아동 환자에게서 자율신경 실조증의 예후가 나타나는지 성실히 모니터해야한다.

내분비 장애 Endocrine Disorders

TBI 아동에서 드물지만 뇌하수체 저하증과 조기 사춘기가 보고되어왔다.[41] 신체의 성장 및 체중 증가를 면밀히 추적하여 의학적 검사가 필요할 수도 있다. 물리치료사는 지나친 체중 증가 또는 이차성징의 조기발달 등이 있으면 의사에게 알려주어야 한다.

▶ 손상정도의 예측인자와 결과 Predictors of injury severity and outcome

TBI 환자에 대한 설명을 표준화하고, 진전을 모니터하며, 적절한 의학적 치료의 일반적 계획, 결과 예측, 그리고 결과의 임상적 연구에 도움이 되도록 하기 위해 임상적인 척도가 이용된다.

TBI 아동환자의 회복과 결과의 예측은 매우 복잡하다. TBI후 회복속도는 첫 수개월 내가 가장 빠르고 1년까지 회복이 계속된다. 그러나 심한 손상을 받은 아동도 2년, 3년 후까지도 약간의 향상이 있을 때가 있다.[43]

손상의 위치와 형태적 특성, 손상이 초기에 안정되어가는 동안 나타난 합병증, 손상 당시의 아동의 연령, 혼수상태기간, 외상 후의 기억상실의 기간, 손상의 심한 정도, 손상발생 전의 아동의 심리학적, 인지적 적응능력, 그리고 손상에 대한 가족의 반응이란 많은 요인들이 결과에 영향을 미친다. 열거한 모든 요인 중에서 혼수상태의 기간이 단일 인자로는 예후를 측정하는데 가장 신뢰도가 있다.[18,44]

혼수상태 척도 Coma Scales

혼수는 아동이 눈을 뜨지 않고 지시에 따르지 않으며 아픈 자극에도 무반응인 완전히 의식이 없는 상태로 정의한다.[45] 혼수의 단계파악에 도움이 되려고 Glasgow의 신경외과의인 Teasdale과 Jennett이 글라스고우 혼수 척도(GCS: Glasgow Coma scale)(표 7.2)이라고 알려진 혼

표 7.2 Glasgow 혼수척도와 Adelaide 소아 혼수 척도

	Glasgow 혼수척도 (성인)	Adelaide 소아혼수 척도
눈을 뜬다	자발적으로 뜬다 4	
	말하면 뜬다 3	성인과 같음
	통증자극을 주면 뜬다 2	
	뜨지 않는다 1	
가장 나은 동작반응	지시에 따른다 6	
	아픈 부위를 안다 5	지시에 따른다 5
	아픈 자극을 피한다 4	아픈 부위를 안다 4
	아픈 자극에 구부린다 3	아픈 자극에 구부린다 3
	아픈 자극에 신전반응을 보임 2	아픈 자극에 신전반응을 보임 2
	무반응 1	무반응 1
가장 나은 언어반응	지각력있음 5	지각력있음 5
	혼란한 반응 4	단어 반응 4
	단어 반응 3	목소리 반응 3
	소리 2	운다 2
	무반응 1	무반응 1

From Teasdale G, Jennett B. Assessment of coma and impaired consciousness. A practical scale. *Lancet*. 1974;2(7872): 81–84 and Reilly PL, Simpson DA, Sprod R, et al. Assessing the conscious level in infants and young children: a paediatric version of the Glasgow Coma Scale. *Childs Nerv Syst*. 1988;4(1):30–33.

표 7.3 연령기준*

0~6개월	= 9
6~12개월	= 11
12~24개월	= 12
2~5세	= 13
> 5세	= 14

*For the Adelaide Pediatric Coma Scale Score (from Kaufman BA, Dacey RG. Acute care management of closed head injury in childhood. *Pediatr Ann*. 1994;23:18-28.)

수척도를 개발하였다.[45] 이는 외상을 입은 사람의 신경학적 상태를 평가하는 표준화된 평가도구이며 세 영역에서 가장 좋은 반응을 보이는 상태에 바탕을 둔다.: 운동 활동, 말로 보이는 반응, 그리고 눈뜨는 상태이다.

소아 혼수척도(PCS: pediatric coma scale)[46]는 아동의 결과를 평가하는 데 유용하며, 9개월에서 72개월까지 사용된다(표 7.2).[46] 그 이외에도 PCS는 생후부터 5세까지(표 7.3).[28] 여러 연령대의 해석 표준을 개발하였다. 그 연령대의 기준보다 혼수척도가 떨어져 있는 경우 조금 더 예후가 나쁘다.

혼수의 기간 Duration of Coma

혼수의 기간은 기능적 결과와 직접 관련이 있다.[47-49] 그리하여 혼수상태가 길수록 결과는 더 나쁘다. 하루밤 이하의 의식소실이 있었고 경미한 TBI였던 아동은 손상받지 않았던 아동과 인지, 성취, 그리고 행동에 대한 장기적 결과를 비교해 보았을 때 별다른 차이가 없었다.[50,51] 이 반대로 수일 이상 혼수상태였고 중등도부터 심한 TBI가 있었던 아동은 다양한 정도로 신체, 인지, 언어, 그리고 심리적 장해가 손상 후 향상되기도 하고 남기도 한다.

1주 이상 혼수상태 후 생존한 TBI 아동들은 학업으로 다시 돌아가는 것은 가능하지 않았다. 어린 아동들이 계속 혼수상태인 경우는 드물다. 90%는 손상 후 3년 동안에 걸쳐 중등도의 장애정도로 회복된다.[41]

혼수의 깊이 Depth of Coma

혼수의 기간 뿐 아니라 혼수의 깊이를 GCS로 측정하는데 평가하기 쉽고 예후 및 기능적 결과와 잘 연관된다.[49] PCS를 사용하여 나타나는 결과가 혼수척도 3 또는 4는 예후가 좋지 않고 7 또는 그 이상은 좋은 결과를 예측할 수 있다.[30,52]

혼수척도상 경미한 뇌손상을 입은 대부분의 아동은 수 주안에 기대한 대로 완전히 회복된다. 그러나 새로운 증거로 알 수 있었던 것은 비록 경미한 TBI라도 균형, 반응속도, 그리고 달리기, 민첩함 등의 문제가 퇴원당시까지도 남아있다는 것이다. 중등도나 심한 손상이면 혼수척도상의 처음의 장애 정도가 회복정도와 잔존 장애와 상관된다.[51] 혼수의 깊이와 결과 사이에는 특히 지능, 학업수행, 그리고 운동수행의 영역에서 강한 상관관계가 있다.[51]

지남력과 기억상실 평가 Orientation and Amnesia Assessment

외상 후 기억상실(Post traumatic amnesia)은 손상시점과 자신에게 무슨 일이 일어났는지 회상할 수 있는 순간 사이의 기억이 상실된 것으로 정의한다.[44] 아동은 PTA의 평가가 매우 어려운데, 이는 전통적인 측정방법이 피검자의 구두반응에 의존하기 때문이다. 아동의 인지, 언어기술의 제한으로 표준적 지남력에 관한 질문은 적절치 않기 때문에 아동용 지남력 및 기억상실 검사(COAT: Chidren's Orientation and Amnesia Test)[54]를 개발하였다. COAT는 4세에서 15세까지의 아동에서 신뢰도가 있다.[54] 비록 이것이 COAT의 설정된 연령대에서는 유용하지만 4세이하의 아동에서 PTA를 평가하는 신뢰성 있는 방식은 설정되어 있지 않다.[55]

외상 후의 기억장애 Duration of Posttraumatic Amnesia

아동에서 외상 후 기억상실의 기간은 혼수 척도보다 장래의 기억기능을 더 잘 예측한다고 밝혀졌다.[54] PTA의 기간은 TBI의 심한 정도를 분류하는데 이용하여 왔다. PTA가 3주 이상 간다면 손상 후 6개월과 12개월에서 언어적, 비언어적 기억을 평가해 보았을 때 심각한 장해가 있다고 알려져 있다.[54]

인지기능의 척도 Rancho Los Amigos Levels of Cognitive Functioning

인지기능척도의 Rancho Los Amigos 단계(Rancho Scale)[56]는 인지와 행동기능을 서술적으로 표현해 놓은 척도이다. 이는 입원환자의 재활에서 일차적으로 사용된다. Rancho척도는 신경행동학적 기능을 요약해 놓았으며 의료진들이 이를 통하여 원활하게 의사소통할 수 있다는 장점이 있다. Rancho척도는 인지기능의 현 수준에 바탕한 치료전략을 만들고 가능한 치료 문제점들을 확인하려는 물리치료사에게 그 바탕을 제공해주는 유용한 도구이다. Rancho척도의 주요한 단점은 회복단계와 퇴원시의 기능적 점수를 예측하는 연관성이 좋지 않다는 점이다. 그 이외에도 인지기능과 행동이 피로함, 또는 스트레스 뿐 아니라 환

보기 7.1 인지기능의 Rancho Los Amigo 단계

I. *무반응*: 환자는 깊은 잠에 빠진 듯이 보이고 어떠한 자극에도 완전히 무반응이다.

II. *전신반응*: 환자는 받는 자극의 종류에 관계없이 아무렇게나 자극해도 목적없고 비일관된 반응을 보인다. 반응의 형태는 생리적 변화, 대근육 동작, 또는 소리내기 일수 있는데 지연되고 제한되게 보인다. 종종 가장 초기의 반응은 깊은 통증자극에 대해서이다.

III. *국소반응*: 환자가 항시는 아니지만 특정하게 반응한다. 주는 자극의 종류에 따라 반응이 나온다. 아픈 자극을 가하면 사지를 굴곡하거나 그리고 목소리를 낸다. 일관적이지 않고 지연된 반응이지만 손을 쥐세요, 눈을 감으세요 같은 단순한 지시에 따른다. 코-위관, 카테터와 같이 몸을 불편하게 하는 것을 어렴풋이 인식하여 잡아빼려고 하거나 억제에 대해 저항한다. 친숙한 이에게는 왜곡된 반응을 보인다. 일단 외부자극이 사라지면 다시 조용히 누워 있는다.

IV. *혼란-과잉행동상태*: 자신 내부의 혼란으로 과잉행동상태를 보이고 진정이 안되는 상태이다. 바로 주변의 환경에 대해서도 행동이 불분명하고 목적이 없는 행동을 보인다. 주위에 대고 불분명하게 중얼거리기 또는 부적절한 말을 한다. 자극에 비해서 너무 크게 소리치거나 울며 과격한 행동을 보이고 억제대나 튜브를 빼려고 하고 침대 밖으로 기어나오려고 한다. 주변을 대충 짧게 인식한다; 선택적 주의집중은 종종 없다. 회상을 할 수 없다. 정보처리 능력이 매우 감소되어 있고 사람이나 사물을 구별하지 못한다; 치료상황에 직접 협조적이지 않다. 최대의 도움이 없이는 자조관리를 수행할 수 없다. 앉기, 손을 뻗기, 그리고 보행과 같은 필요한 운동활동의 수행에 어려움이 있을 수 있다.

V. *혼란-부적절 상태*: 환자는 아주 일관되게 단순한 지시에 따를 수 있다. 그러나 지시가 복잡해지면 또는 외부의 구조가 제시되지 않으면 반응은 목적이 없고 무작위이며 또는 부분적이다. 환경에 대해 대략 주의하지만 매우 산만하고 특정과제에 선택집중하는 능력은 없다. 구조화된 환경에서는 자동반응 수준으로 잠시 반응할 수 있다. 말소리는 종종 부적절하고 소곤거리는 듯하다. 기억은 매우 감소되어 있다; 종종 사물을 부적절하게 사용한다; 구조화의 도움으로 이전에 배웠던 과제를 수행하기도 하지만 새로운 것을 학습하지는 못한다. 자신, 신체, 편안함, 가족에 가장 잘 반응한다. 불편함이나 불쾌한 자극에 대해 과민 과잉행동으로 반응하기도 한다. 도움을 받아 자조관리를 할 수 있다. "집으로 가자"는 모호한 의도로 또는 불규칙하게 배회하기도 한다.

VI. *혼란-적절상태*: 외부지시 또는 입력에 의해서만 목적 지향적인 행동을 한다. 불편함에 대한 반응이 적절하고 필요성을 설명하면 불쾌한 자극도 참을 수 있다. 일관되게 간단한 지시를 따르고 자조관리와 같은 과제상 이전에 했던 것을 다시 배워서 또는 새로운 것을 배워서 할 수 있다. 기억문제 때문에 반응이 올바르지 않을 수도 있지만 상황에는 적절하다. 최근 기억보다 장기기억이 더 자세하고 심도가 있다. 더 이상 배회하지 않으며 시간, 장소에 대해 일관되지 않게 지각한다. 과제에 대한 선택집중이 장해될 수도 있다. 의료진을 모호하게 인식하고; 자신, 가족 그리고 기본적 욕구를 더 잘 인지한다.

VII. *자동적-적절상태*: 병원과 집에서 적절한 지남력을 보여준다; 일상을 자동적으로 수행하지만 흔히 로봇같이 수행한다. 환자는 최소한의 혼란인 상태거나 혼란이 없는 상태이고 활동을 짧게 회상한다. 자신, 신체, 가족, 음식, 사람들, 그리고 환경에서의 상호작용을 더 잘 인식하게 된다. 상황을 표면적으로 이해하지만 통찰력은 없다; 판단이 감소되고 문제해결능력이 감소되어 있다. 현실적 사고/장래계획이 결여되어 있다. 새롭게 학습한 것을 빈도는 낮으나 할 수 있다. 학습과 안전 목적으로 감독이 필요하다. 구조화된 환경으로 사회적 활동 또는 레크리에이션 활동을 시작할 수 있다.

VIII. *목적있는-적절상태*: 과거와 최근의 일들을 회상하고 통합할 수 있고 환경을 인식하고 반응할 수 있다. 새롭게 학습한 것을 할 수 있고 일단 활동을 숙지하게 되면 감독이 필요없다. 사고이전보다는 활동능력이 계속 상대적으로 감소되어 있고 스트레스를 견디고 응급상황 또는 이상적이지 않은 상황에의 판단이 떨어져 있다. 사회적, 정서적, 그리고 지적능력이 계속 떨어져 있으나 사회적으로 기능하는 것에는 무리가 없다.

From Malkmus D, Booth B, Kodimer C. *Rehabilitation of Head Injured Adult: Comprehensive Congitive Management*. Downey, CA: Los Amigos Research and Education Institute, Inc; 1980:2.

경에 따라 유동적일 수 있다는 점이 단점이다(보기 7.1).

소아 척도 Pediatric Rancho Scale

소아용 Rancho척도는 Rancho Los Amigos척도의 수정판인데 영아부터 7세까지 사용될 수 있다. Rancho척도와 같이 소아용 Rancho척도는 의료진들사이의 원활한 의사소통과 아동의 인지수준에 바탕한 치료관리 토대에 도움이 되는데 목적이 있다(보기 7.2).

보기 7.2 소아 Rancho 척도

V. *자극에 무반응*: 시각, 청각 또는 아픈 자극에 관찰할 수 있는 어떤 변화 또는 반응이 없다.

IV. *감각자극에 대한 전신반응*: 비특이적 방식으로 자극에 반응한다; 반응은 일관적이지 않고, 자연스럽지 않고 종종 자극과 관계없이 동일한 반응을 보인다. 반응은 지연되어 보이기도 한다. 반응에는 생리적 변화, 대근육동작, 또는 목소리내기 등이 있다. 초기 반응은 종종 통증에 대해서이다. 큰 소리에 전신적 놀람반응을 보인다. 반복적 청각자극에 대해 활동증가와 활동감소로 반응한다. 아픈 자극에 대해 전신적 반사반응을 보인다.

III. *감각자극에 대한 국소반응*: 자극에 대해 특정하게 반응한다. 주는 자극의 종류에 직접 관련있는 반응을 보인다. 강한 빛을 비추면 눈을 깜박이고 시야에 있는 움직이는 물건을 추시하며 큰소리 쪽으로 또는 그 반대방향으로 머리를 돌린다. 또는 아픈 자극으로부터 회피반응을 보인다. 반응은 일관적이지 않고 지연된다. 눈을 감으세요, 한 팔을 움직이세요 같은 단순지시에 일관적이지 않게 따른다.

II. *환경에 대한 반응*: 명료하게 보이고 이름 부르면 반응한다. 부모 또는 다른 가족을 인식한다. 검사자의 제스쳐나 표정을 모방한다. 단순한 연령 적절한 놀이/말에 참여한다. 대략 집중하나 매우 산만하다. 과제에 집중하라고 자주 주의를 환기시켜야 한다. 연령에 맞는 방식으로 지시를 따르고 구조화 안에서 이전에 배웠던 과제를 수행할 수 있다. 외부의 구조화가 아니면 반응은 불규칙하고 목적이 없을 때가 있다. 외부자극에 대해 과민성을 보인다. 자신, 가족, 기본적 욕구에 대해 더 잘 인식하게 된다.

I. *환자가 자신과 주변에 대해 지남력을 보인다*: 환경에 자발적 흥미를 보이고 사회적 접촉을 시작한다. 자신과 주변, 지남력 그리고 현재 상황에 대해 연령에 맞게 정확히 정보를 줄 수 있다.

From Professional Staff Association of Rancho Los Amigos Hospital I. *Rehabilitation of the Head Injured Child and Adult: Pediatric Levels of Consciousness, Selected Problems.* Downey, CA: Rancho Los Amigos Medical Center, Pediatirc Brain Injury Service and Los Amigos Rsearch and Education Institute, Inc; 1982:5-7.

연령 Age

외상에 대해 자신을 보호하고 반응하는 뇌의 능력은 연령에 따라 변한다.[58] 한때 어린 아동은 TBI에 따른 기능이상이 덜할 것이라고 생각했지만 새로운 연구는 어린 아동은 TBI의 영향에 더 취약하다는 것을 보여준다.[58-60]

손상 당시의 아동의 연령도 또한 특정 장해의 위험과 상관관계가 있다. 어린 아동들이 나이든 아동에서보다 기억에 미치는 광범위한 손상의 영향에 더 취약하다. 비록 발달하는 뇌의 가소성으로 인하여 기능이 극적으로 회복되기도 하지만 TBI에 의한 광범위한 손상의 영향은 궁극적으로 성숙한 뇌에서 보다 발달 중인 뇌에서 더 심한 인지장해를 야기한다. 5세 이전에 TBI가 발생한 아동은 아동기 후기에서의 손상 때보다 인지결손이 좀 더 심하다.[22,61] 게다가 이러한 인지장해는 아동이 좀 더 높은 수준의 학습활동에 참여할 필요가 있을 때에야 드러난다. 분명히 어린 아동은 뇌손상에 대해 더 취약하다.

기능 Function

TBI 아동의 기능은 시간이 지나면서 향상될지라도 건강한 또래들과 비교하면 보행속도, 활보장, 보속(cadence) 그리고 균형에서의 지속적인 문제를 나타내게 된다.[60] 비록 경미한 TBI일지라도 손상 후 12주에 시행한 Bruininks의 소아임상검사의 균형을 위한 감각통합에서의 균형과 자세 스트레스 검사(Postural Stress Test)에서 문제를 보인다.[62] 이러한 정보는 스포츠와 신체적 활동에 요구되는 정교한 균형기술의 회복되는 시기를 고려할 수 있도록 한다.

또한, TBI 아동이 퇴원할 때의 상태를 예견하는데 기능적 제약과 장해를 이용할 수 있다.[63,64] 장애아동 평가도구(PEDI)는 TBI에 따른 기능회복 분류를 위해 사용되며, 미래에 진행될 최상의 치료를 가능하게 한다. 재활병동에 입원하고 있는 동안 걷기의 회복이 TBI 아동을 위한 일차적 목표이다.[65] 퇴원 시까지 걸을 수 있을지에 대하여 판단하는 것이 퇴원환경과 퇴원 시 보조기구의 필요성에 관한 판단을 내리는데 영향을 준다. 퇴원 시 보행할 수 없을 것이라는 예측과 관련한 네 가지 요인은 장기 혼수상태, 하지 손상, 반응성이 떨어짐, 그리고 하지의 경직성이다.[65] 그 이외에도 PEDI의 이동 기능적 기술 척도의 점수가 낮을 때, 그리고 장기 입원기간이 퇴원 시의 보행불능과 관련된 요인이다.[65]

환경적 영향 Environmental Influences

TBI 아동은 특히 가족역동의 영향에 취약하다. 6세부터 12세까지 아동에서 부모의 스트레스 및 중압감이 높을수록 미세운동 정교함이 좋지 않은 것, 행동조절이 잘 안 되는 것, 그리고 학업성적이 좋지 않은 것과 관련이 있었다.[66] TBI의 부정적 결과가 가족 기능이상이 높음과 공존할 때 가족으로서는 아동의 회복을 도와주기가 어렵다. 물리치료사는 TBI 아동의 예후에 가정환경의 영향을 고려할 필요가 있다.[66]

▶ 외상성 뇌손상 아동의 물리치료 검사
Physical therapy examination of the child with traumatic brain injury

TBI 아동이 물리치료를 받으러 오면 적절한 물리치료가 무엇인지 알기 위해 포괄적인 물리치료 검사가 필요하다. 물리치료 검사가(보기 7.3) 반드시 이에만 국한될 필요는 없지만 과거 병력, 사회적 배경, 거주 환경, 인지/행동 수준, 기본적인 감각운동 상태, 기능적 상태를 포함하여 알아보아야 한다. 아동이 견딜 수 있는 수준과 주의집중시간이 낮으면 한 세션 안에 물리치료 검사를 다 할 수가 없기 때문에 이를 고려하여 진행하여야 한다. 물리치료사는 보다 정확한 상태를 알기 위하여 놀이를 평가에 접목하여 TBI 아동과 잘 협조하는 가운데 검사를 진행하도록 한다.

주관적 검사: 환자력
Subjective Examination: Patient History

병력청취 Medical History

치료사는 물리치료 검사를 시작하기 전 아동의 과거 소아과적/외과적 병력이 있는지, 현재의 상태에 관하여 총괄적으로 검토하여야 한다. 손상기전, 손상의 심한 정도, 시간 경과에 따른 임상소견의 변화에 관하여 정보를 모은다.

보기 7.3 물리치료 평가 포맷

의학병력

손상발생 시기와 기전	피부상태
진단 검사결과	호흡상태
(CT, MRI, 방사선 검사)	
의학적 주의점	방광, 장의 상태
활력징후	삼킴곤란상태
자율신경계 기능	투약

사회력과 거주 환경

가족과 지원 시스템	문화적 이슈
교육과/학교 입학전 상황	퇴원할 환경

인지와 행동상태

각성 수준	기억
지남력	언어/의사소통
주의력	수행기능
행동/정서	신경심리학적 또는 심리학적 평가

기본적 감각운동 상태

청력/청각정보처리
시각, 지각, 그리고 시공간능력
감각
관절가동범위
근력
근긴장도
비정상적인 동작패턴, 자세, 그리고 반사
균형과 균형 전략
실행과 협응
동작의 속도
지구력

기능적 상태

침상/바닥에서의 이동
자리이동/자세전환
앉기와 서기 기술
평평한 바닥에서 걷기
계단 오르고 내리기
실외에서 걷기/울퉁불퉁한 곳에서 걷기
발달된 대근육운동 기술/스포츠
기능적 능력의 일반화

CT 스캔, MRI 스캔, X-ray 소견, 그리고 진단적 검사 보고서에도 주의를 기울인다.

사회적 배경과 생활환경
Social History and Living Environment

성공적인 물리치료는 가족과 아동 중심이어야 하기 때문에 TBI 아동의 부모, 형제, 또는 양육자를 인터뷰하는 것이 중요하다.[67] 가족이 아동에 관하여 제일 잘 알고 있으며 치료 중 아동의 의욕을 북돋우기 위한 방법에 관하여 치료사에게 도움이 되는 권고를 가족이 할 수 있다. 그 이외에도 가정환경에서의 제약과 상황에 대해서도 정보를 얻을 수 있다. 가족을 적극적으로 재활팀에 참여시켜 적절한 치료계획을 만들고 퇴원 시 필요한 보조기구가 무엇인지 알 수 있도록 협조를 구한다. 사회사업가에게 의뢰하여 가족 또는 심리사회적 정보 또한 얻을 수 있다.

기관계 점검 Systems Review

신체 전체의 기관계를 훑어봄으로써 어느 신체시스템을 더 자세히 검사해야 할지 판단하고 이어 할 검사의 선택에도 가이드를 삼는다(보기 7.4). 정보를 검토하는 동안 처음 병력청취에서는 몰랐던 정보를 얻기도 하고 더 나은 검사를 알아내기도 한다.

객관적 검사: 검사 및 측정 Objective Examination: Tests and Measures

TBI 아동은 신체적 능력, 정서발달, 그리고 인지/행동 기능에서의 기능적 제약과 장해가 복합적으로 있다(보기 7.5).[66]

인지/행동수준 *Cognitive/Behavioral Status*

포괄적인 인지검사는 물리치료사의 영역 밖이다. 그러나 물리치료사도 대체적인 인지를 평가하여 현실적인 치료

보기 7.4 장기 시스템에 대한 간단한 질문지: 질문에 예/아니오로 답하시오

당신의 환자가 다음 중 어느 것이라도 보입니까?

전신적: 피로, 수면장해, 식욕변화

심폐계: 불규칙한 심박동 또는 리듬, 불규칙한 혈압, 부종, 호흡곤란, 호흡기 사용, 가래있음

피부: 색깔 변화, 찰과상, 멍, 욕창, 감염

근골격계: 통증, 경직성, 종창, 관절제한

신경근육계: 두통, 경기, 경직성, 근약증, 진전, 보행장해, 균형상실

의사소통, 언어, 정서, 그리고 인지: 욕구표현을 못함, 의식변화, 지남력 상실, 기억상실, 정서변화, 행동변화

목표와 적절한 중재를 판단하는 데 도움을 받을 수 있다. 인지의 물리치료적 검사는 다음과 같은 영역을 포함하여야 한다: 각성/지남력, 주의집중 시간과 초점을 맞추기, 행동/정서, 기억, 의사소통, 정신적 융통성, 문제해결, 판단, 그리고 통찰력이다.

각성/지남력 수준 TBI 아동에서 이마엽과 뇌간이 손상되어 있으면 각성과 지남력의 장해가 있을 수 있다. 그 이외에도 경직성 감소, 간질조절, 또는 통증감소 목적의 투약으로 각성이 떨어질 수 있다.[36] 각성의 장해는 기면상태, 졸린 상태, 심지어 혼수로 나타나기도 한다. 각성수준이 감소되어 있는 것은 의미있는 자극에 주의하고 지시에 따르는 능력과 치료 중 피드백을 받아 발전되는 능력의 저해를 가져온다.

주의력 TBI 아동에서 이마엽이 손상되어 있으면 주의력 장해를 일으킬 수 있다. 이로써 특정 자극에 주의할 수 있는 능력, 그대로 주의를 유지할 수 있는 능력의 장애가 보인다. 주의력 장애를 보이는 TBI 아동은 지시에 잘 따르지 않고 운동과제를 재학습하는데 어려움이 있다; 그러므로 이 장해는 산만함, 부주의로 나타난다. 이것은 주의를 빼앗길 수 있는 번잡한 환경에서 물리치료를 수행할 때 특히 드러난다. 환경을 구조화하고 심한 자극은 적절하게 제거하는 주의를 기울여야 한다.

행동/정서 TBI 후에 아동은 행동과 정서(보기 7.5)에서 다양한 문제를 드러내기도 한다. 재활시기 동안 행동에서 두드러진 두 가지 변화는 흥분과 착란이다. 흥분이란 활동이 많아지고 환경으로부터 받는 자극을 유용하게 정보처리하는 능력이 감소되어 있는 상태이다. 흥분되어 있는 아동은 좌불안석이며, 과민하고 공격적이다. 아동이 생각하기 이전에 충동적이고 안전하지 않은 행동이 먼저 나타나는 것을 볼 수 있다. 다행히 TBI 아동에서의 흥분은 성인 TBI에서 처럼 오래가지는 않는다.[68]

착란은 일반적으로 지남력 이상이 있고 주변의 환경을 상식적으로 생각하지 않는 상태이다. 대부분의 재활과정 동안 착란상태가 지속되기도 한다. TBI 아동은 착란상태로 적절하게도 또는 비적절하게도 반응한다. 행동적 문제가 지속되고 치료참여를 방해한다면 뇌손상 재활팀이 함께 행동수정 프로그램을 시행하는 것이 좋다. 처음에는 팀이 바람직하지 않은 행동과 환경적 요인을 포함한 그 유

보기 7.5 흔한 임상적 장해와 기능적 제약

신체	정서	인지/행동	기능적
두통	기분변화	각성상태 감소	침상에서의 이동 제한
어지러움	거부	지남력 이상	자리이동 제한
시각장해	불안	산만함	앉기 조절이 잘 안됨
시공간 장해	우울	부주의	서기의 조절이 잘 안됨
청각 상실	과민성	집중력 장해	보행장해
감각소실	죄책감/자기비난	착란	개인위생 기술 장해
뇌신경 손상	감정기복	흥분	옷입고벗기 기술 장해
경직성	낮은 자긍심	기억결손/기억상실	섭식기술장해
운동실조/비협응	고집이 셈	순차적 수행 어려움	소근육 운동장해
균형 장해	기복이 심함	정보처리과정이 느림	성적 기능장애
피로	무력감	판단 장해	수면질환
경기	문제해결능력 장해	언어/말 문제	학습기술 떨어짐

From Taylor HG, Yeates KO, Wade SL, et al. Influences on first–year recovery from traumatic brain injury in children. *Neuropsychology*. 1999;13(1):76–89.

발요인을 확인하여야 한다. 통증, 드러나지 않은 골절, 속박, 요로감염, 변비, 그리고 스태프, 가족, 친구에 의한 과도한 자극이 있으면 흥분되기 쉽다. 행동수정 프로그램을 시행하기 전 유발요인들을 알아내어 가능한 한 제거되어야 한다.

그런 다음 바람직한 행동에 대한 강화 및 보상과 보상 스케쥴을 결정한다. 환자의 가족이 어떤 보상이 아동에게 동기유발이 되고 만족을 주는지 매우 도움되는 정보를 주기도 한다. 보상 스케쥴은 순응도를 최대화하고 바람직한 행동을 촉진하기 위하여 재활 팀이 동의한 것이어야 한다. 일단 보상과 스케쥴이 언급되면 팀은 바람직한 행동에 근접하면 이를 칭찬함으로써 적절한 행동이 나오도록 아동을 재인도하는 방향으로 나가야 한다. 팀이 일관된 방법으로 아동의 행동 문제를 감소시키면 부적절한 행동은 서서히 줄어든다. 어떤 경우는 환경을 수정할 수 없고 행동관리가 비효과적이어서 의사가 투약을 고려하기도 한다는 것을 기억해두자.

기억 기억장애는 TBI 아동에서의 가장 흔한 인지장애이다. 측두엽에 외상을 입으면 흔히 기억에 영향을 미친다.[69] 기억에는 새로운 정보를 학습하고 다시 기억해 내는 능력 뿐 아니라 이전에 학습했던 정보를 회상하는 능력도 포함된다. 기억상실이 있으면 뇌진탕이 있었음을 가리킨다. 후향적 기억상실은 사고 전의 시간을 기억하지 못하며 전향적인 기억상실은 사고로부터 현재까지를 기억하지 못하는 것이다.

후향적 기억상실은 일시적이기도 하고 손상 수 개월전 또는 수 년전에 일어났던 일을 기억하지 못하기도 한다. 대부분의 과거에 관한 기억은 보통 수 시간부터 수 일에 걸쳐 돌아올 것이다. 그러나 영구적인 후향적 기억상실은 사고 바로 전을 기억하지 못하는 것으로 계속되기도 한다. 전향적 기억상실은 재활과정에서 새로운 학습에 방해가 되므로 문제이다. 영구적인 전향적 기억상실은 드물다.

기억결함에는 언어적 회상과 시각인식이 포함되어있다. 한 치료에서 그 다음 치료로의 운동과제의 순차를 기억하는 능력이 없는 듯이 보이고 기능적 기술을 안전하지 않게 수행하는 듯이 보인다. 이동, 보행과 같은 활동을 할 때 안전 관련 행동을 하지 못하는 것은 기능적 독립성에 제약이 된다. 새로운 내용을 배우는 아동의 능력과 관련하여 기억이란 물리치료사에게 특별한 관심을 끄는 분야이다. TBI 이전에 학습했던 정보의 유지가 손상받지 않았다 해도 새로운 정보는 잘 학습하지 못하기도 한다. 아동의 기억기술과 새로운 학습능력을 신경심리학적으로 평가한 결과는 현실적인 기능적 목표를 세우고 적절한 재활 프로그램을 세우는데 도움이 될 것이다. 아동의 가족과 심리학자와 같이 협력하면 물리치료사가 보상적인 전략과 재활 세팅에서의 환경적 수정의 필요성을 판단하는 데 도움이 될 것이다.

언어 TBI 아동의 언어상실은 언어치료사가 자세히 말할 수 있다. 측두엽의 손상으로 표현성이나 수용성 언어장해가 발생하여 물리치료사와 아동 간의 의사소통에 방해가 되고 치료 세션을 어렵게 한다. 예를 들어, 수용성 언어장해가 있으면 대근육 운동과제를 수행 시 치료사의 설명을 아동이 잘 이해할 수 없게 된다. 수용성 언어장해가 있다면 가장 좋은 의사소통의 방법을 알아내는 것이 아동과 치료사의 좌절을 줄여줄 것이다. 표현성 언어장애가 있으면 아동이 다른 사람과 잘 의사소통할 수 없다. 비록 아동이 말한 것에 대한 이해는 잘 하고 정신적으로 적절한 반응은 할 수 있을지라도 의도한 바를 제스쳐 또는 말로 표현하는 것과 보이는 행동사이의 틈새가 생긴다. 다시 한번 말하건대 물리치료사가 아동과의 가장 좋은 의사소통 방법을 알면 생각과 느낌을 의사소통하지 못하는데서 오는 좌절을 줄일 수 있을 것이다.[35]

기능의 실행 앞이마엽에 외상이 가해지면 실행기능에 문제가 생긴다. 실행기능이란 자발적이고 활동을 스스로 계획하고 관념을 바꾸고 문제를 해결하고 사회적 틀 안에서 행동을 조절하며 행동 변화를 위한 피드백을 이용하고 성공을 모니터하는 능력이라고 한다.[35]

실행기능의 결함이 있으면 충동적 행동으로 표현되기도 하고 안전에 대해 잘 주의하지 않으며 사회적으로 그 행동이 부적절할 때 이를 알아차리지 못하기도 한다. 융통성 없는 마음이 과제에서의 고집으로 드러나기도 하고 다음 활동으로 혼란스러움 없이 전환되지 않기도 한다. 개념의 전환에 어려움을 느끼는 경우 교차로 움직이는 과제를 수행하는 능력에 영향을 줄 수 있다.

감각운동상태 Sensorimotor Status

비정상적인 근 긴장도

경직성 뇌피질의 손상으로 TBI 아동은 경직성을 보일 수 있다. 그 정도는 경미함으로부터 심한 정도까지 다양하며 편측성 또는 양측성일 때가 있다. 편측만 침범된 경우는 뇌성마비아의 편마비와 비슷한 양상으로 운동장해와 기능이상을 나타낸다. 양측성인 경우는 원시반사에 의하여 종종 비대칭적으로 분포하며 동작도 한쪽이 더 잘한다. 경직성은 MAS(Modified Asworth Scale)로 측정하는데 주관적 해석이라는 이유로 신뢰성에 있어 의심스럽기도 하다.[70]

경직성이 있는 아동은 사지 또는 신체가 비정상적 자세를 취하고 있다. 상지는 전형적으로 굴곡근 공동운동(synergy) 자세를 취하고 있다. 굴곡 공동운동 자세로는 위생동작을 하기 어렵고 놀이, 학교수업 그리고 자조관리상 팔의 기능적 사용이 어렵다. 다리는 보통 신전 공동운동 자세인데 침대에서의 움직임, 자리옮김, 보행을 방해하는 자세이다.

심한 손상을 입은 TBI 아동은 신체에서 통자세를 취하게 된다. 이것은 제뇌피질(상지굴곡과 하지신전) 또는 제뇌자세(사지의 신전)를 특징으로 하고 있으며 회복기 초기에 흔히 볼 수 있다. 아동이 회복되어가면서 이러한 통자세는 종종 좀 더 자발적 움직임이 나오는 자세로 대치되며 이에는 비정상적인 협동을 이용하는 동작이 포함된다.

운동실조 소뇌와 기저핵에 대한 손상이 있으면 TBI 아동은 운동실조와 운동 비협응을 보인다. 운동실조의 분포는 일측성 또는 양측성일 때가 있다. 초기 회복단계에서 운동실조는 경직성에 가려져 있을 때가 있다. 이러한 동작은 의도적이거나 비의도적일 때도 있는데 동작의 시행과 타이밍에 어려움이 있다. 운동실조형 아동에서의 보행의 특성은 다리를 넓게 벌리는 것이고 움직이지 않고 서있기가(입각기 유지) 어렵다는 것이다. 운동실조는 경직성이 함께 있지 않으면 관절가동범위의 감소는 없다.

근육수행 장해 Muscle Performance Impairment

근력상실 TBI와 의식소실 후에 아동은 오랜기간 침상안정이 필요할 때도 있다. 이 시기동안 불용성 위축으로 인한 근약증이 발생할 것을 알고 있다. 근약증은 경직된 사지의 길항근과 작용근 모두에 온다. TBI 아동이 말로 하는 지시에 따를 수 없기 때문에 표준화된 도수근력검사를 시행하는 것은 어려울 수 있다. 그러므로 물리치료사는 능동적 움직임을 관찰하여 아동이 항중력으로 움직이는 능력과 체중을 지지하며 유지할 수 있는 능력을 판단하여야 한다. 인지기능이 회복되기 시작하면, 물리치료사는 아동이 침대에 걸터앉거나 앉은 자세에서 일어나고 손을 머리위로 올릴 수 있는지 등을 평가하도록 간단한 명령을 할 수 있다. 7세 이후의 TBI 아동이 마침내 지시를 따르게 되면 악력측정가구를 사용하는 MMT에서 LE 근력 테스트의 측정자간 신뢰도를 잘 보여주게 될 것이다. 반면, 5세 이상 아동은 정밀한 악력 테스트를 통해 정확한 평가를 할 수 있을 것이다.[72,73]

지구력 장해 TBI 아동은 종종 흔히 전반적인 기면상태일 수 있다. TBI 아동의 피로감은 신체활동에 의해서 나타나거나 운동실행 계획의 정신활동과 연관될 수 있다. 피로감은 기능적 동작과 자조관리에서의 아동의 능동적 참여 능력에 장해가 된다. 세션중간과 치료기간 사이의 휴식을 가지게 하여 참여를 유지시키면 지구력을 기르는데 도움이 될 것이다.

관절가동범위 상실 경직성이 있어 동작이 거의 없고 상동적인 비정상적 운동패턴을 보이는 TBI 아동은 능동적 관절가동범위의 상실 위험에 처하고 구축의 발생 위험이 있다. 특별히 그럴 위험이 있는 관절은 팔꿈치, 손목, 손가락, 무릎 그리고 발목발 복합체이다. 관절가동범위의 상실은 급격히 진행하며 조기 관리가 효과적인 예방의 열쇠이다.

균형상실 대부분의 TBI 아동은 나중에 균형이 감소되어 있다. 균형감각은 신경손상, 감각혼란, 생체역학적 제한에 의해 영향을 받는다. 경미한 TBI인 경우에서도 이전에 할 수 있었던 활동에 안전한 참여를 제한하는 균형의 문제가 손상 12주까지 또는 그 이상에서도 지속된다는 보고를 한 연구가 있다.[74] 자세조절 및 방해를 극복하는 능력을 전체적으로 주의깊게 재평가하여 아동이 활동으로 안전한 복귀를 할 수 있게 한다. 일반적으로 사용하는 기능적 도구에는 기능적 뻗기 검사(MFRT: Modified Functional Reach Test)[75], 버그 균형척도(Berg Balance Scale), TUG 테스트가 있다.[77,78]

감각결핍 Sensory Deficits

청각 청력소실 또한 소아 TBI에서 흔하다.[79] 중등도에서 심한 외상성 뇌손상 환아에서 세밀하게 청각을 평가하여 청력소실이 있는지 판단해야 한다. 청력소실이 있을 때 보청기, FM 전환기를 제안하며 또는 교실에서는 선호하는 의자에 앉을 수 있게 배려한다.[55]

시각 TBI 아동에서의 시각문제는 흔하다. 이러한 시각 결함에는 시력의 감소, 시각추적과 조절에서의 장해, 시야상실, 깊이지각 감소, 복시, 일시적인 피질맹, 그리고 망막출혈 등이 있다.[55] 시각문제가 있을때는 눈에 패치를 대거나, 안경 또는 교실에서의 선호의자에 앉도록 허용하는 것이 이런 어려움을 경감하는 데 도움이 될 수 있다.[55]

30일 이상 지속되지 않는 일시적 피질맹은 거의 완전 회복이 잘되는 것으로 되어 있다.[55] 그러나 30일 이상 지속되는 것이면 TBI 아동의 예후는 좋지 않다. 어린 아동에서의 망막 출혈은 아동학대와 강한 연관이 있다.[80]

시공간적 기술 시각 문제는 또한 지각 및 시각기능 문제와 관련이 있다. 이러한 결손은 종종 뇌의 관자엽 또는 뒤통수엽의 병변과 관련이 있다. 시공간적 기술과 지각의 문제점으로 인하여 대근육 운동수행과 기능적 이동기술의 제약을 받아 기능적 독립성을 성취하기가 어려워진다. 배경으로부터 도형을 구별해내는 데 문제가 있으면 보행 훈련에서 경계의 깊이 변화를 인식하기 어렵게 한다. 또한 일상생활에서 보조기를 착용해야 할 수도 있다. 시공간적 기억에서의 어려움이 있으면 머리속으로 지도를 만들고 가정, 학교, 사회안에서 이 장소에서 다른 장소로 독립적으로 이동하는 데 어려움이 있을 수 있다.

정형외과적 합병증 Orthopedic Complications

이소성 골화증 이소성 골화증(HO: Heterotopic Ossification)은 연부조직에 성숙된 뼈가 생기는 것인데 TBI후의 아동, 성인에서 올 수 있다. HO가 생길 위험빈도는 20% 정도이며 위험인자로는 11세 이상, 긴 혼수상태가 요인이라고 알려져 있다. HO는 흔히 주관절, 견관절, 고관절, 그리고 슬관절에서 발생한다. HO의 초기 증후는 검사 시 관절가동범위의 감소와 통증, 부종, 발적, 그리고 침범된 관절주위에서 열이 느껴지는 것이다.

HO 아동에 물리치료를 하는 것은 논란이 있다. 어떤 연구는 HO가 있을 때 심하게 관절가동운동을 하는 물리치료가 국소적 미세외상과 조직으로의 출혈과 연관된다고 하였다.[82] 일반적으로 부드럽지만 지속적으로 관절가동운동을 시키고 투약과 신경차단술로 경직을 관리하는 것이 필수적이다.[82] HO가 심한 기능장해의 원인이 되면 연부조직으로부터 HO를 제거하는 수술을 한다. 어린 아동에서의 HO는 기능장해를 거의 일으키지 않는다.[81] 나이든 아동과 성인에서의 HO는 기능적 예후가 좋지 않음과 상관있다.[83]

골절 골반과 하지 골절은 소아 TBI의 원인이 되었던 외상과 흔히 연관이 있다. 골절의 수술적 치료는 아동이 신경학적으로, 내과적으로 안정이 될 때까지 미루기도 한다. 아동의 인지수준이 떨어져 있으면 수술 후의 물리치료가 어려울 수 있는데 특히 깨어있거나 착란상태일 때 더욱 그렇다. 그러므로 기능적 활동동안 뼈가 적절한 정렬과 체중지지 상태인지를 확인하기 위해 아동을 면밀히 모니터하여야 한다.

비록 방사선 촬영으로 주요한 뼈의 골절은 발견할 수 있으나 추가의 근골격계의 문제점이 있을 수 있고 급성기 회복단계에서 드러나지 않았던 골절과 경미한 외상이 잠재적으로 있으므로 평가에 주의해야 한다. 계속 호소하는 문제와 어떤 활동을 잘 참아내지 못하면 특별히 주의를 기울인다.

기능적 측정 Functional Measures

TBI 아동은 인지수준이 변하기 때문에 기능의 조기 측정이 어렵다. 아동이 좀 더 명료해지고 진료실에서의 반응이 더 적절해지면 특히 기능적 변화를 민감하게 측정할 수 있는 표준화된 측정도구를 이용하는 것이 도움이 될 것이다. 0~18개월[84]의 영아의 경우 대근육 기능이 없으므로 Albert Infant Motor Scale(AIMS)가 유용한 반면, 유아와 취학 전 아동의 경우에는 Peabody Developmental Motor Scale이 기능을 평가하는 데 좋다.[85] WeeFIM(기능적 독립성 측정)[86]은 6개월부터 7세 사이의 장애 아동에서 기능적 독립성의 발달을 추적해가고 평가하는 데 유용하였다. 나이든 아동에서는 성인용 FIM을 사용할 수 있다. WeeFIM은 기능의 여섯 영역을 측정하는 데: 자조관리, 괄약근 조절, 이동, 보행, 의사소통, 그리고 사회적 인지이다. 그 이외에도 그러한 영역에서의 기능수준을 측정한다. Bruininks-Oseretsky Test of Motor Proficiency[87]가 대근육과 소근육 기능을 평가하는데 사용되어져 왔다. 이는 4.5세에서 14.5세 아동을 대상으로 표준화시키는 데 사용되지만, 더 어린 아동들에게 사용하기에는 좋지 않다.

대동작 기능평가(GMFM: Gross Motor Function Measure)는 시간이 지남에 따른 근육 수행의 변화를 평가하도록 만들어졌으며, 뇌성마비 아동들에게 주로 사용하는 반면 우수한 식별능력을 가진 아동과 청소년기의 TBI 환자에게 사용하여 결과를 얻기에는 제한적이다.[88] 8세에서 17세 사이의 아동에게 GMFM를 대체할만한 것으로 ABI-CA(Acquired Brain Injury-Challenge Assessment)가 있는데, 이는 GMFM으로 연령대가 있는 아동들에게서 검사하기 힘든 대근육활동의 측정을 가능하게 한다.[89]

PEDI[90]는 아동의 기능적 평가도구로 개발되었다. 자조관리, 이동 그리고 사회적 기능에서의 수행과 능력을 측정한다. PEDI는 6개월부터 7.5세 사이의 아동에서 사용할 수 있다. 최근에 후천성 뇌손상(ABI: Acquired Brain Injury)에서의 PEDI의 특정 하부척도를 이용하여 기능적 변화를 측정하는 민감도 연구를 한 것이 있다. ABI용 특정 PEDI 하부척도는 PEDI의 이동, 자조관리, 그리고 양육자의 보조척도에서 가져왔다. 처음의 결과에서 양육자 보조, 자조관리 척도가 일반적인 PEDI보다 기능적 변화를 더 민감하게 측정한다는 결과를 얻었으나 아직 수정된 도구의 유용성을 판단하려면 더 많은 연구가 필요하다. PEDI에서 11% 가량의 점수의 차이는 의미있는 의학적 차이를 나타내는 것과 낙관적인 변화그룹이나 PEDI 개별 점수를 해석하는데 주목받고 있다.[92]

심각한 TBI 아동의 걷기속도(73 to 154cm/초)는 일반적인 또래들의 걷기속도(54 to 193cm/초)에[93] 비해 그 범위가 확실히 감소되는 것으로 보고되었다. 치료 중 모니터 과정에서 뿐만이 아니라 집에 걸어가는 에너지 비용을 더 잘 이해하기 위해서는 재활치료 기간 동안 걷기속도의 주기적인 평가는 반드시 수행되어야 한다. 2분 걷기 테스트[94]나 왕복 걷기/뛰기 평가는 상위기능 수준의 아동들의 보행 중 지구력을 평가하는 데 도움이 된다.

▶ 물리치료평가, 진단, 예후 그리고 계획 Evaluation, diagnosis, prognosis, and plan of care

평가 Evaluation

물리치료사는 검사를 완료한 후에 모아진 자료를 모두 고려하여 판단하면 치료계획을 세우는데 도움이 될 것이다. 치료사는 관찰할 수 있었던 장해와 기능적 제약을 중심으로 한 뇌손상의 병태생리와 손상과 연관된 기타 생리학적 지식을 바탕으로 환자의 예후 및 기대되는 회복에 대해 더 잘 이해하게 된다. 그 이외에도 치료사는 환자의 사회적 지지와 가정환경을 고려하여야 한다. 가족적 지지가 좋으면 회복에도 긍정적 영향이 있다는 증거가 있다. 마지막으로 치료사는 손상 후 어느정도 시간이 경과했는지, 어떤 중재를 받았는지, 그리고 회복동안과 치료에서의 진전이 어느 정도인지 파악해야 한다.

물리치료 진단 및 예후 Diagnosis and Prognosis

TBI아동에 대한 물리치료 진단은 *물리치료 임상지침*[4]을 자료로 하여 판단한다. 이 진단은 의학적 진단과는 다르며 아동을 어느 영역 패턴으로 치료할 것인가와 임상판단을 하는데 도움이 되는 것이다(표 7.1). 환자의 예후는 회복기동안 나타났던 합병증뿐만 아니라 TBI의 심한 정도와 결과를 예측하는 인자의 영향을 받을 것이다. 대체로 TBI 아동의 장애 정도는 약간의 부상에 따라 달라진다. 긴 급성기와 낮은 기능적 성취를 얻는 재활기간은 높은 수준의 장애와 관련이 있다. 아동과 청소년기의 TBI 환자의 보행기술 회복에 주목한 최근 연구는 LE 부상이 TBI 이후의 보행능력과 대단히 중요한 예후와 결합되어 있다는 것에 주목했다.[98] 또한 TBI 아동의 자율신경 이상은 장기적인 재활과 회복기간 동안의 크게 개선되지 않는 운동 점수와 연관되어있다.[42] 물리치료사는 물리치료 예후를 공식화하는 동안 이러한 요인들을 고려하고 중재에 대해 나오리라고 예측하는 반응을 고려하여야 한다. *지침*에 따르면 TBI나 혼수상태의 아동 또는 청소년에서 한 치료계획당 5회에서 90회의 세션이 지침으로 되어있다.[4]

물리치료계획 Plan of Care

물리치료 진단에 의거하여 물리치료사는 TBI 아동의 치료계획을 세워야 한다. 처방된 치료 중재뿐만 아니라 단기, 장기목표를 세워 퇴원전에 원하는 결과를 얻을 수 있도록 도와야 한다. 목표는 확인된 장기 시스템의 장해, 질적인 동작 장해 그리고 기능적 제약에 기반하여 서면으로 작성한다. 목표는 측정가능하고 행동적인 용어로 표현되어야 한다. 각각의 단기목표는 장기목표를 성취하도록 구성요인으로 나누어 설정하고 작성해야 한다. 어떤 목표를 달성하는데 걸리는 시간은 아동의 인지 및 행동수준뿐만 아니라 치료 기간과 환경에 따라 달라진다.

▶ 관리 및 중재 Management/interventions

TBI 아동의 재활은 성인 TBI와 다른데 아동은 여전히 전형적으로 발달하는 시기이기 때문이다. 중재는 그러므로 신경학적 손상으로부터의 회복 및 전형적인 정상발달에서의 진전을 고려하여야 한다. 그러므로 치료적 중재를 계획할 때 연령에 적절한 대근육 운동이 중재에 포함되도록 인지수준에 맞게 기획하여야 한다. 비록 다양한 재활치료의 효과가 잘 알려져 있지 않지만 재활 서비스의 장점의 긍정적 면을 드러내는 연구들이 있다.[99]

급성기의 의학적 관리 Acute Medical Management

TBI 아동의 초기 의학적 관리는 생명유지가 중심이다. 손상의 심한 정도를 판단하고 이차적 뇌손상을 예방하면서 생명유지에 촛점을 맞춘다.[32] 일단 활력징후가 안정이 되면 아동은 있을지도 모르는 손상에 대한 일반적 평가를 받게 되고 신경학적 검사를 하게 될 것이다. 이 검사에는 두개골과 경추의 방사선 촬영, 머리의 CT 스캔, 그리고 GCS를 사용하여 평가한다.

TBI 아동의 급성기 의학적 치료는 응급수술, 인공호흡기 사용, 그리고 약물치료가 있다. 경막하 또는 뇌내 혈종이 있다면 응급 신경외과적 수술이 필요하다.[33] 수술이 지연되면 생명이 위독할 수 있으므로 수술로 두개 내 압력을 낮추고 압력관련 뇌의 이차손상을 감소시키는 것이 필요하다.[33]

인공 호흡기의 도움으로 정상호흡보다 빨리 또는 과호흡을 시켜 일시적으로 두개 내 압력을 감소시킬 수 있다.[35] 과호흡 이외에도 약물로 뇌부종을 감소시켜 이로 인한 이차 뇌손상을 최소화한다. 뇌부종 조절에 흔히 사용되는 약물은 mannitol과 corticosteroid이다.[35] 아동의 움직임으로 인하여 활력징후의 안정이 어렵고 이후의 의학적 치료에 어려움이 있을 때 약물을 투여하여 인위적으로 마비시키기도 한다.[35]

급성기의 물리치료는 아동이 좀 더 안정될 때까지 연기되기도 한다. 일단 아동이 안정되면 물리치료사는 아동의 현 인지수준을 바탕으로 한 중재를 계획한다. 물리치료사는 회복기의 인지수준이 회복기의 일반적 가이드 라인임을 기억하는 것이 중요하다. 모든 아동이 인지회복상 같은 단계를 밟는 것이 아니며 순차적으로 인지기능이 회복되는 것도 아니다. Rancho 척도와 소아용 Rancho 척도는 현재의 인지수준과 다양한 단계에서의 잠재적 인지를 확인하는데 도움이 될 것이다.

급성기 물리치료관리: 예방
Acute Physical Therapy Management: Prevention

인지 수준이 낮은(Rancho 레벨 1~3, Pediatric 레벨 5~3) TBI 아동에서의 물리치료의 목표는 오랜 기간의 비활동과 감각박탈로 인한 합병증의 예방에 있다. 장기간의 비활동으로 인한 흔한 합병증은 욕창, 호흡기계 합병증 그리고 관절구축 발생이다.

관절구축 관리 Contracture Management

급성기 회복에서의 연부조직 구축예방의 중요성은 아무리 강조해도 지나치지 않다. 구축의 발생은 기능적 독립 상태를 지연시키고 추가 치료의 필요성을 발생하게 하고 재활단계에서 수술이 필요할 수도 있게 한다.[43] 최근 연구에서 기립대나 경사대에서 시행되는 스트레칭이 관절가동운동이 구축을 감소시키는 데에 효과적이라고 밝혀졌다.[43] 자세잡는 시스템의 사용 이외에도 관절가동운동, 스플린트의 이용, 기브스하기 등이 하지 기능의 향상에 도움이 될 수 있고 연부조직 구축을 예방하는 데 도움이 된다.[43]

사춘기 이전의 아동에서 제뇌강직 자세가 아닌 경우 발생한 구축은 자세 잡아주기와 스플린트만으로도 성공적인 관리가 될 수 있는데 아동의 신체가 작고 상대적으로 약하기 때문이다.[54] 스플린트 착용 스케쥴의 조정은 이것의 효용성을 높이는 열쇠이다. 점진적으로 착용을 잘 견디게 하며 아동의 피부가 괜찮은지 살펴야 한다. 제뇌강직이 없는 큰 아동에서는 연속적 기브스 착용에 이어 반으로 나뉘어지는 화이버글라스 캐스트 스플린트가 구축 관리에 사용될 수 있다.

자세 잡아주기, 스플린트, 반으로 나누어진 기브스에 반응하지 않는 심한 신전근 자세인 아동들은 주의대상이다(그림 7.1).[54] 이러한 기브스는 피부의 상태때문에 3일에서 5일마다 바꿔주어야 한다.[43,100] 일단 아동의 피부가 온전한 채 잘 착용한다고 생각되면 신전근 자세가 감소되며 자발적 움직임이 증가될 때까지 2주 간격으로까지 착용시킬 수 있다. 다음은 관절가동범위를 위하여 양쪽 밸브의 화이버글라스 캐스트 스플린트를 밤에만 착용토록 한다.[43,100] 의식이 명료하고 활발히 움직이는 아동에서의 지속적인 기브스의 착용은 2개월을 넘겨서는 안된다.

지속적인 기브스 착용은 경직성을 조절하기 위한 주사치료나 경구투약과 함께 사용될 수도 있다. Dantrolene

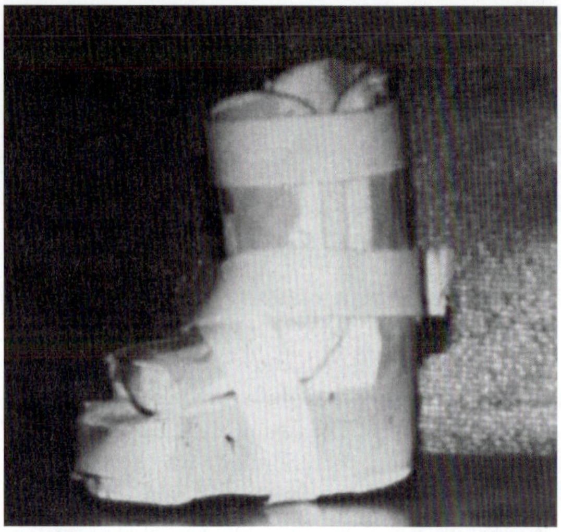

그림 7.1 반으로 뗄 수 있게 되어 있는 억제성 기브스

(Dantrium)같은 경구용 약은 경직을 감소시키는 데는 유용하나 진정작용 때문에 때로는 바람직하지 않다.[57] Diazepam(Valium)도 경직 조절에 사용할 수 있으나 혼수로부터 깨어나는 중의 아동에서 과민성을 증가시키기도 한다. 아동에서는 대체요법으로 인지나 진정작용의 면에서 부작용이 없기 때문에 페놀 및 보톡스 주사와 같은 신경과 근육운동점 차단술이 좀 더 나은 경직조절 수단이 될 수도 있다.[57] 아동에서의 보톡스 사용에 관한 최근의 연구는 고무적이며, 보톡스가 발목의 관절가동범위를 더욱 효과적으로 유지시켜 준다고 밝혀졌다.[100] 주사가 전통적인 물리치료와 결합되면, 어떤 경우에서는 고통이 감소하고, 또한 걸음걸이, 이동, 움켜잡기, 이완 등에서의 기능 회복이 나타나기도 하였다.[100]

자세 잡아주기 Positioning

자세 잡아주는 프로그램으로 호흡기의 위생을 좋게 하며 욕창과 구축이 예방되고 신체정렬 및 움직임이 좋아진다. 가족과 간호사의 도움을 받아 자세 잡아주기를 시행한다. 침상에 있어야만 하는 아동에서 자세는 매 2시간마다 변화시켜 주어야 한다. 아동이 앉아있을 때는 압박을 받지 않도록 자세를 매 30분마다 변화해 주어야 한다. 압박 경감을 위한 자세의 변환에는 매트에서 옆으로 누운 자세로 또는 휠체어에서 뒤로 젖혀서 반쯤 누운자세로 전환해 주기 등이 있다.

자세잡는 프로그램을 만들 때 물리치료사는 자세에 대한 비정상적인 근긴장도와 원시반사의 영향뿐만 아니라 정

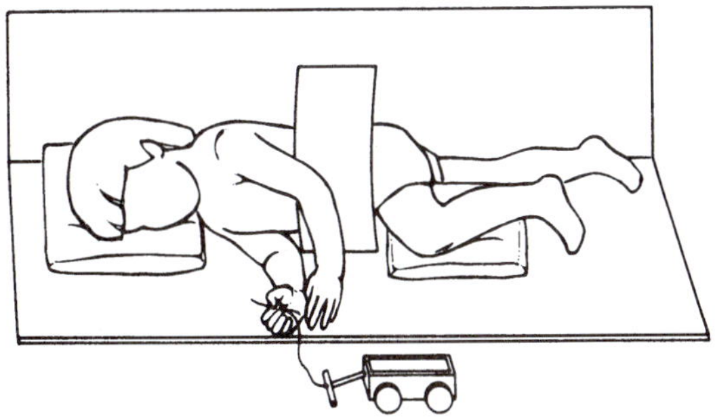

그림 7.2 옆으로 눕는 기구에 있는 아동의 자세. 머리를 몸통과 일직선이 되게 유지하고 상지는 중앙으로 오게 하며 하지는 분리해 놓았다. 중력은 영향이 미치지 않으며 원시반사의 영향이 최소화되어 있다.

형외과적, 신경학적 자세의 주의점을 고려에 넣어야 한다. 엎드리게 하거나 똑바로 누운 자세보다는 옆으로 눕는 자세(그림 7.2)를 선호하는데 비정상적 원시반사의 영향을 감소시키는 데 도움이 되기 때문이다. 아동을 바로 누운자세로 있게 하려면 긴장성 미로반사와 신전근 긴장도의 영향을 감소할 전략이 포함되어 있어야 한다. 엎드린 자세는 비록 허용되지만 회복 초기에서는 잘 사용하지 않는데 아동의 활력징후와 의학적 상태를 모니터링하는데 방해되는 자세이기 때문이다.

회복 초기단계에서 똑바로 한 자세는 적응용 휠체어를 이용하여 해 줄 수 있다(그림 7.3과 7.4). 개조된 휠체어에 리클라이닝 의자 시스템을 갖추어 자세 지지와 함께 사용하면 과도한 피로없이 아동이 똑바른 자세로 안전하게

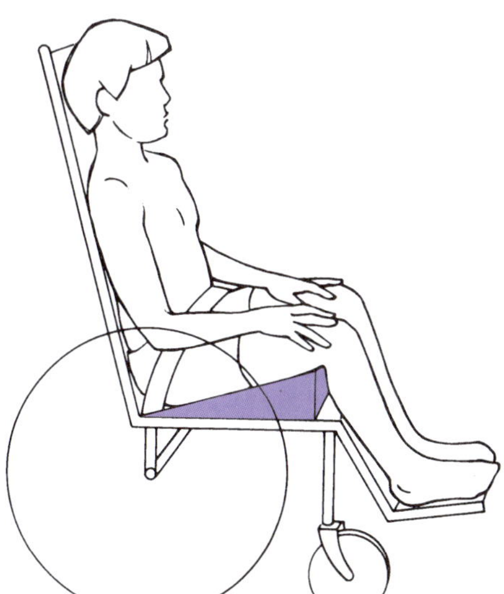

그림 7.3 높은 등받침과 의자에 쐐기형태를 장착하여 휠체어에서 고관절의 굴곡을 유지한다. 등받침은 아동의 피로를 고려하여 뒤로 넘어갈 수 있어 경사지게 하는 것이 가능하다.

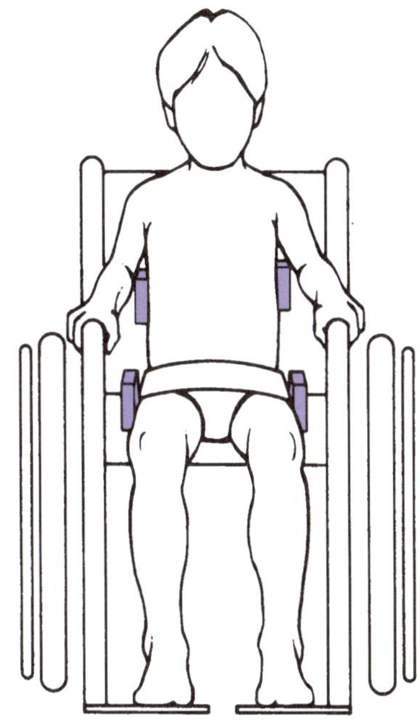

그림 7.4 자세조절을 도와주기 위하여 고관절에 블록을 대고 몸통 옆에도 지지를 해주어 휠체어에 앉아있을 수 있게 해준다.

수행하는데 도움이 된다. 아이가 명료할 때는 착탈식 머리받침대를 부착하지 않아 머리 조절에 도움이 되게 하고 아동이 피로할 때는 부착하여 쉬도록 해준다.

낮은 인지수준의 물리치료관리: 자극

Low-Cognitive-level Physical Therapy Management: Stimulation

혼수상태에서의 자극 프로그램

Coma Stimulation Program

혼수자극 프로그램은 구조화된 자극으로 감각박탈을 예방하고 빠른 회복을 도모하리라는 가정에서 만들어졌다. 그러나 혼수상태의 아동에서 치료초기에 안전하게 주어질 수 있는 자극의 양에 대해서는 논란이 있다. 전정, 시각, 촉각, 청각, 그리고 후각 시스템을 통하여 자극이 들어가게 한다(보기 7.6). 재활팀은 가족을 참여시켜 의미있는 자극을 선택하도록 하여야 한다. 아동의 문화, 성격, 호불호, 취미, 의미있는 관계성, 그리고 애완동물을 반영하는 선에서 자극항목을 선택하는 것을 강조한다. 그 이외에도 선택된 항목을 주기적으로 재평가하고 비효과적인 자극은 하지 말아야 한다.

프로그램 개발의 다음 단계는 자극의 적절한 스케쥴에

보기 7.6 감각자극의 원천

청각	시각	후각	촉각	전정
말로 설명함	사진	식초	손을 잡음	신체를 돌림
음악	펜라이트	매운 양념	로션을 문지름	관절운동
종소리	친숙한 사물	향수	열/냉	의자에 앉힘
친숙한 목소리	얼굴들	말린 꽃잎	면봉	경사대
차이나는 음	플래시 카드	오렌지/레몬	거치른 표면	
손뼉 쳐주기	그림책		친숙한 사물들	

From Sosnowski C, Ustik M. Early intervention: coma stimulation in the intensive care unit. *J Neurosci Nurs*. 1994;26:336-341.

대한 판단이다. 물리치료사는 치료를 수행하기에 적절한 명료한 때가 언제인지를 판단하고 필요하면 아동의 스케쥴을 수정한다. 이것이 가능하지 않을 때 치료사는 주어진 세션안에서의 치료목표를 수정하여 아동이 현재의 각성과 주의집중 상태에서 참여토록 시도해보아야 한다.[35]

시행하기 전에 가족에게 적절한 수준의 환경적 자극의 양을 포함하여 감각자극을 제공하는 것에 대해 교육을 해준다. 자극이 되는 환경을 만들지만 과도하거나 괴로운 자극이 되지 않도록 주의하여야 한다. 아동의 방 또는 치료실에서 외부 청각 또는 시각적 자극을 줄이면 아동이 지시에 따르고 특정 치료적 자극과 관련되어 집중하여 반응하는 데 도움이 된다.

혼수상태 자극 세션을 시작할 때 물리치료사는 TBI 아동과 상호작용하고 아동이 날짜와 시간을 알도록 해서 주위를 지각할 수 있도록 해주어야 한다. 짧게 자극하고 한 번에 한 두가지의 자극을 이용하며 의미 있는 항목을 천천히 제시한다. 반응이 없거나 고통에만 반응하는 아동에 대한 첫 번째 목표는 자극에 대해 어떠한 반응이라도 이끌어내는 것이다. 치료사는 끈기가 있어야 하고 아동이 자극을 처리하는 속도가 늦으므로 아동이 반응할 시간을 기다려 준다. 다양한 반응이 자극에 따라 일어날 수 있다(보기 7.7). 자극 후에 아동의 의학적인 상태가 안정적일 수 있도록 반드시 그에 따른 예방책이 있어야 한다. 자극에 대한 좋지 않은 반응은 경기 발생, 심장박동수의 증가, 혈압 증가, 호흡수의 증가를 지속적으로 보이는 것이다.

일단 아동의 지각이 좀 더 명료해지면, 치료사는 반응의 일관성, 반응시간, 아동반응의 질에 초점을 맞추어야 한다. 맥박이 안정적이라면, 주의력 향상을 위해 앉고 서는 것을 도와주도록 프로그램이 진행되어야 한다. 똑바로 있는 자세를 위해 첫 번째로 적응해야 할 것은 혈압이 안전하게 유지되는지 모니터하는 것이다. 맥박이 안정되어있을 때, 모든 팀 구성원과 가족은 자극과 아동의 반응을 기록하고, 아동의 반응이 더욱 진척되고 계속 이어나갈 수 있도록 격려해야한다.

환아가 치료에 참여하게 되면서 한 단계의 동작 지시를 따르게 되면 물리치료사는 머리와 몸통 조절과 상지동작 패턴에 중점을 두고 걸음 내딛기, 닿기 등과 같은 동작의 촉진을 시작할 수 있다. 치료사는 치료동안 감각적 과

보기 7.7 자극에 대한 흔한 반응

청각	시각	후각	촉각	전정
놀람반응	눈 깜박임	찡그림	자세긴장	경직성/움직임
국소화	시각적 국소화	눈물	위축	능동보조적 관절운동
소리나는 쪽으로 돌림	추시	머리 돌림	국소화	머리정위반응
지시를 따름	시각적 주의	재채기	전신반응	

From Sosnowski C, Ustik M. Early intervention: coma stimulation in the intensive care unit. *J Neurosci Nurs*. 1994;26:336-341.

부하가 아닌지 생리학적 증후를 계속 살펴야 하고 이에 따라 수정도 해야 한다. 그리고 침대에서 움직이거나 이동하는 것과 같은 목적이 있는 활동과 기능적 기술들로 반응이 집중될 수 있도록 해야 한다. 이 시기에 물리치료사는 장래의 회복단계와 가능한 치료 기술에 관하여 가족 교육을 시작해야 한다.

식물인간 상태 Vegetative State

어떤 아동들은 혼수상태 자극프로그램을 이행할 수 없거나 영원히 식물인간 상태로 남아있을 수도 있다. 식물인간 상태의 특징은 외부자극에 대해 반응하지 않는 것과 다른 사람들과 의사소통을 시도하지 않는 것이다. 식물인간 상태의 아동은 눈뜨기, 자고 깨기, 팔다리의 원초적 반사의 움직임 등이 있을 것이며, 통증에 반응하거나 자각능력은 가지고 있지 않을 것이다.[103,104] 가족은 겉으로 보여지는 상태가 비슷하기 때문에 혼수상태와 식물인간 상태를 구별하기 어렵다. 영구적인 식물인간 상태는 1차적으로 뇌손상으로 인한 것이므로, 치료의 초점은 기능적 움직임을 증진시키는 것보다 급성기 치료인 강직성 구축관리에 맞춰지게 된다.

중등 수준 아동의 물리치료 관리: 구조화 Midcognitive-level Physical Therapy Management: Structure

아동이 혼수로부터 깨어나기 시작할 때(Rancho 레벨 4와 5, Pediatric 레벨 2) 기능적 활동에 참여하기 시작하면 다른 인지결함이 뚜렷하게 드러난다. 물리치료사는 아동의 신체적 요구뿐만 아니라 인지에도 바탕하여 아동에게 적절한 활동을 선택하여야 한다. 그러나 치료사는 인지와 신체적 기능이 다른 속도로 회복될 수도 있다는 것을 기억할 필요가 있다.

흥분되어 있는 환자 The Agitated Patient

초기에는 자극을 잘 조절하지 못하고 내적인 착란에 대한 반응으로 흥분이 나타난다. 유발요인은 부모, 스태프, 친구가 과도한 자극을 줄 때; 신체를 억제할 때; 통증이 있을 때; 변비; 요로감염이 있을 때이다. 흥분은 이상하고 공격적인 행동으로 표현된다. 치료사는 어떤 외부자극이 이와 관련있는지 판단하고 가능하면 그러한 자극을 줄이도록 해야 한다. 착란상태이거나 흥분 상태인 아동은 아주 구조화된 환경을 조성해주는 것이 필요하고 행동폭발의 횟수를 줄이고 과잉자극을 예방하는 것이 필요하다. 흥분된 행동이 어떤 두려움에서 비롯된 것이면 물리치료사는 TBI 아동에게 계속 말로 안심시켜 줄 필요가 있다. 만약 유발요인이 잘 감소되지 않거나 없앨 수 없으면 약물로 조절하는 것을 생각해볼 수 있다.

흥분의 조절엔 가족을 포함한 팀 접근이 중요하다. 흔한 관리 전략에는 TV와 전화가 없는 조용한 방, 방문객을 제한하고 필요시 휴식시간을 계획하는 등이 포함된다. 아동의 가족이 자극과 방문자를 줄이는 것을 거부하거나 크게 말하고 불을 환하게 켜놓고 TV, 라디오 등이 아이의 의식의 명료도와 회복속도에 도움이 된다고 믿고 있다면 이를 거부할 수도 있을 것이다. 치료 관련자들은 가족 교육동안 적절한 수준의 자극에 대해 다시 한번 강조하여야 한다.

흥분된 아동을 잠재적 손상위험으로부터 보호하는 것이 중요하다. 억제를 가하면 더 흥분되므로 가능하면 속박을 하지 말아야 한다. 만약 억제하지 않은 아동이 침대 밖으로 떨어질 위험이 있으면 바닥에 매트를 깔아두거나 보호용 막힌 침대로 바꾸는 것이 좋다. 기타 보호적 도구는 센서달린 도어매트, 모니터 팔찌와 같은 알람 기구 등이 있는데 이것들을 사용하여 보행가능한 아동, 청소년이 시야 밖으로 벗어나지 않도록 예방한다.

흥분기동안 아동에게 친숙한 활동으로 구성한 물리치료를 하여 참여와 협조를 끌어내도록 수정한다. 비록 아동이 친숙한 운동 활동을 할 수 있는 가운데에서도 물리치료사는 본질적으로 무의미한 행동을 가려낼 수 있어야 한다. 적절한 과제 및 활동에 아동이 견딜 수 있는 범위로의 관절 가동운동, 구르기, 일어나 앉기, 일어서기, 그리고 걷기 같은 기능적 대근육 운동활동을 포함한다. 물리치료사로서 아동이 이전에 알았던 기술을 견딜 수 있는 범위로 아동이 할 수 있게 하여주는 것이 중요하고 이 회복단계 동안은 집에서 새롭게 배우는 것을 기대하지 않는다.

TBI 아동은 흥분기에는 종종 매우 예측할 수 없는 행동을 하는데 그러므로 치료사는 많은 활동 선택항목을 준비해야만 한다. 가능하면 아동이 활동을 선택할 수 있도록 제시한다. 친숙한 일상활동도 하기 거부하면 물리치료사는 처음에는 아동을 다른 치료적 활동으로 이끌려고 해보아야 한다. 만약 성공적이지 못하면 아동이 기꺼이 참여하려고 하는 활동으로 할 필요가 있는데 이런 물리치료는 주의집중을 증가하여 주기 때문에 TBI 아동에게 여전히 좋다.

다루기가 굉장히 어려운 아동은 아동이 좀 더 길게 상호반응할 수 있기까지 팀의 다른 구성원과 함께 치료하고 단축 세션이 필요할 수도 있다. 아동의 주의집중이 점차로 늘어나면 물리치료사는 좀 더 길게 주의집중하도록 강화해 주고 더 어려운 과제로 이끈다.

착란상태의 환자 *The Confused Patient*

더 이상 내적으로는 흥분하고 있지 않다 하더라도 여전히 혼란한 상태의 TBI 아동이 과제를 적절히 수행토록 하기 위하여 지속적으로 행동을 관리하고 환경을 구조화할 필요가 있다. 구조화에는 복잡한 대신 간단 명료하게 지시하고 환경을 단순화하고 운동과제를 몇 단계로 나누어 하게 한다(그림 7.5와 7.6). 이 회복단계의 물리치료의 일차적 목표는 기능적 과제에 대한 성공적 참여를 증진해주는 것이다.

그 이외에도 치료사는 성공적 수행을 위하여 기능적 활동시 필요할 때 많은 구조화를 제공하고 보조를 해주어야 한다. 심한 손상이 있는 환자에서 부분적 체중지지를 하면서 걷는 것은 보행훈련의 초기에 재훈련이 가능하다는 것을 보여준 것이다. 더 잘 해나갈수 있게 되면서 구조화를 줄여 나가고 아동은 좀 더 산만한 곳에서도 기능을 해보도록 할 수 있다.

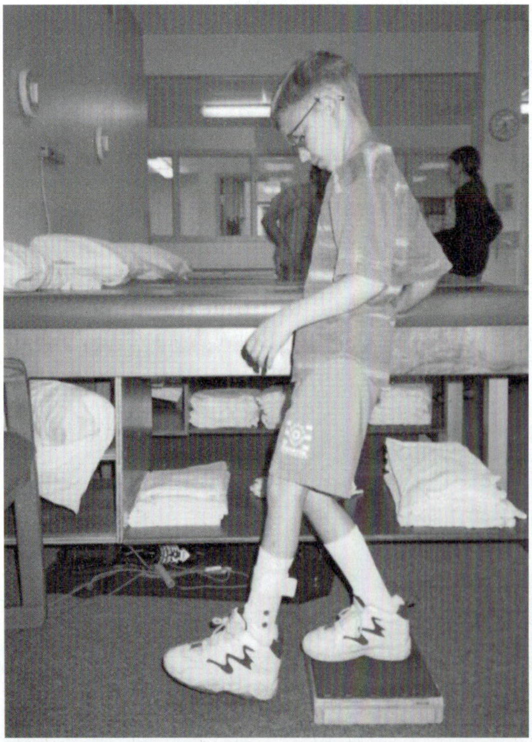

그림 7.5 작은 벤치에서 내려오는 동작은 무릎을 편 상태로 발뒤꿈치의 접지를 촉진하고 하지의 편심성 조절을 촉진해 준다.

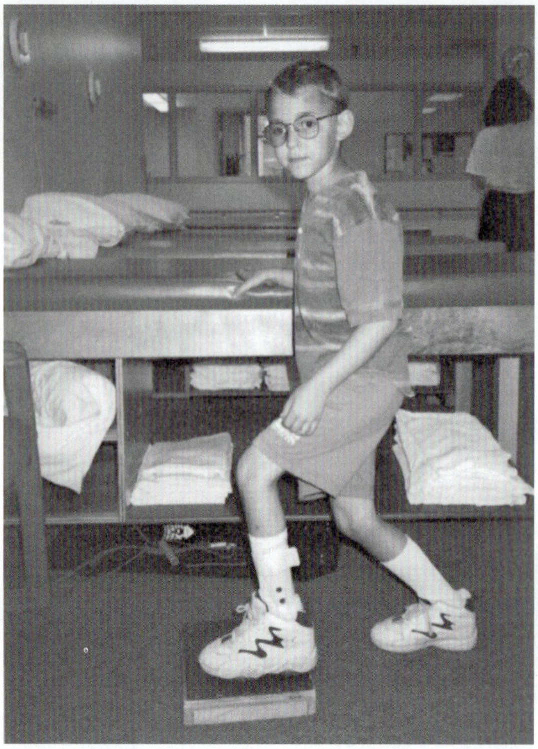

그림 7.6 침범된 다리를 앞으로 내딛는 것은 체중이동을 증진하고 고관절과 슬관절의 조절을 돕는다.

아동이 혼란스러울 때 말로 하는 지시가 도움이 안되므로 친숙한 활동을 하는 것이 좋다. 말로 지시할 때 치료사는 천천히, 간단히 말하여 언어적 지시를 정보처리할 수 있는 시간 여유를 준다. 그 이외에도 새로운 활동을 할 때에는 치료사가 아동의 이해를 돕기 위하여 말로만 설명해 주는 대신 실제로 하는 것을 보여주어야 한다.

지남력 회복은 회복의 착란단계에서 매우 중요하다. 물리치료사는 아동의 주변을 자주 인식시켜 주어야 한다는 것과 친숙한 일상을 조성해야 한다는 것을 기억하자. 그러므로 아동이 기술을 회상하기 시작할 것이고 다음 날에는 어떤 것을 해야할지를 예견하기 시작한다. 친숙함과 일상이란 차분함과 확신을 주며 행동 관리상에도 도움이 된다. 달력, 시계, 그리고 시간표 같은 것은 나이든 아동의 지남력에 도움이 되기도 한다. 그 이외에도 치료사는 아동의 환경에서 현재 일어나고 있는 일에 대한 설명을 해주는 것도 도움이 된다.

아동이 동작의 순서를 기억해서 하도록, 또는 안전 규

칙을 기억하도록 고취하는 것은 아동에게 도전이 되어 더 독립적이 되도록 해 줄것이다. 아이의 기억을 도우려면 치료 그림을 순서적으로 보여주거나 말로 리허설을 하여 기억을 돕도록 한다. 그러나 치료사는 기억장애가 있는 아동에게 좌절을 주어서는 안된다. 끝이 열린 단정적이지 않은 질문을 계속하는 것보다는 치료사가 선택할 것을 제시하고 아동이 올바른 반응을 인식하고 있는지 살펴본다. 예를 들어, 휠체어에서 옮겨앉으려는 과제를 배우는 중인 아동에게 서둘러 자리에서 일어나야 되는지 아니면 브레이크를 먼저 채워야 하는지 물어보는 것이다.

비록 새로운 학습이 제한되어 있더라도 물리치료사는 다양한 국소 손상과 장해, 그리고 기능적 제한을 치료할 목적으로 운동조절과 운동학습의 원칙을 신경촉진과 함께 점차 이용하기 시작할 수 있다. 발달학적으로 적절한 기능적 기술을 선택하는 것은 치료사의 책임이다. 아동능력에 어울리는 올바른 시공간적 요구로 아동에게 도전이 되고 동기유발도 되는 기능적 기술의 선택이 필요하다. 물리치료사는 또한 인지적이고도 신체적 기술이 함께 들어있는 기능적 활동을 선택하는 데 중점을 두어야 한다. 예를 들어, 장애코스를 워커로 연습하는 것은 언어적 지시, 운동실행계획, 이동기술에 대한 기억을 훈련하는 것이 된다.

운동학습에서의 필수요인은 실제 해볼 수 있는 기회이다. TBI 아동은 필요할 때 보조를 받아 동작을 경험하도록 해야 한다. 실수도 하면서 수준에 맞게 교정도 한다. 아동의 현재 수준 내에서 의미있는 놀이활동에 실제로 활발히 참여하도록 고취해주어야 한다. 새로운 기술을 배우거나 또는 이미 이전에 잘 하였던 기술이라도 다시 하려면 반복 훈련이 필요할 것이다. 현재 연구에서는 집중훈련이 움직임을 회복시키고 PEDI 이동 점수를 높이는 데에 중요하다고 보고 있다. 다만, 치료사는 TBI 아동이 집중훈련을 하는 동안 피로가 가중되며 지구력이 떨어질 수도 있다는 것 또한 숙지하여야 한다. 따라서 학습을 극대화하기 위해서는 치료세션 안에서, 그리고 치료 중간에 아동에게 쉬는 시간을 주어야 한다.

치료동안 사용할 피드백의 형태를 결정하는 것이 학습을 증진하는 데 중요하게 고려해야 할 점이다. 물리치료사

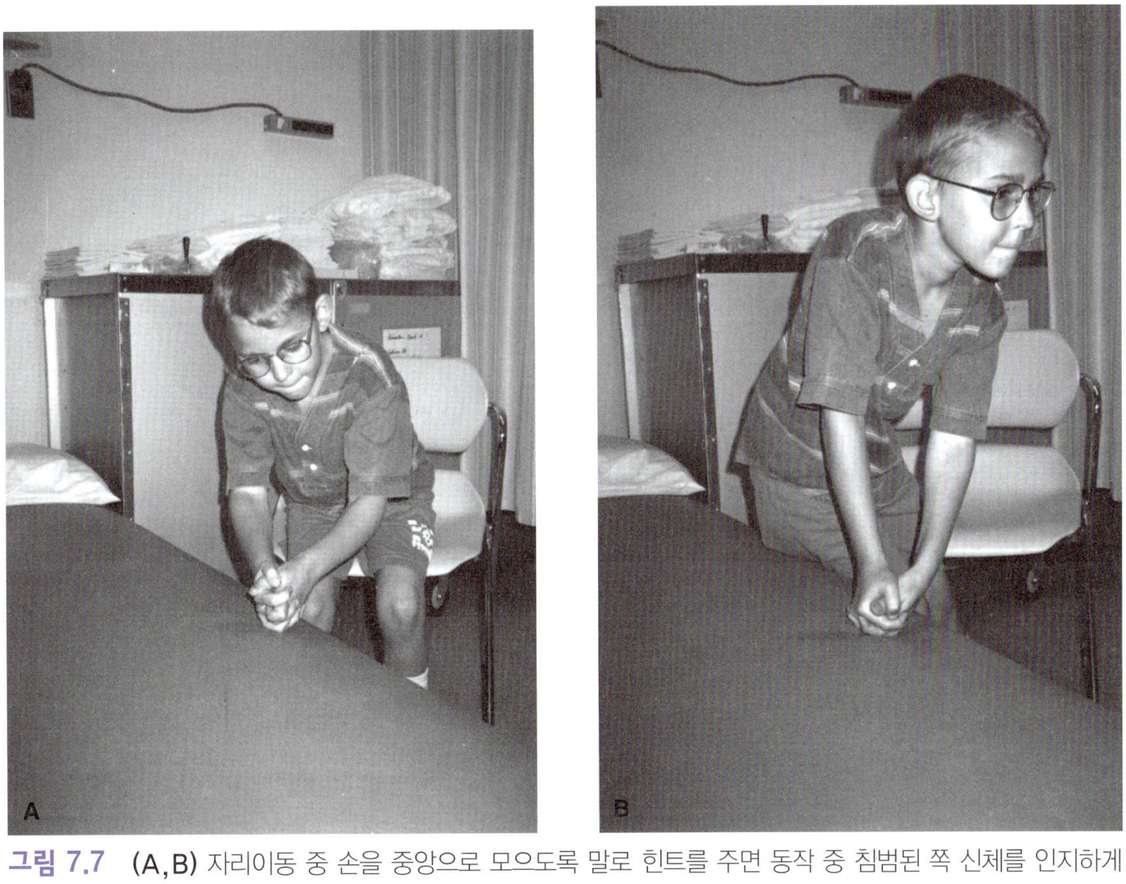

그림 7.7 (A,B) 자리이동 중 손을 중앙으로 모으도록 말로 힌트를 주면 동작 중 침범된 쪽 신체를 인지하게 되고 안전이 향상될 것이다.

는 피드백의 타이밍, 세밀한 내용, 그리고 횟수에 대해 선택해야만 한다. 그 외에도 아동의 인지, 감각기능수준은 치료사가 적절한 피드백 모드가 무엇인지 결정하는 가이드라인이 될 것이다. 만약 아동이 자신의 한쪽을 인지하고 있지 못하다면 운동감각적 피드백은 학습에 그다지 도움이 되지 못하고 시각적, 언어적 피드백이 오히려 적절할 것이다(그림 7.7). 이와 비슷하게 만약 아동이 실어증이 있다면 시각적, 운동감각적 정보를 이용하여 학습을 촉진해 줄 필요가 있을 것이다.

TBI 아동이 좋아지면서 물리치료사는 과제와 환경을 아동이 치료에 능동적으로 계속 참여하도록 수정해 나가야 한다. 만약 행동문제가 지속된다면 치료에 순응도를 유지하기 위하여 행동수정적 기술을 계속 사용하여야 할지도 모른다. 이 회복단계에서는 아동의 판단능력이 장해되어 있으므로 손상으로부터 아동을 보호하는 것이 계속 중요할 것이다.

회복의 흥분과 착란단계 동안 물리치료사는 자세잡아주기, 고정 스플린트대기, 그리고 필요하면 기브스하는 방법도 계속 사용할 수도 있다. 서기와 보행에 필요한 동적인 스플린트와 보조기는 경직을 관리하는데 도움이 될 수도 있다. 발 플레이트가 있는 근긴장 감소형 족관절-발보조기(AFOs)는 세로활과 가로활을 지지해 주어 하지의 근긴장도를 감소시켜 보행을 향상시킨다는 것이 알려졌다. 보조기의 단점은 착용이 어렵고 표준형 AFOs보다 자주 바꿔주어야 한다는 점이다.

인지가 좋은 아동의 물리치료관리: 학교/지역사회 재통합

Higher-Cognitive-level Physical Therapy Management: School/Community Reintegration

여러 연구에서 회복 초기단계에서 회복된 움직임은 계속 유지된다는 것과 집에 돌아온 후 6개월 사이에 추가적인 회복이 나타날 수도 있다고 제안하고는 있지만, 물리치료사는 모든 아동이 높은 수준의 인지기능에 도달하지 않으며, 또한 신체적 회복이 완전하지 않다는 것을 기억해야 한다.[107] 재활 끝단계에 다다를 때 인지와 신체기능의 영구적 상실이 명백하여지며 아동을 학교 및 사회로 재통합을 위한 계획을 세워야 한다. 가족, 의료재활팀, 그리고 학교 관계자는 협력하여 아동이 학교로 돌아갈 수 있는 계획을

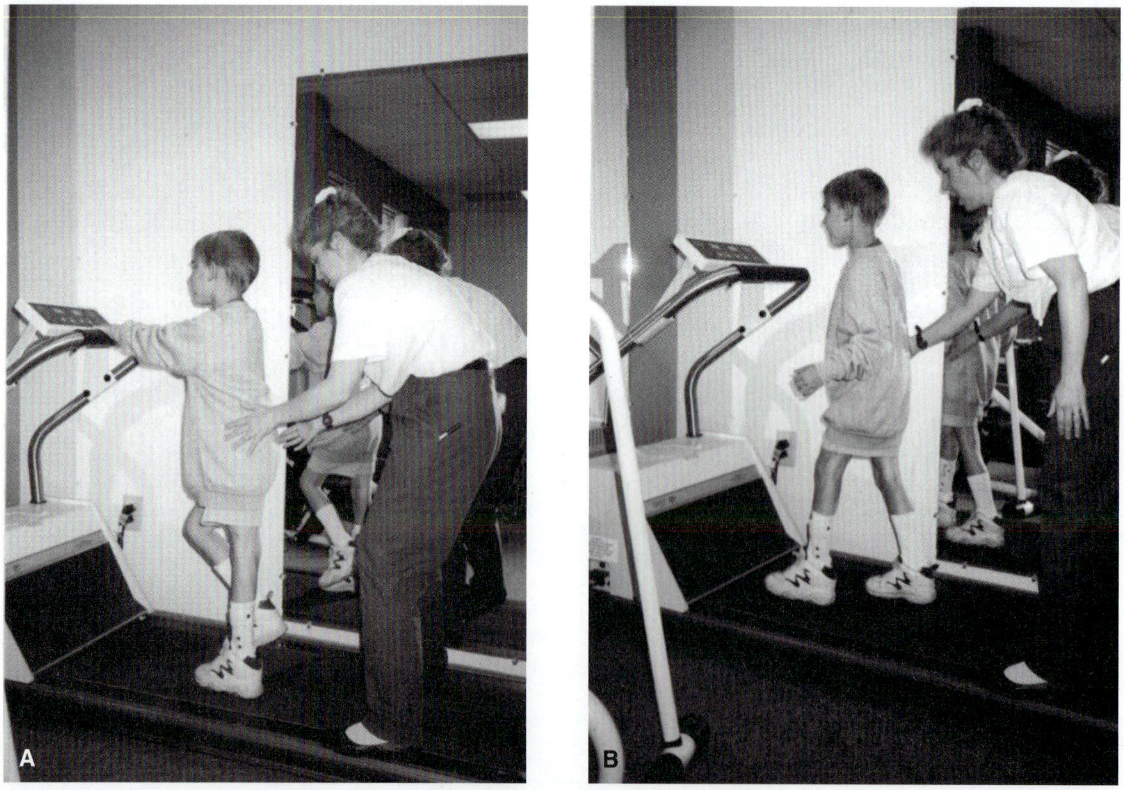

그림 7.8 트레드밀을 이용하여 보행훈련을 하면 다양한 속도에서의 조절이 쉬워진다. 훈련은 팔로 지지하거나(A) 지지하지 않고(B) 하는데 이는 움직이는 바닥에서의 균형잡기에 도전이 된다.

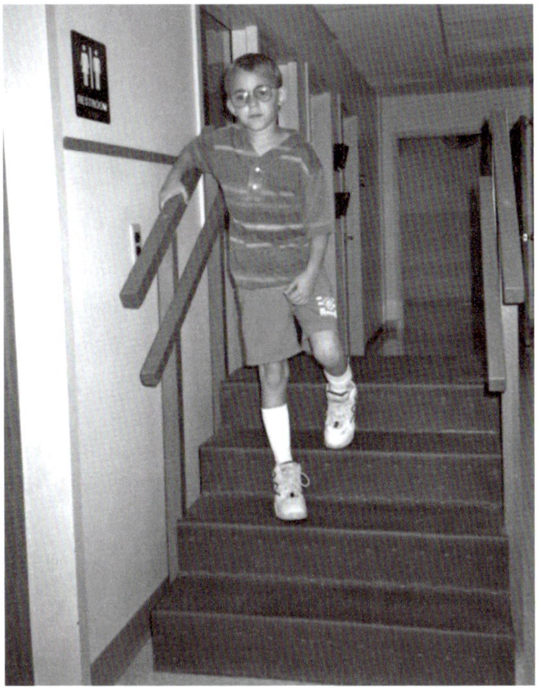

그림 7.9 계단에서 보행훈련, 내려올 때 균형을 잡기 위하여 우측 팔로 난간을 많이 잡고있고 우측 고관절이 약간 내회전되어 있음을 주의하자. 몸통과 상지 지지를 위해 말로 힌트를 주면 좌측 하지의 동작을 촉진시켜 계단 활동 기술이 향상될 것이다.

세우도록 한다. 물리치료사는 보조기, 보조기구, 그리고 이동용 기구를 재평가하여 아동의 집과 학교에서 필요한 기능을 하도록 도와주어야 한다. 그 이외에도 학교, 가정에서 필요한 환경적 개조를 추천하여 도움을 줄 수 있다.

TBI 아동이 도달할 수 있는 최대 수준으로 인지가 회

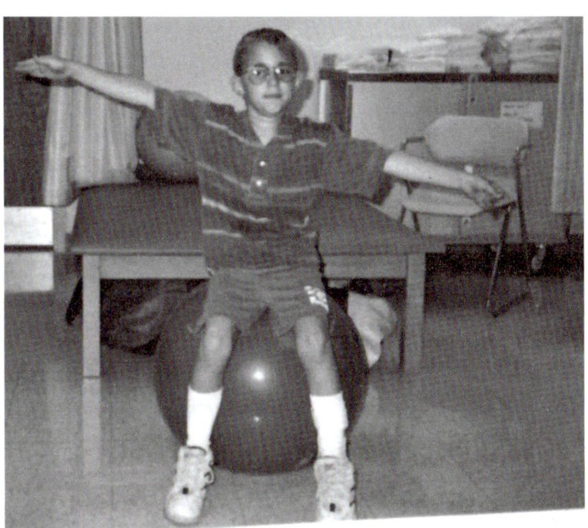

그림 7.10 동적인 앉기 균형과 협응에 도전을 주기 위하여 치료용 공을 사용할 수 있다. 옆으로 팔을 움직이는 이외에도 발을 앞으로 내딛거나 팔과 다리를 번갈아 리듬감있게 움직이는 것을 훈련할 수 있다.

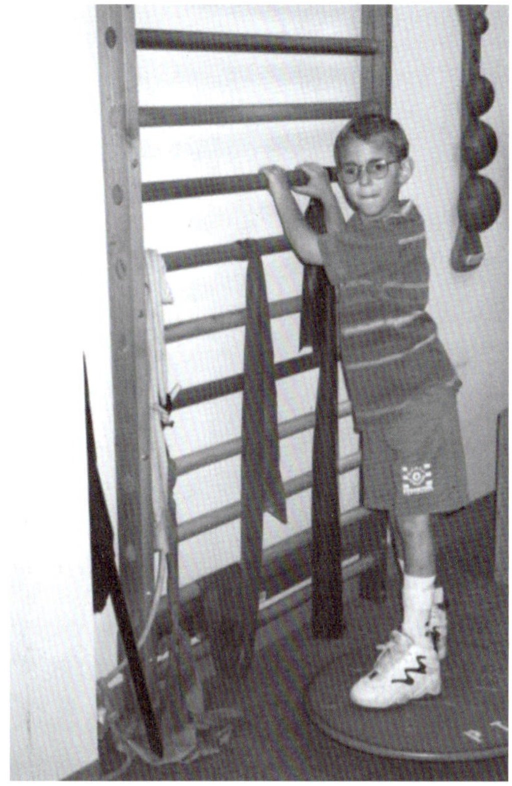

그림 7.11 BAPS 보드를 이용하여 하지의 균형과 협응을 이끌어낸다.

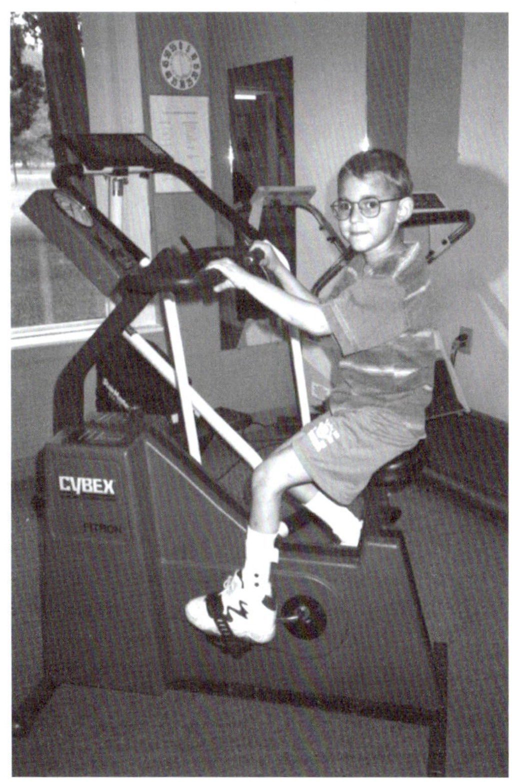

그림 7.12 표준 운동기구에서 자전거 타기는 유산소 운동을 증진한다. 실제 아동용 보통 자전거를 타기 전의 훈련으로 이 활동을 연습할 수 있다.

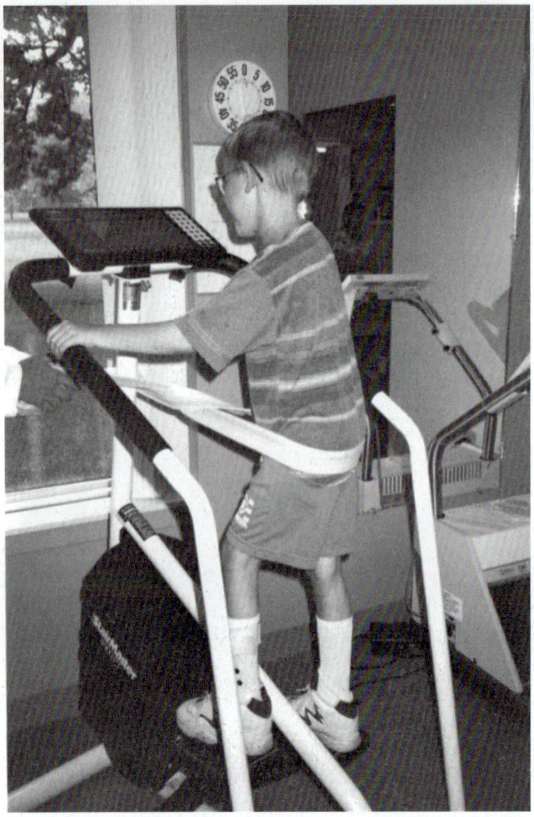

그림 7.13 표준 운동기구를 이용하여 운동함으로써 지구력뿐만 아니라 근력향상에도 도움이 된다. 계단밟기 기구는 엉덩관절의 폄근과 벌림근, 무릎관절의 폄근, 그리고 발목관절 굽힘근의 조절을 향상시킨다. 엉덩관절의 스트랩은 엉덩관절의 폄근력을 유지하게 하는 단서가 되며 침범된 쪽으로 더 체중지지를 하는 가이드가 된다.

복되면 물리치료사는 치료 중에 아동에게 인지적인 힌트를 주는 것과 이전에 학교, 가정에서의 장래의 독립성을 증진하고자 이용했던 환경적 구조화를 줄이기 시작한다. TBI 아동은 대체로 시각, 청각, 기억, 집중, 충동조절, 그리고 조직화 기술의 영향을 받으므로 이러한 교실 환경은 특별히 TBI 아동에게 어려운 환경이다.[54] 기억의 유지와 새로운 세팅으로의 학습의 일반화가 천천히 일어나므로 너무 일찍 구조화를 제거하지 않도록 주의해야 한다.

물리치료사는 가정과 집에서 독립적 기능을 방해하는 잔존하는 운동결함을 계속 치료해 가는데 중심을 둔다. 어떤 아동들에선 이것이 자리이동과 보행같은 기본적 운동기술을 위해 계속 보조기구와 신체적 보조를 하면서 훈련한다는 것을 의미한다(그림 7.8과 7.9).[108] 다른 아동들에게는 이러한 훈련을 재고해 보아야 한다. 몸무게로 지탱하며 트레드밀 걷기(BWSTT)와 같은 치료가 매우 일반적이기는 하나 신체적 장애를 가진 아동들에게는 효과적이라는

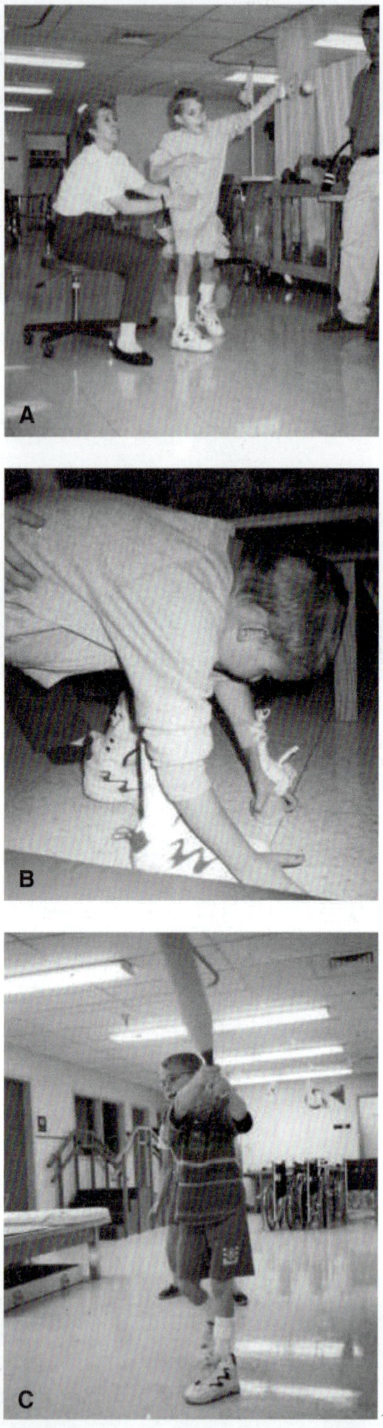

그림 7.14 협응, 균형, 그리고 운동실행계획 능력을 증진하기 위해서 치료활동에 스포츠를 접목할 수 있다. 야구게임을 대근육 운동 과제에 접목한다. 즉, (A) 침범된 팔로 공 던지기, (B) 땅위의 공을 줍기 그리고 (C) 배트로 치기.

명확한 증거가 없다.

마지막으로 동작에서의 균형과 속도, 협응, 타이밍, 그리고 리듬상 약간의 어려움만 남은 아동들에서 위와 같은 개념의 활동수행이란 물건을 들고 걷기, 달리기, 점프하기,

깡충 뛰기(hopping), 발로 번갈아 뛰기(skipping), 그리고 균형대와 치료용 볼에서 운동하기 등과 같은 좀 더 어려운 신체적 과제에 참여함을 의미할 것이다(그림 7.10과 7.11). 운동조절과 기능에서의 문제점 이외에도 중등도의 심한 뇌손상을 받았던 아동은 종종 적절한 체력을 유지하는 것이 어려울 수 있다(그림 7.12와 그림 7.13). 물리치료사는 운동이 아동의 우울감과 체력저하를 감소시키므로 치료받은 이후에도 체력단련 프로그램을 만들어 주어야 한다. 물리치료사는 체육교사와 함께 수정된 체육 프로그램을 기획할 수도 있을 것이다(그림 7.14).

학교에서의 문제점 *School Issues*

장애인 교육법상 "뇌손상"을 아동장해의 분리된 범주로 인식하게 되었고, 학교 교육과정은 반드시 TBI 아동에 맞게 채택되어야 한다. 아동이 받는 교육적 서비스의 수정 이외에도 학업을 잘해나가는데 도움을 주기 위하여 또한 일상 생활활동, 이동, 쓰기같은 과제에서의 신체적 보조를 학교가 제공해 주기를 당연하게 기대하게 되었다. 학교 시스템 안에서의 물리치료에 관한 상세한 논의는 19장에서 다루고 있다.

▶ 예방 Prevention

예방은 해마다의 TBI의 빈도를 줄이는 열쇠이다. 효과적인 예방에는 뇌에 가해지는 충격의 강도를 감소시키는 것, 직접 보호를 더 많이 선택하는 것, 그리고 보호에 관한 법을 제정하는 것 등이 있다. 12개월 미만의 아동은 머리부상에 대한 분명한 위험성이 있으므로 부모의 관리와 가정용 안전장치 등을 더욱 개선해야 할 필요가 있다.

자전거 헬멧 Bicycle Helmets

항상 자전거 헬멧을 착용케 하면 손상의 빈도를 줄일 수 있고 헬멧착용을 하지 않으면 손상받을 확률이 8배 높다.[111-113] 잘 맞는 헬멧의 착용이 중요한데 아동 특히 남아에서 잘 착용 되지 않은 헬멧은 오히려 손상의 위험이 높아지는 것과 관련있다.[114] 헬멧착용은 야구, 축구, 승마, 롤러블레이드, 스케이트 보드, 하키, 롤러스케이트, 스키 그리고 슬레드 타기와 같은 스포츠 및 레져활동에서 잠재된 뇌손상을 예방할 수 있다.[68] 헬멧을 잘 착용하지 않는 이유는 레져에 일어날 수 있는 뇌손상 위험의 인식이 부족하고 헬맷의 효과를 잘 모르며 비용문제, 또래들의 부정적 압박 등이다. 헬멧 착용을 늘리려면 교육프로그램, 할인 쿠폰, 헬맷 교부금, 부모의 솔선수범, 필요한 법령의 변화를 지지하는 등이 필요하다.

놀이터 기구 Playground Equipment

놀이터 기구에서 안전하지 않은 바닥으로 떨어지는 것을 예방목적으로 한다. 놀이기구의 높이가 5피트를 넘지 않고 모래, 콩, 또는 나무조각들로 된 바닥으로 되어있으면 손상의 심한 정도가 줄어든다.[68] 만약 효과가 있으려면 바닥자재는 계속 유지하여야 한다.

보행자로서의 행동 Traffic Behavior

11세 이하의 아동은 거리와 속도를 가늠하지 못하고 충동성으로 인하여 불안전한 보행 행동을 보인다. 훈련 프로그램을 이수한 후에도 어린 아동의 대다수는 여전히 위험한 행동을 보이며 부모는 아이가 혼자 길을 건너지 않도록 주의한다. 좀 더 효과적으로 대응하는 지역적 접근은 자동차의 속도를 줄이고 보행자–자동차 간의 상호반응을 규정하는 법, 차도로부터 인도를 분리하는 등에 일차적인 중심을 두는 것이다(사례연구를 보시오).[68]

자동차 안전벨트 Car Restraints

안전벨트 착용은 분명 충돌사고시 손상예방에 효과적이다. 아동을 뒷자석에 앉히고 안전벨트를 올바르게 사용하게하면 5세 이하 아동의 심각한 치사적 손상의 90%를 예방할 수 있다.[68] 유감스럽게도 아동좌석의 잘못된 사용은 여전히 흔한 문제이다. 나이든 아동과 청소년들은 무릎과 어깨 밸트를 착용케 함으로써 심각하고 치명적인 손상의 45%를 예방할 수 있다.[68]

사례연구들

Justin: 물리치료 임상지침의 패턴 5C에 적용되는 환자치료

환자 관리의 요소	후천적 TBI 아동을 위한 적용
검사	*병력청취의 예*: 아동연령, 과거 병력, 손상전의 기능상태, 투약 *장기 시스템 검토*: 혈압변동, 피부의 찰과상 또는 기타손상, 욕구를 표현할 수 없음 *테스트 및 측정의 예*: 자세관찰, FIM, WeeFIM, PEDI, 관절가동범위, 근력검사, 보행분석
평가	FIM과 PEDI 같은 흔히 사용되는 기능적 검사정보로부터의 해석과 함께 관찰된 장해의 종합
물리치료진단	장해와 기능적 제약에 바탕한 물리치료 진단을 한다.
물리치료 예후와 치료계획	선택한 임상 패턴에서의 80% 환자가 한 치료계획 당 6~90번의 치료세션으로 예견되는 목표와 기능적 성과를 달성할 것이다.
중재	*조정, 의사소통, 기록의 예*: 사례관리, 환자 가족 미팅, 성과 자료 *환자관련 지도설명의 예*: 현상태, 치료계획, 체력향상 프로그램, 위험요인들, 세팅마다의 적응 *직접 중재의 예*: 균형 훈련, 유연성 운동, 자세안정, 신경운동발달 훈련, 보행훈련, 기구 및 설비 사용, 바이오피드백, 수동적 관절운동
성과	예견되는 목표와 이룬 성과를 이용하여 진전과 기록을 모니터한다.

Justin은 8세 남아이며 보행자로서 차 사고를 당하여 뇌손상을 입었다. 사고당시 의식이 없었고 가장 가까운 소아외상센터에 헬기로 수송되었다. 응급실 도착시 GCS 2로 동공은 고정되고 확대되어 있었다. Justin은 혼수상태였다. 진단적 검사 결과 광범위한 우측 두개 내 출혈, 우측 기흉, 좌측 안와의 골절, 다발성 좌상이 있었다. 응급관리로 ICP 모니터, 흉곽 배액관 삽입, 그리고 기관지 절개 후 관을 삽입하였다.

Justin은 부모와 6세 된 여동생과 이층집에서 살고 있는데 현관앞에 계단이 5개 있다. 아동의 침실과 욕실은 이층에 있다. 과거병력은 별다른 것이 없고 Jones 초등학교의 이학년이다.

입원 3일째 뇌손상 재활팀에게 의뢰되었고 Rancho Los Amigos 척도 II로 판정되었다. 뇌손상팀은 혼수상태의 자극 프로그램을 시행하였다. 아동의 다발성 손상, 모니터, 그리고 삽입된 튜브들 때문에 프로그램 시행시 주의하였다. 그 이외에도 물리치료사는 45°로 측정된 좌측 발목관절의 발바닥굽힘을 관리해주기 위해 억제성 기브스를 시작하였다. 우측 족관절에는 고정 스플린트를 대어 중립자세로 유지되게 하였다. 물리치료사의 선별검사, 시스템 재검토, 그리고 검사에 바탕하여 판단해 본 결과 Justin의 물리치료 진단은 임상지침 패턴 5C에 맞았다.

Justin은 2주에 걸쳐 천천히 혼수에서 깨어났다. 그 다음의 물리치료는 경사대에서 똑바로 세워진 자세를 견디는 시간을 늘리고 머리조절을 촉진, 앉는 자세의 균형, 그리고 구축의 관리에 중심을 두었다. 다음 2주간에는 Justin의 의학적 상태가 안정되었으며 Rancho Los Amigo척도 V 수준으로 진전되었다. 심한 뇌손상 때문에 그리고 다발성 장해가 있어서 급성기 치료팀은 Justin을 급성기 재활세팅과 외래에서 치료를 더 받게하고 더 나아가 학교세팅에서 필요한 서비스를 추가로 받아야 하리라고 예상하였다. 그의 치료결과는 임상패턴 5C 중 제일 좋은 결과가 나타날 기회가 많아보였다.

Justin이 깨어나면서 기관지 절개술의 관이 제거되고 소아재활센터로 전원되었다. WeeFIM과 PEDI를 이용하여 입원 당시의 상태를 측정하고 입원기간 동안 성취할 수 있는 목표를 판정하였다. 억제성 기브스를 좌측 족관절의 족저굴곡 구축에 대해서 계속 시행하였는데 현재는 20°로 향상되었다. Justin에게 이동시 자세조정을 위하여 높은 등받이가 있는 조절할 수 있는 맞춤형 의자 시스템을 제공하였다. 이전에 했던 중재전략 이외에 앙와위에서 일어나 앉기, 중등도의 보조를 받아 휠체어에서 매트로 옮기기 등을 연습하기 시작하였다. 또한 서기와 보행도 훈련하도록 격려를 받았다. 아동이 활동수준을 높이면서 운동조절의 감소와 좌측의 편마비가 좀 더 분명히 드러났다. Justin은 상하지를 협조 패턴으로 움직인다. 신체우측의 근력은 F 정도였다. 똑바로 일어나 있는 자세에서의 균형과 협응은 좋지 않았으며 선자세에서는 최대의 도움을 필요로 하였다.

재활이 진행되어 가면서 Justin의 상태는 향상되었으며 일관되게 지시를 따르게 되고 새로 배운 과제 중 어떤 것은 기억해낼 수도 있었다. 그의 부모는 규칙적으로 부모회의 및 교육에 참여하였으며 처방된 운동을 어떻게 하는지 뿐만 아니라 기능적 동작의 과제동안 Justin을 어떻게 도와줄지에 대한 설명을 들었다. 재활센터에서 집으로 퇴원당시 아이는 휠체어를 우측 상하지를 이용하여 밀 수 있었다. 감독하에 휠체어에서 매트로 옮겨갈 수 있었고 우측의 전박 목발을 사용하여 집안에서 돌아다닐 수 있었다. 이동은 여전히 좌측의 경직성으로 인하여 제약을 받았다. Justin은 보조기에 관한 평가를 받았으며 좌측에 동적인 AFO를 처방받았다. 퇴원 전 신경심리학적 검사를 받았으며 단기 기억상의 장애, 주의집중력, 판단에서의 문제가 있는 것으로 밝혀졌으며 새로운 자료를 배우려 할 때 초조함을 드러내었다.

손상 후 4개월까지 Justin은 학교로 돌아가려고 하고 있었다. 학교 프로그램은 하루의 반은 정규반에서 통합하고 나머지는 특수교실 치료로 수정하였다. Justin은 학교세팅에서의 물리치료를 꾸준히 받을 것이다. 독립적으로 자리이동을 할 수 있고 좌측의 전박 목발과 동적인 AFO를 착용하고 좀 더 일정하게 보행하였다. 지역사회에서의 이동에서만 휠체어를 사용하였다.

참고문헌

1. Keenan HT, Bratton SL. Epidemiology and outcomes of pediatric traumatic brain injury. *Dev Neurosci*. 2006;28(4–5):256–263.
2. Atabaki SM. Pediatric head injury. *Pediatr Rev*. 2007;28(6):215–224.
3. Greenwald BD, Burnett DM, Miller MA. Congenital and acquired brain injury. 1. Brain injury: epidemiology and pathophysiology. *Arch Phys Med Rehabil*. 2003;84(3)(suppl 1):S3–S7.
4. American Physical Therapy Association. Guide to physical therapist practice. Second edition. *Phys Ther*. 2001;81(1):9–746.
5. Langlois JA, Rutland-Brown W, Thomas KE. The incidence of traumatic brain injury among children in the United States: differences by race. *J Head Trauma Rehabil*. 2005;20(3):229–238.
6. Faul M, Xu L, Wald MM, et al. Traumatic brain injury in the United States: national estimates of prevalence and incidence, 2002–2006. *Injury Prev*. 2010;16(suppl 1):A268.
7. Schneier AJ, Shields BJ, Hostetler SG, et al. Incidence of pediatric traumatic brain injury and associated hospital resource utilization in the United States. *Pediatrics*. 2006;118(2):483–492.
8. Kraus JF. Epidemiology of head injury. In: Cooper PR, Golfinos J, eds. *Head Injury*. 4th ed. New York, NY: McGraw-Hill Companies, Inc; 2000:1–25.
9. Marik PE, Varon J, Trask T. Management of head trauma. *Chest*. 2002;122(2):699–711.
10. Guerrero JL, Thurman DJ, Sniezek J. E. Emergency department visits associated with traumatic brain injury: United States, 1995–1996. *Brain Inj*. 2000;14(2):181–186.
11. Faul M, Xu L, Wald MM, et al. *Traumatic brain injury in the United States: emergency department visits, hospitalizations, and deaths*. Atlanta, GA: Centers for Disease Control and Prevention, National Center for Injury Prevention and Control; 2010.
12. Mazzola CA, Adelson PD. Critical care management of head trauma in children. *Crit Care Med*. 2002;30(11)(suppl):S393–S401.
13. Gedeit R. Head injury. *Pediatr Rev*. 2001;22(4):118–124.
14. Koepsell TD, Rivara FP, Vavilala MS, et al. Incidence and descriptive epidemiologic features of traumatic brain injury in King County, Washington. *Pediatrics*. 2011;128(5):946–954.
15. Bazarian JJ, McClung J, Shah MN, et al. Mild traumatic brain injury in the United States, 1998—2000. *Brain Inj*. 2005;19(2):85–91.
16. Brehaut JC, Miller A, Raina P, et al. Childhood behavior disorders and injuries among children and youth: a population-based study. *Pediatrics*. 2003;111(2):262–269.
17. Gerring JP, Grados MA, Slomine B, et al. Disruptive behaviour disorders and disruptive symptoms after severe paediatric traumatic brain injury. *Brain Inj*. 2009;23(12):944–955.
18. Ponsford J, Willmott C, Rothwell A, et al. Cognitive and behavioral outcome following mild traumatic head injury in children. *J Head Trauma Rehabil*. 1999;14(4):360–372.
19. Guskiewicz KM, Valovich McLeod TC. Pediatric sports-related concussion. *PMR*. 2011;3(4):353–364, quiz 364.
20. Kraus JF, Rock A, Hemyari P. Brain injuries among infants, children, adolescents, and young adults. *Am J Dis Child*. 1990;144(6):684–691.
21. Kraus JF, Fife D, Cox P, et al. Incidence, severity, and external causes of pediatric brain injury. *Am J Dis Child*. 1986;140(7):687–693.
22. Crowe LM, Catroppa C, Anderson V, et al. Head injuries in children under 3 years. *Injury*. 2012;43(12):2141–2145.
23. Chadwick DL, Chin S, Salerno C, et al. Deaths from falls in children: how far is fatal? *J Trauma*. 1991;31(10):1353–1355.
24. Factors potentially associated with reductions in alcohol-related traffic fatalities—United States, 1990 and 1991. *MMWR Morb Mortal Wkly Rep*. 1992;41(48):893–899.
25. Kraus JF. Epidemiological features of brain injury in children: occurence, children at risk, causes and manner of injury, severity, and outcomes. In: Bromon SH, Michel ME, eds. *Traumatic Head Injury in Children*. New York, NY: Oxford University Press; 1995.
26. Rivara FP. Epidemiology of violent deaths in children and adolescents in the United States. *Pediatrician*. 1983;12(1):3–10.
27. Koh JO, Cassidy JD. Incidence study of head blows and concussions in competition taekwondo. *Clin J Sport Med*. 2004;14(2):72–79.
28. Kaufman BA, Dacey RG Jr. Acute care management of closed head injury in childhood. *Pediatr Ann*. 1994;23(1):18–20, 25–28.
29. Bonadio WA, Smith DS, Hillman S. Clinical indicators of intracranial lesion on computed tomographic scan in children with parietal skull fracture. *Am J Dis Child*. 1989;143(2):194–196.
30. Hahn YS, McLone DG. Risk factors in the outcome of children with minor head injury. *Pediatr Neurosurg*. 1993;19(3):135–142.
31. Griffith ER, Rosenthall M, Bond MR, et al., eds. *Rehabilitation of the Child and Adult with Traumatic Brain Injury*. 2nd ed. Philadelphia, PA: F.A. Davis; 1990.
32. Almasi SJ, Wilson JJ. An update on the diagnosis and management of concussion. *WMJ*. 2012;111(1):21–27, quiz 28.
33. Marion D. Pathophysiology and initial neurosurgical care: future directions. In: Horn LJ, Zasler ND, eds. *Medical Rehabilitation of Traumatic Brain Injury*. Philadelphia, PA: Hanley & Belfus, Inc; 1996.
34. Kaufmann P, Hofmann G, Smolle KH, et al. Intensive care management of acute pancreatitis: recognition of patients at high risk of developing severe or fatal complications. *Wien Klin Wochenschr*. 1996;108(1):9–15.
35. Kautz-Leurer M, Rotem, H. Acquired brain injuries: trauma, near-drowning, and tumors. In: Campbell S, ed. *Physical Therapy in Children*. Philadelphia, PA: W.B. Saunders; 2012:679–701.
36. Graham DI, Gennarelli TA. Pathology of brain damage after head injury. In: Golfinos J, Cooper PR, eds. *Head Injury*. 4th ed. New York, NY: McGraw-Hill Companies, Inc; 2000.
37. Mysiw JW, Fugate LP, Clinchot DM. Assessment, early rehabilitation intervention, and tertiary prevention. In: Horn LJ, Zasler ND, eds. *Medical Rehabilitation of Traumatic Brain Injury*. Philadelphia, PA: Hanley & Belfus, Inc; 1996.
38. Robertson CS, Contant CF, Narayan RK, et al. Cerebral blood flow, AVDO2, and neurologic outcome in head-injured patients. *J Neurotrauma*. 1992;(9)(suppl 1):S349–S358.
39. Konotos HA. Oxygen radicals in central nervous system damage. *Chem Biol Int*. 1989;72:229–255.
40. Fullerton Long D. Diagnosis and management of intracranial complications in TBI rehabilitation. In: Horn LJ, Zasler ND, eds. *Medical Rehabilitation of Traumatic Brain Injury*. Philadelphia, PA: Hanley & Belfus, Inc; 1996.
41. Weiner HL, Weinberg JS. Head injury in the pediatric age group. In: Golfinos J, Cooper PR, eds. *Head Injury*. Vol 4. New York, NY: McGraw-Hill; 2000.

42. Kirk KA, Shoykhet M, Jeong JH, et al. Dysautonomia after pediatric brain injury. *Dev Med Child Neurol*. 2012;54(8):759–764.
43. Conine TA, Sullivan T, Mackie T, et al. Effect of serial casting for the prevention of equinus in patients with acute head injury. *Arch Phys Med Rehabil*. 1990;71(5):310–312.
44. Katz DI, Alexander, MP. Traumatic brain injury. Predicting course of recovery and outcome for patients admitted to rehabilitation. *Arch Neurol*. 1994;51(7):661–670.
45. Teasdale G, Jennett B. Assessment of coma and impaired consciousness. A practical scale. *Lancet*. 1974;2(7872):81–84.
46. Reilly PL, Simpson DA, Sprod R, et al. Assessing the conscious level in infants and young children: a paediatric version of the Glasgow Coma Scale. *Childs Nerv Syst*. 1988;4(1):30–33.
47. Asikainen I, Kaste M, Sarna S. Predicting late outcome for patients with traumatic brain injury referred to a rehabilitation programme: a study of 508 Finnish patients 5 years or more after injury. *Brain Inj*. 1998;12(2):95–107.
48. Macpherson V, Sullivan SJ, Lambert J. Prediction of motor status 3 and 6 months post severe traumatic brain injury: a preliminary study. *Brain Inj*. 1992;6(6):489–498.
49. Wilson B, Vizor A, Bryant T. Predicting severity of cognitive impairment after severe head injury. *Brain Inj*. 1991;5(2):189–197.
50. Bijur PE. Cognitive outcomes. *J Dev Behav Pediatr*. 1996;17(3):186.
51. Jaffe KM, Fay GC, Polissar NL, et al. Severity of pediatric traumatic brain injury and neurobehavioral recovery at one year—a cohort study. *Arch Phys Med Rehabil*. 1993;74(6):587–595.
52. Lieh-Lai MW, Theodorou AA, Sarnaik AP, et al. Limitations of the Glasgow Coma Scale in predicting outcome in children with traumatic brain injury. *J Pediatr*. 1992;120(2, pt 1):195–199.
53. Gagnon I, Forget R, Sullivan SJ, et al. Motor performance following a mild traumatic brain injury in children: an exploratory study. *Brain Inj*. 1998;12(10):843–853.
54. Ewing-Cobbs L, Levin HS, Fletcher JM, et al. The Children's Orientation and Amnesia Test: relationship to severity of acute head injury and to recovery of memory. *Neurosurgery*. 1990;27(5):683–691, discussion 691.
55. Cockrell J. Pediatric brain injury rehabilitation. In: Horn LJ, Zasler ND, eds. *Medical Rehabilitation of Traumatic Brain Injury*. Philadelphia, PA: Hanley & Belfus, Inc; 1996:171–196.
56. Malkmus D, Booth B, Kodimer C. *Rehabilitation of Head Injured Adult: Comprehensive Cognitive Management*. Downey, CA: Los Amigos Research and Education Institute, Inc; 1980:2.
57. Professional Staff Association of Rancho Los Amigos Hospital, I. *Rehabilitation of the Head Injured Child and Adult: Pediatric Levels of Consciousness, Selected Problems*. Downey, CA: Rancho Los Amigos Medical Center, Pediatirc Brain Injury Service and Los Amigos Rsearch and Education Institute, Inc; 1982:5–7.
58. Anderson V, Jacobs R, Spencer-Smith M, et al. Does early age at brain insult predict worse outcome? Neuropsychological implications. *J Pediatr Psychol*. 2010;35(7):716–727.
59. Kuhtz-Buschbeck JP, Stolze H, Gölge M, et al. Analyses of gait, reaching, and grasping in children after traumatic brain injury. *Arch Phys Med Rehabil*. 2003;84(3):424–430.
60. Kuhtz-Buschbeck JP, Hoppe B, Gölge M, et al. Sensorimotor recovery in children after traumatic brain injury: analyses of gait, gross motor, and fine motor skills. *Dev Med Child Neurol*. 2003;45(12):821–828.
61. Crowe LM, Catroppa C, Babl FE, et al. Executive function outcomes of children with traumatic brain injury sustained before three years. *Child Neuropsychol*. 2013;19(2):113–126.
62. Gagnon I, Swaine B, Friedman D, et al. Children show decreased dynamic balance after mild traumatic brain injury. *Arch Phys Med Rehabil*. 2004;85(3):444–452.
63. Dumas HM, Haley SM, Ludlow LH, et al. Functional recovery in pediatric traumatic brain injury during inpatient rehabilitation. *Am J Phys Med Rehabil*. 2002;81(9):661–669.
64. Williams GP, Schache AG. Evaluation of a conceptual framework for retraining high-level mobility following traumatic brain injury: two case reports. *J Head Trauma Rehabil*. 2010;25(3):164–172.
65. Haley SM, Dumas HM, Rabin JP, et al. Early recovery of walking in children and youths after traumatic brain injury. *Dev Med Child Neurol*. 2003;45(10):671–675.
66. Taylor HG, Yeates KO, Wade SL, et al. Influences on first-year recovery from traumatic brain injury in children. *Neuropsychology*. 1999;13(1):76–89.
67. Rivara JB. Family functioning following pediatric traumatic brain injury. *Pediatr Ann*. 1994;23(1):38–44.
68. Rivara FP. Epidemiology and prevention of pediatric traumatic brain injury. *Pediatr Ann*. 1994;23(1):12–7.
69. Levin HS, Eisenberg HM. Neuropsychological outcome of closed head injury in children and adolescents. *Childs Brain*. 1979;5(3):281–292.
70. Clopton N, Dutton J, Featherston T, et al. Interrater and intrarater reliability of the Modified Ashworth Scale in children with hypertonia. *Pediatr Phys Ther*. 2005;17(4):268–274.
71. Bloomfield SA. Changes in musculoskeletal structure and function with prolonged bed rest. *Med Sci Sports Exerc*. 1997;29(2):197–206.
72. Katz-Leurer M, Rottem H, Meyer S. Hand-held dynamometry in children with traumatic brain injury: within-session reliability. *Pediatr Phys Ther*. 2008;20(3):259–263.
73. Golge M, et al. Recovery of the precision grip in children after traumatic brain injury. *Arch Phys Med Rehabil*. 2004;85(9):1435–1444.
74. Aitken ME, Jaffe KM, DiScala C, et al. Functional outcome in children with multiple trauma without significant head injury. *Arch Phys Med Rehabil*. 1999;80(8):889–895.
75. Bartlett D, Birmingham T. Validity and reliability of a pediatric reach test. *Pediatr Phys Ther*. 2003;15(2):84–92.
76. Franjoine MR, Gunther JS, Taylor MJ. Pediatric balance scale: a modified version of the berg balance scale for the school-age child with mild to moderate motor impairment. *Pediatr Phys Ther*. 2003;15(2):114–128.
77. Williams EN, Carroll SG, Reddihough DS, et al. Investigation of the timed 'up & go' test in children. *Dev Med Child Neurol*. 2005;47(8):518–524.
78. Zaino CA, Marchese VG, Westcott SL. Timed up and down stairs test: preliminary reliability and validity of a new measure of functional mobility. *Pediatr Phys Ther*. 2004;16(2):90–98.
79. Fligor BJ, Cox LC, Nesathurai S. Subjective hearing loss and history of traumatic brain injury exhibits abnormal brainstem auditory evoked response: a case report. *Arch Phys Med Rehabil*. 2002;83(1):141–143.
80. Forbes BJ, Rubin SE, Margolin E, et al. Evaluation and management of retinal hemorrhages in infants with and without abusive head trauma. *J AAPOS*. 2010;14(3):267–273.
81. Hurvitz EA, Mandac BR, Davidoff G, et al. Risk factors for heterotopic ossification in children and adolescents with severe traumatic brain injury. *Arch Phys Med Rehabil*. 1992;73(5):459–462.
82. Djergaian RS. Management of musculoskeletal complications. In: Horn LJ, Zasler ND, eds. *Medical Rehabilitation of Traumatic Brain Injury*. Philadelphia, PA: Hanley & Belfus, Inc; 1996.
83. Johns JS, Cifu DX, Keyser-Marcus L, et al. Impact of clinically significant heterotopic ossification on functional outcome after traumatic brain injury. *J Head Trauma Rehabil*. 1999;14(3):269–276.
84. Piper MC, Pinnell LE, Darrah J, et al. Construction and validation of the Alberta Infant Motor Scale (AIMS). *Can J Public Health*. 1992;83(suppl 2):S46–S50.

85. Darrah J, Magill-Evans J, Volden J, et al. Scores of typically developing children on the Peabody Developmental Motor Scales: infancy to preschool. *Phys Occup Ther Pediatr.* 2007;27(3):5–19.
86. Rice SA, et al. Rehabilitation of children with traumatic brain injury: descriptive analysis of a nationwide sample using the WeeFIM. *Arch Phys Med Rehabil.* 2005;86(4):834–836.
87. Deitz JC, Kartin D, Kopp K. Review of the Bruininks-Oseretsky Test of Motor Proficiency, second edition (BOT-2). *Phys Occup Ther Pediatr.* 2007;27(4):87–102.
88. Linder-Lucht M, Othmer V, Walther M, et al. Validation of the Gross Motor Function Measure for use in children and adolescents with traumatic brain injuries. *Pediatrics.* 2007;120(4):e880–e886.
89. Ibey RJ, Chung R, Benjamin N, et al. Development of a challenge assessment tool for high-functioning children with an acquired brain injury. *Pediatr Phys Ther.* 2010;22(3):268–276.
90. Feldman AB, Haley SM, Coryell J. Concurrent and construct validity of the Pediatric Evaluation of Disability Inventory. *Phys Ther.* 1990;70(10):602–610.
91. Kothari DH, Haley SM, Gill-Body KM, et al. Measuring functional change in children with acquired brain injury (ABI): comparison of generic and ABI-specific scales using the Pediatric Evaluation of Disability Inventory (PEDI). *Phys Ther.* 2003;83(9):776–785.
92. Iyer LV, Haley SM, Watkins MP, et al. Establishing minimal clinically important differences for scores on the pediatric evaluation of disability inventory for inpatient rehabilitation. *Phys Ther.* 2003;83(10):888–898.
93. Katz-Leurer M, Rotem H, Keren O, et al. The effect of variable gait modes on walking parameters among children post severe traumatic brain injury and typically developed controls. *NeuroRehabilitation.* 2011;29(1):45–51.
94. Katz-Leurer M, Rotem H, Keren O, et al. The relationship between step variability, muscle strength and functional walking performance in children with post-traumatic brain injury. *Gait Posture.* 2009;29(1):154–157.
95. Vitale AE, Jankowski LW, Sullivan SJ. Reliability for a walk/run test to estimate aerobic capacity in a brain-injured population. *Brain Inj.* 1997;11(1):67–76.
96. Rivara FP, Koepsell TD, Wang J, et al. Incidence of disability among children 12 months after traumatic brain injury. *Am J Public Health.* 2012;102(11):2074–2079.
97. DeWall J. Severe pediatric traumatic brain injury. Evidence-based guidelines for pediatric TBI care. *EMS Mag.* 2009;38(9):53–57.
98. Dumas HM, Haley SM, Ludlow LH, et al. Recovery of ambulation during inpatient rehabilitation: physical therapist prognosis for children and adolescents with traumatic brain injury. *Phys Ther.* 2004;84(3):232–242.
99. Kramer ME, Suskauer SJ, Christensen JR, et al. Examining acute rehabilitation outcomes for children with total functional dependence after traumatic brain injury: a pilot study. *J Head Trauma Rehabil.* 2013;28(5):361–370.
100. Verplancke D, Snape S, Salisbury CF, et al. A randomized controlled trial of botulinum toxin on lower limb spasticity following acute acquired severe brain injury. *Clin Rehabil.* 2005;19(2):117–125.
101. Lombardi F, Taricco M, De Tanti A, et al. Sensory stimulation for brain injured individuals in coma or vegetative state. *Cochrane Database Syst Rev.* 2002(2):CD001427.
102. Sosnowski C, Ustik M. Early intervention: coma stimulation in the intensive care unit. *J Neurosci Nurs.* 1994;26(6):336–341.
103. Ashwal S. The persistent vegetative state in children. *Adv Pediatr.* 1994;41:195–222.
104. Latour JM. Caring for children in a persistent vegetative state: complex but manageable. *Pediatr Crit Care Med.* 2007;8(5):497–498.
105. Seif-Naraghi AH, Herman RM. A novel method for locomotion training. *J Head Trauma Rehabil.* 1999;14(2):146–162.
106. Dumas HM, Haley SM, Carey TM, et al. The relationship between functional mobility and the intensity of physical therapy intervention in children with traumatic brain injury. *Pediatr Phys Ther.* 2004;16(3):157–164.
107. Dumas HM, Haley SM, Rabin JP. Short-term durability and improvement of function in traumatic brain injury: a pilot study using the Paediatric Evaluation of Disability Inventory (PEDI) classification levels. *Brain Inj.* 2001;15(10):891–902.
108. Brown TH, Mount J, Rouland BL, et al. Body weight-supported treadmill training versus conventional gait training for people with chronic traumatic brain injury. *J Head Trauma Rehabil.* 2005;20(5):402–415.
109. Damiano DL, DeJong SL. A systematic review of the effectiveness of treadmill training and body weight support in pediatric rehabilitation. *J Neurol Phys Ther.* 2009;33(1):27–44.
110. Karman N, Maryles J, Baker RW, et al. Constraint-induced movement therapy for hemiplegic children with acquired brain injuries. *J Head Trauma Rehabil.* 2003;18(3):259–267.
111. Kiss K, Pinter A. [Are bicycle helmets necessary for children? Pros and cons]. *Orv Hetil.* 2009;150(24):1129–1133.
112. Coffman S. Bicycle injuries and safety helmets in children. Review of research. *Orthop Nurs.* 2003;22(1):9–15.
113. Cassidy JD, Carroll LJ, Peloso PM, et al. Incidence, risk factors and prevention of mild traumatic brain injury: results of the WHO Collaborating Centre Task Force on Mild Traumatic Brain Injury. *J Rehabil Med.* 2004;(43)(suppl):28–60.
114. Rivara FP, Astley SJ, Clarren SK, et al. Fit of bicycle safety helmets and risk of head injuries in children. *Inj Prev.* 1999;5(3): 194–197.

CHAPTER

8

소아기의 외상성 및 비외상성 척수손상

Traumatic and Atraumatic Spinal Cord Injuries in Pediatrics

물리치료가 필요한 소아기 모든 질병과 함께 물리치료사가 하는 소아치료는 특별한 어려움이 있다. 외상성 또는 비외상성 척수손상은 현재의 연령에 맞는 욕구뿐 아니라 신체 인지 그리고 정서발달도 특별히 고려해야 한다. 척수손상은 일생동안 지속되는 장애이며 물리치료사는 아이들의 성장과 생활의 발전에 따라 마주칠 수 있는 예견되는 다양한 변화에 대한 책임이 있다. 척수손상과 같은 아주 심한 손상이나 질환은 아동 및 부모 모두에게 지대한 영향을 끼친다. 물리치료사는 교사로서뿐 아니라 가이드 그리고 후원자로서 아이가 가진 잠재력을 모두 발휘하여 살아갈 수 있게 돕는 역할을 할 수 있는 독특한 기회를 가진 사람이다.

국립 척수손상협회(NSCIA: National Spinal Cord Injury Association)는 소아기 척수손상을 신생아부터 15세 사이의 소아에서 발생한 척수와 신경근의 급성 외상 병변으로 정의한다.[1] NSCIA에 따르면 매년 12,000명의 SCI 환자가 발생하며, 미국에서는 현재 236,000명에서 327,000명의 척수손상 장애인이 생활하고 있다. 손상의 평균 연령은 41세이고 16세에서 30세 사이의 환자는 53%에 달한다.[2,3] 미국의 소아 SCI 환자는 100,000명 중 1.99%이며, 대략 성인의 80%가 남자이고, 아동의 경우에는 남자아이가 여자아이의 거의 두배이다.[2,4]

성인의 외상성 척수손상의 일반기전은 척추의 굽힘/폄, 축에 가해진 힘, 파열(burst), 압박골절이다. 그러나 아동의 척추는 8~10세까지는 완전 성숙되지 않으므로 손상기전이 다르다. 이러한 미성숙한 양상은 11세 이하의 소아에서 C3 또는 그 이상 부위의 상부 경추손상의 호발요인이다.[5] 이는 인대의 느슨함, 상대적으로 큰 머리 크기, 상대적 수평으로 정렬되어 있는 후관절로 인하여 시상면으로 힘이 가해지는 지렛대를 형성하여 큰 회전동작을 허용하는 구조이기 때문이다. 11세 이상에서는 성인과는 달리 C3 그 이하의 경추손상이 더 호발한다.[5] 어린 아동에서의 흉요추 손상 또한 성인과의 해부학적 차이로 인하여 다르다. 특히 성장하는 소아 척추의 링모양의 뼈곁돌기는 위로부터의 충격을 받아 척수강안으로 갈라져 들어가 마치 추간판 탈출증 같은 증상을 일으킨다. 마지막으로 소아 척주의 인대는 느슨하여 척추 또는 머리에 힘이 가해지는 동안 척추가 늘어났다가 다시 원래대로 돌아간다.; 그러나 이 변화 역시 상대적으로 유연하지 않은 내부의 척수도 따라서 늘어나게 되어있다. 이러한 스트레칭으로 인해 섬세한 신경통로에 허혈을 일으키거나 잡아 당겨지는 것은 방사선 사진상 뚜렷한 뼈의 골절 또는 탈구가 보이지 않을 때는 발견해내기가 어렵다. 이 현상은 방사선 소견없는 척수손상으로 알려져 있으며(SCIWORA: spinal cord injury without radiologic abnormality) 완전 또는 불완전 손상의 양상으로 나타난다. SCIWORA의 유병률은 척수손상 아동의 약 19~34%를 차지한다고 보고되었다. 외상을 경험한 모든 아동은 신경학적 증상이 증가할 소지 때문에 머리손상과 SCIWORA가 있는지 모두를 확인해야 한다. SCIWORA는 나중에 드러나기도 하므로 물리치료사를 포함한 모든 의료요원은 아동의 현재 증상을 주의깊게 모니터해야 한다.

외상성 척수손상의 추가적 원인은 자동차 사고, 폭행, 추락, 그리고 스포츠이다. 소아기의 특별한 원인으로는 출생시 손상, 아동학대, 그리고 자동차 좌석벨트로 인한 손상이 있다. 충돌시 손상예방을 목적으로 신체의 뼈부위 위로 힘이 분산되도록 안전벨트가 디자인되었다. 작은 아동은 종종 차안에서 부적절하게 위치하게 되면서 골반위로 좌석벨트가 매어지게 되어 흉추 또는 요추에 가해지는 힘의 지렛대 역할을 하게 되므로 복부에 심한 압박을 받게 된다. 이러한 타입의 손상을 받은 아동은 종종 복부위에 화상자국이 남게 되고 동시에 복부안의 내장에 심각한 손상도 같이 받는다.[5,7]

비외상성 척수손상에는 척수병증, 암, 그리고 허혈성 척수증과 같은 기타 모든 척수손상이 포함된다. 임상적으로 비외상성 척수손상은 종종 완전 또는 불완전 척수손상의 양상과 비슷하게 나타난다. 척수병증에는 압박성 척수병증과 염증질환 모두 포함된다. 압박성 척수병증은 종종 구조적 이상 때문에 발생하는데(척추협착, 척추 앞전위증) 추락 또는 자동차 사고와 같이 척수에 압박이 가해질 만한 유인성 사건이 선행한다. Chiari 기형과 추간판 돌출 또한 척수를 압박할 소견이 된다. 염증성 척수병증에는 급성 횡단성 척수염(ATM: acute transverse myelitis), 길레인 바레 증후군(GBS: Guillain-Barre syndrome), 다발성 경화증(MS: multiple sclerosis), 급성 파종(disseminated) 뇌척수염, 시신경척수염(NMO: neuromyelitis optica) 등 모든 신경염증성 척수병증을 망라한다.[8]

급성 횡단 척수염은 성인과 아동 모두에게 발생하며 심각한 장애가 될 소지가 있다. 신경병리와 가능한 치료에 대해서 더 많은 정보가 있기는 하지만 원인은 잘 모른다. 전신적 염증 또는 자가면역 질환이 횡단 척수염같은 어떠한 염증성 척수병증을 유발할 수 있다고 생각된다.[8,10] 그 이외에도 이러한 질환에서는 감염을 또한 고려해 볼 수 있고 척수 기능 이상을 유발하는 연속적 일들이 시작될 수 있다. 예방접종과 횡단척수염의 발병이 관련된 보고도 있지만 여전히 예방접종의 장점이 더 크다. 횡단척수염의 발생 전에는 선행 감염의 빈도가 높다고 한다(호흡기계, 소화기계, 전신성). 이러한 선행감염이 척수를 공격하는 궁극적인 세포와 면역매개의 상황들이 연속적으로 일어나게 한다고 생각하고 있다. 이러한 세포반응에서 생성되는 특수한 단백질(인터루킨-6)이 척수에 특정한 친밀성을 보여 척수세포를 죽이는 것으로 드러났다.[8,10] 그 이외에도 척수는 스스로 자가면역에 대해서 다른 내장기관과는 다르게 반응한다. 왜 척수의 특정 분절이 취약한가에 대해서는 여전히 알 수 없지만 횡단척수염의 면역 병인학에 대해 지식이 늘고 있어 좀 더 나은 치료가 기대된다. 이러한 선택은 이 장의 뒷부분에서 논의하려고 한다.

비외상성 척수손상은 암에 의해서도 올 수 있다. 국소적 기능이상을 일으키는 척수암일 수도 있고 좀 더 광범위한 기능이상을 일으키는 전이성암일 수도 있다. 그럼에도 불구하고 신체적 영향은 일반적으로 경직성과 방광대장 이상뿐만 아니라 감각과 운동이상이다.[11]

비외상성 척수손상의 또 다른 형태는 허혈병변이다. 이 병변은 동맥 또는 정맥의 허혈로부터, 분수영역의 경색, 동정맥 기형(AVM: arteriovenous malformation) 또는 경막 동정맥루(dural arteriovenous fistula)가 있을 때 발생한다. 발병은 갑자기 또는 점진적인데 출혈의 타입에 따라 다르다. 회복의 전반적 경과 역시 다양하다.[12]

비록 외상성과 비외상성 손상이 비슷하게 보이지만 손

상의 정확한 내용을 이해하는 것이 물리치료 검사, 평가, 진단, 예후, 중재, 그리고 아동이 궁극적으로 성취하게 될 결과를 예측하는 가정을 세우는데 도움이 될 수 있다.

물리치료 검사 Examination

병력 History

물리치료사는 총괄적인 병력을 가능한 자료로부터 얻는다. 어디서 정보를 얻는가는 다음에 있다.

현병력 History of Present Illness

- 손상의 기전과 받은 날짜
- 손상 당시의 의식소실 또는 잠재적인 뇌손상
- 받았던 정확한 의학적 치료(척추고정, 스테로이드 등)
- 비외상성이라면 발병과 증상의 진행
- 의학적 검사, 임상병리 검사소견, 시술, 손상과 관련한 방사선 사진
- 어떤 합병증 또는 병원 입원기간에 있었던 분명한 공존 질환
- 현재의 투약상황 또는 기타 상태

과거 의학정보 Medical History

- 입원과 그 과정에 관한 모든 기타의 의학적 정보
- 손상기전과 관련있거나 또는 손상을 일으켰던 출생력

발달력 Developmental History

- 손상 이전의 기능 수준을 포함한 발달력
- 이전에 사용하고 있었던 적응적 기구

사회력 Social History

- 문화적 신념과 행동
- 일차양육자, 가족, 자원
- 양육자와 환자의 학습 스타일
- 생활환경, 지역적 특성, 퇴원할 곳을 포함한 현재의 생활상태
- 사회적 상호작용, 활동 그리고 지원체계
- 현재와 이전의 학교상황(받은 서비스, 개별 교육안)
- 레저 활동/스포츠/장래 희망

장기시스템 점검 Systems Review

병력과 초기정보에 따라 물리치료사는 환자의 장기시스템을 차례차례 검사한다.

심폐계 Cardiovascular/Pulmonary

혈압, 심박동수, 그리고 호흡수같은 활력징후를 활동 전, 활동 동안, 그리고 활동 후에 측정한다. 똑바로 선 자세에 대한 지구력 평가는 척수손상 환자에서는 기립성 저혈압의 위험이 있으므로 때로는 추후에 시행한다. 압박 스타킹과 복압대가 혈관계 지지에 도움이 된다. T6 이상의 병변인 환자는 자율신경계 기능 이상의 위험을 가지고 있다(보기 8.1).

신경근육성 근약증이 있는 환자들은 또한 호흡 효율성도 떨어져있다. 이들의 기침의 질, 호흡패턴, 가슴과 횡경막의 기능을 측정해야 한다. 폐활량과 강제 날숨량같은 의학적 검사가 도움이 된다. 의료진, 간호, 호흡팀으로부터 호흡기계의 잠재성을 평가하는 데 도움을 받을 수 있다. 만약 아동이 인공호흡기를 떼는 중이라면 반복하여 이러한 측정을 할 필요가 있다. 어떤 지역에서는 물리치료사가 기관지 분비물을 제거하는 능동적 역할을 하는 곳도 있다. 그러므로 호흡기를 완전히 검사하는 것이 필요하다.

피부 Integumentary

척수손상 환아의 피부를 완전히 살펴보아야 한다. 색깔, 벗겨진 곳이 있는지, 멍, 그리고 상처 반흔이 있는지 본다. 맥박, 피부온도, 그리고 부종과 같은 신경혈관계 증후는 주기적으로 평가하여야 한다. 척수손상 환아에서 욕창이 만성문제가 될 수 있는데 꾸준한 압박경감과 적절한

보기 8.1 자율신경계 기능이상

자율신경계 기능 이상은 통각 자극이 들어올 때 교감신경계 정보가 없는데 대한 신체의 반응이다. 통각자극에는 꼬인 카테터 삽입, 변비, 근육 연축, 파고드는 손발톱, 또는 심지어 ROM 운동 등이 포함되어 있다. 이 기능 이상의 증상은 다양하나 대부분 고혈압, 발한, 두통, 서맥과 즉시 응급처치를 필요로 하는 상태이다. 치료는 통각자극을 제거하고 혈압이 내려갈 수 있는 자세를 취해주고 필요하면 약물로 치료한다. 만약 치료하지 않은 채 지속되면 생명이 위험한 지경까지 이를 수 있다.

보기 8.2 영양

새로운 척수손상 환자에게 현재의 에너지 소모량에 맞는 칼로리가 섭취되고 있는지, 소모와 섭취간의 건강한 균형상태가 이루어지고 있는지 확인하기 위하여 영양학적 평가가 필요하다. 척수손상환자는 면역이 떨어지고 영양상태가 좋지 않을 수 있다. 유감스럽게도 이 모든 상황이 상처치유를 지연시키므로 물리치료사는 상처가 벌어진 곳이 있으면 영양사, 담당의사와 영양상태를 검토해 보아야 한다. 물리치료사는 각 아동의 특정한 요구에 따른 개별적 균형잡힌 영양식이를 위하여 물리치료 연장선으로 어느 시점에든지 영양사에게 의뢰할 수도 있다.

피부관리만이 이 문제를 예방하는 방법이다. 자세변환과 압박경감에 대한 교육은 초기물리치료 검사부터 시작해야 한다(보기 8.2부터 8.4).

보기 8.3 라텍스 알러지

척수막탈출증 또는 척수손상 아동과 같은 환자는 라텍스 제품에의 노출이 증가되어 라텍스 알러지가 발생할 수 있다. 라텍스에의 노출을 줄이기 위하여 가능하면 라텍스 없는 제품으로 사용해야 한다. 일생 카테터용 기구와 장갑에 대한 필요성 때문에 많은 기관에서는 현재 "무 라텍스" 환경을 조성하여 관련자들이 라텍스 아닌 제품을 사용하도록 하고 있다. 집과 병원안에 흔히 있는 라텍스를 포함한 많은 것들이 환자에게 알러지를 유발한다. 이미 이에 대한 알러지가 있는 환자라면 라텍스 자극을 받지 않도록 확실히 하며 또는 발생을 예방하도록 한다. 라텍스가 포함된 제품은 Thera-Band, Ace wraps, 카테터, 많은 장난감, 풍선, 심지어 반창고도 있다. 많은 제조사들이 라텍스 프리 제품을 대체 치료제로 제공하고 있다.

보기 8.4 좋은 점이 있는 근육 불균형

손가락의 긴 굽힘근의 단축이 있으면 능동적으로 잡을 수 없는 환자가 손목을 신전할 수만 있다면 tenodesis 패턴의 잡기가 가능할 수도 있다. 손목을 신전할 수 없는 환자라면 손을 고리처럼 사용할 수가 있다. 하반신 마비인 환자에서 하부요추의 폄근이 타이트한 경우는 앉기의 안정성을 향상시킬 수 있으며 하체를 움직이는 데 도움이 된다. 이와 반대로 어깨의 과도한 신전과 외회전으로 상실된 세갈래 근력을 대체할 수 있고 120°로 다리를 직거상시킬 수 있으면 이 기능은 바닥에서 휠체어로 자리이동을 할 때 필수적이다.

근골격계 시스템 Musculoskeletal System

ROM, 근긴장도, 근력, 대칭성 그리고 자세를 평가한다. 급성기의 근긴장도가 처음에는 이완된 상태이고 ROM은 완전가동범위이지만 유연성을 상실하지 않기 위해 특별한 주의를 기울여야 하는데 경직성이 빨리 나타나고 이는 아동의 유연성 유지의 목표에 방해가 되기 때문이다. ROM 평가는 전반적 진단과 예후를 마음에 두고 하여야 한다. 예를 들어, 어떤 조직의 단축(손가락 긴 굽힘근, 요추폄근)은 어떤 상황에서는 바람직할 수도 있다. 비슷하게 뒤넙다리 근육과 어깨 안돌림쪽근의 과도한 신장은 기대하는 기능에 따라 바람직할 때가 있다.

클로누스나 연축이 있는지 확인하면서 수정 Ashworth 척도로 경직성을 측정한다(보기 8.4와 8.5).[13] 경직은 하루동안에도 변할 수 있으며 다른 활동시에도 변할 수 있고 어떤 경우에는 도움이 되기도 한다. 예를 들어, 하지의 근력이 심하게 약한 경우 보행 또는 자리이동에서 체중지지의 안전성을 위해 경직에 의존하기도 한다.[13] 어떤 환자들은 자신의 다리 움직임을 돕고자 할 때 특정패턴의 경직을 유발하는 것을 배울 수도 있다. 이와 반대로 과도한 경직은 ROM 문제, 자세 또는 불편함의 문제를 일으킬 수도 있다. 불완전 척수손상이 있거나 신경 회복이 되고 있는 환자에서는 경직성 때문에 신경근육학적 회복이 되고 있는지 잘 모를 수 있지만 경직이 기능적 활동에 필요할 수도 있다. 치료사가 아동의 경직성과 동작패턴에 대한 총괄적 지식이 있으면 아동의 회복과정을 이해하는 데 좋을 것이고 그 지식이 의료팀에게도 도움이 될 수 있을 것이다. 의학적 치료는 종종 아동의 목표와 기능적 욕구에 의거하여 경직성을 증가시키느냐와 줄이느냐 사이에서 균형을 요구한

보기 8.5 수정 Ashworth 척도[73]

0 = 근긴장도의 증가 없음
1 = 재빨리 잡고 놓는 과정에서 약간의 증가된 근긴장도를 느낀다. 또는 ROM 끝 부위에서 최소한의 저항이 느껴진다.
1+ = 잡을 때 약간의 근긴장도 증가가 있고 이어 ROM의 1/2 이하에서 최소한의 저항을 느낄 수 있다.
2 = 대부분의 ROM에서 좀 더 많은 저항이 느껴지지만 그 신체부위를 검사자가 용이하게 움직일 수는 있다.
3 = 상당한 정도로 근긴장이 증가하여 있고 수동적 움직임이 어렵다.
4 = 침범된 부위가 강직되어 있다.

다. 따라서 치료사는 의료진에게 학식 있는 권고를 제공하기 위해 경직의 의학적 치료에 대해 포괄적으로 이해하고 있어야 한다.

소아들의 근력측정을 위해서 도수근력검사를 할 때 아동이 잘 따라서 하면 정확한 정보를 얻을 수 있다. "Simon says"와 같은 게임은 아동이 이 검사를 이해하는 데 도움이 될 것이다. 인지 장애가 있거나 아주 어린 아동은 관찰을 통해서 근력을 검사한다. 아동이 항중력으로 움직일 수 있는지 또는 어느 정도 저항을 견디면서 움직이는지 관찰한다(동작의 여러 방향으로 장난감을 향해서 팔을 뻗는지/무게가 있는 것을 들어올리거나 발로 차는지). 척수손상 환자인 경우 치료사는 대근육과 개별 근력을 알아야 하고 환자가 보이는 보상패턴으로 대치하려는 것을 예방하여야 한다. 물리치료사는 모든 척수 레벨에서의 운동능력을 평가하는 것이 중요하고 이 정보가 물리치료 진단과 예후에 영향을 많이 준다. 근력은 회복 초기단계에서 주기적으로 평가하여야 하는데 척수 쇼크기간에는 다른 결과를 보이기도 하기 때문이다.

감각검사는 모든 감각의 척수통로를 전체적으로 살펴보고 필요하면 개별적 검사를 시행한다. 가벼운 촉각, 온도, 침통각, 고유수용성 감각이 척수기능의 중요한 지표이다. 척수레벨을 보여주는 피부분절 챠트를 이용하여 침통각을 느끼지 못하는 곳 조금 더 위까지 검사한다.

가장 하부의 천추 분절에서의 어떠한 감각 또는 운동기능의 존재여부가 예후의 지표가 될 수 있으므로 검사과정에서 소홀히 해서는 안 된다. 종종 이 정보는 의사가 해 놓은 검사를 보고 얻는데, 그러나 어떤 세팅에서는 물리치료사가 이 평가를 하기도 한다.

척수손상 아동에서 자세, 위치, 그리고 정렬에 대해 평가하여야 한다. 근력이 약한 아동 및 불균형이 있는 아동은 척추변형과 측만증이 발생할 위험이 있다. 적절한 자세잡아주기는 적절한 자세정렬에 필수적이다. 뼈와 관절의 방사선 사진은 치료사가 아동의 정렬상태를 판단하는 데 도움이 된다(보기 8.6).

신경근육계 Neuromuscular System

신경근육계에서는 물리치료사가 모든 기능적 움직임을 검사한다. 동작은 개별적일수도 또는 기능적 활동 동안 근육 그룹이 하는 것으로 보일 수도 있다. 기능적 동작은 가능한 ROM, 근긴장도, 그리고 근력과 관련 있다. 치료사가

> **보기 8.6 이소성 골화증**
>
> 척수손상과 같이 상위 운동신경 병변이 있는 환자는 이소성 골화증(HO)이 발생할 위험이 있다. 일차적으로 생기는 부위는 엉덩관절, 어깨관절, 무릎관절, 그리고 팔굽관절 등의 큰 관절이다. 제일 발생하기 쉬운 기간은 손상 후 1~4개월 내이다. 성인에서 HO를 예방하고자 사용하는 약물은 아직 소아에서는 사용이 허가되어 있지 않아서 급성기 치료는 실질적으로 없다. 비정상적인 뼈의 형성이 끝나고 성숙한 이후에는 수술로 제거할 수 있는데 발생 후 1~2년이 지난 후이다. 현재의 가장 좋은 방법으로는 침범관절을 부드럽게 수동적 ROM을 시키고 과격한 ROM이나 고정은 피한다.[18,19] HO는 아동의 기능적 단점에 영향을 주는 주요 이유이므로 팀 전체가 잘 살피고 있어야 한다.

가장 "정상적" 패턴으로 동작하게 하려고 노력하지만 환자는 어떻게 해서라도 가능한대로 그 기능을 수행하는 것이 좀 더 중요할 수도 있다. 신경근육계 평가는 또한 기능적 이동, 자리옮김, 보행, 균형 그리고 협응과 같은 대근육 협응동작을 포함한다. 최근의 척수손상으로 인한 급성기에 할 수 있는 가능한 기능적 동작은 침상에서의 동작과 침대 가장자리에 걸터앉는 정도일 것이다. 손상이 더 이상 급성기가 아닐 때 또는 재검사일 때 환자는 좀 더 적극적인 검사를 받아들일 수도 있을 것이다. 척수손상 환자에게 있어 이러한 적극적 검사란 휠체어 이동과 휠체어 기술을 포함한 검사를 말한다. 이러한 경우 휠체어는 환자의 신체의 연장이라고 간주된다.

물리치료사는 또한 환자의 의사소통, 정서, 인지, 언어, 그리고 학습스타일도 검사한다. 이러한 것에는 환자의 의식수준, 사람, 장소, 시간에 대한 지남력; 자신의 욕구를 알리는 능력; 예견되는 감정과 행동반응; 그리고 학습 선호도(아동과 양육자 모두의)가 포함된다. 만약 아동이 사고의 결과로 경미함부터 좀 더 심한 뇌손상도 계속 남아있으면 7장에서 개략적으로 설명한 검사방법 기술도 고려한

> **보기 8.7 외상성 뇌 손상**
>
> 고속의 속도와 외상은 종종 척수손상과 연관되기 때문에 24%에서 59%까지 외상성 뇌손상이 동반될 위험이 증가한다.[22] 이어서 있을지도 모르는 경미한 인지 장애를 확실히 알기 위하여 지속적 척수손상을 가진 사람 모두에게 인지와 신경심리학 검사도 시행해야 한다.

다(보기 8.7). 정상 인지발달에 대한 지식이 있으면 치료사가 척수손상 이전에 있었던 인지 장애인지 새로운 인지 장애인지 판단하는 데 도움이 될 것이다.

물리치료검사와 측정 Tests and Measures

물리치료사는 모은 정보를 특성에 따라 구분할 다양한 검사 및 측정 방법을 가지고 있다. 이것에는

- 유산소 능력 및 지구력
- 신체 특성
- 보조적이고 적응적 기구
- 각성, 주의력 그리고 인지
- 순환
- 중추신경계와 말초신경계의 완전한 기능
- 환경, 가정, 그리고 일(직업, 학교, 놀이)에 대한 장애물
- 인간공학과 신체기능
- 보행, 이동, 그리고 균형
- 피부의 완전함
- 관절의 완전함과 동작
- 운동기능(운동조절과 운동학습)
- 근육수행(근력, 힘, 지구력)
- 신경운동 발달과 감각기능
- 보조기, 보호장구, 지지기구
- 통증
- 자세
- ROM(근육길이를 포함)
- 반사기능
- 자조관리와 가정 관리(일상생활동작과 도구사용 일상생활동작)
- 감각기능의 완전함
- 환기와 호흡
- 일(직업, 학교/놀이, 지역사회, 레저의 통합과 재통합(IADLs 포함)에 대한 정보를 모아야 한다.

▶ 물리치료 평가, 진단 그리고 예후 Evaluation, diagnosis, and prognosis

평가과정동안 물리치료사는 병력, 장기시스템 검토, 그리고 측정 및 테스트에서 모아진 정보를 합한다. 그다음 물리치료 진단을 내리고 물리치료 예후를 추정한다. 척수손상 경우 손상의 정도와 타입이 예후를 결정하고 치료계획을 세우는데 있어서의 중심요소이다.

척수손상을 신경 및 기능적으로 구분하는 표준은 1982년 미척수손상협회(ASIA: American Spinal Injury Association)가 확정하였다.[14] 다영역 전문가들이 공통 용어와 표준 구분체계를 의학적으로 설정하였다. 이것은 2011년도에 최종 개정되었고 이름도 "American Spinal Injury Association: International Standards for Neurologic Classification of Spinal Cord Injury(ISNCSCI)"로 변경되었으며, 이는 치료사들에게 근육근절과 피부근절을 평가하는 데 기준을 제공한다.[15] 검사로부터의 정보와 ISNCSCI로부터의 가이드라인으로 치료사는 환자의 운동 및 감각레벨을 판단하기 위하여 근육분절과 피부분절을 평가한다. 더 나아가 ASIA 분류체계는 손상이 완전손상인지 불완전손상인지 구분하고 있다. 치료사는 그 다음 장해의 ASIA 레벨을 붙인다(보기 8.8). 어떤 척수손상 병변은 각각의 임상양상으로 드러나며 이는 보기 8.9에서 설명되어 있다. 이 용어들은 다른 전문가들에게 설명할 때 보편적으로 사용할 수 있다. 비록 ASIA가 아동용, 청소년용으로 특정하게 워크시트를 출간하지 않았지만, 현재까지의 연구는 침통각이나 볼에 닿는 가벼운 촉각에 반응하는 6세 이상의 아동에게 사용할 수 있다는 사실을 지지하고 있다.[16,17]

이 환자들에서의 물리치료 진단은 다음과 같은 것을 포함한다: 척수손상 때문에 근력감소, ROM 감소, 지구력 감소, 기관지 내 분비물 제거 감소, 호흡 효율성 감소, 기능적

보기 8.8 ASIA 장해 척도[16]

A = 완전 손상. S4에서 S5까지 감각 및 운동기능이 없음.

B = 불완전 손상. 운동기능은 없고 척수손상레벨 이하부터 피부절 S4-5까지 감각이 보전되어 있음.

C = 불완전 손상. 운동기능이 척수손상 레벨 이하에서 보전되어 있고 남아있는 주요 근육의 근력이 grade 3 미만이다.

D = 불완전 손상. 운동기능이 척수손상 레벨 이하에서 보전되어 있으며 보전된 주요 근육의 근력이 grade 3 이상이다.

보기 8.9 ASIA 임상증후군

중심척수 증후군(central core syndrome): 하지보다 상지가 약하고 천추부위는 보전되어 있음.

브라운-세케르 증후군(Brown-Sequard syndrome): 동측의 고유수용성 감각과 운동기능이 상실되고 반대측의 침통각과 온도감각이 소실되어 있음.

앞 척수 증후군(anterior cord syndrome): 침통각과 온도 감각기능과 운동기능이 다양하게 상실되는데 고유수용성 감각기능은 보전되어 있음.

척수원뿔 증후군(conus medullaris syndrome): 방광, 장, 그리고 하지는 무반사이지만 배뇨반사와 망울해면체(bulvocavernous) 근반사는 있을 수 있음.

말총증후군(cauda equina syndrome): 방광, 장, 하지는 무반사임.

동작 감소, 그리고 집, 학교 또는 지역사회에서의 기능적 독립성 감소가 어느 정도인지를 알아보는 것이 포함된다.

물리치료적으로 진단한 후에 치료사는 아동이 도달할 수 있는 최적의 기능레벨을 예측한다. 아동의 생애주기에 따른 장래의 일화성 치료뿐만 아니라 그 레벨을 얻기 위해 필요한 물리치료 세션의 강도와 양에 대해서 판단한다. 물리치료적 예후를 공식화하는 것은 검사소견으로부터의 정보에 부합하고 현재까지의 과학적 논문으로부터 얻은 증거에 근거한 것이라야 한다. 물리치료사는 또한 아동이 다다를 수 있는 목표를 설정할 때에 의학적 목표에 의한 지침을 받아들인다. 완전 척수손상인 경우, 그리고 불완전 손상인 경우 신경학적 회복의 가능성에 근거하여 예후를 예측하는 것은 매우 다를 수 있다. 신경학적 회복기동안 ASIA 장애척도상 다음 레벨로 건너뛰는 척수손상 환자도 있다고 한다.[18-20] ASIA 장애척도로 평가된 환자들을 계속 재평가하는 것은 환자의 현상태와 잠재능력을 이해하는 데 중요할 뿐만 아니라 나타날 수 있는 변화를 모니터하는데도 중요하다. 가장 의미있는 회복은 손상 후 첫해에 이루어진다고 생각하지만 어떤 환자는 5년까지도 회복이 진전된다.[21]

물리치료 검사, 평가, 그리고 진단의 원칙은 외상환자의 경우와 비슷하지만 비외상성 척수손상 환자의 결과는 좀 더 예측하기 어렵다. 횡단척수염의 기능적 결과는 다양하다. 30%는 완전 회복되고 30%는 부분회복, 또 다른 30%는 거의 회복이 되지 않거나 아예 되지 않는다.[22] 예후에 영향을 미치는 인자로는 발생 속도, 마비의 정도, 그리고 손상 일개월 내의 회복 속도 등의 의학적 요인이 있지만 그러나 어떤 것도 이 장의 마지막 부분의 사례연구에서도 나오듯이 완전한 예측인자는 아니다. 발표된 논문에서 드러난 것과 같이 척수액 내의 인터루킨-6 농도가 높으면 회복이 잘 되지 않는다고 한다. 많은 신경학적 회복의 잠재력이 있다면 남아있는 근육을 이용한 보상적 패턴을 학습하는 목표에서, 상실된 기능을 회복하는 것으로 물리치료 목표를 바꾸어야 한다. 종양으로 인한 비외상성 척수손상의 경우 외상성 척수손상과 비슷한 양상이지만 방사선치료와 화학적 치료같은 종양에 대한 치료가 아동의 기능, 물리치료, 그리고 가족에 전반적인 심대한 영향을 미칠 수도 있다. 이것은 아동의 예후에 많은 영향을 미친다.

아동의 예후를 생각할 때 치료사는 아동의 신경학적 회복의 잠재성과 현실적으로 아동이 다다를 수 있는 기능적 결과를 염두에 두어야 한다. 외상성 및 비외상성 척수손상 소아환자에서 비록 표준적으로 기능을 측정할 수는 없으나 성인 척수손상 및 척수형성이상증 환자에 대한 연구논문에 기반하여 예견되는 결과를 알 수 있다. 침범된 레벨에서 예견되는 일반적 기능회복에 대한 토의는 표 8.1에 있다.[16]

아동의 기능적 결과에 대해 이해할 수 있다면 치료사는 특정 중재에 대한 계획을 세우고 중재의 횟수, 강조, 그리고 기간을 계획할 수 있다. 여기에는 예견되는 목표, 결과 그리고 퇴원계획도 들어있다. 다영역 전문가간 협력팀과 같이 일할 때 전문영역간 목표를 설정하고 그것을 이룰 중재를 제공함에 있어서 다른 전문가도 포함하여 계획을 세운다. 예를 들어, 병원에서 자리이동을 훈련하는 아동은 이러한 자리이동을 가족, 간호사, 그리고 다른 치료사가 함께 하는 다양한 상황에서 해볼 수 있는 기회가 있어야 하고 이것은 퇴원 후 마주하게 될 상황과 비슷하므로 도움이 될 것이다.

물리치료 전후의 결과를 표준화된 방법으로 측정하는 것이 아동이 지난번까지 이루었던 발전을 측정하는 데 도움이 된다. 결과 측정방법으로는 WeeFIM(기능적 독립성 측정), PEDI(소아장애항목 측정) 그리고 GMFM(대근육 운동기능측정)이 있다.[25] 치료사가 창의성이 있다면 마비가 있는 환자에서 사용되어 왔던 기존의 측정방법을 수정하는데 도움이 된다. 예를 들어, 9분 걷기/뛰기 항목은 "9분 휠체어 달리기"로 변경하여 지구력을 측정할 수 있다는 것이다. 물리치료사는 이러한 가능하게 할 수 있는 결과 측정법에 익숙하여 환자에게 적절한 것을 선택할 수 있

표 8.1 침범레벨에 따라 예견되는 기능

손상레벨	이동성	자리이동	일상생활동작
C1-4	• 전동휠체어, 전동 기립 기구와 환경 조절시스템을 불거나 빠는 동작으로 독립적 조절	• 모든 자리이동을 의존함	• 옷입고 벗기, 목욕, 대소변 관리 의존
C5: 두갈래근, 세갈래근 기능있음	• 단거리는 핸드림 이용하여 수동 휠체어를 평평한 바닥에서 이동 할수 있음 • 장거리는 전동휠체어로 함	• 자리이동과 침상동작을 할 때 스스로 돕는다	• 섭식, 치장을 보조기구 사용하거나 구조화된 환경에서 스스로 도우며 함 • 옷입고 벗기와 목욕은 의존함
C6: 가슴근 기능있음	• 핸드림에 있는 손잡이 이용하여 수동휠체어 독립적 이용	• 도구를 사용하여 • 상지 옷입기 독립적, 하지 옷입기는 보조받음 • 대변관리 혼자 함. 소변관리 도움이 필요함 • 특수개조한 밴을 운전가능	• 슬라이딩 보드 이용한 자리이동시 도움
C7-T1: 세갈래근 기능있음	• 평평한 바닥에서 수동휠체어를 스스로 밀 수 있음	• 보조기구 이용, 독립적 • 핸들 조절 이용한 운전가능	• 슬라이딩 보드 유무와 상관없이 독립적
T4-6: 상복부근 있음	• 단거리는 RGO로 워커사용하여 보행	• 치장, 대소변, 옷, 목욕 독립적	• 슬라이딩 보드 유무와 상관없이 독립적
T9-12: 하복부근 기능 있음	• RGO나 HKAFOs와 보조기구 이용, 가내 보행	• 치장, 대소변, 옷, 목욕 독립적	• 슬라이딩 보드 유무와 상관없이 독립적
L2-4: 두덩정강근 엉덩허리근 허리네모근 기능 있음	• KAFO와 목발 이용한 기능적 보행자	• 치장, 대소변, 옷, 목욕 독립적	• 슬라이딩 보드 유무와 상관없이 독립적
L4-5: 뒤넙다리근 네갈래근, 앞 정강근 기능있음	• 보조기구 사용여부와 관계없이 AFOs로 보행 가능	• 치장, 대소변, 옷, 목욕 독립적	• 슬라이딩 보드 유무와 상관없이 독립적

AFO, ankle-foot orthosis; HKAFO, hip-knee-ankle-foot orthosis; KAFO, knee-ankle-foot orthosis; RGO, reciprocating gait orthosis

어야 한다. 표준화된 결과 측정법은 치료사가 환자의 취약점을 정확히 집어내고 거기에 집중하며 치료계획을 수정 보완하는데 도움을 줄 수 있다.

중재 Intervention

의학적 중재 Medical Intervention

수술 *Surgery*

근육전환 한 근육 그룹에서 다른 근육 그룹으로 근육기능의 전환을 가능하게 해주는 수술기술이 최근 진보되고 있다. 한 개 또는 두 개 그룹의 근육들에서 남아있는 힘이 충분하다면 함께 작용하여 한 동작을 수행할 수 있는데 근육 중 한 개를 또 다른 동작을 위해서 생역학적으로 전환시킬 수 있다. 원래의 동작에는 거의 영향이 없다. 보통 대부분의 팔굽신전은 뒤쪽 어깨세모근을 팔 세갈래근 쪽으로 전이시켜 수행하도록 한다. 이와 비슷하게 위팔노근(brachioradialis)을 노쪽 손목편근(extensor carpi radialis) 쪽으로 전이시켜 손목신전을 할 수 있게 한다. 능동적 잡기는 위팔노근을 전이시키고 그것을 엄지의 굴곡근으로 사용하면 할 수 있다.[27]

힘줄고정술, 관절고정술, 힘줄연장술, 힘줄절개술, 경로이동술 등과 같은 수술방법은 사지마비인 환자들의 기능을 회복하는 수술이다. 이러한 수술방법은 주의깊은 수술 기술뿐만 아니라 수술 후 물리치료와 작업치료가 요구된다. 성인환자를 위한 이러한 방법들에 대한 문헌보고는 매우 많다. 비록 아동을 대상으로 하는 연구는 적지만 결과는 비슷하다.[27]

경직성 경직은 상위운동신경세포 병변에 동반되는 임상양상이다. 근육을 수동적으로 움직일 때 저항이 증가하는데 이는 억제되지 않은 척수와 뇌간반사로 인한 것이다. 척수손상에서 급성기는 보통 이완되어 있지만 굴곡근의 경직이 점차 나타나고 결국 신전근의 경직이 나타난다. 이 환자들에서의 양상은 중추신경계 기능이상인 경우와 비슷하다. 경직이 일상생활을 방해할 때 경구로 투여하는 바클로펜, 보톨리눔 독소 주사, 그리고 신경학적 및 정형외과적 수술을 선택하기도 한다.

동작과 함께 나오는 경직의 의학적 치료는 자극이 되는 것을 피하고 스트레칭, 자세 잡아주기, 보조기, 생체되먹임, 그리고 전기자극 등의 보존적 요법이 있는데 단기효과가 있다. 이런 것들이 충분치 않을 때 근육경직을 줄일 수 있는 다른 방법이 있다.[28] 약물로는 바클로펜이 척수레벨에서 감마-aminobutyric acid(GABA) 유사물로 작용한다. 흔한 부작용으로 바클로펜이 기면, 피로감 그리고 근약증의 원인이 될 수 있다는 것이다. 경막 내로 바클로펜을 투여하는 것은 척수에 직접 작용하여 경구투여보다는 기면과 근약증의 느낌이 덜하면서도 효과를 보일 수 있다. 그러나 펌프 삽입에 따른 감염의 위험이 있다.[28] Dantrolene sodium은 근육에 직접 작용하여 근육세포질 세망으로부터 칼슘의 방출을 억제한다. 이런 약물치료는 기면과 피로감이 올 수 있는 것은 같으나 간의 기능이상을 일으킬 수 있다. 경구나 패치를 통하여 들어가는 clonidine은 중추적으로 알파 길항제로 작용한다. Clonidine은 저혈압을 유발할 수 있지만 그러나 대체로 입이 마르고 졸리움 등의 부작용 정도 나타난다. Diazepam은 변연계에 작용한다. 부작용은 졸림, 피로 등이 있는데 상용하면 약물중독이 될 수 있다.[28]

화학적 신경차단술을 운동점에 시행하는데 이 중 Lidocaine은 단기작용 약물이다. Phenol은 6개월까지 효과가 있을 수 있다. Botulinum 독소는 근육에 직접 작용한다는 점에서 특이하다.[28]

통증 척수손상 성인 환자를 대상으로 연구한 보고에 의하면 많은 다양한 통증을 경험한다고 한다.[28-30] 아동들이 보고하는 만성통증에 대한 연구는 적지만 같은 결과를 보여주고 있다. 그들은 소아기 발병 척수손상과 관련된 통증이 흔하다고 한다. 신경병증적 통증보다 통증이 더 심하다고 한다.[31] 자료는 비록 통증이 심하다고 해도 아동기 척수손상에서의 만성통증은 성인발병 척수손상보다 일상에 미치는 영향이 덜하다고 한다.[31]

연구에서 여러 가지 통증에 대한 중재를 살펴보았는데 투약, 물리치료, 심리치료, 그리고 척수자극이 있다. 척수손상 환자는 일관되게 통증을 보고하고 있는데; 급성기 후에 통증이 지속되고 60% 환자는 손상 후 6~12개월에도 통증이 있다고 한다.[28] 통증연구를 위한 국제협회는 척수손상을 특별히 구분하는 체계를 제안하였다. 그것은 통증을 두 가지로 구분한다; 신경증적과 통각수용성 통증이다. 통각수용성 통증은 둔하고 아프고 동작과 관련한 통증이며 쉬면 나아지고 유사 아편제재에 반응이 있다. 신경증적 통증은 보통 찌르는 듯한 통증, 쏘는 듯, 타는 듯, 그리고 이상한 감각반응(감각과민 또는 과잉통각)을 보이면서 전기자극같은 통증이라고 설명한다. 보통 SCI 환자의 통증에 항우울제와 항전간제를 사용한다; 그러나 특별히 효과가 있지는 않다. 최근의 연구에서 경직성으로 인해 기능이 장해될 때 GABA-b 작용제인 baclofen, 유사아편 약물과 알파-교감신경 길항제를 사용하는 것의 긍정적인 결과를 보여준다.[28]

Lidocaine과 tetracaine hydrochloride같은 나트륨(sodium) 채널 차단제는 이질통증(보통 아프지 않을 정도의 자극에 대해 통증을 느낌)을 감소시키는 것으로 드러났다. 경막내 clonidine과 모르핀을 함께 주입하면 척수손상환자에서의 진통효과를 보인다.[28]

수술방법 척수절단, 척수 시상로 절단술, 척수 절개술과 같은 수술방법이 자발적인 난자통 또는 총에 맞은 듯한 통증에 가장 효과적이다. 그것들은 타는 듯한 통증에는 효과가 없다. 이러한 시술과 관련된 합병증은 신체 반대측의 통증, 신경인성 방광, 성기능 상실, 그리고 연축 발생 등이 있다.[28]

척수자극기 척수자극기는 1970년대에 처음 사용되었는데 반사교감신경위축(RSD: reflex sympathetic dystrophy)의 치료에 이용되었다. 척수자극기는 관문 조절이론에 의한 전기적 자극을 통하여 척수의 통증전달을 억제하는 것이다. 척수의 경막외 공간에 한 두개의 전극을 심고 적은 전류를 보낸다. 수용기 또는 배터리 팩은 복부의 피부 밑에 있다. 결과는 일정하지 않다; 통증 감소를 보고한 사람들도 있다. 불완전 손상의 통증 또는 척수시상로 절단술 후 통증에 가장 효과적이고 완전 척수손상에는 효과가 덜하다고 한다. 합병증에는 감염, 알러지 반응, 전극 이탈, 척수액이 새어나감, 그리고 출혈이 있다. 1970년대와 1980년대에 뇌 심부 전기자극도 사용되었으나 FDA가 금지한 이후로 더 이상 사용되고 있지 않다.[28]

치료 및 기능적 중재

Therapeutic and Functional Interventions

척추손상 아동 및 청소년을 보게 될 때 물리치료 중재는 척수손상 성인에서와 비슷한데 접근법만 다르다.

물리치료사는 각 환자에게 맞는 다양한 방법과 테크닉으로 구성된 중재를 제공한다. 이러한 중재들은 환자의 전반적인 기능을 변화시킬 것이고 목표에 다다를 수 있도록 도움이 된다. 치료사는 항시 중재에 대한 아동의 반응을 평가하여야 하고 필요시 그것을 수정하여야 한다. 그러나 척추손상 아동을 보면서 이 부분에서 강조할 점이 있는데 일반적으로 중재를 설명하고 척수병변 레벨과 타입에 특정한 부분을 가미하여 논의할 것이다.

치료적 운동 *Therapeutic Exercise*

제한이 있는 부위의 관절가동 운동을 하여야 한다. 근긴장도가 비정상인 부위에 주의를 기울여야 한다. 조기에 뒤넙다리 근육, 아킬레스 힘줄, 하지 모음근(adductor)에 구축이 온다. 그러나 어떤 경우는 구축이 있어 기능이 향상되기도 한다. 이전에 말했듯이 이러한 예를 들어, 손가락 긴 굽힘근의 단축을 유지하여 손목을 신전하였을 때 손가락 굴곡을 얻어내는 것이 해당한다(그림 8.1). 어떤 아동들은 이러한 능동적인 힘줄고정(tenodesis)을 기능적 쥐기에 사용할 수 있다. 과도한 ROM이 필요한 기타의 상황도 있다. 예를 들어, 뒤넙다리근육이 과도하게 유연하면 척수손상 환자가 스스로 바지를 입을 수 있다.

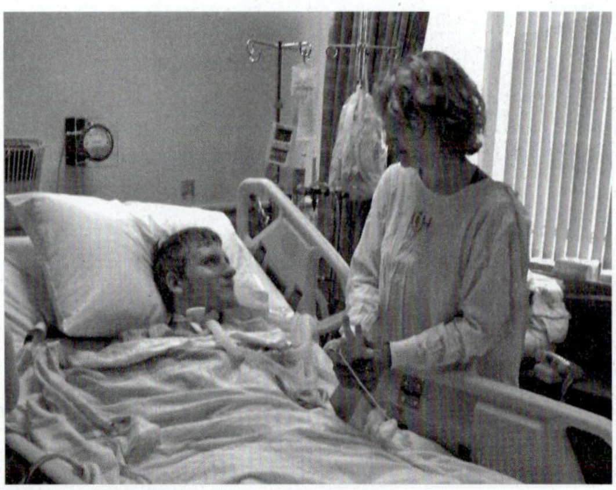

그림 8.1 물리치료는 중환자실에서 자세잡기, 수동 및 능동적 ROM, 그리고 가족 교육으로부터 시작된다.

아동의 치료운동 수행은 다른 연령대와 비슷하지만 몇 가지 예외가 있다. 어떤 근육그룹은 완전 탈신경 상태로 근력강화가 되지도 않고 기능이 좋아지지 않는다. 그와 반대로 어떤 근육그룹은 더 이상 기능할 수 없는 다른 근육을 보상하고자 정상근력보다 더 센 근력이 요구될 때도 있다. 소아환자를 볼 때 연령에 맞는 중재를 한다면 좀 더 성공적일 것이다. 예를 들어, 4세된 아동은 지시한 대로 두 갈래근의 구부림으로(biceps curl)로 무게를 들어올리기가 어렵다; 그러나 줄다리기같은 활동에서는 저항에 대해서 끌어당기기를 할 수 있다. 치료적 운동은 종종 놀이처럼 한다. 그러나 수행해야 할 목표에 중점을 두고 하는 것이 필수적이다. 다른 상황에서 전통적인 근력강화 운동을 할 수도 있지만 즐거움으로 보상이 있어야 하고 동시에 치료적이어야 한다. 예를 들어, 손목에 밴드를 감아 무게를 주어(cuff weight) 골대에 농구공을 던지게 하는 활동이다. 기타 다음과 같은 것을 제공하는 중재를 한다:

- 에어로빅과 지구력 훈련 및 원래 체력 회복하기
- 균형, 협응, 그리고 민첩성 훈련
- 신체 역학과 안정자세
- 유연성 운동
- 보행 및 이동훈련
- 이완
- 머리, 목, 사지, 골반근육, 몸통, 그리고 호흡근육의 근력, 힘, 그리고 지구력 훈련[33,34]

위에서 설명한 치료적 운동은 공기 중이거나 물속에서 수행할 수 있다. 수중치료는 보통 근력이 3/5이하인 신경학적 질환이 있는 아동에서 신경근육의 재교육에 도움을 줄 수 있는 물의 부력을 이용하는 유용한 방법이다.[35] 수중환경이란 아동에게 매우 즐거울 수 있으며 즐거움을 느끼면 좀 더 잘 수행한다.

자조관리와 가정생활에서의 기능훈련(일상생활동작과 도구를 이용한 일상생활동작)
Functional Training in Self-Care and Home Management (Including Activities of Daily Living and Instrumental Activities of Daily Living)

척수손상환자에게 있어서의 적응적 보조기구에는 휠체어, 기립대, 보조기, ADL 기구들이 있다. 물리치료사는 다음과 같은 중재를 제공한다.

- ADL 훈련
- 기구나 설비사용 훈련
- 기능적 훈련 프로그램
- IADL 훈련
- 손상예방 및 또는 감소

성인의 IADL에는 독립성, 가정유지, 집안일, 쇼핑, 그리고 정원과 마당에서의 작업 등이 포함된다. 아동의 IADL에는 학교, 놀이활동에의 참여가 포함된다. 놀이는 아동생활의 한 부분이며 발달 및 성숙에 필요하다. 연령에 맞는 놀이와 게임 또는 스포츠에 새로운 동작패턴을 사용할 수 있게 훈련하는 것이 아동의 생활에 있어 매우 중요하다. 기타 IADL에는 그 가족에서 필요한 기본적인 집안일과 궁극적으로는 취업 전 훈련이 포함된다. ADL 또는 IADL 훈련은 작업치료사와의 협력이 필요하다.

운전 적응 훈련을 하여 어떤 척수손상환자들은 자동차를 운전하는 것이 가능해지게 된다. 운전대상자가 되는 청소년은 운전평가와 훈련을 위한 재활센터에 의뢰되어야 한다(그림 8.2).

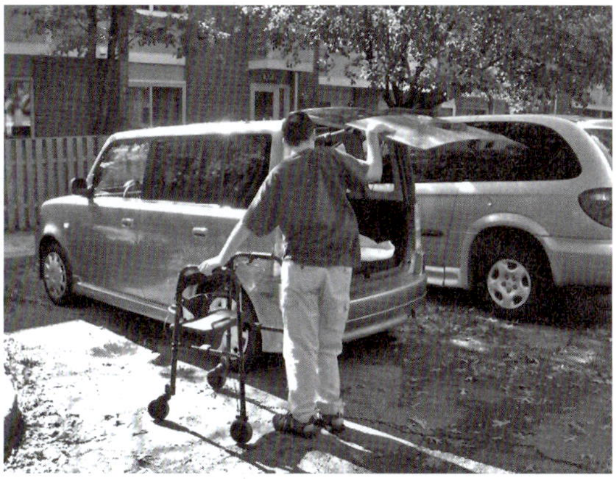

그림 8.2 청소년들은 장애인을 위한 특수한 운전교실에 등록할 수 있으며 안전하게 자동차 운전을 위해 어떻게 개조해야 할지를 배운다.

이동 척수손상 아동에게 있어 일차적 이동수단은 휠체어이다. 18개월~24개월 사이의 어린아동은 휠체어를 독립적으로 밀 수 있다.[36] 적절한 휠체어에 대한 평가는 팀 평가의 일부분이어야 한다. 휠체어 안에서 독립적으로 기능하게 하는 많은 사양들이 있다. 리클라이닝 휠체어는 90°로 앉는 것이 어려운 아동에서 보조기를 적용하고자 할 때 사용될 수 있다. 체중을 고르게 받치는 것, 앞으로 전진, 그리고 환경조절과 같은 앉은 자세의 원칙이 척수손상 아동에서도 고려되어야 한다(그림 8.3).

보조기 및 보행 *Braces and Ambulation*

교차보행보조기 대 엉덩관절-무릎관절-발보조기 교차보행보조기(reciprocating gait orthoses: RGO)는 양측 엉덩관절, 무릎관절 그리고 발목보조기로 구성되어 있으며 좌우측이 케이블로 연결되어 있다. 좀 더 최근에는 케이블 없는 것도 가능해졌다(IRGO: isocentric RGO).[37] 케이블이 없으므로 한쪽이 신전할 때 다른 쪽은 굴곡할 수 있게 되어있다. 사용자는 생역학적으로 체중을 쏠리게 함으로써 그쪽 보조기를 신전하고 이때 몸통을 신전한다. 체중을 실리지 않는 이러한 원리로 다른 쪽은 굴곡된다. 이러

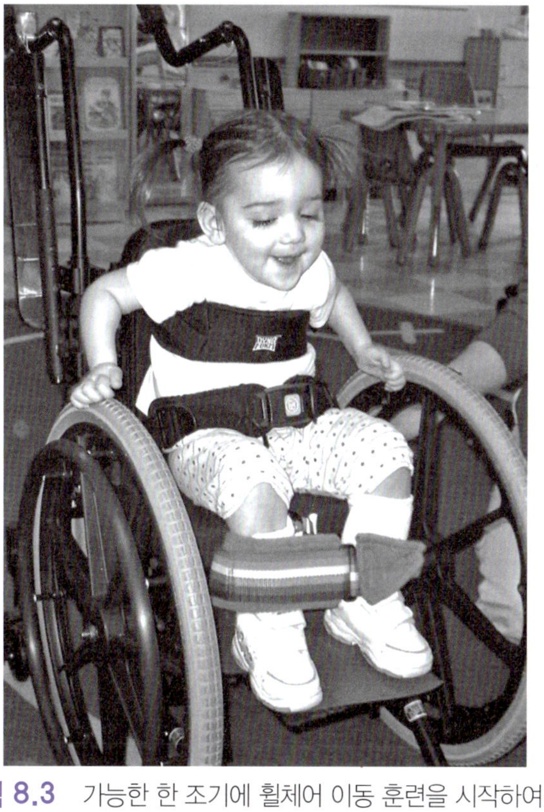

그림 8.3 가능한 한 조기에 휠체어 이동 훈련을 시작하여 학습기회를 가지기 위한 자유와 환경탐색을 할 수 있게 해준다.

한 동작을 반대쪽에서 계속하면 보행패턴과 비슷하게 나온다. 어떤 IRGO모델은 자가 도뇨관 삽입을 위해 엉덩관절 벌림이 가능하게 된 것도 있다. RGO를 위한 물리치료와 재활훈련은 적정성을 위한 평가가 따라야 한다.[38]

RGO를 추천하기 위해서는 고려해야 할 점들이 많다. RGO를 사용하기 위해서는 무릎관절, 엉덩관절을 조절할 수 없는 하지 근약증이 있어야 한다. 그 이외에도 체중지지와 보조기구를 진전시키기 위한 상지의 근력이 충분하여야 한다. 하지의 관절구축이 없어야 하고 무릎관절, 엉덩관절을 적어도 90°로 구부리고 편안히 앉을 수 있어야 한다. 아동은 인지적으로 지시를 따르고 RGO 시스템을 사용하는 활동에 대한 동기부여가 되어야 한다. RGO를 착용하기 전에 상지근력이 충분한지 똑바로 선 자세가 안정적인지 특히 주의를 기울여야 한다. RGO를 사용하면서 하지를 적절하게 앞으로 내딛게 하는 가장 중요한 열쇠는 체중이동이다. 이러한 체중이동에는 대각선적인 체중이동, 상지로 내리누르기, 몸통을 신전하면서 반대측 다리에는 체중을 싣지 않음으로 구성되어있다. RGO를 사용하는데 능동적인 엉덩관절 굴곡은 필요없다. RGO 사용훈련은 평행봉에서 시작한다. 거울은 이 동작에 대한 시각적 피드백을 주는데 유용하다. 체중이동에 있어서 물리치료사가 손을 대어 촉진해주는 것은 아동이 동작을 학습하는 데 도움이 되는 촉각적, 기계적 피드백을 주기 위해서이다. 치료사는 다른 대체동작도 알고 있어야 한다. 특히 외측으로 몸통을 움직이고 복부를 이용하여 다리를 끌어당기려고 하는 동작은 조급함에서 오는 보상동작들이다. 이것들은 RGO를 사용하기 전 스윙쓰루(swing through)를 배웠던 환자들에서 나오는 전형적인 동작이며 독립보행을 하다가 척수병변이 발생하게 된 환자들에서 볼 수 있다. 보행 이외에도 신고 벗기, 선 자세에서 앉는 자세로, 앉은 자세에서 선 자세로, 가능한 모든 높이에서의 연습, 평평하지 않은 바닥에서의 연습, 경사진 곳에서의 연습 등 이러한 모든 것을 배워야 한다.

RGO를 사용하는 것은 집중적인 재활을 필요로 한다. 치료는 독립보행이 이루어질 때까지 매일 하여야 한다. 이때 아동은 자신의 일상의 활동 중에서 이 훈련을 해볼 기회가 있어야 한다. 환자, 가족, 치료사, 보조기사, 의사, 그리고 다른 치료관련 요원과 함께 현실적인 목표를 세우는 것이 중요하다(그림 8.4와 8.5; 보기 8.10).

적절한 보조기 시스템을 판단하려고 할 때 도움이 되는

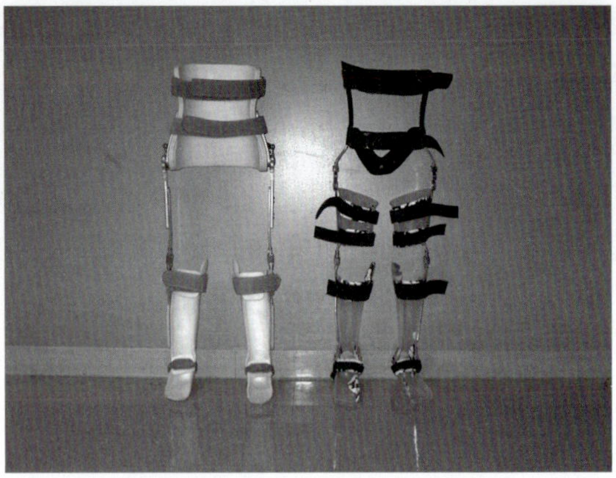

그림 8.4 보조기 (A) 교차 보행 보조기 (B) 엉덩관절-슬관절-족관절-발 보조기

증거들이 있다. RGO와 HKAFOs를 사용하는 보행을 비교했을 때 흉추레벨 손상에서는 HKAFOs를 사용할 때의 산소소비가 RGO 사용시보다 높다는 것을 발견하였다. 상부 요추레벨 손상에서는 두 가지 방법에서 산소소비량의 의미있는 차이가 없었다. 그 이외에도 보행속도는 흉추레벨인 경우 RGO에서 더 빨랐다.[39] 다시 한번 말하건대 상부 요추레벨 환자에서는 차이가 없었다. 이 연구에서 8명 대상 중 7명의 환자가 HKAFOs보다 RGO를 더 선호하였다.[39]

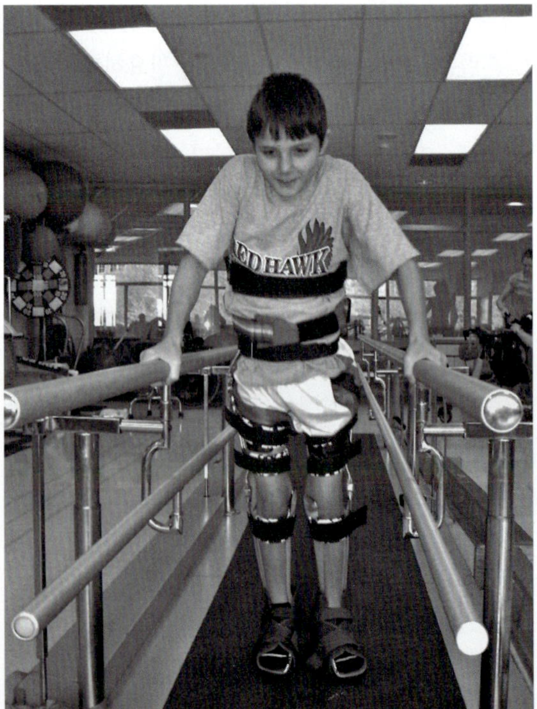

그림 8.5 보행훈련에는 상체 근력과 지구력이 좋아야 하고 보조기구를 사용할 단계가 되기 전까지는 평행봉에서 훈련한다.

보기

8.10 걸을 것인가 또는 걷지 못할 것인가, 그리고 가족 중심 치료

척수손상과 처음 마주치게 된 아동 또는 양육자가 처음 하는 질문 중의 하나는 "다시 걷게 될까요?"이다. 물리치료사로서 이 어려운 문제를 비록 의사에게 미룰 것이지만 어떤 시점에서는 환자와 함께 이 문제를 논의하게 될 것이며 질문을 받기 전에 충분히 이 주제에 대한 대답을 잘 준비해 두어야 한다. 어떤 척수손상환자들은 보행이 가능적이다. 이러한 "보행"이란 긴다리 보조기, 전기자극기 장착, 또는 보조기구를 사용하여 걷는 것을 의미한다; 그러나 이런 형태는 아동이 바라는 바가 아닐 수도 있다. 물리치료사는 항상 현재의 가장 좋은 훈련으로 얻을 수 있는 것이 무엇인지 솔직하게 이야기해야 하고 아동과 가족은 그들이 추구하고 싶은 것이 보행인지 정확한 정보가운데 판단을 할 수 있게 된다. 보조기와 보조기구를 착용하더라도 운동으로서의 보행은 신체뿐만 아니라 정서적인 장점도 있다. 보행하게 되면 또래와 눈높이의 관계를 맺을 수 있어 아동의 삶의 질을 넓힐 수 있다. 척수이형성증 환자들을 대상으로 보행과 휠체어 사용에 따르는 에너지 소모에 대한 연구들이 있었다. 그러나 척수손상 아동들을 대상으로 하는 연구는 거의 없다. 일반적으로 아동이 자라고 신체가 커지면서 보행으로 또래와 보조를 맞추기는 어려워진다. 종종 결국 휠체어를 일차 이동수단으로 선택한다. 가장 주요한 개념은 아동이 자신을 위한 이동수단을 선택한다는 것이다.

재활과정동안 환자가 자신의 현재 신체상태에 잘 적응할 수 있게 도와주는 것이 물리치료사의 책임이다. 그리고 가능한 한 가장 높은 수준으로 도달할 수 있는 독립성을 성취하는 것을 도와주는 것이다. 독립성을 성취해 나가는 많은 노력은 지역사회로 재통합되어 다른 이들과 연계되는 것이 필요하다. 치료사가 환자에게 해줄 수 있는 가장 좋은 것 중의 하나는 스스로 생각하고 문제를 해결할 상황을 만들어주는 것이다. 치료사는 환자가 할 수 있는 모든 것을 보여줄 수 있다–현재 그대로의 방식으로–또 환자가 이전에 익숙했던 방식으로 하지 못하는데 대한 정서적 지지를 제공해 줄 수 있다.

치료사는 장래의 희망을 또한 제공해 줄 수 있다. 불완전 척수손상 또는 비외상성 척수손상인 아동의 경우 회복기간이 5년까지 걸릴 수도 있다. 희망을 주면서도 현실을 받아들이도록 하는 것이 환자가 집중하고 동기를 가지는데 도움이 되고 어려운 시기를 잘 지내는데 도움이 된다. 아동은 할 수 없을 것 같은 것이 반드시 할 수 없다는 것은 아니라는 것을 이해하도록 해주어야 한다. 완전 척수손상인 경우 일차적 휠체어 사용자가 될지라도 필요한 기술 모두를 배워야 한다. 잠재력이 있고 환아와 가족이 원한다면 보조기구를 사용하는 보행의 기회도 가져야 한다. 걸을 것인가 걷지 못하게 될 것인가는 쉬운 질문이 아니다. 그것은 아동의 진단과 예후, 문헌보고에 바탕한 알려져 있는 기능적 잠재력, 아동과 부모의 보고를 주의깊게 고려하는 것이 필요하다. 아동과 가족과 함께 목표를 설정하는 데 있어 희망적이면서도 현실적이 되는 것은 가족 중심 치료모델의 핵심이다.

Locomotor 훈련 SCI 환자를 위한 Locomomotor 훈련은 최근에 재활커뮤니티에서 확실히 주목받고 받아들여지는 추세이다. 활동의 가소성과 자동성의 기반을 둔 장치에 의한 Locomotor 훈련은 척수 네트워크에 자극을 주고 걸음을 내딛을 수 있게 병변 레벨하의 척수회로망이 반응하도록 감각자극을 반복해서 준다.[40–42] Christopher와 Dana Reeve가 설립한 NRN(NeuroRecovery Network)[43]은 locomotor 훈련을 SCI 환자에게 폭넓게 시도하는 방법을 안내해 왔으며, 그 결과는 설득력이 있다.[43,44] 자기 체중을 지지해서 트레드밀위에서 반복적으로 걷는 훈련은 SCI 환자들에게 걷기 속도나 균형과 같은 기능적 능력을 확실히 변하게 해주었다. NRN은 locomotor 훈련의 변수와 기술에 대해 배우기 원하는 치료사들에게 지속적으로 교육하고 있다.

기능적 전기자극 C4 사지마비의 아동 및 청소년에서는 상지의 기능적 동작이 어깨를 올리는 것에 제한되어있다. 조이스틱과 머리조절 보조와 같은 보조공학이 이러한 환자들의 의사소통과 이동에 도움이 된다. 자조관리상 할 수 있는 것이 이 레벨의 환자에게는 제한되어있다. 로봇학을 이용한 어떤 기구가 있지만 비싸고 거추장스럽다. 어깨를 후인할 수 있는 환자들은 모바일 팔 지지기구를 사용할 수 있다.; 그러나 위팔–어깨관절의 조절 능력이 낮은 척수손상 환자에서는 그다지 효용적이지 않다. 기능적 전기자극(FES)은 표면전극을 통하여 자극하여 기능적 움직임을 이끌어낸다. 목소리 활성화 시스템이 쥐기, 손목 굴곡, 신전, 그리고 팔꿉신전에 사용되어왔다. 빨고 부는 조절활성 기구를 사용하는 근육내 자극 시스템은 굴곡과 신전을 하는데 사용한다. FES와 서스펜젼 슬링을 이용하여 반대측 위팔관절의 안정과 함께 필요한 만큼씩 반대쪽 어깨의 동작을 조절함으로써 쥐기와 놓기, 팔꿉동작, 그리고 팔의 외전이 나오도록 하는 보고 문헌들이 있다. Shriners 병원의 연구자들은 실험실 세팅에서 FES와 수술적 재건으로 손바닥으로 능동적 쥐기, 측면을 사용하여 쥐기, 그리고 놓기 동작을 보여주었다. 연구는 또한 FES 사용 전의 손기능과 비교해보았을 때 FES의 사용으로 손가락으로 집는 힘을 증가시키고 사물조작을 향상시키며 여섯 항목의 ADLs 상의 독립성이 보통 증가된다고 하였다. 대상자들은 또한 테스트한 모든 ADLs 상에서 FES를 더 선호하였다.[46]

집에서 전기자극을 이용하는 패턴은 지속적이지만 일

화성인데 이는 환자가 서는 활동이 체력과 웰빙의 증가라고 지각하는데서 영향을 받는다.[48] 연구에서는 FES시스템이 일반적으로 긴다리 보조기와 비교했을 때 7가지의 이동 활동에서의 독립성 측정시 같거나 더 독립적임을 보여주었다. 그러므로 더 조기에 앉은 자세에서 일어설 수 있었고 대부분의 환자가 긴다리 보조기보다 FES를 더 선호하였다.[48]

FES는 만성적인 SCI 아동의 치료적 중재의 방법으로도 연구되고 있다.[49] 이전의 결과들은 전기자극치료를 받는 SCI 아동이 근력이나 근육비대를 긍정적으로 변화시킬 수 있으며, 심혈관의 회복과 당뇨병 위험 감소와 같은 좋은 결과를 이끌어낼 수 있다고 제안한다.[49] FES의 또 다른 잠재적 장점은 뼈 무기질 밀도 손실의 비율을 낮추기도 한다는 것인데, 더 많은 연구가 필요하다.[50]

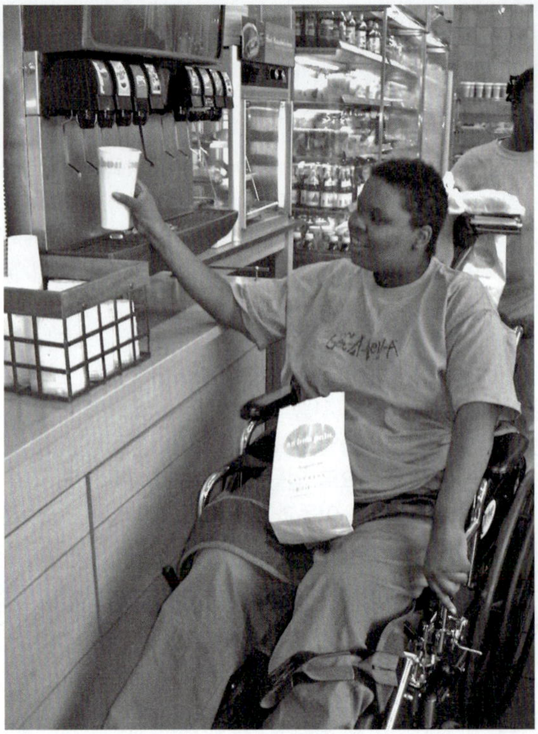

그림 8.6 치료사는 환자가 손상 이전의 좋아했던 활동으로 되돌아가는 데 도움이 되도록 중점을 둘 수 있다.

의견조정, 의사소통, 그리고 기록 Coordination, communication, and documentation

조정, 의사소통 그리고 기록은 척수손상 아동을 치료할 때 매우 중요하다. *물리치료 임상지침*의 임상패턴 5H에서는 척추손상 아동을 물리치료할 때 기억해야 할 특정 중요 요소들을 개괄적으로 설명해 놓았다. 특별히 퇴원을 계획할 때 아동의 학교 세팅과 특수교육 조건들을 강조하여야 한다.

물리치료사는 치료관리팀에서 통합적 역할을 하고 여러 원칙들 사이에서 또는 다른 치료세팅간의 협력적인 치료에 도움을 줄 수 있다. 가족중심 치료의 목적 중 하나는 환자와 가족을 각 전문가들과 다니는 기관들 사이에서 문제없이 원활한 협력을 하는데 있다. 아동의 치료조정에 의사소통은 아주 중요하고 물리치료사는 종종 각 전문가들의 협력 세팅에서 일할 때는 사례 컨퍼런스, 환자 치료 회진, 그리고 가족 미팅에 참여한다. 보행 세팅 또는 학교세팅에서 일하는 물리치료사라면 다른 자원으로의 협력과 다른 치료 제공자들과 의사소통을 할 필요가 있을 수 있다. 물리치료사는 물리치료 시작과 종결에 대해 계획을 세우고 이것을 다른 전문가들과 조정을 해야 한다. 종결계획을 세울 때 역시 필요한 설비공급자와 지역에서의 자원사이에 환자의 치료 및 욕구에 대해 의견교환을 할 필요가 있다. 퇴원계획 역시 치료사와 팀이 현명하게 사용가능한 기금이 요구되고 필요하다면 자선기금이 가족에게 돌아가도록 도와주는 것이 요구된다. 학교와 지역사회로의 복귀는 현재의 공개적인 의사소통과 치료의 조정이 필요하다(그림 8.6). 기록은 물리치료 임상지침에 설명된대로 미국 물리치료협회의 *물리치료 기록을 위한 가이드라인*을 따라야 한다. 환자상태, 기능에서의 변화, 중재, 환자 치료상의 요소의 변동, 그리고 중재의 결과를 기록하는 신뢰성 있는 방식과 일관된 방식을 전체적으로 가지고 있는 것이 전문가에게는 필수적이다.

교육 Education

양육자에 대한 지도는 환자에 대한 교육만큼 중요하다. 권장받은 가정 프로그램의 모든 면에서 양육자는 아동의 독립성을 촉진시켜 줄 수 있기 위해 혼자 할 수 있어야 한다.

모든 물리치료 중재의 일차적 주안점은 환자 및 가족에 대한 교육에 두어야 한다. 가족의 목표를 받아들이면서 치료사는 치료계획을 설정하고 아동과 가족의 학습 스타일에 맞춰 교육하여 자신들의 목표에 다가설 수 있도록 돕는다. 그리고 궁극적 목표는 퇴원하여 지역사회로 재통합되는 것에 둔다. 재활 초기부터 교육을 시작하는데 이에는 환자의 진단, 물리치료 역할, 예후, 치료계획, 그리고 아동이 목표를 달성하는데 무엇이 필요한지에 대한 기본교육이 들어있다. ROM 수행, 침상과 휠체어에서의 자세잡기, 압박경감방법, 스플린트와 기구를 신고 벗기와 같은 과제를 급성기 치료시부터 시작한다. 종종 가족구성원들은 아이를 위해 무엇인가를 할 수 있게 될 때 매우 감사해한다. 환자와 가족이 피부의 상태, 자율신경 반사이상에 대한 교육을 받고 아동이 일생동안 마주치게 될 문제가 스트레칭이기 때문에 하루에 여러 번 스트레칭해주는 것에 대해 교육을 받아야 한다. 아동이 재활과정을 통하여 좋아지면서 환자와 그 가족은 수동적인 참여자에서 능동적인 참여자로 변해간다. 가족은 환자돌보기의 모든 면을 배우고 실제 해보일 수 있어야 한다. 척수손상 아동을 돌보는 양육자들은 종종 너무 힘들어서 "탈진"할 수도 있는 바 이를 예방하기 위한 지지가 필요할 때가 있다. 물리치료사는 아동 양육자를 정신건강 전문가 또는 지지그룹에게 의뢰하기도 하는 정신치료 전문가가 되기도 한다. 어떤 아동은 가족이 같이 있으면 물리치료를 받을 때 더 잘 수행하지만 어떤 아동은 그렇지 않다. 아동의 좀 더 능동적인 참여를 위해 양육자에게 밖으로 나가달라고 요구하는 경우 치료사는 짧게 아동이 무엇을 할 수 있고 그날 밤에 함께 훈련해 볼 수 있는 것이 무엇인지를 교육해준다. 부모와 소아정신과 의사는 치료사가 아동이 능동적으로 참여하고 바람직한 행동을 잘 할 수 있는 물리치료 목표를 수행해가는 데 아주 유용한 도움을 준다.

퇴원계획 Discharge Planning

퇴원계획 전에 아동, 부모, 아동의 교사를 교육하는 것이 매우 중요하다. 치료팀이 학교를 방문하는 것이 도움이 될 수 있다. 피부상태, 자율신경반사 이상, 신경인성 방광, 대장, 기립성 저혈압, 그리고 체온조절을 포함한 의학적 문제점들이 강조되어야 한다.

학교로의 복귀 School Reentry

모든 아동은 무료로 적절한 교육을 받을 수 있어야 한다.[51] 이동, 발달, 교정, 그리고 기타 지지적인 서비스를 포함한 관련서비스를 받아 장애아동이 특수교육으로부터 이점을 취할 수 있도록 돕는다. 척수손상 아동과 이동장해 아동은 교실이동시에 시간이 더 필요할 수 있고 학교생활을 잘해 나갈 수 있도록 또래의 도움을 받는 시스템을 이용할 수도 있다. 이러한 도움에는 기타 카운슬링, 가족휴식 서비스, 재정적 지원, 법적인 권리, 그리고 지지그룹을 포함한 지역사회의 자원이 있다, 또한 연방, 주, 그리고 지역정부 조직들이 있는데 어떤 곳에는 전국 척수손상협회, 장애아 전국부모 네트워크, 장애에 대한 가족 자원 센터가 있는 곳도 있다.

▶ 질환 예방 및 건강
Illness prevention and wellness

체력 Fitness

척수손상 아동은 계속 활동적인 것이 중요하다(그림 8.7). 활동하지 않으면 비만해질 수 있는데 척수손상 아동은 비만이 될 위험이 높다.[52] 심폐계를 향상시키기 위해서 유산소와 지구력 회복운동을 수행하여야 한다. 하지마비가 있으면 힘력계를 사용한 상지운동, 팔 자전거, 좌식 요가, 그리고 댄스를 수행할 수 있다. 달리기 운동과 필드운동, 농구, 테니스 등 다양한 휠체어 스포츠들이 있다. 다양한 연구들은 특히 사지마비 환자의 경우 이러한 육체적인 훈련이 근력과 흉부 기동성을 회복시킬 뿐만 아니라 삶의 질에 긍정적인 영향을 준다고 주장한다.[53]

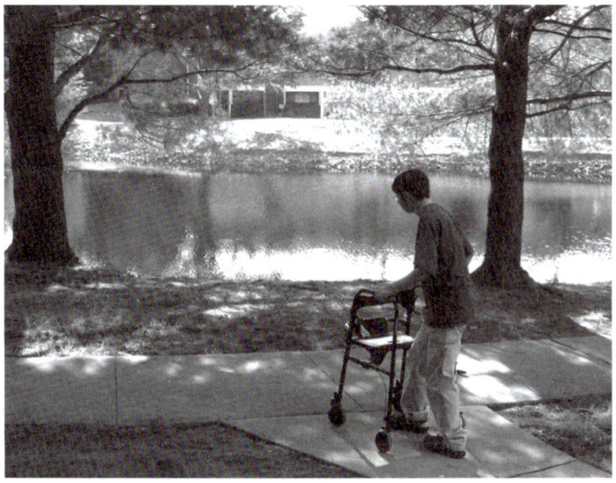

그림 8.7 척수손상이 있는 십대들은 자신들이 좋아하는 일들을 어떻게 해야 할지 종종 그 문제를 해결해야 한다.

순환기능 Circulation

아동에서는 비록 심부정맥 혈전과 폐색전증이 드물지만 순환기의 합병증을 예방하기 위해서 척수손상 아동에게 때때로 예방목적으로 항응고제를 주기도 한다. 이런 아동은 멍이 들기 쉬우므로 손상받지 않도록 계속 주의해야 한다.

반사 이상/과잉 반사 Dysreflexia/Hyperreflexia

T6 이상의 척수손상 환자에서는 자율신경반사 이상을 계속 모니터하면서 예방하는 것이 아주 중요하다. 이런 합병증의 위험이 있는 환자에게 그 증상과 증후를 알 수 있게 환자를 교육하고 치료에 관하여 다른 사람들을 교육해 주는 것이 중요하다.

성인 발생 척수손상 환자와 비교시 소아기 발생 척수손상환자에서도 반사 이상/과잉 반사 유병률이 비슷함을 보여주는 연구가 있다. 반사이상은 학동기전 아동이나 영아에서는 덜 흔한 진단이다. 이 두 연령대에서는 좀 더 미묘한 증상과 증후로 나타날 수 있다.[54]

성장이상 Growth Abnormalities

엉덩관절 아탈구 Hip Subluxation

척수손상 아동에서는 엉덩관절의 아탈구/탈구의 빈도가 높다.[55] 10세 이전에 척수손상을 입은 아동에서 그 비율이 더 높다.

척추 측만증 Scoliosis

청소년 성장기에 다다르기 전에 손상을 입은 환자에서 후천적 척수손상의 결과로 나타나는 진행 마비성 척추 측만증의 빈도는 약 46%에서 98%까지라고 한다.[56] 다른 연구에 의하면 좀 더 심한 척추 측만증은 더 어릴 때 마비가 시작되었을수록 관련 있다고 한다. 마비성 척추 측만증의 발생에 영향을 미치는 중요한 요인은 손상 당시의 연령이다. 20° 이하의 커브를 보이는 척추 측만증에서 조기 보조기를 착용시키면 수술을 하지 않아도 되거나 수술 빈도를 줄인다고 한다. 20°에서 40°사이의 커브각도를 보이는 환자는 수술을 늦추려는 목적으로 보조기를 사용해 본다. 커브각도가 41° 이상이면 보조기 사용은 효과적이지 않고 피부손상을 일으키며 ADLs만 방해한다.[56]

신장질환 Renal Disease

신장질환의 예방을 위해서는 신경인성 방광 및 대장의 관리가 중요하다.[57] 방광 및 요로의 위생교육이 아주 중요하다. 신경인성 방광과 대장의 요실금과 실변에 대해서 전통적으로 하는 많은 방법들이 있다. 반사적 배뇨와 시간에 맞추어 손으로 방광에 압박을 가하여 하는 압박 배뇨를 하는 방법이 있다. 도뇨관 삽입은 방광을 비우는 또 다른 방법이다. 계속 삽입해두는 카테터 방법이 있지만 문제가 없지는 않다. 외부의 콘돔타입의 카테터와 패드를 대주는 것이 또 다른 방법이 된다.

간호사, 의사, 그리고 작업치료사는 아동과 청소년이 이 부분에서 가장 독립적이 되도록 함께 치료한다. 이러한 것을 달성할 수 있는 바탕은 인지 능력이다. 아동은 자가 도뇨관 삽입에 필요한 소근육 기술이 있어야 한다. 이를 이해할 수 있는 아동의 연령은 2세에서 3세 수준은 되어야 한다. 척수손상 여부에 관계없이 아동은 5세까지는 대소변 관리에 있어서 완전 독립을 성취할 수 있다고 여겨진다.

FES를 하기도 하고 요로를 다른 부위에 만드는(urologic diversion) 수술적 방법도 있다. 이러한 것들의 전반적 목표는 감염되지 않도록 하는데 있고 내성균이 나타나지 않도록 항생제를 절제하여 사용하는 데 있다.

대변조절의 목적은 변비를 조절하고 편리하고 독립적인 관리가 가능토록 해주는 데 있다. 섬유소가 풍부한 식사와 적절한 수분과 운동은 이러한 목표를 달성하기 위한 가장 좋은 방법이다. 대장을 훈련하는 것은 습관을 들이는 것이다(이틀에 한 번씩). 손가락으로 자극하는 것과 좌약을 넣는 것과 관장은 이 과정에 도움이 될 수 있다. 신경인성 방광, 대장을 관리할 때 보조기가 자가 도뇨삽입에 방해가 되지 말아야 한다는 것이 중요하다. 카테터 삽입을 위해 보조기를 따로 벗고 다시 신을 필요없이 벌려지는 보조기가 있다.

피부 Skin Integrity

이렇게 감각이 감소되어 있는 환자들에서는 피부를 검사하고 압박 경감의 중요성이 증가되고 있다. 아동 스스로 압박을 경감하도록 가르쳐줄 수 있는데 이것에는 휠체어 기울이기, 앉아서 푸쉬업 하기, 또는 휠체어 안에서 한쪽 엉덩이에 압박이 가지 않도록 움직이기 등이 있다.

골밀도 Bone Density

체중지지가 감소되어 있는 상황에서 특히 흉추와 요추 레벨 척수손상 환자에서는 골다공증의 발생위험이 있다. 척수 종양이 있는 환자는 받은 화학치료 때문에 골감소증이 있을 수 있다. 강한 뼈를 유지하기 위한 가장 좋은 방법은 서는 프로그램이다. ROM을 시행할 때, 자세를 잡아줄 때, 그리고 때때로의 이동과 보행시 골감소증과 골다공증으로 인한 골절의 위험 때문에 주의를 기울여야 한다.
골밀도 개선을 위해 전기자극을 사용하거나 자전거타기와 같은 방법도 있다.[58]

예견되는 계획세우기 Anticipatory Planning

이러한 중재에는 아동 또는 청소년이 일생동안 마주치게 될 잠재적인 일에 대한 계획이 들어있다. 이것들은 척수손상이 아니라도 보통 흔히 아동과 청소년이 만나게 되는 일들이다.

성교육/출산 Sex Education/Reproduction

척수손상이 있는 청소년들이 종종 생식능력에 대한 질문을 하는데 이것에 대한 교육이 필요하다. 소년들은 생식에 대한 여러 방법들을 배워야 한다. 척수손상 소녀들도 적절한 의료지도로 잉태하고 출산할 수 있으며 잠재적인 임신의 의미를 이해하여야 한다. 척수손상 후에는 정자의 질이 떨어지고 사정할 수 없기 때문에 남자는 생식능력이 감소된다. 아이를 원하는 경우 할 수 있는 여러 방법들이 있는데 질내와 자궁내로 정액주입하기, 인공수정 등을 포함한다. 척수손상 여자는 생식능력의 변화는 없다.[59]

고등교육/직업훈련 Higher Education/Job Training

청소년이 자신의 인생목표에 대해 생각할 때 고려하여야 할 점이 많다. 상지는 괜찮은 경우라 하더라도 수동 휠체어 상태로 대학에 입학하는 것은 가장 좋은 방법은 아니다. 대학과 직장에서 하반신 마비 척수손상환자가 상지의 기능 이상 및 과사용 증후군의 발생위험이 높아진다. 그 이외에도 직업을 가지게 된 환자들은 장애인에 규정된 자신들의 권리를 이해할 필요가 있다.

결과 Outcomes

무엇이 성인으로서의 적절한 결과인지를 판정할 때 성인의 삶에서 무엇이 중요한 인생의 지표인가를 결정하여야 한다. 앵글로-미국 문화권에서는 젊은이의 이러한 지표로서 부모로부터의 독립, 교육, 훈련성취, 취업, 재정적으로 독립하기, 의미있는 관계맺기, 그리고 가정을 형성하는 것을 들 수 있다.[60]

대체로 자신들의 또래를 따라가면서 같은 정도로 이러한 지표를 성취하는 것이 목표이다. 또 다른 지표는 지역사회를 돌아다닐 수 있는 능력과 그 안에서 통합될 수 있는 능력이다. 어떤 사람들은 방식의 측정은 개별적 만족과 개인 삶의 질에 있다고 논쟁한다.

소아 때 입은 척수손상의 결과를 보고한 한 연구에서 척수손상 아동들이 성인이 되어서도 자기 또래와 동등한 결과를 성취하지 못함을 보여주었다.[61] 같은 연령의 일반 인구를 비교시 척수손상환자들은 교육수준은 같았으나 사회참여, 직업, 수입, 독립생활, 그리고 결혼비율은 낮았다. 삶의 만족도도 낮았고 지각하는 신체건강도 낮았다. 그 이외에 비슷한 교육에도 불구하고 SCI 성인은 취업하기가 어렵다는 보고들이 있다. 또한 취업을 하더라도 동료에 비해 월급이 낮다고 한다. 이는 척수손상 환자를 성인역할을 잘 할 수 있게 도우려는 보건관계자들에게 어려운 문제이기도 하다.

어릴 때 손상을 입었던 척수손상 성인은 성인기에 손상받은 환자보다 결과가 더 나았다. 어린나이에 손상을 받은 경우는 경력을 쌓을 가능한 목표를 발전시킬 수 있었고 성인 직업세계로 들어가도록 교육적 준비를 하고 촉진받을 수 있었기 때문이라고 생각된다. 긍정적 결과와 가장 상관관계 있는 것은 교육, 기능적 독립성, 그리고 의학적 합병증이 적은 경우였다.[60,61]

직업적 결과 Vocational Outcomes

어릴 때 또는 청소년기에 발생한 척수손상이 성인기까지 있는 경우 장기 추적관찰 결과는 일반인구에 비해 비취업률이 높다는 것이다. 비취업의 예측인자로는 교육, 지역사회 내에서의 이동, 기능적 독립성이 감소된 경우와 증가된 의학적 합병증이 있다. 취업과 의미있는 관계가 있는 요인은 사회적 통합, 독립적 운전, 독립된 삶, 높은 수입과 삶의 만족도였다.[62] 이 결과는 우리가 재활동안 목표로 삼아야 할 영역에 대한 통찰력을 제공한다.[60]

적합한 직업군의 수를 늘리거나 취업알선과 후속조치를 포함한 직업재활이 고용 결과를 개선하는 방법이 될 것이다.[63]

심리학적 결과 Psychological Outcomes

척수손상 환자는 종종 좌절, 상실감, 그리고 우울을 경험한다. 이것은 특별히 아동들은 자신들의 성격을 발달시키는 시기이기 때문에 척수손상 아동을 볼 때 특히 중요하게 기억해야 할 것이다. 청소년기 조절, 분노, 공포, 그리고 존엄성 상실 모두 척수손상 아동에게 중요한 심리적 관련성이 있다.[64]

삶의 만족도 결과 Life Satisfaction Outcomes

아동기에 척수손상이 발생한 성인들에서의 삶의 만족도를 장기 추적한 결과 만족도는 교육, 취업의 수입만족도, 사회적 레크리에이션 기회와 관련이 있었다. 삶의 만족도는 어떤 의학적 합병증과는 역상관 관계였다. 만족도와 척수레벨, 손상당시 나이, 손상의 기간과는 상관이 없었다.[64]

▶ 미래의 방향들 Future directions

예방 Prevention

현재까지는 외상성 또는 비외상성 척수손상을 치료하는 방법은 없다. 척수손상과 관련있는 인생의 장애를 피하는 제일 좋은 방법은 예방과 사회적 인식이다. 척수손상을 포함하는 많은 사고들이 그에 대한 인식과 교육으로 예방될 수 있다. 영아와 유아를 위한 자동차 카시트 지침과 함께 국립 고속도로 교통안전 지침에서는 안전벨트를 적절히 착용가능하게 될 때까지는 4세에서 8세 사이의 아동과 키가 57인치 이하인 아동은 부스터 시트에 앉히도록 되어있다. 어깨의 하니스와 안전벨트를 동시에 사용하면 가장 안전하며 허리벨트만을 했을 때 유발되는 SCI를 줄일 수 있다. 다른 예방 방법에는 스포츠에서 보호장구 착용, 척수손상의 위험을 높이는 "스피어링(spearing)" 같은 전체 신체 접촉 방식을 금하는 것이 포함된다. 추락예방으로 창문과 계단에 난간을 설치하고, 아기유모차, 트렘폴린의 사용을 억제하는 것도 포함된다. 폭력예방은 지역의 법이나 연방법뿐만 아니라 공공교육의 많은 형태로 행해져 왔다. 예방에 관한 교육은 인터넷에서 광범위하게 찾아볼 수 있으며 아동, 십대, 부모 또는 교사들에게 집중된 교육내용을 찾을 수 있다. 자동차 안전, 물과 다이빙 안전, 자전거 안전, 놀이터와 스포츠 안전, 그리고 총기 안전규칙이 손상을 피하는데 큰 역할을 한다(보기 8.11).

> **보기 8.11 예방 웹싸이트**
>
> www.thinkfirst.org
> www.safekids.org
> www.nhtsa.dot.gov

연구 Research

현재까지 치료방법은 없지만 미래에 대한 희망은 있다. 환자들에게 다양한 의학적 시도를 하며 경험적으로 알게 된 치료법들은 SCI의 개선 가능성을 제공해 주었다. 이는 또한 미노싸이클린, 리루졸, 마그네슘과 같은 치료제의 사용에도 영향을 주었다. 또한 저체온증이 대중의 주의를 끌었다. 이와 비슷한 이치로 횡단척수염에 대한 신경병리학적 지식이 늘어나면서 의사들은 질병과정 중의 어떤 시점에서 어떤 약을 투여해야 할지에 대한 단서를 알게 되었다. 아직 이것이 치료적이지는 않지만 최종 결과를 향상시킬 수는 있을 것이다. 다만 이 모든 시도들이 대부분 성인에 국한되어있다는 점을 주목해야 한다.

연구의 가장 흥미로운 분야 중 하나는 외상성 또는 비외상성 손상을 입은 척수의 재생을 위한 줄기세포의 이용이다.[66] 운동신경을 손상시킨 성인 쥐에서 줄기세포는 척추동물의 척수에서 생존하였으며 근육으로 가는 신경의 축삭을 백질을 통하여 내려보낸다는 것이 알려졌다.[67,68]

그 이외에도 발달학적 의미와 추가의 요인들을 발견한 Deshpande 등은 이러한 축삭들이 근육까지 도달할 뿐 아니라 근육-신경접합부도 형성한다는 것을 보여주었으며 생리학적으로 활성화되고 성인 쥐에서도 부분회복이 일어나도록 해준다고 한다. 이런 놀라운 연구는 살아있는 신체의 전반적인 신경회로에서 줄기세포의 축삭이 신경근육 접합부를 만들고 시냅스를 형성한다는 것을 보여준 과학자들의 첫 번째 연구이다.[69] 앞으로 연구가 계속되어서 어느 날 궁극적 목표와 함께 이런 원리들이 마비된 사람들의 성공적인 치료로 확장될 것이다.[66] 원래의 신경계는 복잡하여 완전히 재생되기는 어렵지만 새롭게 자라는 신경축삭이 근육으로의 행로를 발견하여 좀 더 원시적인 방식으로 자라갈 것으로 예상된다. 그러므로 신경계의 가소성과 자가 정리를 통하여 좀 더 나은 운동신경로를 선택하여 기능토록 할 것이다. 이러한 신경선택과정에는 계획된 활동과 운동 같은 적절한 외부자극이 필요할 것이다. 줄기세포를 인간에 시험하게 되면서 물리치료가 일정 역할을 하게 될 것이다.[70] 그리고 또한 이러한 혁명적 지식, 치료, 그리고 가능성에서 한 도구가 될 것이다.

요약

이 장은 척수손상을 받은 아동을 위한 물리치료 검사, 중재, 평가, 예후, 그리고 치료계획에 대해서 자세히 다루었다. 평가와 치료에서는 기능적 의미에 특별한 주의를 기울였다. 모든 환자에게 적용되는 흔한 주제들이지만 각 아동과 그 가족은 개별적이라는 것을 염두에 두는 것이 중요하다. 가족 중심의 치료를 지향함으로써 각 아동에서 가장 최적의 결과를 얻을 수 있을 것이다.

사례연구들

사례연구 1 **Mark** Mark는 C2-5에 횡단성 척수염이 있는 15세의 완전 사지마비 환자로 처음 24시간은 인공호흡기에 의존하였다. 입원 첫 한달동안은 회복이 거의 없었으며 우측 손목과 발목에서 trace에서 poor 정도의 움직임이 있었다. 입원 호흡재활 파트로 전과되었으며 이의 목적은 안전한 퇴원을 위한 가족의 교육에 있었다. 발병 전에 환자는 2층짜리 아파트에서 엄마와 살았다. 아버지는 최근 암으로 사망하였으며 지원가능한 근처의 다른 가족은 없었다. Mark는 우등생이었으며 미 공군 파일럿이 장래 희망이었다. 과거병력상 의미있는 우울증이 있었다.

물리치료 검사

Mark를 처음 검사하였을 때 우측 손목의 최소한의 폄과 발목에서의 최소의 발목굽힘 외에 어떠한 움직임도 없었다. 목 이하 감각이 없었고 모든 동작을 의존하여야 했다. 걱정과 불편함으로 침상 밖의 의자에 앉을 수 없었고 머리를 똑바로 들 수 없었다. 근 긴장도는 목 이하부터 이완되어 있고 전체 관절의 ROM은 정상범위였다. 호흡을 모두 인공호흡기에 의존하였고 기침을 할 수 없었다.

물리치료 평가

Mark는 다음과 같은 문제를 드러냈다: 근력저하, 움직임 감소, 기도분비물을 잘 제거하지 못함, 호흡부전이다. 그 이외에도 아이에게는 양육자 교육이 시급하였다. 아이의 물리치료 처음 목표는 복학을 위해서 침상 밖으로 나와 휠체어에 8시간 앉아있기와 평평한 바닥위에서 감독하에 전동휠체어 조작하기와 모든 면에서의 관리를 위한 보호자 교육에 두었다.

물리치료 진단

횡단성척수염으로 인한 근력저하와 기능적 동작 감소

물리치료 예후

보호자 도움아래 위의 목표를 달성할 잠재력이 좋다. 빠른 발병과 그 정도가 심하고 회복 정도가 느리다. 인공호흡기에 의존해야 하는 의학 합병증같은 의학적 예후인자 때문에 보행을 할 수 없을 것 같다. Mark는 빨고 내뿜는(sip-and-puff) 기전이나 머리조절을 이용하여 지역에서 전동휠체어를 사용할 잠재력이 좋다.

물리치료 중재와 재검사

중재의 초기목표는 ROM 유지와 자세 잡아주기, 압박경감, 그리고 가족교육을 통한 피부손상의 예방에 두었다. 경사지게 할 수 있는 휠체어와 올릴 수 있는 발판, 복부 바인더, 다리혈관계를 지지해 주기 위한 압박용 양말 사용으로 침상 밖에서 보내는 시간이 늘었다. 전통적 방식뿐 아니라 바이오 피드백과 근육신경 전기자극(NMES: neuromuscular electric stimulation)을 통하여 가능한 근육그룹에 대해 근력을 강화해주었다.

몇 주가 지나면서 Mark는 신경학적으로 회복되기 시작하였으며 이러한 회복으로 재검사 및 재평가, 목표 수정이 필요해졌는데 필요하면 물리치료 중재도 수정해야 하므로 이는 매우 중요하였다. 그의 재활과정에서 의학적 물리치료적 중요점만을 보여주는 아래와 같은 시간표를 제공하였다.

9월: 발병, 완전 사지마비, 첫 24시간 동안 인공호흡에 의존

10월: 위와 같은 중재; 경사대를 이용한 서는 프로그램, 최대한의 도움을 받아 매트의 가장자리에 앉기; 우측 손으로 쥐기를 할 수 있음, 모든 사지의 근긴장도의 증가 (수정된 Ashworth 척도 2~3)

11월: 일어서서 몸을 돌려 자리 옮겨앉기; 우측 다리의 전반적 굴곡과 신전 나옴, 최소의 우측 팔굽 굴곡(위팔근)과 양

측 팔굽 신전 나옴

12월: 부분 체중지지 워커로 보행훈련 시작(무릎관절 고정과 좌측 발목에 발목-발보조기를 본을 떠서 착용); 우측 두갈래근 근력이 살아남; 호흡기 제거를 시작함; 이동을 위한 전동휠체어 받음

1월: 플랫폼 바퀴달린 워커로 보행훈련 시작함, 바로 누운자세에서부터 스스로 엎드린 자세로 함.; 처음으로 좌측다리를 움직임(무릎관절의 구부림/폄, 엄지발가락 폄), 엄지발가락 신전); 낮동안 기관지 절개한 부위 막기, 밤에는 이중(bilevel) 기도 양압호흡(BiPAP)시킴

2월: 외부도움없이 호흡 가능해짐, 이동과 보행에서의 좀 더 독립성을 목표로 호흡재활파트에서 신경재활로 옮겨짐

3월: 침상에서의 이동을 시작함, 앉았다가 일어서기, 감독하에서만 이동보드 이용한 자리옮김; 워커를 이용한 보행, 이때 보조기 없이 하며 감독만 받음; 수동휠체어를 최소한의 도움만 받고 밀기 시작함; 양측 모음근, 좌측 뒤넙다리근육에 보톡스 주사를 맞음

4월: 전박 목발로 보행함; 30초 동안 네발 지팡이로 서있음; 처음으로 좌측 발목을 움직임; 퇴원하여 외래로 다니게 됨

현재: 지역에서는 일차적으로 전동휠체어 이용함; 집과 단거리이동에 워커 이용함. Mark는 지역에서 장거리 독립보행을 장기목표로 노력하고 있음

기대하지 않았지만 Mark의 뚜렷한 신경학적 회복으로 인하여 환자의 목표와 중재를 재검사하고 재평가하는 것이 아주 중요하였다. 그의 변화를 가족과 치료팀과 나누는 것이 또한 중요하였으며 집중적 재활을 더 받을 수 있도록 지원해주는 것이 중요하였다. 마지막으로 Mark, 엄마, 그리고 치료팀에게는 Mark가 여름방학 후에는 따돌려질 가능성이 많기 때문에 여름 전에 또래관계를 재형성할 수 있게 학기가 끝나기 이전에 집과 학교로 복귀토록 해주는 것이 아주 중요해졌다.

아이의 물리치료기간 중 일관된 주제는 상지와 하지, 목과 몸통의 근력을 일정하게 재평가하는 것이었다. 이것은 주의깊은 평가와 Mark의 수시로 변하는 경직성에 대한 상세한 지식과 항경련제 투약을 조절하는 의료팀과의 연이은 토의가 필요하였다. 중재는 현재의 Mark의 근력에 맞추어 진행하고 근약증에 약간의 도전이 되는 선에서 하였다. 보행훈련과 보조기와 보조기구 평가 또한 변하였으며 좌측 발목을 교정하기 위한 다양한 보조기가 시도되었다. 아이는 좌측 엉덩관절과 무릎관절을 구부리고 펼 수 있었지만 입각기 후기에서는 불안정성을 느꼈다. 발목관절이 달린 보조기(AFO)로는 원하는 안정성이 부족하였으며 입각기-무릎관절 조절-단하지 보조기를 빌렸다. 아이는 자신에게 맞도록 그 기전을 조절하는데 어려움이 있어서 현재의 프로그램을 계속하고 좌측 발목에는 발목관절이 있는 AFO만을 사용하기로 하였다. 또 다른 일관된 주제는 장애 모델을 생각한 것이었다(보기 8.12).[71] Mark의 장해와 제약된 기능을 경감하는 것은 아이의 목표달성에 매우 중요하고 한편 아이의 삶에서 장해와 핸디캡의 영향을 고려하는 것 또한 환자에게 매우 중요하였다. 물리치료는 Mark와 그 엄마가 스스로 학교와 사회에 대해 지지자가 되도록 돕는데 명백한 역할을 하였다.

보기

8.12 척수손상환자를 위한 ICF 프레임 워크의 사용

세계보건기구는 ICF 분류를 사용하여 건강과 기능을 설명하고 있다. ICF는 신체, 개인 및 사회를 통합한다. 기능의 관점과 장애에서 긍정적인 능력으로의 초점을 이동시킨다. 이는 건강상태, 신체구조/기능(장애), 활동(능력 및 한계), 참여(능력 및 제한)의 상호작용을 통합하고 긍정적인 요소를 고려하여 개인의 내부 및 외부 환경이 전체 기능에 미칠 수 있는 긍정적 및 부정적 영향을 고려한다. 이러한 모든 요소들은 평가하고 통합하면 환자 및 가족 중심의 목표를 만들고 우선 순위 영역을 식별하는 데 도움이 된다.

척수 손상 환자의 경우 건강상태에는 이 장에서 논의된 원래 병리학이 포함되며 검사, 평가 및 치료목표를 결정하는 데 유용하다. 대부분 물리치료 중재는 장애 및 활동제한을 목표로 하지만, 진정한 전체론적인 접근방식은 참여와 환경적 요소를 고려한다. Keith가 더욱 독립적으로 되는데 도움이 되는 장애 및 활동 제한을 개선하는 것이 중요했지만, 슬레드 하키와 같은 활동에 참여함으로써 그가 직면한 참여제한을 극복 할 수 있었다. 그와 그의 엄마에게 그들의 지역에서 팀을 시작할 수 있는 도구와 지역사회 자원을 제공함으로써 그들은 평생 동안 계속 사용할 수 있는 옹호의 귀중한 교훈을 주었다. Mark에게 있어 사회에 공헌할 수 있는 방법을 찾는 것이 그의 주요 목표였다. 물리치료가 그에게 도움을 줄 수 있는 첫 번째 단계는 파워 모빌리티의 독립성이며, 환경에서 좋아하는 활동에 접근하는 것은 지속적인 공동 노력이다. ICF 모델의 모든 측면을 고려하면 물리치료사가 모범 사례와 가족 중심 치료를 보장 할 수 있다.

현재 처음 진단 후 18개월째인데 Mark는 일차적으로 전동휠체어를 지역에서 이용하고 있고 집과 학교, 단거리에서는 워커를 사용하고 있다. 아이는 장기목표로는 지역에서 독립보행할 수 있도록 노력하는 것이며 현재 네발 지팡이로 독립적으로 걷기 시작하였다. 사회적으로 아이는 방과후 활동에 능동적으로 참여하며 학교에서는 우등생인데 하늘에 대한 아이의 열정을 즐길 수 있는 곳인 비행기 박물관에서 현재 일한다. 열심히 공부하여 테크니컬 엔지니어링 대학에 진학하고자 한다.

이 사례는 환자 중에서 물리치료사가 직면하는 다양함이 있는 환자의 한 예이다. 비록 모든 지표가 좋지 않은 예후를 의미하였으나 Mark의 큰 결정과 지속적인 노력이 아무도 가능하다고 꿈꾸지 않았던 목표를 성취하도록 도왔다. 물리치료사는 환자의 최대의 잠재력을 성취하도록 환자를 고취하는 한편 기대되는 결

과와 현실사이에서의 균형을 잡는데 책임이 있다. 환자와 가족과 함께 치료팀이 되어 일한다면 인생을 변화시키는 놀라운 일들을 할 수 있다.

사례연구 2 **Keith** Keith는 자동차 사고를 당한 11세 아동이다. 뒷좌석에서 안전벨트를 매지 않았으며 차가 나무를 들이 받았을 때 차 밖으로 튕겨져 나갔다. 의식상실이 있었으며 그 자리에서 기관지 삽관이 이루어졌다. 응급실에서는 양다리에 움직임이 없었으며 CT상 척수의 경색과 더불어 T6 골절이 있는 것으로 확인되었다. 기타 손상으로는 좌측 경막외 혈종, 후두부 골절, 양측 폐 좌상, 그리고 우측 엉덩뼈 골절, 복막뒤 혈종이 있었다. 이 시기동안 ROM, 자세잡기, 침대머리를 올려 똑바른 자세에 대한 지구력 기르기, 그리고 보호자 교육을 포함한 급성기 물리치료를 받았다. 일단 기관지 삽관을 빼고 안정된 후 입원 재활프로그램에 입원되었다. 아이는 다치기 전에 이층 집에서 엄마, 두 동생과 함께 살았으며 침실과 욕실은 2층에 있고 들어가는데 두 계단이 있다. 아버지는 운전수로 일하며 부모는 이혼과정 중에 있었다. 아이는 지역의 공립학교에 다니고 운동활동에 몰입하고 있었다고 한다.

물리치료 검사

Keith는 T6 이상에서는 4±5의 근력을 보이고 그 이하 레벨에서의 감각은 없었다. 아이는 골절을 안정시키기 위해 흉추-요추-천추 보조기(TLSO)를 하고 있고 다리로 체중지지를 하는 것은 허용되고 있지 않다. 발목관절에서 3번 정도의 클로누스 현상과 함께 근긴장도는 다리에서 수정된 Ashworth 척도 2로 보이며 만졌을 때 좌측 하지에서 굽힘 경직이 때때로 나타났다. 아이의 수동적 ROM은 정상범위였고 양측 다리 거상검사는 90°까지 가능하였다. 최소 및 중등도의 도움을 받아 침대난간을 잡고 몸을 돌릴 수 있으며 이동보드, 푸쉬업 블록, 중등도의 도움을 이용하여 같은 높이의 휠체어로 이동할 수 있었다. 똑바로 앉는 자세를 할 때 약간의 도움이 필요하였고 밖으로 팔을 뻗는 자세에는 중등도의 도움이 필요하였다.

물리치료 평가

Keith는 근력저하, 지구력 감소, 유연성 감소, 침상에서의 동작 감소, 이동감소, 기능적 이동 감소가 있고 가족 교육이 필요한 상태였다. 그 당시 입원재활기간 동안 다음과 같은 목표를 설정하였다:

1. 바로 누운자세에서 엎드린 자세로 도움받지 않고 몸을 돌리기
2. 옆으로 누운 자세에서 다리에 약간의 도움을 받아 앉기
3. 이동보드와 신체지지를 받아 수평이동하기
4. 한사람이 약간만 신체접촉으로 도움을 주고 이동보드를 이용하여 높이가 다른 위치로의 이동
5. 다리에만 도움을 받아 바닥에서 휠체어에 앉기
6. 필요시 보조기를 신고 신체접촉 지지를 받아 5분동안 활력 징후가 안정된 상태에서 평행봉에서 서기
7. 워커와 보조기를 신고 신체접촉 지지를 받아 25피트 보행하기
8. 피로없이 3,000피트를 평평한 바닥에서 휠체어로 독립이동하기
9. 감독하에 2인치 보도턱을 휠체어로 올라가고 내려오기
10. 매 30분마다 압박 감소를 위해 휠체어에서 푸쉬업하기
11. 스스로 ROM을 하기
12. 보호자가 수동적 ROM을 독립적으로 해줄 수 있고 피부를 관찰하고 기능적 이동에 있어서 모든 높이의 장소에서 안전하게 지도할 수 있고 적응적 도구를 잘 관리하기

물리치료 진단

근력과 ASIA T5 척수손상으로 인한 기능적 이동과 근력저하

물리치료 예후

현재의 신체상태, 의욕, 가족 지지로 보아 위의 목표를 달성할 수 있는 잠재력이 뛰어나다. 증거에 근거하여 Keith는 보조기 및 보조기구를 이용하여 집안에서는 보행할 수 있는 잠재력이 있고 지역에서는 일차적으로 휠체어를 사용해야 할 것이다.

중재

똑바로 선자세의 지구력 향상시키기

압박스타킹, 복부바인더를 이용하여 기립성 저혈압을 조절함, 침상 밖으로 나와 휠체어에서 많은 시간 보내기. 안정성을 위해 슬관절 고정기와 단하지 보조기를 신고 경사대에서 체중지지 자세로 있기

근력강화

다영역 전문가 팀이 상지근력 강화를 위해서 낮 동안 함께 치료함. 점진적 저항성 운동, 몸통근력 강화, 상지의 동작을 포함한 활동들을 함

유연성 증가시킴

간호사 감독하에 가족이 침상에서 하지의 ROM과 근력강화 운동을 수행함. Keith에게 궁극적으로는 혼자 하도록 교육하기. 앞으로 바닥에서 휠체어에 앉을 수 있도록 뒤넙다리 근육의 충분한 유연성이 유지되도록 특별히 주의하고 엉덩관절의 굴곡근과 아킬레스 힘줄의 길이를 유지하여 서고 보조받아 걸을 수 있도록 하기

균형향상

Keith는 처음엔 앉는 자세와 TLSO 착용한 상태에서 팔을 뻗을 때의 균형향상을 위하여 노력하였다. 그러나 후기에는 골절이 치유되고 안정된 후 TLSO가 필요없게 되어 착용하지 않고 앉는 법을 배움

지구력향상

동적인 활동, 휠체어 밀기, 레크리에이션 활동을 포함한 유산소 활동의 시간을 늘리도록 노력함. 이에 대한 설명은 뒤에 있음

피부 유지하기

Keith는 휠체어 푸쉬업을 수행하여 적절한 압력 감소를 하도록 지도받았다. 매일 감각이 없는 모든 피부를 살피도록 교육받았다. 침상에서 자세 프로그램을 유지하고 휠체어에서는 겔로 된 쿠션을 사용토록 지도받았다.

침상에서의 동작과 이동향상

엉덩이에 회전의 힘을 가하지 않고도 자신의 신체를 어떻게 움직일 수 있는지 교육받았고 머리와 엉덩관절간의 관계(head hips relationship)에 대해 교육을 받았다. 처음엔 이동보드를 이용하여 자리를 옮겼으나 결국 도구 없이도 이동할 수 있었고 자동차로의 이동에서만 이동보드를 이용하게 되었다. 바닥에서 휠체어로 옮겨 앉는 기술, 바닥에서 스쿠터 타기, 계단을 몸을 솟구쳐 오르고 내리기 또한 교육을 받았다.

보행

Keith는 처음에 슬관절 고정기와 임시 단하지 보조기, 그리고 TLSO를 이용하여 평행봉에서 서기 시작하였다. 자신의 Y자형 인대에 매달리는 법을 배우려고 하였으나 이것은 TLSO를 입고서는 매우 어려웠다. 골절안정에 대해 더 이상 TLSO가 필요없게 되었을 때 Keith는 평행봉에서 스스로 정렬하여 서는 자세를 유지할 수 있게 되었다. 사용의 어려움을 알고 있는데도 불구하고 어떤 보조기구 또는 보조기라도 사용하여 걷고자 하는 욕구가 강하였다. 한 짝의 교차보행보조기(RGO)로 보행을 시작하였고 많은 훈련 후에는 교차패턴보다는 스윙쓰루를 더 선호하게 되었는데 교차패턴은 느려서 더 피로감이 온다고 느꼈기 때문이다. 가벼운 단독 업라이트의 몸통-엉덩관절-무릎관절-발목관절-발 보조기(THKAFOs)를 처방받아 신고 벗는 훈련과 보행훈련을 받았다.

휠체어 기술향상

Keith는 밀기, 뒷바퀴로 달리기, 보도와 경사를 오르내리기, 그리고 넘어진 휠체어를 제자리로 하는 훈련을 받았다. 그리고 기본적인 휠체어 유지에 관한 교육도 받았다.

도구

침상에서 신을 수 있는 부츠를 받았고 휠체어에서 신을 수 있는 본을 뜬 짧은하지 보조기, 서고 걷는데 필요한 THKAFOs, 전박목발, 견고한 프레임의 휠체어, 이동보드, 이동식 세면대, 그리고 욕실도구를 받았다.

가족교육

모든 곳에서의 안전한 기능적 이동, 모든 기구관리, 집에서 하는 Keith의 운동프로그램을 코치하는 것에 관하여 엄마가 교육을 받았다. Keith는 스스로 압력을 감소시킬 수 있었고 피부를 살피며 가정 운동프로그램을 할 수 있었으며 다른 이들에게 필요시 자기를 안전하게 돕는 방법을 알려줄 수 있게 되었다. 다영역 전문가팀의 도움으로 Keith와 그 가족은 일반적으로 척수손상에 관한 기초지식과 장애와 함께 살아가는 법에 대한 것을 제공받았다.

재검사

입원기간동안 여러 번 재검사를 하였는데 의학적 상태의 변화가 있을 때 가장 자세하게 하였다. 일단 척추 골절상태가 적절히 치유된 후 더 이상 TLSO를 사용할 필요가 없어지고 아이의 무게중심이 변하였으며 다른 방식으로 몸을 움직이는 법을 배워야 했다. 퇴원시 전체적으로 재검사를 받았으며 외래로 물리치료를 여러 번 받아야 할 필요성을 가지고 있다.

다영역 전문가팀

대부분의 입원 재활기관에는 안전하게 병원에서 집으로 퇴원하는 가족의 목표를 달성시켜 줄 수 있는 긴밀히 협력하여 일하는 전문가팀이 있다. 척수손상 아동을 치료하는 데 있어 다양한 영역의 각 역할이 있지만 팀은 항시 긴밀하게 의견을 교환하며 일해야 한다. 이것은 종종 전문가들 사이에 겹치는 일이기도 하다. 그리고 모든 팀 구성원은 최적의 가족 중심의 중재를 제공하기 위해 다른 이들을 교육해야 한다. Keith의 진료는 그의 의료과정을 지켜보면서 필요시 정형외과와 비뇨기과의 의료서비스를 위해 의뢰를 할 수 있는 재활의학과 의사가 담당하였다. 피부, 교육, 신경인성 방광프로그램, 일상생활동작과 이동같은 일상에 일차적으로 집중하는 것은 간호사가 담당하였다. 심리적 지지는 정신과의사, 아동생활지도사, 사회사업가, 그리고 병원 종교팀에서 담당하였다. 교육적 욕구는 교육 코디네이터, 교사, 신경심리사가 담당하였다. 말소리를 크게 하기 위해 언어치료사가 초기에 치료하였고 일상생활동작에서의 독립성을 최대로 하고자 집중적인 작업치료를 받았다, 물리치료, 작업치료, 간호사는 긴밀히 협조하여 다양한 상황에서도 새로운 기술을 훈련할 기회를 가졌다. 팀, Keith 그리고 엄마는 함께 협력하여 아이의 집, 학교, 사회로의 성공적인 재통합 목표를 이룰 수 있었다.

퇴원계획

가정, 학교, 사회로의 성공적인 재통합을 위해서 퇴원계획이 입원 첫날부터 시작되었다. 가족의 학습스타일과 욕구를 평가하여 성공적 재통합의 장애물을 확인하였다. 첫째, Keiths의 경미한 외상성 뇌손상으로 병원 교육요원들과 신경심리사가 학교에 복귀할 때 새로운 인지적 또는 학습적 필요성이 있는지 알기 위해 자세한 평가를 하였다. 문제를 해결하고 적절한 교육계획을 판단하고 그리고 신체적인 장애물을 제거하기 위해 요원들이 여러 번 미팅을 하였다. 집으로의 퇴원을 준비하기 위해 물리, 작업치료사들이 Keith와 엄마의 보고에 의해서 집을 평가하였다. 적절한 가정 개조를 위해서 층층마다의 기본구조를 평가하고 측정하였다. 그리고 Keith와 엄마는 치료사의 주도하에 자리옮김 및 이

동을 훈련할 기회를 또 가졌다. 그런 다음 물리, 작업치료사는 새로운 물리, 작업치료적인 필요성이 더 있는지 판단할 수 있었다. 그리고 퇴원 전 병원에 있을 때 무엇을 좀 더 훈련해야 할지 알 수 있었다. 지역사회로 돌아갈 것에 관하여 Keith의 심리사회적 문제를 해결하는 데 있어서 아동의 삶과 심리는 그 매개 도구가 되었다. 그러나 물리치료는 아이가 즐길만한 레져활동이 무엇인지를 알 수 있게 돕는데 큰 역할을 하였다. 이전에 운동선수였던 Keith는 휠체어 농구같은 변형된 스포츠에 매우 관심이 많았다. 물리치료사는 슬레드 하키의 아이디어를 제공하고 Keith는 곧 그것을 매우 좋아하는 활동이라는 것을 알게 되었다. 치료사는 롤러 썰매를 대여하여 입원 중일때 시도해 보도록 하였고 아이와 엄마가 받을 수 있는 지역도움을 연결해 주어 퇴원시에는 팀에 합류할 수 있게 도와주었다. Keith는 다시 스포츠를 할 수 있다는 생각에 흥분하고 척수손상의 성인선수와 또래와 만날 수 있게 되었다. 그리고 목표를 미국 장애인올림픽에서 슬레드 하키에 도전하는데 두었다. 이 예는 환자를 전인적으로 치료하기 위해 전체적인 장애 스펙트럼을 고려하는 것이 중요하다는 것을 보여준다. 경과 관찰의 서비스를 계획하고 아이는 일생에 있어 척수손상을 가진 사람들의 욕구에 부응해줄 수 있게 수련한 의사와 여러 번 외래방문의 스케쥴을 함께 마련하였다. Keith와 엄마는 건강관리와 학교시스템뿐만 아니라 사회 모두에서 스스로 잘 대처하고 살 수 있는 도구들을 가지게 된 것이다.

치료의 계속

Keith는 집 가까운 외래 물리치료에 다니면서 자신의 장기목표를 이루기 위해 가능하면 휠체어 및 보행기술이 독립적이 되도록 계속하여 격려받았다. 좀 더 상위의 독립성을 성취한 SCI 환자가 삶의 질이 더 높았고 성인기로 무리없이 진입하였다는 최근의 연구가 있다. Keith는 성장하면서 새로운 병리, 장해, 기능적 제약 또는 장애가 나타날 수도 있으며 이에 대한 물리치료를 받게 될 수도 있다. 새로운 문제를 해결하고 자신감, 건강 그리고 건강한 생활습관을 회복하는 데 중점을 두어야 한다(그림 8.8).

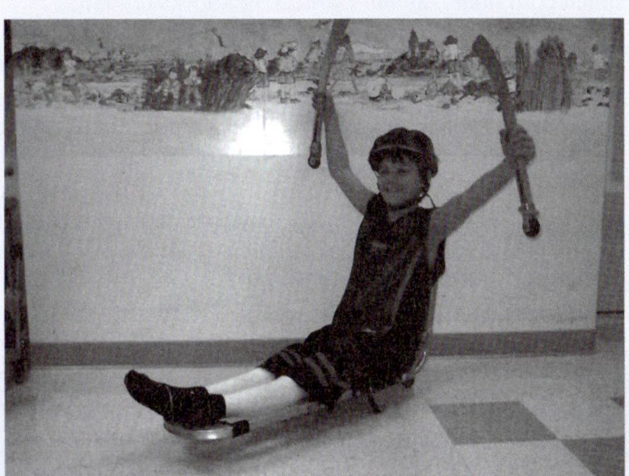

그림 8.8 슬레드 하키와 같이 변형된 스포츠로 아동이 또래와의 상호작용과 지역에 참여하는 것을 도울 수 있다.

참고문헌

1. The National Spinal Cord Injury Association (NSCIA). Spinal cord injury statistics. http://www.spinalcord.org/. Accessed March 27, 2013.
2. National Spinal Cord Injury Statistical Center. *Spinal Cord Injury: Facts and Figures at a Glance*. Birmingham, England: The University of Alabama at Birmingham; 2012.
3. Parent S, Mac-Thiong JM, Roy-Beaudry M, et al. Spinal cord injury in the pediatric population: a systematic review of the literature. *J Neurotrauma*. 2011;28(8):1515–1524.
4. Parent S, Dimar J, Dekutoski M, et al. Unique features of pediatric spinal cord injury. *Spine (Phila Pa 1976)*. 2010;35(21)(suppl):S202–S208.
5. Segal LS. Spine and pelvis trauma. In: Dormans JP, ed. *Pediatric Orthopedics and Sports Medicine: The Requisites in Pediatrics*. St. Louis, MO: Mosby; 2004.
6. Buldini B, Amigoni A, Faggin R, et al. Spinal cord injury without radiographic abnormalities. *Eur J Pediatr*. 2006;165(2):108–111.
7. Shepherd M, Hamill J, Segedin E. Paediatric lap-belt injury: a 7 year experience. *Emerg Med Australas*. 2006;18(1):57–63.
8. Kerr DA, Ayetey H. Immunopathogenesis of acute transverse myelitis. *Curr Opin Neurol*. 2002;15(3):339–347.
9. Borchers AT, Gershwin ME. Transverse myelitis. *Autoimmun Rev*. 2012;11(3):231–248.
10. Kerr DA, Calabresi PA. 2004 Pathogenesis of rare neuroimmunologic disorders, Hyatt Regency Inner Harbor, Baltimore, MD, August 19th 2004–August 20th 2004 [Congresses]. *J Neuroimmunol*. 2005;159(1–2):3–11.
11. Pollono D, Tomarchia S, Drut R, et al. Spinal cord compression: a review of 70 pediatric patients. *Pediatr Hematol Oncol*. 2003;20(6):457–466.
12. Meisel HJ, Lasjaunias P, Brock M. Modern management of spinal and spinal cord vascular lesions. *Minim Invasive Neurosurg*. 1995;38(4):138–145.
13. Alexander MS, Anderson K, Biering-Sorensen F, et al. Outcome measures in spinal cord injury: recent assessments and recommendations for future directions. *Spinal Cord*. 2009;47(8):582–591.
14. Kirshblum S, Burns SP, Biering-Sorensen F, et al. International standards for neurological classification of spinal cord injury (revised 2011). *J Spinal Cord Med*. 2011;34(6):535–546.
15. Kirshblum SC, Waring W, Biering-Sorensen F, et al. Reference for the 2011 revision of the International Standards for Neurological Classification of Spinal Cord Injury. *J Spinal Cord Med*. 2011;34(6):547–554.
16. Chafetz R, Gaughan JP, Vogel LC, et al. The international standards for neurological classification of spinal cord injury: intra-rater agreement of total motor and sensory scores in the pediatric population. *J Spinal Cord Med*. 2009;32(2):157–161.
17. Mulcahey MJ, Gaughan JP, Chafetz RS, et al. Interrater reliability of the international standards for neurological classification of spinal cord injury in youths with chronic spinal cord injury. *Arch Phys Med Rehabil*. 2011;92(8):1264–1269.
18. Linan E, O'Dell MW, Pierce JM. Continuous passive motion in the management of heterotopic ossification in a brain injured patient. *Am J Phys Med Rehabil*. 2001;80(8):614–617.
19. Van Kuijk AA, Geurts AC, Van Kuppevelt HJ. Neurogenic heterotopic ossification in spinal cord injury. *Spinal Cord*. 2002;40(7):313–326.
20. Smith JA, Siegel JH, Siddiqi SQ. Spine and spinal cord injury in motor vehicle crashes: a function of change in velocity and energy dissipation on impact with respect to the direction of crash. *J Trauma Inj Infect Crit Care*. 2005;59(1):117–131.
21. Kirshblum S, Millis S, McKinley W, et al. Later neurologic recovery after traumatic spinal cord injury. *Arch Phys Med Rehabil*. 2004;85(11):1811–1817.

22. Sommer JL, Witkiewicz PM. The therapeutic challenges of dual diagnosis: TBI/SCI. *Brain Inj.* 2004;18(12):1297–1308.
23. Fronmon E, Dean W. Transverse myelitis. *New England J Med.* 2010;363:564–572.
24. Anderson K, Aito S, Atkins M, et al. Functional recovery measures for spinal cord injury: an evidence based review. *J Spinal Cord Med.* 2008;31(2):133–144.
25. Lollar DJ, Simeonssonn RJ, Nanda U. Measures of outcomes for children and youth. *Arch Phys Med Rehabil.* 2000;81(12)(suppl 2):S46–S52.
26. Kozin SH, D'Addesi L, Chafetz RS, et al. Biceps top triceps transfer for elbow extension in persons with tetraplegia. *J Hand Surg Am.* 2010;35(6):968–975.
27. Mulcahey MJ, Betz R, Smith B. A prospective evaluation of upper extremity tendon transfers in children with cervical spinal cord injury. *J Pediatr Orthop.* 1999;19(3):319–328.
28. Burcheil KJ, Hsu FP. Pain and spasticity after spinal cord injury: mechanisms and treatment. *Spine (Phila pa 1976).* 2001;26(24)(suppl):S146–S160.
29. Warms C, Turner J, Marshall H. Treatments for chronic pain associated with spinal cord injuries. Many are tried, few are helpful. *Clin J Pain.* 2002;18(3):154–163.
30. Yap EC, Tow A, Menon EB, et al. Pain during in-patient rehabilitation after traumatic spinal cord injury. *Int J Rehabil Res.* 2003;26(2):137–140.
31. Jan F, Wilson P. A survey of chronic pain in the pediatric spinal cord injury population. *J Spinal Cord Med.* 2004;27 (suppl 1):S50–S53.
32. Forest DM. Spinal cord stimulator therapy. *J Perianesth Nurs.* 2006;11(5):349–352.
33. Sheel AW, Reid WD, Townson AF, et al. Effects of exercise training and inspiratory muscle training in spinal cord injury: a systematic review. *J Spinal Cord Med.* 2008;31(5):500–508.
34. Roth EJ, Stenson KW, Powley S, et al. Expiratory muscle training in spinal cord injury: a randomized controlled trial. *Arch Phys Med Rehabil.* 2010;91(6):857–861.
35. Kelly M, Darrah J. Aquatic exercise for children with cerebral palsy. *Dev Med Child Neurol.* 2005;47(12):838–842.
36. Tefft D, Duerette P, Furumasu J. Cognitive predictors of young children's readiness for power mobility. *Dev Med Child Neurol.* 1999;41(10):655–670.
37. The Center for Orthotics Design. Isocentric RGO. http://www.centerfororthoticsdesign.com. Accessed October 9, 2006.
38. Vogel LC, Lubicky JP. Ambulation in children and adolescents with spinal cord injuries. *J Pediatr Orthop.* 1995;15(4):510–516.
39. Katz D, Haideri N, Song K. Comparative study of conventional hip-knee-ankle-foot-orthoses versus reciprocal-gait orthoses for children with high level paraplegia. *J Pediatr Orthop.* 1997;17(3):377–386.
40. Behrman AL, Harkema SJ. Locomotor training after human spinal cord injury: a series of case studies. *Phys Ther.* 2000;80:688–700.
41. Roy RR, Harkema SJ, Edgerton VR. Basic concepts of activity-based interventions for improved recovery of motor function after spinal cord injury. *Arch Phys Med Rehabil.* 2012;93(9):1487–1497.
42. Harkema SJ, Hillyer J, Schmidt-Read M, et al. Locomotor training: as a treatment of spinal cord injury and in the progression of neurologic rehabilitation. *Arch Phys Med Rehabil.* 2012;93(9):1588–1597.
43. Christopher & Dana Reeve Foundation. NeuroRecovery Network (NRN). http://www.christopherreeve.org/site/c.ddJFKRNoFiG/b.5399929/k.6F37/NeuroRecovery_Network.htm. Accessed March 18, 2013.
44. Harkema SJ, Schmidt-Read M, Lorenz DJ, et al. Balance and ambulation improvements in individuals with chronic incomplete spinal cord injury using locomotor training-based rehabilitation. *Arch Phys Med Rehabil.* 2012;93(9):1508–1517.
45. Buehner JJ, Forrest GF, Schmidt-Read M, et al. Relationship between ASIA examination and functional outcomes in the NeuroRecovery Network Locomotor Training Program. *Arch Phys Med Rehabil.* 2012;93(9):1530–1540.
46. Smith B, Mulcahey MJ, Betz RR. Development of an upper extremity FES system for individuals with C-4 tetraplegia. *IEEE Trans Rehabil Eng.* 1996;4(4):264–270.
47. Mulcahey MJ, Betz R, Smith BT. Implanted functional electrical stimulation hand system in adolescents with spinal injuries: an evaluation. *Arch Phys Med.* 1997;78(6):597–607.
48. Moynahen M, Mullin C, Chohn J, et al. Home use of a functional electrical stimulation system for standing and mobility in adolescents with spinal cord injury. *Arch Phys Med Rehabil.* 1996;77.
49. Johnston TE. Modlesky CM. Betz RR, et al. Muscle changes following cycling and/or electrical stimulation in pediatric spinal cord injury. *Arch Phys Med Rehabil.* 2011;92(12):1937–1943.
50. Lai CH, Chang WH, Chan WP, et al. Effects of functional electrical stimulation cycling exercise on bone mineral density loss in the early stages of spinal cord injury. *J Rehabil Med.* 2010;42(2):150–154.
51. Individuals with Disabilities Education Act (IDEA). 20 U.S.C. 1400.
52. Liusuwan A, Widman L, Abresch RT, et al. Altered body composition affects resting energy expenditure and interpretation of body mass index in children with spinal cord injury. *J Spinal Cord Med.* 2004;27(suppl 1):S24–S28.
53. Moreno MA, Samuner AR, Paris JV, et al. Effects of wheelchair sports on respiratory muscle strength and thoracic mobility of individuals with spinal cord injury. *Am J Med Rehabil.* 2012;91(6):470–477.
54. Hickey K, Vogel L, Willis K, et al. Prevalence and etiology of autonomic dysreflexia in children with spinal cord injuries. *J Spinal Cord Med.* 2004;27(suppl 1):S54–S60.
55. McCarthy J, Chavetz R, Betz R. Incidence and degree of hip subluxation/dislocation in children with spinal cord injury. *J Spinal Cord Med.* 2004;27(suppl 1):S80–S83.
56. Mehta S, Betz R, Mulcahey MJ. Effect of bracing on paralytic scoliosis secondary to spinal cord injury. *J Spinal Cord Med.* 2004;27(suppl 1):S88–S92.
57. Merenda L, Brown JP. Bladder and bowel management for the child with spinal cord dysfunction. *J Spinal Cord Med.* 2004;27 (suppl 1):S16–S23.
58. Lauer RT, Smith BT, Mulcahey MJ, et al. Effects of cycling and/or electrical stimulation on bone mineral density in children with spinal cord injury. *Spinal Cord.* 2011;49(8):917–923.
59. Deforge D, Blackmer J, Garrity C. Fertility following spinal cord injury: a systematic review. *Spinal Cord.* 2005;43(12):693–793.
60. Anderson CJ, Vogel LC, Betz RR, et al. Overview of adult outcomes in pediatric-onset spinal cord injuries: implications for transition to adulthood. *J Spinal Cord Med.* 2004;27(suppl 1):S98–S106.
61. Anderson CJ, Vogel LC. Employment outcomes of adults who sustain spinal cord injuries as children or adolescents. *Arch Phys Med Rehabil.* 1998;79(12):1496–1503.
62. Lidal IB, Huynh TK, Biering-Sørensen F. Return to work following spinal cord injury: a review. *Disabil Rehabil.* 2007;29:1341–1375.
63. Sinden KE, Ginis KM, SHAPE-SCI Research Group. Identifying occupational attributes of jobs performed after spinal cord injury:implications for vocational rehabilitation. *Int J Rehabil Res.* 2013;36(3):196–204.
64. Vogel LC, Klaas SJ, Lupicky JP. Long-term outcomes and life satisfaction of adults who had pediatric spinal cord injury. *Arch Phys Med Rehabil.* 1998;79(12):1496–1503.

65. Kwon BK, Sekhon LH. Emerging repair, regeneration, and tranlational research advances for spinal cord injury. *Spine*. 35(215):263–270.
66. Mothe AJ, Tator CH. Advances in stem cell therapy for spinal cord injury. *J Clin Invest*. 2012;122(11):3824–3834, 67.
67. Harper JM, Krishnan C, Darman JS, et al. Axonal growth of embryonic stem cell-derived motoneurons in vitro and in motoneuron-injured adult rats. *Proc Natl Acad Sci USA*. 2004;101(18):7123–7128.
68. Kerr DA, Llado J, Shamblott MJ, et al. Human embryonic germ cell derivatives facilitate motor recovery of rats with diffuse motor neuron injury. *J Neurosci*. 2003;23(12):5131–5140.
69. Deshpande DM, Kim YS, Martinez T, et al. Recovery from Paralysis in adult rats using embryonic stem cells. *Ann Neurol*. 2006;60(1):32–44.
70. Ramer LM, Ramer MS, Steeves JD. Setting the stage for functional repair of spinal cord injuries: a cast of thousands. *Spinal Cord*. 2005;43:134–161.
71. *International Classification of Functioning, Disability and Health*. Available at: http://www.who.int/classifications/icf/en. Accessed December 5, 2013.
72. Anderson CJ, Vogel LC, Willis KM, et al. Stability of transition to adulthood among individuals with pediatric-onset spinal cord injuries. *J Spinal Cord Med*. 2006;29(1):46–56.
73. Bohannon RW, Smith MB. Inter-rater reliability of a modified Ashworth scale of muscle spasticity. *Phys Ther*. 1987;67:206–207.

CHAPTER

9

소아기의 신경근육 질환: 물리치료중재

Neuromuscular Disorders in Childhood: Physical Therapy Intervention

도입 Introduction

신경근육 질환이 있는 아동은 일생 동안 자신의 기능을 유지하는데 어려움이 있다. 이에 대한 지식이 많은 물리치료사는 이러한 문제에 도움을 줄 수 있다. 이 장에서 *신경근육 질환*이란 앞뿔세포로부터 근육으로 내려가는 운동단위의 어떤 부분에서든지 일차적으로 병리적 침범이 된 경우를 말한다. 이러한 모든 질환은 운동단위의 어떤 부분에 병변이 있든지 간에 근약증이 공통적으로 나타난다. 신경근육 질환의 특성을 구분하고 그 병리의 특징을 이야기할 때 이러한 다양한 운동단위를 해부학적으로 구분하여 말하는 것이 편리하다: 앞뿔세포(anterior horn cell), 말초신경, 신경근육 접합부, 그리고 근육으로 나누어 말한다.

신경근육 질환은 원인이 유전적이거나 후천적이고 근육병 또는 근육퇴행위축(dystrophy)이라고 명명하며 근육이 약해지는 원인이 근육 그 자체에 기인한 병리일 때를 말한다. 신경병증으로 인한 근약증은 앞뿔세포 또는 말초신경의 비정상 때문에 이차적으로 초래되는 것이고, 이것은 축삭 또는 축삭 수초화의 일차적인 손상과 같은 특정한 장애에 기초하는 것으로 특징지을 수 있다.

*근육퇴행위축(muscular dystrophy)*은 유전적 질환으로 계속 기능이 퇴행하는 진행성 질환의 그룹을 말하고, 근육의 현미경 검사에서 특징적인 퇴행성 양상을 가진다. 더 구분하자면 특정 질환의 임상양상, 근약증의 분포, 유전패턴, 그리고 병리소견에 의하여 나눈다. 과거 20년간 분자과학 영역에 많은 진전이 있어서 아동기 근육퇴행위축을 구분하고 이해하는 데 좀 더 도움이 되었다. 1987년[1,2] 듀센형 근육퇴행위축증(DMD)의 유전자를 발견한 이후에 과학자들은 각기 다른 근육퇴행위축증의 관련성과 각 질환들이 근육세포막 내의 디스트로핀-당단백질(dystrophin-glycoprotein) 복합체(DGC)와 어떻게 관련이 있는지에 대해 좀 더 알게 되었다(그림 9.1). DGC는 횡문근 형질막하 세포뼈대와 세포외기질을 연결해 주는 단백질 그룹이며, 근세포막의 안정성을 제공해 준다.[3] DGC 안의 각기 다른 단백질이 결핍되거나 잘못 만들어진 경우에 근육에서의 구조적인 장애가 확인될 수 있고 근육퇴행이 표현형으

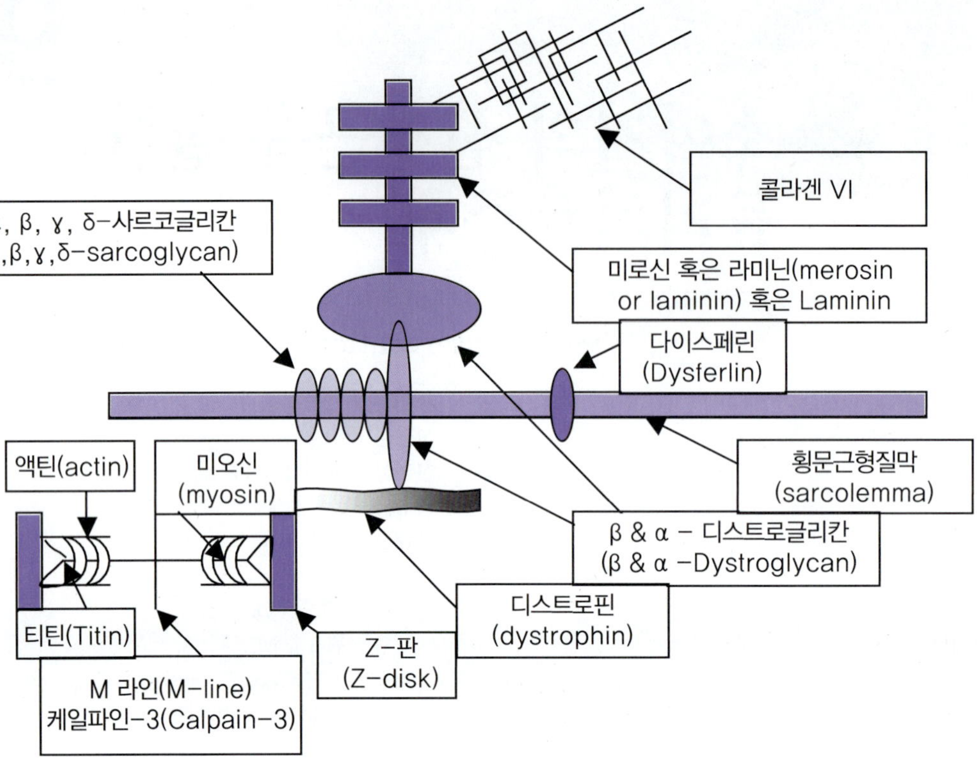

그림 9.1 근육세포막과 근육질환에 관련된 단백질 복합체들

로 나타난다. 예를 들어, 근육 디스트로핀이 결핍되었을 때의 결과는 듀센타입의 근육퇴행위축증(DMD) 또는 베커타입의 근육퇴행위축증(BMD)으로 나타난다. 사르코글리칸이 결핍되면 양상이 다른 사지연결 근육퇴행 위축증(LGMDs)으로 나타난다. 라미닌이 결핍되면 선천성 근육퇴행위축증(CMD) 특정형태로 발생한다.

위에 언급한 근육퇴행위축증에는 자신들의 질환을 특징지어주는 단백질의 결핍에 의해서 분류되는 종류들도 있다. DMD와 베커형 근육퇴행위축증(BMD)은 디스트로핀이 부족하기 때문에 *디스트로핀 병리증*이라고도 불린다. 사지연결 근육퇴행위축증의 몇몇은 *사르코글리칸 병증(sarcoglycanopathies)*이라고 불리는데 이 질환들에서는 사르코글리칸이 부족하기 때문이다. 유사하게, 미로신 음성 선천성 근육퇴행위축증은 미로신의 결핍으로 나타난다.

*척수근위축증(spinal muscular atrophy)*이란 용어는 신경성 장애와 관련이 있고 신경질환은 앞뿔세포의 감각뉴런과 척수 개재뉴런에 영향을 미친다.[3a,3b,4] *운동신경병증(motor neuropahty)*은 샤르코-마리-투스(Charco-Marie-Tooth)질환에서와 같이 말초신경을 침범하는 신경질환이다. 더 자세한 분류는 임상양상과 유전형태에 의거하여 구분한다.

근육질환의 임상양상, 병리 그리고 진행경과는 다양하지만 근약증이라는 흔한 특성으로 인한 기능상실, 그리고 신체적 변형이 있어 이에 관한 물리치료 중재에 연계된다는 점은 공통이다. 질환을 이해하고 있는 물리치료사는 질환을 알고, 예측, 중재하며 질병경과로부터 나타나는 불필요한 합병증의 발생을 예방할 수도 있다. 이 장에서는 신경근육 질환을 전반적으로 살펴보고 임상양상, 병리, 진단, 질환의 진행, 의학적 치료, 그리고 물리치료 중재에 대하여 살펴보고자 한다.

DMD는 아동을 침범하는 근육퇴행위축질환이라고 하는 가장 잘 알려져 있고 가장 흔한 근육병증의 하나이므로 이 질환에 많은 부분을 할애하고자 한다. DMD 환자의 근약증과 변형을 관리하는데 적용할 수 있는 물리치료 중재와 원칙은 비슷한 증상과 합병증이 나타나는 기타의 신경근육 질환에도 근력강화 전략만 제외하고는 적용할 수 있다. 여러 질환에 대한 지식이 있으면 다양한 물리치료 중재의 시기와 적정성에 관하여 적절한 판단을 할 수 있다. 이 장에서는 다른 신경근육 질환 즉, 베커형 근육퇴행위축증, 근긴장성 근육퇴행위축증, 사지연결 근육퇴행위축증, 선천성 근육병, 선천성 근육퇴행위축증, 척수근위축증, 그리고 샤르코-마리-투스 질병에 대해서도 검토하려고 한다.

듀센형 근육퇴행위축증
Duchenne muscular dystrophy

듀센형 근육퇴행위축증은 가성비대성 근육퇴행위축증 또는 진행성 근육퇴행위축증으로 알려져 있는데 아동기 근육병 중 가장 심한 장애이며, 가장 유병률이 높은 것 중의 하나로 3,500명 출생당 한 명꼴로 발생한다.[2] 이것은 디스트로핀 병증이라고도 하며, 근육이 약해지고, 10대, 20대에 심장근육의 침범으로 인한 심장마비 또는 호흡부전으로 보통 사망한다.[5] 엄마로부터 아들로 유전되는 형태인 X염색체 연계 유전질환으로 엄마는 보통 증상이 없다. 분자생물학의 발달로 Xp21에서의 변이로 인한 결손인 것이 확인되었으며, 이 유전자는 디스트로핀이라는 단백질의 생성을 위한 유전자코드이다.[1,6]

진단 Diagnosis

진단에 처음으로 참고할 것은 임상양상인데 검사실 소견으로 진단을 확인한다. 검사실 소견으로 혈청에서 크레아틴 키나아제(CK)레벨이 비정상적으로 높은데 정상수준의 50배~200배 정도로 높다. 보통 15,000~35,000(IU/L)을 보이는데 160IU/L가 정상이다. 근전도 소견은 비특이적인 근육병적 소견이다. 운동과 감각신경 전달 속도는 정상이며, 탈신경 소견은 없다. 보통 진단 확인차 근육 생검을 하게 되는데 변성과 다시 재생하는 근육섬유, 염증소견, 그리고 결합조직에 지방세포들이 차 있는 것을 볼 수 있다(그림 9.2). 이것을 정상조직(그림 9.3)과 비교해 볼 수 있다. 근육조직에 면역조직학적 염색을 하면 근세포막을 따라 디스트로핀이 없는 것을 볼 수 있다.[9]

유전자 검사의 발달로 DMD와 BMD 변이의 종류를 좀 더 특수하게 진단할 수 있게 되었으며, 장래에는 가능할 수도 있는 치료에 대해 더 많은 정보도 알 수 있게 되었다. DMD와 BMD 환자의 약 65%는 디스트로핀 유전자가 전반적으로 결핍되어 있는데 DMD는 디스트로핀이 완전히 없는 경우이고, BMD는 부분적으로 디스트로핀 단백질이 없다. DMD의 1/3은 처음에 유전적인 분석 기술에 의해 알아내기 어려운 아주 작은 지점의 변이로 야기되고, 두 단계의 과정은 처음으로 거대한 염색체 파괴를 알아보기 위한 검사와 두 번째로 점의 돌연변이의 소실 또는 다른 유전적인 재배열을 결정하기 위한 더 세심한 검사가 필요하다.[10] DMD 환자의 1/3은 유전이 아닌 새롭게 출현한 변이의 빈도가 높은데 이것은 아주 큰 크기의 디스트로핀 유전자에 이차적으로 초래된 경우가 있다.[2] 유전학적 분석이 가능해짐으로써 가족의 모든 남자구성원은 이 질환에 대한 선별이 필요하며 모든 여자구성원들은 보인자인지 선별검사를 받아야 한다.

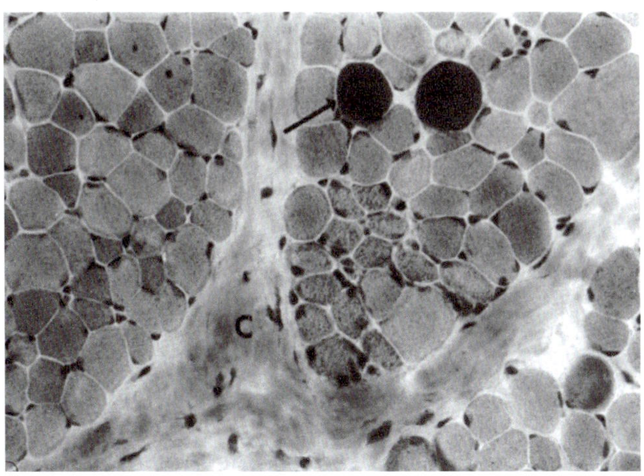

그림 9.2 근육퇴행위축변화에서는 근육세포의 크기가 다양하다; 검고 "불투명한" 근섬유들(*화살표*); 그리고 섬유성 결합조직이 비정상적으로 많다(C)(Trichrome, X 300)(From Maloney FP, Burks JS, Ringel SP, eds. *Interdisciplinary Rehabilitation of Muscular Dystrophy and Neuromuscular Disorders*. Philadelphia, PA: J.B. Lippincott; 1984:203.)

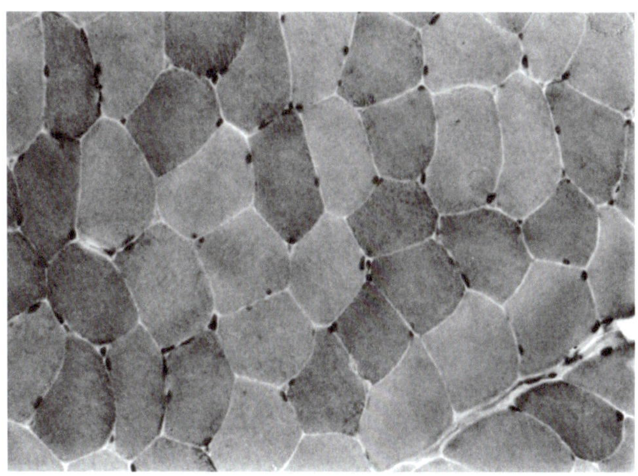

그림 9.3 정상적인 성인근육. 근섬유의 횡단면상 근섬유는 둥글고, 달걀모양이며 또는 약간 불규칙한 모양을 보인다. 좀 더 어둡게 염색된 핵들은 대부분 세포에서 가장자리에 위치한다(Trichrome X 300)(From Maloney FP, Burks JS, Ringel SP, eds. *Interdisciplinary Rehabilitation of Multiple Sclerosis and Neuromuscular Disorders*. Philadelphia, PA: J.B. Lippincott; 1984:202.)

병리생리 Pathophysiology

디스트로핀이 없으면 근세포막에서 디스트로핀 관련 모든 단백질이 감소된다. 이것은 가로무늬근, 형질막하, 세포뼈대와 세포외기질 사이의 연결이 와해되는 원인이다. 근세포 괴사의 정확한 원인은 알려져 있지 않다. 그러나 디스트로핀이 없는 것이 가로무늬근 형질막의 불안정성 원인으로 보이는데 근세포막이 미세하게 찢어지기 쉬운 원인이 된다고 생각된다. 이것은 근수축에 의해서 더 악화될 수 있다고 보여진다. 이것은 칼슘채널에서 새는 것이 증가하고, 산소가 활성화하기 때문이다. 활성산소의 증가는 세포 골격의 미세소관에 의한 신호전달로 움직이는 경로를 통하여 활성화된다. 이러한 신호적인 경로의 활성화는 세포막의 스트레스와 궁극적으로 칼슘의 신호화가 원인이며, 세포내 칼슘 농도의 증가를 초래하여 근육세포의 괴사를 초래한다.[2,11]

다음은 듀센형 근육퇴행위축증의 임상적 특성을 기술하려고 한다. 베커형 근육퇴행위축증 또한 근육 변성은 비슷한 패턴을 보이지만 더 느리고 그 진행속도가 다양하다.

임상양상 및 진행
Clinical Presentation and Progression

질환 발병은 급작스럽지 않으며 보통 2세~5세 사이에 증상이 시작된다. 그러나 증상들은 수개월, 수년 동안 드러나지 않을 수 있으며 수 년 동안 잘못 진단되기도 한다.[7]

가장 초기에 나타나는 증상은 걷기를 싫어하거나 또래에 맞는 달리기를 싫어하고 자주 넘어지고, 바닥에서 일어나기 어려워하고, 발끝으로 걷기, 어둔함, 여러 근육들의 크기가 커지는 등이다. 장딴지근육이 가장 흔히 "가성비대"를 보이기 때문에 두드러지지만 가시아래근(infraspinatus)과 세모근(deltoid) 또한 흔히 커져 있다. 이러한 가성비대를 보이는 근육들은 만져보면 일정하게 단단한 느낌을 준다(그림 9.4).

근약증은 계속 진행되며 질병 경과 초기부터 근위부 근육이 더 약해지고 더 빨리 진행한다(그림 9.5). 질병 초기의 특징인 허리뼈 앞굽음(lordosis)의 증가는 종종 엉덩관절과 무릎관절의 폄근이 약하기 때문이다. 허리뼈 앞굽음은 무게 중심을 무릎관절의 지렛대 받침점 앞으로, 엉덩관절 받침점의 뒷쪽으로 놓기 위한 시도로 발생한 것이다. 이렇게 자세를 재정렬함으로써 양측관절에 최대의 안정성을 주게 된다. 아

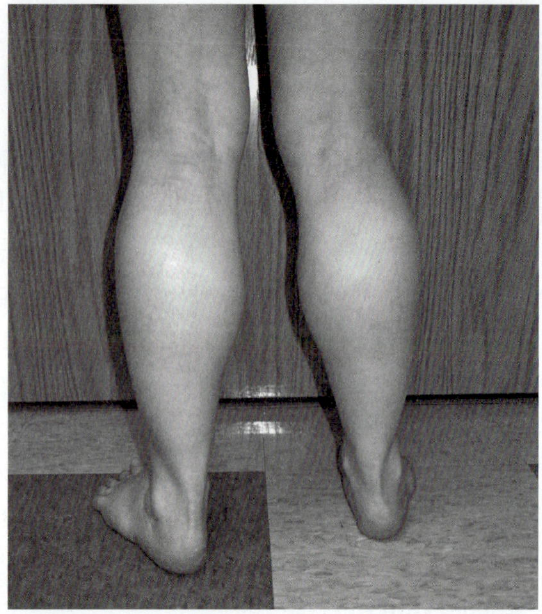

그림 9.4 10세의 듀센형 근육퇴행위축증 환자. 장딴지 근육의 가성비대.

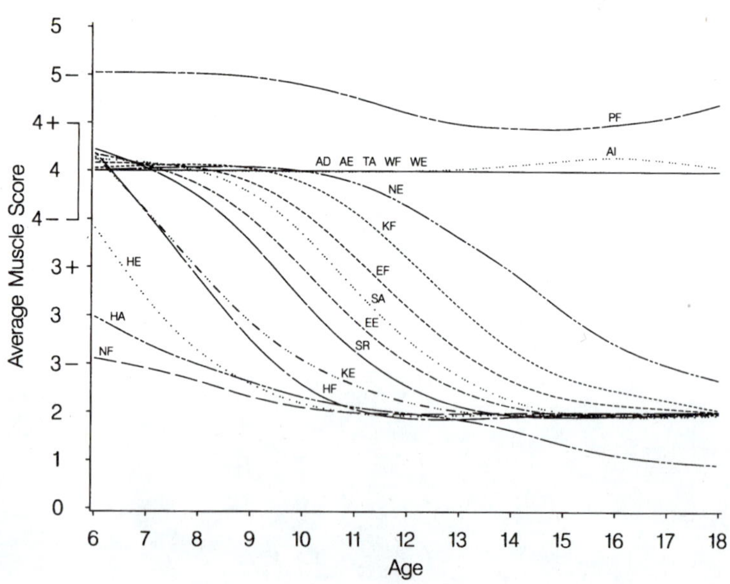

그림 9.5 연령별 각 근육의 50 퍼센타일을 나타내는 선이다. AD, 발목관절 발등굽힘근; AE, 발목관절 바깥쪽번짐근; AI, 발목관절 안쪽번짐근; EE, 팔꿉관절 폄근; EF, 팔꿉관절 굽힘근; HA, 엉덩관절 벌림근; HE, 엉덩관절 폄근; HF, 엉덩관절 굽힘근; KE, 무릎관절 폄근; KF, 무릎관절 굽힘근; NE, 목 폄근; NF, 목 굽힘근; PF, 발바닥 굽힘근; SA, 어깨관절 벌림근; SR, 어깨관절 바깥돌림근; TA, 엄지벌림근; WE, 손목 폄근; WF, 손목 굽힘근(Courtesy of the Collaborative Investigation of Duchenne Dystrophy [CIDD] Group).

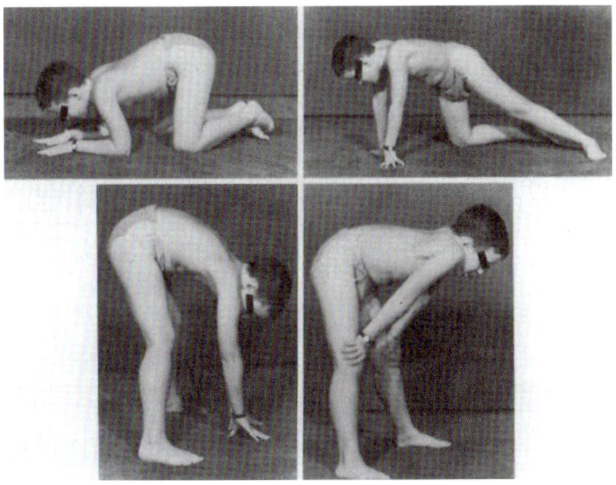

그림 9.6 가우어 징후(Gower's sign). 일어서기 위하여 필요한 일련의 방식이며 이는 몸통과 골반대의 근약증이 있는 모든 종류에서 보일 수 있다. 아동이 바닥에서 일어설 때 "다리를 짚고 일어서는" 양상을 보인다(From Lovell WW, Winter RB, eds. *Pediatric Orthopaedics*. 2nd ed. Philadelphia, PA: J.B. Lippincott; 1986:265.).

동은 걷는 동안 지지면적을 넓게 하려 하고, 이렇게 하여 보행이 어기적거리며 비틀거리는 보행패턴을 닮아가게 된다. 이런 아동은 엉덩정강근막띠(iliotibial band)에 단축이 발생할 수도 있는데 넓게 벌리고 서 있는 자세에 의하여 더욱 악화된다. 근약증의 진행에 따라 아동은 바닥에서 일어날 때 무릎을 짚고 일어나게 되는데 이것을 가우어 징후라고 한다. 이것의 의미는 근위부 근육이 약하다는 의미이다(그림 9.6).

질환이 진행하면서 구축이 발생하는 경향이 있다. 이러한 구축은 특징적으로 가장 먼저 발에서 안쪽번짐과 함께 발목관절에서 발등굽힘 구축이 일어나고 구축이 발달함에 따라 휠체어에 의존하게 되면서 엉덩관절과 무릎관절에서의 굽힘구축을 초래한다.

뒤넙다리근, 엉덩관절 굽힘근, 엉덩정강근막띠, 그리고 뒤꿈치의 힘줄에서 두드러지게 보이는 초기의 관절가동범위(ROM)의 상실은 서기와 보행을 제한하며 약한 근육들을 이용하여 똑바른 자세로 서 있도록 하는데 필요한 기계적인 정렬상태를 성취하는 것이 어렵다고 느끼게 된다. 이러한 소년들은 앉아 있는 자세로 좀 더 많은 시간을 보내면서 엉덩관절, 무릎관절에서의 구축의 정도가 심해지고, 상지에서 팔꿉관절, 어깨관절, 긴 손가락 굽힘근의 구축이 시작된다.

정상 아동보다 DMD 아동들은 좀 더 천천히 기능적 활동을 수행한다. 그렇지만 아동들은 걸을 수 있으며, 계단을 오를 수 있고(그림 9.7), 보통 6세 또는 7세까지는 바닥에서 너무 많은 어려움 없이 일어설 수 있다. 이 시기에는 상대적으로 기능적 감소가 빠르게 나타나고, 일반적으로 9세에서 10세가 되면 보조 없이 보행하는 것이 불가능하다. 관례적으로 디스트로핀 병증으로 인한 DMD 아동이 13세 이후에 보행 기능의 상실이 있게 되면 BMD 또는 중간의 표현형으로 간주된다. 몇몇 아동은 긴다리 보조기를 사용할 것이고 걷는 운동을 계속하겠지만 일어서는 것에 도움이 필요할 것이다. 워커(walker)는 부분적 체중부

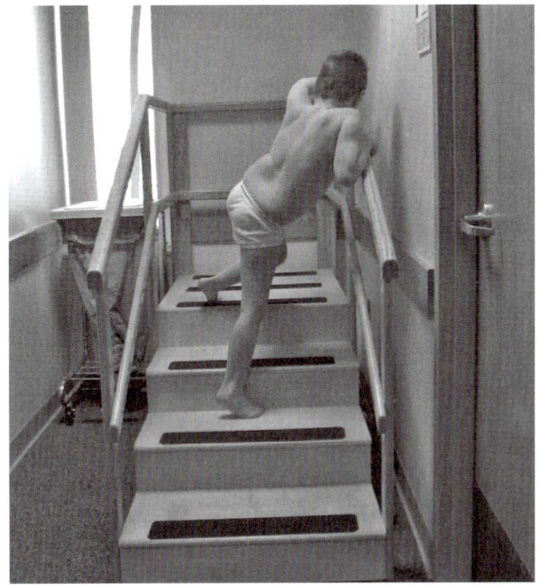

그림 9.7 10세의 척수근 위축증 type III 환자. 계단을 오르는데 상지를 사용한다. 이 자세와 무릎관절을 펴기 위해서 상지를 이용하는 것은 근위부 근약증이 있는 환자의 두 가지 전형적 패턴이다.

표 9.1 기능적 단계: 팔과 어깨

Grade	기능적 능력
1	팔을 옆에 늘어뜨리고 서있을 수 있고 머리 위를 만질 때까지 팔을 벌림하여 원을 그리며 들어올릴 수 있다.
2	팔꿈을 구부려야 머리위로 팔을 올릴 수 있거나(즉, 동작의 원둘레가 작아짐) 또는 보조근육을 사용한다.
3	머리위로 손을 올릴 수 없지만 입으로 8온즈의 물컵을 들어 가져갈 수 있다(필요하면 양손 사용).
4	손을 입까지 가져갈 수 있지만 8온즈의 물컵을 입으로 가져갈 수 없다.
5	손을 입까지 들어 가져갈 수 없지만 펜을 잡거나 책상 위의 동전을 집을 수 있다.
6	손을 입까지 들어 가져갈 수 없고 손의 사용 기능이 상실된 상태이다.

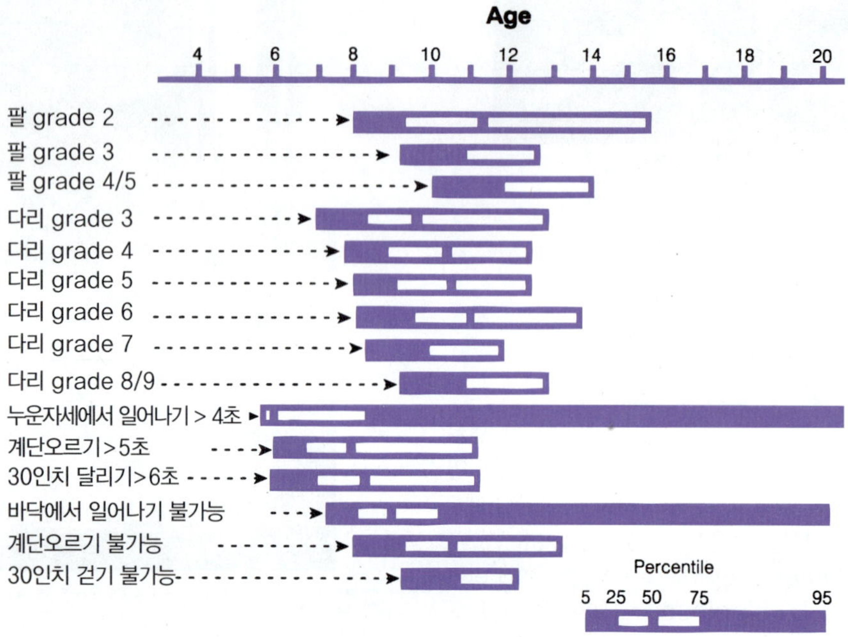

그림 9.8 기능적 과제에서 어려움이 증가되는 듀센형 근육퇴행위축증 아동의 연령대를 (백분위로 표시) 그래프로 보여준다.

하를 하기 위해 이 단계에 사용될 것이다. 연령별로 다양한 기능적 활동에서 증가하는 어려움을 그래프가 보여주고 있다(그림 9.8). 이러한 기능적 활동은 "지표"라고 여겨지며 질환의 진행에 대한 의미 있는 시점들을 대표한다. 팔의 기능에 대한 단계적 구분을 Brooke와 동료들이 개발한 반면[12](표 9.1), 다리에 대한 단계는 Vignos 등이 제안한 척도에 의거한다(표 9.2).[12]

표 9.2 기능적 단계: 엉덩관절과 다리

Grade	기능적 능력
1	걷고 도움없이 계단을 오른다.
2	걷고 난간을 잡고 계단을 오른다.
3	걷고 난간을 잡고 느리게 계단을 오른다(보통 4계단에 12초 이상 걸린다).
4	도움없이 걷고 의자에서 일어나지만 계단은 오를 수 없다.
5	도움없이 걷지만 의자에서 일어날 수 없거나 계단을 오를 수 없다.
6	도움을 받아 걷거나 긴다리 보조기를 하고 걷는다.
7	긴다리 보조기를 하고 걷지만 균형을 위한 보조가 필요하다.
8	긴다리 보조기를 하고 서있을 수 있지만 도움을 받아도 걸을 수 없다.
9	휠체어에만 있다.
10	침대에만 있다.

그림 9.8에서 백분위의 분포와 그 범위로 보아 알 수 있듯이 각 개인 아동들마다 질병 진행의 임상경과는 일정하지 않다.

X염색체 관련 진행성 근육퇴행위축증 중 가장 경미한 형태는 베커형 근육퇴행위축증이다. 16세까지 독립적인 보행을 유지할 수 있는 환자에게 이 분류를 적용한다. BMD에서는 디스트로핀을 생성하는 유전자의 변이형태가 약간의 디스트로핀을 만드는 것이 가능하다. 디스트로핀이 생성되지만 질에서나 양에서 불충분하여 근육의 와해가 DMD보다는 느린 속도로 일어난다. BMD가 있는 소년들에서 비록 발병시기가 다양하고 20대 또는 30대 후기까지도 발생되지 않을 수도 있지만 증상은 보통 5세~15세 사이에 드러나게 된다. DMD보다는 BMD의 경과를 예측하는 것이 더 어렵지만; BMD 환자들은 적어도 30대 또는 40대까지 생존할 수 있다.[2]

Brooke와 동료들은 DMD의 진단기준에는 합당하지만 전형적인 DMD 환자들의 질병진행에 경과를 비교했을 때 보통의 제한점을 벗어나 있는 아동들을 대상으로 "예외(outliers)"[12]라는 용어를 사용해 왔다. 관습에 의해 아웃

라이어들은 13세까지도 계단을 오를 수 있는 능력이 유지되지만 16세 이후에는 그 기능이 상실하게 된다.[2] 또한 치료받지 않은 DMD에서 목 굽힘근의 약화가 근약화 중에서 가장 먼저 나타나는 반면에 BMD뿐만 아니라 이러한(아웃라이어) 환자들에서는 항중력적인 목 굽힘은 상대적으로 보존된다. 연구자들은 DMD의 임상 증상 정도의 다양성을 설명하려는 시도로서 디스트로핀을 발현시키는 DNA 변이에 관한 유전자적 이질성을 연구하고 있다.[14,15]

척추옆굽음증 Scoliosis

척추옆굽음증은 DMD 아동이 나이 들어가면서 발생한다. 11세까지는 척추의 심각한 커브가 일반적으로 눈에 띄지 않는다.[16] 이러한 척추옆굽음증은 등의 근육이 약해지면서 진행하는 경우가 있고, 아동이 덜 서 있게 되고, 앉은 자세로 좀 더 지내게 되면서 자세적 척추옆굽음증이 야기되고, 시간이 경과하면서 고정이 된다. DMD에서 코르티코스테로이드 감소로 인한 척추옆굽음증의 치료는 수술적인 방법이 필요하고 보조기 치료는 효과가 없다.[18,19,20]

호흡기계 문제 Respiratory Involvement

수의적 근육의 침범 이외에도 DMD는 다른 기관을 침범한다. 호흡근육을 위축시키면서 기침기능이 비효율적이 되고, 폐가 자주 감염되며, 폐기능의 감소, 연당 평균 5%의 노력성 폐활량이 감소한다.[20a] 이러한 감소는 코르티코스테로이드의 치료에 의해 지연된다.[21] DMD 환자의 사망의 최종적인 원인은 진행적인 폐기능 감소와 관련이 있다. DMD 환자에서 호흡기계 합병증의 주요한 이유는 호흡근육의 진행성 근약증이다. 호흡 불충분의 첫 신호와 증상은 20대에서 밤에 일어나는 호흡저하의 시작으로 볼 수 있다. 이러한 증상은 과도한 피로감, 낮 동안에 졸림, 아침 두통(이차적으로 증가된 이산화탄소의 레벨), 수면장애(악몽), 또는 밤 동안에 "산소를 들이마시려는(gulp for air)" 강박적 욕구 등을 포함한다.

소화기계 문제 Gastrointestinal System

위장관의 근육들이 또한 침범되어 변비를 일으키고, 급성 위팽창, 또는 소장의 가성폐쇄를 일으킬 위험이 있는데 증상은 갑작스러운 구토, 복부 통증, 그리고 팽창으로 드러난다. 만약 적절히 치료하지 않으면, 이것은 의학적 주의를 요구하고 사망으로 이어질 수 있다.[3]

심장 문제 Cardiac Issues

디스트로핀의 결핍은 심장 근육에 영향을 주며 심근병증을 유발하는데 부정맥 그리고 울혈성 심부전으로 이어진다.[22] DMD에서는 좌측심실의 후방 기저부분이 좀 더 영향을 받는다. 심장근육은 일반적으로 골격근보다는 늦게 침범되고 10대 후반까지는 드러나지 않을 수 있다.[23] BMD 환자와 디스트로핀 변이가 있는 여성 보인자들에서는 심장근육의 침범이 나중에 발생할 수 있고, 때로는 심장이식이 필요할 때도 있다.[23] DMD 및 BMD 환자에 대한 모니터링은 20대 초기에서부터 시작되어야 하며 여성보인자는 20대 또는 30대에서 심장근육에 대한 모니터링을 시작하여야 한다.

환자들은 운동과 감각 신경세포는 손상 받지 않았고, 운동성의 결여에도 불구하고 방광 및 대장 조절은 다행스럽게도 유지된다.

인지 Cognition

DMD에서 지적 장애 및 정서적 장애의 비율이 높다. DMD 아동에서 지능이 감소될 수 있지만 이러한 결손은 진행적이지 않으며, 질환의 심한 정도와도 관련이 없다. 지능지수는 평균의 약 1 표준편차 이하에 있게 되며, 동작지수보다는 언어지수에 더 영향을 받는다.[2] 그러나 몇몇 아동에서 인지적인 지연은 진행적이지는 않지만 지적 장애가 아동의 발달에 제약을 줄 수 있으며 아동의 신체평가를 어렵게 할 수도 있다.

치료 Treatment

비록 근본적 치료는 없지만 적절한 관리[27]는 아동의 최대한의 기능적인 능력을 유지할 수 있다. 이러한 관리 프로그램은 일단 진단이 확인된 후에 시작한다. 그리고 부모가 흔히 겪게 되는 죄책감, 적개심, 그리고 공포를 카운셀링함과 동시에 관리 프로그램이 시작된다.

이러한 상황과 마주친 치료사는 다음과 같은 것을 바탕으로 긍정적인 접근을 제시할 수 있다: (1) DMD의 기능적 장애를 더 심화시키는 어떤 합병증들은 예측 가능하며, 예방할 수도 있다; (2) 적시에 능동적인 물리치료 프로그램을 시작하면 보행기능을 연장할 수 있으며 후기 아동기까지 정상적 독립성에 거의 근접하게 유지할 수 있다; (3) 만약 특수한 치료가 장래에 가능해졌을 때 환자의 신체적

상태가 적절하면 이러한 특수치료의 효과가 가장 좋을 것이다.[28]

의학적 치료 Medical Treatment

DMD를 완전히 회복시키는 약물치료는 없지만 여러 연구가 prednisolone와 deflazacort를 포함하는 glucocorticoid corticosteroid[29,30]치료가 6개월~2년까지 DMD환자의 근력을 향상시키며 기능도 향상시킨다는 초기 보고를 더 뒷받침하여 왔다.[31,32] 많은 부작용에도 불구하고 prednisone이 DMD 환자들을 "좀 더 오랫동안 강하게" 유지한다는 것을 보여준 이후의 연구들도 있다.[33,34] Prednisone의 부작용에는 과도한 체중, Cushing 얼굴모양, 행동이상, 털이 과도하게 자람 등이 있다.[31] Deflazacort는 조금 다른 부작용을 가진 비슷한 효과를 갖고 있다. 이것은 체중이 덜 증가하고 뼈에서 미네랄이 덜 빠져 나가지만 Prednisone과 비교해서 근력과 기능적 장점은 동일하다는 것을 보여주었다.[30]

보디빌더들이 근육 수행을 증가시키고자 종종 사용하였던 자연물질인 creatine monohydrate는 종종 DMD 소년들에게 권유된다.[35] 건강한 사람이 1~4주 동안 경구로 creatine을 먹으면 근육의 creatine 농도가 증가되며 최대 운동수행의 향상도 일어나며 운동 후의 회복도 향상된다고 한다.[36] DMD 소년들에서 크레아틴의 섭취는 무지방 질량과 근력의 증가를 보였고 주관적 보고에서 향상을 보였다.[35]

유전적 결핍의 발견과 디스트로핀 단백질을 찾아낸 이후에 DMD 아동에 대한 의학적 치료의 발전에 흥미를 가지게 되었다. 이러한 노력은 많은 수의 그룹을 포함한다: 유전 치료, 세포 치료, 변이 특이 치료, 유트로핀 표현의 조정, 근육으로의 혈행의 조정, 그리고 섬유화의 치료.[37] 현재까지 이것들은 질병을 치료하기 위한 치료법으로 증명된 것은 아니다.

정형외과적 치료 Orthopedic Treatment

DMD 아동에서 척추옆굽음증이 빠르게 진행하고 커브의 각도가 30° 이상이 되었을 때, 보통 일단 아동이 휠체어에 의존하게 되었을 경우 척추고정술이 일반적으로 추천된다.[38] 척추 수술의 목표는 척추를 안정시키고 옆굽음증과 골반경사를 최대로 교정하며 편안함과 기능향상을 위하여 시상면의 정렬을 좋게 해주는데 있다.[38,39] 척추안정시술은 분절적으로 시행하여야 한다. 유니트 로드(unit rods)를 사용하여 윗부분은 T2 또는 T3로부터, 아래쪽으로는 엉덩뼈 또는 엉치뼈의 몸체에 닿도록 척추를 고정하며 골반의 경사를 교정하려고 해야 하며, 허리뼈는 앞굽음 상태가 되도록 해주어야 한다. 상기의 수술은 수술 직후 보조기 착용 없이 즉각적으로 움직임이 허용된다. 만약 옆굽음증이 더 진행되면 수술의 위험도 증가되므로 수술 적기에 대해서 논란이 많다. 적기에 수술하는 것이 매우 중요하다. 척추고정술을 위한 판단은 수술의 역경을 이겨내는 환자의 능력과 관계가 있기 때문에 환자의 호흡기계의 기능을 고려해야 한다. 강제폐활량(FVC)이 30% 또는 35% 이하인 경우에는 높은 합병증 비율과 관계가 있다.[20] 삽입되어 있는 관을 제거하는 수술이 실패하는 것은 수술 후의 위험성을 나타내고 어떤 기관에서는 수술이 끝난 후에 필요하다면 즉시 관제거 후에 이행의 방법으로 이중형 양압호흡기(BiPAP: bilevel positive airway pressure)를 사용하게 될 것이다.

다른 정형외과적 수술은 관절가동범위를 늘리고 보행을 더 오래 유지시키려는 목적으로 수행하고, 이것은 아킬레스 건 또는 gastroc-facial을 늘리는 수술, Yount 근막절개술, 뒤정장근 전이수술, 그리고 경피적 힘줄절개술을 포함한다. 수술 외의 정형외과적 중재는 골절과 같은 일이 발생했을 때 요구된다. 정상인들과 비교해서 척수근위축증(SMA) 2형과 3형 환자뿐만 아니라 DMD와 BMD로 진단받은 소년들에서는 저에너지 골절의 위험성이 증가된다. 하지의 골절은 영구적인 기능 상실로 이어지고 보행 상실을 초래한다. 어떤 경우에는 보행이 불안정한 하지의 골절에서 조기의 재가동이 동원된 공격적인 치료가 추천된다. 수중치료뿐만 아니라 트레드밀과 보행 지도자에 의한 부분적 체중부하의 사용은 체중 지지를 위해 정형외과 의사의 확인을 받은 후에 안전한 환경에서 조기 가동성이 허락되는 재활과정에서 이용될 수 있다.

폐의 치료 Pulmonary Treatment

DMD 아동은 호흡기 전문의에 의해 20대 때부터 초기에는 야간 저환기를 위한 평가에 초점을 맞춘 모니터링을 할 필요가 있을 것이다. 만약 병력과 폐기능 검사 상 폐가 적절히 환기되고 있지 않다면 호흡기 전문의는 호흡보조를 위한 선택을 논의할 필요가 있을 것이다. 호흡을 돕기 위하여 코를 통한 이중 양압기(BPAP: bilevel positive pressure)를 밤에 사용할 수도 있으며 이는 과도하게 일하게 된 호흡근육이 휴식하도록 해주는 것이다.[40] 이러한 방식의 환기를 사용할 때에는 때로 적응기간이 필요할 수도 있다. 그러나 얼마가 지난 후에는 잠자는 것이 좋아지고 낮 동안 명료해지고 에너지가 증가되는 장점이 있다는 것을 알 수 있을 것이다. 호흡부전이 진행된 아동에서는 밤낮으로 환기 보조가 필요할 수도 있다. 현대 기술의 발전에 힘입어 이것의 사용이 쉬워졌기 때문에 실제 할 수 있는 선택이다. 기술이 발전하여 기관절개술을 받아도 말하는 것과 먹는 기능이 심하게 영향받지 않는다. 그리고 호흡기도 크기가 작고 배터리로 작동하는 기구이기 때문에 휠체어를 적절히 개조하여 장착할 수 있게 되어 있다. 호흡기 전문의는 폐의 상태를 향상시키고자 적절한 약물을 투여하고 기도를 깨끗이 하는 테크닉을 추천할 수 있다. 호흡기구(ventilator)는 작고, 배터리가 내장되어 있는 기기이고 이것은 수정된 휠체어에 적절하게 부착할 수 있다. 숨(breath)은 기관절개술이나 필요한 경우에 마우스 피스를 입에 물게 하여 쉴 수 있게 된다. 흉부외과 전문의는 타진과 체위배담을 포함하여 기도 확보를 위한 기침을 도와주는 장치를 사용하고 흉곽과 폐의 유연성을 유지하기 위해 다양한 기도 확보술과 약물을 권고할 수 있다.

심장 치료 Cardiac Treatment

정기적으로 심장 전문의가 심초음파(ECHO)와 심전도(ECG)를 시행하여 DMD, BMD 아동 그리고 여성 보인자를 대상으로 모니터하는 것이 필요하다. 부정맥에는 약물을 투여하고 심실 기능이 요구될지도 모른다. BMD 환자들은 확장성 심근병증으로 인하여 심장 이식술이 필요할 때도 있다.

소화기계 및 영양 Gastrointestinal/Nutrition

소화기 전문의는 변비뿐만 아니라, 소장의 가성 폐쇄를 모니터하는 데 도움을 줄 수 있다. 영양학자들은 초기에 체중증가를 예방하고 다이어트를 제안하는데 도움을 주고, 후기에 환자가 스스로 먹는 것이 어려워지고 사레(흡인)의 위험성이 높아질 때 체중감소와 영양보충에 도움을 줄 수 있다.

물리치료 검사 Physical Therapy Examination

DMD와 BMD 환자를 치료하는 데 있어서 물리치료사 역할은 중요하고, 진행성이고 치명적인 장애와 관련하여 세심한 접근이 필요할 뿐만 아니라 질환의 독특한 양상과 질병의 자연사에 대한 이해가 요구된다. DMD 아동을 검사하고 치료하는 것을 이야기할 때 일반적인 생애를 3주기로 나누는 것이 도움이 된다: 초기 또는 보행기, 보행기능이 상실해 가는 전환기, 그리고 후기/휠체어 사용기이다. 이 휠체어기는 아동 또는 성인기 초기에서 대부분의 기능적 활동을 휠체어에 앉아서 하는 상태를 말한다.

DMD 각 아동은 물리치료 검사를 받아야 한다. 이러한 검사에는 치료계획을 세우는 데 필요한 정보의 수집이 포함된다.[42] 치료계획은 질병의 자연사 내에서 치료사의 검사 소견인 기능적 중요성에 주로 바탕하여 만들어질 것이다.

병력 History

물리치료 검사 과정 동안 전반적인 병력을 알아낸다. 여기에는 가족력, 출산력, 발달력, 심장, 폐, 소화기계, 근골격계를 포함하는 장기시스템에 대한 검토, 기능적 이동, 사회력, 그리고 현재 사용하고 있는 보조기 등의 정보가 포함된다. 검사하기 전에 아동과 가족의 일차적인 관심사가 무엇인지도 이해하여야 한다.

가족력 Family History

아동가족력을 이해하는 것이 중요하다. 아동과 가족은 이미 그 질환으로 진단받은 사람을 알고 있을 수도 있으며 그 질병에 익숙하지 않은 사람, 새로운 변이로 진단된 사람과는 다른 관점을 가지고 있을 수 있다. 만약 아동의 엄마 또는 여자 형제들이 보인자라면 그들은 심근병증의 위험에 대해 이해할 필요가 있고, 장래의 가족계획에 대한 의미를 이해할 필요가 있다.

발달력 Developmental History

물리치료사는 아동의 출산 및 발달에 관한 정보를 알아야 한다. 종종 DMD 소년들은 늦게 걸었던 아이이거나 결코 점프할 수 없었던 아이일 수 있고, 대근육운동상 또래에 비해 처져있는 아이들일 수도 있을 것이다. 부모들은 종종 아이들이 근력을 상실해 가면서 서툴러지거나 자주 넘어진다고 보고한다. 소년들의 지능이 낮은 것은 흔하며 학습장애가 있을 수 있는데 이것들을 학교에서 이야기해줄 필요가 있다. 그러나 이것은 단지 일부일 뿐이고 많은 소년들은 인지적으로 정상이다.

장기 시스템의 검토 Review of Systems

폐 Pulmonary

폐에 대한 병력을 자세히 아는 것은 폐에 어떤 문제가 있는 아동에게 물리치료를 해 줄 필요가 있는지 또는 호흡기 전문의에게 의뢰해야 되는지를 판단하기 위하여 필요하다. 아동이 강한 기침을 하는가, 이것은 가래가 나오는 기침인가? 아동이 스스로 가래를 뱉을 수 있는가? 현재 가족이 타진과 체위배액을 수행하고 있는가? 아니면 기도를 깨끗이 하기 위한 어떤 보조기구를 사용하고 있는가? 호흡부전의 어떤 증상이라도 보이고 있는가? 또는 밤에 호흡기능이 떨어지는가? 만약 아동이 이러한 증상들을 나타내고 있다면 그 아동은 야간 저환기 검사를 위하여 호흡기 전문의에게 보내야만 한다.

전문의에게 의뢰할 필요성이 있는지 없는지 판단하기 위하여 다른 신체부위인 심장, 소화기계, 피부계, 근골격계도 검토할 필요가 있다.

검사 및 측정 Tests and Measures

기능적 능력 Functional Ability

표준화된 과제를 체계적이고 연속적으로 기록함으로써 DMD 아동이 일반적 두 단계 중 하나에 속해 있다는 것을 알게 된다: 안정적인 수행단계 또는 수행이 감소되고 있는 단계 중 하나이다. 안정단계는 수년 동안 지속될 수 있는데 아동의 근력은 이때 지속적으로 감소되고 있음에도 불구하고 다양한 과제를 정상으로 수행할 수 있고 일련의 평가상 정상수행을 보인다. 그림 9.8에서 보듯이 전에 말한 과제를 수행할 수 없게 되는 연령은 다양하다.

병원 환경에서 검사할 때 시간제한 검사를 하는 것은 보행 기능의 상실을 예견하는 것뿐만 아니라 환자의 기능을 모니터링하는 데 유용하다. 시간제약 과제의 예로 흔히 하게 되는 활동에는 다음을 포함한다: 바로 누운 자세에서 일어서기, 10m의 거리에서 뛰기 또는 걷기, 앉은 자세에서 일어서기, 그리고 4계단 오르기. 시간뿐만 아니라, 질적인 패턴도 같이 서술해 놓으면 기능수준의 모니터와 피로수준에 관한 유용한 정보를 알게 된다. 예를 들어, 바닥에서 일어서기를 할 때 Gower 방식을 사용하는지, 아동이 한 손 또는 양손을 무릎에 대고 이 자세전환을 수행하는지 기술해 놓는다. 계단을 오를 때 얼마나 많은 난간이 필요한지 기록해두면 도움이 될 것이며, 계단 오르는 방법의 패턴 또는 발의 순서(발을 교대로 올라가는지, 한 계단에 두발을 올리는 패턴인지), 그리고 또는 계단을 오르는데 난간을 끌어당기면서 올라가는지 기록해둔다.

Timed function test는 보행 기능의 상실을 예견하는데 유용하게 사용될 수 있다. 10미터를 걷는 시간이 9초 이상이면 2년 이내에 보행의 상실을 예견할 수 있다. 10미터를 걷는데 12초 이상이 소요되면 1년 이내에 보행 기능의 상실을 예견할 수 있다. 아동이 바닥에서 일어설 수 없다면 2년 이내에 보행 기능의 상실이 예견된다.[43]

이러한 연구에서는 정상적인 데이터와 비교하였을 때 많은 DMD 아동의 기능적 능력이 그대로인것 같이 보이지만 실제적인 근력은 감소하고 걷는 속도는 지속적으로 안정된 상태로 유지된다는 것을 보여 주었다.[44,45] Brooke[47]와 동료들 그리고 Florence[48]와 동료들은 DMD를 위한 임상평가 프로토콜을 제안하였다. 즉, 근력검사와 폐기능 검사를 조합한 평가이다. 이것은 DMD 환자의 질환경과를 기록하는데 타당하다고 증명되었다.[12] 그 이외에도 이 프로토콜로 약물의 치료적 효과를 알 수 있을 뿐만 아니라, 이러한 약물의 여러 용량에서의 효과의 차이와 약물치료의 시간경과도 알 수 있게 되었다.[29] 그러나, 많은 치료기관은 North Star Ambulatory Assessment와 같이 DMD를 위해 디자인된 대근육측정이 결합된 6분 걷기 테스트와 도수근력계(HHD: hand held dynamometry)와 같은 도구적 근력 측정방법을 사용한다.[49]

근력 검사 Muscle Testing

DMD 아동에 있어서 도수근력 검사(MMT)는 여전히 질환의 진행을 평가하는 데 신뢰성있는 방법이다.[48] MMT는 신뢰도가 있으며 DMD 환자의 근력변화에 민감하다고 알려져 있다.[50]

근약증은 모든 근육병의 특징이므로 MMT는 퇴행위축과 근육병을 가진 아동의 물리치료 평가의 일상적인 방법이 되어야만 한다. 주기적으로 MMT를 시간경과에 따라 시행한 데이터를 보면 DMD 아동들은 근력이 계속 감소한다는 것을 알 수 있다.

아동이 7세가 되기까지는 또는 1년 동안 규칙적으로 근력을 기록할 때까지는 질병의 진행 속도를 분류하는 것이 가능한데 1년에 10% 이상 감소할 때 질병의 경과가 빠르고 보통은 5~10% 감소, 진행속도가 느리다는 것은 1년 동안 5%이하로 근력이 감소할 때를 말한다. 진행속도는 변화가 있어 기능적 과제의 수행과 MMT를 함께 보아야 한다. 이렇게 하면 보조기나 휠체어가 필요한지 판단하는데 도움이 된다.

도수근력계는 DMD 소년들에서 양적인 근력 측정에 사용되어 왔다.[51,52] HHM과 잡기 및 쥐기 동력계는 더 객관적이고 특정한 근장력 데이터를 얻는 데 유용할 수 있다. HHM과 동력계는 약화가 있는 사람에게 믿을만하고 타당하다고 여겨져 왔다.

관절가동범위 Range of Motion

주기적으로 각도계를 사용하여 관절 동작을 표준화하여 평가한다. DMD 환자에서는 발목관절 발등굽힘, 무릎관절 폄, 그리고 엉덩관절 폄이 완전하지 않으므로, 그 결과 구축이 흔히 일어난다. 발목관절의 발등굽힘, 무릎관절 폄, 엉덩관절 폄, 그리고 엉덩정강근막띠의 단축상태를 측정하는 것이 각도계 검사 중 가장 중요하다. 슬와각의 측정은 넙다리근육의 유연성을 모니터 하는데 유용하다. Ober 테스트[56]와 Thomas 테스트를 포함하는 특정 검사들 역시 엉덩관절 굽힘근과 엉덩정강근막띠의 단축상태를 모니터 하는데 유용하다.

물리치료 중재 Physical Therapy Intervention

DMD 아동들이 마주하게 되는 주요한 문제점들은 다음과 같다.

1. 근약증
2. 능동 및 수동적 ROM의 감소
3. 보행상실
4. 기능적 능력의 감소
5. 폐기능의 감소
6. 정서적인 외상–환자와 그 가족
7. 진행성 측만증
8. 통증

환자에게 물리치료 검사를 한 후에 치료사는 현재 문제를 확인할 수 있고, 질환의 과정을 전반적으로 이해하므로써 다음에 나타날 주요한 어려움을 예측할 수 있다. 특정한 가족의 관심영역에 의거하여 DMD 아동들의 흔한 주요 치료목표 5가지를 확인하는 것이 가능하다:

1. 변형을 예방한다.
2. 기능적 능력을 연장한다.
3. 폐기능을 향상시킨다.
4. 발달을 촉진하고 가족의 도움과 다른 사람의 지원이 증가하도록 해준다.
5. 필요하면 통증을 조절한다.

위에 말한 5가지 목표가 성취된다면 우리는 신경근육 질환을 가진 모든 환자들의 일반적인 목표를 충족한 것이 된다. 즉, 그들이 자신들이 가지고 있는 장애의 제약내에서 가능한 독립적이고 편안하게 되는데 도움을 주는 것이다.

앞에 말한 목표를 위해서는 ROM 운동, 스트레칭, 보조기와 스플린트, 적응적인 도구의 평가와 관리, 그리고 적절한 자세 잡아주기를 처방함으로써 변형예방에 특별히 중점을 두는 것을 생각하여야 한다. 기능하는 동안의 확실한 안전과 기능적 능력을 연장하려면 변형 예방과 기능 연장의 목표에 도움이 되는 적응적 기구 또는 특정 보조기의 처방이 필요할 수도 있다.

가족 구성원들의 지지는 의료요원들과의 좋은 신뢰관계에 의하여 도움을 받을 수 있다; 가족교육에는 병의 진행과 병으로 인한 감염이 언급되어야 한다.; 비슷한 문제에 직면하고 있는 다른 가족과 접촉할 수 있는 근육퇴행성 위축증 협회(MDA)로 의뢰한다; 그리고 MDA에 의해서 제공되는 재정적, 사회적, 교육적 기회, 의학 치료 기회를 가질 수 있다. 아동과 가족은 적시에 관련 의료관계자에게 의뢰됨으로써 도움을 받을 수 있는데 이들은 보조기 전문가, 작업치료사, 영양사, 적응적 기구 클리닉, 사회복지사, 또는 정형외과 의사, 호흡기 전문의사, 소화기 전문의사 또는 심장전문의를 포함한 전문의 등이다.

통증 조절은 질환초기의 전략들이 얼마나 성공적으로 스트레칭과 보조기를 착용하는가에 따라 달라질 수 있는데 필요할 수도 있고, 그렇지 않을 수도 있다. 적절한 스트레칭, 휠체어에서의 자세와 잘 맞음의 여부, 쿠션, 번갈아 압박을 가하게 한 패드, 특수한 메트리스와 병원침대는 이러한 아동에서 불편함의 조절에 도움이 되는 장기적 플랜에 포함된다.

가정 프로그램 Home Program

매일 치료의 많은 책임이 가족 또는 환자의 친구에게 있기 때문에 가정에서의 효과적인 치료프로그램이 필수적이다. 비록 가정프로그램을 지속적으로 수행하는 것이 어렵지만 성공의 가능성은, 간단한 설명을 해줌으로써, 제한된 횟수의 운동을 요구함으로써, 그리고 매일 반복하게 함으로써, 그리고 아주 많은 피드백과 긍정적 강화를 지지체계 안에서 사람들에게 강화해 줌으로써 높아진다. 외래 물리치료는 일주일에 한 번 또는 두 번 하는데 이 세션은 때때로 적절한 가정프로그램 안에서 가족구성원에게 설명 지도하는 것이 될 수도 있으며, 운동을 위한 안전한 가이드라인의 제공 그리고 보조기 또는 스플린트 필요성에 대한 모니터링을 하게 될 수도 있다. 수중치료와 마찬가지로 외래 물리치료 환자는 골절의 위험성을 나타낼 수 있다. 만약 조기에 진단이 된 어린 아동의 경우는 조기 물리치료 중재가 필요할 수도 있다. 아동이 학령기에 들어서면 학교에서의 물리치료로 이행되는 것과 함께 주기적인 재평가, 훈련, 동기부여 물리치료 세션을 추천하고 있다.

변형의 예방 Preventing Deformity

발목관절의 발바닥굽힘 구축의 발생 경향은 보통 가장 초기의 문제점이다. 매일 아킬레스 힘줄을 스트레칭시켜 이 변형의 발생을 더디게 해주어야 한다. 밤에 스플린트를 대주고 아킬레스건의 스트레칭을 함께 하는 것이 반드시 발생하는 꿈치바깥들린휜발변형을 예방하는데 중요한 역할인 것이 밝혀져 있다.[16] DMD 환자에서 변형을 예방하려면 아킬레스 힘줄을 스트레칭만 해주는 것보다는 밤에 스플린트를 함께 대주는 것이 더 효과적인 것으로 나타났다.[57] DMD 남아들에서 조기에 밤에 스플린트를 사용하는 아이들은 그렇게 하지 않은 아동들보다 더 오래 걸을 수 있었다.[58]

스트레칭을 처방의 정석에 대한 연구는 아직 없지만 종종 10~15번 정도로 하고 최소 15초간 유지하고 있으며, 최소한 하루에 한 번, 더 좋기로는 하루에 두 번 정도를 해주어야 한다고 되어있다.[59] 주기적인 평가 시에 뒤넙다리근육의 길이에 생긴 어떠한 변화라도 인지하자마자 즉시 물리치료사는 가정운동에 뒤넙다리근육의 스트레칭을 추가한다. ITB, 엉덩관절 굽힙근, 그리고 발에 발의 바깥쪽번짐근(evertor)들은 ROM 상실에 대해서 주의깊게 모니터해야 할 기타 근육들이다. 이 근육들은 근약증과 또는 정적인 자세의 결과로 변형이 초래될 수 있는 것이다.

만약 발바닥굽힘근 구축과 그 결과로 생긴 무릎관절, ITB 그리고 엉덩관절 굽힘 구축이 알지 못하는 사이에 지속된다면 아동은 좀 더 빨리 후반 보행기로 필요 이상으로 진행이 더 빨라질 것이며, 중재에 들어가기에 앞서 벌써 조기에 보행능력을 상실하게 될 것이다. 하루에 2~3시간 최소한 서고, 또는 걷는 것이 권장되며, 스트레칭하여 구축 발생 예방에 도움이 되어야 한다.[59] 그러므로 일단 보행 기능이 약해지면 구축예방에 도움이 되는 기립대의 사용을 고려할 수도 있다.

발목관절의 발바닥굽힘 구축을 관리하기 위한 지속적 석고 고정은 DMD 소년[60]들에서 보행을 할 때 기능의 소실없이 성공적으로 사용되어져 왔다. 그러나, 적절한 후보를 조심스럽게 선택하고 기능적 과제를 모니터하면서 석고 고정을 바꿔주는 것은 중요하다.

척추변형을 최소화하기 Minimizing Spinal Deformity

아동이 앉아 있는 시간이 늘어감에 따라 척추뒷굽음, 옆굽음증도 증가한다.[61] 이전의 임상관찰 기록에서는 우세한 다리 쪽에서 옆굽음증의 볼록면이 발생하기 쉽다고 되어 있다. 이러한 관계성 때문에 적절한 양측 손 기술이 있는 아동들에서 휠체어 조정장치를 이쪽 저쪽으로 6개월마다 바꾸는 것은 척추옆굽음증이 구조적으로 고정되는 것을 예방하기 위하여 권장된다. 그러나 많은 소년들이 실제적인 이유와 근거 때문에 이 아이디어를 거부하여 왔고, 통제된 임상 실험에 영향을 미치지 않았다.

휠체어 내에 있는 에어쿠션, 또는 겔 또는 측면지지는 환자가 휠체어에 앉아 있는 동안 적절하게 압력 경감을 제공하고, 척추 자세를 적절하게 해주려는 목적으로 사용되어 왔다. 그러나 임상적으로 효과가 있다는 보고는 없다. 척추보조기는 척추커브의 발생을 지연시키고 호흡을 늘릴 수도 있다고 알려져 있지 않기 때문에 DMD 환자에서 전통적으로 사용되지는 않는다.

정형외과 영역에서 척추기구들이 아주 발달되어 있어 DMD 아동에서 척추고정술은 선택치료사항이 되었다. 현재는 수술 후 일주일 또는 수일 내에 의학 상태에 따라 아동을 일으키고 움직이게 하는데 물리치료가 중요한 역할을 하게 되었다. 물리치료사가 수술 후에 특별히 부가적으로 몸통의 강직과 관련이 있는 것을 간주하는 것을 고려해야 한다. 환자들은 커질 것이고 그들의 승합차로 들어가는 것뿐만 아니라 고려가 필요한 다른 영역들에 대한 고려도 필요하다. 몸통 유연성의 제한으로부터 야기되는 혼자서 하는 식사의 어려움 역시 고려될 필요가 있다. 많은 환자들은 동적 팔 지지를 위한 수술 전의 평가로부터 이점을 가질 것이고, 그들은 수술 후에 독립적으로 먹는 것이 계속 가능하게 된다. 다른 고려점은 앉기와 자세 취하기이다. 휠체어의 머리 받침과 등받이는 늘어난 몸통 길이를 위한 충분한 공간을 제공하기 위해 조절될 필요가 있다. 만약 수술적인 교정이 골반의 경사나 비대칭적인 체중지지를 야기한다면 휠체어 쿠션의 적용이 필요할 것이다. 쿠션의 각기 다른 부분에 압력을 조절하는 것이 가능하도록 특별히 고안된 공기가 들어있는 쿠션이 이상적이지만 어떤 경우에는 수용되지 않는 불안정성을 야기할 것이고 비대칭적인 바닥에서의 압력 분산을 위해서 유동체가 들어있는 쿠션이 선호될 수 있다. 일반적으로 폼 또는 겔 충전재의 쿠션은 압력 분산이 불충분하게 제공된다.

처음에는 이미 약해진 호흡근육에 척추뒷굽음증의 기계적 제약이 가해짐으로써 호흡기능에 잠재적으로 더 나쁜 영향을 미치는 것을 예방하여 아동의 호흡기능을 안정화 또는 향상시킬 목적으로 척추 고정술을 의뢰하였다. 최근의 연구들을 보면, 분절적으로 시행하는 척추고정의 효과는 호흡기 자체에 대해서는 장, 단기적으로 도움되는 점이 없었지만, 모든 연구에서 앉는 자세의 편안함, 모양새, 그리고 안정성 또는 척추옆굽음증, 뒷굽음증에서 향상이 있었다는 보고이다.[62-64]

활동수준 및 능동 운동 *Activity Level/Active Exercise*

DMD 아동에게는 정상적으로 연령에 맞는 적절한 활동이 권장된다. 가족들은 아동이 스스로 자기제한적인 활동을 하고 필요할 때 쉬게 해주도록 지도를 받는다. 근육들을 과도하게 사용하지 않도록 주의해야 하며, 피로가 나타나지 않도록 주의를 기울여야 한다. 운동 30분 후 더 약하게 느끼거나 운동 후 24시간~48시간에 과도한 통증이 있으면 과잉사용에 의한 근약증의 증후로 볼 수 있다.[65] 기타 증후로는 심한 근육 경련통, 사지가 무겁게 느껴짐, 그리고 호흡이 가빠짐이 있다.[65] 일반적으로 걷기 또는 아래 경사로 달리기, 그리고 쭈그리고 앉기 같은 원심성의 근육 수축활동은 가능한 피해야 하는데 좀 더 심한 근육통을 유발하는 경향이 있기 때문이다. 근육의 저항성 강화운동은 DMD 아동에서는 수축 유발성 근육손상의 위험 때문에 추천되지 않는다.

근력강화 운동 *Strengthening*

DMD 아동들에서 근력강화 훈련은 논란의 중심이 되어 왔다. DMD 환자들을 대상으로 한 운동프로그램과 근력 훈련에 관한 연구는 제한적이고, 결과도 일정치 않다. 잘 디자인되고 무작위로 대상자를 선정한 연구는 거의 없다. 임상양상과 병리가 매우 다양한 근육퇴행수축증을 포함한 이질적 그룹을 대상으로 한 연구가 대부분이다. 대부분 연구들에서 개별 근육들은 단기성으로 근력이 강화되었다고 하였지만, 운동프로그램이 장기적으로 기능을 향상시킨다는 효과를 보여주는 연구는 거의 없다.

1966년에 시행된 초기 연구에서 Vignos와 Watkins는 다양한 종류의 근육퇴행위축증 환자에서 1년 이상의 훈련기간 동안 무게를 들어올리는 능력에서의 향상이 있었다고 하였다. 약 4개월 후에는 DMD환자들에선 이러한 근력강화 효과가 더 이상 좋아지지 않는 수준에 도달하였으며 다른 근육퇴행위축증 환자들보다 효과의 지속이 짧았다고 하였다. 비록 사지 연결 근육퇴행위축증과 안면-견갑-위팔형 근육퇴행위축증에서는 기능적 향상과 근력 획득이 더 많이 보고되었으나 DMD 환자들에서 기능적 이점은 거의 발견되지 않았다고 하였다.[66] 1979년 de Lateur와 Giaconi는 최대하 등속성 근력강화 훈련으로 4명의 DMD 환자에서 별다른 부작용 없이 최소한의 근력이 강화되었다고 하였다.[68] Scott[69] 등은 또한 경함부터 중등도의 강도로 단기간 운동했을 때 근력이 더 나빠지는 것은 없다고 하였다. 대부분의 연구자들은 운동프로그램은 질환의 초기부터 시작하여야만 하고, 근육장애가 최소한으로 있을 때부터 하여야 훈련프로그램으로부터 향상을 기대할 수 있다고 하였다.[67,70] 보행기능을 상실한 DMD 환자에서 운동효과에 대한 연구는 거의 없다.[70]

사람을 대상으로 한 연구에서 활동량을 늘리거나 저항성 운동을 하여 신체적 악화의 원인이 된다는 증거는 없다.[70] 그러나, 소년들을 대상으로 하여 실험을 하는 것은 윤리적으로 문제가 될 수 있으므로 디스트로핀 결핍 쥐를 대상으로 한 연구에서는 운동을 하는 동안 근육 세포막의 손상이 증가하는 것을 알 수 있었다. 특별히 원심성 운동에서 근육세포의 손상이 유발되었으며, MDX 쥐를 아래 경사의 트레드밀을 하게 했을 때 근세포가 손상되는 것으로 증명되었다. Connolly 등은 MDX 쥐에서 쥐는 힘을 반복적으로 측정하였을 때, 초반 2번과 후반 2번 사이를 비교하여 후반의 쥐기에서 40%~45%의 피로도를 보이는 것을 발견하였다.[73] 기타 MDX 쥐를 실험한 다양한 연구로부터 수축 유발성 근세포 손상의 이론이 나오게 되었다. 디스트로핀이 없으면 근세포는 손상에 더 취약해진다. 근육수축으로 근세포막에 미세한 균열이 증가하며, 칼슘이 출입하는 채널활동이 증가되어 세포내 칼슘이 증가하는 원인이 된다. 이러한 증가로 인하여 칼슘 의존성 단백질 분해가 일어나고 결국 세포의 괴사로 이어진다.[71,74]

MDX 쥐에서 수영과 같은 지구력 운동은 이점이 있는 것으로 발견되었는데 타입 I 근섬유의 증가로 근육에서 피로를 덜 느끼게 되는 장점이 있는 것으로 드러났다. 타입 I 근섬유는 항산화성 근섬유들이다.[75]

MDX 쥐를 실험하여 얻은 데이타들을 해석하여 사람에게 적용해 보는 것은 주의를 하여야만 한다. 사람과 쥐는 근육 크기와 힘이 다르며, 쥐의 입각기는 인간의 것과는 아주 다르기 때문이다. 그 이외에도 MDX 쥐에서의 병의 자연스런 경과는 인간 DMD의 경과와 다르다.[70]

근력강화 훈련 영역에서는 좀 더 많은 연구가 필요하지만 쥐와 사람을 대상으로 한 현재까지의 연구들로부터 일반적인 제안 사항들이 나왔다. DMD 소년들에게는 최대한의 저항성 근력강화 훈련과 편심성 운동을 하지 말 것을 권장한다. 특별히 어린 DMD 아동들에서는 수영 또는 자전거 타기와 같은 최대하 지구력 훈련은 이점이 될 수도 있다.[76,77]

보행을 연장하기 *Prolonging Ambulation*

DMD 환자는 걷는 동안 안정성을 향상시키고자 하려는 시도 때문에 근육이 약해질수록 보행이 변한다. 보장(stride length)이 감소되고 좀 더 안정적인 기초를 제공하기 위하여 지지면적을 넓게 한다. 새롭게 넓어진 지지면적에 순응하기 위한 자세를 취하고자 ITB가 단축된다. 중간엉덩이근의 근약증이 좀 더 심해지면, 보상적인 트렌델렌버그와 연관이 있는 특징적인 waddling 보행을 하게 된다.

큰 엉덩이근육의 근약증이 진행되면 이와 함께 허리뼈앞굽음 커브가 증가한다. 이 근육이 약해지면서 아동은 안정성을 증가시키려는 목적으로 팔을 뒤로 빼고, 허리뼈앞굽음을 증가시키면서 엉덩관절 뒤로 무게 중심이 떨어지도록 한다. 서 있는 동안 엉덩관절에서의 안정성은 엉덩관절 앞쪽에 있는 구조 주로 엉덩뼈-넙다리뼈 인대에 의존하는 수동적 안정성이다. 경미한 무릎관절 굽힘 구축이 있거나 또는 단하지 보조기의 발목관절 각도를 지나치게 발목관절 발등굽힘으로 설정해 놓으면 체중선의 영향과 관절축의 위치 때문에 보행이 어려워지거나 불가능해진다.

치료 프로그램으로는 수동적 스트레칭과 하지의 보조기 착용이 하지구축 진행 속도를 감소시키고 보행을 연장하는 것으로 드러났다.[58,78] 다양한 수술적 중재 즉, 아킬레스 힘줄의 연장술과 Yount 근막[79] 절개술, 뒤정강근의 전이술[80]과 경피적 힘줄[81,82] 절개술을 적극적인 물리치료와 정형외과적인 중재(양측성 단하지 보조기)와 함께 시행하면 보행을 향상시키고 연장시키는 것으로 보고되었다.[83-85]

수술방법이 어떤 것이든 간에 적극적인 수술 후 물리치료 프로그램은 가능한 한 환자가 빨리 일어서고 걷도록 하는데 목적이 있다. 관절의 능동적 스트레칭은 수술 받은 근육의 ROM을 증가시키거나 유지하는 데 도움이 될 것이다. 수술 후 물리치료 프로그램의 목표는 하루 최소한 3~5시간 서거나 그리고 보행하는데 있다. 한 발자국도 떼지 못한다 하더라도 하루 최소한 1시간은 서 있도록 요구한다. 필요하면 서 있을 수 있게 기립 경사대도 사용한다. 제일 좋은 서는 자세는 등을 신전하고 무게 중심이 엉덩관절 뒤쪽에 떨어지도록 하는 자세이다.

수술하기 전에 가족들에게 수술의 장점과 위험을 전체적으로 비교해 보도록 설명하여야 한다. 환자가 여전히 걸을 수 있다고 하더라도 아킬레스 힘줄의 구축을 과도하게 교정하면 즉시 보행능력을 상실하게 될 수도 있고, 긴다리 보조기를 사용한 상태에서만 걸을 수 있는 결과가 오기도 하는데 이는 기능적이 아니며, 거추장스러운 보행패턴이 될 수도 있다. Corticosteroid의 사용 증가로 많은 소년들이 수술하지 않고도 보행연장이라는 이점을 누릴 수 있게 되었다. 그리고 많은 센터들은 DMD 환자에게 일률적으로 정형외과적 수술을 권장하지 않는다. 보행에 방해가 되는 발목관절 구축을 가진 환자들에게 수술적 교정의 대안으로 연속적인 기브스를 하기를 권한다. 이것은 조기에 구축이 일어난 환자에게 좋은 보행기능을 하고 바닥에서 독립적으로 일어나는 것이 가능한 최고의 방법이다. 기브스를 하고서 걸을 수 있다고 환자에게 확인시키는 것이 아주 중요하다. 기브스는 일주일에 한 번, 또는 두 번 바꾸어주는 것이 필요한데 가능하면 기브스하는 기간을 짧게 하여야 한다.[60]

휠체어 사용 *Wheelchair Use*

DMD 아동이 보행이 좀 더 어려워지고 자주 넘어지게 되고 자기가 원하는 장소에 피로를 느끼지 않고는 갈 수 없을 때가 이동의 일차적 수단으로 휠체어 사용을 고려할 시기이다. 이상적으로 이것은 완전한 보행기능이 상실되기 전에 사용할 것이고 아동은 초기에 거리를 늘리기 위해 의자를 사용할 것이다. 기능이 급격히 감소하고 수동 휠체어의 운전으로 인한 피로감 때문에 전동 휠체어 또는 스쿠터가 일반적으로 일차적 휠체어 선택으로 권장된다. 전동 휠체어를 처방하고 보험이 승인하는데 시간이 걸리므로, 치료사는 이 아동이 더 이상 보행할 수 없을 때가 언제인지 예측해야 할 필요가 있을 것이다. Brooke[16] 등이 만든 보행 기능 상실 예측에 대한 임상지침에 따르면 환자가 4개의 표준계단(6인치 높이)을 5초이내로 오르지 못하는 시점으로부터 2.4년(1.2~4.1년) 후에는 보행을 할 수 없다고 한다. 12초 이상이 걸려서 4개의 계단을 오를 경우 평균 1.5년(0.6~2.2년)후에는 걷지 못하게 된다고 한다.[86]

DMD 환자들과 그 가족들 중 어떤 분들은 전동휠체어를 처음에는 거부하고, 전동 스쿠터가 좀 더 사회적으로 낫다고 느낀다. 그러나 대부분 스쿠터에는 질병의 후기에는 좌석지지가 충분히 되지 있지 않으며, 전동 휠체어에 비해 버스로의 운송이 어려울 수 있다. 대부분 학교 버스는 휠체어를 운송할 수 있지만, 스쿠터는 아니다. 스쿠터는 아동이 걸을 수 있지만 장거리를 보행시 도움이 필요한 경우에 전환기적 선택으로는 좋을 수 있다. 그러나 대부분 보험회사들이 3~5년 주기로 전동 휠체어에 대한 것만을 커버해 주기 때문에 이러한 기구의 구매시기를 생각하는 것이 중요하다. DMD 환자는 기능과 근력이 급격히 떨어질 수 있고, 다음 재정지원이 가능하기도 전에 좀 더 많은 지지가 가능한 휠체어가 필요할 수도 있다.[87] 임상판단과정을 통하여 환자와 가족을 도와줄 이러한 요인들에 대해서 토의하는 것이 중요하다.

처음 휠체어를 사용하게 된 환자들에게 보통의 조절 스틱이 달려있고, 편안한 좌석이 갖추어진 전동휠체어라면 사용자의 욕구에 충분히 부응한다. 척추옆굽음증이 발생하면서 척추옆굽음증 커브의 튀어나온 쪽의 옆을 지지해 주는 것이 요청된다. 양 옆쪽을 모두 지지해주지는 않는데 이것이 아동이 체중 이동하는 능력을 제약하며 의자에 앉아서 기능적 과제를 수행하는 것에 제약을 줄 수 있기 때문이다. DMD 환자들은 체간의 약해진 근력을 보완하기 위하여 보상적으로 일상생활동작에서 종종 목과 몸통의 동작을 능숙하게 사용한다. 그러므로 너무 안정적인 좌석 시스템은 이러한 방식을 수행하는 능력을 제한할 수도 있다. 적절한 압박 경감 좌석 쿠션이 또한 추천된다. 척추변형의 형태에 따라 통증 또는 불편한 부위 또는 잠재적으로 압박받을 수 있는 부위가 변할 수 있다. 척추옆굽음증 또는 척추뒷굽음과 옆굽음증을 동시에 가진 환자에서 보통 통증을 호소하는 곳은 커브의 볼록한 쪽의 가슴뼈의 옆부분과 궁둥뼈결절 부분이다. 척추가 신전되어 있는 환자는 대퇴의 양측 뒤부분과 양측 궁둥뼈결절 부위에 통증이 있다고 한다. 뒷굽음증이 있는 환자에서는 압박이 엉치뼈에서 느껴진다. 이러한 점들은 압박경감 좌석쿠션을 선택할 때 고려하여야 한다.

일단 환자가 척추융합술을 받게 되는 경우, 아동이 실질적으로 좀 더 성장하고 항중력으로의 상지동작을 더 이상 보완할 수 없는 경우는 보통 휠체어와 좌석의 수정이 약간 필요하다. 수술 후에 척추변형이 부분적으로 교정될 것이며, 압박받는 부위도 그 결과 달라질 것이다. 의자의 수정은 좌석쿠션의 수정뿐만 아니라 크기, 측면의 위치, 머리 기대는 위치, 발판 위치 등 대대적으로 수정하여야 한다. 아동이 몸통굽힘의 근약증을 더 이상 보완할 수 없게 됨에 따라서 이러한 종류의 기구는 종종 아동이 항중력적인 자세를 극복하는 것에 의존하고 팔을 아래로 당기게 되므로 먹거나 또는 이빨을 닦을 때와 같은 활동을 보조하기 위하여 중력이 제거된 방향으로 팔꿉이 움직일 수 있도록 상지 자세를 보조해 주기 위해 조절이 가능한 이동식 팔지지대가 권장된다.

질환이 진행하면서 목과 몸통 근육들이 약해짐에 따라 전동 기립 경사대가 압박경감과 휴식을 제공하는데 필요하게 될 것이다. 이것은 만약 척추융합술 후에도 골반 경사가 남아 있다면 압력을 분산시키기 위해 사용할 수 있을 것이다. 호흡 기능이 떨어짐에 따라서 호흡기 등 여러 가지 적응도구와 같은 추가의 것들이 필요하게 될 것이다. 손의 힘이 눈에 띄게 약해지면서 힘 조절의 변화는 처음에 비례적으로 미니 조이스틱에 적응하는 것을 나타날 것이다.

Pellegrini 등이 실행한 DMD 성인들을 대상으로 한 최근에 연구에서 그들이 전동 휠체어를 운전하는 능력을 상실하였을 때 일반적인 조이스틱을 사용하는데 제한이 없다면, 대체적인 조절시스템 즉, 미니 조이스틱, 등장성 미니 조이스틱, 손가락 조이스틱 또는 패드를 사용하는 등의 보완대체적인 조절시스템으로 변화를 주면 제한되지 않는 운전능력을 다시 획득할 수 있었다고 한다.[88] 어떤 경우에는 턱 또는 입술을 사용하는 등장성 미니 조이스틱을 사용하는 등 도구뿐만 아니라, 조절자세를 수정하여야 될 필요성이 있는 경우도 있었다. 전동 휠체어를 운전하는 능력의 제한이 열쇠를 집는 힘의 감소와 의미있게 상관있다는 것 역시 이 연구의 결과이다.[88]

비록 처음에는 종종 거부당하지만 전동 휠체어는 DMD 환자들에게 독립과 독립적 이동에 중요한 수단으로서의 긍정적 느낌을 제공한다. 질환의 경과 초기에 전동 휠체어의 사용과 아동이 아직 보행하는 것이 가능한 동안에 긴 거리를 나아갈 수 있도록 적응적인 이동기기의 제공을 주의 깊게 서로 논의하면 DMD 환자와 그 가족이 전동 휠체어의 긍정적 측면을 받아들이는데 도움이 될 수 있으며, 필요할 때 자신감을 가지고 사용할 수 있게 된다.

체중 조절 *Weight Control*

DMD 환자에서 corticosteroid 사용이 좀 더 많아진 만큼 체중이 늘어나는 등의 심각한 부작용이 있으므로 비만 예방 지침의 필요성이 특별히 중요하다. 보행하는 아동의 체중관리는 휠체어에 의존하는 아동만큼 똑같이 중요하다. 이동 기술이 좋아 잘 사용하며, 적절한 신체 기전을 가지고 있음에도 불구하고, 과도하게 체중이 불어서 아동의 이동이 감소될 수 있고 이동 및 사회활동에 제약을 줄 수도 있다. 게다가 신경근육 질환을 가진 아동에서의 체중증가는 이동을 감소시킬 뿐만 아니라, 자긍심, 자세 그리고 호흡기능에 좋지 않은 영향을 주기도 한다.

Edwards는 비만한 DMD 아동의 체중 조절이 안전하고, 아동의 이동 및 자긍심을 향상시키는 안전하고도 현실적인 방식이라는 것을 증명하였다.[89] 그러나 아직 어리고 걸을 수 있는 아동에서 비만을 예방하는 것이, 앉아만 있어야 하는 비만한 청소년에서 심하게 다이어트를 시작하는 것보다는 쉽다. 그래서 신경근육 질환을 가진 아동에서는 조기에 체중조절을 잘 해야 된다는 원칙이 제시되어 왔다(초기 발달에 지방섭취가 필요하다는 것을 감안하면서도). 정상적인 성장차트에는 진행성 DMD의 근육 소실에 대한 것은 없다. 그러므로 만약 아동의 체중이 정상 표준에 따라 증가하고 있다면 이 시기에 지방의 축적이 일어나고 있으며 DMD아동 근육의 소모가 있다는 것을 말해주는 것이다. 특징적으로 많은 소년 DMD는 십대 초기에는 과체중이지만 십대 후기에는 대부분 섭식과 위의 문제로 인해 저체중으로 보내게 된다.[90] Griffiths와 Edwards는 신체 구성요소와 근육의 파괴된 성분들 간의 상관관계를 연구하였다.[91] 자신들의 연구에 바탕하여 DMD 소년들의 이상적인 체중 가이드라인을 보여주는 차트를 만들었다. 물리치료사는 이러한 아동 및 가족에게 체중조절을 촉진하는 데 있어서 주요한 역할을 할 수 있다. 체중 조절에 초점이 맞추어져 있음에도 불구하고 종종 소년들은 너무 커서 그들의 부모가 아동을 들어올릴 때 유압식 리프트를 사용하는 것이 필요하게 된다. 체중조절이 효과적이지 않을 때 공기압으로 들어올리는 리프트가 아동에게 중요한 역할을 할 수 있다. 휠체어 쿠션으로부터 받을 수 있는 압력을 제거하기 위해 분리된 하지 슬링과 같은 이러한 리프트를 안전하고 적절하게 사용하기 위하여 한 명 또는 더 많은 가족 구성원이 훈련을 받아야만 한다.

수면 촉진 *Facilitating Sleep*

질환이 진전되어서 밤에 스스로 자세를 바꾸거나 자세를 잘 취할 수 없는 아동인 경우, 종종 수면을 편안하게 도와주기 위하여 공기나 메모리 폼 매트리스 또는 시판용 유동(flotation)패드가 도움이 될 때가 있다. 이러한 기구를 사용하면 밤에 3~5번 아동의 자세를 변경해주어야 하는 가족의 의무가 줄어든다. 질환의 후반기에는 병원침대를 사용하면 침대에서 머리를 올리는 것뿐만 아니라 이동과 자세에 도움이 된다.

일상생활 동작 *Activities of Daily Living*

물리치료사는 일상적으로 환자의 일상생활 동작 수행능력(ADLs)을 평가하여야 한다. 스스로 밥 먹기, 책의 책장 넘기기, 그리고 필요한 개인 위생 등 이 모든 것을 주기적으로 평가하여야 한다. 또 작업치료사에게 의뢰하기도 한다. 적응적 도구 사용의 필요성과 접근성을 평가하는 데는 가정방문이 가장 도움이 되는 방법이다.

호흡 관리 *Respiratory Considerations*

DMD 환자의 호흡관리상 물리치료사의 역할은 각 개별적인 훈련세팅에 따라 다를 것이다. DMD 환자들의 치료에 직접 또는 그들의 호흡기계의 관리와 연관하여 간접적으로 참여하는 모든 물리치료사들은 폐의 건강을 잘 유지하는 중요성을 인식하여야만 한다.

가로막, 몸통, 그리고 복부근육이 약해지면서 일회 호흡량과 가래를 뱉어내는 기능이 감소한다. 무기폐 영역을 다시 팽창시키고, 폐윤활제를 골고루 스며들게 하는데 도움이 되는 한숨과 하품과 함께 발생하는, 자발적이고 주기적인 심호흡의 기능들이 사라진다. 병력을 잘 듣고 앉은 자세와 누워 있는 자세에서 주기적으로 폐기능을 잘 검사하는 것은 호흡부전을 모니터하는 가장 훌륭한 방법이다. 그 이외에도 가족들이 기관지 배액, 흉부 타진, 그리고 기침의 보조기술 등을 훈련 받아야 한다.[93]

숨을 들이쉬고 내쉬는데 보조기구를 사용함으로써 의미있게 입원기간을 줄일 뿐만 아니라, 생존율도 연장시키는 것으로 드러났다.[94] Bach 등은 비침습적인 주기적 양압 환기(IPPV), 손으로 도와주는 기침, 그리고 기계적으로 도움을 받는(공기흡입-배출) 기침 등의 프로토콜을 사용하는 DMD환자들을 대상으로 연구하였다. 그들은 이러한 기술을 산소측정기(oxymeter)로 측정되고 있는 산소포화도(SaO_2)가 기준치보다 떨어질 때마다 산소포화도를 95% 이상으로 유지하기 위하여 사용하였다. 입원 기간이 짧은 환자들을 대상으로 연구 프로토콜에 따르는 환자들의 결과를 일반적으로 기관절개술과 IPPV만 사용한 환자들과 비교하였다.[94] 호흡운동 수행 후 폐기능이 향상된 또 다른 연구가 있는데 이 효과가 유지되지는 않았다. Wanke 등은 15명의 DMD 소년 중 10명에서 호흡근육의 힘이 향상되었음을 발견하였는데 흡입하는 호흡근육 훈련이 끝난 6개월 후까지도 이 효과가 남아있음을 발견하였다. 훈련 1개월 후에 효과가 지속되지 않았던 5명은 기대 폐활량의 25% 이하를 보였다.[96] 그러므로 저자들은 흡입호흡훈련은 DMD의 초기에만 이점이 있는 것이라고 결론지었다. 21명의 DMD와 척수근 위축증 타입 III 환자에서 호흡근육 훈련의 장기효과(RMT)를 연구한 논문에서 호흡근육 훈련으로부터의 이점이 빠르게 원래대로 돌아감에도 불구하고, 12개월 이후까지 자기가 자각하는 호흡의 어려움은 덜하여 이 부분에서의 향상은 길게 유지되고 있다고 결론지었다.[97]

가족지지의 촉진 Facilitating Family Support

물리치료사는 DMD 환자와 가족의 훈련, 동기부여, 지지를 제공하는 중요한 역할을 한다. 성공적으로 가족을 지지해주는 것은 물리치료사의 조기 관여와 치료사가 가정치료와 함께 질병의 진행에 따른 질병의 자연사와 기회에 대한 가족의 이해를 돕기 위해 가족들로 하여금 가정프로그램에 잘 순응하고 적절하게 적응하도록 해주고 모니터하는 능력에 달려있다. 매번 방문 시마다 가족의 사회적 상황과 지시에 대한 이행을 잘 하고 있는지에 대해 평가해 보아야 한다.

이 아동들에게 경미함에서 중등도 정도로 인지장애가 있으면 교육적, 정서적인 스트레스가 더해지는 것이며 이는 DMD라는 명백한 신체적 변화에 더해진 장애이다. 아동은 이 질환으로 계속 자신의 존재와 기능에 대해 질적으로 양적으로 제약을 받게 되어 결과적으로 다른 사람에게 의존하게 되리라는 생각을 가짐으로써 가족에 흔히 스트레스를 주기도 한다. 비록 심리치료사는 아니지만 물리치료사로서 질환에 포함되어 있는 정서적 요인들을 알아야만 하고, 환자와 가족은 소년의 기능과 삶의 질을 최적화하기 위한 목표를 가진 팀으로써 정서적 지지를 잘 제공해야 한다. 건강한 정서적 환경은 최소한 아동과 그 가족에게 구축을 예방하는 것만큼이나 중요하다.

통증의 관리 Management of Pain

장애로 인해 발생하는 대부분의 통증은 세 가지 타입을 가진다. 첫 번째로 몇몇 소년들은 과사용과 지연근육통으로 인한 통증을 호소한다. 두 번째로 나이가 많은 아동은 이동을 위해 몸을 들어올리기를 할 때 어깨관절에서 찝힘손상이 나타날 것이다. 마지막으로 독립적으로 압력 분산을 수행할 수 있는 능력이 약화되는 아동은 휠체어 또는 밤에는 침대에서 압력과 연관된 통증을 가질 것이다. 만약 통증 발생으로 인해 문제가 생기면 치료의 일반적인 방법은 통증의 원인에 대해 다루는 것이 도움이 될 것이다. 몇몇 환자는 근 통증의 원인에 대해 자각하여 스스로 제한하게 될 것이다. 다른 경우에 크레아틴과 같은 의학적인 치료가 도움이 될 것이다. 휠체어에서 들어올리기 기술과 손의 적절한 자세에 대한 지도는 들어올리기를 할 때 어깨에 과도한 스트레스가 생기지 않게 하거나 휠체어에서 팔의 위치를 적절하게 하는데 도움이 될 수 있다. 마지막으로 적절한 휠체어와 침상 자세는 압력을 적절하게 분산시키고 통증을 감소시키는데 도움을 줄 수 있다.

요약 Summary

성공적인 치료 프로그램은 여러 해 동안 아동을 독립적으로 보행할 수 있도록 해주며 자아 충족감, 최대의 기능적 독립성 유지를 향상시킨다. 이는 아동의 근력수준에 의해 결정이 된다(듀센형 근육퇴행위축증을 앓고 있는 백인인 10살의 A.M.의 사례연구를 보시오).

근육긴장성 근육퇴행위축증
Myotonic dystrophy

1형 근육긴장성 근육퇴행위축증(DM1)은 유전자의 위치가 염색체 19번 상염색체 우성 유전질환이고 2형 근긴장성 근육퇴행위축증의 유전자는 3번째 염색체에서 발견된다. 근긴장성 근육퇴행위축증은 부모로부터의 선천적인 발현이 많이 나타나고 그들의 아이들은 심한 약화를 나타낸다. 가장 전형적인 형태의 DM1은 근육 긴장증, 근육이완 시간 지연, 근약증이 특징인 증상들을 청소년기에 처음 인지한다. 클리닉을 방문 시에는 근약증과 뻣뻣함을 주소로 올 것이다. 종종 뻣뻣함을 주로 호소하며 방문하는데 이는 근육긴장증의 특성이다. 환자들은 종종 특징적인 얼굴모양을 가지고 있는데 얼굴이 길고, 깨물근(masseter)과 관자근육(temporal M)이 빠진 모습; 앞 이마가 대머리; 목빗근의 근약증과 말라있는 모습이 특징이다. 2형 근육긴장성 근육퇴행위축증이 일차적으로 근위부의 약증을 표현형으로 하는 반면 DM1의 근약증 패턴은 처음엔 발처짐(foot drop)이 나타나고 병뚜껑을 열기를 어려워하는 등 원위부에서 근육이 마르고 근약증이 나타난다. 근위부의 근약증은 질환의 후반기에 발생한다. 가장 심한 형태의 DM1는 선천성이며, 전신적인 근육 형성 부전과 정신지체 그리고 신생아 시기에 높은 빈도의 사망률이 특징이다. 선천성 DM1는 그 질환이 있는 엄마에게서 태어나고 이전 세대보다 다음 세대에서 더 심하게 영향을 받는 것으로 나타난다. DM1는 상염색체 우성 형태로 유전되기 때문에 환자 엄마 자녀들이 그 질환을 가질 확률이 50대 50이다. DM1의 심한 선천성 형태는 오직 모계로부터 유전되는 특징을 가지고 있다. 이 그룹은 정신지체, 언어장애, 운동발달지연, 원위부 근약증, 그리고 척추변형으로 특징지어진다. 성인기까지 생존한 사람들은 질환의 고전적인 경과를 밟게 되는데 백내장과 심장 전도 이상증상이 흔하다. 뼈대근뿐만 아니라, 가로무늬근도 침범되고 심장의 전도 결손이 종종 보이며, 특히 일차 정도의 심장전도 차단이 있다. 불임, 호흡힘의 감소, 다양한 내분비 장애도 관련된다. 현재 이 질환의 치료는 없으며, 유전적 결함 원인도 알려져 있지 않다. 치료할 수 있는 약물은 없지만, 근육긴장증 증상을 경감하는 데 사용하는 약물은 있다. 현재 치료의 목적들은 원위부 근육이 마르는 것과 약해지는 것을 감소시키고, 척추변형을 조절하는데 있다.

이 환자들의 사망은 보통 심장 정지, 또는 감소된 호흡 능력으로부터의 이차적인 문제에 의해서이다. 호흡 합병증은 심각할 수 있으며 일단, 인공 호흡기를 걸게 되면, 인공 호흡기를 떼고 호흡한다는 것은 매우 어려워진다. 선천성 DM1은 심한 발달지연이 동반되며 다양한 운동발달 치료를 하는 개별 중재가 도움이 될 수도 있다.

사지연결 근육 퇴행위축증
Limb-girdle muscular dystrophy

사지연결 근육퇴행위축증(LGMD)은 근위부 근육을 일차적으로 침범하는 진행성 근육퇴행위축증 그룹을 말할 때 사용된다. 초기의 주소는 아주 다양하며 조기 아동기에서 성인기까지 해당된다. 듀센형의 근육퇴행위축증과는 달리 LGMD의 병리는 아주 이질적이다. 현재까지 확인된 LGMD의 유전자는 아래에 제시되어 있다(표 9.3). 이것들은 1A에서 H까지 표시되어있고 열성형태를 나타내며, 2A에서 Q까지는 우성형태를 나타낸다.[99] LGMD를 유발하는 생화학적이고 유전적인 기전의 명시로, 각각의 결손이 특정 외형패턴과 관련되어 있음이 명백해졌다. LGMD의 모든 형태를 논의하는 것은 이 장의 범위를 넘어선 것이다. 그러나 우리는 아동기에 특히 나타나는 양상들과 소아 임상과 관련한 물리치료에 대해서 이야기하려고 한다.

사르코글리칸 병증(sarcoglycanopathy)(LGMD C, D, E, 그리고 F 타입)은 DMD의 진행성과 아주 대부분 유사하다. 이것은 열성으로 유전되며 많은 경우가 일회성으로 유전 병력 없이 나타난다.[100] LGMD의 이러한 네 가지 형태들은 근육 세포막의 단백질의 결손으로부터 기인된다(그림 9.1). Sarcoglycan 단백질은 다음과 같은 각각 다른 4개의 염색체에 코드되어 있다: 13q12의 γ-sarcoglycan, 17q21.1의 α-sarcoglycan, 4q12의 β-sarcoglycan, 그리고 5q33의 δ-sarcoglycan이다. 이러한 단백질 중 일차적으로 한가지라도 결손이 있으면 근육 세포막 복합체 중의 부분들 또는 전체 복합체의 문제가 드러난다. 거의 반 수인 경우에서 이러한 결핍은 근세포막에 디스트로핀이 불완전하게 형성되는 것으로 귀결된다.[100]

표 9.3 사지연결 근육퇴행위축증[165,166]

질환이름	유전자, 유전	생산되는 단백질
LGMD2A Calpainopathy	15q15.1 Recessive	Calpain-3
LGMD2B Dysferlinopathy	2p13.2 Recessive	Dysferlin
LGMD2C γ-Sarcoglycanopathy	13q12.12 Recessive	γ-Sarcoglycan
LGMD2D α-Sarcoglycanopathy	17q21.33 Recessive	α-Sarcoglycan
LGMD2E β-Sarcoglycanopathy	4q12 Recessive	β-Sarcoglycan
LGMD2F δ-Sarcoglycanopathy	5q33.3 Recessive	δ-Sarcoglycan
LGMD2G Telethoninopathy	17q12 Recessive	Telethonin
LGMD2H	9q33.1 Recessive	TRIM32
LGMD2I KRP	19q13.32 Recessive	Fukutin-related protein (FKRP)
LGMD2J Titinopathy	2q24.3 Recessive	Titin
LGMD2K Disorder of Glycosilation	9q34.13	O-mannosyltransferase 1
LGMD2L	11p14.3	Anoctamin 5
LGMD2M Disorder of Glycosilation	9q31.2 Recessive	Fukutin
LGMD2N Disorder of Glycosilation	14q24.3 Recessive	O-mannosyltransferase 2
LGMD2O Disorder of Glycosilation	1p34.1 Recessive	O-mannose beta-1,2-N-acetylglucosaminyl transferase
LGMD2P	3p21.31 Recessive	Dystroglycan 1
LGMD2Q	8q24.3 Recessive	Plectin 1f
LGMD1A Myotilinopathy	5q31.2 Dominant	Myotilin
LGMD1B Laminopathy	1q22 Dominant	Lamin A/C
LGMD1C Caveolinopathy	3p25.3 Dominant	Caveolin-3
LGMD1D (OMIM) (HUGO: LGMD E)	2q35 Dominant	Desmin
LGMD1E (HUGO: LGMD E)	7q36.3 Dominant	DNAJ/HSP40 homolog, subfamily B, Member6
LGMD1F	7q32.1–32.2 Dominant	
LGMD1G	4p21 Dominant	
LGMD1H	3p25.1–p23 Dominant	

그 결과 이러한 근육퇴행위축증과 표현형이 많이 겹치게 되고 사르코글리칸 병증과 DMD 사이에 유사성을 갖게 된다.

의학적 검사 소견에서 정상보다 5배~100배 이상으로 혈청 CK가 증가되어 있다.[101] 근전도 소견의 특징은 듀센형과 비슷하다. 근육 생검은 비록 저렴한 유전적인 패널의 출현에 따라 변화하지만 전형적으로 확진하는데 필요하다. 근육 생검은 근섬유의 크기의 다양함, 퇴행과 재생 섬유, 그리고 중심핵을 보여준다. 면역 조직학적 방법으로 염색하였을 때 즉, 사르코글리칸 단백질에만 붙는 단클론항체를 사용한 방법으로 염색하면 장애의 특정 병리적 기초를 종종 확인할 수 있다. 생검으로 단백질의 이상이 확인되었을 때, 유전학적 진단은 최종확진에 이용될 수 있다.[102]

사르코글리칸 병증을 가진 환자들은 확장형 심근병증의 위험이 높다. Politano[101] 등이 이러한 환자들에서 증상이 나타나기 이전에도 40%에서는 심근병증이 이미 있다는 것을 발견하였고, 그 이외에 허혈성 심근병증의 징후도 발견하였다. 확장성 심근병증이 있는 환자들은 주로 감마와 델타형의 사르코글리칸 병증이며 허혈성 손상을 가진 환자들은 베타, 감마 그리고 델타형 사르코글리칸 병증을 보인다.

이러한 4종류의 단백질 즉, 알파, 베타, 감마, 델타 사르코글리칸들은 디스트로핀과 많은 상관이 있다. 디스트로핀은 듀센형 근육퇴행위축증의 결핍 단백질이다. 일반적으로 LGMD와 사르코글리칸 병증은 특별히 DMD와 비교했을 때 좀 더 다양한 표현형을 보임에도 불구하고 비슷한 양상으로 드러난다. 근약증은 근위부부터 원위부쪽으로 점차 뚜렷해지며, 사르코글리칸 병증에서는 엉덩관절의 모음근과 폄근이 가장 먼저 심하게 침범된다. 상지에서 침범되는 기타 근육으로서는 세모근, 큰 가슴근, 능형근, 가시아래근, 그리고 많은 수의 환자에서 진행적인 척추 전만과 골반의 전방경사가 나타난다.[100]

LGMD의 두 번째 형인 type 2A는 역시 열성 유전이며, 염색체 15q 15.1–15.3의 결손으로부터 유발되는 calpain 3가 없음으로 인하여 유발된다.[103] Calpain 3는 진행성 근육퇴행위축증의 원인으로 처음 확인된 효소이다. Calpain 3의 정확한 기능이 여전히 분명하지는 않지만, 세포 골격 단백질의 조절에 관여한다고 생각되는 calpain 분자의 큰 그룹이다. Calpain 3는 또한 LGMD 2B와 2J 환자에서도 감소되어 있는데 아마도 calpain이 세포막 회복

과정에서 dysferlin과 connectin(titin)과 관련되어 있기 때문으로 이것들은 LGMD의 이러한 type에서 결핍되어 있는 일차적 단백질이다(그림 9.1).[104]

LGMD 2A 임상 증상에는 전형적으로 혈청 CK 레벨이 올라가 있으며 근육 생검 소견상 퇴행과 재생하는 근섬유, 중심 핵형, 그리고 다양한 근섬유 크기가 특징이다. 근전도 소견은 전형적인 근육병 소견을 나타낼 것이다. LGMD 2A 형에서는 정신지체는 없으며 심장장애의 비율이 증가되었다는 보고는 없다. 기타 근육퇴행위축증과는 달리 임상 소견의 심한 정도와 근육 생검 시 확인된 단백질의 양 사이에는 직접 상관관계가 없는 듯하다. 그리고 증상 발현 연령이 반드시 보행상실 시기 예측에 대한 가이드라인이 되지도 않는다. 그러나 양측 대립 유전자에서 유전 결핍이 있는 환자들은 이종 또는 동종성 무표지 변위의 환자들과 비교해서 증상이 나중에 시작되는 경향을 보인다. 아동기 내내 걸을 수 있으며 평균 보행 상실 시기는 청소년 후반기 또는 20대 초반이다. 그러나 환자들간에 많은 다양함이 있을 수 있으며, 어떤 환자는 중년까지 걸을 수 있고, 어떤 환자는 아동기 초기에 보행을 상실하기도 한다.[105]

LGMD 2A형은 증상의 정도가 광범위하게 다르며, 질환의 경과도 매우 다양하다. 증상은 전형적으로 10대에 근위부 위축을 호소한다. 이는 날개뼈의 winging 형태로 가장 흔히 표현된다. 팔꿉관절 굽힘근의 근약증이 또한 있을 수 있다. 손목의 폄근이 굽힘근보다 더 약한 것이 보통이며, 엉덩관절 모음근이 좀 더 침범되어 있고, 상대적으로 벌림근은 질병이 오래 경과할 때까지 보존된다. 무릎관절 폄근은 보통 굽힘근보다 더 강하게 남으며, 발목관절 바깥번짐근은 보통 안쪽번짐근보다 약해진다. 대부분의 유럽 환자들에서는 종아리 근육이 위축되면서 구축이 보통 발견된다. 그러나 브라질 환자들은 종아리 근육의 비대가 발생된다. 질환 초기에 손가락 굽힘과 팔꿉 굽힘 구축이 있을 수도 있다. 이러한 근육들의 불균형 때문에 엉덩관절은 외전하고, 무릎관절은 과폄, 그리고 발목관절은 안쪽번짐된 전형적인 서 있는 자세가 나오며 질환 후반부까지 이러한 서 있는 자세가 유지된다. LGMD 2A 환자들은 보통 도움을 받아 이러한 자세로 서 있을 수 있는데 이러한 패턴으로 구축이 발생하고 근육이 침범되기 때문에 질환의 아주 후기까지도 도움을 받아 서 있을 수 있다.[105,106]

여기서 논의하려고 하는 LGMD의 마지막 형은 LGMD2I 형이다. LGMD2I는 열성 유전이며, fukutin 관련 단백질 유전자의 변이에서 기인한다(FKRP). 이 유전자는 또한 선천성 근육퇴행위축증의 몇몇 형태의 원인이 되기도 하는데 나중에 논의하려고 한다. 이 유전자는 19q 13.3[107] 염색체에 있으며, 단백질 FKRP로 코드화되고, 알파 dystroglycan의 O-glycosylation 에 도움을 주는 glycosyl transferase(당화 전환효소)이다. 이것의 결핍으로 인해 알파 dystroglycan은 적절하게 형성되지 않는다.[108] 알파 dystroglycan은 세포외 공간에 존재하게 되며, 근막을 구성하는 디스트로핀 복합체와 관련되어 있으며 적절한 당화는 Lamina-α2와 관련하여 요구된다.[109]

임상적 주소로 뚜렷한 근약증을 드러내고 그의 양상을 판단하여 처음 진단이 내려진다. 근전도 소견은 전형적인 근육병 패턴을 보이며 혈청 CK 레벨이 보통 1,000단위로 올라가 있다. 근육 생검 소견은 근육 세포 크기의 다양함과 특히 타입 I이 많으며, 근섬유의 변성과 재생, 그리고 중심핵 형의 증가, 결합조직의 증가로 특징지어 진다.[107] 이러한 환자의 면역 조직학적 소견은 다양할 수 있는데 가장 흔한 소견은 laminin 알파-2의 감소; 알파-dystroglycan도 감소되어 있다.[100]

LGMD 2I의 임상 증상은 어느 정도 다양한데 처음 증상은 보통 10대까지는 발생한다. 많은 수의 환자가 듀센형 같은 표현형을 주소로 한다. 이러한 환자에서 발병은 보통 학동기 전 연령대이다. 근약증의 패턴은 근위부 근약증이 두드러지는 듀센형과 비슷하며, 가자미근/장딴지 근육의 구축과 가성비대가 가장 뚜렷하다. 그러나 좀 더 심하게 침범된 환자에서는 골반대 근육들보다는 어깨관절-위팔연결 근육의 근약증이 더 심하다. 경미한 증상의 환자인 경우 위와 반대가 특징이다. 좀 더 심한 환자에서는 질병이 진행함에 따라 호흡기능의 문제가 일어날 수 있다. 그러나 이러한 경우 듀센형 보다는 진행 속도가 더 느리다. LGMD 2I 환자의 대부분은 보통 10대 후반까지 호흡기능이 아주 좋은 상태로 유지된다.[111,112] 심장장애는 LGMD 2I의 흔한 특징적인 소견이다.[113] 이러한 환자 약 반 이상에서 심장이 침범된다. 이질성 변이의 남자환자는 확장성 심근병증이 발생할 위험이 여성환자 또는 동종성 변이의 환자와 비교해서 더 높으므로 의사들이 좀 더 면밀하게 모니터할 필요가 있다.

임상적으로 LGMD 환자들을 위한 물리치료는 예견되는 구축 발생을 해소하기 위한 것에 중점을 두며, 동적인 또는 정적인 스플린트를 함으로써 근육 길이를 유지하려는 보존적인 관리를 한다. 수영과 같은 운동으로 근지구력을 최적화하기 위해 ROM 운동과 근지구력 운동을 고려해 볼 수 있는데 이것은 근육퇴행이 진행하는 질환이므로 특히 다양한 원심성의 근력강화 운동은 피하여야 한다.

▶ 선천성 근병증 Congenital myopathy

선천성 근육병에는 네말린(nemaline) 근육병, 중심핵(central core) 근육병, 그리고 근육세관성(myotubular) 근육병 같은 질환들이 포함된다. 세 가지 큰 분류는 근육의 현미경적 양상에 기초한다; 근세관성 근육병증은 정상적인 근육세포는 중심핵이 바깥에 위치하고 있는 것과 비교하여 중심핵에 비정상적인 우세에 의한 것이 특징이고, 중심핵 근육병증은 세포질 내에 중심이 빈 곳 또는 중심핵이 존재하는 것이 특징이며, 네말린 근육병증은 전자 현미경에서 네말린 막대가 보이는 것이 특징이다. 다른 기타 선천성 근육병뿐만 아니라, 이런 질환들은 근육 단백질의 이상으로부터 기인된다. 이들의 특징은 출생시부터 있는 근약증과 근위축이다. 그러나 출생 이후 나중에 드러나는 형태들도 있다. 선천성 근육병은 이제까지 우리가 논의하였던 다른 질환들과 비교했을 때 덜 특징적이다. 광범위하게 근육생검에 의한 형태적 특성에 근거하며 진단 분류를 하며 임상양상 특성에 기반하여 하부 분류를 한다. 각각의 광범위한 분류 안에는 수많은 유전적 변이가 예측요인으로서 자리잡고 있지만; 임상적 양상은 매우 다양함을 볼 수 있다. 여기에서 우리는 선천성 근육병 중 가장 흔한 두가지, 네말린 근육병과 중심핵 근육병에 대해서 논의할 것이다.

네말린 근육병은 유전적 원인이 다양하고 임상양상의 심한 정도도 대단히 넓다.[114] 네말린은 유전적으로 다른 단백질뿐만 아니라 액틴, 네불린, 또는 트로포마이오신(β-2와 3)과 같은 유전자의 변이를 가진 선천적인 근육병증이다. 유전패턴은 가장 흔히 가계력 없이 나타나는 것이며, 우성 또는 열성으로 나타날 수도 있다. 병리학적 소견에서는 근육생검시 세포질내에 포함된 막대기 같은 nemaline body라고 하는 것이 보이는데 이것은 z-라인 단백질의 침착을 나타내는 것이다.[115-117]

네말린 근육병은 심한 정도와 기타 요인들에 근거하여 유럽신경근육센터가 분류한 7가지 형태로 나뉘어진다. 이 분류는 전형적 형태, 심한 형태, 중간 형태, 경미한 형태, 그리고 성인병발형으로 나눈다. 그 이외에 심한 아미쉬(Amish) 타입이 있는데 신생아 때 병발하며, 또 다른 하나의 범주에 들어간다. 네말린 근육병의 고전적 형태는 출생 시 또는 조기 영아기에 호흡곤란으로 드러나며, 특히 밤에 호흡곤란이 발생한다. 이러한 환자들은 종종 보행할 수 있는데; 휠체어 이동만 가능한 환자들도 있다. 심한 형태는 출생 시부터의 근약증을 특징으로 한다. 종종 네말린 근육병의 타입은 자발적인 움직임이 나타나지 않는다. 이러한 환자들은 다발성 선천성 관절 굽음증과 골절을 출생시에 보이기도 한다. 호흡하려는 힘이 없고, 그 결과 호흡부전이 있어 인공호흡기에 의존하다가 생후 첫 1년 내에 사망으로 이어지기도 한다. 중간형은 영아기 또는 출생 시에 발병한다. 생후 1년에 이르기까지는 자발적으로 호흡할 수 있지만 보행을 전혀 할 수 없거나 시간이 경과하면서 구축이 발생하고 진행하며, 11세까지는 보행능력이 상실되기도 한다. 경미한 형은 아동기에 드러나는데 이 환자들은 종종 정상발달 지표를 보였던 아동들이다. 이 질환은 종종 느리게 진행하며 후반기에는 전형적인 형과 임상적으로 구별할 수 없을 때가 있다. 성인형은 좀 더 진행성이며, 근육생검 상 염증변화를 볼 수 있고 심근병증의 소견도 볼 수 있다.[118,119] 가장 흔한 형은 43%에 해당하는 고전적 형이다.[120] 중간형과 심한 선천성 근육병 형은 20%와 16%를 차지한다. 아동기의 덜 심한 형태와 성인기형 선천성 근육병이 나머지를 차지하고 있다.

중심핵(센트럴 코어) 근육병은 근육생검 시 조직학적 core가 있어서 이런 이름으로 부른다. 만약 코어가 중심에 있고 크면 *중심핵 근육병*으로 부르고, 만약 여러 개의 작은 코어가 있으면 *다중미세중심핵(멀티미니코어)* 근육병이란 용어를 사용한다. 이 두가지 용어를 사용하지만 그것들은 하나의 병리적인 바탕을 가지고 있으며 같은 질환인데 진행단계만 다른 것일 수도 있다. 같은 질환 경과를 밟고 있는 가족들은 센트럴코어와 멀티미니코어 질환 모두를 가지고 있을 수 있으며 같은 환자가 처음에는 멀티미니코어 근육병처럼 보였다가 후기에 센트럴코어로 진행되기도 한다. 이러한 코어는 미토콘드리아가 없는 근육내의 부위이며, 산화효소도 없으며 다른 근육병에서 발견되는 단백질뿐 아니라 기타 다른 많은 단백질들이 모여있기도 한다. 센트럴코어 근육병에 원인이 되는 가장 일반적인 유전자 중의 하나는 19q13에 있는 것으로 발견되었다. 이 유전자는 ryanodine 수용기1 단백질(RYR1)의 발현에 기능하며, 근육세포질 세망으로부터의 칼슘방출을 조절한다.[116,121,122]

임상적으로 중심핵 근육병은 상대적으로 경미하게 진행하는 병이다. 근약증의 전형적 패턴은 얼굴근육, 목의 굴곡근, 그리고 다리 근위부 근약증이 팔보다 더 심하다.[124] 중심핵 근육병의 증상 정도는 스펙트럼을 보이며, 좀 더 심한 형태도 있다. Ryanodine 수용기1 변이를 가진 환자의 기타 임상적 특징은 악성 고열이 자주 발생하는데 이는 마취할 때 아주 심각한 반응 중의 하나이다.[114]

중심핵(근관) 근병증은 다른 주요 선천성 근병증의 범주와 주로 단백질 근세관(myotubularin)을 코딩하는 MTM1 유전자의 이상으로 발생하기도 하지만 일부 사람들에서는 다른 유전자에 의해서 발생하기도 한다. 임상에서 볼 수 있는 것은 인공호흡기와 휠체어 의존성일 경우에 일반적으로 더 심하다. 안과적 마비를 동반한 안면 근육 변성은 흔하게 볼 수 있다.

선천성 근육퇴행위축증
Congenital muscular dystrophy

선천성 근육퇴행위축증(CMD)는 중추신경계 침범이 있는 경우와 그렇지 않은 경우로 나눈다. 후쿠야마(Fukuyama) 선천성 근육퇴행위축증, Walker-Warburg 증후군, 그리고 근육- 눈-뇌 질환(muscle-eye-brain disease)은 CNS가 침범된 CMD의 그룹으로 모두 근육, 뇌, 그리고 눈의 이상을 나타낸다. 전형적인 뇌이상에는 조약돌 형태의 뇌이랑 없음증(lissencephaly)이 대뇌와 소뇌 피질 이형성증과 같이 있으며, 이형성증은 신경이주 이상으로부터 이차적으로 기인된 것이다. 눈과 시각 이상은 다양한 정도로 나타날 수 있으며, 질환마다 그 형태가 다르며, 근시와 막망박리 등과 같은 구조적인 이상을 포함할 수도 있다.[125] 근육이상은 당화를 촉진해주는 다양한 효소가 없음으로 인하여 α-dystroglycan의 비정상적인 당화로부터 오는 것이다. 당화라는 것은 단백질에 당그룹이 붙여서 당단백을 형성하는 과정이다. 공통된 병리생리학적 결과로 이러한 질환의 임상양상과 진단과정 동안 마주치게 되는 병리학적 소견도 많이 겹친다. 비록 이것 역시 경도의 사지 대형 표현형으로 나타나지만 전형적인 사례인 경우 모든 것이 선천적으로 존재한다. Walker-Warburg 증후군은 선천성 근육퇴행위축증 중 가장 심한 형이며, 이런 아동은 3세 전에 사망한다. 근육-눈-뇌 질환은 임상 증상이 다양하며 영아기에 나타난다. 좀 더 경미하게 침범된 환자는 아동기 동안 보행할 수도 있지만 이들의 기능적 능력은 근약증뿐만 아니라 뇌이상으로부터도 기인하는 경직성과 보행 실조증으로 인하여 제약을 받는다. 후쿠야마 CMD의 환자 대부분은 설 수 있으며 어떤 아동들은 초기 아동기에 발자국을 뗄 수도 있다. 보통 10대에 호흡부전이 문제가 되기 시작하며, 특히 밤의 저호흡 상태가 문제가 된다. 이런 진행성 문제로 인하여 여명이 20대 정도까지 제한된다. 심장근육병 역시 이러한 환자에서 흔히 볼 수 있으며, 심장전문의가 주기적으로 경과를 관찰하여야 한다.

메로신(merosin: laminin)-음성 CMD 질환(CMD 또는 MDC1A과 연관되어 LAMA2라고 알려져 있음)은 모든 CMD 환자의 약 반을 차지하는 가장 흔한 형이다. 이 질환에서는 6q2 염색체에서 발견되는 LAMA2 유전자의 비정상으로 메로신이 생성되지 않는다(그림 9.1). 메로신-음성 CMD 또한 중추신경계를 침범하는데 뇌실 주위에 비정상 소견과 피질하 백질에서의 비정상 소견을 보인다. 메로신의 완전한 결여와 부분적인 결여에 따라 그룹을 분류하는 것은 임상적인 단계를 더 잘 예측하기 위해 중요하고, 완전한 결여는 더 심한 표현형을 나타낸다. 이 질환의 임상 경과는 출생 또는 초기 영아기에 심한 근약증과 특히 발목관절에서 시작하여 무릎과 팔꿈까지 구축이 발생한다. 심한 근약증은 시간이 경과하면서 좋아질 수 있는데 대부분의 환자가 2세, 3세까지는 앉을 것이며, 25%는 설 수 있거나 보조기 착용으로 걸을 수 있을 것이다. 근력은 시간이 경과하면서 안정이 될 수 있고, 그러나 20대나 30대에 전형적으로 많은 환자에서 밤 동안의 저호흡이 문제가 될 수 있고, 30대에는 발작 또는 심장이상이 있을 수 있다.[126,127]

Ullrich CMD는 콜라겐 IV의 비정상으로부터 야기된다. 콜라겐 IV는 삼중 나선형의 형태를 가진 3개의 연관 단백질로 구성되어 있다. 콜라겐 IV의 비정상은 COL6A1, A2, 또는 A3의 세 가지 하위 단위의 어떤 변이에서 야기된다. COL6A1은 21q22.3 염색체에 위치하고, COL6A2는 염색체 22q23.3에 위치하며, COL6A3은

2q37 염색체에 위치한다.[128] 콜라겐 IV는 세포외 기질에서 발견된다(그림 9.1). 그리고 근육으로부터 뼈와 힘줄로 힘을 전달하는 역할을 하는 것으로 알려져 있다. Ullrich CMD는 보통 열성 유전이다; 그러나 최근 이러한 환자의 의미 있는 수에서 우성 음성 유전형태가 있다고 보고되었다.[129] 우성 음성 유전이란 것은 침범된 대립유전자가 음성적으로 침범되지 않은 대립유전자에 영향을 주는 것을 말한다. 좀 더 경미한 형태의 콜라겐 VI 비정상형태인 Bethlem 근육병은 우성으로 유전되고, 비록 조직학적으로 이것은 표현형이 분리된 상태이지만 연속적인 스펙트럼의 하나이고 COL6과 관련이 있는 근육병증의 장애와 비슷하게 진행된다. 근육생검 시의 소견은 경미한 근육병 소견으로부터 좀 더 심한 환자에서는 근육퇴행위축증 소견까지 다양할 수 있다; 그러나 괴사되고 재생되는 근섬유는 드물다. 보통 근섬유 크기가 다양하고 근육에 지방과 섬유조직이 침착되어 있는 것을 볼 수 있다. Ullrich DMD 환자들은 보통 아주 경미한 경우를 제외하고는 모두 출생 시부터 근약증을 가지고 있다. 사경과 선천성 관절굽은증뿐만 아니라, 선천성 엉덩관절 탈구의 위험도 증가되어 있는데 전자의 두 증상은 보통 스트레칭으로 좋아진다. 대근육 운동기술은 보통 지연되어 있다. 그러나 첫 수년 동안에 운동기술이 향상되어 보통은 독립적으로 앉고, 보조기를 착용하고 서는 능력을 획득할 수 있다. 많은 수의 환자 역시 독립 보행하는 능력을 획득한다. 보통 엉덩관절, 무릎관절과 팔꿉관절에 구축이 있으며 어깨와 엉덩관절뿐만 아니라, 원위부 관절도 느슨하다. 걷기 능력과 같은 보행의 달성은 진행적인 무릎 굽힘 구축 또는 발목 관절에서의 편평안쪽번짐(planovarus)구축에 의해서 가장 빈번하게 제한된다. 좀 더 심하게 침범된 환자들에서는 나이가 들면서 호흡부전이 문제가 될 수 있고 보행은 여전히 가능하다.[127]

CMD와 선천성 근육병 환자들에서의 물리치료 중재는 이러한 특수 질환의 자연적인 진행 경과를 고려하고 현실적인 목표는 자연경과에 바탕하여 계획을 세울 필요가 있다. 스트레칭과 적절한 보조기 착용 또는 연속 기브스하기로 유연성을 유지하는 데 중점을 두고 필요하면 그렇게 하는 것이 중요하다. 보조기는 서거나 보행에 필요할 수 있으며 걷지 못하는 환자들에게는 기립대와 휠체어뿐만 아니라, 현실적으로 욕실에서의 적응 설비들의 도움이 필요하다. 집에서만 보행하는 환자들이라 하더라도 지역사회 내에서의 이동 또는 학교에서 지역사회로의 장거리 이동을 위하여 전동휠체어가 필요할 수 있다.

척수근육위축증 Spinal muscular atrophy

척수근위축증은 사이신경세포의 이상과 앞뿔세포들의 소실이 특징이다. 이 소실 정도에 따라, 기능적 분류에 바탕한 SMA의 3가지 타입의 표현양상의 스펙트럼이 나타난다.

SMA의 3가지 분류는 아동기에서 발생한다:

1. SMA 타입 I(Werdnig–Hoffman 질환)
2. SMA 타입 II
3. SMA 타입 III(Kugelberg_Welander 질환)

위에 말한 3가지 형태로 SMA 아동을 구분하는 것은 아동의 최대 기능적 능력에 전적으로 의거할 뿐이다. 근육이 약하고 결코 앉기에 도달하지 못하는 아동들은 SMA 타입 I이라고 진단한다. 앉을 수는 있지만 보조기구 없이 걸을 수 없는 환자들은 SMA 타입II이다. 독립적인 보행을 할 수 있는 아동들은 SMA 타입III이다.

유전학 Genetics

SMA는 상염색체 열성으로 유전된다. 원인되는 유전자 결핍은 5q13 염색체에 존재하고 있으며, 이 염색체는 생존 운동신경세포(SMN: survival motor neuron) 유전자가 위치하고 SMN 단백질이 발현되는 위치이다.[129,130] 이 유전자 부위에 두 가지 동종 유전자 SMN1과 SMN2가 있는데 SMN 단백질을 발현한다. 보통 SMN1의 한 개의 복제와 SMN2의 여러 개 복제들이 있다. SMN1은 몸에서 사용하는 단백질 대부분을 생산하고 이 유전자가 영향을 받으면 단백질의 생산이 없고 SMN2 유전자가 SMN 단백질을 생산하도록 기능하여야 한다. SMN 단백질이 대부분(85%에서 90%)이고, SMN2가 생산한 단백질 대부분은 기능적이지 않다. SMA 환자에서 생산된 SMN의 양은 SMN2의 얼마나 많은 복제를 갖고 있느냐에 달려있다. SMN2의 복제 수는 또한 표현형이 얼마나 심한가와 상관이 있다.

병리생리학 Pathophysiology

SMN은 모든 세포의 기능에서 역할이 있는데 RNA와 관련이 있고 모든 세포에서 일련의 단백질들을 조합하는 기능을 가지고 있다. 알파 운동신경과 사이신경세포는 SMN 양의 감소로부터 가장 많은 영향을 받는다. 몇몇 최근의 연구에서 SMA는 운동 신경세포의 소실에 영향을 받는 다른 조직도 영향을 받게 되어 그 결과 SMA 환자들은 알파 운동신경세포의 일정 부분이 사망하게 된다.

운동신경세포 소실의 결과로 EMG 소견은 지속 시간이 짧은 복합근 활동전위(CMAP: compound motor unit action potential)가 보이고, 시간이 경과하면서 CMAP가 감소되는 것을 볼 수 있을 것이다. 양성 예파와 섬유자발 전위를 볼 수 있으며, 보통 신경전달속도 및 감각신경 전달속도는 정상이다.[132] SMA 아동에서는 운동활동전위의 수가 감소되어 있다. 남아있는 운동 활동전위의 수는 EMG를 이용하여 운동단위의 수를 측정(MUNE: motor unit number estimation)하면 알 수 있다. MUNE는 관련된 근육을 지배하는 하부운동신경세포의 수를 반영한다. CMAP이외에도 MUNE를 운동신경세포를 침범하는 병리적 과정의 진행상황을 모니터하는데 사용할 수 있다.[133]

전형적으로 근육생검 시에 볼 수 있는 조직병리학의 특징은 위축되어 있는 작은 근육섬유들이 큰 비대한 섬유 그룹들 사이에 퍼져있는 것이 특징이다(그림 9.9). 군데군데 위축되어 있는 근육섬유들은 신경병증적 과정의 특징이며 그 부위를 지배하는 운동신경이 없어서 초래된 결과이다. SMA의 3가지 타입 모두는 사이신경세포와 앞뿔세포를 침범하는 병리가 기본이다. 그 결과 그 타입들 모두 같은 임상증상을 공유하고 있다. SMA 모든 아동들은 타입에 따라 다양한 정도이지만 어느 정도 근약증을 가지고 있다. SMA 환자들은 보통 심부 건반사가 없다; 그러나 이것이 모든 환자에서 일정하게 나타나지는 않는다. 환자의 반수는 작은 근육의 자발적수축에 따라 혀의 섬유속 자발수축(fasciculation)을 볼 수 있는데 볼 수 없다 하더라도 때때로 근육 초음파 상에서는 볼 수 있다. 단지 하부운동신경세포들이 침범되기 때문에 감각은 보통 인지기능과 마찬가지로 손상받지 않는다. 하부운동신경세포 질환이므로 이 질환에서는 상부운동신경세포 침범의 증후는 관찰되지 않아야 한다.

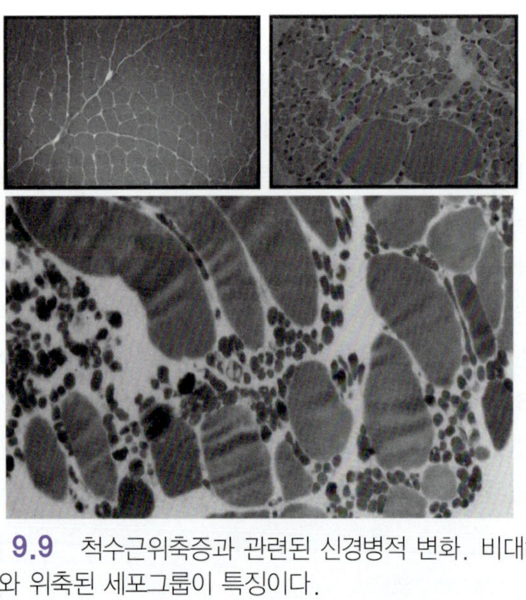

그림 9.9 척수근위축증과 관련된 신경병적 변화. 비대해진 세포와 위축된 세포그룹이 특징이다.

척수근위축증 type I Werdnig-Hoffman Disease

SMA 타입 I은 거의 대부분 생후 첫 3개월 내에 발견된다. 그러나 수개월 이상 확진되지 않을 때도 있다. 임신기, 출생 후 첫 주 또는 첫 달에 감소된 움직임을 나타내는 것은 심한 정도와 관계가 있다. 저긴장증이 종종 첫번째 증상으로 나타나고 근약화의 발생 후에 수유의 어려움이 있을 수도 있다. 종종 근육이 심하게 말라있으며 자발적 움직임도 드물고 있어도 움직임이 작다. SMA 타입 I 영아를 검사하면 견인반응 시 머리가 뒤로 처져 있고 란다우 검사를 수행 시 검사자의 손 위에서 축 늘어질 것이다. 영아는 중력에 반하여 움직이지 않고 똑바로 누운 자세에서 다리는 외전, 굴곡될 것이며 팔은 팔꿉을 바닥에서 떼지 않고 움직일 것이다. 팔을 가슴쪽으로 모을 수 있다 하더라도 매우 어렵게 할 것이다. 좀 더 심하게 침범된 영아에서는 몸통근력도 대단히 감소되어 있어서 똑바로 누운 자세에서 머리를 중앙으로 유지할 수 없을 것이다. 엎드린 자세를 유지하는 것은 호흡기계의 제한으로 인해 어려울 것이고 엎드리는 기술도 비슷하게 제한될 것이다. SMA 타입 I 영아는 보통 머리를 엎드린 자세에서 이쪽저쪽으로 돌리지 못할 것이다. 수직자세를 취해 주었을 때에 어떤 영아는 약간 머리를 조절하기도 하지만 대부분은 머리를 똑바로 유지할 수 없을 것이다.

SMA 타입 I 영아들은 보통 심각한 구강운동 근약증이 있어서 점차 수유가 더욱 어려워진다. 이러한 영아들은 체중을 늘리고 살아나가기에 충분한 열량을 섭취하는데 어려움이 있다. 이 시기에 섭식의 보조를 위해 할 수 있는 의학적 선택에는 코-위영양관 삽입 또는 위식도 역류의 가능성을 줄이기 위해 위바닥주름술과 함께 위창냄술의 수술적인 보조가 있다.

이 환자들은 호흡기능도 제한되어 있고 비정상으로 모순된 패턴으로 호흡하며 횡격막 근육이 환기의 일차적 역할을 담당하게 된다. 이러한 영아들에서 들숨은 횡격막 주도로 시작된다. 흉곽에서 음압이 발생함에 따라 보통 늑간골과 다른 흉곽 근육들이 흉곽을 안정화시키는데 이것이 잘 안 되어 흉곽이 매 호흡마다 찌부러진다. 전형적으로 횡격막이 내려감에 따라 배는 올라온다. 아주 심하게 약한 영아에서 가슴과 배는 호흡상 부조화스러울 것이다. 조금 힘이 있는 영아들에서 가슴은 안정이 되거나 쭈그러들기 전에 배와 함께 잠시 팽창할 것이다. 이것은 가슴과 배가 거의 동시에 움직이는 정상상태와는 반대되는 현상이다. SMA 타입 I 영아들에서 폐의 감염은 흔하며 폐의 관리가 이러한 환자의 치료상 중요한 측면이다. 효과적인 심호흡과 기침을 할 수 없는 것이 무기폐와 폐렴 같은 심각한 호흡기계 합병증을 유발한다. 상기도 호흡기계 감염이 된 영아에게는 세기관지로부터의 분비물이 움직여서 잘 배출되도록 타진과 체위배액 방법이 권장된다. 이러한 영아들을 기계를 사용하여 기계적인 양압으로 강제 흡입- 내쉼 또는 기침을 유발하는 기계로 치료할 수도 있다. 이는 기도를 깨끗이 하는 추가적인 방법으로서 기침을 유발하고 폐와 흉곽의 유연성을 유지하는 방법으로도 이용된다. 대부분 영아기 SMA 환자인 아동의 절반 정도는 인공호흡기의 도움 없이는 2세 이상까지 살 수 없다.[136] 기관지 절개술 또는 비침습적인 인공호흡기를 선택하는 환자들은 I형 SMA 아동의 절반에서 적극적인 호흡기계의 관리와 영양적인 보조를 통해 10살까지 이 이상으로 의미있게 여명을 늘릴 수 있다.[8,136]

SMA 타입 I 아기들은 심각한 근약증이 있어서 놀이활동에 참여가 어렵다. 생후 8개월(원인과 결과 개념이 발달하기 시작할 때) 이상까지 생존한 아기들은 스위치가 있는 장난감이 적합한 놀이감이다. 그 이외에도 더 어린 영아들은 슬링 & 스프링 장치가 되어 있는 세라밴드 튜빙(Thera-Band tubing)과 벨폼 커프(Velfoam cuff)로 만들어진 장치를 유모차에 부착하여 항중력으로 어깨 움직임이 나오도록 도와주고 장난감을 가지고 놀 수 있도록 한다. 이러한 아기에 대한 물리치료 중재는 아기와 그 가족의 삶의 질에 목표를 맞춘 것이어야 한다.

척수근위축증 type II SMA Type II

타입 II SMA도 영아들을 침범하지만 그 정도가 타입 I 보다 덜 하다. 처음의 양상은 보통 생후 첫 1년 후반부에 아이가 무엇을 잡고 일어설 수 없음으로 드러난다. 이 아동들은 몸통 근육과 사지의 근육이 약하고 말라있는 것이 특징이다. 혀를 검사해 보면 섬유속 자발수축이 흔하다. 유아들이 팔 다리를 사용하려고 할 때 미세한 떨림을 종종 볼 수 있다. 이것은 실제의 의도성 떨림이 아니라 미니-다발간대성근경련증이라고 불린다.[8]

SMA 타입 II 아동들은 아동들마다 다양한 정도로 운동기술의 습득이 지연된다. 아동들의 약 1/3은 정상시기인 6개월까지 앉을 것이고 생후 1년까지는 90%가 앉을 수 있을 것이다. 어떤 아동들은 생후 2년동안 운동기술이 계속 발달할 수 있을 수도 있는데 그것을 정점으로 하여 이후에는 운동기술이 천천히 떨어진다. 그 떨어지는 속도는 SMA의 심한 정도에 따라 다르다. 2형 SMA 아동에서 독립적으로 앉을 수 있게 된 아동들 중 75%는 7세까지 앉는 기능이 유지되며 반수는 14세까지도 앉는 것이 유지될 것이다.[138] 엎드리고 네발기기 하는 자세가 가장 지연되는데 이 자세에서 머리 조절이 가장 어렵기 때문이다. 앉은 자세로부터 또는 앉은 자세로 자세를 변환하는 것은 머리의 무게 때문에 또한 어려울 수 있다. 이러한 아동의 성장기 동안 기능이 전반적으로 서서히 감소함에도 불구하고 오랜동안 상대적으로 기능적 안정기가 유지될 때가 있다. 기능이 감소하리라고 예견되는 가운데 어떤 아동들은 시간이 가도 근력이 약해지지 않는 경우도 있다.[139] 그러나 이러한 자료는 이보다 더 어린 아동들은 근력에 대한 검사를 신뢰할 수 없기 때문에 4세 이상된 환자들에서나 볼 수 있는 일이다.

사지에서 볼 수 있는 근약증 패턴은 상대적으로 원위부 근력을 근위부 근력과 비교하면 가장 뚜렷하다. 평균적으로 SMA 타입 II와 III 환자들의 근력은 연령대비 정상인의 20~40% 정도이다. 넙다리네갈래근(quadriceps)의 근력이 가장 감소되는 경향을 보이며 평균 정상의 약 5% 정도를 보인다. 그러나 걸을 수 있는 SMA 환자의 넙다리네갈래근육 근력은 보행할 수 없는 환자에 비해 3배 정도 더 강한 것을 볼 수 있다.[140,141]

SMA 타입 II 환자의 관리에서 구축 또한 문제이다. 무릎관절 굽힘근과 발목관절 발바닥굽힘근의 제한이 가장 흔한 심각한 구축이며 팔꿉의 굽힘근과 손목의 굽힘근 구축도 팔에서 가장 중요한 구축이다. 손에 안정 스플린트를 밤 동안 대는 것이 적절하며 다리는 무릎관절-발목관절-발 보조기를 ROM 유지를 보조하는 목적으로 다음에서 설명한 대로 이용하는 것이 필요하다. 그 이외에 매일 스트레칭 프로그램을 수행하면 환자의 유연성을 유지하는 데 도움이 될 것이다.

정의에 따르면 이러한 아동들은 독립적으로 보행할 수 없다; 그러나 어떤 아동들은 비록 이러한 보행이 기능적이지 않을 수 있지만 보조기를 착용하거나 또는 보조기구를 이용하여 걷기를 배울 수도 있다.[142] 그럼에도 불구하고 SMA 타입 II 환자들을 자주 세우는 것은 중요하다. 세우는 것은 관절 동작의 유지, 골밀도 유지, 장기간 휠체어에 앉아 있음으로써 발생하는 문제 예방, 가능한 긴 시간 동안 환자의 등을 똑바르게 유지하려는 시도로서 중요하다. 이러한 환자들은 서기 위하여 KAFO를 종종 필요로 하고, 기능이 점점 약해짐에 따라서 골반 밴드의 추가 또는 기립대 또는 파라포디움의 사용을 필요로 할 것이다. KAFO의 윗 부분의 형태는 궁둥뼈로 편하게 체중을 지지하여 편안함을 증가시키고 넙다리뼈의 근위부 조절이 좋아지도록 만든다(그림 9.10). 아동을 들어서 세우기에 너무 무거운 학령기 동안은 구축이 심하지 않다면 좀 더 고전적인 기립대에 세우는 것이 적절하며 보조기는 발과 발목관절을 안정화할 때만 필요할 수도 있다. 세우는 프로그램을 할 수 있는 아동들에게는 많은 선택사항들이 있는데 무릎관절 구축에 적응할 기구들과 이동을 도와주는 기구, 부모의 힘든 것을 경감시켜 주는 도구들을 선택할 수 있다.

섭식과 삼킴의 어려움이 질병경과 초기에는 문제가 되지 않지만 많은 아동들이 체중이 잘 늘지 않으며 어떤 아동들은 자라면서 적절한 체중을 유지하기 위한 보조적인 영양공급이 필요할 때도 있다.

이러한 아동들은 종종 성인기까지 생존하지만 폐가 잘 감염되며 밤 동안 또는 하루 종일 호흡이 잘 안되어 나타나는 2차적인 문제로 인공호흡기가 필요할 수도 있다. 이러한 대상자들에서 질병의 발생 과정 동안 타진과 체위배액이 도움이 되는 것과 마찬가지로 기계적인 강제 흡입-배출의 사용이 기도를 깨끗하게 하는데 도움이 된다. 왜냐하면 이러한 환자들 또한 강한 기침과 질병의 진행과 동반한 분비물을 깨끗하게 할 만한 충분한 근력이 없기 때문이다.[135]

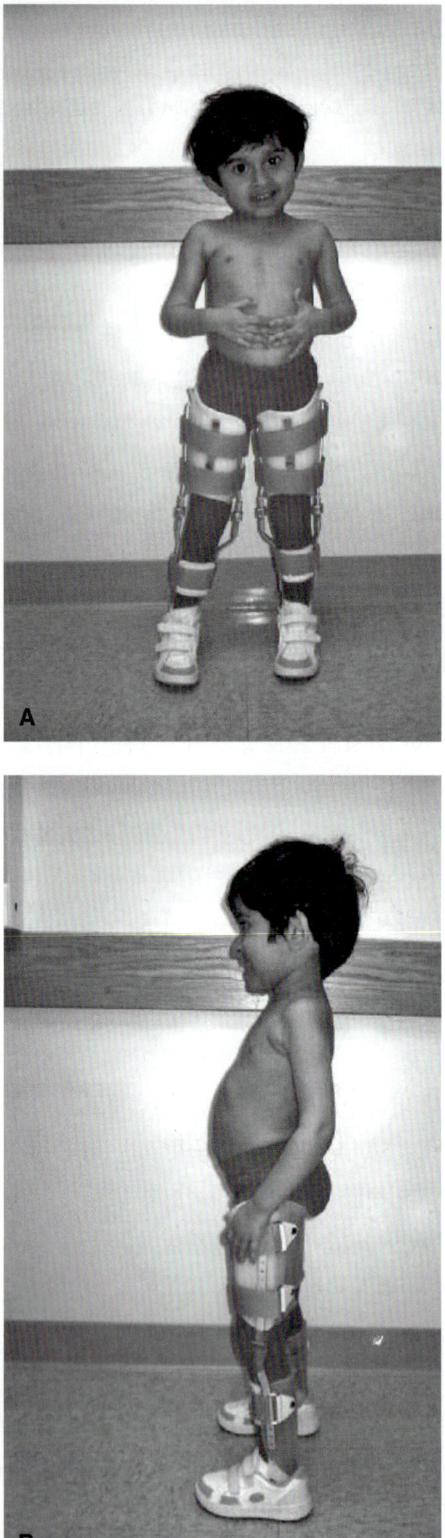

그림 9.10 3세의 SMA type II 환아가 궁둥뼈 체중지지 무릎관절-발목관절-발 보조기를 신고 있는 모습의 전면사진(A)과 측면사진(B).

SMA 타입 II 아동들은 다른 근육신경 위축 아동들에서와 마찬가지로 척추뒷굽음증이 발생하기 쉽다. 척추보조기는 척추커브의 진행을 예방하는 것이 아니고, 척추보조기를 착용하였을 때는 보조기를 착용하지 않았을 때보다 폐의 기능이 제약된다. 그러나 옆굽음증뿐만 아니라, 통증 또는 자세 불안정성이 있는 환자들을 실제적인 관점에서 보았을 때 부드러운 척추보조기는 몸통을 지지하고 척추융합술을 받지 않은 환자들의 앉는 지구력을 좀 더 증가시켜준다. 보통 타입 III 환자들에서의 척추옆굽음증은 분절적인 척추융합술로 치료해 왔다. 일단 환자가 휠체어에 온종일 앉아 있게 되었을 때 좀 더 빠르게 진행하는 피할 수 없는 커브의 진행을 이 방법으로 예방한다. 그러나 척추융합술에 따르는 좋지 않은 점도 있다. 척추융합을 하면 기능적 기술을 어느 정도 할 수 없게 될 수도 있다. 척추의 유연성이 사라졌을 때 몇몇 과제들은 수행하기가 어려워지는데 특히 약한 환자들에서 더욱 그렇다. 걸었던 환자들(3형 SMA) 또한 척추융합술 후에 척추와 골반의 유연성이 감소되고 융합술은 골반의 가동성을 유지하는 것이 이러한 환자에서 더 선호되기 때문에 기능이 감퇴할 위험이 있다. 이러한 단점에도 불구하고 피할수 없는 척추옆굽음증 진행을 예방하고 관련된 폐기능 감퇴를 예방할 수 있는 이점은 수술 관련 위험보다 더 많다고 생각된다. 그리고 환자들은 수술 후에 앉는 균형이 좋아지고, 편안해졌다고 보고한다.[147]

척수근위축증 type III
Kugelberg-Welander Disease

SMA 타입 III는 진행성인 근약증, 근육 마름, 그리고 반사의 소실과 섬유속 자발수축으로 특징지어지는 질환이다. 발현 연령은 유아부터 성인기까지 다양하며 후자의 경우 타입 IV로 분류하기도 한다. 보통 근위부 근육들이 처음 침범되며, 발병 연령 때문에 이 질환은 근육퇴행위축증과도 혼동될 수 있다. 심부건반사는 감소되나 구축발생이 드물며 아동이 걷는 한 진행성 척추변형은 흔하지 않다. 진단은 임상양상과 진단적 검사 소견 즉, 근전도와 근육생검의 결과를 바탕하여 내리는데 근육생검에서는 SMA 타입에서와 같이 탈신경 소견을 보인다. 그 이외에 유전학검사 상 다섯 번째 염색체의 SMN 유전자의 결손을 보일 것이다.

SMA 타입 III의 환자에서 예후는 발달력이 좋다는 데에서 추측할 수 있다. 2세 이전에 증상이 시작된 환자들은 상대적으로 2세 이후에 증상이 시작된 환자들과 비교하여 예후가 더 나쁘다. Russman 등은 159명의 SMA 환자를 조사하여 타입 III 환자에서는 만약 증상이 2세 이후에 시작되었으면 평균적으로 44세까지는 보행할 수 있음을 발견하였다. 2세 전에 증상이 시작된 환자들은 평균적으로 12세까지 보행이 유지되었다.[138]

물리치료 관점에서의 치료는 기능과 유연성 유지에 일차적으로 중점을 둔다. 걷는 동안에는 적절하게 보조기를 사용할 필요가 있고, 보행능력이 상실된 후에는 서기 위하여 적절한 보조기를 사용할 필요가 있다. 서기 위한 보조기를 착용하기가 좀 더 어려워진 환자들이 기립대를 사용하는 것은 앉은 자세에서 일어서는 데 도움을 주고, 긴 뼈에서 체중지지를 통해 유연성과 골밀도를 유지하는 데 유용할 것이다.

▶ Charcot-Marie-Tooth 질환
Charcot–Marie–Tooth disease

샤르코-마리-투스(CMT) 질환은 유전성 운동감각신경병증(HMSN: hereditaty motor and sensory neuropathy)이라고도 불리는데 말초신경을 침범하는 느리게 진행하는 신경병증이며 이로써 감각 상실, 근약증, 발과 다리, 손 그리고 아래팔의 근육이 일차적으로 마르는 것이 특징이다. 2,500명당 한 명꼴로 발생하는 가장 흔한 유전성 말초신경병증이다. CMT는 특정 유전자 장해, 유전 패턴, 발병 연령, 그리고 신경세포의 말이집(myelin) 또는 축삭의 이상에 의한 일차적인 장애인지에 따라 네 가지의 다른 타입과 많은 하부 타입으로 분류한다. CMT 1은 탈말이집 형태로 가장 흔한 타입이며 상염색체 우성으로 유전되고, 증상의 발생은 아동기 또는 청소년기이다. 가장 흔한 하부 타입인 CMT 1A는 PMP22 유전자의 중복 또는 염색체 17번의 말초 말이집단백질 22에 존재한다. CMT 2는 유전 패턴과 발병시기는 CMT1과 비슷하다. 그러나 이것은 주로 신경의 축삭을 침범한다. CMT 1과 CMT 2는 위에서 말한 바와 같이 공통적 임상 양상을 보인다. Dejerine-Sottas(DS)라고 알려진 CMT 3는 분류된 카테고리로 사용되지 않고 상염색체 우성으로 선천성으로 말이

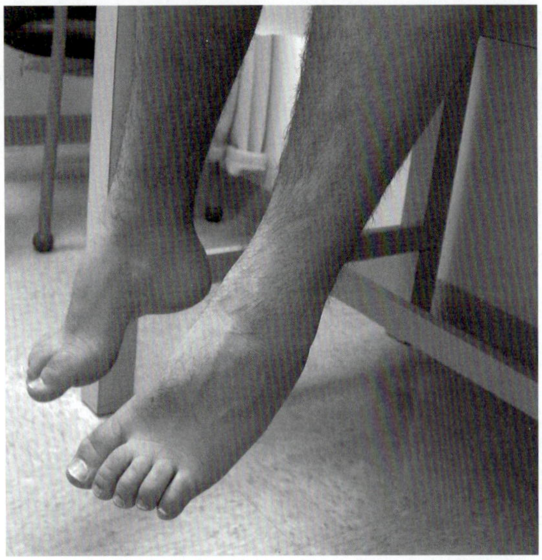

그림 9.11 16세의 샤르코-마리-투스 환자. 활이 높고 양측 발의 망치모양 발가락뿐만 아니라 발목관절이 안쪽번짐되어 있다.

집이 부족하게 형성된 신경병증이며 병발은 영아기이며 좀 더 심한 근약증을 주소로 한다. CMT 4는 영아기에서 발병하지만 상염색체 열성으로 유전하고 AR-CMT2로 불린다. X염색체 관련된 형태(CMTX)와 가벼운 유전적 형태를 포함한 CMT의 다른 종류도 있다.

CMT는 이학적 검사, 유전자 검사, EMG, 그리고 신경전달속도 검사로 진단한다. 근약증은 보통 신경병증의 특징으로써 발처짐이 있는 발목관절과 발에서 시작한다. 나중에 손과 아래팔에서의 약화가 나타나게 된다. CMT의 많은 환자들이 안쪽으로 휜발 변형의 원인이 되는 발에서의 구축이 발생한다. 이러한 발 변형은 앞발, 뒷발, 중간발 그리고 발가락들을 포함한다(그림 9.11). 긴발가락 굽힘근에서의 구축 또한 발생할 수 있다. 열, 촉각, 통증 그리고 가장 두드러진 진동 감각의 감소 역시 원위부에서 나타난다.

CMT 환자에게 도움이 될 수 있는 물리치료 프로그램은 근력 향상, ROM 향상, 그리고 기능적 활동 향상 등이다.[154] 정형외과적인 평가와 처방으로 보행과 기능적 이동을 많이 향상시킬 수 있는데 이는 구축 형성 예방과 좀 더 보행의 안정적인 기초를 제공함으로써 가능하다.[155-157] CMT 환자에서 맞춤용 보조기의 착용은 유산소 활동수행을 향상시키고 에너지 소모를 감소시킬 수 있다.[158] CMT에서 보조기의 형태를 선택하는 데 도움을 주는 자료는 적지만 치료사는 적절한 보조기의 선택에 있어 몇 개의 원칙하에서 알려줘야 한다. 보조기의 무게는 중요하고 가벼운 보조기는 유각기의 마지막 단계에서 하지의 감속이 불충분하게 나타나는 보행패턴의 경향을 줄일 것이다. 발목 플라스틱 보조기(PLS: posterior leaf spring)와 함께 탄소 섬유로 만들어진 보조기는 고정된 변형이 심하지 않은 경도의 환자에서 발처짐을 방지하여 충분한 발등굽힘을 보조한다. 그러나 이것들은 제한된 변형 조절을 제공하고 발 보조 깔창의 사용이 필요하다. 또한 많은 조절이 필요하다면 관절이 있는 발목 발 보조기를 사용하고 발의 안쪽번짐을 조절하는 스트랩을 추가하여 사용하는 것이 필요하다. 스트레칭, 야간 스플린트 적용, 그리고 연속적 기브스가 ROM을 향상시킬 수 있지만 만약 고정된 변형이 있다면 정형외과적인 수술로 변형을 교정하는 것이 발바닥을 바닥에 닿게 하는데 필요할 수 있다.[59]

CMT 환자에서 근력강화 프로그램은 근력과 일상생활능력을 향상시킨다. 순수크레아틴의 추가는 운동의 부속물로써 조사되었다.[160,161] 저항 훈련은 또한 가정 중심의 근력 강화 프로그램 후에 근력과 기능의 향상에 도움이 되는 것으로 밝혀졌다.[162,163,164]

요약

이 장에서 토의한 질환들 모두 근약증, 골격근의 위축, 진행성 변형, 그리고 장애가 증가하는 것이 특징인 질환들이었다. 물리치료사들은 이러한 질환 관리에 중요한 역할을 한다. 물리치료사의 역할은 종종 진행성 경과에 대한 관리와 기능적인 제한을 보상하기 위한 보조공학을 통한 기능유지 중심에 맞춰져 있다. 이러한 역할에는 좀 더 환자가 편안하게 자리를 옮길 수 있도록 해주는 욕조설비를 제안하는 단순한 일로부터 보행 상실에 따른 전동휠체어의 처방까지 다양하다. 물리치료사는 질병의 자연적 과정에 대하여 교육해 주어야 할 위치에 있고, 환자에 대한 모니터링과 임상팀으로서의 결과 측정을 담당한다. 결과적으로 치료사는 질환을 가진 아동과 가족에게 필요한 정서적인 지지를 촉진하기 위해 팀에서 심리사회적인 구성원과 함께 일할 수 있다.

사례연구들

DMD를 앓고 있는 10살된 백인 A.M.

A.M.은 10살된 백인 소년으로 듀센형 근육퇴행위축증을 가지고 있다. 이 아동은 4세 때 유치원에서 이야기 시간 후에 바닥으로부터 천천히 일어나고 또래들과 잘 어울릴 수 없는 것처럼 보여 내원하여 진단되었다. 그 이후에 가족에 대한 교육, ROM과 스트레칭 운동, 그리고 근력과 기능, 관절구축 상태에 대한 모니터링 때문에 물리치료를 규칙적으로 다녔다.

4세 때 가족은 매일 아킬레스 힘줄을 스트레칭 해주고 밤에는 잠자는 동안 발목관절의 중립자세를 유지하기 위해서 스플린트를 대도록 교육받았다(아동은 소위 그의 "우주인 부츠"를 잘 신으라고 했지만 신고 벗기까지 오직 2~3시간 정도만 중립적인 자세를 할 수 있었지만 이 짧은 기간도 장점이 있는 것으로 생각되었다). 신경과 주치의가 A.M.에게 prednisone 투여를 시작하였으며 아이는 근력이 더 좋아졌고 더 잘 뛰게 되었다. 이러한 기능적 이득은 그러나 부작용과 같이 오게 된다. A.M.은 처음에 약간 체중이 늘었지만 부모가 이 현상에 대해 주의할 것을 알고 있었기 때문에 생각했던 것보다는 체중이 덜 늘어났다. 그 이외에도 A.M.은 다소간 좀 더 활발해졌으며 학교에서는 부주의하였다. 이러한 부작용에도 불구하고 부모는 계속 투약하기를 선택하였는데 장점이 단점보다 더 많다고 느꼈기 때문이다. 5~6세 때에 경미한 굽힘과 벌림 구축이 발생하였기 때문에 매일 엉덩관절 굽힘근과 엉덩정강근막띠를 스트레칭하는 프로그램이 추가되었다.

이 시기에 물리치료를 방문하는 A.M.의 주요한 문제는 더 자주 넘어지는 것이었다(약 하루에 4번), 그리고 의자에서 일어나기와 계단을 오르내리기가 더 어려워졌으며 바닥에서 일어날 때 가구를 짚고 Gower식 방법을 쓰지 않으면 일어날 수 없다고 하였다.

상지 근력은 좋은 상태(4/5)였으며, 하지의 근력은 근위부의 근 그룹에서 fair(3//5)에서 poor(2/5) 정도였다. 관절구축 측정 시 엉덩관절 굽힘근은 -10° 양측으로 구축이 있었으며, 양측 엉덩정강근막띠는 0°, 무릎관절은 중립자세, 그리고 오른쪽 발목관절은 -10°, 왼쪽은 -8°의 관절구축이 있었다. 상지의 ROM은 양측 모두 정상범위였고, 여전히 독립적 기능상태였다.

스트레칭 운동을 재검토하고, 가족에게 다시 강조하였다. 관절구축을 해소하기 위한 방법의 선택에 대한 논의와 이후에 정형외과적 수술로 전원하는 것에 대하여 가족과 함께 토의하였다. A.M.과 가족에게 물리치료를 다시 받도록 설명하고 수술을 받기 이전 단계로 보조기사가 해주는 긴다리보조기를 착용하는 것에 대해 설명해주었다. 장거리 이동과 울퉁불퉁한 곳에서의 사용 목적으로 휠체어의 필요성에 대하여 이야기하였다. 휠체어 사용은 이전에 방문 시에도 토의되었기 때문에 휠체어 주문과 전동휠체어를 선택할 준비가 되어있었다. 가족은 장거리에 사용하는 유모차를 가지고 있었지만 이 유모차가 A.M.이 특히 친구와 바깥 활동을 할 때에 원하는 독립성을 제공하지 못한다는 것은 분명하였다. 학교에서 일하는 물리치료사와 접촉하여 그의 제안 또는 전동휠체어에 대한 그의 의견, 집과 관련된 문제, 그리고 수송과 학교에서의 접근에 대하여 가족과 토의하였다.

A.M.은 12세 때 하루 온종일 휠체어에 의존하는 상태가 되었는데 옆쪽을 지지해주었음에도 불구하고 척추옆굽음증이 발생하였고, 커브의 각도가 40°가 되었을 때에는 척추융합이 필요하였다. 척추융합술을 받은 후 A.M.은 스스로 밥을 먹기 어려워져서 움직이는 팔 지지대를 주문하였고 또한 의자가 뒤로 넘어가는 경사 지지대가 있는 전동휠체어를 사용하기 시작하였는데 이는 아동이 수술 후 3인치가 자랐기 때문에 압박 경감을 위해서뿐만 아니라 개조한 밴 안으로 잘 들어가게 하기 위한 것이다.

A.M.이 성장하면서 치료의 중심은 손 기능 유지에 맞춰졌다. 고정 손 스플린트와 손가락 긴굽힘근과 팔꿉 굽힘근의 ROM 운동법을 가르쳐 주었다.

22세에 A.M.은 전동휠체어를 운전하는 것이 더 어려워졌다. 그는 휠체어를 뒤로 돌려서 갈 수 없었으며 덜컹하였을 때 더 이상 자신의 팔을 제자리로 다시 올려놓지 못하였다. 그 이외에도 이후에 논의한 결과 그가 자신의 컴퓨터 사용에도 문제가 생겼으며 이것은 그 이전에 외래를 방문했을 때는 이야기하지 않은 것이었다. A.M.은 휠체어를 운전하기 위해서 미니-조이스틱을 주문하였고, 마우스 에뮬레이터(emulator)를 주문하여서 자신의 휠체어 조절과 함께 컴퓨터에 접근할 수 있게 되었다. 그 이외에 아동은 스크린 상에서 할 수 있는 자판 낱말 예측 소프트웨어와 받아쓰기 프로그램을 사용할 수 있는지 평가를 위해 의뢰되었다.

참고문헌

1. Koenig N, Hoffman EP, Bertelson CJ, et al. Complete cloning of the Duchenne muscular dystrophy (DMD) cDNA and preliminary genomic organization of the DMD gene in normal and affected individuals. *Cell*. 1987;50:509–517.
2. Tsao CY, Mendell JR. The childhood muscular dystrophies: making order out of chaos. *Semin Neurol*. 1999;19:9–23.
3. Mendell JR, Sahenk Z, Prior TW. The childhood muscular dystrophies: diseases sharing a common pathogenesis of membrane instability. *J Child Neurol*. 1995;10:150–159.

3a. Francesco L. An SMN-dependent U12 splicing event essential for motor circuit function. *Cell*. 2012;151(2):440–454.

3b. Wendy I. SMN is required for sensory-motor circuit function in Drosophila. *Cell*. 2012;151(2):427–439.

4. Roselli F, Caroni P. A circuit mechanism for neurodegeneration. *Cell*. 2012;151(2):250–252.
5. Melancini P, Vianello A, Villanova C, et al. Cardiac and respiratory involvement in advanced stage Duchenne muscular dystrophy. *Neuromusc Disord*. 1996;6:367–376.
6. Hoffman EP, Brown RH, Kunkel LM. Dystrophin: the protein product of the Duchenne muscular dystrophy locus. *Cell*. 1987;51:919.
7. Crisp DE, Ziter FA, Bray PF. Diagnostic delay in Duchenne's muscular dystrophy. *JAMA*. 1982;247:478–480.

8. Behrman RG, Kleigman R, Jenson HB. *Nelson Textbook of Pediatrics*. 16th ed. Philadelphia, PA:WB Saunders; 2000.
9. Brooke MH. *Clinicians' View of Neuromuscular Disease*. 2nd ed. Baltimore, MD:Williams & Wilkins; 1986:117–159.
10. Blake DJ, Weir A, Newey SE, et al. Function and genetics of dystrophin and dystrophin-related proteins in muscle. *Physiol Rev*. 2002; 82:291–329.
11. Khairallah RJ, Shi G, Sbrana F, et al. Microtubules underlie dysfunction in duchenne muscular dystrophy. *Sci Signal*. 2012;5(236):ra56.
12. Brooke MH, Fenichel GM, Griggs RC, et al. Clinical investigations in Duchenne dystrophy: Part 2. Determination of the "power" of therapeutic trials based on the natural history. *Muscle Nerve*. 1983;6:91–103.
13. Vignos PJ, Spencer GE, Archibald KC. Management of progressive muscular dystrophy of childhood. *JAMA*. 1963;184:89–96.
14. Magri F, Govoni A, D'Angelo MG, et al. Genotype and phenotype characterization in a large dystrophinopathic cohort with extended follow-up. *J Neurol*. 2011;258(9):1610–1623.
15. Tuffery-Giraud S, Béroud C, Leturcq F, et al. Genotype-phenotype analysis in 2,405 patients with a dystrophinopathy using the UMD-DMD database: a model of nationwide knowledgebase. *Hum Mutat*. 2009;30(6):934–945.
16. Brooke MH, Fenichel G, Griggs R, et al. Duchenne muscular dystrophy: patterns of clinical progression and effects of supportive therapy. *Neurology*. 1989;39:475–481.
17. Dooley JM, Gordon KE, MacSween JM. Impact of steroids on surgical experiences of patients with duchenne muscular dystrophy. *Pediatr Neurol*. 2010;43(3):173–176.
18. Colbert AP, Craig C. Scoliosis management in Duchenne muscular dystrophy: prospective study of modified Jewett hyperextension brace. *Arch Phys Med Rehabil*. 1987;68(5 pt 1):302–304.
19. Cambridge W, Drennan JC. Scoliosis associated with Duchenne muscular dystrophy. *J Pediatr Orthop*. 1987;7(4):436–440.
20. Karol LA. Scoliosis in patients with Duchenne muscular dystrophy. *J Bone Joint Surg Am*. 2007;89(suppl 1):155–162.
20a. Sonia K, Ramirez A, Aubertin G, et al. Respiratory muscle decline in duchenne muscular dystrophy. *Pediatr pulmonol*. 2013; doi: 10.1002/ppul.22847.
21. Machado DL, Silva EC, Resende MB. Lung function monitoring in patients with duchenne muscular dystrophy on steroid therapy. *BMC Res Notes*. 2012;5(1):435.
22. Judge DP, Kass DA, Thompson WR, et al. Pathophysiology and therapy of cardiac dysfunction in Duchenne muscular dystrophy. *Am J Cardiovasc Drugs*. 2011;11(5):287–294.
23. McNally EM, Towbin JA. Cardiomyopathy in muscular dystrophy workshop. 28–30 September 2003, Tucson, Arizona. *Neuromusc Disord*. 2004;20:1–7.
24. Nardes F, Araújo AP, Ribeiro MG. Mental retardation in Duchenne muscular dystrophy. *J Pediatr (Rio J)*. 2012;88(1):6–16.
25. Leibowitz D, Dubowitz V. Intellect and behavior in Duchenne muscular dystrophy. *Dev Med Child Neurol*. 1981;23:577–590.
26. Prosser JE. Intelligence and the gene for Duchenne muscular dystrophy. *Arch Dis Child*. 1969;44:221–230.
27. Bushby K, Finkel R, Birnkrant DJ, et al. Diagnosis and management of Duchenne muscular dystrophy, part 2: implementation of multidisciplinary care. *Lancet Neurol*. 2010;9:177–189.
28. Ziter FA, Allsop K. The diagnosis and management of childhood muscular dystrophy. *Clin Pediatr*. 1976;15(6):540–548.
29. Brooke MH, Fenichel G, Griggs R, et al. Clinical investigation of Duchenne muscular dystrophy. Interesting results in a trial of prednisone. *Arch Neurol*. 1987;44:812–817.
30. Angelini C, Peterle E. Old and new therapeutic developments in steroid treatment in Duchenne muscular dystrophy. *Acta Myol*. 2012;31(1):9–15.
31. Manzur AY, Kuntzer T, Pike M, et al. Glucocorticoid corticosteroids for Duchenne muscular dystrophy. *Cochrane Database Syst Rev*. 2004;(2):CD003725.
32. Drachman DB, Tokya RV, Meyer E. Prednisone in Duchenne muscular dystrophy. *Lancet*. 1974;2:1409–1412.
33. DeSilva S, Drachman D, Mellits D, et al. Prednisone treatment in Duchenne muscular dystrophy. Long-term benefit. *Arch Neurol*. 1987;44:818–822.
34. Fenichel G, Florence J, Pestronk A, et al. Long-term benefit from prednisone therapy in Duchenne muscular dystrophy. *Neurology*. 1991;41:1874–1877.
35. Banerjee B, Sharma U, Balasubramanian K, et al. Effect of creatine monohydrate in improving cellular energetics and muscle strength in ambulatory Duchenne muscular dystrophy patients: a randomized, placebo-controlled 31P MRS study. *Magn Reson Imaging*. 2010;28(5):698–707.
36. Chetlin RD, Gutmann L, Tarnopolsky MA, et al. Resistance training exercise and creatine in patients with Charcot-Marie-Tooth Disease. *Muscle Nerve*. 2004;30:69–76.
37. Fairclough RJ, Bareja A, Davies KE. Progress in therapy for Duchenne muscular dystrophy. *Exp Physiol*. 2011;96(11):1101–1113.
38. Bentley G, Haddad F, Bull TM, et al. The treatment of scoliosis in muscular dystrophy using modified Luque and Harrington-Luque instrumentation. *J Bone Joint Surg Br*. 2001;83(1):22–28.
39. Miller F, Moseley CF, Koreska J. Spinal fusion in Duchenne muscular dystrophy. *Dev Med Child Neurol*. 1992;34:775–786.
40. Leger P, Jennequin J, Gerard M, et al. Home positive pressure ventilation via nasal mask for patients with neuromuscular weakness or restrictive lung or chest-wall disease. *Respir Care*. 1989;34:73–79.
41. Bach J, O'Brien J, Krotenberg R, et al. Management of end-stage respiratory failure in Duchenne muscular dystrophy. *Muscle Nerve*. 1987;10:177–182.
42. Florence J, Brooke M, Carroll J. Evaluation of the child with muscular weakness. *Orthoped Clin North Am*. 1978;9(2):421–422.
43. McDonald CM, Abresch RT, Carter GT, et al. Profiles of neuromuscular diseases. Duchenne muscular dystrophy. *Am J Phys Med Rehabil*. 1995;74(5)(suppl):S70–S92.
44. Ziter FA, Allsop KG, Tyler FH. Assessment of muscle strength in Duchenne muscular dystrophy. *Neurology*. 1977;27:981–984.
45. Allsop KG, Ziter FA. Loss of strength and functional decline in Duchenne dystrophy. *Arch Neurol*. 1981;38:406–411.
46. Henricson E, Abresch R, Han JJ, et al. Percent-predicted 6-minute walk distance in duchenne muscular dystrophy to account for maturational influences. Version 2. *PLoS Curr*. 2012;4:RRN1297.
47. Brooke MH, Griggs R, Mendell J, et al. Clinical trial in Duchenne dystrophy. I. The design of the protocol. *Muscle Nerve*. 1981;4:186–197.
48. Florence JM, Pandya S, King W, et al. Clinical trials in Duchenne dystrophy. Standardization and reliability of evaluation procedures. *Phys Ther*. 1984;64:41–45.
49. Scott E, Eagle M, Mayhew A, et al. Development of a functional assessment scale for ambulatory boys with Duchenne muscular dystrophy. *Physiother Res Int*. 2012;17(2):101–109.
50. Griggs R, Moxley RT 3rd, Mendell JR, et al. Prednisone in Duchenne dystrophy. A randomized, controlled trial defining the time course and dose response. *Arch Neurol*. 1991;48:383–388.
51. Stuberg W, Metcalf W. Reliability of quantitative muscle testing in healthy children and in children with Duchenne muscular dystrophy using hand held dynamometers. *Phys Ther*. 1988;68(6):977–982.
52. Brussock C, Haley S, Munsat T, et al. Measurement of isometric force in children with and without Duchenne's muscular dystrophy. *Phys Ther*. 1992;72(2):105–114.

53. Kilmer DD, McCrory MA, Wright NC, et al. Hand-held dynamometry reliability in persons with neuropathic weakness. *Arch Phys Med Rehabil*. 1997;78:1364–1368.
54. Hyde SA, Steffensen BF, FlØytrup I, et al. Longitudinal data analysis: an application to construction of a natural history profile of Duchenne muscular dystrophy. *Neuromuscul Disord*. 2001;11(2):165–170.
55. Mathur S, Lott DJ, Senesac C, et al. Age-related differences in lower-limb muscle cross-sectional area and torque production in boys with Duchenne muscular dystrophy. *Arch Phys Med Rehabil*. 2010;91(7):1051–1058.
56. Magee DJ. *Orthopedic physical assessment*. 2nd ed. Philadelphia, PA:WB Saunders; 1992.
57. Hyde SA, Floytruuup I, Glent S, et al. A randomized comparative study of two methods for controlling Tendo Achilles contracture in Duchenne muscular dystrophy. *Neuromusc Disord*. 2000;10:257–263.
58. Scott OM, Hyde SA, Goddard C, et al. Prevention of deformity in Duchenne muscular dystrophy. *Physiotherapy*. 1981;67:177–180.
59. McDonald CM. Limb contractures in progressive neuromuscular disease and the role of stretching, orthotics, and surgery. *Phys Med Rehabil Clin N Am*. 1998;9:187–209.
60. Glanzman AM, Flickinger JM, Dholakia KH, et al. Serial casting for the management of ankle contracture in Duchenne muscular dystrophy. *Pediatr Phys Ther*. 2011;23(3):275–279.
61. Johnson E, Yarnell S. Hand dominance and scoliosis in Duchenne muscular dystrophy. *Arch Phys Med Rehabil*. 1976;57:462–464.
62. Miller F, Moseley C, Koreska J, et al. Pulmonary function and scoliosis in Duchenne dystrophy. *J Pediatr Orthop*. 1988;8:133–137.
63. Miller R, Chalmers A, Dao H, et al. The effect of spine fusion on respiratory function in Duchenne muscular dystrophy. *Neurology*. 1991;41:37–40.
64. Alexander WM, Smith M, Freeman BJ, et al. The effect of posterior spinal fusion on respiratory function in Duchenne muscular dystrophy. *Eur Spine J*. 2013;22(2):411–416.
65. Carter GT. Rehabilitation management in neuromuscular disease. *J Neurol Rehabil*. 1997;11:69–80.
66. Vignos P, Watkins M. The effect of exercise in muscular dystrophy. *JAMA*. 1966;197:121–126.
67. Ansved T. Muscle training in muscular dystrophies. *Acta Physiol Scand*. 2001;171:359–366.
68. de Lateur B, Giaconi RM. Effect on maximal strength of submaximal exercise in Duchenne muscular dystrophy. *Am J Phys Med*. 1979;58:26–36.
69. Scott OM, Hyse SA, Goddard C, et al. Effect of exercise in Duchenne muscular dystrophy. *Physiotherapy*. 1981;67(6):174–176.
70. Eagle M. Report on the muscular dystrophy campaign workshop: exercise in neuromuscular diseases Newcastle, 2002. *Neuromusc Disord*. 2002;12:975–983.
71. McCarter GC, Steinhardt RA. Increased activity of calcium leak channels caused by proteolysis near sarcolemmal ruptures. *J Membrane Biol*. 2000;176:169–174.
72. Brussee V, Tardif F, Tremblay J. Muscle fibers of mdx mice are more vulnerable to exercise than those of normal mice. *Neuromusc Disord*. 1997;7:487–492.
73. Connolly AM, Keeling RM, Mehta S, et al. Three mouse models of muscular dystrophy: the natural history of strength and fatigue in dystrophin-, dystrophin/utrophin-, and laminin α2-deficient mice. *Neuromusc Disord*. 2001;11:703–712.
74. Alderton JM, Steinhardt RA. How calcium influx through calcium leak channels is responsible for the elevated levels of calcium-dependent proteolysis in dystrophic myotubes. *Trends Cardiovasc Med*. 2000;10:268–272.
75. Hayes A, Lynch GS, Williams DA. The effects of endurance exercise on dystrophic mdx mice I. Contractile and histochemical properties of intact muscles. *Proc Biol Sci*. 1993;253:19–25.
76. Markert CD, Ambrosio F, Call JA, et al. Exercise and duchenne muscular dystrophy: toward evidence-based exercise prescription. *Muscle Nerve*. 2011;43:464–478.
77. Markert CD, Case LE, Carter GT, et al. Exercise and duchenne muscular dystrophy: where we have been and where we need to go. *Muscle Nerve*. 2012;45(5):746–751.
78. Harris SE, Cherry DB. Childhood progressive muscular dystrophy and the role of physical therapy. *Phys Ther*. 1974;54:4–12.
79. Archibald DC, Vignos PJ Jr. A study of contractures in muscular dystrophy. *Arch Phys Med Rehabil*. 1959;40:150–157.
80. Spencer GE. Orthopaedic care of progressive muscular dystrophy. *J Bone Joint Surg Am*. 1967;49:1201–1204.
81. Roy L, Gibson DA. Pseudohypertrophic muscular dystrophy and its surgical management: review of 30 patients. *Can J Surg*. 1970;13:13–20.
82. Siegel IM. Management of musculoskeletal complications in neuromuscular disease. Enhancing mobility and the role of bracing and surgery. In: Fowler WM Jr, ed. *Advances in the Rehabilitation of Neuromuscular Diseases: State of the Art Reviews*. Vol 4. Philadelphia, PA: Hanley & Belfus; 1988:553–575.
83. Ziter FA, Allsop KG. The value of orthoses for patients with Duchenne muscular dystrophy. *Phys Ther*. 1979;59:1361–1365.
84. Heckmatt JZ, Dubowitz V, Hyde SA, et al. Prolongation of walking in Duchenne muscular dystrophy with lightweight orthoses. Review of 57 cases. *Dev Med Child Neurol*. 1985;27:149–154.
85. Vignos PJ. Management of musculoskeletal complications in neuromuscular disease: limb contractures and the role of stretching, braces and surgery. In: Fowler WM Jr, ed. *Advances in the Rehabilitation of Neuromuscular Diseases: State of the Art Reviews*. Vol 4. Philadelphia, PA: Hanley & Belfus; 1988:509–536.
86. Bach JR, Campagnolo DI, Hoeman S. Life satisfaction of individuals with Duchenne muscular dystrophy using long-term mechanical ventilatory support. *Am J Phys Rehabil*. 1991;70:129–135.
87. Liu M, Kiyoshi M, Kozo H, et al. Practical problems and management of seating through the clinical stages of Duchenne's muscular dystrophy. *Arch Phys Med Rehabil*. 2003;84:818–824.
88. Pellegrini N, Guillon B, Prigent H, et al. Optimization of power wheelchair control for patients with severe Duchenne muscular dystrophy. *Neuromusc Disord*. 2004;14:297–300.
89. Edwards RHT. Weight reduction in boys with muscular dystrophy. *Dev Med Child Neurol*. 1984;26:384–390.
90. Martigne L, Salleron J, Mayer M, et al. Natural evolution of weight status in Duchenne muscular dystrophy: a retrospective audit. *Br J Nutr*. 2011;105(10):1486–1491.
91. Griffiths R, Edwards R. A new chart for weight control in Duchenne muscular dystrophy. *Arch Dis Child*. 1988;63:1256–1258.
92. Perez A, Mulot R, Vardon G, et al. Thoracoabdominal pattern of breathing in neuromuscular disorders. *Chest*. 1996;110:454–461.
93. Birnkrant DJ, Bushby KM, Amin RS, et al. The respiratory management of patients with duchenne muscular dystrophy: a DMD care considerations working group specialty article. *Pediatr Pulmonol*. 2010;45(8):739–748.
94. Bach JR, Ishikawa Y, Kim H. Prevention of pulmonary morbidity for patients with Duchenne muscular dystrophy. *Chest*. 1997;112(4):1024–1028.
95. Topin N, Matecki S, Le Bris S, et al. Dose-dependent effect of individualized respiratory muscle training in children with Duchenne muscular dystrophy. *Neuromuscul Disord*. 2002;12(6):576–583.

96. Wanke T, Toifl K, Merkle M, et al. Inspiratory muscle training in patients with Duchenne muscular dystrophy. *Chest*. 1994;105: 475–482.
97. Gozal D, Thiriet P. Respiratory muscle training in neuromuscular disease: long-term effects on strength and load perception. *Med Sci Sports Exerc*. 1999;31(11):1522–1527.
98. Udd B, Krahe R. The myotonic dystrophies: molecular, clinical, and therapeutic challenges. *Lancet Neurol*. 2012;11(10):891–905. doi: 10.1016/S1474-4422(12)70204-1.
99. Kirschner J, Bonnemenn CG. The congenital and limb-girdle muscular dystrophies: sharpening the focus, blurring the boundaries. *Arch Neurol*. 2004;61:189–199.
100. Khadikar SV, Singh RK, Katrak SM. Sarcoglycanopathies: a report of 25 cases. *Neurol India*. 2002;50:27–32.
101. Politano L, Nigro V, Passamano L, et al. Evaluation of cardiac and respiratory involvement in sarcoglycanopathies. *Neuromusc Disord*. 2001;11:178–185.
102. Ferreira AF, Carvalho MS, Resende MB, et al. Phenotypic and immunohistochemical characterization of sarcoglycanopathies. *Clinics (Sao Paulo)*. 2011;66(10):1713–1719.
103. Richard I, Roudaut C, Saenz A, et al. Calpainopathy-a survey of mutations and polymorphisms. *Am J Hum Genet*. 1999;64:1524–1540.
104. Han R. Muscle membrane repair and inflammatory attack in dysferlinopathy. *Skelet Muscle*. 2011;1(1):10. doi: 10.1186/2044-5040-1-10.
105. Zatz M, de Paula F, Starling A, et al. The 10 autosomal recessive limb-girdle muscular dystrophies. *Neuromusc Disord*. 2003;13:532–544.
106. Pollitt C, Anderson LVB, Pogue R, et al. The phenotype of calpainopathy: diagnosis based on a multidisciplinary approach. *Neuromusc Disord*. 2001;11:287–296.
107. Driss A, Amouri R, Hamida B, et al. A new locus for autosomal-recessive limb-girdle muscular dystrophy in a large consanguineous Tunisian family maps to chromosome 19q3. 3. *Neuromusc Disord*. 2000;10:240–246.
108. Brockington M, Blake DJ, Prandini P, et al. Mutations in the fukutin-related protein gene (FKRP) cause a form of congenital muscular dystrophy with secondary laminin α-2 deficiency and abnormal glycosylation of α-dystroglycan. *Am J Hum Genet*. 2001;69:1198–1209.
109. Alhamidi M, Kjeldsen Buvang E, Fagerheim T, et al. Fukutin-related protein resides in the Golgi cisternae of skeletal muscle fibres and forms disulfide-linked homodimers via an N-terminal interaction. *PLoS One*. 2011;6(8):e22968. doi: 10.1371/journal.pone.0022968.
110. Poppe M, Cree L, Bourke J, et al. The phenotype of limb-girdle muscular dystrophy type 2I. *Neurology*. 2003;60:1246–1251.
111. Mercuri E, Brockington M, Straub V, et al. Phenotypic spectrum associated with mutations in the fukutin-related protein gene. *Ann Neurol*. 2003;53:537–542.
112. Poppe M, Bourke J, Eagle M, et al. Cardiac and respiratory failure in limb-girdle muscular dystrophy 2I. *Ann Neurol*. 2004;56:738–741.
113. Pane M, Messina S, Vasco G, et al. Respiratory and cardiac function in congenital muscular dystrophies with alpha dystroglycan deficiency. *Neuromuscul Disord*. 2012;22(8):685–689. doi: 10.1016/j.nmd.2012.05.006.
114. Nance JR, Dowling JJ, Gibbs EM, et al. Congenital myopathies: an update. *Curr Neurol Neurosci Rep*. 2012;12(2):165–174. doi: 10.1007/s11910-012-0255-x.
115. Clarkson E, Costa CF, Machesky LM. Congenital myopathies: diseases of the actin cytoskeleton. *J Pathol*. 2004;204:407–417.
116. Goebel HH. Congenital myopathies at their molecular dawning. *Muscle Nerve*. 2003;27:527–48.
117. Bönnemmann CG, Laing NG. Myopathies resulting from mutations in sarcomeric proteins. *Curr Opin Neurol*. 2004;17:1–9.
118. Sanoudoud, Beggs AH. Clinical and genetic heterogeneity in nemaline myopathy-a disease of skeletal muscle thin filaments. *Trends Mol Med*. 2001;7:362–368.
119. Wallgren-Pattersson C, Laing NG. Report of the 70th ENMC International Workshop: Nemaline Myopathy 11–13 June 1999, Naarden, the Netherlands. *Neuromusc Disord*. 2000;10:299–306.
120. Ryan MM, Schnell C, Strickland CD, et al. Nemaline myopathy: a clinical study of 143 cases. *Ann Neurol*. 2001;50:312–320.
121. Zhang Y, Chen HS, Khanna VK, et al. A mutation in the human ryanodine receptor gene associated with central core disease. *Nat Genet*. 1993;5(1):46–50.
122. Quane KA, Healy JM, Keating KE, et al. Mutations in the ryanodine receptor gene in central core disease and malignant hyperthermia. *Nat Genet*. 1993;5(1):51–55.
123. Jungbluth H, Sewry CA, Muntoni F. Core myopathies. *Semin Pediatr Neurol*. 2011;18(4):239–249. doi: 10.1016/j.spen.2011.10.005.
124. Quinlivan RM, Muller CR, Davis M, et al. Central core disease: clinical, pathological, and genetic features. *Arch Dis Child*. 2003;88:1051–1055.
125. Muntoni F, Voit T. The congenital muscular dystrophies in 2004: a century of exciting progress. *Neuromusc Disord*. 2004;14:635–649.
126. Voit T. Congenital muscular dystrophies: 1997 update. *Brain Dev*. 1998;20:65–74.
127. Bertini E, D'Amico A, Gualandi F, et al. Congenital muscular dystrophies: a brief review. *Semin Pediatr Neurol*. 2011;18(4):277–288. doi: 10.1016/j.spen.2011.10.010.
128. Demir E, Ferreiro A, Sabatelli P, et al. Collagen VI status and clinical severity in Ullrich congenital muscular dystrophy: phenotype analysis of 11 families linked to the COL6 Loci. *Neuropediatrics*. 2004;35:103–112.
129. Baker NL, Morgelin M, Peat R, et al. Dominant collagen VI mutations are a common cause of Ullrich congenital muscular dystrophy. *Hum Mol Genet*. 2005;14:279–293.
130. Guillian T, Brzustowicz L, Castilla L, et al. Genetic hemogeneity between acute and chronic forms of spinal muscular atrophy. *Nature*. 1990;345:823–825.
131. Hamilton G, Gillingwater TH. Spinal muscular atrophy: going beyond the motor neuron. *Trends Mol Med*. 2013;19(1):40–50. doi: 10.1016/j.molmed.2012.11.002.
132. Dumitro D. *Electrodiagnostic Medicine*. Philadelphia, PA: Hanley and Belfus; 1995.
133. Lomen-Hoerth C, Slawnych MP. Statistical motor unit number estimation: from theory to practice. *Muscle Nerve*. 2003;28(3): 263–272.
134. Iannaccone ST, Brown RH, Samaha FJ, et al. DCN/SMA Group. Prospective study of spinal muscular atrophy before age 6 years. *Pediatr Neurol*. 1993;9:187–193.
135. Miske LJ, Hickey EM, Kolb SM, et al. Use of the mechanical in-exsufflator in pediatric patients with neuromuscular disease and impaired cough. *Chest*. 2004;125:1406–1412.
136. Oskoui M, Levy G, Garland CJ, et al. The changing natural history of spinal muscular atrophy type I. *Neurology*. 2007;69(20):1931–1936.
137. Rudnik-Schoneborn S, Hausmanowa-Petrusewicz I, Brokowska J, et al. The predictive value of achieved motor milestones assessed in 441 patients with infantile spinal muscular atrophy types II and III. *Eur Neurol*. 2000;45:174–181.
138. Russman BS, Bucher CR, Shite M, et al. DCN/SMA Group. Function changes in spinal muscular atrophy II and III. *Neurology*. 1996;47:973–976.
139. Iannaccone AT, Russman BS, Browne GH, et al. Prospective analysis of strength in spinal muscular atrophy. DCN/Spinal Muscular Atrophy Group. *J Child Neurol*. 2000;15:97–101.
140. Merlini L, Bertini E, Minetti C, et al. Motor function-muscle strength relationship in spinal muscle atrophy. *Muscle Nerve*.

2004;12:561–566.
141. Koch BM, Simenson RL. Upper extremity strength and function in children with spinal muscular atrophy type II. *Arch Phys Med Rehabil*. 1992;73:241–245.
142. Granata C, Cornelio F, Bonfiglioli S, et al. Promotion of ambulation of patients with spinal muscular atrophy by early fitting of knee-ankle-foot orthoses. *Dev Med Child Neurol*. 1987;29(2):221–224.
143. Shapiro F, Specht L. Current concepts review. The diagnosis and orthopaedic treatment of childhood spinal muscular atrophy, peripheral neuropathy, Friedreich ataxia, and artrogryposis. *J Bone Joint Surg Am*. 1993;75A:1699–1714.
144. Tangsrud SE, Lodrup Carlsen KC, Lund-Petersen KC, et al. Lung function measurements in young children with spinal muscle atrophy; a cross sectional survey on the effect of position and bracing. *Arch Dis Child*. 2001;84:521–524.
145. Rodillo E, Marini ML, Heckmatt JZ, et al. Scoliosis in spinal muscular atrophy: review of 63 cases. *J Child Neurol*. 1989;4:118–123.
146. Tsirikos AI, Chang WN, Shah SA, et al. Preserving ambulatory potential in pediatric patients with cerebral palsy who undergo spinal fusion using unit rod instrumentation. *Spine (Phila Pa 1976)*. 2003;28(5):480–483.
147. Phillips DP, Roye DP, Farcy JPC, et al. Surgical treatment of scoliosis in a spinal muscular atrophy population. *Spine*. 1990;15:942–945.
148. Chetlin RD, Gutmann L, Tarnopolsky M, et al. Resistance training effectiveness in patients with Charcot-Marie-Tooth Disease: recommendations for exercise prescription. *Arch Phys Med Rehabil*. 2004;85:1217–1223.
149. Shy ME, Blake J, Krajewski K, et al. Reliability and validity of the CMT neuropathy score as a measure of disability. *Neurology*. 2005;64:1209–1214.
150. Muscular Dystrophy Association. Charcot-Marie-Tooth Disease and Dejerine-Sottas Disease. www.mdausa.org. Accessed May 1, 2005.
151. Azmaipairashvili Z, Riddle EC, Scavina M, et al. Correction of cavovarus foot deformity in Charcot-Marie-Tooth Disease. *J Pediatr Orthop*. 2005;25:360–365.
152. Patzkó A, Shy ME. Update on Charcot-Marie-Tooth disease. *Curr Neurol Neurosci Rep*. 2011;11(1):78–88.
153. Shy ME, Patzkó A. Axonal Charcot-Marie-Tooth disease. *Curr Opin Neurol*. 2011;24(5):475–483. doi: 10.1097/WCO.0b013e32834aa331.
154. El Mhandi L, Millet GY, Calmels P, et al. Benefits of interval-training on fatigue and functional capacities in Charcot-Marie-Tooth disease. *Muscle Nerve*. 2008;37(5):601–610; doi: 10.1002/mus.20959.
155. Phillips MF, Robertson Z, Killen B, et al. A pilot study of a crossover trial with randomized use of ankle-foot orthoses for people with Charcot-Marie-tooth disease. *Clin Rehabil*. 2012;26(6):534–544.
156. Ramdharry GM, Day BL, Reilly MM, et al. Foot drop splints improve proximal as well as distal leg control during gait in Charcot-Marie-Tooth disease. *Muscle Nerve*. 2012;46(4):512–519.
157. Guillebastre B, Calmels P, Rougier PR. Assessment of appropriate ankle-foot orthoses models for patients with Charcot-Marie-Tooth disease. *Am J Phys Med Rehabil*. 2011;90(8):619–627;doi: 10.1097/PHM.0b013e31821f7172.
158. Bean J, Walsh A, Frontera W. Brace modification improves aerobic performance in Charcot-Marie-Tooth Disease: a single subject design. *Am J Phys Med Rehabil*. 2001;80:578–582.
159. Sackley C, Disler PB, Turner-Stokes L, et al. Rehabilitation interventions for foot drop in neuromuscular disease. *Cochrane Database Syst Rev*. 2009;8(3):CD003908.
160. Chetlin RD, Mancinelli CA, Gutmann L. Self-reported follow-up post-intervention adherence to resistance exercise training in Charcot-Marie-Tooth disease patients. *Muscle Nerve*. 2010;42(3):456; doi: 10.1002/mus.21705.
161. Chetlin RD, Gutmann L, Tarnopolsky M, et al. Resistance training effectiveness in patients with Charcot-Marie-Tooth disease: recommendations for exercise prescription. *Arch Phys Med Rehabil*. 2004;85(8):1217–1223.
162. Burns J, Raymond J, Ouvrier R. Feasibility of foot and ankle strength training in childhood Charcot-Marie-Tooth disease. *Neuromuscul Disord*. 2009;19(12):818–821. doi: 10.1016/j.nmd.2009.09.007.
163. Lindeman E, Spaans F, Reulen J, et al. Progressive resistance training in neuromuscular patients. Effects on force and surface EMG. *J Electromyogr Kinesiol*. 1999;9(6):379–384.
164. Kilmer DD. The role of exercise in neuromuscular disease. *Phys Med Rehabil Clin N Am*. 1998;9(1):115–125.
165. Mitsuhashi S, Kang PB. Update on the genetics of limb girdle muscular dystrophy. *Semin Pediatr Neurol*. 2012;19(4):211–218.
166. Neuromuscular Disease Center. Limb-Girdle Muscular Dystrophy (LGMD) Syndromes. http://neuromuscular.wustl.edu/musdist/lg.html#lgmd1f. Accessed February 22 2013.

CHAPTER

10

정신지체: 다운증후군을 중심으로

Intellectual Disabilities: Focus on Down syndrome

도입(소개) Introduction

정신지체 아동을 다루는 물리치료사는 어렵고도 중요한 다방면의 역할을 수행한다. 정신지체 아동이 보여주는 임상 양상 내에 내재해 있는 이러한 어려움은 신경운동적, 근골격계, 발달학적, 인지 그리고 정서적 영역에서 서로 영향을 미치면서 동시에 존재하는 장애들이다. 물리치료사는 아동을 정확히 평가해야할 뿐만 아니라 혁신적으로 개발하고, 수행해보며, 수정한 정확한 치료 계획을 부모와 기타 서비스 제공자와도 공유할 수 있어야 한다. 이 장에서는 입문 수준의 물리치료사에게 정신지체 아동을 검사, 중재 그리고 관리하는데 도움이 될만한 접근방법을 제시하려고 한다. 여기에서 제시하려고 하는 전략은 그와 같은 정신지체와 동반되는 흔한 장애들의 상호작용을 자세히 구분해가면서 아동이 처한 환경 내에서 가장 잘 기능하도록 도와주는 물리치료사의 역할에서 보는 기능적 관점으로부터 나온다. 다운증후군 아동에 대한 물리치료를 정신지체 분야 물리치료의 기본이 되는 모델 전략으로서 설명하려고 한다 (그림 10.1).

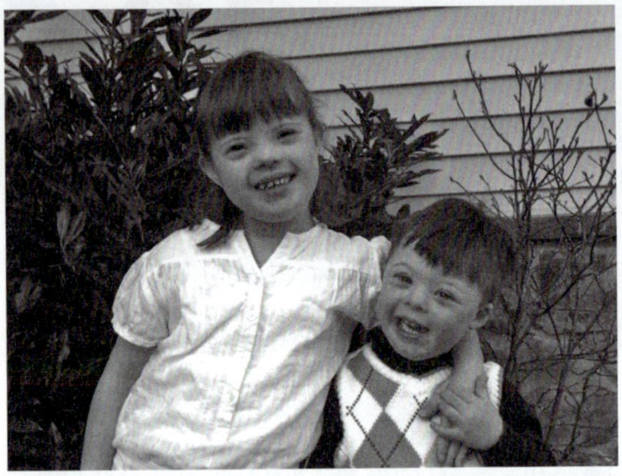

그림 10.1 다운증후군 형제인 안젤로(Angelo)와 줄리아나(Julianna)를 소개합니다. 줄리아나는 안젤로가 3살 때 입양되었다.

역사적 고찰 Historical review

사회 역사와 정신지체인의 치료의 사이에는 흥미로우면서도 여전히 풀리지 않는 상호반응적인 관계가 있다. 사회의 흐름상 더 많아지는 교육의 기회, 더 넓어지는 이해의 방향이라는 흐름을 따라서 진행하는 과정에서, 이러한 상호작용의 질은 심각한 모욕적인 인권침해부터 용인과 보호, 이해와 관용의 길을 따로는 등의 기복이 있었으며 이제는 완전한 통합과 자기 결정을 촉진하는 방향으로 진화하고 있다. 비정신지체인과 정신지체인사이의 상호행동에 관한 가장 초기의 기록에 의하면 정신지체인은 무시되고, 거의 아무런 보살핌을 받지 못했거나 또는 심지어 사망하도록 방치되었다. 스파르타식 사회는 건강한 사람만이 생존할 수 있다고 믿었고 신체적, 정신적 장애가 있는 사람들은 사라지도록 방치하였다.

반면에, 중세사회와 고대 로마에서는 부유한 사람들이 "바보" 또는 "궁정의 어릿광대"들을 도와주는 일이 드물지 않았는데 이는 그 가족과 손님들을 즐겁게 해준 대가로 그렇게 한 것이다.[1] 중세에 그려진 그림에서 어릿광대를 볼 수 있는데 오늘 우리가 다운증후군으로 알고 있는 신체적 특성을 나타내고 있다.[2] 중세 후기에 특히 유럽에서는 미신적인 믿음 때문에 "마녀와 마법사"라고 생각되는 사람들을 교수형을 시키게 되었는데 정신 기타 장애를 가진 사람들도 의심의 여지없이 이 그룹에 속하게 되었다.[1] 정신지체인들이 사회에 위협이 된다는 생각이 19세기 내내 지속되었는데 마침내는 교수형에서는 멀어졌으나 여전히 체벌, 투옥, 격리 쪽으로 흐름이 옮겨갔다.[3]

20세기 초기에 들어와서 정신지체인을 오해, 학대, 사회적 징벌로부터 피난시키고 보호할 공공적 필요성이 인식되었다. 그 결과 정신지체인들을 보호시설, 피난소, 그리고 농장 공동체에 격리하였다. 하지만, 이러한 공동체는 곧 과밀화되었다. 이러한 공공 부문의 노력의 목표는 분명히 서비스 또는 교육의 제공이 아닌 거주지의 제공에 있었다.

정신지체인을 돕고자 하는 서비스에 대한 관심은 초기부터 어려움에 봉착했다. 1800년대 초기에 Jean Marc Itard라는 프랑스인 의사는 프랑스에 있는 Aveyron 숲에서 발견한 정신지체가 있는 소년에 흥미를 가지게 되었다. 지적 수행은 환경자극에 영향을 받을 수 있다는 그 당시로서는 혁명적인 전제에 의거하여 Itard는 이 "Aveyron 숲의 야생 소년"을 가르치는 데 성공하였다. 비록 Itard의 노력으로 이후 5년 동안은 소년이 향상되었지만 아이가 그 당시 파리 사회에 통합될 수준으로 발전하기에는 충분치 않았다. 사회는 소년에 대해 눈살을 찌푸렸으며 Itard는 실패했다고 믿었다.[4]

1840년에 Johann Jacob Guggenbuhl이란 사람이 스위스에 센터를 세우고 정신지체가 있는 아동들을 위하여 그룹학습을 포함한 새로운 접근을 하였다. 그의 성과는 주요한 개선책으로 전 세계가 칭송하였다. 이 작업은 유럽과 미국의 Edouard Sequin에게 영향을 미쳤는데 그는 정신지체인을 위한 재가서비스 및 교육 개발 분야의 지도자였다. 1876년에, Seguin은 새롭게 만들어진 정신지체인을 위한 미국 내 시설의 의료 관련 조직체의 장이 되었다. 이 조직은 나중(1876)에 2006년도에 현재의 미국 정신지체 및 발달장애 협회(AMDD: American Association on Intellectual and Developmental Disabilities)로 이름이 바뀐 미국 정신결여(지체)협회(AAMD: American Association of Mental Deficiency)가 되었다.[5]

미국에서는 산업혁명에 따른 변화된 사회 조직이 이러한 아동에 대한 사회적 책임의 촉진뿐 아니라 집단 보살핌의 개념을 강화하였다.[1] 1800년대 전반에 걸쳐, 좌절과 무익함을 동반하긴 했지만 약간의 성과가 있었고 점점 많아진 "치료될 수 없는" 이들을 집단으로 수용하려는 움직임 때문에 격리 장소의 시설은 과밀화되었다.[2] 이와 같이, 처음에는 지능장애를 가진 사람을 포함하여 심한 장애를 가진 사람들에게 사용하도록 촉진되었던 교육이 대중으로부터 장애인들을 보호할 뿐만 아니라 그들로부터 대중을 보호하고자 고안된 대규모 시설에서도 일반적으로 제공되었다.

19세기의 중반에 "특수교육"이란 하나의 흥미로운 발전이 시작되었다. Samuel Gridley Howe와 Horace Mann같은 이들은, 맹아학교에서 교육받고 매사추세츠의 Perkins 시설에 수용되었던 맹아인 Laura Bridgman을 교육한 경험을 출판하였는데 그들의 평판은 이런 노력을 더 촉진하였다. Howe는 시설에서 Bridman에게 사용하였던 과정들을 기술하였는데 이것이 이후에 Charlse Dickens가 쓴 보고서를 통해서 더욱 유포되었다. Dickens의 논문은 당시 그의 명성 덕분에 많은 사람이 읽었으며 특수교육 운동에 대한 불을 더 지피게 된 결과를 가져왔다.[6,7]

대형의 분리된 상황에서 제공되었던 이와 같은 치료 모형은 2차 대전이 끝날 때 정신지체인을 돌보는 일의 강조점이 "프로그래밍"을 포함할 정도로 진전되었다. 이러한 행동 계획의 변화는 지체가 있는 시민을 위한 국립 협회(NARC: National Association for Retarded Citizens) 및 부모들, 전문가 지지그룹에 힘입은 바 컸다.[2] 집에 그냥 격리해두는 것의 부정적 효과를 점차 알게 되고 기존의 프로그램의 제한점을 인식하게 되면서 그 당시 정신지체인을 위해 가용한 종류의 돌봄에 대한 중요한 재검토가 알려지게 되었다. 시민 권리 운동의 영향으로 1960년대는 모든 장애인들에 대한 프로그램의 입법화와 기금 배정이 확장되는 시기가 되었다. 정신지체인을 격리하고 차별하는 것은 마침내 좋지 않고 바람직하지 못한 것으로 인식되었다.[2]

1970년대 초기에 스칸디나비아를 방문하게 된 미국인들은 "정상화"라는 개념을 접하게 되었는데 이것은 장애가 있는 사람들을 교육하여 가능한 한 최대로 비장애인 같은 환경으로 끌어들인다는 원칙을 정의한 것이었다.[8] 이러한 과정은 명백히 주요한 발전과 지역사회의 지원 시스템이 필요로 하였다. 이 시기는 "탈 시설화"의 시기로 알려지게 되었다. 하나의 예를 들면, 1972년도에 지체인을 위한 시민협회는 정신지체 아동도 공립학교에서 교육받을 수 있도록 하는 펜실베이니아주에 대한 중대한 결정을 얻어냈다. 이 결정에서는 "모든 정신지체 아동을 아동의 능력에 맞게 무상의 공립학교 프로그램에 배치하는 것이 주정부의 의무이며,... 같은 공립학교의 특수 학급보다는 일반 학급에 배치하는 것이 더 바람직하고, 교육 훈련의 다른 형태보다는 특수 공립학교에 배정하는 것이 더 바람직하다."고 선언하였다.[8] 비슷한 사례들이 미국 전역에 걸쳐서 발생하였다. 이러한 탈 시설화 운동은 1980년대까지 지속되었고 공공적 관심은 여러 시설의 상태에 대한 체계적인 조사 및 공표로 인해 더욱 끓어오르게 되었다. TV 방송은 "Staten 섬에 있는 정신지체인을 수용하는 주립 시설인 Willowbrook에서 일어나고 있는 학대, 방치, 프로그램의 부재를 노출하였다."[9] 이것은 뉴욕주 상원인 Jacob Javits의 관심을 불러일으켰으며, 그는 시설의 관행에 대한 규제를 위한 입법안을 제안하게 되었다.[8] 그 당시 이래로 대중과 교육자들의 관심의 결과로 많은 변화가 일어나게 되었다. 정신지체인을 돌보도록 되어 있었던 대부분의 국립 시설들이 폐쇄되었고, 다른 형태의 교육적 시설과 주거형태가 개발되었다. 이제는 지역사회 내에서의 거주가 정신지체인의 지지와 장기간 보살핌의 표준으로 자리를 잡았다.

정신지체 분야의 프로그램에 대한 접근방법 가운데 가장 최근의 접근방식은 기능적, 통합적 모델이다. 사회 전체가 하나로서, 따라서 오늘날 사회의 많은 법률과 서비스 제공자들은 사람들 간, 환경과의 상호작용과 도움의 패턴 및 필요의 강도에 초점을 두고 좀 더 기능적인 정의 안에서 변화하는 패러다임을 따라 정신지체를 바라본다. 오늘날 독자들이 가장 많이 듣게 되는 용어는 지원(support)이란 단어일 것이다 이는 환경 내에서 정신지체인이 최대의 기능을 하도록 하기 위해서 필요한 도움의 수준을 포함하는 말이다.[9]

정의 Definition

미국 정신학회(2013)의 정신장애 및 진단 통계 편람(DSM: Diagnostic and Statistical Manual of Mental Disorder)(5판)의 3가지 기준에 의하여 정의한다. 세 가지 중 첫 번째는 IQ의 관점에서 측정되는 일반적인 지적 능력의 결함으로서, 일반적으로 정상에서 최소한 표준편차 두 단계 아래에 모자라는 것으로 부분적으로 밖에는 측정되지 않는다. 즉, 개별화되고, 표준화되었으며, 문화적으로 적합하고, 정신측정학적으로 견실한 검사에서 65~75 미만의 점수이다.[11] 보다 구체적으로, 이러한 정신 능력의 결함은 "추론, 문제해결, 계획 수립, 추상적 사고, 판단, 교육과 경험으로부터의 학급과 실용적인 이해"에 있어서의 기능적인 어려움 속에 반영되어 있다.[10] 두 번째, 지능장애가 있는 개인은 적응 기능의 제한을 동시에 가지는데, 그것은 "지역사회에서 비슷한 연령과 사회문화적 배경을 지니는 다른 사람들과 비교하였을 때 개인적 독립성과 사회적 책임에 대한 지역사회의 표준을 얼마나 충족시키는지"를 의미한다.[10] 마지막으로, 이들 두 가지의 기준은 개인의 발달기간으로 여겨지는 아동기 또는 청소년기에 입증이 되어야만 한다.[10]

이 정의는 적응행동 차원의 지속적인 강조를 반영한다. 그러나 이러한 제약이 지속적인 지원의 필요로 귀결된다는 점을 추가함으로써 이전의 정의와는 다르다. 예를 들어, 지능적인 장애를 가진 사람은 자신의 일상적 생활 속에서 유능하게 기능을 하기 위해서는 간헐적, 제한적, 광범위한, 또는 전반적인 지원을 필요로 할 수 있다. 지능적인 장애는 비록 그것이 개인의 특정한 특징 또는 역량의 영향을 받기는 하나, 특정한 특성으로 인한 것이 아닌 한 개인의 특정한 수행으로 기술되는 개인 속에 존재하는 것으로 일반적으로 생각되고 있다.[12] 오히려, 지능적인 장애는 기능이 손상된 하나의 수행의 *상태*를 기술한다. 이러한 구분은 현재의 정의가 어떻게 지능적인 장애의 개념을 확장하고 그것이 강조점을 특성의 측정으로부터 일상 생활 속에서의 개인의 실제의 수행에 대한 이해로 이동시키는지를 이해하는 데 있어서 핵심적인 것이다. 모든 지능적인 장애를 지닌 사람에 대해서, 기능적인 행동의 현재의 상태에 대한 기술을 위해서는 어떤 개인의 개인적인 및 사회적인 환경의 구조 및 기대 내에서의 행동에 대한 이해뿐만 아니라 개인의 역량에 대한 이해가 요구된다.

빈도 Incidence

평균 아래 2 이상의 표준편차라는 식별자를 이용하면, 미국 인구의 약 3%가 지능적인 장애를 지니고 있는 것으로 가정이 되나, 실제의 유병률은 1%에 가까우며, 극심한 지능적인 장애는 개략 1,000명 중에 여섯 명 정도로 발생하고 있다. 전반적으로, 특히 경미한 범위에 있어서 남성이 여성에 비해 더 자주 지능적인 장애 진단을 받고 있으나(비율은 1.6:1)[11], 이러한 비율은 일부의 성과 연계된 유전적 증후군 내에서는 변동한다.

진단 Diagnosis

지적 장애에 대한 진단은 개인의 지적 기능 및 적응 기술 수준을 반영하는 정의 안에서 정해져 있는 기준에 따른다.

지적 기능의 평가
Assessment of Intellectual Functioning

아동의 지적 기능이 평균 대비 상당히 낮다는 판단은 통상적으로 심리학자가 실시하는 표준화된 지능검사를 통해서 도달하게 된다. 지적 장애의 진단 기준을 만족하려면 IQ가 정상이라고 생각되는 100에서 2 이상의 표준편차 아래 또는 70 또는 75이하일 때이다.[5,11] 지적 기능평가에 가장 일반적으로 사용하는 도구는 스탠포드-비네 지능검사,[13] 아동용 웩슬러 지능검사 4판[14] 또는 웩슬러 유아용 지능검사 3판[15]을 포함한 웩슬러 척도, 그리고 아동용 카우프만 평가 배터리 등이다.[16] 이들 검사는 통상 훈련을 받은 학교 또는 임상 심리학자가 실시한다.

적응 기술 수준의 평가
Assessment of Adaptive Skill Level

낮은 IQ라기 보다는 오히려 적응 능력의 손상을 통상적으로 지적 장애의 증상들로써 표현되고 있다.[11] 적응 기술이란 성공적인 생활 능력에 필수적이며 흔히 정신지체가 있는 사람들에게 도움이 필요한 정도에 관련되어 있다. 한계가 구체적으로 나타나는 적응 영역은 다음의 한 적응 영역이다: 의사소통, 자조관리, 가정생활, 사회적 기술, 지역사회의 이용, 자기주도, 건강 및 안전, 기능적 학습, 레저 및 직업 영역이다. 지적 장애의 진단 기준에 합당하려면 최소 두 가지 이상의 영역에서 적응 기능이 결여되어 있고, 그럼으로써 일반적으로 적응 기술 수준의 제한을 보여야 한다.[5,11] 적응 행동의 수준을 이야기하기 위해서는, 실무가는 모든 환경 세팅에서 아동의 기능 평가를 수행하여야 한다. 이를 위하여 적응 기능을 측정하기 위한 여러 척도를 사용하는데, Vineland 적응 행동 척도(Adaptive Behaviour Scales)[17] 그리고 미국 정신지체 협회 적응 행동 척도를 이용한다.[19] 표 10.1은 다양한 수준의 정신지체를 가지고 있는 아동 및 성인의 행동특성을 보여주고

표 10.1 정신지체인의 적응 행동 특성

정신지체인의 연령

IQ	학동기 전	학동기	성인기
50-55 to 70	종종 지체가 없는 듯이 보임; 기능적 사회성과 의사소통 기술 발달	초등 6학년 학습이 가능함; 중학교에서 특수 교육 지원 필요	사회적 직업적 기술 습득 가능
35-40 to 50-55	사회성 장애; 의사소통 가능; 감독이 필요할 수 있음	특수훈련/변형을 통한 초등 4학년까지의 학습 가능	숙련이 필요 없거나 반 숙련 직업
20-25 to 35-40	심한 의사소통 장애; 운동 기술 장애	의사소통법을 배울 수도 있음; 기초적 개인 건강 습관; 제한된 학습 기술	자조 관리에 완전 타인의 도움과 감독이 필요함
< 20-25	완전 도움이 필요함; 보살핌은 완전 타인 의존적임; 감각 운동 발달 제한	약간의 운동 발달; 보살핌에의 완전 의존; 훈련의 성공이 제한적임	제한된 운동 능력과 의사소통; 보살핌에 대한 지속적 의존성

저자가 최초 자료를 업데이트 함.[19]

있다.[19]

분류 Classification

장애에 관한 현시대의 모형을 견지한다면,[20-22] 정신지체의 정의상 핵심 요소는 *능력(capabilities)*, *환경(environment)*, *기능적인 한계(functional limitation)*, 그리고 *참여 제한(participation restriction)*이다. 현재의 분류 체계에는 도움이 필요한 정도에 직접 관련이 있는 새로운 진단 기준의 적용이 수반된다. 도움이 필요한 정도는 아주 다양하다. 첫째, 어떤 적응 기술 영역에서는 도움이 필요하지만 다른 영역에서는 아닐 수 있다; 둘째, 도움은 일시적으로 필요할 수도 있고 계속 필요할 수도 있다; 셋째, 필요한 도움의 정도, 지원받을 수 있는 자원의 형태, 그리고 지원 기능은 개인마다 다르며 삶의 주기에 따라서도 달라진다. 도움의 필요성은 생활 주기뿐만 아니라 환경에 따라서도 달라질 수 있다는 것을 인식하는 것이 매우 중요하다. 기본적으로 도움의 정도는 다음 4가지로 구분한다: 때때로, 제한된 기간만큼, 집중적인, 영구적인 도움으로 나눈다. 정신지체 아동을 지원하는 서비스는 다음의 4가지 원천으로부터 받을 수 있다; 아동 본인(예: 선택을 할 수 있는 능력), 타인(예: 부모, 교사), 기술(예: 보조 기구) 또는 훈련 서비스(예: 물리 치료, 작업 치료, 언어 치료)[5]

교육적 분류 Educational Classification

현재의 특수 교육 관행은 지적 장애의 정의와 지원의 필요성 두 가지 모두에 의하여 형성되었다. 현대의 교육학적 배치에 관한 용어는 보다 기능적인 접근을 따르고 있으며, 보조와 치료의 필요성을 강조함으로써 교육적 성취를 위한 아동의 수요를 기술하는 방식이다. 이와 같은 많은 지적 장애를 지닌 아동들을 돕는 교육적 프로그램을 위한 기술적인 용어로는, 아동의 우선순위 수요에 따라서 다음과 같이 기술되는 지원들이 포함된다.

- 자폐증 보조
- 학습 보조
- 생활 기술 보조
- 정서적 보조
- 시각 보조
- 듣기 보조
- 말과 언어 보조
- 신체적 보조
- 복합 장애 보조[23]

교육 현장에서의 물리 치료는 특수 교육에 관련된 서비스로 생각되고 있으며 이 책의 다른 장에서 논의한다.

의학적 분류 Medical Classification

과거에는 의학적 분류가 IQ 점수와 밀접한 상관을 지

니고 있었으나, 보다 최근으로 들어와서는 전문가들이 "IQ 척도가 상대적으로 낮은 IQ 범위에서는 타당하지 못하다는 것을 인식하게 되었다"(APA, 2013, p.33). 그 대신, 분류는 경미한, 중등도, 중증 그리고 심각의 11, 24-25의 범위를 이용하여 그 사람이 필요로 하는 지원의 수준을 이용하여 이루어진다.

원인 및 병리생리 Etiology and pathophysiology

지금까지 정신지체의 약 350가지가 넘는 원인들이 밝혀진 바 있다.[26,27] 이러한 것들을 광범위하게 산전기, 주산기, 그리고 출산 후의 원인으로 범주화할 수 있다. 원인과 그 예들이 표 10.2에 나와 있다. 운동 장애는 다른 것보다는 특정한 일부의 원인과 더 관련이 되어 있다. 많은 아동은 또한 동반장애로 시각, 청각 그리고 기타 의학적 문제를 가지고 있다. 교육 현장과 임상에서 발견되는 정신지체인의 개략 30~40%의 경우는 원인 평가를 위한 많은 노력에도 불구하고 분명한 원인을 밝힐 수 없다.[11]

일차적 장애 Primary impairments

신경운동 장애 Neuromotor Impairments

정신지체의 여러 종류는 신경근육과 근골격계, 그리고 심폐 장애를 동반한다. 표 10.3에서 우리는 가장 흔한 정신지체 상태와 동반된 신경운동 장애를 볼 수 있다.[28-43] 대부분의 신경근육 장애는 중추신경계에 그 일차적 병리가 있는 결과이다. 이차적 장애로는 물리치료사의 관심사이기도 한, 운동조절에서의 장애, 유연성, 그리고 균형 장애

표 10.2 정신지체의 원인적 분류

산전 원인	예
1. 염색체 장애	Down, Turner, Klinefelter 증후군
2. 증후군 장애	신경섬유종, 근육긴장퇴행위축, Prader-Willi, 결절경화증
3. 선천성 대사장애	페닐케톤뇨증, 탄수화물 대사이상, 뮤코다당증(즉, Hurler형), 핵산 대사장애 (즉, Lesch-Nyhan증후군)
4. 뇌형성의 발달이상	신경관 유합결손(즉, 무뇌증), 뇌수종, 공뇌증, 소뇌증
5. 환경영향	태내 영양실조, 약물, 독소, 알코올, 마약, 엄마의 질병
주산기 원인	
6. 태내 질병	부적절한 태반, 엄마의 패혈증, 비정상 진통 또는 분만
7. 신생아 질환	두개 내 출혈, 뇌실주위백질연화증, 경기, 감염, 호흡질환, 머리외상, 대사이상
출생 후 원인	
8. 머리 손상	두개 내 출혈, 뇌좌상, 뇌진탕
9. 감염	뇌염, 뇌막염, 바이러스 감염
10. 말이집 탈락병증	감염 후와 예방접종 후 질환
11. 퇴행성 질환	증후군(즉, Rett 증후군) 척수염퇴행위축(즉, Friedreich ataxia). 기저핵 이상, 뇌백질연화증
12. 경기	영아연축, 근간대성 간질
13. 독소-대사이상	Reye증후군, 납중독, 대사질환(즉, 저혈당증)
14. 영양실조	단백질-칼로리, 장기간의 정맥내 영양 공급
15. 환경 박탈	심리사회적 약점, 아동 학대/방치

자료원: 미국 정신지체협회(AAID) 및 기능, 장애 및 건강에 관한 국제 분류(ICF), 제네바, 세계보건기구; 2001.

표 10.3 특정한 정신지체와 관련된 신경근, 근골격계 그리고 심폐계의 장애

질환	신경근육계	근골격계	심폐계
Cri-du-chat 증후군[28]	아동기 초기의 저긴장증, 때로는 후기 아동기의 저긴장증	경미한 상지 이상, 측만증	선천성 심장질환 흔함
Cytomegalovirus[29] (산전 감염)	과긴장, 경기, 소두증	신경운동 문제에 이차적으로 나타남	승모판 협착, 폐 혈관 밸브 협착, 심방중격결손
De Lange 증후군[30,31]	경직성, 경기, 수의적 진전, 소두증	골연령 감소, 작은키, 작은 손과 발, 짧은 손가락, 엄지 위치 이상, 휜 새끼 손가락, 기타 손, 손가락 결함 팔굽 신전 제한	신생아 호흡문제, 심장 기형 반복 상기도감염
Down 증후군[32,33]	저긴장증, 약한 근력, 자세 반응 느림, 반응 시간 느림, 연령 증가에 따라 운동발달 지연	관절의 과유동성, 인대가 느슨함, 발의 기형, 측만증, 중쇠고리관절 불안정성(20%)	선천성 심장 문제(40%) 폐의 형성부전 호흡문제
태아 알코올 증후군[31,34]	소근육 기능장애, 시각-운동 결함, 잡기 약함, 눈꺼풀 처짐	관절의 자세, 기능이 이상, 턱 형성 부전	심장 잡음-1세 이후 사라짐
Fragile X 증후군[35,36]	저긴장증, 협응과 운동 실행 계획 부실, 경기	손가락 관절의 과잉신전, 턱이 두드러짐, 측만증	승모판 탈출증
Hurler 증후군[27,31]	뇌수종	관절 구축, 갈고리 같은 손, 짧은 손가락, 흉요추 후만증, 얇은 비구와 어깨관절구, 불규칙한 모양의 뼈	우심실 고혈압으로 인한 심장 확장같은 심장기형 심부전으로 인한 사망이 흔함
Lesch-Nyhan 증후군[37]	저긴장증 이어 경직성, 무도증 무정위운동성/긴장이상; 충동적 자해 행동보임	신경근육 문제에 이차적으로 나타남	
Prader-Willi 증후군[38,39]	영아기 심한 저긴장증, 섭식문제 아동기는 과식, 비만, 대근육 소근육 협응불량	작은 키, 작은 손과 발	폐심장증이 동반될 수 있음 (사망의 흔한 원인)
Rett 증후군[40-43]	영아기의 저긴장 점차 과긴장으로 습득된 기능상실; 보행실조, 실행증 무도병 또는 긴장이상 과잉동작에서 느린동작으로 진행 느린 반응 시간, 상동적 손행동(박수, 손가락 꼬기, 주먹꽉쥐기), 침흘리기, 불수의적 리드미컬한 혀 움직임/일탈, 경기	감 측만증, 후만증, 관절구축 고관절 아탈구 또는 탈구 내반첨족 변형	미성숙한 호흡패턴 과호흡 또는 무호흡
Williams 증후군[31,34] (엘핀 파시즈)	경미한 신경기능장애, 운동 협응 불량	무지외반증	다양한 선천성 심장질환

자료: Campbell 편저, 아동을 위한 물리 치료, 4판, Philadelphia, PA: WB Saunders, 2011에 실린 McEwen I. "정신지체"에서 저자 승낙하에 수정 전재.

가 전형적이다.[44] 이에 대한정신지체 아동들의 물리치료 검사와 중재는 여느 소아물리치료 환경에서 하는 것과 비슷하다. 표 10.3을 보면 소아물리치료사가 흔한 정신지체 또는 질환과 관련하여 수행하는 전형적인 치료가 어떤 것인지 알 수 있다. 어떤 동반장애처럼 생각하는 관점으로 보는 정신지체는 아동이 특수한 인지 제한을 보이기 때문에 평가 및 중재에 있어 어느 정도의 응용이 필요하다.

학습 장애 Learning Impairment

정신지체 아동은 학습에서의 장애가 있다 이들은 발달된 인지정보 처리 과정, 동시 또는 여러 개의 요구를 처리하는 능력, 그리고 복잡한 정보를 조직화하는 능력이 부족한데 이는 과제 수행뿐만 아니라 과제 숙련도에 영향을 준다.[45] 기억력 부족, 일반화의 제약(즉, 학습한 과업을 서로 다른 환경에 걸쳐 수행할 수 없는 것), 그리고 동기의 부족 역시 정신지체 아동의 학습에 지장을 초래할 수 있다.[46] 기억장애는 다단계 과업 또는 과업을 완료하기 위한 단계를 기억하기 어려운 형태로 나타난다. 일반화를 할 수 없게 되는 경우에는, 세팅을 변경하는 것이 매우 어렵게 될 수 있다. 마지막으로, 정신지체가 있는 사람에게서 나타나는 느린 학습 속도 또는 빈번한 학습 실패는 많은 필수적인 생활 기술의 습득에 있어서 동기와 자기 결정 수준을 낮게 만들 수 있다.

물리치료사는 장애가 있는 지적 기능에 대처하기 위하여 중재와 검사 접근 방법을 적응시킬 수 있어야 한다. 분명히, 정신지체 아동의 인지 결핍과 인지 능력은 범위가 넓으며 다양한 수준의 수행, 기능성, 잠재성을 나타낸다.[47] 다양한 환경 안에서 아동이 기능하고 참여할 수 있는 잠재력을 최대화할 수 있게 도와주는 것은 치료사로서 어려운 과제이다.

▶ 물리치료 검사 및 중재 원칙 Physical therapy evaluation and intervention principles

검사의 중요 요소 Key Elements of Assessment

의미 있는 검사란 검사의 중요 요소가 항시 아동의 기능에 초점을 맞춘 것이라야 한다. 물리 치료적으로 정신지체 아동을 성공적이고 효과적으로 검사하는 것은 아동에게 어떻게 접근하느냐에 대부분 달려있다. 네 가지 요인들이 검사과정을 쉽게 하는데 도움이 된다.

첫째, 검사과정동안 치료사는 아동이 할 수 있는 것 뿐 아니라 *보이는 기술 및 행동 아래에 잠재해 있는 과정*에 대한 분석도 해야 한다.[48] 이리하여 치료사는 그 아동이 무엇을 할 수 있는지 뿐만 아니라, 왜 그런 특정 과제만 할 수 있고 다른 것은 할 수 없는지도 알아내야 한다. 동작들도 여러 요소로 나누어 검토하고 기초적인 정신적, 생리적, 신체적 과정들을 수행하는 과제와 연관시켜 분석해야만 한다.

둘째, 정신지체 아동에게 적용하는 평가는 특히 성인에게 엄격히 적용하는 임상 과정과는 종종 다르다. 소아과의 다른 모든 영역에서와 같이, 관찰과 놀이를 통해서 많은 정보를 얻게 된다. 표준 평가 테스트와 과정은 보고서를 쓸때에 아동과의 관계가 형성되어 감에 따라 아동의 기능 수준에 따라 요구될 수 있다. 정신지체 아동의 주의력 결핍문제와 동반문제 때문에 평가는 연속으로 몇 번에 나누어 진행해야 한다. 커리큘럼 및 중재 계획에 기능적인 접근을 하는 것과 맞게 물리치료사는 아동의 나이에 맞는 합리적인 재료들을 가지고 가능한 많은 *기능적 측면*을 평가하여야 한다.

적절한 검사에 필요한 셋째 요소는 치료사의 기본 인식에 관련되어 있다. 기타 분야의 물리치료와 같이 복합장애를 가진 아동에서 더 중요한 것은 물리치료사로서 장애 자체를 아는 것뿐만 아니라, 아무리 적더라도 해당 아동이 가진 능력을 알아내는 것이다. 숙련된 치료사는 아무리 작은 능력이라도 아동의 능력을 알아볼 수 있을 것이고 그 능력이 아이에게, 부모에게, 타 전문가에게 얼마나 중요한지 효과적으로 설명할 수 있을 것이다. 중재의 중요한 초점에는 이러한 능력을 증진시키는 것이 포함된다. 이와 같은 *"긍정적인" 인식과 접근*은 아동의 자아상과 그 아동에 관련하여 일하는 사람들에게 이로운 영향을 미칠 것이다.[49] 만약 우리의 행동이 진정한 관심과 발전에 대한 기대를 뜻한다면, 비록 이러한 진척이 아무리 제한적이라고 하더라도, 이러한 태도가 미치는 효과는 세운 목표를 향하여 노력하고 있는 아동, 교사, 가족을 격려하게 될 것이다.[49]

평가에 있어 네번째 중요 요인은 치료사는 항상 *감각정보 처리 과정과 주의력*을 동시에 평가해야 한다는 점이다. 아동은 자신의 세계를 감각(구심성)을 통하여 경험하고 감각 입력에 의한 피드백을 받고 외부와 상호작용하려고 한다. 아동들은 정보를 조합하고; 행동을 하고; 이어 다음의 행동을 조절한다. 치료사는 평가 작업을 계속하기 이전에 치료사, 평가자를 포함한 세상을 아동이 어떤 수단을 통해서 지각하는지, 또는 심지어는 지각하는지 여부까지도 어떻게든지 이해할 수 있어야 한다.

감각검사 및 중재
Sensory Assessment and Intervention

치료사는 먼저 아동이 기본적으로 할 수 있는 반응을 판단하여 나머지 평가 또는 중재의 적절한 상호반응 전략을 결정하여야 한다. 초기의 교육자인 Kinnealy는 다양한 감각 자극 또는 환경적 자극에 대한 아동들의 반응에 기초하여 정신지체 아동들의 전형적인 행동들을 두 가지 범주로 분류하였다.[50] 한 그룹은 감각 자극의 강도를 모니터하기가 어려운 아동들로서 반응을 조절하는데 어려움이 따르는 아동이다. 다른 그룹은 들어오는 자극을 지각하는 능력이 감소되어있는 그룹이다. 이 아동들은 각성시키거나 또는 반응을 이끌어내기 위해 좀 더 강한 자극을 필요로 한다. 이러한 감각 자극의 지각에서 나타나는 최초의 차이는 치료사가 아동과 처음으로 만나 상호작용을 시도하는 과정에서 치료사가 인식해야 할 핵심적인 출발점이 된다.

시각 Visual

아동의 시각을 평가할 때, 치료사는 아동이 시각 자극을 좇아 집중하고 인지하는지의 능력을 알아야 한다. 두드러진 반응으로는 중심선을 지나쳐서 추시하기를 어려워하거나, 눈을 안정할 때 보이는 안구진탕증 같은 눈 움직임의 어려움이다. *겉질시각상실(cortical blindness)*이란 용어는 심각한 뇌손상 또는 뒤통수엽의 위축으로 인하여 시각정보를 해석할 수 없는 경우를 말한다. 중재 및 교실 활동으로의 통합 과정에서, 시각 자극 활동을 이용하여 집중과 추시 모두를 훈련할 수 있다. 머리를 잘 가누지 못하는 아동은 눈의 동작을 지지하는 기반이 잘 갖추어져 있다고 할 수 없다. 자세 조절의 향상에 목표를 두고 중재를 하면 따라서 시각 기술도 향상될 수 있다.[48] 필요할 경우 적절한 자세를 잡아주는 보조 기구를 사용한다. 안뜰 감각을 자극하면 시각 집중과 정보 처리에 도움이 되는데, 시각 반사 및 긴장성 목반사가 함께 작용을 하여 몸과 머리가 움직이고 있을 때 안뜰 반사가 망막에 안정된 이미지를 유지해주기 때문이다.[48] 안뜰-눈 운동(vestibulo-oculomotor)/속귀-눈돌림 반사(안뜰-눈돌림 반사) 통로는 눈을 잘 움직이는데 일조하고 이는 읽기, 쓰기와 같은 학습 기술에 사용될 수 있다[5](그림 10.2).

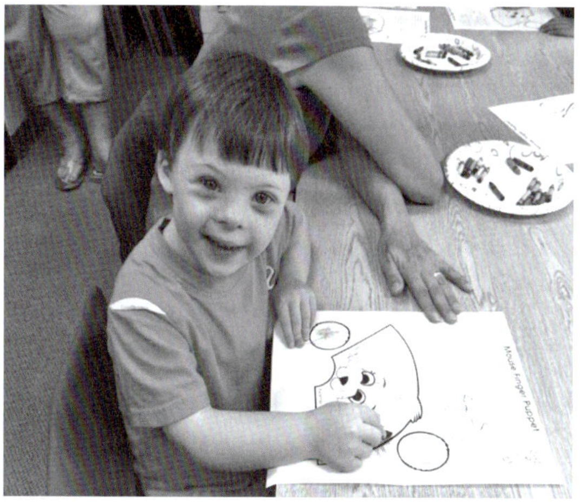

그림 10.2 안젤로(Angelo)는 시각운동과 소근육 활동에 참여하였다.

청각 Auditory

청각 자극에 대한 아동의 반응은 무반응에서부터 단순히 그쪽을 지향하는 것, 그쪽으로 움직이는 것, 놀람반응까지 다양하다.[48] 정신지체나 복합장애아에서 청력 소실을 평가하기는 어려우나, 청력 소실이 의심스러울 경우에는 언제든 세밀한 청각 평가를 의뢰할 필요가 있을 수 있다. 청각 테스트를 하면 청력 소실을 알 수 있고, 전도성인지 감각신경성 소실인지 구별이 가능하며, 그 정도를 계량화할 수 있다. 고실측정법(고막의 기능을 객관적으로 측정하는 척도)은 행동적 검사가 잘 안될 때 전도성 소실을 확인하는데 도움이 된다. 뇌간유발전위 검사는 귀로부터 뇌줄기까지 청각자극이 통하고 있는지 보여준다. 중추성 또는 겉질성 난청은 뇌손상으로 인하여 청각 정보를 해석할 수 없는 경우를 말한다.

안뜰(속귀) 감각 자극은 청각 통합을 증진해주는 중재의 한 부분이다. 비록 속귀신경(제8뇌신경)이 두 부분으로(안뜰과 청각)으로 되어있는 것으로 설명되어 왔지만 그것은 발생적으로는 하나의 단위처럼 발달하였다.[48] 청각적 어려움은 분명히 평형 반응을 어렵게 한다는 임상적 증거들이 있다. 안뜰 감각 자극은 평형 반응을 좋게 할 뿐 아니라 청각 집중과 통합도 때로 향상시킨다.[51,52]

촉각 Tactile

촉각계는 가장 큰 감각 시스템이며 신체적, 정서적 행동 모두에서 주요한 역할을 한다.[53,54] 촉각계는 태내부터 일찍 발달하고 촉각 정보를 처리하는 능력은 신경학적 조직화에 중요하다. “가장 오래되고 가장 원시적인 표현 통로”인 촉각 감각은 외부 환경과 통하는 일차적 시스템이다.[54,55] 위협이라고 생각되면 각성이 높아지고 감정이 올라가는 반응이 두드러진다. 그러나 편안한 상태라면 자유롭게 환경을 탐색하고 조작하게 된다.[56,57] 발달 장애가 있는 많은 아동은 촉각계에 장애가 있다. 신경학적 장애와 더불어 많은 아동들은 어떤 유형의 촉각 자극에 대해 피하는 반응을 나타낸다.[56] 이러한 회피를 *촉각 방어*라고 부르고 종종 그 상태가 과잉행동 또는 산만성으로 보이기도 한다. 촉각 방어를 나타내는 아동은 손, 얼굴, 발 주위에서 피하는 반응을 보인다. 이런 행동은 아동이 환경을 탐색하고 촉각에 힘입어 배우는 방식에 분명한 영향을 준다. 구강 주변의 촉각 방어가 있으면 향기 나는 음식 또는 질감이 있는 음식을 거부하고 부드럽고 자극이 덜한 음식만 선호하기도 한다.

촉각 방어는 어쩌면 아동이 자극을 하나의 “위험”으로 해석하는 신경계의 일반적 “세트”를 반영하는 것일 수도 있다.[56] 촉각 기능은 아동이 자기 주변의 환경에 대하여 정보를 받아들여 적절히 적응하기 위한 일차적 수단들 중의 하나였다. 발달 장애는 정상에 비하여 정교하지 못하고 차별적이지 못해 보이는 행동을 만들어낼 수 있다. 촉각 방어 또는 과민 반응은 잘못 발달된 기전으로 정보를 해석하는 것일 수 있다. 임상적으로 이런 경우 아동은 화가 나있고, 감정적으로 불안정하며 위협적이 되거나 잘 대처하지 못하는 것으로 보이기도 한다. 위축, 과민, 또는 산만함 등의 보상적인 반응이 특징이다.[56] Ayres는 촉각계를 잘 조직화하고 이 하부 체계가 효과적인 환경과의 상호작용으로 더 잘 통합되어 들어가도록 하기 위해 설계된 다양한 조정 접근 전략들을 권유하였다. 고유수용성 감각계는 이 기능 체계에서 협조적인 역할을 수행한다.[56,57] 물리치료사는 촉각계와 고유수용성 감각계를 모두를 위한 적절한 활동들을 쉽게 중재에 반영할 수 있다. 무거운 접촉 또는 무게를 지지하는 일 등은 촉각 과민성을 줄이고 근위부 관절의 안정화를 위한 훌륭한 활동이다. 가벼운 접촉 또는 아동을 간지르거나 자극하는 것을 피하고 깊은 압박감과 안정감을 주는 활동이 좋다.

평가와 중재 과정에서의 촉각 자극에 대한 정신지체 아동의 반응을 관찰하며 모니터해야 한다. 치료사가 알아야 할 것은 아동이 자극(치료사의 손 접촉)에 대해 반응하는지 여부, 그리고 반응을 하는 경우에는 어떤 형태의 반응인지에 유의하여야만 한다. 만약 아프게 자극을 했을 경우 찡그림으로만 반응하는지, 능동적으로 자극을 회피하려는 반응을 보이는지 살펴본다. 아동이 적극적으로 아픈 자극을 피하거나 제거하면 자극 자체를 인식할뿐만 아니라 어느 부위가 자극되는지도 알아서 제거하는 고유수용성 감각도 있다고 추측할 수 있다. 이와는 반대로, 치료사는 감각 자극에 대해 전혀 반응이 없는 아동도 알 수 있어야 하는데 그렇다면 치료사가 어느 방법으로든 아동에게 다가갈 수 없다는 것을 의미한다. 분명히 아동의 인식 수준을 아는 것이 이어서 하게 될 평가와 중재 과정 동안 치료사에게 지침이 될 것이다.[46]

안뜰계 Vestibular

촉각계와 더불어 안뜰계도 가장 일찍 발달하는 시스템 중의 하나이다. 안뜰계 내의 통로는 임신 20주까지 완전히 수초화(말이집화)된다.[56] 안뜰계로부터의 받는 정보로 우리는 정확히 중력에 대비한 우리의 위치를 알 수 있고 우리가 움직이고 있는지, 움직인다면 그 움직임의 속도와 방향을 알 수 있게 해준다.[53] 안뜰계는 매우 예민하여 자세와 동작에 변화를 주면 뇌에 강한 영향을 미치고, 동작이나 자세가 조금이라도 적응적으로 변화하면 이러한 뇌에 대한 효과도 변한다.[56]

안뜰계는 근긴장도와 움직임에 강한 영향을 미친다. 이러한 영향은 내외측 안뜰핵을 경유하며 추내근 섬유 및 추외근 섬유로의 원심성 전달에 영향을 미친다. 안뜰계는 보통 감마 운동신경원을 촉진하여 근방추에 영향을 주고 골격근을 지배하는 알파 운동신경원에 영향을 주기도 한다. 근방추로 가는 감마 원심성 신경을 활성화함으로써 근방추로부터 나오는 들신경 전달이 유지되고 조절되어 근육 기능에 도움이 된다. 근육 기능과 동작에서 이런 기본적 역할을 하는 안뜰계는 동작의 정보 해석에 의존하고 있는 신체 인식(body scheme)의 발달 및 유지에 중요한 역할을 수행하는 것이다.[56,57] 뇌줄기상부와 겉질로 올라간 안뜰감각 자극은 촉각, 고유수용성 감각, 시각과 청각의 신경 전달과 시냅스하여 공간 지각과 공간에서의 몸의 위치를 알게 해준다.[53] 안뜰 자극은 어지러움을 느낄 정도로 강하지 않으면 보통은 의식적으로 생각하거나 인식하는 경우는 드물다. 아동이 동작에 대하여 과민하게 반응하거나 또는 그것으로 인해 위협을 느끼는지 또는 동작 경험에 주의를 기울이고 그 동작에 몸을 맡기는데 어려움이 있는지 여부를 아는 것이 중요하다.[58] 안뜰 자극에 대한 아동의 반응을 알고 있으면, 균형을 증진시키고, 동작 경험을 시뮬레이션하고, 근육 수축을 활성화하고, 인식과 눈 맞추기를 촉진하고, 공간 인식과 지각을 향상시키기 위한 활동들을 선택할 수 있다. 이런 동작 활동에 사용하는 도구들로서는 그네, 원통, 그리고 스쿠터 보드 등이 있다.

자기 자극 Self-Stimulation

어떤 정신지체 아동들은 자기 자극에 관심을 보인다. 이런 형태의 행동은 자해를 포함하여 많은 종류가 있다. 계속 물건이나 손을 빤다거나 빙빙돌기, 머리박기, 손이나 팔을 날개같이 휘두르기, 이갈기, 몸 흔들기, 그리고 자기 몸 깨물기 등이 있다. 아동의 감각 상태를 평가해보면 자기 자극의 이유를 알 수도 있다. 자신의 기본적 감각 욕구를 만족시키기 위해 자기 자극 행동을 할 수도 있고 과도한 자극이 들어오는 상태에서 벗어나고자 하는 좌절의 표현 또는 과도한 자극 상태를 잘 견디지 못해서일 수도 있다.[47]

교육 프로그램에서는 이런 자기 자극, 특히 자극이 자해이거나 사회에서 용인이 안 되는 경우를 하지 못하도록 하는 경향이 있다. 적절한 다른 자극으로 대체해야만 하거나 아동이 다른 형태의 자기 자극 행동을 할 수도 있다. 환경으로부터 받는 감각 자극을 견딜 수 없는 아동과 과도하게 자극받는 아동은 점차로 참을 수 있도록 단계를 조정해야 한다.[47] 평가와 중재의 모든 다른 영역에서와 마찬가지로, 치료사는 행동의 내면을 살펴서 그 행동을 시작하도록 하는 과정이 어떤 것이지 알아야 한다. 감각 이상이나 감각 결핍이 내재하고 있다면 그것을 알아내서 행동 변화를 기대하기 전에 중재를 해주어야 한다.

아동이 자기 자극 행동을 하는 방식은 행동을 향상시키거나 소멸시키기 위한 전략을 암시할 수 있다. 느리고, 리듬감 있는 몸 흔들기는 산만한 아동의 자기 진정의 방법일 수가 있고 과격하고, 반면에 거칠고 불규칙적인 몸 흔들기는 저긴장증의 아동에서 자신의 근육 수축을 높이고 각성을 높여주는 감각 자극 방식일 수도 있다. 행동 방식은 또한 아동의 발달연령의 관점에서 보아야 한다. 계속 손이나 물건을 빠는 행동은 학동기 아동에서는 용인되지 못한다. 그러나 역연령 이하로 발달하고 기능하는 아동이라면 구강 탐색은 학습의 일차적 수단이기도 하다.[47] 이러한 구강 탐색 및 자극을 억제하기보다는 칫솔질, 다양한 질감의 음식같이 구강을 자극해 줄 수 있는 방법을 제공해 주어야 하는데 이렇게 함으로써 다음 단계의 발달 및 기능 상태로 진행하는 것을 촉진해주게 된다.

요약하자면 정신지체 아동을 보는 물리치료사는 다양한 기술이 있어야 하고 융통성 있게 그러나 조직화된 전략을 가지고 평가에 임해야 한다. 발달학적 테스트뿐만 아니라 기능 평가, 근골격계 평가, 자세, 근력뿐 아니라 감각계에 대한 평가도 포함되어 있어야 한다. 중재의 주된 목표는 발달 기술 성취도를 향상하고 기능을 개선하는 데 있기 때문에, 발달의 감각 및 운동의 모든 요소에 대한 총체적인 검사가 있어야 한다. 이러한 복잡한 기술 영역 분야를 평가하면서 아동의 상태를 전체로 간결한 내용으로 그릴 수 있다는 일은 어렵고도 보람된 일이다.

물리치료 중재의 중요 요소들
Key elements of physical therapy intervention

일반 원칙 General Principles

정신지체 아동을 다루는 중재는 학습의 모든 영역에서 아동의 가능한 잠재력의 발달을 지향해야 하는데, 운동, 인지 그리고 정서적 영역이 이러한 제반 영역들이다. 동작, 지적 기능, 태도와 감정에 효과적이고 적절히 반응할 수 있는 아동의 능력은 중재의 중요한 장기적 목표이다. 이러한 개념의 중재를 아동의 전체 기능에 적용해야 한다. 한 종류의 행동에 결핍이 있으면 기타 모든 영역에 영향을 줄 수 있다. 운동적 안정성이 필요한 아동은 또한 정신적 안정을 하면 도움이 된다. 동작을 변화하기 위한 중재를 하면 정신적 안정에도 영향을 미치게 되고 그 반대가 성립되기도 한다.[49,60]

정신지체 아동의 중재를 기획하기 위해서는 기억해야 할 여러 중요한 요인들이 있다. 치료사는 아동의 정신 연령에 부합되는 활동뿐만 아니라 가능하면 아동의 역연령(생활나이)에도 적절한 활동을 선택하는 것이 중요하다는 인식이 있어야 한다. 중재 프로그램에서 사용하는 활동은 흥미롭고, 재미있고, 또한 의미가 있어야만 한다. 정신지체 아동은 종종 주의집중이 짧기 때문에, 치료사는 세운 목표에 가장 효과적이고 효율적인 치료적 활동을 선택해야 한다. 근력 강화를 위해 아동에게 기존의 표준 운동프로그램을 하라고 하는 대신, 종종 다른 가족 구성원을 참여시킨 상태에서 필요한 치료적 활동을 사회적 게임이나 기능적 과제로 전환하여 수행하게 할 수 있다. 이러한 접근은 흥미, 협조, 그리고 열정을 지속시킬 수 있을 뿐 아니라 그것들을 일상생활 동작 중에도 연장하여 수행하는 것을 강조해야 한다. 사회적, 감정적, 자조관리, 인지 기술 같은 기타 영역에서도 목표를 성취하는데 도움이 된다. 치료사가 특정한 상황에서 특정한 아동을 위한 효과적인 중재 접근을 개발하기 위해서는 상상력이 풍부하고 많은 다른 접근법을 통합할 줄 알아야 한다(그림 10.3).

어떠한 프로그램의 필수적인 측면을 일관되게 반복하면 학습된다는 것을 기대할 수 있다. 치료사는 반드시 동일한 구성 과업을 가르치는 것이면서도 이러한 과업을 다른 방법으로 수행하도록 하는 복수의 활동을 설계하여야만 한다. 예를 들어, 몸통을 펌시키는 것이 목표일 때 농구공 넣기 또는 스쿠터 보드 게임과 같은 활동을 이용할 수 있다. 이러한 활동들은 하나의 목표를 성취하는데 변화가 많으면서도 재미있게 할 수 있는 방법이다. 이런 중재 기획 접근 방법은 프로그램을 짤 때 활동이 필요한 만큼 반복되게 하고 이해나 주의력이 제한된 아동에게도 재미있고 즐거움이 있게 해준다.

숙련된 치료사를 위해서 가장 중요하지만 여전히 가장 어려운 기술 중의 하나가 어떤 중재를 우선으로 할 것인가를 생각하는 것과 효과적이고 적절한 장기 계획을 세우는 일이다. 많은 영역에서 발달이 잘 안 되고 있는 아동과 맞닥뜨리게 될 때 치료사는 압도당하기 쉽다. 중재 계획을 만들 때 아동을 하나의 전인적 인간으로 생각하는 것이 중요하다. 모든 검사의 퍼즐 조각 하나하나는 통합되어 어떻게 이 아동이 자신의 세상 속에서 기능하고 있는지 아니면 어떻게 기능을 못하고 있는지를 구성하는 그림으로 치료사에게 인식되어야 한다. 프로그래밍의 우선순위는 어떠한 아동을 이러한 기능적 측면에서 전반적인 발달을 보아야만 분명해질 것이다.[59]

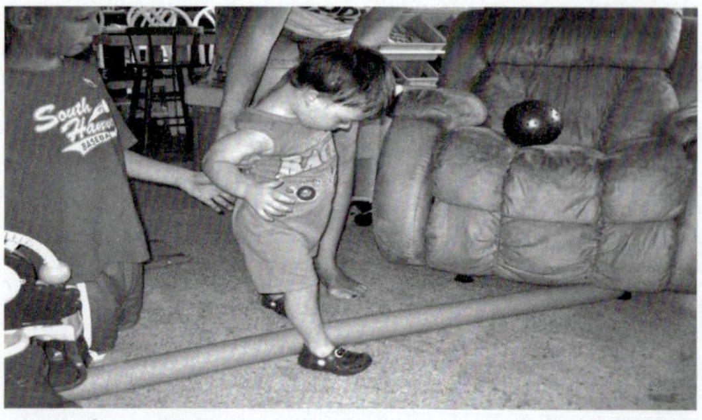

그림 10.3 2살인 안젤로는 가족의 안내에 따라 보행 중에 있는 주변의 장애를 해결하고 자세와 균형을 조절한다.

학습적 특징 Learning Characteristics

정신지체 아동에서 다른 점

Differences in the Child with Intellectual Disabilities

정신지체 아동의 인지적 제한을 이해하고 이러한 인지적 제한을 극복하기 위한 중재 프로그램을 효과적으로 만들기 위해서는 인지 발달에 대해 먼저 전반적으로 고찰하는 것이 필요하다.

Piaget의 지능 발달 이론

Piaget's Theory of Intellectual Development

Jean Piaget는 정상적, 비정상적 지능 발달을 설명하기 위해서 발달 단계를 4단계로 나누었는데, 그것은 감각운동기(0~18개월), 전조작기(2~7세), 구체적 조작기(7~12세), 형식적 조작기(12세 이상) 등이다.[61] Piaget의 단계로 간단히 알 수 있는 것은 인지 발달의 각 단계에서 볼 수 있는 정상 발달의 순서와 제한이 전형적이란 점이다. Piaget의 이러한 발달 이론을 통하여 정신지체 아동에서 보이는 인지 장애의 다양한 정도를 이해할 수 있다.

감각운동기의 아기들은 감각적인 탐색과 동작을 통하여 주로 학습한다. 이것을 Piaget는 평형화(equilibration)라고 설명하였다. 불확실성은 설명되어 있지 않고 잘 이해할 수 없는 마주침인데 아동은 이에 대해 조절(accommodation)이라고 부르는 새로운 상황을 이해하기 위한 전략을 통하여 환경을 조작하려는 시도를 함으로써 배운다. 어떤 목표를 이루기 위한 감각 운동 활동을 조정하는 능력의 결여는 심각한 인지 능력 장애를 나타내는 행동을 보이는 아동에게서 볼 수 있는데, 이러한 아동 가운데 많은 수는 신체 장애와 인지 장애가 공존한다. 이와 같은 기능상 초기 단계에 있는 것으로 생각되는 아동의 경우에는, 많은 시도를 통하여 자신의 환경을 탐색하며, 이러한 시도는 수없이 반복되기도 한다. 환경을 관리하기 위한 조절이라는 개념은, 그것이 일상적으로 이해되지 못하는 상태에서는, 새로운 상황에 일반화될 수가 없다. 실제로, 대부분의 학습은 시행착오를 통한 발견을 수반한다. 전조작기는 언어 발달과 추상적 사고의 시작을 특성으로 한다. 이 단계의 아동은 앞에 있지 않은 물건을 나타내기 위해 상징도 사용하며, 비록 능숙하게는 아니지만 사물들을 분류하고 그룹화할 수 있다. IQ 35와 55사이의 아동은 이 단계를 넘어서 나아가지 못할 수도 있다.[61]

구체적 조작기 동안에는 순서화하고 분류하고, 경험을 조직화된 전체와 연관짓는 능력이 발달하기 시작한다.[61] 몇몇의 수학 문제도 해결하고 읽을 수도 있다. 배운 것을 새로운 상황에 적용할 수도 있고 다른 사람의 관점도 알기 시작한다. 가정적인 또는 추상적인 문제 해결에는 여전히 어려움을 보인다. 경미한 인지지체가 있는 사람은 종종 이 단계에 머무르게 된다.[61]

Piaget의 마지막 단계인 형식적 조작기는 보통 12세부터 시작되어 일생 지속된다. 추론과 가정을 할 수 있는 능력은 이 단계의 특징이다. 이 단계의 인지까지 발달하는 정신지체 아동은 드물다. 인지적인 관점에서, 이러한 아동들은 기억력, 일반 지식, 그리고 추상적 사고에 제한이 있는 특징을 보이며, 이 모든 것들이 더딘 학습 속도와 결부되어 있다.[24]

인지장애를 줄이기 위한 중재
Intervention to Limit Cognitive Impairment

구체적 개념과 추상적 개념의 비교
Concrete Concepts Compared with Abstract Concepts

정신지체 아동은 구체적 개념보다 추상적 개념을 어려워한다. 이 아동들과 함께할 때 치료사는 의미 있고 구체적인 지시를 사용하는 개념을 알게 해주어야 한다. 활동을 실제 보여주고 처음은 수동적으로 하게 하거나 일상에서 관계되는 친숙한 활동으로 전환해서 하게 되면 가장 잘 이해한다. 각 단계마다 예시와 그림으로 할 활동을 보여주면 치료사의 기대하는 바를 아동이 이해하는데 유용하다. 아동은 이야기로부터, 다시 반복 이야기로부터 배우고 실연해주고 훈련함으로써 배우며, 결국 "실제" 상황에서 실제적으로 수행하게 되는 것을 배우게 된다. 치료사는 중재계획을 세우고 추진하기 위해 아동의 수행 수준을 이해할 필요가 있다.

기억 *Memory*

정신지체인들의 기억능력에 대한 문헌들을 보면 기억능력은 해야 할 유지 과제(retention task)의 종류와 관련이 있다고 한다. 단기 기억을 사용하는 것은 정신지체 아동에게는 항상 어렵다.[62-64] 외부로부터 들어오는 관계없는 자극에 의해 유발된 주의 집중이 아주 쉽게 흐트러지는 현상이 이러한 단기 기억의 결핍과 관련이 있다. 하지만, 정신지체 아동의 상대적으로 강한 영역인 장기 기억을 사용하도록 촉진해주기 위하여 반복을 함으로써 단기 이와 같은 기억 결핍의 문제를 극복할 수 있다. 이런 지식을 염두에 두고, 다음과 같은 전략을 물리치료 중재에 사용할 수 있을 것이다.

- 주변에서 관련 없고 주의를 흐트러뜨리는 사물들을 치운다. 크고 주의를 흐트러뜨리는 장소에서 아동을 보지 말고, 장소를 분리하기 위해 커튼이나 칸막이 등을 사용한다.
- 과제의 각 구성 요소를 분명하고 단계적으로 제시한다.
- 간단한 과제로부터 어려운 과제로 진행한다.
- 중재의 각 단계에서 아동이 해주었으면 하는 바를 설명해준다.
- 시각적 보조 자료를 사용하거나 반복해서 과제를 실연해준다.
- 즉각적이고 일관된 긍정적 강화를 해준다.
- 필요할 때마다 자주 지시를 반복한다.
- 자주 수행을 정확히 하고 있는지 점검한다.
- 아동이 계속 진행을 알고 있도록 해야 하고 스스로 새로운 기술을 시연해 볼 수 있는 기회를 주어야 한다.

대부분의 교육자들은 훈련과 복습, 과잉으로 학습을 시키는 것이 정신지체 아동이 그 기술을 오래 유지하는데 도움이 된다는데 동의한다. 치료사는 기술을 습득시킬 때 의도한 기술을 완성하는데 요구되는 단계와 지시를 아주 많이 반복함으로써 학습과 유지를 증진시킬 수 있다. 새롭게 학습된 기술을 훈련하고 사용해 볼 기회를 충분히 주는 것이 중요하다. 치료사는 부모와 교사에게 아동의 진척 상황을 알려주고 집 또는 교실에서 새롭게 습득한 기술을 사용해보도록 격려한다. 아동의 일상과 유리된 물리치료 세션에서는 학습이 이루어지지 않으며 이루어진다 하더라도 유지되지 않는다. 여기서도 역시, 학습을 확장하기 위해 그림과 예시를 집이나 지역사회에서 아동이 사용할 수 있도록 개발할 수 있다. 다른 팀 구성원과 좀 더 훈련 및 의사소통을 하는 것이 매우 중요하다.

학습의 전이 Transfer of Learning

*학습의 전이*란 이번에 새로 학습된 기술과 비슷한 구성 요소가 들어있는 새로운 상황에 놓이게 되었을 때 학습된 것을 적용할 수 있는 능력을 말한다.[63] Piaget식의 용어로는 이 과정을 동화(assimilation)라고 한다. 아동이 하기 어렵다는 것을 이해하고 자신의 환경 안에서 수행하는데 유용한 새로운 전략을 세우게 되는 것이다. 학습 전이에 관한 문헌에 의하면 중재를 위한 계획을 짤 때 특히 다음과 같은 두 가지 요인을 생각해야 한다고 한다.

인지장애가 있는 아동에게는 *의미 있음(meaningfulness)*이란 요인이 학습전이가 일어나는데 중요 요소이다. 의미 있는 과제는 학습자에게 의미 없는 과제보다 처음엔 배우기 쉽고 두 번째 세팅으로 전이되기가 쉽다. 이런 개념에 의하여 물리치료 과정에서 무의미한 "쪼개진 기술"(splinter skill)과 반대되는 개념으로써의 기능적 활동을 대신 사용하는 것을 지지한다.

게다가 학습이 제일 잘 전이되는 상황은 처음 과제와 전이 과제가 *유사할* 때이다. 예를 들어, 만약 치료사가 아동이 목발을 잡고 몸을 끌어당기는 것보다 목발로 바닥을 밀어 능동적으로 이동하는 기술을 훈련시키려고 한다면 엎드려서 팔굽혀펴기, 앉아서 푸쉬 업 하기 등의 과제는 모두 목발을 미는 능력으로 좀 더 쉽게 전이될 수 있겠다. *일관성*도 아동이 치료도구와 그것들의 기능을 연계하는데 도움이 된다.

기초적인 학습에 개념에 대한 지식과 인지 발달에 대한 이해는 인지장애가 있는 아동을 보는 물리치료사에게는 필수 사항이다. Piaget의 이론은 어떤 훈련이 좋은 프로그램인지 아닌지 이해할 수 있다는 효용이 있다. 즉, 학습은 아동이 전략을 적용하려고 배우는 동안 약간 어려운 단계를 통하여 더 잘 학습된다. 반복과 시각적 보조 자료를 통하여 이러한 학습 프로세스는 증진되고, 사용하려는 기술의 유용성을 실연해 보여주는 것 모두 조절 및 이해를 뒷받침하고, 그럼으로써 기술의 일반화를 촉진한다. 물리치료는 학습상황이다. 그리고 물리치료는 약간 변형하여 접근하는 것이 정신지체 아동에게서 보이는 수행의 차이를 조절하는데 필요할 것이다.

신체적, 기능적 장애를 줄이기 위한 중재
Intervention to Limit Physical Impairments and Functional Limitations

소아과 물리치료사는 전통적으로 근골격계, 근신경계, 그리고 심폐장애의 제한을 감소시키고, 기능 제한을 감소시키며, 이차적 장애의 예방을 위해 기획된 중재에 노력의 중점을 두어왔다.[44] 이러한 근골격계, 신경근육계, 그리고 심폐계 문제를 조기에 인식하고, 그것들이 특정 진단과 관련이 있다고 인식될 것을 예견 있으면, 치료사는 정신지체아동의 일생에 걸친 적절한 관리에 대한 통찰력을 가지게 된다. 표 10.3을 다시 잠깐 보면, 치료사는 정신지체에 흔히 동반되는 특정 근골격계, 신경근육계, 또는 심폐계의 위험에 대해 익숙하게 된다. 이 장에서, 다운증후군 아동에 초점을 맞춘 물리치료 관리에 대해 이해하게 되면, 입문 수준의 물리치료사라면 어떤 정신지체 아동이든지 이러한 관리 전략을 적용할 수 있을 것이다. 아동이 성장하면서 아동의 욕구도 변하므로, 물리치료사가 제공하는 서비스의 지원 수준도 그에 맞추면 된다. 비록 이 교과서는 소아과 물리치료를 다루고 있지만 저자는 발달 장애를 가진 아동이 성인이 되어 생활하는 동안 일생에서 나타날 수 있는 관련 문제점을 관리에 관련된 이슈들에 대하여 논의할 것이다.

집중 중재의 중요성
The Importance of Focused Intervention

치료사로서 중재를 기획할 때는 기능적 평가 소견과 다면적 평가 결과에 따라 방향을 잡아야 한다. 이러한 평가들의 결과는 치료사와 중재 팀에게 다양한 환경에서 적용할 수 있는 기술을 개발하기 위하여 집중하여야 할 집중 중재를 설계할 방향을 제공할 것이다.

원하는 학습을 시키기 위하여, 치료사는 현재의 환경 내에서의 아동의 참여를 반영하고 참여수준을 높일 수 있도록 목표를 정할 수 있도록 독립적인 과제를 설계할 것을 권장한다. 이것은 학습 동기가 좀 더 자연스럽게 부여될 수 있도록 의미 있고, 목적 있고 구체적인 활동에 대한 아동의 욕구에 대처하게 될 것이다. 앞에서 언급한 바와 같이, 인지 장애가 있는 아동은 여러 가지 모드를 이용한 교육을 통하여 더 잘 배운다. 새로운 과제를 가르칠 때 그리고 이전에 소개했던 기술들을 훈련시킬 때 치료사는 이러한 테크닉을 사용하기를 권장한다. 이렇게 하기 위해 저자들은 *계획(Plan)*, *제시(Present)*, *그림(Picture)*, *훈련(Practice)*, *수행(Perform)*으로 구성되는 "수행자(Practitioner)의 P's" 방법론을 사용할 것을 권장한다. 첫째, 각각의 분리된 단계로 학습을 위한 절차를 *계획*하는 일이 중요하다. 다음, 치료사는 검사 단계에서 발견된 모든 의사소통 욕구를 이해한 상태에서, 아동이 이해할 수 있는 방식으로 *제시*할 필요가 있다. 세션 동안 배워야 할 과제를 제시한 다음에는 그것을 수행하는 그림을 또한 제시해 주어야 한다. 이것은 구체적인 기술 수행에 대한 실제 사진을 찍은 것 또는 지역에서 구하여 사용이 가능한 스티커로 된 그림도식을 이용한다. 아니면 치료사가 단계 단계별로 수행을 실연해 보여주는 방법이 있다. 네 번째 단계로는 아동이 그 과제를 *훈련*하도록 하는 것이다. 이 부분에서는 치료사가 아동의 손을 이끌어 주어 단계별로 진행한다. 다섯 번째 단계이자 마지막 P는 아동이 *과제*를 수행하도록 하는 것이다. 이러한 다섯 가지의 P를 사용함으로써, 치료사는 보다 일상적으로 복수 방식 방법을 사용하기가 더 쉬워질 것이다.

팀의 개념 및 협력
The team concept and collaboration

정신지체 아동을 볼 때 물리치료사는 자신과 자신의 중재 목표를 아동의 전체 관리 계획 안에서 바라볼 줄 알아야 한다. 전문 분야 사이의 팀이 특수 아동에 대한 접근의 표준이다. 현재의 포함(inclusion) 모델은 팀 접근 개념을 강력히 지지하는 개념이다. 전문 분야 간 접근 방법의 주요한 장점 가운데 하나는 지식을 서로 모아서 하나의 관련 있는 행동 방향을 만들어낼 수 있다는 점이다. 정신지체 아동은 많은 발달 분야에서 지체되어 있기 때문에, 많은 전문가의 기술이 필요할 수 있다. 어느 한 전문 분야만으로는 정신지체가 있는 아동의 일생에 걸쳐서 돌봄을 효과적으로 제공하는 데 필요한 전문성 또는 자원의 범위를 포괄할 수 없다.

효과적이기 위해서는, 팀의 각 전문가들이 발달의 각기 다른 시기에 주기적으로 어떻게 권위와 중점이 이동하게 될 것인가를 이해하여야만 한다. 물리치료사의 치료가 가장 중요할 때도 있지만, 다른 시기에는 다른 영역에 대한 자문 또는 상담 역할을 담당하게 되는 시기도 있을 것이다. 팀이 아동의 최대한의 잠재력을 끌어내도록 도와주는 일에서 성공하는 일은 각 전문가들이 적절한 때에 특정한 문제를 완화하기 위해 필요한 도움을 제공하는 데 있다. 팀 구성원간의 의사소통과 각각의 기술 및 지식에 대한 서로의 존중은 정말 협력적인 팀을 만들고 그에 따라 효과적이 되게 만드는 열쇠이다.

팀 구성원은 반드시 아동의 전체 프로그램에 걸쳐서 일관성과 강화를 보장하여야만 한다. 예를 들어, 언어 치료에서 어떤 소리 내는 것을 배웠다면, 물리치료 과정 중에 그 소리내기를 사용하도록 강화할 수 있다. 특수교사와 물리치료사는 아동과 함께 파트너십을 형성하여 임해야만 한다. 물리치료사는 인지 발달을 방해하는 감각 운동 장애의 영향을 교사가 이해하는 데 도움을 줄 수 있는 고유한 자격을 갖춘 조력자이다. 예를 들어, 동작 조절에 심한 장애가 있고 머리 조절은 보통이며, 빈약한 운동 제어 패턴과 긴장성 반사 패턴이 선호하는 동작 제어 패턴을 지배하는 아동을 생각해 보자. 이러한 아동의 인지 기술에 관해 조정을 할 때, 교사에게 있어서는 정상적인 동작 제어의 발달에 관한 지식이 매우 도움이 될 것이다. 간단한 제안이지만 물리치료사가 반듯이 누워서 하는 것보다 옆으로 누워서 하도록 조언을 한다면 아동은 관련 장난감 또는 용구에 쉽게 도달할 수 있게 될 것이다. 이러한 협력적인 접근 방법을 통해서 아동은 교육적 목표를 달성하는 것이 쉬워지고 교사는 덜 좌절하게 될 것이다. 물리치료사는 적절할 때에 팀의 모든 구성원들과 의사소통을 하고 협력을 하여야만 한다. 오늘날의 포함 모델은 확실히 이러한 협력적인 팀 개념을 촉진한다.

최대한의 효과를 내기 위해서는 프로그램이 가정으로 이전되는 것이 중요하기 때문에, 물리치료사는 부모들의 치료 팀의 한 부분으로서의 중요성을 인식하여야만 한다. 부모들은 중재와 교육의 모든 영역에 대한 프로그램의 목표를 달성할 수 있도록 하기 위하여 아동을 효과적으로 다루는 방법을 배워야만 한다. 부모에게 가정 돌봄 프로그램에 대한 참여를 요구할 때는, 물리치료사는 아동의 부모의 능력을 평가하여야만 하며, 부모가 가정에서 성공적으로 참여할 수 없도록 하는 가정 내의 상황이나 문제를 파악해야만 한다. 적절한 기관에 연결시켜 줌으로써 이러한 문제 또는 상황을 해소하거나 해결하는 데 도움이 될 수도 있

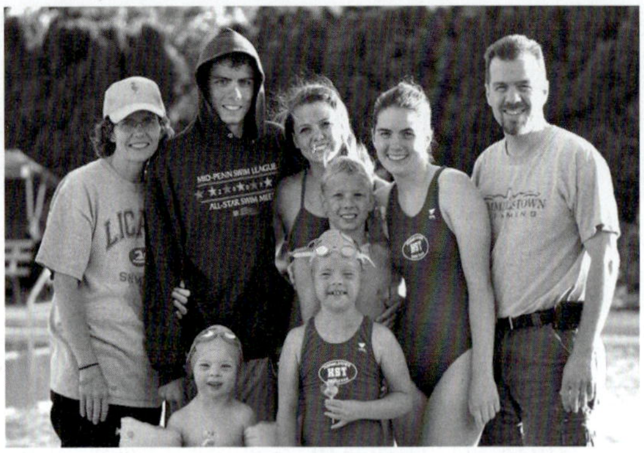

그림 10.4 가족들은 안젤로와 줄리아나의 흥미와 능력을 고려한 재미있는 신체 활동에 참여하였다.

다. 정신지체에 따르는 문제점들은 장기적인 것들이며 이러한 문제점들의 관리를 위해서는 가족의 중요한 공약이 요구된다(그림 10.4).

다운증후군 아동을 중재하는 물리치료사를 위한 중재 모델
A management model for physical therapists for the child with down syndrome

정의 Definition

다운증후군은 염색체수가 46개가 아닌 47개로 되는 염색체 이상 증후군이다.[65] 흔히 삼염색체 21이라고 불리는 다운증후군은 세포 분열이 잘못되어 21번째 염색체에 영향을 주어 나타나는 것인데 비분리(95%), 전좌(3~4%)가 있고 가장 드물게는 모자이크 즉, 섞인 형태(1%)가 있다.[65]

역사적 배경 및 빈도 History and Incidence

정신지체의 가장 흔한 원인이 다운증후군이며 소아과 물리치료사가 가장 흔히 만나게 되는 진단명이다. 미국에서 한 해에 약 4,000명의 다운증후군 신생아가 태어나며, 이 숫자는 엄마의 연령에 따라 증가하는데, 엄마가 20세일 경우 1,000명 가운데 1명, 49세에 이르면 10명 가운데 1명꼴로 나타나며, 전반적으로는 800명에서 1,000명 출생 당 한 명의 빈도로 태어난다.[66]

다운증후군을 인식하고 있었다는 증거는 아주 이른 시기의 고고학적인 기록으로 거슬러 올라간다.[67] 7세기경에 색슨족 두개골이 발굴되었는데, 다운증후군과 관련한 많은 구조적 변화가 있는 두개골이었다. 중세 시대의 예술 작업에서 보면 현대의 다운증후군 얼굴 특징을 가진 아동을 묘사하고 있다. 이러한 초기의 추측에도 불구하고, 문헌상의 보고는 19세기가 되어서야 나온다. 이것은 그 당시의 역사로 볼 때 감염성 질환과 영양실조의 범람으로 유전성 질환에의 연구는 상대적으로 소홀하였음을 이해할 수 있다. 또한 19세기 중반 이후까지는 다운증후군으로 출생한 신생아는 아마도 조기사망을 하였을 것이다.[67]

1846년에 Edouard Sequin이 다운증후군의 특징을 가지고 있는 한 환자에 관해 기술해 놓았다. 1866년에 John Langdon Down이 이러한 인식된 증후군을 자기 이름을 따라 그 특성을 기술하여 출판하였다.[67] 1950년대 중반에 이르러서야 염색체를 관찰할 수 있는 방법이 발전되어 인간의 염색체에 대한 보다 정확한 연구가 가능하게 되었다. 그리하여 Lejeune이 다운증후군의 근본 특징인 21번째 염색체의 이상을 발견하게 되었다.[68]

다운증후군 아동의 병리생리 및 동반 장애
Pathophysiology and Associated Impairments of the Child with Down syndrome

다운증후군이 있으면 신경근육, 근골격계, 그리고 심폐계의 병리가 생기게 되며 이 모두는 소아과 물리치료사의 관리의 손길이 필요하다. 정신지체의 어느 원인도 마찬가지이지만, 이런 특수 원인에 따른 고유의 장애 병리를 알아야 실무 치료사는 아동의 일생에 걸친 중재를 위한 모델을 세울 수 있을 것이다.

신경병리 Neuropathology

다운증후군에서 중추신경계 장애의 원인이 되는 일차적 신경병리는 이제까지 잘 보고된 뇌의 이상 때문이다. 다운증후군을 가진 사람의 뇌의 무게는 비장애인의 76%이며, 뇌줄기와 소뇌를 합친 무게는 더 작아서 비장애인의 66%수준이다. 작은 납작머리증(microbrachycephaly)이라고도 하는 소뇌증도 있고 머리의 전후 길이가 감소되어 있으며 비정상적으로 둥글다.[69] 이차 고랑(sulcus)의 수가 적고 그 결과 다운증후군 아동의 뇌는 주름이 복잡하지 않게 보인다.[70] 뇌에서 볼 수 있는 여러 세포학적 이상은 작은 신경세포의 수가 적고 작은 신경세포를 포함한 이주

(migration)이상, 형태적 변화로 인해 시냅스의 수도 감소되어있다.[70] 아마 운동 협응에 관여하는 운동겉질로부터 내려가는 피라미드로 가지돌기(dendrite)에도 구조적 변화가 있는데 이는 다운증후군 아동에서 종종 볼 수 있는 변화다.[71] 연구 결과 말이집화(수초화)가 되어있지 않거나 2개월에서 6세 사이에 완성되어야 할 수초화도 지연되어 있는 소견을 보여 다운증후군 아동에서의 전반적 발달지연에 대한 설명이 될 수 있다.[72] 어떤 연구보고는 다운증후군 아동의 8%가 뇌전증을 가지고 있다고 주장하기도 한다.[73]

감각장애 Sensory Deficits

말 장애뿐만 아니라 시각 및 청각 장애도 흔한데 이들은 물리치료 검사와 중재를 통해 식별되어야만 한다. 시각 장애는 선천적인 경우도 있고 성인기에 발생하는 백내장, 근시(50%), 원시(20%), 사시 그리고 안구진탕이 있다.[73] 기타 눈의 이상으로는 임상적 의미는 덜하지만 홍채에 Brushfield spot이 있고 특징적인 눈구석 주름이 있다.

많은(60%에서 80%) 다운증후군 아동에서 경한 정도부터 중등도로 청력 소실이 있다.[73] 중이염은 흔히 다운증후군 아동에게 있어서 간헐적인 또는 영구적인 청력 소실의 원인이 되기도 한다.[65]

심폐계의 병리 Cardiopulmonary Pathologies

다운증후군 아동의 40%에서 선천성 심장질환이 있는데, 심방 심실간 통로 장애와 심실중격 결손이 가장 흔하다.[65] 비록 보통은 영아기에 교정이 되지만, 3세까지 교정되지 않는 심장 문제는 운동 기술 발달의 상대적으로 많은 지연과 아주 많이 관련되어 있다.[74]

근골격계의 차이점 Musculoskeletal Differences

다운증후군 아동은 물리치료사가 주의를 기울여야 할 많은 근골격계의 차이점을 가지고 있다. 6개월에서 24개월[75-77] 사이에 특히 키가 잘 크지 않는 성장 지연이 있고 다리 길이의 성장이 감소[78]되어 있으며, 손허리뼈(metacarpal)와 손가락 길이가 10~30% 짧다. 근육에서도 긴손바닥근(palmaris longus)이 없거나 아래팔의 굽힘근의 수가 지나치게 많은 이상도 있다. 큰광대(zygomaticus major)과 작은광대근, 윗입술 올림근(levator labii superior)에서 근육갈래가 뚜렷이 구분되어 있지 않아 아마도 다운증후군의 특징적인 얼굴모양의 원인일 수도 있다.[79]

그러나 가장 중요한 근골격계의 특징적 차이점은 저긴장증과 인대의 느슨함일 것이다. 인대가 느슨한 것은 콜라겐 결핍의 문제이며, 일반적으로 평발, 무릎뼈의 불안정, 척추옆굽음(52%) 그리고 중쇠고리관절 불안정을 초래하는 것으로 생각된다.[75,80,81] 탈구의 위험이 있는 중쇠고리관절 아탈구(빈도 12~20%)는 치아돌기(odontoid) 인대의 느슨함 때문으로 제2목뼈 상의 제1목뼈의 운동성이 과해지기 때문이다.[82] 엉덩관절 아탈구도 다운증후군 아동에서 흔히 볼 수 있다.

모든 근육 집단에서 발견되는 전신적인 저긴장증은 다운증후군이 있는 아동의 상징이라고 할 수 있으며 이것이 운동 발달의 지연을 가져오는 주요 원인이다.[32] 잡는 힘, 근육의 등장성 근력, 그리고 발목관절의 힘 모두 여러 연구에서 학동기 다운증후군 아동에서 떨어지는 것으로 나타났다.[83,84]

기타 신체적 특성 Additional Physical Characteristics

머리 뒤가 납작(납작머리증)하고 정상보다 숨구멍이 넓고 나중에 닫힌다. 모발이 빠진 곳이 있을 수 있으며 피부는 종종 영아기에는 건조하고 얼룩얼룩하며 큰 아동에서는 거칠다. 다운증후군이 있는 아동의 얼굴은 어느 정도 납작한데 얼굴 골격과 근육이 덜 발달하고 코가 작기 때문이다. 보통 콧대는 납작하고 콧구멍은 좁을 수 있다. 눈은 좁고 약간 경사진 눈썹을 특징으로 하고, 안쪽의 눈 구석 주름이 특징이다. 입은 작으며 입천장이 좁고 혀는 아동기 후기에서 깊은 주름이 잡힌다. 치아 발육이 종종 늦고 드문드문 나기도 한다. 저긴장으로 인하여 배는 앞으로 나오고, 선천성 심장질환 때문에 가슴도 모양이 변형되어 있다.

다운증후군이 있는 아동의 90% 이상의 아동에서 배꼽 헤르니아가 있다. 손발이 작은 경향을 보이며, 다섯 번째 손가락이 안쪽으로 휘어 있다. 다운증후군이 있는 아동의 약 50%에서 한 손 또는 양손에서 Simian 손금이라고 하는 단독 손금의 형태를 보인다. 발가락은 보통 짧고 대다수의 아동에서 첫째와 둘째 발가락 사이가 넓으며, 발바닥에 그 두 발가락 사이에 발금이 있다.

▶ 다운증후군 아동의 물리치료 검사와 중재
Physical therapy assessment and intervention of the child with down syndrome

다운증후군 아동의 물리치료 검사는 다양한 관점에서 아동을 보아야 한다. 치료사는 공존하는 의학적 문제에 대하여 인식하고 있어야 하며 특히 심장 상태, 중쇠고리 안정성, 청력, 시각 상태, 그리고 뇌전증같이 전형적으로 다운증후군에 관련된 것들에 대하여 경각심을 유지하여야 한다. 언어 장애가 있을 수 있으며, 이런 경우 치료사는 평가 과정과 후속 중재 과정에서 효과적인 의사소통에 어려움을 겪을 수 있다. 치료사는 또한, 적절한 경우 공식 지능 검사에 관한 논의와 부모와의 면담 등을 포함하여 아동의 인지 능력을 평가 과정에 통합할 수 있어야 하며, 치료사는 포괄적인 발달 평가 검사 중의 한 부분으로서 간단한 인지 기능 평가를 할 수 있다. 아동이 평가받는 환경과 나이에 걸맞는 평가를 하기 위하여, 평가에는 다음과 같은 내용이 하나 또는 모두 포함되어야 한다: 포괄적 발달학적 테스트, 동작에 대한 정성적 평가를 포함하는 대근육 및 소근육 기술에 대한 구성요소 검사, 근골격계의 검사, 자동 반응과 자세 반응의 평가, 그리고 마지막으로 기능적 검사이다. 이러한 소아과 평가 과정은 이 책의 다른 곳에서 논의한다. 다운증후군을 포함하여 어떤 정신지체의 아동을 평가하든지 특정 질환에 동반되는 근골격계, 신경근육계, 심폐계의 장애를 망라하여 검사해야 한다(표 10.3). 그리고 정신지체와 공존하는 인지결핍에 대한 지식을 갖추고 그것이 어떻게 물리치료 검사와 중재에 영향을 미치는지도 알아야 한다.

학습에서의 차이점 Learning Differences

일반적으로, 정신지체 아동은 다음을 보이는 것으로 밝혀진 바 있다.

1. 학습 능력이 있다.
2. 학습하려면 많은 반복이 필요하다.
3. 일반화 기술이 떨어진다.
4. 학습된 기술을 유지하기 위해 좀 더 많은 훈련이 필요하다.
5. 반응하는데 시간이 더 걸린다.
6. 상대적으로 제한된 반응을 보인다.[85]

다운증후군 아동이 보이는 인지 장애의 수준은 경미함부터 아주 심함까지 다양한데, 가장 많은 것은 경증에서 중등도 사이이다. 시각, 청각 장애가 함께 있는 여느 아동과 마찬가지로, 치료사는 이러한 동반 장애를 조절하기 위하여 상호작용하는 것, 검사하는 것, 조절하는 것, 가르치는 것을 변형 수정해야 한다. 정신지체 아동은 전형적으로 주의집중이 잘 되지 않고 정보처리에 어려움을 겪는다. 연구 결과는 또한 다운증후군이 있는 아동들에게서 보이는 인지장애의 수많은 구체적인 인지 문제로는 순차적 청각 정보처리에서의 어려움, 사회-인지 기술의 어려움, 청각 기억, 운동 실행 기획의 어려움 등이 있다는 것을 보여준다.[47,86-88] 다운증후군이 있는 아동은 말-운동 상호작용의 심각한 장애가 있는 듯하며 청각적이나 말 기술이 요구되는 반응 또는 수렴 모드에서는 가장 학습이 잘 안된다고 한다.[89] 다운증후군이 있는 아동과 가장 잘 상호작용하기 위하여 치료사는 빈번한 시각적 실연, 훈련, 리허설, 그리고 다중 감각적 접근 방법을 이용하여야 한다. 아동은 손으로 하나하나 이끌어 실연해주는 것으로 인해 동작 패턴 발달에 도움을 받는다. 다운증후군 아동은 여러 방식으로 즉, 시각, 움직임 뿐 아니라 말을 통해 정보를 제공하게 될 경우 좀더 새로운 활동의 규칙과 패턴을 잘 기억할 가능성이 있다.

동반된 운동 장애 Associated Motor Deficits

다운증후군과 관련된 느슨한 인대와 전신적 저긴장증은 소아과 물리치료사의 가장 많은 관심 영역인 운동 지연과 이차적인 근골격계 장애에 가장 많이 기여한다. 나타나는 저긴장증의 정도는 다양하지만 대부분의 연구자들이 다운증후군이 있는 아동에게서 저긴장증이 가장 흔히 보인다는데 동의한다.[32] 저긴장증은 목, 몸통, 그리고 사지 등의 모든 주요 근육 집단에 분포한다.

발달 지연 Developmental Delay

임상적으로 저긴장증은 발달 지연과 아주 연관성을 지녀 왔는데,[74,90] 대근육, 소근육뿐만 아니라 말의 습득, 인지

발달 같은 다른 영역의 발달 지연과도 관련이 높다.[91,92] 더딘 자세 반응 발달이 다운증후군이 있는 아동에게서 발견된 바 있다.[93] Harris와 Rast, 그리고 Shumway-Cook에 의한 추가적인 연구에서도 역시 다운증후군이 있는 아동이 자세 조절, 항중력 조절, 균형이 깨졌을 때 동시에 나타나야 되는 자세 반응이 어렵고, 그리고, 결국에는 다운증후군이 있는 아동이 움직이고 스스로 안정을 취하는 것을 학습하려 시도하는 과정에서 보상적인 운동 전략이 발달한다는 것을 보여주었다.[33,93,94] 이러한 연구자들은 다운증후군이 있는 아동에게서 발견되는 동작적 어려움의 원인이 주로 자세 조절과 균형의 어려움에 있다고 보았다.

발달 지연 외에도, 다운증후군이 있는 아동에서 관찰되는 일부 동작 상의 차이점의 원인으로서 저긴장증, 느슨한 인대, 자세 조절의 어려움이 있다는 점을 시사하는 증거들도 존재한다. 예로서는, "W"자 앉기가 포함되는데, 여기에서는 아동이 엎드려 있을 때 일반적으로 다리를 180°로 벌리고, 앉으려고 할 때 손을 밀어서 앉기 자세로 전환한다.[95] 보행의 습득도 늦는데 미성숙하며 지지 폭을 넓게 하고 발가락이 바깥쪽으로 향하게 되는 보행 양상을 보인다.[95,96] 이런 동작 특성의 차이의 원인은 저긴장증, 인대의 느슨함, 그리고 그에 따르는 몸통 회전의 결여 때문일 가능성이 있다. 저긴장증으로 말미암아 반응 시간이 늦고 관절 움직임으로부터 피드백이 억제되는 것으로 생각된다. 운동 장애가 있는 아동들은 후속적으로 환경 탐색의 제한으로 인해 특히 인지, 의사소통 그리고 정신사회적 발달과 같은 이차적 장애의 위험이 있다.[97-99]

물리치료 평가와 중재의 함의 Physical Therapy Evaluation and Intervention Implications

평가에서는 발달 지연을 측정하고 추적하기 위한 종합적 또는 구성 요소 검사를 시행해야만 한다. 동작에 대한 정성적인 평가는 치료사에게 동작의 차이와 가능성이 있는 보상 전략의 출현에 대하여 경각심을 일깨워줄 것이다. 중재에는 반드시 기능적, 동적 시스템 관점에서 본 이해 즉, 발달하는 운동 전략에 영향을 미치려 시도할 경우에 반응성의 전환을 유발할 가능성이 가장 많은 제어 매개변수가 포함되어야만 한다.[100] 전반적인 목표는 대근육 및 소근육 운동의 지연을 예견하고 다음과 같은 방법들을 동원하여 그것을 최소화하기 위하여 중재를 하는 데 있다.

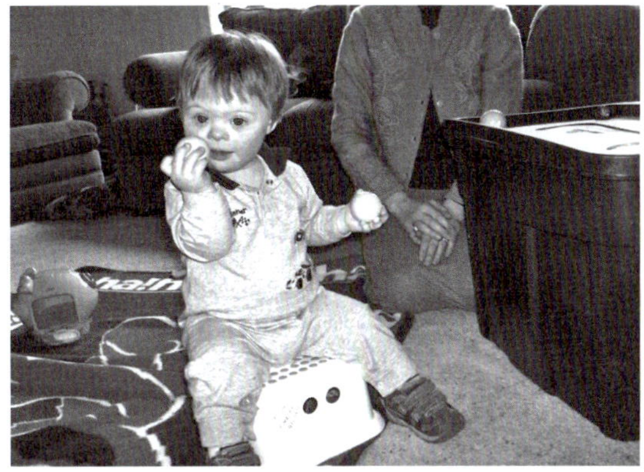

그림 10.5 안젤로의 균형과 자세 조절이 연습되어지고 발달함에 따라 일반적인 가정환경 내에서의 놀이를 포함시켰다.

- 돌봄 제공자들에 대한 항중력근 조절과 체중 지지를 증진시키기 위하여 초기 영아기와 아동기를 통하여 사용할 적절한 자세 잡기와 핸들링 활동의 교육
- 모든 위치에서 항중력근의 발달을 촉진시키기 위한 활동의 설계
- 중심축 근육의 긴장을 증진시키는 경향이 있는 몸통 편 및 팔다리에 체중을 싣는 것을 강조
- 동작 중의 회전을 이용한 정위 반응 및 자세 반응의 출현 촉진
- 동작에 대한 정적인 탐색 대신 동적 탐색의 촉진
- 몸통 조절과 정렬 상태에 도달될 수 있는 경우의 지지해서 앉기와 서기와 같은 역연령에 적절한 발달 지표의 출현 촉진(그림 10.5).
- 자세 조절 반응이 지연의 예견 및 인지, 언어 그리고 사회화에서의 발달을 증진할 수 있는 기능적 기회의 제공
- 아동의 전반적인 발달을 증진시킬 수 있는 선택된 활동 및 자세를 부모와 다른 팀 구성원에게 교육하기[101]

근골격계 문제들 Musculoskeletal Problems

전신적인 저긴장증 이외에도 느슨한 인대는 다운증후군의 뚜렷한 근골격계적인 특성이면서 평발, 무릎뼈 불안정성, 척추엽굽음(52%), 그리고 중쇠고리관절의 불안정의 흔한 원인이 된다.[75,80,81] 앞서 언급한 중쇠고리관절 관계는 경추를 세 가지 다른 자세에서 시상면(sagittal) 방사선 사진을 찍으면 식별되는데, 그것은 굽힘 자세, 중립, 그리고 폄 상태이다.[102-104] 관절간의 벌어진 거리가 6~10mm 이면 증상이 있다고 간주된다. 간격이 4.5mm를 초과하면

주의를 기울여야 한다. 중쇠고리관절이 탈구의 조기 증후로는 보행의 변화, 소변이 잘 나오지 않는 현상, 목을 움직이는 것을 질색함, 깊은힘줄반사(DTRs)의 항진 등이 있다.[82] 중쇠고리관절 불안정 증상이 있는 중쇠고리관절의 탈구의 경우, 관절 고정술이나 제1, 2목뼈를 융합하는 수술을 권장한다.[102] 이 외에도 등허리부분 척추옆굽음증 또한 다운증후군 아동과 청소년기에 자주 볼 수 있는 척추의 근골격계 장애이다. 그 정도는 경미함에서부터 중등도이다.[81]

하지에서는 엉덩관절 및 무릎관절 불안정성, 그리고 발의 변형 등이 다운증후군이 있는 아동을 관리하는 물리치료사가 보는 가장 흔한 근골격계의 장애이다. 엉덩관절의 아탈구는 느슨한 인대의 지지뿐만 아니라 엉덩관절 비구의 형성부전, 길고 가늘어진 궁둥뼈로 인하여 발생한 비구와 장골각의 감소에 따라 발생한 것이다.[80] 평발과 첫째 발허리뼈의 내반은 다운증후군 아동의 발에서 발견되는 주요 변형이다.[81]

느슨한 인대로 인하여 어떠한 관절도 외상, 잘못된 정렬 또는 고르지 못한 힘에 올바로 적응하는 능력이 떨어지게 된다. 정렬 상태 및 지지가 매우 중요하다. 중쇠고리 관절에서 이러한 느슨함은 간격이 이미 많이 벌어져 있는 경우 특히 굴곡이 과하게 가해질 때 그 저항력이 떨어진다. 치료사는 과도한 목의 굽힘, 폄, 회전과 과도한 힘이 가해지거나 비틀리게 되는 동작이나 자세를 피해야 한다. 주의를 기울여서 부드럽게 목뼈의 관절접근(approximation)을 시키는데 이러한 활동들은 이미 중쇠고리관절의 불안정성이 확진된 모든 아동에게는 금기이다. 치료사는 거꾸로 드는 자세나 아동이 머리로 떨어질 위험이 있는 기타 자세는 주의를 기울여서 이용해야 한다.[82] 유아와 2세 미만의 아동의 경우에는, 중쇠고리관절의 불안정성을 발견하는데 방사선 사진은 신뢰도가 별로 없다. 아주 주의해야 하며 목뼈 손상이 될 만한 활동은 금기 사항이다. 물리치료사는 다운증후아동에서 신경학적 상태의 변화를 면밀히 모니터해야 하며 관절 불안정성의 위험 평가를 게을리하지 말아야 한다. 부모 교육 시에는 중쇠고리 관절의 불안정성, 신경학적인 위험 증상, 위험이 증가할 수 있는 기간과 활동과, 만약 불안정성이 파악된 경우에는 회피해야 할 활동에 대한 논의가 포함되어야 한다.[82]

미국 소아학회의 스포츠의학 분과는 2세 때 첫 번 방사선 사진을 찍고 이후 학동기, 청소년기, 그리고 성인기에 다시 찍도록 권고하고 있다.[102] 목뼈에 손상을 줄 만한 신체 접촉 스포츠 및 활동은 금기 사항일 수도 있다.[105] 중쇠고리 관절 간격이 4.5mm이상이지만 무증상인 다운증후군 아동은 다음과 같은 활동은 제한해야 한다고 생각되고 있다: 체조(서머솔트), 다이빙, 높이뛰기, 축구, 수영 가운데 접영, 머리와 목에 압박이 가해지는 운동, 머리 목에 외상의 위험이 있는 고위험 활동 피해야 한다.[102-106]

척추엽굽음증의 선별은 다운증후군 아동의 장기관리상 꼭 일상적으로 포함되어야 한다. 폭발적 성장 시기, 사춘기, 청소년기와 같은 위험이 증가하는 기간 동안에는 내내 척추측만증의 선별이 특히 필요하다. 부모에게는 이러한 선별을 하는 방법을 가르쳐 주어야 한다. 척추의 대칭적 정렬에 도움이 되는 활동 및 운동을 하도록 한다.

근골격계의 검사에는 또한 다리의 생역학적 검사와 필요한 경우 평발에 대한 정형외과적 관리가 포함되어야 한다. 영아기는 일상적으로 엉덩관절 안정성에 대하여 검사하며 만약 엉덩관절의 불안정성이 의심되면 정형외과에 의뢰하여야 한다. 엉덩관절의 안정성과 적절한 정렬 상태가 담보되지 않으면 기립대에 세우는 지지 기립을 시작하지 않는다.

일반적인 목표는 최적의 생역학적 힘을 가장 좋은 상태로 근골격계가 받아 발달할 수 있도록, 그리고 예견되는 불안정성과 부적절한 정렬을 예방하기 위해 근골격의 정렬을 유지하고 정상적인 동작을 격려하는 것이다. 이와 관련한 권고로는 다음과 같은 것들이 있다.

1. 뼈와 뼈몸통의 골밀도와 두께뿐 아니라 길이 성장을 자극하기 위한 정렬된 압축 또는 체중지지 힘의 이용.
2. 관절의 안정성과 형성을 촉진하기 위한 지지를 받으면서 하는 정렬된 체중 지지
3. 동시 근수축, 힘의 생성, 그리고 근긴장도의 증가의 촉진

요약하자면 다운증후군에 동반되는 아동 발달과 전반적 기능에 미치는 영향으로 인해 종종 물리치료가 필요하게 된다. 이러한 동작 문제의 대부분은 중추신경계의 병리 또는 일차적인 근골격계의 차이에 근거한 것이다. 이러한 운동 장애는 종종 유연성, 안정성, 힘의 생성, 협응, 자세조절, 균형, 지구력, 그리고 전반적인 효율성에 관련된 장애를 야기한다. 어떤 중재를 사용할 것인가는 확인된 문제와 예측 가능하고 어쩌면 예방할 수 있는 결과에 따라 결정될 것이다.

신경근육계 장애	기능에 대한 영향
저긴장증, 낮은 힘의 생성	운동 발달 지연, 근육 수축 부실 동작 결핍
느린 자동적 자세 반응	균형 제약 느린 반응 시간 속도 감소
관절의 과잉 움직임 중쇠고리관절 불안정성,	불안정성, 동작에 대한 불안 활동에 대한 접근이 불가능하게 되거나 또는
척주옆굽음, 발의 변형	활동에 대한 참여를 제한할 수 있음

심폐계의 건강 Cardiopulmonary Fitness

일반적인 신체 건강은 종종 정신지체인, 특히 다운증후군 아동에서는 바람직한 수준보다 떨어져 있다.[107] 다운증후군 아동에서는 전반적인 몸통과 팔다리의 약화로 인하여 수반되는 폐 용적의 감소, 그리고 약한 기침을 수반하는 제한성 폐질환의 위험을 안고 있다.[108-110] 효과적으로 기침이 잘 안 되는 경우 호흡계의 감염 위험이 높다. 폐활량과 총폐용량의 감소를 포함하는 폐의 부피 감소로 인하여 폐기관계에서 혼합 정맥혈을 산소화하거나 동일한 혈액에서 이산화탄소를 제거하는 능력에 장애가 발생할 수 있다.[111] 만약 혈류 수송에 필요한 산소의 최대량이 줄어드는 경우, 활동을 위해 사용할 에너지가 낮아지고, 그 결과 달성해야 할 신체 건강의 수준도 낮아지게 된다.

물리치료 평가와 중재에 대한 함의 Physical Therapy Life Span Evaluation and Intervention Implications

다운증후군 아동의 일생에 걸친 관리에 대한 다음과 같이 명백하다.

신체 건강을 더욱 강조하여 심폐계의 지구력과 근력을 증가시킬 필요가 있다. 프로그램 마련은 활동의 저하와 이어 나타나는 소아비만과 나중에 나타날 장기적인 아테롬성 동맥경화증 위험 프로파일의 예방을 위해 초등학교 연령의 아동기부터 시작되어야 한다.[107] 다운증후군 아동을 훈련하여 보고된 개선에 대한 우리의 지식은 이러한 아동들이 조기 중재에 반응하는 능력을 가지고 있다는 점을 뒷받침하고 있다.[112,113] 물리치료사는 직접적인 중재 또는 특수

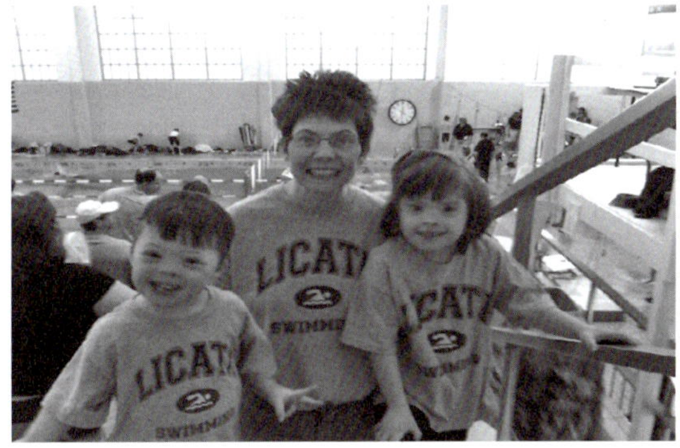

그림 10.6 엄마는 체력과 사회화의 다양한 혜택을 위해 수영과 같은 그룹 레크리에이션 활동에 참여하도록 권장하였다.

교육자 또는 체육/레크리에이션 교육자에 대한 자문을 통하여 심폐 건강 영역에서 중요한 역할을 수행한다. 일반적 목표는 심폐계의 지구력, 전반적 신체적 건강 상태를 증진시키고 부모, 돌봄 제공자, 아동을 교육하는 데 있다. 수영, 무용, 그리고 무도 등과 같은 스포츠 및 레크리에이션 활동에 대한 참여는 조기 아동기로부터 그 이후 지속적으로 장려 및 지원하여야 할 것이다(그림 10.6).

▶ 정신지체(지적장애인)인들의 초기 성인기와 성인기: 주요한 치료 관점

The person with intellectual disabilities moving into and through adulthood: key management issues

정신지체와 다운증후군은 모두 광범위하게는 발달 장애의 범주에 속해 있다. 발달 장애 지원법과 1987년의 권리수정안에서는 "발달 장애"를 22세 이전에 발현되는 정신 또는 육체적 장애에 기인할 수 있는 심각하고 만성적인 장애로서, 세 가지 또는 그 이상의 주요한 일생활 활동에 있어서 상당한 기능적 제한으로 귀결되며, 장기간 또는 일생 동안 특수하고 개별화된 서비스를 일정한 조합과 순서로 받아야 할 필요성을 반영한다고 정의하고 있다.[114,115] 일생의 문제점들을 더욱 민감하게 생각하게 된 것과 함께 최근에 가용하게 된 회고적 검토와 훌륭한 임상케이스 보고서들을 이용하여, 최근의 문헌들은 일반적인 일생의 관리 대상 관심사들을 문서화하고 있다. 동시에, 현재 물리치료 관행은 건강 및 예방적 관리에 관심의 중점을 맞추고 있다. 오늘날의 치료 실무가들은 선제적이고, 건강에 초점을 맞춘 예방적 관점을 환자 관리 계획에 통합하라는 강력한 요

구를 받고 있다. 다운증후군을 포함하는 정신지체인들은 물리치료 중재를 보통 아동기부터 받기 때문에, 소아 물리치료사는 대상 아동의 성인기까지 그 관계를 이어가게 될 임상의일 가능성이 높다. 이 섹션에서는 성장해 가는 과정에서 정신지체 또는 다운증후군을 지닌 사람이 마주치게 될 전형적인 어려움 몇 가지에 중점을 두어 다루게 될 것이다.

이러한 사람들은 이제 기대 수명이 길어지고 일반적인 사람들이 겪게 될 동일한 연령 관련 경험을 같이 경험하게 될 것이다.[116,117] 정신지체가 있는 사람들에게 있어서는 노화 프로세스가 상대적으로 빨리 시작되는 것으로 보이는데, 아마도 빠르게는 35세부터, 그리고 일반적으로는 55세 정도에 노화 과정이 시작된다.[117-120] 노화의 시작과 나이와 관련한 변화는 그 사람이 얼마나 심한 장애를 가지고 있는지에 따라 영향을 받고, 동반된 장애가 많을수록 영향이 매우 심할 가능성이 있다.[116]

문헌 고찰을 해보면, 생애 전체에 걸친 물리치료 관리에 통합되어야 할 노화 관련 몇 가지 특징들을 알 수 있다. 치료사들은 예견되는 다음과 같은 문제점에 주의하고 있어야 한다: 조기 폐경과 이에 따른 골다공증의 위험 증가와 같은 이차적 변화, 갑상선 기능 부전, 비만, 당뇨, 뇌전증의 후기발현, 시각 또는 청각 장애의 증가, 심장질환, 우울증, 치매, 그리고 알쯔하이머 질환의 위험증가.[121-125] 물리치료 평가와 중재는 이러한 질병 가운데 어느 하나라도 조기에 발현되는 것을 미리 예상하여 예방 관리하는 것을 포함하여야 한다. 평가 방식은 인지 장애가 있는 사람들에게 맞게 표준화된 테스트를 수정하여 적용하는 것이 필요할 수 있다.[126] 이 장에서 일관되게 강조해 왔듯이 검사와 중재의 주안점은 필요한 만큼의 안전의 유지, 독립적 기능유지, 또는 양육자를 도와주는 것에 있다. 치료사는 발달장애가 있는 성인의 광범위한 수요를 충족시켜주기 위하여 개별화되고 다차원적인 접근을 이용할 필요가 있다.[127]

요약

정신지체 아동의 관리에 있어서 물리치료사는 다양한 기술을 사용해야 하는 어려움에 직면하고 있다. 정신지체가 있는 아동들이 직면하게 되는 많은 복잡하고 계속되는 어려움으로 인해서 종종 물리치료의 검사 및 중재에 혁신적인 방법이 요구되기도 한다. 우리는 물리치료사가 이러한 복잡함에 의해 압도당하는 것을 쉽게 이해할 수 있다.

이 장에서는 물리치료사에게 평가 및 중재를 포함하는 물리 치료를 위한 모든 정신지체 진단을 받은 아동에 대한 "사용자 편이성이 있는" 전략을 제시하려고 시도하였다. 치료사들은 정신지체 그 자체를 아동의 학습 장애의 일부분으로 볼 것을 다시 한 번 상기시킨다. 총체적인 학습 장애는 그 심각도에 있어서 해당 아동의 기능적인 학습 역량에 경미한 영향에서부터 아주 심한 정도로 영향까지 다양한 영향을 미친다. 이것은 시각, 청각, 또는 감각의 조직화 문제를 포함하는 기타의 동반되는 감각 장애에 의해 더욱 심화될 수도 있다. 물리치료 평가 및 중재에는 소아과 물리치료의 기본 원칙뿐 아니라 정신지체 아동에 관련한 교육과 학습 원칙에 대한 이해도 반영해야만 한다.

정신지체에 대한 원인으로는 약 350 종류가 알려져 있다. 치료사가 모든 동반되는 신경근육계, 근골격계, 또는 심폐 장애에 대해 익숙해지기 위해서는 이러한 모든 원인을 쉽게 조사하여 알 수 있어야 한다. 이러한 조사 접근 방법을 통하여 치료사는 자신의 검사 기술을 집중시켜 줄 것이며, 치료사에게 동반하고 있을 수 있는 장애 또는 관련된 의학적 문제에 경고를 주게 될 것이다. 일차적 병리생리와 동반된 운동 장애를 이해하고 있으면 치료사가 목표를 세우고 우선순위를 정하는데 쉽게 도움이 될 것이다. 아동의 일생에 걸친 효과적인 물리치료 관리는 이차적 변형과 그 아동에 대한 위험을 예견할 수 있을 것이며, 이것은 다른 팀 구성원과 부모와 공유하여야 할 것이다. 이 장에서는 이러한 탐구적인 전략의 다운증후군이 있는 아동에 대한 물리치료 관리에 대한 적용을 예시하였다. 이와 같은 탐구적 전략은 소아과 물리치료 실무에서 마주치게 되는 정신지체의 모든 진단에 대하여 적용할 수 있다.

정신지체 아동의 변화하는 욕구를 부모와 다른 전문가들과 의사소통하기 위해서는 치료사측의 기술적인 전문성뿐만 아니라, 잘 청취하며 창의성이 있는 교사도 필요하다. 아동과 가족에 대한 효과적인 전문 분야간 접근을 통하여, 우리는 정신지체 아동이 사회에서 가장 잘 기능하도록 아동을 돕기 위해 정진할 수 있다.

사례연구들

Ann Marie Licata 박사, 알버니아대학교 교육학과 조교수이자 다운증후군이 있는 자녀들의 부모

이 사례연구는 동일한 가정의 다운증후군을 지닌 두 명의 자녀에 대한 물리치료의 사용에 대하여 요약한다.

"발뒤꿈치, 발가락, 이제 가자," 나는 우리 아들인 빈센트가 제 동생인 안젤로가 우편함에 가는 길에 성큼성큼 걸어가는 것을 도우면서 반복하는 목소리를 들었는데, 이러한 장면은 우리 가족이 우리 가족 가운데 가장 어린 구성원인 안젤로와 줄리아나를 돕기 위하여 함께 노력할 때 전형적으로 볼 수 있는 장면이다. 안젤로와 줄리아나는 보다 일반적으로는 다운증후군으로 알려져 있는 트리소미 21을 지닌 채 태어났다. 우리의 여섯 명의 자녀 가운데 두 명이 동일한 의학적 진단을 지니고 있지만, 각각은 자기 가족 구성원들과 그들이 만나는 사람들의 마음을 얻는 매력을 가지고 있는 비슷한 성격을 지닌 개인이다. 그들의 성격과 마찬가지로, 안젤로와 줄리아나의 고유한 발달에 관한 이야기는 많이 다르며, 우리 가족의 경험에 더 많은 깊이를 부여하고 다운증후군이 있건 없건 관계없이 모든 개인의 개별성의 증거가 되는 풍부한 대비와 가슴 따뜻해지는 설명을 제공한다(그림 10.7).

우리의 이야기는 우리의 다섯 번째 아이인 안젤로라는 이름을 가진 작은 소년이 태어난 한 아름다운 10월의 하루 이른 오후에 시작된다. 나의 많은 엄마로서, 나는 그 아이의 발가락과 손가락을 세고는 아이에게 "완벽해"라고 말하였다. 아이의 아프가 점수는 강력했으며, 우리는 이제 세 남자 아이와 두 여자 아이의 부모가 되어 고무되어 있었다. 그날 늦게서야 우리는 우리의 "완벽한" 꼬마 남자 아이가 다운증후군을 지니고 있다는 걸 알고 매우 놀랐다. 나의 경력 내내 여러 가지 지위에서 일해 온 전문 교육자이며 많은 장애 아동과 그 가족들을 지원해 온 사람으로서, 나는 나 자신이 특별한 수요가 있는 아이의 엄마가 되리라고는 상상해 본 일이 전혀 없었다.

이러한 성격의 뉴스가 가져 오는 최초의 놀람이 일단 끝났을 때, 우리는 즉각 안젤로가 필요로 하게 될 지원을 알아차리기 시작하였다. 다운증후군을 지니고 태어나는 아동들은 심장, 눈, 그리고 귀에 관련된 건강상의 우려가 상대적으로 많은 경향이 있다. 그 아이의 삶의 첫 24시간 이내에, 안젤로의 심장을 검사하였으며 정상이라는 것을 발견하였다. 뒤, 안젤로의 청력 역시 정상 범위 내에 있다는 것이 밝혀졌다. 우리는 안젤로의 시각을 검사하여야 한다는 것을 알았지만, 그 작업은 아이의 짧은 삶의 3개월째에 이루어졌는데, 이번에도 또 아이의 시각이 정상이라는긍정적인 확인을 받았다. 이러한 최초의 신체적인 우려에 대한 대처가 끝난 다음, 우리는 신속하게 안젤로가 필요로 하게 될 전반적인 발달 상의 지원에 대해 고려하는 일로 이동하였다. 2개월경이 되었을 때, 우리는 조기 중재 사무실에 전화를 걸어 지원적인 서비스의 필요성을 판단하기 위한 평가를 요청하였다. 우리는 당시에는 안젤로의 의학적인 진단이 자동적으로 아이가 필요로 하는 치료 자격을 충족시켰다는 것을 몰랐다.

안젤로의 삶의 다섯째 주에 이르러, 아이는 한 팀의 검사를 받았으며 물리치료를 포함한 두 가지 서비스를 필요로 한다는 것이 발견되었다. 하나의 선택과정을 통해 우리는 우리가 신뢰하게 될 한 사람 즉, 안젤로의 물리치료사인 낸시를 선택할 수 있었다. 우리 가족이 시작하게 될 행로에 대한 지식이 거의 없는 상태에서, 낸시는 안젤로의 주간 1시간의 치료 세션을 아이의 발달을 위한 공식 계획인 개별 가족 서비스 계획(IFSP)를 개시하면서 우리 집에서 시작하였다. 우리는 구르기, 혼자 앉기, 기기, 그리고 걷기 등과 같이 우리가 당연하게 여기는 발달 수행을 안젤로가 달성하도록 돕기 위하여 여러 시간이 들 것이라는 것을 인식하지 못했다. 안젤로의 낮은 근육 긴장과 운동 지연으로 인해서, 우리는 아이의 물리치료사로부터 아이의 근육을 강화하여 그것들이 아이가 움직이기를 원할 때 아이를 지지하고 움직이게 하도록 아이의 근육을 가르치거나 훈련하는 방법에 대한 코치를 받았다

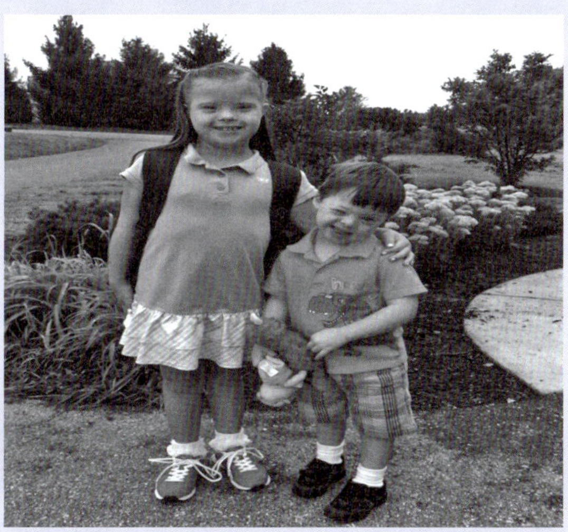

그림 10.7 두 명의 독특한 개인 줄리아나와 안젤로.

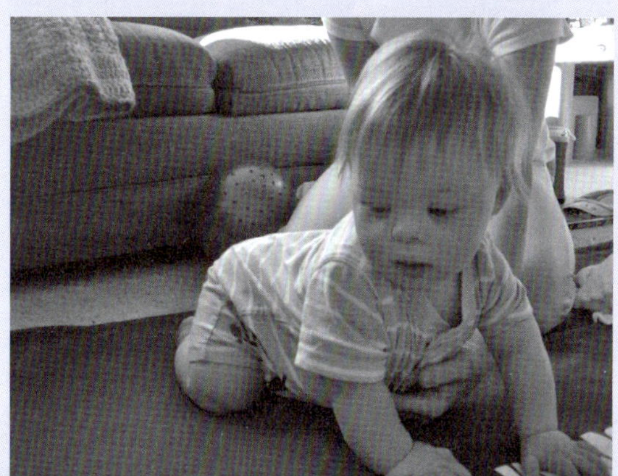

그림 10.8 안젤로는 치료사가 자연 환경을 사용하여 개발을 촉진함에 따라 자신의 가정 환경을 적극적으로 조사하고 탐색합니다.

(그림 10.8).

우리는 아이의 운동 발달의 지연이 아이의 인지 성장에 영향을 미친다는 것을 알면서 우리가 이러한 과업을 달성할 수 있다는 확신을 가지고 있었다. 낸시는 안젤로의 기고 걷는 데 있어서의 지연은 아이가 자신의 주위의 세상을 탐색하는 능력도 늦어지게 만들 것이라고 설명한 바가 있었다. 우리는 이 아이가 아이의 전반적인 발달을 지지하게 될 발달 수준에 도달하게 될 것이라는 것을 알았으나, 문제는 그것이 "언제"인가였다.

전문적인 교육자이자 일반적인 발달을 보이는 네 명의 다른 자녀의 엄마로서, 나는 아동들이 성장하고 성숙하는 방법을 이해한다고 생각했다. 낸시가 우리에게 한 미묘한 상기의 말이 우리가 일반적인 발달은 진정으로 하나의 기적이라는 것을 인식하는 데 도움이 된 것은 안젤로가 2세가 넘었을 때 처음으로 기기 시작하고 나중에는 걷기 시작하였을 때였다. 이 몇 년 동안에 걸쳐 어떻게 내가 이러한 사실을 놓치고 있었을까? 이러한 계시는 축하의 이유였으며, 우리는 실제로 축하를 하였다. 안젤로의 발달 상의 이정표의 달성은 하나의 승리이며 나의 네 명의 위의 아이들에 대해서 내가 이전에 경험하거나 감사했던 것보다 훨씬 큰 기쁨의 실현이었다. 심지어는 다섯 살인 지금도, 우리는 안젤로가 최근에 점프를 하고, 그리고 맞아 심지어는 뛰기와 축구하기 기술을 학습하여서, 우리는 과정을 따라 작은 승리도 기념하고 있다 (그림 10.9).

우리가 성취의 기쁨과 축하를 인식하도록 도운 것은 안젤로의 물리치료사가 안젤로뿐만 아니라 우리 가족의 모든 구성원들과 관계를 구축하면서 자연스럽게 한 일의 일부분이었다. 낸시는 우리에게 우리가 다운증후군을 지니고 태어난 자녀의 부모로서 우리가 필요로 하였던 믿음을 주었다. 그녀는 우리의 상호작용을 장려하였으며, 우리를 여러 가지 자원과 연결시켜 주었고, 그리고 지원을 필요로 하는 다른 가정을 위해서 우리를 자원으로서 활용하였다. 안젤로가 필요로 하는 지원의 중요성과 아이가 우리 모두와 맺은 오래가는 유대를 의식하면서 그녀는 빈번하게 안젤로의 형제자매를 아이의 치료 세션에 포함시킬 기회를 찾았다. 이와 같은 주간 상호작용들은 비록 이러한 목적을 위하여 설계된 것은 아닐지라도, 우리 가족 구성원들이 점점 더 상호간에 가까워지고, 우리가 상상할 수 있었던 것보다 더 강한 단일한 가족 단위를 형성하는 데 도움이 되었다(그림 10.4).

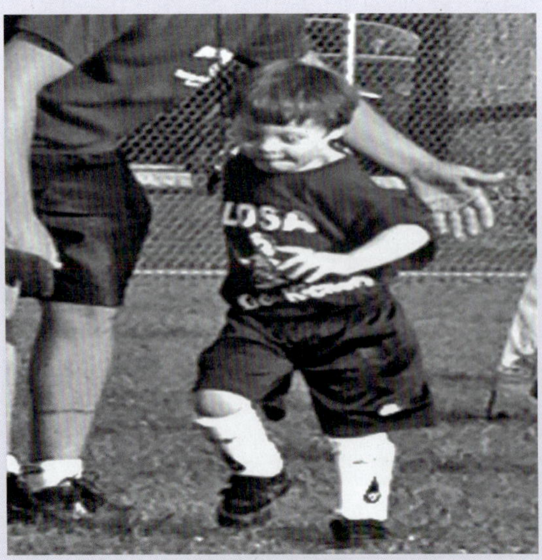

그림 10.9 팀원으로서 축구를 즐기는 안젤로!

낸시의 친절한 태도와 순수한 관심은 안젤로와 그의 발달에 관한 것일 뿐만 아니라, 일정이 잡힌 1시간의 치료 세션을 넘어서 연장된 우리 전체 가족에 대한 것이다. 빈번하게, 그녀는 보다 큰 아동들의 수영 성취, 오래도록 지속되는 교감의 구축과 관계의 확립에 관한 신문 스크랩 자료를 가져왔다. 다른 안젤로의 물리치료사들과 마찬가지로, 낸시는 우리에게 지원과 부모로서의 격려를 주었다. 그녀는 우리가 가족으로서 지니고 있는 강점을 인식하고 나의 남편 케니와 내가 부모로서 나누는 것을 도와주었다.

안젤로의 삶의 첫 2년 동안, 우리는 일을 진행하는 과정에서 우리를 지원해 준 많은 유능하고 배려심 있는 사람을 만나는 행운을 받았다. 안젤로가 또한 우리가 인식하도록 도와준 것은 특히 그들의 장애로 인해서 엄마와 아빠를 필요로 하는 그 아이와 같은 많은 다른 아이들이 이 세상에는 있을 것이라는 것이었다. 안젤로는 우리가 또 하나의 아이가 가정 즉, 우리 가정을 찾는 것을 도울 가능성에 대하여 생각할 때 우리의 두려움을 이겨내는 데 도움을 주었다. 많은 생각, 기도, 그리고 많은 잠들지 못하는 밤을 지내고 나서 우리 가족은 안젤로의 두 번째 생일 조금 전에 다운증후군을 지니고 태어난 우리의 딸인 줄리아나를 입양하기 위한 국제 여행을 시작하였다. 9개월 뒤에, 우리는 우리의 8살난 딸을 다른 다섯 형제들의 집으로 데려왔다. 그녀의 귀가는 우리 가족이 축하할 또 하나의 기회였다.

안젤로와는 달리, 줄리아나는 아기적에 치료적 중재를 전혀

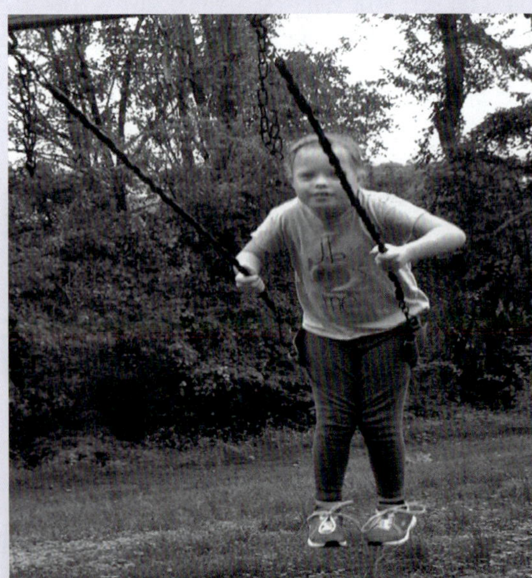

그림 10.10 줄리아나는 그네에서 스스로 자신을 추진하는 방법을 배웁니다!

받지 않았다. 그 아이는 처음에는 영아원에서 살았으며 나중에 모국의 정신병원에 보내졌다. 교육 경험이 없음에도 불구하고, 줄리아나는 놀랄 정도로 심리적으로 조정이 되었고, 대부분의 일반적으로 발달된 또래들보다 더 잘 드롭킥을 하였다. 줄리아나는 빠르게 계단을 내려갈 때 발을 교대하는 방법, 손가락을 꺾고 흔들기 등을 포함하여 스스로 자신이 빠뜨렸을 수 있는 발달 기술의 많은 것을 학습하였다. 부모로서 우리는 몸소 다운증후군이 있는 어떤 개인도 비슷하지 않으며, 그들의 강점 및 약점이 매우 다르다는 것을 관찰하였다(그림 10.10).

안젤로는 아이의 나이에 그 단계의 아이의 요구에 맞는 지원적인 서비스뿐만 아니라 물리치료를 계속 받고 있다. 줄리아나 역시 서비스를 받고 있으며, 또래 클럽 팀에서 축구를 하고 경쟁적으로 수영을 하면서 신체적인 영역에서의 성장을 계속하고 있다. 그들의 성격이 다르듯이 그들의 능력도 다르다. 어떤 두 사람이 동일한 조건 또는 명칭을 공유하고 있음에도 같을 수는 없다는 것은 너무나도 진실이다.

우리 가족 구성원들이 성장해 가면서, 우리는 그 과정에서 서로 도우면서 서로에게 더욱 가까워지고 있다. 우리 모두를 독특하게 만드는 것을 특별한 것으로 인식하면서, 서로의 강점 및 차이를 인정하는 것은 우리 집에서는 하나의 규범이 되었다. 처음에는 안젤로와 함께 그리고 이제는 줄리아나와 함께 했던 우리의 경험 과정에서 익히게 된 치료 용어, 전문어, 그리고 기술은 우리 모두가 우리의 삶뿐만 선물이 아니라, 우리 모두가 서로에게 선물이라는 것을 인정하면서 삶의 단순한 기쁨에 감사하는 데 도움이 된다.

감사의 글

우리와 함께 일할 수 있는 특권을 제공하고 당신에 대해 좀 더 알게 해 준 지적 장애를 가진 모든 사람들에게 감사하고 싶습니다. 당신은 우리가 당신에게 가르쳐 줄 수 있는 것보다 훨씬 더 많은 것을 가르쳐 주었습니다! 깊은 겸손으로, 지적 장애 모델을 가진 아동의 가족이 우리 모두에게 보여준 힘, 무조건적인 사랑과 헌신을 인정합니다. 특히, 우리의 동료인 Ann Marie Licata가 이 장의 사례 연구에서 그녀의 가족 이야기를 공유한 부분에 있어서 깊이 머리숙여 감사드립니다, 그들의 가족 이야기는 수 많은 가족과 치료사들에게 영감을 줍니다.

참고문헌

1. Nichtern S. *Helping the Retarded Child*. New York, NY: Grosset and Dunlap; 1974.
2. Sebelist RM. Intellectual disabilities. In: Hopkins HL, Smith HD, eds. *Willard and Spackman's Occupational Therapy*. 9th ed. Philadelphia, PA: JB Lippincott; 1996.
3. National Institute on Intellectual disabilities. *Orientation Manual on Intellectual disabilities*. Ontario, Canada: York University; 1981.
4. Itard J. *The Wild Boy of Aveyron*. Englewood Cliffs, NJ: Prentice-Hall; 1962.
5. American Association on Intellectual Disabilities (AAID). 1719 Kalorama Road, NW, Washington, DC: 2009–2683.
6. Sorrells AM, Rieth HJ, Sindelar PT. *Critical Issues in Special Education: Access, Diversity, and Accountability*. Boston, MA: Pearson Education Inc; 2004.
7. Winzer MA. A tale often told: the early progression of special education. *Remedial Spec Educ*. 1998;19(4):212–219.
8. PARC v. Commonwealth of pennsylvania, 1972. In Heward WL. *Exceptional Children*. Upper Saddle River, NJ: Merrill Prentice Hall; 2003.
9. http://www.National Disability Rights Network. Protection & Advocacy for Individuals with Disabilities. About/Our History (Willowbrook)
10. American Psychiatric Association. DSM-5 development. Intellectual Disability. Retrieved from http://www.dsm5.org/Pages/Default.aspx.
11. Website for proposed DSM-5 definition. http://www.dsm5org/Proposedrevision/Pages?proposedrevision.apex?rid5384.
12. Luckasson R, Coulter DL, Polloway EA, et al. *Mental Retardation: Definition, Classification, and Systems of Supports*. Washington, DC: American Association on Mental Retardation; 1992.
13. Roid GH. *Stanford-Binet Intelligence Scale*. 5th ed. Itasca, IL: Riverside; 2003.
14. Wechsler D. *Wechsler Intelligence Scale for Children-IV*. San Antonio, TX: Psychological Corp; 2003.
15. Wechsler D. *Wechsler Preschool and Primary Scale of Intelligence III*. San Antonio, TX: Psychological Corp; 2002.
16. Kaufman AS, Kaufman NL. *Kaufman Assessment Battery for Children*. Circle Pines, MN: American Guidance Service; 2003.
17. Sparrow SS. *Vineland Adaptive Behavior Scales*. Circle Pines, MN: American Guidance Service; 1984.
18. Adams GL. *Comprehensive Test of Adaptive Behavior*. Columbus, OH: Merrill; 1984.
19. Sloan W, Birch JW. A rationale for degrees of retardation. *Am J Ment Defic*. 1955;60:262.
20. Jette AM. Toward a common language for function, disability, and health. *Phys Ther*. 2006;86:5:726–734.
21. World Health Organization. *International Classification of Functioning, Disability, and Health*. Geneva, Switzerland; 2001.
22. National Institutes of Health. *Draft V: Report and Plan for Rehabilitation Research*. Bethesda, MD: National Institutes of Health, National Center for Rehabilitation and Research; 1992.
23. Chinn PC, Drew CJ, Logan DR. *Intellectual Disabilities: A Life Cycle Approach*. St.Louis, MO: CV Mosby; 1979.
24. Algozzine B, Ysseldyke J. *Teaching Students with Mental Retardation: A Practical Guide for Every Teacher*. Thousand Oaks, CA: Corwin Press; 2006.
25. Brown I, Percy M. *A Comprehensive Guide to Intellectual and Developmental Disabilities*. Baltimore, MD: Paul H Brookes Publishing Company; 2007.
26. *International Classification of Diseases* (ICD). Ann Arbor, MI: World Health Organization; 1992.
27. Leonard H, Xingyan W. The epidemiology of mental retardation: challenges and opportunities in the new millennium. *Ment Retard Dev Disabil Res Rev*. 2002;8:117–134.
28. Nyhan WL, Sakati NO. *Genetic and Malformation Syndromes in Clinical Medicine*. Chicago, IL: Year Book Medical Publishers; 1976.
29. Baraitser M, Clayton-Smith J, Donnai D. *Clinical Dysmorphology*. Philadelphia, PA: Lippincott, Williams and Wilkins 2011.
30. Liu J, Krantz I. Cornelia de Lange syndrome, cohesin, and beyond. *Clin Genet* [serial online]. 2009;76(4):303–314. Available from: Academic Search Premier, Ipswich, MA. Accessed September 28, 2012.

31. Jones KL. *Smith's Recognizable Patterns of Human Malformation*. 5th ed. Philadelphia, PA: WB Saunders; 1996.
32. Harris SR, Shea AM. Down syndrome. In: Campbell SK, ed. *Pediatric Neurologic Physical Therapy*. 2nd ed. New York, NY: Churchill Livingstone; 1991.
33. Shumway-Cook A, Woollacott MH. Dynamics of postural control in the child with Down syndrome. *Phys Ther.* 1985;65(9):1315–1322.
34. Bloom AS, et al. Developmental characteristics of recognizable patterns of human malformation. In: Berg JM, ed. *Science and Service in Intellectual Disabilities: Proceedings of the Seventh Congress of the International Association for the Scientific Study of Mental Deficiency* (LASSMD). New York, NY: Methuen; 1985.
35. Keenan J, Kastner T, Nathanson R, et al. A statewide public and professional educational program on fragile syndrome. *Ment Retard.* 1992;30(6):355–361.
36. Rinck C. Fragile X syndrome. *Dialogue on Drugs, Behavior and Developmental Disabilities*. 1992;4(3):1–4.
37. Anderson LT, Ernst M. Self-injury in Lesch-Nyhan disease. *J Autism Dev Dis*. 1994;24:67–81.
38. Aughton DJ, Cassidy SB. Physical features of Prader-Willi syndrome in neonates. *Am J Dis Child*. 1990;144(11):1251–1254.
39. Dykens EM, Cassidy SB. Prader-Willi syndrome: genetic, behavioral and treatment issues. *Child Adolesc Psychiatric Clin N Am*. 1996;5:913–927.
40. Guidera KJ, Borrelli J Jr, Raney E, et al. Orthopaedic manifestations of Rett syndrome. *J Pediatr Orthop*. 1991;11(2):204–208.
41. Holm VA, King HA. Scoliosis in the Rett syndrome. *Brain Dev.* 1990;12(1):151–153.
42. Nomura Y, Segawa Y. Characteristics of motor disturbance in Rett syndrome. *Brain Dev.* 1990;12(1):27–30.
43. Stewart KB, Brady DK, Crowe TK, et al. Rett syndrome: a literature review and survey of patents and therapists. *Phys Occup Ther Pediatr.* 1989;9(3):35–55.
44. McEwen I. Intellectual disabilities. In: Campbell SK, ed. *Physical Therapy for Children*. 4th ed. Philadelphia, PA: WB Saunders; 2011.
45. Detterman DK, Mayer JD, Canuso DR, et al. Assessment of basic cognitive abilities in relation to cognitive deficits. *Am J Ment Retard*. 1992;97(3):251–286.
46. Turnbull A, Turnbull HR, Wehmeyer ML, et al. *Exceptional Lives*. Boston, MA: Pearson; 2013.
47. Horvat M, Croce R. Physical rehabilitation of individuals with intellectual disabilities: physical fitness and information processing. *Crit Rev Phys Rehabil Med*. 1995;7(3):233–252.
48. Montgomery PC. Assessment and treatment of the child with intellectual disabilities. *Phys Ther.* 1981;61:1265–1272.
49. Shields N, Bruder A, Taylor N, et al. Influencing physiotherapy student attitudes toward exercise for adolescents with Down syndrome. *Disabil Rehabil*. 2011;33(4):360–366.
50. Kinnealy M. Aversive and nonaversive responses to sensory stimuli in mentally retarded children. *Am J Occup Ther.* 1973;27:464–472.
51. deQuirds JB. Diagnosis of vestibular disorders in the learning disabled. *J Learn Disabil*. 1976;9:50–58.
52. Moore J. Cranial nerves and their importance in current rehabilitation techniques. In: Henderson A, Coryell J, eds. *The Body Senses and Perceptual Deficit*. Boston, MA: Boston University; 1973:102–120.
53. Ayres AJ. *Sensory Integration and the Child, 25th Anniversary Edition*. Los Angeles, CA: Western Psychological Services; 2005.
54. Collier G. *Emotional Expression*. Hillsdale, NJ: Lawrence Erlbaum Associates; 1985.
55. Royeen CB, Lane SJ. Tactile processing and sensory defensiveness. In: Fisher AG, Murray, EA, Bundy AC, eds. *Sensory Integration: Theory and Practice*. Philadelphia, PA: FA Davis Company; 1991.
56. Ayres AJ. *Sensory Integration and Learning Disorders*. Los Angeles, CA: Western Psychological Services; 1973.
57. Clark RG, Gilman S, Wilhaus-Newman S. *Essentials of Clinical Neuroanatomy and Neurophysiology.* 10th ed. Philadelphia, PA: FA Davis; 2002.
58. Westcott SL, Lowes LP, Richardson PK. Evaluation of postural stability in children: current theories and assessment tools. *Phys Ther.* 1997;77:629–645.
59. Batshaw NL. *Children with Disabilities*. 3rd ed. Baltimore, MD: Paul H. Brookes; 2013.
60. Harvey B. Down's syndrome: a biopsychosocial perspective. *Nursing Standard*. 2004;18(30):43–45.
61. Piaget J. Part I: Cognitive development in children-Piaget development and learning. *J Res Sci Teaching*. 2003;40(suppl 1):S8–S18.
62. Bird EKR, Chapman RS. Sequential recall in individuals with Down syndrome. *J Speech Hearing Res*. 1994;37:1369–1381.
63. Hale CA, Borkowski JG. Attention, memory, and cognition. In: Matson JL, Mulick JA, eds. *Handbook of Intellectual Disabilities*. New York, NY: Pergamon Press; 1991.
64. Urban M. Early observations of genetic diseases. *Lancet* [serial online]. 1999;354:SIV21.
65. Dykens EM, Hodapp RM, Finucane BM. *Genetics and Mental Retardation Syndromes*. Baltimore, MD: Paul H Brookes Publishing Company; 2000.
66. Website for incidence of Down syndrome given by the National Down syndrome Society. http://www.ndss.org/en/About-Down-Syndrome/Incidences-and-Maternal-Age.
67. Pueschel SM. Cause of Down syndrome. In: Pueschel SM, ed. *A Parent's Guide to Down Syndrome: Toward a Brighter Future*. Baltimore, MD: Paul H Brookes Publishing Co; 1990.
68. Lejeune J, Gauthier M, Turpin R. Les chromosomes humain en culture de tissus. *CR Acad Sci (D)*. 1959;248:602.
69. Penrose LS. *Down's Anomaly*. London, UK: Churchill Livingstone; 1966.
70. Scott BS, Becker LE, Petit TL. Neurobiology of Down's syndrome. "Progress in neurobiology." *Prog Neurobiol*. 1983;21(3):199–237.
71. Marin-Padilla M. Pyramidal cell abnormalities in the motor cortex of a child with Down's syndrome. *J Comp Neurol*. 1976;67:63.
72. Wisniewski KF, Schmidt-Sidor B, et al. Postnatal delay of myelin formation in brains from Down's syndrome. *Clin Neuropathol*. 1989;6(2):55.
73. Pueschel SM. Medical concerns. In: Pueschel SM, ed. *A Parent's Guide to Down syndrome: Toward a Brighter Future*. Baltimore, MD: Paul H Brookes Publishing Co; 1990.
74. Zausmer EF, Shea A. Motor development. In: Pueschel SM, ed. *The Young Child with Down Syndrome*. New York, NY: Human Sciences Press Inc; 1984.
75. Shea AM. Growth and development in Down syndrome in infancy and early childhood: implications for the physical therapist. In: *Touch Topics in Pediatrics*. Lesson Alexandria, VA: American Physical Therapy Association; 1990.
76. Castells S, Beaulieu I, Torrado C, et al. Hypothalamic versus pituitary dysfunction in Down's syndrome as a cause of growth retardation. *J Intellect Disabil Res*. 1996;40:509–517.
77. Cronk CE, Crocker AC, Pueschel SM, et al. Growth charts for children with Downsyndrome: 1 month to 18 years of age. *Pediatrics*. 1988;81(1):102–110.
78. Rarick GG, Seefeldt V. Observations from longitudinal data on growth and stature and sitting height of children with Down syndrome. *J Ment Defic Res*. 1974;18:63–78.

79. Bersu ET. Anatomical analysis of the developmental effects of aneuploidy in man: the Down syndrome. *Am J Med Genet.* 1980;5:399.
80. Dummer GM. Strength and flexibility in Down's syndrome. In: *American Association for Health, Physical Education, and Recreation: Research Consortium Papers: Movement Studies*, vol 1. book 3. Washington, DC: American Association for Health, Physical Education and Recreation; 1978.
81. Diamond LS, et al. Orthopedic disorders in patients with Down's syndrome. *Orthop Clin North Am.* 1981;12(1):57.
82. Gajdosik CG, Ostertag S. Cervical instability and Down syndrome: review of the literature and implications for physical therapists. *Pediatri Phys Ther.* 1996;8:1:31–36.
83. Morris AF, Vaughan SE, Vaccaro P. Measurements of neuromuscular tone and strength in Down syndrome children. *J Ment Defic Res.* 1982;26(pt 1):41–47.
84. MacNeill-Shea SH, Mezzomo JM. Relationship of ankle strength and hypermobility to squatting skills of children with Down syndrome. *Phys Ther.* 1985;65(11):1658–1661.
85. Orelove FP, Sobsey D. Designing transdisciplinary services. In: Orelove FP, Sobsey D, Silberman RK, eds. *Educating Children with Multiple Disabilities: A Transdisciplinary Approach.* Baltimore, MD: Paul H Brooks; 1991.
86. Marcel MM, Armstrong V. Auditory and visual sequential memory of Down syndrome and non-retarded children. *Am J Ment Defic.* 1982;87(1):86.
87. Edwards JM, Elliott D, Lee TD. Contextual interference effects during skill acquisition and transfer in Down's syndrome adolescents. *Adapt Phys Act Quart.* 1986;3(3):250.
88. Elliott D, Weeks DJ. A functional systems approach to movement pathology. *Adapt Phys Act Quart.* 1993;10:312.
89. Griffiths MI. Development of children with Down's syndrome. *Physiotherapy.* 1976;62:11–15.
90. Harris SR. Relationship of mental and motor development in Down's syndrome infants. *Phys Occup Ther Pediatr.* 1981;1:13.
91. Canning CD, Pueschel SM. Developmental expectations: an overview. In: Pueschel SM, ed. *A Parent's Guide to Down syndrome: Toward a Brighter Future.* 2nd ed. Baltimore, MD: Paul H Brookes Publishing Co; 2001.
92. Cicchetti D, Sroufe LA. The relationship between affective and cognitive development in Down's syndrome infants. *Child Dev.* 1976;47:920.
93. Haley SM. Postural reactions in children with Down syndrome. *Phys Ther.* 1986;66(1):17–31.
94. Rast MM, Harris SR. Motor control in infants with Down syndrome. *Dev Med Child Neurol.* 1985;27(5):682–685.
95. Lydic JS, Steele C. Assessment of the quality of sitting and gait patterns in children with Down's syndrome. *Phys Ther.* 1979;59(12):1489–1494.
96. Parker AW, Bronks R. Gait of children with Down syndrome. *Arch Phys Med Rehabil.* 1980;61(8):345–351.
97. Hays RM. Childhood motor impairments: clinical overview and scope of the problem. In: Jaffe KM, ed. *Childhood Powered Mobility.* Washington, DC: RESNA; 1987:1–10.
98. Affoltier FD. *Perception, Interaction and Language: Interaction of Daily Living: The Root of Development.* New York, NY: Springer-Verlag; 1991.
99. Kermonian R, et al. Locomotor experience: a facilitator of spatial cognitive development. *Child Dev.* 1988;59:908–917.
100. Ulrich BD, Ulrich DA, Collier DH, et al. Developmental shifts in the ability of infants with Down syndrome to produce treadmill steps. *Phys Ther.* 1995;75:20–29.
101. Long TM, Cintas HL. *Handbook of Pediatric Physical Therapy.* 2nd ed. Baltimore, MD: Williams & Wilkins; 2001.
102. American Academy of Pediatrics, Committee on Sports Medicine. Atlantoaxial instability in Down syndrome. *Pediatrics.* 1984;74(1): 152–154.
103. Pueschel SM, Scola FH. Atlantoaxial instability in individuals with Down syndrome: epidemiologic, radiographic, and clinical studies. *Pediatrics.* 1987;80(4):555–560.
104. Singer SJ, Rubin IL, Strauss KJ. Atlantoaxial distance in patients with Down syndrome: standardization of measurement. *Radiology.* 1987;164(3):871–872.
105. Giblin PE, Micheli LJ. The management of atlanto-axial subluxation with neurological involvement in Down's syndrome: a report of two cases and review of the literature. *Clin Orthop Relat Res.* 1979;(140):66–71.
106. Cooke RE. Atlantoaxial instability in individuals with Down syndrome. *Adap Phys Act Q.*1984;1:194–196.
107. Dichter CG, Darbee JC, Effgen SK, et al. Assessment of pulmonary function and physical fitness in children with Down syndrome. *Pediatr Phys Ther.* 1993;5(1):3–8.
108. Polacek JJ, Wang PY, Eichstaedt CB. *A Study of Physical and Health Related Fitness Levels of Mild, Moderate, and Down syndrome Students in Illinois.* Normal, IL: Illinois State University Press; 1985.
109. DeCesare J. Physical therapy for the child with respiratory dysfunction. In: Irwin S, Tecklin JS, eds. *Cardiopulmonary Physical Therapy.* 3rd ed. St. Louis, MO: Mosby–Yearbook; 1995.
110. Connolly BH, Michael BT. Performance of retarded children, with and without Down syndrome, on the Bruinicks Oseretsky Test of Motor Proficiency. *Phys Ther.* 1986;66(3):344–348.
111. Ruppel G. *Manual of Pulmonary Function Testing.* 3rd ed. St. Louis, MO: CV Mosby; 1982.
112. Skrobak-Kaczynski J, Vavik T. Physical fitness and trainability of young male patients with Down syndrome. In: Berg K, Eriksson BO, eds. *Children and Exercise IX.* Baltimore, MD: University Park Press; 1980.
113. Weber R, French R. *The Influence of Strength Training on Down syndrome Adolescents: A Comparative Investigation.* Texas, TX: Texas Women's University.
114. Herge E, Campbell JE. The role of the occupational and physical therapist in the rehabilitation of the older adult with mental retardation. *Top Geriatr Rehabil.* 2004;13(4):12–22.
115. Amadio AN, Lakin KC, Menke JM. *1990 Chartbook Services for People with Developmental Disabilities.* Minneapolis, MN: Center for Residential and Community Services; 1990.
116. Nochajski SM. The impact age-related changes on the functioning of older adults with developmental disabilities. *Phys Occupat Ther Geriatr.* 2000;18:5–21.
117. Lubin RA, Kiley M. Epidemiology of aging in developmental disabilities. In: Janicki MP, Wisniewski HM, eds. *Aging and Developmental Disabilities: Issues and Approaches.* Baltimore, MD: Paul H. Brookes Publishing Co; 1985:95–113.
118. Connolly BH. General effects of aging on persons with developmental disabilities. *Top Geriatr Rehabil.* 1998;13(3):1–18.
119. Campbell JE, Herge E. Challenges to aging in place: the elder adult with MR/DD. *Phys Occupat Ther Geriatr.* 2000;18:75–90.
120. Seltzer MM, Seltzer GB. The elderly mentally retarded: a group in need of service. *J Gerontol Soc Work.* 1985;8:99–119.
121. Gill CJ, Brown AA. Overview of health issues of older women with intellectual disabilities. *Phys Occup Ther Geriatr.* 2000;18:23–36.
122. Rapp C. Improved lifespan for persons with Down syndrome: implications for the medical profession. *Excep Parent.* 2004;34:70–71.
123. Finesilver C. Down syndrome. *RN.* 2002;65:43–49.
124. Platt LS. Medical and orthopaedic conditions in special Olympics athletes. *J Athlet Train.* 2001;36(1):74–80.
125. Post SG. Down syndrome and Alzheimer disease: defining a new ethical horizon in dual diagnosis. *Alzheimer Care Quart.* 2002;3(3):215–224.

126. Bruckner J, Herge E. Assessing the risk of falls in elders with mental retardation and developmental disabilities. *Top Geriatr Rehabil*. 2003;19:206–211.
127. Hotaling G. Rehabilitation of adults with developmental disabilities: an occupational therapy perspective. *Top Geriatr Rehabil*. 1998;13:73–83.

CHAPTER 11

자폐 스펙트럼 장애와 물리치료

Autism Spectrum Disorders and Physical Therapy

이번 장의 광범위한 목표는 물리치료사에게 자폐 스펙트럼 장애(ASDs)의 운동 손상을 포함하여 다양한 다중 체계의 손상에 대한 인식을 향상하는 것이다.; ASD 아동에 대한 이해 향상을 위해 사정을 제안한다; 영아, 어린이, ASD 청소년을 위한 근거에 기반한 운동 중재를 제안한다.

ASDs 정의 Defining ASDs

ASDs는 신경발달장애로 행동과 관심의 제한뿐만 아니라 사회적 상호작용, 언어적 및 비언어적 의사소통에서 다양한 범위의 손상을 보인다.[1] ASDs 아동의 대부분은 사정과 중재를 받을 정도로 현저한 지각-운동 손상을 보인다.[2,3]

ASDs 분류 및 하위 범주 Classification or subcategories of ASDs

진단 기준은 미국정신의학회의 정신 질환 진단 및 통계 편람 4판(DSM-IV TR)[1]을 따르며 여기에서는 증상 정도에 따라 3가지 하위 유형으로 분류하고 있다; 자폐, 비전형적 전반적 발달 장애(PDD-NOS), 아스퍼거증후군(표 11.1). *자폐*는 정형화된 행동과 평범하지 않은 관심뿐만 아니라 비정상적인 사회적 상호작용과 의사소통을 특징으로 하고, 사회적 의사소통 발달과 놀이 영역에서 3세 이전에 증상이 나타난다. 사회적 상호작용의 질적인 결함은 주로 사회적 상호작용 동안의 눈 맞춤, 얼굴 표정, 자세, 몸짓 등과 같은 비언어적 행동의 결함을 포함한다. 자폐의 또 다른 특징은 또래 관계 발달의 실패와 자신의 관심이나 즐거움을 자발적으로 나누지 않고, 사회적 및 감정적 상호성의 결여이다. 의사소통 결함은 구어의 발달이 늦거나 결

표 11.1 ASDs 위험 유아의 조기 증상뿐만 아니라 ASDs를 가진 개인의 다양한 하위 범주의 유병율과 진단상의 결함

포괄적 자폐 표현형(BAP)

유병률: ASDs 아동의 형제 자매의 25%~50%에서 BAP 증상을 나타냄.

증상: 언어적 및 비언어적 의사소통, 사회성, 운동 지연 또는 비정상적인 감각 흥미. 이러한 증상은 충분히 심각하지 않고 발달적 체계와 동시에 ASDs 진단 기준에 맞지 않음.

ASDs를 가진 영유아

유병률: ASDs 아동의 형제 자매의 20% 그리고 일반인의 110명 중 1명에서 ASD가 나타남.

증상: 14개월 이전에 ASD 진단 기준에 맞는 언어적 및 비언어적 의사소통과 사회성 지연. 운동 지연/비정상이 나타나지만 진단 기준에 맞지 않음.

자폐를 가진 아동과 성인

유병률: Fombonne와 Tidmarsh는 최소한 ASD 아동의 1만 명당 1명이 자폐로 성장할 수 있다고 추정.[99]

진단 기준: 사회적 상호작용과 의사소통의 결함, 제한된 행동과 관심이 3세 이전에 나타남.

PDD-NOS를 가진 아동과 성인

유병률: 알려져 있지 않음. 다른 두 진단 기준을 충족시키지 못할 때 이 범주로 적용.

진단 기준: 사회적 상호작용과 의사소통의 결함, 제한된 행동과 관심. 특정 행동 특징은 PDD-NOS 진단이 필요.

아스퍼거 증후군을 가진 아동과 성인

유병율: ASDs 1만 명당 2명이 아스퍼거 장애를 나타냄.

진단 기준: 사회적 상호작용의 중대한 결함, 제한된 행동과 관심이 3세 이후에 나타남. 언어나 인지 발달의 중대한 지연이 없음.

Adapted from Bhat A, Landa R, Galloway J. Perspectives on motor problems in infants, children, and adults with autism spectrum disorders. *Phys Ther*. 2011;91(7):1116–1129 with permission from American Physical Therapy Association. This material is copyrighted, and any further reproduction and distribution requires written permission from APTA.

여, 다른 사람과의 대화를 주도하거나 지속하지 못하며, 반복적이고 특이한 언어의 사용, 자발적 가상놀이의 결여를 포함한다. 제한적이고 반복적이며 상동증적인 행동과 관심은 하나 또는 그 이상의 전형적인 패턴의 관심, 일과 절차에 대한 집착, 전형적이고 반복되는 행동과 습관, 물건의 일부에의 끊임없는 몰두를 포함한다. PDD-NOS에서는 아동이 앞에서 언급한 자폐의 특징적인 증상을 나타낼 때 자폐로 진단한다. 자폐나 PDD-NOS 아동의 전반적인 지능지수와 기능 수준은 아동마다 다양하다. *아스퍼거 증후군*은 사회적 상호작용의 중대한 결함, 반복적인 행동, 제한되고 비정상적인 관심을 그 특징으로 한다. 아스퍼거 증후군을 가진 아동은 음성언어의 습득과 인지 발달에서 임상적으로 심각한 지연을 보이지 않는다.

최근에 출시된 DSM-V에서는 앞에서 언급한 진단상의 하위범주를 제외하고 임상의사는 광범위한 진단인 "자폐 스펙트럼 장애"로 진단하며, 이는 모든 개인이 더 쉽게 서비스를 제공받게 만든다. 임상의사와 연구자들은 이러한 결정적인 변화가 현재 아스퍼거 증후군이나 PDD-NOS로 진단 받은 개인에게 영향을 주지 않을지 두려워한다. 종합적으로 이러한 진단 기준의 변화의 장기적인 영향은 아직 지켜보아야 한다.

발생률 Incidence

미국질병통제센터의 최근 발표에 따르면, 아동 110명 중 1명이 ASDs로 진단받았고, 이는 2000년에 발표된 150명 중 1명보다 유의하게 높은 수치이다.[4] ASDs의 발생은 여아(252명 중 1명)보다 남아(54명 중 1명)에서 5배 높게 나타났다.[4] 매년 36,500건의 사례가 발생하여 모두 730,000건이 되었으며, ASDs는 미국에서 소아의 가장 흔한 진단이 되었다.[4] ASDs 아동의 가족은 각 ASDs 아동에서 평균적으로 350만 달러의 수명 비용과 348억 달러의 사회적 비용을 부담하는 것으로 추정된다.[5] 특히, ASD 개인 한명 당 평균 의료 비용은 ASD가 없는 개인보다 평균적으로 4.1에서 6.2배 더 많다. 의료 비용에서 아동의 집중적인 행동치료 비용은 한해에 최대 40,000달러에서 60,000달러이다.[6] 발생률과 ASDs 치료 비용이 증가함에 따라 조기 장애의 진단과 치료가 이루어지고 ASDs 개인의 미래 결과를 증진하기를 의사에게 긴급히 요청한다.

병리와 위험요소 Etiology and risk factors

자폐의 병인은 출생 전후 발달 기간에서 시작한다.[7] 명확한 원인관계는 없지만 쌍둥이 연구는 유전적 위험 요인 중 하나로 가리킨다.[8] 쌍둥이 연구에서는 일란성 쌍둥이 중 1명이 ASD인 경우, 다른 한 명이 ASD를 가질 확률이 36%에서 95%로 증가하는 것을 보여준다.[8] 형제자매 중에서 한 명이 ASD이면, 다른 한명이 ASD일 위험이 31%이다.[8] 게다가 ASDs 아동의 형제자매가 사회적, 언어, 감각, 운동의 지연 또는 비정상 등의 다른 발달 지연을 보일 위험이 25%에서 50%인 것으로 보고된다.[9] 이러한 이유로, 연구자들은 ASDs 위험이 있는 영아의 발달을 조기에 이해하기 위해 ASDs 아동의 영아 형제자매를 대상으로 전향적 추적 연구를 시행한다.[9] ASDs의 다른 위험 요인은 조산,[10] 노산[11] 또는 임신기간 동안 발프로익, 탈리도마이드와 같은 약품에의 노출이다.[12]

ASD의 신경병리 Neuropathology of ASDs

ASDs 개인의 두뇌 발달은 일반적으로 3단계로 나뉜다: (1) 영아기와 유아기의 과도한 성장; (2) 느리고 멈춘 학령기의 성장; (3) 사춘기 이전과 성인기의 퇴행.[13-15] 1세에서 2세 아동의 머리 둘레는 일반적인 아동 발달보다 유의하게 크다.[13-15] 출생시에는 머리 크기가 정상에 가깝지만, 출생 후 2년 동안 두뇌가 과도하게 성장한 징후이다. 자폐 아동에서 유아기까지 두뇌의 과도한 성장이 평균 4세까지 지속되는 것이 관찰된다.[16] 두뇌의 과도한 성장 기간은 주로 전두엽, 측두엽, 편도체에 영향을 미친다. 특히, 가까운 거리의 신경 섬유가 과다 연결되고 먼 거리의 신경 섬유가 과소 연결된다.[17] 두뇌의 먼 거리 연결의 결여는 감각운동 통합, 사회적 상호작용, 인지 기능의 저하를 가져온다. 이러한 신경해부학적 연구 결과는 집행기능(EF)이나 복잡한 운동 계획과 같은 복합한 인지 기능은 손상되었지만 ASDs 아동의 연합학습 또는 단순한 운동 과제는 손상되지 않았다는 점에서 자폐의 복잡한 정보처리 이론과 일치한다.[18] 최근의 기능적 자기 공명 영상(fMRI) 연구에서는 손가락 두드림 과제 동안 자폐 아동의 전두엽이 끊임없이 활성화되고, 소뇌의 활성화가 감소됨을 밝혔다.[19] 이와는 반대로, 운동 패턴이 한번 학습되어 자동화되면 일반적인 발달에서 또래는 전두엽의 활성화와 비교하였을 때 소뇌의 활성화가 증가된다.[19] 전두엽 영역에서 소뇌로의 신경 활성화 전이의 결여는 피질과 피질하 영역의 먼 거리 신경 연결 결여의 원인이 된다. 또한 자폐 아동에서 관찰되는 불균형과 관련된 운동 어려움의 신경의 근거가 될 수 있다.[18,19] 다른 연구자들은 걷는 동안 짧아진 보폭과 빨라진 보속에서 관찰되는 것처럼 아스퍼거 증후군에서 대뇌 기저핵 기능의 결손을 보고하였다.[20-22] 최근, ASDs 아동의 두뇌에서 이마관자엽 피질의 거울 신경 시스템이 손상되었음을 발견하였다.[23,24] 거울 신경 시스템은 움직임 관찰뿐만 아니라 움직임 생산 동안 활성화되는 신경 집단이고 관찰 기반 운동 학습에서 역할을 한다.[23] 이러한 손상은 왜 ASDs 아동이 타인의 관찰을 통한 모방기술이 저조하고 운동과 사회적 기술 학습에 어려움이 있는지를 설명한다.[24]

진단과 예후 Diagnosis and prognosis

ASDs 아동의 발달사는 진단 분류에 기초하여 달라진다. 자폐나 PDD-NOS 아동에서 언어의 지연은 2세와 3세 사이에 언제든 보인다.[25] 하지만, 부모들은 흔히 지각운동이나 언어 지연을 더 빨리 보고한다.[26-29] 아스퍼거 증후군 아동은 보통 5세에서 6세까지 일반적인 발달에 가까운 발달을 보인다. 부모들은 일반적인 언어와 평균에서 평균 이상의 지적능력인 반면 사회적 상호작용의 어려움을 나중에 보고한다.

숙련된 의사는 표준 도구인 자폐증 관찰 척도(ADOS: Autism Observation Schedule)[30]와 부모 인터뷰를 통한 자폐증 진단 인터뷰-개정판(Autism Diagnostic Interview-Revised)를 사용하여 ASDs를 진단할 수 있다.[31] ADOS는 45분에서 1시간 소요되는 표준화된 질적 사정도구이다. 성인 검사자에 의해 다양한 놀이 활동 중 아동의 정형화된 행동과 관심, 사회적 상호관계, 비언어적 언어적 의사소통을 평가한다. ADOS는 12개월부터 성인까지를 대상으로 한다. 3가지 영역에서의 관심(사회적, 의사소통, 정형화된 행동)을 항목별로 입력하고, 점수는 0에서 3점 범위이며, 0점은 전형적 및 전형적에 가까운 수행을 나타낸다. 진단 알고리즘은 입력된 항목의 부분 집합에 기초하여 개발된다. 예를 들어, 구어를 사용하는 아동에서 사회적 의사소통 항목 10개와 반복적인 행동 항목 4개의 점수를 합산하며 총점은 0에서 28점 사이이다. 총점 9점 이상은 자폐로, 7점에서 9점은 자폐 스펙트럼으로 칭한다. 최근, 자폐의 증상의 심각성을 나타내는 비교 점수가 개발되었다. 비교 점수는 치료에 따른 장기적인 증진의 평가를 돕는 예후적인 가치를 가진다.

다른 감별 진단은 사회적, 의사소통, 감각운동에서 어려움을 보이는 레트장애, 소아기붕괴성장애(CDD), 취약 X 증후군 아동의 고려이다. 레트장애는 신경학상 장애로 회백질을 포함한 5개월에서 4세까지의 감속된 뇌 성장으로 정의된다.[32] 여성에서만 발생하고 손 기능의 상실과 정형화된 팔 움직임이 1세 이전에 나타난다.[1,32] 부족한 몸통 협응과 균형, 언어 기술의 손상, 부족한 정신운동의 발달도 관찰된다. 반대로, CDD는 전형적인 ASD 발달을 보이다가 10세 이전에 갑작스러운 언어 기술의 손상과 함께 발달상의 퇴행이 발생한다.[1] 마지막으로 취약 X 증후군은 남성에서만 발견되는 명백한 유전적 장애로 정의되며 ASDs와 유사한 임상적 증상을 보이지만 병인은 유전자 검사를 통해 확인할 수 있다.[1,33] 낮은 근긴장도와 증가된 관절의 느슨함뿐만 아니라 큰 신체 사이즈, 이마, 얼굴, 귀는 취약 X 증후군과 관련된 중요한 신체적 특징이다.

▶ 손상 Impairments

이번 장에서는 ASDs 유아와 아동의 인지, 사회적 의사소통, 감각-지각, 운동 손상을 서술할 것이다.

인지 손상 Cognitive Impairments

주의집중과 다른 사회적 기술
Attention and Other Social Skills

ASDs 유아와 아동은 집중의 중단과 사물에 과한 초점과 같은 주의집중의 손상을 가진다.[34,35] 이러한 손상은 호명에 반응이 없거나 늦은 반응과 또는 지연된 공동관심(사회적 상대에게 주의집중을 옮기는 능력)과 같은 사회적 기능 결손과 관련될 수 있다.[36] 사회적 손상의 이론은 자폐 아동이 사회적 단서를 넘어서 비사회적 단서를 선호하고 눈 맞춤과 얼굴 맞대는 것을 피하는 것은 자극의 복잡성 때문이라고 제시한다.[37,38] 이러한 집중의 선호는 다른 사람의 정신 상태(감정, 흥미, 요구)를 이해하기 어려운 것과 같은 복잡한 사회적 결손과 감정 이입의 결여를 가져온다.[39] 발달하는 동안 ASDs 아동은 다른 사람의 주의에 지연된 반응을 보인다. 다른 사람과 자발적으로 관심을 나누는 것의 결손은 유아기 이후에도 계속된다.[39]

언어 Language

언어는 자폐아동이 명백하게 손상을 받으며, 일부 아동은 기능적인 언어를 전혀 획득하지 못한다.[40-42] 언어 손상은 다른 사람과 의사소통 동안 부족한 응시, 얼굴 표정, 대화 주고받기, 몸짓과 같은 비구어 단서의 빈약한 사용과 같은 화용 언어의 손상, 부족한 운율(말하는 동안 리듬, 스트레스, 억양), 부족한 음성(분명한 발음)과 음성 모방과 같은 전형적이지 않은 언어 형식(즉시 또는 지연된 단어 모방)을 포함한다.[41,42]

실행 기능 Executive Functioning

EF는 계획세우기, 충동 제어, 반응 억제, 조직적인 연구, 사고 과정의 융통성과 같은 기술을 필요로 하는 목표와 관련된 문제 해결 설정을 유지하는 능력으로 정의된다.[43] 지각 유연성의 측면에서, ASDs 아동은 주의산만에 저항을 보이고, 활동과 자극 사이에 집중을 옮기는 능력이 부족하다.[34] 운동 유연성 측면에서는 ASDs 아동은 반복적인 행동이나 움직임 억제에 어려움을 보일 수 있다.[1] 사회적 의사소통의 유연성 측면에서는 ASDs 아동은 상호관계가 부족하여 일방적인 대화를 이끌고, 비구어와 구어적 의사소통 동안 대화 주고받기의 어려움을 보인다.[1]

감각-지각 손상 Sensory-perceptual Impairments

감각-지각 과정의 손상은 감각 조절 장애로 구분될 수 있으며, 비전형적인 감각 지각이다.

감각 조절 장애 Sensory Modulation Disorders

감각 조절 장애는 성향의 조절과 조직화하는 것과 촉각, 청각, 후각, 시각, 고유수용성감각, 전정 감각 입력 등 특정 자극 입력의 반응에 집중하는데 어려움이 있다.[44] ASDs 아동은 호명이나 통증에 늦거나 반응을 보이지 않는 "과소반응(underresponsive)"을 보일 수 있다.[44] "과대반응(overresponsive)" 아동은 큰 소리나 주변 소음에 과장되거나 지연 반응을 보인다.[44] 감각 추구 아동은 장기간 몸을 흔들거나 팔을 위아래로 움직이는 상동적인 움직임으로 감각 자극을 갈망한다.[44] Short Sensory Profile, Infant and Toddler Sensory Profile과 같은 다양한 부모 설문조사는 감각 조절 문제를 보고하는데 사용되었다.[45] 감각 조절 문제의 심각성은 자폐 아동의 전반적인 증상으로 심각성 및 기능 수준과 직접적으로 관련되어 나타난다.[46] 최근, 감각 처리의 혼합 패턴이 3~5세의 ASD 아동에게서 보고된다: (1) 부주의/과도한 주의 (2) 비전형적인 촉감/냄새 민감성 (3) 비전형적 움직임 민감성/낮은 에너지와 약한 운동 반응.[47] 이러한 하위 그룹은 ASDs 아동의 특정 감각 영역의 과소반응과 과대반응을 포함한다. 세 번째 하위 그룹은 명백한 운동 손상을 가진 ASDs 아동을 포함한다. 예를 들어, "비전형적인 움직임 민감성"은 흔히 고유수용성 감각과 전정자극에 과대반응을 보이고, "낮은 에너지와 약한 운동 반응"의 아동은 소근육 및 대근육 운동에 어려움을 보인다.[47] 따라서 Sensory Profile 설문 조사에서 "운동 민감성/낮은 에너지" 영역에서 수행이 부족한 아동은 운동 지연의 큰 위험과 장기간의 운동 손상이 있을 수 있다.

비전형적인 시각과 청각 지각
Atypical Visual and Auditory Perception

ASDs 아동은 지각 정보의 통합적 처리보다는 일부에 대한 처리에서 향상을 보인다.[48] 그들은 복잡한 자극의 사이의 내부 관계를 이해할 수 없기 때문에 통합적인 상황과 의미를 이해할 수 없다. 일부에 대한 처리의 향상은 시각이나 청각 정보의 지각 강화에 기여할 수 있다. 예를 들어, 비슷해 보이는 여러 물건을 포함한 시각 탐색 과제 동안 아동은 다른 물건을 찾기 위해 연속적인 탐색 전략을 사용한다. 반면에 ASDs 아동은 팝-아웃 현상(pop out phenomenon)을 가지고 있고 다른 물건을 식별하기 위해 병렬적이고 각 개별적인 사물을 지각한다.[49] 유사하게, ASDs 아동은 음악 가락에서 강화된 지각, 구별과 기억을 가지고 있다; 하지만 음악 내용에서 감정 지각은 부족하다.[50,51] 흥미롭게도, 근거는 이러한 지각 기술은 연령에 따라 발달할 수 있고, ASDs 성인에서는 온전하다고 나타난다. 음악 교육과 음악 치료가 ASDs 아동의 사회적 의사소통 기술을 촉진하는 도구로 종종 이용되는 것은 놀라운 일이 아니다.[52,53]

운동 손상 Motor Impairments

사회적 의사소통 손상이 ASDs 아동의 특징으로 고려되는 반면에, 넓게 퍼진 유병율과 다른 사회적 의사소통 손상과의 상관 관계로 인해 운동 손상이 ASDs 아동의 핵심 결손으로 고려해야 하는 중대한 근거가 있다.[3,54,55] 예를 들어, 최근의 메타 분석에서 ASDs 개인의 운동 손상은 건강한 대조군에 비해 유의하게 더 큰 운동 손상을 보였다.[55] 게다가 최근의 문헌 고찰은 ASDs를 가진 유아와 소아에서 실행/운동 계획뿐만 아니라 팔 운동 기능, 양측 협응, 보행과 균형에서 명확한 손상을 보였다.[3,54,55] 운동 손상의 종합적인 목록은 표 11.2에 제시하였다.

운동 상동증 Motor Stereotypies

자폐를 가진 아동과 청소년은 여러 다른 운동 상동증을 보이는데, 몸 전체 흔들기, 만지작거리기, 점프, 튕기기, 팔을 위아래로 움직이기와 같은 반복적인 행동들이다. 물체관련 행동으로는 찌르기, 문지르기, 회전하기와 같은 행동 또한 흔히 나타난다.[56] ASDs 아동은 눈이나 귀를 가리는 행동을 보이는데, 이는 매우 어린 아동에서 특정한 시각과 청각 자극의 "과대반응" 때문이다.[56,57] ASDs 개인은 일상 활동에서 융통성없는 일과와 같은 변화에 대해 저항과 강박 행동을 보일 수 있다.[31,56] 운동 상동증은 종종 기능수준 및 자폐 심각성과 상관 관계가 있고 더 많은 상동증은 아동에게 더 많은 영향을 미친다.[31,58] 반복적인 행동은 종종 2세에서 뚜렷하게 나타난다.[55,57] 왜냐하면 1세 이전의 유아에서는 전형적인 운동 상동증에서 그것들을 구별하기 어렵기 때문이다. 특히, 늦게 자폐 발달을 보이는 유

표 11.2 자폐 아동과 성인의 운동 손상

운동 손상/운동 지연	ASDs를 가진 학령기 아동과 성인에서의 손상	ASD 위험 상태에 있는 유아와 ASDs를 가진 소아와 취학 전 아동의 지연
대근육 운동 협응	부족한 상지와 하지의 협응, 양측 협응과 시운동 협응.	1세에서 바로 누운 자세, 엎드려 누운 자세, 앉은 자세 기술에서 대근육 운동 지연. 2세에서 걷기 시작의 지연. ASDs로 진단된 취학 전 아동에서 대근육 운동 지연 보임.
소근육 운동 협응	손 기민성 과제 실행과 같은 소근육 운동 협응의 부족 예를 들어, 퍼듀 페그보드 과제.	ASDs 위험 상태에 있는 유아에서 손 뻗기와 쥐기의 지연. 2~3세까지 소근육 운동 지연이 지속.
운동 상동증	운동 상동증은 ASDs를 가진 청소년과 성인에서 흔함.	물건을 반복적으로 두드리거나 특이한 감각 탐색과 같은 상동증은 1세에 나타날 수 있지만 대부분 2세에 나타남.
자세	자세의 피드백 뿐만 아니라 앞되먹임 제어는 ASDs를 가진 아동과 성인에 영향을 미침. 전반적으로 자세 조절의 결함은 성인ASDs까지 계속됨.	구르기, 앉기와 같은 자세 지연. 늦게 발달한 ASDs 유아에서 특이한 자세가 나타날 수 있음.
모방과 실행	모방 손상은 자세, 몸짓 및 음성 모방에서 나타남. 모방, 음성 지시, 도구 사용 동안 복잡한 움직임 순서의 수행이 부족. 모방에 국한하지 않고 일반적인 통합운동장애를 제안.	

Adapted from Bhat A, Landa R, Galloway J. Perspectives on motor problems in infants, children, and adults with autism spectrum disorders. *Phys Ther*. 2011;91(7):1116–1129 with permission from American Physical Therapy Association. This material is copyrighted, and any further reproduction and distribution requires written permission from APTA.

아는 가벼운 형태의 ASDs인 PDD-NOS와 비교하였을 때, 더 비전형적인 손과 손가락 움직임과 과도하게 두드리거나 물건이나 물건의 일부를 회전시키는 것에 몰두하는 것과 같은 더 상동적인 물건 놀이를 보인다.[59] 흥미롭게도, 감소된 자연스러운 움직임 탐색이나 제한된 자세 변화는 흔히 유아에서 ASDs 위험 요소로 보인다.[60] 반복적인 행동은 다른 시각이나 운동감각 자극의 형태를 얻기 위한 수단으로 생각되고, 감각 조절 기능의 손상은 ASDs 아동에서 발견될 수 있다.[44]

운동 협응과 손 기능
Motor Coordination and Arm Function

ASDs가 있는 학령기와 청소년은 다양한 표준화 운동 측정에 기반하여 종종 달리기 속도와 민첩성, 양측 협응, 손 기민성, 공 다루는 기술에서 손상을 보인다.[61-64] 과거 연구에서는 평균과 그 이상의 IQ의 아동과 비교하였을 때, 낮은 IQ를 가진 아동은 더 많은 운동 결손이 있다고 보고하였다.[63,64] 하지만 최근 연구에서는, 낮거나 높은 IQ를 가진 ASDs 아동을 포함하여 스펙트럼에 걸쳐 운동 손상이 관찰되는 것으로 나타났다.[2] 걷기, 손 뻗기, 쓰기, 몸짓을 통한 의사소통과 같은 기능적 활동 동안 협응의 손상 또한 관찰된다.[20,22,65-67] 사실 양육자를 가리키기, 보이기, 손 뻗기와 같은 손과 몸짓 사용의 부족은 자폐의 주된 사회적 손상이다.[1] 게다가 이야기 하는 동안 손짓과 언어 생성 사이의 일치하지 않음을 초래하는 관련된 몸짓의 부족은 ASDs 진단 도구인 ADOS 내에서 코드화된다.[30]

운동 지연 Motor Delay

ASDs 아동의 운동 실조는 빠르면 유아기에 나타난다. 후향적 연구와 전향적 연구는 늦게 발달한 ASDs 또는 언어 지연을 보이는 운동 발달 고위험 아동을 추적하였고, 이미 6개월에 대근육과 소근육 지연을 보였다.[26,27,68-70] 예를 들어, 늦게 발달한 ASDs 유아는 목 가누기, 구르기, 앉기, 기기, 걷기와 같은 대근육의 중요한 시점에서 지연을 보였다.[26-28] 이 유아들은 또한 손 뻗기, 두드리기, 박수치기, 블록 쌓기, 낙서하기, 가리키기, 문 손잡이 돌리기에서 초기 운동 지연이 보고되었다.[70] 게다가 자폐 아동의 초기 손 운동 기술은 학령기의 늦은 말 유창성과 상관관계가 있다.[70] 소근육 운동 지연은 비구어 의사소통과의 관계 때문에 대근육 운동의 지연보다 더 철저하게 연구되어 왔다. ASDs로 진단된 취학 전 아동이 소근육 및 대근육 수행에서 비교할만한 손상을 가진 최근의 근거가 있다.[70] 따라서 자폐 아동의 유아 형제자매 또는 조산아를 포함하여 자폐의 위험에 있는 유아와 소아의 초기 운동 수행은 매우 중요하다.

보행과 균형 Gait and Balance

ASDs 아동의 보행 패턴은 "운동실조(ataxic)"로 표현되어 왔다. 보행 주기가 일관성이 없거나 "파킨슨"처럼 발을 끌면서 걷고, 팔을 교차하여 흔드는 것이 부족하기 때문이다.[20,22] 연구자들에 의해 잘 연구되지는 않았지만, 발가락으로 걷기는 임상가들에게서 종종 보고되고 있다. 표준화된 검사에 기초하여 ASDs 아동의 정적 및 동적 균형이 영향을 받는 것으로 나타났다.[61,71] 게다가 ASDs 개인의 피드백(자세 동요의 반응)과 앞되먹임(자세 조정의 선행적 조절) 메커니즘의 결손은 임상적 사정 동안 관찰되는 부족한 균형을 설명할 수 있다.[72] 더욱이 늦게 발달한 ASDs 유아는 일반적인 발달을 보이는 유아와 비교하였을 때, 서기, 앉기와 같은 진보된 자세의 습득에서 지연을 보였다.[28,60] 걷기 시작의 지연은 언어 발달에서 지연을 보이는 유아에서 관찰되는 대근육 운동 지연 중 첫 번째이다.[25] 자폐 증상의 시작이 지연된 일부 위험한 상태에 있는 유아는 첫 1년 내에 운동 지연을 보이지 않는다.[73] 자폐 증상의 지연된 시작은 첫 2~3년 내에 발달 퇴행을 나타낼 수 있다. 따라서 ASDs 위험 상태에 있는 유아를 3세까지 사회적 의사소통 발달 뿐만 아니라 운동발달을 관찰하는 것은 중요하다.

운동 계획, 실행과 모방
Motor Planning, Praxis, and Imitation

실행은 복잡한 움직임 순서를 계획, 조정, 집행하는 능력을 말한다.[74] ASDs 아동은 입 운동, 소근육 및 대근육 운동 활동을 하는 동안 실행장애(움직임 순서의 계획, 조정, 실행에서의 어려움)를 보인다.[75] 이러한 결함은 일반적으로 더 복잡한 과정에서 나타나고, 단순히 비정상적인 근긴장도 및 근 약화와 같은 운동 비정상과 관련된 것은 아니다. ASD 개인은 지연이 발생될 수도 있지만, 기본적인 운동의 중요한 단계, 걷기, 손 뻗기 기술과 같은 단순한 운동 과제를 수행하는 능력을 배운다. 하지만 복잡한 스포츠와 같은 복잡한 과제, 손글씨 쓰기 및 옷 입기와 같은 일상생활기술 또는 더 넓은 목표와 관련된 움직임 순서가 학령기 ASDs 아동에게 지속된다. 실행은 구두 지시에 따라 모방하여 몸짓을 만들거나 도구를 사용하는 동안 평가된다.[76] ASDs 아동은 이러한 각각의 상황에서 비슷한 오류를 보이고, 움직임 모방에 한정되지 않고, 일반화된 실행 장애를 나타낸다.[76] 입 운동, 소근육 및 대근육 운동 행위의 모방에 대한 연구에서 ASDs 아동들은 생애 초기부터 다양한 형태의 모방에서 어려움을 가지는 것으로 확인되었다.[75,77-79] 부족한 모방 기술은 ASDs 아동이 또래 및 양육자로부터 일상생활기술을 배울 때, 분명한 어려움이 있게 한다.

근력과 근긴장도 Strength and Tone

ASDs 아동의 근력을 평가한 연구에서는 전형적인 발달 중인 아동과 비교하였을 때, 손 근력이 약하였다.[80] 늦게 발달한 ASDs 유아는 비정상적인 반사를 보인다고 보고된다.[81] ASDs 아동에서 비정상적인 근긴장은 발끝으로 걷기를 야기하는 것이 관찰된다.[81] 후향적 연구에서는 늦게 발달한 ASDs 유아에서 종종 근긴장저하가 보고되었고, ASDs가 있는 학령기 아동에서도 종종 관찰된다.[81,82] 결국, 임상가들은 ASDs 아동의 자세 근육의 근긴장저하를 흔히 보고한다.

지구력과 신체 활동 수준
Endurance and Physical Activity Levels

ASDs 아동 및 성인은 낮은 신체 활동 수준과 심폐 지구력 때문에 비만으로 성장할 위험이 크다.[83,84] 미국에서 진행된 2개의 후향적 연구 결과, ASDs 청소년의 23.4%가 비만이었고(체질량지수[BMI] 95%ile 이상), 19%가 과체중(MBI 85%ile 이상), 35.7%가 과체중 위험에 속하였다.[85] 이는 ASDs 아동에서의 비만은 일반인의 3배 정도와 같다.[85] ASDs 아동의 비만 요소가 많이 알려져 있지 않지만, 신체 활동 프로그램에 적은 시간을 보내고, 컴퓨터 작업과 같은 앉아서 하는 활동에 더 많은 시간을 보내는 것이 기여 요인일 것이라 제시한다.[84,86,87] 이러한 패턴은 자폐 아동의 사회성 손상 및 텔레비전 시청, 비디오 게임과 같은 혼자서 하는 활동을 선호하는 것과 직접적으로 연관되어 있다. ASDs 아동의 특이한 식성은 제한된 식사 습관으로 인해 발생할 수 있으며, 이는 ASD 진단의 역할을 한다.[84,85] 발프로에이트와 같은 항경련약물의 장기간 복용은 발달장애 아동의 비만과 관련되어 있다.[88] ASDs 아동에서 운동 발달 및 운동 협응 실조의 지연에 대한 상당한 근거가 있는 반면, 비만인 ASDs 아동을 대상으로 체계화된 스포츠와 신체활동에서 직접적으로 관련된 운동 기술 수행 또는 참여 부족에 대한 연구가 없다. 종합하면, ASDs 아동과 성인의 삶의 질 향상을 위해 지구력과 신체 활동 수준을 강화해야할 명확한 필요가 있다.

검사 Examination

자폐 아동 검사의 구성은 아동의 연령, 기능 수준, 손상의 범위에 기초하여 달라질 것이다. 이번 세션에서, 비표준화 및 표준화된 사정뿐만 아니라 병력 청취에 접근하는 방법을 제시하고자 한다.

병력청취 History Taking

출생일, 연령, 성별, 신장, 체중, 우세손을 포함한 기본 신원 정보를 얻은 다음, 아동의 현재 기능 수준과 양육자 또는 아동의 기대치뿐만 아니라 출생 전, 주산기, 출생 후, 가족력, 발달력, 병력, 치료력을 포함하여 출생력을 수집해야 한다. 출생 전, 주산기, 출생 후 병력은 진단의 병인에 식견을 제공한다(“병인과 위험요소” 세션을 보라). 가족력을 얻을 때, 형제자매나 친척과 같은 다른 가족 구성원의 ASD 진단의 존재를 물어야 한다. 발달력을 얻을 때에는, 운동과 의사소통의 중요한 단계가 적절한 연령에 성취되었는지 등 아동의 전반적인 발달을 물어야 한다. 특히, 손 뻗기, 앉기, 기기, 서기, 걷기와 같은 운동의 중요한 단계의 시작 연령은 발달 지연의 정도와 기간을 확인하는 데 중요하다. 게다가 모음, 자음, 음절성 옹알이, 첫 단어, 두세단어 문구 및 복잡한 언어의 산출과 같은 의사소통의 중요한 단계의 시작 연령은 중요하다. 병력의 일환으로, 아동이 복용하고 있는 약물, 운동 상동증의 존재, 식사 요법을 진단받을 때 물어야 한다. ASDs 아동은 음식 알레르기를 가질 수 있기 때문에 글루텐과 카제인이 없는 음식이 추천되고 있다. 식이요법 치료를 고려하는 경우 이에 대해 아는 것이 특히 중요하다. 치료력에 있어서, 아동이 받았거나 받고 있는 다른 서비스(예를 들어, 행동 치료, 사회 기술 훈련, 언어치료, 작업치료, 음악치료)의 강도, 빈도, 기간에 대해 아는 것이 중요하고 이는 물리치료에 관여하는 부모의 능력에 직접적으로 영향을 미칠 것이기 때문이다. 하루 종일 양육자의 도움 수준을 포함하여 아동이 일상생활 활동을 수행하는 현재 기능 수준을 확인하는 것이 중요하다. 아동의 현재 의사소통, 인지, 감각운동 능력과 어려움을 물어보는 것도 중요하다. 마지막으로, 아동에 대한 양육자의 기대치와 적당한 의사소통이 가능하면 아동 자신의 기대치를 물어보아야 한다.

자연주의 놀이 관찰
Observations of Naturalistic Play

아동은 종종 낯선 사람에 대해 준비 시간이 필요하고 아동이 장난감을 탐구하는 검사 장소에서 어색함을 없애기에 10~15분의 기간이 아동에게 좋을 것이다. 이 기간 동안 검사자는 병력 청취를 완료하고 구어 및 비구어 의사소통, 반복적인 행동, 운동 수행에 대한 아동의 놀이 관찰로 옮긴다. 비구어 의사소통 기술에 있어서 아동과 양육자 사이의 관계뿐만 아니라 아동이 사용하는 몸짓, 상호작용과 주고받기, 양육자 또는 검사자와 반응적 의사소통에 비해 자발적 의사소통을 하는지 관찰한다. 몸짓은 보여주기, 가리키기, 주기와 같은 “수단” 또는 문장에서 동사나 형용사를 설명하는 행동과 같은 “서술”이다. 구어 의사소통 기술에 있어서 구어 의사소통의 수준을 이해하기 위해 언어 샘플을 수집한다: 특히, 구절에서 사용되는 단어 수와 아동의 발달 수준에 기초한 언어의 적절성. 언어 평가의 검토는 아동의 언어 수준에 대한 구체적인 식견을 제공한다.

아동 놀이의 복잡함과 다양성은 평가되어야 한다. 아동이 그들이 의도하는 목적을 위해 도구를 사용하고, 놀이 계획에서 어떤 모방을 보이는가? 또는 놀이 도구의 기계적 특성에만 집중하는가? 예를 들어, ASD 아동은 기차 바퀴의 회전에 집착하게 되는 반면 일반적인 발달 아동의 기차 놀이는 선로를 만들고 화물을 역으로 가져가는 흉내를 낸다. 또한 검사자는 환경에서의 놀이 활동 내에서 호기심과 다양성을 나타내는지 여부를 평가해야 한다.

운동 기술에 있어서 운동 제어에의 집중, 운동 패턴의 정교함 같은 그 아동의 연령에 기대되는 운동 과제를 수행하는 아동의 능력을 관찰한다. 기본적인 걷기 패턴, 한 다리로 균형잡기(정적 균형), 좁은 표면에서 걷는 동안의 균형(동적 균형)과 같은 대근육 운동 기술뿐만 아니라 손 뻗기, 이동하기, 대칭적 및 비대칭적 활동에서 양손 사용과 같은 아동의 소근육 기술을 관찰한다. 손뼉치기, 행진하기, 뛰기, 건너뛰기, 전속력으로 달리기, 한발로 뛰기 등과 같은 복잡한 운동 기술은 아동의 양측 협응 활동에 식견을 제공한다. 낮은 기능을 가진 아동에 대해서는 균형과 협응 기술을 추론하기 위해 계단 오르기, 공 차기와 같은 활동하는 동안 그들을 관찰하는 것이 최선이다. 모방 놀이에서 "할 수 있어"와 같은 간단한 지시는 과제를 완수하데 적절한 시각적 단서를 제공한다. 노트: 어떤 활동이 표준화된 사정의 일부라면, 여기에서 반복되어서는 안 된다.

인지 사정 Cognitive Assessment

ASDs 아동의 지적 능력은 다양한 인지 사정 도구를 이용하여 평가되고, 일반적으로 임상 심리학자나 교육자에 의해 실시된다. 예를 들어, 스탠퍼드-비네 지능 검사(SBIT: Stanford-Binet Intelligence Test)는 비언어성 및 언어성 IQ 사정을 위해 2~85세의 개인에게 실시된다. 카우프만 간이 지능 검사(KBIT: Kaufman Brief Intelligence Test)는 4~90세의 개인에게 실시되고, 다양한 전문가가 실시할 수 있기 때문에 학교 환경에서 실시된다. 웩슬러 아동용 지능 검사(WISC: Wechsler Intelligence Scale for Children)는 6~16세 사이의 아동에게 유사한 정보를 제공한다. KBIT가 전문가들 사이에서 광범위하게 사용되고 빠른 IQ 측정인 반면에, 구어를 사용하지 않는 아동을 사정할 때에는 신뢰할 수 없는 것으로 간주된다. 아동의 구어와 비구어적 능력을 이해하기 위해, 가능한 경우 IQ 측정에 대한 보고서를 얻는 것이 도움이 될 것이다. 하지만, 이러한 측정이 없을 경우 당신에게 무엇을 가지고 오라고 하는 간단한 한 단계 또는 두 단계 지시나 아동의 대화 능력은 아동의 현재 능력에 대한 정보를 당신에게 제공한다. 두 번째로, 아동이 놀이하는 동안 부주의와 과잉 행동에 대한 관찰이다. 왜냐하면 이는 사정과 치료 시간 동안 아동이 적극적으로 당신과 관계 맺는 시간의 양을 나타낼 것이다.

감각-지각 사정 Sensory-perceptual Assessment

먼저, 병력을 청취하는 동안 양육자에게 묻거나, 의료, 음성, 언어 평가 보고서를 검토하여 청력 및 시력 손상을 배제한다. 아동의 기록은 청각학자에 의해 실시되는 뇌줄기청각유발반응청력검사(BAER: brain stem auditory-evoked response audiometry)이나 순음검사(pure tone testing)와 같은 청력 검사를 포함할 수 있다. 다음으로, 다양한 감각 자극에 대한 과대-과소반응과 같은 아동이 감각 조절 문제를 가지는지에 대한 양육자 보고서를 얻는다. 일부 아동은 주변 환경의 소음 수준을 감소시키는 소음 제거 이어폰을 사용한다. Infant and Toddler Sensory Profile이나 Short Sensory Profile와 같은 부모 설문지가 사용될 수 있다.[45] 자세한 Sensory Integration and Praxis Test(SIPT)[89]는 일반적으로 팀의 작업치료사에 의해 실시되고, 이 검사의 검토는 치료 시간 동안 아동의 감각 반응을 돕는 방법을 제공한다.

운동 사정 Motor Assessment

운동 수행은 운동 수행의 표준화된 기능 평가뿐만 아니라 운동 설문지를 통해 부모 반응을 얻는 것과 표준화 또는 발달적으로 적합한 측정의 실시와 일상생활의 기능적 활동 동안 아동의 현재 운동 기능 수준의 관찰에 의해 사정될 수 있다. 표 11.3은 ASDs 아동을 위한 설문지와 평가 목록을 제공한다.

운동 설문지/부모 인터뷰
Motor Questionnaires/Parent Interviews

운동 관련 도구는 Movement Assessment Battery for Children(ABC)-설문지 버전이나 Developmental Coordination Disorders Questionnaire(DCDQ)를 포함한다.[90] 일반적인 실행은 약 15~30분 동안 지속된다. 이러한 설문지는 가정과 학교 환경에서 발생하는 정적 및 동적 활동뿐만 아니라 소근육 운동과 대근육 운동 기술에 있어서 아동이 무엇을 할 수 있는지에 대한 부모 또는 교사의 생각을 치료사에게 제공한다. 주의력, 불안 등과 같은 아동의 운동 수행에 영향을 미칠 수 있는 다른 요소 또한 이러한 도구에서 고려되어야 한다. DCDQ는 운동 손상의 정도를 사정하기 위해 아동의 운동 수행과 발달 협응 장애를 가진 아동을 비교한다. Childrens's Assessment of Participation and Enjoyment(CAPE)는 5~21세 사이의 아동이 의무적 학교 활동 이외의 일상 활동에서 얼마나 참여하는지 조사하는데 유용한 척도이다.[91] 측정은 아동

표 11.3 ASDs를 위한 운동 사정의 신뢰도 및 타당도

운동 사정	
아동 및 청소년	**유아 및 소아**
Movement Assessment Battery for Children(MABC) Bruininks Test와의 동시 타당도: 0.76 평가자 간 신뢰도: 0.96 검사-재검사 신뢰도: 0.77	Gross and fine motor subtests of Mullen Scales of Early Learning(MSEL) 타당도: 0.5 또는 높음 신뢰도: 0.65 또는 높음
Bruininks-Oseretsky Test of Motor Proficiency(BOTMP) MABC와의 동시 타당도: 0.88 신뢰도: 0.90	Alberta Infant Motor Scale(AIMS) PDMS-2와의 동시 타당도: >0.9 평가자 간 신뢰도: 0.99 검사-재검사 신뢰도: 0.99
Peabody Motor Developmental Scales(PDMS)-2 BSID와의 동시 타당도: 높음~매우 높음 검사-재검사 신뢰도: 0.73-0.89 across subtests	
	AOSI에는 3세에 ASDs를 예측하는 운동 조절요소를 가지고 있다. 평가자 간 신뢰도: 0.7-0.9 검사-재검사 신뢰도: 0.7
Praxis and Imitation Batteries Modified Florida Apraxia Battery 평가자 간 신뢰도: 0.85-0.95	
Sensory Integration and Praxis Testing 동시 타당도: 일부 하위테스트에서 0.46-0.71 평가자 간 신뢰도: 중간~높음	

Adapted from Bhat A, Landa R, Galloway J. Perspectives on motor problems in infants, children, and adults with autism spectrum disorders. *Phys Ther*. 2011;91(7):1116-1129 with permission from American Physical Therapy Association. This material is copyrighted, and any further reproduction and distribution requires written permission from APTA.

이 55개의 다른 활동 중 하나에 관하여 기회와 흥미를 가지는지 평가하고 다음과 같은 정보를 담고 있다: (1) 그들이 일반적으로 누구와 활동하는지(예를 들어, 부모, 친구), (2) 그들이 어디서 활동하는지(예를 들어, 가정, 친구 집), (3) 그들이 얼마나 활동을 즐기는지. 각각의 활동은 아동/청소년에게 활동이 그려진 카드나 활동을 설명하는 문구(단어로)로 제시된다. 종합적으로, 운동 설문지는 양육자와 아동의 운동 능력과 흥미를 반영하고, 아동과 관련되고 흥미를 유발하는 활동 주제를 결정하는데 유용한 척도가 될 수 있다.

표준화된 사정 *Standardized Assessment*

Peabody Developmental Motor Scales, Movement ABC 또는 Bruininks-Oseretsky Test of Motor Performance(BOTMP)와 같은 종합적인 운동 수행의 다양한 평가가 있고, 다양한 운동 영역에서 아동 수행을 정량화하기 위한 하위 항목을 포함하는데, 이는 소근육 및 대근육 협응, 균형, 근력을 포함한다.[55] 일반적으로 전체 평가를 완수하는데 실행 시간은 1시간에서 1.5시간이다. 예를 들어, BOTMP-2는 8개 하위 항목을 가진다: 달리기 속도와 능력, 균형, 양측 협응, 근력, 상지 협응, 반응속도, 시운동 제어, 상지 속도와 민첩성.[92] 통합적인 사정뿐만 아니라 하위 항목의 원점수, 표준점수, 백분위 점수를 제공한다. 전체 사정의 단축형은 약 반 시간 안에 운동 수행의 초기 사정을 수행하기 위해 제공된다.

ASDs 아동의 운동 손상은 다양한 수준의 인지 기능과 함께 관찰된다; 그러므로 모든 운동 사정의 하나의 분명한 제한점은 부족한 운동 수행이 초기 운동 손상의 반영인지 부족한 이해때문인지 우리가 식별할 능력이 없다는 것이다. 이것은 특히 우리가 알고 있는 구어 이해의 한계뿐

만 아니라 행동 모방에서 어려움을 보이는 ASD 아동에게 확실하다. 구어를 사용하지 않고 기능이 낮은 아동을 위해 기능적 과제 동안 관찰 운동 측정을 더 발전시킬 명확한 필요가 있다.

발달 선별 *Developmental Screening*

아동은 3세 전에 ASDs을 위한 발달 지연과 자폐 특징의 징후에 대한 선별을 받는다. 선별 도구는 약 15분 정도 소요되고 보통 Ages and Stages Questionnaire(ASQ)[93]와 같은 부모 설문지 또는 Modified Checklist for Autism Toddlers(MCHAT)와 같은 자폐-특징 부모 설문지가 있다.[94] 최근, ASDs 위험 상태에 있는 어린 유아에서 Autism Observation Schedule for Infant(AOSI)와 같은 다중 시스템 관찰 도구가 개발되었고, 운동 요소 일체를 포함한다.[95]

발달 사정 *Developmental Assessments*

Bayley Scales of Infant Development(BSID)[96] 또는 Mullen Scales of Early Learning(MSEL)[97]과 같은 다양한 영역의 발달 사정은 아동의 통합적인 인지와 운동 수행을 얻기 위해 사용된다. 단일 영역은 완료하는데 약 15~20분 정도 소요되고, 전체 사정은 1시간이 걸린다. BSID는 출생부터 3세까지 아동을 위해 사용되며, MSEL은 출생부터 5세까지가 기준이다. 두 도구 모두 대근육 운동, 소근육 운동, 시각 수용, 수용 또는 표현 언어의 하위 영역을 가지고 있다. 종합적인 발달뿐만 아니라 각 하위 항목의 원점수, 변환점수, 종합점수, 백분위 점수가 산정된다. Alberta Infant Motor Scale과 같은 단일 항목 평가는 하위척도의 원점수나 백분위 점수를 이용하여 대근육 운동의 지연 사정에 사용된다. Vineland Adaptive Behavior Scale(VABS)[98]는 학령전부터 18세 개인의 전반적인 기능적인 기술의 평가를 돕는 양육자 인터뷰이고 관찰 측정 또는 부모/양육자 설문지이다. 이 평가는 환경 변화에 대처하고, 새로운 일상생활 기술을 배우고, 독립성을 나타내는 능력을 포함한 적응 행동을 사정한다. 이 검사는 5개 영역을 사정한다: 의사소통, 일상생활 기술, 사회성, 운동 기술, 부적응 행동. 의사소통 영역은 아동의 수용, 표현 및 글을 통한 의사소통 기술을 평가한다. 일상생활 기술 영역은 가정과 지역사회 상호작용 기술뿐만 아니라 개인 행동을 평가한다. 사회성 영역은 놀이와 여가 시간, 대인관계, 대처 기술을 다룬다. 운동 기술 영역은 대근육과 소근육 운동 기술을 평가한다.

실행과 모방 사정 *Praxis and Imitation Assessment*

모방과 실행은 Modified Florida Apraxia Battery[99] 또는 SIPT의 하위검사를 이용해서 평가할 수 있다.[89] 두 도구는 일반적으로 3가지 수준에서 실행을 사정한다: 모방, 구어 지시에 따라 또는 도구 사용 동안. 몸짓 또는 행동의 범위는 소근육 운동부터 대근육 운동, 단순한 것에서 복잡한 것, 의미있는 것부터 무의미한 것 까지이다. 아동의 운동 반응은 공간적, 시각적 및 반전 오류를 점수화한다. 게다가, SIPT는 표준화된 규준참조검사로 4~9세 아동의 운동협응, 감각 통합, 실행 등 다양한 감각운동기술을 검사한다. 특히, 자세 실행, 구어지시에 따른 실행, 순서 실행, 양측 운동 협응, 운동 감각의 하위검사는 연관되어 있다. 모방의 표준화 검사 중에서 SIPT는 유일하게 규준 참조임을 주목하라.

근력과 근긴장도 사정 *Strength and Tone Assessment*

비정상적인 긴장도는 흔히 늦게 발달한 ASDs 유아와 ASDs 아동에서 보고된다. 예를 들어, 근긴장 저하는 늦게 발달한 자폐 유아에서 보고되고, 간혹 자폐 아동에서 발견된다. 이는 대부분 자폐 아동의 자세와 균형에 영향을 미치고, 아동의 자세와 움직임을 관찰하는 동안 사정된다. 예를 들어, 몸을 앞으로 구부리거나 척추가 만곡된 자세, 과신전된 무릎과 팔꿈치, 발끝으로 걷기 등을 관찰한다. 근력은 자폐 아동에서 흔히 사정되지 않는다. 유일하게 한 연구에서 자폐 아동의 손 근육에서 약화가 보고되었다[80]; 따라서 특히 악필과 같은 소근육 운동에서 상당한 어려움이 있는 아동에서 손과 손가락의 동력계를 이용하여 악력과 집는 힘을 평가하는 것을 고려하는 것은 중요하다.

신체활동 수준 사정 *Physical Activity Level Assessment*

활동 일지나 자기 보고 조사를 이용하여 주관적으로 또는 만보계, 가속도계 등을 이용하게 객관적으로 평가할 수 있다. 부모는 능력이 없는 아동을 위해 정보를 기록할 필요가 있고, 자기보고는 청소년에게서 신뢰할 수 있다. 주관적 평가는 편견으로 인해 오류 경향이 있는 반면, 객관적인 평가는 비용이 많이 들고, 감각 문제와 관련된 ASDs 아동에게 귀찮을 수 있다.

기능 사정 Functional Assessment

기능 수행은 Pediatric Evaluations of Disability Inventory(PEDI)[100]나 School Functional Assessment (SFA)를 이용하여 평가할 수 있다.[101] PEDI는 자기 관리, 이동, 사회 기술 영역에서 기능 능력과 수행을 사정하는 표준화된 평가이다. 일반적인 7세 수준의 발달보다 낮은 기능 능력을 보이는 6개월에서 7세 사이의 어린 아동을 사정하기 위해 제작되었다. 점수는 관찰 또는 부모/양육자의 보고를 기초로 정한다. PEDI는 표준 점수와 수행 점수 모두 산정한다. PEDI의 결과는 오랜 시간 동안 아동의 수행을 감독하고 치료 중재 개발에 사용될 수 있다. SFA[101]는 초등학교 상황에서 아동의 비교육적 활동의 수행을 정량화하고 관찰하는데 사용되는 준거 참조 도구이다-유치원에서 6학년. 아동과 친숙한 교육팀 구성원들은 세 영역에서 채점을 완료한다: 참여, 과제 보조, 활동 수행. 이 도구는 특수교육 서비스 자격을 증명하는데 도움이 되는 기준 준거점수를 산출하고, 팀 협력을 촉진하는 동안 아동의 수행을 관찰한다.

평가 종합 Evaluation Synthesis

a. 아동이 이해할 수 있는 방식으로 평가 지침을 전달. 아동의 순응과 지시 이해, 무엇을 요구하는지 설명을 위한 그림 일정, 단순한 구어 지시, 손으로(hand-on-hand) 지시, 시각적 모델, 휴식, 보상(표 11.4 구체적인 전략을 보라).
b. 운동 활동 계획을 결정하는 인지 손상을 확인. 예를 들어, 집중의 수준(예를 들어, 과집중 주의력과 부주의), 과잉행동의 존재, 지적 수준(예를 들어, 지연된 비구어, 구어, 구어/과잉구어, 연령에 적합한)
c. 중재 계획에서 아동의 참여에 영향을 미칠 감각 조절 손상의 확인
d. 아동의 중요 운동 손상의 확인: 협응, 균형, 실행 등과 활동 계획은 포괄적이다. 목표의 우선순위는 아동과 가족의 가장 높은 욕구에 달렸다. 대부분의 경우, 부모는 다양한 치료의 참여를 요구하고 운동 활동 범위에 초점은 거의 없다.

▶ 중재 Intervention

운동 수행은 사회적 의사소통 기술에 비해 상대적으로 괜찮은 반면에, 이전 세션에 기술된 다양한 운동 손상은 ASDs 아동의 기능적 모방에 특히 기여한다. 조기 운동 지연, 생애 후반에서 운동 결손의 지속, 장기간 영향은 ASDs 아동의 종합적인 치료 프로그램을 제공하는 PTs와 같은 운동 전문가의 관심을 받을 만하다. 아동이 그들의 환경 및 양육자와의 교류처럼 움직임의 동적 상호작용, 감각 처리, 의사소통, 사회적 상호작용을 분리하는 것은 어렵다. Bhat, Landa, Galloway는 운동 손상은 움직임 탐색을 줄이고, 놀이시간 동안 또래와 지내는 것에 어려움이 있고, 사회적 상호작용 하는 동안 기회를 상실한다고 제시한다.[55] 종합하여, 이러한 문제들은 사회적 관계의 시작과 유지를 제한하고, 궁극적으로 지연된 사회적 기술과 장기간 사회 손상에 기여한다.[55]

운동 능력과 종합적 발달의 암시적 및 명시적 관계에도 불구하고, 자폐 중재의 대부분은 ASDs 아동의 사회적 상호작용과 학습 기술의 향상이다. 몇 년에 걸쳐, 다양한 중재는 ASDs 아동의 감각과 운동을 향해 발전되었다. 비록 이러한 중재는 자주 연습할 수 있지만, 상대적으로 감각운동 실행, 사회적 참여, 장기간 삶의 질을 강화하기 위해 이러한 중재 사용을 지지하는 경험적 연구가 적다.[55,102] 감각운동 중재연구의 대부분은 집단 크기가 작거나 단일사례 또는 사례 연속물이다. 게다가 ASDs 아동 사이의 다양성은 이 집단의 연구를 어렵게 하고, 다양한 요소의 복잡성은 치료 결과에 영향을 미친다.

ASD 치료의 팀 접근 Team Approach to ASD Treatment

ASDs 아동은 다양하고, 복잡한 발달상 차이를 가지고 있으며 이는 팀 접근을 통해 해결할 수 있다. 자폐 스펙트럼 내에서의 다양성을 생각하면, 각각의 ASDs 아동의 특별한 요구를 충족시키기 위해 다양한 유형의 치료를 포함한 개별화 프로그램은 필수적이다. 가족 구성원은 프로그램 개발에 활용될 수 있는 아동의 행동, 현재 기능 수준과 관심 영역에 대한 필수적인 정보를 제공한다. 가족은 훈련된 전문가와 함께 발달하기 위한 기술과 행동을 식별한다. 특수교사와 심리학자는 ASDs 아동에게 나타난 인지와 행

표 11.4 자폐 아동을 위한 물리치료 세션 구성을 위한 전략

원리	구체적인 전략
1. 환경 구조화	1. 운동 활동 수행되는 적절한 공간의 사용 2. 예상가능함을 위해 같은 공간 사용 3. 세션에 요구되는 자료의 제한 4. 교실 내 방해 요소의 제거 또는 덮음 5. 적절하다면 아동의 기대를 고려한 규칙 판, 활동 목록, 그림 일정을 세우고 세션을 구성 6. 예측가능한 일과를 따름, 치료 목표라면 아동의 일과를 변경할 수 있음. 일과의 작은 변화(큰 변화에 비하여)부터 시작. 변화가 생길 때, 아동에게 미치는 영향에 민감해야 함. 7. 그림 일정이나 예상할 수 있는 구어 및 몸짓 지시로 전환 증진. 예를 들어, 각 시도 끝에 "잘 했어"와 "하이파이브". 세션 내에서 활동이 준비운동, 전신, 걷기 주제로 분산되고, 이러한 활동을 명시하기 위해 그림을 사용. 아동은 보드에서 그림 일정을 이동하거나 사용 가능한 목록에서 활동을 확인. 이는 아동이 계속 세션을 따라가도록 도움.
2. 활동을 위한 지시	아동에게 사용할 수 있는 의사소통의 다양한 수단을 사용. 예를 들어, 구어 사용 아동에게 언어 지시가 적합함. 하지만 비구어 사용 아동에게는 언어/몸짓 의사소통 신호, 시각 그림 일정, 짧은 언어 지시가 필요할 것임.
3. 촉구/모델링/피드백	1. 아동과 함께하는 PT, 또래, 보조원, 양육자는 모델이 될 수 있음. 당신의 아동은 대응 또는 비추어진 움직임으로부터 이득을 가질 수 있기 때문에 연습되는 동작을 위한 아동의 최선의 작업이 무엇인지 결정할 필요가 있음. 2. 가능하다면, 사회적 관찰 학습에 귀중하기 때문에 그룹 활동을 사용. 이는 아동을 곤혹스럽게 만들지 않기 때문에 또한 아동의 불안을 감소시킴. 반면에, 산만한 또래는 일부 아동의 불안을 증가시킴. 아동의 개별적인 욕구에 따라 판단하는 것이 중요함. 그룹과 개별 활동 모두 아동에게 다른 중요한 경험을 제공함. 3. 당신이 지시하기 전에 아동이 당신에게 집중하는 것을 확인. 아동은 당신에게 집중하기 위해 중심/주변 시야를 사용할 수 있음. 4. 먼저 "아동 이름, 이렇게 해" 말한 다음, 행동을 보임. 아동이 정확하게 움직이지 않는다면, 손으로(hand-on-hand)피드백을 제공할 수 있음. 아동에게 스스로 행동을 반복하기를 요구하여, 이것이 아동의 수행을 돕는지 결정. 일부 아동은 "hand-on-hand" 피드백을 좋아하지 않거나 이러한 피드백으로 수행이 증진되지 않을 수 있음. 5. 활동의 목표를 명확히 하기 위해 외부 소품을 사용
4. 반복	1. 연습은 운동 학습을 위해 중요하고 세션 내에서 뿐만 아니라 세션 밖에서도 격려되어야 함. 2. 양육자는 두 물리치료 세션 사이 같은 활동을 연습해야 함. 3. 다른 장소와 다른 양육자로의 일반화는 연습을 통해 촉진됨.
5. 활동 참여	1. 자유로운 움직임과 즉흥적인 활동의 허용이 중요함. 2. 아동의 자발적인 표현과 문제해결 활동을 위해 기다림이 중요함. 초기 지시가 제공된 뒤에, 아동이 자유롭게 움직이도록 허용(과도한 촉구 없이) 3. 촉구는 같은 활동의 두 번째 시도에서 사용됨. 낮은 수준의 기능 아동을 위해 촉구가 더 요구될 것임. 4. 세션에서 아동이 주제나 활동 세트를 정하도록 허용. 당신과 다르게 움직이도록 격려. 창의적이고 자발적인 움직임 촉구
6. 진전	1. 진전의 측면에서, 아동의 딱 좋은 도전을 만드는 것이 중요함. 성공을 허용하는 것이 중요함. 세션을 통하거나 세션 내에서 주어진 활동의 복잡성을 증가하도록 선택할 수 있음. 시행착오 학습이 중요함을 기억하여 아동이 100% 성공을 성취하지 않도록 함. 아동의 운동 수행을 통해 낙담하지 않는다면, 활동의 난이도를 추가해도 괜찮음. 하지만 아동이 실패에 쉽게 좌절한다면, 아동의 성공을 허락하고 과한 피드백과 촉구를 피하는 안전한 환경을 만드는 것이 중요함. 2. 울화, 부응하지 않음, 자해와 같은 부정적인 행동을 찾음. 이들이 관찰된다면, 적절한 방식으로 의사소통하도록 아동에게 요구함-언어 또는 신호로 활동 중단함. 이것은 과제가 아동에게 어렵지 않고 단순하다는 것을 의미함.
7. 강화/보상	1. 다양한 보상을 제공 2. "잘했어"와 "하이파이브" 형식의 언어 및 몸짓 강화 3. 좋아하는 감각 활동을 할 수 있도록 활동을 중단-회전, 속박, 심부 압박, 자유 놀이 4. 스티커나 작은 장난감. 앞에서 언급한 방법이 작동하지 않을 때 제공 5. 식품. 앞에서 언급한 방법이 작동하지 않을 때 제공. 낮은 수준의 아동에게 더 적합할 수 있음. 간식은 건강하게 하는 것이 중요함. 그렇지 않으면, 아동의 전체적인 건강에 영향을 미칠 것임.

동 문제의 이해를 돕는다. 말과 언어 병리학자는 ASDs 아동이 구어 또는 대체 방법을 통해 가족, 교육자, 양육자와의 의사소통하고, 비구어 및 구어 의사소통 기술을 얻는 것을 돕는다. OTs와 PTs는 감각-지각의 발달과 운동 수행을 강화하는 식견과 프로그램을 제공할 수 있다. 다른 의료 인력은 아동의 건강에 대한 정보를 제공하고 이는 프로그램 계획의 기준이다. 부모 및 다른 양육자와 함께 이러한 훈련된 전문가의 통합된 노력은 ASD 아동을 위한 체계적이고 일관된 상호작용을 제공하고, 이는 중요한 사회적 기술의 학습뿐만 아니라 긍정적이고 의미있는 사회적 참여를 촉진한다.

ASD 아동을 위한 감각운동치료접근

Sensorimotor Treatment Approaches for Children with ASD

자폐 아동을 위한 표준 보호 치료 접근은 사용을 지지하는 실질적인 연구 증가가 부족한 일부 치료뿐만 아니라 응용 행동 분석(ABA: Applied Bhavioral Analysis),[102,103] 자폐 및 관련된 의사소통-사회적 불리를 가진 아동의 치료와 교육(TEACCH: Treatment and Education of Autistic and related Communication-handicapped Children),[104,105] 그림교환의사소통체계(PECS: Picture Exchange Communication System)[106]와 감각 통합(Sensory Integration: SI)[107] 치료를 포함한다.

응용 행동 분석 Applied Behavioral Analysis

ABA(Applied Bhavioral Analysis)는 자폐 아동을 위한 최신 중재 표준이고, 적절한 의사소통 및 친사회적 행동들을 증진하는 동안 부적절한 행동을 감소시키고 새로운 기술을 가르치는데 효과적인 방법으로 인정받는다.[102,103] ABA 프로그램의 더 넓은 목표는 바람직한 행동의 강화와 바람직하지 않은 행동의 감소이다. 이는 복잡한 과제를 단순한 단계로 나누어서 성취하고, 각 단계에서 설정된 기준을 성공적으로 충족하면 아동의 반응에 예측 가능한 방식으로 정적 강화를 제공한다. 전통적으로 ABA의 분리된 훈련의 실행은 1:1로 이루어지고, 성인이 개발한 자료 및 과제를 여러 번 반복하는 통제된 연습 형식을 사용하여 상황을 통제한다.[108,109] 이러한 전통적인 접근은 상당한 비판을 받는다. 왜냐하면, 아동에게 바람직하고 아동 중심 활동을 포함한 자연스러운 상호작용을 증진하지 않기 때문에 상당한 비판을 받아왔다.[110,111] 우연적 교수 접근과 같은 더 최근의 ABA 모델은 자연적인 상황과 보상을 포함하는 동기부여 상황 동안 자발성을 증진한다. 이러한 접근은 반복을 높이고 참여를 유지하기 위해 아동에게 바람직하고, 아동이 선택한 활동을 활성화시킨다. ABA 원리는 일반적으로 교육적, 사회적, 의사소통과 직업적 기술에 적용된다. PTs는 특정 운동 기술, 일상생활 활동 또는 직업적 기술의 획득을 증진하기 위한 현대적 접근에 과제 분석, 반복, 정적 강화의 원리를 포함시킬 수 있다. 모든 팀 구성원 사이의 의사소통은 허용 기준, 강화의 사용, 강화 스케줄 수립에 중요하다.

이번 세션에서는 물리치료 중재에서 자주 사용되는 운동 학습 원리와 ABA 전략을 비교한다. 특히, 과제분석, 반복/연습, 피드백, 강화, 일반화의 원리는 두 치료 접근에서 유사하다; 하지만, 시행 착오 학습과 자기 자신이 만든 행동의 가치는 다르다. 먼저, 과제 분석은 ABA와 운동 학습 모두에서 중요한 요소이다.[102,112] 두 접근은 복잡한 활동을 단순한 부분으로 나누고 전체뿐만 아니라 각 부분의 연습을 촉진한다. ASDs 아동은 간단한 운동 기술뿐만 아니라 "경험학습" 접근을 통해 암시적인 방법으로 단순한 인과관계[38]를 학습할 능력이 있다.[113,114] 예를 들어, 아동이 점핑잭을 연습한다면, 다양한 단계로 활동을 나누고 각 부분을 연습할 수 있다. 최근의 ABA 프로그램에서 본래의 활동 참여의 반복은 최신 운동 학습 이론에서 촉진되는 자기 자신이 만든 연습의 높은 수준에 해당한다. 반복은 숙련된 동작 숙달에 중요하다. 두 접근 모두 성공적인 과제 완수를 위해 정적 강화 사용을 촉진한다. 운동학습 이론에서는 구어와 몸짓 강화를 제한하지만, 전통적인 ABA 프로그램은 장난감 및 식품과 같은 물질 강화 사용을 촉진한다. 하지만 최근의 ABA 접근은 강화로 "바람직한 활동에 접근"의 사용과 물질 강화의 사용을 중단을 촉진한다. 예를 들어, 점핑잭을 하는 동안 숙련의 증진은 자연적으로 아동의 강화와 내적 즐거움을 발생시킨다. 활동은 도전하기에 적절한 수준으로 설계되어야 하고, 아동이 성공을 경험해야 한다. 중재 프로그램은 아동의 기술 수준에 기초하여 점진적으로 더 복잡한 활동을 포함하고 최대한의 일반화를 위해 다양한 환경에서 연습할 수 있다. 활동은 발달적으로 뿐만 아니라 내적동기에도 적합해야 하고, 아동과 가족의 기능적 욕구를 충족해야 하며, 일생의 목적을 제공할 수 있어야 한다.

피드백을 증진하거나 제공하는 것은 ABA와 운동 학습 접근 모두에서 공통적이다. 운동 학습 이론에서는 최종 목표는 즉각적인 시각, 운동 감각, 언어적 피드백을 통해 강조될 때 행동은 강화된다고 제시한다.[112] ABA 프로그램은 시각적, 언어적, 손으로(hand-on-hand) 지시를 포함하여 등급화된 증진의 사용을 촉구하는 반면, 운동 학습 이론은 내적(자신이 만든)과 외적(환경에서/양육자에 의해 제공되는) 피드백 모두의 사용을 촉구한다. ASDs 아동은 고유수용성감각과 시각적 피드백 모두를 사용할 수 있는 능력이 있지만, 그들이 어느 것을 선호하는지는 명확하지 않다.[115] Glazebrook 등(2009)은 ASD 아동이 고유수용성 접근보다 시각을 통해 제시된 정보를 처리하는데 더 오랜 시간이 걸렸음을 밝혔다.[115] 이러한 발견은 아동이 견딜 수 있다면 행동을 통한 신체적 지도가 시각적 피드백 제공보다 더 효과적임을 나타낸다. 각 단계에서 이차원 지도를 사용한 시각적 모델링과 컴퓨터 비디오 피드백 또한 기술 개발을 촉진한다는 일부 근거가 있다.[116] 예를 들어, 부분적으로 잼핑잭 동작 순서의 요소를 보여주거나 결여된 요소에 언어적 단서를 제공하거나 아동에게 수동으로 동작을 만들어 줄 수 있다. ASDs 아동은 또한 움직임 목표를 이해하는데 어려움이 있다.[117] 따라서 운동 학습을 증진하기 위해 과제의 적절한 최종 목표와 함께 두 종류의 피드백이 제공되는 것이 중요하다. 예를 들어, 점핑잭 순서에서 두 가지 중요한 자세를 위해, 손과 발을 함께 아래로 하는 자세를 위해 "연필", 발은 따로 손만 위로인 자세를 위해 "로켓" 같은 언어적 지시를 제공할 수 있다. 이는 아동에게 무엇을 기대하는지 이해를 증진하는데 도움이 될 것이다.

ABA와 운동 학습 접근 사이의 한 가지 명확한 차이는 시행착오 학습에 대한 평가이다. 학교 기반 ABA 프로그램에 대한 우리의 의견은 주로 실수 없이, 즉각적인 교육을 촉진한다는 것이다. 반대로, 운동 학습 원리는 적극적이고, 자신이 만든 탐색을 촉진하고 그 점에서 실수를 허용하며 자발성을 격려한다. 사실, 시행착오 학습은 운동 기술의 더 큰 일반화를 위해 필수적으로 고려되어야 한다. 따라서 PTs는 자연스럽고 지시받지 않은 움직임과 같은 자발적인 움직임 탐색의 기회를 조심스럽게 허용해야만 한다. 왜냐하면 이는 ASDs 아동에서 흔히 결여되어 있기 때문이다. 운동 제어의 동적 시스템 이론은 특유한 특성을 가진 ASDs 아동은 환경 안에 포함되고, 이것은 운동 활동의 복잡성을 감소시키거나 증가시키는 모델이 될 수 있음을 임상가들에게 상기시킨다. 일단 아동에게 딱 좋은 도전을 조장하는 환경을 사용하면, 피드백이나 강화를 촉진하거나 제공하기 전에 아동의 자발적인 반응을 기다려야 하는 것을 기억하라. 물리치료 시간 내에서 ABA 전략 시행을 위한 특별한 권고는 표 11.4에 제시되어 있다.

감각 통합 치료 Sensory Integration: SI

아동의 환경 내에서 발생되는 촉각, 시각, 청각 자극을 포함하여 감각-지각 정보는 ASDs 아동에게 깊은 영향을 미칠 수 있다. 투쟁-도피(fight or flight) 반응을 경험하는 아동은 열린 학습을 할 수 없다. 그러므로, 치료 환경 내에서 아동이 안전함과 편안함을 느끼는 것이 중요하다. ASD 아동은 일반적인 발달을 하는 아동과 다르게 감각 자극을 처리한다고 알려져 있고, 빠르면 1세 이내에 비전형적인 패턴이 나타난다.[46,68] 과민반응이나 과소반응의 감각 조절 장애는 ASD 아동과 성인에서 흔히 나타난다.[46] 다양한 감각 통합 치료 기법은 ASDs 아동의 감각 손상을 해결하기 위해 제안되어 왔다.[46] 먼저, 대표적인 감각 통합 치료의 의도는 제공되는 체성감각과 전정감각 활동에 의해 감각정보의 직접적인 신경학적 처리를 찾아내고, 아동이 환경 자극을 더 잘 조절하고 조직화하며 통합하는 것의 허용을 통해 제어하는 것에 초점이 있다.[118] 이 치료 방법을 조사한 경험적 연구는 효과에 대한 근거가 약한 사례 또는 사례 연속물로 구성된다.[119] 이 치료의 형식은 더 큰 근거 기반 치료를 요구하며 비판받았다.[107] 두 번째로, "감각 식이(sensory diet)"는 더 많은 성인-구조를 제공하고, 수동으로 적용되며 전통적인 감각치료와는 다른 아동의 개별적인 욕구 충족을 위한 인지 중심 감각 기반활동이다.[119,120] "식이"는 수술용 빗으로 솔질하기, 관절 압박, 심부 압박과 같은 활동을 포함할 수 있다. 하지만 ASDs 아동에게 감각 식이의 사용을 지지하기에는 약한 경험적 연구이다.[119,120] 세 번째로, 특별한 감각 자극 기법은 긍정적인 행동 증진, 상동증 감소, 흥분 조절을 위해 사용되어 왔다. 심부 압박은 치료적인 접촉이나 포옹 기계(심부 압박 발생 도구), 압박 의류, 무게감이 있는 조끼와 같은 도구를 통해 흔히 진정 효과를 이끌어낸다.[121,122] 하지만, 이들의 사용을 지지하는 연구의 수가 제한적이다. 하루에 15분, 주 2회의 빈도로 4주 동안 접촉 치료를 받은 아동은 소리와 사회적 의사소통의 반응성에서 개선을 보였다.[121] 포옹 기계의 연구에서 주 2회 20분씩 6주 이상의 사용은 긴장 척도와 불안 감소에서 통계학적으로 유의미한 감소를 보였다.[122] 특히 성인이 유도하는 이러한 감각 기법들을 시행할 때, 프로그램의 효과를 평가하는 수단으로 아동의 스트레스 수준을 관찰하는 것이 중요하다.[46,119]

자폐 및 관련된 의사소통-사회적 불리를 가진 아동의 치료와 교육

Treatment and Education of Autistic and Related Communication-handicapped Children

TEACCH(Treatment and Education of Autistic and related Communication-handicapped Children)은 예측 가능한 일상 내에서 약간의 융통성을 허용하는 활동 순서와 함께 환경의 매우 구조화된 조직을 강조한다.[105] 특히, 교육 환경의 공간은 특유의 방법으로 정리되고, 활동 일정은 조직화와 예측 가능성을 증가시키는데 사용되고, 개별적인 작업 공간은 독립성과 목표 관련 활동을 촉진하는데 사용되며, 적절한 시각 단서는 성공적인 과제 수행을 위해 제공된다. 한 통제된 실험에서 그들의 일반적인 프로그램과 함께 TEACCH기반 프로그램에 4달 동안 참여한 아동은 일반적인 프로그램만 받은 그들의 또래보다 상당한 개선을 보임을 발견했다.[104] 물리치료 세션 내에서 환경의 구조화에 대한 특별한 아이디어는 표 11.4에 제시되어 있다.

그림 교환 의사소통 체계

The Picture Exchange Communication System

PECS(Picture Exchange Communication System)는 정교한 그림 교환 기법을 이용하여 의사소통을 촉진한다. 단어 학습을 위해 흔히 시각 자극을 사용하고 아동의 일상에서 일정 구성을 돕는다.[106] 특히, 그림 일정은 하루 동안 사용되거나 활동 내에서의 전이 뿐만 아니라 활동을 아동에게 알려주기 위해 사용될 수 있다. 근거는 PECS의 사용은 18개월과 12세 사이의 아동에서 자발적인 비구어 및 구어의사소통의 지속 시간을 증진하고 기술 일반화를 촉진한다고 제시한다.[71,123] 작업치료 세션 내에서 그림 일정을 통합하는 자세한 세부 사항에 대해서는 표 11.4에 제시하였다.

기타 접근 *Other Approaches*

감각운동 기술의 개발을 증진하는 다른 접근들이 있다; 하지만 그들의 사용을 지지하는 근거가 약하다.[71,124] Greenspan과 Wieder의 "플로어 타임" 놀이는 사회적-감정적 관계와 인지 성장을 강화하는 것으로 나타났다.[71] Gutstein과 Sheely의 관계 발달 중재(RDI: relationship development intervention)[125]는 청각 처리, 언어, 운동 계획, 순서와 ASDs 아동의 감각 조절과 시각 처리 손상을 해결한다.[124,126] 최근에는 이러한 중재를 지지하는 제한된 경험적 연구가 진행되고 있다.[127]

조기 교육에서의 물리치료

Physical Therapy in Early Intervention

Infant Sibling Research Consortium은 유아와 소아의 최적의 프로그램을 안내하는 근거가 적음을 확인했다. 그들은 돌보미 사용을 권고한다. —촉진된, 상호간의 사회적 놀이 상황, 특히 유아— 돌보미와 적극적으로 관계를 맺기 위해 아동에게 사회적 상호작용의 시작이 요구된다.[128] 위험한 상황에 있는 유아의 사회적 의사소통과 운동 시스템을 증진하는 많은 권고가 있다. 게다가 유아에서 관찰된 지연에 기초하여 개별화된 중재를 옹호한다. 이러한 의견을 생각하면, 양육자의 핸들링을 통한 다중시스템 접근이 권고된다. ASDs 위험 상황에 있는 유아는 다양한 사회적, 객체-기반, 말로 나타내는 것 뿐만 아니라 일반적이고 구체적인 움직임 패턴, 긍정적 정서를 촉진하는 자세 경험을 받을 수 있다.[55] 생애의 전반기에, 부모는 유아의 물리적 핸들링뿐만 아니라 언어적 강화를 통해 지시를 제공할 수 있다.[129] 마찬가지로, 객체-기반 자극은 인과관계 장난감에 의해 제공될 수 있다.[129,130] 부모는 연령에 적합한 이동기구뿐만 아니라 유아의 팔과 다리 근처에 물건을 제공하여 손과 발 뻗기와 물건 탐색 기술을 격려할 수 있다. 객체-기반 상호작용 동안, 양육자는 주의 기울이기와 같은 사회적 행동과 관련된 3가지 맥락을 통합해야 한다. 즉, 양육자와 사물 놀이를 공유하는 것이 권장된다.[38] 자세 경험은 수동적인 놓임 또는 적극적인 움직임을 통해 유아에서 지연된 것처럼 보이는 자세를 가진 아동에게 제공할 수 있다.[131]

만약 ASD로 진단되거나 3세 이전에 진단에 이르는 우려가 있는 아동은 조기 중재가 권해진다. 조기 중재는 일반적으로 가정이나 다른 자연적인 환경에서 개별화 가족 서비스 계획과 함께 가족-지향 목표로 이루어진다. 이러한 중재 모델은 기능적 활동 중심이고 자연적으로 발생하는 상황의 일반화 가능성을 최대화한다.

학교 시스템에서의 물리치료
Physical Therapy in School Systems

공립 학교 시스템은 3세 이상에서 ASD로 진단되고 특수교육 서비스를 요구하는 아동에 대해 책임이 있다. 부모와 더불어 교육적 팀은 교육 프로그램 참여를 위한 아동의 요구에 따라 보통 일반 교사, 특수교사, 말-언어 병리사, 심리학자, OT, PT, 학교 간호사로 구성될 수 있다. 프로그램의 목표는 특히 학생과 개별화교육계획(IEP: Individualized Education Plan)에 따라 팀에 의해 개발된다. 직접적 또는 자문의 물리치료 서비스는 많은 ASD 아동에게 적합하다.

장애인교육법(IDEA)은 최소한의 제한적 환경에서 학생이 교육 프로그램을 받기를 요구한다. 왜냐하면 능력과 행동의 범위 때문에, ASD 아동을 위한 적합한 환경은 전문화된 프로그램과 독립된 교실에서부터 일반 교실에 완전 통합까지 다양하다. 특수 교육 서비스를 받는 다른 학생들과 마찬가지로, ASDs 학생을 위한 전환 계획은 공식적으로 14세에 시작하고, 16세까지의 공식적인 계획이 IEP에 포함되어야 한다. 학생, 부모, 교육자와 모든 관련된 지역사회 기관은 포괄적인 전환 계획 개발에 참여해야 하고, 학생의 흥미, 능력과 행동에 따라 중등교육 준비 또는 경쟁, 지원, 보호 고용을 포함한다.[127] 교육적 팀의 모든 구성원은 가능한 독립적으로 지역사회에 들어갈 수 있도록 ASD 학생의 준비에서 역할을 할 수 있다.

여가 활동과 공학의 사용
Recreational Activities and the Use of Technologies

특히 ASDs 아동을 위한 음악치료,[53] 승마치료,[132] 수중치료,[133] 요가[134]와 같은 대체 치료를 지지하는 경험적 근거가 적지만, 이러한 활동은 일부 ASDs 아동을 위한 지역사회 참여의 수단과 일생의 운동 활동을 위한 준비로 고려된다. 지역사회 기반 요가, 음악, 춤, 무술은 물리치료에 대한 다른 대안을 제공할 수 있다. 만약 필요하다면 수정과 순응은 긍정적인 학습 환경을 만들 수 있다. 특별한 배려는 아동의 안전, 흥미, 능력 수준, 환경 자극에 대한 내성을 제공할 수 있다. 치료사는 이러한 대체 활동에서 긍정적인 경험 증진을 위한 권고 사항을 만드는데 도움이 된다.

ASDs 아동은 첨단 기술 사용을 특히 좋아한다. 이런 이유로 ASDs 아동의 사회성, 의사소통과 운동 기술 증진을 위한 의미있는 방법으로 사용되어 왔다.[135] 특히, 로봇 공학[136,137]뿐만 아니라 Wii boards,[135] Dance Dance Revolution[135]과 같은 컴퓨터 기술은 ASDs 아동의 신체적 운동뿐만 아니라 사회적 및 운동 기술을 촉진하는데 사용될 수 있다. 이들 사용을 지지하는 근거는 현재는 제한적이다. 하지만 적합하다면, 이러한 기술은 필요한 연습을 제공하고, 다른 환경에 일반화하고, 활동을 표준화하고, 아동이 활동하는 동안 내적 동기를 주기 위해 이용될 수 있다.

결론 Conclusions

이번 장에서, 자폐가 없는 아동과 비교하여 ASDs 아동과 청소년 사이에서 운동 발달의 질적 및 양적 차이의 증거를 제공하였다. ASDs 개인에서 운동 협응, 자세 조절, 모방, 실행에서 중요한 손상이 있었다. 이러한 영역의 욕구는 직접적인 중재 또는 가족, 양육자 및 교육자와의 협의를 통해 ABA, TEACCH, PECS 원리와 함께 최근의 운동 학습과 동적 시스템 이론의 기본적인 원리의 이용으로 해결될 수 있다. 또한 임상가에게 다양한 치료 접근을 실행하기 위한 특별한 전략을 제공한다. ASD 아동의 이질성을 생각하면, 운동 능력, 감각 반응, 사회적 의사소통과 인지에서 각 아동은 개별적으로 고려되어야 한다. PT는 아동의 감각운동 능력에 대한 정보를 제공하고, 개별적인 특이한 운동 욕구를 해결하기 위한 활동을 추천하고, 아동의 일반적인 환경, 학교, 가정에서 아동의 학습 능력 증진을 위한 수정을 제안함으로써, ASD 아동의 팀 작업에 가치 있는 기여를 할 수 있다. 제안은 기대치의 변경, 최소한의 부정적인 감각 반응과 운동 도전을 위해 교실 활동 수정, 보상 전략 교수 및 다양한 학습 환경에서 양육자와 함께 더 적극적인 참여 증진의 형태를 가질 수 있다.

사례연구들

Chris-4세 자폐 남아

Chris는 4세 남아로 그의 부모와 교외의 중형 사이즈 집에서 살고 있다. 그는 지역 초등학교의 취학전 프로그램에 참여하고 특수교육 보조 서비스를 받는다. 그는 30개월에 자폐로 진단받았다.

이력

Chris의 엄마는 임신 만기와 분만에서 주목할 만한 문제가 없었다고 보고하였다. 하지만, ASD 가족력이 있었고 그의 삼촌이 같은 진단을 받았다. Chris는 9개월에 독립적으로 앉았고, 16개월에 도움 없이 걸었으며 몇 개월 동안은 걷는 동안 종종 넘어졌다. Chris가 20개월일 때, 그의 엄마는 소아과의사에게 평가를 제안하였다. 왜냐하면 Chris가 그녀 친구의 자녀들보다 언어가 지연되고 "다르게" 행동하는 것이 우려되었기 때문이다. 사람들이 그의 이름을 부르거나 그에게 말을 걸어도 항상 관심을 보이지 않는 반면, Chris는 주방 타이머, 공사 소리 등과 같은 소리에 매우 예민해 보였고, 이러한 소리가 발생할 때 울화를 보였다. 그는 장시간 동안 앉아서 선풍기와 같은 움직이는 사물을 보았고 그는 그 활동을 멈추는 것이 어려웠다. 20개월에 그는 단어를 말하지 못했지만 끙끙거리고, 으르렁거리고, 고통을 전달하기 위해 울었다. 그는 원하는 것을 가리키거나 놀이를 원하는 장난감을 보이는 것과 같은 행동을 통해 그의 요구나 감정을 전달하지 못했다. 그들이 다른 아동과 놀러갔을 때, Chris는 상호작용하지 않았고 종종 소파 뒤에 숨어서 아이들이 놀고 있는 곳에서 자신을 숨겼다. 그는 깜빡이는 빛이 나는 장난감을 반복적으로 작동시켰다. 그의 엄마는 그가 오직 마카로니와 치즈, 사과 소스만을 먹고 대부분의 다른 음식을 먹는 것조차 거부하여 매우 걱정스러웠다.

출생에서 3세(Birth-to-three)까지 프로그램은 진단을 받자마자 시작되었다. 교육적, 언어, 작업치료 서비스가 Chris의 3번째 생일까지 정기적으로 제공되었다. 흥미롭게도, 그의 부모는 그들이 관찰한 분명한 대근육 운동의 문제를 위해 물리치료 서비스를 강력히 요구하였다; 따라서 이러한 서비스는 그의 프로그램에 나중에 추가되었다. 조기 중재 직원은 사회적 의사소통과 운동 기술, 감각 반응, 가족의 일상에 Chris의 참여를 증진, 취학 전 프로그램에 전환 계획을 증진하기 위해 가족에게 전략을 제공하였다.

현재 상태

Chris는 현재 지역 초등학교의 오전 취학 전 프로그램에 등록되어 있다. 출생에서 3세(Birth-to-three)의 추천과 교육팀에 의한 초기 사정에 근거하여, Chris는 일반적인 취학 전 활동에 직접적인 말과 언어, 작업, 물리치료 서비스를 넣는 것과 함께 일대일 보조원 지원을 포함한 전문화된 교육적 지도를 받았다. 그의 개별화 교육 프로그램은 수용 및 표현 언어, 사회적 상호작용, 감각운동 발달, 자조 기술을 다룬다. 부모와 교육 팀은 한 달에 한번 만나서 Chris의 진전을 논의하고 일관된 기대와 상호작용을 최대화하기 위해 노력을 조정한다.

언어와 사회적 상호작용

Chris는 성인이나 텔레비전에서 보았던 몇 가지 완전한 단어를 반복하는 반향어를 보였다. 모든 직원은 상황에 적합한 언어 반응을 강조하여 모델을 보였으며, Chris가 정확한 반응을 모방할 때 칭찬하였다. 그는 그의 또래와 자발적인 상호작용이 매우 적었고, 다른 사람과의 상호작용을 포함하지 않는 활동에 사로잡히는 경향이 있다. 교사와 치료사는 좋은 결과를 위해 놀이와 교육 활동에서 최소한의 위협적인 동료와 그를 짝지어주었다. Chris는 다른 아동과 시간을 즐겼다. 그는 원했던 장소에 머무르고, 도움을 받아 손으로 하는 작업에 집중할 능력이 있다. 그는 활동과 장소를 전환하는 동안 불안(상동증과 발성의 증가)을 보였다. 그림 일정은 Chris가 그가 매일의 일정을 아는 것을 돕기 위해 사용된다. 모든 교실과 관련 서비스는 일정에 표시된다. 또한 그림은 각 센터 내의 활동을 나타내는데 유용하고 선택할 수 있다. 그는 그의 일상에서 다음 단계를 결정하기 위해 일관적으로 그림 일정을 생각하고, 그는 예고 없이 또는 거의 없는 것보다 그림을 통한 사전의 알림을 통해 전환을 더 쉽게 할 것으로 보인다. 이와 유사한 그림 체계를 다른 가정 일과에서도 사용할 수 있다. Chris는 최근 들어 이따금 자발적으로 물건의 그림을 가리키기 시작하였다. Chris가 바람직한 행동을 성공적으로 수행할 때, 부모와 교사에 의해 합의된 보상을 제공하는 프로그램과 관련된다. 각 팀 구성원은 계획을 의식하고 잘 된 수행에 강화 및 그에게 요구하는 활동을 성공적으로 완료하면 추가적인 마차 시간(Chris가 선호하는 활동)을 제공하였다.

감각운동 발달

Chris는 흔들거나 이따금 빙빙도는 상동행동이 나타났다. 그는 손을 위아래로 움직이고, 종종 그것을 관찰한다. 그는 지속적으로 큰 소리에 고통스러워했다; 그는 종종 그의 귀를 덮고 흔드는 움직임을 증가시켰다. 또한 이러한 반응은 성인이나 또래가 그를 만질 경우에도 발생하였다. 그는 컴퓨터와 불빛이 있는 장난감 놀이를 선호하였다.

그는 일어나서 교실을 빨리 이동하기 전 몇 분 동안 모임 활동에 앉아 있을 것이다. 놀이터에서 그는 그네, 미끄럼틀, 회전기구와 같은 움직임을 제공하는 활동을 즐긴다. 때때로 이런 활동의 종료는 Chris에게 도전이다. 체육에서 Chris는 일반적으로 공간 주위를 달리고, 에스컬레이터를 오르고, 때로는 벽에 쌓여 있는 매트 밑에 숨는다.

Chris는 물리적인 보조 없이 학교의 내부 및 외부 주위를 보행할 수 있다; 그는 감독과 안전과 방향을 위한 단서가 필요하다. 그의 보행 패턴의 특징은 보통 발끝으로 걷기이다. 그는 달리거나 방향을 바꿀 수 있지만, 그의 운동 계획은 명백히 손상되었다. 그는 스텝퍼, 스쿠터나 두발 자전거 사용에서 요구되는 다양한 단계를 포함하는 운동을 수행할 수 없다. 그는 전속력으로 달리기, 줄넘기나 한 발 서기 유지와 같은 다중사지 행동(multilimb action)을 보이지 않고, 보통 PT나 OT의 시연을 따라하기 요구에 반응하지 않는다. 난간 도움 없이 계단을 오르내리지 못하고, 좁은 기저면이 요구되는 상황에서 부족한 균형을 나타낸다. 그는 관절 이완에 따라 약간 낮은 근긴장도를 보이고 장기간 항중력(antigravity) 자세를 유지하는데 어려움이 있다.

Chris의 수행은 Movement ABC에서 손 민첩성은 9%ile, 조준하여 잡기는 5%ile, 균형은 1%ile의 기능을 나타내었다. Sensory Profile을 이용하여 부모와 교사는 감각 자극에 대한 Chris의 반응 정보를 제공하였다. 그들의 답변에 기초하여, 과민 반응에 명확한 차이는 다음의 영역에서 확인되었다: 촉각 민감도, 미각/후각 민감도, 청각 여과, 시각/청각 민감도.

수업 시간을 통한 관찰, 모든 팀 구성원으로부터 입력된 정보, 표준화된 검사의 결과에 근거하여 PT와 OT는 협력해서 감각 반응 조절을 돕고, 대근육 및 소근육 발달을 증진하기 위한 전략을 추천한다. OT와 보조원은 심부 압박 입력이 제공될 때 Chris가 그룹 활동에서 더 오래 앉아 있는 경향을 발견했다. 무게감이 있는 무릎 담요 또한 조용히 앉아 있는 기간을 연장하는 것 같다. Chris는 체육 활동이 체육관보다 더 작은 교실에서 실시될 때 더 참여하는 경향을 보였다. 직원은 체육 수업 동안의 수행에 특별히 주의하여 현재 무게감이 있는 조끼를 입었을 때 과제 시간과 불안의 신호에 대한 자료를 수집하는 과정에 있다.

놀이 환경에서 그네 사용의 지정된 시간은 Chris의 일과에 담겨 있다. 추가된 이러한 기회는 Chris가 전정 감각 입력을 얻을 수 있기 때문에 흔들기와 위아래로 흔드는 상동증은 감소된다. 흔들 의자는 청취/이야기 센터에서 유용하고, Chris는 치료의/학업의 활동 완수에 대한 보상으로 보통 짧은 시간 동안 사용을 허락받는다. 흔들 목마는 때때로 휴식 시간에 대근육 운동 선택으로 포함된다. 그는 다양한 물건을 담을 수 있는 손수레를 가지고 있고 가정과 학교에서 밀고 다닌다. 부모와 학교 직원은 방과 후 시간 계획을 개발하였고, Chris가 집에 온 다음 감독과 함께 그네 세트에서 놀고, 마당에서 뛸 수 있다.

언어 및 작업치료사는 현재 음식 선택 범위를 확장하기 위해 Chris의 식이에 체계적으로 질감과 맛을 소개하기 위해 부모와 함께 가까이에서 일한다. Chris의 엄마는 교육 관련 서비스 제공자의 감독 하에 시도할 수 있도록 다양한 질감의 스낵을 보낸다.

PT는 긍정적인 결과와 함께 Chris의 보행 패턴의 증진을 돕기 위해 발목이 높은 작업 부츠신기의 시도를 추천한다; 지속적인 평발과 간혹 발뒤꿈치 부딪힘이 지적됨. 균형, 협응과 대근육 운동 계획은 물리치료 프로그램으로 해결된다. 그는 다양한 질감, 크기, 위치, 준수, 안정성의 각각 다른 보행 표면에서 걷기가 장려된다. 더 도전적인 표면에서, PT가 손으로 부드럽게 잡고 그를 지키는 일부 지지를 제공한다면 Chris의 수행은 강화된다. 계속 이어짐에 따라, 보조원은 Chris와 함께 매일 휴식 시간 동안 보호와 일부 손으로 지지를 제공하지만 놀이 환경을 둘러싼 철도 침목을 따라서 걷는다.

운동 계획은 빈백과 다양한 크기, 질감, 준수의 공 사용을 통하여 던지고 받기의 참여를 통해 해결된다. 과녁은 성공적으로 닿았을 때, 조명이나 동작의 활성화를 가져오는 것으로 선택되었다. 비슷한 활동을 학교와 가정의 놀이 동안 할 수 있다. 그는 또한 스템퍼와 세발 자전거와 같은 운동 도구의 사용을 익히지만 활동 완수를 위해서 중요한 설명과 신체적 지지가 필요하다. 보조원은 일반적으로 이러한 활동 동안 PT를 지원한다.

자조 기술

Chris는 학교와 가정에서 옷 입기와 화장실 관리에서 도움을 요구한다. 그가 화장실을 사용해야 할 때, 가리키지 않고 풀업을 사용한다. 그는 스스로 먹기 위해 그의 손이나 도구를 사용할 능력이 있고, 독립적으로 마시기 위해 주둥이가 있는 컵을 사용할 수 있다. 그의 식이는 선호하는 음식 선택이 적어 제한적이다.

PEDI는 관찰 및 부모와 교육 직원의 보고를 통해 이루어지고 자조 기술의 규범 표준 점수는 10이하(양육자 도움 10미만), 이동 20.4(양육자 도움 60.7), 사회적 기능 10이하(양육자 도움 10미만)으로 산출되었다.

가족은 세수하기와 목욕하기가 특히 도전적인 것이고 Chris가 진정으로 두려워 보임을 확인하였다. 학교 직원은 Chris가 유치원에 입학할 때 SFA를 수행할 것을 계획한다.

가족과 교육자들은 앞서서 손 씻기, 화장실을 확인했다. 특수교사, OT, PT는 각 과제를 구체적인 단계로 나누고, 각 단계를 위한 구체적인 지시를 개발하였다. 단계는 그림 일정을 두는 것이 고려되었고, 아동이 손을 씻는 싱크대 근처에 두었다. 학교와 가정에서 Chris의 손 씻기와 화장실을 돕는 모든 사람은 같은 용어를 사용하여 특정한 방식으로 그림 일정을 거치고, 진행에 따라 칭찬과 그가 성공적으로 과제를 완수했을 때 보상을 제공한다. 자조 기술에서 적절한 참여는 또한 유치원 교육과정의 일부인 동화를 통해 강화된다.

가족, 교육자, 양육자, 의료진의 협력적인 정보의 입력과 노력은 ASD 아동의 프로그램 최적화에 필수적이다. 중요한 일생의 사회적 기술의 습득 가능성은 이때 강화 된다:

a. 활동은 아동과 가족에게 의미 있고, 장기간 기능을 수행한다.
b. 활동은 아동의 능력 수준에 개별화되어 있다.
c. 이 프로그램은 아동의 환경 내에서 양육자로부터 받아들인 정보인 아동의 능력을 설명하고 존중한다.
d. ASD 아동과 상호작용하는 사람은 그들의 기대와 프로그램의 완성을 일치한다.

참고문헌

1. Association Psychiatric Association. *Diagnostic and Statistical Manual of Mental Disorders (DSM-IV-TR)*. 4th ed. Washington, DC: 2000.
2. Jansiewicz E, Goldberg M, Newschaffer C, et al. Motor signs distinguish children with high functioning autism and Asperger's syndrome from controls. *J Autism Dev Disord*. 2006;36(5):613–621.
3. Fournier K, Hass C, Naik S, et al. Motor coordination in autism spectrum disorders: a synthesis and meta-analysis. *J Autism Dev Disord*. 2010;40(10):1227–1240.
4. Centers for Disease Control. Prevalence of autism spectrum disorders—Autism and Developmental Disabilities Monitoring Network (ADDM), United States, 2006. *MMWR Surveill Summ*.

2009;58(10):1–20.
5. Ganz M. *Understanding Autism*. Boca Raton, Florida: Taylor & Francis; 2006.
6. Centers for Disease Control and prevention. Facts about ASDs. http://www.cdc.gov/NCBDDD/autism/facts.html. Accessed 2012.
7. Bauman M, Kemper T. Neuroanatomic observations of the brain in autism: a review and future directions. *Int J Dev Neurosci*. 2005;23(2–3):183–187.
8. Sumi S, Taniai H, Miyachi T, et al. Sibling risk of pervasive developmental disorder estimated by means of an epidemiologic survey in Nagoya, Japan. *J Hum Genet*. 2006;51(6):518–522.
9. Zwaigenbaum L, Thurm A, Stone W, et al. Studying the emergence of autism spectrum disorders in high-risk infants: methodological and practical issues. *J Autism Dev Disord*. 2007;37(3):466–480.
10. Guinchat V, Thorsen P, Laurent C, et al. Pre-, peri-, and neonatal risk factors for autism. *Acta Obstet Gynecol Scand*. 2012;91(3):287–300.
11. Sandin S, Hultman C, Kolevzon A, et al. Advancing maternal age is associated with increasing risk for autism: a review and meta-analysis. *J Am Acad Child Adolesc Psychiatry*. 2012;51(5):477–486.
12. Narita M, Oyabu A, Imura Y, et al. Nonexploratory movement and behavioral alterations in a thalidomide or valproic acid-induced autism model rat. *Neurosci Res*. 2010;66(1):2–6.
13. Courchesne E, Redcay E, Kennedy D. The autistic brain: birth through adulthood. *Curr Opin Neurol*. 2004;17(4):489–496.
14. Dementieva Y, Vance D, Donnelly S, et al. Accelerated head growth in early development of individuals with autism. *Pediatri Neurol*. 2005;32(2):102–108.
15. Dawson G, Munson J, Webb SJ, et al. Rate of head growth decelerates and symptoms worsen in the second year of life in autism. *Biol Psychiatry*. 2007;61(4):458–464.
16. Sparks B, Friedman S, Shaw D, et al. Brain structural abnormalities in young children with autism spectrum disorder. *Neurology*. 2002;59(2):184–192.
17. Casanova M, Buxhoeveden D, Switala A, et al. Minicolumnar pathology in autism. *Neurology*. 2002;58(3):428–432.
18. Williams D, Goldstein G, Minshew N. Neuropsychologic functioning in children with autism: further evidence for disordered complex information processing. *Child Neuropsychol*. 2006;12(4–5):279–298.
19. Mostofsky S, Powell S, Simmonds D, et al. Decreased connectivity and cerebellar activity in autism during motor task performance. *Brain*. 2009;132(pt 9):2413–2425.
20. Hallett M, Lebiedowska M, Thomas S, et al. Locomotion of autistic adults. *Arch Neurol*. 1993;50(12):1304–1308.
21. Rinehart N, Bradshaw J, Brereton A, et al. A clinical and neurobehavioural review of high-functioning autism and Asperger's disorder. *Aust N Z J Psychiatry*. 2002;36(6):762–770.
22. Vilensky J, Damasio A, Maurer R. Gait disturbances in patients with autistic behavior: a preliminary study. *Arch Neurol*. 1981;38(10):646–649.
23. Cattaneo L, Rizzolatti G. The mirror neuron system. *Arch Neurol*. 2009;66(5):557–560.
24. Dapretto D, Pfeiffer P, Scott A, et al. Understanding emotions in others: mirror neuron dysfunction in children with autism spectrum disorders. *Nat Neurosci*. 2006;9(1):28–30.
25. Landa R, Garrett-Mayer E. Development in infants with autism spectrum disorders: a prospective study. *J Child Psychol Psychiatry*. 2006;47(6):629–638.
26. Bhat A, Galloway J, Landa R. Relationship between early motor delay and later communication delay in infants at risk for autism. *Infant Behav Dev*. 2012;35(4):838–846.
27. Flanagan J, Landa R, Bhat A, et al. Head lag in infants at risk for autism: a preliminary study. *Am J Occup Ther*. 2012;66(5):577–585.
28. Ozonoff S, Young G, Goldring S, et al. Gross motor development, movement abnormalities, and early identification of autism. *J Autism Dev Disord*. 2008;38(4):644–656.
29. Paul R, Fuerst Y, Ramsay G, et al. Out of the mouths of babes: vocal production in infant siblings of children with ASD. *J Child Psychol Psychiatry*. 2011;52(5):588–598.
30. Lord C, Rutter M, DiLavore PC, et al. *Autism Diagnostic Observation Schedule (ADOS)*. Los Angeles, CA: Western Psychological Services; 1999.
31. Lord C, Rutter M, Le Couteur A. Autism diagnostic interview-revised (ADI-R): a revised version of diagnostic interview for caregivers of individuals with pervasive developmental disorders. *J Autism Dev Disord*. 1994;24(5):659–685.
32. Genetics Home Reference. Rett syndrome. http://ghr.nlm.nih.gov/condition/rett-syndrome. Accessed 2011.
33. Genetics Home Reference. Fragile X syndrome. 2007; http://ghr.nlm .nih.gov/condition/fragile-x-syndrome. Accessed June 8, 2012.
34. Townsend J, Harris N, Courchesne E. Visual attention abnormalities in autism: delayed orienting to location. *J Int Neuropsychol Soc*. 1996;2(6):541–550.
35. Wainwright J, Bryson S. Visual-spatial orienting in autism. *J Autism Dev Disord*. 1996;26(4):423–438.
36. Mundy P, Thorp D. *New Developments in Autism: The Future is Today*. London, England: Jessica Kingsley Publishers; 2007.
37. Dawson G, Webb S, McPartland J. Understanding the nature of face processing impairment in autism: insights from behavioral and electrophysiological studies. *Dev Neuropsychol*. 2005;27(3):403–424.
38. Bhat A, Galloway JC, Landa R. Visual attention patterns during social and non-social contexts of learning in infants at risk for autism and typically developing infants. *J Child Psychol Psychiatry*. 2010;51(9):989–997.
39. Mundy P, Sigman M. Joint attention, social competence, and developmental psychopathology. *Dev Psychopathol*. 2006;1:293–332.
40. Mundy P, Sigman M, Kasari C. A longitudinal study of joint attention and language development in autistic children. *J Autism Dev Disord*. 1990;20(1):115–128.
41. Eigsti I-M, de Marchena A, Schuh J, et al. Language acquisition in autism spectrum disorders: a developmental review. *Res Autism Spectrum Disord*. 2011;5:681–691.
42. Tager-Flusberg H, Paul R, Lord C. *Language and communication in autism*. In: Cohen D, Volkmar F, eds. *Handbook of Autism and Pervasive Developmental Disorders*. 3rd ed. New York, NY: John Wiley & Sons Inc; 1997:195–225.
43. Ozonoff S, Pennington B, Rogers S. Executive function deficits in high-functioning autistic individuals: relationship to theory of mind. *J Child Psychol*. 1991;32(7):1081–1105.
44. Ben-Sasson A, Hen L, Fluss R, et al. A meta-analysis of sensory modulation symptoms in individuals with autism spectrum disorders. *J Autism Dev Disord*. 2009;39(1):1–11.
45. Tomchek S, Dunn W. Sensory processing in children with and without autism: a comparative study using the short sensory profile. *Am J Occup Ther*. 2007;61(2):190–200.
46. Baranek G, Parham L, Bodfish J. *Sensory and motor features in autism: assessment and intervention*. In: Volkmar FR, Paul R, Klin A, et al., eds. *Handbook of Autism and Pervasive Developmental Disorders*. Hoboken, NJ: Wiley; 2005:831–857.
47. Lane A, Young R, Baker A, et al. Sensory processing subtypes in autism: association with adaptive behavior. *J Autism Dev Disord*. 2010;40(1):112–122.
48. Bölte S, Holtmann M, Poustka F, et al. Gestalt perception and local-global processing in high-functioning autism. *J Autism Dev Disord*. 2007;37(8):1493–1504.
49. Gernsbacher M, Stevenson J, Khandakar S, et al. Why does joint attention look atypical in autism? *Child Dev Perspect*.

2008;2(1):38–45.
50. Heaton P. Pitch memory, labelling, and disembedding in autism. *J Child Psychol Psychiatry*. 2003;44(4):543–551.
51. Bhatara A, Quintin E, Levy B, et al. Perception of emotion in musical performance in adolescents with autism spectrum disorders. *Autism Res*. 2010;3(5):214–225.
52. Whipple J. Music in intervention for children and adolescents with autism: a meta-analysis. *J Music Ther*. 2004;41(2):90–106.
53. Wigram T, Gold C. Music therapy in the assessment and treatment of autistic spectrum disorder: clinical application and research evidence. *Child Care Heatlh Dev*. 2006;32(5):535–542.
54. Dzuik M, Gidley Larson J, et al. Dyspraxia in autism: association with motor, social, and communicative deficits. *Dev Med Child Neurol*. 2007;49(10):734–739.
55. Bhat A, Landa R, Galloway JC. Perspectives on motor problems in infants, children, and adults with autism spectrum disorders. *Phys Ther*. 2011;91(7):1116–1129.
56. Bodfish J, Symons F, Parker D, et al. Varieties of repetitive behavior in autism: comparisons to mental retardation. *J Autism Dev Disord*. 2000;30(3):237–243.
57. Loh A, Soman T, Brian J, et al. Stereotyped motor behaviors associated with autism in high-risk infants: a pilot videotape analysis of a sibling sample. *J Autism Dev Disord*. 2007;37(1):25–36.
58. Walker D, Thompson A, Zwaigenbaum L, et al. Specifying PDD-NOS: a comparison of PDD-NOS, Asperger syndrome, and autism. *J Am Acad Child Adolesc Psychiatry*. 2004;43(2):172–180.
59. Chawarska K, Klin A, Paul R, et al. Autism spectrum disorder in the second year: stability and change in syndrome expression. *J Child Psychol Psychiatry*. 2006;48(2):128–138.
60. Nickel L, Thatcher A, Iverson J. Postural development in infants with and without risk for autism spectrum disorders. Paper presented at: 9th Annual International Meeting for Autism Research; 2010; Philadelphia, Pennsylvania.
61. Ghaziuddin M, Butler E. Clumsiness in autism and Asperger syndrome: a further report. *J Intellect Disabil Res*. 1998;42(pt 1):43–48.
62. Green D, Baird G, Barnett A, et al. The severity and nature of motor impairment in Asperger's syndrome: a comparison with specific developmental disorder of motor function. *J Child Psychol Psychiatry*. 2002;43(5):655–668.
63. Miyahara M, Tsujii M, Hori M, et al. Brief report: motor incoordination in children with Asperger syndrome and learning disabilities. *J Autism Dev Disord*. 1997;27(5):595–603.
64. Szatmari P, Archer L, Fisman S, et al. Asperger's syndrome and autism: differences in behavior, cognition, and adaptive functioning. *J Am Acad Child Adolesc Psychiatry*. 1995;34(12):1662–1671.
65. Mari M, Castiello U, Marks D, et al. The reach–to–grasp movement in children with autism spectrum disorder. *Philos Trans R Soc Lon B Biol Sci*. 2003;358(1430):393–403.
66. Glazebrook CM, Elliott D, Lyons J. A kinematic analysis of how young adults with and without autism plan and control goal-directed movements. *Motor Control*. 2006;10(3):244–264.
67. Fuentes C MS, Bastian A. Children with autism show specific handwriting impairments. *Neurology*. 2009;73(19):1532–1537.
68. Baranek G. Autism during infancy: a retrospective video analysis of sensorymotor and social behaviors at 9-12 months of age. *J Autism Dev Disord*. 1999;29(3):213–224.
69. Bryson S, Zwaigenbaum L, Brian J, et al. A prospective case-series of high-risk infants who developed autism. *J Autism Dev Disord*. 2007;37(1):12–24.
70. Gernsbacher M. Infant and toddler oral- and manual-motor skills predict later speech fluency in autism. *J Child Psychol Psychiatry*. 2008;49(1):43–50.
71. Greenspan SI, Wieder S. Developmental patterns and outcomes in infants and children with disorders in relating and communicating: a chart review of 200 cases of children with autistic spectrum diagnoses. *J Dev Learn Disord*. 1997;1:87–141.
72. Minshew N, Sung K, Jones B, et al. Underdevelopment of the postural control system in autism. *Neurology*. 2004;63(11):2056–2061.
73. Landa R, Gross A, Stuart E, et al. Developmental trajectories in children with and without autism spectrum disorders: the first 3 years. *Child Dev*. 2013;84(2):429–442.
74. Dewey D. What is developmental dyspraxia? *Brain Cogn*. 1995;29(3):254–274.
75. Demyer M, Hingtgen I, Jackson R. Infantile autism revisited: a decade of research. *Schizophr Bul*. 1981;7:388–451.
76. Mostofsky SH, Dubey P, Jerath VK, et al. Developmental dyspraxia is not limited to imitation in children with autism spectrum disorders. *J Int Neuropsychol Soc*. 2006;12(3):314–326.
77. Charman T, Baron-Cohen S. Brief report: Prompted pretend play in autism. *J Autism Dev Disord*. 1997;27(3):325–332.
78. Rogers SJ, Bennetto L, McEvoy R, et al. Imitation and pantomime in high-functioning adolescents with autism spectrum disorders. *Child Dev*. 1996;67(5):2060–2073.
79. Stone W, Yoder P. Predicting spoken language level in children with autism spectrum disorders. *Autism*. 2001;5(4):341–361.
80. Kern J, Geier D, Adams J, et al. Autism severity and muscle strength: a correlation analysis. *Res Autism Spectr Disord*. 2011;5(3):1011–1015.
81. Teitelbaum P, Teitelbaum O, Nye J, et al. Movement analysis in infancy may be useful for early diagnosis of autism. *Proc Nat Acad Sci*. 1998;95(23):13982–12987.
82. Adrien J, Lenoir P, Martineau J, et al. Blind ratings of early symptoms of autism based upon family home movies. *J Am Acad Child Adolesc Psychiatry*. 1993;32(3):617–626.
83. Tyler C, Schramm S, Karafa M, et al. Chronic disease risks in young adults with autism spectrum disorder: forewarned is forearmed. *Am J Intellect Dev Disabil*. 2011;116(5):371–380.
84. Curtin C, Anderson S, Must A, et al. The prevalence of obesity in children with autism: a secondary data analysis using nationally representative data from the National Survey of Children's Health. *Br Med Counc Pediatr*. 2010;10(1):11.
85. Bandini L, Anderson S, Curtin C, et al. Food selectivity in children with autism spectrum disorders and typically developing children. *J Pediatr*. 2010;157(2):259–264.
86. Matson M, Matson J, Beighley J. Comorbidity of physical and motor problems in children with autism. *Res Dev Disabil*. 2011;32(6):2304–2308.
87. Chen A, Kim S, Houtrow A, et al. Prevalence of obesity among children with chronic conditions. *Obesity*. 2009;18(1):210–213.
88. Rimmer J, Yamaki K, Lowry B, et al. Obesity and obesity-related secondary conditions in adolescents with intellectual/developmental disabilities. *J Intellect Disabil Res*. 2010;54(9):787–794.
89. Ayres J. *Sensory Integration and Praxis Tests (SIPT)*. Los Angeles, CA: Western Psychological Services; 1996.
90. Henderson SE, Sugden DA. *Movement Assessment Battery for Children*. London, UK: Psychological Corporation; 1992.
91. King G, Law M, King S, et al. *Children's Assessment of Participation and Enjoyment (CAPE) Manual*. San Antonio, TX: Hartcourt Assessment; 2004.
92. Bruininks R. *The Bruininks-Oseretsky Test of Motor Proficiency (BOTMP) Manual*. Circle Pines, MN: American Guidance Service; 1978.
93. Squires J, Bricker D. *Ages & Stages Questionnaires, Third Edition (ASQ-3)*. Baltimore, MD: Brookes Publishing; 2009.
94. Robins DL, Fein D, Barton ML, Green JA. The modified checklist for autism in toddlers: an initial study investigating the early detection of autism and pervasive developmental disorders. *J Autism Dev Disord*. 2001;31(2):131–144.

95. Bryson S, Zwaigenbaum L, McDermott C, et al. The autism observation scale for infants (AOSI):scale development and reliability data. *J Autism Dev Disord*. 2008;38(4):731–738.
96. Bayley N. *Bayley Scales of Infant and Toddler Development—Third Edition*. San Antonio, TX: Pearson Assessment; 2005.
97. Mullen E. *Mullen Scales of Early Learning*. Circle Pines, MN: American Guidance Service; 1995.
98. Volkmar F, Sparrow S, Goudreau D, et al. Social deficits in autism: an operational approach using the Vineland adaptive behavior scales. *J Am Acad Child Adolesc Psychiatry*. 1987;26(2):156–161.
99. Rothi L, Gonzalez R, Heilman K. Limb praxis assessment. In: Hove E, ed. *Apraxia: The neuropsychology of action*. Erlbaum, UK: Psychology Press/Taylor & Francis; 1997:61–73.
100. Haley SM, Coster WJ, Ludlow LH, et al. *Pediatric Evaluation of Disability Inventory (PEDI)*. San Antonio, TX: Psychological Corporation; 1992.
101. Coster W, Deeney T, Haltiwanger J, et al. School function assessment (SFA). San Antonio, TX: The Psychological Corporation; 1998.
102. Landa R. Early communication development and intervention for children with autism. *Ment Retard Dev Disabil Res Rev*. 2007;13(1):16–25.
103. Sallows G, Graupner T. Intensive behavioral treatment for children with autism: four-year outcome and predictors. *Am J Ment Retard*. 2005;110(6):417–438.
104. Ozonoff S, Cathcart K. Effectiveness of a home program intervention for young children with autism. *J Autism Dev Disabil*. 1998;28:25–32.
105. Mesibov GB, Shea V, Schopler E. *The TEACCH Approach to Autsim Spectrum Disorder*. New York, NY: Kluwer Academic/Plenum; 2005.
106. Bondy A, Frost A. Communication strategies for visual learners. In: Lovaas OI, ed. *Teaching Individuals with Developmental Delays: Basic Intervention Techniques*. Austin, TX: Pro-Ed; 2003:291–304.
107. Bundy AC, Murray EA. Sensory integration: a Jean Ayre's theory revisited. In: Bundy AC, Murray EA, Lane S, eds. *Sensory Integration: Theory and Practice*. Philadelphia, PA: FA Davis; 2002.
108. Lovaas OI. Behavioral treatment and normal educational and intellectual functioning in young autistic children. *J Consul Clin Psychol*. 1987;55:3–9.
109. McEachin JJ, Smith T, Lovaas OI. Long-term outcome for children with autism who received early intensive behavioral treatment. *Am J Men Retard*. 1993;97:359–372.
110. Stahmer A, Ingersoll B. Inclusive programming for toddlers with autistic spectrum disorders: outcomes from the children's toddler school. *J Positive Behav Interven*. 2004;6(2):67–82.
111. Pierce K, Schreibman L. Increasing complex social behaviors in children with autism: effects of peer-implemented pivotal response training. *J Appl Behav Anal*. 1995;28(3):285–295.
112. Shumway-Cook A, Woollacott M. *Motor Control: Translating Research in Clinical Practice*. 3rd ed. Philadelphia, PA: Lippincott Williams & Wilkins; 2007.
113. Gidley Larson JC, Bastian AJ, Donchin O, et al. Acquisition of internal models of motor tasks in children with autism. *Brain*. 2008;131(11):2894–2903.
114. Mostofsky SH, Bunoski R, Morton SM, et al. Children with autism adapt normally during a catching task requiring the cerebellum. *Neurocase*. 2004;10(1):60–64.
115. Glazebrook C, Gonzalez D, Hansen S, et al. The role of vision for online control of manual aiming movements in persons with autism spectrum disorders. *Autism*. 2009;13:411–433.
116. Maione I, Mirenda P. Effects of video modeling and video feedback on peer-directed social language skills of a child with autism. *J Positive Behav Interven*. 2006;8:106–118.
117. Fabbri-Destro M, Cattaneo L, Boria S, et al. Planning actions in autism. *Experiment Brain Res*. 2009;192(3):521–525.
118. Miller L, Anzalone M, Lane S, et al. Concept evolution in sensory integration: a proposed nosology for diagnosis. *Am J Occup Ther*. 2007;61(2):135–140.
119. Baranek G. Efficacy of sensory and motor interventions for children with autism. *J Autism Dev Disord*. 2002;32(5):397–422.
120. Stagnitti K, Raison P, Ryan P. Sensory defensiveness syndrome: a paediatric perspective and case study. *Aust Occup Ther J*. 1999;46:175–187.
121. Field T, Lasko PM, Henteleff T, et al. Brief report: autistic children's attentiveness and responsivity improve after touch therapy. *J Autism Dev Disord*. 1997;27:33–339.
122. Edelson SM, Goldberg M, Edelson MG, et al. Behavioral and physiological effects of deep pressure on children with autism: a pilot study evaluating the efficacy of Grandin's Hug Machine. *Am J Occup Ther*. 1999;53:143–152.
123. Yoder PJ, Stone WL. Randomized comparison of two communcation interventions for preschoolers with autism spectrum disorders. *J Consul Clin Psychol*. 2006;74(3):426–435.
124. Mahoney G, Perales F. Relationship-focused early intervention with children with pervasive developmental disorders and other disabilities; a comparative study. *J Dev Behav Pediatr*. 2005;26:77–85.
125. Gutstein SE, Sheeley RK. *Relationship Development Intervention with Children, Adolescents, and Adults*. New York, NY: Jessica Kingsley; 2002.
126. Mahoney G, McDonald J. *Responsive teaching: Parent-mediated developmental intervention*. Baltimore, MD: Paul H. Brookes; 2003.
127. Myers SM, Johnson CP. Management of children with autism spectrum disorders. *Pediatrics*. 2007;120:1162–1182.
128. Zwaigenbaum L, Bryson S, Lord C, et al. Clinical assessment and management of toddlers with suspected autism spectrum disorder: insights from studies of high-risk infants. *Pediatrics*. 2009;123(5):1383.
129. Heathcock J, Lobo M, Galloway J. Movement training advances the emergence of reaching in infants born at less than 33 weeks of gestational age: a randomized clinical trial. *Phys Ther*. 2008;88(3):1–13.
130. Lobo MA, Galloway JC, Savelsbergh GJP. General and task-related experiences affect early object interaction. *Child Dev*. 2004;75(4):1268–1281.
131. Lobo M, Galloway J. Experience matters: The relationship between experience, exploration, and the emergence of means-end performance. *Child Dev*. 2008;79(6):1869–1890.
132. Bass M, Duchowny C, Llabre M. The effect of therapeutic horse-back riding on the social functioning of children with autism. *J Autism Dev Disord*. 2009;39:1261–1267.
133. Pan C. The efficacy of an aquatic program on physical fitness and aquatic skills in children with and without autism spectrum disorders. *Res Autism Spectr Disord*. 2011;5(1):657–665.
134. Koenig K, Buckely-Reen A, Garg S. Efficacy of the get ready to learn yoga program among children with ASDs: a pretest-posttest control group design. *Am J Occup Ther*. 2012;66(5):538–546.
135. Getchell N, Miccinello D, Blom M, et al. Comparing energy expenditure in adolescents with and without autism while playing nintendo—Wii Games. *Games Health J*. 2012;1(1):58–61.
136. Diehl JJ, Schmitt LM, Villano M, et al. The clinical use of robots for individuals with autism spectrum disorders: a critical review. *Res Autism Spectr Disord*. 2011;6(1):249–262.
137. Robins B, Dautenhahn K, te Boekhorst R, et al. *Effects of repeated exposure to a humanoid robot on children with autism*. Paper presented at: Universal Access and Assistive Technology; 2004; Cambridge, UK.

CHAPTER

12

장애아동을 위한 적응적 보조 기구 및 환경보조

Adaptive Equipment and Environmental Aids for Children with Disabilities

일상생활에서 기능은 진공 속에서 발생하지 않고 상황에 의존한다. 세계보건기구(WHO)의 국제기능장애건강분류(ICF)의 정의에 따르면 기능은 개인이 신체적, 사회적 환경과 상호작용의 결과이다.[1] 장애는 주어진 환경에서 기술을 수행할 수 없는 무능(inability)으로 "보편적인 인간의 경험"이다.[1(p3)]

장애를 가진 아동은 환경과의 상호작용에 도움을 필요로 하기도 한다. 이런 도움은 가족 구성원, 교사, 또래, 물리치료사나 작업치료사와 같은 건강 치료 전문가들에게 받을 수 있다. 물리치료사와 작업치료사는 아동에게 다양한 환경에서의 기능과 새로이 발생하는 환경에 기능 기술을 전이하는 것을 가르칠 수 있다. 이는 직접 치료, 의뢰나 치료 계획에 보조 기구의 통합을 통해서 이루어진다. 보조 기구의 사용은 기능 증진과 부정적인 환경 또는 아동의 참여에 장벽이 되는 상황 요소의 완화로 알려진 중재 전략이다.[2]

물리치료사는 자세, 이동, 일상생활활동, 다양한 환경과의 상호작용에서 장애 아동을 도울 많은 제품을 가지고 있다. 이러한 기기는 일반적으로 보조 기구로 불린다.

대부분의 보조 기구는 보조, 대체 또는 보완 공학으로 분류된다.[3] 보조 공학은 특정 기능 수행을 더 쉽게 하고, 기능을 증진시키거나 기능을 유지하는 도구를 포함한다.[4] 보조 공학의 예로는 관절가동범위가 제한된 손으로 더 쉽게 잡을 수 있게 하는 변형된 식사 용구, 여러 가지 이유로 손이 닿지 않는 곳에 있는 물건에 접근할 수 있는 리처, 안전하고 에너지 효율적인 보행을 할 수 있는 특정 관절 안정을 위한 교정 장치 등이 있다.

대체 공학은 지역사회에서 이동하기 위해 걷기 대신 휠체어를 사용하는 것과 같은 동일한 기능의 대체 수단을 제공한다.

보완 도구는 부족한 기능을 보완하지만, 구음장애로 인해 음성 발생 장치의 도움이 필요하지만 익숙하지 않아 가족이 말을 이해하기 어려운 아이의 경우와 같은 도움을 받지 못하는 기능은 여전히 남아 있다.[3]

보조 기구는 또한 낮은 기술(low-tech), 중간 기술(mid-tech), 첨단 기술(high-tech)로 분류할 수 있다.[3,5] 낮은 기술의 예로는 연필이나 컵을 잡는 보조도구, 해드 포인터나 마우스 스틱을 사용하는 의사소통판이 있다; 중간 기술 기구는 스위치, 컴퓨터, 단어 스캐너, 동력 장난감 등이 있다; 첨단 기술 기구는 복잡한 전자 도구와 초소형 회로를 사용하며, 그 예로는 노트 작성 도구, 컴퓨터의 말하는 소프트웨어, 눈의 응시를 사용하여 디지털 음성이 출력되는 전자 의사소통 도구, 전동 휠체어가 있다.[3,5-7]

새로운 다양한 재료로 만든 많은 새로운 시판 제품이 매년 개발되고, 이러한 기구들은 장애 아동의 요구에 맞추려 시도하고, 맞춤형 기구는 아동의 개별적인 사양에 맞게 제작할 수 있다. 기구에 관하여 가족에게 좋은 정보를 주고자 하는 치료사에게 유용한 아주 다양한 물품과 재료가 있지만 계속 변화하고 점점 커지는 시장으로 인하여 치료사는 어려움을 느끼게 된다. 학생, 최근의 졸업생, 아동치료에 경험이 별로 없는 물리치료사가 아동 보조 기구가 필요한 가족에게 확신을 가지고 지도해주기 위해 어떻게 스스로 이러한 물품들에 친숙해질 수 있을까? 보조 기구를 선택하기 전 어떤 상태의 평가가 필요한가? 신체장애 아동을 위한 보조 기구의 참된 역할은 무엇인가? 그리고 이런 보조 기구는 사용 금기나 위험사항이 있는가? 이 장에서 이런 의문들에 대해 이야기하는 주요 목적은 소아치료에 경험이 없는 학생과 치료사가 어떤 기구에 친숙한가와는 별개로 보조 기구에 관한 판단을 잘 내릴 수 있게 이론적 설명을 하려는데 있다. 전방지지 기립대, 옆으로 눕기 보조 도구, 그리고 휠체어같은 흔한 기구에 대해 실제적인 임상 판단 접근과 더불어 논의하려고 한다. 보조 기구의 판단을 내리는 기반이 되는 과학적이고 객관적인 가이드라인은 있지만 아동의 보조 기구의 선택은 과학적이기 보다는 경험에 달려있다. 물리치료사로서 목표의 성공과 실패를 기록하는 중요한 방법을 사용하여 아동의 욕구에 알맞은 목표를 가지고 결국 이러한 경험을 과학적으로 정립할 수 있게 되리라는 희망을 가지게 한다.

보조 기구의 역할 Role of adaptive equipment

직접 치료의 보완으로써의 보조 기구는 그 필요가 점점 증가하고 있다. 어떤 아동도 비정상적인 동작과 자세를 좀 더 억제하고 독립적 기능을 지지해주기 위한 핸들링을 하루종일 받을 수 없다. 비록 물리치료사가 가족, 주간 보호 보호자, 그리고 교사에게 아동의 최적 발달을 위한 핸들링을 가르쳐주지만 아동은 일정한 지지 없이 움직이고 탐구하고 이완하는 시간을 가지도록 허용되어야 한다고 본다. 직접 치료의 비용과 치료 중재를 필요로 하는 아동 수의 증가로 직접 하는 핸들링을 대체하는 접근이 있어야 한다는 점이 시사되고 있다.

그 대안 중의 하나가 보조 기구의 현명한 사용인데 보조 기구는 아동의 자유로운 독립 시간 동안 올바른 자세를 유지토록 해준다. 보조 기구는 아동이 치료 시간에 익혔던 기술과 동작, 자세를 이용하고 또 그것을 강화해줄 수 있다. 이와 비슷하게, 올바른 기구를 사용한다면 비정상적이고 바람직하지 않은 자세 또는 움직임을 종종 예방해줄 수도 있다.

보조 기구 사용의 이점은 기능 증진, 기능적 독립성 증가, 환경 제어 증가, 자율성과 자기 결정권 증진, 동기 증진, 사회적 상호작용 강화, 시각적 주의집중과 지각력 강화, 인지 증진, 아동 기능을 보조하는 부모와 양육자, 교사의 능력 증진이다.[8] 보조 기구는 아동이 달성하지 못할 수도 있는 기술의 수행을 촉진할 수 있다. 따라서 운동, 감각, 인지적, 지각적, 감정적, 사회적 발달을 촉진한다.[8-13] 보조 기구는 아동이 능력 이상의 수행을 도울 수도 있다. 능력은 일반적으로 특정 환경에서 지원 없이 아동이 할 수 있는 신체 기능을 의미한다.[1,14-16] 예를 들어, 걸을 수 없는 아이는 초기의 독립적인 이동 형태인 포복을 이용한다. 하지만 포복이 집에서는 이동 형태로 적절할 수도 있지만 지역사회 환경에서는 적절한 형태가 아니다. 따라서 아동의 수행은(다양한 장소와 상황에서 실제로 행하는) 자신의 능력에 뒤쳐져 있다.[1,14-16] 이 경우, 그의 집에서는 독립적으로 이동 가능하지만 지역사회 내에서는 그렇지 않다. 지역사회 내에서 이동의 형태에 대한 이 아동의 욕구는 휠체어를 제공함으로 해결될 수 있다. 이러한 방식으로 지역사회 내에서 독립적 이동은 달성될 수 있고, 그의 능력 수준에 가깝게 수행 수준이 오른다. 대안으로써, 보행기와 같은 걷기 보조 도구를 사용한 걷기를 익힌다면 아동의 수행은 향상될 수 있다. 이것은 집뿐만 아니라 다양한 환경에서 독립적 이동의 수행을 증진할 수 있다.[1,15,16]

아동이 보이는 운동 수행 수준이 표준화된 시험의 점수로 보이는 능력보다 초과할 수도 있고, 환경의 장벽 때문에 뒤쳐질 수도 있다. 또한 같은 진단과 비슷한 대근육 기술 능력을 가진 아동 중에 환경에 따라 서로 다른 수준의 수행을 할 수도 있다. 2004년 뇌성마비 아동을 대상으로 한 Tieman 등의 연구는 다양한 환경에서 능력과 수행 간의 차이를 보이는 이유를 알아보고자 하였다. 수행은 환경에 따라 다를 수 있다. 왜냐하면 환경에 따라 특정 기능의 사용이 불가능할 수도 있고, 앞에서 언급한 지역사회 내 이동의 초기 방법인 포복 사용에 관한 예처럼 사회적 기대 때문일 수도 있다. 특정 상황에서 시간 제한은 아동의 수행에 영향을 미칠 수도 있다; 아동은 낮은 수준의 기능이나 독립성이 낮은 기능이 더 빠르기 때문에 그것을 선택할 수 있다. 하나의 환경에서 더 먼 거리, 고르지 못한 표면과 같은 더 큰 상황적 요구 또한 영향을 미칠 수 있고, 수행이 감소될 것이다.[14]

직접적 치료의 이점은 독립성 증가와 관련된 기능의 수행 능력 증진이다. 보조 기구는 집에서의 일상 관리를 도와주기 때문에 양육자나 부모에게 중요한 역할을 한다. 휴대용 의자 시스템과 수동 휠체어 등은 아동의 독립성을 증진할 수 없는 반면에 어떤 도구들은 아동의 독립성 증진에 특히 이롭고, 양육자를 쉽게 하고, 양육자의 신체적 요구는 감소할 것이다.[4]

2005년 노르웨이의 Ostebsjo 등의 연구에서 대근육에서의 제한이 더 심하면, 아동과 부모의 요구와 보조도구의 사용, 환경의 조정이 더 많아짐을 발견하였다. 전동 휠체어, 보행기, 개조된 두발자전거와 같은 이동 보조도구는 아동의 기능과 독립성 증진 같은 이점을 제공하고 양육자의 부담이 감소된다.[4]

개조된 의자는 식사 때 요구되는 양육자의 보조 양을 감소시키지만, 이 논문에서는 부모들은 아동의 자기 관리에 영향을 주는 많은 조정이 양육에는 부정적인 영향을 미치고 아동의 기능적 독립성을 약간만 증진한다고 판단하는 것으로 나타났다. 보조 도구의 여부와 상관없이 많은 아동은 식사하기, 화장실 이용하기, 옷 입기, 샤워하기 등과 같은 일상생활활동의 자기 관리에서 양육자의 도움이 필요하다. 때로, 자기 관리 기술에서 작은 향상은 식사하기와 같은 활동을 독립적으로 수행하는 데 시간이 더 오래 걸려서 양육에 부정적인 영향을 미친다. 이는 부모의 불만으로 이어질 수 있고 결국 시간을 절약하기 위해 부모가 더 많은 보조를 하거나 간소화한다. 자기 관리 도구를 사용했을 때의 이러한 부정적 영향에 대한 경험은 화장실 사용에서는 예외이다. 화장실 사용에서의 좋은 자세에 대한 관심은 아동의 편리성을 증진한다. 적절한 화장실 사용 자세는 화장실 사용에서의 독립성에 영향을 미치지 않지만 대소변 기능 증진과 적시에 용변 훈련 가능성이 있어 아동과 양육자에게 도움이 된다.[4]

때로 리프트와 권양기는 아동이 성장하여 부모가 들어 올리기에는 너무 무거워질 때까지 부모에게 검토되지 않는다. 초기에 기계를 이용하지 않고 물리적으로 아동을 들어 올리는 것은 보통 양육자의 시간 제한의 결과이다.[4]

비록 보조 기구의 목적이 최소한의 제약을 주면서 최대의 장점을 얻는데 있지만 이러한 이상적인 목표는 때때로 수정될 필요가 있다. 예를 들어, 가족의 한 구성원 즉, 아동만을 위하여 이러한 시스템에 가족 모두가 적응하려고 하지 않을 수도 있기 때문이다. 또한 건물의 구조적인 장애 때문에 이러한 보조 기구를 사용할 수 없어 이러한 이상적인 목표를 이룰 수 없을 때도 있다. 행동상, 건축상, 구조상 장애 요인이 있을 때 치료사는 판단하여 보조 기구를 추천하기 전에 가족의 단기 목표를 분석하고 아동을 위한 장기 목표를 분석해야만 한다. 보조 기구의 사용은 가족과 치료사의 협의하에 이루어져야 한다. 또한 아동이 이러한 판단에 참여할 수 있으면 아동이 바라는 바도 이러한 판단 속에 담아야 한다. 보조 기구를 권할 때마다 그 사용을 모니터하여 치료적 목표와 가족의 욕구가 서로 맞는지 확인하여야 한다.

보조 기구 사용시 주의할 점
Precautions when using adaptive equipment

보조 기구가 위험할 수도 있을까? 이것은 대답하기 어려운 질문인데 특히 대부분의 기구 디자인이 본질적으로 위험이 없는 디자인이기 때문이다. 다양한 양육자들이 기구를 어떻게 사용하는지에 따라 위험은 발생할 수 있다. 기구의 특정 부분에 대해 적절한 설명을 해주지만 과하게 사용하거나 미숙한 사용은 본의 아닌 결과나 아동의 안전을 손상시킬 수 있다.

미숙한 사용 Misuse

보조 기구는 때로 고정되어 있어서 특수 기구라는 장점에도 불구하고 탐구 또는 어떤 새로운 움직임을 배울만한, 앉은 자리에서 다른 자세로의 전환에 필요한 풍부한 환경을 제공해줄 수 없을 때가 있다. 정상 발달 중인 아동에서의 대근육 운동은 실행하고, 움직이고 그리고 느끼는 가운데 발달한다. 전정감각, 고유수용성감각, 촉각적인 정보 등의 유입은 다양하고 효과적인 운동 출력을 위해 필요하다. 어떤 보조 기구를 과하게 사용하여 정적인 자세로만 있게 될 때는 감각정보 유입이 변화되고 자발적 움직임이 제한되어 운동 발달을 저해할 수 있다.

보조 기구를 잘 계획하여 치료 목적으로 사용하는 것은 잠재적 장점 뿐 아니라 그 반대의 면도 고려해야 한다. 정상 운동 발달에는 한 동작 패턴을 완성하기 위하여 작용근과 길항근의 사이에 협응이 이루어져야 한다. 보조 기구는 치료적임에도 불구하고 아동을 한 패턴으로 고정시키는 경향으로 아동에게 길항적 패턴의 기회를 주지 못한다. 예를 들어, 옆으로 눕는데 필요한 보조 기구는 아동에게 중립적 자세로 놀 수 있는 기회를 제공해준다. 비록 중립 자세의 놀이가 적절한 목표일 수도 있지만 비대칭적 오리엔테이션이 본질적으로 나쁘거나 바람직하지 않은 것은 아니다. 체중 이동, 옆으로 굽힘하는 동작, 옆으로 회전하는 정상적 동작 발달 전단계가 이러한 비대칭적 오리엔테이션이며 이 또한 필요한 것이다. 기구가 촉진해주는 패턴과 병적인 패턴 역시 서로 강하게 상충될 수도 있지만 치료사는 정상 동작 패턴과 균형잡힌 동작 패턴과 자세를 가르쳐줄 책임이 있다. 아동은 다양한 자세의 이점을 인식해야 하고 움직임과 같은 자세의 균형 발달을 방해할 수 있는 지속적이고 움직임이 없는 자세 습관을 피해야 한다.

아이를 하나의 고정 자세로만 있게 하는 기구를 부적절하게 사용하면 관절 구축 또는 피부 손상 등 결국 수술이 필요한 합병증을 초래할 수도 있는 것이다. 아동을 책임지고 있는 사람 누구라도 보조 기구의 치료적 목표를 이해하고 기구의 장점을 최대로 이끌어내고 부적절한 효과는 최소화하도록 모니터해야 한다.

잘못된 계획에 의한 사용 Poor Planning

보조 기구에 대한 계획을 세울 때 아동의 연령과 발달 수준이 첫째 고려할 점이 되어야 한다. 그러나 아동의 성장과 변화를 잘 몰라서 부적절한 계획을 세우면 보조 기구는 단기 또는 장기적인 아동의 욕구를 만족시킬 수 없다. 신체 장애를 가진 아동과 보조 기구에 대한 고비용을 지불하는 민간 의료보험과의 사이에 어려움이 증가될 수 있으므로 치료사는 아동의 신체 성장과 발달학적 변화, 그리고 새로운 기술 습득에 대한 것을 예견하여 주의깊게 계획을 세워야 한다. 경험 없는 치료사들은 아동의 변화하는 욕구를 간과하기 쉽다. 초기에 앉는 자세를 돕기 위한 보조 기구가 필요했던 아동에게 치료사는 앉는 자세와 소근육 운동기술을 위한 최적의 상지 사용을 제공해주는 비싼 의자를 해주게 된다. 그러나 의자가 제공하였던 초기의 장점에도 불구하고 앞으로의 이동과 사회화를 성취해야 하는 아동의 욕구에는 조만간 부적절하게 될 것이다. 성장과 발달, 교육 그리고 레크리에이션 영역(즉, 휠체어 스포츠)상의 아동의 욕구를 예상하는 것은 아주 어렵지만 보험사, 지역사회와 정부 기관의 요청에 따라 물리치료사는 종종 이러한 작업에 참여해야 할 때가 있다.

치료사는 비용을 지불하는 다양한 조직과 제공자들이 미래의 요구를 조정하고 현재의 요구와 어떻게 잘 조화시키는지 배워야 한다. 비록 비싼 보조 기구가 장기적 안목에서 보면 더 비용 대비 효율적일 수 있어도 자주 바꿔야 하는 보조 기구는 처음에는 저비용으로 선택해주기를 선호하는 보험사들이 있다. 또는 3~5년을 사용할 수 있는 기구를 위하여 초기 비용을 비싸게 지불해주는 보험사도 있다. 이러한 경향을 주의 깊게 살펴보고 있어야 한다. 이러한 것을 잘못 판단한 여파는 아동의 현재 욕구에도 잘 맞지 않는 기구에 아동이 잘 적응하지 못하게 되는 결과를 초래하거나 아주 짧은 기간만 아동이 사용할 수 있을 때도 있다. 이러한 경우 치료사는 부모가 새 기구 구입을 감당할 수 있는 역량이 될 때까지 중고 기구를 대여한다든가 수리해서 쓴다든가 하는 어려운 대안을 찾아보아야 한다. 기구를 늘려 사용할 수 있는 가능성에 대해서는 이 장의 후반부에서 말하겠다. 아동의 현재 연령과 발달 수준은 분명히 보조 기구 선택에 있어서 고려할 제일 중요한 점이다.

기능촉진 측면에서의 기구 사용 Equipment Use Compared with Facilitation of Function

보조 도구를 추천할 때는 독립적인 기능 발달을 대신 촉진해 줄 수 있는 보조 도구가 관심의 대상이다. 이미 말했듯이 자세를 잡아주는 기구는 고정적 측면 때문에 자유로운 균형잡힌 발달에 미흡할 수 있다. 유감스럽게도 기구에 많은 사양이 있기 때문에 기구를 치료와 동일시하는 부모와 치료사들도 있다. 그래서 아동을 많은 기구에 놓아두기만 할 때도 있다(유아용 식탁 의자에서 카시트로, 카시트에서 옆으로 눕기 보조 도구로, 옆으로 눕기 보조 도구에서 전방지지 기립대로). 거의 지속적으로 기구에만 있게 되면 기구는 부모나 치료사가 해주어야 할 핸들링이나 자세 잡기의 대용이 된다. 이것은 부모-아동 간의 관계성을 해치며 아동이 그 다음의 기술을 습득하는데도 장애가 된다. 기구는 치료의 대체가 아니다. 정상적 운동 발달의 주요 두 가지 측면인 능동적 자세 전환의 습득, 탐구를 위한 이동을 기구 사용이 제약할 수도 있는 것이다. 어떤 경우에서는 아주 값비싼 기구를 갖춘 아동보다 보조 기구를 사용하지 않는 아동이 말로 하는 지도, 피드백, 그리고 핸들링을 잘 받으며 더 잘 지낸다. 이 의견은 치료 효과를 최대화하기 위한 기구의 필요성을 부정하는 것은 아니다; 적절한 기구는 아동의 전반적 욕구를 충족시키는 데 도움이 되지만 과잉 사용 또는 미숙한 사용이 해가 될 수 있다는 것을 인식한다는 말이다.

안전 문제 Safety Issues

제일 먼저 해야 할 일은 기구의 안전과 올바른 사용을 확인하는 것이다. 양육자와 아동은 연령에 맞게 착용하고 벗는 법과 기구사용에 대해 배워야 한다. 각기 다른 색깔과 숫자가 써있는 스트랩을 사용하여 바른 순서로 끝까지 적절히 조여진 것을 확인하면 잘못 착용하는 것을 피하는데 도움이 된다. 이것은 부모 이외에도 조부모, 베이비시터, 주간 보호 요원, 교사, 그리고 보조 교사 등 여러 명의 양육자들이 참여할 경우 특히 도움이 된다.

또 다른 안전 문제는 이동에 필요한 보조 기구와 관련이 있다. 보행하지 못하는 아동이 기구를 사용하여 보행할 때는 아동의 인지와 판단능력뿐 아니라 그 보조기가 사용될 환경에도 주의해야 한다. 이전에는 할 수 없었던 것을 보조 기구를 사용하여 집에서 할 수 있게 된다면 그곳은 아동에게 적당한 곳이라는 보증이 되는 것인가? 수동 휠체어 대신 전동 휠체어를 사용하는 경우 본인과 다른 사람에게 대해 안전하게 사용할 수 있는 지적 능력이 있는가?

아동이 사용하는 모든 보조 기구는 지속적으로 안전한 이용을 위해 기구의 온전함을 확인하기 위해 자주 점검받아야 한다. 부상이나 기능 손실을 야기할 수 있는 갑작스러운 파손이나 고장 가능성을 피하기 위해 필요한 수리는 사전 조치로 해결할 수 있다.

더 나아가 안전하지 않은 상황과 부상을 피하기 위해 기구는 항상 제조될 때의 의도한 목적과 방식에 맞게 사용되어야 한다. 기구의 안전한 사용을 위한 지침은 일반 상식과 지식의 문제이고 초보 치료사로 보이게 할 수도 있다. 예방과 안전한 사용은 가족, 연령에 적합하다면 아동, 다른 양육자에게 교육할 때 중요한 측면이고 보조 공학을 정확하고 안전하게 사용하는지 성인이 감독해야 한다.

주문 제작한 기구를 사용할 때, 적절한 안전요소를 포함하는 것은 필수적이다. 주문 제작 기구이든 시판 제품이든 기구를 사용하는 동안 좌석벨트, 감금장치, 제어장치 같은 기구의 특정한 안전 기능은 항상 필요하고 분리되지 않아야 한다.

심리사회적 문제 Psychosocial Issues

신중하게 선택하고 잘 맞는 보조 도구는 아동의 독립성 증진과 많은 기회를 제공하지만, 심리사회적인 결점을 제공하기도 한다. 특히 보조 기구가 비싼 경우에는 오히려 아동의 장애가 다른 사람들의 주의를 끌게 되어 다름이 더욱 두드러진다. 아동들은 솔직하고 때로 너무 솔직하다. 또래로부터 고립되게 하는 보조 기구나 어느 것들은 정서적으로 또 사회적으로 장애아동을 어렵게 한다.

사회적으로 심리적으로 또래로부터 고립되는 것 이외에도 보조 기구는 실제로 신체적으로도 또래와 어울리는데 어려움을 준다. 플라스틱, 비닐, 나무 그리고 쇠를 착용한 아동은 포옹을 덜하게 되고 신체적 친밀감을 덜 받게 된다. 이것은 단순히 보조 기구로 인한 신체적인 장벽 때문만이 아니라 어른들과 또래가 아동에게 너무 가까이 다가서서 기구를 망가뜨리지 않을까 하는 걱정을 느끼기 때문일 수도 있다.

긍정적인 면은 아동의 이동과 기능적 독립성을 증진하는 전동 휠체어나 휠체어와 접목된 기립대[12]와 같은 장치가 이동에서 더 나은 성취를 이루게 하고 아동의 인지적, 지각적 운동, 사회심리적 발달을 강화한다.[11-13,17,18]

보조 기구의 필요성의 판단
Determining a child's equipment needs

일상에서 지속적인 치료를 제공하는 주 치료사는 지속적으로 발전하는 장·단기 목표를 수립해야 한다. 궁극적으로 몇몇의 기능적 목표를 성취하기 위해서 보조 기구가 필요한 것은 명확하다. 때로, 아동에게 처치되는 시설의 크기와 성질 또는 물리치료사의 경험 부족으로 외부의 시설, 진료실, 치료사에게 의뢰가 아동의 필요나 필요에 맞는 기구의 결정에 도움이 된다. 아동을 아동병원으로 또는 주요 병원의 휠체어 클리닉으로 또는 직접 제작사에 의뢰하든 지간에 적절한 보조 기구의 제공은 아동과 그 환경에 대한 정확한 정보에 근거하여야 한다. 가능하면 주 치료사가 아동의 욕구에 따라 정확하게 평가하여 보조 기구 선택 과정에서 의견을 제시하여야 한다. 물리치료사가 있는 장소에서 아동의 욕구에 대한 사정과 권장사항에 대한 자세한 보고서가 의뢰서에 기재되어야 한다.

아동의 초기 사정은 매트 사정, 움직임 사정, 아동(발달적으로 적합하면)과 부모 인터뷰, 환경 검토, 기구의 특정 부분과 관련된 사정을 포함한다.[19] 시간 제한 때문에 한 가지 기구나 한 가지 기능(즉, 앉기)만 집중하여 사정하기도 하는데 다른 기구의 필요성에 대해서도 추가 사정이 필요할 수도 있다. 일단 적절한 기구를 주문하여 받으면, 주 치료사는 그 기구가 아동에게 맞는지, 목표에 부응하는지 검사해야 한다. 발달상 적합하다면, 양육자는 아동이 정확하게 사용하도록 반드시 교육해야 한다.

아동의 평가와 사정
Evaluation and Assessment of the Child

아동의 보조 기구에 대한 요구를 평가할 때 고려해야 할 요소는 대부분의 다른 평가의 것과 비슷하다. 이러한 평가의 목표는 치료사가 가장 적합한 기구를 선택할 수 있게 한다. 많은 보조 공학 사정 도구(AT)는 개발되어 왔다.[15,20-25] AT, 아동, 가족, 집, 학교, 다른 자연스러운 환경을 아동의 현재 건강 상태 및 병력과 함께 사정한다. 많은 AT는 인터넷에서 활용할 수 있다. 치료사는 기존 도구를 참조하고 지침에 따라 부분적으로 또는 전체를 사용한다. 모든 아동은 특별하지만 AT 사용은 임상적 의사 결정 과정을 강화한다. 다음의 특정 항목 요약은 아동의 평가와 사정에서 고려되어야 한다.

관절가동범위 Range of Motion

대부분의 기구에 아동이 적응할 수 있는가의 여부는 적절한 관절가동범위(ROM)과 관절 동작에 달려있기 때문에 ROM은 보조 기구의 선택에 중요하다. 고려하고 있는 기구를 성공적으로 사용하기 위해서는 동작과 범위를 마음속으로 그려볼 수 있을 것이다.

적절하게 머리와 목을 회전하여 중립 자세로 머리를 두는 능력, 몸통회전으로 몸통의 대칭을 이루는 것, 엉덩 관절과 무릎 관절이 최소한 90° 굽힘이 되어 기능적 앉는 자세가 될 수 있는 것, 서기 자세나 앉아 있을 때 발판 또는 바닥 사용을 위한 발이 바닥에 닿는 자세(중립 발목 굽힘/폄)를 포함하여 다양한 보조 기구를 사용할 때 ROM이 중요하게 고려되어야 한다. 만약, 무릎이나 엉덩 관절 굽힘에 구축이 있다면, 기능적인 정렬을 유지하는 동안 구축을 수용할 수 있는지 확인해야 한다. 예를 들어, 구축이 지나치다면 전방지지, 후방지지, 수직 기립대는 적절한 체중 지지 정렬을 촉진할 수 없다. 때로는 기립대의 장기간 사용 처방 전에 엉덩과 무릎 관절 구축의 수술적 보정이 고려될 필요가 있다.

근긴장도, 운동 조절, 그리고 근력
Muscle Tone, Motor Control, and Strength

근긴장도, 근력, 조절은 보조 기구를 선택할 때 중요하게 살펴보아야 한다. 기구를 기능적으로 사용할 수 있는 근력인지 또는 운동 조절 상태인지 판단하여야 한다. 예를 들어, 수동 휠체어는 상지의 근력과 운동 조절, 협응을 필요로 한다. 만약 아동이 적절한 상지 기능이 없거나 비대칭적으로 기능하고 있다면 수동 휠체어는 부적절한 선택이다. 수동 휠체어만큼은 힘들지 않는 전동 휠체어가 아동에게 좀 더 유용할 것이다. 어떤 상지 기능도 필요없는 전동 휠체어 종류도 있다. 경험 많은 기술자에 의한 상세한 평가를 참조하면 치료사가 기구를 최적으로 관리해나가는 방식을 확인하는데 도움을 받을 수 있다. 상지의 근력과 운동 조절 또는 기구를 조절하는 대안적인 신체 부위는 고려사항이다. 또한 아동의 인지, 감각 운동, 모방 능력도 평가하여야 한다.

근긴장도는 감각운동 손상 예를 들어, 뇌성마비로 진단받은 아동에서 기구를 선택할 때 특히 중요한 요인이다. 기립대, 좌위기구, 그리고 개조된 의자 등 자세를 위한 기구가 아동의 근긴장도에 영향을 미칠 수 있다. 예를 들어, 아동이 똑바른 자세를 하려고 할 때 중력 방향은 근긴장도에 많은 영향을 준다. 이러한 영향은 특정 아동에게 전방지지 기립대가 수직 기립대나 후방지지 기립대가 더 나은 선택임을 보여준다. 치료사는 근긴장도의 증가나 감소, 근긴장도의 우세한 상태, 운동 이상(억제되지 않고 비자발적이고 관계없는 움직임)과 관련한 움직임 패턴을 사정해야 한다. 아동이 과긴장이나 저긴장을 나타내는가? 운동 이상의 정도는 가벼운가, 중간인가, 심한가? 환자는 움직임 패턴을 시작하는 자발적인 능력에 대해 대뇌 겉질의 제어, 각성을 가지는가? 의지를 하든 아니든, 불편한 자세 또는 움직임을 위한 신체에서 보상을 위한 시도가 나타나는가?

다음은 특정 아동을 위한 장치 및 부분의 적합성이 근긴장도에 미치는 영향이다. 전방지지 기립대를 앞으로 너무 기울여서 아동을 세워둔 경우 중력의 힘에 반하여 몸을 똑바르게 하려고 폄근의 긴장이 올라가는 것을 볼 수 있다. 반대로 전방지지 기립대 사용으로 근긴장도가 증가되어있는 아동은 전방지지 자세에서 긴장성 미로 반사에 영향을 받는다. 폄근이 과긴장인 아동은 후방지지 자세, 몸을 뒤로 젖히고 앉은 자세, 후방지지 기립대의 자세에서 어깨뼈의 후인과 목의 과다폄이 이차적으로 발생한다. 이러한 패턴은 적합한 상지 기능을 방해할 것이다. 또 다른 폄근이 과긴장된 아동은 앉은 자세에서 신체가 지나친 과다폄으로 인한 당김에 대해 돌림근띠의 내밈, 골반의 후방경사, 머리의 앞으로 드는 것으로 대응한다. 아동이 나타내는 어떤 자세든 원인을 찾기 위해 보상 작용을 포함하여 사정되어야 한다.

반사 Reflexes

중력에 대한 자세의 변화는 반사에 의해 점철되어 있는 아동의 운동 패턴에 또한 영향을 미칠 것이다. 전방지지 또는 후방지지는 아동의 자세나 움직임에서 긴장성 미로반사를 줄이거나 증가시킬 것이다. 옆으로 눕는 자세는 비대칭성 긴장성 요추반사를 촉진해줄 것이다. 보조 기구가 원하지 않는 원시적인 반응이나 병적 반응을 더 나오게 하여 정상 발달을 방해할 수 있기 때문에 각 보조 기구들이 반사에 미치는 영향을 평가하여야 한다. 예를 들어, 세발자전거, 두발자전거같은 이동 기구는 비대칭성 긴장성 목반사를 지속적으로 악화시킬 수 있다. 아동이 우측발로 페달을 밟을 때 페달 효율성을 촉진하기 위하여 머리는 우측으로 회전한다. 아동은 왼쪽 발로 밟을 때는 이와 반대로 움직인다. 치료사는 예외적 경우에만 원시 반사를 이용하는 테크닉을 선택할 것이다. 보통은 기구의 사용이 원시 반사를 억제하거나 제한하며, 정상적이고 대칭적 운동 패턴의 발달기회를 제공한다.

감각 Sensation

척수막 탈출증, 기타 촉각 감각이 떨어진 병리 상황에서 보조 기구를 사용하는 것을 포함한 프로그램을 개발하는 것은 치료사에게 대단한 어려움이다. 척수막 탈출증 아동의 우선 순위는 안전하고 압박되지 않게 앉고 서는 자세를 제공해주는 데 있다. 치료사는 이러한 목표를 달성하고자 환자의 감각 상태를 전체적으로 알고 있어야 한다. 보통 가족은 감각이 상실된 부위에 대해 잘 알고 있지만 잠재적인 위험부위뿐 아니라 감각에 관한 자문도 해주어야 한다. 이런 상황은 나이든 아동에서 특히 사실이다. 척추병변이 있는 곳의 피부뿐 아니라 엉치뼈, 넙다리뼈와, 정강이뼈 관절융기, 정강이뼈 결절, 종아리뼈 머리, 복사뼈 등 뼈가 두드러진 부위에 특히 주의를 기울여야 한다. 감각이 온전한 아동이라도 잘 안되는 운동 조절, 근약증 또는 심한 경직으로 인하여 스스로 자세를 변경할 수 없기 때문에 이러한 뼈가 두드러진 부위는 주의하여 모니터하여야 한다.

지각, 인지, 감각운동 그리고 사회/정서적 요인 Cognitive, Sensorimotor, and Social/Emotional Skills

대부분의 물리치료사는 구체적으로 인지, 감각운동 요인 또는 사회/정서적 발달을 사정하는 것을 훈련받지는 못한다; 그 결과 이러한 영역이 종종 간과되기 쉽다. 이것은 보조 도구의 기능 사용 예후가 신체 능력보다는 지각, 운동 계획, 반응 시간 등의 인지 기능, 심리사회적 기술, 감각 운동 능력에 더 의존적인 소아기 환자에 있어서 중대한 간과이다. 일반적으로 유아의 발달에서 인지기능뿐만 아니라 감각신경의 발달과 자극은 운동 기술의 발달에 필수적이다.[26] 전동 휠체어 운행 능력 결정에서 IQ가 고려 사항은 아니지만 예를 들어, 판단, 문제해결능력, 원인과 영향의 이해, 방향 및 공간관계의 이해는 중요하다.[13,17]

의욕, 지능, 그리고 정상적 지각 기능이 있으면 심지어 심한 신체손상도 극복될 때가 있다. 그 반대도 또한 사실이다. 지각, 인지 또는 사회/정서적 면의 제약이 있으면 신체 기능으로 추정할 때 보다 실제 기능이 더 낮게 나타날 것이다. 아동을 위한 현실적 목표를 세울 때 물리치료사는 아동을 전인적으로 알아야 하고 교사, 사회사업가, 작업치료사, 그리고 심리 전문가로부터 얻은 정보를 치료 계획에 통합하여야 한다.

기능적 기술 Functional Skills

기능적 기술을 평가할 때는 아이가 왜 그런 방식으로 행동하는지 판단하기 위하여 모든 가능한 정보를 통합해야 한다. 물리치료사는 아동이 어떤 기능을 할 수 있는지, 어떻게 하는지, 왜 기능을 못하는지, 왜 더 이상 그 기능을 하지 않는지 알아야 한다. 예를 들어, 어떤 아동은 네발기기보다 토끼의 깡총거림(bunny hop)패턴으로 이동한다. 이러한 경향이 신체적 이상 없이 단순히 발생한 현상인지 강하게 남아있는 대칭성 긴장성 목반사에 따른 이차적 패턴인지, 엉덩 관절 폄근, 무릎 관절 폄근 또는 모두의 근력 약화 때문에 이런 경향을 보이는 것인지의 판단이 중요하다. 적절한 물리치료 중재는 이러한 분석과 이해에 바탕해야 하기 때문이다.

아동에게 보조 기구가 필요한지 판단할 때도 이와 비슷하게 생각하는 과정을 거친다. 예를 들어, 2세된 유아가 뒤집거나 환경을 탐색하고 있지 않다면 이동 향상을 목표로 하는 기구가 적절할 것인가? 치료사는 첫째로 왜 아동이 움직이고 탐색하려 않는지 사정해 보아야 한다. 환경을 탐색하는데 인지적 장애가 있어 자연스런 호기심을 보이지 않아서인가? 시각이나 청각 또는 다른 감각 손상이 있어 움직이기를 두려워하는가? 강한 비대칭성 긴장성 목반사로 신체적 제약이 되어서 그런가? 움직임에 장애가 되는 비정상적인 근긴장도가 있는가? 집에서 기구에만 놓아두어 독립적 이동의 기회를 가지지 못해서인가? 아동의 운동 기술이 왜 늦은지, 움직임이 왜 감소되어 있는지 일단 판단되면 기구에 대한 현실적 권장을 해줄 수 있다. 현실적으로 장단기적으로 기구의 보조 없이 이동을 기대할 수 없는, 움직임이 심하게 제약되어 있는 아동을 보게 될 때에만 문제 교정을 위한 보조 기구를 즉각 고르는 것이 적절할 것이다.

인지결손이 심한 아동은 환경을 탐색할 의욕이 없기 때문에 제공된 보조 기구를 사용하지 않을 수도 있다. 시각 또는 청각 손상이 있는 아동이 자신의 환경을 조절하는 법을 배우려고 할 때 보조 기구의 선택에 앞서 먼저 특정 감각장해를 경감시켜 주변 환경을 탐색하는 방법을 향상시켜줄 필요가 있다. 아동이 환경을 탐색해볼 기회가 없었던 아동이라면 치료사는 가능하면 보조 기구 없이 아동이 자유로이 움직일 수 있게 해주어야 하고, 움직임의 기회의 중요성을 부모에게 교육해야 한다. 비록 이러한 각 상황에서 보조 기구가 그 역할을 하는 것이지만 보조 기구의 사용이 치료의 우선이 되어서는 안된다. 보조 기구는 아동의 제약을 최소로 하면서 기능적 보완이 되는 것이어야 한다.

신체적인 제약이 있는 아동이라도 이동할 수 있고 더 잘하게 되면 인지, 사회적 상호작용 그리고 독립성면에서 크게 향상되는 경우도 있다.[11-13] 감각운동 손상이 있는 아동이라도 현명하게 보조 기구를 사용하면 비정상적 반사나 비정상적 동작 패턴의 증가 없이도 이동의 향상을 누릴 수 있게 된다.

ROM, 근긴장도, 운동 조절, 근력, 반사, 감각, 지각, 인지, 그리고 사회/정서적 기술, 기능의 평가는 아동의 사정의 일부로 통합된다. 이러한 변수들을 고려하고 왜 아동이 특별한 운동 행동을 보이는지 이해할 때, 적절한 보조 기구의 선택 및 적절한 중재 전략을 계획할 수 있다.

가족, 집, 학교에 대한 사정
Assessment of the Family, Home, and School

아동의 사정이 이루어진 다음, 목표가 설정되고 적절한 기구가 무엇인지 밝혀지고 나면 치료사는 가족, 집 학교 환경을 평가해야 한다. 가정 환경, 가정에서의 기회, 부모의 기대는 운동 발달을 포함한 아동의 발달에 영향을 미치는 것으로 나타났다.[27-30] 당연히, 장애 아동의 발달도 이러한 요소에 영향을 받는다. 아동이 보조 기구를 습득하고, 사용을 배우고, 실행은 아동의 가정과 다른 자연스러운 환경, 가족에 많은 영향을 받는다. 전반적으로 보조 기구 사용에 대한 물리치료 목표는 집이나 학교에서 양육자의 목표와 조화되어야 한다. 이것은 두 영역에서 아동이 잘 참여하게 하기 위해 필수적이다. 집, 학교 환경뿐만 아니라 다른 여러 가지 환경에서도 보조 기구가 자주 사용되는데, 문제는 가끔 서로 다른 상황에서 양육자의 의견과 필요가 상충되고 불일치할 때 발생한다. 보조 도구에 대한 갈등은 특히 재활 능력이 결여된 아동에 대해서 발생한다. 왜냐하면 다른 여러 양육자의 협응이 필요하기 때문이다.

생각하고 있는 기구에 대해 가족에게 바라는 바가 무엇인지 질문해서 유용한 정보를 얻을 수 있다. 이런 견해를 표현하는 기회가 가족과 치료사 사이의 대화를 촉진하고 치료사가 가족의 목표가 현실적인지 타협이 필요한지 판단하는 것이 필요하다. 가족과 집에 대한 평가의 객관적 자료에는 다음과 같은 내용과 질문이 포함된다:

1. *집의 물리구조*
   - 거주지가 일반 주택인가 또는 아파트인가?
   - 집에 계단이 얼마나 있는가?
   - 밖에서 집으로 들어가는 쉬운 방법은?(계단이 없음, 엘리베이터 유무 등?)
   - 방이 얼마나 큰가?
   - 특히 이동용 기구에 적합하도록 집의 크기와 구조가 되어있는가?
   - 기구 사용 및 보관용 장소가 있는가?
   - 문 넓이와 복도의 넓이는 ?
   - 바닥에 카페트가 깔려 있는가?
   - 욕실, 욕조 그리고 화장실에 가기 쉬운가?
2. *지역사회 요인.* 지역사회 안에서의 사회화와 가능한 이동 수단을 알기 위하여 치료사는 가족이 도심, 교외, 시골에 사는지 알아야 한다. 자가 소유의 이동 수단 또는 공공 이동 수단이 치료사가 이동 보조 기구를 구매할 때 중요하게 고려해야 할 점이다. 이동 기구의 무게 문제, 다양한 바닥에서의 유용성 그리고 운반이 쉬운가 하는 것이 중요하다.
3. *사회경제적 요인.* 장애아동을 위한 보조 기구의 최종 선택시 비용적 문제가 결정적일 때가 있다. 보조 기구를 사려고 할 때 치료사는 종종 사회사업가와 함께 하여 보험관계를 점검해보고 기타 민간보험, 지역사회 내의 기금상태, 임대 가능성을 알아본다. 그리고 대여할 수 있는지도 알아본다. 기구를 주문하기 이전에 사용할 수 있는 기금이 있는지 알아보는 것이 필수적이다. 가족의 규모, 일상생활, 특별한 욕구가 있을 때 아동과 함께 할 수 있는 가족시간뿐 아니라 다른 사람이 가족을 도울 수 있는지도 고려해야 한다. 기구를 얻기 전에 마지막으로 고려해야 할 궁극적 문제는 그 기구를 제안한대로 잘 사용할 수 있는지의 순응도가 얼마인지이다. 그 기구로부터 아동이 얻을 수 있는 장점이 현실적으로 거의 없다면 또는 가족이 사용하려고 하는 기구가 현실성이 없다면 그것을 구매할 이유가 없는 것이다.
4. *기타 문화적 요인.* 사회경제적 요인 이외에도 기타 문화적 요인을 고려하고 존중해 주어야 한다.[31] 점차로 물리치료사와 기타 요원들은 자신들과는 다른 문화권의 고객과 점점 많이 일하게 되었다. 치료사는 문화적으로 예민한 사람이 되어야 하고, 문화적 역량도 필수적으로 지녀야 한다. 아동을 위한 기구를 권할 때 언급해야 할 문화적 문제는 다음과 같다:
   - 가족 중 누가 결정권이 있는가?
   - 기구 구입에 재정 보조를 받는 것에 문화적으로 예민한가?
   - 고려중인 기구가 이 가족의 종교적 신념과 어긋나는가?
   - 언어적 장벽이 있다면 아동과 가족이 기구를 얻는 과정뿐 아니라 기구의 필요성을 이해할 수 있는가?
   - 언어 장벽이 가족과 아동에게 적절한 기구 사용을 가르치는 것에 방해되는가? 이것은 극복될 수 있는 문제인가?
   - 고려 중인 기구를 안전하고 쉽게 사용하기 위하여 구조를 변경할 수 있는 집인가?
   - 특정 기구의 사용을 제외하는 문화적 신념이 있는가? 예를 들어, 어떤 문화권에서는 영아를 절대 바닥에 두지 않는다.[32-35] 그러므로 자세 잡아주는 기구를 바닥에 두는 것을 가족이 절대 받아들일 수 없다. 또 다른 예는 어떤 문화권에서는 컴퓨터나 전기를 사용하지 않는 경우도 있다. 이런 신념 하에서는 전동 휠체어, 가정용 흡인 기구, 그리고 어떤 의사소통 보조기를 사용할 수 없다.[36,37]

이 모든 질문들은 명백히 아동용 기구를 얻을 때 모두 필요한 것들이지만 지역사회의 주된 문화와 아주 다른 문화권의 아동에 관해 언급할 때 특히 가치가 있다. 보조 기구의 제안을 포함하여 중재를 효과적으로 잘 제공하기 위하여 치료사는 아동의 문화를 배울 책임이 있다.

아동에게 기구가 필요한가를 사정할 때 물리치료사는

아동이 많은 시간을 보내는 학교 환경을 평가하여야 한다. 장애아동을 위한 특수학교를 다니는지 일반학교/학급에 있는지가 중요하다. 특수학교에서는 교사와 요원들이 기구 제안에 대해 열린 마음이고 어떤 기구라도 잘 다룰 수 있다고 생각된다. 이런 교사들이 종종 기구 구매를 주도하거나 기구를 주선하고 배우려고 노력하면서 아동을 돌본다.

특수학교에 재학 중이든 지역사회의 일반학교에 재학 중이든 아동과 부모는 보조 기구의 취득과 사용에서 장벽에 부딪히기도 한다. 만약 치료사가 이러한 잠재적인 문제의 발생을 예상한다면, 가족과 학교 직원 사이의 상충을 피할 수 있고, 그 과정이 더 원활하고, 관련된 모든 사람이 만족하기 쉽다. 물론 주된 목표는 아동의 요구를 충분히 충족하는 것이고, 그의 모든 환경에서 아동의 기능적 수행이 가장 효과적이게 하는 것이다.

Copley와 Ziviani의 2004년 문헌에서는 학교 환경에서 보조 공학의 사용에 대해 예측할 수 있는 문제가 되는 점에 대해 서술하고 있으며, 다음을 포함한다[8]:

1. 종합적인 사정의 실패; 아동의 자연스러운 환경에서의 사정 실패; 또는 오랜 시간 동안 아동과 기구에 대한 사정 실패
2. 의사결정 과정과 기구 선택 과정에서 아동과 가족의 포함 실패
3. 아동의 학교 환경에서 보조 기구 사용에 대한 적절한 계획 부족, 현실적인 목표의 부족, 개별화 교육 프로그램(IEP)에서 구체적인 보조 기구 포함 실패, 또는 보조 기구와 교육 목표 성취 사이의 연결의 실패
4. 보조 도구, 아동의 욕구 또는 기구 사용에 대한 구체적인 목표에 대한 학교 직원의 교육 부족
5. 보조 기구의 높은 비용; 수리, 기술 갱신, 교체, 아동의 성장에 따른 필연적인 변경을 포함한 기구 유지의 높은 비용
6. 자금의 부족
7. 주문 이후 기구를 받는 시간과 긴 수리 시간은 필요한 보조 도구 없이 아동을 두게 함
8. 보조 도구 문제 해결에 대한 적시의 현장 지원 부족
9. 직원을 훈련하는 시간, 기구 사용 방법을 배우는 시간, 기구를 취득하는 시간, 고장 수리 시간을 포함한 일반적인 시간 제약
10. 물리치료사와 작업치료사의 보조 기구에 대한 불충분한 훈련 형식과 교육적 경험
11. 보조 기술에 대한 교사의 반대 또는 거부, 특히 첨단 기술 기구에 대한 의사소통
12. 하드웨어와 소프트웨어 호환되지 않음; 아동의 특수한 요구를 직접적으로 충족하는 가능한 소프트웨어의 부족
13. 특정 기구별 문제, 휴대성의 부족, 느린 작동, 또는 기구 보관 장소
14. 보조 도구 보관소의 접근 어려움
15. 보조 도구가 준비되지 않아 아동 사이의 기구 공유

이러한 장벽을 극복하기 위한 제안들 또한 Copley와 Ziviani가 보고하고 있다. 이런 흔한 문제를 예방하고 해결하는 실용적인 방법으로 다소 지난 자료이긴 하지만 독자들이 이런 자료와 다른 많은 최근의 문헌을 참고하기를 격려한다.[8]

아동이 주로 일반 학교에 있다면 교사와 직원은 보조 기구를 받아들이기를 주저할 수도 있다. 왜냐하면 특수 장치와의 제한된 경험 때문이다. 이런 기구가 시간, 장소, 책임, 만족스러움뿐만 아니라 교실 내에서 비장애 아동의 건강과 발달적 욕구와 관련하여 주저할 수도 있다. 종종 장애 아동의 신체적, 교육적, 감정적, 사회적 욕구 충족을 위해 사려깊은 타협이 필요하다.

미국의 장애인 교육법(IDEA, 2004)의 part B는 아동이 교육에 접근하는데 필요한 보조 공학과 보조 공학 서비스를 제공한다. IEP는 아동의 진전을 측정하기 위한 최종 결과 기준뿐만 아니라 IEP 목표 성취에 필요한 구체적인 도구와 특징, 도구 사용의 교육적 목표, 구체적인 보조 공학 서비스 요구를 포함해야 한다. IEP에 포함된 기구는 부모가 구입하지 않는 한 학교에서 지불해야 한다.[6,38] IDEA 법은 21장에 더 제시되어 있다.

신체적 손상과 장애를 해결하기 위해 교실에서 사용될 만한 기구의 예는 다음과 같다.

1. 특수의자, 앉기 보조 기구 또는 일반 책상의자의 개조
2. 휠체어 랩 보드
3. 휠체어 또는 책상이젤
4. 스탠딩 프레임, 스탠딩 책상 그리고 전방지지 기립대
5. 통합 휠체어 스탠딩 기기
6. 의자에 앉을 때 사용하는 웨지
7. 독서회와 같은 동일 연령 집단이 바닥에서의 자세를 위한 원통 및 웨지

물리치료사는 교사와 다른 관계자들에게 보조 기구에 대하여 제안하고 아동의 교육적 경험을 증진하는 기구를 조달하는데 도움이 될 수 있는 유용한 사람이다. 종종 보조 기구는 아동에게 교실 활동에서 배제된다는 느낌보다는 완전히 통합되어있다는 느낌을 만들어 줄 수도 있다.[12]

보조 기구 선택 Equipment selection

아동의 평가를 한 후에 목표가 세워지면 가능한 기구의 종류 또는 대체품으로 선정한 보조 기구를 실제로 만들 수 있는 것인지에 대해 판단을 내린다. 보조 기구는 구매하거나 대여할 수 있고, 때로는 단순한 개조의 경우는 아동의 가족이 제작할 수도 있다.

기구 구매 Purchasing Equipment

많은 회사들이 동일한 개념의 기구와 설비를 만든다. 특정 기구를 선택하는 기준은 다음과 같다:

1. *기구의 크기.* 구매 당시 크기가 적절해야 할 뿐 아니라 앞으로의 아동 성장도 어느 정도 감안하여야 한다. 기구의 높이를 키우거나 넓게 하는 빌트인 시스템으로 되어 있는 기구도 있다. 치료사는 대상 아동에게 제일 잘 맞는 특정 크기의 기구가 어느 회사 제품인지 알아야 한다.
2. *선택할 수 있는 부분의 가능성.* 이런 부분이 기구의 착용과 특수성을 좋게 해주는데 도움이 되는가? 이 사양이 비용 대비 효과적이며 쉽게 장착되고 견고한가?
3. *제조사의 명성.* 보증을 받을 수 있는가? 기구에 문제가 생겼을 때 이 제조사가 이전에도 서비스를 해주었는가? 정말 서비스가 가능한가? 실험용으로 사용해 볼 수 있는가? 기구의 적절한 사용을 위해 제조사에서 치료사와 스태프에게 지도해 줄 수 있는가?
4. *신속배달.* 대부분의 구매처에 재고가 있는가? 구매 요청서가 줄줄이 대기하고 있는 상태인가? 맞춤용 상품인가?
5. *비용.* 비용이 적절한가? 같은 장점을 가지고 있으면서도 비용이 저렴한 대체품이 있는가?
6. *비용적인 면.* 아동과 가족이 받아들일만 하게 보이는가? 너무 외형이 흉해서 거부하겠는가?
7. *무게, 크기, 그리고 관리성.* 기구사용이 쉬운가?, 보관할 수 있는가? 필요시 운반할 수 있는가? 보관 및 운송을 편하게 하기 위해 접거나 해체할 수 있는가?

제조사 발행의 브로셔나 카탈로그가 있으면 이러한 많은 정보를 얻을 수 있다. 대부분의 보조 기구 판매자는 웹사이트를 운영하고 있고, 지속적으로 새로운 기구와 가격에 대한 정보와 설명서를 업데이트한다. 보조 도구에 많은 경험이 있는 지역 판매사가 많은 의문에 대해 대답해 줄 수 있을 것이다. 지역 병원 또는 지역에 있는 물리치료사는 특정 판매사와 판매인을 소개해줄 수 있다. 특정 판매자에게 얽매여있는 느낌을 가져서는 안 된다. 비록 한 판매자가 휠체어에 대해 잘 알고 있어도 자세 기구와 자조관리용 기구에 대해 더 잘 아는 다른 사람이 있을 수도 있는 것이다.

기구에 대한 지불 Paying for Equipment

ADLs을 달성하기 위한 보조 기구와 다른 보조 기구의 비용은 아동의 최대한의 기능적인 잠재력 성취에 방해가 될 수 있다. 대부분의 가정의 생활 공간과 저장소의 부족으로 인하여 기구사용을 촉진하는데 명백하게 비현실적임이 드러난다. 또한 일부 보조 도구는 아동의 성장 또는 퇴보로 짧은 기간에만 유용하다. 하지만 대부분의 경우 적절한 보조 기구 사용을 제한하는 가장 큰 이유는 비용이다.[39]

자금은 아동의 특별한 요구에 상관없이 치료 관리를 위해 지불 가능하고, 이 자금에 접근할 수 있는 자격 요건은 주마다 매우 다양하다. 마찬가지로 의료 서비스를 받을 수 있거나 기구를 구입할 능력은 사보험이나 공보험에 따라 다르다. 특별한 요구와 일생 동안 의료서비스가 요구되는 복잡한 건강 상태를 가진 아동을 키우는 것은 만성 변경, 손상, 장애가 없는 아동을 키우는 것보다 비용이 많이 드는 것으로 알려져 있다.[40,41] 하지만 2005~2006년 자료에 따르면, 특별한 건강 관리가 필요한 아동을 키우는 높은 비용은 강한 치료 협조 요소인 primary care medical home이 있는 가정의 경우 경감되었다. 이러한 유형의 서비스 협조가 있는 가족은 사보험이든 공보험이든 부담이 훨씬 적은 것으로 나타났다. 치료 협조 유형의 medical home이 없는 가족과 비교하였을 때, 그 비용은 각각 32%와 15%로 적은 경향으로 나타났다.[40] Mitchell과 Gaskin의 연구는 의료 보험을 적용받는 특수한 요구가 필요한 아동의 건강 관리에 접근하였으며 건강 관리를 위한 서비스 요금을 비교하였다. 치료 프로그램의 관리를 받는 아동은 충족되지 않는 건강 관리 욕구가 적었고 주치의에 의해 지속적인 관리를 받을 가능성이 더 높다.[42]

특별한 요구가 필요한 아동의 가족을 위한 생애 건강 관리를 고려할 때, 아동의 성장과 변화에 따라 보조 기구를 취득하고, 유지하고, 교체가 얼마나 어려운지 알기 쉽다. 선천적인 병리와 손상을 가진 많은 아동은 일생에서 수년간 새로운 기구를 빈번히 요구하고 이는 엄청난 의료 비용에 직면한다.

물리치료사와 작업치료사는 아동 및 가족, 의사와 다른 의료 관리 전문가, 자택 요양 의료 코디네이터(종종 주치의), 보조 공학 전문가(ATP), 교사와 협력하여 일한다. 기구 구매 과정은 필요한 기구의 우선 순위를 매기고, 때로는 비용이나 덜 복잡한 기구 선택을 포함하고, 약간의 개조는 가족이 두 번째 기능적 욕구를 충족하는 적절한 다른 기구를 구입할 수 있게 한다.

기구를 빌리거나 맞교환, 제작하는 것을 선택할 수 있는 반면, 때로는 기구를 사는 것만이 최선의 선택이다. 가족이 어떤 방법으로 지불할 것인가? 가족이 보조 기구 지불을 돕는 사용 가능한 자원은 무엇일까?

보조 기구 지불을 위해 많은 자원이 사용 가능하지만 이는 특정 조건과 자격에 따라 다양하다. 간략하게 다음은 기구를 구입하거나 구매하는 가족을 돕는 자원들이고, 일부는 21세까지이다.[38,43-46]

1. 민간 의료 보험[44]
   - 기구가 의학적으로 필요한 경우
   - 의사가 처방한 경우
   - 보조 기구를 가족 보험 증권으로 부담하는 경우
   - 보험 증권에 따라; 일생 동안 제한된 수의 기구 또는 교체 빈도의 제한
2. IDEA[44]
   - IDEA의 part B 하에서, 아동의 IEP의 기구는 지역 학교가 지불
   - part C 하에서, IESP(개별화 가족 서비스 계획)에 있다면 지역에서 지불
   - 다른 사보험이나 공보험이 이용 가능하면 part C가 지불하지 않음
   - 주법이나 연방법에서는 조기 아동 프로그램에 부모가 기여해야 한다고 말한다. 부모가 일부를 지불; 하지만 부모가 지불할 능력이 없다면 아동은 기구나 서비스를 사용하지 못함
3. 메디케이드[44,3]
   - 저소득 가족을 위해; 메디케이드 자격은 각 주에 따라 결정; 자격 아동의 연령은 주에 따라 다양
   - 재정상의 자격은 일반적으로 연방 빈곤 수준에 기초
   - 주와 연방 정부에 따른 공동 기금; 보상 범위는 주에 따라 다양[44]
   - 주는 최소한의 연방 기준에 따르지만 최소보다 더 많은 자금을 선택
   - 기구는 의료적으로 필요
   - 연방 기부는 보조 공학에 지불할 수 있다; 주에 따라, durable medical equipment(DME)에 지불하기도 함
   - 서비스의 사전 승인(PA)은 주에 따라 요구되기도 함[47]
4. 조기 및 정기 검사, 진단과 중재(EPSDT) 프로그램[44]
   - 연방정부에서 요구되는 모든 주의 메디케이드 프로그램의 포함
   - 0~21세 아동에게 제공할 것을 주에 요구
   - 물리치료와 DME 서비스는 메디케이드 계획에 포함되지 않고, EPSDT 정책 하에서 메디케이드가 부담하는 것을 검토할 수 있음[47]
   - 가족은 메디케이드에서 요구하는 주의 재정 자격에 맞아야 함
   - 보조 공학은 부담하지만 종종 지원을 간과
5. Katie Beckett Waiver/TEFRA state plan option (세금과 재정 책임법) [47]
   - 부모의 수입으로 인하여 메디케이드 자격을 얻지 못하는 의료적 지원이 필요한 아동을 위한 면제 프로그램
   - 장기적이고 제도적 수준의 돌봄이 필요한 아동을 위한 제도 대신 가정과 지역사회 돌봄을 지원하기 위한 재정
   - 자격에 대해서는 자녀의 소득만 고려
   - 정책은 주에 따라 다양; 모든 주에서 유용하지 않음*

*At this writing, less than half of the states have TEFRA or Katie Beckett Waiver for children.[45]

6. 어린이 건강 보험 프로그램(CHIP)[이전의 SCHIP][46]
   - 메디케이드 자격으로는 소득이 너무 높지만 개인보험으로는 감당할 수 없는 아동에게 건강 보험을 제공
   - 연방과 주 정부의 공동 자금, 보험을 제공하기 위해 연방 자금과 주를 연결
   - 주에서 관리
7. 주의 보조공학(AT) 대출 프로그램
   - 2004년 보조 공학법을 통해 많은 주에서 대출 프로그램 이용할 수 있음
   - 저금리 대출과 장기 상환 계획
8. 국가 AT 재활용 센터[44,48,49]
   - 안전한 재활용 기구를 파는 전국적인 센터
9. 지역사회 자선 사업과 서비스 단체, 클럽과 국가단체
   - Lions, Masons, 아동 자선 병원, 키와니스 클럽, Civitan, 로타리 클럽, 로마 가톨릭의 우애 공제회, 지역 교회, 유대교의 예배당, 회교 사원과 같은 현지 지역사회 서비스 단체[43,44]
   - 부활절 씰 협회, 근육위축증협회, 유나이티드 웨이, 뇌성마비 환우회, 소아관절염협회, 소아마비 구제 모금 운동과 같은 국가 단체
10. 주의 보조 공학 프로젝트[44,50]

미국 물리치료사협회(APTA)의 소아 영역은 다수의 자료를 출판하였고, 이 자료들은 보조 기구의 정보와 재원을 치료사에게 제공한다.[43]

많은 재원 출처는 특히, 사보험의 경우 보조 공학을 지불해야 하면 의사의 처방이 요구된다.[44,51] 처방의 요구에 관계없이, 절차의 시작은 보통 매끄러운 처리 과정의 보장과 자금 확보의 가능성을 돕는 것이다. 때로 교육 환경에서 재활 치료와 DME 추천이나 처방에서 건강 관리 전문가 사이의 이견 때문에 아동의 치료가 분열된다. 하지만 아동의 최선의 이익에서 아동의 건강 관리와 교육에 참여하는 모든 사람이 함께 아동의 잠재력을 최대한 이용하는 것이 필수적이다. 의사의 보조 기구 처방을 포함하여 치료사와 의사의 협력은 치료의 조정을 증진하고, 서비스의 중복과 추천의 충돌을 막고, 불필요한 지불을 방지한다.[51]

보조 기구를 주문할 때 많은 경우에 처방뿐만 아니라 의학적 필요성에 대한 문서가 필요하다. 의학적 필요성에 대한 문서는 아동 사정(의사, PT 또는 OT)을 수행할 수 있는 인증 또는 허가를 받은 전문가가 작성해야 한다.[51] 노력의 공유가 다시 한번 가장 도움이 된다. 문서가 의사에 의해 작성되지 않았다면, 문서는 의사의 처방을 동반해야 한다. 기구의 재원이 거부되었으면 탄원 문서가 작성되어야 한다. 보조 공학에 대한 의학적 필요성 문서와 탄원 문서의 예는 인터넷에서 찾을 수 있다.[52-54]

아동이 나이가 들어감에 따라 보조 기구의 필요는 증가할 것이지만, 아직 이런 기구에 대한 재원은 특히, 중등학교 수준에서 감소할 수도 있다.[55,56] 이러한 재원의 감소는 특정 서비스(보조 기구와 같은)에 대한 상환의 거부나 제한하는 아동의 건강 관리에 대한 정부의 복지 후생 프로그램의 연령 제한, 건강 보험 정책의 연령 제한, 아동의 연령 증가에 따른 메디케이드 자격의 변화를 포함한 건강 보험 정책과 같은 여러 요인들 때문이며 이것은 금융 자산과 관련이 있다.[56] 이러한 실시는 많은 청소년을 위한 보조 기구의 쉬운 접근을 제한하는 것뿐만 아니라 종종 성인으로의 전환을 더 어렵게 한다. 미국소아과학회(AAP) 위원회의 아동건강재원은 보조 공학 재원 문제를 교정하려고 노력한다. AAP는 26세까지 아동의 정부 옹호 의료 혜택 정책을 발행했다. 이러한 정책에서는 모든 공적 및 사적 건강 계획은 출생부터 26세까지의 아동에게 포괄적인 혜택을 제공할 것을 권고한다. 여기에는 "재활 및 치료기구"와 "DME의 임대, 구매, 유지, 서비스"가 있다.[57(p189)]

보조 기구 재원을 둘러싼 문제는 장애 아동의 관리에 참여하는 물리치료사와 다른 전문가들에게 지속적으로 대화, 연구, 조사의 주제여야 하고 특히 건강 관리 정책의 수정 관점에서 그러하다. 최근 모델인 "primary care medical home"의 주장에 따르면 장기적인 장애와 복잡한 의료적 문제를 가진 아동은 "적절한 교육적이고 치료적인 전략은 포함한다:… 개조 그리고 보조공학"을 받을 자격이 있다.[58(p1111)]

기구 대여 Renting or Borrowing Equipment

단기간 사용할 기구는 어떤 경우 대여하기도 한다. 하지만 특별히 맞춤 기구가 필요한 경우에는 정확하고 적절한 기구를 발견할 확률이 줄어든다. 종종 대여하는 쪽이 비용면에서 볼때 아주 좋으며 어떤 때는 기구의 사양을 부분으로 빼고 대여할 수도 있다. 그러나 올바른 적용과 안전은 비용 효율성과 맞바꿀 수 없는 항목이다.

어떤 지역은 기구 창고라고 부르는 대여 체제를 가지

고 있다. 비영리협회가 운영하고 있으며 더 이상 아동에게 필요치 않은 기구를 좋은 상태로 수리하여 보유하고 있다. 이러한 기구들은 아동이 신체가 크기까지 한시적으로 그 기구가 필요한 아동과 가족에게 대여된다.

또한 현재 세계는 인터넷으로 연결되어 있으므로 소셜 미디어, 개인 웹사이트나 지원 단체를 통해 어느 한 부모가 더 이상 사용하고 있지 않은 기구를 가지고 있는 부모와 접촉하는 일은 보통이다. 이들은 종종 기능적 중고 기구를 팔거나 다른 기구와 거래하기를 원한다. 그러나 부모로부터 또는 대여 창고로부터 기구를 빌리게 될 때에도 기구 대여에 관한 같은 규정이 적용되어야 한다.

기구 제작 Fabricating Equipment

많은 시판되는 기구는 치료사, 가족, 아동에게 다양한 선택을 제공한다. 여러 환경에서 아동의 기능을 돕는 다양한 유형의 기구가 있을 뿐만 아니라 유사한 유형의 기구의 소유권에 대한 제조업자와 판매자들 사이의 상당한 경쟁이 존재한다. 그 결과 시판되는 기구의 구입 대신 기구 제작에 대한 필요는 상당히 감소되었다. 그럼에도 간단한 기구의 일부를 구입하는 대신 제작하는 것은 종종 실용적인 선택이다. 특히, 재정 재원이 제한적일 때, 매우 복잡한 기구 구입 지출보다 더 나을 수 있다.

기구 제작 결정은 누가 기구를 만들 것인지, 기구 제작의 비용, 누가 비용을 지불할 것인지, 책임 문제 등 신중하게 고려되어야 하는 많은 변수가 근거한다. 주의 깊은 질문은 사제 보조 기구의 지지 여부에 대한 치료사의 결정을 돕는다.

1. 물리치료사가 직접 기구를 만들 것인가? 또는 다른 제조사에 의뢰할 것인가? 아동을 위한 기구를 만들만한 사람은 통상적으로 목공, 목공을 취미로 하는 사람, 적절한 훈련을 받은 자발적 조직기구, 그리고 아동의 부모가 있다.
2. 기구를 제작하는 것이 경제적인가? 만들 도구, 필요한 공간, 재료, 계획하고 다자인하는데 드는 시간, 측정하고 만드는데 드는 시간을 포함한 항목들을 살펴보아야 한다. 판단을 내릴 때 맞춤용 기구의 장점은 디자인, 계획세우기, 장치 구축과 상충될 수 있다. 시중에서 구입할 수 있는 기구를 변형하는 것이 가장 좋은 절충안이 될 것인가?
3. 비용을 부모가 지불할 것인가, 보험회사가 지불할 것인가?
4. 완성한 이후 기구가 잘 맞지 않거나 부적절한 경우 손해 비용을 누가 지불할 것인가?
5. 치료사, 봉사자, 취미로 하는 이가 만든 기구의 안전하고 정확한 사용을 누가 책임져야 하는가? 제조사 책임법이 통용되고 있는 현대에 이것은 가장 중요하게 고려해야 할 점이다. 만약 아동이 비상업적인 제품을 사용하다가 다치거나 손상을 입으면 만든 사람이 법적으로 민사적으로 책임을 지게 될 수도 있다.

수작업 기구에 흔히 사용되는 재료는 나무, ABS 플라스틱, Ethefoam, PVC 파이프, 삼중(triple wall) 판지가 있다. Tri-wall은 삼중으로 된 주름이 잡혀있는 보드지이다. 가볍고 단단하며 비싸지 않다. 비록 tri-wall을 사용하려면 전기톱, 글루건, 그리고 망치, 스크류드라이버, 손나이프 등의 도구가 필요하지만 빠르고 쉽게 사용할 수 있다. 비록 방수가 되지는 않지만 아크릴 라텍스 페인트 또는 패브릭을 덧대어 방수와 보존을 한다. Tri-wall은 나무보다 덜 견고하여 일시적 사용에 가장 적합하고 빨리 성장하는 아동에게 적합하다(그림 12.1). Tri-wall은 나무와 같이 견고하고 단단한 재질이라서 편안함을 위하여 충전재가 필요하다. 많은 치료사들이 아동을 위하여 정확히 측정해야 할 맞춤 의자를 만드는데 tri-wall이 유용하다. 구매할 수 있는 원통 모양의 의자와 tri-wall로 만든 비슷한 의자를 그림 12.2와 그림 12.3에서 볼 수 있다. 비록 디자인의 선택과 아동 및 tri-wall의 측정에 시간이 걸려도 triwall로 제작하는 것은 빠른 과정이다. 이 재료를 가지고 만들 때 시끄럽고 지저분하며 도구 사용 때문에 잠재적으로 위험할 수 있다. 그러므로 만드는데 독립 공간이 필요하다. 나무와 마찬가지로 가족 구성원과 봉사자가 tri-wall로 기구를 만들 수있다. 보통 특별 훈련이 필요한데 많은 부모는 실수나 실패 두려움으로 만들기를 거절한다. 현명한 지지와 칭찬으로 가족의 거부를 극복하게 할 수 있으며 가족은 아동을 위한 기구를 만드는 팀의 주요 일원이 될 수 있다. Tri-wall로 만들어진 의자에 장착하는 인서트는 그림 12.4에서 볼 수 있다.

잠재적인 단점에도 불구하고, 치료사들은 흔히 그들 스스로 또는 부모가 만든 기구를 선택한다. 이런 기구는 특

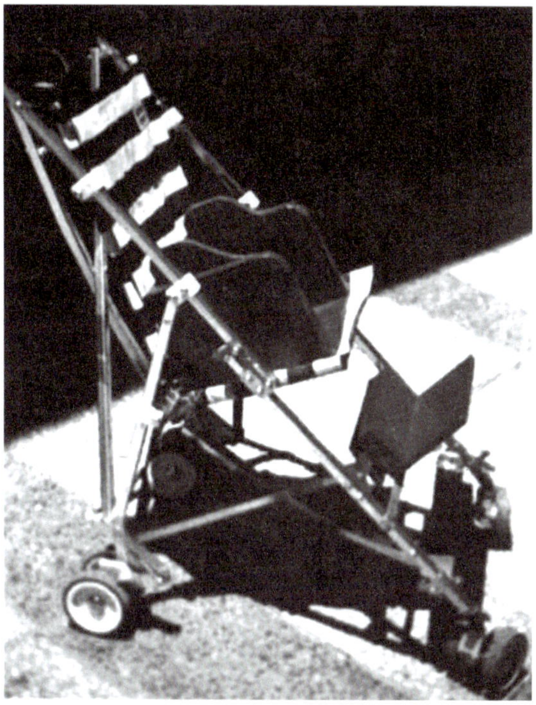

그림 12.1 tri-wall로 만든 삽입물과 발판을 장착한 우산형의 유모차

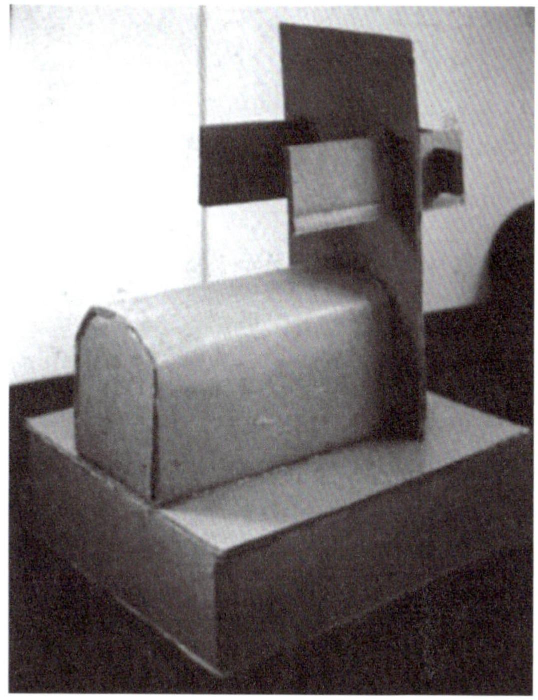

그림 12.3 그림 12.2에 있는 시중 판매되는 의자대신 tri-wall로 만든 원통형 의자 대체품

히 빨리 성장하는 어린 아동이나 일시적으로 필요한 아동에게 유용하다. 이러한 상황인 경우, 간단히 만든 기구는 단기적으로 필요한 환자에게 충분한다. 아동은 쓸모없어 질때까지 제작된 기구를 사용할 수 있고, 그때 다른 부분을 만들거나 성장이 느려지게 되면 시판되는 부분을 대체할 수 있다. 과거에 기구를 제작하는 이유 중 하나는 시판되는 기구가 많은 경우에 독특한 문제를 가진 아동에게 충분하지 않았다. 하지만 사람들의 기능 강화를 위해 보조

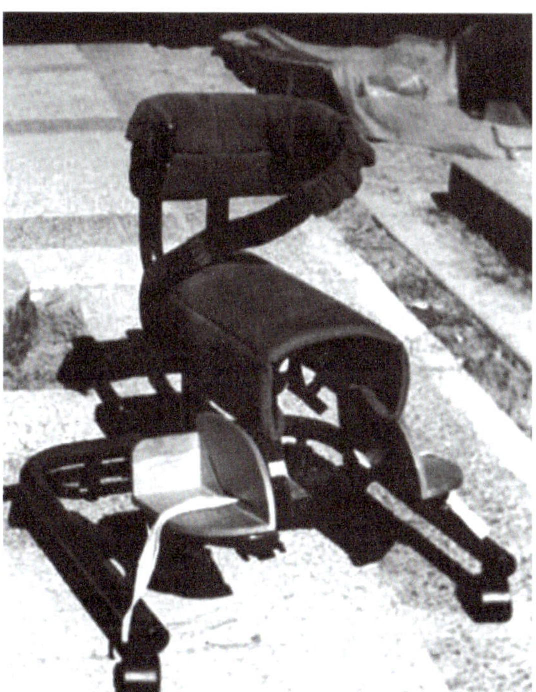

그림 12.2 시중 판매되는 원통형 의자

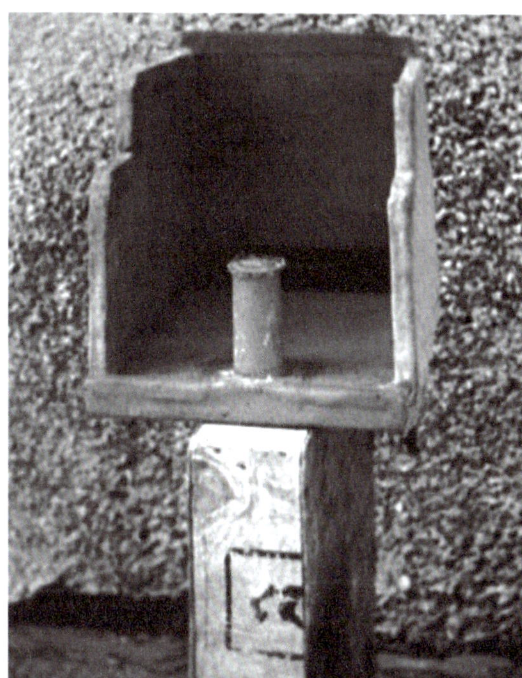

그림 12.4 Tri-wall로 만든 의자 삽입물

기구의 디자인과 제작을 독특한 욕구에 맞추는 것은 재활치료 임상 전문가에게 1순위 주안점이 되었다. 이러한 최근의 주안점은 결과적으로 시판되는 기구가 더 다양해지고 향상되게 되었다.

자세를 위한 기구 Equipment for positioning

치료의 보완으로 사용되는 기구의 일반적 사용은 알려져 있지만, 적절한 기구를 사용하고 자주 자세를 바꿔줌으로써 장점을 얻을 수 있다. 이러한 효과 중에는 일시적으로 병적인 근긴장도와 움직임의 억제, 비정상적 반사의 감소, 비대칭성의 감소, 순환의 증가, 뼈 건강의 증가, 상지기능의 향상, 연부조직 구축과 욕창의 예방, 소통 및 인지, 개인 사회적 발달의 증가 등이 있다. 앉기, 서기, 옆으로 눕기 자세뿐 아니라 다양한 활동을 지지해주는 기구를 사용하는 아동의 문제점들을 이제 이야기하겠다.

앉는 자세 Sitting

일반적 고려점 General Considerations

앉는 자세는 상지가 제일 잘 기능할 수 있는 자세이므로 아동 및 성인에서 중요하다. 정상적으로 발달 중인 영아는 보통 1세 전에 앉는 자세의 유지라는 목표를 이룰 수 있고 앉는 자세는 일생에서 많은 기능을 위하여 필요하다.

유아원과 유치원에서 아동을 관찰해보면 많은 교사의 목표가 그룹 활동을 위한 일정 시간 동안 아동을 착석시키는 것임이 분명하다. 7세 이하에서 조기학교에 입학한 아동들은 또한 자주 자세를 바꾸는 것이 필요하다. 엎드려서 놀이와 공부하는 것을 즐기고 책상 옆에 서거나 쉽게 자세를 변환할 수 있는 움직임과 변화를 하게 해주는 기타 자세를 선호한다. 최적의 기능을 위한 자세로써의 앉기는 아동이 장시간 앉아있는 것을 배운 이후에나 할 수 있다. 앉기란 "… 몸통의 무게가 궁둥뼈 결절과 주변조직에 의해 주로 지지되는 자세"라고 정의되어 있다.[59] 앉은 자세에서의 적절한 정렬이란, 적절하고 안전한 지지바닥을 제공하고 비정상적인 근긴장도를 감소시켜 상지가 기능할 수 있는 안정적 지지기반을 제공하고 환경을 잘 지각하도록 해주어 전반적 기능을 향상시킨다고 생각된다. 앉아있는 것과 이동한다는 것의 의미있는 사회적 장점이 또한 있다.

소아를 대상으로 한 앉기에 관한 많은 연구들이 있는데 대부분의 문헌들이 대조군이 있는 잘 기획된 과학적 연구보다는 임상적 경험과 경험적 자료를 말하고 있다. 개조된 앉기 기구를 평가하고 제공할 때, 이렇게 과학적 논문이 부족한 결과로 표준화가 어렵다. 다양한 자세의 가치에 대해서는 논란이 있는데 각각 부분에 대한 과학적 근거만 있으면 이 문제는 좀 더 쉽고 완전하게 해소될 것이다. 소아 의자에 대한 문헌은 별로 없기 때문에 성인에 관한 문헌을 참조하여 소아 그룹에 적용해 왔다.

의자와 앉기 기구를 선택할 때 먼저 첫째 고려할 점은 의자의 목적이다. 의자는 특정한 기능이 따로 있다. 라운지 의자는 식사 시에는 불편한 반면, 등을 직각으로 할 수 있게 해 주고 충전재가 거의 없는 의자는 휴식시에는 부적절하다. 이와 비슷하게 물리치료사는 특수한 욕구가 있는 아동을 위한 의자를 추천할 때에는 기능을 고려해야 한다.

아동이 기구 없이 앉는 능력은 의자 또는 휠체어의 기본 용도를 규정하는 것을 돕는다. 손으로 지지하지 않고 앉는 아동은 기능적 활동을 지원하는 편안함과 안정성이 있는 의자가 필요하다. 독립적으로 앉기 위하여 지지를 위해서 상체를 의지하는 아동은 효과적으로 안정과, 중심화, 골반과 몸통을 지원하는 의자가 필요하다. 따라서 아동은 팔과 손을 앉기를 위한 지지보다는 기능적 기술을 위해 팔과 손을 사용할 수 있다. 독립적인 앉기를 위해 자체 지원을 전혀 할 수 없는 아동은 더 복잡한 의자가 고려되고 필요하며 전체 몸통 지지가 제공된다.

많은 치료사들은 특히, 휠체어의 경우 주문 제작된 의자가 항상 더 낫다고 믿는다. 전체로 주문 제작된 의자 대신에 어른을 위해 의자를 제작하거나 아동을 위해 의자를 개조할 때에는 전통적인 의자, 시판되는 개조된 좌석, 맞춤 의자 또는 휠체어를 고를 것인지 고려되어야 한다.

좌석 Seat

높이 의자의 높이는 발이 바닥이나 발판에 평평하게 닿을 수 있는 높이여야 한다. 이러한 높이에서는 엉덩 관절이 적어도 90° 구부러지게 된다. 어떤 아동에서는 폄자세를 방지하기 위해서 더 많은 엉덩 관절 굽힘이 바람직할 수 있다. 발을 편안한 자세로 둘 수 있게 하여 좌석의 앞쪽 가장자리로부터 무릎 뒤쪽이 과한 압박을 받지 않도록 예방해야 한다.[59,60]

깊이 무릎 뒤쪽에 압박을 받지 않고 무릎을 구부릴 수 있고 구부정하지 않도록 충분히 좌석 깊이가 얕아야 한다. 구부정한 자세는 의자가 너무 깊어 의자 가장자리에서 무릎을 구부림에 따라 골반을 뒤로 경사지게 해서 발생한다. 이런 구부정한 자세로는 자신의 체중을 궁둥뼈 결절보다는 엉치뼈를 통해 좌석에 체중을 싣는 엉치로 앉기 자세가 된다. 그 이외에도 정상적인 앉는 자세는 골반이 앞쪽으로 경사지게 하는 것이 필요한데 반면 이렇게 좌석이 깊은 의자는 골반을 뒤로 기울이게 한다. 의자 깊이는 체중을 고루 지지해 줄 정도로 충분해야 한다.[60] 의자의 깊이가 너무 얕으면 체중이 신체의 좁은 부위에 집중하여 실린다. 그러므로 뒤쪽 대퇴부의 평방 인치당 실리는 무게가 증가되고 적은 부위에 체중이 집중으로 실리는 것은 피부 손상의 위험이 있다. 또한 깊이가 너무 없는 의자에서는 대퇴부 먼쪽이 의자에 지지되지 않기 때문에 엉덩 관절이 90° 이하로 구부러진다. 이렇게 엉덩 관절에서의 폄이 증가된다는 것은 의자에서 미끄러져 나오게 됨을 의미한다. 폄근 과긴장이 있는 아동은 엉덩 관절에서 폄이 증가되면 신체 전체로 폄근 과긴장이 전파된다. 아동용 의자의 깊이를 결정하는데 가장 좋은 규칙은 의자 가장자리와 무릎 뒤쪽 사이에 손가락 하나 넓이의 공간이 있게 되는 의자이다. 아동이 성장하면서 넙다리뼈의 길이가 길어지고 자연스레 의자 앞 가장자리와 무릎뒤쪽 사이의 공간도 넓어진다는 것을 명심하자.

충전재 충전재는 앉아있을 때 대부분의 체중을 받는 각 궁둥뼈 결절의 6mm^2 표면에 압력을 제한하는 데 도움을 준다. 이것으로 앉아있는 지구력이 향상된다.[61,62] 그러나 너무 푹신한 표면은 앉아 있으면서 자세를 변경하려고 할 때 어려움이 증가한다. 그리고 자세를 변경할 수 없어서 등의 염좌와 피부손상이 일어날 잠재적 위험이 있다. Akerblom은 앉아 있으면서 움직일 수 있다는 것이 편안한 의자의 가장 중요한 요소라고 판단하였다.[61] 그는 다양한 상태를 위한 의자를 다지인하였다(즉, 등 지지대로부터 몸통을 떨어지게 하기, 허리뼈 지지대가 있는 의자 또는 허리뼈와 등뼈 지지대가 있는 리클라이닝 의자). 이러한 사양은 근육의 염좌를 줄이고 지구력을 증가시켜준다.[61]

등받침 Backrest

등의 불편함을 피하기 위해 앉아있을 때 척추인대와 몸통의 근육에 주의를 기울여야 한다. 몸통의 전후 세로인대는 등이 중립 자세로 있게 될 때 가장 많은 지지를 해주는 기능이 있다. 정상적인 허리뼈 전만이 증가하면 앞쪽의 세로인대에 힘이 가해진다. 그리고 척추 후만증이 심해지면 뒤쪽의 세로인대를 스트레치시킬 것이다. 그리고 퇴행성의 추간판이 튀어나오는 결과를 초래할 수 있다. 이러한 변화로 허리 통증을 유발하고 앉은 자세에서 일어서는데 필요한 적절한 등허리뼈의 폄이 잘 안될 수 있다. 의자의 등받침대는 의자에 앉아있는 동안 적절한 동작을 할 수 있게 잘 만들어져야 하며 근육의 피로를 상쇄하고 압박을 경감하는데 도움이 되게 만들어진 것이어야 한다. 그러나 근육 피로를 예방하기 위하여 몸통을 적절하게 지지해 줄 수 있어야 한다. 몸통의 무게를 지탱해 주는 것은 앉아있는데 일하는 근육의 힘을 줄여준다. 등받침의 높이는 각 개별 아동마다 적절해야 한다. 머리, 목, 몸통의 광범위한 지지가 필요한 아동은 머리 위까지 등받침대 높이를 연장해야 한다. 이러한 아동들은 리클라이닝 등 받침대가 더 좋을 수도 있는데 근육의 피로를 방지하기 위해 주기적으로 쉬게할 수 있기 때문이다.[63] 많은 아동들에서 등받침의 높이는 어깨 이상으로 올라가지 않는다. 어깨 높이로 의자의 등받침 높이를 제한해야 자세 변경을 할 수 있고 동작이 증가될 수 있다.[64] 사실, 몸통의 안정과 균형이 좋은 아동은 어깨뼈의 아래각 바로 아래까지만 등받침의 높이를 하는 것이 좋다. 이러한 낮은 등받침은 휠체어에 앉아있는 동안의 상부 몸통 동작과 상지 사용, 그리고 일반적인 동작이 더 자유로워진다. 이러한 더 낮은 등받침은 보통 활동적인 젊은 청년들과 휠체어 운동 선수들이 사용하는 휠체어에서 볼 수 있다.[65] 마지막으로 요추 커브를 지지하고 엉치뼈와 엉덩이가 뒤쪽으로 나올 수 있게 하는 의자는 좋은 앉은 자세에 권장된다.

의자 등받침의 각도 Seat to Backrest angle

좌석과 등받침 간의 각도는 95°에서 110°사이가 가장 편안하다. 그러나 이러한 각도는 특히 환자가 엉덩 관절과 등의 폄근의 긴장이 높을 때 환자가 앞으로 미끄러지게 하는 각도이다. 웨지형태의 쿠션을 이용하여 앞쪽을 가장 높이 만들면 이러한 문제가 해결된다. Bergan은 약간 뒤로 기울여서 앉는 공간적 방위가 의자가 최상의 감각적 피드백을 제공한다고 제안하였다. 휠체어 좌석에서 dump라는 말은 휠체어 좌석의 앞과 비교해서 뒤가 얼마나 더 바닥에 가까이 있는지 인치로 나타낸 말이다. 그러므로 Bergan이 말했듯이 약간의 뒤로 기울어진 공간지각을 제공하는 것을 말한다. 성인에서 휠체어 dump란 보통 1인치이지만 아동에서는 2인치의 dump가 더 적당하다. 위에서 말한 웨지형의 쿠션을 이용하여 dump를 만들거나 향상시킬 수 있다. 또는 dump는 등받침과 좌석의 각도를 90° 이하로 감소시켜 만들 수도 있다.

모든 아동에서 의자를 고안할 때 아동의 정형외과적 그리고 생역학적 욕구를 고려해야 한다. 대부분의 치료사는 경험적으로 또는 시행착오의 방법으로 개별 아동에서의 제일 좋은 자세를 결정한다. 대부분의 물리치료사는 특히 신경발달학적 문제가 있는 아동에서 안정적인 골반이 앉은 자세의 열쇠라는 것에 동의한다. 일단 골반이 적절히 정렬되어 있으면 몸통, 머리, 그리고 사지는 좀 더 안정적인 기반을 가지게 될 것이다. 이는 최적의 기능을 위해 좀 더 적은 보조 기구와 휠체어 사양이 필요하다는 뜻이다.

특히 휠체어의 앉은 자세에서의 변형, 사양에 대해서는 여기에서 검토하기에 너무 많고 계속 발전하고 있다. 그러나 앉아있을 때 궁둥뼈 결절에 체중이 실리고 요추전만이 유지되고 엉덩 관절과 무릎 관절의 각도가 최소한 90°로 굴곡된 자세, 발바닥을 땅에 붙인 자세를 유지하는 것은 대부분의 장애 아동의 의자에 일관적으로 적용되는 원칙이다. 이러한 기본적인 개념의 변형은 아동의 진단 및 개별적인 임상 양상에 기초하여 적용될 수 있다.

팔받침 Armrests

팔받침은 환자 팔 무게의 50%를 지탱해주어야 한다. 팔받침은 또한 휠체어에서 앉은 자세에서 서는 자세로의 자세 변환시 사용되고 그와 반대의 자세 변화시에도 사용된다, 그리고 앉은 자세에서 푸쉬업을 하여 엉덩이에서 받고 있는 압박을 규칙적으로 경감할 때도 사용된다. 너무 낮거나 높은 팔 받침대는 앉아서 푸쉬업을 하거나 자세를 변경할 때 팔꿈치 굽힘의 역학적 장점을 감소시킨다.

특정 장애의 고려사항 Seating Considerations for Specific Diagnoses and Impairments

앉은 자세를 위한 기준과 제한에 대한 설명은 모든 장애 아동과 앉는 기구의 모든 종류에 적용된다. 장애에 따른 강조점은 변하지만 개념을 일정하다.

뇌성마비나 그와 비슷한 신경근육장애를 가진 아동을 위한 적절한 좌석은 의자 또는 휠체어 구성 요소가 근긴장도와 비정상적인 반사 활동, 기능에 미치는 영향을 고려해야 한다. 엉덩 관절의 모음 및 안쪽돌림과 함께 하지 폄근 긴장도의 증가로 인한 대부분의 표준 휠체어 좌석과 등받침의 미끄러지는 결과는 뇌성마비 아동에서 휠체어 좌석과 관련된 흔한 문제이다. 단단한 좌석과 등받침이 이러한 미끄러지는 결과를 줄일 수 있다.

뇌성마비 아동이 앉을 때 많은 물리치료사들은 엉덩 관절이 90°보다 약간 더 굽힐 것을 주장한다. 좌석의 dump로 엉덩 관절 굽힘의 증가는 과긴장으로 인한 강한 폄근 패턴이 약해지는 경향이 있다. 폄근긴장도의 감소는 골반 후방경사 보상작용의 가능성을 줄이고 결과적으로 등의 척추후만, 어깨뼈 내밈, 목이 과다폄되게 한다. 좋은 엉덩 관절 자세는 이러한 자세를 예방하고 더 정상적인 상지 기능과 목 근육의 굽힘-폄의 균형을 촉진한다. 이런 변화는 삼킴, 숨쉬기, 목과 몸통의 안정성과 운동 조절의 긍정적인 배열을 만든다. 엉덩 관절의 90° 이상 굽힘은 아동의 하지 폄 패턴의 가능성을 줄이고, 의자에서 미끄러져 내리는 아동을 유지하게 한다.

엉덩 관절 각도의 변화에 덧붙여, 앞에서 서술한 바와 같이 원하는 위치를 얻을 때까지 의자를 바닥에 대하여 전방 또는 후방으로 기울일 수 있다. 의자 dump 또는 기울임을 통하든 아니든 이러한 조정에서 우려되는 문제는 앉은 동안 골반의 정렬과 엉덩 관절의 다양한 각도와 좌석이 긴장도에 미치는 영향이다. Nwaobi와 동료들은 근전도를 이용한 연구에서는 중력 높이와 관련하여 몸통과 머리의 방향은 폄근과긴장 아동의 폄근 제어 활동에서 중요한 역할을 함을 발견하였다. 지각과 손 기능은 각도의 다름과 사용되는 위치에 따라 달라진다. 따라서, 각 자세 변화의 영향에 대한 검사의 개별화 접근은 아동의 최적의 좌석 준비를 위해 필요하다.

한번 다양한 엉덩 관절 각도, 좌석, 의자가 확립되고 뇌성마비 아동의 엉덩 관절 안정성이 확립되면, 치료사는 몸통, 머리, 목, 하지를 고려해야 한다. 무릎의 90° 굽힘과 발의 좋은 체중 부하는 안정성 강화를 촉진한다. 발바닥 표면의 과도한 체중 부하는 신경운동 손상이 있는 아동에서 현저히 안정성을 감소시키는 원시 폄근 반사 패턴을 야기한다. 몸통의 정렬은 최대 대칭을 촉진하고, 움직임과 동적 자세 조정을 제공한다. 머리받침 또는 지지는 위치 개선 또는 이동 시 아동 보호가 필요할 때에만 사용되어야 한다. 앉은 자세의 최종 목표는 움직임 제한과 자세 조정 없이 아동을 정렬하는 것이다. 의자 기구의 재사정은 환자 자세 긴장도 증진과 새로운 기술을 배울 때 필요하다.

좌석에 대한 관심은 근이영양증, 척수근육위축, 척수막 탈출증 또는 외상성 척수손상을 보이면서 진행성 또는 비진행성 근위약, 부전마비, 또는 마비가 있는 아동에 따라 다르다. 팔받힘의 높이, 발받힘의 유형, dump, 기울임, 뒤로 젖힘은 성공적인 이동, 압력 완화를 위한 밀어올림의 기계적 효율, 앉은 자세에서 서기, 선 자세에서 앉기의 중요한 요소이다. 의자나 휠체어를 뒤로 젖히게 하는 것은 극심하거나 진행성 근위축이 있는 아동에게 특히 도움이 된다. 왜냐하면, 바로누운 자세에서 주기적인 휴식을 취하기 더 쉽기 때문이다. 이것은 일반적으로 피로의 완화와 변화 그리고 때로는 다양한 근육에 중력의 영향을 제한한다. 또한 진행성 장애에서 근력의 감소에 따라 몸통 근육의 불균형은 비대칭적 앉은 자세를 일으킨다. 이것은 앉을 때, 자세를 위한 패드, 적합한 팔받힘 높이, 랩 보드 또는 탭 보드의 제공으로 전략적으로 완화될 수도 있고 대칭적 자세를 촉진한다. 척수막탈출증 또는 외상성 척추 손상 아동의 선천적 감각 결손은 의자 방석과 압력 완화 조치의 수행으로 도움을 받을 수 있다.

장애 그룹에서는 의자 보조 도구를 사용하는데 있어 잠재적인 부정적인 영향이 있다. 정적 자세에 따른 관절 움직임 감소, 장기간 사용에 따른 피부 통합성의 파열, 감각 손상 아동에서 제한된 자세 변경 능력에 따른 피부 손상 위험과 과사용으로 인한 독립적이고 기능적 이동의 감소이다.

앉기 기구의 특정 자세 촉진/수용 *Seating Devices that Facilitate/Accommodate Specific Postures*

앉는데 특별한 문제가 있는 아동을 위해 제작하거나 살 수 있는 특수 의자들이 있다. 이번 장에서 논의된 기본 원칙에 부합하는 의자들은 특정 자세를 촉진하기 위한 많은 수정이 가능하다.

유용한 특수 의자로는 코너 의자와 원통형 의자이다. 코너 의자(그림 12.5)는 윗몸통을 지지해 줄 측면의 지지대를 가지고 있다. 이러한 지지 자세는 아동의 돌림근띠를 내밀게 하고, 뇌성마비 아동처럼 근긴장도에 문제를 가진 아동의 폄근긴장도를 감소시키는 전략이다. 원통형 의자는 원통형 타입의 좌석을 가진 의자이다(그림 12.2와 12.3). 이러한 의자는 또한 엉덩 관절을 굽힘하고 벌림함으로써

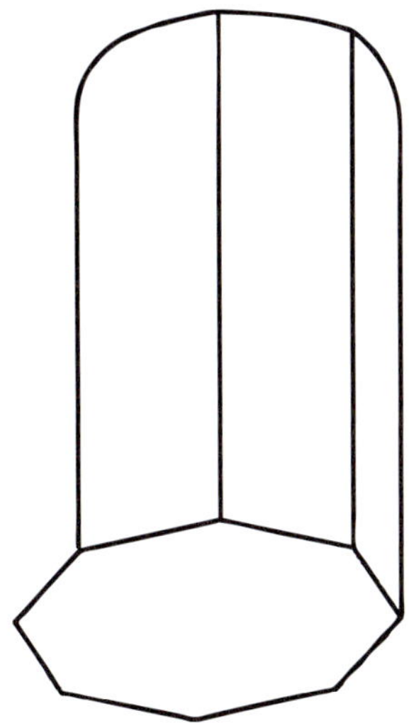

그림 12.5 코너 의자. 각진 측면들은 **돌림근띠**를 내밀게 하고, 폄근과긴장을 억제하는데 도움이 된다.

뇌성마비 아동의 과도한 폄근긴장도를 억제하는데 도움이 된다.

다른 특수 의자와 좌석 보조는 보조 도구 회사 카달로그와 웹 사이트를 통해 알 수 있다. 제품은 끊임없이 발전하고 있으며, 종종 시판되는 도구는 아동의 특수한 좌석 욕구에 맞추는 것이 가능하다.

선 자세 Standing

바로 선 자세는 많은 기능적 활동과 두발 보행의 토대가 된다. 선 자세와 하지의 체중 지지는 순환, 골밀도, 호흡 지구력, 위장 기능, 외피 건강 촉진, 하지 ROM 경직의 조정, 상지 기능, 수직 접근(수직으로 손 뻗기), 다른 사람과의 사회적 상호작용의 증진/유지할 수 있다.[12,68-70] 움직임에서 제한된 방법과 기회를 가진 아동에게 서기를 위한 적합한 보조 기구는 자세에 대한 대안을 제공하고 골격 변형을 줄이거나 예방을 돕는다.[12]

선 자세를 보조하는 도구는 다양한 형태가 시판되고 있다. 일부 기립대는 앉은 자세에서 일어나기 움직임을 할 수 있게 하고, 일부는 일어서서 돌아다니기 모두를 할 수 있고, 일부는 이동용 바퀴가 있어서 어른이 아동을 다른 장소로 쉽게 이동할 수 있게 한다. 서기 도구는 정적이거나 동적이다. 일부는 선 자세 또는 반 선자세의 두 종류를 제공한다.

동적 서기는 유지하는 동안 긴뼈에 하중이나 골밀도를 증가시키는데 더 효율적이라 생각된다.[68-70] 동적 서기는

여러 방법으로 성취될 수 있다. 일부 기립대는 지속적으로 뼈의 체중 부하와 자극 변화를 제공하는 진동 발판이 부착되어 있다. 다른 기립대는 걷기 동안 각각의 하지가 하중을 받기도 하고, 받지 않는 것과 비슷하게 수평이나 수직 방향으로 체중 부하 변화를 자극하는 분리된 발판이 부착되어 있다. 적절하게 신체 지지가 유지되더라도, 일부 기립대는 서 있는 동안 신체의 움직임을 허용하고, 동적인 체중 부하 상황을 만든다. 모바일 기립대는 다양한 표면과 역치로 진동 형태의 동적 입력을 만든다.

전방지지 기립대 Prone Standers

전방지지 기립대는 양손의 사용이 필요한데도 양손을 자유로이 쓰면서 서있을 수 없는 아동을 위해 자주 사용된다. 아동은 기립대위에 전방지지로 있게 된다. 몸통, 엉덩이 그리고 하지 모두를 지지해준다. 기립대의 각도는 아동이 견디는 정도와 치료사의 목표에 따라 점차 수직 상태로 증가시킨다. 기립대가 보통 바닥에 대해 90°보다 약간 못 미치는 각도일 때 하지와 발을 통하여 최적으로 체중을 지지하게 된다. 무릎으로 선 자세 또한 이용할 수 있다. 그림 12.6에 전방지지 기립대가 나와있다. 체중 지지라는 생리학적 변화로부터 환자가 얻는 장점은 서있는 동안 양손의 자유로운 사용, 똑바로 선 자세에서 사회적, 지각적 기회를 가질 수 있다. 전방지지 기립대의 각도가 줄어들수록 체중 지지는 몸통 앞쪽으로 이동하면서 하지에의 체중 지지는 줄어들 것이다.

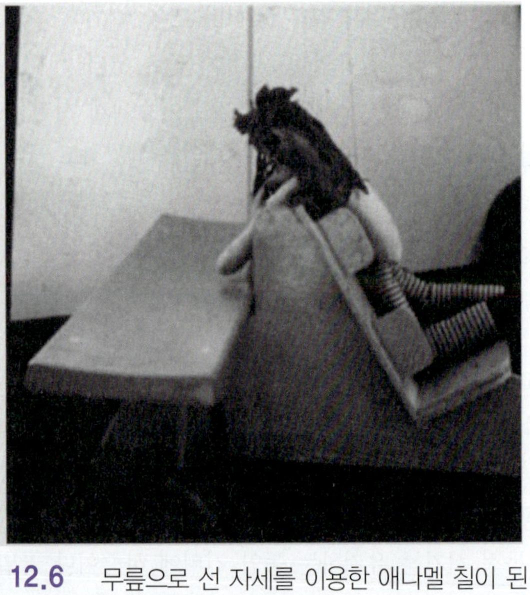

그림 12.6 무릎으로 선 자세를 이용한 애나멜 칠이 된 tri-wall로 만든 전방지지 기립대

전방지지 기립대는 하지에 체중 지지를 제공하여 상지 기능적 기술의 사용을 용이하게 할 수 있다. 전방지지 기립대의 각도가 45°이하일 때는 상지의 체중 부하를 경험하고 연습할 수 있다. 양측 상지의 체중 부하뿐만 아니라 상지의 체중 이동, 편측 체중 부하, 손 뻗기가 요구되는 수평적인 활동을 가능하게 한다. 기립대 경사의 각도가 증가함에 따라, 상지는 점차적으로 이동 기능에서 자유로워지고, 똑바로 선 자세에서 완전히 손이 자유로워지게 한다. 손이 자유로운 서기의 경험 기회는 사회적으로 적절한 상황에서 상지 사용의 최적화에 중요하다.

전방지지 기립대의 사용은 목과 몸통 근육의 제어와 강화를 촉진한다. 체중과 중력에서 이러한 근육의 요구는 기립대의 각도에 따라 크게 달라질 것이다. 예를 들어, 환자가 똑바로 선 자세에 가까워질수록 머리를 똑바로 하려는 목의 폄근의 노력이 줄어들 것이다. 물리치료사는 전방지지 기립대에서 아동이 보이는 동작의 질에 대해 사정해야만 한다. 머리, 목, 어깨뼈, 그리고 상지의 기능을 이러한 사정에 포함시켜야 하며 또한 몸통의 정렬과 하지의 자세도 사정하여야 한다. 목의 과다폄, 어깨가 올라가 있으면서 과도하게 뒤로 당겨진 자세, 근육 불균형에 따라 나타나는 대칭적이지 않고 중심으로 모아지지 않는 자세는 모두 아동을 전방지지 기립대에 둘 때 흔히 이차적으로 나타나는 문제들이다.

물리치료사는 전방지지 기립대 사용을 고려할 때 체중 지지를 위한 적절한 하지 정렬을 명심해야 한다. 정상적 서기에서의 올바른 체중 지지는 발뒤꿈치를 통한 발목관절 약간 뒤로 무게 중심선이 지나는 동적인 압력을 받는 것이다; 이 자세는 전방지지 기립대에서는 어렵다. 그러므로 기립대의 사용을 주의깊게 살펴보아야 한다. 체중 지지로부터 얻는 생리적 장점이 중요한 목표라면 또는 양손을 자유롭게 사용하는 서기에 적응시키는 것이라면 전방지지 기립대를 사용하는 것이 유용할 것이다. 그러나 만약 이 기립대를 보행 전단계와 체력 회복용으로 사용한다면 부적절하고 반대되는 결과를 보일 것이다.

전방지지 기립대를 아동 프로그램상 사용하려면 전체 치료프로그램을 다시 살펴보아야 한다. 아동이 전방지지 기립대를 하루 1시간 동안 잘 견딘다 하더라도 그 이상 사용하면 특히 근긴장도가 높은 아동에서 바람직하지 않은 결과를 초래할 수 있다. 한 예로 전방지지 기립대에 오랜시간 세워두면 폄근 긴장도가 때로 증가함을 볼 수 있을 것이다. 폄근 긴장이 증가하면 이전에 잘 앉아 있을 수 있었던 자세에 영향을 미칠 수 있다. 그리고 가정, 학교에서도 기능도 저하될 수 있다. 이러한 부정적인 효과를 볼 때 사용시간의 조절이 필요하고 기립대에서 자세를 취하는 것에 대한 다른 접근이나 다른 유형의 기립대가 필요할 수도 있다.

전방지지 기립대 사용의 가장 중요한 이점 중의 하나는 놀이 또는 학교상황에서 또래와의 상호작용을 하도록 해줄 수 있다는 점이다. 책상에서 작업할 수 있게 되거나 높은 모래 상자에서 또래와 놀게 되는 중요한 사회적 정서적 이점을 누릴 수 있다. 전방지지 기립대는 보통 바퀴가 부착되어 있기 때문에 선 자세에서 다른 활동을 위해 다른 장소로 어른이 이동시킬 수 있다. 이는 특히 교실 상황에서 도움이 된다. 전방지지 기립대는 다양한 자세의 기립대로 통합시킬 수 있다.

후방지지 기립대 Supine Standers

후방지지 기립대는 전방지지 기립대의 대체품으로 사용하는데 똑바로 선 자세를 성취하고자 하는 목표를 가진 아동의 경우는 전방지지 기립대보다 더 낫다. 표준적 경사대와 비슷하게 후방지지 기립대는 몸통과 하지를 통하여 체중 지지가 되는데 그 정도는 세우는 각도에 따라 달라진다. 아동은 몸통, 엉덩 관절, 그리고 무릎 관절을 가능하면 중립 자세에 근접하게 해서 안정되게 한다. 위의 조건을 만족시키면서 90°까지 세운다. 전방지지 기립대와는 달리 후방지지 기립대는 상지의 체중 지지는 할 수 없게 되어있다. 그리고 하지의 체중 지지는 발 앞쪽보다는 발뒤꿈치에 실린다. 이것이 보행을 하기 위해서 좋은 체중 지지 정렬 상태가 목표인 아동에서는 더 나은 선택이 된다. 후방지지 기립대도 전방지지 기립대로부터 얻을 수 있는 체중 지지의 많은 생리학적 장점을 역시 얻을 수 있는데 똑바로 선 자세에서의 환경 지각과 상호작용을 할 수 있다는 점이다. 후방지지 기립대의 변형은 그림 12.7과 12.8에서 볼 수 있다.

다른 모든 보조 기구와 마찬가지로 후방지지 기립대에서 어떤 때 병적이기도 한 보상 패턴이 나오는지 잘 사정해야만 한다. 후방지지 기립대에 있는 아동에서 흔히 나타나는 것은 등뼈 후만증과 머리를 앞으로 숙이고 있는 자세, 경추의 과다폄, 그리고 불균형적 근육 조절 상태로 인한 비대칭성이다. 만약 똑바로 서 있는 자세를 잘 견딜 수 없으면 뒤로 좀 기울어지게 되는데 이때 긴장성 목반사와

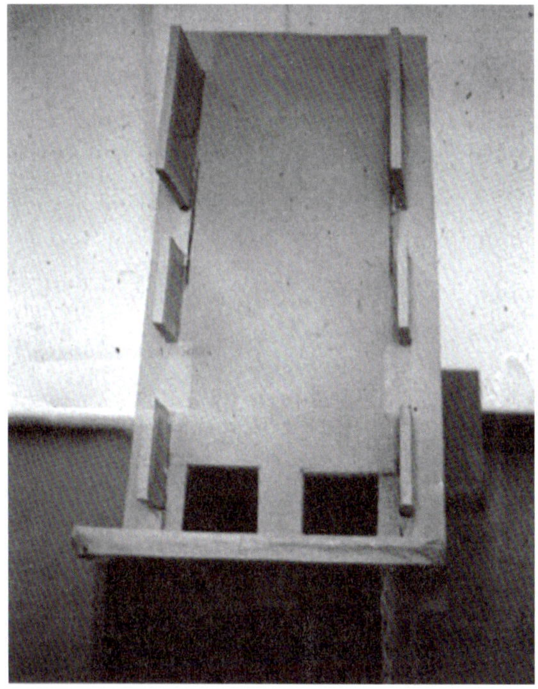

그림 12.7 Tri-wall로 만든 후방지지 기립대

모로 반사가 나타날 수 있다. 이러한 비정상적인 반사들은 반사가 잘 통합되어 있지 않은 아동 누구에서라도 후방지

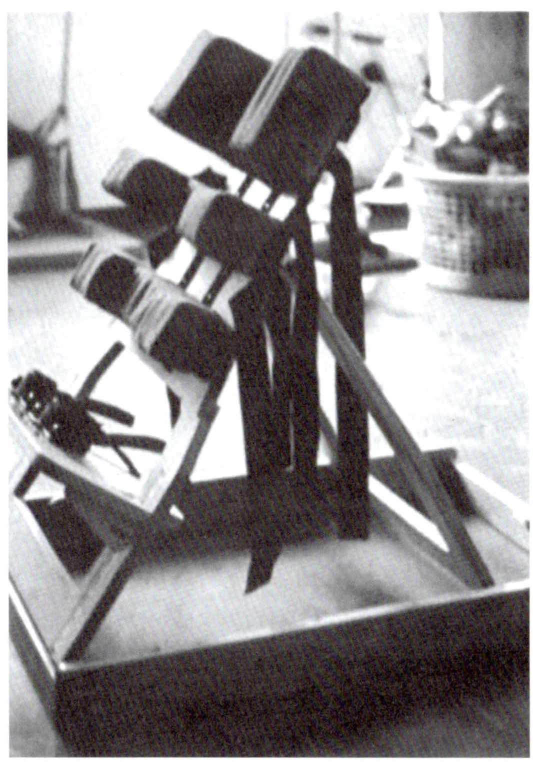

그림 12.8 나무로 만든 후방지지 기립대. 편안함을 위하여 충전재를 설치하였는데 이 기구는 온전히 부모가 디자인하고 만들었다.

지나 반쯤 기울인 자세에서 발생할 수 있다. 이런 아동은 중력에 반하여 움직일 수 없을 것이다. 정상 발달은 항중력으로 조절할 수 있어야 되기 때문에 후방지지에서의 증가된 반사 반응은 이와는 반대되는 것이다. 후방지지 기립대에서 아동의 상지 기능을 위해서는 특수 테이블 또는 이젤을 사용하여야 하기 때문에 그룹 활동에의 참여를 제약한다. 요즈음 후방지지 기립대 사용이 점점 증가하고 있다. 보조 기구의 다른 부분처럼, 장기적인 이득과 아동에게 주어진 후방지지 기립대와 관련된 위험을 측정하기 위해 주기적인 평가가 필요하다. 후방지지 기립대는 다양한 자세의 기립대로 통합시킬 수 있다.

기립대의 앉은 자세에서 서기 방법
Standers with Sit-to-Stand Option

아동은 휠체어에서 기립대에 앉은 자세로 이동될 수 있고, 전동 기립대는 아동을 선 자세로 올린다. 이 기구는 도움이 있거나 없이 아동이 선 자세를 달성하는데 용이성을 향상시키고, 기립대로 이동하는 동안 잠재적인 위험을 감소시킨다.

입식 테이블 Standing Tables

전통적인 입식 테이블은 고정되어 있음에도 불구하고 통용되고 있고, 특정 자녀의 서기 프로그램에 모두 필요할 수 있다. 입식 테이블은 붙박이 상부가 있기 때문에 주방용 조리대, 식탁, 학교 식판/화이트 보드 등과 같은 다른 표면에서의 사용과 호환되지 않는다. 입식 테이블의 다른 결점은 아동이 기구에 서기 위해 보통 성인이 필요하다는 것이다.

통합된 휠체어 서기 도구
Integrated Wheelchair Standing Devices

휠체어 서기 도구는 아동의 개인 휠체어에 통합된 서기 도구이다. 이는 수동 또는 전동으로 조절 가능하고, 수동 또는 전동 휠체어의 일부이다. 휠체어 기립대의 이점은 아동을 다른 기구로 옮길 필요 없이 아동이 설 수 있다는 것이다.[12] 아동은 더 자주, 임의로 설 수 있고, 서기 자세를 성취하는 데 더 독립적이며, 다른 높이에서 기능적 잡기를 달성할 수 있다. 곧바로 선 자세의 이점뿐만 아니라 수직 범위의 잡기가 증가하고, 또한 서기 도구로 이동시의 위험이 없어진다.[12]

통합된 휠체어 기립대는 하지에 동적 부하와 서기 및 선 자세에서 앉기 활동 동안 체중 부하의 이점을 제공한다. 동적 부하는 골격 정렬의 변화와 다양한 자세에서 체중 부하의 변화로 인해 여러 가지 서기/반 서기 자세를 발생시킨다. 아동은 휠체어 기립대에 서 있는 동안 환경으로 이동할 수 있고, 다른 표면과 기준점을 움직여 진동 효과를 통해 기능적 기회의 증가와 동적 부하를 얻을 수 있다.[12]

옆으로 누운 자세 Side-lying

옆으로 눕게 해주는 보조 기구 Side-lyers

옆으로 눕는 보조 기구는 특히 발달이 낮은 수준인 어린아동 또는 큰 아동에서 좋다. 이런 아동이 침대에 앉거나 누운 자세, 바닥에 누운 자세의 대안으로 특히 유용하다. 옆으로 눕게 해주는 보조 기구는 정교하게 만들 수도 있고 매우 간단하게 배게, 스트랩 그리고 기타 흔히 구입할 수 있는 아이템으로 만들기도 한다. 전형적으로 제작된 옆으로 눕는 기구는 그림 12.9에 있다. 이 기구를 사용시 목적은 다음과 같은 기준을 만족하여 옆으로 눕는 자세를 제공해 주는 데 있다:

1. 몸통은 가능한 대칭적이어야 한다.
2. 머리는 몸통과 함께 중립적 정렬 상태로 지지해주어야 한다.
3. 체중을 지지하는 사지(표면과 접촉하는 상지와 하지)는 약간 구부려져 있어야 한다.
4. 체중을 지지하지 않는 쪽의 팔 다리는 자유로워야 한다. 이러한 자세는 중심 자세로의 놀이를 도와주고 사지를 각각 움직이는데 도움이 되며 대칭적이고 중립적인 머리 및 몸통 정렬 상태에 도움이 된다. 대부분의 비정상적인 반사 활동에 관하여 이 자세는 중립적인 자세이기도 하다. 스트랩은 흔히 몸통, 골반 그리고 때로 체중을

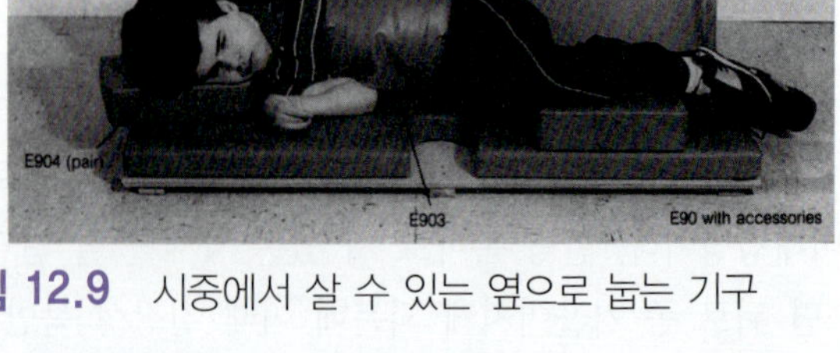

그림 12.9 시중에서 살 수 있는 옆으로 눕는 기구

지탱하고 있는 다리를 지지해준다. 배게 또는 안장 머리는 보통 엉덩 관절 벌림/모음 그리고 안쪽/가쪽돌림을 위한 중립 자세로 넙적다리 부위를 지지해준다. 아동이 이쪽 저쪽으로 눕는 것이 금기가 아니라면 기구는 양쪽으로 눕도록 되어 있어야 한다. 이 기구 사용 후 또는 기구를 사용하는 동안 아무런 보상 패턴이 일어나지 않는다는 것을 확인할 필요가 있기 때문에 자주 재사정을 해보아야 한다.

5. 잠재적으로 문제가 되는 영역은, 머리 지지대를 미는 반대힘으로 인한 목의 과다폄, 그리고 체중을 지탱하지 않는 쪽의 어깨가 굽힘되고 모음을 보이는 것이다. 이러한 문제들은 폄근의 과긴장을 보이는 아동에게 발생할 수 있다. 이 기구를 사용시 치료사는 목이 만성적으로 과다폄된 기관지절개술을 한 아동을 정렬할 때 주의해야 한다. 이러한 경우 둘 다에서 기도가 막히지 않도록, 또는 아동의 환기에 장애되지 않는 자세로 해주어야 한다.

옆으로 눕는 기구에 있을 때 한손이 좋은 정렬 상태로 고정이 되어 장난감이나 물건을 쉽게 조작할 수 있다 하더라도 아동은 수직면에 대해 수평면으로 장난감을 가지고 놀아야 하므로 이 자세가 지각적 발달에는 최적이 아니다. 즉, 통상의 기능적 시야에 대해 장난감을 90° 돌려놓는다. 아동이 명백한 또는 의심되는 지각 또는 인지에 어려움을 가지고 있지 않다면 옆으로 눕는 기구를 사용할 때 이러한 이상한 장난감의 위치는 금기는 아니다. 대부분 아동은 특히 자세를 이쪽에서 저쪽으로 돌아눕게 될 때 이런 문제를 쉽게 보상하고 이러한 자세의 변화를 좋아한다.

전반적으로 고려하여야 할 점
Overall Considerations for Positioning

비록 모든 자세 기구를 나열하지는 않았지만 기구를 선택하고 사용하는 문제를 설명하기 위하여 예를 들었다. 그리고 기구 사용에 따른 이점과 원하지 않는 영향에 대해서도 예를 들었다. 부정적 영향은 아동을 주기적으로 재사정함으로써 그리고 가족과 요원들을 교육해줌으로써 최소화할 수 있다. 양육자들이 기구 사용에 따라 발생할 수 있는 부정적 영향을 알고 있으면 이러한 부정적 영향의 조기 징후를 인지할 수 있을 것이다.

모든 소아물리치료사 및 보조 기구에 관여하는 물리치료사들이 그 기구의 사용 빈도와 시간을 결정해줄 것을 요구받는다. 유감스럽게도 정답은 없다고 봐야 한다. 지구력은 매일 변하는 변수에 달려있다. 특정하게 정한 사용 시간을 제안하기보다 치료사는 환자의 피로를 경고지침으로 삼기도 한다. 이러한 경고 징후에는 원하는 자세를 유지하는 것이 어려움, 비대칭의 증가, 불편감 호소, 불편함을 나타내는 얼굴 표정 그리고 움직이고 싶다고 말로 요구함 등이 포함되어 있다. 치료사는 언급된 어떤 징후라도 나타날 때까지 또는 최대 허용 시간 동안 기구를 사용하도록 권할 수 있다. 아동과 사용할 기구의 종류에 따라서 시간이 다르지만 거의 자세 조절을 할 수 없는 아동은 20~30분간의 사용이 권장된다. 기구 안에 있을 때에도 자세를 좀 바꾸고 체중 지지를 이동할 수 있다면 예를 들어, 1시간의 사용이 최대가 될 것이다. 여러 주 또는 여러 달 동안 점차 지구력을 늘려가는 것이 좋을 것이다. 매일 매일 조금씩 지구력이 늘어나는 것을 감지할 수 있을 것이다. 활동 수준상 보이는 매일의 변화는 누구에게나 정상적으로 나타나는 것인데 우리는 신체장애가 있는 아동들에게서도 이러한 변화가 있다는 것을 알아야 한다.

한 자세로 오랫동안 유지되는 것은 금기이다. 피로 이외에도 오랜 기간 한 자세로 있게 된 부정적인 영향에는 욕창, 관절 경직, 과긴장 및 고정된 자세로 인한 능동 및 수동적 관절 각도 감소가 있다.

▶ 이동을 위한 기구 Mobility equipment

보조 기구는 자세를 도와주는 이외에도 아동이 했던 기존의 독립적 이동 방식을 보완해주거나 또는 그렇지 않으면 전혀 이동할 수 없는 아동에게 이동할 기회를 제공해주기도 한다. 스쿠터 보드, 휠체어 이전의 도구 또는 바닥에서 사용할 수 있는 기타 기구는 오직 집, 교실에서만 적절하다. 휠체어 같은 기구는 지역사회 안에서 아동이 이동할 수 있게 해준다.

스쿠터 보드 Scooter Boards

스쿠터 보드는 충전재를 댄 납작한 보드이고 바퀴가 달려있다(그림 12.10). 보드위에 엎드려서 아동이 스스로

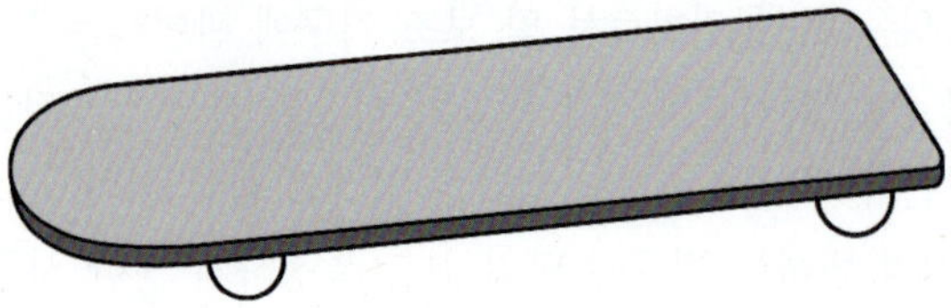

그림 12.10 스쿠터 보드는 바퀴가 달려있는 이동용 기구이며 아동이 또래와 함께 바닥에서 이동할 수 있게 해준다.

바닥을 손으로 밀어서 이동한다. 스쿠터 보드는 특히 유아 또는 어린 아동이 기어다니지 못하여 바닥에서의 놀이가 제약을 받을 때 특히 유용하다. 때로 스쿠터보드를 전방지지 기립대에 장착하여 바닥에서 이동하고 기립대처럼 세워 기구를 바꾸지 않고도 사용할 수 있게 만들기도 한다.

휠체어 이전 사용기구 Prewheelchair Device

18개월에서 5세사이의 아동은 이러한 기구를 이용하여 또래와 같이 놀 수 있다. 종종 카트로 불리며 아동이 오래 앉은 자세를 가정하고 손으로 추진하는 도구로, 수동 휠체어 추진과 유사하게 상지로 큰 바퀴를 움직여 카트를 추진한다. 여러 상업적 디자인을 사용할 수 있다(그림 12.11). 이 유형의 도구는 불가피하게 수동 휠체어를 타거나 바퀴가 달리 장치에서 추진 방법을 배우는 연령의 유아 아동을 위해 사용된다.

휠체어 Wheelchairs

앉은 자세의 올바른 정렬과 자세에 대해 이전에 언급한 모든 기준을 적용하고 이해하는 환자에게는 휠체어를 제공해줄 수 있다. 휠체어 구매시 선택할 수 있는 사양과 기타 다른 사양에 비하여 특정한 것을 선택하려는 절충안에 대해 알고 있는 것이 좋다.

계속 논의를 하기 전에 말해둘 것은 휠체어 산업은 계속 변하고 있어서 많은 정보를 알고 있는 능력있는 판매자, 제조사 또는 공인된 ATP의 존재가 재활팀에 중요하다. 제조사는 DME의 변화와 혁신에 대해 정보를 제공해줄 수 있고 휠체어의 변용성, 견고성, 비용, 그리고 특성에 대해 경쟁사의 제품과 비교하여 정보를 제공해줄 수 있다. 소아 의자에 대한 전형적인 주문서를 살펴보면 사양에 대해 토의하기가 제일 쉬울 것이다(보기 12.1). 이러한 양식은 통상적으로 판매자, 환자, 환자의 가족, 그리고 함께 일하는 물리치료사가 환자의 욕구에 맞도록 주문서를 작성한 것이다.

아동을 위해 휠체어를 선택할 때 먼저 논의할 것은 아동의 비독립적이거나 독립적인 이동이 필요한지 결정하는 것이다.[71] 전적인 휠체어 의존 이동은 어떤 이유로 휠체어(수동 추진이나 전동)로 독립적인 이동을 얻을 수 없는 아동을 위해 준비되어야 한다. 비독립적인 이동은 상지의 기능이 부족하거나 소근육 운동이 제한되거나 판단 및 인지 능력이 부족하거나 여러 물리적 손상과 장애로 인해 수동이나 전동 휠체어를 조작할 수 없는 아동에게 목적이 될 수 있다. 일부 아동은 전동 휠체어 구입의 자금이 부족하거나, 전동 휠체어 이동 수단이 부족하거나 집에 접근이 어려움과 같은 환경과 사회적 장벽 때문에 이동에서 의존적이다. 의존 이동 아동을 위한 휠체어는 유모차, 이동식 또는 여행용 의자, 수동 휠체어, 휠체어의 등받이 각도 조절을 포함한다. 아동의 독립적인 기능 향상의 목표가 중요하기 때문에 독립적인 이동의 단계의 성취를 위해 비독립적인 이동 확정 이전에 실현 가능한 방법은 연구되어야 한다.

아동이 적합한 휠체어로 독립적인 바퀴가 달린 이동을 달성할 수 있는 경우, 이 목표는 수동이나 전동 휠체어로 달성할 수 있을까? 전동 휠체어를 선택하는 이유는 (1) 심한 상지 근약화 (2) 수동 휠체어 추진을 방해하는 전신마비, 반신마비 또는 운동 장애 (3) 부적절한 상지 제어 (4) 극심한 피로 (5) 호흡 손상 (6) 외부나 사회와 같은 더 도전적인 환경에서의 활동 (7) 수동 휠체어 추진의 높은 신진대사 비용 (8) 휠체어의 장기적인 수동 추진으로부터 획득한 부상과 같은 남용에 따른 이차 손상의 우려.[11,13,17,18,72-76] 건강 관리 전문가는 전동 휠체어 선택을

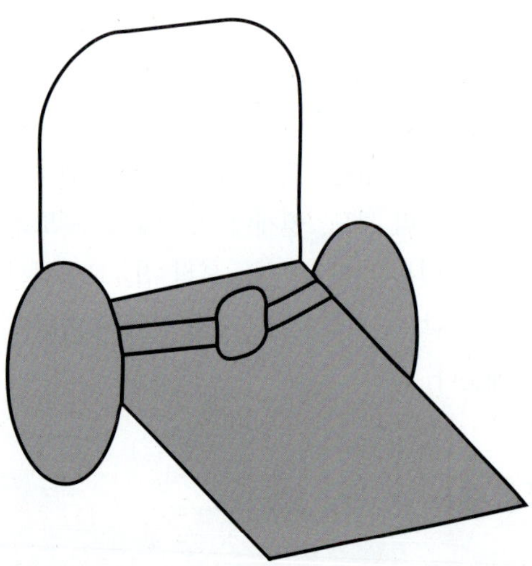

그림 12.11 프리휠체어는 아동이 바닥에서 움직일 수 있게 해주고 휠체어를 미는 상지 기능을 훈련할 수 있게 해준다.

보기 12.1 아동 휠체어 구매를 위한 주문서의 예

Effective July 5, 1993 **ORDER FORM**

Date: ______ P.O.#: ______
Buyer: ______ Customer#: ______

Bill To:
Name ______
Mailing Address ______
City ______ State ______ Zip ______
Phone (___) ______

□ **Drop Ship/Ship To:**
Name ______
Street Address ______
City ______ State ______ Zip ______
Phone (___) ______ Marked For ______

QUICKIE 2 □ ***Adult*** □ ***Kids***

COLOR □ ***Blue*** □ ***Black*** □ ***Red*** □ ***Midnight Purple*** □ ***Silver*** □ ***Sky White*** □ ***Teal*** □ ***Hot Pink*** □ ***Ultra Yellow*** □ ***Lavender*** □ Blue Sapphire □ Blk Diamond □ Candy Red

FRAME DIMENSIONS
Frame Width □ ***11″**** □ ***12″*** □ ***13″*** □ ***14″*** □ ***15″*** (Seat Width: 1/2″ Narrower) □ ***16″*** □ ***17″*** □ ***18″*** □ ***19″*** □ ***20″*** (*11″ Wide by Upholstery)

Sling Depth □ 10″ □ 11″ □ ***12″*** □ 13″ □ 14″ □ 15″ □ ***16″*** □ 17″[1] □ 18″[1]

Cushion □ ***2″*** □ ***3″*** □ ***4″*** □ Solid Seat[3] □ Omit Cushion □ Omit Seat Sling

BACKREST (Push Handles Std.) □ ***Low*** (8 1/2″–12″)[17] □ ***Med*** (12″–15 1/2″)[17] □ ***Tall*** (15 1/2″–19″)[17]
Backrest Options □ 8° Bend (Med & Tall)[17] □ Omit Push Handles[17] □ Depth Adjustable[18,11]
□ Omit Depth Adj Solid Back & Hardware □ Omit Depth Adj Solid Back Include Hardware
□ Swing-Away Adj Stroller Handles (Avail w/ Depth Adj Back Only) □ Solid Back[3,17]
□ Backrest Cushion[17] □ Adj Upholstery (Avail w/ 14″–20″ Frame Widths and Med or Tall Back Heights)[17]
□ Omit Back Upholstery[17] □ Omit Back Post & Upholstery[17]

FRAME SPECIFICATIONS
Frame Length □ Kids □ ***Reg*** □ Long □ Hemi[5] □ Long Hemi (17″–18″ Deep)[5]

Hanger Type □ ***60°*** □ ***70°*** □ ***90°*** □ ***70° V***[19] □ Hemi (60°) □ Omit Hangers
□ Articulating-Adult (15″–20″ Widths)[2]
□ Articulating-Kids (11″–16″ Widths; Std w/ 2″ footrest Ext Tubes and Adj Flip-Up Footplates)[2]
□ Impact Guards—Plastic □ Impact Guards—Neoprene

Footplates □ ***Composite***[9] □ Plastic Cover □ Reverse □ High Mount[6]
□ Foam[4] □ Angle Adj[9] □ Angle Adj High Mount[9] □ Omit Footplate
□ 90° Adj Flip-Up[4,8] □ 90°/90° Footboard[4,7] □ Extended[9]
□ Heel Loops □ Omit Leg Strap

Footrest Ext Tubes[20] □ ***Short*** (14″–16 1/2″; N/A w/Articulating Legrest) □ ***Med*** (16 1/2″–19″) □ ***Long*** (19″–21 1/2″)
□ Omit Ext Tubes

CASTERS □ ***8″ Pneumatic*** □ 8″ Polyurethane □ 5″ Low-Profile Polyurethane
□ 6″ Pneumatic □ 6″ Polyurethane □ Aluminum Caster Rim

Caster Options □ 3/4″ Longer Fork Stem Bolt □ 1 1/2″ Longer Fork Stem Bolt
□ Caster Pin Locks □ Omit Caster Wheels □ Quick-Release Caster Stems[21]

ARMRESTS □ ***Padded Swing-Away***[17] □ Omit Armrests
□ Adult—Height Adjustable w/Std Pad (10″) □ Adult—Height Adjustable w/Full-Length Pad (14″)
□ Kids—Height Adjustable w/Std Pad (10″) □ Kids—Height Adjustable w/Full-Length Pad (14″)

Stroller Handles □ Stroller Handles (Reg)[10,17] □ Stroller Handles (Tall)[10,17]

AXLE PLATE □ ***Std*** □ Amputee[11] □ Quad Release Axle Nuts
□ One-Arm Drive (Attach One-Arm Drive Supplemental Order Form)

REAR WHEELS
Rim □ Mag[12] □ ***Spoke*** □ Omit Rear Wheels/Axles

Size □ 20″ □ 22″ □ ***24″*** □ 26″ (3/4″ Stem Bolt Std w/26″ Wheels)

Tire □ ***Pneumatic*** □ Full-Profile Polyurethane[12] □ Airless Insert[12]
□ Low-Profile Polyurethane[13] □ Kevlar[13] □ High-Pressure Clincher (24″, 26″ Only)[18]

Handrim □ ***Aluminum*** □ Plastic Coated □ Long Tabs □ Omit Handrims

Projections □ Vertical[14] 20″/22″ 24″/26″
□ Oblique □ 6 □ 8 □ 10 □ 12

WHEEL LOCKS □ ***High-Push*** □ Low □ Omit
□ High-Pull □ Do Not Mount

Wheel Lock Options □ 6″ Ext Handles □ 9″ Ext Handles
□ Grade Aids (N/A w/ Polyurethane High-Pressure Clincher Tires or Kids Length Frames)

ACCESSORIES
□ Anti-Tip Tubes
□ Armrest Pouch (Hgt Adj)
□ Caddy
□ Crutch Holder
□ Front-End Stabilizer
□ Leg Strap
□ Leg Strap-Double
□ Spoke Guards
□ Transfer Board
□ Tool Kit

Backpack & Seat Pouch (Specify Color)
□ Adult ______
□ Kids ______
□ Seat Pouch ______

Clothing (Specify Color and Size)
□ Long Sleeve Shirt ______
□ Sweatshirt ______
□ Golf Shirt ______
□ T-Shirt ______
□ Jacket ______
□ Barrel Bag
□ Hat ______
□ Eyeglass Holders ______

Lifting Straps
□ Q2 Low[10,17]
□ Q2 Medium[10,17]
□ Q2 Tall[10,17]

Positioning Bolts
□ Long Velcro® Style (67″)
□ Short Velcro® Style (57″)
□ Long Buckle (64″)
□ Short Buckle (54″)

Side Guards
□ Fabric Kids
□ Fabric Regular
□ Plastic Kids[15]
□ Plastic Reg[15]

Touch-Up Paint
□ Color: ______

Wheelchair Tray Table
□ Extra Small 10″–12″
□ Small 13″–14″
□ Medium 15″–17″
□ Large 18″–20″

Special Instructions ______

Items in *Bold Italic* Print are Standard
1. Available only on long frame.
2. N/A w/high-push wheel locks.
3. 8° bend not available: 11″–15″ wide, 10″–15″ deep only.
4. Not available with heel loops: single leg strap standard.
5. Hemi hangers only.
6. Only available on 60° hangers and hemi hangers.
7. Available only with 11″–16″ frame widths.
8. Available only with 11″–16″ frame widths and 90° hangers.
9. Available on 14″–20″ widths.
10. Omit push handles.
11. Not available with swing-away armrest; height adj. available at swing-away price.
12. Not available on 26″ wheels.
13. Only available on 24″ wheels.
14. Not available with low-profile polyurethane tires.
15. Not available with height adjustable armrests.
16. Not available with mag wheels.
17. Not available with depth adjustable back.
18. Standard with 20″ solid back height and stroller handles.
19. Available with 16″–20″ frame widths and composite footplates only.
20. Not available with 90° hangers or articulating legrest-kids.
21. Not available with caster pin locks; not available with 3/4″, or 1 1/2″ lock stem bolt.

Specifications Subject to Change without Notice

제안할 수 있고, 이는 운동 부족으로 인한 체중 증가와 근력 손실을 가져온다. 이는 수동 휠체어를 선택하는 좋은 근거는 아니다. 앞에 기술한 것과 같이 기본 이동 도구는 최상의 독립성을 제공하도록 결정되어야 한다. 전동 이동을 사용하는 아동은 사용하지 않음으로 인한 근약화와 체중 증가를 방지하기 위한 운동을 해야 하지만, 지역사회에서 이동 능력은 그의 운동 습관과 연결되어서는 안 된다.[13]

수동 휠체어 선택에서 첫 번째 고려할 점이 휠체어 디자인이다. 독립적 이동을 위하여 수동 휠체어에서 두 가지 기본 사양이 존재한다: 단단한 프레임과 X-자형으로 접을 수 있는 휠체어가 있다. 대부분 사람들은 X-자형 접을 수 있는 휠체어에 익숙하고 이는 자동차로 운반하기 쉽고 집에 보관하기 쉽다. 딱딱한 프레임은 접을 수 없으나 바퀴는 뺄 수 있고 등받침을 내릴 수 있어 작은 상자 형태로 만들 수 있다. 단단한 프레임의 의자는 안정성이 좋고 쉽게 굴러가며 스포츠와 레크리에이션 활동에서 주로 선택된다. 많은 경우 일단 아동이 거기에 적응되면 가족은 단단한 휠체어가 접어지는 휠체어 만큼이나 다루기 쉽다는 것을 알게된다. 단단한 프레임 휠체어의 단점은 성장에 따른 재조정이 불가하고 이는 때때로 소아 환자에서 간과되기 쉬운 문제이다. 그러나 만약 잘 맞으면 많은 경우 수년간 사용할 수 있다.[†]

이전에 서술된 손상이나 장애로 수동 휠체어로 독립적으로 이동할 수 없는 아동에게는 전동 기구가 고려된다. 판매자와 공인된 ATP는 전동 휠체어, 세발이나 네발 바퀴 스쿠터, 세그웨이 등의 대안에 대해 상의해야 한다. 스쿠터(그림 12.12)는 표준 전동 휠체어보다 많이 저렴하다(거의 4,000~12,000달러에 비해 1,500~3,500달러).[‡] 부분으로 해체해서 더 가볍고 쉽게 집과 대중교통 수단으로 옮길 수 있고, 상대적으로 작동과 유지하는 법을 배우기가 쉽다. 또한 스쿠터는 또래에게 더 쉽게 받아들여지기 때문에 종종 아동과 부모가 선호한다. 단순한 표준 모델 플라스틱 의자에서부터 가장 정교하게 맞춤용으로 제작한 의자까지 어떠한 앉기 시스템이라도 스쿠터에 장착할 수 있다. 그러나 환자는 양손 사용이 가능해야 하고 스쿠터의 손잡이를 잡기 위해, 가속기를 밀고 조종하기 위해 팔을 어느 정도 뻗을 수 있어야 한다. 또한 앉는 균형이 최소한 중등도는 되어야 한다.

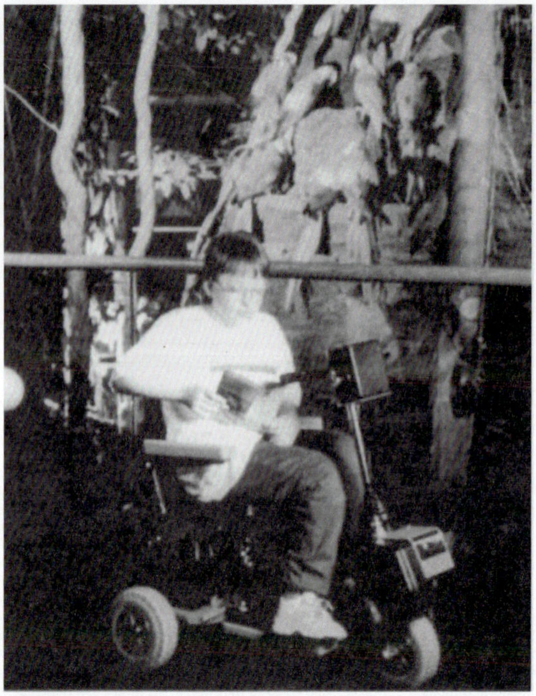

그림 12.12 세바퀴가 달린 스쿠터.

전통적인 전동 휠체어는 매우 무거우며, 쉽게 부분으로 해체할 수 없으며 일반적으로 이동을 위해서 밴이 필요하고 집으로 들어가는데 경사로나 계단이 없어야 한다. 그 이외에도 전기적으로 매우 복잡한데 이는 자주 세밀한 튜닝과 조절을 해야 한다는 뜻이다. 그러나 보통 환경 조절 시스템과 부가적인 의사소통 기술을 장착하고 자세 변경이(예; 리클라이닝) 가능하고 다양한 스위치 또는 기타 조절 장치의 사용이 가능하다. 전통적 전동 휠체어의 사용에는 좀 더 많은 시행착오 접근이 요구되고 완전히 잘 맞는 전동 휠체어를 찾아 환자가 이를 훈련하고 유지하는 것이 포함될 수 있다.

세그웨이®는 장애 아동이 사용하는 상대적으로 새로운 전동 도구이다. 이 개인적인 이동 도구는 바퀴가 2개이고, 대형 배터리로 운행되는 동적으로 안정화된 도구이다.[77] 본래 장애인, 십대, 청소년, 지체장애가 있는 퇴역 군인을 위해 제작되지는 않았지만, 세그웨이®가 실내와 외부, 거친 지형에서도 안전하게 접근할 수 있는 이동 도구임을 발견했다.[77-81] 또한 자동적으로 장애인으로 간주되지 않는 대학생의 경우 캠퍼스에 도착하는 안전하고 효율적인 수단이

---

† 견고하지만 약간의 높낮이 조절이 허용되는 견고한 휠체어가 고안되어 있다. 추가 정보는 제공업체로부터 얻을 수 있다.

‡ 필요한 좌석 및 위치 옵션과 추가적인 전자 옵션의 선택에 따라 가격이 크게 다르다.

다. 원래의 세그웨이®는 기구에 서 있을 수 있어야 하지만 의자가 포함된 새로운 부속품이 개발되었다.[82] 스쿠터나 세그웨이®는 장거리 기구가 요구되는 보행자에게 선호된다. 전통적인 전동 휠체어는 보통 온 종일 사용하는 더 포괄적인 이동 시스템이 요구되는 개인을 위해 준비된다. 전통적인 전동 휠체어 시스템이 고려된다면 전동 휠체어의 전문가에게 의뢰되어야 한다.

유아를 위한 동력 이동

Power Mobility for Young Children

전동 휠체어 조절을 익히기 위한 충분한 인지적 발달을 가지려면 더 나이가 들어야 한다는 잘못된 생각 때문에, 동력 이동의 사용은 나이든 아동을 위해 남겨두었다. 하지만 Botos 등의 2001년 연구에서 IQ55 이하의 아동은 전동 휠체어 사용을 위한 훈련을 받아야 하는 것으로 나타났다.[17] Botos 연구의 결과, 지금의 관념은 전동 휠체어 사용의 준비는 IQ보다는 원인과 결과, 방향, 공간관계, 문제해결의 개념을 이해하는 것과 같은 인지적인 능력에 달렸다.[13,17,72,83-85] 이러한 인지적 능력은 1세부터 발달하기 시작하고, 독립적인 이동은 아동의 심리사회적 및 인지 발달에 강력한 긍정적인 요소이다.[13,17,72,73,84-88]

11개월 이하 아동은 전동 휠체어 조작 능력이 입증되어야 한다.[13,89] 다른 연구에서 14개월,[72] 20개월,[11] 36개월[86] 아동은 전동 휠체어 사용을 학습할 수 있는 것으로 드러났다. Huang과 Galloway의 연구는 개조된 전동 자동차를 매우 어린 아동을 위한 저렴하고 새로운 수단의 동력 이동으로 보고하였다. 이러한 낮은 기술의 상업 장난감은 쉽게 사용할 수 있고, 3세 이하 아동이 독립적으로 이동하여 경험하고 환경을 우수하게 학습할 수 있게 한다.[87] 유아기의 이동력, 인지, 지각-운동 능력의 통합된 발달과 장애를 가진 매우 어린 아동의 연구는 독립적인 이동을 성취하는 수단으로 동력 이동의 고려를 지지한다.

휠체어의 적합과 사양을 위한 제안

Suggestions for Wheelchair Fitting and Options

일단 휠체어 종류가 전동, 수동인지 결정되면 크기, 사양과 잘 맞는지 살펴보아야 한다. 물리치료사는 이미 앞에서 말한 좋은 앉은 자세뿐 아니라 아래와 같은 사항을 생각해야 한다.

1. 좌석의 넓이는 성장을 감안하고 겨울에 입는 방한복까지 고려해야 한다. 대부분의 판매자는 양쪽으로 1인치 여유가 있는 것이 좋다고 한다. 너무 여유공간이 있으면 팔걸이를 사용해서 밀어야 할 경우 수동 휠체어를 효과적으로 밀기가 매우 어렵다. 대부분의 소아용은 1인치씩의 간격으로 구비한 개인맞춤용까지 있다. X-자형 프레임에서의 좌석 넓이의 조정은 십자 브레이스와 좌석 커버를 바꾸어서 조정한다. 단단한 프레임을 사용한 경우는 성장에 따른 조정이 되지 않는 것도 있다. 아동들의 경우는 커버가 미끄러운 것을 피하기 위해서 단단한 의자바닥에 쿠션을 댄다. 스펀지 또는 겔, 공기 등 다양한 재질로 속이 차 있는 쿠션을 사용한다. 쿠션은 특히 뼈가 튀어나와 있는 부위의 피부 손상을 예방할 뿐 아니라 의자 안에서 자세와 정렬 상태를 변경할 수 있게 해준다. 쿠션 높이가 높아질수록 휠체어 등받침과 팔걸이의 높이가 기능적으로 낮아지게 되며 발판이 상대적으로 환자에 비해 낮아지고 바퀴에 도달해야 하는 효과적인 환아의 팔길이가 달라질 수 있다. 키는 커졌지만 좌석 넓이 이상으로 몸이 커지지는 않은 성장 중인 아동이 이러한 테크닉을 사용하여 수개월 동안 휠체어 사용을 연장하기도 한다. 의자를 잴 때 쿠션 사용에 따른 변화를 고려해야 한다는 것을 기억하는 것이 중요하다(그림 12.13).
2. 의자 깊이는 편안하게 오금에 압박을 주지 않고 무릎관절을 구부릴 수 있게 해주는 정도가 되어야 한다. 아동들에서 업라이트 사이에 하드웨어를 넣은 단단한 등받침이 있으면 몇 인치 성장을 해도 괜찮다. 업라이트쪽으로 삽입물을 넣고 아동이 성장하면서 이것을 뒤쪽으로 이동시킨다. 그러나 수동으로 휠체어를 미는 에너지적으로 가장 효과적인 환자의 정렬 상태는 넙다리뼈의 큰돌기가 뒷바퀴 축 위에 놓이게 되고 휠체어와 앉은 사람의 무게의 40%가 앞 바퀴에 실리도록 한 자세이다.[75,76,90] 그러므로 임시적으로 좌석 깊이를 줄이고자 한 시도로 아동 뒤에 쿠션을 사용한 것과 과도하게 깊은 좌석 깊이를 조정하려고 삽입물을 넣는 것은 잘못된 것이다. 바퀴 축을 수평이나 수직으로 조정이 가능한데 그 정도는 의자의 프레임 크기를 포함한 여러 요인들에 따라 달라진다. 좌석깊이에 관한 또 다른 사항은 이미 언급한 일반적 앉기에 관한 원칙을 보기 바란다.
3. 이전에 언급한 바와 같이, 휠체어 dump는 뒤쪽보다 앞쪽이 두꺼운 쐐기형 쿠션으로 완성할 수 있다-좌석과

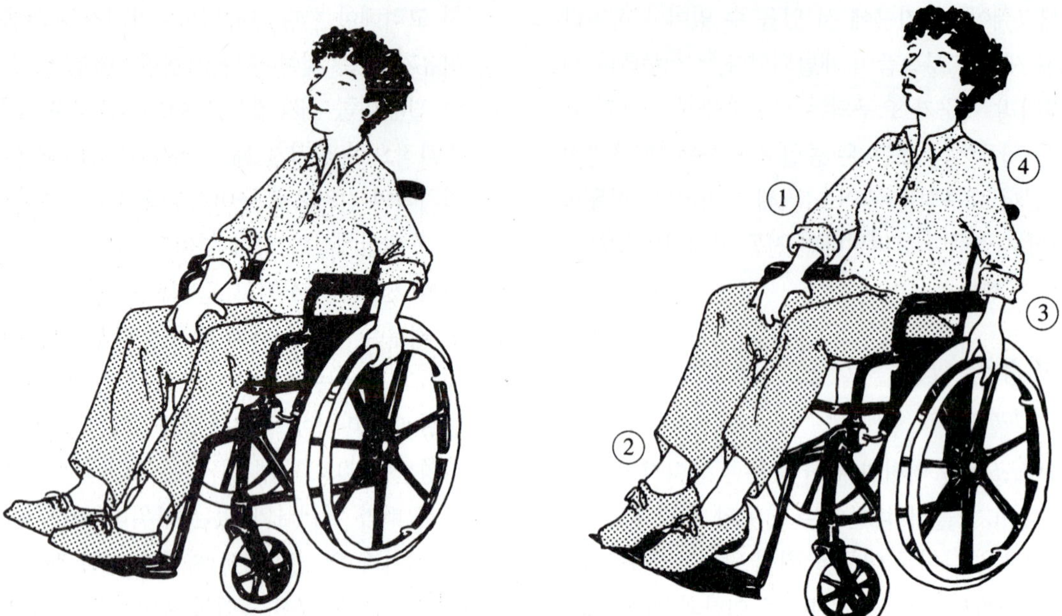

A B

그림 12.13 (A) 쿠션없이 아동이 적응하고 있다. (B) 쿠션을 사용하면 달라지는 것들: (1) 팔걸이 위의 팔의 위치; (2) 상대적인 다리길이; (3) 바퀴와 비교하여 상대적인 팔길이 그리고 (4) 등받침의 양(감소됨)

휠체어 등받이와 맞도록. dump를 높이는 다른 방법은 차축 거리 및 바닥과 비교하여 의자를 약간 뒤로 좌석과 등받이를 기울이는 것이다. 이러한 변경은 앞으로 미끄러지는 것을 피하기 위해 중력이 작용하여 아동을 의자 안으로 밀어 넣는다. 이러한 접근은 수동 및 전동 휠체어의 경사시스템을 포함하는데, 이는 좌석과 등받이 사이를 유지할 수 있지만 지면까지 좌석과 등받이의 각도를 조절할 수 있다.[63] 수동 및 전동 휠체어의 경사 시스템은 최적의 자세 정렬을 유지하면서 아동이 자주 체위 변경을 할 수 있게 한다. 휠체어 경사는 중력 자세를 제공하고, 아동의 편안함, 건강, 웰빙, 생리 기능, 정렬, 생체 역학, 이동, 신체 변형의 예방을 포함하여 아동의 편리함, 건강, 웰빙의 손상과 같은 다양한 문제를 해결하기 위해 효과적인 것으로 밝혀졌다.[63] 경사 시스템을 사용할 때, 특히 오금 공간에 압박되지 않도록 특히 주의해야 한다.[59] 리클라이닝 휠체어는 경사 시스템처럼 좌석과 등의 각도를 유지하지는 않지만 자주 자세 변경이 필요하거나 드러누운 자세에서 휴식이 필요한 아동에게 선택될 수 있다. 자주 휴식 기간을 필요로 하는 아동에게 리클라이닝 의자는 어디에서든 휴식을 제공하고 휠체어로 자주 이동할 때의 위험을 감소시킨다. 전동 리클라이닝 의자는 하루 중 적시에 아동의 독립적인 휴식 자세가 가능하게 한다.

4. 좋은 자세와 정렬을 손상시키지 않는다면, 휠체어 등받침은 이동성을 증진하고, 앉은 자세의 지구력을 향상시키고, 삽입물과 하드웨어를 제거하여 휠체어 중량을 감소시킨다. 수동 휠체어를 최대로 독립적으로 밀기 위하여 선호되는 등받침의 높이는 어깨뼈 바로 아래인데 이는 이전에 말했던 것처럼 최대로 자유롭게 상지를 움직이기 위해서이다. 그러나 일부 아동들은 더 높은 등받침과 머리 지지대 등 추가의 지지대가 필요하고 이러한 의자는 단단한 등받이를 갖추고 있다. 버스로 학교에 등교시 머리 지지대를 사용해야 할지에 대한 딜레마가 있다. 교통 안전규범상 이동 중에는 좌석 베개가 요구된다.[91] 아동은 흔히 머리 지지대가 없을 때 더 기능적이고, 이동 중에만 머리받침이 필요하다(고정된 자세에서는 머리 조절을 할 수 이지만 과도한 움직임에서는 피로를 경험하거나 제대로 발휘하지 못하는 아동). 슬링 타입의 등받침대에 머리받침대를 달기는 어렵다; 그러므로 뗄 수 있는 머리받침대를 장착한다는 것은 단단한 등받침대가 필요하다는 의미이다. 어떤 경우 이러한 동반사용은 독립성과 에너지 효율적인 면에서 보면 금기이다. 이러한 문제는 연방에서 인가된 보조의자나 휠체어로 이동하면 해결되고, 그렇기 때문에 아동의 주

휠체어에 머리 받침대를 부착할 필요는 없다.

5. 발판과 다리 받침의 선택과 설치는 환자의 손상과 휠체어 프레임과 앞바퀴 크기에 따라 처방된다. 양발에 각각의 발판이나 양발을 하나의 발판 등 개인적인 발판을 이용할 수 있다. 비록 무릎 관절의 90° 굽힘이 발바닥을 통한 체중 지지에 최적의 상태라고 알고 있지만 이러한 자세가 쉬운 것은 아니다. 판매자는 프레임 크기, 바퀴 크기, 그리고 환자를 고려하여 어떤 사양이 가능한지 가장 잘 말해줄 수 있다. 다양한 각도의 발판은 보조기를 착용한 발과 그렇지 않은 발 등 상황에 따라 적합하게 변경할 수 있다. 이동을 쉽게 하고, 분해하여 이동시 의자의 무게 감소를 위해 대부분 경우 떼어낼 수 있는 다리 받침대가 바람직하다. 의자를 눕히는 것이 가능하면, 다리 받침대를 올리는 것이 필요하다. 하지만 다리 받침대를 올리는 것은 의학적으로 필요하지 않으면 해서는 안 된다. 왜냐하면 의자에 무게가 더 실리게 되면 의자 조작을 더 어렵게 한다. 또한 오랜 시간 동안 휠체어에 앉은 자세에서 다리를 올리는 것은 의학적 권고 외에는 해서는 안 된다. 다리 받침대를 올리는 것은 체중을 뒤로 이동시켜 궁둥뼈 결절에 실리는 무게를 증가시키고 이로 인하여 피부 손상의 위험을 높이기 때문이다. 발판에 다리 위치를 유지하기 위해 다리 받침대가 필요하다면, 대안은 발판의 발목 스트랩이나 발 뒤꿈치 고정판이다. 아동의 발목을 감싸는 벨크로 스트랩도 발판에 발을 고정할 수 있지만 아동이 독립적으로 이동할 수 있다면 사용하지 않아야 한다. 만약, 아동의 발을 덮는 스트랩을 사용한다면 발볼인 발가락보다는 발목에 위치해야 한다. 왜냐하면, 발가락 스트랩은 하지 강직의 증가를 유도한다.

6. 에너지 효율적으로 휠체어를 전진시키는 것은 휠체어 바퀴 크기가 아주 중요하다. 이상적으로는 아동이 최고 높이에서 손잡이를 잡았을 때 팔굽이 100~120° 펴 되어야 한다.[75,92,93] 가장 바람직한 팔꿉 관절 각도는 바퀴의 지름뿐만 아니라 좌석 높이, 휠체어 쿠션, 팔 받침대 위치, 후방 차축을 포함한 좌석 높이 또한 고려한 것이다. 공기 타이어는 승차감이 편안(약간의 충격 흡수를 포함)하지만 일정하고 적절한 공기압을 유지하는 것이 필요하다. 충분히 공기가 들어있지 않은 타이어는 수동 추진에서 더 노력이 필요하다. 작은 아동은 몸무게가 적기 때문에 가외의 유지가 필요한 공기 타이어가 권장되지 않지만 나이 들고 무거운 아동에서는 울퉁불퉁한 곳을 다니기에 공기 타이어가 더 좋다.

7. 수동 휠체어의 안정성은 개인의 무게 중심의 높이(개인의 휠체어 좌석 높이에 영향을 받음), 중력 중심과 관련된 뒷바퀴의 축, 뒷바퀴 사이의 거리인 기저면의 폭에 달려있다. 뒷바퀴의 캠버를 높이면 측면 안정성이 증가된다. 바퀴 캠버는 바퀴의 수직 방향성을 말한다. 상단의 안쪽으로 바퀴를 구부리면 바퀴 사이 간격이 커짐에 따라 지지의 기저면이 확대되어 측면 안정성이 증가한다. 증가된 캠버는 휠체어의 수동적인 추진의 용이함 또는 증진된다. 뒷바퀴 캠버의 단점은 휠체어 폭이 증가하여 출입구와 좁은 공간을 통과하기 어렵다.[71]

8. 앞바퀴 크기는 최후에 판단해야 할 것이다. 작은 프레임의 의자에서 앞바퀴가 너무 크면 뒷바퀴와 앞바퀴 사이의 여유가 작아져서 뒷바퀴 축의 수평 조정 기능이 상실된다. 작은 타이어는 다루기 쉬운 점이 장점이나 틈 사이, 홈 등에 끼기 쉽다. 저자는 휠체어로 가장 자주 다녀야 할 바닥을 다닐 수 있게 해줄 수 있는 가장 작은 타이어를 추천한다. 앞바퀴 지름은 5인치부터 8인치 사이의 사양을 가지고 있다.[65]

9. 팔 받침대는 대칭적인 신체 정렬을 증진하고, 아동이 의자 밖으로 낙상하는 것을 방지한다. 팔 받침대 높이는 편안해야 하고 어깨의 무게를 덜어주고 추진을 위해 바퀴에 쉽게 손이 닿을 수 있어야 한다.[75,93] 기본적으로 팔 받침대의 형태는 관리가 쉬워야 한다. 경험 많은 휠체어 사용자는 팔 받침대가 없는 것을 더 선호한다; 그러나 버스운전사, 부모, 그리고 기타 양육자는 휠체어를 차 안팎으로 운반할 때 이 팔 받침대를 잡고 한다. 필요할 때 떼어낼 수 있는 팔 받침대는 도움이 되는데, 쉽게 이동하거나 탁자나 책상 가까이에 휠체어를 이동하기 위해 제거될 수 있다.

10. 바퀴 브레이크는 가장 다루기 쉬운 곳에 있어야 하고 환자의 능력이나 선호 방법에 따라 밀거나 잡아당기는 기술로 작동된다. 많은 회사들이 브레이크를 높이 또는 낮게 달을 수 있는 사양을 제공한다.

11. 안전벨트는 아동 휠체어의 필수적 요소이다. 안전벨트는 좌석과 등받이가 이루는 양쪽 모서리로부터 나오게 해서 골반의 아래 부위를 돌아 감싸게 해야 한다. 등받이 중간으로부터 돌아나오게 해서는 안 된다.

12. 걸림방지는 특히 어린 아동과 초심자 휠체어에 또한

필수적이다.

13. 랩 보드 또는 트레이는 특히 학령기 아동에서 유용하다. 만약 랩 보드를 사용한다면 의자의 전체적 넓이가 더 증가되지 않도록 장착할 수 있어야 한다. 투명한 Lucite 또는 기타 비슷한 재질로 만든 랩 보드는 불투명한 재질보다 더 선호된다. 투명한 랩 보드를 통하여 아동 스스로 다리와 하부 몸통을 볼 수 있어 긍정적 신체 이미지를 촉진해줄 수 있다. 이와 비슷하게 랩 보드를 통하여 아동 전체를 볼 수 있으므로 다른 사람과 아동의 상호작용에 긍정적인 영향을 준다.

14. 독립적으로 이동하는 어리거나 작은 아동을 위한 수동 휠체어는 필요시에 확장된 미는 손잡이가 장착될 수 있다. 또한 추가 안전을 위해 교환 작동 브레이크와 바퀴 잠금 장치를 장착할 수 있다.

15. 아동의 체중이 가벼운 무게의 휠체어 추진을 어렵게 만들지 않는다면, 경량 휠체어와 초경량 휠체어가 아동에게 바람직하다. 사용하는 동안 휠체어 무게는 부속품과 사양의 무게와 아동의 체중에 영향을 받고, 아동의 필요한 에너지에 영향을 미칠 것이다. 또한 무게는 이동을 위해 차량에 휠체어를 태울 때 요인이다.

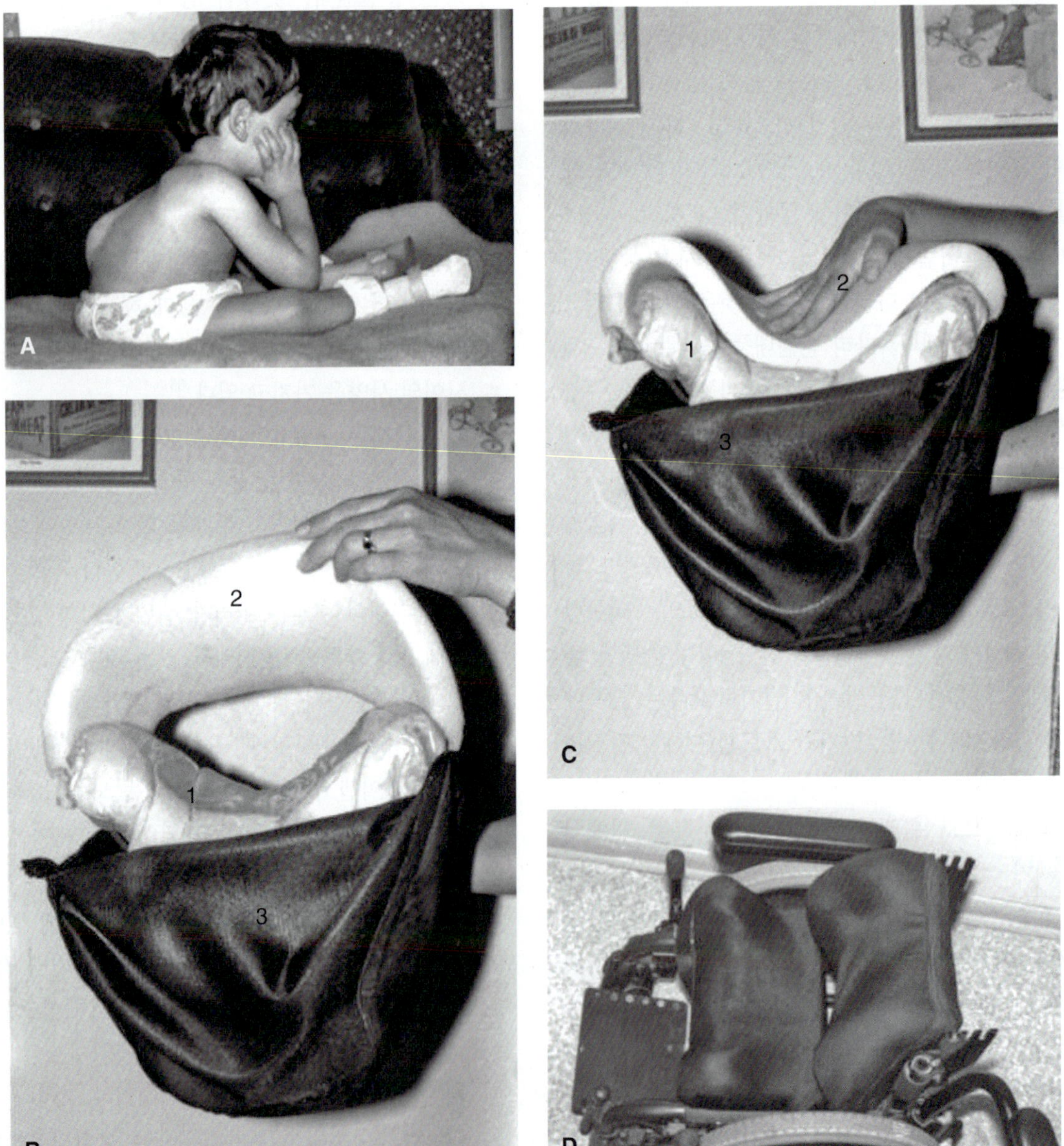

그림 12.14 **(A)** 후만증이 있는 척수막 탈출증 이동은 개별 맞춤 휠체어가 필요하다. **(B)** (1) 아동의 등 모양으로 굳힌 foam; (2) 압박으로부터 추가의 보호를 위한 연성 foam; (3) 휠체어 등받이 속 **(C)** (1) 굳힌 foam; (2) 부드러운 foam; (3) 휠체어 등받이 속 **(D)** 개별 맞춤등받이를 가지게 된 휠체어의 완성

Meiser와 McEwen의 2007년 척추막 탈출증을 동반한 척추갈림증이 있는 아동 2명을 대상으로 한 사례 연구를 보면, 아동과 부모는 경량 접이식 프레임 휠체어보다 초경량 고정 프레임 의자를 선호하는 것으로 나타났다.[94]

신체 변형과 같은 특별한 요구가 있는 아동은 휠체어를 조정해야 하고, 아동의 형태에 맞게 주문 제작한 휠체어는 여러 방법 중 하나이다. 유동체 발포 고무와 같은 제품을 사용하는 것도 한 방법이다. 아동은 유동체 재료로 채운 용기에 아동은 앉거나 등에 기대고, 변형된 부분을 감싸고 몇 분 뒤에 응고된다. 일단 경화되면 필요한 만큼 충전재를 대고 커버를 씌운다(그림 12.14).

일단 휠체어 처방이 끝나면 치료사와 공인된 ATP는 이 아동에게 치료사로서 최선의 선택을 한 것이라는 만족을 느껴야 한다. 어떤 의혹에 대해서는 보다 전문적인 치료사와, 다른 판매자, 또는 제조사와 토의하여야 한다. 치료사는 기구가 비싸다는 것을 항상 기억하고 보다 중요한 것은 선택된 기구는 아동이 이후 3~5년 동안 아동 삶의 질에 영향을 미칠 것이라는 점이다.

세발자전거 Tricycles

세발자전거를 이용하여 이동하는 것은 작은 아동에게는 재미있고 기능적이다. 특별히 변형된 세발자전거가 상품으로 나와 있거나 또는 표준 세발자전거를 변형시켜 사용할 수 있다. 변형은 손잡이를 수직으로 장착하고(몸통 굽힘근의 과긴장을 막고 항중력 몸통 폄근을 촉진), 벌림형의 안장, 등 지지대, 그리고 발걸이의 스트랩 등을 장착하는 등이다. 발 스트랩은 발가락끝을 감싸기보다는 휠체어 발판의 발목 스트랩과 같이 보통 발과 하지의 각도 부위에 적용한다. 발바닥의 볼 부분을 자극하지 않도록 하여 불필요한 발바닥쪽 굽힘 및 몸통과 하지의 과다 폄 되는 것을 방지한다. 비록 세발자전거가 이동 수단으로 어색할 때도 있지만, 지역사회 안에서는 적절하며 아동의 독립성 보완과 또래 상호작용에 중요하다.

두발자전거 Bicycles

두발자전거는 성장한 아동에게 독립적인 이동과 오락을 제공한다. 개조된 자전거는 시판되고 있고, 추가적으로 많은 수정이 가능하다. 일반적인 좌석 개조는 좌석벨트, 등받이, 페달과 브레이크 수정, 3개나 4개의 바퀴로 수정하는 것을 포함한다. 바퀴를 추진하는 방법 또한 손자전거로 수정할 수 있다. 일부 아동들에게 개조된 자전거는 장거리 이동, 에너지 절약, 운동 기회를 제공한다. 두발자전거는 장애가 없는 아동의 이동과 오락 수단이기 때문에 또래와 어울리는 것을 더 쉽게 도울 수 있다.

보행 트레이너 또는 보행 보조기
Gait Trainers or Support Walkers

보행 보조기라고도 하는 보행 트레이너는 전통적인 휴대용 보행기 및 조종하는 보행기보다 보행시 더 많은 도움이 필요한 어린이를 위한 장치이다. 이러한 장치를 사용하는 어린이는 걷기 위하여 부분 체중 지지, 몸통 지지와 앞팔 부위의 지지가 일반적으로 필요한 경우이다. 보행 트레이너는 독립적인 보행을 제공하기 위해 장기적으로 사용될 수도 있고 바퀴 달린 보행기나 앞팔 크러치와 같은 지지력이 적은 독립적인 이동의 발달 과정의 한 단계로 사용될 수도 있다. 2011년 임상 의사를 대상으로 한 Low 등의 전국 조사에서 많은 임상의들이 어린이들에게 보행 보조기를 사용하는 것으로 밝혀졌다. 어린이들의 1/3에서 1/2이 이동하는데 휴대용 보행기를 사용하고 있었다.[68,95] 여러 보행 트레이너가 상업적으로 이용 가능하다.

보행보조기는 독립적인 이동수단일 뿐만 아니라 일부 어린이에게는 다른 방법으로도 유익하다: 사회적 상호 작용을 위한 올바른 자세를 취하게 해 주고 상지 기능과 하체의 체중 부하와 같은 많은 좋은점을 제공한다(이 장의 앞에서 논의 됨). 체중 부하를 통한 장점은 주목할 만한 것이 있는데, 체중 부하는 동적이고 간헐적인 무게 받기로 시작되고, 이 전략은 겉질뼈의 미네랄 밀도를 높이는 것을 발견했다.

기타 이동 보조 기구 Other Mobility Aids

다양한 이동용 보조 기구들의 사용은 아동의 장해와 침범 정도에 따라 다르다. 어른이 사용하는 이동 보조 기구는 흔히 다음과 같은 것을 포함하여 아동에서도 사용된다.

1. Lofstrand 목발, 플랫폼 목발, 또는 겨드랑이 목발
2. 지팡이(J-형, T-형, 네발지팡이)
3. 워커(바퀴달린 것, 후방워커, 플랫폼 워커, 위로 손잡이가 달려있는 워커)
4. 일반적 하지보조기(복사뼈 위 보조기(SMO: supramalleolar orthosis), 단하지 보조기(AFO), 무릎-발목-발 보조기(KAFO), 고관절-슬관절-발목-발 보조기(HKAFO))
5. 특수 정형기구(파라포디움, 왕복 보행 보조기)
6. 보행이 불가능한 아동을 위한 수동/자동 리프트[100]
7. 휠체어 리프트[100]
8. 스포츠 휠체어와 기능성 휠체어

장애 아동의 이동
Transporting children with disabilities

뒷좌석의 특별한 요구가 있거나 없는 아동의 연령에 적합한 규제와 의자는 자동차 사고에서 심각한 부상을 줄인다.[101,102] AAP는 13세 이하의 모든 어린이는 뒷좌석에 태울 것을 권고한다. 2011년 현재, APP는 2세까지 또는 특정 카시트의 최대 신장과 무게에 도달할 때까지 후면 유아용 보조 의자를, 그 다음에는 신장 또는 무게가 제조품의 한계에 도달할 때까지 전면 유아용 보조 의자를 권고한다. APP는 더 나아가 아동이 성장하여 전면을 보는 유아용 보조 의자를 사용하지 못하는 경우 어린이용 보조 의자 안전 벨트 위치를 권고한다. 그리고 신장이 거의 4피트 5인치 정도되는 8세까지는 제조사의 지시를 따라야 한다. 8세에 제안된 신장에 도달하지 않은 어린이는 계속적으로 어린이용 보조 의자를 사용해야 한다. AAP는 적절한 유아용 보조 의자와 정확하고 안전한 사용을 위해 승인된 유아용 보조 의자 목록을 권고사항과 함께 관리하고 있다.[102] 손상이나 장애로 인해 이동해야 하는 동안 평평해야 하는 아동은 안전검사된 휴대용 유아 침대를 사용해야 한다.[102]

미국에서 모든 영아와 어린 아동의 이동을 위한 차량 안전 규제는 50개 주 모두에서 요구된다. 이러한 요구에도 불구하고 어린 장애 아동 차량을 규제하지 않아 문제가 된다. Korn 등의 2007년 연구에 따르면 이스라엘에서 신체적이나 행동적으로 복합적인 특별한 요구가 있는 아동의 가족용 차량에서 아동 안전 규제의 오용이나 미실행되고 있음을 발견하였다. 규제의 부정확하거나 오용의 원인은 고가의 기구, 아동의 기구 사용의 거부, 아동이 울거나 부모가 특별한 요구를 가진 안동을 위한 규제의 기술적 변경에 대한 지식의 중요성과 적절성이 부족하거나, 적절한 규제의 유용성 부족 때문이다.[103] 이 연구는 부모 교육의 필요성과 아동의 복합한 신체적 손상을 수용할 수 있도록 설계된 승인된 제조 규제의 필요성을 강조한다. O'Neil 등의 2009년 연구에서는 이스라엘 연구와 비교하였을 때, 규제의 사용이 더 많은 것으로 나타났지만, 규제의 잘못된 사용과 오용의 빈도는 여전히 발생되고 거의 73%였다.[104] 두 연구 집단 사이의 인구통계학적이고 문화적인 차이는 비사용의 차이를 설명할 수 있다. 그럼에도 두 연구의 오용의 정도는 공교육의 필요와 의학적, 신체적, 행동적 특수한 욕구를 가진 아동을 위한 차량 안전 규제 시스템의 계속적인 개발의 필요성을 나타낸다.

부모는 물리치료사에게 질문할 수도 있으며, 적절하고 안전한 유아용 보조 의자에 관한 조언과 제안을 하기 위해 아동의 손상과 욕구에 익숙해야 한다. 차량 안전 규제 시스템과 장애 아동의 적용에 대해 특별히 훈련된 물리치료사는 부모에게 조언을 가장 잘 할 수 있다. 특별한 건강 관리가 필요한 아동을 위한 안전 규제에 대한 APP 지침은 1999년 먼저 발표되었고 2006년에 재확인되었고 다음을 포함한다. 가능하면 표준 차량 안전 좌석이 연방 자동차 안전 기준을 충족; 필요하다면 안전 좌석의 측면을 지지하기 위해 수건을 말아서 이용, 아동용 고정 벨트의 시스템을 방해하지 않고; 차량 안전 좌석 규제의 수정 없이; 아동이 앞좌석에 타야만 한다면 에어백 끄기; 아동이 앞좌석에 타야만 한다면 가능한 멀리 좌석을 뒤로 움직이기; 의료기구는 아동 좌석 아래나 바닥에 고정; 허약한 아동은 뒷좌석에 아동과 함께 타기.[104] 벌림형 안장, 작은 좌석 웨지, 표준 유아용 보조 의자의 측면 지지와 같은 단순한 수정은 좌석과 안전의 온전함이 손상되지 않는 한 할 수 있다.

어린이 안전 요구와 일치한다면, 적절하게 정해진 표준 어린이 안전 시트를 사용할 필요가 있지만, 복잡한 개입이 필요한 아동을 위해서는 의료 차량 안전 좌석이 필요하다. 이러한 좌석은 표준 안전 좌석보다 고가이지만 표준 안전 좌석이 아동의 안전을 적절하게 제공할 수 없다면 사용되어야 한다.[104] 현재 이용할 수 있는 특별한 건강 관리가 필요한 아동을 위한 차량 안전 규제의 수가 많다. Britax Traveller Plus EL, Special Tomato MPS Car Seast,

Roosevelt Car Seat, Snug Seat Pilot Special Needs Booster, Hippo(Spica Cast) Car Seat, Recaro Monza Reha Adaptive Car Seat, Columbia Spirit Adjustable Positioning Sysetm(APS) Car Seat 등.[105] 물리치료사는 장애아동의 특수한 요구를 충족할 수 있는 좌석과 관련된 개조된 기구 판매자를 확인해야 한다.

아동을 이동하는 휠체어에는 머리 지지대가 있어야 하고, 일어서지 못하게 막는 기기가 확보되어야 한다. 휠체어에 부착된 랩 보드와 다른 기구는 제거되고 분리되어야 한다. 다음 사양은 인증을 통과한 휠체어로 아이를 이동하는 것이다.[106,107] 하지만 이러한 의자는 아이에게 유용하지 않을 수도 있다.

만약 아동이 휠체어에서 버스 의자로 안전히 이동할 수 있다면 그가 수행해야 한다. 좌석 벨트가 장착된 통학버스에서 아동의 앉기에서는 안전 조끼가 유용하다. 이것은 아동이 착용할 수 있고, 버스 좌석 벨트에 적당히 상·하지가 고정될 수 있도록 설치된 밧줄에 고정한다.[106,108] 특수한 요구를 가진 아동의 이동을 위해 연방에서 개발된 통학버스의 안전 지침은 웹사이트에 나와 있다.[109,110]

환기 장치와 같은 의료 기기는 종종 아동과 같이 이동된다. 빈 휠체어를 포함하여 어떤 의료 기기는 모든 탑승자 안전을 위해 개인용이든 대중 교통이든 차량 내에 고정될 필요가 있다.[106,111]

▶ 영아 및 유아를 위한 기구
Equipment for infants and toddlers

영아 및 유아의 욕구와 이러한 어린 아동들을 위해 사용 가능한 기구를 검토할 때 이런 연령대의 어린 아동들은 때로 진단받지 않았거나 또는 보이고 있는 발달 지연이 장기적인 장애 상태가 되지 않을 수도 있다는 것을 염두에 두어야 한다. 심장, 폐, 소화기계 그리고 기타 질환으로 오랜 기간의 입원이 필요한 아동의 운동 발달을 도와주는 기구의 혜택을 받을 수 있다.

표준 유아용 식탁 의자와 유모차는 장애를 가진 많은 영아와 소아에게 사용될 수 있다. 특별하게 디자인과 개조된 유아용 식탁 의자와 유모차 또한 이용 가능하다. 하지만 감각 손상을 가진 아동을 위해 기능적 기술의 발달을 억제하거나 방해하지 않게 조금씩 사용되어야 한다. 식사 시 좌석 기구는 안정감, 최상의 구강 운동 기능을 위한 대칭적 자세, 자유로운 상지 움직임을 제공한다. 영아의 좋은 식사 자세는 똑바로 앉고 몸통과 목이 약간 굽힘되고, 삼킴을 위해 몸통과 목의 과다폄을 막는 자세이다.

유모차와 유아용 식탁 의자에 적용되는 앉기와 자세잡기의 개념은 이번 장에서 논의하였다. 예를 들어, 유아용 식탁 의자나 유모차에 앉을 수 있는 유아는 적당한 엉덩 관절 굽힘(90°)되어야 하고, 손 사용을 위해 몸통 대칭과 중심선 촉진을 위한 지지가 되어야 한다. 오리지날 우산 또는 슬링 스타일 유모차는 엉덩 관절의 모음과 안쪽돌림 및 골반의 후방 경사를 조장하는데 이는 앉기 위한 좋은 자세 정렬의 요소는 아니고, 장애를 가진 영아나 유아에게 적합하지 않다. 우산 유모차라고 불리는 최신 유모차는 딱딱한 의자와 등받이로 되어 있는데, 이는 기존의 것과 같은 종류의 자세 이탈을 만들지 않는다.

영아와 유아를 위한 물리치료 중재는 운동 패턴 제어를 위한 정상 발달을 촉진하고, 보조 기구가 우세하지 않게 한다. 어린 아동과 함께하는 치료사는 아동이 혼자 놀이할 때, 움직임을 촉진하고 정적인 자세를 피하는 것에 대해 부모에게 소개해야 한다. 이러한 아동이 성장함에 따라 일부는 더 이상 장애가 없지만 다른 이들의 추가적인 징후를 개발하고 진단하는 것은 더 많은 증거가 될 수 있다. 후자 그룹의 아동은 지속적인 치료와 보조 도구가 필요한 가능성이 있고, 이전처럼 적절한 때에 평가되어야 한다.

입원 아동 Hospitalized Children

정상적 운동 발달은 감각 정보 입력과 그에 대한 일반적인 운동 반응, 탐구, 그리고 놀이를 통해 자유로운 반응의 통합된 처리이다. 정상적인 움직임의 패턴은 주동근과 길항근이 균형잡힌 상승적인 협응작용을 할 수 있을 때에 비로소 발달한다. 보조 기구는 동작뿐 아니라 감각 정보 입력을 제한하거나 단절시켜 이러한 과정을 방해할 수 있기 때문에 영아 및 유아에서 이러한 기구를 사용하는 것은 거의 권장되지 않는다.

입원 중인 아동의 움직임은 때로 모니터, 원격측정기구, 그리고 치료적 의학기구들에 의해 제한될 수 있다. 이런 필요한 장치에 이외의 기구를 더하는 것은 아동의 운동 발달에 역효과를 가져올 것이다. 입원 중인 아동의 목적은 종종 의학적 치료와 기구가 주는 제약 안에서 최적의 동작의 자유를 얻는데 있다. 이런 입원 중인 아동을 위한 물리치료는 안전하다면, 활동의 증진을 북돋아주고 외부적 제한 때문에 활동하기 어려운 아동에게는 그 동작 패턴을 촉진해 주어야 한다. 아동의 의학적 상태가 좋아지거나 퇴원할 때 안전 목적이라든지 신체 조절상 필요한 경우가 아니면 기구 사용은 여전히 제한된다.

호흡기에 의존하는 아동은 적지만 주요한 기구를 요구하는 인구는 증가하고 있다. 물리치료사가 호흡기 의존 아동의 퇴원 계획과 관리에의 참여 빈도가 점점 높아지고 있다. 만성 질환을 가지고 있는 아동들 예를 들어, 증상이 있는 Arnold-Chiari 기형을 가진 척수막 탈출증 아동의 여명은 의학기술의 발전으로 인해 늘어나고 있다. 이동용 호흡기와 제3기금이 있어서 이런 만성 질환으로 장기 입원 중인 아동을 사회의 능동적 일원으로 되돌려 보내는데 일조하고 있다. 이런 아동들은 때로 집으로 퇴원하여 학교에 가고 레크리에이션과 사회적 활동에 참여한다. 이러한 참여에는 생명 유지에 필수적 설비 즉, 이동용 호흡기와 배터리, 가습기, 산소보충기, 기도 흡인기와 카테터, 튜브, 엠브백 그리고 기타 항목들의 이동체계가 요구된다.

발달학적, 정형외과적, 그리고 호흡기적 욕구에 부응하기 위해서 이런 대상 환자들에게는 혁신적으로 접근해야 한다. 아동의 특수한 요구에 특정 기구들을 제작할 사람과 아동가족을 위해서 그런 일에 관심이 있는 판매자를 찾는 것이 중요하다. 많은 시행착오 노력은 호흡기 무게, 이상한 불균형, 다루기 어려움, 이런 기구 가까이 있으려는 아동의 욕구에 의해 야기되는 문제를 해결하려는 시도로까지 종종 확대된다. 그림 12.15와 12.16에서 보는 두 시스템은 아동과 가족의 욕구에 모두 부응할 수 있게 디자인되었다. 그림 12.15는 구매할 수 있는 이중 유모차를 보여주고 있는데 뒷좌석에 호흡기를 넣을 공간이 있고 배터리는 좌석 사이에 달려있게 디자인되어있다. 아동은 연령에 맞게 뒤로 비스듬하게 앉거나 똑바로 앉게 되어있고 비용 대비 효과적인 기구로 겉모습도 좋고 잘 다룰 수 있게 되어있다. 그림 12.16은 Snug Seat을 장착한 것인데 앞쪽의 발판에 배터리를 놓고 좌석의 뒤에는 호흡기를 달도록 되어있다. 환자의 위치는 밑에 놓인 기구를 쉽게 이용할 수 있을 만큼 높이 앉게 되고 흡인기 및 기타 처치를 하게 될 양육자에게도 적합하게 되어 있다. Snug Seat는 뒤로 45° 넘어가며, 자세 변경이나 성장에 따라 조정할 수 있다. 아동이 크면서 독립적 이동이 주요 관심사가 된다. 수동 또는 전동 휠체어를 아동 용도에 맞게 적용해볼 수 있다.§

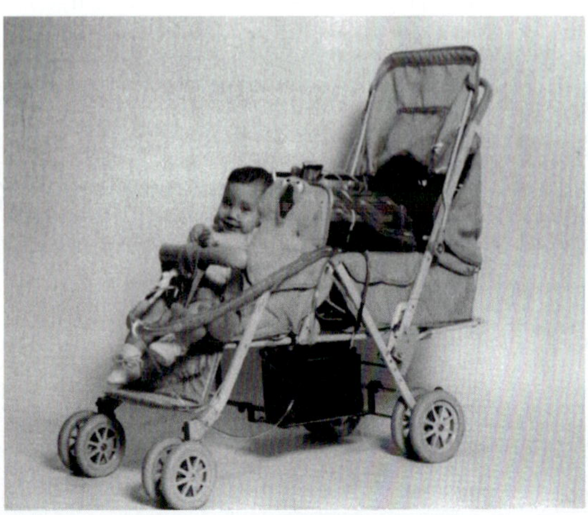

그림 12.15 시중에서 판매되는 이중 유모차

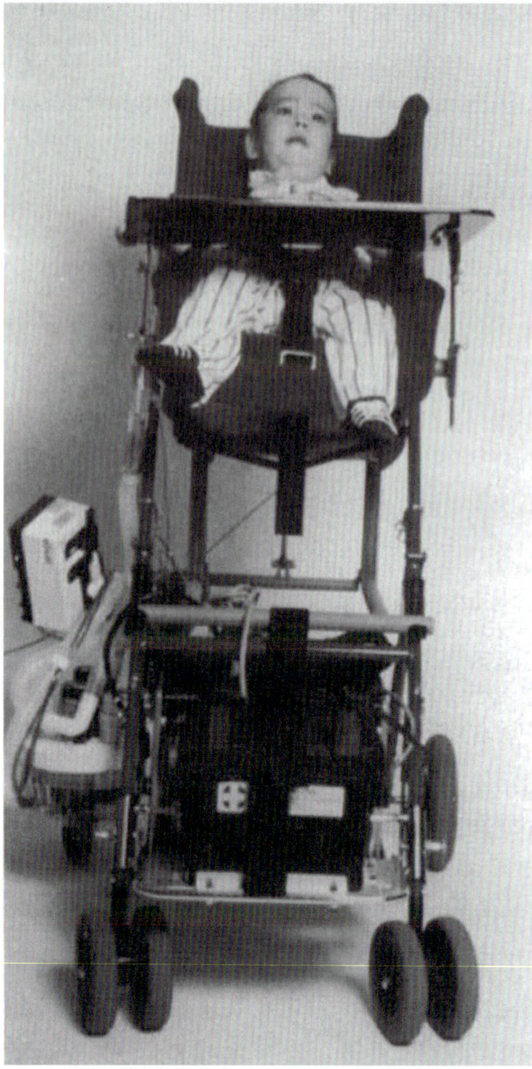

그림 12.16 환기 장치를 위해 개조된 Snug 좌석

신체 손상이 없는 영아 및 유아
Infants and Toddlers without Physical Impairments

신체 손상이 없는 아기와 유아가 흔히 사용하는 기구인 영아 그네, 점퍼, 아기 보행기, 운동 접시를 포함하여 생각해보자. 그것들의 장단점도 잘 모른 채 가족은 이러한 기구들을 흔하게 구입한다.

그네는 앞에 말한 네 가지 기구 중 가장 약한 것이다. 생후 첫해 동안에 어른이 보고 있으면서 사용하는 그네가 위험하다는 증거는 없다. 그네는 앞뒤로 움직여 전정 자극을 받게 해준다. 전정 자극은 특히 첫 2년 동안 정상적 균형과 자세 반응이 발달하는데 중요하다. 그네의 규칙적인 흔들림은 또한 영아를 진정시키는 효과도 있다. 비록 그네가 아동과 가족에게 즐거움과 편리함을 주지만 아동의 이동과 주위 환경을 탐색하는 기회를 제한하는 정도로까지 사용해서는 안 된다. 또한 영아에서 자세에 의한 사두증 발생의 증가는 후방 두개골의 압력과 관련이 있다. 그네, 아기띠와 같은 두개골에 지속적으로 압력을 주는 장치의 불필요한 봉쇄는 제한되어야 한다.

점퍼는 큰 케이블, 스프링 그리고 클램프를 사용하여 문 앞에 달아두는 기구이다. 다리를 뻗으면서 바닥을 밀면서 몸이 위아래로 튀어오르게 할 수 있다. 이러한 활동 동안 아동은 받게 되는 전정 감각을 즐기지만 주의해야 한다. 아동이 장난감을 향해 손을 뻗을 때 넘어지지 않는지, 문틀이나 구조물에 부딪히지 않는지 케이블 또는 스프링에 감기지 않는지 항시 살피고 있어야 한다. 점퍼는 제한된 사용만 하여도 엉덩 관절이 강하게 안쪽돌림하고 발목 관절이 강하게 발바닥쪽 굽힘하는 경향을 보이는 과도한 폄활동의 패턴이 발달할 수도 있다. 그 결과 어떤 아이들은 발끝으로 걷는 패턴을 보이기도 한다. 또한 하지에 반복적으로 너무 강한 충격을 주는 것은 연골과 성장판 손상의 위험이 있다. 이러한 잠재적 위험 이외에도 다른 기구와 같이 점퍼는 한 자세에서 다른 자세로의 변환의 기회를 주지 않게 되고 자유로운 동작을 제한하고 동작의 새로운 순차패턴을 익히는 것을 제약함으로써 정상 운동 발달 기술을 저해할 수도 있다. 안전문제와 비정상적 움직임 패턴의 감소를 이유로 물리치료사는 일반적으로 점퍼의 사용을 모든 아동에서 권하지 않는다.

보행기는 주로 부모가 아기의 보행기술 발달에 도움이 된다고 잘못 생각하여 보행이 어려운 아동들에게 사용하여 왔다. 아기 보행기는 잠재적으로 위험할 뿐 아니라 정상적인 보행 발달을 촉진해주지도 않는다.[112] 사실 실제로 운동 발달을 저해한다. Ridenour는 영아들에서 두발 보행에 관하여 자주, 규칙적으로 사용되는 유아 보행기의 효과에 대해 연구하였다. 그는 보행기가 여러 방식으로 영아의 보행 기전을 변형시킨다는 것을 발견하였다. 보행기를 사용했던 영아는 여전히 두발 보행은 할 수 있지만 그 기전에서의 여러 잘못을 보이는 것을 알 수 있었다.[113] 영아 보행기를 사용하면 보행의 패턴에 이점이 있지도, 정상 발달을 도와주지도 않는다. 이러한 보행기를 사용한 영아는 하지와 몸통을 구부리며 체중 지지를 하는 정렬 상태가 좋지 못하다. 아동이 기대면서 비대칭을 자주 보이고 발가락 끝으로 걷는 형태가 흔하다. 게다가 1986년 Crouchman이 연구한 결과 보행기에서 시간을 많이 보낸 정상 발달 중인 영아들에서 엎드려서 기기가 지연됨을 발견하였다[114]; Gqrrett 등은 2002년 연구에서 비슷한 결과를 얻었다.[112] 다양한 유형의 기기에서 하루 중 많은 시간을 보내는 유아는 연령에 적합한 신경 감각 자각이나[26] "터미 타임(tummy time)"을 경험하지 못하고 이동을 위한 다양한 방법이 발달하지 못한다. 보행기 대신에 운동 접시는 아동은 자세 잡기가 불리하며 아동의 높이와 접시 시트에 따라 나쁜 습관을 가지게 된다. 하지만 바퀴가 없기 때문에 아동에게 안전하다.

이러한 관찰 소견의 결과, 보행기를 더 이상 사용하지 않을 때는 그 역효과의 지속이 단시간이긴 하지만 보행기는 정상 운동 발달에 좋지 않다는 것을 발견하였다.[99,112-115] 영아의 보행기 사용과 정상 기술 발달 특히 보행과의 상관관계에 대한 앞으로의 연구가 더 필요하지만 대부분의 물리치료사들은 분명히 정상 발달 중인 영아들이 보행기를 사용하는 것은 권하지 않고 신경학적 결손이나 다른 신체적 손상이 의심되거나 보이는 영아들에선 강하게 금지한다. 보행기는 고유의 위험뿐만 아니라 운동기술의 발달을 방해하거나 지연시킬 수 있는 자세와 운동 행동을 촉진하기 때문에 치료사들은 보행기 사용을 그만 두게 한다. 운동 접시를 사용하게 되면 단기간에만 사용하도록 조언하고, 아동의 크기와 능력에 맞아야 한다.

아기 점퍼와 보행기, 운동 접시는 수천 건의 사고 및 다수의 사망자와 관련되어 왔다. 미국의 소비자 제품 안전

---

*§A very special thank you to the DME Shoppe and Joe Thieme (Naperville, IL) for creating these units and many more similar devices.

위원회에 따르면, 1993년도에 23,000명 이상이 보행기 관련 손상을 입었는데 대부분이 병원 응급실에서 볼 수 있었던 5~15개월 사이의 아기들이었다.[92,116] 2006년 Shields와 Smith의 연구에서 보면 1990~2001년 사이에 미국에서는 15개월 이하의 아기들에서 197,200건의 보행기 관련 손상이 있다고 하였다.[117] 1994년 원래의 보행기 디자인과 비슷하지만 바퀴가 없는 운동 접시가 개발되었다. 그 이후로 보행기와 관련된 부상 및 사망자 수가 급격하게 감소하였지만 그 이전에 만들어진 중고 보행기의 사용의 결과로 부상이 발상하였다.[117]

미국에서 지난 20년간, 보육 제품과 관련된 부상의 발생은 감소하였다. 2001~2011년 동안, 5세 이하에서 보행기, 점퍼, 연습기와 관련된 부상은 모두 43,000건 이상이었다.[118] 보고되지 않거나 병원의 응급실보다 진료소나 집에서 처리되는 부상을 고려하면 그 수는 더 높을 가능성이 있다. 1989년에서 1993년까지 11건의 보행기 관련 사망 사고가 있었다.[92,116] 2001년에서 2009년까지 5세 이하에서 13건의 보행기, 점퍼, 운동 접시와 관련된 사망 사고가 있었다.[118] 대부분 보행기가 걸려 넘어지거나, 계단에서 굴러 떨어진 것, 구조물이 튼튼하지 못하여 주저 앉는 것, 손가락이 끼이는 사고였다. 부상의 형태는 피부 벗겨짐, 찢어짐, 골절, 화상 중독, 심한 머리 손상, 사망이었다.[92]

일상생활동작 Activities of daily living

비록 이 장에서 강하게 강조하지는 않지만 일상생활동작을 간단히 말하려고 한다. 장해가 있는 영아 및 유아의 ADLs은 주요관심사는 아니지만 좀 더 성장하고 자신을 관리할 수 있게 되면서 그 중요성이 증가한다. 가족이 보통 아동의 ADL을 해주기 때문에 치료 목적으로서의 ADLs 문제를 간과하거나 아동이 성장하면서 고려되지 않는다.

화장실과 욕실 Toileting and Bathing

ADLs을 위한 기구 중 특히 화장실과 욕실은 이 장에서 설명한 사용 기구와 같은 가이드라인에 따라 사정되어야 한다. 좋은 화장실 자세에 대한 관심은 아동의 편리함을 증진한다. 적절한 자세와 기구의 결핍은 대소변 기능에 장애가 되고 용변 훈련을 지연시킬 수 있다.[4]

좋은 의자 기준은 아동의 변기에도 적용할 수 있다. 외전 안장 수직 핸들(아동의 대칭을 유지하고 굽힘근 과긴장 감소하기 위함), 코너 형태의 등받침, 그리고 발판을 더하여 변기를 변형시킬 수 있다. 좋은 자세의 필수요건은 아동의 엉덩 관절과 무릎 관절이 90° 굽힘되고, 발바닥은 평평하게 바닥이나 발판, 스툴 위에 놓이게 되는 것이다. 이러한 자세는 과긴장이 있는 아동에서 폄경직을 제한하는데 도움이 되고 또한 복부근을 이완하고 안전함을 느끼는데 도움이 된다. 만약 아동이 안전하게 느끼면 자신감이 생기고 이완되어 화장실 훈련을 빠르고 쉽게 계속할 수 있다.

일부는 발스툴과 같은 단순한 도구의 도움으로 변기에서 좋은 자세를 취할 수 있어도, 많은 아동들은 더 많은 지지를 필요로 하기 때문에 더 복잡한 의자 준비가 필요하다. 침대 옆 화장실에서부터 변기로의 이동을 용이하게 하는 휠체어 조정까지 다양한 변기 보조도구와 기구가 있다. 특정 고객에게 적절한 도구를 선택하기 위해 기구 카달로그나 웹 사이트에 의뢰하거나 판매자와 의논할 수 있다.

욕조의자를 선택할 때는 욕조 안에서 쉽게 다룰 수 있는 것과 아동의 안전이 주요 목적이다. 비록 많은 욕조의자가 있지만 아동이 나이들고 무거워짐에 따라 아동의 사용과 안전 모두를 만족시키는 완전한 의자를 발견하기는 어렵다. 판매자는 실제 사용과 검사를 위한 샘플로 욕조의자를 제공하여야 한다. 가족은 자신들 집의 환경 장애 및 아동의 신체 욕구에 따라 어떤 욕조의자가 가장 안전한지, 가장 적절한 해결안인지 결정해야 한다.

식사 Feeding

신체 손상에도 불구하고 성장하는 아동의 영양을 유지하는 것은 부모에게 어려움이며 아동과 부모 모두에게 좌절을 줄 수도 있다. 화장실과 욕실에서처럼 식사에서도 좋은 자세를 취하는 것이 먼저이다. 이는 독립적인 식사를 하든, 식사에 보조가 필요하든 상관없다. 이전에 언급했던 좋은 의자의 기본 원칙의 적용은 표준 유아용 식탁 의자나 보통의 식탁 의자를 사용하든 의자 보조 도구의 도움을 받든 (1) 아동이 독립적으로 먹을 수 있게 하고 (2) 양육자가 아동에게 음식을 주는 능력을 향상 (3) 더 많은 식사 보조 도구 요구가 감소한다. 식사 보조 도구는 재활 카달로그나 웹사이트에서 발견할 수 있다.

놀이 Playing

장난감은 아동 놀이의 도구이다. 장난감을 이용한 놀이는 아동의 감각운동, 지각, 심리사회적, 운동발달을 강화한다. 때로 장애 아동은 놀이를 위한 자세 잡기가 필요하다. 놀이 자세는 다양하고 발달적으로 적합해야 하며 자세에 대한 지원은 성인이나 간단한 기구로 가능하다.

어떤 장애 아동은 많은 시판되는 장난감 놀이가 어려울 수 있다. 스위치 기전을 바꾸거나 잡기 쉽게 조정하는 것과 같은 방법으로 장난감을 개조할 수 있다. 게다가 아동의 발달 수준과 능력을 고려한 장난감 개조는 장난감 선택에서 중요하다. 부모와 치료사는 아동의 특별한 요구에 맞는 장난감을 간과해서는 안 된다; 이러한 것들은 인터넷이나 카달로그에서 발견할 수 있다. 또한 보편적 설계에 대한 강조가 증대됨에 따라, 현재와 미래에 다양한 장애 아동의 연령과 능력에 맞는 많은 장난감을 일반적인 장난감 가게에서 발견할 수 있을 것이다. 치료사는 부모가 아동에게 최선의 장난감을 고르는 것을 도울 수 있다. 결국 아동에게 적합한 장난감의 제공과 놀이 목표는 양육의 중요한 측면이고 발달의 모든 범위를 배울 수 있게 돕는다.

접속 기술 Access technologies

접속 기술은 "기술은 심한 신체 손상을 가진 사용자의 흥미가 의사소통이나 환경 제어와 같이 기능적으로 상호작용하게 한다"고 설명한다.[119(p204)] 특정 방안에의 접근은 과학 기술로 구성된다. 사용자와 사용자 인터페이스, 과제, 환경이나 사이트 접근은 사용자의 하루 동안 변화한다. 역사적으로, 과학 기술에 접근 가능한 사용자 인터페이스는 특정 물리적 움직임에 의해 제어되는 위치나 기울기, 힘, 공기압을 변화시켜 활성화되는 기계적인 스위치가 있다. 이러한 기계적 스위치는 신뢰롭고, 유용하고 비교적 조작이 단순하다. 하지만 사용자는 기계적 스위치를 제어하는 최소한의 일관된 움직임을 가져야 하고, 스위치는 보통 제어하기 어려운 신체의 사용을 제외한 위치에 장착되고 인지적 및 신체적 피로를 가진 사람에게 이상적이다.[119]

2008년 문헌 연구를 보면, 접속 기술은 심하고 복합 손상을 가진 사람을 위한 많은 새로운 기술로 다음을 포함하는 것으로 확인되었다; 적외선 감지; 표면 전극; 안구도 기록 센서, 안구움직임이나 응시로 컴퓨터 커서를 움직임; 컴퓨터 비전, 카메라를 이용하여 사용자의 안면 특징을 추적하여 커서 움직임을 제어하는 시스템; 피부 전기 활동; 뇌파검사, 뇌파측정법, 겉질 내 기록, 3가지 유형의 뇌-컴퓨터 인터페이스. 음성 활성화 스위치와 음성 인식 기반 기술 또한 지속적으로 발전하고 있다.[119]

개조된 기구(예를 들어, 경사로, 리프트, 손잡이)를 사용하는 사람을 위한 환경의 조정을 환경과 상호작용을 최대화할 수 있다.[4,120] 보조 공학과 환경 상호작용의 결합은 AT-EI로 불리기도 한다.[120]

의사소통 시스템 Communication Systems

의사소통 시스템은 접속 기술의 하위 유형이다. 이번 장에서는 자세, 이동, ADL 요구(예를 들어, 아동의 신체적 요구)에 초점이 맞추어져 있지만, 의사소통 기구에 대한 고려도 간단히 언급하는 것이 중요하다. 이러한 도구는 완전 청력 손상이나 일부 청력 손상이 있는 아동, 초기 말 장애나 부분적인 시력 장애, 완전 맹, 운동 손상이 있는 아동에게 이용된다.

물리치료사는 일반적으로 두 가지 이유에서 의사소통 기구를 잘 알고 있어야 한다. 먼저 치료 상황에서 아동과의 상호작용이 필요하다. 간략한 요약은 마주할 수도 있는 다양한 유형의 의사소통 도구를 독자에게 더 익숙하게 한다. 물리치료사가 조정된 의사소통 시스템을 이해하는 것의 두 번째 이유는 이러한 전략은 사용자의 인터페이스로서 제어된 움직임을 요구하기 때문이다. 물리치료사는 아동이 의사소통 전략의 성공적인 사용을 촉진하는 움직임 문제를 돕는다. 때때로 물리치료사는 의사소통 시스템을 위해 적절한 운동 제어를 발달시키기 위해 말과 언어 병리학자와 가까이 일하기도 한다.

청력 손상이 있는 아동은 보청기, 증폭된 전화기, 교실 증폭 시스템이 필요할 수 있다. 그들은 또한 조정된 공학이 필요하지 않은 미국 수화같은 몸짓 의사소통 시스템을 사용하는데 이는 다음 단락 세션에서 설명하겠다.

시각적 또는 진동 단서를 사용하여 청력 손상이 있는 사람이 기능과 안전을 위해 시각적 또는 진동 단서를 사용하여 전화기, 초인종, 화재경보기, 시계 알람, 자동차 경적에 집중하게 하는 기기는 중요한 보조도구이다. 듣지 못하거나 들을 수 있는 사람과 전화기를 이용하여 대화하는 것

은 통신장치(TDD) 또는 전화 또는 인터넷 연결을 통한 영상중계 기술로 성공할 수 있다.[5,6]

시력 손상이 있는 사람은 확대 도구, 녹음된 책과 신문, 스캔 인쇄물과 합성 음성이나 전자 점자로 출력되는 컴퓨터 읽기 시스템을 사용한다. 점자기는 컴퓨터 및 컴퓨터와 같은 기계 장치에서 진화되어 왔고, 편집이 가능하고 개인적으로 지나간 자료를 읽고 단어 또는 점자로 표시한다.[5,6]

확대된 의사소통 전략은 몸짓, 몸짓 보조, 신경-보조로 분류한다.[121]

몸짓 전략 Gestural Strategies

몸짓은 도움이 없는 체계이고 별다른 기구가 필요없다. 일반적으로 얼굴과 상지의 움직임을 이용하여 시각적으로 메시지를 전달한다. 스마일, 끄덕거림, 머리를 흔듬, 기타 머리와 눈의 움직임, 손짓이 전형적인 몸짓 보완의사소통 전략이다.

그 이외에도 여러 몸짓 의사소통 시스템이 사용될 수 있다. 여기에는 미국 신호화 언어(ASL), 미국 인디언 수화(Amer-Ind), 매뉴얼 속기, 손가락으로 철자 쓰기, 눈 깜박임의 신호화, 그리고 몸짓 모스 부호 등이 있다.[5,121-124]

몸짓-보조 전략 Gestural Assisted Strategies

이러한 보조적 의사소통 전략은 보조 기구 형태의 의사소통판 또는 상징 체계의 디스플레이가 필요한데 이는 동작이나 몸짓에 의해 활성화되는 형태이다. 이러한 전략의 사용자는 자신들의 메시지가 전달될 수 있도록 디스플레이에 있는 요소를 지적한다.[6,121,122]

몸짓은 머리, 상지 또는 눈을 움직이는 형태이다. 만약 머리동작을 사용한다면 헤드 포인터가 필요하다. 마이크로컴퓨터를 이용하여 근 수축으로 활성화되는 전자스위치가 디스플레이를 조절하는 경우는 간접적으로 동작을 이용하는 경우이다. 스위치를 활성화하려면 손가락, 머리, 발, 그리고 눈썹 등의 움직임이 필요하다. 스위치를 조이스틱, 버튼 누름(키보드 형태), 패드, 공을 쥐어짜기, 튜브를 불거나 빨아들이기(빨아들이고 부는 스위치) 등으로 조절된다. 시각적 기호를 선택하기 위한 움직임으로 적외선 감지장치가 사용될 수 있고, 적외선 전송 모듈은 헤드 스틱이나 안경에 장착된다.[119]

몸짓-보조 의사소통 도구는 사진 그림, 철자, 인쇄된 단어를 디스플레이에 부착한 것과 같은 단순한 시각적 상징일 수도 있다. 이러한 의사소통 전략의 범주에는 Picsyms, Sigsymbols, Blissymbols, Rebuses와 같은 특수한 시스템이 포한된다.[6,121,122] 음성 출력 의사소통 도구(VOCA)로 알려진 컴퓨터 의사소통 보드는 단어, 그림, 상징을 직접 선택하기 위해 몸짓 인터페이스를 사용하고, 스위치 활성화를 위해 터치, 조이스틱 조작, 헤드 포인터, 눈 응시나 다른 몸짓을 사용한다. 합성된 음성이나 디지털 음성으로 산출된다.[5,6]

몸짓-보조 의사소통 도구는 상업적인 것을 이용할 수 있다. 하지만 특정 아동의 요구에 맞추었을 때 일반적으로 가장 효과적이다. 컴퓨터 소프트웨어는 사용자에 맞춤 그림 보드로 사용될 수 있다.[6]

신경-보조 전략 Neuro-assisted Strategies

이 보조 의사소통 전략도 역시 디스플레이를 사용한다. 스위치를 작동하는데 몸짓을 이용하는 몸짓-보조 전략과는 달리 근육활동전위같은 생체 전기 신호에 의해 디스플레이를 활성화한다. 이러한 기구는 운동 손상이 심하여 몸짓을 위한 신체움직임을 할 수 없는 아동에게 가장 필요하다. 몸짓-보조시스템과 같은 디스플레이를 사용하는데 스위치는 두피에 부착한 표면전극 또는 선택된 근육활동(근전도)에 의해 조절된다.[121] 뇌파측정법과 겉질 내 코딩 기술의 발전, 전극을 뇌에 이식한 뇌-컴퓨터 인터페이스는 신경 보조 과학 기술들이다. 피부 전기 기술은 자율신경계를 통한 피부 전도율의 변화를 측정하기 위해 피부전극을 사용한다.[119]

환경 제어 Environmental Controls

기능 제약(disability)이 있는 개인은 다양한 환경에서 활동해야 한다. 따라서 일상생활에서 특별한 활동을 수행하는 능력은 상황과 관련해서 고려되어야 한다. 때론 특별한 환경은 개인이 효과적으로 상호작용하거나 환경을 제어하지 못하게 하고, 활동을 더 어렵게 만들거나 불가능하게 만든다. 개인이 사회의 건축상이나 사고방식의 장벽으로 특정 환경에서 활동할 수 없음을 WHO에서는 사회적 불이익(handicap)으로 부른다.[125] 아동이 활동해야 하는 환경 상황은 다양하고, 개별 아동의 연령, 흥미, 가족 문화에 따라 다르다. 대체로 아동은 가정, 놀이, 학교에서 활동하고 청소년은 직업 환경에서 활동할 수 있다.

환경 제어 시스템은 접속 기술의 다른 하위 그룹이다. 하나의 환경에서 적합한 보조 공학은 때론 다른 환경에서 수정되어 기능할 수 있다. 대신에 환경은 경사로, 리프트, 손잡이와 같은 기구로 개인의 상호작용을 최적화하도록 변형될 수 있다.[4,120] 환경의 변화는 건축상의 또는 지형 조정이 요구될 수 있으며, 환경 접속 기술을 사용한다. 기능적인 구조와 지형 장벽의 제거는 이 장의 내용 범위를 벗어난다. 하지만 환경 제어 기술의 소개는 기본적인 것이고 적절하다.

연령에 따라 아동은 가정과 놀이 환경을 제어하는 적당한 능력이 요구된다. 방의 조명, 텔레비전, 라디오, 주방 가전제품, 장난감, 주위 온도, 문, 창문, 블라인드를 조절하는 능력은 아동의 독립성과 자신감을 크게 증진시킨다. 제어 장치는 환경 제어 장치에 별도로 또는 통합되거나 할 수 있다. 하나의 스위치가 환경에서 조명, 주방 가전제품, 블라인드와 같은 여러 작동을 제어할 수 있다.[5]

제어 장치는 낮은-기술, 중간-기술, 첨단-기술일 수 있다. 환경 제어는 다양한 사용자 인터페이스를 가지고 있는데, 손, 손가락이나 마우스 스틱의 움직임으로 스위치를 직접 선택; 여러 종류 중에서 선택하기 위해 전자 스캐닝; 스위치를 작동; 코드 활성화 신호를 사용한 코드 접속을 포함한다.[5] 접속 기술은 위에 서술된 것처럼, 새로운 뇌-컴퓨터 인터페이스를 포함하여 의사소통 접속 기술로 많이 사용되고 있으며 잠재적인 환경 제어 방법이다.[119]

▶ 보편적 설계 Universal design

보편적 설계는 장애가 있거나 없는 사람이 보편적으로 사용할 수 있는 제품과 환경의 개발을 가르키는 개념이다. 이 아이디어는 모든 사람의 일상생활에서 도움이 되는 기구와 환경 설계의 특정 유형을 찾을 수 있다는 합의에 기초한다.[5,6] 경사로, 엘리베이터, 자동문, 녹음책, 말하는 컴퓨터 소프트웨어가 현대 사회에서 보편적 설계의 개념이 실행된 예이다. 이 개념은 계속 발전하면서 더 많은 사람에게 포용되고, 손상과 기능제약을 가진 사람에게 도움이 확대되고, 다른 사람 및 더 많은 환경과의 상호작용이 증가한다.

테블릿 컴퓨터, 아이패드, 안드로이드 및 유사한 도구 Tablet Computers, iPads, Androids, and Similar Devices

테블릿 컴퓨터, 아이패드, 안드로이드, 스마트폰, 전자책 단말기와 같은 첨단 기술 기기 산업의 성장은 오늘날의 문화에서 보편적 설계가 어떻게 이용되는지 보여준다. 이러한 기기는 모든 능력의 사람들의 의사소통, 지식, 오락에 접근하는 편의성, 속도, 접근 증대를 위해 개발되고 제작된다. 손상과 기능 제약이 있는 아동은 대부분 의사소통과 오락에서 이러한 첨단 기술의 사용 빈도가 증가한다. 이러한 기기의 일부는 환경 제어를 위해 사용할 수 있지만 교실에서 매우 유용하다. 이러한 기기는 휴대 가능하고, 쉽게 이용할 수 있고, 상대적으로 저렴하며 아동의 개별적인 요구와 능력에 적용 가능하다. 또한 이러한 통상의 첨단 기술 기기의 사용은 장애가 있거나 없는 아동 사이에서 유사점으로 강조된다. 또래들이 사용하는 기기의 사용은 의료기기의 사용보다 아동에게 동기를 부여한다.

요약

보조 기구의 구매, 만들기, 그리고 사용은 소아물리치료사에게 시간이 많이 소모되고 복잡한 과정이다. 이러한 과정이 더 어려운 것은 적절하고 객관적 기구 선택에 도움이 되는 과학적 자료가 부족하기 때문이다. 가능한 사양은 매우 많고 변화하기 때문에 가장 경험 많은 치료사로서도 결정을 내리기전 모든 기구를 생각해볼 수는 없다. 아동의 보조 기구를 선택할 때 가장 안전하고 가장 현실적 접근은 이론에 근거한다: (1) 아동을 주의 깊게 평가 (2) 아동이 활동하는 환경을 사정 (3) 가족과 양육자의 사정. 치료상의 요구는 다양한 기기와 만나기 전에 아동의 목표와 능력에 합의해야 한다. 정보를 알게 되면, 치료사는 불필요한 부정적인 영향 없이 기기의 안전하고 효과적인 사용을 포함한 치료 프로그램을 개발할 수 있다. 아동의 욕구와 목표를 고려할 때 사용 가능한 다양한 기구에 대한 자세한 정보가 있으면 우리는 덜 당황하고 덜 혼란스럽다. 치료사가 자주 재평가를 함으로써 아동이 보조 기구를 사용하는 이점이 계속되고 있는지 알 수 있다. 교사, 보조자, 부모, 그리고 아동으로부터 정보를 받아기구 사용에 대한 좋은 피드백을 얻을 수 있을 것이다. 이 장에서 말한 틀은 치료사에게 아동의 욕구를 기록하기, 기구를 사거나 만들기, 기구의 효과를 평가하기, 그리고 아동의 상태를 주기적으로 점검할 것 등에 대한 설명이다.

기구를 얻거나 제작하는 사람은 정기적으로 사용된 다양한 기기, 제품, 판매자를 기록해야 한다. 기록은 적합의 용이성, 기기의 착용(오랜 기간 동안 얼마나 잘 유지하는지), 환자와 가족의 수용 또는 비판, 기기의 주문에서 배달까지의 경과 시간을 포함한 고객 서비스의 효율성을 나타내어야 한다. 기록은 향후에 추천을 하고 처방을 위하여 유용한 자료이다. 또한, 기록은 다양한 적응 장치의 효과 및 결함에 관한 정량적 데이터에 대한 기초를 제공 할 수도 있다. 아마도 이러한 데이터의 수집은 적응형 장비(adaptive equipment)가 예술에서 과학으로의 직업적 발전을 하는데도 도움이 될 수 있다.

물리치료사가 평가하고 치료하는 어린이의 기능을 최적화하려면 적응형 장비 분야에서 새로운 발전과 추세를 파악하는 것이 필수적이다. 전문적인 문헌과 인터넷은 치료사가 적응 보조 기구 및 장비 사용에 대한 아이디어를 생성하고 정보를 지속적으로 얻을 수 있도록 도와주는 최고의 자료이다.

참고문헌

1. World Health Organization. Towards a common language for functioning, disability and health ICF. http://www.who.int/classifications/icf/training/icfbeginnersguide.pdf. Accessed December 16, 2012.
2. Murchland S, Parkyn H. Promoting participation in schoolwork: assistive technology use by children with physical disabilities. *Assist Technol*. 2011;23:93–105.
3. Desch LW, Gaebler-Spira D. Prescribing assistive-technology systems: focus on children with impaired communication. *Pediatrics*. 2008;121:1271–1280.
4. Ostensjo S, Carlberg EB, Vollestad NK. The use and impact of assistive devices and other environmental modifications on everyday activities and care in young children with cerebral palsy. *Disabil Rehabil*. 2005;27(14):849–861.
5. Peterson JM, Hittie MM. *Inclusive Teaching: The Journey Towards Effective Schools for All Learners*. 2nd ed. Upper Saddle River, NJ: Pearson Education Inc; 2010.
6. Dell AG, Newton DA, Petroff JG. *Assistive Technology in the Classroom: Enhancing the School Experiences of Students with Disabilities*. 2nd ed. Boston, MA: Pearson Education Inc; 2012.
7. George Mason University. Assistive technology initiative. Equity and diversity services. http://ati.gmu.edu/what_ati.cfm. Accessed July 11, 2013.
8. Copley J, Ziviani J. Barriers to the use of assistive technology for children with multiple disbilities. *Occup Ther Inter*. 2004;11(4):229–243.
9. Angelo DH. Impact of augmentative and alternative communication devices on families. *Augmentative Alt Commn*. 2000;16:37–47.
10. Carpe A, Harder K, Tam C, et al. Perceptions of writing and communication aid use among children with a physical disability. *Assist Technol*. 2010;22:87–98.
11. Jones MA, McEwen IR, Hansen L. Use of power mobility for a young child with spinal muscular atrophy. *Phys Ther*. 2003;83:253–262.
12. Arva J, Paleg G, Lange M, et al. RESNA position on the application of wheelchair standing devices. *Assist Technol*. 2009;21:161–168.
13. Rosen L, Arva J, Furumasu J, et al. RESNA position on the application of power wheelchairs for pediatric users. *Assist Technol*. 2009;21:218–226.
14. Tieman BL, Palisano RJ, Gracely EJ, et al. Gross motor capability and performance of mobility in children with cerebral palsy: a comparison across home, school, and outdoors/community settings. *Phys Ther*. 2004;84(5):419–429.
15. Kerfeld CI, Dudgeon BJ, Engel JM, et al. Development of items that assess physical function in children who use wheelchairs. *Pediatr Phys Ther*. 2013;25:158–166.
16. Mieres AC, Lam J. Commentary on development of items that assess physical function in children who use wheelchairs. *Pediatr Phys Ther*. 2013;25:167.
17. Bottos M, Bolcati C, Sciuto L, et al. Powered wheelchairs and independence in young children with tetraplegia. *Dev Med Child Neurol*. 2001;43(11):769–777.
18. Butler C, Okamoto GA, McKay TM. Powered mobility for very young disabled children. *Dev Med Child Neurol*. 1983;25:472–474.
19. Isaacson M. Best practices by occupational and physical therapists performing seating and mobility evaluations. *Assistive Technol*. 2011;23:13–21.
20. Wisconsin Assistive Technology Initiative. AT assessment forms. http://www.wati.org/?pageLoad5content/supports/free/index.php. Accessed July 26, 2013.
21. Georgia Project for Assistive Technology. AT consideration checklist. http://www.gpat.org/Georgia-Project-for-Assistive-Technology. Accessed Oct 6, 2013.
22. University of Kentucky Assistive Technology (UKAT) project. UKAT toolkit. http://edsrc.coe.uky.edu/www/ukatii/. Accessed July 26, 2013.
23. Patient reported outcomes measurement information system (PROMIS). Dynamic tools to measure health outcomes from the patient perspective. http://www.nihpromis.org. Accessed April 11, 2012.
24. Cella D, Yount S, Roghrock N, et al. The patient-reported outcomes measurement information system (PROMIS): progress of an NIH roadmap cooperative group during its first two years. *Med Care*. 2007;45(5)(suppl 1):S3–S11.
25. Wheelchair seating and assessment guide. New York. 2009. https://www.emedny.org/providermanuals/DME/PDFS/Wheelchair%20evaluation%20template%203-09.pdf. Accessed October 6, 2013.
26. Marshall J. Infant neurosensory development: considerations for infant child care. *Early Childhood Educ J*. 2011;39:175–181.
27. Rodrigues LP, Saraiva L, Gabbard C. Development and construct validation of an inventory for assessing the home environment for motor development. *Res Q Exer Sport*. 2005;76(2):140–148.
28. Abbott AL, Bartlett DJ, Kneale Fanning JE, et al. Infant motor development and aspects of the home environment. *Pediatr Phys Ther*. 2000;12:62–67.
29. Venetsanou F, Kambas A. Factors affecting preschoolers' motor development. *Early Childhood Educ J*. 2010;37:319–327.
30. Bartlett DJ, Fanning JK, Miller L, et al. Development of the daily activities of infants scale: a measure supporting early motor development. *Dev Med Child Neurol*. 2008;50(8):613–617.
31. Kelly Y, Sacker A, Schoon I, et al. Ethnic differences in achievement of developmental milestones by 9 months of age: the millennium cohort study. *Dev Med Child Neurol*. 2006;48(10):825–830.
32. Mayson TA, Harris SR, Bachman CL. Gross motor development of Asian and European children on four motor assessments: a lit

erature review. *Pediatr Phys Ther*. 2007;19:148–153.
33. National Science Foundation. http://www.nsf.gov/discoveries/disc_summ.jsp?cntn_id5103153. Accessed April 27, 2013.
34. Tripathi R, Joshua AM, Kotian MS, et al. Normal motor development of Indian children on Peabody developmental motor scales-2 (PDMS-2). *Pediatr Phys Ther*. 2008;20:167–172.
35. Countries and their Cultures. http://www.everyculture.com/index.html. Accessed April27, 2013.
36. Banks MJ, Benchot RJ. Unique aspects of nursing care for Amish children. *MCN Am J Matern Child Nurs*. 2001;26(4):192–196.
37. Weyer SM, Hustey VR, Rathbun L, et al. A look into the Amish culture: what should we learn? *J Transcult Nurs*. 2003;14(2):139–145.
38. American Physical Therapy Association Section on Pediatrics. Fact sheet: assistive technology and the individualized education program. 2007. www.pediatricapta.org. Accessed June 1, 2013.
39. Judge SL. Accessing and funding assistive technology for young children with disabilities. *Early Childhood Educ J*. 2000;28(2):125–131.
40. Porterfield SL, DeRigne L. Medical home and out-of-pocket medical costs for children with special health care needs. *Pediatrics*. 2011;128:892–900.
41. Shattuck PT, Parish SL. Financial burden in families of children with special health care needs: variability among states. *Pediatrics*. 2008;122:13–18.
42. Mitchell JM, Gaskin DJ. Do children receiving supplemental security income who are enrolled in Medicaid fare better under a fee-for-service or comprehensive capitation model? *Pediatrics*. 2004;114:196–204.
43. American Physical Therapy Association Section on Pediatrics. Fact sheet: resources on reimbursement for pediatric physical therapy services and durable medical equipment. 2007. www.pediatricapta.org. Accessed June 1, 2013.
44. The Early Childhood Technical Assistance Center. Assistive technology funding sources. http://ectacenter.org/topics/atech/funding.asp. Accessed July 28, 2013.
45. Catalyst center. The TEFRA Medicaid and state plan option and Katie Beckett waiver for children: making it possible to care for children with significant disabilities at home. http://hdwg.org/catalyst/tefraindicator. Accessed July 28, 2013.
46. Children's Health Insurance Program. State and federal funding for CHIP. http://www.medicaid.gov/CHIP/CHIP-Program-Information.html. Accessed July 28, 2013.
47. Reimbursement Committee of the Section on Pediatrics, APTA. Fact sheet: what providers of pediatric physical therapy services should know about Medicaid. 2009. www.pediatricapta.org. Accessed October 17, 2012.
48. Pass It On Center–The National AT Reuse Center. http://www.passitoncenter.org/Home.aspx. Accessed July 28, 2013.
49. Pass It On Center–The National AT Reuse Center. Reuse locations. http://passitoncenter.org/locations/search.aspx. Accessed July 28, 2013.
50. AbleData. State assistive technology projects resource center. http://www.abledata.com/abledata.cfm?pageid=113573&top=16050&ksectionid=19326. Accessed July 28, 2013.
51. Sneed RC, May WL, Stencel C. Policy versus practice: comparison of prescribing therapy and durable medical equipment in medical and educational settings. *Pediatrics*. 2004;114:e612–e625.
52. Rifton. Components of a letter of medical necessity. http://www.rifton.com/adaptive-mobility-blog/letter-of-medical-necessity-tram-transfer-mobility-device/. Accessed June 12, 2013.
53. Rifton. Sample letter of medical necessity for a medical feeding chair. http://www.rifton.com/adaptive-mobility-blog/sample-ot-letter-medical-necessity-rifton-feeding-chair/. Accessed June 12, 2013.
54. National Assistive Technology Technical Assistance Partnership. What should be in a letter of medical necessity? http://www.resnaprojects.org/nattap/goals/other/healthcare/mednec.html. Accessed June 12, 2013.
55. Johnson KL, Dudgeon B, Kuehn C, et al. Assistive technology use among adolescents and young adults with spina bifida. *Am J Public Health*. 2007;97:330–336.
56. Reiss J, Gibson R. Health care transition: destinations unknown. *Pediatrics*. 2002;110:1307–1314.
57. Committee On Child Health Financing. Scope of health care benefits for children from birth through age 26. *Pediatrics*. 2012;129(1):185–189.
58. Cooley WC. Providing a primary care medical home for children and youth with cerebral palsy. *Pediatrics*. 2004;114;1106–1113.
59. Marks A. On making chairs more comfortable—how to fit the seat to the sitter. *Fine Woodworking*. 1981;31:11.
60. Keegan J. Alterations in the lumbar curve related to posture and sitting. *J Bone Joint Surg*. 1973;35A:7.
61. Akerblom B. *Chairs and sitting*. Paper presented at: the Symposium on Human Factors in Equipment Design; 1954; Sweden.
62. Knutsson B, Lindh K, Telhag H. Sitting: an electromyographic and mechanical study. *Acta Orthop Scand*. 1966;37:415–426.
63. Dicianno BE, Arva J, Lieberman JM, et al. RESNA position on the application of tilt, recline, and elevating legrests for wheelchairs. *Assist Technol*. 2009;21:13–22.
64. Keegan J. Evaluation and improvement of seats. *Industr Med Surg*. 1962;31:137–148.
65. Batavia M. *The Wheelchair Evaluation: A Clinician's Guide*. 2nd ed. Sudbury, MA: Jones and Bartlett Publishers; 2010.
66. Bergan A. *Positioning the Client with Central Nervous System Deficits: the Wheelchair and Other Adapted Equipment*. 2nd ed. New York, NY: Valhalla Press; 1985.
67. Nwaobi O, Brubaker C, Cusick B, et al. Electromyographic investigation of extensor activity in cerebral palsy children in different seating positions. *Dev Med Child Neurol*. 1983;25:175–183.
68. Low SA, Westcott McCoy S, Beling J, et al. Pediatric physical therapists' use of support walkers for children with disabilities: a nationwide survey. *Pediatr Phys Ther*. 2011;23:381–389.
69. Damcott M, Blochlinger S, Foulds R. Effects of passive versus dynamic loading interventions on bone health in children who are nonambulatory. *Pediatr Phys Ther*. 2013;25:248–255.
70. Paleg GS, Smith BA, Glickman LB. Systemic review and evidence-based clinical recommendations for dosing of pediatric supported standing programs. *Pediatr Phys Ther*. 2013;25:232–247.
71. Olson DA, DeRuyter F. *Clinician's Guide to Assistive Technology*. St. Louis, MO: Mosby; 2002.
72. Jones MA, McEwen IR, Neas BR. Effects of power wheelchairs on the development and function of young children with severe motor impairments. *Pediatr Phys Ther*. 2012;24:131–140.
73. Guerette P, Furumasu J, Tefft D. The positive effects of early powered mobility on children's psychosocial and play skills. *Assist Technol*. 2013;25(1):39–48.
74. DiGiovine C, Rosen L, Berner T, et al. RESNA position on the application of ultralight manual wheelchairs. 2012. http://resna.org/resources/position- papers/UltraLightweightManualWheelchairs.pdf. Accessed Jul 13, 2013.
75. Boninger ML, Baldwin M, Cooper RA, et al. Manual wheelchair pushrim biomechanics and axle position. *Arch Phys Med Rehabil*. 2000;81(5):608–613.
76. Lin J, Shinohara M. The effects of wheelchair configuration on propulsion efficiency. RESNA Annual Conference; 2013. Available at: http://www.RESNA.org. Accessed Aug 6, 2013.
77. Segway. Segway technology and advanced development. http://www.segway.com/about-segway/segway-technology.php. Accessed July 12, 2013.
78. Weiss TC. Segway-a legal personal assistive device? http://www.disabled-world.com/assistivedevices/mobility/segway.php. Accessed July 12, 2013.
79. Sawatzky B, Denison I, Langrish S, et al. The Segway per

sonal transporter as an alternative mobility device for people with disabilities: a pilot study. *Arch Phys Med Rehabil.* 2007;88:1423–1428.
80. Sawatzky B, Denison I, Tawashy A. The Segway for people with disabilities: meeting clients' mobility goals. *Am J Phys Med Rehabil.* 2009;88(6):484–490.
81. Wagstaff BL. Make way for segways: mobility disabilities, segways, and public accommodations. *George Mason Law Rev.* 2013;20(2): 247–359. Available at: http://www.georgemasonlawreview.org/doc/Wagstaff_Website.pdf. Accessed July 12, 2013.
82. Segway seat: the glideseat. http://www.glideseat.com/. Accessed July 12, 2013.
83. Furumasu J, Guerette P, Tefft D. Relevance of the pediatric powered wheelchair screening test for children with cerebral palsy. *Dev Med Child Neurol.* 2004;46(7):468–474.
84. Tefft D, Guerette P, Furumasu J. Cognitive predictors of young children's readiness for powered mobility. *Dev Med Child Neurol.* 1999;41:665–670.
85. O'Shea R, Boyniewicz K. Commentary on effects of power wheelchairs on the development and function of young children with severe motor impairments. *Pediatr Phys Ther.* 2012;24:140.
86. Ragonesi CB, Chen X, Agrawal S, et al. Power mobility and socialization in preschool: follow-up case study of a child with cerebral palsy. *Pediatr Phys Ther.* 2011;23:399–406.
87. Huang H, Galloway JC. Modified ride-on toy cars for early power mobility: a technical report. *Pediatr Phys Ther.* 2012;24:149–154.
88. Campos D, Goncalves VG, Guerreiro MM, et al. Comparison of motor and cognitive performance in infants during the first year of life. *Pediatr Phys Ther.* 2012;24:193–198.
89. Ragonesi CB, Galloway JC. Short-term, early intensive power mobility training: case report of an infant at risk for cerebral palsy. *Pediatr Phys Ther.* 2012;24:141–148.
90. Ambrosio F, Boninger ML, Koontz AM, et al. *A model-based criterion for assessing appropriateness of wheelchair setup.* Paper presented at: RESNA 27th International Annual Conference; 2004; Orlando, Florida. Available at: http://www.RESNA.org. Accessed Aug 6, 2013.
91. U.S Government Printing Office. Standard No. 202a; Head restraints; mandatory applicability begins on September 1 2009. http://www.gpo.gov/fdsys/granule/CFR-2010-title49-vol6/CFR-2010-title49-vol6-sec571-202a/content-detail.html. Accessed July 20, 2013.
92. Brubaker C. Ergonomic considerations. *J Rehabil R D [Clin Suppl].* 1990;27:37–48.
93. Rehabilitation Engineering and Assistive Technology Society of North America. RESNA position on the Application of Ultralight Manual Wheelchairs. 2012. http://resna.org/resources/position-papers/UltraLightweightManualWheelchairs.pdf. Accessed March 20, 2013.
94. Meiser MJ, McEwen IR. Lightweight and ultralight wheelchairs: propulsion and preferences of two young children with spina bifida. *Pediatr Phys Ther.* 2007;19(3):245–253.
95. LoveLace-Chandler V, Early D. Commentary on "Pediatric physical therapists' use of support walkers for children with disabilities: a nationwide survey." *Pediatr Phys Ther.* 2011;23:390.
96. Mulholland Positioning Systems Inc. http://mulhollandinc.com/category/gait_trainers/. Accessed February 19, 2013.
97. Rifton. Rifton pacer gait trainers. www.Rifton.com/Pacer. Accessed February 19, 2013.
98. Flaghouse Giant Leaps Special Needs Products. www.flaghouse.com. Accessed October 3, 2012.
99. Pin T, Eldridge B, Galea MP. A review of the effects of sleep position, play position, and equipment use on motor development in infants. *Dev Med Child Neurol.* 2007;49(11):858–867.
100. Vander Loop L. How to safely move your child: lift system options. http://cpfamilynetwork.org/blogs/how-to-safely-move-your-child-lift-system-options. Accessed January 8, 2013.
101. Berg MD, Cook L, Corneli HM, et al. Effect of seating position and restraint use on injuries to children in motor vehicle crashes. *Pediatrics.* 2000;105:831–835.
102. Car seats: information for families for 2013. http://www.healthychildren.org/English/safety-prevention/on-the-go/pages/Car-Safety-Seats-Information-for-Families.aspx. Accessed April 3, 2013.
103. Korn T, Katx-Laurer M, Meyer S, et al. How children with special needs travel with their parents: observed versus reported use of vehicle restraints. *Pediatrics.* 2007;119(3):e637–e642.
104. O'Neil J, Yonkman J, Talty J, et al. Transporting children with special health care needs: comparing recommendations and practice. *Pediatrics.* 2009;124(2):596–603.
105. Carseats and seatbelt guards. http://www.especialneeds.com/pediatrics-seating-mobility-carseats-seatbelt-guards.html. Accessed January 8, 2013.
106. Committee on Injury and Poison Prevention. School bus transportation of children with special health care needs. *Pediatrics.* 2001;108(2):516–518.
107. RESNA. RESNA's position on wheelchairs used as seats in motor vehicles. Available at: http://resna.org/resources/position- papers/RESNAPositiononWheelchairsUsedasSeatsinMotorVehicles.pdf. Accessed July 2, 2013.
108. eSpecial needs. Britax Traveller Plus EL http://www.especialneeds.com/special-needs-carseat-britax-standard-traveller-plus.html. Accessed July 20, 2013.
109. National Highway Traffic Safety Administration. Summary of vehicle occupant protection laws Ninth Edition. 2011. http://nhtsa.gov. Accessed May 2, 2013.
110. National Highway Traffic Safety Administration. Transporting students with special needs for school bus drivers. http://nhtsa.gov. Accessed May 2, 2013.
111. Bull M, Agran P, Laraque D, et al. Transporting children with special health care needs. *Pediatrics.* 1999;104(4, pt 1):988–992.
112. Garrett M, McElroy AM, Staines A. Locomotor milestones and babywalkers: cross sectional study. *Br Med J.* 2002;324:1494.
113. Ridenour M. Infant walkers: developmental tool or inherent danger? *Percept Mot Skills.* 1982;55:1201–1202.
114. Crouchman M. The effects of babywalkers on early locomotor development. *Dev Med Child Neurol.* 1986;28:757–761.
115. Kauffman I, Ridenour M. Influence of an infant walker on onset and quality of walking pattern of locomotion: an electromyographic investigation. *Percept Mot Skills.* 1977;45:1323–1329.
116. Consumer Product Safety Commission. Baby walkers: advance notice of proposed rulemaking. *Fed Reg.* 1994;59:39306–39311.
117. Shields BJ, Smith GA. Success in the prevention of infant walker-related injuries: an analysis of national data, 1990–2001. *Pediatrics.* 2006;117:452–459.
118. Consumer product safety commission. Nursery products: injury statistics. http://www.cpsc.gov/en/Research--Statistics/Toys-and-Childrens-Products/Nursery- Products/. Accessed May 4, 2013.
119. Tai K, Blain S, Chau T. A review of emerging access technologies for individuals with severe motor impairments. *Assist Technol.* 2008;20(4):204–219.
120. Hammel J. Technology and the environment: supportive resource or barrier for people with developmental disabilities? *Nurs Clin N Am.* 2003;38:331–349.
121. Silverman F. *Communication for the Speechless.* 3rd ed. Needham Heights, MA: Allyn & Bacon; 1995.
122. Musslewhite CR, Ruscello DM. Transparency of three communication symbol systems. *J Speech Hearing Res.* 1984;27:436–443. Available at: http://www.asha.org/. Accessed January 11, 2012.
123. O'Brien M. Hand talk—preserving a language legacy. http://www.nsf.gov/. Accessed January 11, 2013.
124. National Federation of the Blind. Communication methods. 2013. http://nfb.org/deaf-blind-resources. Accessed January 11, 2013.
125. Barbotte E, Guillemin F, Chau N, et al. Prevalence of impairments, disabilities, handicaps and quality of life in the general population: a review of recent literature. *Bul World Health Org.* 2001;79: 1047–1055.

PART

III

근골격계 질환

Musculoskeletal Disorders

CHAPTER 13

정형외과적 관리

Orthopedic Management

소아물리치료 분야에서 *orthopedics*라는 용어는 특정 소아진단을 지칭하는 용어로 종종 사용되어왔다. 물리치료 분야에서 orthopedics란 보다 전문분야이다. 의료에서도 신경적 장해 또는 정형외과적 장해를 가진 아동을 따로 구분지어 전문화된 진료를 하려고 하는 경향이다. 잘 설정된 분야에서의 보다 전문성을 고취하는 임상이라고 할 수 있다. 그러나 이러한 임상에서는 환자의 치료를 조각조각내듯이 하고 관여하는 전문가들의 생각도 조각으로 분해하는 경향이 있다.

다양한 신체 구조는 서로 얽혀 있으며 특히 근골격계가 아직 미성숙한 어린 아동에서는 정상 또는 항시 비정상적인 영향을 서로 미친다. 그러므로 내외적인 영향에 더욱 취약하다. 정상적인 신경계하에서 기능하는 근육의 활동은 아동의 뼈 모양과 관절의 발달에 필요하다. 신경계 또는 근육계의 변화가 생겼거나 장해되어 있을 때 골격계의 이차적인 장해가 많이 발생한다.

이 장에서는 아동의 근골격의 성장과 발달, 그 평가에 대해 말하며 형태학에 의거한 분류를 소개하고 소아물리치료사가 흔히 보게 되는 소아 정형외과적인 진단을 고찰해 보게 될 것이다. 이 장에서의 제목에 있는 *orthopedic*이란 용어를 포함한 특정 정형외과적인 진단에 초점을 맞추려고 한다. 그러나 소아기의 근골격계의 구성요소뿐 아니라 미성숙한 근골격계에 정상적이고 비정상적인 힘이 가해질 때의 영향과 발생할 수 있는 이차적 장해는, 소아 물리치료에서 보는 많은 다른 아동들에게도 적용될 수 있는 부분이다. 예를 들어, 신경학적 원인으로 온 근골격계의 장해는 전반적 기능에 영향을 미칠 수 있는 것이다.

근골격계의 발달
Musculoskeletal development

태아시기(임신 2~8주)에 근골격계가 형성된다. 4주째에는 중간엽으로부터 사지가 될 싹이 나와 볼 수 있고 하지보다 상지가 2일 더 이르게 나타난다. 중간엽 세포는 사지의 싹(bud)이 형성되는 4~5일 내에 연골로 분화하기 시작한다. 연골성 골격이 빨리 형성되기 시작하고 임신 3개월에 완성된다. 연골모형은 긴뼈 몸통에 일차 화골센터가 나타나면서 뼈로 대치되어가기 시작한다. 이차 화골핵은 태아발달 마지막 시기에 보이고 골성숙이 끝나는 사춘기까지 남아있다.[1,2]

관절은 연골성 모형이 형성되면서 형성되기 시작된다. 평평한 미분화된 세포가 두 연골영역사이에 형성된다. 이 편평한 부위가 세 개의 층으로 분화하는데 맨 바깥부위는 연골과 연결되어있어 관절막으로 된다. 중간층은 공간이 형성되어가면서 관절강으로 형성되어간다. 관절막과 연결되어있는 원래의 연골은 남아서 관절연골로 된다.[1,2]

사지의 싹이 형성되는 태아시기는 형태적 기형에 취약하다. 예를 들어, 싹이 형성될 시기에 특정 약물에 노출되면 선천성 사지 결손이 되기도 한다. 태아시기동안 골격구조는 커지고 연골은 뼈로 대치되어간다; 그러나 최소한의 뼈 리모델링도 일어난다. 이 시기동안 태아는 자유롭지 않은 자세라든지 기계적으로 받게 되는 힘에 의한 경미한 형태학적 이상에 좀 더 취약하다.[2] 예를 들어, 기운목, 곤봉발이 임신 후기의 자유롭지 않은 자세로부터 올 수 있다. 출산 후 영아와 유아시기에 매년 50%라는 빠른 비율로 뼈의 리모델링이 일어나고 점차 성인기까지는 매년 5%의 느린 비율로 리모델링이 일어난다.

태아시기부터 시작된 연골밑 골화를 통하여 뼈는 길이가 성장된다. 연골밑 골화는 종종 골단 성장이라고 부르는데 종축으로의 성장은 성장판에서 일어나기 때문이다. 뼈의 지름이 굵어지는 것 또는 뼈가 두꺼워지는 것은 오래된 뼈에 새로운 뼈가 층층이 놓이게 되면서 병렬적인 성장과정을 통하여 커진다. 이러한 두 가지 형태의 뼈 성장은 체중지지, 근육의 당김과 관련한 기계적인 부하와 힘에 대해 달리 반응한다. 뼈의 두께가 두꺼워지는 것은 뼈에 압박적인 힘을 많이 가할수록 자극된다. 체중지지가 늘어날수록 정강이뼈 몸통의 밀도와 두께가 두꺼워진다.[3,4] 그러나 체중지지를 하지 않을수록 즉, 고정상태와 같은 경우 뼈의 위축이 초래된다.[3]

기계적인 힘에 대한 골단부위의 성장 반응은 가해지는 힘의 방향, 크기, 그리고 타이밍에 달려있다. 성장축과 평행하게 압박을 주기적으로 받으면 뼈가 종축으로 성장한다; 그러나 지속적인 압박이나 너무 큰 힘을 과도하게 받게 되면 성장이 늦어진다.[5] 골단판에 힘이 불균등하게 가해질 수 있는데 한쪽만 성장이 느려질 수도 있게 되어 불균등한 성장으로 골단판이 휘어지게 되어 성장의 방향이 틀어지게 된다.[3] 성장하는 종축에 수직으로 받게 되는 기계적인 힘에 의해 뼈 성장의 방향이 바뀌게 된다. 새로운 성장이 방향이 틀어지게 되고 힘을 지속적으로 받는다면 골단부위가 제자리를 벗어나게 된다. 비틀리는 힘을 골단판에 받으면 골단판주위의 연골 배열주를 시계방향 또는 그 반대방향으로 틀어버린다. 새로운 뼈는 골단판에서 멀어지면서 나선 패턴으로 자라서 비틀린 변형을 초래한다.

요약하자면 근골격계의 성장과 발달은 여러 요인들의 복합작용 즉, 호르몬, 영양, 그리고 기계적 힘의 작용에 의해 따라 다르다.[5,6] 미성숙한 근골격계는 비정상적인 기계적 힘과 압박에 의해 쉽게 영향을 받는다; 힘의 타이밍, 방향 또는 크기는 성장중인 근골격계에 좋지 않은 영향을 미칠 수 있다. 신경계 장해진단을 받은 아동에서 보는 선천성 기형과 이차적인 근골격계의 장해는 비장상적인 외부 힘에 대해 미성숙한 근골격계가 영향을 쉽게 받는다는 한 예가 된다. 그러나 아동의 근골격계의 미성숙함은 장점도 되고 이 장에 걸쳐 설명할 많은 치료중재의 이론적 기반이 되기도 한다.

근골격계의 평가
Musculoskeletal examination

물리치료사가 보게 되는 아동의 포괄적 평가의 일부분으로 전체 근골격계를 평가하게 된다. 진단, 병력에 따라 근골격계의 한 면을 평가하고 다른 측면은 생략하기도 한다. 그러나 여러 관절 또는 장기를 침범한 진단일 경우는 근골격계의 온전한 평가가 이루어져야 한다. 평가는 자세 관찰부터 시작하여 좀 더 심도있는 평가로 옮겨 가는데 초기관찰을 바탕으로 하여 진행한다. 평가는 적시에 구조화된 방식으로 완성되어야 한다. 평가순서는 다음 부분에서 개괄적으로 다룰 예정이며 아동과의 편안함과 상호작용에 따라 달리 할 수도 있다.

병력 History

아동이 검사자에게 정보를 말할 수 있다면 아동과 그 가족에게서 전체적인 과거력을 들을 수 있다. 현 주소의 발병일, 통증여부, 통증악화 및 경감하는 요인, 자세의 뚜렷한 변화, 또는 활동에의 뚜렷한 변화가 있는지에 관해서이다. 유용한 정보는 전형적인 아동의 하루에 대해서 부모가 치료사에게 이야기하는 가운데 얻을 수 있다. 부모와 이야기하는 동안 물리치료사는 아동의 자세, 놀이, 자발적 움직임, 그리고 자세와 연관된 활동, 드러나 있는 비대칭, 그리고 연령에 맞게 해야 할 활동에서 어려움이 있는지 관찰한다. 나이가 든 아동에서는 뼈의 나이와 발달과 관련된 정보를 제공하기 위해서 남성과 여성의 사춘기를 포함한 성적인 성숙과 월경의 시작 연령에 대해서도 고려해야 할 것이다.

자세 선별 Postural Screen

자세를 살펴보는 동안 아동의 연령에 따라 앞, 뒤, 그리고 옆과 같은 다양한 자세에서의 골격 정렬상태를 평가한다. 골격 정렬에는 머리, 척추, 하지의 정렬, 다리길이, 그리고 상지의 자세를 포함한다. 치료사는 바깥쪽에서부터 아동 연령에 비교해서 전형적인 바른 머리 위치, 목뼈의 앞굽이, 가슴뼈의 뒷굽이, 허리뼈의 앞굽이, 오목 가슴 또는 새가슴, 그리고 앞쪽 또는 뒤쪽으로의 골반 경사를 살펴본다. 뒤쪽에서는 어깨의 대칭성, 날개뼈, 골반의 높이, 그리고 갈비뼈가 튀어나온 것과 같은 바깥쪽 갈비뼈의 비대칭성은 척추의 회전변형을 암시하므로 이를 눈으로 보아서 평가한다. 앞쪽에서는 유두의 높이, 바깥쪽 갈비뼈의 모양, 그리고 골반의 높이를 보는 것이 비대칭성을 증명하는데 도움이 된다.

하지의 정렬 역시 앞 · 뒤쪽뿐 아니라 시상면에서도 살펴본다. 치료사는 골반높이의 대칭성; 무릎과 발이 안쪽을 향하고 있는지, 바깥쪽을 향하고 있는지 등의 하지의 회전성 변이; 그리고 무릎관절 또는 발의 안쪽번짐, 바깥쪽번짐 자세가 있는지 본다. 시상면에서 골반의 위치와 엉덩관절, 무릎관절 그리고 발목관절의 정렬을 평가한다.

체중 지지상태와 지지하지 않은 자세에서 위앞엉덩뼈가시와 안쪽 복숭아뼈까지의 다리 길이를 측정한다. 위뒤엉덩뼈가시는 궁둥뼈의 위쪽 또는 아래쪽으로 향하고 있는지를 결정하는데 도움을 줄 것이다. 자세를 선별하는 것은 물리치료사가 좀 더 심도있는 다음 단계의 근골격계의 평가를 할 수 있게 된다.

관절가동범위 Range of Motion

비록 각도계로 아동과 성인의 능동적 또는 수동적 ROM을 측정하는 방법이 비슷하다 하더라도 아동에서 ROM을 측정할 때 여러 요인을 마음에 두어야 한다. 성인, 아동, 영아사이에 연령에 따라 ROM의 차이가 있다. 예를 들어, 만삭아는 태내의 자세 때문에 엉덩관절과 무릎관절에서의 굽힘구축이 있을 것이다.

각도계 측정 전 아동이 이완되어 있고 조용하도록 주의를 기울여야 한다. 동작을 천천히 해서 불안을 억제하고 근긴장도가 증가되어서 스트레치 반사가 일어나지 않도록 한다. 통증이 있거나 의심되거나 부서지기 쉬운 뼈이거나 최근 골절이 있었던 경우는 동작을 천천히 해야 한다.

아동을 대상으로 각도계 사용의 신뢰도에 대한 연구보고가 있다. 여러 연구자들이 듀센형 근육퇴행위축증과 뇌성마비 아동들에서 각도계 사용에 대한 신뢰도를 연구하였다. 그 연구들에서 검사자내 신뢰도는 높았으나 검사자간 신뢰도는 연구마다 다양하였다.[8,9,10,11] 아동에서 ROM을 측정할 때 시간경과에 따른 ROM 변화를 같은 치료사가 계속 측정할 때 신뢰성이 있다.

전체 관절 동작을 평가할 때 근육길이도 측정하여야 한다. 특정 테스트 및 방법들이 표준화된 성인용 방법들과 다

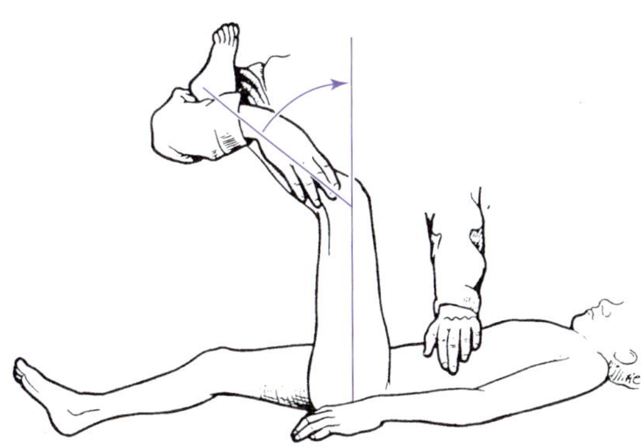

그림 13.1 슬와각 측정. 아동은 누운 자세에서 엉덩관절을 90° 굽힘시키고 무릎은 저항이 느껴질 때까지 천천히 편다. 아래 다리의 앞면과 대퇴와 일치하는 수직선과 사이의 각도를 재어 뒤넙다리 근육의 구축 측정을 한다.

르지 않다. 엉덩관절 굽힘근 길이의 측정은 Thomas 테스트 또는 엎드린 자세에서 엉덩관절 폄 테스트로 한다. 뒤넙다리 근육의 길이는 성인에서 보통 다리의 직거상 테스트로 검사한다; 그러나 소아에서는 슬와각(PA: popliteal angle) 측정을 주로 한다(그림 13.1). 슬와각 측정은 무릎관절 굽힘 구축을 알아보기 위해 사용된다; 그러므로, 이것은 다관절 침범이 있는 아동에서 유용하다.[12] 발목관절의 발등굽힘은 무릎의 굽힘과 폄에서 가자미근과 장딴지근의 제한으로 인한 것인지를 결정하는 데 사용된다. 뒷발의 측정이 과대평가되지 않도록 중간발의 발등굽힘을 최소화하면서 목발밑 관절의 중립을 유지하는 것에 주의를 기울여야 한다.

모든 관절의 운동성은 바이든 스코어(Beighton Score)와 같은 방법으로 측정하여 관절의 과운동성을 정도를 결정해야 한다.[12a]

근력 Strength

소아에서 정확하게 근력을 검사하려고 할 때는 주의점들이 있지만 시간경과에 따른 변화나 결함에 대한 정보를 얻을 수 있어 중요하다. 근력측정에는 다양한 방식이 있고 그 검사의 신뢰도는 아동의 연령과 능력에 달려 있다. 3세 또는 4세 이하의 어린 아동이라면 대부분 동작과 기능의 관찰을 통하여 근력을 측정한다. 보상적인 움직임, 결여된 동적 정렬 또는 비대칭적인 움직임은 근력이 약한 쪽에서 나타낸다. 도수근력검사(MMT) 또는 동력계를 사용한 검사는 아동이 지시에 따를 수 있어야 정확한 결과가 나온다.[13] 근력 역시 아동의 키가 작으면 자세를 수정하거나 아동을 위한 사지 연결 장치를 사용하여 Biodex system 4와 같은 등속성 장치를 이용하여 정확한 값을 측정할 수 있다.[14,15]

MMT는 성인에서와 마찬가지로 내재한 약점이 있는 검사이다. “good”과 “정상”이란 판단은 매우 주관적이고 성숙에 따라 이차적으로 일어날 수 있는 어떤 변화를 꼭 가르키지 않기도 한다. 손으로 잡는 동력계(악력계)는 다양한 아동에서 신뢰성 있고 민감한 측정방법으로 알려져 있다.[16-18] Gajdosik는 2~5세 사이의 정상발달 중인 아동이 측정하겠다고 할 뿐 아니라 지시에 따르고, 밀라는 요구를 이해하는 아동에서는 한 손으로 잡는 동력계가 신뢰성 있게 사용될 수 있다고 하였다.[19] 6~13세 사이의 아동에서는 다수의 연구자에 의해서 등속성 무릎 폄과 굽힘 근력의 정상적인 값이 측정되었다.[20,21] 기능적인 수행을 동반한 이러한 근력의 측정은 아동의 레크리에이션 또는 경쟁적인 스포츠에 대한 준비도를 결정할 때 부가적인 객관적 데이터를 제공한다.

하지의 정렬(회전과 각짐)
Lower Extremity Alignment(Rotational and Angular)

정상적 골격의 발달과정에는 뼈와 관절의 회전 및 비틀림성의 정렬변화가 들어가 있다. 이러한 정상적인 발달과정은 비정상적인 근육당김 또는 체중지지로 인하여 이차적으로 변화되기도 한다. 그 결과, 기능에 영향을 미치는 장해가 발달 중인 골격에 가해지는 여러 힘 때문에 일어나기도 한다. 성장이 끝날 때까지 우리의 골격은 변형유발 힘에 취약하다; 그러므로 시간이 가면서 장해의 정도가 증가된다.

Staheli 등은 하지의 정렬을 평가할 수 있는 회전에 관한 프로필을 만들어서 하지의 어떤 요소가 회전변형에 기여하는지 판단하는데 도움을 주었다. 회전 프로필은 6가지 측정으로 구성되어 있다: (1) 발-진행 각도(FPA); (2) 엉덩관절의 안쪽돌림; (3) 엉덩관절의 바깥돌림; (4) 대퇴-발 각도(TFA); (5) 양측 복사뼈 통과축의 각도; 그리고 (6) 발모양이다. 앞의 다섯 영역의 측정에서는 정상 값이 나와 있어 정상범위에 속해 있는지와 만약 중재가 필요한 경우인지 판단하는데 도움이 된다.[22]

회전 프로필 Rotational Profile

발-진행 각도 발-진행 각도(FPA)는 발의 종축과 아동이 보행하는 진행선과의 각도로 정의한다. FPA는 보행 동안 회전에 대한 전반적인 모양을 알 수 있게 해주며 그 원인적 요인에 대한 것은 알 수 없다. 양성 징후는 발가락이 바깥쪽으로 향하는 아웃 토잉(out-toeing)이고 음성 징후는 안쪽으로 향하는 인 토잉(in-toeing)이다. FPA는 발바닥을 잉크 또는 백묵으로 칠하여 발 지문을 찍거나 시중에 판매되는 좀 더 비싼 기계를 사용하여 객관적으로 측정할 수 있다. 외래에서는 여러 번 그냥 걷게 해서 아동의 회전에 대한 전반적인 것을 판단하기도 한다. 다음에 열거할 부분에서는 아동의 전반적인 회전에 기여하는 요인들을 확인하는데 도움이 될 것이다(그림 13.2A).

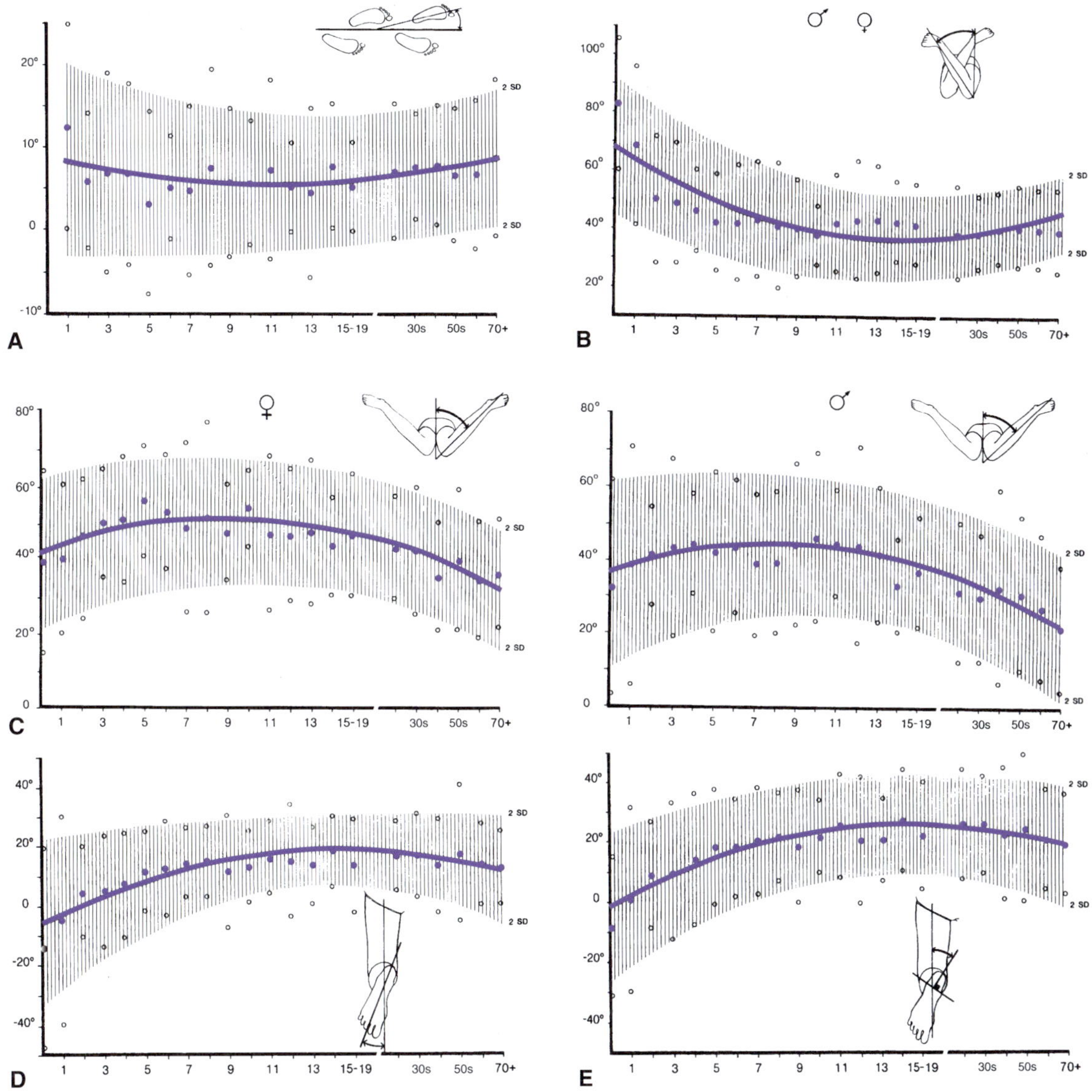

그림 13.2 각 연령대에서 측정하여 평균값 +/-2표준편차를 점으로 표시한 Staheli의 회전 프로필. 검은 선은 연령에 따라 변하는 평균값이며 빗금친 영역은 정상범위를 나타낸다. (A) 발-진행 각도 (B) 남녀에서 엉덩관절의 바깥돌림 (C) 남녀에서 엉덩관절의 안쪽전 (D) 대퇴-발 각도 (E) 양측 복사뼈 통과축의 각도

엉덩관절 회전 엎드린 자세에서 엉덩관절의 안쪽과 바깥쪽 돌림을 평가하여 넙다리뼈의 비틀림을 판단한다. 엉덩관절을 펴하고 무릎관절을 90° 굽힘한 상태로 엎드리게 한다. 그리고 엉덩관절의 안쪽 및 바깥쪽 돌림을 각도계로 측정한다. 연부조직의 제한이 있으면 엉덩관절의 회전에 영향을 줄 수도 있고 넙다리뼈의 비틀림 각도에도 영향을 줄 수 있다. 정상적인 엉덩관절의 안쪽돌림은 60~65° 이하이다(그림 13.2 B,C).

책에 보면 Ryder 검사라는 방법을 사용하여 넙다리뼈의 비틀림을 검사한다. 아동은 테이블 가장자리에 앉아 무릎관절을 90° 구부리게 한다. 다리를 회전하면서 큰 돌기(greater trochanter)를 촉지한다. 이 돌기가 가장 외측에서 만져질 때 엉덩관절의 안쪽돌림 각도를 각도계로 측정하는데; 넙다리뼈목은 검사테이블에 평행하도록 되어야 하고 이 때 엉덩관절의 안쪽돌림은 넙다리뼈의 전방비틀림의 각도와 같다. 비록 측정값은 CT에 비해 테스트가 최대 20°까지 측정될 수 있음을 시사한다.[8,23]

넙다리-발 각도 엉덩관절을 펴하고 무릎관절을 90° 굽힘한 엎드린 자세에서 발은 자연스럽게 두고; 발을 정렬하려고 시도하지 말아야 한다. 넙다리뼈와 발을 이분하는 종선이 만나는 각도를 측정한다. 이러한 넙다리-발 각도(TFA: thigh-foot angle)는 정강이뼈와 뒷발의 회전을 판단하는데 사용된다. 만약 발이 아웃 토잉 자세이면 이 값은 플러스이고 만약 발이 인 토잉 자세이면 이 값은 마이너스 값이다(그림 13.2D).

양측 복사뼈 통과 각도 앞에서 기술한 대로 아동을 엎드리게 한다. 양측 복사뼈를 잇는 선과 이선에 대한 수직선을 그린다. 이 선과 넙다리의 장축이 만나는 각을 측정한다. 이 각도는 정강이뼈의 원위부 회전이 회전 프로필에 기여한 정도를 말해준다(그림 13.2 E).

발의 기여도도 측정하는데 뒷발과 앞발의 정렬을 평가하면 발의 안쪽번짐, 바깥쪽번짐 자세 또는 발허리의 모음 내전상태가 FPA에 기여한 정도를 파악할 수 있다.

휘어짐의 정렬 Angular Alignment

만약 처음 자세의 선별에서 안쪽번짐 또는 바깥쪽 번짐 같은 하지정렬상의 일탈이 의심되면 객관적인 각의 측정이 이루어져야 한다. 무릎관절 안쪽번짐과 바깥쪽번짐의 예측되는 값은 아동의 연령에 따라 다를 것이다. 안굽이무릎은 다리를 펴하고 무릎뼈가 위로 향한 바로 누운 자세에서 내측 복사뼈를 닿도록 하여 넙다리뼈 융기(condyle)사이의 거리를 측정한다. 밖굽이무릎은 같은 자세에서 복사뼈 사이의 거리를 측정한다.[24] 회전성 변형으로부터 이러한 휘어짐의 변형을 구분해 내어야 한다.

근골격계의 평가에서 더 보아야 할 것은 근긴장도의 평가, 감각검사, 그리고 발달학적 기술 수준의 평가이다. 근긴장도의 평가는 특정 근육그룹의 과긴장성 또는 저긴장성으로 드러나며 특정 관절주변의 근육들의 불균형으로 나타난다. 이러한 불균형적인 근육의 힘은 시간이 가면서 장해의 원인이 되고 통증 또는 아동기능 능력에 장해가 된다.

감각은 성인에서와 같이 검사하는데 검사하는 이론적 근거는 같다. 신경의 손상이 의심될 때 즉, 골절 또는 절단 후 또는 외부고정을 적용할 때 검사한다.

아동의 정형외과적 상황이 발달을 지연시키거나 또는 발달에 방해가 된다고 의심될 때 아동의 발달기술을 평가한다. 보행할 수 있는 아동은 보행평가도 들어간다. 보행평가는 성인의 평가와 비슷하고 체계적인 임상관찰 또는 비디오 분석에서부터 보행분석실에서의 분석까지 좀 더 객관적인 측정까지 가능하다. 보행을 평가할 때 아동의 연령을 고려해야 하며 초기보행의 특징에 대한 지식을 알고 평가에 임해야 한다(5장 보행 참고).

▶ 외형적 발달에서의 이상 분류
Classification of errors of morphologic development

WHO의 기능, 장애, 그리고 건강의 국제적 분류(ICF)가 사용하고 있는 용어는 다양한 진단과 그것들이 아동기능에 미치는 영향을 말할 때 이용된다. ICF 모델은 또한 각 아동마다 다른 환경적 그리고 개인적 요인을 포함하는데 아동의 진단 또는 건강과 상관없을 수도 있지만 활동 또는 참여수준에는 영향을 미친다.

ICF 모델을 보여주기 위하여 골형성 부전증(OI: osteogenesis imperfecta)아동을 한 예로 들어보겠다. OI의 병리생리는 결합조직의 세포수준에서 이상이 있다. 나타나는 장해 중의 하나는 변형유발 힘과 골절에 취약한 부러지기 쉬운 뼈가 그 결과이다. 아동은 계속 하지의 골절이 다발할 것이고 이상정렬, 단신, 근약증, 그리고 느리고 힘든 걸음양상을 보일 것이다. 느리고 힘든 걸음은 활동의 제약이며 이로 인하여 놀이상 또는 학교에서 또래를 좇아갈 수 없다. 골절의 위험이 증가할까 봐 쉬는 시간에 밖에서 또래와 함께 노는 것 또는 또래의 데이케어에 가지 못하게 되는 등이 참여에의 제한이다. 교사의 걱정 또는 복잡한 휴게 공간 같은 환경적 요인이 아동이 참여할 수 있는 능력에 영향을 미친다.

Spranger의 형태학적 분류는 소아 정형외과적 범주하에 들어가는 다양한 진단을 토의하고 소개하는데 사용될 것이다.[26] 이러한 분류체계는 특정 진단을 내리게 하고 아동이 성장하면서 나타날 수 있는 장해, 아동의 활동과 참여에 미치는 그 장해의 영향, 어떻게 물리치료가 그런 상황에 영향을 줄 수 있는지에 대한 병리생리를 이해할 수 있는 틀을 제공해준다. 병리생리를 이해하면 독자들은 현재 있거나 앞으로 나타날 장해를 알 수 있을 것이고 장해를 줄이거나 예방하는 물리치료의 영향, 활동과 참여에의 제약을 최소화하려는 궁극적 물리치료의 목표를 알 수 있게 될 것이다.

Spranger는 형태학적 질환 분류를 네 영역으로 나누었다: 기형, 정상발달 방해(disruption), 변형, 그리고 형성부전이다. 기형은 비정상적 발달과정의 결과로 내적으로 신체의 부분 또는 장기에 형태학적 결함이 생긴 것이다. 비정상은 임신시기에서의 내적인 문제이므로 기관이나 신체부위는 발달하는 과정에서 정상적으로 발달할 가능성이 없다. 사지 결손, 구개열, 구순열, 그리고 심장의 중격결손

같은 것이 이에 속한다.

정상발달 방해(disruption)은 원래는 정상발달 중에 외부적인 손상으로부터 신체의 부분 또는 기관에 생긴 형태학적 결함이다. 기형유발인자, 외상, 또는 감염같은 외부요인에 의하여 정상발달과정이 중단되면서 세포수준에서의 정상발달이 방해되면서 생긴 형태이상이다. 탈리도마이드 복용 후 생긴 횡단성 사지 결손은 흔히 볼 수 있는 정상발달 방해의 예이다.

기계적인 힘에 의해 신체 부분의 형태, 모양, 또는 위치의 이상이 생긴 경우가 변형이다. 그 요인으로는 태아가 받는 자궁 내에서의 억제와 같은 외부 힘의 요인 또는 신경근육학적 이상으로 태아의 움직임이 적었던 경우와 같은 태아의 내적 요인 등이 있다. 변형의 예는 기운목, 발허리의 모음을 들 수 있다. 변형은 산전과 산후변형과 병리적 과정으로 대비하여 나눈다. 과정으로 나눈다. 산후변형의 예는 정강이뼈의 안굽이와 회전변형이 있다. 병리적인 과정은 보통 골단판 또는 다른 부위에 가해진 손상의 결과로 변형이 온 것이다. 이러한 과정에는 페르데스 병(Legg-Calve-Perthes disease), 넙다리뼈머리 뼈끝분리(slipped capital femoral epiphysis), 그리고 성장판에 가해진 비정상적인 힘의 결과로 생긴 다리길이 불일치가 있다. 변형적 기전에 반대되게 힘을 적용해서 그 변형을 경미하게 만들 수도 있다. 근골격계의 성장 중 적시에 이러한 힘을 적용하여 정상적 발달과 리모델링이 일어나도록 해주어야 한다.

Spranger의 마지막 영역은 형성부전이다. 세포가 조직으로 구조화되지 못하여 조직으로 분화가 잘 되지 않았을 때 생긴다. 불완전골형성(OI: Osteogenesis imperfecta)와 엘러스 단로스 증후군(EDS: Ehlers-Danlos syndromes)이 형성부전의 예이다. 형성부전은 보통 전신을 침범하고 활동의 제한과 제약이 따르는 다중 장해로 나타난다.

▶ 선천성 팔다리 결손
Congenital limb deficiencies

국제 의족보조기협회(ISPO: International Society for Prosthetics and Orthotics) 분류체계를 이용하자면 선천성 팔다리 결손은 종적인 또는 횡적인 결손으로 기술하고 있다(그림 13.3A, B).[27] 종적인 팔다리 결손은 팔다리의 한 구성부분 또는 여러 구성부분들이 없거나 줄어들어 있는 상태를 가리킨다. 정상적인 골격의 원위부의 뼈가 침범될 수 있다.[27] 팔다리의 종적인 결손은 정상적인 발달과정이 방해되었을 때 나타나는 기관 또는 큰 신체부위의 형태적인 장애가 일어나는 기형의 한 예라고 할 수 있다. 팔다리 뼈 중 어느 부위라도 생길 수 있으며 더 흔하고 덜 흔한 형태가 있다. 이 장에서는 상지 결손의 예로 노뼈의 선천성 결손을 인용할 것이고 넙다리뼈 근위부의 국소적 결손(PFFD: proximal femoral focal deficiency)을 하지 결손의 예로써 보여줄 것이다. 이 양쪽 모두 빈도상 흔하고; 치료사가 보게 되는 사지결손 아동들이다.

노뼈의 종적 결손은 흔히 노뼈 곤봉손(radial clubhand)이라고도 하는데 100,000명 출생 당 1명의 빈도이고 양측 침범도 50%이다. 노뼈 결손은 노뼈부위 즉, 노뼈, 손목뼈, 손허리뼈, 첫째 손가락과 엄지두덩(thenar) 근육 형성이 되지 않은 경우를 말한다.[28,29] Heikel은 노뼈 결손을 정도에 따라 4형으로 구분하였다. 타입 I은 노뼈 원위부 성장판의 출현이 늦은 경우이고 타입 IV는 노뼈 전체가 없다.[30] 타입 IV가 가장 흔한 타입이며 환자의 50%를 차지한다.[24] 임상적으로 타입 IV인 아동은 반대측 아래팔의 길이에 비해서 50%를 넘지 않고 팔꿉관절의 폄 구축 그리고 손에서 엄지가 없고 노뼈 쪽으로의 편향을 보인다.

PFFD의 빈도는 50,000명 출생당 1명이고 양측 침범은 15%이다.[31] Aitken은 심한 정도에 따라 PFFD를 4가지로 분류하였다. 클래스 A는 최소의 침범이고 클래스 D는 가장 심한 침범상태이다(그림 13.4).[32] PFFD에서는 대퇴골 근위부의 저형성 또는 부재와 함께 다양한 정도로 볼기뼈절구, 넙다리뼈머리, 무릎뼈, 정강이뼈, 종아리뼈, 십자인대, 그리고 발이 침범되어 있다. 임상적으로 PFFD 영아는 비정상적으로 넙다리 길이가 짧고 엉덩관절이 굽힘, 벌림, 그리고 바깥돌림(그림 13.5)되어 있다. 종종 엉덩관절과 무릎관절의 굽힘 구축이 있고 무릎관절이 앞뒤로 불안정하며 눈에 띄게 다리길이 차이가 난다. 그리고 발은 반대측 무릎높이로 달려 있다.

횡적 결손인 경우 팔다리가 골격이 있는 부위까지는 정상적으로 발달한다. 횡적인 팔다리 결손은 Spranger 분류를 이용한 정상발달 방해의 예가 되고 외과적 절단 후의 남아있는 팔다리의 형태와 같다. 대부분의 횡적 결손은 편측성이고 흔히는 아래팔이 없는 형태이다(그림 13.6).[28] 횡적 결손의 이러한 타입은 여아에서 좀 더 흔하고 2:1 정도로 왼쪽에서 더 흔하다.[33]

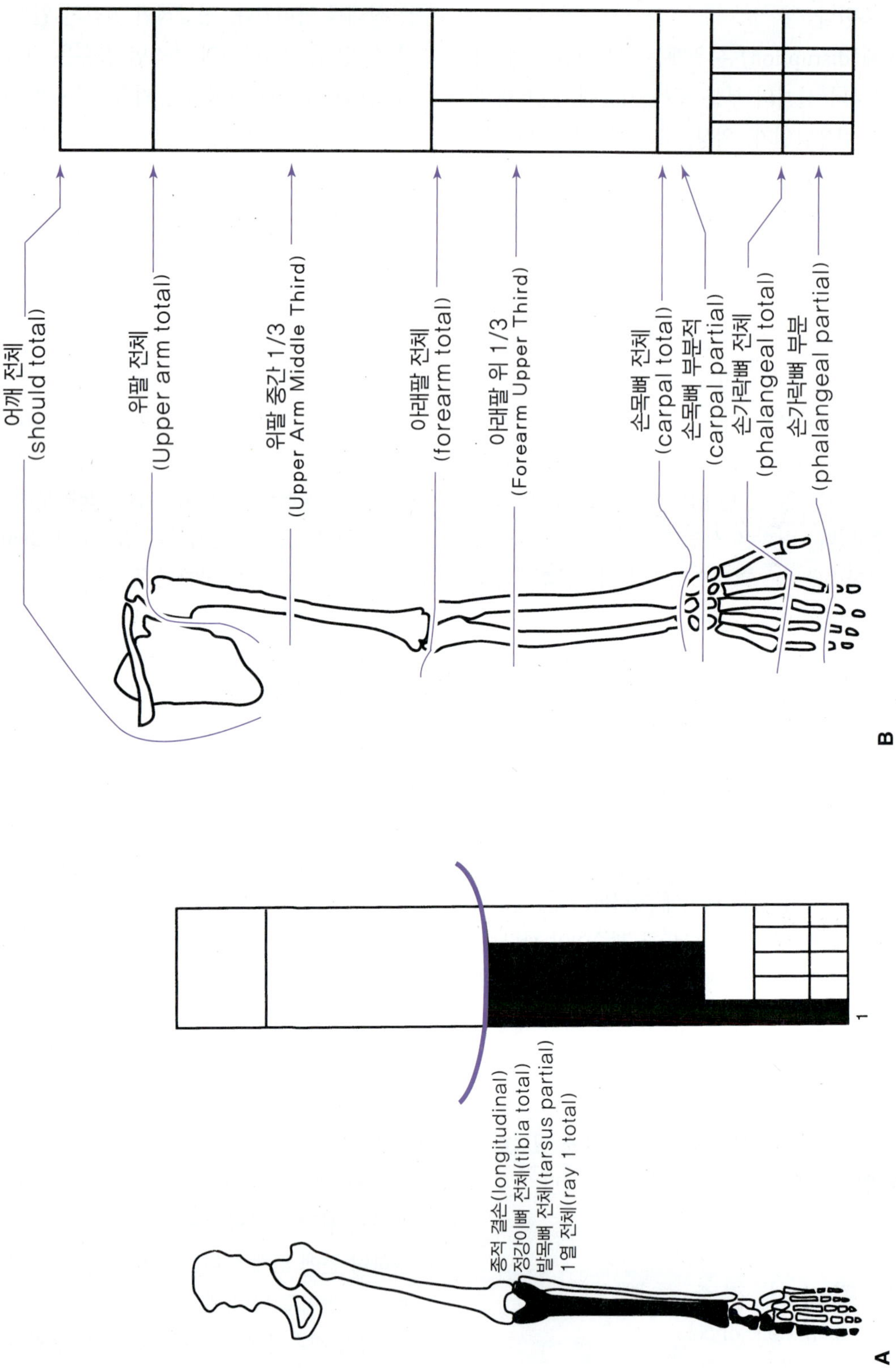

그림 13.3 (A) 하지의 종적 결손 (B) 상지의 여러 레벨에서의 횡적 결손

선천적 팔다리 결손의 비수술적 및 수술적 관리 Nonsurgical and Surgical Management of Congenital Limb Deficiencies

종적인 팔다리 결손 아동은 침범된 팔다리의 기능을 최대로 살리기 위하여 여러 번 수술이 필요할 때가 있다. 수술방법에는 힘줄의 전이, 손 또는 손가락의 위치 바꿈, 상지의 절골술 등이 있고 하지에서는 가장 흔하게 절단, 융

형태		넙다리뼈머리	볼기뼈절구	넙다리뼈 부분	골성숙면에서 본 넙다리뼈와 볼기뼈절구의 관계
A	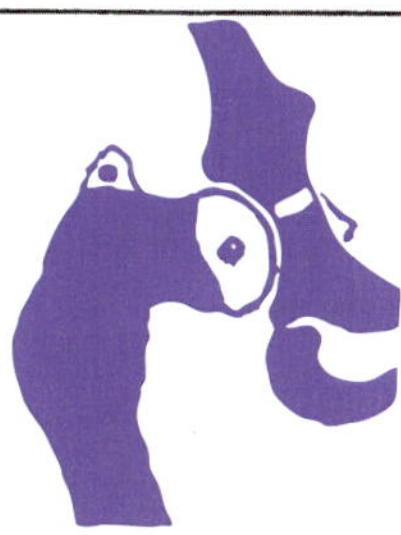	있음	정상	짧음	대퇴골의 부분들간의 연결 대퇴골두가 볼기뼈절구 안에 있음 대퇴융기하 내반 휘어짐, 종종 가성관절 형성
B	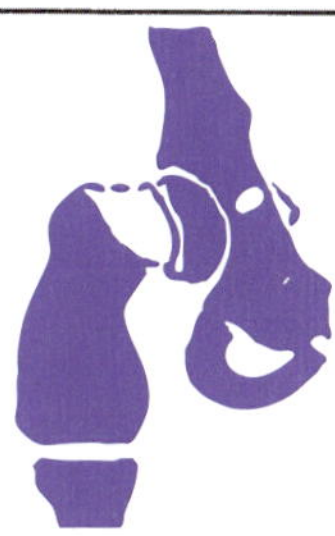	있음	적절함 또는 중등도의 이형성	짧음 보통 몽당한 근위부	골두와 몸통사이에 뼈의 연결 없음 대퇴골두는 볼기뼈절구 안에 있음
C	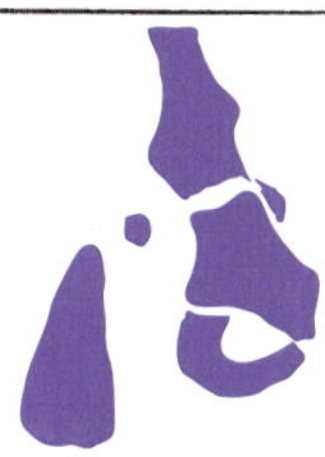	없음 또는 작은뼈로 보임	심한 이형성	짧음 보통 근위부가 가늘어짐	몸통과 근위부의 작은뼈사이에 연결있음 대퇴골두와 볼기뼈절구 사이에 관절의 관계는 없음
D	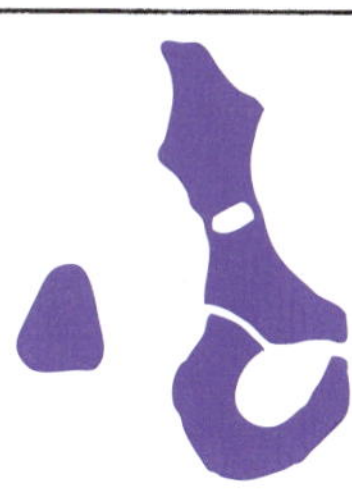	없음	없음 또는 큰 폐쇄구멍 양측인 경우 장방형의 골반	짧고 변형됨	없음

그림 13.4 근위부 넙다리뼈 국소 결손의 Aitken의 분류

합, 길이 늘리기, 절골술 등을 시행한다. 횡적인 결손아동에서의 수술적 교정은 드물다.

상지: 종적인 노뼈 결손

Upper Extremity: Longitudinal Radial Deficiency

출생하자마자 아동의 손에 연속적으로 스플린트 또는 기브스를 하고 단축되어 있는 연부조직을 스트레치하고 원위부 아래팔에 가능한 한 손이 중심부에 위치하도록 돕는다. 동시에 치료 목표는 특히 팔꿉의 굽힘범위 늘리기와 같은 팔꿉의 ROM 향상에 초점을 맞추어야 한다. 연부조직의 스트레칭은 어떤 수술과정 전에라도 필요하다. 생후 6개월에서 1년 사이에 정형외과 의사가 손을 중심부에 오도록 수술한다. 중심에 위치하게 하는 목표는 한편 기능적으로 손목의 움직임을 유지하도록 자뼈 원위부에 대해 손목을 안정시키는데 있다.[34]

수술 후 자뼈의 원위부 새로운 위치에 맞게 스플린트를 한다. 스플린트를 잘 대고 있는지가 이 수술 성공의 관건이다. 치유과정 동안은 하루 종일 스플린트를 대고 있는다. 초기 치유단계가 지나면 골격이 성숙할 때까지 밤에만 스플린트를 댄다. 골성숙이 되면서 중심부에 자리잡은 손목뼈에 자뼈의 골단이 적응하게 되어 손목의 자세가 안정되고 밤에 대는 스플린트가 더 이상 필요 없게 된다.[34]

손의 중심화 수술은 손의 자세에 이미 적응된 나이든 아동 또는 청소년, 손에 심한 변형이 와 있어서 손의 기능

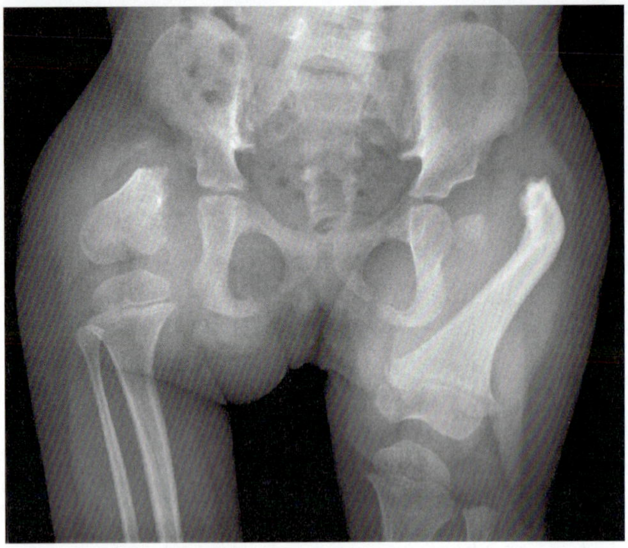

그림 13.5 우측 발은 보이드(Boyd) 절단술을 받은 편측 근위부 국소 넓다리뼈 결손 환아

을 제한하는 경우, 그리고 팔꿉의 굽힘이 90° 이하인 경우에서는 금기이다. 수술 전 팔꿉은 적절한 굽힘상태라야 하는데 손의 위치가 달라졌을 때 아동이 여전히 자신의 손을 입으로 가져갈 수 있어야 하기 때문이다.

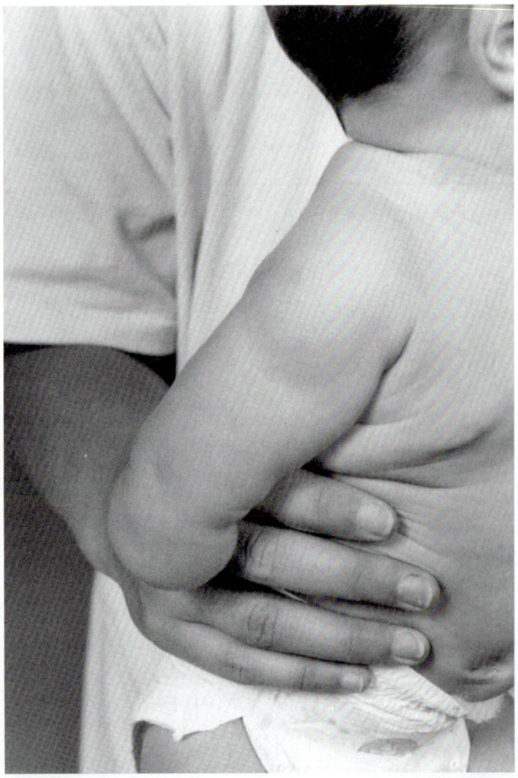

그림 13.6 선천적으로 팔꿉 아래 횡적 사지결손이 있는 아동

하지: 넙다리뼈 근위부 국소 결손

Lower Extremity: PFFD

PFFD 아동에 대한 수술적 중재는 다양하지만 개별화되어야 하고 절단, 재건 융합 또는 다리길이 늘리기 방법을 다양하게 사용할 수 있다. 수술로 아동의 기능에 영향을 미치는 불안정한 엉덩관절과 다리길이의 차이를 경감시켜줄 수 있다. 많은 아동에서 여러 번 수술이 필요하다; 가능하면 여러 번에 해야 할 수술을 한 번의 수술로 압축하는 등을 위해서 장기적 수술계획을 조기에 생각하고 부모교육을 해주어야 한다. 수술은 일반적으로 양측성 PFFD 아동에서는 권유하지 않는데 그들의 다리길이는 비슷하고 의족을 사용하거나 또는 사용하지 않고도 걸을 수 있기 때문이다.[24,35,36]

수술은 궁극적인 의족 착용을 위해 절단과 재건술, 그리고 다리길이를 늘리는 테크닉 이렇게 두 가지로 나눈다. 전형적인 세 가지의 수술적 시나리오는 다음을 포함한다: 근위부 재건을 동반한 발 절단, 회전성형술, 그리고 사지 연장술. 근위부 재건을 동반한 발 절단은 아동의 사지가 무릎 위 절단의 기능일 때와 비슷하다. 남아있는 사지에 연장 의지를 사용하는 것은 비수술적 접근이고 절단-형태 과정을 극복하여 환자에게 큰 만족감을 준다.[37] 회전성형술 또는 방향을 바꾸는 방법은 무릎아래 절단 아동과 비슷한 기능을 할 수 있게 하는 수술적 방법이다. 이러한 복잡한 과정은 하퇴의 정렬을 180°로 유의하게 재건하는 것을 포함한다. 결과적으로 아동의 발목은 무릎관절로써 기능을 하고 발목관절의 발바닥 굽힘은 무릎의 폄, 그리고 발목관절의 발등굽힘은 무릎의 굽힘으로 작용한다(그림 13.7).[24,38] 사지연장술은 넙다리뼈 길이의 60% 이상이 존재하거나 적어도 양쪽의 차이가 15cm 이상일 때 가능하다.[35,39] 사지연장술 과정의 심도있는 설명은 이 장의 사지길이의 차이 부분에서 제공될 것이다.

수술하기 전에 물리치료는 영아기 초기에 시작되어야 하고, 침범된 엉덩관절에서의 ROM을 향상하고 발달학적 활동을 증진시키며(대칭적 기술의 발달, 연령에 맞게 체중지지하는 시간 갖기), 그리고 연령에 맞는 균형기술 발달을 보조해야 한다.

수술 후의 급성기 물리치료 중재는 과정에 달려있고, 의지 훈련을 위한 준비에서의 ROM, 근력, 그리고 균형의 향상 또는 유지를 포함한다. 회전성형술에 따른 발목(지금

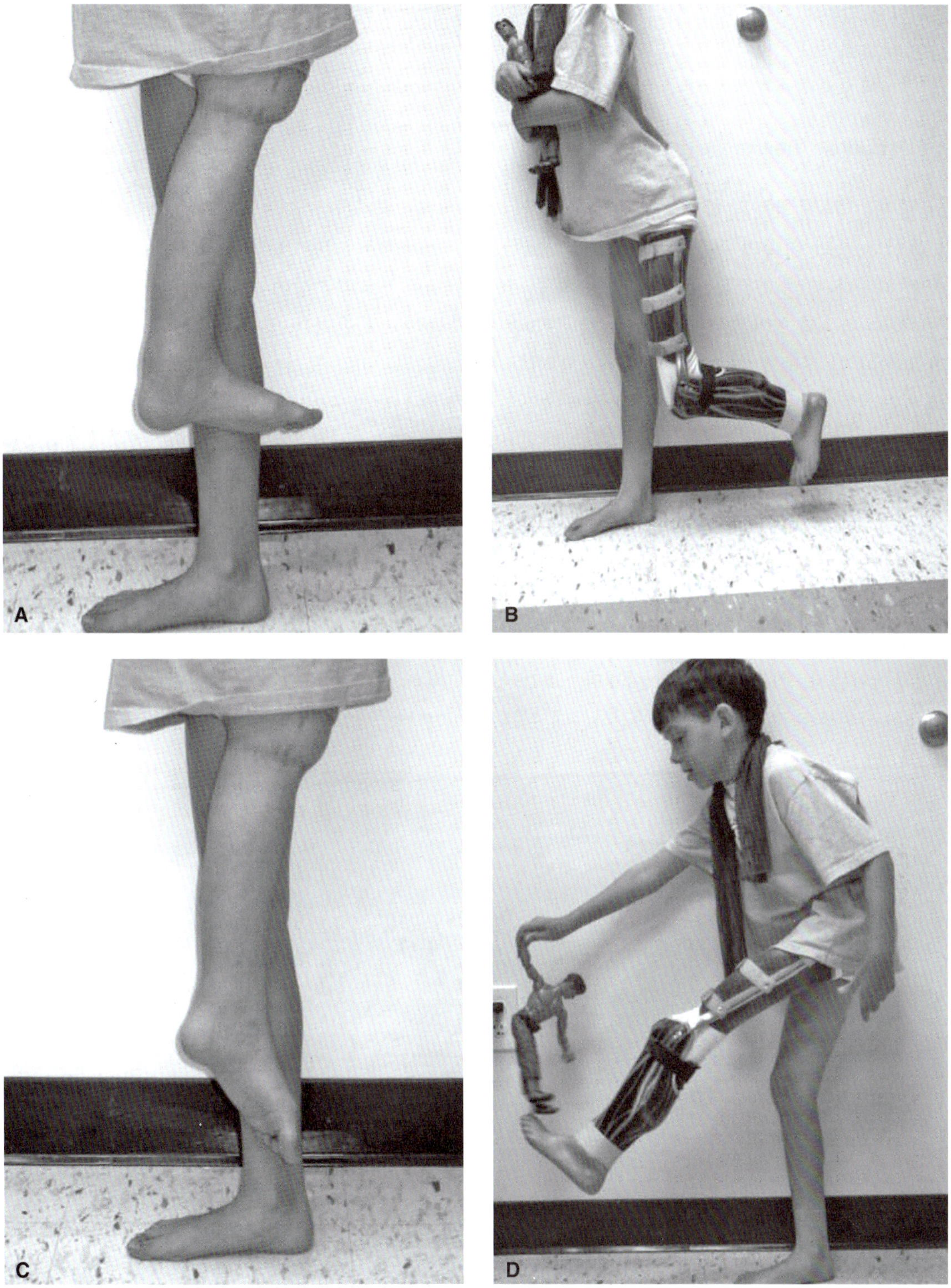

그림 13.7 회전성형술을 받은 11세의 소년. (A) 발목관절 발등굽힘. (B) 발목관절의 발등굽힘은 의족 무릎관절을 굽힘시킨다. (C) 발목관절의 발바닥굽힘. (D) 발목관절의 발바닥굽힘은 의족의 무릎관절을 폄시킨다.

은 무릎으로서의 기능)의 ROM과 스트레칭 활동은 적절한 의지의 움직임과 기능적인 하지의 정렬을 보장하는데 필수적이다. 최대 발바닥굽힘 각도는 의지 무릎 폄을 촉진하는데 필요하다. 무릎 굽힘을 포함한 앉기와 다른 활동은 발목의 발등굽힘을 20° 가까이 요구한다. 이러한 근육군의 근력강화 역시 중요하다; 발목이 발바닥굽힘과 발등굽힘 근력은 선자세에서 안정성과 걷는 동안 의지에 힘을 제공한다. 최근의 문헌에서는 회전성형술에서 영구적인 보행에

편차가 있었지만 장기간의 기능적이고 삶의 질에 좋은 영향을 초래한다고 보고되었다.[40]

의족 훈련 Prosthetic Training

물리치료 중재는 처음 의족을 착용하기 전부터 시작된다. 영아기 동안 아동과 가족의 욕구에 따라 물리치료를 일주일에 한번 하거나 또는 자문형 중재서비스를 해줄 수 있다. 종적인 사지 결손의 영아는 수술 전 또는 의족 착용 전 경감시켜 주어야 할 구축과 ROM 제한을 가지고 있다. 노뼈 결손이 있는 영아는 수술 전 연부조직의 스트레칭을 위하여 수동적 운동 및 스플린트 등이 필요하다. PFFD 영아는 수술 전 또는 의족 착용 전 엉덩관절의 신전과 외전을 늘리기 위한 ROM 운동이 요구된다. 횡적인 사지 결손 영아에서는 구축 발생이 드물다.

선천성 팔다리 결손 영아들은 발달학적 기술 습득에 관한 모니터를 받아야 한다. 체중지지뿐 아니라 기술의 대칭적 발달이 이루어지는지 상·하지에 걸쳐 살핀다. 조기의 체중지지 기술은 근위부 관절의 안정성을 증진하는데 이는 이후의 의족 사용에 필요하다. 상지에서의 횡적인 결손이 있는 아동은 간단한 양손 활동을 하게 되는 6개월 때 상지 의수족을 달게 된다. 하지결손이 있으면 체중지지 기술이 발달하게 되는 8~10개월 때 의족을 착용시킨다.

처음 의수족을 받을 때 착용, 재정렬, 그리고 전반적 기능을 평가한다. 아동과 그 가족에게 적절한 착탈 테크닉을 보여주고, 착용 스케줄, 발적에 대한 피부관찰, 있을지도 모르는 피부손상에 대해 지도해주어야 한다. 의족을 받아들이고 착용하는 영아 및 유아의 초기목표는 낮동안 착용시간을 점차 늘리는 데 있다. 낮잠시간에는 보통 벗어두고 밤에 잘 때도 벗어야 한다.

상지의 의수 훈련 Upper Extremity Prosthetic Training

영아의 첫 번째 의수의 끝에는 부드러운 말단장치(terminal device)가 달려있는데 미용적이긴 하지만 기능적이지 않다(그림 13.8). 좀 더 기능적인 말단장치는 양손 놀이를 하게 될 때 추가한다. 기능적인 말단 장치는 수의적으로 열고 오므릴 수 있다. 수의적으로 여는 말단장치는 팔을 앞으로 뻗을 때 열린다. 반면 수의적으로 오므리

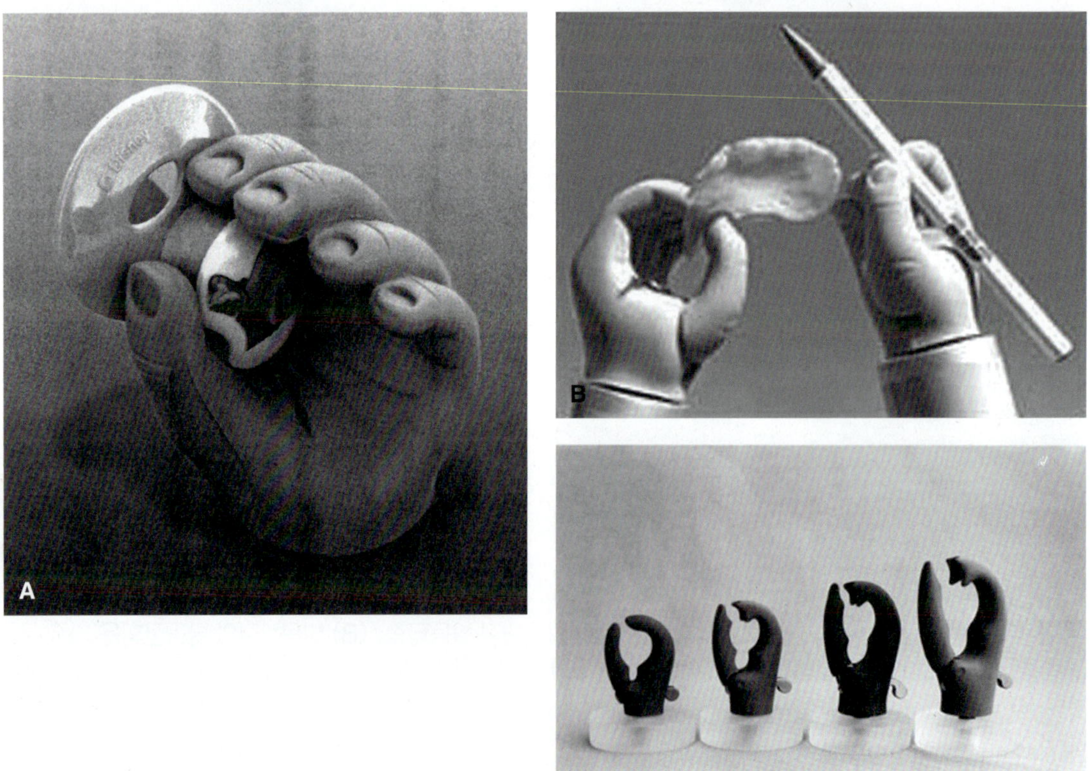

그림 13.8 말단장치 사양들: **(A)** 수동적 영아 알파 손(Passive Infant Alpha Hand: TRS, Boulder, CO). **(B)** L'il E-Z Hand. 이는 엄지가 움직일 때 잡기가 증진된다(TRS, Boulder, CO) **(C)** ADEPT 능동적 오므리기 손(TRS, Boulder, CO)

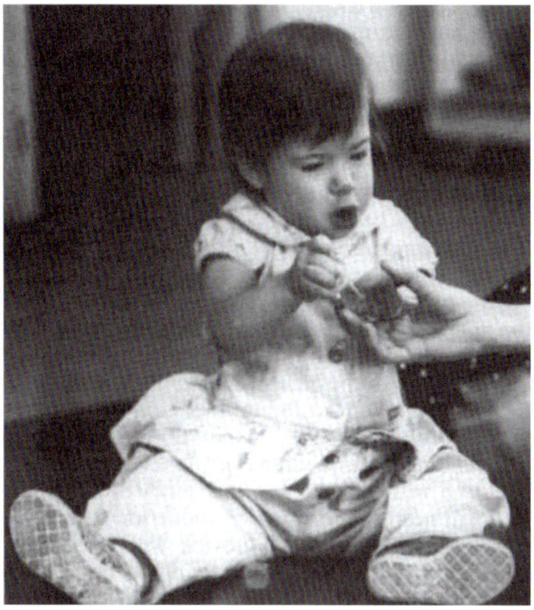

그림 13.9 우측 팔꿈아래 ADEPT 수의적 닫힘 후크를 단 의수를 착용하고 있는 아동. 치료사가 말단장치의 조절을 도와주고 있다.

는 장치는 손을 뻗어서 잡는 행동과 비슷한데 아동이 물건을 잡으려고 팔을 앞으로 뻗으면 오므려진다.

영아 또는 어린 유아의 처음 목표는 의수를 착용하는 것과 의수의 무게에 적응하는 것, 그리고 엎드린 자세에서 팔을 지지하는 것 또는 앉기, 양손 활동시에 의수의 착용을 시작하는 것이다. 15~18개월까지는 능동적 말단장치의 훈련이 시작되어야 한다(그림 13.9). 아동에게 말단장치를 벌리기, 물건 잡기, 그리고 물건을 놓기를 가르친다. 이러한 기술발달의 순서는 정상발달과 같다. 치료사는 아동에게 지도하기 전에 말단장치의 종류와 어떻게 작동되는지에 먼저 익숙해져야 한다. 만약 아동이 팔꿈 윗부분에 착용하는 의수를 하게 되면 처음 말단장치의 조절을 배우게 될 때는 팔꿉을 잠그고 한 번에 한가지의 동작만 배울 수 있도록 해준다. 팔꿉이상의 결손이 있는 아동은 견갑골의 동작과 말단장치에 연결되어있는 케이블을 통하여 말단장치를 조절한다.

어떤 치료사와 부모는 어린 유아에서 근전성(마이오일렉트릭)의 장치를 택하기도 한다. 처음엔 한 전극이 아래팔 근육을 수축시켜 활성화하면 마이오일렉트릭 손이 열린다. 3~4세이면 마이오일렉트릭 손을 두 개의 전극으로 전환하여 아동이 스스로 열고 오므리는 조절을 할 수 있다.[42]

아동이 자라면서 말단장치의 사용은 작은 사물의 조작과 색칠할 때, 쓸 때 종이를 잡는 보조손 기능으로, 세발자전거 탈 때 손잡이 잡기, 밥먹기, 옷입고 벗기에서의 보조기능 손의 역할이다. 아동은 침범되지 않은 쪽 손을 우세손으로 사용하려고 할 것이기 때문에 의수 사용을 합리적으로 기대할 필요가 있다. 학동기 연령 전에는 옷입고 벗기, 화장실 사용 그리고 밥먹기에서 독립적이 되어야 한다. 항상 아동연령에 맞는 독립적 활동에 활동 중심을 두어야 한다. 고등학교학생은 스포츠, 운전, 그리고 사회모임에 참여하기를 원할 수 있다. 다양한 말단장치 사양이 있으므로 다양한 스포츠에의 참여를 증진할 수 있는 선택이 가능하며 운전대를 잡고 조절하기에 편한 말단장치, 그리고 기능적인 것보다 미용적 목적이 더 중요시되는 사회모임에 알맞게 선택할 수 있는 미용적인 말단장치가 있다. 아동, 십대, 그리고 성인기 초기에는 항시 치료목표와 의수선택에 관한 논의에 환자도 함께 해야 한다.

하지의족 훈련 Lower Extremity Prosthetic Training

영아 또는 2세 이하의 어린 유아는 무릎관절없이도 의족착용이 가능하다. 초기의 의족훈련의 목표는 체중을 지지하는 활동을 수행하면서 의족착용에 대한 지구력을 기르는 것이다. 의족을 하면 아동이 바닥에서의 움직이는 방식에 방해가 될 것이고 그에 적응할 시간이 필요할 것이다. 초기의 서는 활동에는 도움을 받아 다양한 자세를 유지하고 서는 자세로의 전환, 보행과 균형반응, 보호기술에 대한 준비로 하는 체중이동의 훈련이 포함된다. 보행훈련 시 보조기구가 필요할 수도 있다; 더 이상 필요하지 않으면 아동 스스로 사용하지 않는다. 학동기전 연령대 초반에는 아동에게 무릎관절이 있는 의족을 해주어야 한다. 다양한 무릎관절에 대한 사양이 있어 초기에 추가의 안정성을 확보하는 다양한 선택이 가능하다.

최근에 여러 클리닉에서도 처음부터 무릎관절이 달려있는 의족을 사용하기 시작하였다. 무릎관절이 있는 의족은 기기, 쭈그려 앉기, 그리고 무릎으로 서기와 같은 어린 유아에서 보이는 활동을 좀 더 자연스럽게 하게 해주고 더 정상적인 보행패턴이 발달하는데 도움이 된다(그림 13.10).[43,44] 이전에는 유아 의족의 하퇴부(shank)가 작아서 무릎관절을 달기가 어려웠다. 그러나 디자인에서의 발전으로 의수족 업자가 이런 어려움을 극복하였다.

하지의족을 한 아동에서는 성장이 문제이다. 매 6개월이 지나면 영아와 어린 유아들이 의족이상으로 성장하기 쉽다. 이런 이유로 많은 제작자들이 아동 성장과 단계에

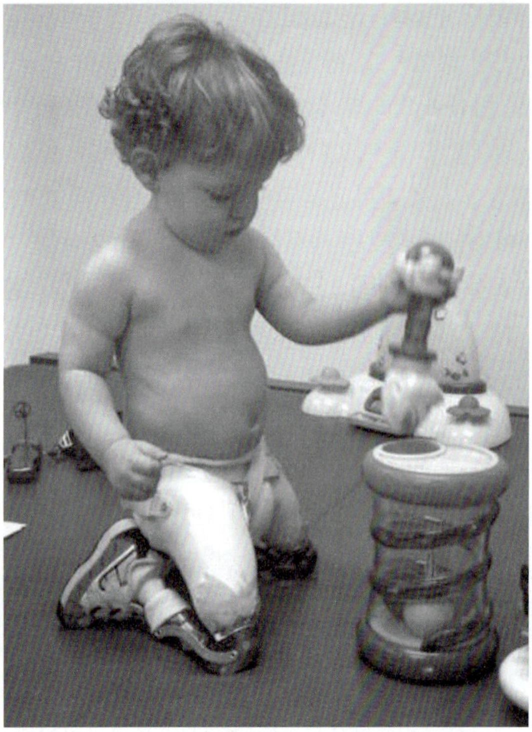

그림 13.10 무릎관절이 달려 있는 양측 넙다리뼈 의족을 신어 연령에 적절한 보행과 바깥에서 놀이 활동을 증진해준다.

어느 정도 맞출 수 있게 제작하는데 성장에 따라 바꿀 수 있는 부품을 사용한다거나 소개한다. 유아들에서는 의족의 길이를 늘릴 수 있는 여유부분(spacer)을 추가하여 더 오랫동안 착용할 수 있도록 한다. 그러나 성장과 견고성 때문에 아동들은 전형적으로 9~12개월마다 그들의 의족을 바꿔주어야 할 필요가 있다.

성장한 큰 아동들은 스포츠나 수중 활동을 위해서는 이차 의족 또는 추가의 말단장치가 있어야 한다.

산전변형 Prenatal deformations

변형은 기계적인 힘에 의해 신체 부분이 비정상적인 형태, 모양을 가지게 되거나, 위치가 잘못되는 경우를 말한다. 변형은 태아의 내외에서 받게 되는 비정상적인 기계적 힘에 대한 조직의 정상반응이라고 할 수 있다. 외부적인 힘의 예로는 태내에서의 억제상태이다. 뇌수막 탈출증과 같은 신경계 장해에 이차적으로 오는 태아의 저운동성이 태아에 내재하는 변형요인의 예이다. 만약 변형유발 힘이 없어지면 정상적 발달 또는 성숙이 기대된다.

이 장에서는 외부적인 요인의 예로서 선천성 기운목(CMT: congenital muscular torticollis)에 대해 논의하고 외부 또는 내부요인에 의한 변형의 예로 곤봉발을 예로 들겠다. 이 진단에는 다른 원인이 있을 수도 있는데; 비정상적인 기계적 힘이 그 요인 중의 하나일 것이다. 엉덩관절의 형성부전은 산전에 시작되는 변형의 한 예인데 변형유발 힘이 사라지지 않으면 계속 진행되고 산후 시기를 지날 때까지도 인지되지 못할 수가 있다. 마지막으로 이 장에서는 태아초기부터의 시작되는 내재적인 변형의 예로서 관절 굽음증에 대해 설명하려고 하는데 이는 출생과 이후 삶에서 심각한 변형을 초래하는 증후군이다.

선천성 근성 기운목 Congenital Muscular Torticollis

기운목이라는 용어는 라틴어의 꼬인 목에서부터 왔다. CMT는 일반적인 형태로 편측성 목빗근 단축을 포함한다. CMT 영아는 동측의 머리와 목을 짧아진 SCM을 향하여 바깥쪽으로 구부리고 있고, 반대측의 머리와 목은 짧아진 SCM으로부터 떨어져 반대측을 향하여 회전되어 있다. 안면의 비대칭성과 사두증(납작머리 증후군)이 지속적인 머리의 비대칭적인 자세로 인하여 이차적으로 자주 발달한다. 표 13.1은 CMT에서 나타나는 머리, 목, 그리고 얼굴의 전형적인 임상 양상을 요약해놓았다. SCM이 일차적으로 침범되면 이차적으로 목갈비근, 어깨올림근, 또는 위등세모근과 같은 다른 목의 근육들이 단축된다(그림 13.11).

CMT는 보통 출생 2~3주에 알아보게 되고 그 빈도는 0.4~1.9%이다.[45] CMT의 원인은 아직까지 확실치 않다. 출생 후 첫 몇 주에서 목빗근에서 섬유조직같이 만져지는 종괴가 종종 관찰되고 그 이후는 점차 사라진다. 정확한 원인은 모른다. 연구자들이 혈류의 차단으로 인한 목빗근

표 13.1 CMT의 머리와 목의 특징

왼쪽 SCM 기운목		오른쪽 SCM 기운목
왼쪽	경부 외측 굽힘	오른쪽
오른쪽	경부회전	왼쪽
왼쪽	얼굴쪽 편평함	오른쪽
오른쪽	후두부쪽 편평함	왼쪽
왼쪽	턱의 후인	오른쪽
오른쪽	가성의 안면 처짐	왼쪽

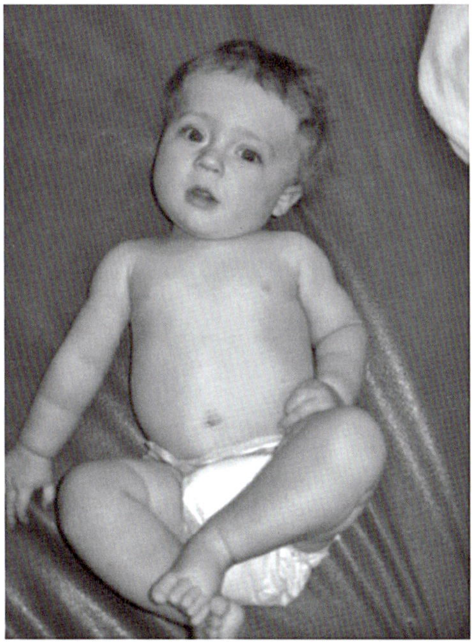

그림 13.11 왼쪽 선천성 기운목이 있는 아동. 아기의 턱에서 비대칭부분이 있음을 주목하자.

의 무산소적 손상이 섬유화 변화를 유발하는 것으로 추정하고 있다. 혈류 차단의 원인은 태내 자세이상 또는 출산 시의 외상일 수 있다.[46] CMT영아는 둔위분만인 경우가 많고,[47] 엉덩관절의 형성부전과 발의 변형과 같은 선천적인 근골격계의 진단과 관련이 있다.[47,48]

여러 저자들이 CMT 아동 모두는 목빗근의 섬유화가 있고 만져지지 않음부터 단단한 종괴까지로 그 범위가 넓다고 하였다.[47,48] 그 결과 CMT는 세 가지로 분류된다: (1) 흉쇄유돌근 종괴(SMT: sternocleidomastoid tumor)−분명하게 덩어리가 만져지는 경우; (2) SCM이 단축되어 있으나 뚜렷한 덩어리는 없는 경우 근성 기운목(MT: muscular torticollis)이라고 한다; (3) 자세적 기운목(POST: positional torticollis)−SCM 단축과 덩어리가 없는 경우이다.[49,50]

1992년 미 소아과 학회에서 시작된 "Back to Sleep" 프로그램으로 바로 누운 자세로 재우면서 돌발성 영아 사망 증후군(SIDS)의 빈도가 줄었다. 이러한 프로그램 이후로 SIDS는 50% 감소하였으나, 납작한 머리와 자세적 기운목(POST)의 빈도가 매우 증가하였다.[52-54] 자세적인 납작머리와 동반된 기운목은 납작머리의 이차적 장해로 발생한다. 이는 CMT에서 보는 것과 완전히 반대인데 CMT에서는 계속되는 비대칭 자세 때문에 머리가 이차적으로 납작해지는 것이기 때문이다. 결국 자세적 기운목의 치료는 CMT의 경우와 매우 비슷한 접근이다.

전체적인 시스템 검토와 발달학적인 검토는 기운목의 원인이 근골격계의 문제가 아닌 경우의 초기 검사에 필수적이다. 기운목의 약 20% 정도는 그 원인이 더 심각한 경우이고, 이것은 다른 진단으로 확장하는 데 중요하다.[55] 다른 임상 전문가들과 협력하고 영상 진단을 하는 것은 중쇠고리의 회전 불안정성, 반척추증, 목뼈 아탈구, 뒤쪽 오목 종양, 키아리 기형, 시각과 전정계 기형, 그리고 그리셀 신드롬과 관련하여 재발되는 비인두감염과 구분하는 데 필요하다.

보존적 관리 Conservative Management

CMT의 보존적 관리는 12개월 이내에 주로 권장된다. 직접적인 물리치료 중재로써 보존적 관리는 SCM을 수동적으로 오래 신장하기, 목뼈의 ROM을 증가시키기 위한 능동적 운동과 그에 이은 근력강화운동, 그리고 아동의 머리, 목, 그리고 상지의 자세를 수정한 대칭적인 발달을 포함한다. 지속적인 양육자 교육과 가정 운동 프로그램(HEP)은 성공에 필수적이다. 수동적인 SCM 신장은 자세와 핸들링 기술을 통하여 성취될 수 있다.[47,48] 스트레칭은 부드럽고 낮은 강도로 시작하고 미세외상과 섬유화를 예방하기 위해 강도를 점진적으로 증가시킨다. 울음과 같은 통증 반응은 스트레칭의 강도가 너무 높다는 것을 나타낸다.[50,56] 스트레칭을 할 때는 다른 목 근육의 침범을 알기 위하여 침범된 SCM과 같은 쪽의 어깨의 안정화가 고려되어야 한다.

능동적 목뼈 ROM 운동은 시각적으로 물체를 따라가거나 침범된 쪽으로 자극에 대해 반응할 수 있는 3~4개월 이하의 아동에서 침범된 쪽에서의 돌림을 포함한다. 4개월 이상의 아동에서 능동적 목뼈 ROM과 근력강화는 평형반응과 정위반응,[47,48] 상지의 체중지지, 체중이동, 그리고 손뻗기를 장려한 발달학적 놀이를 통하여 유도할 수 있다. 중력에 대항한 능동적인 머리 움직임에 대한 강도와 놀이를 촉진하는 동안 편측 상지의 체중지지의 양 또는 기간은 점진적으로 증가되어야 한다. 머리와 몸통의 중립 위치는 지지한 상태로 앉기에서 독립적인 앉기와 서기를 통해서 발전시키는 것이 강조된다. 중립적인 견갑대의 정렬은 지지한 엎드리기에서 독립적으로 엎드리기, 네발기기, 그리고 손뻗기 활동을 통해 발달하는 것이 촉진된다.

가정 운동 프로그램 활동의 관찰을 위해 제공된 시간과

함께 각 세션에서 양육자의 교육이 중점적으로 강조되어야 한다. "Tummy time"은 능동적인 목의 움직임과 발달학적 놀이를 촉진하기 위해 엎드린 자세에서의 놀이를 장려하는 것을 말한다. 자세와 스트레칭 방법은 기저귀 갈기, 먹기, 낮잠자기, 놀이와 같은 매일의 활동에 통합시켜 적용하는 것이 중요하고, 카시트, 유아용 그네, 그리고 섭식 의자와 같은 장비를 사용할 수 있다. 예를 들어, 양육자가 우유를 먹이려고 할 때 침범된 쪽으로의 회전을 위해 그 쪽으로 젖병을 갖다 대는 것, 또는 부드럽고 지속적인 스트레칭은 아동이 낮잠을 자기 위해 잠들어 있는 동안에 더 많이 이루어질 수 있다.

Cheng은 도수적인 스트레칭에 대해 성공적인 반응을 결정하는데 가장 중요한 요소는 임상 그룹, 목 돌림의 부족, 그리고 시작할 때의 나이라고 보고하였다.[49] 목 회전의 15° 이하로 결여된 POST 타입과 1개월 미만의 아동에서는 스트레칭 프로토콜의 성공이 증가된다. 많은 다른 연구에서도 생후 1년 이내의 아동에서 보존적인 관리의 성공을 강조하였다.[47,48,56] 스트레칭 기간과 CMT의 변화에 따른 성숙함을 보조하기 위한 대조군이 포함된 연구는 없다. 연령과 목의 ROM에 기반을 둔 치료 전략은 Van Vlimmeren과 그의 동료들에 의해서 문헌에서 현재 이용 가능한 근거를 통해 발전되었다.[50]

보조기구 Orthotic Devices

자세로부터 유발된 납작머리는 두개보조기를 영아초기부터 사용하여 두개-얼굴 비대칭을 교정해주어야 한다. Symmetry Thorugh Active Remodeling(STAR band®) 보조기, 동적인 두개골성형보조기(DOC band®: Dynamic Orthotic Cranioplasty system), 그리고 다른 맞춤식 헬멧과 같은 몇 개의 밴드와 헬멧은 지역의 회사와 승인된 보조기를 통해 상업적으로 이용할 수 있다(그림 13.12). 두개 리모델링 기구는 두개의 앞 뒤 돌출에 압박을 가하는 밴드로 납작해진 부위의 성장이 되도록 해준다. 두개 보조기는 3~4개월 영아에서 일반적으로 추천되고 12개월 이상의 아동에서는 추천하지 않는다. 밴드 또는 헬멧은 처음에는 하루에 23~24시간 착용토록 하고 대칭적이 되면 잠자는 동안에만 쓰고 있도록 한다.

납작머리에 대한 교정이 CMT 또는 자세적인 납작머리에 기인한 것인지 차이점에 대한 연구가 정의되어 있지 않기 때문에 헬멧 또는 두개 리모델링 보조기의 사용에 대한 결론을 내리기가 어렵다.[57,58] 납작머리를 교정하는 DOC나 헬멧 사용에 대해 결론을 내기는 어려운데 대상자가 정의되어 있지 않고 치료기간도 매우 다양하게 제시되기 때문이다. 연구에서는 종종 CMT로 인한 납작머리와 자세성 납작머리를 구분하지 않기 때문에 헬멧기간 대 헬멧을 사용치 않는 기간에 따른 근거와 그에 따른 결과의 측정과 점수가 매우 다양하다. 비록 장기간의 이점은 기구를 사용했을 때의 과도한 비용이 소요되는 것보다 크지 않을수도 있지만 헬멧을 사용하지 않는 보존적인 치료보다 헬멧을 사용했을 때 두개의 리모델링이 더 빨리 가능하다는 것에는 동의한다.

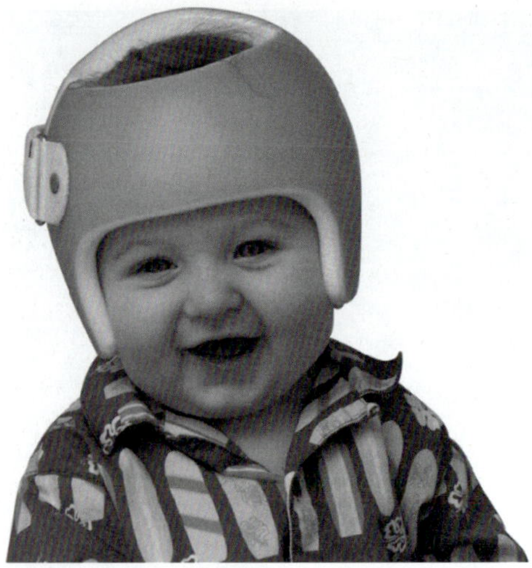

그림 13.12 좌측 선천성 기운목이 있는 영아가 TOT(튜브식의 기운목 보조기구)를 착용하고 있다(Photo courtesy of Symmetric Designs Ltd)

목 보조기는 보존적인 치료에 효과가 없는 기운목을 가진 영아나 어린 아이에게 효과가 있다. 보조기구의 목적은 목의 ROM을 유지하거나 침범된 쪽으로 머리가 기울어지는 것을 제한하는 데 있다. TOT 칼라(튜브형식의 CMT 보조기)는 부드럽게 목표하는 근육을 늘릴 수 있고 반대방향으로의 움직임을 제한하도록 위치하는 다양한 길이의 튜브같은 칼라이다(그림 13.12). 낮시간의 80% 이상에서 머리의 경사가 5° 이상이고 모든 동작을 머리가 기울어진 채로 하고 있는 최소 4개월된 영아인 경우에 추천된다. TOT 칼라의 적절한 대상은 침범되지 않은 쪽으로 최소 10° 목이 옆으로 굽힘되어야 하고 침범된 쪽의 반대편으로 머리를 구부릴 수 있는 능력이 있어야 한다.[59] 제작되거나 수정된 부드러운 칼라는 TOT 칼라를 맞추어 사용하기 어려운 유아에서 사용될 수 있다. 목 보조기구는 보조기구는 아이가 깨어있을 때와 감독할 수 있을 때만 적용한다.

지속적인 안면 비대칭, 피로할 때나 아플 때 나타나는 간헐적인 두부 경사, 그리고 정상적인 신경학적 평가를 나타내는 편마비에서 볼 수 있는 기능적인 비대칭이 있는 아동에서 이러한 문제의 복합성을 해결하기 위해서는 가능한 장기간 적용이 필요하다.[47]

수술치료 *Surgical Management*

수술치료는 CMT 영아에서 6개월의 보존치료에도 좋아지지 않을 때, 머리 기울어짐이 남아있을 때, 수동적 돌림 그리고 목의 굽힘상 15° 이상의 결함이 있을 때 한다.[49] 수술치료의 필요성은 CMT의 분류에 의거하여 예측할 수 있기도 하다. Cheng과 동료들은 CMT 영아들을 대상으로 SMT, MT, 그리고 자세성 기운목(PT)으로 분류된 영아 821명을 추적 관찰하였다. SMT그룹에서는 8%에서, MT그룹에서는 3%에서 수술이 필요하였고 PT그룹에서는 아무도 수술 필요성이 없었다. 머리의 회전각도가 15° 이상 결여된 유아와 나이가 많은 아동에서는 수술적인 치료가 더 요구된다.[49]

수술적 중재는 심한 정도에 따라 보통 머리 한쪽 또는 양쪽에서 원위부의 근육을 절개하는 것이며; 근육의 일정한 부위를 제거하는 것이 필요할 수도 있다.[24] 수술 후 물리치료를 하여 목뼈 ROM을 유지하고 근육을 강화시켜 새롭게 얻어진 머리의 정렬을 유지하도록 한다.

검사 당시 ROM의 실패, 두개 비대칭성의 심화, 그리고 9개월 이상의 아동에서는 치료 프로그램의 고려 대상이 된다. CMT가 만약 보존적 또는 수술로 치료되지 않고 있으면 목빗근과 주위 근막과 혈관을 포함한 연부조직의 비정상적인 성장에 따른 두개골과 얼굴의 비대칭으로 이어진다. 치료되지 않은 CMT에서 눈과 전정기관의 장해뿐 아니라 보상적인 가슴뼈의 커브와 함께 목뼈 옆굽음증의 발생이 보고된 바 있다.[24,46]

선천성 발허리뼈 모음과 곤봉발 기형

Congenital Metatarsus Adductus and Clubfoot Deformity

발허리뼈 모음은 중간발과 뒷발에 비하여 앞발이 모음되어있는 것이 특징이다. 발의 외측연이 5번째 발허리뼈의 기저로부터 시작된 커브모양으로 튀어나와있다.[60] 발허리뼈의 모음은 태내자세로부터 유발된 변형의 한 예이며 근육성 목빗근과 엉덩관절 형성부전과 관련되어있다.[61]

발허리뼈 모음은 앞발을 중립, 그 이상으로 임상적 교정 가능한 경우를 경미한 등급 Ⅰ로, 중립위치까지만 교정할 수 있을 때 중등도 등급 Ⅱ, 그리고 앞발이 경직되어 있어 어떤 교정의 힘으로도 안될 때 심한 등급 Ⅲ수준이라고 분류한다.[62] 심한 발허리뼈 모음은 발허리뼈 내반이라고도 하는데 발목-발허리뼈의 내측 아탈구를 포함한다.[24]

Ⅰ과 Ⅱ등급의 발허리뼈 모음은 95%의 경우에 4~6개월까지 치료 없이도 저절로 좋아진다.[63-65] 발허리뼈 모음이 중등도 또는 심하게 있는 영아는 앞발이 유연해지고 적절한 정렬상태가 될 때까지 연속적 캐스팅을 하여 치료해야 한다.[63] 연속적 캐스트의 높이는 발생할 수 있는 정강이뼈의 회전을 조절하기 위해 무릎관절 이상으로 하여야 한다.

곤봉발 또는 선천적 안쪽말발은 발목관절의 발바닥 굽힘, 뒷발의 안쪽번짐 그리고 앞발의 모음으로 특징지어진다. 빈도는 1,000명 출생당 1명이고 원인은 불분명하다.[60] 경미한 경우일수록 태내의 자세가 원인 요인이기도 하고 일차적 신경근육계의 장해가 있을 때, 뇌수막탈출증 또는 관절굽음증이 있을 때 발생되기도 한다. 후자의 경우 일차적 신경근육계의 장해 때문에 태아 움직임이 감소 또는 없으며 오래 비정상적인 태아 자세로 있게 되어 결과적으로 출생 시 곤봉발의 변형이 나오게 된다.

심한 선천성 안쪽말발의 경우, 해부적 구조와 뼈의 정렬과 발의 연골구조에서의 병적인 변형이 있다. 근육은 형성이 저하되어있고 그리하여 침범된 쪽의 다리가 작아 보인다. 원인은 뒷발구조의 연골성 모델 형태를 형성하는 중간엽 세포의 결함 때문일 것으로 생각한다. 그러므로 변형이라기보다는 형성부전에 가깝다.[24] 좀 더 최근에는 연구자들이 특발성 곤봉발과 의심되는 유전적 연계에 대해 연구하기 시작하였다.[66,67]

선천성 곤봉발의 치료목표는 가능한 한 정렬을 회복하고 변형을 교정하고 정상기능을 할 수 있는 발을 만들고 체중지지를 정상적으로 할 수 있게 해주는데 있다. 첫 치료는 출생 후에 빨리 시작한다. 폰세티(Ponseti) 치료법은 광범위한 교정 수술의 필요성을 줄이거나 제거하는 데 큰 성공을 거두었다.[68] 이것은 첨족을 교정하기 위해 피부를 통한 아킬레스건 절제술을 실시한 경우 앞발의 모음과 엎침, 뒷발의 안쪽번짐을 수정하기 위해 도수적인 치료와 함께 연속적인 기브스를 하는 것으로 구성되어 있다. 발의 변형과 동반되는 정강이뼈의 회전이 일어나지 않도록 기브스는 무릎 위까지 올라오도록 한다. 장기간의 수정을 위한 보조기는 수정을 유지하기 위해 4년 동안 사용한다.[68] 기브스는 발바닥이 바닥에 닿고 3주의 부가적인 기간 동안 약 70° 정도로 과도하게 벌림을 성취할 때까지 한다. 폰세티 법으로 치료한 아동은 보행을 포함한 대동작 운동 이정표의 성취에 약간의 지연이 나타날 수 있다.[69]

수술적인 교정은 6개월 이하의 유아에서 발달로부터 야기되는 이차장해가 오기 전에 실시한다. 수술 방법은 아동의 연령과 변형의 정도에 따라 다르지만 전형적으로 타이트한 연부조직을 늘리거나 발과 발목의 정렬을 바로 하기 위해 앞정강근의 이동을 실시한다.

엉덩관절의 발달학적 형성부전

Developmental Dysplasia of the Hip

엉덩관절의 발달학적 형성부전(DDH: developmental dysplasia of the hip)은 영아와 어린 아동에서 관절의 비정상적인 발달과 성장으로부터 오는 광범위한 엉덩관절의 이상을 일컫는 용어이다. DDH의 원인은 다중적인데 태내에서 비정상적인 자세와 기계적인 힘을 받고 호르몬과 관련한 인대의 느슨함, 유전, 문화 또는 환경적 요인들이 있을 것이다. 비정상적인 자세와 기계적 힘에는 둔위 즉, 태아가 엄마의 엉치뼈 위에 있게 되는 경우와 태내공간이 작은 경우이다. 영아를 업는 문화 또는 업는 판을 이용하는 경우 영아의 엉덩관절이 폄자세로 있게되며 DDH의 빈도가 높아진다. DDH의 빈도는 매우 다양하며 환경적 요인, 진단 시의 연령, DDH 진단에 포함되는 범주에 따라 매우 다양하다.[24] 그러나 목빗근 또는 발허리뼈 모음같은 기타 선천성 변형이 있는 영아에서는 DDH의 빈도가 증가한다.[61,70]

초기 태아 발달 중 볼기뼈절구는 매우 깊고 넙다리뼈머리는 둥글다. 이어 볼기뼈절구가 넙다리뼈머리를 잘 감싸게 되며 엉덩관절이 안정된다. 태아의 성장과 발달에 따라 볼기뼈절구는 지름이 커지고 좀 더 얕아지며 뼈머리를 덜 감싸게 된다. 출생 시는 얕은 볼기뼈절구와 덜 둥글은 넙다리뼈머리, 그리고 정상적으로 넙다리뼈의 전방 비틀림이 증가되어 있어 엉덩관절이 매우 불안정하다. 출생 직후 볼기뼈절구의 깊이는 지름에 비해 더 깊어져 좀 더 안정적인 절구관절을 형성한다. 성장하면서 신생아의 움직임이 증가하면 리모델링의 힘을 받아 볼기뼈절구가 더 깊어진다. 첫 18개월 사이에 가장 의미있게 볼기뼈절구의 깊이가 깊어지고 3세 이후에 볼기뼈절구는 최소한으로 성장한다.[2]

표 13.2 신생아, 영아의 엉덩관절 분류

분류	준거
정상	엉덩관절의 불안정성이 없음.
아탈구 가능성	넙다리뼈머리가 볼기뼈절구 안에 있으나 볼기뼈절구 밑으로 부분적으로 벗어나올 수 있음.
탈구가능성	넙다리뼈머리는 볼기뼈절구 안에 있으나 Barlow 방법으로 완전히 탈구시킬 수 있음.
아탈구 상태	넙다리뼈머리가 부분적으로 볼기뼈절구에 걸쳐 있으나 다시 되돌릴 수 있다.
탈구상태	넙다리뼈머리가 완전히 볼기뼈절구 밖에 있다.

엉덩관절의 정상적 발달과 성장에 방해되는 요인들이 DDH를 유발하는 것이다. 이에는 태내의 부족한 공간과 자세로부터 받는 비정상적인 힘, 출생 후 다리 차는 동작을 제한하는 자세를 해주는 것 등이 방해하는 요인의 예들이다. 관절의 심한 정도에 영향을 미치는 이러한 요인들의 타이밍은 변한다. 마지막 3개월에서의 비정상적인 태내의 자세로부터 유발된 DDH는 해부학적 변형이 경미하고 태아초기에 영향을 받은 엉덩관절보다는 치료에 빨리 반응한다. 신생아에서의 DDH는 아탈구의 가능성, 탈구될 가능성, 아탈구됨 또는 탈구됨으로 분류될 수 있다(표 13.2).

평가 Assessment

DDH의 신생아 선별에는 Ortolani 테스트와 Barlow 법이 있다(그림 13.13 A, B). 이 방법들을 시행 시 영아가 조용하고 울지 않으면 2개월 이하에서도 신뢰할 수가 있다. 우는 영아에서는 엉덩관절 주위의 연부조직이 긴장하여 검사자가 관절의 느슨함 또는 불안정성을 관찰할 수 없을 때가 있다. 영아가 자라면서 불안정한 엉덩관절은 정상 발달을 통하여 넙다리뼈머리가 볼기뼈절구 내에 남아있기도 하고 또는 들어갈 수 없어 볼기뼈절구 밖으로 벗어나 있기도 하다. 그러므로 Ortolani와 Barlow 테스트는 2~3개월 이상의 영아에서는 신뢰도가 떨어진다.[24,63] 그 이외의 징후는 신생아 시기에 넙다리와 엉덩이 주름의 비대칭성, 엉덩관절의 벌림 제한 또는 엉덩관절의 비대칭적인 벌림각도, 넙다리뼈의 길이가 달라보임(갈레아찌 징후)이 있다. 이러한 징후는 Ortolani와 Barlow 테스트가 더 이상 적용되지 않는 영아에서 강한 지표가 될 수 있다. 걸을 수 있는

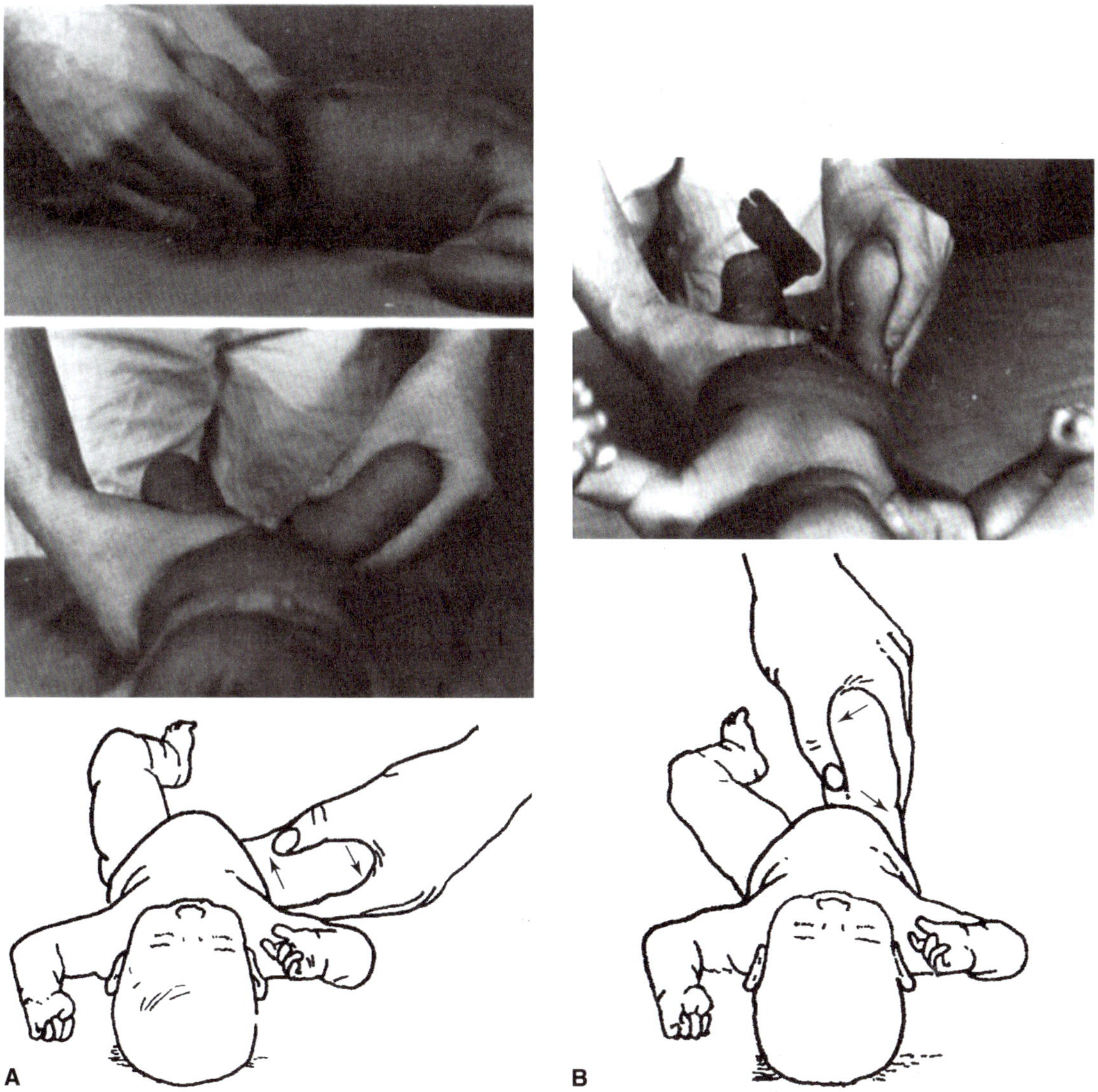

그림 13.13 (A) Ortolani 방법. 엉덩관절을 굽힘, 모음한 자세에서 엉덩관절을 벌림시킨다; 검사자는 넙다리뼈머리가 볼기뼈절구 안으로 들어가면서 내는 철컥소리를 느낀다. 검사자의 다른손으로는 영아의 골반을 잡고 안정시킨다. (B) Barlow 테스트. 검사자는 영아의 엉덩관절을 굽힘, 약간 벌림한 자세로 잡는다. 아기의 엉덩관절을 뒤쪽으로 압박을 가하면서 모음시킨다. 압박 시 넙다리뼈머리가 탈구되면 불안정한 엉덩관절이라는 의미이다.

나이든 아동에서 DDH는 비정상적인 보행 패턴으로 알 수 있다. 편측의 DDH가 있으면 트렌델렌버그 징후가 양성이고 양측으로 있는 경우는 넓게 발을 벌리고 어기적거리며 걷는다.[24,63]

평가를 통하여 DDH가 의심되면 아동의 연령에 맞게 초음파 또는 방사선사진을 찍도록 의뢰된다. 초음파는 넙다리뼈머리의 골화가 최소로 나타날 때 사용되는데 이때는 방사선 사진으로 볼 수 없는 때이다. 물리치료에 어느 때 아동이 의뢰되든지 진단에 관계없이 엉덩관절의 안정성은 평가해 보아야 한다. 만약 둔위가 있었거나 기타 선천성 변형이 있는 등의 위험요인이 있는데 당신의 평가가 정상이라면 여전히 초음파 검사를 시행하여 DDH가 없다는 것을 확인하는 것이 좋다.

치료 *Management*

치료의 목표는 넙다리뼈머리를 볼기뼈절구 안에 들어가도록 해서 비정상적인 변화가 회복될 때까지 정상적인 위치관계에 있도록 유지하는 것이다.[70] 치료를 일찍 시작할수록 엉덩관절 구조에 비정상적 변화가 덜 오고 구조들이 정상적 관계로 회복되는데 걸리는 시간이 더 짧다. 치료 계획은 기관마다 의사의 선호도에 따라 달라질 수 있는데 DDH 치료에 있어서 일반적 개념과 원칙은 다음을 따른다.

신생아부터 6개월 시기 치료의 목표는 넙다리뼈머리를 볼기뼈절구 안에 유지하는데 있다. 패브릭하네스라고 부르는 보조기를 사용하여 영아의 엉덩관절을 굽힘과 벌림상태로 유지되게 한다.

패브릭 하네스는 앞 뒤 두 개의 스트랩이 달린 어깨 하네스와, 다리 쪽의 스터럽(stirrup), 발의 부츠로 구성되어 있다(그림 13.14). 패브릭 하네스에서 영아의 엉덩관절은 90~100°의 굽힘상태로 하는데 이 자세에서는 넙다리뼈머리가 볼기뼈절구 안에 있게 된다. 바로 누운 자세에서 엉덩관절은 벌림되도록 둔다; 강제로 벌림되게 하지 않는다. 벌림자세는 엉덩관절의 모음근을 스트레치하며 넙다리뼈머리가 볼기뼈절구 뒤쪽 가장자리로 미끄러져 들어가 볼기뼈절구 안에 장착하게 하여준다. 앞 뒤 스트랩은 엉덩관절의 능동적인 굽힘과 벌림을 가능하게 하지만 엉덩관절의 폄과 모음은 억제한다. 그러므로 패브릭 하네스는 엉덩관절의 능동적인 움직임과 모델링을 촉진해주는 동적인 요소이다.

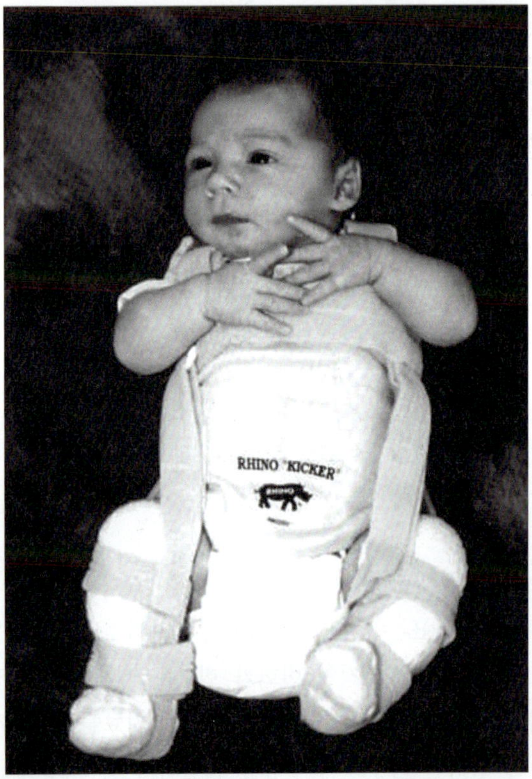

그림 13.14 패브릭 하네스는 영아의 엉덩관절이 굽힘하여 유지되게 하고 벌림은 자유로이 할 수 있게 해준다(Photo courtesy of RhinoPediatric Orthopedic Design, Inc.)

패브릭 하네스는 엉덩관절이 안정될 때까지 하루 24시간 착용토록 한다; 안정성이 이루어진 다음에도 계속 하루 종일 착용하고 다음은 점차 줄이는 시기를 갖도록 한다. 합병증이 발생하는지 또는 안정이 되지 않으면 대체 치료를 결정하기 위하여 아동의 경과를 면밀히 모니터하여야 한다.

패브릭 하네스의 사용에서 일어날 수 있는 합병증은 넙다리뼈머리의 무혈성 괴사, 넙다리신경 마비, 그리고 아래쪽으로의 탈구이다.[24,71] 이러한 합병증은 엉덩관절을 규칙적으로 모니터하면 예방할 수 있고 부모, 양육자 교육, 그리고 적절한 착용을 통해서 예방할 수 있다. 많은 센터에서 물리치료사는 정형외과의사와 일하며 가족에게 적절한 패브릭 하네스의 착탈을 교육한다. 외래에서 일할 때 다른 장해로 당신이 치료하고 있는 영아가 패브릭 하네스를 착용하고 있을 수 있다. 그러므로 물리치료사로써 패브릭 하네스의 착용에 대해 알고 있어야 하고 영아를 다룰 때 잘못 착용하고 있는 것인지 알 수 있어야 한다.

6~12개월 시기 6개월 이후에는 넙다리뼈머리를 볼기뼈절구 안에 다시 위치하게 하는 것이 좀 더 어려워진다. 일정 기간 동안 엉덩관절을 제자리에 돌리는데 견인을 시도할 수 있으며 그런 다음 패브릭 하네스를 점차 줄이기 시작한다. 만약 아동이 걷게 되면 벌림보조기가 패브릭 하네스보다 더 실용적이다. 마취한 상태에서 폐쇄성 정복을 한 후 hip spica 기브스를 하여 엉덩관절의 위치를 유지한다.[24]

12개월 이후 수술하지 않고는 제자리로 되돌리기 어렵다. 수술을 결정하기 전 가정에서 견인 후 폐쇄성 정복을 시도해볼 수 있다. 수술방법에는 타이트한 연부조직 절개와 넙다리뼈근위부의 골절술을 시행하여 넙다리뼈머리가 볼기뼈절구 안에 들어가게 한다. 나이든 아동에서 제자리에 돌아간 넙다리뼈머리에 가해지는 힘을 줄이기 위해 넙다리뼈 몸통 일부분을 제거하는 대퇴골절술 또는 볼기뼈절구 골절술 등을 시행하면 넙다리뼈머리가 제자리에 들어가는데 도움이 된다.[24,63]

선천성 다발성 관절 굽은증

Arthrogryposis Multiplex Congenita

선천성 다발성 관절 굽은증(AMC: arthrogryposis multiplex congenita)은 선천성 다발 구축증(MCC:

multiple congenital contracture)이라고도 부르는데 관절의 다발성 구축, 근약증, 또는 불균형이 있고 진행하지는 않는다. AMC의 보고된 빈도는 3,000명 출생당 1명의 빈도부터 4,000명 출생당 1명까지이다. 태아발달 시기에 움직임이 별로 없는 것과 연관되어있고 출생 시 관절 여러 곳에 구축이 있다. 정확한 원인은 알려져 있지 않으며 다중요인의 복합작용일 것으로 생각한다. AMC는 앞뿔세포, 신경근, 말초신경, 운동말단점(motor end plate), 또는 근육을 포함하는 운동단위에서의 결함을 보이는 신경계 질환 또는 근육계 질환과 연관되어 있으며 초기 발달시기에 태아가 약하고 움직임이 덜한 것으로 나타난다. 태아가 움직이지 않아서 근육이 섬유화되고 관절주위 조직의 섬유화가 진행된다.[73,74]

AMC 영아에서 많은 다양함이 있지만; 그러나 공통된 양상이 일반적으로 있다. 이 양상에는 (1) 사지의 모양이 원통형이고 피부주름이 없다; (2) 강직되어 있는 관절과 뚜렷한 구축이 있다; (3) 관절의 탈구 특히 엉덩관절 탈구가 있다; (4) 근육그룹이 위축되어있거나 심지어 근육이 없을 때도 있다. 그리고 (5) 비록 심부 건반사는 감소되어 있거나 없지만 감각은 완전하다.[73] 영아에서의 관절구축은 보통 대칭적이고 전형적으로 어깨관절은 안쪽돌림, 팔꿉은 굽힘 또는 폄, 손목은 자뼈쪽으로 편향되어 있으면서 굽힘되어 있고 엉덩관절은 안쪽돌림 또는 개구리 다리 자세를 보이면서 굽힘되어 있다. 무릎관절은 굽힘, 폄되어 있고 발은 안쪽 말발 상태이다(그림 13.15).[24]

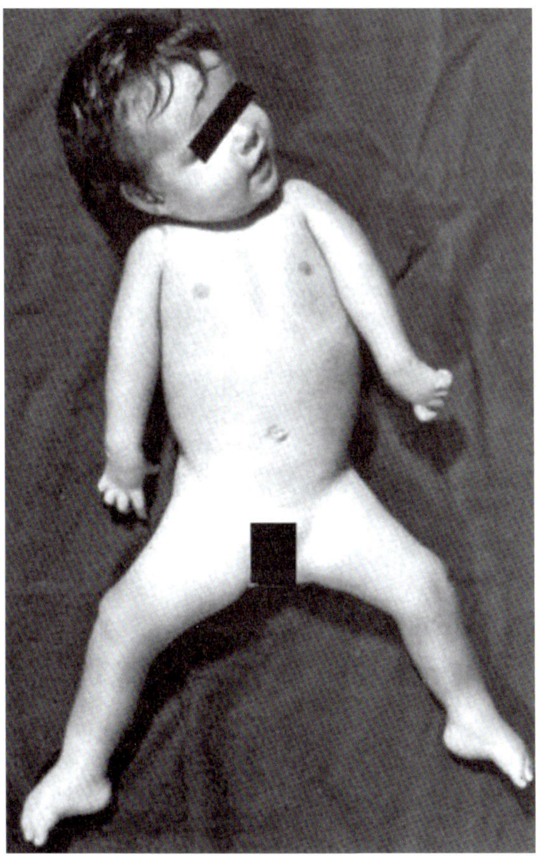

그림 13.15 선천성 다발성 관절 굽은증의 영아. 어깨는 안쪽돌림과 모음, 팔꿉과 손목은 폄상태이다. 엉덩관절은 굽힘, 바깥돌림 그리고 벌림되어 있고 발은 첨족내반을 보이고 있다.

관리 *Management*

여러 전문가가 같은 목표와 시간표를 가지고 접근하는 것이 요구된다. 중재의 목표는 각 아동이 최대의 기능적 수준을 얻는데 있다. 치료 기술에는 자세 잡아주기를 통한 수동적 스트레칭, 기브스하기, 스플린트, 근력강화, 발달학적 기술 습득, 수술, 그리고 보조기구 또는 재활기구사용이 있다. 아동을 위한 장기목표를 계획할 때 가족이 제일 중요하고 가정에서의 활동 연계에 아주 중요하다.

영아기 출생 후부터 자세 잡아주기와 수동적 스트레칭이 시작되어야 한다. 발 변형, 무릎관절의 굽힘구축, 그리고 손목의 굽힘구축에 대해 연속적 기브스를 출생 첫 수개월 내에 시작한다. 관절가동범위 끝까지 스트레치하여 기브스나 스플린트를 하여 그 범위가 유지되도록 해준다. 강직성 관절에 대해 강제적으로 과격한 스트레칭을 하면 관절막과 관절주위 연부조직에 손상을 주게 된다.[24] ROM이 좋아진 부분에 대해서는 스플린트나 자세를 잡아주는 도구로 유지해주어야 한다. 아니면 구축이 다시 나타날 것이다.

보통 6~12개월 사이에 발과 무릎관절의 잔존하는 구축에 대해 타이트한 관절막과 연부조직을 절개하는 수술을 한다.[63] 수술로 교정된 부위에 스플린트를 대고, 근력강화운동을 하고 능동적 기능적 움직임을 유지해주어야 한다. 예를 들어, 발의 안쪽 말발 상태를 교정하기 위하여 양측 발목관절의 뒤쪽 구조를 수술한 아동은 발목관절 ROM 유지용 스플린트를 제작할 뿐 아니라 서는 기구 또는 보행 보조기를 사용하여 서는 프로그램을 시작하여야 한다.

아동의 상지에 대한 중재의 목표를 잘 계획하여야 한다. 자조관리상 최적의 기능과 독립성이 있으려면 팔꿉을 구부리고 펼 수 있어야 한다. 이것이 안되는 경우 밥을 먹는 활동을 하기 위해 한쪽 팔꿉은 구부러질 수 있게 하고 다른 팔꿉은 화장실 처리활동을 위해 펴되도록 하는데 치료 목표를 두어야 한다.

이 연령 시기 동안 아동은 약간의 움직임의 기술을 발달시켜야 한다. 하지 구축 때문에 종종 뒤집기가 어렵다. 어떤 아동은 처음엔 배로 또는 등으로 바닥을 이동하는 것을 배운다. 대부분의 아동은 앉는 것을 배울 수 있지만 독립적으로 앉는 것이 어려울 수도 있다. 앉은 자세로 바닥에서의 이동을 고취하여야 한다. 종종 손발로 네발기기를 하는 것이 어려울 수 있는데 바닥에서 엉덩이로 빨리 이동하기를 배운 아동도 있다. 하지 구축 때문에 붙잡고 일어서기가 잘 안되기도 한다. 아동이 발달학적으로 준비가 되었을 때 서기를 위해 적시에 수술해 주어야 한다. 보행 전의 활동은 1세 이하에서 시작되어야 한다.

12개월부터 학동기전 연령시기 이 연령에서의 치료목표는 이동과 자조관리영역에서의 최대의 독립성을 발전시키는데 있다. 많은 AMC 아동들이 보행은 가능한데 그렇지 않은 경우 실행 가능한 목표를 고려해야 한다. 상지 기술의 목표는 섭식과 옷을 입고 벗는 것에 초점을 맞춘다. 향상된 ROM의 유지는 ROM 향상을 계속 획득하는 것만큼 매우 중요하다. 특정한 동작 훈련뿐 아니라 연령에 맞는 활동을 통한 근력강화운동을 프로그램에 넣는다.

학동기 AMC 아동에서 기능적 장해가 가장 드러나는 시기가 학동기이다. 아동의 보행속도는 또래에 비해 느리고 소근육 운동기술이 잘 발달되지 않아 쓰는 속도와 글씨체가 명료하지 않다. 적응적 기구와 재활 기구는 학교에서 독립적으로 기능하고 또래와 관계를 유지하는 것을 도와주는데 필요할 수 있다.

산후변형 Postnatal deformations

산후에 성장하고 발달중인 아동의 미성숙한 근골격계에 이차적으로 변형이 발생할 수 있다. 근골격계에 대한 성장의 영향으로 선천성 근육사경 또는 발허리뼈 모음의 치료 논거에서 보았던 바와 같이 산전에 발생하였던 변형이 오히려 교정되기도 한다. 그러나 가해지는 힘이 비정상적이거나 반대되는 힘이 없으면 성장의 효과는 산후에도 추가의 변형이 오는 결과를 낳기도 한다.

회전성 변형 Rotational Deformities

정상적 성장과 발달에서 발생할 수 있는 다양한 회전 양상으로 인하여 부모는 많은 의문을 가지게 되며 따라서 정형외과의와 물리치료사를 방문하기도 한다. 다양한 회전성 변형을 가지는 아동은 토-인(toe-in) 또는 토-아웃(toe-out) 보행으로 보여진다. 무엇이 정상범위 안의 회전 정도인가, 언제 이런 회전성 양상이 변형으로까지 발전할 것인가, 그리고 부모 질문에 대답하기 위하여, 참 문제를 인식하고 그 문제들에 영향을 미치기 위하여 적절하게 명확한 평가와 중재를 하는 것이 필요하다. 인 토잉 또는 아웃 토잉의 원인요인을 평가하여야 하고 Staheli 회전프로필의 전반적 측정으로서 발-진행각도, 엉덩관절 회전을 측정하여 넙다리뼈 회전을 평가하고 정강이뼈의 비틀림과 뒷발을 평가하기 위해 TFA, 정강이뼈의 원위부를 평가하기 위해 TMA의 각도를 측정, 그리고 발의 모양을 평가한다. 그런 다음 측정값을 기준 자료와 비교하여 연령에 맞는 범위 안에 있는지 그리고 어떤 요인이 토-인 또는 토-아웃 패턴이 나오게 하는 것인지 판단한다(그림 13.2를 보시오).

FPA는 아동기에 $-3°$에서 $20°$ 범위인데 평균 $10°$로 안정되기 이전의 영아기에서 가장 큰 다변성을 보인다. 엉덩관절 회전 ROM을 안쪽돌림과 바깥돌림으로 나누고 넙다리뼈의 비틀림을 평가하기 위해서 임상적으로 측정을 한다. 안쪽/바깥돌림의 합이 약 $100°$이며 영아에서는 조금 더 크다.[75] 영아는 엉덩관절에서 안쪽돌림보다는 바깥돌림이 더 되어있는데 태내자세에서 오는 연부조직의 타이트함으로 인해서이다. 영아기는 넙다리뼈의 전방 비틀림이 있으며 영아의 바깥돌림 자세 때문에 뚜렷하게 인식되지 않는다. 넙다리뼈의 전방 비틀림은 보통 어린 아동기에서 더 뚜렷해지며 영아기에서 아동기로 갈수록 감소해간다. 넙다리뼈의 전방비틀림이 계속되어 다음과 같은 측정값이 나오면 회전성 변형으로 분류한다: 안쪽돌림이 $70\sim80°$이고 바깥돌림이 $10\sim20°$이면 경미한 회전변형, 안쪽돌림이 $80\sim90°$이고 외회전이 $0\sim10°$이면 중등도의 회전 변형, 만약 안쪽돌림이 $90°$가 넘고 바깥돌림이 없으면 심한 회전변형이라고 분류한다.[22,75] 영아의 TFA값은 마이너스에서 아동기를 거쳐 플러스값으로 증가한다. TMA 각도도 또한 영아기에서 아동기로 가면서 증가한다. 영아에서는 태내자세의 영향으로 정강이뼈가 안쪽돌림되어있다. 성장과 발달을 통하여 성인 정강이뼈의 정상적인 바깥돌림값으로 점차 변하여간다.

영아와 어린 아동에서 보였던 넙다리뼈의 더 큰 각도의 전방비틀림과 정강이뼈의 안쪽돌림은 정상 발달과 성장을 통하여 점차 감소되어간다. 아동이 걷기 시작한 후 두 번째 해에 인-토잉(in-toeing) 보행이 가장 흔하다. 만약 측정값이 기준의 2표준편차 이하이면 회전변형이 있는 것이다. 이런 경우 아동이나 청소년에서 미용적으로 보기 싫을 경우 또는 기능이나 발달에 문제가 될 때만 중재가 필요하다.[75] 그러나 회전적인 변형이 미용적으로 나타나지 않을 때 아동, 청소년, 또는 부모를 위한 중재는 의학적으로 필요하지 않을 수도 있다.[75]

이전에는 이러한 치료에 운동, 보조기, 신발의 수정, 그리고 정형외과적 수술이 있었다. 신발의 수정은 인-토잉 문제를 교정하는데 비효과적인 것으로 나타났고, Denis Browne bar 또는 트위스터 케이블은 무릎관절에서의 이차적인 변형을 유발할 수 있다고 한다.[24,64] 새로운 가벼운 폴리머 골격과 여러 방향으로 움직이는 관절을 가진 엉덩관절, 무릎관절, 발목 발 보조기(HKAFO)와 무릎, 발목 발 보조기(AFO)는 임상적인 장점을 갖고 있지만 기전은 현재 입증되지 않았다. 넙적다리뼈 또는 정강이뼈 절골술이 포함되는 정형외과적 수술은 기준치의 3표준편차 이하(예를 들어, 넙다리뼈 전방비틀림각이 50° 이상)로 회전변형이 온 아동에서 필요하고 변형상태로 인하여 기능에 장해가 될 때, 미용적인 문제가 될 때 수술의 대상이 된다.

▶ 형성부전 Dysplasias

형성부전이란 세포가 조직으로 잘 구조화되지 못해서 비정상적 조직분화로 이어진 것이다.[6,26] 형성부전과 함께 출생한 아동은 그 조직이 있는 곳은 어디나 비정상적 조직분화가 있기 때문에 광범위한 침범을 보인다.

골형성부전증 Osteogenesis Imperfecta

골형성 부전증(OI)는 신체의 모든 결합 조직에 영향을 미치는 I형 콜라겐 합성의 선천성 장애이다.[76,77] OI에 사용된 기준에 따른 발병률은 15,000중 한 명에서 100,000중 1명 사이로 보고되었다. 근골격계 침범은 확산되며, 출생 시의 심한 골절, 긴뼈(long bones)의 구부러짐, 척추기형, 근육 약화 및 인대 이완을 가지고 있는 골다공증을 포함한다.[76-79] 근골격계 침범 외에도 OI 소아의 다른 임상적 특징으로는 눈의 파란 공막, 상아질 형성부전증, 청력 상실, 성장 장애, 심폐 이상, 쉬운 타박상, 과도한 발한, 느슨하거나 탈구된 관절 등이 있다(그림 13.16).[76,77]

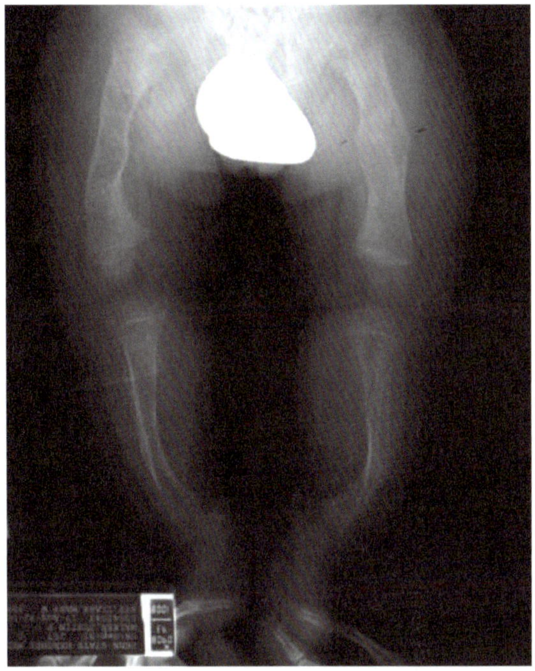

그림 13.16 타입 III 골형성부전증이 있는 13개월된 영아의 방사선 사진. 골밀도가 불량하며 이전의 골절 부위, 뼈가 휜 상태, 그리고 정강이뼈에 대비한 넙다리뼈의 길이에 주목하자.

1979년, Sillence는 분자적인 요소와 상관없는 유전적, 임상적, 방사선학적 소견을 바탕으로 OI 유형 I부터 IV까지를 처음으로 기술했다.[76,80] 최근에 OI의 유전적 복잡성은 약 2000가지의 다른 유형의 I 콜라겐 돌연변이로 더욱 확실해지고 있다.[80] 국제 골격 이형성증 학회(International Skeletal Dysplasia Society)는 OI 또는 표현형 발현의 심각성을 분류하기 위해 Sillence 분류를 활용하도록 권장했다. 또한, 이러한 분류는 임상적인 특징의 차이가 거의 없는 새로 발견된 유전자 변이만을 반영하는 분류를 삭제한 직접적인 분자상의 근거를 포함하지 않아야 한다.[81] 표 13.3은 OI 유형 I에서 VIII의 특성을 간략하게 보여준다.

Binder 등[79]은 신체 크기와 팔다리 비율 및 예상되는 기능적 결과에 기초한 분류 체계를 개발했다(표 13.4). 결론적으로, 물리치료 중재는 아동의 예상되는 기능적 능력

표 13.3 골형성부전증의 분류

형태*	심한정도	유전	특성	이동상태
I	경미한 형태	상염색체 우성	청색 공막, 치아형성불량, 골절, 진행성 변형 경미한 단신 또는 정상신장	보행가능-보조기 착용하기도 함
II	주산기에서 사망	상염색체 우성	출생 시 늑골 및 긴뼈의 다발 골절. 뼈는 "구겨짐": 늑골이 뭉침현상 보임	보행시키지 않음
III	심한 형태	상염색체 우성 또는 열성	청색 또는 정상 공막, 치아형성부전, 뼈 취약함. 그러나 종종 진행성의 골격 변형, 옆굽음증이 옴. 아주 단신임	다양함; 보조기구와 보조기로 보행, 전적으로 또는 부분으로 휠체어로 이동함
IV	중등도 형태	상염색체 우성	회색 또는 정상 공막, 치아형성부전, 뼈의 중등도 취약, 옆굽음증, 중등도 단신	종종 집과 지역에서는 보조기구 사용하거나 하지 않고 독립적
V	중등도 형태	상염색체 우성 패턴	정상 공막과 치아, 요골골두의 탈구, 뼈사이막 골화, 중등도부터 심한 뼈의 취약성, 경미함부터 중등도 단신	보행가능
VI	중등도 형태	상염색체 열성	정상공막과 치아, 종종 척추 압박골절, 출생 시를 제외하고 타입 IV보다 좀 더 골절이 많음, 옆굽음증, 중등도 단신	보행할수도 있고 휠체어를 사용하기도 함
VII	중등도 형태	상염색체 열성	백색공막, 정상 치아, 출생 시 중등도의 뼈의 취약함과 골절. 아주 짧은 위팔과 안쪽번짐된 대퇴골, 경미함부터 중등도의 단신	보행할수도 있고 휠체어를 사용할 수도 있음
VIII	주산기에서 심한형태	상염색체 열성	심한 성장부족과 뼈의 탈미네랄화	이용하기에 적절하지 않음

*타입 I에서 IV는 Sillence 분류체계에 근거한 것이다. 타입 V에서 Ⅷ는 임상적으로 골조직학 또는 열성 유전에 의한 구분을 나타낸다.

표 13.4 골형성부전증의 기능적 분류 및 중점 재활영역

형태	신체특성	예견되는 기능적 결과	중점재활영역
A	가장 심한 침범이 된 경우 몸에 비해 큰 머리, 아주 단신 관절 구축과 근약증이 있는 긴 뼈가 휘어있음 심한 옆굽음증 또는 척추 압박 골절이 있을 수 있음	섭식을 제외한 ADLs에 따라 결정됨. 수동 휠체어 사용할 수도 있음; 전동휠체어를 더 많이 사용함	본을 떠서 만든 앉기 시스템을 포함한 자세 잡아주기, 수중 치료 어깨 및 MCP관절 ROM을 증가시키기 위한 연부조직 유연성 운동과 요통을 감소하기 위한 연부조직 유연성 운동
B	심한 단신, 넙다리뼈 휨, 옆굽음증 엉덩관절 굽힘 구축의 빈도 높음 근력이 최소한 3/5임	보조기구와 보조기로 서고 또는 보행 ADLs이 부분독립적 엉덩관절, 어깨관절의 구축과 아래팔 뒤침제한이 기능을 방해함	구축 제한에 목표를 둔 자세와 능동적 ROM운동 복근, 엉덩관절 폄근과 벌림근, 대퇴네갈래근에 중점을 둔 근력강화운동 수영과 자전거를 통한 지구력 기르기, 정상순차를 통한 발달학적 활동하기 많은 아동이 기지않고 앉은채로 엉덩이로 이동
C	성장지연이 덜함. 하지정렬이 좋지 않음(엉덩관절 벌림과 바깥돌림 바깥쪽번짐 구축) 하지 외반과 발의 엎침을 동반한 인대의 느슨함	보조기구 사용 또는 안하고 지역 ADLs이 독립적임	사지 *근위부*에 무게를 준 근력강화 지구력과 장거리보행을 향상시키기 위한 체력 운동 정렬을 위해 보조기 사용할 수 있음. 그러나 모든 보조기는 관절이 있어야함

ADLs, 일상생활동작; LE, 하지; MCP,손허리-손가락뼈 관절;; ROM,관절가동범위. From Binder H, Conway A, Gerber LH. Rehabilitation approaches to children with osteogenesis imperfecta: a ten-year experience. Arch Phys Med Rehabil. 1993;74:386-390.

을 방해하거나 발달과정 중에 나타나는 기형을 예방하는 것과 같은 잠재적인 근골격계 변형을 목표로 할 수 있다.

관리 Management

약물 여러 약물과 비타민 보완요법이 OI 환자에서의 뼈의 약함을 줄이고자 시도되어왔다. 이러한 약물에는 calcitonin, fluoride, 호르몬, 그리고 비타민 C와 D가 있는데 골절예방에는 약물이 효과가 없는 것으로 나타났다.[82] 칼슘과 비타민 D는 독립적으로 섭취하였을 때는 효과가 없으나 비스포스포네이트(biphosphonate)와 함께 섭취를 했을 때 큰 효용성을 나타냈다.[80]

좀 더 최근에 pamidronate와 alendronate, zoledronic acid와 같은 비스포스포네이트(biphosphonate) 계열의 약물을 OI 아동 및 성인환자에 투여한 바 골밀도를 증가시키는 것으로 나타났다. 비스포스포네이트는 파골세포의 활동을 억제하고 폐경 후의 여자에서 골다공증을 줄이는 것으로 나타났다. 비스포스포네이트는 주기적으로 경구 또는 정맥 내로 투입할 수 있다. 정맥 내 주사는 골밀도, 특히 척추뼈; 골절률의 감소; 요통의 감소; 웰빙의 향상; 그리고 쥐기 근력, 운동성, 자조 기술, 그리고 보행의 증진에 효과적이라고 밝혀졌다.[83-86] 치료의 2년에서 4년 동안 pamidronate를 복용하였을 때 최대 골밀도의 이점이 나타났지만 유지 치료는 뼈의 성장이 끝날 때까지만 제안되었다.[80] 경구 투여는 Ⅳ 투입만큼 효과적일 수 없다. 그러나, 비스포스포네이트의 경구 투여는 골밀도의 향상에 효과적이라는 현저한 근거가 있다.[84,87,88] 골절률의 감소, 몇몇의 대상자에서 기능적인 상태의 향상, 그리고 Ⅰ, Ⅲ, Ⅳ 타입의 OI 아동에서 삶의 질 향상에 비스포스포네이트의 경구 투여가 중등도-강한 근거를 제시하고 있다.[82,84,87] 비스포스포네이트에 관한 앞으로의 연구에서는 약물 치료의 기간, 약물을 투여하지 않으면 그 효과가 반전될 것인가, 그리고 어떠한 그룹에서 약물 치료를 받아야 하는가에 대해 포함되어야 한다. 현재의 연구 하에서의 다른 새로운 접근은 OI 환자에 대한 대립 유전자의 성숙 억제, 골수 이식, 그리고 선택적인 간엽성의 줄기 세포 이식에 대한 연구가 포함되어야 한다.

정형외과적 치료 골절이 있으면 연성 스플린트 또는 유리섬유로 만든 기브스를 하여 고정한다. 비활동으로 인하여 발생하는 뼈의 탈미네랄화가 최소일 수 있도록 가능한 짧게 고정한다. 자주 일어나는 골절으로 더욱 탈미네랄화되고, 재골절, 뼈의 변형 특히 다리뼈가 휘는 것이 초래될 수 있다. 골절술과 뼈내부로 막대를 집어넣어 고정을 해서 휜 다리를 교정하는 것은 서는 프로그램뿐 아니라 보조기구 사용을 쉽게 해주고 골절률을 줄이기 위한 지지를 제공하기 위해서이다.[76,80]

재활 Rehabilitation

워싱턴 DC의 아동병원 메디컬 센터와 국립보건원은 OI 아동에서의 재활 프로토콜을 만들고 개정하여 왔다.[78,79,89] 초기 영아기부터 독립성을 획득하는 청소년기까지에 걸친 운동에 대한 분명한 설명과 함께 이 정보의 많은 부분이 책으로 출간되어있다.[90] OI 아동의 양상이 매우 다양하므로 이 정보는 가이드라인으로 참조하고 각 아동과 그 가족을 위한 개별적 적용이 되어야 한다. 심한 OI 아동의 목표는 (1) 머리, 척추, 그리고 사지의 변형 예방; (2) 계속 앙와위로 두는 것을 피함으로써 심폐계의 기능저하를 회복시키는 것; 그리고 (3) 아동이 좀더 능동적으로 움직이도록 아동의 능력을 최대화하는데 있다.[78] 이러한 목표는 상·하지의 근력강화와 체중지지 프로그램으로 사지의 능동적 조기 사용을 증진하고 골밀도의 증가와 근골격계의 변형이 덜 심해지는데 있다.[78,89]

OI 영아를 핸들링하는데 대한 지도는 모든 부모와 양육자에게 매우 중요하다. 머리와 몸통을 완전히 지지해주는 자세로 안아야 한다. OI가 심할 때는 베개와 함께 아기를 안아주는 것이 양육자에게 더 편하게 느껴진다. 생후 수일의 조기부터 주의 깊게 자세를 잡아주는 것이 시작되어야 하고 물리치료사의 지도를 받아 수행한다. 자세 잡아주기의 목적은 영아의 머리, 몸통, 그리고 사지의 정렬을 바르게 하여 움직이면서 딱딱한 면과 부딪히지 않도록 하는데 있다. 머리를 중앙으로 오게 하고 옆으로 기울인 머리자세가 되지 않도록 자세를 변화시켜주며 그 결과 두개골의 모양이 잘못되지 않도록 방지한다. 근력강화운동을 시작하면서 능동적 움직임을 북돋아준다. 주의깊은 핸들링은 전두면 또는 시상면의 움직임에서 실행할 수 있게 한다. 회전적인 움직임은 회전적인 골절을 예방하기 위해 피해야 한다.

능동적 움직임으로부터 시작된 근력강화는 가벼운 장난감과 딸랑이를 가지고 노는 것으로 점차 근력강화운동을 발전시켜간다. 부모와 함께 목욕시간 또는 수영프로그램을 하면서 물속에서의 능동적 움직임으로 확대시켜간다. 보조를 받는 표준적인 능동운동, 그리고 저항성 운동을 아동이 좀 더 성장하면 집어넣을 수 있다. OI 영아는 보통 머리가 크기 때문에 다양한 자세에서의 머리조절과 머리정위반응을 발달시키는 것에 주안점을 둔다. 엎드려서 하는 활동과 뒤집기와 같은 발달학적 활동들을 격려한다. 독립적 앉기는 바닥에서 기기와 마찬가지로 발달학적으로 적절할 때 수행하게 한다. 독립적 앉기를 할 수 없는 아동들은 머리와 몸통의 정렬을 증진하기 위한 맞춤용 성형좌석이 구비된 의자에 앉도록 해야 한다. 그리고 아동에게 똑바른 자세에서 놀도록 기회를 준다. 발달해가는 동안 ROM 유지 또는 증가 그리고 근력 특히 골반대 근력강화를 활동에 포함시킨다.

아동에서 독립적인 앉기와 균형이 발달하고 붙잡고 서려고 하기 시작할 때 보조기를 착용한다. 독립적으로 앉지 못하지만 머리 조절은 가능한 경우는 스탠딩 프레임에 세운다. 프로토콜상 권장되는 보조기는 클램쉘(clamshell) 엉덩관절-무릎관절-발목관절-발 보조기(HKAFOs)이다.[78,90] 클렘쉘 보조기는 표준 HKAFOs와 비슷한데 앞쪽의 덮개가 대퇴와 아래 다리를 지지하기 위한 형태로 되어 있다는 점이 다르다. 보행은 보조기구를 사용하여 훈련하기 시작하고 보조기구 없이 독립보행이 가능할 수도 그렇지 않을 수도 있다. 보행 및 똑바로 선 자세는 골반대로 주의를 집중해야 한다. 엉덩관절 굴곡 구축이 종종 발생하므로 OI 아동은 엉덩관절 폄근과 벌림근을 전형적으로 계속 강화해야 한다.[90]

기능적인 독립보행을 할 수 없는 아동들은 수동 또는 전동휠체어를 적절한 것으로 선택한다. 어떠한 앉기 시스템을 선택하더라도 자세 잡아주기는 머리와 몸통의 정렬에 중요한 열쇠로 남는다.

10년 추적 관찰한 결과 Binder와 동료들은 아동의 기능적 욕구에 초점을 맞춘 재활의 주요성을 강조하였다.79 이러한 중요한 재활의 열쇠는 표 13.4에 나와 있다. Binder 등은 OI 아동 모든 그룹에서 머리조절부터 지역사회보행에 이르기까지 다양한 향상을 보고하였다. 향상 정도는 심한 정도와 연관이 있었으며 목표를 기능적 욕구에 맞춘다면 모든 OI 아동에서의 향상이 기대된다. 독립성에 방해가 되는 요인들은 심한 OI 아동에서는 관절 구축과 근약증, 덜 심한 OI 아동에서는 지구력이 주로 기능방해요인이다.

최근의 연구에서는 OI 아동이 물리치료사에 의한 관찰 운동 프로그램에 참여한 결과 피로가 감소되어 유산소성 능력과 운동 수행이 향상되는 것을 보였다.[91] 이러한 프로그램을 완료한 후 관찰된 훈련은 지속적으로 진행되는 치료 및 안전하게 모니터링되는 연습 프로그램의 필요성을 주간적인 일상의 일부로 강조한다. 전신 진동(WBV) 시스템의 사용은 WBV를 하지 않은 경우와 비교하여 건강한 사람과 운동 능력이 손상된 성인에서 근력과 파워를 향상시키기 위한 트레이닝 프로그램에 통합시켜 적용되어 왔다.[92,93] WBV는 이동성과 기능성 향상을 위해 현저한 결과를 보여 주었으며, OI 아동에게 필요한 지원 장치를 줄여 주었다.[93] 현재의 장비 비용은 임상적 또는 연구적인 연구를 금지하고 있지만, 임상적 또는 가정적인 게임 시스템 개발은 이를 변화시킬 것으로 예상된다.

관절 과운동성 증후군
Joint Hypermobility Syndromes

EDS는 주로 Ⅴ형 콜라겐 합성의 다른 장애이고, 10,000명당 1명의 발생을 나타낸다.[94,95] 이것은 임상적 및 유전적으로 결합 조직 장애의 다른 그룹이고 관절의 과운동성, 피부의 과도한 신장성, 그리고 조직의 취약성과 같은 특징을 가진다.[94-96] 이전에는 14가지로 구분되어지던 것이 현재는 7가지가 EDS 타입의 일반적인 분류로 받아들여졌다(표 13.5).[95] 그러나, 고전적인 것과 과운동성 타입에서 90%에서 정형외과적인 합병증을 포함한다.[96]

1967년에 Kirk가 처음으로 근골격계의 합병증을 가진 전체적인 관절의 이완으로 특징되는 양성(악성) 과운동성 증후군(BJHS)으로 알려진 것과 유사한 상태로 설명하였다. 이것은 특정한 유전자의 부재, 근골격계 또는 류머티즘 장애 때문에 "benign"으로 불렸다.[97] EDS와 BJHS의 검사와 치료 접근법은 구분하기 어렵다.

평가 *Examination*

EDS와 BJHS 환자를 위한 평가 과정은 과운동성 스케일과 하지의 회전 정도를 포함한다. 다방면의 과운동성 스케일이 있지만 베이턴(Beighton) 점수가 임상적인 세팅에 자주 사용된다. 베이턴 점수는 과운동성 증후군을 진단하기 위한 전체의 베이턴 기준의 요소이다(표 13.6).[98] 특정한 요소의 다른 영역은 어깨, 발목, 그리고 발을 포함한다.

표 13.5 EDS 분류

현재의 분류	이전의 분류	임상적 표현
고전적	EDS I 과 EDS II	관절 과운동성 피부 과신장 위축성 반흔 부드러운 벨벳과 같은 질감
과운동성	EDS III	관절 과운동성 경도의 피부 과신장 +/- 부드러운 벨벳과 같은 질감
혈관성	EDS IV	얇은 피부 쉽게 멍듦 찝힌 것과 같은 코 조로의 출현 자궁과 방광 내에 있는 중간 및 굵은 동맥의 파열
뒷굽음증과 관련	EDS VI	관절 과운동성 진행적인 척추옆굽음증 공막의 취약성과 파열 조직의 취약성 대동맥 팽창 승모판 탈출증
관절이완	EDS VII A EDS VII B	심한 관절 과운동성 관절 아탈구 선천적인 엉덩관절 탈구 피부의 과신장 조직의 취약성
피부파열증	EDS VII C	심한 조직 손상 감소된 피부 탄력성 쉽게 멍듦 탈장 태아 양막 조기 파수
미분류	EDS V EDS VIII EDS X, EDS XI EDS IX EDS, 프로게로이드형	고전적인 특징 고전적인 특징과 치주질환 경한 고전적 특징, 승모판 탈출증, 관절 불안정성 고전적인 특징, 후두부의 뿔, 조로

과운동성의 합병증은 종종 미만성의(확산되는) 근육과 관절 통증, 손의 통증을 동반한 전반적인 피로와 오래 계속되는 글씨쓰기로 인한 피로와 동반된다.

관리 Management

중재의 초점과 전략은 환자의 연령과 관절 침범의 심한 정도에 달려 있다. 대부분의 프로그램은 네 가지 영역에 따른 조합을 포함한다: 목표에 맞춘 치료적인 운동, 자조 관리와 가정 관리, 레크리에이션, 학교, 또는 일을 위한 기능적인 훈련, 그리고 보조기 또는 적응적 장비.[12a]

표 13.6 관절 과운동성을 위한 Beighton 기준

주요 기준	Beighton 점수 4/9 또는 그 이상(현재 또는 과거) 4개 또는 그 이상의 관절에서 3개월 이상의 관절 통증
부수적 기준	Beighton 점수 1, 2, 또는 3/9(50세 이상에서는 0,1,2,3) 3개월 이상 하나~세 관절의 통증 또는 요통, 척추굽음증, 척추분리증/척추전방전위증, 한 관절 이상 또는 하나 이상의 경우에 한번에 하나씩의 탈구, 아탈구, 3군데 이상 연부조직의 염증(예를 들어, 위관절융기염, 건초염, 활액낭염) 마르판 증후군과 유사한 증상(키가 크고, 슬림하고, 넓이/키 비율>1.03, 상지: 하지 분절의 비율<0.89, 거미손가락증(양성 Steinberg 엄지손가락/ Walker wrist signs). 비정상적인 피부: 선, 과신장성, 얇은 피부, 종이 모양의 반흔 눈의 징후: 눈꺼풀 처짐, 근시 또는 안굽이눈 하지정맥류 또는 탈장 또는 자궁/직장 탈출증
Beighton 점수	1,2–5th MCP 수동적 폄>90°(오른쪽과 왼쪽) 3,4–아래팔로의 수동적 엄지 맞섬(오른쪽과 왼쪽) 5,6–팔굽의 과폄>10°(오른쪽과 왼쪽) 7,8–무릎의 과폄>10°(오른쪽과 왼쪽) 9–선자세에서 무릎을 편 상태로 몸통을 구부려 손바닥이 바닥에 닿기
양성 진단 기준	2 주요 기준 1 주요 및 1 부가적 기준 4 부가적 기준

치료적 운동 Therapeutic Exercise

치료적인 운동 프로그램은 근력강화, 신경근 교육, 신경근 안정화, 그리고 단지 발뒷부분의 스트레칭을 포함한다. 오목위팔 관절과 날개뼈 안정화와 근력강화는 반복되는 아탈구의 방지를 위해 중요하다. 이러한 아탈구의 감소는 반복되는 통증이 없는 상태에서 손과 팔의 기능적인 사용을 촉진하기 위한 근위부의 안정성을 향상시킨다. 그러나, 이러한 것은 어린 아동에서 성취하기 어렵고, 향상을 위한 목표는 아동이 더 복잡한 지시를 따를 수 있을 때까지 지연된다. 발과 발목의 근력강화는 안정성을 증진시키고 발의 기능을 보존한다. 아킬레스건의 과긴장은 중족부의 문제를 초래하기 때문에 발뒷부분의 전 범위에서 ROM이 성취되어야 한다. 전체적인 근위부와 요추의 안정화를 위한 복부와 몸통의 근력강화는 요통과 같은 일반적인 합병증을 나타내므로 종종 필요하다. 손목과 손 작업은 특히 학교와 직장에서의 소근육 과제에서 손의 사용을 촉진하기 위해 관절의 과폄이 없는 상태에서 작은 내재근의 근력강화에 초점을 맞춰야 한다.

자조관리 *Self-Care*

환자는 관절 안정성과 보호를 위해 필요한 교육을 요구한다. 팔꿈치가 과폄된 상태로 기대는 것과 편안한 쪽으로 엉덩이와 무릎을 과폄한 상태로 서 있는 것과 같은 끝범위의 자세는 피해야 한다.[12a] 이것은 역시 뒤틀림 또는 어깨 튕기기와 같은 관절의 "tricks"을 강조하기 위해 과운동성을 나타내는 환자에서 일반적이다. 그러나 이러한 움직임은 미세외상을 야기할 수 있고, 나아가 통증의 증상을 악화시킨다. 체육 수업에 제한을 가진다: 휴식 시간의 허용, 재주넘기, 푸시업, 팔 걸이 활동이 불가능하고, 제한된 시간에 맞지 않는 운동 또는 종종 많은 수업에서 무감독 스트레칭이 발생한다. 이러한 것을 제외하고, 제거보다는 활동 수정을 고려해야 한다.

기능적 훈련 *Functional Training*

EDS와 BJHS환자에서는 근육이 관절의 안정화와 움직임을 위해 이중으로 수행되기 때문에 인대 및 반복 사용 손상의 위험이 증가된다.[99] 훈련은 아동의 연령에 따라 다양할 것이고, 레크리에이션이나 조직화된 놀이, 학교 또는 작업 활동을 포함할 수 있다. 환자는 수정을 위한 권고 사항을 포함한 특정한 기능적 과제의 평가, 좋은 신체 역학의 적정화, 그리고 손상 예방을 위한 처방이 필요하다.

보조기와 적응적 장비 *Orthoses and Adaptive Equipment*

주요한 장비와 기구에 대한 필요성은 손, 발목, 발과 관련이 있다. 이러한 아동들은 손잡이가 두꺼운 펜과 연필 또는 넓게 쥐기를 위해 부착된 일반적인 것으로부터 도움을 받는다. 어떤 아동은 기록을 하기 위해 컴퓨터 또는 노트북 컴퓨터의 조기 사용으로부터 도움을 받는다. 학교에서 전자 태블릿의 사용이 더 확산되는 것은 손 증상의 완화를 제공할 것이다.

발과 발목에서는 가능한한 조기에 과도한 엎침과 연관된 구조적인 변형을 예방해야 한다. 생체역학적인 발의 평가는 발뒷부분의 운동성이 교정기 또는 보조기가 처방되기 전에 정확하게 측정되는 것을 확실하게 하기 위해 발의 목말밑관절을 중립 위치로 유지한 상태에서 실시되어야 한다. 보조기는 최대 근육 활동과 뼈의 발달을 가능한 한 촉진하기 위해 해부학적인 조절의 양을 최소화하면서 최대의 지지를 제공한다. 경도에서 중등도의 발 과운동성을 나타내는 EDS와 BJHS 아동에서는 주문식 및 반주문식 신발 보조기와 UCBL 타입의 보조기를 잘 사용하고, 심한 경우에는 가벼운 무게의 복사뼈 위 보조기를 주로 사용한다.

▶ 병리적 과정 Pathologic processes

병리적 과정이란 발달하고 성장중인 근골격계에 영향을 미칠 수도 있는 비정상적인 상태를 말하는 넓은 범주의 용어이다. 이러한 과정은 혈관문제, 감염, 기계적, 외상성 또는 구조적 원인을 포함하는 다양함을 보인다.

페르데스 병 Legg-Calvé-Perthes disease

페르데스 병은 계속 진행하지는 않는 넙다리뼈머리의 무혈성 괴사로부터 시작되는 엉덩관절 질환이다. 넙다리뼈머리의 뼈끝으로 가는 혈류가 차단되어 발생하는 무혈성 괴사의 원인이 정확히는 알려져 있지는 않다. 외상, 일시적 활액막염, 감염, 선천성 또는 혈관계의 발달학적 불안정성, 그리고 혈전성 혈관손상이 넙다리뼈머리의 무혈성 괴사를 일으키는 가능한 원인으로 추정되고 있다.[100,101] 이것은 3~13세 사이에 전형적으로 발생하고 여아보다 남아가 3~5배 더 이환된다. 페르데스 병은 5~7세 남아에서 가장 흔히 볼 수 있다. 양측 이환도 10~20%이다.[24]

이 질환은 뚜렷이 구분되는 4단계로 진행한다: (1) 초기(initial), (2) 조각남(fragmentation), (3) 재골화(reossification), 그리고 (4) 치유(healed)이다.[102] 초기 단계에서 넙다리뼈머리의 한 부분 또는 전부가 괴사되고 성장이 멈춘다. 괴사된 뼈는 재흡수되고 조각난다; 이 시기 넙다리뼈머리의 재혈관화가 시작된다. 이러한 이차 단계 동안 넙다리뼈머리는 종종 변형되고 이에 대한 반응으로 볼기뼈절구가 납작해진다. 재혈관화가 이루어지면 골두는 다시 골화되기 시작한다. 넙다리뼈머리가 자라면서 넙다리뼈머리와 볼기뼈절구 모두 리모델링 과정을 겪는다.[100,102] 진단할 당시의 질환 진행, 아동의 성별, 그리고 발병 당시의 나이가 최종의 기능적 결과와 엉덩관절의 모양에 영향을 미친다.

페르데스 병은 아동의 기능적 결과를 예측하는데 도움이 될 분류체계가 여러 개 있다. Carterall은 넙다리뼈머리 침범의 심한 정도에 따라 4단계로 분류한다. 이 분류는 광범위하게 사용되어 왔으나 평가자간의 신뢰도가 좋지 않은 것으로 나타났다. Herring 등은 넙다리뼈머리의 측면을 침범하는 소견에 기반한 분류체계를 만들었는데 이런 외측 기둥(lateral pillar) 분류는 평가자 사이의 일치도가 좋음부터 훌륭함(good to excellent)까지인 것으로 나타났다.[102] 원래의 A, B, C 분류 과정은 최소에서 최대 외측 기둥 손상이 가장 광범위하게 사용된다. 네번째의 B/C 범주는 같은 재생력으로 간주되지 않는다.[103]

임상적으로 페르데스 병은 다리를 저는 보행, 통증이 사타구니, 넙다리부 또는 무릎관절 쪽으로 뻗치는 양상을 보인다.[24,104] 만약 계속 모르고 지내면 엉덩관절의 ROM이 제한되어 안쪽돌림과 벌림이 제한되고 굽힘 구축도 나타날 수 있어 트렌델렌버그 모양의 보행패턴을 보이게 된다.[104] 엉덩관절의 모음근과 엉덩허리근(iliopsoas)에서의 근육 경축이 있을 때도 있다. 이전부터 증상이 있으면서 원인을 잘 모르는 아동이 물리치료사에게 온 경우는 정형외과의사에게 보낸다.

관리 *Management*

치료 목적은 통증과 근육연축을 경감하고 뼈가 리모델링되는 동안 넙다리뼈머리가 볼기뼈절구 안에 잘 장착되고 ROM을 회복하는데 있다. 치료는 통증을 없애기 위하여 항소염제 투여, 견인, 목발을 이용한 부분적 체중지지를 하는 것이다. 볼기뼈절구 안에 골두를 고정하기 위해 견인 Petrie 기브스 또는 Scottish-Rite 보조기 같은 정형외과적 보조기구, 대퇴골절술, 엉덩관절뼈 골절술 같은 수술적 방법을 사용할 수도 있다(그림 13.17에서 그림 13.19까지).

만약 보조기의 사용이 넙다리뼈머리의 고정 목적이라면 1, 2년까지 오랜 기간 보조기구를 사용할 필요가 있다. 보조기를 착용하는 동안 치유가 된 후에는 ROM 제한과 근력의 약화를 줄이고자 물리치료가 권장된다. 보조기구를 벗은 다음에도 엉덩관절 폄근과 벌림근의 근력약화 때문에 계속 트렌델렌버그 보행으로 걸을 수도 있다. 수술 후의 물리치료는 보행훈련과 엉덩관절의 ROM과 근력회복에 중점을 둔다. 무릎과 발목의 근력과 ROM 역시 장기간의 고정으로 인해 지속적으로 다룬다.

비록 페르데스 병을 위한 다중적인 치료가 존재하지만 의사결정과 결과는 발병 연령, 넙다리뼈머리 침범의 전체적인 양, Herring lateral pillar 분류, 그리고 진단 당시의

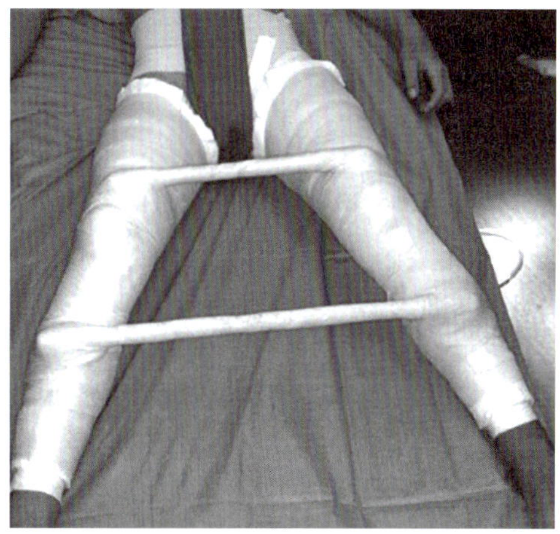

그림 13.17 Petrie 기브스

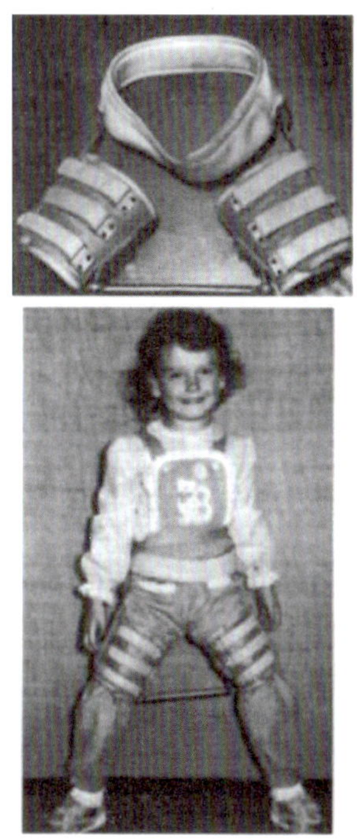

그림 13.18 Scottish Rite 보조기. 다리를 교차로 움직일 수 있게 해주는 회전(swivel)관절이 달려 있는 벌림용 막대가 있다.

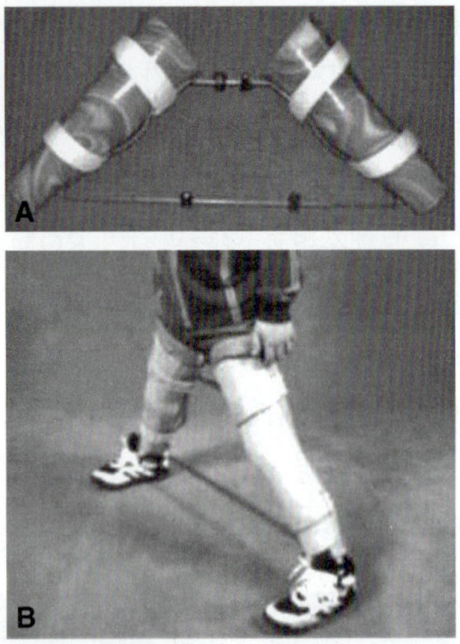

그림 13.19 A-프레임 보조기. 맞춤식: **(A)** 약 30° 양쪽 엉덩관절벌림, **(B)** 약간의 무릎굽힘

질병 단계와 같은 일반적인 요소와 더 관련이 있다. 6세 이하의 아동에서는 치료 프로토콜에 상관없이 수술은 필요하지 않다.[104-106] 8세 이하의 연령에서 발병하고, 넙다리뼈머리의 외측 침범이 최소한으로 나타난 아동은 치료받은 형태와 관련없이 매우 좋은 결과를 보인다.[105,106] 그러나 발병 연령이 8세 이상이고 외측 침범이 중등도 이상인 아동은 수술적 중재가 향상된 결과를 보인다. 전체적인 넙다리뼈머리가 침범되어 넙다리뼈머리의 외측이 완전하게 침범된 아동, 또는 질병의 말기 아동에서는 불량한 예후를 보인다.[104-106]

최근의 문헌은 25년 이상의 우수한 성과를 보여 주는 구체적인 프로토콜을 제시한다.[107] 이러한 프로토콜은 엉덩관절의 벌림을 35°에서 40°까지 성취하기 위한 모음근 절제술, 6주간의 Petrie 기브스, 3년간 24시간 중 20시간동안 A-프레임 보조기 착용, 그리고 하루에 두번 엉덩관절 ROM 가정 운동 프로그램이 포함된다. 240개의 엉덩관절을 대상으로 한 일치성 연구에서 93%에서 우수한 구형의 엉덩관절 일치성을 보였다. 더 침범된 Harring 분류의 B와 C에서도 78%의 결과를 나타내었다. 보조기를 착용하는 동안 아동은 보조기를 착용한 상태에서 걷는 것이 가능하였고, 그들은 정상적인 학교 스케줄을 유지하여 매일의 활동 참여에 최소한의 제한을 가지게 되었다.

넙다리뼈머리 뼈끝분리

Slipped Capital Femoral Epiphysis

SCFE는 정상적인 넙다리뼈목의 정렬에 대해서 넙다리뼈머리가 미끄러지거나 위치가 변하였을 때 발생하는 것이다. 그러나 이것은 실제적으로 자주 넙다리뼈머리가 앞쪽과 윗쪽으로 미끄러짐에 의해서 발생한다.[108] 성장판에 지나친 스트레스가 가해지는 것이 이러한 넙다리뼈머리의 위치가 달라지는데 기여하는 것으로 생각된다. 지나친 체중, 외상으로 인한 이차적 비틀리는 힘 또는 폭발적 성장에 따라 이차적으로 성장판이 약해지는 것 같은 기계적 문제들이 원인적 스트레스의 예이다.[108,109] 소년에서의 테스토스테론과 소년과 소녀에서의 호르몬의 불균형, 그리고 성장의 가속화는 성장판의 약화 또는 불안정성에 기여한다.[108,109] SCFE는 청소년기의 엉덩관절의 문제로 빈번하게 나타나고 SCFE의 발생 빈도는 연령, 성별, 그리고 인종에 따라 다르다. 남자와 아프리카계 미국인에서 빈도가 높고 사춘기의 시작과 종종 관련이 있다. 어린 청소년에서의 양측성 빈도는 50%이다.[108-110]

SCFE는 체중지지 능력, 증상의 기간, 그리고 방사선학적 소견에 따라 분류된다. 안정적인 SCFE 환자(90% 이상을 나타냄)는 지지한 상태 또는 지지를 하지 않은 상태에서 체중을 지탱할 수 있지만 불안정한 SCFE 환자에서는 불가능하다.[108] 급성기 SCFE는 갑자기 3주이내의 심한 통증이 발생하는 경우로 정의된다. 반면 만성 SCFE는 3주 이상 통증이 서서히 나타나는 것으로 특징된다. 3번째 형은 급성-만성형태인데 3주 이상 서서히 경미한 통증이 나타나다가 갑자기 심한 통증으로 악화되는 경우이다.[109] 넙다리뼈머리의 위치변동의 정도에 따른 분류는 다음과 같다:

(a) Grade I, 넙다리뼈목 너비의 1/3까지 넙다리뼈머리가 벗어나 있다;
(b) Grade II, 1/3이상이지만 1/2이하로 벗어나 있다;
(c) Grade III, 넙다리뼈목의 너비 1/2이상으로 넙다리뼈머리가 벗어나 있다(그림 13.20).[24,108]

어린 청소년의 임상양상은 서혜부, 넙다리안쪽, 또는 무릎관절 통증; 다리를 저는 보행; 다리의 바깥돌림; 엉덩관절의 ROM 제한, 특히 굽힘, 벌림 그리고 안쪽돌림의 제한을 보인다.[64,108] 바깥돌림은 이환된 다리를 구부리고자

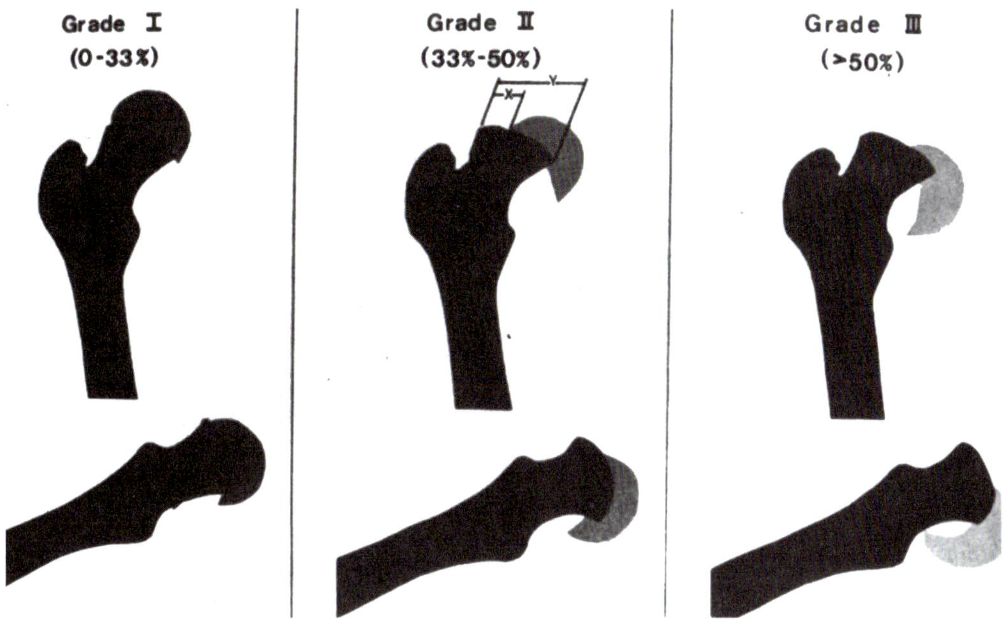

그림 13.20 넙다리뼈머리 골단분리의 세 단계별 분류

할 때 두드러진다. 급성발병은 통증이 종종 심하여 이환된 다리로 체중지지를 할 수 없을 수도 있다. 외상으로 인하여 발생되거나 점차적으로 서서히 통증이 올 수도 있다. 만약 진단받지 못한 어린 청소년이 물리치료사에게 왔을 때는 즉각 소아정형외과의에게 자세한 진단을 위하여 의뢰한다.

관리 Management

치료목적은 성장판을 안정시켜 더 이상의 위치가 벗어나지 않도록 하고 무혈성 괴사, 연골연화, 그리고 조기 관절염 같은 합병증을 예방하는데 있다.[24,108,109] 성장판의 안정화는 원위치에 수술적으로 핀으로 고정하는 것으로 성취된다.[110,111] 이것은 특히 어린 아동에서 또한 침범되지 않은 엉덩관절의 예방을 위한 고정을 포함한다.[108,110] 부가적인 관절경 뼈연골성형술은 SCFE가 있는 엉덩관절에서 발생하는 볼기뼈절구의 찝힘을 치료하기 위해 이용된다.[111] 뼈절제술과 같은 더 현저한 과정은 진행되고 복잡한 경우에 적용된다. 침상안정, 견인, 그리고 기브스와 같은 비수술적 치료는 성공적이지 않고; 장기 결과는 엉덩관절 ROM의 제한, 통증, 그리고 조기 관절염에 의한 수술적인 과정을 포함한다.

물리치료는 수술 후 보조기구를 사용한 보행훈련; 급성 회복기 동안은 체중지지를 하지 않는 것이 권고되지만, 4주에서 6주 이내에는 체중지지를 증가시킨다. 하지의 양측성 근력과 ROM은 각각 비체중지지기 동안 열린 사슬 운동과 스트레칭을 통하여 유지된다. 무릎과 발목의 완전한 ROM을 유지하기 위한 관리는 하지의 고정의 적은 양과 이전의 수술로부터 감소할 수 있다. 비만과 관련한 관점에서는 복부와 몸통 근육의 근력은 양측성의 체중 지지 활동과 수술 후의 보행 훈련으로 돌아가기 위한 선행 과정으로써 중요하다. 체중 지지 능력이 향상된 후에 중재는 적절한 보행 패턴과 기능적인 활동을 회복시키기 위해 하지의 근력을 증진시키는 것에 초점을 맞춘다. 근력 강화의 향상은 과도한 체중 또는 질병이 되기 이전에 감소된 활동 레벨에 의해 늦어질 수 있다.

정강뼈 안쪽번짐증(Blount 질환)
Tibia Vara (Blount Disease)

정강이뼈의 안쪽번짐, 또는 Blount 질환은 근위부 정강뼈의 안쪽 즉, 뼈끝, 성장판, 그리고 뼈몸통 끝이 더 자라서 나타나는 성장 질환이다.[24,112] 정강뼈 안쪽번짐은 세 타입으로 구분하는데 발병 당시의 연령에 따라:

1. 영아형, 많은 경우에 3세 이전에 발병;
2. 소아형, 6~13세 사이에 외상이나 감염 후 부분적인

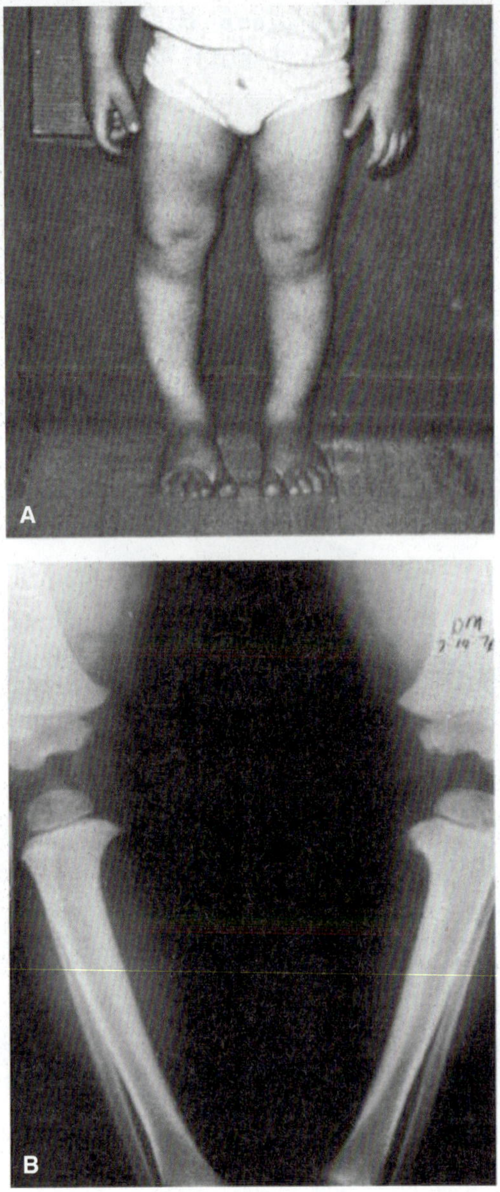

그림 13.21 (A) 체중지지할 때 안쪽번짐이 있는 2세된 아동 (B) 같은 아동의 방사선 사진상 조기 Blount 질환이 보인다 (C) 2세의 같은 아동에서 Blount 질환이 진행하고 있다: **안쪽번짐**으로 휘고 정강이뼈 뼈몸통 끝부위 안쪽이 튀어나온 것을 주목하자.

성장판의 닫힘과 관련이 있음;

3. 6세에서 15세 사이에 늦은 발병을 하는, 주로 비만이고, 흑인 남성에서 볼 수 있음[113]

진단적 방사선학적 소견은 뼈몸통 끝부위에서 각진 안쪽번짐 상태로의 변화, 안쪽 정강이뼈의 뼈몸통 끝이 뾰족하게 됨, 안쪽 뼈끝이 쐐기모양으로 됨, 성장판이 넓어짐, 그리고 뼈몸통끝 튀어나온 부위 내에 또는 가까이 연골로 형성된 고립쪽부위가 있다(그림 13.21A–B).[114,115] 이러한 성장 방해는 근위부 정강이뼈에서의 성장판을 지나는 비대칭적 압박성 전단력을 받았기 때문으로 생각된다.[24]

임상적으로 정강이뼈 안쪽번짐이 있는 아동은 섰을 때 휜다리를 보인다. 영아형 정강이뼈 안쪽번짐은 생리적인 무릎관절 안굽이와 정강이뼈의 안쪽돌림과 구별해야 한다. 생리적 무릎관절 안쪽번짐은 2.5~3세 사이에 무릎관절 밖굽이의 자세가 되기까지 점차 감소된다. 정강이뼈 안쪽번짐이 있는 유아들은 보통 비만이고 종종 조기에 보행한 유아들이며 디딤기에 무릎이 외측으로 빠지는(thrust) 것이 보인다.[24,115,116] 아동이 성장하면서 생리적 안쪽번짐은 줄어드는 반면 정강이뼈 안쪽번짐은 정도가 증가된다. 기타 제외해야 할 진단으로는 다양한 골격계의 형성부전, 구루병 즉, 비타민 D 결핍, 또는 근위부 정강이뼈 안쪽의 성장판을 침범한 골절이 있는지 구분해야 한다. 소아기 또는 청소년기의 정강이뼈 안쪽번짐은 근위부 안쪽의 성장을 저해하는 외상 또는 감염으로부터 초래될 수도 있다.

관리 *Management*

치료는 아동의 연령과 질환의 단계에 따라 다르다. Langenskiöld는 정강이뼈 안쪽번짐을 6단계로 구별하여 이에 따라 예후와 중재가 다르다고 하였다.[114] 1단계는 18개월~3세 사이에 발생하고 뼈몸통끝 안쪽이 주둥이처럼 튀어나오는 것이 특징이다. 그리고 정강이뼈의 안쪽 뼈끝 성장이 지연된다. 이런 양태가 단계 6까지 그 정도가 증가된다. 단계 6은 10~13세 사이이며 성장판의 안쪽이 융합되는 반면 외측으로는 계속 자라는 것이 특징이다.[24,114]

치료적 중재는 보조기구 착용 또는 수술적 과정을 포함한다. 방사선 소견이 단계 1 또는 2인 2~3세 이하의 아동에서는 보조기를 이용한 중재를 한다.[115,117] 이러한 그룹에서 각 변형이 적고 편측에 질환이 있는 아동은 종종 보조기가 더 나은 결과를 보인다.[117] HKAFO 또는 KAFO를 사용한 완전한 무릎 폄은 아동이 체중지지를 하는 동안 주로 사용된다.[115,117] 적절한 핏과 바깥쪽번짐 수정 조절은 매 2개월에서 4개월마다 측정되어져야 한다. 물리치료 중재에는 보조기 착탈에 대한 가족교육, 착용 스케줄 짜기, 보조기를 사용하는 동안의 피부관찰이 포함되어있다. 보조기구를 사용 또는 사용하지 않고 보행훈련을 하도록 한다.

4세 이후에는 수술이 보조기보다 결과가 더 좋다.[112,115,116] 질병의 심한 정도, 단계, 그리고 연령에도 불구하고 결

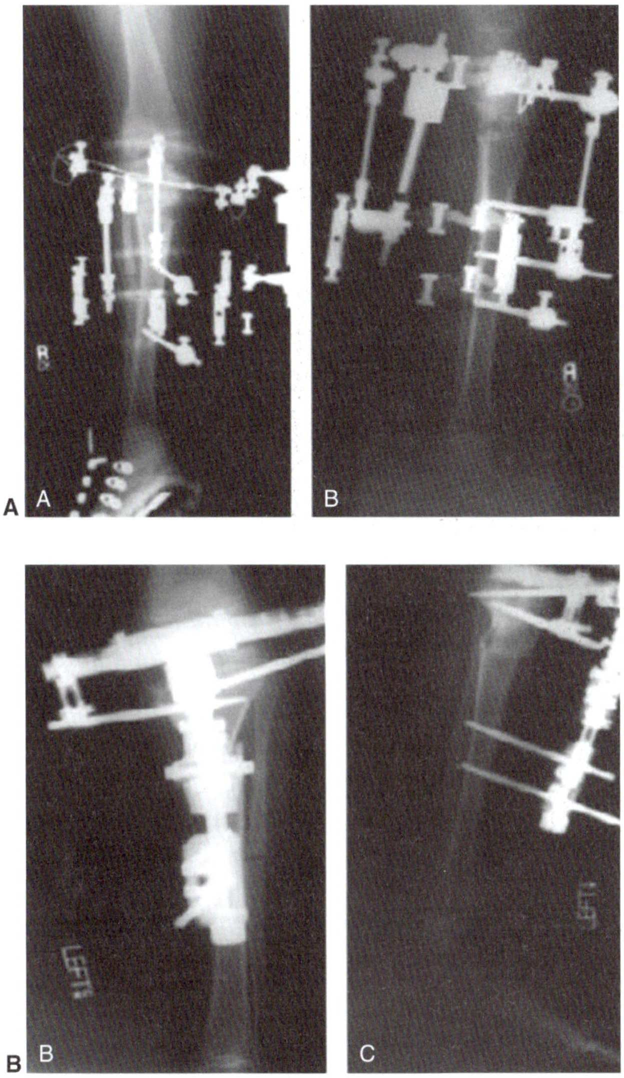

그림 13.22 **(A)** 일리자로프로 대치한 오른쪽 하지 **(B)** MAC 장치를 사용한 왼쪽 정강뼈.

국 정강뼈 절제술의 수술적 범주에서는 두 가지를 적용한다. 내적 또는 외적 고정을 사용한 완전한 각도의 수정이 이루어진 정강뼈 절제술; 또는 일측성의 외적 고정 장치와 같은 다축 수정(MAC) 또는 Taylor Spatial 또는 일리자로프 프레임과 같은 환측 장치를 사용한 점진적인 각도의 수정이 이루어진 정강뼈 절제술이다(그림 13.22).[112,116] 점진적인 수정은 변형을 수정하기 위해 매일 외적인 고정 장치를 사용해야 하는 책임이 있는 환자에게 실제적으로 적용된다. 최근에, MAC 장치는 적용이 쉽고 증가된 환자의 ROM과 감소된 일반적인 운동성의 방해를 하는 원형 프레임 장치와 견줄만한 결과를 초래하였다.[112] 외측 반뼈끝판유합술, 봉합, 또는 장력밴드 플레이트("8-plate") 배치와 같은 안내된 성장 과정은 Blount 질환과 관련한 각변형의 수정을 나타내지 않았다.[118]

물리치료 중재는 하지의 근력강화, 무릎과 발목의 ROM, 그리고 보행 훈련을 포함한다. 무릎 관절 굽힘, 폄의 끝, 그리고 발목관절의 발등굽힘 ROM의 결여는 HEP에서 점진적인 수정 과정 동안에 지속적인 스트레칭이 실시되지 않는다면 기능적인 활동에 부진한 진행을 보인다. 감염은 가장 일반적으로 나타나는 합병증이다.[112] 환자와 가족은 조직의 운동성 뿐만 아니라 핀 부위의 감염을 예방하기 위해 외적인 고정 장치를 사용할 때 피부와 핀의 관리에 대한 교육이 필요하다. ROM과 근력강화 중재는 제한된 질병 발생 이전의 관절 운동성과 근력을 가진 비만의 환자에게 적용되어야 한다.

다리길이 불일치 Limb Length Discrepancy

다리길이의 불일치는 다리뼈 중 한 개 또는 그 이상의 뼈가 짧거나 과성장을 한 경우에 초래된다. 하지 결손 또는 편측 비대증, 감염 또는 골단에 손상을 주는 골절, 근골격계 질환, 종양 또는 외상이 있어 한쪽을 과잉 성장하게 하여 병이 진행한다. 골단에 손상을 받으면 종종 비대칭적이 되고 다리가 짧아지는 것 이외에도 각이 생기는 변형이 온다. 다리길이의 불일치는 1~10cm 사이이며 더 클 수도 있다.

다리길이 불일치가 의심되면 반드시 길이를 측정해야 한다. 기능적인 측정은 골반의 변형이 없는 경우에는 높이를 알고 있는 블록을 짧은 쪽에 괴어서 양측의 골반의 높이를 지표로 측정하면 된다. 임상적인 측정은 환자를 바로 눕게 한 뒤에 위앞엉덩뼈가시에서 안쪽 복숭아뼈까지의 길이를 측정한다. 이러한 측정의 신뢰도는 연부조직의 비대칭성, 과도한 지방 조직, 그리고 뼈 위치의 동일화에 의해 영향을 받는다.[119] 성숙의 출현, 치료의 평가, 그리고 만약 필요한 경우 수술적 중재 타이밍의 예측을 위하여 다리 길이의 차이를 예측하기 위하여 더 정교한 측정이 요구된다. 정형외과 의사는 정확한 측정값을 얻고 뼈나이를 결정하여 미래의 성장과 치료 내용의 예측을 돕기 위해 방사선 사진술의 방법을 사용한다. 아동의 미래 골격의 성장을 추정하기 위해 성장 차트 또는 수학적 예측 모델을 사용한다. 다리 길이는 일반적으로 단순촬영, 디지털 영상처리, 또는 컴퓨터 단층촬영을 이용하여 측정된다.[119]

2cm 이상의 현저한 다리 길이의 차이는 미용뿐만 아

니라 기능적으로도 문제가 된다. 보행은 비효율적이고 불편하고, 다리, 골반, 그리고 척추의 자세 보상도 증가한다. 자세 보상은 구조적인 변형을 초래하지는 않지만, 성인기에 불편함을 준다. 기능적인 보상 메커니즘은 발가락 끝으로 걷기 또는 짧은 쪽 발과 발목의 가쪽번짐 또는 뛰뛰기, 회선, 영구적인 무릎 굽힘, 또는 긴쪽 다리 발과 발목의 안쪽번짐을 포함한다.[120]

관리 Management

치료는 아동의 연령, 남아있는 사지의 성장에 대한 예측, 다리 길이 차이의 심한 정도 및 가족과 아동의 선호도에 따라 다르다. 일반적으로 중재는 다리 길이의 차이가 2cm 미만인 경우에는 적응증이 아니다.[24] 신발 내부의 리프트 또는 맞춤형으로 제작된 외부 힐-솔 리프트는 1~2cm의 차이에서 사용될 수 있다. 2~2.5cm 이상의 불일치에 대해서는 외과적 치료가 추가적으로 제안된다.[120] 이러한 절차는 두 가지 범주 중 하나에 속한다: 더 긴 사지의 단축 또는 짧은 팔다리가 길어지는 것인데, 이 두 접근 방식이 결합 될 수도 있다.

다리 길이 불일치 정도가 2~5cm인 경우는 단축시키는 절차가 적용된다.[24,64,120] 사지 단축은 일반적으로 더 긴 사지의 성장판유합술(epiphysiodesis)을 통해 이루어진다. 영구적인 골간 절제방법에는 성장판의 경피적 천공술이나 제거가 포함된다. 또는 "일시적인" 방법으로 원위 허벅지뼈 또는 근위 정강뼈의 성장판의 내측 및 측면 모두에 걸쳐 뼈몸통 끝과 뼈끝에서 스테이플 또는 장력 밴드("8자 금속판")를 고정시켜 수행될 수도 있다. 내측-외측 "8자 금속판" 접근법은 각도적인 조건에서 내측 또는 외측 용도만큼 효과적인 것으로 밝혀지지 않았다. 성장판 통과 나사못(percutaneous transphyseal screw) 고정술은 최신 기술로 표준 접근법이 되고 있다.[120] 대부분의 의사는 불일치가 5cm보다 크면 짧은 사지를 길게 하는 것을 선택한다.

만약 청소년이 골격 성숙이 다 되었으면 성장판유합술은 선택 사항이 아니다. 이 경우 다리 길이를 균등하게 하기 위해 뼈의 일부를 제거하는 절골술을 통해 더 긴 팔다리를 단축 할 수 있다. 허벅지뼈에서 제거 할 수 있는 최대값은 5~6cm이고 정강뼈의 최대값은 2~4cm이다. 절골술로 인한 단축의 단점은 전체 신장의 감소이다. 개인의 신체 비율은 미용적으로 매력적이지 않을 수 있고, 균등하게 할 수 있는 정도가 제한되며, 손상이 없는 다리가 수술을 받게 되면, 이는 근육의 성능과 효율성에 영향을 줄 수 있다.

팔다리연장술은 손상된 다리에 적용되며 5cm보다 큰 불일치의 균등화를 허용한다.[24] 팔다리연장술은 신연 골형성술(distraction osteogenesis)의 원리를 기반으로 한다. 이는 뼈의 두 부분이 천천히 멀어지도록 움직여질 때 새로운 뼈가 형성됨을 의미한다. 외과적 수술이나 장치와 관계없이 이 절차는 일리자로프(Ilizarov)의 생물학적 원리와 긴장 스트레스 법칙을 기반으로 할 때 가장 성공적이다.[121] 이 원칙은 뼈의 어긋남을 최소화하고, 신연 지연, 신연 속도와 빈도, 골수의 부위와 수를 포함한 이 방법을 제안한 의사를 위해 명명되었다.

피질절제술은 골 수강 내 골막 및 영양 동맥을 그대로 유지하면서 뼈의 피질을 절단하여 뼈의 어긋남을 최소화한다. 아동의 연령에 따라 5~10일의 신연 지연동안 조각들이 당겨지기 전에 골형성 과정은 충분히 시작된다. 신연 속도는 약 1mm/일이지만, 그러나 이 과정은 골 형성 과정을 촉진하기 위해 6시간마다 0.25mm씩 증가해야 한다. 환자 또는 가족은 하루 종일 볼트 또는 노브를 설정된 간격으로 돌려서 신연되도록 한다. 피질절제술은 뼈끝이나 뼈몸통끝 부위에서 수행될 수 있으나 뼈몸통 부위에서 수행되었을 때 보다 합병증이 더 적은 경향이 있다. 동시에 시행된 두 곳의 피질절제술은 정강뼈에서는 만족스러운 결과를 얻을 수 있지만 허벅지뼈에서는 권장되지 않는다.

원래의 Wagner 기법은 한때 미국에서 인기가 많았지만, 위에서 언급한 원칙의 대부분을 따르지 않았으며 합병증이 심했다.[121] 단측 프레임 외부 고정장치를 배치하여 완전한 골간 절골술을 시행했다. 한 번에 1.5~2.0mm/일의 속도로 신연이 즉각적으로 시작되었다. 완전히 신연된 후, 엉덩뼈 모서리뼈 이식을 하고 골 간극을 유지시키고, 외부 고정기를 제거하였다. 이식편이 뼈에 통합 된 후, 금속판을 제거하였다. 전체 과정에는 세 가지 수술 절차가 포함되어 있으며 각도 또는 회전 기형을 교정하는 데 사용할 수 없다.

일리자로프(Ilizarov)는 뼈몸통뼈의 연장 절차 동안 그의 생물학적 원리를 채택하기 위해 텔레스코핑 로드(tearscoping rod)가 있는 원형 프레임 외부 고정장치를 도입했다(그림 13.23).[121] 그러나 일리자로프 원칙은 Blount 질병에서 이전에 논의된 최신 장치를 사용하여 성공적으로 적용된다. Taylor 공간 프레임(TSF)은 텔레스코핑 로드가 있는 또 하나의 원형 프레임이며, 사지 재구성

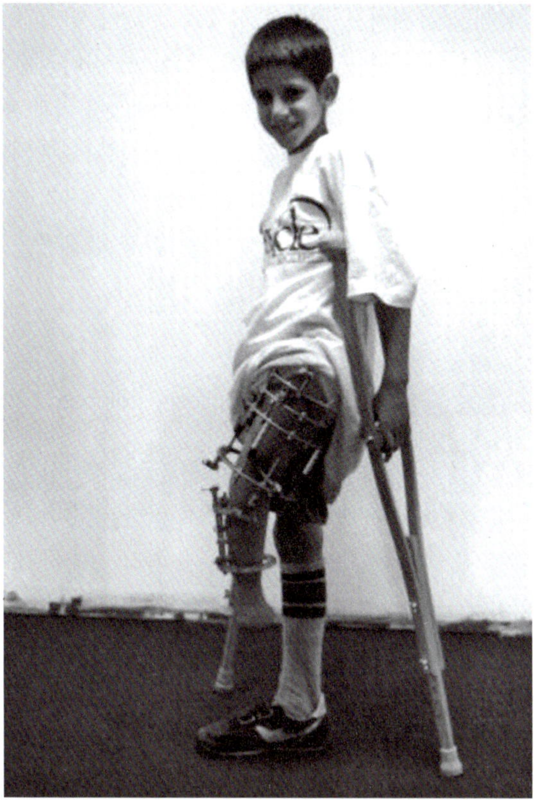

그림 13.23 대퇴골의 근위부 국소 결손의 진단을 받은 9세 된 아동이 Ilizarov 신장술을 받고 있다. 이 수술로 잔존 다리길이를 더 늘려 의족을 착용했을 때 무릎관절의 높이가 서로 비슷해지도록 할 것이다.

시스템(Orthofix: Limb Reconstruction System)과 다축 보정 시스템(Biomet: Multiaxial Correction System) 장치는 사지 연장 절차에 성공적으로 사용되는 단측 프레임이다. 원하는 길이에 도달한 후, 뼈 고정 단계가 완료될 때까지 약 1개월 동안 1cm의 신연할 때까지 외부 고정 장치를 제 위치에 유지한다.[121] 이러한 모든 시스템은 다리 각도 불일치 및 회전 구성 요소를 수정하는 데 사용된다. 핀은 외래에서 제거할 수 있다. 일리자로프와 TSF의 단점은 여러 개의 핀 부위와 장치의 부피이다. 원하는 길이를 달성하고 고정 장치를 제 위치에 유지시키는데 필요한 전체 시간이 모든 외부 시스템의 단점이다.

골수강 내 골격 운동 신연기(Orthofix: Intramedullary Skeletal Kinetic Distractor)는 팔다리 연장에 사용되는 내부 이식 장치이다. 환자는 다리의 회전 운동을 통해 연장 과정을 제어한다. 이러한 시스템은 공간 문제와 외부 프레임의 기간의 연장을 없애준다. Dror Paley는 고정하여 연장시키는(LON) 절차를 소개하였는데, 이것은 기존의 외부 고정제와 골수강 내에 핀과 고정하여 외부 고정장치 배치 및 뼈 치유시간의 전체 지속 시간을 줄인다.[122] 이 절차는 빠른 속도의 길이 연장으로 인하여 발후부의 꿈치들린 휜발(equinus)과 같은 것이 높게 발생하는 결과를 보여준다.[122]

사지 연장 절차는 아동을 돌보는 아동, 가족 및 전문가 각각에게 과제를 가져다 준다. 가족은 일정 기간 동안 여러 번 예약하고 매일 핀의 관리를 수행하고 운동 프로그램을 수행 할 수 있어야 한다. 연장 절차 중에 발생할 수 있는 문제에는 핀 부위의 감염, 관절 강직, 아탈구 또는 탈구(특히 근위 정강뼈), 부정유합 및 골절이 포함된다. 연조직의 단축 및 연조직 성장률과 비교하여 보면 ROM 제한은 이차적으로 발생한다.

물리치료 *Physical Therapy*

물리 치료 강도는 프로세스의 5단계에 따라 다르다: 지연, 신연, 강화, 고정제거 및 치유, 재활 단계. 잠복기 또는 지연된 신연 기간 동안 수술 직후 물리 치료사는 보행 훈련 활동과 조기 체중 부하를 실시하는데, 이것은 연장 절차를 겪은 대부분의 어린이에게 뼈 성장을 촉진시킨다. 감염 예방을 위해 수술 후 즉시 핀 관리는 시작되어야 한다. 핀은 거즈로 감싸서 연조직 압박을 방지하고, 핀이 위치한 주변 조직의 움직임이나 미세한 찢어짐으로 인한 통증을 줄인다. ROM 제한을 최소화하기 위해 스트레칭을 시작할 수 있다.

신연단계 동안 물리치료는 자주 실시되어야 하며 ROM과 스트레칭에 중점을 두어야 하며 이에 상응하는 근력 강화 활동이 이루어져야 한다. 감소된 무릎 및 발목 관절의 ROM은 일반적이며 일관성 있게 하여야 한다. 스플린트는 이 단계에서 특히 발목에 사용될 수 있다. 엉덩이 관절의 ROM은 다소 제한 될 수 있다. 치료사는 신연단계 동안 동일한 ROM 측정을 유지하며 실제로 근육과 연조직 길이가 증가한다는 것을 인식하는 것이 중요하며, 이는 성공적인 ROM 개입 진행으로 간주되어야 한다. 치료사는 특히 허벅지와 무릎 주위의 고정 장치인 핀의 배치를 고려해야 한다. 전형적인 측면 핀 배치, 특히 허벅지뼈 원위부에는 근막과 장경인대 복합체의 연조직 손상에 기여하여 달성 가능한 무릎 ROM이 제한될 것이다. 결과적으로 신연단계에서 ROM 손실이 발생할 수 있다. 그러나 연장 과정에서 여전히 적극적인 개입이 필요하다. 근력강화에는 전기 자극 및 수중치료와 같은 방식이 안전하게 포함될 수 있다. 운동의 제한과 근육위축은 근유착에 기여할 수 있다. 조직움직임은 연부조직 움직임을 촉진하고 관절 운동 개선을 촉진하기 위해 사용되어야 한다.

강화 단계 동안, 근력 강화 및 조직 움직임 활동은 계속되어야 하며 최소한 이전의 ROM 정도로 유지되어야 한다. 이 단계에는 치료사에 의한 공식적인 프로그램 감독 또는 주간 모니터링이 포함되어야 한다. 그러나 보험에서는 치료 세션의 감독이 아닌 종합적인 HEP를 사용하는 것을 요구할 수도 있다. 치유하는 동안 새로운 뼈를 보호하기 위해 고정장치 제거 후 캐스트가 배치된다. 이 단계 동안, HEP는 고정화되지 않은 관절에 허용된 스트레칭과 강화를 지속하게 하여 촉진하기에 충분하다.

재활 단계는 최대 1년까지 지속될 수 있다. 이 단계에서 가능한 많은 기능적 ROM을 달성하기 위해 적극적인 스트레칭이 진행된다. 부목은 종종 무릎 굽힘 또는 폄 및 발목 발바닥 굽힘 구축을 해결하기 위한 스트레칭 보조제로 사용된다. ROM 상태는 종종 퇴행하므로 치료사는 안정된 상태를 유지하고 진행을 유지하기 위해 연조직 동원 기법을 사용해야 한다. 근육과 연조직이 더 길어짐에 따라 강화 활동이 진행된다. 뼈 치유가 진행되고 근력과 ROM이 증가함에 따라 기능적 활동과 보행 정상화가 구현될 수 있다. 신체가 새로운 팔다리 길이, 안정성 한계, 지지 기반 및 무게 중심을 수용 할 때 자세 반응 및 균형 훈련을 다루어야 한다.

척추옆굽음증(특발성) Scoliosis (Idiopathic)

척추옆굽음증은 척추가 10° 이상 옆으로 휜 상태를 말한다. 특발성이란 원인이 알려져있지 않다는 뜻이고 척추옆굽음증 중 가장 흔하며 발병연령에 따라 구분하기도 한다: 영아성 옆굽음증은 출생부터 3세 사이에 발생한 경우, 소아기 옆굽음증은 3~10세 사이, 청소년 옆굽음증은 10세 이후에 발생한 경우이다.[123] 여기에서는 청소년기의 특발성 옆굽음증(AIS)에 대해 초점을 맞추려고 한다. 그러나,

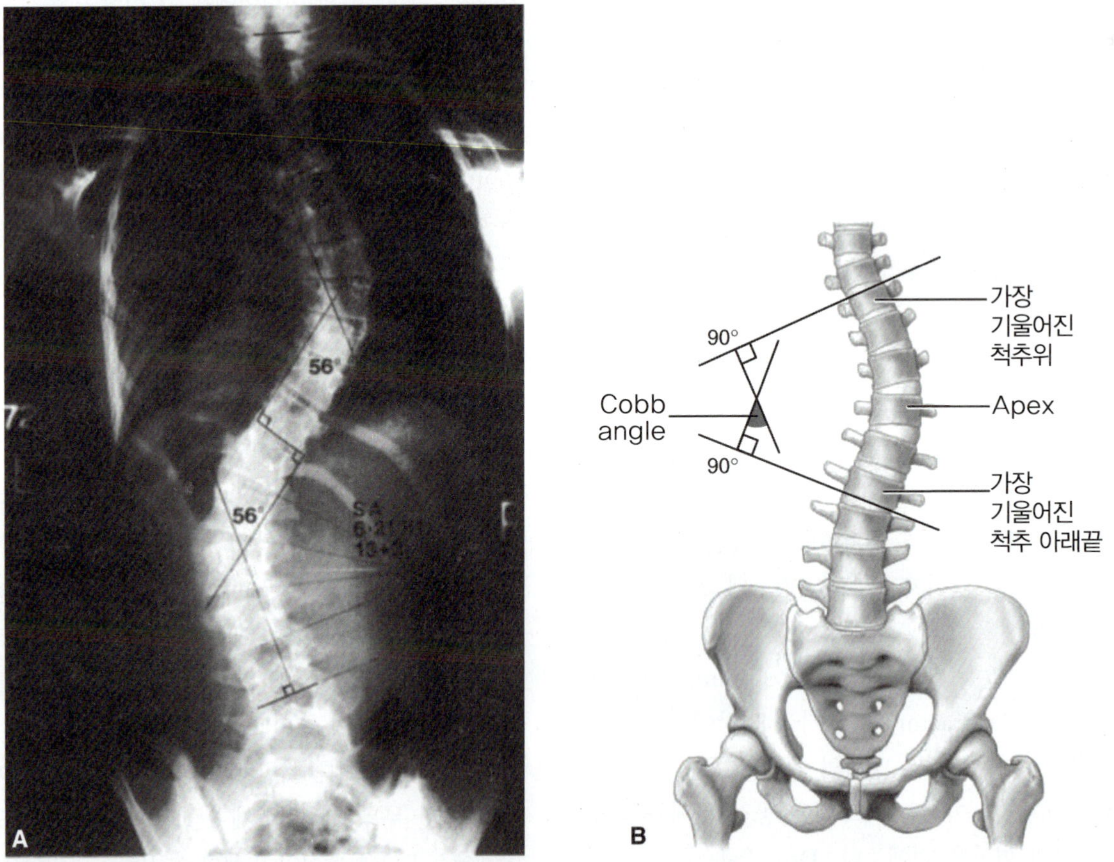

그림 13.24 (A) 오른쪽 가슴뼈, 왼쪽 허리뼈 옆굽음증. (B) 커브 각도는 Cobb 방법으로 측정한다. 오목한 쪽을 향하여 가장 심하게 경사진 척추의 종말판을 확인한다. 각각 커브의 위 아래 척추의 종말판을 따라 선을 긋는다. 이 선들에 직각으로 선을 긋는다. 종말판과 수직선들이 만나는 각도가 커브의 각도이다.

아동물리치료사는 모든 척추옆굽음증이 특발성으로 발생하는 것이 아니라는 것을 염두에 두어야 한다; 그러므로, 선천적이거나 신경학적인 원인은 제외되어 있다. 특발성 척추옆굽음증의 발생률은 10° 이상의 커브는 약 2%, 20° 이상인 경우 약 1%, 40° 이상인 경우가 0.4%이고, 큰 커브는 일반적이지 않다.[124,125]

척추옆굽음증은 구조적인 것 또는 비구조적인 경우로 나눈다. 구조적 커브는 고정된 것이고 견인이나 옆으로 구부리게 해서는 교정이 되지 않는다. 구조적 커브는 몸통을 앞으로 구부렸을 때 회전 요소가 보인다. 비구조적 커브는 옆으로 몸을 구부리면 교정되고 종종 원인으로써 경사진 골반, 다리길이 불일치, 종양 또는 근육 연축 등의 의학적 원인을 가지고 있을 때도 있다. 구조적 옆굽음증은 커브의 정점의 방향과 위치에 따라 구분하기도 한다. 예를 들어, 커브정점이 가슴뼈에 있고 오목한 부위가 오른쪽을 향해 있다면 오른쪽 가슴뼈의 옆굽음증이라고 명칭한다. 대부분의 커브는 일차커브가 있고 보상적인 이차커브를 가지고 있다. 보상적 커브는 머리와 몸통을 수직으로 정렬하려는 신체의 시도로 나타난 것이다. 앞에 말한 오른쪽 가슴뼈 커브의 예에서 목뼈 또는 허리뼈부위는 오목부위가 왼쪽을 향해있는 더 작은 규모의 커브가 있을 수 있다(그림 13.24A). AIS의 90% 이상은 우측 흉추, 또는 좌측 요추에서 나타나고, 이상 징후는 추가 조사의 원인이 되어야 한다.[123]

옆굽음증이 있으면 다발성으로 구조의 변화가 발생

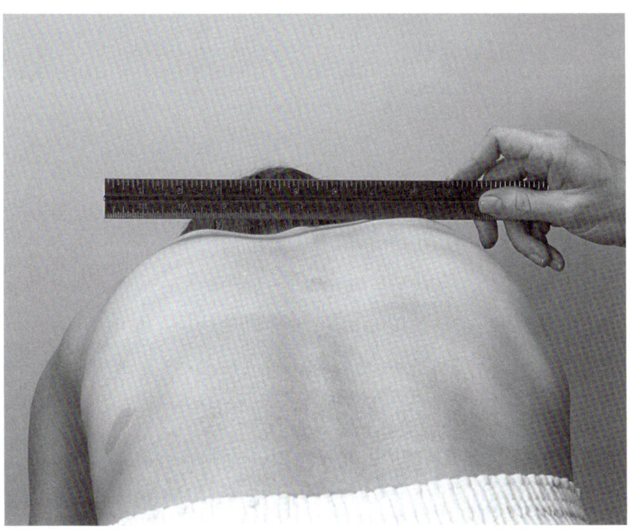

그림 13.25 앞으로 숙이는 테스트. 앞으로 숙이면 **갈비뼈**의 튀어 오른 부위가 보인다.

한다. 그리고 그 심한 정도는 커브의 정도와 관련되어 있다.[24] 척추 커브가 있으면 받는 압박과 늘려지는 힘이 달라지고 그에 대한 반응으로 성장 중인 척추에 변화가 온다. 척추체는 볼록한 쪽이 더 높고 오목변의 척추몸통은 찌그러져서 쐐기모양으로 변한다. 오목면 쪽의 근육은 단축된다. 척추몸통은 볼록면 쪽으로 돌림하여 척추가시돌기(spinal process)도 오목면 쪽으로 돌림한다. 갈비뼈가 가슴뼈몸통에 붙어 있으므로 역시 그것들도 돌림하게 된다. 갈비뼈의 돌림으로 몸을 앞으로 숙일 때 뒤쪽에서 보면 갈비뼈의 튀어나온 부분이 보인다(그림 13.25). 흉추의 옆굽음증은 정상적인 뒷굽음이 감소되고, 그 장애의 3차원적 성격을 더욱 명확히 설명한다.

선별 *Screening*

척추옆굽음증에 대한 많은 주에서 행해진 학교에서의 선별은 최근의 두 가지 주요한 건강 정책 그룹의 상반된 권고 사항들과 함께 논란의 원인이 되어 왔다.[123] 선별은 10세의 소녀와 그들을 12세에 재검사 하는 것, 그리고 13세 또는 14세의 소년들이 대상이 되어 왔다. 선별에는 셔츠를 벗고 몸통을 앞뒤로 살펴보고 앞으로 구부리는 Adams 테스트를 한다(그림 13.25).[123] 앞뒤에서 보아서 대상자의 어깨관절, 젖꼭지, 팔이음부위, 또는 골반 높이의 비대칭성; 비대칭적인 샅굴부위 또는 엉덩이 주름; 그리고 척추의 커브를 살펴본다. 그런 다음 청소년에게 앞으로 구부리라고 하고 이때 무릎관절은 폄하도록 한다. 그리고 팔은 바닥 쪽으로 떨어뜨리게 한다. 앞으로 구부리는 테스트를 하는 동안 검사자는 커브의 회전요인을 나타내 주는 등(갈비뼈 돌출부위)이 비대칭적 모양인지를 살펴본다.

척추옆굽음증이 발견되면 청소년을 정형외과의에게 보낸다. 커브는 다양한 방식으로 정확하게 측정한다. 측정의 흔한 방법은 사진을 찍어 Cobb 방법으로 측정하는 것이 있다(그림 13.24A-B). 방사선에의 노출을 최소화하기 위해 무아레 토포그래피(Moire topography)와 통합 모양 조사 시스템으로 측정하기도 한다(ISIS2: integrated shape investigation system 2).[126] 무아레 토포그래피는 비대칭성을 평가하기 위해 눈으로 볼 수 있는 그림자 패턴을 사진 측량법으로 측정하는 것이다. ISIS 2는 횡단면, 관상면, 시상면에서의 청소년의 몸통에 대한 컴퓨터 이미지를 이용한다.[126] 측정의 목표는 기본 값을 정하고 커브의 진행 정도를 모니터하는 것이다.

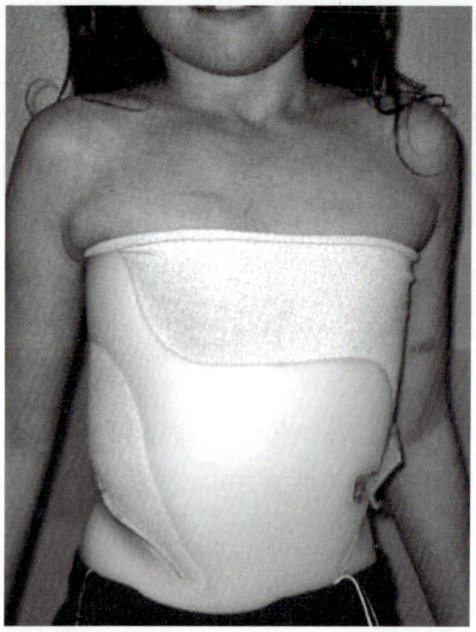

그림 13.26 Boston 보조기(**가슴-허리-엉치** 보조기(TLSO))

척추옆굽음증의 관리 *Management of Scoliosis*

치료는 성별, 연령 그리고 청소년의 골격계의 성숙도와 심한 정도에 따라 다르다. 사춘기전의 어린 청소년들은 특히 초기에 20° 이상의 커브가 있는 경우에는 그들의 커브가 진행하리라는 것이 거의 확실하다. 30° 이하의 커브에서 뼈연령이 15세인 여자들과 뼈연령이 17세인 남자들은 일반적으로 치료가 필요하지 않다. 25° 이하의 커브는 주기적으로 진행을 모니터하면서 추적 관찰한다.[123] 25°에서 40°의 커브는 비수술적 방법으로 치료한다. 40° 이상의 커브인 청소년은 수술의 대상이 된다.[123,127]

비수술적 치료 비수술적 중재의 목적은 커브를 교정하는데 있지 않고 성장을 하는 동안 커브를 유지하는데 있다.[127] 비수술적 중재방법은 운동, 전기자극, 그리고 보조기가 있다. 만곡의 감소 또는 교정에 대한 치료적 운동 또는 전기 자극의 이점에 대한 근거는 일관성이 없고 대조연구가 부족하다.[123] 운동은 보조기를 사용하였을 때 근력의 유지를 나타낸다.

수년 동안의 척추옆굽음증 치료에 있어서 보조기 관리가 사용되었다. 최근에 발표된 무작위 대조 실험은 보조기의 조기 적용에 대한 효용성 때문에 일찍 중단되었다.[128] 최근 대부분의 보조기는 커브의 정점에 대하여 3점 원칙으로 압박을 가하는 것이며 견인적 요소도 함께 작용한다. 목-가슴-허리-엉치 밀워키 보조기는 척추옆굽음증을 위해 가장 먼저 개발된 보조기의 하나이다. 이것은 칼라가 턱과 후두부를 지지하기 위한 칼라가 부착된 금속 지주가 달려 있는 맞춤 제작된 몸통 틀을 포함한다. 비록 이것은 효과적이지만 현저한 미용적 요소와 환자의 선호도에 따라 더 이상 선택되지 않는다.

더 슬림하고 가벼운 무게의 가슴-허리-엉치 보조기(TLSO)(그림 13.26)는 밀워키(Milwaukee) 보조기에서 턱과 후두지지는 제거되었고 만곡의 교정을 위한 기준이 된다. 북아메리카에서는 보스톤 보조기 또는 비슷한 다른 보조기들이 TLSO로써 많이 사용된다.[128] TLSO에도 골반의 안정기능과 외측의 압박 패드가 있다. 일반적으로 청소년들은 골격근이 성숙할 때까지 또는 수술 경과와 수술을 지시하지 않는 한 보조기를 착용하라는 지시를 받는다. 적어도 18시간은 보조기를 착용하는 것이 권장된다. 발표된 대조 연구에서 성공률과 증가된 평균 착용 시간과는 비례의 관계가 있다.[128]

보조기를 입고 벗는 것에 대한 지도, 착용 스케줄 만들기, 피부 관리, 그리고 보조기 착용 동안 ROM과 근력을 유지하기 위하여 물리치료사가 운동프로그램을 해주도록 한다. 운동의 목적은 유연성의 유지와 근력강화에 둔다. 보조기 착용과 더불어 엉덩관절 굽힘 구축이 나타날 수 있다; 엉덩관절 굽힘근의 일반적 스트레치는 보조기 착용을 시작할 때 지도해야 한다. 보조기를 착용하고 있는 동안 근력은 유지되어야 하며 그리하여 보조기를 이제 더 이상 착용할 필요가 없을 때 몸통 근력이 강해야 한다. 운동에는 복부근, 스쿼트와 런지를 통한 엉덩이근, 그리고 전통적인 중심부와 허리뼈 안정화 프로그램을 통한 척추주위근군의 강화가 포함된다.

수술적 관리 수술적 중재는 커브가 40° 이상이고 커브가 비수술적 방법을 사용하는데도 계속 진행하거나 척추 또는 흉곽의 보상패턴을 교정할 수 없을 때 생각한다.[123,127] 수술의 목표는 가능한 한 많이 각도를 교정하는데 있고 척추를 안정시키고 시간이 흐른 후에도 교정된 상태가 유지되도록 하는 데 있다. 커브 타입, 허리뼈와 엉치뼈 사이의 정렬 관계, 그리고 시상면 커브에 따라 분류되는 Lenke 분류는 정형외과적인 수술을 결정하기 위한 수술적 치료를 안내하기 위해 발달된다.[127]

두 가지의 주요 수술 방법이 있다: 앞쪽과 뒤쪽의 접근법. 흉강을 통한 앞쪽 접근은 감소된 심폐계의 기능에 기인한 증가된 사망률과 관계가 있다.[127] 뒤쪽 접근법은 AIS를 위한 선택의 방법으로 시작한다. 이러한 선택은 척추경 나사못 기술의 발달과 발전에 의해 더 촉진된다. 척추경 나사못은 척추의 강한 고정을 제공한다. 세 면에서 변형 교정을 위해 나사는 기둥에 연결된다. 다시 말해서 이것은 전두면에서의 주요한 커브, 횡단면에서의 척추 회전, 그리고 시상면에서의 뒷굽음이나 옆굽음의 정복 또는 안정화를 말한다. 최근의 접근법은 시간에 따라 스스로 수정 가능한 유연한 보상적인 커브를 허용하는 주요한 구조적인 커브의 수술적인 수정에 목표를 둔다.[127] 이 접근법은 불필요한 요추 고정 장치의 이전의 한계를 제한할 수 있는 가능한 한 많은 자연적인 척추 움직임을 보존한다. 척추경 나사와 짧은 부분 로드 고정 장치가 좋은 결과와 합병증의 발생을 줄이면서 후크, 와이어 및 Harrington 로드 절차로 대체되어 왔다.

물리치료 Physical Therapy

이상적으로 물리치료는 수술 전에 침상 움직임 지도뿐만 아니라 ROM과 몸통 근력 강화운동을 함께 한다. 심호흡과 기침운동에 대한 지도는 수술 전에 시작되고 수술 후 즉시 실시한다. 청소년은 자리 이동과 보행 훈련을 포함한 조기 움직임을 시작하고 치유와 회복을 더 신속히 처리하는 것이 항상 장려된다. 균형, 전정계, 그리고 시각 변화의 영역은 보행 훈련을 하는 동안 고려되어야 한다. 머리의 위치와 높이는 척추를 바로함으로써 즉시 변화되고 올라가게 된다. 조기 움직임과 보행을 위한 기간은 수술적인 기술, 수술하는 의사의 선호도, 그리고 지지적인 보조기구가 필요한지 여부에 따라 달라지지만 몇몇 경우에는 수술 후 가능한 한 조기에 시작할 수 있다. AIS 청소년에서 물리치료는 보존적 또는 수술적 방법의 적용 여부와 관계없이 중요한 중재의 하나이다.

요약

이 장에서는 아동의 근골격계의 성장과 발달에 대하여 이야기하였다. 미성숙한 아동의 근골격계는 비정상적인 힘과 스트레스에 취약하다. 물리치료사는 미성숙한 골격에 영향을 미칠 수 있는 이러한 힘과 그 결과에 주의하고 있어야 한다. 발달중인 아동에 미치는 비정상적 힘의 영향의 예로 많은 정형외과적 진단을 살펴보았으며 이러한 힘이 때로는 치료에 어떤 이점을 줄 수 있는지에 대하여 논의하였다. 그러나 정형외과적 진단이 내려진 아동이 아니더라도 언급한 원칙과 개략적으로 설명한 평가방법은 물리치료사가 보게 되는 어떤 아동에게라도 적용해볼 수 있다. 근골격계를 변형시킬 수 있는 잠재적인 힘을 알아내고 당신의 소견에 기반한 발달학적 치료 프로토콜을 만드는 일이 어렵기는 하지만 이는 소아물리치료사에게는 보람된 일이다.

참고문헌

1. Crelin ES. Development of the musculoskeletal system. *Clin Symp*. 1981;33:2–36.
2. Walker JM. Musculoskeletal development: a review. *Phys Ther*. 1991;71:878–889.
3. Arkin AM, Katz JF. The effects of pressure on epiphyseal growth. *J Bone Joint Surg Am*. 1956;38:1056–1076.
4. Storey E. Growth and remodeling of bone and bones. *Dent Clin North Am*. 1975;19:443–454.
5. LeVeau BF, Bernhardt DB. Developmental biomechanics: effect of forces on the growth, development and maintenance of the human body. *Phys Ther*. 1984;64:1874–1882.
6. Dunne KB, Clarren SK. The origin of prenatal and postnatal deformities. *Pediatr Clin North Am*. 1986;33:1277–1297.
7. Puberty and the Tanner Stages. www.childgrowthfoundation.org/CMS/FILES/Puberty_and_the Tanner_Stages.pdf. Accessed November 10 2013.
8. Stuberg WA, Metcalf WK. Reliability of quantitative muscle testing in healthy children and in children with Duchenne muscular dystrophy using a hand-held dynamometer. *Phys Ther*. 1988;68:977–982.
9. Allington N, Leroy N, Doneux C. Ankle joint range of motion measurements in spastic cerebral palsy children: intraobserver and interobserver reliability and reproducibility of goniometry and visual estimation. *J Pediatr Orthop Part B*. 2002;11:236–239.
10. McWhirk LB, Glanzman AM. Within-session inter-rater reliability of goniometric measures in patients with spastic cerebreal palsy. *Pediatr Phys Ther*. 2006;18:4:262–265.
11. Glanzman AM, Swenson AE, Kim H. Intrarater range of motion reliability in cerebral palsy: a comparison of methods. *Pediatr Phys Ther*. 2008;20:4:369–372.
12. Bleck EE. *Orthopedic Management in Cerebral Palsy*. Philadelphia, PA: JB Lippincott; 1987.

12a. Russek LN. Examination and treatment of a patient with hypermobility syndrome. *Phys Ther*. 2000;80(4):386–398.

13. Kendall FP, McCreary EK. *Muscles: Testing and Function*. Baltimore, MD: Williams & Wilkins; 1993.
14. Merlini L, Dell'Accio D, Granata C. Reliability of dynamic strength knee muscle testing in children. *J Sports Phys Ther*. 1995;22:73–76.
15. Tsiros MD, Grimshaw PN, Shield AJ, et al. The Biodex isokinetic dynamometer for knee strength assessment in children: advantages and limitations. *Work*. 2011;39(2):161–167.
16. Effgen SK, Brown DA. Long-term stability of hand-held dynamometric measurements in children who have myelomeningocele. *Phys Ther*. 1992;72:458–465.

17. Hinderer K, Gutierrez T. Myometry measurements of children using isometric and eccentric methods of muscle testing (Abstract). *Phys Ther*. 1988;68:817.
18. Stuberg WA, Koehler A, Wichita M, et al. Comparison of femoral torsion assessment using goniometry and computerized tomography. *Pediatr Phys*. 1989;1:115–118.
19. Gajdosik CG. Ability of very young children to produce reliable isometric force measurements. *Pediatr Phys Ther*. 2005;17(4):251–257.
20. Holm I, Fredriksen P, Fosdahl M, et al. A normative sample of isotonic and isokinetic muscle strength measurements in children 7 to 12 years of age. *Acta Paediatrica*. 2008;97(5):602–607.
21. Wiggin M, Wilkinson K, Habetz S, et al. Percentile values of isokinetic peak torque in children six through thirteen years old. *Pediatr Phys Ther.* 2006;18(1):3–18.
22. Staheli LT, Corbett M, Wyss C, et al. Lower-extremity rotational problems in children. *J Bone Joint Surg*. 1985;67A:39–47.
23. Cusick BD, Stuberg WA. Assessment of lower-extremity alignment in the transverse plane: implications for management of children with neuromotor dysfunction. *Phys Ther*. 1992;72:3–15.
24. Tachdjian MO. *Pediatric Orthopedics*. 2nd ed. Philadelphia, PA: WB Saunders Co.; 1990.
25. World Health Organization. *International Classification of Functioning, Disability, and Health*. Geneva, Switzerland: World Health Organization; 2001.
26. Spranger J, Benirschke JG, Hall W, et al. Errors of morphogenesis: concepts and terms. *J Pediatr*. 1982;100:160–165.
27. Day HJB. The ISO/ISPO classification of congenital limb deficiency. *Prosth Orthot Int*. 1991;15:67–69.
28. Wright PE, Jobe MT. Congenital anomalies of the hand. In: Canlae ST, Beaty JH, eds. *Operative Pediatric Orthopedics*. Philadelphia, PA: Mosby–Year Book; 1991:253–330.
29. Swanson AB, Barsky AJ, Entin MA. Classification of limb malformations on the basis of embryological failures. *Surg Clin North Am*. 1968;48:1169–1179.
30. Heikel HVA. Aplasia and hypoplasia of the radius. *Acta Orthop Scand (Suppl)*. 1959;39:1.
31. Morrissy RT, Giavedoni BJ, Coulter-O'Berry C. The limb-deficient child. In: Lovell WW, Winter RB, eds. *Pediatric Orthopedics*. 5th ed. Philadelphia, PA: Lippincott Williams & Wilkins; 2001:1217–1272.
32. Aitken GT. Proximal femoral focal deficiency: definition, classification and management. In: *Proximal Femoral Focal Deficiency: A Congenital Anomaly*. Washington, DC: National Academy of Sciences; 1969:1–22.
33. Shurr DG, Cook TM. *Prosthetics and Orthotics*. East Norwalk, CT: Appleton & Lange; 1990:183–193.
34. Bayne LG, Klug MS. Long-term review of the surgical treatment of radial deficiencies. *J Hand Surg Am*. 1987;12:169–179.
35. Herzenberg JE. Congenital limb deficiency and limb length discrepancy. In: Canale ST, Beaty JH, eds. *Operative Pediatric Orthopedics*. Philadelphia, PA: Mosby–Year Book; 1991:187–252.
36. Kruger LM. Lower-limb deficiencies: surgical management. In: Bowker JH, Michael JW, eds. *Atlas of Limb Prosthetics: Surgical, Prosthetic, and Rehabilitation Principles*. Philadelphia, PA: Mosby–Year Book; 1981:795–834.
37. Kant P, Koh SH, Neumann V, et al. Treatment of longitudinal deficiency affecting the femur: comparing patient mobility and satisfaction outcomes of Syme amputation against extension prosthesis. *J Pediatr Orthop*. 2003;23:236–242.
38. Krajbich JL. Rotationplasty in the management of proximal femoral focal deficiency. In: Herring JA, Birch JG, eds. *The Child with a Limb Deficiency*. Rosemont, IL: American Academy of Orthopedic Surgeons; 1998:87.
39. Gillespie R. Principles of amputation surgery in children with longitudinal limb deficiencies of the femur. *Clin Orthop Rel Res*. 1990;256:29–38.
40. Ackman J, Altiok H, Flanagan A, et al. Long-term follow-up of Van Nes rotationplasty in patients with congenital proximal focal femoral deficiency. *Bone Joint J*. 2013;95-B:192–198.
41. Gover AM, McIvor J. Upper limb deficiencies in infants and young children. *Infants Young Child*. 1992;5:58–72.
42. Cummings DR. Pediatric prosthetics, current trends and future possibilities. *Phys Med Rehabil Clin N Am*. 2003;11:653–679.
43. Wilk B, Karol L, Halliday S, et al. Transition to an articulating knee prosthesis in pediatric amputees. *J Prosthet Orthot*. 1999;11:69–74.
44. Coulter-O'Berry C. Physical therapy considerations in pediatric acquired and congenital lower limb amputees. In: Smith DG, Michael JW, Bowker JH, eds. *Atlas of Amputations & Limb Deficiencies: Surgical, Prosthetic and Rehabilitation Principles*. 3rd ed. Rosemont, IL: American Academy of Orthopedic Surgeons; 2004:831.
45. Suzuki S, Yamamura T, Fujita A. Aetiological relationship between congenital torticollis and obstetrical paralysis. *Int Orthop*. 1984;8:175–181.
46. Bredenkamp JK, Hoover LA, Berke GS, et al. Congenital muscular torticollis. *Arch Otolaryngol Head Neck Surg*. 1990;116:212–216.
47. Binder H, Eng GD, Gaiser JF, et al. Congenital muscular torticollis: results of conservative management with long-term follow-up in 85 cases. *Arch Phys Med Rehabil*. 1987;68:222–225.
48. Emery C. The determinants of treatment duration for congenital muscular torticollis. *Phys Ther*. 1994;74:921–929.
49. Cheng JCY, Wong MWN, Tang SP, et al. Clinical determinants of the outcome of manual stretching in the treatment of congenital muscular torticollis in infants. *J Bone Joint Surg*. 2001;83A(5):679–687.
50. Van Vlimmeren LA, Helders PJM, Van Adrichem LNA, et al. Torticollis and plagiocephaly in infancy: therapeutic strategies. *Pediatr Rehabil*. 2006;9(1):40–46.
51. American Academy of Pediatrics. Changing concepts of sudden infant death syndrome: implications for infant sleeping environment and sleep position. *Pediatrics*. 2000;105:650–656.
52. Kane AA, Mitchell LE, Craven KP, et al. Observations on a recent increase in plagiocephaly without synostosis. *Pediatrics*. 1996;97:877–885.
53. Persing J, James H, Swanson J, et al. Prevention and management of positional skull deformities in infants. *Pediatrics*. 2003;112:199–202.
54. De Chalain TM, Park S. Torticollis associated with positional plagiocephaly: a growing epidemic. *J Craniofac Surg*. 2005;16(3):411–418.
55. Ballock RT, Song KM. The prevalence of nonmuscular causes of torticollis in children. *J Pediatr Orthop*. 1996;16(4):500–504.
56. Taylor JL, Norton ES. Developmental muscular torticollis: outcomes in young children treated by physical therapy. *Pediatr Phys Ther*. 1997;9(4):173–178.
57. Vles JSH, Colla C, Weber JW, et al. Helmet versus nonhelmet treatment in nonsynostotic positional posterior plagiocephaly. *J Craniofac Surg*. 2000;11(6):572–574.
58. Lipira AB, Gordon S, Darvann TA, et al. Helmet versus active repositioning for plagiocephaly: a three-dimensional analysis. *Pediatrics*. 2010;126:e936–e945.
59. Jacques C, Karmel-Ross K. The use of splinting in conservative and post-operative treatment of congenital muscular torticollis. *Phys Occup Ther Pediatr*. 1997;17:81–90.
60. Hensinger RN, Jones ET. Developmental orthopedics: the lower limb. *Dev Med Child Neurol*. 1982;24:95–116.
61. Dunn PM. Congenital postural deformities. *Br Med Bull*. 1976;32:71–76.
62. Furdon SA, Donlon CR. Examination of the newborn foot: positional and structural abnormalities. *Advances in Neonatal Care*.

2002;2(5):248–258.

63. Beaty JH. Congenital anomalies of the lower and upper extremities. In: Canale ST, Beaty JH, eds. *Operative Pediatric Orthopedics*. Philadelphia, PA: Mosby–Year Book; 1991:73–186.
64. Staheli LT. *Fundamentals of Pediatric Orthopedics*. Philadelphia, PA: Lippincott-Raven; 1992.
65. Hart ES, Grottkau BE, Rebello GN, et al. The newborn foot: diagnosis and management of common conditions. *Orthop Nurs*. 2005;24(5):313–321.
66. Weymouth KS, Blanton SH, Bamshad MJ, et al. Variants in genes that encode muscle contractile proteins influence risk of isolated clubfoot. *Am J Med Genet Part A*. 2011;155:2170–2179.
67. Alvarado DM, Aferol H, McCall K, et al. Familial isolated clubfoot is associated with recurrent chromosome 17q23.1q23. 2 microduplications containing TBX4. *Am J of Hum Genet*. 2010;87(1):154–160.
68. Morcuende JA, Dolan LA, Dietz FR, et al. Radical reduction in the rate of extensive corrective surgery for clubfoot using the Ponseti method. *Pediatrics*. 2004;113:376–380.
69. Sala DA, Chu A, Lehman WB, et al. Achievement of gross motor milestones in children with idiopathic clubfoot treated with the Ponseti method. *J Pediatr Orthop*. 2013;33(1):55–58.
70. Hensinger RN. Congenital dislocation of the hip, treatment in infancy to walking age. *Orthop Clin North Am*. 1987;18:597–616.
71. Mubarak MD, Garfin S, Vance R, et al. Pitfalls in the use of the Pavlik harness for treatment of congenital dysplasia, subluxation, and dislocation of the hip. *J Bone Joint Surg Am*. 1981;63:1239–1247.
72. Darin N, Kimber E, Kroksmark A, et al. Multiple congenital contractures: birth prevalence, etiology, and outcome. *J Pediatr*. 2002;140:61–67.
73. Thompson GH, Bilenker RM. Comprehensive management of arthrogryposis multiplex congenita. *Clin Orthop Rel Res*. 1985;194:6–14.
74. Banker BQ. Neuropathic aspects of arthrogryposis multiplex congenita. *Clin Orthop Rel Res*. 1985;194:30–43.
75. Staheli LT. Torsional deformity. *Pediatr Clin North Am*. 1986;33(6):1373–1383.
76. Forlino A, Cabral WA, Barnes AM, et al. New perspectives on osteogenesis imperfecta. *Nat Rev Endocrinol*. 2011;7(9):540–557.
77. Basel D, Steiner RD. Osteogenesis imperfecta: recent findings shed new light on this once well-understood condition. *Genet Med*. 2009:11(6):375–385.
78. Binder H, Hawks L, Graybill G, et al. Osteogenesis imperfecta: rehabilitation approach with infants and young children. *Adv Pediatr*. 1984;65:537–541.
79. Binder H, Conway A, Gerber LH. Rehabilitation approaches to children with osteogenesis imperfecta: a ten-year experience. *Arch Phys Med Rehabil*. 1993;74:386–390.
80. Amor MB, Rauch F, Monti E, et al. Osteogenesis imperfecta. *Ped Endocrinol Rev*. 2013;10(S2):397–405.
81. Cundy T. Recent advances in osteogenesis imperfecta. *Calcif Tissue Int*. 2012;90:439–449.
82. Seikaly MG, Kopanati S, Salhab N, et al. Impact of alendronate on quality of life in children with osteogenesis imperfecta. *J Pediatr Orthop*. 2005;25(6):786–791.
83. Plotkin H, Rauch FH, Bishop NJ, et al. Pamidronate treatment of severe osteogenesis imperfecta in children under 3 years of age. *J Clin Endocrinol Metab*. 2000;85:1846–1850.
84. Castillo H, Samson-Fang L. Effects of bisphosphonates in children with osteogenesis imperfecta: an AACPDM systematic review. *Dev Med Child Neurol*. 2008;51:17–29.
85. Vourimies I, Toiviainen-Salo S, Hero M, et al. Zoledronic acid treatment in children with osteogenesis imperfecta. *Horm Res Paediatr*. 2011;75:346–353.
86. Land C, Rauch F, Montpetit K, et al. Effect of intravenous pamidronate therapy on functional abilities and level of amulation in children with osteogenesis imperfecta. *J Pediatr*. 2006;148:456–460.
87. Ward LM, Rauch F, Whyte MP, et al. Alendronate for the treatment of pediatric osteogenesis imperfecta: a randomized placebo-controlled study. *J Clin Endocrinol Metab*. 2011;96:355–364.
88. Sakkers R, Kok D, Englebert RH, et al. Skeletal effects and functional outcome with olpadronate in children with osteogenesis imperfecta: a 2 year randomized, placebo-controlled study. *Lancet*. 2004;363:1427–1431.
89. Gerber LH, Binder H, Weintrob J, et al. Rehabilitation of children and infants with osteogenesis imperfecta. *Clin Orthop Rel Res*. 1990;251:254–262.
90. Cintas HL, Gerber LH. *Children with Osteogenesis Imperfecta: Strategies to Enhance Performance*. Gaithersburg, MD: Osteogenesis Imperfecta Foundation Inc; 2005.
91. Van Brussel M, Takken T, Uiterwaal CSPM, et al. Physical training in osteogenesis imperfecta. *J Pediatr*. 2008;152:111–116.
92. Osawa Y, Oguma Y, Ishii N. The effects of whole-body vibration on muscle strength and power: a meta-analysis. *J Musculoskelet Neuronal Interact*. 2013;13(3):342–352.
93. Semler O, Fricke O, Vezyroglou K, et al. Results of a prospective pilot trial on mobility after whole body vibration in children and adolescents with osteogenesis imperfecta. *Clin Rehab*. 2008;22:387–394.
94. Mitchell AL, Schwarze U, Jennings JF, et al. Molecular mechanisms of classical ehlers-danlos syndrome. *Hum Mutat*. 2009;30:995–1002.
95. Childs SG. Musculoskeletal manifestations of ehlers-danlos syndrome. *Orthop Nursing*. 2010;29(2):133–139.
96. Voermans NC, van Alfen N, Pillen S, et al. Neuromuscular involvement in various types of ehlers-danlos syndrome. *Ann Neurol*. 2009;65:687–697.
97. Kirk JA, Ansell BM, Bywaters EG. The hypermobility syndrome. Musculoskeletal complaints associated with generalized joint hypermobility. *Ann Rheum Dis*. 1967;26:419–425.
98. Grahame R. The revised (Beighton 1998) criteria for the diagnosis of benign joint hypermobility syndrome (BJHS). *J Rheumatol*. 2000;27:1777–1779.
99. Wolf JM, Cameron KL, Owens BD. Impact of joint laxity and hypermobility on the musculoskeletal system. *J Am Acad Orthop Surg*. 2011;19:463–471.
100. Kim HKW. Legg-Calve-Perthes disease: etiology, pathogenesis and biology. *J Pediatr Orthop*. 2011;31(2 suppl):S141–S146.
101. Perry DC, Green DJ, Bruce CE, et al. Abnormalities of vascular structure and funtion in children with perthese disease. *Pediatrics*. 2012;130:e126–e131.
102. Kim HKW, Herring JA. Pathophysiology, classifications, and natural history of perthes disease. *Orthop Clin N Am*. 2011;42:285–295.
103. Rajan R, Chandrasenan J, Price K, et al. Legg-Calve-Perthes disease: intraobserver and intraobserver reliability of the modified herring lateral pillar classification. *J Pediatr Orthop*. 2013;33:120–123.
104. Nguyen NT, Klein G, Dogbey G, et al. Operative versus nonoperative treatments for legg-calve-perthes disease: a meta-analysis. *J Pediatr Orthop*. 2012;32:697–705.
105. Herring JA, Kim HT, Browne R. Legg-Calve-Perthes disease. Part II: prospective multicenter study of the effect of treatment on outcome. *J Bone Joint Surg*. 2004;86A(10):2121–2134.
106. Terjesen T, Wiig O, Svenningsen S. The natural history of perthes' disease: risk factors in 212 patients followed for 5 years. *Acta Orthop*. 2010;81(6):708–714.

107. Rich MM, Schoenecker PL. Management of legg-calve-perthes disease using an A-frame orthosis and hip range of motion: a 25 year experience. *J Pediatr Orthop*. 2013;33:112–119.
108. Gholve PA, Cameron DB, Millis MB. Slipped capital femoral epiphysis update. *Curr Opin Pediatr*. 2009;21:39–45.
109. Loder RT, Aronsson DD, Dobbs MB, et al. Slipped capital femoral epiphysis. *Instr Course Lect*. 2001;50:555–570.
110. Riad J, Bajelidze G, Gabos PS. Bilatateral slipped capital femoral epiphysis: predictive factors for contralateral slip. *J Pediatr Orthop*. 2007;27:411–414.
111. Millis MB, Novais EN. In situ fixation for slipped capital femoral epiphysis: perspectives in 2011. *J Bone Joint Surg Am*. 2011;93(suppl 2):46–51.
112. Clarke SE, McCarthy JJ, Davidson RS. Treatment of blount disease: a comparison between the multaxial correction system and other external fixators. *J Pediatr Orthop*. 2009;29(2):103–109.
113. Langenskiold A. Tibia vara: a critical review. *Clin Orthop Relat Res*. 1989;246:195–207.
114. Langenskiöld A. Tibia vara: osteochondrosis deformans tibiae: a survey of 23 cases. *Acta Chir Scand*. 1952;103:1–8.
115. Zionts LE, Shean CJ. Brace treatment of early infantile tibia vara. *J Pediatr Orthop*. 1998;18(1):102–109.
116. Gilbody J, Thomas G, Ho K. Acute versus gradual corretion of idiopathic tibia vara in children: a systematic review. *J Pediatr Orthop*. 2009;29:110–114.
117. Richards BS, Katz DE, Sims JB. Effectiveness of brace treatment in early infantile Blount's disease. *J Pediat Orthop*. 1998;18(3):374–380.
118. Wiemann JM, Tryon C, Szalay EA. Physeal stapling versus 8-plate hemiephiphysiodesis for guided correction of angular deformity about the knee. *J Pediatr Orthop*. 2009;29:481–485.
119. Sabharwal S, Kumar A. Methods for assessing leg length discrepancy. *Clin Orthop Relat Res*. 2008;466:2910–2922.
120. Friend L, Widmann RF. Advances in management of limb length discrepancy and lower limb deformity. *Curr Opin Pediatr*. 2008;20:46–51.
121. Birch JG, Samchukov ML. Use of the Ilizarov method to correct lower limb deformities in children and adolescents. *J Am Acad Orthop Surg*. 2004;12:144–154.
122. Sun XT, Easwar TR, Manesh S, et al. Complications and outcome of tibial lengthening using the Ilizarov method with and without a supplementary intramedullary nail: a case-matched comparative study. *J Bone Joint Surg (Br)*. 2011;93-B:782–787.
123. Hresko MT. Idiopathic scoliosis in adolescents. *N Engl J Med*. 2013;368:834–841.
124. Yawn BP, Yawn RA, Hodge D, et al. A population-based study of school scoliosis screening. *JAMA*. 1999;282:1427–1432.
125. Rogala EJ, Drummond DS, Gurr J. Scoliosis: incidence and natural history, a prospective epidemiological study. *J Bone Joint Surg Am*. 1978;60:173–177.
126. Berryman F, Pynsent P, Fairbank J, et al. A new system for measuring three-dimensional back shape in scoliosis. *Eur Spine J*. 2008;17(5):663–672.
127. Hoashi JS, Cahill PJ, Bennett JT, et al. Adolescent scoliosis: classification and treatment. *Neurosurg Clin N Am*. 2013;24:173–183.
128. Weinstein SL, Dolan LA, Wright JG, et al. Effects of bracing in adolescents with idiopathic scoliosis. *N Engl J Med*. 2013;369:1512–1521.

CHAPTER

14

아동 및 청소년기의 스포츠 손상

Sports Injuries in Children and Adolescents

소개 Introduction

현재 미국에는 매년 3,800만명의 아동과 청소년들이 청소년 스포츠에 참여하고 있다. 이러한 참여는 아이들이 팀워크, 경쟁, 스포츠맨쉽을 배울 수 있게 해준다. 또한 물리적 피트니스, 자아 존중감 증대, 건강하고 활기찬 삶의 기초를 형성해 준다. 어떤 스포츠에 참여하더라도 부상의 위험이 있으며, 청소년 스포츠 참여 비율이 높아질수록 부상의 위험도 높아지고 있다. 매년 350만명 이상의 아동들에게 스포츠 관련 부상에 따른 의료적 치료가 요구된다. 소아와 청소년 운동선수는 성인 선수와 여러 가지로 다르고 특별한 치료의 접근법이 필요하다. 이 장의 목표는 독자들이 아동과 성인의 생리학적인 차이를 알도록 하는 것이고, 어린 운동선수들 사이에서 공통적으로 보이는 특별한 부상 패턴과 재활방법을 설명해 준다. 또한 운동의 인기와 더불어 증가하는 부상을 예방하는 전략을 확인할 수 있을 것이다.

골격이 미성숙한 운동선수의 해부학과 생리학적인 차이 Anatomic and physiologic differences of the skeletally immature athlete

뼈의 구성 Bone Composition

아동과 성인의 뼈 성장과 발달의 해부학적이고 생리학적인 차이는 부상패턴을 바꾼다. 골단 성장판의 존재와 성장원리는 골격 미성숙 환자에게 특이하게 작용되고, 성장원리의 부상은 보통 내재된 취약성으로부터 기인한다(그림 14.1).[2] 골단 골절은 대개 낙상으로 인해 일어날 뿐만 아니라 과잉사용으로도 발생한다. 이러한 골절은 보통 솔터-해리스(Salter-Harris) 법으로 분류되는데, 이는 5가지 타입으로 설명할 수 있다. 시각적 도식과 구체적인 설명은 그림 14.2와 보기 14.1를 참고하면 된다.

성장판 골절은 정상보다 이른 성장판 닫힘의 위험을 가져오며, 골격의 성숙을 앞둔 환자의 팔다리를 짧아지게 하거나 각이 틀어진 기형을 유발한다. 그러나 타입 I 과 타입

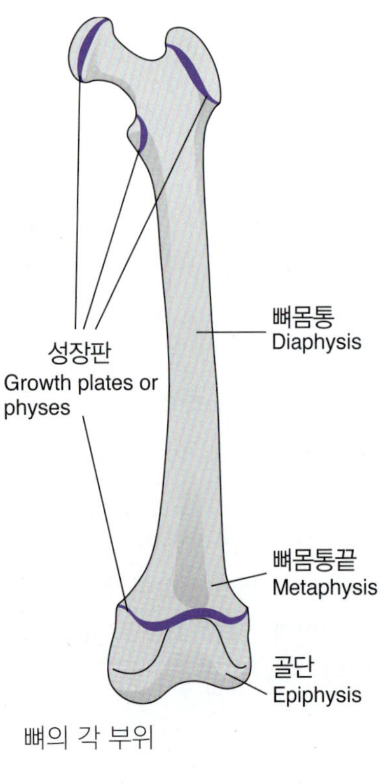

그림 14.1 뼈의 각 부위

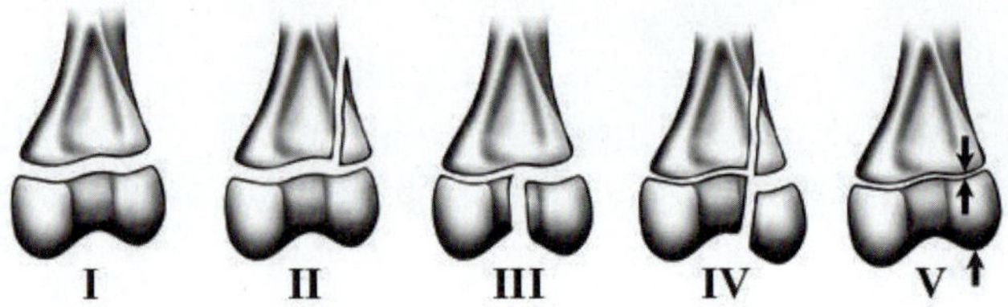

그림 14.2 솔터-해리스 골절의 분류

Ⅱ 골절은 전형적으로 성장 방해의 위험이 낮아지므로, 정형외과 의사들은 시간을 주고 모든 성장판 골절을 면밀히 모니터하는 것을 권고 받는다.

골돌기라고 알려진 두 번째 성장점의 존재는 역시 골격 미성숙 환자에게 특이할만한 점이다. 골돌기는 성장연골이라는 점에서 중요한데, 이것은 뼈에 위치하고 근육 힘줄에 붙는 공간을 제공해 준다.[3] 골돌기 손상은 근육에 의해 뼈복합체에 행해지는 큰 견인력때문에 발생한다. 골격 미성숙 환자의 경우, 뼈 접합점은 근골격 복합체의 약한 연결부분이므로 손상당하기 더욱 쉽다. 골돌기는 반복되는 이러한 성장점의 미세외상의 누적된 영향으로 발생하며, 연골 접합점의 만성적인 자극과 감염을 유발한다.[3] 대개 청소년의 급성장기에 발생하는 근육힘줄 유연성의 감소는 골돌기 손상 위험성을 증가시킨다.[4] 만약 인장력이 충분히 넓다면, 골돌기 전체가 아래의 뼈에서 분리되는 박리골절을 생성시킨다.

소아와 성인 환자의 생리학적 차이는 뼈 치유에 있어서 이득을 주기도 한다. 아동의 뼈는 혈관이 더 많이 지나가기 때문에 손상 후에 치유요인의 가능성이 더욱 크다. 게다가 성인의 것보다 두껍고 강한 아동의 뼈골막은 손상이

보기 14.1 솔터-해리스 분류

Type I	골절선이 성장판까지 있다.
Type I	골절선이 성장판과 뼈몸통 끝까지 있다.
Type III	골절선이 뼈끝으로부터 관절을 통과하여 성장판까지 뻗어있어 뼈끝의 일부분이 변위되어 있다.
Type IV	골절선이 뼈끝으로부터 관절을 통과하여 성장판 그리고 뼈몸통 끝까지 확장되어 있어 조각난 골절의 원인이 된다.
Type V	성장판까지 으깨진 손상이 있다.

From Perron AD, Brady WJ, Keats TA. Principles of stress fracture management—the whys and hows of an increasingly common injury. *Stress Fract Manage*. 2001;110(3):115-124.

일어나면서 완전히 지장을 줄 가능성을 줄여준다. 이러한 두 요인이 골절 후의 뼈 치유 비율을 향상시킬 것이다.

청소년기의 이단성골연골염(OCD: osteochondritis dissecans)은 준연골뼈의 병변이며, 종종 관절의 연골 연화, 섬유성 연축, 분열을 유발하고, 관절을 느슨하게 한다. 청소년기의 OCD 병변은 골격이 성숙한 상태에 도달한 사람들보다 치유의 잠재성이 향상되는 것을 보여주기도 한다.[5] 하지만 OCD의 발병은 충분히 납득되지 않으며, 혈액 공급이 부족한 준연골뼈에 가해지는 반복적인 스트레스가 누적되는 미세외상을 야기한다는 것에 많이 동의한다.[6,7] 이러한 병리학적 가설은 많이 활동적인 청소년기의 OCD 병변 발생정도를 증가시킨다고 주목한 연구에 의해 지지되어진다.[5] 남성이 여성보다 더 영향을 받으며, 무릎의 경우 관절에 가장 많이 영향을 끼친다.[8] OCD의 치료는 병변의 심각정도, 위치, 골격 성숙정도에 따라 달라진다.[5] 보수적인 치료는 전형적으로 장기적인 휴식이나 고정시키는 기간으로 이루어져 있는데, 이는 3개월에서 6개월 이상의 재활과 서서히 운동으로 복귀하는 것으로 진행된다.[5] 수술적 치료는 대개 불안정한 병변이 보이거나 보수적 치료가 실패할 경우에 권장된다. 게다가 골격이 거의 성숙된 청소년기 환자는 치료가능성이 감소하기에, 온전한 관절을 유지하도록 빨리 수술하는 쪽에 많은 지지를 받는다.[8] 관절 연골 손상을 방지하기 위한 다양한 수술 기법이 개발되어 왔다. 구멍내기, 관절성형술, 미세골절술은 골수로부터 다능성의 세포들을 모집하기 위해 시도되는 기법이다. 주로 관절에서 발견되며 유리질 연골보다 약하지만 관절 표면을 회복시키는 섬유연골은 모집된 세포들에 의해 구별되어질 것이다. 특별히 영향을 받는 관절을 위한 재활의 원칙은 이 장의 뒷 부분에서 다뤄질 것이다.

근육의 특징 Muscular Properties

한때에는 남성호르몬의 순환 결핍 때문에 사춘기 전의 남자아이들은 저항력 훈련 프로그램에 반응하는 근력의 증가를 보여주는 것이 불가능할 것이라고 생각되었다. 그러나 최근의 연구들은 적절한 훈련 프로그램을 통한다면 아동이 근력의 획득을 보일 수 있다고 증명하였다. 근력 이득의 병리학적 매커니즘에 있어 성인과 아동은 다르다. 사춘기 전 남자아이들에게서 나타나는 근력의 획득은 신경근비대와 관련되기보다 운동단위의 활성화와 조정력과 같은 신경근 조절의 개선과 더욱 관련이 있다고 할 수 있다.[9] 요약하자면, 과학적 문헌은 아동에게 시행되는 근력 훈련이 성인에 의해 적절히 관리되기만 한다면 이러한 훈련의 안정성과 효력이 있다고 지지해주고 있는 것이다.

신경근의 유연성은 청소년 급성장기 동안에 감소되므로 이로 인해 부상의 가능성을 증가시킬 수도 있다.[4] 주기적인 정적 스트레칭 프로그램이 근육 유연성 획득을 위해 효과적이다. 고위험성 그룹의 부상위험성을 줄이기 위해 일반적인 유연성 프로그램을 운동 전후에 포함시켜야 한다고 주장되어 왔다.[10]

검사의 원칙 Examination principles

소아와 청소년 운동선수의 검사는 병력청취, 계통별 고찰, 촉진, 근육수행검사, 관절가동범위(ROM), 유연성, 특별한 검사 등을 수반한다. 이러한 검사들이 가장 정형외과적인 평가의 일반적인 부분이라 할지라도, 아동 선수 검사는 전형적인 성인 검사와는 다를 것이다. 소아 특유의 부상은 아이들의 미성숙한 감정 또한 검사에 영향을 미치기 때문에 대체할 만한 검사 방법이 요구된다.

병력 History

병력청취 과정은 매우 중요하며 많은 기능을 제공한다. 부상에 대한 매커니즘과 정확한 대응 등에 관한 구체적인 사항들은 검사자에게 부상의 본성(과잉사용 vs 외상), 조직이 포함되었는지에 관한 많은 단서를 제공해줄 수 있으며, 일차적인 치료 계획에 도움이 될 것이다. 그리고 병력청취 과정에서 아이들은 정서적으로 편안함을 느끼게 되고 물리치료사와 더욱 친밀해지게 된다. 또한 환자의 긴장을 완화시켜주고 더욱 효과적인 검사를 할 수 있게 해줄 것이다. 병력에 대한 질문을 하는 동안 소아와 청소년 환자들은 대개 기억을 잘 못하거나 검사에 중요한 부분에 대해 대충 얼버무리고 넘어갈 수도 있다. 따라서 대상자 연령대에 맞는 용어를 사용하여 아주 구체적인 질문을 해야 검사자가 정확한 정보를 알아내는 데에 도움이 될 것이다. 가능하다면 부상의 특이점을 환자의 부모에게 물어봐야 하겠다.

과도한 훈련의 가능한 원인을 판단하고 치료 결과에 대한 목표 계획을 시작하기 위해서 운동선수의 스포츠 특성에 따른 이력을 판단하는 것도 중요하다. 임상의는 참여하는 스포츠가 무엇인지, 운동시 포지션, 숙달 수준(오락 또는 엘리트), 시즌 중인지, 훈련량, 특정 스포츠에 참여한 기간은 얼마인지, 연중 내내 플레이하는지 그리고 만약 그들이 현재 외부의 다른 훈련 요법에 참여하고 있는지에 대하여 알아야 한다.

물리적 검사 Physical Examination

모든 물리적 검사의 완벽한 검토는 이 책의 범위를 벗어난다. 의료종사자들은 ROM, 유연성 평가, MMT와 같은 표준화된 검사와 친숙해야하며, 각 부상에 적합하도록 특정한 검사를 사용해야 한다. 여기서는 소아 운동 선수에 적합한 검사 요소에 초점을 맞출 것이다. 부상에 대한 논의를 다루면서 소아 환자들을 위한 특별한 검사를 다룰 것이지만, 검사들의 구체적인 설명에 대해서는 독자들이 특정 문헌을 찾아봐야 할 것이다.

보기 14.2 Beighton–Horan 느슨한 인대 평가 척도

각 양성 인대에 1점씩 추가함. 총 9점:
좌 우측 팔굽 과신전>15°(2점)
좌 우측 무릎관절 과신전>15°(2점)
좌 우측 엄지손가락이 손목 쪽으로 닿음(2점)
좌 우측 새끼 손가락이 과신전>90°(2점)
다리를 편채 손바닥이 바닥에 닿으면(1점)

From Beighton P, Grahame R, Bird H. Assessment of hypermobility. In: *Hypermobility of Joints*. 3rd ed. London, UK: Springer Verlag; 1999: p. 9–22.

일반적인 인대이완은 대부분 개개의 활막관절이 정상적인 ROM보다 더 범위가 큰 조건을 가지고 있다.[11] 이러한 조건은 대개 소아 환자에게서 발생하고 나이가 들수

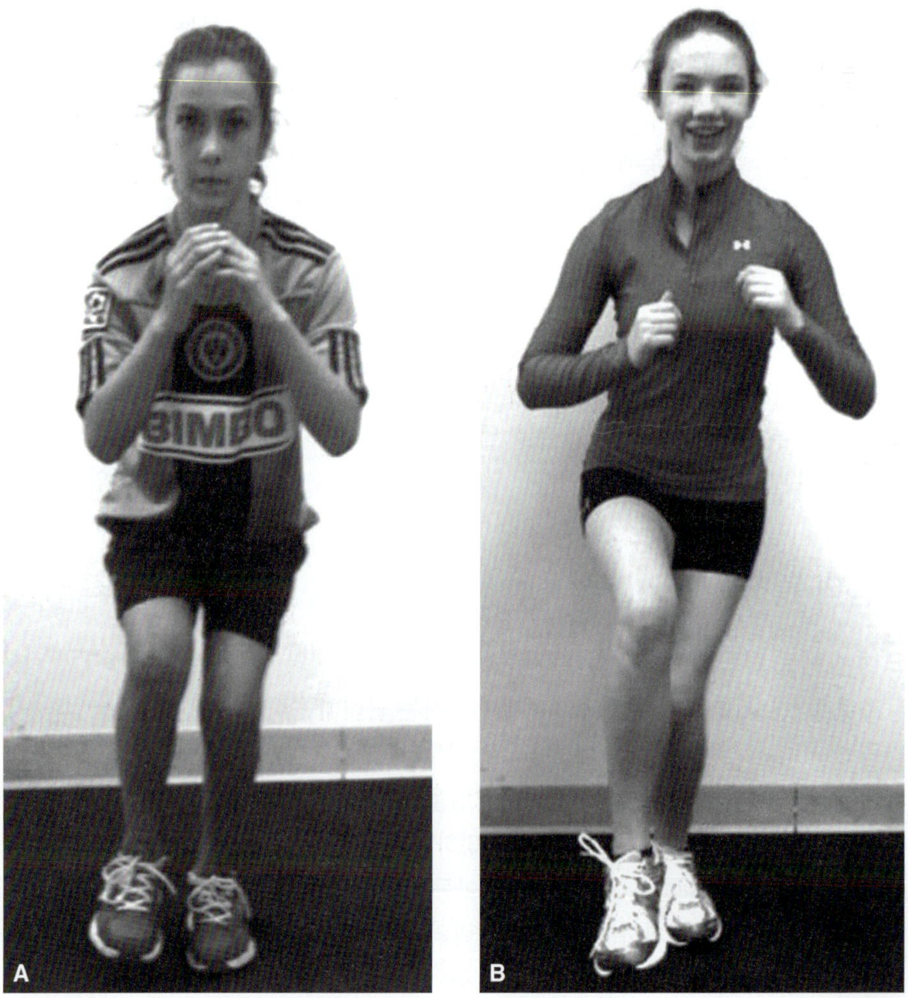

그림 14.3 한발 스쿼트의 기능적 평가 (A) 한발 스쿼트를 하며 하체를 가지런히 유지하고 신경근을 잘 조절하는 경우 (B) 넙다리 외전, 넙다리 내회전, 동적 외반슬, 발 내전으로 인해 하체를 조절하지 못하는 경우

록 감소하며, 집안 내력의 소인일 경향이 있고 여자가 보통 더 영향을 받는다.[11] 인대이완의 측정은 의학적 결정에 영향을 주고 슬개대퇴통증과 슬개골탈골, 어깨불안정성과 같은 상황에서 발병의 역할을 하기 때문에 매우 중요하다. Beighton-Horan 인대이완측정은 가장 빈번하게 사용되는 평가도구이다. 이 표는 새끼손가락 늘이기, 엄지손가락을 팔과 반대로 하기, 몸통과 엉덩관절 유연성 검사를 포함한다. 수행할 때 1점에서 9점까지 줄 수 있다. 합산점수가 이완정도를 알려주며, 5에서 9점이 전형적으로 높은 이완 정도를 나타낸다.[11] 보기 14.2에 각 검사의 구체적인 설명이 있다.

근육수행검사는 MMT나 동력측정법보다 더욱 구체적이다. 한발 스쿼트나 한발로 내리기 검사와 같은 기능적 움직임 검사는 신경근골격계가 어떻게 동작을 수행하는지에 대한 정보를 검사자에게 제공한다. 하체의 경우, 넙다리뼈 골반 교정(IR)의 생체역학적 기여, 넙다리뼈 내전, 전경골반회동맥 회전, 평발 등이 전방십자인대 파열(ACL)이나 대퇴관절 기능장애와 같은 무릎부상과 연관된 동적외반슬로 이어지고 있다.[12,13] 기능적 검사가 진행되는 동안 의사는 환자가 움직이면서 자신의 몸통, 골반, 하체 자세를 적절히 유지할 수 있는지 관찰한다(그림 14.3). 꼿꼿한 자세에서 균형을 유지할 수 있어야 한다. 관상면에서는 무릎이 제2 중족골을 가지런하게 유지해야 한다(즉, 동적외반이 아닌 상태). 시상면에서는 무릎이 발끝 앞으로 나오면 안 된다. 의료진은 환자가 움직이면서 나타나는 통증과 연관적인 증상 여부에 대해 알아내야만 한다.

통증이 약한 부상 환자들에게는 장애를 찾기 위해 더욱 적극적인 기능적 검사를 통해 각 부위에 충분히 스트레스를 줄 필요가 있다. 운동선수들은 과잉사용증후군으로 인해 고통 받고 있으며 몇 분 이상 활동을 한 후에 통증이 나타난다. 수직낙하점프는 운동 특유의 활동을 하는 동안 하체가 가지런히 유지되는지 병리학적 식별을 위한 검사 중의 하나이다.[15] 이 검사를 위하여 환자는 대략 12인치 높이의 상자 위에 서고 박스에서 뛰어 내리라고 지시에 의해 즉각적으로 두 팔을 머리위로 올리고 가장 높은 수직점프를 하여 상자에서 내려온다. 의사는 외반슬의 각도, 골반과 몸통 조절의 결함과 전반적인 움직임에 대해 평가한다(그림 14.4). 이 검사는 ACL 손상 위험에 있어서 여자 선수를 진단하는데 예측이 가능하게 하고, 과다사용에 영향을 끼치며 감지하기 어려운 생체역할 결함을 판별하는 도구를

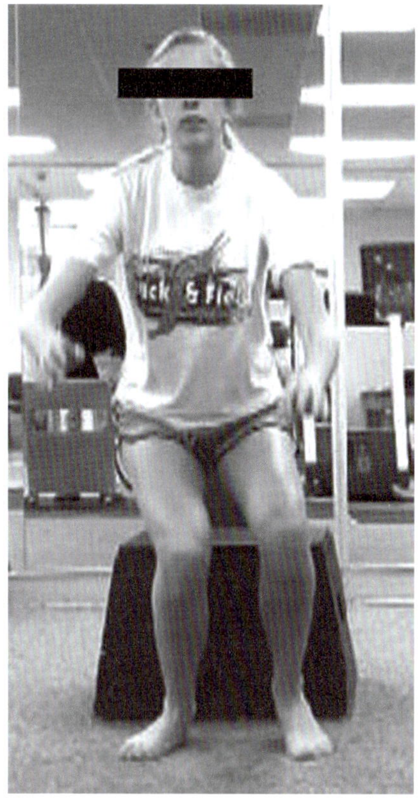

그림 14.4 수직낙하점프. 낮은 운동사슬로 인하여 신경근 조절을 잘하지 못함. 비대칭 중량 수용, 우측 동적 외반슬 붕괴.

제공한다.[15]

육상선수는 특정 환자그룹이며, 그에 따라 달리기 매커니즘의 구체적인 분석이 필요하다. 달리기에 있어서 "완벽한" 스타일은 없지만, 여러 연구들은 어떠한 부상에 취약하게 만드는 생체역학적 요인이 있음을 증명해 왔다. 트레드밀 위에서의 달리기 분석이 가장 쉬운 방법이다. 선수는 앞, 뒤, 옆에서 보여야 한다. 옆쪽에서, 의사는 선수의 박자(분당 걸음), 몸통의 자세, 내딛을 때의 무릎 유연성 정도, 걸음의 길이, 발을 내딛는 패턴(발의 앞부분 vs 발의 뒷부분), 몸의 중심과 땅의 접합면에서의 발의 거리 등에 주목해야 한다(그림 14.5). 뒤쪽에서는 비정상적인 몸통의 기울기, 입각기 동안의 골반 불안정, 동적외반증이 있는지, 발이 땅에 닿을 때의 자세(몸축의 외전과 관계의 정도), 자세를 취할 때 발생하는 발의 내전 타이밍 등을 봐야 한다(그림 14.6). 달리기 분석에서 보이는 이상은 근력, ROM, 유연성에 대한 더욱 자세한 검사를 필요로 하거나 치료의 방법에 도움이 될 것이다.

상지 기능 시험의 경우 임상학자로 하여금 특정 움직임에 대한 운동선수의 능력치를 분석하고 생물기계학적 문

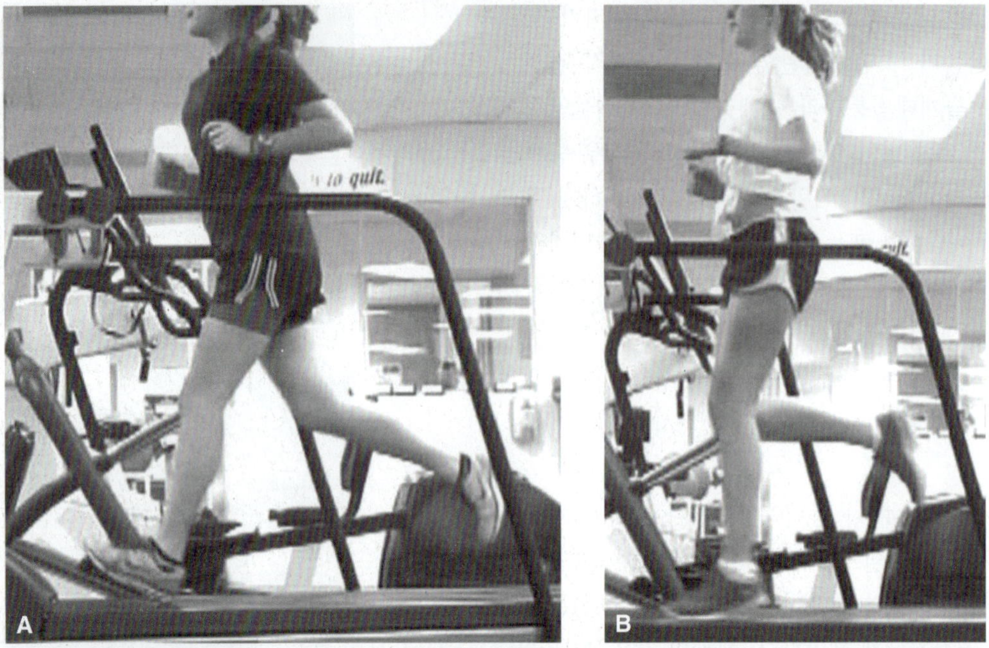

그림 14.5 측면에서의 달리기 평가 (A) 발의 뒷부분이 닿는 패턴, 무릎을 폈을 때 발을 앞쪽으로 길게 내딛어 땅에 닿는 모습: 엉덩관절 앞쪽으로 기댐. (B) 발의 앞부분이 닿는 패턴, 발을 가깝게 내딛으며 무릎 굴곡을 최대로 함; 꼿꼿한 자세

제가 존재하는지의 여부를 결정할 수 있도록 해준다. 상지 시험은 일반적으로 문헌에서 자주 다뤄지지 않는다. 한 가지 자주 다뤄지는 시험은 등장성 운동 상지 안정성 테스트다.[16] 해당 시험에서는 36인치만큼 떨어진 상태에서 두 개의 줄을 긋는다. 환자는 각각의 테이프마다 한팔로 팔굽혀펴기 자세를 연상한다. 이때 운동선수의 경우 15초 동안 자신의 몸을 넘어서 반대쪽 어깨로 테이프를 가능한한 많이 터치하도록 한다. 이때 터치하는 숫자를 해당 나이대

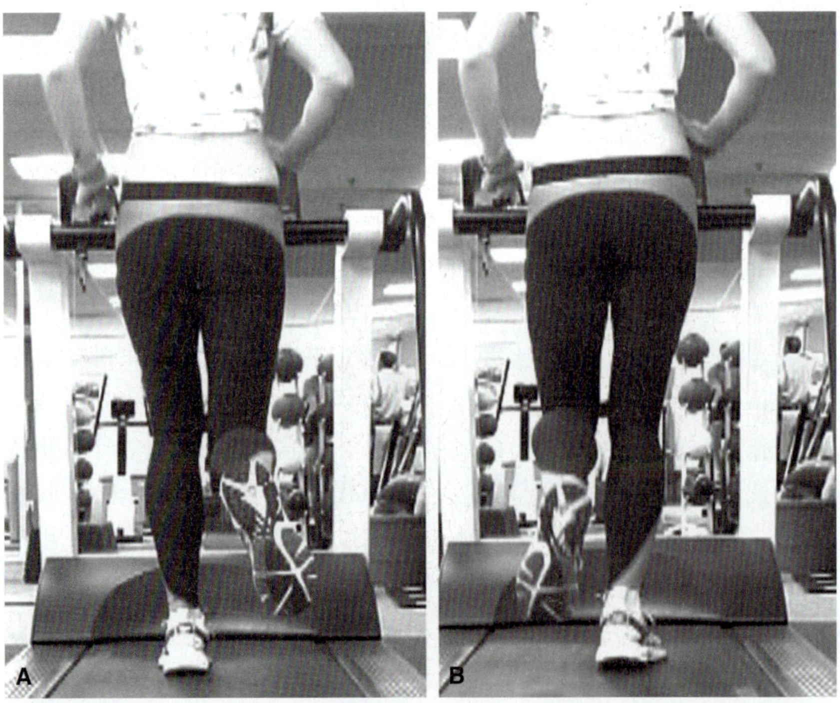

그림 14.6 달리는 뒷모습 평가 (A) 골반 높이 유지하면서 좌측의 입각기동안 좋은 하지의 정렬 (B) 우측의 입각기동안 반대쪽 왼쪽 골반 강하, 과도한 발의 바깥 나감 및 불량한 하지의 정렬.

안 자신의 몸을 넘어서 반대쪽 어깨로 테이프를 가능한한 많이 터치하도록 한다. 이때 터치하는 숫자를 해당 나이대의 사람들과 스포츠 참여자의 일반적인 데이터와 비교하도록 한다. 하지만 소아환자 개체군에 해당되는 일반 데이터의 양은 많지가 않다. 임상학자의 경우 이 시험을 활용하여 운동 사슬과 관련하여 특정한 약점이 없는지의 여부를 나타내는 보상패턴이 있는지 확인해볼 수 있다. 팔굽혀펴기를 하는 동안 척추를 정자세로 유지할 수 있는 능력이 결여된 경우 이는 코어 부분이 약하다는 뜻일 수도 있다. 날개 어깨뼈나 어깨의 비대칭같은 경우 이러한 보상패턴의 예이다. 야구선수에게 공을 던져보는 것과 같이 스포츠 기능 능력에 대한 시험을 해보는 것은 해당 시험에 한 부분으로써 포함해볼 수 있다. 이러한 움직임에 있어서 그 속도가 빠르다는 이유로 비디오 판독 및 평가는 느린 속도로 진행되거나 또는 움직임 분석 소프트 웨어를 사용하는 것이 필요하거나 또는 효과적일 수 있다.

전체 운동 사슬에 대한 평가는 스포츠 물리치료사가 활용하는 모든 상처부위를 파악하는 데에 있어서 필수적이라고 할 수 있다. 대부분의 스포츠 활동을 살펴보면 에너지가 하지 쪽으로 전달된다. 대부분의 스포츠 활동들은 몸통을 다른 원위부위를 통해 손으로 공을 던지거나 발로 공을 차도록 되어있다. 운동 사슬 기능에 문제가 생겼을 경우 이는 상지, 하지 또는 몸통을 너무 과도하게 사용하였다거나 또는 외상성 손상과 관련된 현상이다. 포괄적인 평가는 상지 또는 하지 단일의 균형에 대한 평가, 코어 안정성 그리고 엉덩이 근육의 기능을 포함해야 하는데 이는 환자가 해당 부위와 관련없는 부상을 당하고 있다거나 부상이 과다 사용과 관련이 있다고 하여도 적용된다. 특정한 운동 사슬의 문제를 그대로 방치한 채 재활을 하지 않는다면 해당 상처가 환자에게 반복적으로 나타날 수도 있고 또는 최상의 결과가 도출되지 않을 수도 있다.

▶ 상체 Upper extremity

시험 및 치료 원리
Examination and Treatment Principles

일반적으로, 운동선수의 어깨에 대한 진단은 상세한 자세 검사부터 시작되어야 한다. 특히, 시험자는 어깨뼈의 위치, 흉추후만 그리고 일반적인 근육의 크기 또는 모양 등을 시험해야 한다. 과도한 흉추후만의 경우 일반적으로 어깨뼈의 위치가 돌출된 경우 및 하향 회전과도 관련이 있다. 이러한 요인들의 경우 어깨를 자유롭게 움직이지 못하게 하는 원인이 되며 어깨관절 병리적인 문제에 대한 가능성을 높이는 결과를 초래한다.[17] 근육의 크기를 평가할 때에는 임상학자는 근육 수축이 발생한 곳이 있는지 파악해 볼 수 있다. 하지만 그럴 경우 좀 더 정밀한 근육 시험을 시행해야 한다. 여기서 중요한 점은 운동선수의 주측 어깨관절이 반대쪽 사지에 비해 약간 수축되어 있는 것은 그다지 희귀한 경우가 아니라는 점이다. 앞서 이야기하였다시피, 환자의 경우 일반적인 인대이완 시험을 받아야 하고 특정한 병리와 관련된 시험의 경우 진단에 활용되어야 한다. 이러한 시험들의 경우 부록 B에 명시되어 있다.

어깨뼈 장애는 여러 운동선수들에게서 나타나는 일반적인 임상학적인 문제이며 일반 어깨뼈의 움직임 및 안정성은 어깨가 최상의 상태로 움직이는 데 필수적이다.[18] 임상학자는 환자가 양쪽 어깨를 위 아래로 움직일 때 그 뒤에서 이를 관찰해야 한다. 어깨뼈를 관찰한 다음 비정상적인 움직임이 포착되는지 또는 움직임에 있어서 어떠한 변화가 나타나는지 파악해야 한다. 여러 시각적인 관찰방법을 활용하여 어깨뼈에 이상이 있는지를 파악해볼 수 있고 정상적인 움직임과 비정상적인 움직임을 구별해 낼 수 있다.[19-21] 어깨뼈에 이상이 있는 경우 근육을 둘러싸고 있는 해부구조를 평가하여 해당 징후가 있는지를 평가해야 한다. 이때 흉추움직임 및 미세 가슴근육, 넓은 등근 그리고 큰원근에 대한 평가를 포함해야 한다. 또한, 어깨뼈의 근육 안정성 시험과 관련된 적출근 기능 시험(앞톱니근, 중간 그리고 아래 등세모근, 중간 그리고 아랫쪽 승모근)과 근육 둘레띠의 기능 역시 파악해야 한다.

어깨 ROM에 대한 시험은 평가에 반드시 필요한 요소이다. 지금까지 파악된 바에 따르면, 머리 위로 어깨를 움직이는 운동선수들, 특히 투수같은 운동선수들의 경우 특정한 어깨 ROM 징후를 보이기도 한다. 90°의 외전이 측정되었을 경우, 공을 던지는 운동선수들의 경우 일반적으로 공을 던지지 않는 운동선수들과 비교하였을 때 바갈돌림(ER)의 정도가 높게 나타난다. 이러한 특정 ROM 징후는 공을 던지면서 근육에 나타나는 긴장으로 인하여 조직이 그에 적응하는 현상으로써 일반적이라고 받아들여지게 된다. 하지만, 양쪽 팔 사이에 IR의 손실이 20°가 넘어간다면 상대적인 차이가 발생하는데 이때 환자는 병리학적 징후가 나타나고 있다고 판단된다. 그리고 이는 GIRD라고 알려진 어깨 질환으로 번져나갈 수 있다. GIRD는 뒤쪽 어깨 조직의 길이가 짧아지게 되는 원인이 되며 뼈가 제대로 정렬되지 못하게 한다. 임상학자의 경우 전체 몸의 외전, 척추의 상태 그리고 오목위팔관절 이완정도를 통하여 해당 병리와 관련이 있을 수도 있는 후면 조직 긴장도를 검사해야 한다. 더욱이, 전체 회전 운동(TRM)의 개념이 중요하다. 전체 궤적은 IR과 ER의 합인데 이는 공을 던지지 않는 사람의 어깨와 비교하였을 때 5° 미만이어야 한다. 5° 이상 차이가 나게 될 경우 해부학적 구조에 대한 추가 검사를 빨리 실시하여 비대칭의 원인을 찾아야 한다.

팔꿈치, 손목 그리고 팔에 대한 검사는 일반 ROM, 강도 평가 그리고 해당되는 구조에 대한 신중한 촉지를 포함해야 한다. 특정한 상처와 관련된 시험의 경우 해당 진단을 확신하는 데 도움을 주고 이러한 자극적인 절차와 관련하여 신체검사 제일 마지막에 실시해야 한다.

임상학자의 경우 외상 또는 과사용을 포함하여 여러 상지 병리들이 신체 기능을 바꿔버릴 수도 있고 운동선수의 징후와 관련이 있을수 있는 사지상 먼 거리의 장애를 포함할 수도 있다는 사실을 인지해야 한다. 이 개념은 국지적 상호의존이라고도 한다.[22] 예를 들어, 공을 던지는 역학의

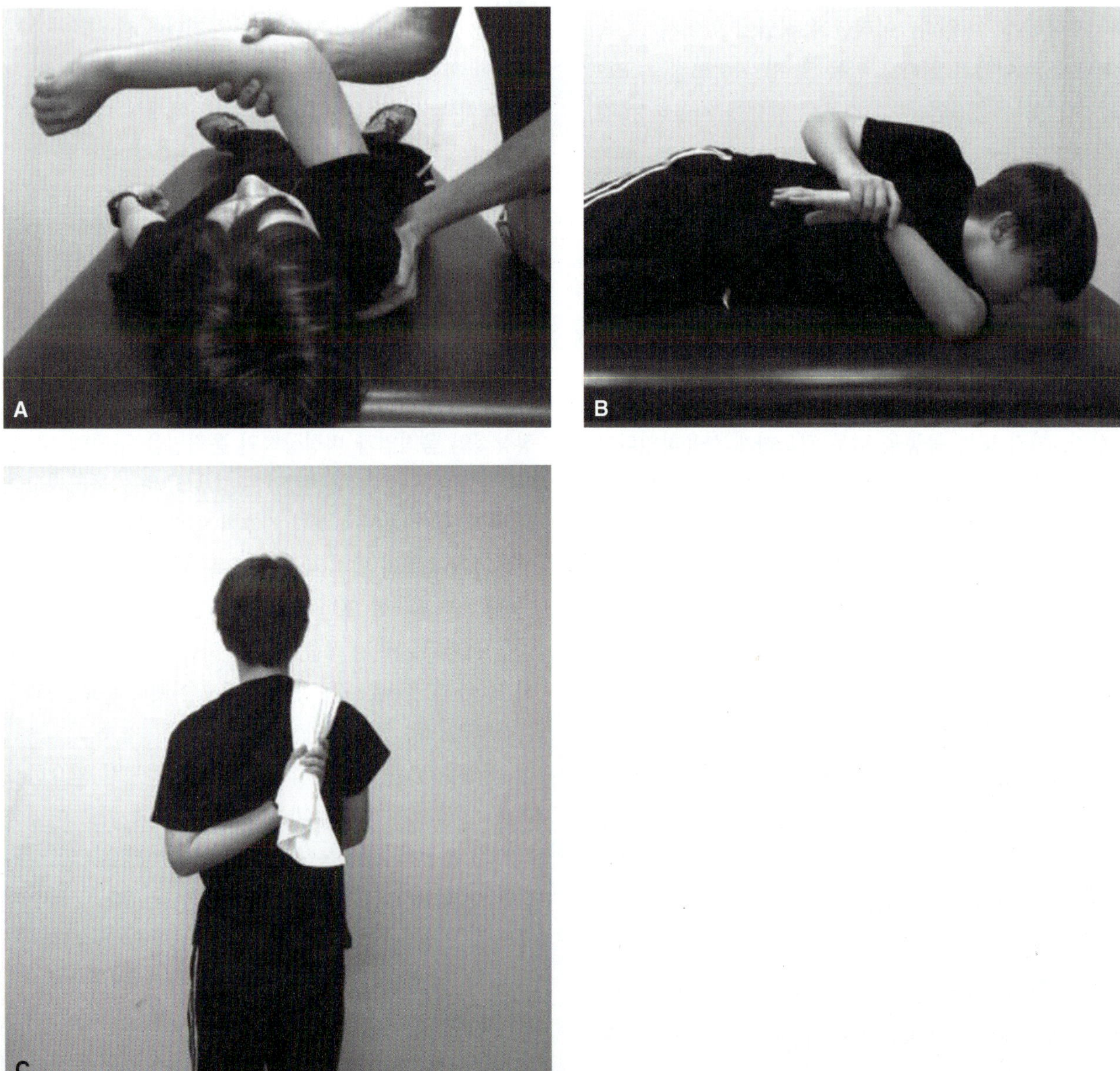

그림 14.7 뒤쪽 어깨 연조직의 스트레칭 방법 (A) 어깨뼈를 막은 상태에서 어깨를 지면과 수평하게 스트레칭 **(B)** 잠잘 때의 스트레칭 **(C)** 타올을 중간에 두고 회전시키는 스트레칭

경우 에너지가 하지에서 몸통으로 그리고 상지로 전달되게 된다. 이러한 통합적인 과정의 혼란 등으로 인하여 포괄적 평가의 경우 생체역학을 바꿔버리고 부상으로 이어질 수도 있는 전체 운동 사슬의 한계에 대해 다루어야 한다. 균형, 코어 안정성, 엉덩이/다리 힘 그리고 ROM의 경우 전체다 평가되어야 할 수도 있고 포괄적인 치료의 일환으로 다뤄야 할 수도 있다.

기타 물리 요법관리와 관련된 여러 분야에서처럼, 최초 평가에서 나타난 결과들은 치료의 방향을 결정해 주는 역할을 한다. 여기서 중요한 점은 운동선수들의 경우 올바른 자세로 운동을 수행할 수 있게끔 교육 받아야 하고 계속 관찰되어야 한다는 사실이다. 한가지 흔히 저지르는 실수는 운동선수로 하여금 어깨뼈가 수축된 상태이며 그에 따라 병리적 결과를 초래할 수도 있는 상태에서 상지를 많이 쓰도록 하는 것이다. 시각적 입증, 촉각 신호 그리고 반응 반사경의 경우 모드 이러한 올바른 자세를 유지할 수 있게 해주는 훌륭한 도구들이라 할 수 있다.

지구력과 관련된 어깨뼈 근육의 안정화 기능은 오목위팔관절이 최상의 기능을 발휘할 수 있도록 어깨뼈를 옳바르게 정렬해주는 역할을 한다. 치료사는 재활 프로그램을 만들때 이러한 근육의 신체적 역할을 염두해 두고 반복과 긴 홀드 시간을 강조하는 어깨뼈 안정화 프로그램을 설계해야 한다. 이때 이는 심한 운동과는 반대의 개념이라고 할 수 있다. 일반적 시험을 실시하는 동안 후면 조직의 긴장상태에 문제가 있을 경우 임상학자는 제한된 조직에 필요한 운동을 실시할 필요가 있다. 그림 14.7에 나타난 바와 같이, 기지개를 편다거나, 타올을 이용한 IR 스트레치 그리고 전체 신체 내전의 경우 후면 연조직의 탄력성을 증가시킬 수 있는 수단이 될 수 있다. 후면 조직의 긴장이 제한된 경우, 오목위팔관절을 움직여야 한다.

어깨는 여러 스포츠에서 팔을 머리 위로 움직이는데 중요한 역할을 한다. 이점을 유념하여 임상학자들은 90° 이상 어깨를 올리지 않는 상태에서부터 시작하여 머리 위로 손을 올리는 동작까지 점차적으로 운동선수의 재활을 진행해야 한다. 이와 비슷하게, 운동 프로그램의 경우 운동선수의 스포츠와 관련된 근육의 긴 장도를 만족시켜야 한다. 예를 들어, 회선 간판은 공을 던진 후에 어깨 움직임의 속도를 늦추는 역할을 한다. 재활 프로그램의 경우 비슷한 자세에서 특이한 형태의 컨트롤을 할 수 있도록 그에 맞는 운동을 포함해야 한다. 스포츠나 특정 자세에서 생물 기계적 요구 조건을 만족 할 수 있는 지식을 운동자와 함께 키워나가는 것은 어깨 재활 후반부에서 중요한 역할을 한다.

공을 던지는 운동선수들이 회복됨에 따라 공던지는 연습 프로그램을 시작할 수 있다. 일반적으로 이러한 프로그램들의 경우 위치에 따라 다르고 여러 단계로 이루어져 있으며 여러 주동안 진행된다. 일반적으로, 준비운동, 긴 거리로 점차적으로 늘려가며 공던지기 그리고 공던지는 시간 사이사이 쉬는 시간 등으로 구성된다. 독자들은 Axe[23]가 재활훈련을 통한 던지기 연습에 대해 자세한 설명을 제시하여 놓았으니 이를 참조하면 된다.

소아 공 던지기 선수

The Pediatric Throwing Athlete

야구는 미국에서 어린이 및 청소년들 사이에서 가장 인기 있는 스포츠 종목중에 하나이다. 야구가 비록 안전한 스포츠라고는 해도 공을 던지는 팔에 생물 기계학적 긴장이 주어지고 계속해서 반복적으로 공을 던지게 되기 때문에 운동선수는 특정한 부상을 안게 된다. 이제 후반부에서는 공을 던지는 소아 운동선수들에게서 가장 흔하게 나타나는 진단에 대해 요약을 해볼 것이다. 이 파트가 공을 던지는 운동선수들에게 적용된다고 하여도 테니스, 발리볼 또는 수영과 같이 머리 위로 손을 올리는 움직임을 하는 운동선수라면 그에 해당하는 진단을 받을 수도 있다.

리틀 리그 숄더 *Little League Shoulder*

리틀 리그 숄더는 늦은 코킹 및 던지기의 초기 가속 단계 동안 외측 견인력으로 인한 내측상과 손상이다. 그리고 리틀 리그 숄더의 경우 Salter I 골절로 이어지기도 한다.[3,7] 단순 촬영의 경우 넓은 범위에서 근위 위팔뼈를 표시하지만 정확하지 않을 수도 있다. 임상학적으로, 환자는 공을 던지거나 그와 관련된 활동을 하면서 고통을 호소할 수도 있다. 그 고통은 쉬면 나아질 수도 있지만 곧 다시 활동을 재개하면 재발한다. 환자는 일반적으로 촉지와 관련하여 몸 전체를 지탱할 수 있도록 하는 유연함이 있다. 리틀 리그 숄더에 관한 최초 치료는 6주에서 12주 동안 공을 던지지 말고 쉬는 것이다.[24] 신체 치료방법의 경우 쉬는 동안 시작된다. 재활은 이에 연장선상에서 적용되며 앞서 언급한 바와 같이 재활 후반부에는 플라이오메트릭 운동 및 공던지기 재개 시뮬레이션 등을 포함한다. 적절한 공던지기 역학에 대해 알아보고 이에 대해 교육하는 것, 공던지는 방법에 대해 제시하는 것, 적당히 쉬어주는 것 그리고 어느정도 이상 많이 던지지 않는 것 등은 모두 공던지는 어린 선수들의 어깨에 나타나는 위험부담과 관련하여 반드시 짚어보아야 하는 요인들이다.[7] 공던지는 횟수, 공던지기 발전도 그리고 쉬어주는 주기 등에 대한 가장 최근 제시된 추천방법은 표 14.1에서 14.3에 나타나 있다.

표 14.1 젊은 투수들의 권장되는 투구 횟수[a]

나이(살)	하루 최대 투구횟수
7–8	50
9–10	75
11–12	85
13–16	95
17–18	105

[a]2012 Little League Pitch Count Limits and Mandatory Rest Rules
Source: Stop Sports Injuries. www.stopsportsinjuries.org/blog/entryid/96/warnings–signs–for–youth–sports–burnout.aspx
Prevention and Emergency Management of Youth Baseball and Softball Injuries. American Orthopaedic Society for Sports Medicine; 2005.
Little League Baseball. www.littleleague.org/Assets/old_assets/media/pitchcount_faq_08.pdf
American Sports Medicine Institute. www.asmi.org

표 14.2 젊은 투수들에게 권장되는 휴식 기간[a]

공던진 횟수		다시 공을 던지는 시간 사이에 반드시 쉬어야 하는 날짜
14세 및 그 이하	15세에서 16세 사이	날짜
1–20	1–30	0
21–35	31–45	1
36–50	46–60	2
51–65	61–75	3
66 and over	76 and over	4

[a]2012 Little League Pitch Count Limits and Mandatory Rest Rules
Source: http://www.stopsportsinjuries.org/blog/entryid/96/warnings–signs–for–youth–sports–burnout.aspx
Prevention and Emergency Management of Youth Baseball and Softball Injuries. American Orthopaedic Society for Sports Medicine; 2005.
Little League Baseball. www.littleleague.org/ Assets/ old_assets/ media/pitchcount_faq_08.pdf
American Sports Medicine Institute. www.asmi.org

표 14.3 젊은 투수들에게 권장되는 투구 종류

투구 종류	나이(살)
패스트볼	8 ± 2
슬라이더	16 ± 2
체인지업	10 ± 3
포크볼	16 ± 2
커브볼	14 ± 2
너클볼	15 ± 3
스크류볼	17 ± 2

Source: Stop Sports Injuries. www.stopsportsinjuries.org/blog/entryid/96/warnings–signs–for–youth–sports–burnout.aspx
Prevention and Emergency Management of Youth Baseball and Softball Injuries. American Orthopaedic Society for Sports Medicine; 2005.
Little League Baseball. www.littleleague.org/ Assets/ old_assets/ media/pitchcount_faq_08.pdf
American Sports Medicine Institute. www.asmi.org

앞뒤 위관절테두리의 병변

Superior Labrum Anterior-to-posterior Lesions

앞뒤 위관절테두리의 병변(SLAP)은 외상 및 과사용에 대한 결과로 청소년들에게 나타난다. 외상성 부상은 일반적으로 팔을 펴거나 수축할 때 나타나는 부상과 관련이 있다. 공을 던지는 운동선수들의 경우 일반적으로 과사용과 관련된 SLAP에 취약한데 그 이유는 반복적으로 손을 머리 위로 올려서 공을 던질 경우 어깨에 부담을 많이 느끼게 되기 때문이다. 여러 이론이 공을 던지는 운동선수들에게서 나타나는 SLAP에 대해 다루고 있는데 (1) 공을 던지고 팔을 거두어 들일 때 윗팔두갈래근을 수축하면서 나타나는 부상 (2) 위팔뼈머리 후면 어깨 근육 수축으로 인한 구축, (3) 윗팔두갈래근이 앞뒤 위관절테두리와 관련하여 공을 던지는 순간 팔을 젖히면서 발생하는 "접질름"과 관련된 부상도 포함하고 있다.[25] SLAP 병인의 경우 어깨의 구조적 완전성이 손상되기 때문에 어깨가 완만해질 수 있다. 일반적으로 환자는 손을 머리위로 올리거나 또는 몸 전체를 사용하는 활동을 할 경우 애매하게 느껴지는 고통을 호소한다. 갑자기 움직이거나 돌아서거나 또는 공을 잡을 때 특히 이러한 고통을 호소한다. SLAP을 판별해내는 여러 가지 신체 검사들이 제시되고 있고 오브라이언의 활동 압축검사(O'brien's active compression test), 앞쪽 슬라이드 검사, ER시험에 대한 외전 운동의 저항성 그리고 크랭크 검사 등이 그것이다. SLAP에 대한 임상학적 진단은 대부분의 연구들이 제시한 대로 해당 검사들이 세심함에 대해선 높은 수준을 보였음에도 불구하고 특정함에 대한 수준은 낮았기 때문에 힘들다고 할 수 있다.[25]

SLAP에 대한 최초 치료의 경우 일반적으로 재활을 하기 전에 쉬는 기간이 있다. 재활 프로그램의 경우 일반적으로 기본 어깨뼈 역학, 어깨뼈 안정제의 강화, 돌림근띠 근육의 재활, 동적 안정화, 자기 수용적인 인식 등에 초점을 맞춘다. GIRD는 일반적으로 SLAP에서 나타나고 그에 따라 다루어져야 한다. 운동선수가 적절한 치료를 받고도 이전만큼의 실력을 내지 못한다면, 외과적인 수술이 필요할 수도 있다. 즉, SLAP이 계속해서 신체상의 제재를 가하고 있는 것이다. 여러 외과적인 기술들이 있는데 간단한 창상 절제부터 관절테두리 재부착까지 범위가 다양하다.[25] 수술후 재활은 부상의 정도와 절차에 따라 달라진다. 하지만, 일반적으로는 모든 SLAP 재활 프로그램의 경우 조직의 부상을 완쾌할 수 있도록 해주는 것이다. ROM은 최초 부동화 시기 이후 점차적으로 진행이 되며 포괄적인 재활 활동의 경우 단계적으로 진행된다.

팔꿈치 부상 Elbow Injuries

투수들에게서 특히 나타나는 팔꿈치 부상은 계속해서 증가하고 있다. 소아 스포츠의 팔꿈치 부상과 관련된 최근 기사를 보면 50%에서 70%의 청소년 야구선수들이 해마다 팔꿈치 부상에 시달리고 있는데 이는 계속해서 근육을 많이 사용하는 것이 주 원인이다.[26] 던지는 자세가 좋지 못하거나 너무 자주 공을 던지는데 비해 휴식을 취하지 못할 경우 소아 팔꿈치 부상에 특히 주요한 위험요소가 된다. 너무 공을 과도하게 던질 경우 그저 한 게임만 뛰었을 경우 잘 나타나진 않지만 여러 게임을 같은 시즌에 소화할 경우 위와 같은 경우가 발생한다. 공을 던지는 자세는 팔꿈치에 미치는 긴장도와 직결된다. 팔을 거두어들이고 던지게 될 때 팔에 속도를 올리게 되는데 이때 외반 긴장이 팔꿈치에 전해지게 된다. 그리고 이때 팔꿈치 후면이 전체 힘을 받게 되는 것이다. 속도를 줄일 때, 힘전단력은 앞팔이 완전히 앞으로 나가고 팔꿈치가 펴질 때 발생한다. 안쪽 팔꿈치 부상은 공던지는 소아들에게 자주 발생하는데 리틀 리그 팔꿈치, 안쪽 위팔뼈 수축 그리고 안쪽 위팔뼈 전위 골절 등이 그 예이다. 측면 팔꿈치 부상의 경우 판너병(panner's disease)과 위팔뼈소두의 박리성 골연골염(OCD)을 포함한다.

리틀 리그 팔꿈치 Little League Elbow

리틀 리그 팔꿈치는 팔을 거두어들일 때 및 공을 던지기 위하여 팔의 속도를 올리는 초반 안쪽 상과부측이 외반족의 수축으로 인하 부상이다. 선수들은 일반적으로 공을 던질 때 안쪽 팔꿈치 부상에 대해 토로한다. 하지만 자세히 들여다보면, 선수들이나 코치들은 공을 던지는 속도가 줄거나 해당 징후로 인하여 정확도가 떨어지게 되는 현상을 목격할 수 있다. 팔꿈치가 좋지 않을 경우, 글을 쓰거나 물건을 짚는 것처럼 일상적인 생활을 할 때도 고통이 수반된다. 방사선을 적용시켜 살펴본 결과 여러 범위에서 수축이 일어났고 심각한 경우 전위 골절이 나타나기도 하였다. 반대쪽 사지와 비교해 보는 작업이 제시되고 있는데 그 이유는 개개인마다 일반적으로 성장하는 지점의 크기가 다르기 때문이다.[3] 이에 대한 치료의 경우 공을 던지지 않고 쉬는 기간과 고통이 사라질 때까지 활동에 변화를 주는 것이 포함되며 이는 3주에서 6주 정도 소요된다. 재활의 경우 어깨뼈 및 돌림근띠의 회복 및 내구력을 향상시키는데 집중하며 어깨 ROM에 적용되는 제한, 국지화된 고통이 없는 손목 그리고 앞팔 근육의 강화 그리고 복부 및 엉덩이 근육의 강화 그리고 공을 던지는 자세의 최적화 등을 포함한다. 그리고 간헐적으로 공 던지는 연습을 하게끔 해주는 프로그램의 경우 이 모든 부상이 완쾌된 이후에 시작할 수 있다. 운동선수의 경우 징후가 다시 찾아올 염려가 있으므로 해당 기간 동안 자세히 관찰되어야 하며 프로그램은 이에 따라 변화해야 한다.

공을 던지는 자세가 부상에 미치는 영향은 굉장히 중요하다고 할 수 있다. 최근 연구에 따르면 공을 던지는 양과 잘못된 자세가 공의 던지는 종류보다 위험도와 더 많이 관련되어 있다는 사실을 밝혀내었다.[7] 치료사의 경우 올바른 투구 자세를 초기에 수립해야 하는 중요성 및 선수, 부모 그리고 코치들과 관련된 중요성을 강조하고 있다. 빠른 공의 경우 모든 젊은 투수들이 추구하고 있고 이러한 구질의 경우 투수가 초기 경력상태에서 완성하게 된다.[27] 연습을 많이 하거나 구질을 변화하고자 다른 스킬을 배우면서 자세를 변화하게 될 경우 리틀 리그 팔꿈치 같은 부상에 시달릴 위험이 많아진다. 빠른 구속을 익힌 다음에는 좀 더 안전하게 몸유지를 하기 위하여 체인지업이 적절하다고 할 수 있다. 커브볼의 경우 야구 경력 후반부에 배워도 된다(그림 14.3).

안쪽 위팔뼈 골단증 Medial Epicondyle Apophysitis

골단증은 안쪽 팔꿈치 근육에 계속해서 반복적으로 인장력을 가할 경우 나타나는 부상이다. 이에 대한 징후는 일반적으로 활동을 할 때 나타나는 고통, 근육 저항 시험에서 나타나는 고통 그리고 촉지에 따라 나타나는 고통 등이 있다. 안쪽 위팔뼈 골단증의 경우 임상적인 시험은 리틀 리그 팔꿈치의 그것과 비슷하고 영성 검사의 경우 각기 다른 진단에 따라 필요로 할 수 있다. 치료는 앞서 제시한 활동의 변화를 주는 프로그램과 평가에 제시된 바와 같이 모든 징후들이 완쾌되고 난후 점진적으로 적용하는 프로그램들과 동일하다.

안쪽 위팔뼈 골단증 골절 Medial Epicondyle Avulsion Fracture

안쪽 위팔뼈에 가해지는 외반족 통증의 경우 골단증 골절로 이어지기도 한다.[28] 이 부상은 야구 투수들이나 체조 선수들에게서 가장 잘 나타난다. 가장 상태가 심각하지 않은 골절에 대해 수술없이 관리하게 될 경우 재활전에 움직이지 않는 기간이 필요하다. 최근 몇몇 보고서에 따르면 안쪽팔꿈치의 안전성에 해가 되는 부분에 대한 이해가 높아짐에 따라 위에서 제시한 부상들의 관리가 현재 스포츠계에서 많이 필요로 하고 있다고 한다.[28]

팔꿈치 자뼈 곁인대 손상 Elbow Ulnar Collateral Ligament Injury

팔꿈치 자뼈 곁인대 손상(UCL)의 경우 골격상으로 잘 발달한 투수들에게서 나타나는 부상이다.[28] 하지만, 최근 보고에 따르면, UCL 및 수술재건의 경우 어린 운동선수들에게서도 자주 나타나고 있다고 한다.[29] 이와 관련된 증거에 따르면 어린 나이에 공을 너무 많이 던지기 때문에 위와 같은 부상이 찾아오게 된다고 한다. 공을 너무 많이 던지거나 팔이 아픈데도 계속 공을 던지는 경우 그리고 공을 던지는 자세가 좋지 않은 경우 UCL부상을 당할 위험성이 높아진다.[7,30] 환자는 일반적으로 공을 많이 던질 때 또는 그 후 안쪽 팔꿈치의 고통을 호소한다. 그리고 쉬는 기간이 늘어날 경우 해당 증상이 일단 완화되긴 하지만 고통은 언제나 높은 구속의 공을 던질때면 다시 찾아온다. "Tommy John" 수술이라는 이름으로 알려진 외과복원술의 경우 적어도 6개월 동안 계속해서 치료를 하였는데도 차도가 없을 경우 적용한다.[28] 외과적 수술과정은 어른에게 적용하는 그것과 비슷하며 수술 후 6개월 이내에 다시 공을 던질 수 있게끔 하는 것에 초점을 맞춘다. 이에 대한 결과 연구는 아이들에게 한정되었지만 비슷한 성공률이 어른들이나 고등학생 운동선수들에게서도 나타나고 있다.[31]

판너병

판너병(panner's disease)은 일반적으로 4세에서 8세 정도의 어린이들에게서 나타나며 위팔뼈작은머리의 골핵의 무혈관 괴사라고 알려져 있기도 하고 그 후 위팔뼈작은머리가 퇴화하고 괴사하는 것이다.[28] 비외상성으로 자기제한 장애이다. 치료는 외반스트레스를 피하고 통증 완화를 위한 스플린트로 휴식을 취한다. 결과는 치료 후 일반적인 전체활동을 다시 할 수 있을 정도로 양호하다.

이단성 골연골염 Osteochondritis Dissecans

위팔작은뼈의 OCD는 일반적으로 힘든 운동을 하고 계속해서 반복적으로 머리 위로 손을 올리거나 또는 무게를 드는 운동을 하는 젊은 선수들에게서 많이 나타난다.[6] OCD는 야구, 체조, 라켓스포츠, 축구 또는 역도를 하는 12세에서 17세 사이의 아이들에게서 가장 흔하게 나타나는 부상이다.[6] OCD의 병리의 경우 완전히 밝혀지지 않았지만 계속해서 많은 양의 혈액을 공급해 줘야 하는 부위에서 반복되는 미세 외상이 주로 그 원인으로 밝혀지고 있다.[6,7] 팔을 다시 거두어들이거나 초기 공을 던지면서 팔의 속도를 올릴때면 측면 노뼈작은머리 관절에 무리한 힘이 가해지고 계속 될 경우 준연골 뼈에 피로골절이 일어나기도 한다. 운동선수는 일반적으로 국지적 측면 팔꿈치 통증을 호소하고 팔꿈치가 부풀어오르거나 ROM이 내려가고 신체 검사를 할 때 노뼈작은머리 관절에 촉지가 물러짐을 느낀다.

일반적인 치료방법은 6개월까지 팔꿈치에 무리를 주는 운동을 삼가도록 요구하고 있다. 재활은 부드러운 ROM으로 시작하고 환자가 증상이 없어지면 근력강화운동을 한다. 반복 화상 연구 및 반복적인 영상 검사와 임상적 검사는 다시 스포츠활동을 재개해도 될만큼 회복이 되었는지 판단하는 데 도움을 준다.[6] 점진적으로 연습량을 늘려가며 다시 스포츠 활동을 완전히 재개하기까지는 6개월에서 12

개월 정도가 소요된다.[28]

몇 가지의 수술적 방법은 역시 OCD에 적용되는데 이들의 경우 위에서 명시한 일반적인 치료방법과는 다르다. 미세 골절로부터 느슨한 파편제거나 병변의 제거가 가장 일반적인 절차라고 할 수 있다.[6,28] 미세 골절절차나 수술 후 재활절차의 경우 일반적으로 6개월 동안 휴식기를 가지거나 또는 보호된 상태를 유지한 후 시작된다. 스포츠 활동을 재개하는 것은 3개월에서 6개월 정도 소요되지만 필요한 강도 훈련, ROM 그리고 근육 지속 목표달성에 따라 지연될 수도 있다.

기타 어깨병인 Other Shoulder Pathologies

다방향의 불안정성 Multidirectional Instability

어깨의 만성적 다방향성 불안정성(MDI)은 젊은 운동선수들에게서 나타나는데 이는 급성 외상성 탈구 또는 피포 이완으로부터 비롯된다. MDI는 대개 일반적인 건이완과 관련이 되어 있고 양방향으로 증상이 나타난다. 증상은 일반적으로 머리 위로 손을 올리거나, 수영, 테니스 또는 공을 던지는 것과 같은 활동을 할 때 느슨하거나 안정감이 덜한 것 같은 느낌과 함께 어깨에 양방향의 통증을 느낀다. 환자의 경우 침대에서 누워서 뒹굴거리든가 가방을 메거나 하는 것처럼 일상 생활의 활동을 할 때도 불완전 탈구가 올 수도 있다.

임상학적인 시험에 따르면 수동적인 움직임과 관련된 시험을 진행하는 동안 관절와상골 변형이 온다는 사실을 밝혔는데 이때 양성의 열구 증상이 올 수도 있고 시험을 진행하는 동안 앞쪽 또는 뒤쪽 활주가 증가하였다. 충격 신드롬이나 관절테두리와 같이 위와 관련된 부상의 경우 좀 더 조사를 해봐야 한다. 이미지의 경우 MDI에서 일반적으로 나타나진 않지만 기타 다른 증상들에 적용될 수 있다.[3] MDI를 앓고 있는 환자들의 경우 일반적으로 어깨뼈의 이상운동이나 어깨뼈 안정성의 결여 또는 돌림근띠 근육을 호소한다. 물리치료사가 바로 MDI를 초반에 치료할 때 선호되는 수단이다.[32] 자극적인 자세나 그 이후 나타나는 탈골들과 관련된 환자 교육의 경우 성공적인 재활의 주요한 요소이다. 운동을 할 땐 어깨뼈 역할을 일반화시키고 돌림근띠의 강도를 회복하고 동적인 어깨 안전성과 관련된 행동에 그 초점을 두어야 한다. 이러한 운동들의 경우 열린 그리고 닫힌 고리모양의 자세 모두 수행함으로써 관절와의 위팔뼈머리에 대한 통제를 극대화해야 한다. 환자는 팔에 긴장도가 적은 자세에서 위와 같은 활동을 시작해야 하는데 이때 치료사들은 어깨뼈가 적절한 위치에 있어야 한다. 이에 대한 진전은 손을 머리위에 올린 상태에서 힘든 자세 및 닫힌 고리모양의 자세로 몸의 무게를 지탱하는 것을 포함해야 하는데 이때 국부적인 근육 강도를 극대화할 수 있도록 운동방법을 조절해야 한다. 다시 스포츠 활동을 하기 위한 훈련은 스포츠 활동을 하는 동안 어깨가 지탱해야 하는 힘을 가할 수 있을 만큼이 되어야 한다. 예를 들어, 공을 던지는 운동선수들의 경우 열린 고리모양의 플라이오메트릭 활동을 통해 도움을 받을 수 있고 레슬링 선수의 프로그램의 경우 좀 더 힘을 많이 쓰는 닫힌 고리모양의 상지 운동 및 무게를 드는 활동을 포함해야 한다.

외상성 어깨 탈구 Traumatic Shoulder Dislocation

급성 외상 어깨 탈구의 경우 일반적으로 몸을 섞는 스포츠를 즐기는 남성들의 앞쪽 부분에서 잘 일어난다. 부상과 관련된 일반적인 측면을 살펴보면 팔에 부상이 일어나지만 어깨 역시 탈구가 되고 바깥쪽으로 틀어지게 된다. 비관혈적정복이 보통 수행되며 방사선 사진을 활용하여 관련된 골절을 처리하고 다시 제자리를 찾게 된다. 신경혈관 시험의 경우 해당 관절의 위치를 맞춘 다음 수행되어야 하는데 그 이유는 혈관 또는 신경구조체에도 부차적인 부상이 일어날 수 있기 때문이다. 높은 위험을 수반한 관련 부상들의 경우 힐삭스(Hill-Sachs)병변, 어깨뼈 관절와 골절, 관절테두리 찢김 또는 박리골절(Bankart 병변) 그리고 탈구가 일어나게 된다. MRI, MRA 그리고 CT를 통해 좀 더 세밀하게 이미지를 찍어본다면 위와 같은 부상에 대해서 파악해볼 수 있을 것이다. 관련된 병변들을 파악하고 올바른 치료방법을 생각해 내는 것은 어린 운동선수들이 탈구와 관련하여 재발가능성이 높고 몇몇 연구는 재발률이 90%에 육박한다고 보고한 바 있기 때문이다.[33]

비수술적 관리의 경우 쉬거나 또는 1주에서 3주 동안 움직이지 않고 지내는 기간이 필요하다. 재활의 경우 고통관리, 일반적 ROM 그리고 근육 활성화에 초점을 맞추어야 한다. 90°가 되는 근육외전과 ER과 같이 무리가 가는 동작의 경우 재활 후반부까지 지양해야 한다. 경과 및 스포츠 활동으로의 복귀 훈련은 MDI에서 명시한 바와 비슷하다.

부차적인 부상 및 재발과 관련된 불안정성은 일단 탈구

가 한번 되면 흔한 증상으로 여기기 때문에 몇몇 개방 또는 관절경 검사방법들을 활용하여 환자의 관절내 병변에 직접적으로 적용하고 있다. 수술 후 치료의 경우 수행한 특정한 절차에 따라 달라진다. 하지만 대부분의 방법들의 경우 4주에서 6주 정도 움직이지 않고 쉬는 기간을 요구하고 있다. 재활은 ROM 및 힘의 회복, 어깨뼈의 움직임 정상화 그리고 어깨의 동적인 안정성에 초점을 맞추고 있다. 좀 더 고난이도의 ROM기술의 경우 사용이 금지되고 있는데 그 이유는 이들이 수행된 절차의 안정성을 파괴하여 자칫하다간 재발가능성을 높일 수 있기 때문이다. 환자는 천천히 해당 과정을 수행하여 재활 기간 동안 긴장도가 적은 운동부터 90/90만큼 머리위로 손을 올리는 동작까지 수행하도록 한다. 이때 앞서 명시한 방법을 활용하도록 한다. 다시 스포츠 활동을 재개하기까지는 6개월 이상이 소요된다.

봉우리빗장 관절 분리 *Acromioclavicular Joint Separations*

봉우리빗장(AC) 관절의 분리의 경우 공을 던지는 사람들에게서 나타나고 흔히 어깨 탈구로 인해 발생한다. 이러한 부상들의 경우 일반적으로 수술없이 치료가 가능하다.[34] AC 관절은 일단 부상을 당하고 나면 이전의 상태로 완전히 회복이 안될 수도 있고 일종의 "돌출부"가 생길수도 있다. 이러한 비정상적인 상태는 눈에 보이는 것일 뿐이고 기능상에는 문제가 없다. 때때로, 이러한 돌출부가 풋볼 어깨 보호대 등과 같은 기기를 사용하였을 때 고통을 수반하는 경우가 있을 수 있다. 단순한 도넛 패드도 압박을 줄여줄 수 있다. 재활의 경우 그다지 복잡하진 않고 어깨의 움직임을 다시 되찾으며 고통 없이 어깨 힘을 회복하는데 초점을 맞추어야 한다.

빗장뼈 골절 *Clavicle Fractures*

빗장뼈 골절은 일반적으로 어깨로 떨어질 경우 일어난다. 어린 아이들에게서 일어나는 대부분의 빗장뼈 골절의 경우 완전히 골절이 되지 않거나 또는 어린아이들의 두꺼운 골막에 가장 적게 골절이 되기 때문에 수술없이도 치료가 가능하다.[35] 골절된 빗장뼈의 치료는 여전히 의견이 분분하지만 최근 문헌에 따르면 외과의의 경우 완전히 골절된 경우 분쇄 골절 또는 열린 형태의 골절에 대한 치료를 선호하는 것으로 나타났다.[35,36] 외과적인 수술없이 치료를 할 경우 2주에서 4주 정도 움직이지 않는 상태를 유지해야 하거나 또는 8자 모양의 보호대를 활용한 후 ROM과 근력 강화 운동을 수반해야 한다. 재활의 경우 일반적으로 최소한으로 수행되며 다시 스포츠 활동을 재개하는 데에는 6주에서 8주 정도가 걸린다. 외과적인 치료 이후 환자는 3주 정도 어깨를 움직이지 않고 있어야 하며 그 후 점차적으로 ROM 및 근력 운동을 시작해야 한다. 임상학적으로 그리고 방사선상으로 치료가 되고 있다는 증거가 있을 경우 스포츠 활동을 재개하는 데에는 12주 정도가 소요된다.[36]

기타 팔꿈치 부상 Other Elbow Injuries

어린 운동선수들의 팔꿈치 부상은 외상성 골절 및 탈골 그리고 앞서 이야기한 바와 같이 해당 부위를 너무 많이 사용함에 따른 부상들을 포함한다. 외상성 부상의 경우 넘어지거나 또는 체조, 스노우보딩 그리고 풋볼과 같이 일반적인 스포츠를 즐기다가도 발생한다. 팔꿈치 골절이나 탈골의 경우 부차적으로 일어날 수 있는 신경 및 혈관계의 질환에 따라 긴급상황으로 처리될 수도 있다. 일반적인 부상의 경우 다음 섹션에서 소개하도록 한다.

과상부 팔꿈치 골절 *Supracondylar Elbow Fractures*

과상부 팔꿈치 골절의 경우 일반적으로 어린이들에게서 나타나고 이차적인 신경혈관 문제가 발생할 가능성도 존재한다. 이러한 경우 상지와 관련하여 장기간 기능적인 문제를 일으킬 수도 있고 그렇기 때문에 즉각적인 치료가 필요하다. 치료는 골절이 얼만큼 심하게 되었는지와 관련된 부상들의 여부에 따라 달라지게 된다. 비수술적으로 움직이지 않고 치료하는 방법은 탈골이 되지 않고 골절만 되었을 경우 바람직하지만 대부분의 부상의 경우 외과적 고정을 필요로 한다.[37] 팔꿈치가 뻗뻗해지는 현상 및 팔꿈치를 펴지 못하는 경우가 초기 과상부 팔꿈치 골절상태에서 가장 유념해야 할 증상이며 팔꿈치 ROM이 정상적인 상태로 돌아오기까지는 1년이란 시간이 걸린다. 좀 더 심각한 부상, 외과적으로 치료를 한 적이 있는 골절 그리고 나이가 어린 환자들의 경우 회복하기가 가장 힘들다.[38] 치료사는 일단 점진적으로 팔꿈치 ROM을 회복하기 시작해야 하며 외과의의 동의에 따라 점차적으로 상지측 근력운동을 시작해야 한다. 동적인 부목장착이나 연속된 기브스와 같은 방법의 경우 위와 같이 회복이 힘든 경우 적용해볼 수 있다.

대퇴골 외측과 골절 Lateral Condyle Fractures

대퇴골 외측과 골절의 경우 과상부 상박골 골절보다는 그 빈도수가 적지만 비슷한 증상을 보인다. 안정적이고 최소한으로 골절이 된 경우 기브스를 통해 고정시킬 경우 치료가 가능하다. 하지만 대부분의 경우 외과적 고정을 필요로 한다.[39] 대퇴골 외측과 골절을 치료하는 방법은 과상부 골절보다 그 속도가 느리고 오랜기간 부위를 움직이지 않고 있어야 할 수도 있다. 과상부 골절과 같이, 팔꿈치가 뻗뻗해지는 현상은 초기 이후 중요한 사항이며 물리치료 역시 이와 비슷하다.

몬테기아 골절 Monteggia Fracture

몬테기아 골절의 경우 자뼈 골절을 수반한 요골두의 탈골을 의미한다. 이와 같이 흔하지 않은 부상의 경우 소아들의 팔꿈치 골절 중 1% 미만에 해당된다.[40] 몬테기아 골절의 합병증의 경우 골간근 신경의 마비, 요골신경 마비 그리고 자뼈의 기형 등을 포함할 수 있다. 몬테기아 골절과 관련하여 외과적 치료가 이상적인지 아니면 비외과적 치료가 이상적인지에 대해서는 공통된 의견이 없다. 일반적으로 비관혈적정복이나 움직이지 않은 상태로 치료하는 방법이 좋은 효과를 나타내고 있다. 하지만, 관혈적정복(ORIF)의 경우 해부학적 정복이 불가능할 경우 적용해볼 수 있다.[40] 재활시간은 치료의 방법에 따라 달라지고 외과의에 따라서도 달라진다.

앞팔, 손목 그리고 팔 부상
Forearm, Wrist, and Hand Injuries

앞팔 골절은 넘어지거나 요골이나 자뼈의 먼쪽, 근위 또는 중간부분에서도 일어날 수 있다. 아이들을 살펴보면, 앞팔 골절이 비관혈적정복이나 기브스로 고정시키면서 치료를 한다. 외과적 치료가 필요한 경우는 관혈적정복, 비안정적 골절 그리고 비관혈적정복을 적용할 수 없는 골절 또는 때때로 나이가 있는 청소년들의 치료를 포함한다.[41]

먼쪽 앞팔 골절 Distal Forearm Fractures

먼쪽 앞팔 골절의 경우 대부분 손목을 사용하면서 뼈가 많이 있는 먼쪽 노뼈에서 가장 많이 발생한다. 먼쪽 노뼈 골간단의 골절의 경우 외과적 수술이 거의 필요 없고 4주에서 6주 정도 기브스를 하면된다.[42] 먼쪽 노뼈와 관련된 대부분의 부상의 경우 Salter-Harris Type II에 해당되고 비수술적 치료를 하게 될 경우 성공적으로 치료할 수 있다. 해당 부위의 부상은 성장을 더디게 하여 각 변형을 초래할 수도 있기 때문에 물리치료사가 가까이서 이를 관찰해야 한다. 원형 융기나 buckle 골절의 경우 골간 또는 골간단 관절 부위 요골 등 쪽에 있는 해면질골과 함께 발생하고 그에 따라 방사선적으로 보면 부어오르는 현상이 발생한다.[43] 앞팔과 관련된 부상과 마찬가지로, 보수적 치료 방법이 선호된다.

짐네스트 손목 Gymnast Wrist

손목에 가해지는 고통은 체조선수들에게 있어서 일반적이고 "짐네스트 손목"은 기계적으로 먼쪽 노뼈를 너무 많이 사용하였을 경우 나타나는 부상을 일컫는다.[44] 손목은 체조선수들에게 있어서 상지를 많이 사용하여 텀블링과 같은 동작을 수행할 때 몸무게를 지탱해야 하기 때문에 정적인 그리고 동적인 긴장도가 많이 가해지게 마련이다. 이와 관련된 증상은 손목을 펼 경우 먼쪽 노뼈에 가해지는 고통, 특히 무게를 지탱해야 하는 경우를 포함한다. 증상을 빨리 발견하여 신체적 부상을 방지하거나 손목의 모형이 변형되는 결과를 초래하는 성장판의 닫힘을 방지하는 것이 중요하다.[44] 일반적으로 적어도 4주 동안 고통을 동반하는 움직임을 줄여나가는 것이 좋다. 일상생활에서도 느껴질만큼 고통이 있다면, 지지대를 통해 고통을 없애도록 한다. 재활의 경우 국부적 그리고 전체적인 문제를 다루면서 손목에 가해질 수 있는 긴장도를 줄이도록 한다. 체조선수들은 점진적인 재활치료로 무게를 버티는 활동을 재개하고 부상이 재발하지 않도록 위험부담을 줄이면서 훈련을 하도록 해야 한다.

손배뼈 골절 Scaphoid Fractures

손배뼈 골절은 손목뼈 골절로 인해 가장 흔하게 나타나는 부상이지만 모든 소아 상지 골절의 0.45%만이 이에 해당한다.[45] 가장 흔한 증상의 경우 손을 펴다가 넘어지는 경우이다. 흔하지 않긴 하지만 정밀한 진단과 치료를 통해 유착불량이나 부적절한 치료로 인한 무혈관괴사를 방지하도록 해야 한다.[46] 손배뼈 골절이 있는 환자의 경우 일반적으로 손목 측면의 고통을 호소하고 이는 요측 변위나 손목 신장을 더 증대시킨다. 특정 부위의 민감도의 경우 모지외전근과 신근사이에 있는 해부학적인 코담배갑의 주상골 측지와 관련이 있다. 이에 대한 치료는 일반적으로 6주 동안 엄지부분 스피카 기브스를 해야 하며 그 후 재활치료에 들어간다. 골절이 불안정한 상태이거나 유착 불량이 계속될 경우, 외과적 고정이 필요할 수도 있다.[47] 손배뼈 골절은 방사선적으로 골절이 분명하지 않을 경우 진단이 어려울 수도 있다. 진단을 잘못할 경우 치명적인 결과가 초래되기 때문에 손배뼈 골절이 의심될 경우 일반적으로 2주 동안 부위를 움직이지 않게 하고 검사를 반복하도록 한다.[46]

갈고리뼈 갈고리돌기 골절
Fracture of the Hook of the Hamate

갈고리뼈 갈고리돌기 골절은 야구, 골프 또는 하키와 같은 운동을 하다가 발생할 수 있다. 해당 부상의 일반적인 증상은 단단한 물체를 잘못된 타이밍에 침으로써 너무 많은 힘이 갈고리뼈에 전해질 경우 발생한다.[47] 그럴 경우 해당 부위가 연약해져서 갈고리뼈 갈고리돌기가 골절이 될 수도 있고 라켓이나 클럽을 잡을 때 고통이 수반될 수도 있다. 보수적 치료방법의 경우 6주 동안 기브스를 하면서 해당부위를 고정시키는 것이지만 해당 골절부위를 외과적으로 절제해야 할 수도 있다.[47]

권투선수 골절 *Boxer Fracture*

권투선수들의 골절의 경우 다섯번째 손바닥뼈의 목부분에서 발생하고 일반적으로 움직이지 않는 물체를 잘못 치면서 발생한다. 근육이 붙게 될 경우 나타나는 효과 때문에, 다섯번째 손바닥뼈의 머리 부분에 손바닥 모서리가 생겨나기도 한다.[48] 치료는 일반적으로 3주에서 6주 동안 기브스를 한 상태로 비관혈적정복을 진행하도록 한다.

손가락 골절 *Finger Fractures*

손가락 골절 및 손가락 힘줄의 부상은 스포츠를 즐기다가 일어나곤 한다. 일반적으로, 소아 환자들에게서 나타나는 대부분의 손가락 골절은 비관혈적정복을 통해 성공적으로 치료할 수 있다.[49] 망치손가락(mallet finger)은 먼쪽손가락폄금힘줄이 먼쪽 손가락뼈로부터 찢겨지게 되면서 손가락 DIP 관절을 사용할 수 없는 경우이다. 이러한 경우는 일반적으로 공에 손가락을 삐거나 또는 바닥에 미끄러지는 경우와 같이 예기치 않은 순간에 발생한다. 유도복 손상(Jersey finger)은 먼쪽손가락뼈로 부터 깊은손가락굽힘근이 찢겨지면서 발생한다. 이 부상은 대부분 넷째 손가락에 자주 발생하고 FDP가 강제적으로 수축되면서 손가락이 다른 운동선수의 셔츠에 끼게 되는 것이다. 이러한 말렛이나 유도복 손가락 부상에 대한 치료법은 부목을 적용하여 해당 부위를 고정시키는 것이다.

▶ 골반, 엉덩관절 그리고 넙다리 손상
Pelvis, hip, and thigh injuries

검사원리 Examination Principles

어린 운동선수들에게서 나타나는 골반, 엉덩이 그리고 넓적다리 부상의 경우 특정한 외상을 초래하는 사건, 남용 그리고 특발성 질환으로부터 비롯된다. 골반의 경우 궁둥뼈, 엉덩뼈, 두덩뼈, 엉치뼈, 넙다리뼈 그리고 이들의 조합들 등을 포함하여 여러 개의 뼈로 이루어져 있다. 이러한 뼈들의 경우 여러 근육 및 인대들을 붙여주는 역할을 한다. 이러한 해부학적인 지식의 경우 부상에 대해 이해하고 이에 대한 진단을 내리는데 필수적이라고 할 수 있다. 엉덩이, 골반, 넓적다리 및 무릎의 통증을 느낄 경우 검사를 자세히 하여 해당 병변을 제거해야 하며 또 다른 정형외과적 그리고 비정형외과적 상태를 해결해야 한다
(보기 14.3).

그리고 자세한 기록이 진단 및 엉덩이와 골반 쪽 부상을 치료하는데에 있어서 중요하다. 부상의 증상, 위치 그리고 고통의 설명 및 증상을 악화시키는 활동들의 경우 적절한 진단을 내려서 올바른 방향으로 검사를 하는데 도움

보기 14.3 엉덩관절 통증과 관련된 감별진단

운동선수들에게 나타나는 엉덩관절 통증의 원인
- 융기쪽 부상/골절
- 피로골절
- 넙다리부 골단으로 인한 미끄러짐, 패혈성 및 염증 관절염-Legg-Calve-Perhess disease
- 넙다리부 절구 부상, 절구순 파열, 유리체
- Snapping 엉덩관절 증후군, 힘줄 또는 활액낭염
- 근육 좌상
- 외상성 엉덩관절 탈골
- 두덩뼈염, 골수염, 스포츠 탈장
- 신경 포착
- 허리 신경근병

이 될 수 있다. 점차 퍼져나가는 또는 국부적으로 부어오르거나 멍이 드는 현상에 대해 검사하는 것은 외상성 부상의 위치를 파악하는 데 도움이 된다. 국소적인 부어오름 현상, 고통 그리고 물러지는 현상을 함께 자세히 검사해야 하며 골격 표시, 근육이 붙어 있는 위치 그리고 그들을 둘러싸고 있는 연조직들을 포함해야 한다. 엉덩이에 대한 능동적 또는 수동적 ROM의 경우 반대편 사지와 비교하였을 때 어느 부분에 문제가 있는지를 파악하는 데 도움이 된다. 선택적인 근육의 긴장도 테스트와 근육활동에 대한 테스트는 수축성 조직이 관련이 있는지 그리고 이들이 제대로 기능을 하는지 파악해 볼 수 있게 해준다. 중요한 것은 해당부위를 둘러싸고 있는 관절, 즉, 흉추, 염좌 그리고 무릎부분을 포함한 부위를 검사하여 엉덩이 고통과 관련하여 가능한 기타 다른 변수를 제거해야 한다는 점이다.

골반, 엉덩관절 그리고 넓적다리의 특정한 부상 Specific Injuries to the Pelvis, Hip, and Thigh

골반 골단증 *Pelvic Apophysitis*

빠르게 신체가 성장하고 있을 때, 어린이 운동선수들의 뼈는 아직 완전히 발달되지 않은 상태인데 그럴 경우 신체 과사용과 관련된 부상에 시달릴 위험이 존재한다. 뼈가 자랄 경우 이는 충분히 움직이고 몸을 펴기 위하여 근육 조직의 능력치를 넘어서게 마련인데 이럴 경우 자라나는 운동선수의 근육-건쪽에 가장 약한 부위인 골반 융기 쪽에 가해지는 힘을 증가시키게 된다.[50] 융단쪽으로 계속해서 근육을 잡아당길 경우 미세 외상 및 점진적인 근력 쇠퇴 그리고 연골로 된 근육쪽에 염증을 일으키게 된다. 이런 부상이 발생할 경우 융단이 조금 넓혀지게 되고 그럼에 따라 운동선수가 근육이 찢어지면서 부상을 당하는 위험도가 증가하게 되는 것이다.

표 14.4 엉덩관절융기 위치

융기 위치	근육계	골화 나이대
ASIS	넙다리빗근, 넙다리근막긴장근	14-16
AIIS	넙다리곧은근	14-16
좌골조면	넙다리두갈래근	21-25
장골릉	넙다리근막긴장근, 깊은복부근	16-18
대전자	큰엉덩근 및 작은엉덩근, 엉덩관절 바깥돌림근군육	14-16
소전자	엉덩허리근	14-16

골반 골단증이 발생하는 가장 일반적인 부위는 AIIS, ASIS 그리고 궁둥뼈결절이다. 전자, 엉덩뼈능선이 적을수록 전자가 크지만 근육이 찢기는 빈도수는 적어진다.[3] 근육이 찢겨지는 위치는 뼈의 나이와 운동선수의 신체성숙도에 따라 달라지는데 이는 근육찢김이 특정한 나이대에서 나타나고 더이상 해당 병변을 일으키지 않기 때문이다(표 14.4 참조). 수행된 활동의 종류는 운동선수들로 하여금 특정한 위치에서 근육이 찢어질 수 있도록 한다. 예를 들어, 축구선수들의 경우 계속 공을 발로 차면서 곧은넙다리근 수축으로 인한 AIIS에 시달리게 마련이다.

특정 부위에 한정되고 그에 따라 그 부위를 사용하면서 나타나는 고통의 경우 근육찢김 현상과 관련된 일반적인 증상이다. 해당 활동이 많아질수록 고통은 더해지고 쉴 때에는 고통이 덜해진다. 걷기나 다리를 저는 것과 관련 없이 건물 걷기 등과 같이 일상생활을 통해 나타나는 고통이 계속될 경우 충분한 휴식이 없을 때 나타나기도 한다. 검사를 해볼 경우 염증이 있는 부위가 약해진 것을 발견할 수 있을 것이다. 융기 쪽에 근육이 붙은 부위에 자극을 줄 경우 운동선수들이 겪고 있는 증상을 가중시킬 수 있다. 이는 스트레칭을 하거나 근육을 과도하게 수축시킬 경우 나타난다. 빠르게 신체가 성장할 경우 일반적인 측면 근육의 비유연성은 해당된 위치에서 제한된 ROM과 함께 파악할 수 있다. 근육이 찢겨지면서 골절된 부분 사이의 경우 찢겨진 근육이 방사선상에 잡힐 경우 일반적으로 신체 검사 및 진단 이미지를 통해 확인할 수 있다.

골반 골단증에 대한 치료는 일단 쉬고 활동을 조정하며 통증 및 염증관리를 하면서 시작한다. 무게를 드는 것은 일단 통증이 가라앉고 운동선수가 제대로 걷기 시작할 수 있을 때 시작한다. 몇몇 경우 고통이 심할 수 있는데 그럴 경우 부목 등을 사용하여 무게를 지탱할 수 있도록 해주어야 한다. 일단 통증이 가라앉으면, 치료를 근육 유연성 및 ROM으로 집중하도록 한다. 조직을 둘러싸고 있는 요추 골반 근육계로 근육을 강화하거나 하지 쪽의 근육을 강화하는 것이 골반 균형을 잡고 하지 쪽을 관리할 수 있는 가장 중요한 포인트다. 스포츠 활동을 재개하는 것은 점진적인 절차를 거치도록 하고 이때 증상 및 움직임의 강도에

따라 그 기간은 달라지지만 일반적으로 완전히 복귀하려면 6주 정도가 소요된다.[51]

골반 근육 골절 *Pelvic Avulsion Fractures*

근육찢김과 관련된 골절은 골반 쪽의 융기를 제대로 관리하지 않을 경우 발생하며 비슷한 부위에서 발견된다. 이들 대부분은 14세에서 25세의 청소년 운동선수들에게서 나타나며 그 원인은 부상과 관련된 특정한 수행구조를 들 수 있다. 융기 쪽 근육이 붙어 있는 부분에서 과도하게 근육을 수축할 경우 그리고 특히 스포츠 활동을 하면서 자세가 이상하게 뒤틀어질 경우 강도 높은 힘을 요구하게 되는데 이때 해당 동작에 실패할 경우 근육찢김이 발생한다.[52]

운동선수들의 경우 특정한 사건 및 부상당한 시간을 떠올리면서 "부서지는" 소리 같은 것이 났다고 보고하고 있다. 이러한 증상들의 경우 근육이 찢겨지는 부위가 연해지고 부어오르는 현상을 포함한다. 무게를 지탱할 경우 고통이 수반되고 진통보행을 해야만 하게 된다. 그에 따라 근육이 찢겨진 부위에 멍이 들게 된다. 부상을 입게 됨에 따라 해당 근육조직을 움직이게 되면 근육이 과도하게 수축되게 되면서 고통이 수반된다. 방사선 사진에 따르면 대부분의 경우 근육이 찢겨졌다고 의심되는 부위의 진단을 확인해주고 있다. 몇몇 찢겨진 부위가 작을 경우 단순촬영법을 통해서는 확인을 할 수가 없고 CT 스캔을 해야만 확인 가능하다. MRI가 연조직 부상 및 부분적인 근육 찢김에 사용가능하지만 또 다른 증상이 있을 때에도 이를 활용해야 한다.[3,53]

골반 근육 골절에 대한 치료는 얼만큼 많이 찢겨졌는지 그리고 융기가 얼만큼 골절되었는지에 따라 달라진다. 2cm 보다 작은 부위가 골절되면서 생긴 부상의 경우 보수적인 치료방법을 사용한다. 운동선수의 경우 처음 3주 동안은 휴식기를 가지고 보호된 상태에서 간단히 무게를 지탱하는 과정을 거치게 된다. 고통이 가라앉게 되고 시간이 어느정도 흘러서 뼈가 아물기 시작하면 완전히 고통없이 움직이는 것이 다음 과제가 된다. 짧은 근력운동을 시작하고 근력이 붙기 시작하면 특정한 스포츠 활동을 재개하는데 다른 합병증이 없다는 가정하에 6주에서 8주 정도 걸린다.[52]

근육찢김에 대한 외과적 ORIF의 경우 2cm 이상이 골절되었거나 완전히 해당 부분이 탈골되었거나 또는 궁둥뼈 결절이 발생하였을 경우 보수적인 방법보다 효과적이다.[52]

엉덩관절 소음 증후군 *Snapping Hip Syndrome*

엉덩관절 소음 증후군의 경우 청각적으로 확인 가능하고 뼈로 된 부위에서 근육이 움직일 경우 엉덩이에서 "삐걱"거리는 소리가 나는 증상을 나타내는 것이다. 일반적으로 고통이 수반되며 엉덩이로 특정한 움직임을 할 경우 나타난다. 엉덩관절 소음 증후군의 경우 외부와 내부로 나뉘어지게 된다. "내부" 엉덩관절 소음의 경우 더이상 적절한 명명법이라고 여겨지지 않는데 이는 내부 엉덩이 병변과 관련하여 정확성, 설명 그리고 진단법이 더 발전하였기 때문이다.[54] 엉덩관절 엉덩이의 경우 예술가, 달리기 선수들 또는 허들 선수들에게서 나타난다.

IT밴드가 끊어지거나 큰 전자 쪽을 넘어 대둔근의 앞쪽이 움직일 경우 외부 엉덩관절 엉덩이 증후군을 초래하게 된다. IT밴드에서 두꺼운 부분, 즉, 큰 전자 쪽 후면에 위치하고 있는 부위는 엉덩관절 굴곡상에서 전자의 앞부분을 지나치게 된다. 엉덩이가 팽창될 경우, IT밴드는 후면으로 돌아오고 반복적으로 소리를 내게 되는 것이다.[54] IT밴드와 큰 전자사이에 있는 것이 바로 이렇게 계속 소리가 날 경우 염증을 일으킬 수 있는 대전자부 점액낭인 것이다. 건염, 퇴화 그리고 둔근이 찢기는 경우가 모두 뼈로 이루어져 있는 부분에 염증이 생기거나 기계적 자극이 가해졌을 경우에 발생한다.[54]

외부 엉덩관절 엉덩이 증후군은 두가지 다른 방식으로 운동선수들에게 나타난다. 실제 엉덩관절 엉덩이 증후군의 경우 측면 엉덩이의 고통으로 특징지어지고 반복되는 엉덩관절 굴곡 운동을 통해 나타난다. 운동선수는 "엉덩이의 위치가 잘못틀어지는" 현상이라고 엉덩관절 소리를 인식할 수도 있다. 이런 경우는 골반이 기울어진 상태에서 수행하는 활동에서 반복적으로 나타나며 실제로 운동선수들의 기능을 바꾸게 되는 원인이기도 하다.[54] 동적인 초음파의 경우 이렇게 소리가 나는 현상을 파악하고 확인할 수 있게 해준다.[50]

외부 엉덩관절 소리에 대한 치료는 일반적으로 보수적인 방법을 적용하지만 얼만큼 심한지에 따라 달라지게 된다. 소리가 날 때 고통이 없다면, 연조직 기술 및 IT 밴드 쪽으로의 스트레칭, 넙다리근막긴장근 그리고 큰엉덩근이 마찰을 줄여주고 해당 기능을 향상시키는데 도움이 될 수 있다. 활동을 변화시키거나 통증을 관리하는 것 역시 이러한 증상을 나타내는 외부 엉덩관절치료에 중요한 역할을 한다. 조직상의 통증이 가라앉을 경우 스트레칭이나 연조직과 관련된 기술들을 점차적으로 적용해볼 수 있다. 이 두 가지 경우 모두, 완전히 회복하는 데에 몸 전체에 대한 관리의 정상화와, 안정성 그리고 균형이 필요하다. 해당 증상에는 보수적인 방법이 효과적이지 않기 때문에 외과적 치료방법이 더 효과적이라고 할 수 있다.[55]

내부 외관절 소리의 경우 댄서나 기타 다른 예술가들에게서 발생한다. 소리가 나는 현상은 엉덩이에 힘이 들어가거나, 외전 또는 IR의 팽창과 함께 바깥쪽으로 외전이 될 경우 엉덩허리근이 만성적으로 탈골되면서 일어난다.[56] 내부 외관절 소리의 경우 발생 가능한 부상이지만 전체 인구의 10% 미만에 해당된다.[54]

내부 외관절 소리와 관련된 증상을 보이는 운동선수들의 경우 아주 심하고 자주 고통을 호소하는 편이며 사타구니 앞부분에서 소리를 느낀다. 계속해서 엉덩이를 구부리거나, 외전 또는 IR방향으로 움직일 경우 해당 증상은 쉽게 재발하는 편이다.[57] 흔하지는 않지만 해당 증상은 몸 뒤쪽에서 엉덩이 및 SI쪽 위치에 통증을 느끼는 것으로 보고되고 있는데 이는 요추상의 엉덩허리근 때문에 발생한다. 이에 대한 검사는 잘못된 자세에서 움직일 경우 엉덩이 앞쪽에서 나는 소리를 관찰한다. 소리가 날 경우, 운동선수들은 계속해서 통증을 느끼게 된다. 엉덩허리근에 직접적으로 가해지는 압력은 소리가 나는 현상 및 내부 외관절 소리에 대한 진단과 함께 줄어들을 수도 있다. 동적 초음파 및 장요근의 bursography의 경우 소리가 나는 현상을 파악하고 장요근 및 점액낭과 관련된 질환을 파악하는데 도움이 된다.[58] MR의 관절 조영도가 동적인 소리를 발견해내지는 못하지만 내부 관절 엉덩이 부상을 파악하는 데에는 효과적일 수도 있다. 이는 거의 절반에 가까운 내관절 소리 증상을 가지고 있는 환자들이 그와 관련된 내부 관절 질환에도 고통을 호소하는 것으로 나타났기 때문이다. 내부 엉덩관절 증후군에 대한 치료는 외부 엉덩관절 증후군의 치료방법과 흡사하다.[59] 활동에 변화를 주고 통증을 관리하는 것이 가장 급선무이다. 스트레칭을 하거나 연조직을 변화시켜서 엉덩허리근 및 전방 엉덩관절에 적용하는 것이 움직임을 회복하는 데에 도움을 준다. 운동은 전체 몸의 균형을 잡고 안전성을 높이며 하지 쪽 자세를 교정하는 데에 초점을 맞추도록 한다.[54] 다시 이야기 하자면, 보수적인 치료방법이 성공적으로 적용되지 않기 때문에 외과적 치료방법 및 근육 신장 치료방법이 효과적이다.[60]

넙다리 피로 골절 Femoral Stress Fracture

넙다리 피로 골절의 경우 몸을 많이 움직이는 운동선수들 및 장거리 달리기 선수들에게서 자주 나타나는 부상이다. 넙다리 부근에 가해지는 비정상적인 압박 및 측면부의 무리한 긴장이 바로 넙다리뼈 골절의 두 가지 증상이다. 장거리를 계속해서 달리게 될 경우 반복적으로 가해지는 긴장으로 인해 미세 외상이 발생하며 그에 대한 피로골절로 이어지게 된다. 잘못된 훈련 방법이나 뼈의 구성, 혈관공급 그리고 해부학적 정렬 등 역시 넙다리 경부 피로 골절과 관련이 있다. 여성 운동선수들의 경우 남성들과 비교하여 뼈 스트레스 부상에 시달릴 위험도가 4배나 높다.[61] 무월경, 초경, 식이 장애 그리고 골다공증과 같이 월경에 이상이 있는 여성들의 경우 위험도가 더 높아진다.[62,63]

넙다리 피로 골절을 앓고 있는 운동선수들의 경우 무게를 지탱하는 운동을 함에 따라 넓적다리, 무릎 그리고 사타구니 쪽에 고통을 느낀다. 이러한 증상은 일반적으로 운동을 하지 않고 쉴 경우 호전된다. 이에 관련된 걸음걸이 전략 역시 몸 전체에 무게를 지탱해야 하는 운동을 할 경우 도움이 될 수도 있다. 넙다리뼈 근위부 및 사타구니쪽이 연해질 경우 엉덩이 ROM, 특히 엉덩이를 구부리거나 안쪽으로 몸을 틀을 경우에 나타나게 된다. 단순 방사선 촬영으로는 처음 2주 동안 이러한 스트레스 골절을 발견하지 못할 수도 있기 때문에 부차적인 촬영을 통해 경화증 또는 골절의 단서를 찾아내야 한다. MRI의 경우 기존 진단법보다 좀 더 세밀한 관찰을 할 수 있게 해준다.

보호된 상태로 무게를 지탱하거나 구부릴 경우 넙다리 피로 골절은 방사선상의 증거와 상관없이 그 즉시 치료를 시작해야 한다. 압박을 느끼는 부위의 골절의 경우 보호된 상태로 무게를 지탱하면서 치료할 수 있다. 느리고 점진적으로 치료를 해야 하며 반복된 이미지 촬영으로 상태를 관찰해야 한다. 수축을 느끼는 부위의 골절의 경우 탈골될 위험이 있고 그렇기 때문에 외과적 치료 및 고정이 필요하다. 초기에 치료를 하지 못할 경우, 유착 불량, 넙다리뼈머리 무혈관성괴사, 초기 관절염 또는 기형과 같은 합병증이 찾아올 수 있다. 영양학적 그리고 심리학적 상담을 통해 식이 장애가 의심될 경우 이를 해결하도록 한다.[64] 고통이 전부 가라앉고 나서 방사선적으로도 뼈가 아물고 있다는 것이 확인될 경우, 임상학적 검사를 통해 점진적으로 치료를 해나가며 스포츠와 관련된 활동을 재개하도록 한다. 이러한 절차는 일반적으로 몇개월이 소요된다.

넙다리 절구 충돌 및 절구테두리 파열
Femoral Acetabular Impingement And Labral Tears

넙다리절구충돌(FAI: Femoral acetabular impingement)의 경우 최근 젊은 운동선수들이 엉덩관절 쪽 통증을 느끼거나 그에 대한 후유증으로 진단되는 증상이다. FAI는 절구 어귀와 함께 넙다리뼈머리 및 경부에 인접한 부분에 나타나는 증상이다. 이러한 병변의 경우 남성들에게서 더 자주 나타나며 골관절염, 넙다리뼈머리 골단 분리증 그리고 넙다리뼈 경부 골절과도 관련이 있다.[65] FAI는 cam 병변, pincer 병변 그리고 이들 두 가지를 합쳐놓은 것으로부터 비롯된다. Cam 병변의 경우 틀어진 뼈의 구조를 더이상 지탱하지 못하여 넙다리뼈 경부가 절구 쪽에 반복적으로 힘을 가하게 되면서 모양이 비정상적으로 틀어져 나타나는 증상이다. 대부분 어린 남성 운동선수들에게서 나타나며 절구테두리 및 연골 쪽 병변을 일으켜 앞쪽 관골구에도 이상을 일으킨다.[66] Pincer 병변의 경우 절구 쪽에 계속해서 무리한 힘을 가할 경우 발생하며 엉덩이에 힘을 줄 때 넙다리뼈머리 및 경부에 아치대를 사용해야 될 수도 있다. 대부분 여성 운동선수들에게서 가장 자주 나타나며 앞쪽 또는 뒤쪽 관절테두리에 많이 나타난다. 엉덩이 쪽 관절테두리의 경우 무릎 쪽이 오목해지며 부상이 있을 경우 충격 흡수, 관절 유연성, 압력 분산 그리고 엉덩이 관절 안전성이 떨어지게 된다.

FAI가 있는 환자들의 경우 엉덩이쪽 및 사타구니쪽의 가려움, 통증 그리고 엉덩이만 또는 엉덩이와 함께 다른 부위를 움직일 경우 또는 IR에 따라 소리가 계속해서 나기도 한다. 운동선수들은 일반적으로 손으로 C자를 만들면서 어느쪽이 아픈지를 설명하고 뒤쪽으로 엄지를 가져다 놓고 나머지 손가락을 앞으로 가져다 놓으면서 엉덩이 측면부를 감싼다. 운동선수들은 계속해서 무게를 들 경우 고통을 호소할 수도 있고 몸을 틀거나 몸에 충격을 주는 운동을 할 경우 또는 앉아 있는 것처럼 계속해서 엉덩이에 긴장을 주는 자세를 유지할 경우에도 고통을 호소할 수 있다. 이러한 증상이 계속될 경우, 고통은 사그들지 않고 계속 유지되며 관절테두리, 관절표면 그리고 이를 둘러싸고 있는 근육들을 포함한 조직들에도 영향을 미치게 된다. 임상학적 검사의 경우 특히 엉덩이를 움직일 경우 ROM이 IR에 미치는 영향의 한계를 드러내면서 엉덩이에 미치는 충격과 관련하여 좀 더 세밀한 검사를 필요로 하고 있다. 엉덩이를 움직이고 IR과 함께 운동선수들의 고통이 지속될 경우 이는 앞쪽 엉덩이의 충격으로 간주할 수 있다. 아래쪽 엉덩이 충격의 경우 엉덩이를 펴거나 ER을 통해 고통이 지속되는지의 여부를 확인할 수 있다.[67] 이렇게 힘든 검사들의 경우 엉덩이쪽 관절테두리 파열을 진단할 경우 필요하다고 여겨지지만, 특정한 관절테두리 시험 역시 존재한다. 앞부분 관절테두리의 경우 엉덩이를 구부릴 경우, ER 그리고 신장시키거나 IR 또는 내전시킬 경우 긴장을 느끼게 된다. 엉덩이를 구부리거나 내전 또는 IR상태에서 신장시키고 외전 및 ER을 수행할 경우 이는 후면 관절테두리가 파열되었는지 진단해볼 수 있도록 한다.[68] 단순방사선 이미지의 경우 뼈의 이상 및 그에 대한 변화 등을 확인할 수 있지만 MRI가 일반적으로 FAI를 진단하는 데에 더 유용하게 쓰인다.[69,70] 관절테두리가 파열되거나 연골이 파열되었다고 의심될 경우, MR 관절조영도가 진단법이 될 수도 있고 이때 섬세도와 적합도가 각각 90%와 91%를 기록하고 있다.[71,72]

보수적인 치료방법의 경우 FAI치료에 활용될 수 있고 관절테두리 파열에도 사용될 수 있지만 장기적으로 통증을 치료하는 데에는 효과적이지 않다. 이에 대한 치료는 쉬는 기간, 운동 변화, 통증 및 염증 관리 그리고 몸 전체의 교정 그리고 근력운동 등이 포함된다.[73] 관절을 움직이고 스트레칭을 하기 위하여 ROM을 다시 회복하려는 시도가 있었지만 통증의 기계적인 성격에 따라, 외과적 치료가 운동선수들이 회복하는 데에 더 효과적이라고 할 수 있다. 외과적 치료의 경우 관련된 병변의 관절경 구조 변화를 통해 이루어질 수도 있고 관절테두리 괴사조직 제거 및 직접 치료, 골수염 치료 또는 연골성형술과 함께 시행될 수도 있다. 외과적 치료를 적용하는 물리치료의 경우 수행된 절차에 따라 달라진다. 관절테두리 괴사조직 제거와 같은 좀 더 단순한 관절경 절차를 살펴볼 경우 운동선수들은 그 즉시 견딜수 있는 만큼 무게를 들어올릴 수 있다. 먼저 통증 관리, 염증 관리 그리고 걸음걸이 정상화에 중점을 두도록 한다. 그리고 점진적으로 ROM, 근육 기능 강화 및 잘못된 움직임 교정을 위하여 운동 및 치료를 아급성 단계에서 재개한다. 앞쪽 엉덩이 근육을 강화하는 운동들, 즉, 발을 곧게 펴거나, 자세 바로하기, 앞으로 움직이기 등과 같은 운동들은 재활 초기에는 피하면서 엉덩이를 구부리거나 건염에 걸릴 확률을 줄이도록 한다.[74] 점차적으로 운동을 재개하여 스포츠활동으로 돌아가는 것은 운동선수가 일단 불균형 또는 임상학적인 시험에 따라 심한 고통을 더이상 느끼지 않을 경우 재개하도록 한다.

근육 좌상 Muscle Strains

근육 좌상은 젊은 운동선수들에게서는 일반적으로 나타나지 않는다. 대신 젊은 운동선수들의 경우 뼈돌기 골절 등이 더 많이 발생한다. 하지만 나이가 좀 있는 청소년들의 경우 융기가 경화되기 시작하면서 근육 좌상이 감별진단으로써 발생할 수 있는 하나의 부상으로 고려되어야 한다. 근육 좌상은 뼈돌기 부상과 동일한 부위에 발생한다. 대부분의 근육 좌상의 경우 모음근, 엉덩이 굴근 그리고 뒤넙다리근 쪽을 포함한 엉덩이 및 넓적다리쪽에 발생한다. 좌상은 일반적으로 너무 과도하게 몸을 펴거나 이상한 자세로 근육을 수축시켜서 과도한 힘을 가하거나 미세하게 근육이 찢어지는 경우 발생한다.[75] 이러한 부상들의 경우 트랙, 풋볼 또는 축구처럼 빠른 속도를 요구하는 스포츠 및 댄스나 공차기 등 동작의 범위가 넓은 활동에서 나타난다. 부상의 경우 근육안쪽이나 근건 접합부위에서 발생한다. 부상의 위치는 예상되는 치료기간과 관련이 있다. 예를 들어, 뒤넙다리근 쪽 근육안에서 발생한 원위 부상의 경우 근위쪽에 발생한 부상보다 좀 더 짧고 예상할 수있는 기간동안의 치료를 요구한다. 근육 좌상의 구분은 부상의 정도를 결정하고 고통, 약화된 상태 그리고 움직일 수없는 상태 등에 기초한다. 근육 좌상은 1단계(최소한의 근육 통증), 2단계(어느정도의 고통을 수반한 미세 근육찢김) 그리고 3단계(완전한 근육 파열)로 나뉘어 진다. 이러한 분류는 부상 예후와 그 관리를 하는데 도움을 준다.

급성 근육 좌상이 있는 환자들의 경우 특정한 활동을 하거나 하였을 때 급작스러운 고통을 호소하기도 한다. 이들은 파열된 근육 및 힘줄부위에서 잡아당기는 느낌을 받거나 또는 약간 부러지는 듯한 느낌을 받을 수도 있다. 근육 및 근건 접합부위에 고통이 지속되고 일반적으로 스포츠 활동을 하지 못하게 만든다. 급성 또는 아급성 단계에서 멍이들고 부어오른 부위가 부상당한 근육 주위로 퍼져 나가게 된다. 진통 보행을 시도하여 하지나 상지측을 보호할 수도 있다. 신체 검사 및 근육조직의 촉진의 경우 근경련 및 근육안에 감지할 수 있는 이상징후를 발견할 수 있다. 수축을 하고 완전히 길이를 늘려가면서 조직에 긴장을 주는 것은 진단확인에 도움을 줄 수 있다. ROM과 근력 한계치의 경우 근육 좌상에 일반적으로 나타난다. MRI의 경우 진단에 도움을 줄 수 있고 근육좌상의 정도를 가늠할 수 있게 해주지만 일반적으로 심각한 부상에 사용된다.[75,76] 단순방사선 촬영에는 잘 나타나지 않지만 근육이 찢겨지면서 당한 부상 및 실제 근육좌상에는 활용할 수 있다. 그리고 또 다른 고통의 원인으로 넓적다리, 엉덩이 그리고 골반 근육 쪽의 좌상을 들 수 있다. 예를 들어, 뒤넙다리근 쪽 부상이 자주 일어날 경우 좌골쪽에 잦은 협착이 가해지기 때문에 신경에 긴장이 가해지기 때문에 이로 인해 후면 넓적다리에 통증이 찾아오고 뒤넙다리근 쪽에 같은 증상이 반복되게 된다. 모음근이나 넙다리두갈래근과 같이 여러 근육들에 걸쳐서 발생하는 부상의 경우 가까이 위치하고 있거나 또는 기능상 관련이 있기 때문일수도 있다. 장골릉이나 대전자에 발생하는 타박상의 경우 "엉덩이 포인터"라고도 불리우는데 이는 직접적인 타격으로부터 비롯되고 뼈가 성숙되기 시작하는 청소년들에게서 흔히 나타난다. 그러므로, 정밀한 검사를 통해 실제 운동선수가 아파하는 부위가 어디인지 확인해야 한다.

운동선수들 사이에서 근육 좌상은 재발률이 높다. 재발의 경우 부상을 당하였던 근육이 계속 약해져 있는 상태로 지속되거나 근육-힘줄이 나머지 반흔 조직으로 인해 제 기능을 못할 경우 또는 생물 기계학적으로 변화가 일어나거나 다친 이후 스포츠 운동능력이 떨어지기 때문에 발생한다.[75] 근육 좌상 치료의 주된 목적은 운동선수가 다치기 이전의 운동능력을 되찾고 재발률을 줄이는 것이다.

좀 더 심각한 3단계상의 완전한 파열의 경우 외과적인 수술이나 접합이 보장된다. 하지만, 1단계나 2단계의 뒤넙다리근 좌상의 경우 보수적인 방법을 통해 치료한다. 급성 근육 좌상의 최초 치료의 경우 이와 비슷한 단계를 거친다. PRICE(보호, 휴식, 아이스, 압박, 회복)법칙은 통증을 관리하고 조직을 아물게 하기 위하여 활용된다. 다친 조직상에서 근육을 스트레칭하지 않도록 하며 그에 따라 근육이 다시 재생될 수 있도록 하고 다시 다칠 수 있는 확률을 줄이도록 한다. 그 대신, 통증이 없는 ROM 활동을 관절부분에 적용하도록 한다. 통증은 사라질 것이고 운동선수가 다시 고통없이 활동할 수 있을 때까지 아마도 부목이나 걸음걸이에 변화를 줘야될 수도 있다(뒤넙다리근 좌상의 경우 짧은 걸음걸이 적용). 치료 운동의 경우 요추-골반, 엉덩이 그리고 무릎 근육부터 시작해야 하지만 이때 다친 근육만을 활용한다던가 아니면 기타 다른 고통이 수반되는 활동은 지양해야 한다. 운동선수가 치료를 받고 난 후, ROM의 정상화 및 근력의 복원에 집중해야 한다. 신경과 근육

관리, 균형 그리고 몸전체의 안정성과 관련된 활동에 집중해야 한다. 특이한 자세로 근육 훈련을 하는 것 역시 권장되는데 근육을 늘리는 활동을 할 때 신경근육 관리 및 보호를 할 수 있게 된다.[75] 스포츠와 관련된 치료법의 경우 근육 스트레칭을 해주고 반대쪽 사지와 대칭으로 근력을 회복하고 기능적인 활동을 위한 관리를 해주면서 시작하도록 한다.

코르티코스테로이드 주사의 경우 장기간 부작용 없이 근육 좌상을 치료하기 위하여 어른들에게 적용하도록 한다. 이 치료법은 대부분 전문 운동선수들에게서 발생하지만 청소년들에게 적용해서는 안된다.[77]

외상 엉덩관절 탈골 Traumatic Hip Dislocation

외상 엉덩관절 탈골의 경우 풋볼, 스키, 모터크로스와 같이 빠른 속도 및 힘이 가해지는 스포츠를 하다가 발생한다. 대부분의 엉덩관절 탈구는 높은 에너지 그리고 힘을 주고 있는 무릎에 뒤쪽으로 힘을 가하기 때문에 발생한다. 이와 관련된 골절은 뒤쪽 관골부에 반하여 넙다리뼈머리에 발생하는 교대로 인한 탈구와 함께 일어난다. 이 부상을 입게 될 경우, 운동선수는 구부리고 있는 자세, 내전 그리고 IR상태에서 몸 전체에 극심한 고통을 느끼게 된다. 극심한 고통으로 인해 무게를 지탱한다던가 몸 전체를 움직이는 것이 힘들 수도 있다. 엉덩관절 탈구는 응급상황이고 그 즉시 의료치료를 받아야 한다. 관절 정복의 경우 신경결관 구조의 인접성 및 발생할지도 모르는 피해로 인해 보통 실행되지 않는다. 그 대신, 부목을 대거나 지지대를 활용하여 의료시설에 연결을 하고 부상을 당하고 몇 시간 이후 정복을 하도록 한다. 일반적인 방사선 사진으로 탈골된 고관절 확인이 가능하며 MRI나 또는 CT를 찍어서 그와 관련된 기타 다른 부상이 있는지도 알아봐야 한다. 다시 뼈를 맞추고 방사선 사진을 촬영한 후, 운동선수는 6주 동안 무게를 들지 않도록 한다. 그리고 난 후 다시 이미지 검사를 실행하여 무혈관성괴사나 연골분해가 일어났는지 살펴보도록 한다. 엉덩이 움직임 및 근력의 정상화를 포함하여 복잡하지 않은 치료과정을 거치고 난 후, 운동선수가 다시 활동을 재개하는 데에는 신체검사가 원만하게 나오고 12주 정도가 소요된다.[77]

넓적다리뼈머리 골단 분리증
Slipped Capital Femoral Epiphysis

넓적다리뼈머리 골단 분리증(SCFE)은 청소년기에 두드러지게 나타나는 엉덩관절 질환 중에 하나이다. SCFE는 넓적다리뼈머리에 계속해서 기계적인 힘이 가해질 경우 발생하고 이에 따라 뒤쪽 골단에 분리증이 발생한다. 하지만 특정한 외상성 경우와 많이 관련이 되어 있진 않다. SCFE의 경우 남자아이들에게서 더 자주 발생하고 특히 신체용적 지수(BMI)가 증가하고 몸이 빠르게 성장하고 있는 아이들에게서 자주 발생한다. 여자아이들의 경우 9세 정도에 가장 많이 발생하지만 남자아이들의 경우 11세 정도에 가장 많이 발생한다. SCFE가 빨리 나타나는 경우는 내분비에 문제가 있는 경우에 해당된다.[78] SCFE를 초기에 진단하게 될 경우 연골분해, 넙다리뼈머리 무혈관성괴사 그리고 엉덩관절염과 같은 추가적인 엉덩관절 병변을 막을 수 있다.[79]

SCFE의 경우 발을 심각하게 저는 청소년들에게는 감별진단의 대상이다. 고통은 계속해서 퍼지게 되고 사타구니, 넓적다리 그리고 신체 활동이 많은 무릎으로 퍼지게 된다. 하지만, 엉덩관절이나 넓적다리에 퍼지는 고통이나 완전히 고통이 없어지는 경우 모두 SCFE를 가지고 있는 청소년들에게서 나타난다. 급성인 경우, 해당 사지를 늘리거나, 내전 또는 ER의 자세에서 휴식을 취해야 할 수도 있다. 좀 더 만성적인 경우를 살펴보면, 사지가 고통스러운 상태에서 구부리거나 또는 IR 상태에서 엉덩관절 ER 상태로 될 수도 있다. 방사선 촬영 또는 반대쪽 사지의 임상학적인 평가를 살펴볼 경우 20%에서 80%의 범위까지 양방향 부상이 발생하였다는 것을 알 수 있다.[80]

SCFE의 치료는 진료 이후 바로 골단 분리증 수술을 해야 한다. 보다 더 안정적인 치료의 경우 수술 이후에 상태가 더 나아지고 이때 기형이나 공존이환이 적게 나타난다. 고정시킨 이후에 운동선수의 경우 보호된 부목을 찬 상태로 6주에서 8주 동안 지내야 한다. 물리 치료요법의 경우 ROM의 극대화, 근력 및 내구력, 균형 그리고 자기수용에 대한 목적을 달성하기 위하여 시작된다. 대부분의 운동선수들은 점진적으로 치료를 받아서 일단 고통이 없어지고 난 후 스포츠 활동을 재개하고 대칭적인 사지 근력 및 기능을 되찾도록 한다. 하지만, 몇몇 문헌에 따르면 사지가 완전히 멀쩡해진 다음 운동을 재개하는 것을 권장하고 있다. 움직이질 못하거나, 뻗뻗함 그리고 고통을 수반하는 보다 더 심각한 SCFE의 경우 관절 고정 또는 골절술과 같은 절차를 활용하여 높은 수준에서 스포츠로 복귀할 수 있도록 한다.[81]

레그-칼베-페르테스 병 Legg–Calve–Perthes Disease

레그-칼베-페르테스 병(LCPD) 또는 퍼스의 경우 넙다리뼈머리의 골단에 특발성 골괴사를 수반하는 질환을 이야기하고 4세에서 8세 사이의 남자아이에게서 일반적으로 나타난다. 하지만, 양방향 진단의 경우 여자아이들에게서 더 자주 나타나며 전체 경우의 8%에서 24%를 차지한다.[79] 혈류량이 적거나 넙다리뼈머리 괴사가 진행되었을 경우 성장이 더뎌지고 엉덩관절이 진행되게 된다. 빠르게 해당 질병이 찾아오고, 이를 빨리 진단하며 빠르게 치료를 들어갈 경우 뼈가 자라나고 다시 생성되는 데 도움이 된다.

LCPD를 가지고 있는 아이들의 경우 고통 없이도 점차적으로 몸을 절게 된다. 하지만, 운동을 한다면 엉덩이, 사타구니, 넙다리 그리고 무릎에 약간의 고통이 수반될 수도 있다. 엉덩관절 IR이나 외전 움직임에 대한 제한이 LCPD와 일반적으로 관련이 있다. 전체 혈액 정밀검사와 방사선 촬영의 경우 감염이 되었는지의 여부와 얼만큼 질병이 진행이 되었는지를 파악하는 데 도움이 된다.

LCPD관리의 주요 목적은 엉덩관절의 움직임, 무게 지탱을 하는 데에 따른 고통 감소 그리고 절구 쪽 넙다리뼈 골단을 포함한다. 이에 대한 치료는 아직도 의견이 분분하다. 하지만, 심각한 질병을 가지고 있는 아이들의 경우, 외과적 치료가 비수술적 치료보다 효과적인데 그 이유는 외과적 치료가 넙다리뼈 골단의 모양 및 구형을 개선하게 만들고 절구부분을 잘 덮어주기 때문이다.[79] 두 가지 가장 자주 활용되는 수술법의 경우 넙다리뼈와 골절술 그리고 Salter 무명 골절술이다. 넙다리뼈머리가 낫고 있다는 징후를 보이기 시작하면 운동선수는 해당 활동 및 스포츠를 재개할 수 있지만 제한적으로 이를 수행해야 한다.

▶ 무릎 부상 Knee injuries

검사의 원리 Examination Principles

기타 다른 신체 검사 과정들과 마찬가지로, 자세한 기록은 부상을 파악하고 감별진단을 올바른 방향으로 이끌어준다. 외상성 또는 점차적인 발병을 통한 부상의 및 그 결과로 인해 부상을 당한 상태에서 힘이 관절로 가해질 경우 어떤 무릎의 구조에 이상이 생긴것인지 파악이 가능하다. 부종이 생긴 시간 및 이에 대한 정도 역시 급성으로 부어오른 부상부터 혈맥구조와 관련된 부분까지 포함하여 결정해야 한다. 점차적으로 진행이 될 경우, 활동과 관련있는 증상의 경우 좀 더 자세히 파악해야 할 필요가 있다. 어린이는 어른보다 고통과 관련된 특정 질문을 더 많이 해야 할 수도 있는데 그 이유는 어린이들의 경우 일반적으로 열린 질문에 대한 자세한 대답을 하지 않기 때문이다. 고통이 수반된 영역을 파악해야 하고 환자가 고통에 대해 이야기하지 못할 경우 어느 곳이 가장 아픈지 손가락을 가리키게 하는 것이 좋다. 부모님 및 환자는 기존 기형고정 부상 또는 W모양으로 앉는 아이들처럼 현재 기능에 문제를 일으킬 수 있는 사실에 대해 질문을 받아야 한다.

신체검사는 특별한 검사를 포함하여 특정 병변, ROM 그리고 근육시험을 실시해야 한다. 앞서 이야기하였다시피, 문제시 되는 사지 관리 및 균형 또는 기능적인 측면에 문제가 생겼는지를 알아보기 위한 하지 검사가 중요하다. 걸음걸이 평가 역시 중요한 정보를 제공한다. 환자가 의식하지 못할 때 어떻게 걷는지를 살펴보는 것이 도움이 되는데 이는 당신이 그들을 보고 있을 경우 자연스럽게 걷지 않을 수도 있기 때문이다. 또 다른 도움이 되는 기술은 숫자를 거꾸로 세개하거나 걸을 때 이야기를 하게 한다던가 하면서 주위를 분산시키는 것이다. 몸이 쏠린다던가, 골반이 움직이거나 무게중심이 흐트러지는 경우, 넙다리뼈 IR이 지나친 경우, 외반족 무릎 그리고 비정상적인 도보이동과 같이 걸음걸이가 이상할 경우, 이를 파악하고 다음 검사 때 포함해야 한다.

인대 부상 Ligamentous Injuries

ACL 부상 ACL Injuries

ACL 부상의 경우 어린이들이 스포츠를 즐기다 발생할 수 있는 부상 중 가장 심하고 자주 일어나는 부상이다.[4] 아직 뼈가 다 발달하지 않은 어린이들의 경우 각기 다른 부위에 ACL 부상을 당하게 된다. 몸 내부가 찢겨지기도 하지만 그렇지 않을 경우 경골극 골절로 ACL을 삽입함에 따라 박리골절이 일어나기도 한다. 몇몇 이들은 경골극 골절에서 높은 수위의 연골이 인대보다 뼈와 힘줄이 닿는 부분이 약해짐에 따라 인대보다 뼈가 먼저 골절된다고 이야기하고 있다.[82] ACL을 계속해서 활용하지 못할 경우 이에 대한 부상은 무릎으로 이어져 안정성을 결여시키기도 한다. 증상은 ACL이 찢길때의 증상과 비슷하다. 즉, 운동속도를 줄이거나 몸을 돌리면서 무릎이 외반족을 향하거나 하는 경우, 과신장 또는 회전력 등이 그것이다.[83] 환자는 일반적으로 관절 분출(관절혈증)이 넓은 범위에서 빠르게 진행되고 무릎 ROM이 줄어들며 무게를 지탱할 수 있는 힘이 줄어드는 현상을 느낀다. ACL이 제기능을 하지 못하게 됨에 따른 결과로 인하여 넙다리뼈상의 정강이뼈의 이식이 늘어남에 따라 관절이 이완되기도 하고 이는 Lachman 또는 이전 제도자 시험을 통해 확인할 수 있다. 방사선 촬영 또는 MRI의 경우, 부상을 분류하고 부차적인 부상이 있는지의 여부를 파악해볼 수 있도록 해준다.[83]

치료는 골절 또는 탈골의 정도에 따라 달라진다. 가장 적게 골절이 된 경우 수술 없이 기브스만으로 6주에서 8주 동안 쉬면서 치료를 한다.[82,83] 몇몇 경우 관절경 검사 또는 열린 외과 고정을 필요로 하고 부상의 정도 및 외과의의 선호도에 따라 달라지기도 한다. 재활 목표는 무릎 ROM, 근력, 균형, 조직 그리고 무릎의 동적인 안정성을 높이면서 스포츠 활동을 재개하도록 하는 것이다.

몸안에서 찢겨지는 ACL의 경우 아직 뼈가 다 완전히 자라지 않은 사람들에게서 나타난다.[84] 앞십자인대(ACL) 부상은 일반적으로 달리기, 자르기, 점프 또는 회전하는 것과 관련된 스포츠나 활동 중에 발생한다. ACL 부상의 위험이 높은 스포츠에는 축구, 농구, 배구 및 축구가 포함된다. 앞십자인대의 찢어짐이 있는 젊은이는 그들의 성인기에 비슷한 병력과 신체검사 결과를 갖게 될 것이다. 그들은 일반적으로 무릎의 "무력감(giving way)" 느낌과 부상시에 "파열음(pop)"을 들을 수 있다. 관절 출혈(hemarthrosis), 무릎 ROM의 감소 및 Lachman 검사 또는 전방 전위검사를 통한 인대의 이완이 또한 전형적으로 보인다. KT-1000™과 같이 특화된 기기가 정강이뼈와 대퇴골 사이의 운동거리를 파악해보는데 도움이 될 수 있다. 아이들의 경우 어른보다 관절변위가 더 좋기 때문에 다치지 않은 쪽과 비교를 해보는 것도 정확한 평가를 위해 필요하다.

어린 운동선수들 중에서 ACL이 부족한 무릎에 대한 일반적인 후유증은 보통 무릎 불안정성, 계속되는 관절내의 부상(반월상연골 파열 또는 골연골 부상) 그리고 낮아진 활동 수준 등을 포함한다.[82,85] ACL이 원위 대퇴골과 근위 정강이뼈와 가까이 위치하고 있기 때문에, 일반 어른들에 적용되는 ACL재건 기술들을 활용할 경우 위험부담이 따르게 마련이다. 이에 대한 부상은 상지와 하지의 길이가 차이가 난다거나 또는 뼈가 계속해서 자라게 됨에 따라 각 변형이 나타나게 된다. 소아들에게 적용되는 ACL 재건 기술의 경우 이러한 위험을 최소화해 주고 안정적인 무릎을 되찾게 해준다. 위와 같이 획기적인 기술의 개발로 인하여 외과의들은 보수적인 치료방법보다 수술을 이용한 재건치료방법을 더 선호한다.[86-88]

수술 후 초기 재활의 경우 유출 관리, 전체 무릎 신장 관리, 구부린 상태의 ROM의 유지 그리고 사두근의 복원에 집중해야 한다. 재활의 진행은 열린 그리고 닫힌 고리 모양의 하지 강화운동을 포함한다. 일단, 열린 고리 모양의 무릎 신장의 경우 무릎을 90°에서 40°까지 안전한 범위에서 구부리면서 과도한 힘으로부터 ACL가 접목된 부분을 보호하지만 8주에서 10주 정도 지나면 전체 범위를 적용해볼 수 있다. 신경근육계의 전기자극법(NMES)의 경우[89] 수술 후 사두근의 근력을 향상시킨다고 알려져 있지만 몇몇 소아 환자들의 경우 이를 적용해볼 수 없을 수도 있고 이를 활용할 경우 개별적인 경우에 따라 다르게 적용해야 한다. 균형 운동, 변화 훈련 그리고 자기수용 운동을 활용한 통합 하지 활동을 적용해야 한다. 그리고 코어 안정성 및 엉덩관절 근력 향상 역시 재활 프로그램에 포함되어야 한다.

조깅이나 양쪽 방향 점프하기 등과 같은 활동을 하려면 수술 후 3달에서 4달 정도 소요된다. 싱글 레그 플라이오메트릭스, 민첩함을 기르는 활동 그리고 일반적인 컨디셔닝 훈련의 경우 이 기간 이후 진행하고 수술 후 6달에서 12달 이후 스포츠 활동을 재개한다.[82,90] 시간과 관련된 기준 및 기능적인 부분의 경우 운동선수가 높은 수준의 훈련을 할 준비가 되었는지 또는 스포츠와 관련된 훈련을 할 수 있는지의 여부를 결정한다.[91] 일반적인 요구조건에 따르면 사두근 근력의 90%에 해당하는 대칭지수 및 다리 하나로 뛰는 시험에서 90%에 해당하는 대칭지수가 필요하다.[82,90,92]

ACL 부상 방지 ACL Injury Prevention

여성 청소년 운동선수들은 비접촉 ACL 부상에 시달릴 위험이 많으며 남성들과 비교하였을 때 2배에서 9배 정도 그 위험성이 높다.[91,93,94] 이와 비슷하게, 요즘 추세를 살펴보면, 성별과 상관없이 청소년 운동선수들에게서 나타나는 ACL 부상 위험은 10살이 되었을 때부터 청소년기까지 증가하게 된다.[95] 동적인 무릎 외반족, 넙다리뼈 IR 그리고 점프를 하거나 자르는 동작을 취할 때 엉덩이/무릎을 구부리는 데에 따른 제약과 같이 하지의 움직임이 변하게 될 경우 ACL상에 스트레스를 많이 주고 그에 따라 파열의 가능성이 올라가게 된다고 알려져 있다.[12,93] 자라나는 청소년들, 특히 여자아이들에게 근력이나 신경근육이 부족할 경우 위와 같은 병리학 패턴을 보이게 되고 그에 따라 부상을 당할 위험이 많다. 이러한 인식은 동적인 사지관리를 함에 따라 운동선수들에게 적용되는 부상 방지 프로그램의 개발로 이어진다. 이러한 부상 방지 프로그램의 효율성은 연구되어져 왔고 여러 높은 위험부담이 있는 스포츠를 즐기는 운동선수들에게 성공적이라는 것이 증명되었다.[94,96,97] 현재 Sportmetrics나 PEP과 같은 여러 ACL 부상 방지 프로그램들이 사용가능하다.

안쪽곁인대 부상 Medial Collateral Ligament Injuries

안쪽곁인대(MCL) 부상 일반적으로 외반족 스트레스로 인해 무릎에 발생한다. 해당 부상의 증상은 풋볼, 축구 그리고 농구같이 무릎을 자주 써야 하는 환자들이 측면으로 넘어지면서 발생한다. 운동선수들의 경우 일반적으로 유출이 적고 MCL상에서 안쪽 무릎이 연약해진 것을 느낀다. 어린 환자들의 경우 정강뼈에 MCL가 찢겨질 수 있는 확률이 있다.[98] 일반적으로, 건열손상은 젊은 사람들, 즉, 아직 뼈가 완전히 다 자라지 않은 사람들에게서 잘 나타난다. 그리고 나이가 있는 청소년들은 연골 MCL부상에 시달릴 위험이 있다.[98] 임상적인 시험의 경우 이 두가지 부상들을 구별해낼 수 있지만, 이미지화가 필요하다. MCL부상이 있는 환자들의 경우 인대 쪽이 연약해져 있는 상태이며 건열손상이 있는 환자들의 경우 정강이뼈의 원위 부분이 약해진 상태이다. 30°부터 0°까지 몸을 구부린 상태에서 진행하는 외반족 스트레스 시험과 같이 특별한 검사의 경우 이완의 정도, 구조 그리고 부상의 정도를 파악하는데 도움을 줄 수 있다. MCL부상은 이완의 정도, 느껴지는 고통 그리고 섬유 파괴에 다라 1부터 3까지 단계가 적용된다. 이러한 구분은 일반적으로 신체 전체의 인대 염좌를 구분하려고 자주 사용되며 보기 14.4에 세부사항을 표시하였다.

보기 14.4 인대 염좌 등급

등급	설명
1	관절 이완 없이 스트레스 검사를 할 경우 통증이 찾아옴
2	스트레스 검사를 할 경우 관절 쪽에 무리가 가면서 관절 끝부분이 튀어나오기도 하는 등의 통증 수반
3	완전히 인대가 파열되는 경우. 끝부분 없음.

MCL부상의 경우 일반적으로 보수적인 방법을 통해 치료한다.[99] 반족으로부터 보호를 하기 위하여 부상을 당한 이후 뒤쪽 무릎에 보호대를 착용한다. 빠른 재활의 경우 ROM에 집중하고 초기 및 고통이 없는 상태에서 무게지탱하기, 근력 기르기, 균형 그리고 동적인 안정성 활동에 집중한다. 1단계와 2단계의 경우 일반적으로 1주에서 3주나 4주에서 6주까지의 평균적인 기간을 거쳐서 스포츠 활동을 재개하게 되기 때문에 좀 더 긴 재활기간이 필요하다.[100] 3단계 부상의 경우 좀 더 복잡하고 재활에 9주에서 12주가 소요된다.[101]

뒤십자인대 부상(PCL) Posterior Cruciate Ligament Injuries

뒤십자인대(PCL)는 넙다리뼈에서 정강이뼈로의 후방전달에 대한 일차적인 억제 역할을 한다. 이 인대는 일반적으로 활동하는 도중 무릎을 구부리고 있을 때 앞쪽으로 넘어진다던가 차사고가 났을 때 무릎을 대쉬보드에 부딪친다던가 하는 것처럼 무릎 앞부분에 직접적으로 충격이 가해지면서 발생한다. PCL에만 부상을 입는 것은 흔하지 않다. PCL이 찢어진 환자들의 경우 신체검사에서 신체 뒤쪽의 이완 현상을 보인다. 후방 스트레스 검사나 처짐 징후(sag sign)와 같은 특별한 검사는 불안정성을 확인할 수 있게 해주고 다이얼 시험(dial test)의 경우 PCL단독 또는 여러 인대가 관련된 부상을 파악할 수 있게 해준다.[102]

대부분의 PCL 부상들의 경우 보수적인 방법으로 치료한다. 활동을 피하는 것이 필요하고 어느 정도 짧게 해당 부위를 움직이지 않는 것이 좋다. 최초 재활의 경우 통증, 유출 그리고 걸음걸이 이상과 같이 급성 부상과 관련된 충격을 해소하는 데 집중한다. 구부린 상태에서 상지 및 하지에 적용하는 ROM 운동의 경우 PCL에 가해지는 스트레스를 증대시키기 때문에 부상을 당하고 움직일 경우 치료를 더디게 하기 때문에 몇 주 동안 이를 피해야 한다. 이와 비슷하게, 열린 고리 모양의 뒤넙다리근 운동은 PCL에 스트레스를 주기 때문에 지양해야 한다.[102] 여기서 강조해야 하는 점은 넙다리 네갈래근의 근력과 동적인 안정성 그리고 자기 수용적인 훈련을 해야 한다는 점이다. ACL 재활과 마찬가지로, 넙다리 네갈래근력 및 기능적 뛰기 측정 시험과 같이 기능적인 측정을 실행해서 스포츠 활동을 다시 재개해도 되는지 알아보는 것이다.

외측인대 부상결 Lateral Collateral Ligament Injuries

외측곁인대(LCL)의 경우 어린 운동선수들에게서는 잘 발생하지 않는다. LCL부상의 경우 무릎 PLC 전체에 해당되는 부상과 함께 발생하며 많은 양의 에너지가 무릎을 쫙 폈을 때 중앙부로 전달된다.[98] 다시 말해서, 어린 운동선수들은 인대가 가장 약한 부위이고 종아리뼈로부터 LCL의 뼈 부위가 찢어질 경우 LCL부상과 관련하여 이완을 최소화시킬 수 있다. 외과치료의 경우 이러한 측면에서 탈구된 부분을 고정시키는데 반드시 필요하다.

관절내 부상 Intra-articular Injuries

반달연골 손상 Meniscus Injury

10세 이하의 어린이들에게서 나타나는 대부분의 반달연골 손상은 원반모양의 반달연골이라고 알려진 선천적인 기형과 관련하여 발생한다.[103,104] 원반 모양의 반달연골의 경우 반달모양 대신 원반모양을 하고 있고 파열로 이어지기도 한다. 원반 모양의 반달연골의 경우 측면 반월염에 자주 발생한다. 미국에서 전체적으로 발생하고 있는 반달연골 손상의 경우 남자들은 3%에서 5% 사이라고 알려져 있고 여자들도 이와 비슷한 수치로 알려져 있다.[104,105] 반달연골 손상이 있는 어리고 학령기 이전 아이들의 경우 증상이 없을 수도 있고 그저 무릎에서 나는 소리만 느낄 수도 있다. 고통을 수반하고 이와 같이 소리가 나는 증상은 일반적으로 나이가 좀 더 있는 초등학년의 학생들 사이에서 잘 일어난다. 이 통증의 경우 간헐적인 분출, 무르게 된 관절, 양성의 맥머레이 검사(McMurray test) 그리고 비정상적인 걸음걸이 등과 함께 나타난다. 전체 반달연골의 경우 불안정할 수 있지만 이때 관절 쪽에서 감지 할 수 있는 증상은 무릎을 구부릴 때나 펼 때 모두 나타나게 된다.

원반 모양의 반달연골과 관련된 증상이 없을 경우 해당 치료법은 그저 지켜보는 것 밖에 없다.[103] 반달 파열이 진행될 확률이 높아진다고 하여도 현재 해당 질환을 앓고 있는 사람들에게 외과적 수술이 위험부담을 더 줄일 수 있는지에 관해서는 분명한 견해가 없다.[104] 반달연골의 관절경 검사의 경우 일반적으로 배상성형술이라는 절차를 거치게 된다. 반달연골 파열과 관련된 질환의 경우 부분적인 반달연골 절제술 또는 치료를 동반한다. 안정화 절차의 경우 비안정적인 원반모양의 변종을 위하여 수행된다. 재활 프로그램 및 예상되는 완치 기간의 경우 수행된 절차에 따라 달라진다. 제한된 무게 견디기 또는 ROM이 제한되는 기간 역시 필요하고 외과의에 의하여 결정이 된다.

외상성 반달파열, 선천적으로 반달연골의 기형이 없는 경우는 스포츠 활동을 하다 접질르면서 부상을 입어 나이가 좀 있는 아이들 또는 청소년들에게 나타난다. 신체가 자라나고 있는 아이들의 반달연골은 어른의 반달연골보다 더 혈관적인 관련이 높고 그렇기 때문에 더 아물기가 쉽다.[103] 임상학적 진단은 때때로 신체 검사를 하기 힘들고 특수 검사를 한다고 하여도 제한된 진단적 결과만 얻을 가능성도 있다.[106] 반달연골이 파열됨에 따라 나타나는 가장 일반적인 증상에 관련된 신체 검사는 접질리면서 당하는 부상, 관절 분출 또는 관절근육이 약해지는 경우를 포함한다. 그리고 맥머레이 검사(McMurray test), 아플레이(Apley) 압박 또는 수축, 데살리아(Thessaly) 또는 에그검사(Ege's test)와 같은 특수한 검사들의 경우 위와 같은 부상을 진단하는 데 도움이 될 수 있다. 환자의 경우 반달연골이 정강이뼈와 넙다리뼈 사이의 움직임을 막기 때문에 무릎이 "접질려지거나" 또는 "부딪치는" 현상을 호소할 수도 있다. MRI는 해당 부상에 대한 진단을 위하여 자주 사용되지만 어른들과 비교하여 아이들의 반달연골을 진단할 경우 정확도가 떨어질 수도 있다.[103]

반달연골 파열에 대한 치료는 반달연골 내의 파열 위치, 파열 모양 그리고 파열된 부분들에 따라 달라진다. 앞서 이야기하였다시피, 뼈가 아직 완전히 성장하지 않았을 때 반달연골이 파열될 경우 그에 대한 특성으로 인해 어른들보다 치료가 될 가능성이 높고 그렇기 때문에 아이들의 반열판이 파열된 경우 반월연골 절제술보다 그냥 치료를 한다. 수술 후에, 환자들의 경우 4주에서 6주 동안 체중 지지를 아예 못할 수도 또는 부분적으로 할 수도 있고 그 후 구부리는 과정을 포함 증세가 나아진다. 재활의 경우 손실된 근력 회복, 움직임 그리고 사지 관리와 함께 계속되어야 한다. 스포츠 활동을 계속 하려면 수술 후 3개월에서 4개월 정도 소요된다.

무릎의 이단성 골연골염

Osteochondritis Dissecans in the Knee

앞서 이야기하였다시피, OCD는 연골 뼈가 관절연골에 부차적인 피해를 주면서 나타나는 부상이다. 무릎은 가장 대표적인 관절이고 안쪽 대퇴골과의 경우 무릎에 가장 영향을 많이 받는 부분이기도 하다.[8] OCD가 있는 환자들의 경우 무릎 바깥쪽을 사용하는 활동을 할 경우 고통을 호소할 수도 있다. 감별진단의 경우 무릎넙다리 통증, 무릎뼈연골연화증, 추벽 증추군 등을 포함하는데 이들의 경우 비슷한 증상이 있기 때문이다. 무릎을 각각 다른 정도로 구부릴 경우, 검사관의 경우 병변이 위치하고 있는 쪽의 대퇴골과의 어느 부분이 약해져 있는지를 파악해야 한다. Wilson의 증상의 경우 지금까지 설명한 것처럼 특별한 시험이지만 이에 대한 진단가치는 한계가 있다고 여럿이 지적하여왔다.[107] 병변이 계속해서 불안정한 상태를 유지할 경우, 해당 증상은 골설알음, 무릎 삼출 그리고 비정상적인 걸음걸이로 분류해야 한다.[108] 기본적인 방사선 촬영으로는 일반적으로 OCD를 가지고 있다고 의심되는 환자들의 초기 진단의 한 일부분을 구성한다. 양성으로 나타날 경우, MRI 또는 기타 다른 한단계 위의 이미지방법을 일반적으로 활용하여 보다 정확한 정보를 얻고 어떤 식으로 치료를 해야 하는지 결정해야 한다.[109]

치료의 경우 병변의 정도에 따라 달라져야 한다. 수술을 하지 않는 치료의 경우 안정적인 병변에 효과적이다. 일반적인 수술절차의 경우 환자는 무게를 지탱하지 않고 6주 동안 부목을 대서 무릎을 움직이지 않는 상태를 유지해야 한다.[108] 최근, 몇몇 작가들의 경우 무릎을 고정시키고 무게 지탱을 제한하는 것이 필요하지 않다고 한다. 이러한 경우 환자는 완전히 무게를 지탱해도 되지만 스포츠 활동이나 기타 비슷하게 영향을 주는 활동을 6주에서 8주 정도 피해야 한다.[109] 두 가지 경우 모두, 어떤 식으로 치료를 유지해야 하는지가 관건이고 장기간 부적절한 OCD를 치료해야 할 경우 이에 대한 교육이 필요할 수도 있다. 무릎을 움직이지 않거나 활동에 변형을 주는 기간 이후, 재활을 시작하고 근력 향상, ROM 그리고 기타 하지 쪽에 영향을 주는 운동사슬에 집중해야 한다. 달리기, 점프 또는 스포츠 활동을 재개하려면 활동상 진전이 있고 3개월 정도 소요되지만 해당 증상이 다시 재발하는지 잘 지켜봐야 한다. 플라이오메트릭 훈련을 시작할 경우, 적절한 하지 정렬 및 점프하였다가 착지시 충격 흡수를 잘 해야한다.

외과적 치료의 경우 일반적으로 부적절한 상태의 병변이나 보수적인 방법으로 치료가 안되는 증상에 적합하다. 여러 외과적 치료방법이 있고 전방 또는 후방 훈련 절차, 파편 제거, 내부 고정, 미세골절, 자가 조직 연골세포 이식술 그리고 골연골 접합 또는 동종 이식편 적용 등이 그 예이다.[108,109] 재활과정의 경우 실행된 과정에 따라 달라지지만 일반적으로 초기에는 부위 고정을 하고 무게 지탱을 제한한다. 재활은 대부분의 수술 후 무릎 치료과정을 통해 무릎 쪽을 관리하고 기타 다른 감퇴된 운동능력 복원에 집중한다. 스포츠 활동을 재개하는 것은 일반적으로 수술 후 6개월에서 9개월 정도 걸린다.

급성 무릎뼈 탈골과 골연골 골절

Acute Patella Dislocations and Osteochondral Fractures

대부분의 급성 무릎뼈 탈골의 경우 부위를 잘못 비틀다가 일어나며 이는 스포츠 활동을 하다가 방향을 갑자기 바꾸거나 할 경우 발생한다. 환자는 무릎이 "떨어져 나간" 것과 같은 느낌을 받고 때때로 무릎 측면에 무릎뼈가 위치하고 있는 현상을 목격한다. 이를 다시 맞추는 것은 일반적으로 해당 다리를 바로 하는 것이다. 무릎은 부풀어 오르고 일반적으로 약해지며 ROM은 보통 이를 보호해야 하므로 기능이 제한된다. 무릎뼈의 측면 탈골의 경우 우려할 만한 상황이다. 방사선 촬영이나 MRI의 경우 해당 골연골 골절을 치료하는데 사용된다. 만약 아무런 골연골쪽 부상에 대한 표시가 없을 경우, 급성 무릎뼈 탈골은 그저 해당 부위를 고정시키고 4주 동안 있게 함으로써 치료가 가능하며 그 후 점차적으로 ROM을 회복하고 재활에 들어가도록 한다. 환자가 계속해서 무릎뼈 탈골의 징후를 보인다면, 외과적 치료를 동원해야 한다. 내부 슬개대퇴 인대(MPFL) 재건 역시 흔히 활용하는 방법이고 좋은 기능적 결과를 보여왔다.[110] 무게 지탱의 경우 초기 무릎을 편 상태로 고정시켰을 때는 보호해야 한다. 초기 ROM 및 사두근을 활용하는 것이 중요하다. MPFL 재건 이후 포괄적인 재활의 경우 ACL 재건 이후 스포츠 활동을 재개할 때와 마찬가지로 6개월에서 12개월 정도 소요된다.

골연골 골절의 경우 일반적으로 가쪽 무릎뼈가 갑자기

탈골될 경우 발생하며 안쪽 무릎뼈 및 측면 대퇴골과에서 자주 발생한다. 무릎뼈를 다시 맞추는 동안, 안쪽 무릎뼈의 표면은 측면 대퇴골과/연골륜쪽이 부러질 수도 있는데 그럴 경우 관절면에 상해를 입을 수도 있다.[111] 이러한 부상의 빈도의 경우 파악하기가 힘이 들지만 몇몇 보고서에 따르면 무릎뼈 골절의 경우 25%에서 75% 정도를 구성하고 있다.[111] 골연골 골절을 가지고 있는 환자의 경우 급성 무릎뼈 골절을 앓고 있는 이들과 그 증상이 비슷하지만 몸을 움직이거나 다른 뼈부위가 움직일 경우 약해진 신체로 인하여 뼈마찰음 같은 것이 들릴 수도 있다. 단순촬영의 경우 병변을 파악하지 못할 수도 있고 MRI가 일반적으로 해당 이미지를 보기 위한 선택이라고 할 수 있다.[111] 외과적 치료의 경우 관절경 고정이나 파편 제거와 같이 골연골 골절이 된 경우 시행된다. 미세골절과 같이 다시 해당 부위를 재생하는 절차의 경우 파편이 제거된 이후 시행된다.[111] 미세골절 절차의 경우 골수를 자극하여 피가 나게 할 수도 있고 피브린 섬유소가 굳어서 결국 섬유 연골에 차이를 가져와서 해당 병변을 치료해야 하게끔 만든다.[112] 회복되고 있는 조직을 보호하기 위하여 대부분의 외과의들의 경우 보호된 상태로 무게를 지탱하고 수술 후 병변의 위치 및 기타 수행된 절차에 따라 ROM을 제한하는 기간을 갖도록 하고 있다. 재활의 경우 앞서 이야기한 무릎 부상과 비슷하다. 일반적으로 스포츠 활동을 재개하려면 4개월에서 6개월 정도 걸린다.[112]

과사용 부상 Overuse Injuries

앞쪽 무릎의 통증은 일반적으로 뼈가 아직 완전히 성숙되지 않은 운동선수들에게서 일어나고 여러 원인을 통해 발생하는데 이들 중 대다수가 과사용과 관련이 있다. 일반적으로 무릎 앞쪽에 통증을 가져오는 경우는 PFPS, OSD, SLJ, 염증성 활액 조직 그리고 건염 등이 있다.

무릎넙다리 통증 신드롬
Patellofemoral Pain Syndrome

PFPS의 경우 무릎넙다리 및 이를 둘러싸고 있는 구조에 가해지는 고통을 수반하는 부상이다. PFPS의 경우 대부분 무릎을 너무 많이 사용하면서 나타나는 부상이다.[3] 하지 기능의 생역학적 변화로 인하여 무릎넙다리관절을 가로지르는 비정상적인 스트레스와 조직에의 과부하가 주어지고 이는 무릎앞쪽에 통증을 초래한다. 여러 내재성 그리고 외재성 인자들 사이의 상호작용의 경우 PFPS를 일으키는 요인이다. 넙다리뼈 앞경사, 넙다리도르레 형성장애 그리고 이중으로 구성된 무릎뼈와 같이 구조적으로 이상징후를 보이는 경우 PFPS가 진전되었다고 볼 수 있다. 넙다리네갈래근, 뒤넙다리근, 엉덩관절 움직임, IT밴드 그리고 관절 및 근력, 신경근, 작은엉덩근과 큰엉덩근의 유연성이 떨어질 경우 PFPS와 관련된 요소의 영향을 받은 것이라고 할 수 있다.[113] PFPS와 관련된 외인자성 요인들의 경우 쉬질 못하거나, 너무 빠르게 운동량을 늘릴 경우 또는 부적합한 신발을 신었을 경우와 관련이 있다.

환자들의 경우 웅크리는 자세를 하거나, 계단을 오르내리거나, 뛰거나 또는 계속해서 앉아있을 경우 등과 같은 활동이 늘어남에 따라 무릎뼈 아래 또는 그 주위에서 통증을 느낄 수 있다. 앞서 이야기하였다시피, 원위 또는 근위 요인들이 PFPS를 진전시킬 수 있고 그렇기 때문에 포괄적인 신체 검사가 필요하다. 여기서 작은엉덩근 및 큰엉덩근 근력과 닫힌 사슬 모양의 사지 관리를 하는 동안 해당 증상에 대해 검사를 할 때 주의를 기울여야 했는데 그 이유는 이러한 문제들이 결국에 PFPS를 진전시키는 결과를 초래하기 때문이다. 과도한 발 엎침작용이나 발등굽힘근과 같은 원위 요소들의 경우 PFPS와 관련된 병변들을 진전시킬 수 있고 그에 따라 적절히 평가해야 한다.[113-115] 사지 관리의 경우 편심성 계단내려오기검사를 활용하여 평가할 수 있고 그에 따라 사지에 있는 문제를 파악해볼 수 있다.[116] 국부적으로 살펴보면, 무릎뼈 정렬 및 움직임의 경우 제한되었거나 또는 과도하게 움직이는 무릎뼈 및 복부 뒤틀림에 대한 증거를 파악해보며 평가해야 한다. 무릎뼈의 정강뼈 포면의 경우 PFPS가 있을 경우 통증이 찾아오기 때문에 파악이 가능하다. 슬개대퇴 관절이 압착되면서 느껴지는 통증의 경우(지면시험) 주의를 기울여볼 필요가 있다. 방사선상의 촬영은 PFPS를 진단하는데 필요하진 않지만 기타 다른 진단이나 관련 문제점을 파악하는 데 도움이 될 수 있다.[3]

치료의 경우 매일 일상활동에서 얼마만큼 지장이 있는지부터 먼저 파악해야 한다. 스포츠 활동에서처럼 상대적으로 통증이 많이 느껴지는 활동을 쉬는 것이 좋을 수도 있고 아예 완전히 활동 자체를 안하는 것이 심각한 경우에는 좋을 수도 있다. 물리치료상에서의 모든 운동의 경우 계속해서 자세히 관찰되어야 하고 통증이 없는 상태를 유지해야 한다. 생역학적 문제를 바로 잡는 것이 모든 치료의 목적이다. 가까이서 관찰을 하고 이에 대한 피드백을 제공하는 것이 기능성 운동으로 하여금 하지 쪽의 정렬을 온전히 하는데 필요하다. PFPS와 관련된 여러 가지 특징들의 경우 굉장히 광범위하고 포괄적인 치료계획을 필요로 한다. 근력 훈련, 유연성, 균형, 코어 훈련, 신경근육 관리 운동 그리고 기능 회복목적의 훈련 등이 PFPS를 치료하는데 효과적일 수 있다.[113,117] 무릎넙다리에 테이프를 붙이거나 또는 부목을 대는 것과 같이 부가물을 활용한 치료의 경우 통증을 가라앉히는 데 효과적이고 환자로 하여금 제대로된 운동을 할 수 있도록 해준다. 환자의 경우 보수적인 방법이 치료효과가 없을 수도 있고 해당 징후가 계속해서 기능을 제한하는 상태로 지속될 수도 있는데 그럴 경우 외과적인 치료를 고려해야 한다. PFPS를 바로잡기 위하여 측면 이완 및 슬개골 재조정 과정이 제시되어 왔다. 재활의 경우 위의 과정을 계속해서 진행하고 당분간 스포츠 활동을 하지 않는 것이 중요하다.

골단증 *Apophysitis*

OSD와 SLJ의 경우 운동 과다로 인해 무릎 앞쪽에 고통을 느끼는 부상이다. 이 둘 모두 근육을 수축시킴에 따라 힘이 가해져서 속뼈에 힘이 가해져서 생겨나는 부상이다. 이렇게 반복적인 힘의 경우 미세 외상, 염좌 그리고 통증으로 이어진다.[3] OSD의 경우 정강뼈결절의 손상이고 SLJ의 경우 무릎뼈 하부의 골단증 손상이다. 증상은 일반적으로 과도하게 달리거나 점프를 하는 9세에서 15세 사이의 어린이들한테서 나타난다. 증상의 경우 무릎 앞쪽에 통증이 찾아오면서 활동을 할 경우 더 심해지고 무릎에 직접적인 압력을 느끼게 된다. 해당 부위가 약해지면서 탈골이 되기도 하고(정강뼈결절 또는 무릎뼈 하부) 감별진단을 할 수 있도록 해준다. 해당 근육 부위에 수축 검사를 할 경우 통증이 느껴지기도 한다. 방사선 촬영의 경우 근육 파열과 같이 기타 다른 진단증상 등을 해결하는 데 도움이 된다.

OSD와 SLJ의 경우 뼈가 성숙하게 되면서 자기 제한적으로 나타나는 과정이다. 이에 대한 급성 관리의 경우 계속 통증을 악화시키는 활동, 얼음 그리고 NSAIDS로 구성이 될 수도 있다. 이에 대한 치료의 경우 하지측 유연성의 회복에 집중하고 특히 넙다리네갈래근이나 뒤넙다리 근육에 초점을 맞추고 있다. 넙다리네갈래근, 엉덩관절 모음근과 바깥돌림근의 근력증진은 하지의 정렬상태에 도움이 될 수 있고 기능적인 활동을 할 동안 효율성을 높여줄 수도 있기 때문에 이를 수행해야 한다. 운동이 증상을 더 악화시키지 않도록 해야 한다.

무릎뼈 건병증 *Patellar Tendinopathy*

성장판에 문제가 있는 나이가 좀 있는 청소년들의 경우 속뼈와는 다르게 운동과다에 의하여 건염이 생길수가 있다. 무릎뼈 건병증 또는 "점프하는 사람들의 무릎"의 경우 농구, 발리볼 또는 달리기를 하는 청소년들에게서 나타나는 부상이다. 이는 계속해서 미세외상이 무릎뼈건에 가해질 경우 운동과다로 인하여 발생한다.[3] 환자들의 경우 활동을 계속 하게 되면 무릎 앞쪽에 통증을 호소하기도 한다. 넙다리네갈래근 수축 검사의 경우 통증을 발생시킬 수 있고 무릎뼈 쪽이 약해진 것을 느낄 수 있다.

이에 대한 치료의 경우 통증이 있는 활동을 하지 않고 유연성을 늘리며 근력을 향상시키고 하지 쪽의 동적인 관리를 하는 것을 포함한다. 색다른 치료의 경우 무릎뼈 건병증에 적용해볼 수 있고 포괄적인 재활 계획에 포함되어야 한다.[118,119] 넙다리네갈래근 및 뒤넙다리근의 유연성이 결여될 경우 하지 쪽 운동과다 증상이 나타날 수 있기 때문에 장기간 유연성 프로그램을 통해 부상을 방지해야 한다.[120]

추벽 증후군 *Plica Syndrome*

추벽의 경우 태아의 무릎이 발달할 경우 그에 대한 나머지로 인해 윤활액이 발생하는 부분의 조직덩어리이다.[121] 추벽은 여러 부위에서 발견되지만 안쪽 추벽의 경우 가장 많이 나타나는 증상이다. 안쪽 추벽은 해부학적으로 일반적인 현상으로 이해되는데 그 이유는 특정한 증상을 나타내지 않기 때문이다. 추벽은 움직임에서 내측넙다리뼈융기가 문질러지면서 염증을 일으키고 앞쪽내측무릎의 통증이 발생하는 증상이 시작된다. 환자는 "마치" 무엇인가가 걸린듯한 느낌이나 구부리거나 무릎을 펼때마다 소리가 나는 것과 같은 증상을 호소하기 때문에 진단을 어렵게 만들고 있다.[122] 추벽의 경우 보통 통증을 발생시키고, 팽팽한 밴드 그리고 안쪽 무릎뼈에서 넙다리뼈 쪽으로 움직이며 무릎뼈 쪽에 수직인 상태로 위치가 나타난다. 이에 대한 치료는 PFPS의 치료와 비슷하여 활동을 조정하고 염좌를 관리하며 유연성을 회복하고 통증이 없는 상태에서 근력을 향상시키고 동적으로 사지관리를 해야하는 것이다. 보수적인 치료방법이 통하지 않을 경우 관절경 검사를 통해 절제를 해야 할 수도 있다.

▶ 하지 부상 Lower leg injuries

하퇴의 경우 정강이뼈, 종아리뼈 그리고 이를 둘러싸고 있는 모든 조직들의 영역을 가리킨다. 정강이 부목이라는 말은 하퇴부쪽에 가해지는 통증을 가리키는 포괄적인 단어이다. 하지만 하퇴부 통증의 경우 하퇴부 조직에 가해지는 여러 부상으로 인해 비롯될 수도 있다. 하퇴부 통증에 대한 일반적인 감별진단의 경우 내측정강뼈 스트레스증후군, 정강뼈 또는 종아리뼈 스트레스 골절, 만성운동성구획증후군, 급성운동성구획증후군, 근육긴장, 건병증과 외상성 정강뼈 또는 종아리뼈 골절이 포함된다.

정강이 부목 Shin Splints

안쪽 정강뼈 압박 증후군 Medial Tibial Stress Syndrome

MTSS의 경우 하퇴부에 통증을 수반하는 가장 일반적인 부상이다. 달리기나 점프를 하는 활동으로 인하여 원위의 앞내측면부터 중앙쪽 3분의 1만큼의 정강이뼈를 따라 가해지는 통증 및 염증이 나타난다. 완전히 이를 파악하진 못하였다고 하더라도, MTSS는 일단 뒤쪽 정강근 및 가자미근을 과도하게 사용함으로써 정강이뼈 안쪽을 따라 차후 골막성 반응을 일으키게 하기도 한다. 높고 반복적인 무게지탱 및 갑자기 발의 위치를 바꾸는 것과 같은 현상으로 인하여 연조직에 염증이 일어나기도 하고 골막 쪽에 이상이 생기기도 한다. 하지만, Moen은 최근 MTSS가 뼈로 이루어진 부위의 과도한 부하에 의하여 발생하며 그에 따라 골감소증 피질 및 골수 부종을 일으킬 수는 있지만 골막염을 일으키진 않는다고 보고하였다.[123] MTSS를 발생시키는 요소로는 고관절 내부 회전 운동 ROM, 과도한 발바닥 굽힘, 갑작스럽게 운동 강도를 올리는 경우, 충격 흡수가 잘 되지 않는 경우, 하퇴부가 약해지거나 균형이 잘 맞지 않는 경우 그리고 높은 BMI를 들 수 있다.[123,124]

MTSS가 있는 운동선수들의 경우 고통을 호소하고 정강이뼈 후내측의 경계를 따라 하퇴부 중앙 3분의 1까지의 부위가 약해진 것을 느낄 수 있다. 일단 운동선수는 달리기 시작하면서 통증을 호소할 수는 있지만 이를 줄이게 될 경우 통증은 가라앉는다. 하지만 계속해서 증상이 나빠질 경우, 통증은 달리는 내내 지속되고 기타 다른 활동에도 지장을 줄 수 있다. 신체검사를 해볼 경우 하퇴부 근육이 약해져 있거나 균형이 맞지 않는다는 사실을 발견할 수 있는데 이는 뒤정강근과 짧은종아리근이다. 하지 쪽 운동사슬 쪽에 생역학적 기형이 발생할 수도 있는데 이는 과도하게 발의 방향을 바꿀 경우 발생한다. 진단학적 이미지를 통해 본다면 기타 다른 정강이뼈 쪽 골절로부터 MTSS를 잘 구별해낼 수 있을 것이다. 일단, 단순촬영법을 수행하는 것이 일반적이다. 뼈를 스캔할 경우, 피로골절로 의심되는 중심 쪽 가로줄과는 반대로 위쪽으로부터 수직으로 퍼지는 현상을 발견할 수 있다. MRI의 경우 MTSS와 피로골절을 구별하는 진단에 있어서 가장 효과적이고 정확한 검사라고 알려져 있다.

MTSS에 대한 치료는 달리기나 점프와 같이 고통을 수반하는 활동을 전면 중단해야 한다. 수영이나 싸이클링과 같이 신체 영향이 적은 운동이나 심폐지구력 운동을 통해 신체적인 수준을 끌어올리고 상태가 악화되는 것을 방지할 필요가 있다. 통증 관리의 경우 얼음찜질, 압박테이프 또는 붕대를 활용하도록 하고 NSAID는 해당 증후군의 증상을 완화시키는데 도움이 된다. 재활 프로그램의 경우 하퇴부 근육의 유연성 및 근력향상에 집중하는데 이때 장딴지근 쪽에 초점을 맞추도록 한다. 치료의 경우 하지 쪽 운동사슬 및 몸통 전체의 균형 그리고 동적인 관리회복을 포함한다. 체계적인 기능 평가를 통해 스포츠 활동을 할 경우 해당 증상이 나타날지에 대해 파악하도록 한다. 발이 편하지 않은 신발이나 지지대를 활용할 경우 발을 과도하게 틀어대면서 생기는 증상을 초기에 치료할 경우 이에 도움이 될 수 있다. 제대로 치료를 할 경우 6주에서 8주 이후엔 다시 뛸 수 있고 신체에 다소 무리가 가는 운동도 재개할 수 있다. 달리기를 재개하려면 점진적인 프로그램을 활용하도록 한다. 달리기 거리, 횟수 그리고 강도의 경우 한꺼번에 같이 올려서는 안되고 각각 10%씩 올려야 하며 환자의 몸 상태, 통증의 정도 그리고 목표에 따라 달라져야 한다.

정강뼈 피로 골절 Tibial Stress Fracture

정강뼈 피로 골절은 하퇴부에 반복적인 부하를 가하는 운동들, 즉, 달리기, 농구, 체조 그리고 댄스와 같은 활동을 통해 흔히 발생하는 부상이다. 피로 골절의 경우 반복적으로 뼈에 무리를 주고 해당 무게를 감당하지 못할 경우 뼈에 골절이 일어나는 부상이다. 정강뼈 피로 골절을 일으키는 요인으로는 잘못된 훈련법, 뼈 관리를 잘하지 않을 경우, 높은 BMI, 비정상적으로 높거나 낮은 수직 원호 높이 그리고 과도한 발의 회내작용을 포함한다.[125] 장거리 달리기 선수들에게서 자주 나타나는데 이렇게 달리기에 대한 특정한 특성을 연구하고 있고 정강뼈 피로 골절과 관련지어 보고 있다. 위와 같은 증상의 경우 높은 무게 지탱, 지면에 발뒤꿈치를 부딪치는 경우, 도약 거리가 높은 경우, 규칙적인 움직임이 줄어들 경우 그리고 높은 정강뼈 가속도를 포함한다.[126-128]

정강뼈 피로 골절의 경우 국소적, 급성 그리고 높은 수준의 통증이 정강뼈 표면으로 가해지도록 한다. 이는 정강뼈 길이를 따라 어느 부위든 발생할 수 있지만 일반적으로 전방 피질의 중앙부에서 위쪽 3분의 1 정도를 포함한다. 압통이나 통증의 경우 골절이 된 부분에 나타난다고 보고 되고 있고 아마도 해당 부위가 뻔뻔해지는 것을 느낄 수 있다고 한다. 통증은 일반적으로 활동을 시작할때에 느껴지진 않지만 점차적으로 활동을 계속할 경우 느껴지며 결국에는 쉴때도 나타날 수도 있다. 진단의 경우 이미지화를 통해 확인해볼 수 있다. 일단 통증 방사선 촬영을 일반적으로 시행하지만 골막성의 치료나 뼈로 이루어진 부분의 치료와 관련하여 굳은살이 형성되는 경우를 나타내기도 한다. 뼈를 스캔 해보는 것은 특별히 필요하진 않지만 앞쪽 정강이뼈에 중심부가 튀어나와 있는 것을 확인할 수도 있다. MRI의 경우 보다 더 정확하고 진단에 도움이 되며 정강뼈 피로 골절의 정도를 확인하는 데 도움이 된다.

정강뼈 피로 골절의 초기 치료의 경우 일단 쉬고 뼈가 회복할 수 있도록 활동에 제한을 두는 것이 좋다. 통증이 없는 상태에서 무게를 지탱하고, 근육을 활성화시키며, 유연화 활동 역시 시작할 수 있다. 무게를 지탱하는 것이 고통스러울 경우, 걷기용 신발이나 무게 지탱을 제한하는 것이 필요하다. 방사선적으로 치료가 되고 있다는 것이 확인될 경우 점차적으로 무게 지탱을 늘려가며 좀 더 정밀한 훈련 및 유연성 프로그램을 실행할 수 있다. 근력이 정상화될 경우 스포츠와 관련된 훈련을 시작할 수도 있는데 이때 움직임에 신경쓰면서 점차적으로 활동을 재개하도록 한다. 수직방향 그리고 비트는 상태에서 무게를 지탱하면서 달리기 자세를 제한할 경우 정강뼈 피로 골절에 효과적일 수 있다.[126,128] 운동선수가 제한된 상태를 극복하지 못하고 계속 유지할 경우 또는 오랜기간 뼈건강이 개선되지 않을 경우, 좀 더 정밀한 의학적 검사를 실시해야 한다. 이는 피검사나 영양상담을 포함한다.

구획 증후군 Compartment Syndrome

하퇴의 경우 네 가지 구획으로 나뉘어져 있다. 즉, 앞부분, 옆부분, 뒤쪽표면 그리고 뒤쪽 깊숙한 부분이 그것이다. 각각의 구획은 근육, 혈관 그리고 신경조직으로 이루어져 있고 이 모두 피포성의 조직으로 이루어져 있다.

급성 구획 증후군의 경우 하퇴에 급성적인 외상이 발생하게 되는 현상으로써 긴급한 상황이라고 할 수 있다. 이들 내부에 압력이 증가할 경우 연조직이 부어오르고 국부적인 통증이 발생하며 마비가 되기도 하고 해당 부위가 약해진다. 급성 구획 증후군이 의심될 경우, 바로 치료를 시작해야 한다. 근막절개의 경우 구획 압력을 가라앉히고 조직이 영구적으로 부상당하지 않도록 한다.

급성 운동구획증후군(CECS: Chronic exertional compartment syndrome) 또는 운동으로 인한 구획 증후군의 경우 긴급한 상황은 아니지만 운동선수들의 기능적 측면을 약화시킬 수도 있고 특히 장거리 달리기 선수들에게서 많이 나타난다. 국소 빈혈로 인한 고통의 경우 운동을 하면서 발생하는데 이는 내부 구획 압력이 너무 올라갈 경우 나타난다. 운동을 하는 동안 근육 수축이 증가할 경우 혈류량이 증가하게 되고 하지 구획에 혈액의 양 역시 증가하게 된다. 일반적으로, 이를 둘러싸고 있는 근막은 증가된 근육량에 맞춰서 팽창한다. 그러나 CECS의 경우 그 근막이 확장할 수 없으므로 결국 혈류량을 제한하고 국소 빈혈을 일으킨다. 신경 혈관 손상의 유무에 관계없이 통증과 압박감에 대한 불만이 된다. 증상의 부위와 현상은 구획에 따라서 상이하다. CECS는 앞부분, 뒷부분의 구획에서 가장 흔히 발병하지만, 하퇴의 네 구획에서 모두 발병 가능성이 존재한다.

CECS를 겪는 운동선수들은 하퇴의 발병 구획 부근에서 통증, 근 긴장 그리고 쥐어짜는 느낌을 흔히 호소한다. 일반적으로 운동선수들은 먼저 근 긴장과 경련을 호소하지만 변화된 느낌이나 근육의 약화로 악화될 수도 있다. 주어진 운동의 강도와 시간에 의해 악화된 이러한 증상은 보통 쉽게 진단이 가능하며 운동을 중단함으로써 금방 완화가 된다. 이 증후군은 구획 내 압력 테스트를 통해 진단이 가능한데, 기존의 치료 방식이었던 행동수정요법, 연부조직가동술, 근육 스트레칭 및 강화, 교정기 등은 CECS를 치료하는 데에 효과적이지 못했다.[129] 하지만 전면 구획의 CECS를 치료하기 위한 기술과 달리는 메커니즘을 성공적으로 변화시키는 것에 대한 연구가 등장하고 있다.[130] 만약 기존의 치료 방식이 실패한 경우, 근막절개술이 권고되고 보통의 경우에 근막절개술을 받은 운동선수들은 완전한 신체적 활동을 8주~12주 만에 재개할 수 있게 된다.[124]

발목 부상 Ankle injuries

발목은 운동 상해가 가장 많이 발생하는 신체 부위이며 이는 근골격계 손상의 20%~30%를 차지한다. 발목 관절은 크게 세 개의 관절로 이루어져 있다. 정강목말관절은 먼쪽 정강뼈, 종아리뼈 그리고 목말뼈의 근위면 사이에 있고 발바닥 굽힘과 발등굽힘을 담당한다. 목말밑관절은 목말발꿈치관절과 목말발꿈치발배관절로 구성되어 있으며 이 목말밑관절에서 대부분의 안쪽번짐과 바깥번짐이 발생한다. 한 관절에서 발생하는 지배적인 동작일지라도 움직임은 동시다발적으로 세 평면에서 일어나는데, 이는 관절들이 축에 의해 같이 움직이기 때문이다. 그러므로 발목에 관한 세 곳의 평면운동은 종종 "뒤침" —발바닥쪽굽힘, 안쪽번짐, 모음의 복합— 그리고 "엎침", 또는 발등굽힘, 가쪽번짐 그리고 벌림의 복합으로 묘사된다.

발목 통증에 대한 좀 더 흔한 감별진단에는 외측발목염좌, 인대결합염좌, 원위성장골절, 긴종아리근근아탈구, 목말뼈 원개의 골연골 골절, Maisonneuve 골절 또는 원위정강종아리인대결합찢어짐과 종아리뼈 근위부 골절의 조합 그리고 족근동 충돌이 있다.

발목 염좌 Ankle Sprains

외측 발목의 안정성은 앞목말종아리인대, 발꿈치종아리인대, 뒤목말종아리인대를 포함하는 외측인대 복합체에 의해 우선적으로 갖춰진다. 이러한 세 인대들은 과도한 발목 안쪽번짐을 제한하는 데에 도움을 주는데 앞목말종아리인대는 추가적으로 목말뼈 전방전위까지 보호한다. 발목 안쪽인대는 더 굵고 강한 삼각인대로 구성되어 있고, 발목 가쪽번짐, 엎침 그리고 목말뼈의 전방치환을 저지한다. 정강뼈와 종아리뼈는 앞쪽정강종아리관절, 뒤쪽정강종아리관절 그리고 원위근간인대에 의해 이어져 있다. 이들은 골간막의 먼쪽 부분을 구성하는데, 전체적으로 골과 골을 횡으로 연결하여 하부 하지의 안정성과 힘의 전달에 기여한다.

모든 발목 질환의 85%는 급성 발목염좌이고 외측인대의 손상을 포함하는 경우가 대부분이다. 부상의 메커니즘은 주로 과도한 안쪽번짐과 발바닥굽힘이다. 삼각인대 염좌는 바깥번짐 염좌라고도 불리는데, 이는 부상의 메커니즘 때문이다. 흔히 높은 발목 염좌라고 불리우는 인대결합 염좌는 주로 안쪽 발목 염좌와 동시에 발생하고 강제외번 그리고 원위정강종아리관절의 확장을 일으키는 발목의 바깥돌림의 두 가지에 의해 발생한다. 내측 발목 또는 정강종아리인대결합의 부상은 내재된 안정성 덕에 덜 흔하다.[132]

발목 부상을 검진하는 과정에서, 부상 시의 발의 자세에 대한 세심한 관찰, 압통 지점, 운동성 테스트는 부상당한 인대를 확인하는 데에 도움을 준다. 운동선수는 간혹 갑작스러운 고통과 함께 뚜렷한 부상을 보고할 것이다. 더 심한 염좌와 함께, 고통은 운동을 하는 데에 무리를 준다. 운동선수는 처음에 발목, 발, 발가락을 통한 고통, 부기, 얼룩출혈을 호소할 것이다. 여기서 주의해야 할 점은 중력 때문에 부종과 타박상은 부상 부위와 항상 일치하지는 않는다는 점이다. 무게를 견디는 것 또한 제한될 것이고 고통스러울 것이다.

부상에 관련된 인대를 구별하기 위해 진찰은 발목 인대 쪽의 세심한 촉진이 포함되어야 한다. 특히 관련된 인대를 압박하는 운동범위는 제한될 것이다. 단독 인대 압박 테스트는 발목 불안정성을 진단하는 데에 도움을 줄 것이다. 외측 인대 압박 테스트는 전방끌림검사와 목말뼈 경사

표 14.5 급성 손상 관리를 위한 PRICE 법칙

법칙	내용
보호(Protection)	부목, 버팀대, 워킹 부츠, 테이핑 절차
휴식(Rest)	활동 교정, 체중 부하 방법, 교차 훈련법
얼음 찜질(Ice)	얼음팩, 얼음 마사지, 냉욕
압박(Compression)	에이스 랩, 열린 바구니 모양의 테이핑, 펠트 덧대, 압박용 천
들어올리기(Elevation)	손상 부위를 심장 위로 올려서 림프 드레나지 촉진

검사를 포함한다. 전방끌림검사는 전거비인대의 안정성을 평가한다. 목말뼈 경사 검사는 발꿈치종아리인대의 통합성을 평가한다. 클라이거 검사 또는 강제외번과 외회전, 압착검사는 각각 내측 발목의 세모 인대와 인대결합을 압박하는 검사이다. 모든 테스트는 운동량, 고통 유발 지점, 발목의 미손상지점까지의 최종점을 비교하기 위해 양방향으로 진행되어야 한다. 급성 단계에서, 발목이 너무 붓고 통증이 심해 정확한 테스트를 하기 어려운 경우도 종종 있다. 중간급의 저항근력검사는 보통 통증이 없이 진행되는데, 외측발목 부상과 함께 오는 수반비골건좌상 같이 근건부위의 동반손상의 경우는 제외한다.

어느 급성 손상과 마찬가지로, 발목 염좌의 치료는 우선 PRICE(보호, 휴식, 얼음, 압박, 누웠을 때 다친 부위를 심장 위로 올리는 것) 법칙을 따른다(표 14.5). 또한 며칠 동안 휴식과 안정을 취하는 것이 부기와 통증을 가라앉히는 데에 필요할 것이다. 그러나 장기적인 부동에 비교했을 때 이른 관절 움직임과 무게를 견디는 것은 기능을 복구하는 데에 더 효과적이라고 알려져 있다.[133]

인대의 손상 정도에 따라서 치료 계획은 달라질 것이다. 1단계 발목 염좌는 2, 3단계보다 더 빠르게 차도를 보일 것이다. 이전의 부상의 높은 재발 확률 때문에[133] 이동성 회복, 고유감각, 근육수행의 회복을 돕기 위한 재활 프로그램이 권고된다. 급성 부상 단계에서 ROM 활동은 발등굽힘과 발바닥쪽굽힘부터 시작할 수 있다. 이마면에서의 안쪽번짐과 바깥쪽 번짐으로의 진행은 통증이 없고 제한된 범위에서 시작될 수 있고 조직 반응 및 인대 치유를 용이하게 하기 위해 통증 반응에 의해 모니터링 될 수 있다. 직선면에서의 체중부하 활동도 유사한 진행을 따라야 하며, 결국 다양한 표면에서 다중면 및 일측면 활동에서 선수는 도전해야 한다. 측면 발목 염좌에 인한 근육 잠복의 증가로 인해 근활동, 활성화 정도 및 타이밍에 주의를 기울여야 한다.[134] 지속적인 발목 불안정성과 재활 이후의 기능 손상의 경우, 특히 인대의 완전파열이 있는 3단계 부상인 경우 발목 안정기의 재건수술이 적합할 것이고 이는 좋은 결과를 낼 것이다.

발목 골절 Ankle Fractures

급성 손상에 따른 소아 발목을 검사할 때, 인대 염좌인지 내재된 허약함에 의한 성장판 손상인지 구별을 하는 것이 중요하다. 스포츠에서의 발목 부상은 고정된 발에 대한 회전력이나 감속에 의해 일어난다. 미숙한 골격기관을 가진 12살 미만의 아동은 외측 발목 부상과 함께 원위부 종아리뼈 골절에 취약하다.[135] 솔터-해리스(Salter-Harris) 타입1 비전위 골절은 가장 흔한 원위부 종아리뼈 성장판 골절 중 하나이다. 촉진에서 발생한 통증은 성장판 위에서 발생하는데, 이는 외측 복사뼈의 원외부에서 손가락 하나 폭 정도의 위에 위치한다(그림 14.8 참조). 캐스트 부동화와 함께 관리는 3주 정도 진행되는데 외측 발목 염좌의 경우와 유사한 재활 프로그램이 이후에 진행된다. 일반 X선 사

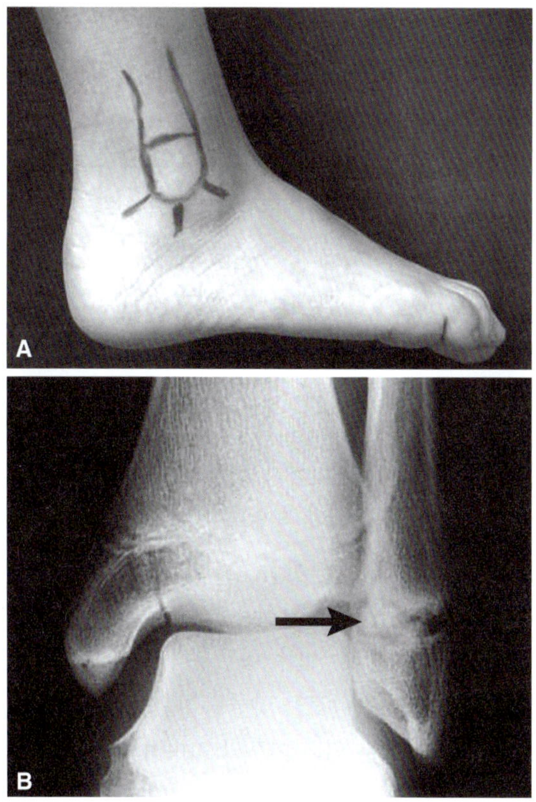

그림 14.8 (A) 원위부 종아리뼈 성장판과 외측 발목 인대의 위치 (B) 원외부 종아리뼈 성장판(화살표)과 정강뼈 원위부 솔터-해리스 타입2 골절

보기 14.5 오타와 앵클 룰(Ottawa ankle rule)

발목 엑스레이는 복사뼈 부근에 통증이 있거나 아래와 같은 경우에만 요구된다.

1. 외측 복사뼈 끝 또는 뒤쪽 가장자리에서의 압통
2. 내측 복사뼈 끝 또는 뒤쪽 가장자리에서의 압통
3. 응급실에서나 그 자리에서 무게를 견딜 수 없을 경우

진은 발목 골절을 진단하는 데에 도움을 줄 수 있다. 오타와 앵클 룰에 의하면 5살 미만의 아동에게는 골절을 발견하는 것에 대해 민감해야 하고 임상판단 과정과 아동의 트라우마성 발목 손상을 진단하는 데에 활용되어야 한다(보기 14.5).[136,137]

세 면의 정강뼈 측면 말단에 발생하는 삼면 골절과 Tillaux 골절은 남·여 운동선수들이 각각 15살, 17살 될 때쯤에 골격의 성숙화에 따라 일어난다. 이 두 가지의 골절 모두 성장판과 특정한 관련이 있다. 성장판은 먼저 상처에 취약한 특정한 측면부분을 놔두고, 안쪽과 측면의 폐쇄된 부분을 따라 결합한다. 삼면 골절은 이마면과 시상면 그리고 수평면으로 발생한다. Tillaux 골절은 전거비인대의 골격부분의 박리에서 비롯되는 솔터-해리스 타입3 골절의 결합되지 않은 전외측 부분의 말단의 정강뼈의 골격에서 비롯된다.[135] 발의 강한 외회전은 손상의 흔한 메커니즘이다. 두 골절 모두 체중 부하가 되지 않는 긴다리석고붕대를 3주~4주 동안 한 이후 짧은다리 석고붕대를 3주~4주 동안 함으로써 다뤄진다. 석고붕대를 풀면, 하지 전체의 기존의 근력과 운동성을 되찾기 위한 물리치료가 시작될 수 있다.

목말뼈원개 골연골 골절은 손상 중에 거골이 내측 또는 외측 복사뼈와 인접해있을 경우 발목 염좌로부터 비롯될 수 있다. 연골과 뼈의 손상은 자유로이 움직이며 통증을 유발하는 골절조각을 관절 부근에 만들어내고 이는 움직임을 제한한다. 골연골 골절은 발목 염좌의 급성 단계에선 진단하기 어려운데, 이는 대부분의 주위조직에 염증이 생겼기 때문이다. 간헐적인 맞물림 또는 딸각거리는 소리와 부종이 함께 오는 염좌 이후의 지속적인 고통은 골연골 골절일 가능성이 있다. 석고붕대나 정형기구는 심하지 않은 어린 운동선수의 병변에 대한 치료법이고, 이는 연골의 치유를 위한 통제된 환경을 제공한다. 그러나 심한 병변은 관절경 수술, 관절 내 유리체 제거 수술, 핀 삽입 수술, 연골 이식 수술 등 외과 수술을 요할 수도 있다.

발목 충돌 Ankle Impingement

발목 충돌은 발목 전방, 전외측, 후방의 고통의 원인이 될 수 있다. 전방 충돌은 축구, 농구, 춤에서 종종 발생하고 비정상적인 발목 관절 움직임에 의한 정강뼈 원외부 골증식체 형성이 원인이 된다. 강제로 발목이 최대로 발등굽힘이 되게끔 하면, 골증식체는 거골에 부딪히고 고통을 유발한다. 전외측 발목 충돌은 만성 통증이 될 경우가 가끔 있는데, 발목 염좌 이후에 지속된다.[135] 추정 가능한 원인은 정강종아리인대의 충돌, 활액막의 충돌 또는 골연골 골절 등이 있다. 통증은 앞목말종아리인대 또는 족근동 내 종아리뼈와 목말뼈 외측 사이에서 발생한다. 휴식, 교정기, 관절가동술, 비스테로이드 항염증제, 관절경 괴사조직제거술 등이 치료법이 된다.

후방 충돌은 발바닥쪽굽힘 시에 발목 후방의 통증으로 기술되고 반복적으로 발을 세우는 발레선수나 운동선수에게 흔히 발생한다. 통증은 삼각부골과 같은 뼈의 돌출에 의해 발생한다. 삼각부골은 거골 후방 근처 증상이 없는 정상 발목의 5%~15% 정도에서 찾을 수 있다. 삼각부골이 거골과 떨어질 경우, 최대치의 강제적 발바닥굽힘 시 연부조직에 충돌할 수 있다.[135] 치료법은 휴식, 비스테로이드 항염증제, 소골 절제 수술 등이 있다.

▶ 발 부상 Foot injuries

과사용 부상 Overuse Injuries

정강뼈 골단염 *Sever's Disease*

어린 운동선수들의 발과 발꿈치 통증의 원인은 골격의 발달에 따라 상이할 것이다. 아킬레스 건염과 족저근막염은 골격이 성숙한 운동선수에게 더욱 자주 목격된다. 그러나 골격이 성숙하지 않은 어린 운동선수들에게는, 발꿈치뼈 골단염에 의해 정강뼈 뒤쪽의 비외상성 통증이 발생한다. 정강뼈 골단염은 정강뼈 아킬레스 건, 족저근막, 발의 내재근의 접합점에서의 견인 골단염이다. 이는 9세~12세 사이의 골격 성장기에 발생한다.[138] 통증은 뒤꿈치 쪽에서 발생하고 반복적인 점프와 달리기가 수반되는 농구, 축구, 체조와 같은 운동을 할 때 증가한다. 통증은 보통 쌍방으로 발생하지만, 단독으로 발생할 수도 있고 아킬레스 건염과 함께 발생하기도 한다.

정강뼈 골단염 환자 중 어린 운동선수는 둔통이나 예리한 통증을 호소할 것이다. 활동 수준의 급격한 변화, 잘못된 훈련, 신발 교체, 빠른 골격 성장은 정강뼈 골단염과 일관될 것이다. 정강뼈의 외측 모서리를 살짝 누르면 종종 고통스러운 증상이 되풀이 될 것이다. 이때 근골격 평가에서는 종종 하퇴삼두근 근육 복합체의 근길이 제한, 과도한 회내, 부기 등을 발견한다. 더 심한 경우에는, 체중 부하와 걷는 것이 비대칭이고 통증을 유발한다.[3]

정강뼈 골단염의 치료법은 통증조절기법, 활동제어, 얼음찜질, 비스테로이드 항염증제 등이 있다. 정강뼈 골단염의 경우는 양성이고 단기적인 자가 회복 질환이다. 그러므로 견딜 수 있는 한에서의 보통의 운동 활동은 허용된다. 그러나 불균형한 걷기와 뛰기, 휴식 시 통증, 지속적인 쇠약성 통증이 발생할 경우에는 추가적인 손상의 위험 때문에 통증을 유발하는 운동을 자제해야 한다. 치료는 손상된 근육계의 유연성과 길이의 복구, 종아리와 발의 근육계를 강화시키는 것에 초점을 맞춘다. 운동선수의 신발에 겔 성분의 깔창을 장착하는 것은 아킬레스 건의 부하를 감소시키고 발꿈치에 쿠션감을 주는 데에 효과적일 것이다. 발바닥의 아치가 내려앉은 평발인 경우, 일시적인 교정구 활용은 골돌기과 아킬레스건의 부하를 감소시키는 데에 도움을 준다. 보통의 경우엔 몇 주 또는 몇 달 이내에 적절한 치료법에 의해 치료된다. 지속적인 경우에는, 석고붕대와 고정이 필요하다.

이젤린 병 *Iselin's Disease*

정강뼈 골단염과 비슷한 이젤린 병은 5번째 중족골 근위부의 견인 골단염이며 주로 10세~12세의 아동에게서 증상을 보인다. 5번째 중족골 근위부와 외측 발의 짧은종아리근이 닿는 부분의 견인은 반복적인 달리기와 점프를 하는 운동에 참여하는 청소년에게 통증, 염증, 자극을 줄 것이다.[3]

진찰 과정에서 환자는 5번째 중족골 근위 성장판에 국소종창과 압통을 호소할 것이며, 체중 부하 시에 통증은 증가할 것이다. 외번 저항검사를 하여 짧은종아리근을 수축시키면 발바닥굽힘, 발등굽힘, 안쪽번짐과 마찬가지로 증상들을 반복할 것이다.

이젤린 병의 치료법은 정강뼈 골단염의 치료법과 유사하다. 일시적인 활동제어, 통증조절기법은 초기치료의 선택 옵션이다. 발목 안쪽으로 굽히기, 일반적인 발목 강화, 고유수용성 활동은 치료법에 포함되어야 한다. 증상이 심하지 않은 경우에, 3주~6주 정도 만에 회복이 가능하다. 하지만 치료에 차도가 보이지 않고 통증이 활동에 제한을 준다면 일시적인 고정이 권고되고 회복기간을 늘려야 한다.[3]

건염과 족저근막염 *Tendonitis and Plantar Fasciitis*

어리고 골격이 미성숙한 운동선수에게 흔하진 않지만, 건염은 통증과 장애를 유발한다. 아킬레스 건염은 발레선수, 육상선수, 농구선수 또는 필드 운동선수에게 주로 나타나며, 정강뼈의 위모서리 부근의 아킬레스 건에 통증을 유발한다. 과도한 회내, 빠른 골격 성장, 훈련 강도와 시간의 빠른 증가 등이 발생 원인이다.[139] 진찰은 근위부터 시작해서 뒤꿈치 바닥까지 아래로 진행되며 힘줄 전체 길이를 촉진하고, 압통이 가장 심한 부분을 찾아낸다. 부종, 발등굽힘 운동범위 감소, 제한적인 발바닥굽힘과 통증은 건염의 흔한 증상들이다. 뒤꿈치를 들어 올리는 것과 도약은 아킬레스 건의 통증을 재현한다.

치료는 신발 교체, 얼음찜질, 비스테로이드 항염증제, 휴식, 장딴지근과 가자미근 스트레칭으로 시작되어야 한다. 일시적으로 교정구나 깔창을 착용하는 것은 힘줄의 부하를 줄이지만 고통이 가라앉는 경우에는 점차적으로 중단해야 한다. 증상이 완화되면, 체중이 부하되지 않는 자세로 발바닥 굴근을 강화시키며 점차적으로 체중이 부하되도록 유도한다. 만성의 아킬레스 건염을 치료할 때에는, 발바닥 굴근에 대한 편심체중부하 운동이 효과적인 것으로 밝혀졌다. 과도한 회내를 제어하기 위한 균형운동, 고유수용성감각, 중심근육과 하체근육 강화가 또한 권고된다.[140] 충격 운동이 천천히 추가되고 스포츠 트레이닝과 달리기를 점진적으로 진행한다.

발목과 발의 다른 부분에도 건염의 가능성은 존재한다. 그때의 건염의 치료는 비슷한 과정을 거치는데, 활동제어, 통증조절, 이동성 복구, 강화 등이다. 움직임과 통증의 상태에 따라, 증상이 완화되는 중이라면 활동은 점진적으로 증가될 수 있다. 뒤정강뼈근 건염은 육상 선수, 스케이트 선수, 체조 선수에게 주로 나타난다. 통증은 내측복사의 뒷면에서 발생된다. 긴엄지폄근염은 육상 선수, 체조 선수, 댄서 등 반복적으로 발가락을 세우는 운동선수에게 흔히 발생한다. 통증은 발바닥이나 내측복사의 뒷면에서 발생된다. 종아리뼈건염은 스케이트 선수, 댄서, 육상 선수에게 나타나며, 통증 부위는 가쪽복사의 뒷면이다.

외상성 손상 Traumatic Injuries

리스프랑 손상 *Lisfranc (MidFoot) Injury*

발목발허리관절은 리스프랑 관절로 더 흔히 알려져 있

다. 이 관절은 뼈의 내인성 안정감에 기여한다. 중앙의 세 중족골과 쐐기뼈는 발의 횡아치를 구성한다. 이 관절복합체의 손상은 두 번째 중족골부터 내측경상골까지 인대가 늘어나고 인대 염좌, 골절탈구를 포함한다. 비록 보통 고에너지 자동차에 의한 사고와 관련이 있지만, 리스프랑 손상은 운동 중에도 발생하는데, 무릎이 바닥에 고정된 상태에서 발바닥굽힘된 발에 저에너지 축하중이 작용하게 되기 때문이다. 리스프랑 손상은 종종 풋볼 도중 엎드려 누워있는 선수의 뒤꿈치에 다른 선수가 떨어질 경우에 발생한다. 또한 고정된 후족부 주변에서 전족부가 외전되었을 때 중족부에 오는 과도한 부하가 일어날 경우에도 자주 발생한다. 이 메커니즘은 승마나 윈드서핑 같이 발걸이를 사용하는 스포츠와 연관이 있다.[141]

리스프랑 손상은 미묘한 불안정성 때문에 확인하기가 어렵다. 골절탈구와 같은 심한 손상은 쉽게 인식 가능한 발의 기형을 보인다. 리스프랑 손상이 발생한 운동선수는 특정한 손상의 메커니즘을 따라 발등의 통증을 호소한다. 발바닥 아치를 따른 앞발 부종과 타박상은 리스프랑 부상의 가장 중요한 소견이다. 발끝으로 걷기를 요청할 시에 체중 부하 과정에서 통증이 증가한다.[142] 신체 검사 시에, 대측성 사지운동과 비교했을 때, 촉진을 통해 발목발허리관절 부근과 엄지발가락과 검지발가락을 좁힐 때 압통이 발생하는 것으로 드러났다. 운동성 검사는 뒷발부분을 고정시킨 상태에서, 앞발부의 벌림, 엎침 시 발생하는 통증이 나타날것이다. 첫 번째와 두 번째 중족골의 모든 면의 이동성은 통증이나 관절 아탈구를 확인하면서 평가되어야 한다. 안정적인 인대 염좌와 엄청난 중족부 불안정성에 기여하는 완전파열을 구분하는 것이 중요하다.[141] 방사선 촬영의 경우 발바닥을 자주 굽히면서 서 있는 운동선수에 대한 진단을 수월하게 하며 무게를 지탱하지 않는 검사의 경우 약간의 불안정성을 잡아내지는 못하며 그저 정상이라는 결과를 도출하기도 한다.[143]

안정된 리스프란 관절의 부상은 보수적인 방법을 통해 치료된다. 운동선수들의 경우 CAM 걸음걸이용 부츠를 신고 6주에서 10주 동안 부위를 고정시켜야 하며 통증이 가라앉는 것을 봐가며 무게 지탱을 해야 한다. 물리치료의 경우 정상적인 걸음걸이를 회복하고 균형, 움직임 그리고 근력 향상에 집중해야 한다. 전체 길이의 삽입은 CAM 부트에서 지지용 신발로 바꾸게 될 경우 필요하다. 전체 회복의 경우 4달 정도 걸리지만 그래도 여전히 이전처럼 스포츠 활동을 하게 된다면 부상이 재발할 수 있다. 불안정한 리프스랑 관절 부상의 경우 외과적으로 치료가 가능하다.[141]

뼈 이상 Bony Abnormalities

족근 결합 *Tarsal Coalition*

족근 결합의 경우 두개 또는 그 이상의 족근이 차별화되지 못하고 연골상태로 섬유 및 뼈가 합쳐지는 선천적인 기형을 뜻한다. 이는 주로 양방향으로 일어나며 목말발꿈치 및 발꿈치발배뼈 관절을 포함하여 문제가 일어나기도 한다. 이에 대한 증상은 중간 쪽 또는 뒤쪽 발이 움직이는데 제한이 생기면서 30대 정도가 되면 결합된 부분이 굳어지기 시작한다. 결합된 부분에서 골절이 일어날 경우 해당 관절이 닳기도 하면서 통증이 발생한다.

족근 결합이 있는 운동선수들의 경우 일반적으로 서서히 발쪽과 발목에 고통이 퍼짐에 따라 이를 호소할 수도 있다. 통증의 경우 돌거나, 방향을 바꾸고, 무엇인가를 자르거나 또는 울퉁불퉁한 표면을 달리거나 할 경우 심해질 수도 있다. 계속해서 그리고 만성적으로 발목을 다칠 경우에는 발이 잘 움직이지 않아서 그런 것이므로 해당 조직에 긴장도를 높여줘야 한다. 신체검사를 하게 될 경우 발이 굳어져 있고 과도하게 엎침되어 있는 것을 발견할 수 있다. 발 중간이나 뒤쪽으로 관절부분이 제한적인 상태로 움직일 경우 족근 결합을 의심해볼 수 있다. 족근 결합의 의심은 대부분 CT 이미지를 통해 정확히 이루어진다.

족근 결합에 대한 치료는 발의 움직임을 통제하면서 무리가 가는 관절에 긴장도를 덜어줘야 한다. 보호장치의 경우 발을 보호하고 과도하게 움직이는 것을 방지해준다. 내부 또는 외부의 발바닥 근육계의 경우 발 및 발목을 동적으로 지지해주고 발목 관절의 유연성을 높여주며 목말뼈밑 관절의 움직임 역시 향상시켜준다. 통증이 계속될 경우 기브스를 통해 부위를 고정해야 할 수도 있다. 보수적인 치료방법이 잘 듣지 않을 경우, 관절이 골화되기 이전 외과치료를 하는 것이 좋으며 그럴 경우 통증이 가라앉고 움직임을 회복할 수 있다.

부발배뼈 *Accessory Navicular*

부발배뼈는 발배뼈나 뒤정강 인대 안에 자리잡고 있는 소골편에서 발생하는 선천적인 기형을 뜻한다. 또한 발배뼈에 따른 부상이라고도 알려져 있는 이 증상은 늘 진단을 필요로 하지는 않는다. 하지만 일단 문제가 발생할 경우 운동선수는 국부적인 통증과 발배뼈 융기와 중간 쪽 부분에 염좌를 느낄 수도 있다. 신체에 무리가 많이 가는 스포츠나 활동의 경우 통증을 수반하며 특히 타이트한 신발을 신거나 또는 옷을 입을 경우 더욱 통증이 심해진다. 통증은 계속해서 정강이뼈의 뒤쪽 근육이 있는 부위들 중 하나로 계속해서 발을 움직일 경우 더욱 심해진다. 단순 방사선 촬영 및 CT 스캔의 경우 진단확인에 도움이 된다.

보수적인 방법 및 외과적 치료방법 모두 부발배뼈에 적용될 수 있다. 활동을 변형하는 것, NSAIDS 그리고 지지대 활용 등의 경우 발중간 부분에 무리한 영향이 가는 것을 방지할 수 있는데 이는 수술을 하지 않을 경우 가장 많이 활용하는 선택사항이다. 하지만 CAM 신발이나 기타 기브스를 활용해야 하는 것처럼 좀 더 정밀하게 부위를 고정시켜야 할 경우 이는 통증이 더 심해진 경우에 해당된다. 발안에서 발배뼈 융기 쪽을 한쪽으로 묶어줄 경우 튀어나온 쪽 뼈에 가해지는 압력을 낮추면서 통증을 가라앉힐 수 있다. 소골편에 대한 외과적 절개의 경우 보수적 치료 방법을 활용하였는데도 불구하고 통증이 지속되어 활동에 제한을 가할 경우 적용한다.

앞발 부상 Forefoot Injuries

앞발 골절 *Forefoot Fractures*

아이들에게서 나타나는 발허리뼈의 경우 직접적인 외상에 대한 결과로 일어나며 다섯 번째 발허리뼈에서 가장 자주 나타난다.[144] 발허리뼈 피로 골절의 경우 아이들에게서는 잘 나타나지 않는데 계속 무게를 지탱해야 하기 때문에 댄서나 달리기 선수들에게서 나타나기도 한다.[145] 골절 부위는 2번째에서 5번째 발허리뼈를 포함한 신체상에서 모두 나타나며 발허리뼈 끝 부분 그리고 발허리뼈 막대 등을 포함한다. 국부적인 고통, 해당 부위가 약해지는 현상 그리고 골절부위의 부풀어오름 등이 보고되고 있고 골절부위가 탈골될 경우 기형이 생길수도 있다. 발을 단순촬영을 할 경우 급성 골절에 대한 진단에 도움이 될 수도 있다. 오타와 발 룰(Ottawa foot rule)의 경우 5세 정도의 어린아이에게서 나타나는 발 골절을 발견하는데 사용되며 임상적인 결정 사항과 아이들의 외상성 발 부상에 대한 진단과 함께 활용되어야 한다(보기 14.6).[136,137]

> **보기 14.6 오타와 발 룰**
>
> 발 엑스레이의 경우 발 중간 부분에 통증이 있거나 다음과 같은 경우에만 실시하도록 한다.
>
> 1. 다섯 번째 발허리뼈에 뼈가 약해진 경우
> 2. 발배뼈의 뼈가 약해진 경우
> 3. 그 즉시 또는 응급실에서 무게를 지탱하지 못하고 있을 경우

탈골이 되지 않은 골절의 경우 해당 부위를 고정시키면서 치료를 하고 짧은 기브스, CAM 신발 또는 수술 후 걷기용 신발을 4주에서 6주 정도 착용해야 한다. 탈골된 골절의 경우 외과적 치료를 요구한다. 뼈가 아물고 있다는 증거가 있을 경우, 물리치료를 통해 걸음걸이를 정상화하고 균형을 향상시키며 계속해서 해당 부위를 고정시킴에 따라 나타나는 부작용을 관리해야 한다.

분쇄 및 성장 골절 이외에 다섯번째 발허리뼈의 근위 골간의 골절의 경우 Jones 골절이라고 불리운다. 해당 부위로 혈액의 공급량이 줄어들기 때문에, 유착 불량이나 재골절과 같은 위험이 있다.[146] 뼈가 거의 성장한 운동선수들의 경우, 즉, 15세에서 21세 정도 되는 운동선수들의 경우 가장 영향을 많이 받는다. 농구선수들과 육상 선수들에게서 자주 나타나는 이 부상은 발이 과도하게 뒤틀리거나 또는 다섯 번째 발허리뼈 쪽에 과도한 무게가 전달되면서 발생한다. 증상의 경우 해당 부위가 약해지면서 다섯 번째 발허리뼈 근위 쪽에 분쇄가 일어나거나 국부적으로 부어오르고 또는 무게를 지탱하기가 힘들어진다. Jones 골절에 대한 치료는 아직도 의견이 분분하며 골절의 안정성, 치료 경과 그리고 운동선수의 기능적인 목표에 따라 달라진다. 보수적인 방법의 경우 일반적으로 기본적인 골절 관리보다 오랜 기간 지속된다. 운동선수들의 경우 무게지탱 기브스, 부목 그리고 지지대를 6주 동안 착용해야 한다. 유착 불량이 있거나 높은 수준에서 경기를 하는 운동선수들의 경우, 여러 기술들을 활용하여 외과적 ORIF를 활용할 수 있다.[146,147] 스포츠 활동을 재개하려면 일단 방사선 촬영을 하고 해당 골절 부위가 아물기 시작한다는 것을 확인해야 하며 포괄적인 물리치료 프로그램을 병행해야 한다.

잔디 발가락 *Turf Toe*

잔디 발가락의 경우 발허리발가락관절을 너무 과도하

게 펼 경우 입는 부상이며 그에 따라 발바닥 캡슐과 인대과 관련이 있는 구조에 손상을 줄 수가 있다. 부상의 증상으로는 과도하게 엄지발가락을 펴거나 움직일 경우, 특히 딱딱한 표면에서 축구를 할 경우, 농구 및 풋볼 경기를 할 경우 발생한다. 이는 인대와 관련된 손상이며 그 정도는 1부터 3까지로 분류한다. 환자의 경우 멍이 들거나 부풀수도 있는 발가락 표면에 통증을 호소할 수 있다. 통증의 경우 계속해서 능동적으로 또는 수동적으로 발가락을 펼 경우 재발될 수 있다.

치료는 PRICE 양식에 맞게 시작을 하고 부상의 정도에 따라 달라진다. 심하지 않게 삔 경우 테이프를 붙이면 되고 그에 따라 운동선수들은 일단 쉬고 난 다음 스포츠 활동을 재개할 수 있다. 보다 심한 3단계 부상의 경우 몇 일간 부목을 대고 그다음 철로 된 스프링 판을 끼워넣어서 엄지발가락이 과도하게 펴지는 현상을 막아야 한다. 초기 MTP 관절을 움직여서 장기간 움직임이 퇴화되어버릴 수 있는 현상을 방지한다(강직무지). 운동선수들의 경우 일단 완전히 낫고 통증이 없어지고 난 후 엄지발가락을 펴는 것을 포함하여 6주 후에 스포츠 활동을 재개할 수 있다.

척추 부상 Spine injuries

요통의 경우 젊은 운동선수들에게서 자주 나타나는 부상이다. 척추 부상이 진행될 경우 어른들이 겪는 척추부상과는 다른 양상을 보인다. 디스크와 관련된 병변의 경우 어른들에게서 더 잘 나타나지만 젊은 운동선수들에게서는 상대적으로 덜 나타난다. 이와 비슷하게, 아이들의 경우 병변과 관련하여 계속되는 스트레스로 인한 부상을 입을 가능성이 더 높으며, 그리고 성장 센터는 골단손상의 발달에 취약하게 만든다.[148] 등 아래쪽에 통증을 호소하는 어린 운동선수들의 경우 구조적인 부상 및 그럼으로 인하여 이미지 연구를 포함한 전체 검사가 필요하게 된다.[148,149]

일반 검사 General Examination

검사의 경우 특정한 외상 징후가 있는지, 부상의 정도가 어떤지, 과거 부상이 있었는지 그리고 증상과 관련된 행위가 있는지를 파악하기 위하여 질문을 함으로써 병력을 살펴보는 것부터 시작한다. 임상학자들의 경우 현재 참여하고 있는 스포츠, 스포츠 활동의 정도, 얼마만큼 자주 연습하는지 그리고 얼마만큼 그 스포츠를 해왔는지, 이들이 일 년 내내 야외에서 훈련을 해왔는지 등 스포츠와 관련된 기록부터 질문을 한다. 증상이 나타나는지의 여부, 기간, 특정 활동과의 관련성 그리고 훈련/스포츠 활동 등은 임상학자들이 발생 가능한 진단들을 통해 해당되는 경우를 선별하고 치료를 위한 임상적인 결정을 내리는데 도움이 된다.

자세의 경우 앞, 뒤 그리고 옆에서 평가해야 한다. 임상학자들의 경우 신체가 제기능을 할 동안 생물기계학적인 힘을 바꿔버릴 수도 있는 자세의 문제점들을 파악해야 한다. 이는 척추 측만증, 둥근 어깨, 과도한 흉추후만, 척추 전만과도 염좌 또는 앞부분 골반이 뒤틀린 경우가 해당된다. ROM의 경우 모든 측면으로 움직일 경우 평가를 해야 한다(구부리기, 펴기, 측면 구부리기 그리고 회전하기). 그리고 임상학자의 경우 해당 가능한 움직임의 범위 뿐만 아니라 움직임의 질과 각각의 움직임 동안 또는 그 후 어떠한 증상이 나타나는지 봐야한다. 중요한 것은 하지와 상지의 유연성을 평가해야 한다는 점인데 상지 및 하지측의 움직임이 줄어들을 경우 운동선수들은 척추에 더 많은 부담을 느끼기 마련이기 때문이다. 임상학자들의 경우 엉덩관절 및 어깨 ROM, 엉덩관절 굽힘근, 넙다리네갈래근, 넙다리두갈래근 그리고 모음근의 유연성을 평가해야 한다.

척추나 SI관절이 국부적으로 약해진 것을 느낄 수도 있고 또는 약해진 부위나 근경련이 일어날 수도 있다. 흉부 및 요추의 분절 움직임 역시 평가해야 하고 그에 따라 특히 움직임이 많이 일어나는 부위를 파악해야 한다. 특수한 검사의 경우 요추, SI 관절 또는 엉덩관절 쪽에 특정한 병변을 파악하는 데 도움이 된다.

척추분리 및 척추탈위증 Spondylolysis and Spondylolisthesis

척추분리 Spondylolysis

척추분리의 경우 L5 부분이 가장 흔하게 관련됨으로써 요추 골절의 관절간부가 부서지는 현상을 나타낸다.[150] 척추분리는 젊은 운동선수들에게 흔하게 발생하며 한 연구에 따르면 젊은 운동선수들의 47%는 등 쪽에 통증 또는 척추분리로 인하여 고통을 호소한다고 한다.[148] 척추 분리의 경우 피로골절이라고 알려져 있고 과도하게 척추를 펴거나 회전시킬 경우 해당 부위에 과도한 힘이 반복적으로 가해지기 때문에 발생한다. 체조선수, 피겨 스테이트 선수 그리고 댄서와 같이 특정한 운동선수들의 경우 이러한 부상에 시달리곤 한다. 척추분리를 앓는 사람들의 평균 나이는 15세에서 16세 정도이다. 진단법적 이미지의 경우 정확한 진단을 위하여 활용된다. 방사선 촬영을 먼저 시행하고 "scotty dog fracture"이라고 부르는 관절간부를 통해 골절 부위를 시각화해볼 수 있다.[151] 하지만, 방사선 촬영은 척추분리 부상을 정확히 판단하지 못하고 좀 더 정밀한 진단 이미지가 일반적으로 더 권장된다.[152] SPECT가 가장 정확한 수단이지만 피로골절이나 반응과 같이 뼈에 가해지는 힘이 증가할 경우 해당 부위에 부담이 늘어나고 있다는 것을 보여주는 일반적인 이미지 절차일 뿐이다.[152] CT 스캔의 경우 뼈로 이루어진 해부학에 대한 뛰어난 시각화를 제공하지만 CT 스캔의 단점은 방사선에 노출될 확률이 높고 골절이 아직 진행되지 않은 초기 단계의 반응을 잡아내기가 힘들다는 점이다. 최근 MRI의 경우 CT 스캔을 대신할 수 있는 뛰어난 수단이 되었는데 그 이유는 방사선에 노출될 확률이 적고 국부적인 부위에 뼈로 이루어진 부종을 평가할 수 있는 능력이 뛰어나기 때문이다.[152] 척추 분리에 사용되는 MRI의 진단학적 가치의 경우 문헌마다 다르고 CT 스캔이 가장 뛰어난 것이라고 묘사를 한다.[152,153] 그럼에도 불구하고 MRI는 전리방사선에 노출되지 않고 진단을 하는 동안 필요한 정보를 제공할 수 있고 임상학자들의 경우 이를 계속해서 많이 사용할 것으로 예상된다.

척추 탈위증 *Spondylolisthesis*

척추 탈위증은 척추체 하나의 앞부분이 다른 한쪽으로 들어간 경우를 나타낸다. 이 부상은 L5에서 S1수준에서 가장 자주 나타나며 I부터 IV까지 등급으로 나뉘면서 척추체의 넓이를 전체로 따졌을 때 앞부분의 탈골이 얼마만큼 일어났는지를 나타낸다(보기 14.7 참조). I과 II단계의 척추 탈위증의 경우 보수적인 치료방법이 잘 듣고 스포츠 활동을 한다고 해도 증상이 심해지지 않는다.[154] 스포츠 활동의 경우 III 및 IV 등급의 척추 탈위증에서 문제가 될 수 있다.

보기 14.7 척추 탈위증 등급

등급 I	0%~25% 척추체 넓이
등급 II	25%~50% 척추체 넓이
등급 III	50%~75% 척추체 넓이
등급 IV	75%~100% 척추체 넓이

임상학적인 검사에 따라 환자 치료를 어떻게 해야 하는지 그리고 앞서 언급하였던 일반적인 검사를 활용해 볼 수 있다. 더욱이, 척추 분리나 탈위증이 있는 환자들의 경우 일반적으로 척추를 펼때 또는 다른 부위와 함께 펴거나 돌릴때 통증을 호소한다. 이러한 통증의 경우 특히 척추를 편 상태에서 많이 나타난다. 주위 극상돌기가 "갑자기 가라앉는" 증상이 나타날 경우 척추 탈위증이 진행중이라는 뜻일 수 있다.

척추 분리 및 탈위증의 주요 치료방법은 가해지는 힘을 줄이면서 운동선수가 통증을 느끼지 않도록 하는것에 있다. 환자의 경우 자신에게 맞춰진 TLSO를 활용하거나 또는 코르셋 종류의 지지대를 활용하여 척추를 펴거나 또는 스트레칭 자세를 취할 수 있다. 지지대의 경우 의견이 분분하지만 몇몇 연구에 따르면 지지대를 치료 초기에 사용할 경우 효과가 있었다.[155,156] 앞서 이야기 하였다시피, 치료사의 경우 척추를 검사하면서 과도하게 움직이고 있는 부위를 찾아내야 하며 그에 따라 격리된 쪽으로 움직임을 돌릴 수 있다. 요추골반 쪽의 단단한 하지 근육계의 움직임 때문에 임상학자의 경우 환자의 스포츠 활동에 요구되는 기능적인 움직임들을 확인하고 해당 부위가 제 기능을 못할 경우 척추 쪽에 가해지는 무리한 힘과 관련이 있는지 살펴봐야 한다. 코어 쪽 근육을 강화하거나 지구성 훈련의 경우 재활기간 동안 필요할 수도 있고 이러한 훈련법은 본 장의 후반부에서 다루도록 한다.

기타 다른 척추 병변들 Other Spine Pathologies

후방요소 과다 사용 증후군
Posterior Element Overuse Syndrome

후방요소 과다 사용 증후군의 경우 근육건, 인대, 후관절 및 등 아래쪽에 고통을 수반하는 관절낭에 생기는 증상이다.[150] 해당 증상의 경우 척추 분리와 비슷하고 이에 대한 이미지는 감별진단에 있어서 중요한 역할을 한다. 치료의 경우 일반적으로 쉬고, 활동에 변화를 주며, 유연성, 근력 그리고 움직임과 관련된 재활 그리고 통증 관리 등이 있다. 지지대를 사용할 경우 통증을 가라앉힐 수 있다.

골단염 Apophysitis

골단염의 경우 젊은 선수들이 척추 쪽에 통증을 호소하게 되는 일반적 부상 중 하나이다. 임상학적으로 척추에 반복된 동작이 가해질 경우 기계적 통증을 느끼며 쉴 경우 증상이 호전된다. 척추에 살펴보면, 융기가 바로 척추뼈들에 있는 고리모양이며 감지할 수는 없다. 골단염은 장골릉에서 발생할 수도 있다. 그럴 경우, 환자들의 경우 일반적으로 해당 부위에 통증을 느끼게 되며 사근에도 통증이 발생할 수도 있다.

Stingers

경추부에 발생하는 부상의 경우 스포츠 활동과 관련이 있다. "Stinger" 또는 "burner"의 경우 C5 또는 C6 신경근을 포함하는 완신경총의 견인부상이며 자주 부딪치는 운동선수들에게서 자주 나타난다.[157] 운동선수들의 경우 해당 상지부위에 감각이상을 느끼며 톡톡 쏘거나 또는 타는 듯한 통증을 호소한다. 어깨 벌림, 바깥돌림 및 굽힘 근육에서의 약화가 존재할 수 있다. 이러한 증상들의 경우 일반적으로 빠르게 치료가 되고 운동선수들로 하여금 많은 공백없이 복귀할 수 있다. 해당 증상이 24시간 이상 지속될 경우, 영상 검사를 포함한 추가 진단이 권장된다. 더 심각한 부상에서 치료는 증상이 해결될 때까지 슬링 및 통증 완화 방법으로 휴식으로 구성한다. 증상이 해결된 후에는 잃어버린 근력에 대한 재활이 필요하다. 스포츠로의 복귀 결정은 정상적인 영상 검사 및 만족스러운 임상 근력검사를 기반으로 한다. 근전도 검사의 역할은 Stinger 진단을 위한 유효한 도구가 아니거나 회복의사 결정을 위한 회복의 지표가 아니기 때문에 일반적으로 최소화된다.[157]

일반적인 치료방법 General Treatment Principles

척추 쪽에 발생하는 여러 부상의 경우 일반적인 재활치료를 적용한다. 척추의 기능적 요구조건의 경우 약간 자기모순적이라고 할 수 있다. 척추의 경우 기능적인 작업을 수행할 경우 많이 움직이는 부위이지만 안정성을 요구하기도 한다. 척추 치료를 할 경우, 치료사들은 바로 이러한 요구조건을 염두에 두고 증상이 발생하는 곳의 치료를 진행해야 한다.

척추 재활을 할 때 부위가 서로 상호의존적이며 상지 쪽 또는 하지 쪽과 관련하여 유연성, 근력 그리고 신경근육을 잘 관리하는 것이 등의 통증을 가라앉히는 데 중요하다. 이와 비슷하게, 부상당한 곳 위아래로 척추 쪽에서 움직임이 많은 부위의 경우 검사를 실시하여 척추를 하나의 수단으로 활용하여 해당부위가 충분히 움직이는지 확인해야 한다.

코어 안정성은 젊은 선수들사이에서 척추 재활에 반드시 필요한 부분이다. 포괄적인 운동 프로그램의 경우 뭇갈래근, 기립근, 배가로근, 배바깥빗근, 배속빗근, 엉덩근 등과 같이 코어 쪽의 안정성을 높여주는 근육들에 집중하면서 진행해야 한다. 치료사와 운동선수는 코어 안정성 훈련을 기능 활동에 적용하면서 선수가 스포츠 활동을 할 때 이를 활용하도록 해야한다. Wilderson이 주장한 것은 반드시 근력은 아니라 코어 쪽 근육의 지구력이 재활에서 가장 중요한 목표라고 하였다.[158] 요추 쪽 안정성을 높여주는 근육들의 경우 주로 1종류 근섬유로 이루어져 있고 상대적으로 힘이 덜 드는 운동을 통해 운동성과를 높여야 한다.[159] 그렇기 때문에, 임상학자들은 무거운 무게를 들거나 반복이 적은 훈련대신 "정지된" 상태로 오랜시간 지속되는 운동이나 반복이 많이 되는 움직임을 활용해야 한다. 마지막으로, 여러 스포츠 활동들이 서 있는 자세 또는 하나의 사지만을 지탱하는 상태에서 이루어지기 때문에, 균형 훈련을 반드시 포괄적인 재활프로그램에 포함시켜야 한다.

척추 부상을 당한 이후 활동을 재개하는 것은 일반적으로 운동선수들의 활동의 특성 때문에 쉽게 일반화하기가 힘들다. 일반적으로, 활동을 재개하는 것은 단계적으로 이루어져야 한다. 즉, 스트레스가 적고 힘이 덜들며 통증이 없는 활동부터 시작을 해야 한다. 그리고 힘이 더 많이 드는 스포츠 활동으로 점차적으로 늘려가도록 한다. 여러 척추 부상들의 경우 장기간 지속되기 때문에, 운동선수들은 완전히 스포츠 활동을 재개하기 이전에 기본 몸 상태를 회복하는데 오랜 시간이 걸릴 수도 있다.

▶ 스포츠 관련 뇌진탕 Sports-related concussion

매해 미국에서는 1.7백만에서 3.8백만에 해당되는 스포츠관련 뇌진탕 부상이 발생하고 있고 이는 전체 스포츠 부상들 중 5%에서 9%를 차지한다.[160,161] 대략 모든 뇌진탕의 절반 정도가 보고되지도 않고 진료되지도 않고 있다.[161] 스포츠에서 발생하는 뇌진탕의 경우 모든 나이대의 운동선수들에게서 계속 증가하고 있고 계속해서 부상이 더욱 증가할 것으로 예상되고 있다. 5세에서 19세 사이의 젊은 운동선수들에게서 나타나는 뇌진탕의 경우 계속해서 증가하면서 모든 스포츠 관련 뇌진탕의 30%를 차지하고 있다. 풋볼, 럭비, 축구 그리고 하키처럼 몸을 섞으면서 하는 스포츠 활동을 하는 선수들에게서 일반적으로 나타나긴 하지만 모든 운동선수들은 뇌진탕을 당할 위험이 있다.

병리 생리학 Pathophysiology

AMSS은 뇌진탕 또는 가벼운 외상성 두뇌 부상(mTBI)를 "여러 병리 생리학적인 과정에 의하여 뇌의 기능에 일시적인 외상적 충격이 가해진 상태"라고 정의를 내리고 있다.[161] 이들의 경우 정도가 덜한 뇌손상이며 일반적으로 증상 지속 기간과 치료법이 지기제한적이다. 뇌진탕은 머리, 얼굴, 목 또는 기타 신체 다른 부위에 충격이 직접적으로 가해지면서 발생하고 그에 따라 뇌에 과도한 직선 또는 회전력이 가해지게 된다. "타격(coup)" 부상의 경우 움직이지 않는 두개골이 높은 속도로 움직이는 물체에 부딪치는 경우라고 이를 정의하고 있다(예를 들어, 야구공에 머리가 부딪칠 경우). 이와는 반대로 "반대편타격(countercoup)" 부상의 경우 두개골이 높은 속도로 움직이다가 갑자기 속도가 줄어들 경우를 지칭한다(예를 들어, 머리를 바닥이나 골대에 부딪치는 경우).

뇌진탕을 당하게 될 경우, 미세 신경돌기 부상이 이온, 신진대사 그리고 병리 생리학적인 경우와 맞물려서 함께 발생하게 된다.[161] 이온의 균형 및 일반적인 두뇌 신진대사를 다시 회복하기 위해 뇌는 많은 에너지를 필요로 한다. 하지만, 미토콘드리아에 손상이 갈 경우 그리고 피질양이 줄어들 경우 에너지를 잘 공급하지 못하게 하며 그에 따라 전체적인 두뇌기능을 약화시킨다.[161] 만약 완전히 회복되기 이전, 즉, 위와 같이 뇌가 제 기능을 못하고 있는 동안, 부차적인 손상이 가해진다면, 두뇌는 세포질 대사에 변화나 인지결함과 같이 심각한 증상을 보일 가능성이 생겨난다. 이러한 결과는 아직 두뇌가 완전히 성장하지 않은 어린 아이들에게서 많이 발생한다. 그렇기 때문에 이들의 경우 완전히 증상이 호전되기 전에 다시 또 뇌진탕을 재발할 가능성이 있다.[161]

표 14.6 뇌진탕 징후 및 증상

신체	인지적	감정적
두통	정신적으로 몽롱	짜증냄
피로, 구역질, 토구	"윙윙 거리는 소리"	슬픔
어지러움, 균형감각 파괴	지침	보다 더 감정적이 됨
시각 문제	집중하는데 어려움 느낌	긴장함
불 및 소리에 민감	기억력 감퇴	
무감각해짐	혼란	
힘이 없고 나른해짐	반응 속도 느림	
수면 장애	의식 잃음	

징후 및 증상 Signs and Symptoms

뇌진탕의 징후 및 증상의 경우 매 경우마다 다르다(표 14.6 참조). 두통이 뇌진탕의 가장 일반적인 증상이며 어지러움도 이에 해당된다.[161] 뇌진탕에 걸리고 의식을 잃는 경우는 10% 정도 되지만 아주 확실한 수치는 아니다. 대부분의 증상의 경우 뇌진탕에 따라 달라지고 기타 다른 증상들과 비슷하게 나타날 수도 있다. 즉, 심장문제, 급성 위장염, 주의결핍 또는 우울증 등을 포함한다. 그러므로, 뇌진탕이 걸리기 전에 해당 증상이 있는지 파악을 해봄으로써 정확한 해결책을 찾을 수가 있다. 80% 또는 90%에 해당하는 뇌진탕의 경우 7일 안에 증상이 호전된다.[161] 뇌진탕의 치료방법이 있음에도 불구하고 인지 능력이 완전히 망가지는 경우도 발생하며 이때는 좀 더 정밀한 신경심리학적 검사를 해야 한다.

위험요소 Risk Factors

과거 뇌진탕에 대한 병력이 있는지의 여부에 따라 운동선수가 또 다른 뇌진탕을 일으키게 되는 확률이 2배에서 5배까지 높아지게 된다.[161] 뇌진탕의 정도가 심한 것, 자주 뇌진탕에 걸리는 것 그리고 증상의 지속시간 등이 오랜 기간 치료를 해야 하게 만드는 예측인자들이다. 비슷한 룰로 치뤄지는 스포츠 활동에서 여성들의 경우 남성들보다 뇌진탕에 걸릴 확률이 높다. 스포츠 및 자세에 따라서 위험도가 더 올라가기도 한다. 예를 들어, 풋볼 쿼터백, 런닝백, 공 받는 사람 또는 디펜스를 담당하는 이들처럼 높은 속도로 몸을 부딪쳐야 하는 운동선수들의 경우 라인맨들과 같은 다른 운동선수들보다 뇌진탕에 걸릴 확률이 많다. 편두통, 학습 장애, 주의력 결핍 그리고 감정장애 등이 있었을 경우 인지 장애가 발생할 가능성이 올라가고 뇌진탕 이후 치료 역시 오랜기간 시행해야 한다. 그리고 또한 진단 및 치료방법을 복잡하게 만들기도 한다.[161]

어른과 아이들의 두뇌에는 생리학적인 차이가 존재한다. 아직 성장을 다하지 않은 뇌를 살펴보면, 기타 다른 부상과 관련하여 뇌진탕이 일어날 가능성도 있기 때문에 주의를 기울여야 하며 그럴 경우 치료 기간 역시 늘어난다. 예를 들어, 한 연구에 따르면 13세에서 16세 사이의 운동선수들의 경우 18세에서 22세의 운동선수들과 비교하였을 때 기본 몸상태를 회복하는데 오랜 시간이 걸리고 신경인지적 기능 역시 회복되는데 더 오래 걸린다.[160]

진단 및 평가 Diagnosis and Assessment

뇌진탕의 진단 및 평가와 관련하여 특별히 훈련 받고 지식이 있는 의료인의 경우 임상학적인 진단을 가장 잘 내릴 수 있는 이들이라고 할 수 있다. 뇌진탕은 증상의 치료방법에 따라 소급적으로 분류된다. 그러므로, 부상 당시 분류된 뇌진탕은 믿을만한 진단이 되지 못하고 계속해서 적용되지도 못한다. 진단은 완전한 신경학적, 균형 그리고 인식 평가를 포함해야 한다. 등급이 매겨진 체크리스트의 경우 뇌진탕과 관련된 증상을 진단하는 객관적인 평가 도구가 될 수 있고 이때 계속해서 재평가를 함으로써 정도, 기간 그리고 변화를 파악해보도록 한다. 기타 다른 평가 도구의 경우 기본 증상 점수, 균형 검사, 부차적인 평가 도구 그리고 NP 검사 등을 들 수 있다. 몇몇 자주 사용되는 부차적인 수단인 경우 증상 점수, Maddocks 질문, SAC 그리고 BESS를 들 수 있다.[161] 중요한 것은 회복시기에 특정한 검사가 다른 검사들보다 더 적절할 수 있다는 것을 이해하는 것이다. 균형 검사의 경우 3일 이후 일반적으로 활용되며 운동선수에게 부차적인 관리를 위한 이상적인 검사라고 할 수 있지만 그 이후 단계에서는 효과적이지 않다. 스포츠 활동을 재개하기 이전 기본 검사를 진행할 경우 운동선수에게 아직 높은 위험성이 존재하는지의 여부를 파악할 수 있고 기타 다른 부상들과 비교작업을 해볼 수 있게 해준다. 이런 접근방법은 아직도 의견이 분분한데 그 이유는 부상당하기 이전의 기본 검사의 역할이 아직 분명하지 않고 여전히 인증해야 할 부분이 있기 때문이다.[161] 하지만, 기본 검사는 과거 뇌진탕 병력이 있는 경우, 의학적 상황이 복잡할 경우 그리고 위험성이 높은 스포츠 활동에 가장 적합하다. 시험은 계속해서 특정한 요인들, 즉, 운동선수의 나이, 피로고, 감정상태, 검사 환경 등을 고려한 상태로 수행되어야 한다.

신경생리적 검사 Neurophysiologic Testing

NP검사는 1980년대에 처음 시도되었고 그 역할은 컴퓨터가 발전함에 따라 같이 늘어났다. NP 검사는 두뇌의 활동을 평가해볼 수 있는 객관적인 수단이며 미세한 인지 장애와 관련하여 임상학적인 검사보다 더 정확하다. 하지만 NP 검사는 임상학적 평가의 한 부분이어야 하고 그 자체로 시행되는 것이 아니라 포괄적인 관리 계획의 한 부분이어야 한다. NP 검사는 기억, 인지 처리 속도 그리고 반응시간 등과 같이 여러 인지 기능의 영역을 평가한다.[161,162] 두 가지 일반적으로 활용되는 검사가 있다. 펜과 연필을 사용한 시험과 컴퓨터를 활용한 시험이 그것이다. 적용방법이 수월하고 비용이 적게 들기 때문에 컴퓨터를 활용한 검사를 더 많이 선호하기 시작하였다.

NP 검사는 뇌진탕 이후 인지에 문제[163]가 생겼을 경우 정확도가 양호한 수단이며 여전히 권장되고 위험성이 높지만 과거 뇌진탕 병력이 없는 선수들에게 적용된다. NP 검사는 특히 스포츠 활동을 빨리 재개하고 싶어서 증상을 부인하는 운동선수들이 활동을 재개하도록 결정을 내리는데 도움이 된다. 하지만, 도구의 효율성은 아직 완전히 검증이 안되었는데 그 이유는 해당 인지 능력에 대한 증상이 오랜 기간 지속되면서 뇌진탕이 일어날 경우를 대비한 감시용 도구가 필요하기 때문이다.[161]

관리 및 활동의 복귀 Management and Return to Play

뇌진탕의 처음 치료방법은 뇌진탕을 당하였을 때 일반적으로 적용된다. 의식의 정도를 검사해야 한다. 반응이 없는 운동선수들의 경우 기도, 숨쉬는지의 여부 그리고 심장의 기능을 검사하는 것이 급선무이다. 그리고 나서 목뼈 및 기타 다른 심각한 부상에 대한 신체 평가를 실시해야 한다. 조금이라도 목뼈 부위에 부상이 의심될 때는 운동선수의 경우 움직이지 않게 자세를 고정한 다음 좀 더 정밀한 이미지 및 치료를 위하여 응급실로 옮겨가야 한다. 기타 다른 응급치료를 요구하는 원인의 경우 점차 정신상태가 안좋아질 경우, 중심부 신경학적 결과가 있을 경우 그리고 해당 증상이 악화될 경우가 해당된다. 심각한 인지적 그리고 응급 상황의 경우 증상, 인지 그리고 균형을 포함한 부차적인 뇌진탕 검사가 실시되었을 경우에만 처리될 수 있다.

기본 검사가 정상이라고 나타나고 뇌진탕이 의심되지 않을 경우 선수는 활동을 재개할 수 있다. 부상이 일어났을 동안 그리고 그 후 계속해서 검사를 실시하여 올바른 결정을 내렸는지 확인한다. 뇌진탕이 의심될 경우 운동선수는 당일 활동을 재개해서는 안된다. 선수의 경우 어느 정도 계속해서 관찰하면서 정신상태, 인지 그리고 뇌진탕 증세가 나빠지지 않는지 확인해야 한다. 과거에는 밤에 뇌진탕에 걸린 환자를 자주 깨워서 의식이 있는지 확인하는 것이 좋다고 하였다. 하지만, 그 방법은 더이상 권장되지 않는데 그 이유는 두뇌가 쉬고 회복하기 위해서는 잠이 중요하기 때문이다.[161] 출혈을 일으킬 수 있는 이론적인 위험 때문에, 아스피린이나 NSAID의 경우 일반적으로 피해야 한다. 해당 증상의 파악을 힘들게 하는 기타 다른 약물 역시 피해야 한다.

뇌진탕을 일으킨 선수들의 경우 치료사와 함께 의학적인 치료를 받아야 한다. 가장 주요한 치료방법의 경우 신체 및 인지 검사를 포함한다. 증상을 악화시키는 활동 및 환경은 지양해야 한다. 흐리거나 조용한 환경의 경우 두통을 가라앉히고 음성공포증 및 광선공포증의 증상 역시 줄여주는 역할을 한다. 어린 운동선수들의 경우 학교측의 협조도 필요로 한다. 즉, 너무 많지 않은 과제량 및 시험을 볼 때 좀 더 많은 시간을 가지는 것이 그 예이다. 대부분의 경우, 운동선수는 학교를 빼먹고 집에서 지낼 수 있게 허가해줘야 한다.

활동을 재개하기 위한 경과는 개인에 따라 다르고 일반적으로 점차적으로 진행된다. 경과는 일단 쉴 때 운동선수가 뇌진탕과 관련된 징후가 없어야 하며 균형 및 인지 기능과 관련하여 기본 검사와 비교하였을 때 정상적인 신경검사를 보여야 한다. 그리고 난 직후 의학적으로 감시하에 활동을 재개해야 한다(보기 14.8 참조). 경과의 경우 뇌진탕의 정도 및 신체상태 회복에 따른 환자의 반응에 따라 몇일 또는 몇주가 소요될 수도 있다. 운동선수가 어느 한 순간에라도 증상이 호전되고 있지 않다고 판단이 될 경우, 신체에 힘이 드는 활동은 중단해야 하며 증상이 가라앉길 기다려야 하며 바로 이전 경과상태로 돌아가야 한다. 자격이 있고 특히 뇌진탕 관리 훈련을 받은 건강관리사가 아무런 제약 없이 활동을 재개하기 이전에 의과적인 치료를 수행해야 한다.

보기 14.8 뇌진탕 이후의 활동 진행

단계적 재개 절차

활동 수준	예
활동없음/쉬기	흐릿한 환경, 학교 숙박시설, 텔레비전이나 라디오 없음
쉬운 유산소성 운동	멈춘 상태의 자전거 타기, 정적인 운동, 가볍게 걷기
스포츠 활동	농구공 슛쏘기, 배트 휘두르기, 달리기, 준최대치의 저항 훈련
비접촉 훈련	연습, 복잡한 스포츠 움직임
완전히 접촉되는 훈련	완전한 훈련 움직임을 연습에 적용
활동 재개	게임활동 연습경기

특별 관리사항 Special Considerations

이차충격 증후군 Second Impact Syndrome

뇌진탕에 시달리다가 다시 활동을 재개한 젊은 운동선수의 경우 계속해서 영구적인 증상이 나타날 수도 있고 더 심각한 뇌진탕, 뇌부어오름 그리고 이차충격 증후군에 시달릴 위험이 있다. SIS의 경우 두뇌의 혈액 공급에 대한 자동 관리능력이 떨어지면서 혈관 확장, 두개 압력의 증가, 두뇌 이탈 그리고 추가적인 코마상태 및 죽음에 이를 수가 있다.[161] SIS는 아직 완전히 파악이 되지 않고 있지만 일반적으로 18세 이하의 아이들에게서 자주 나타난다. 그러므로, 젊은 운동선수들에 대한 뇌진탕 관리는 신중하게 이루어져야 하고 스포츠 활동을 재개하기 이전에 해당 증상이 완전히 없어지고 모든 두뇌의 기능이 원상태로 복귀되는지를 확인해야 한다.

뇌진탕 후 증후군 Postconcussion Syndrome

뇌진탕 후 증후군의 경우 실제 예상된 기간, 즉, 몇 주나 몇 달보다 더 뇌진탕의 증세가 지속되는 현상을 나타낸다. 증상의 경우 뇌진탕 초기 증상과 비슷하지만 좀 더 애매하고 파악하기가 힘들며 그럼에 따라 해당 증상에 대한 진단이 힘들게 된다. 뇌진탕 후 증후군의 확률을 높여주는 인자들에 대해선 아직 정확히 연구된 바가 없지만 기타 다른 뇌진탕과 비교하였을 때 스포츠와 관련된 뇌진탕의 경우 해당 증상보다 확률이 적게 나타나고 있다.

뇌진탕 후 증후군은 일단 쉬는 것이 급선무이다. 시간이 가고 증상이 계속될 경우, 다른 다중 요인 치료들 역시 적용해야 할 수도 있다. 즉, 인지 치료, 통합 신경재활 프로그램, 점진적인 운동 프로그램 그리고 수면 장애 프로그램 등이 그 예이다. 물리치료사의 역할은 점진적인 프로그램을 확인하고 해당 증상이 일어나고 운동선수가 치료를 시작한 이후 매일마다 해당 증상의 80%가 나타날 때까지 운동을 하게 해주는 것이다. 그리고 그 한계점까지 재시험을 하는 것은 느리고 점진적으로 해당 증상을 개선하도록 하는 것이다.

예방 Prevention

교육과 인식의 경우 뇌진탕 예방에 필수적이다. 뇌진탕의 위험을 줄이기 위하여 법칙을 바꾸고 이를 시행하는 것이 필요하다. 공정하게 게임을 하고 상대편 플레이어 및 코치를 존중하는 것 역시 하키와 같은 스포츠를 하면서 뇌진탕을 일으키지 않게 하기 위하여 필요하다고 할 수 있다.[161] 코치, 부모님, 교육자 그리고 심판들의 경우 뇌진탕 징후나 증상에 대해 교육을 받아야 하며 그럼에 따라 뇌진탕을 좀 더 잘 발견하고 해당 부상의 평가를 잘 수행해야 하는 것이다. 이들은 스포츠와 관련된 올바른 기술을 가르치고 신체 컨트롤과 올바른 동작, 운동선수 동작에 대한 교육 그리고 최대한 신체접촉 횟수를 제한하게끔 강조함으로써 어린 선수들에게 안전과 관련된 도움을 줄 수 있다.

올바른 보호 장비 역시 경쟁하는 내내 착용해야 하며 운동선수들은 이 장비들의 크기가 알맞고 몸에 착용이 잘 되는지 계속해서 관찰되어야 한다. 즉, 헬멧, 어깨 패드 그리고 마우스피스 등이 그 예이다. 이러한 장비를 착용하는 것이 뇌진탕 및 mTBI의 위험도를 최소화해줄 수 있다고 제시하는 데이터의 양이 부족한 것은 사실이지만 이들의 경우 두상이 찢기거나, 두개골 골절, 두개내 출혈, 그리고 치아부상을 줄여주는 데 효과적이라는 점이 입증되었다.[161]

목쪽의 근육계를 강화시킬 경우 효과적으로 뇌진탕을 막을 수 있다는 사실이 연구결과로써 도출되었다. 몇몇 연구자들의 경우 목 쪽 근육계를 강화시킬 경우 운동선수가 팔꿈치가 머리로 향하게 되는 속도를 효과적으로 줄일 수 있다고 제시하고 있다. 하지만, 스포츠 뇌진탕의 예측할 수 없는 성격으로 인하여, 목 쪽 근육계와 뇌진탕 사이의 관계는 아직 파악되지 않고 있다.[161]

▶ 여성 운동선수 The female athlete

특수 고려사항 Special Considerations

여성 운동선수가 성성숙을 경험하게 될 경우 생리학적 그리고 해부학적인 변화가 나타나게 된다. 즉, 부상에 취약한 상태가 되는 것이다. 본 장 초반부에서 우리가 파악한 바와 같이 여성 청소년 운동선수들의 경우 남성보다 비접촉 ACL이 발생할 확률이 2배에서 9배 정도가 높다.[91] 더욱이, 여성 운동선수들의 경우 무릎넙다리 증후군이나 무릎뼈 탈골과 같은 무릎 병변에 시달릴 확률이 높다. 골반이 넓어지는 경우, 넙다리뼈 전경이 늘어난 경우, 인대이완이 늘어난 경우, 밖굽이 무릎이 늘어난 경우 그리고 신경근육의 팽창이 잦아진 경우들이 전부 여성들이 무릎과 관련된 부상에 시달릴 확률을 높여주는 요인들이다. 점프동작을 할 때 동적인 밖굽이 무릎을 측정해보는 것은 무릎쪽 부상을 막는 효과가 있다.[12] 신경근육 재훈련 프로그램의 경우 동적인 밖굽이 무릎을 줄여주는 데 집중하면서 착지 시 무릎이 바른 자세로 돌아가게 해주며 부상과 관련하여 지면에 착지 시 무릎에 가해지는 힘을 분산시킨다.[94] 임상학자들의 경우 위와 같이 생역학적으로 위험한 동작을 하면서 해당 증상이 나타나는 여성 운동선수가 있는지 파악해야 하며 부상의 확률을 낮추어야 한다.

여성 운동선수 3인조 Female Athlete Triad

여성 운동선수 3인조란 세 가지 임상학적 본질의 합을 뜻한다. 즉, 월경 기능 장애, 칼로리 섭취가 줄어듦에 따른 에너지 저하(식이장애의 여부와 상관없음) 그리고 골형 무기물 밀도 손실이 그것이다.[164] 이 세 가지 요인에 대한 각각의 유병률은 개개인마다 다르지만 연구에 따르면 23%부터 70%에 해당하는 여성 운동선수들이 이에 시달리고 있다.[164] 일반적으로 무게를 들어올리는 운동이나 발레 또는 체조처럼 미적인 부분을 강조하는 스포츠를 하는 여성들에게서 자주 나타난다. 중요한 것은 여성 운동선수들의 경우 이 세 가지들 중 하나라도 나타날 경우 건강상태에 안좋은 영향을 미친다는 점이다.

운동선수들의 월경 기능 장애의 경우 가장 넓은 범위에서 나타나는 질병이지만 무월경이 가장 흔한 증상이다. 무월경의 경우 3달 또는 그 이상 동안 월경을 하지 않는 현상으로써 가장 주요한 또는 이차적인 증상으로 분류되기도 한다. 이에 대한 주요 증상은 초경이 늦어지는 경우를 뜻 하지만 이차적인 증상의 경우 초경이 시작되고 월경을 하지 않는 경우를 뜻한다. 초경이 늦어지거나 주기가 바뀔 경우 여성 운동선수 3인조와 관련하여 골밀도가 줄어드는 현상이 나타날 수도 있다. 일반적으로 가장 골부피가 가장 크게 나타나는 시기는 청소년 시기이지만 이 시기에 뼈의 발달이 더디게 일어날 경우 치명적인 결과를 가져오기도 한다. 단기적으로 보면, 낮은 골밀도의 경우 운동선수가 피로 골절을 경험할 수 있는 확률을 올려주지만 장기적으로

표 14.7 여성 운동선수 3인조

여성 운동선수 3인조 징후 및 증상	식이장애 징후 및 증상
몸무게 감소	계속해서 몸무게가 감소
월경의 부재 또는 불규칙적	음식, 몸무게 그리고 운동에 몰두
피로 및 집중력 저하	밥먹을 때나 밥먹고 난 후 자주 화장실을 이용함
특정한 부상과 관련 없는 피로골절	완하제 사용
치료하는 데 오랜 시간이 걸림	언제나 헐렁한 옷을 입음
근육 좌상	머리 또는 손톱의 부서짐, 손발이 차가움, 잦은 구토로 인한 에나멜로 인해 충치 및 치아 녹아내림, 심장 이상 및 가슴 쪽에 통증, 심장 박동수 및 혈압이 낮음

본다면 가장 이상적인 골부피를 달성하지 못할 경우도 있고 그럼에 따라 골다공증에 걸릴 수도 있는 것이다.[164]

가능한 에너지 사용량의 경우 식이적으로 섭취가능하며 운동선수가 칼로리 소모를 하는데 필요한 양을 뜻하는 것이다. 가능한 에너지 사용량이 적을 경우 거식증, 신경성 식욕 항진증 또는 EDNOS와 같이 식이 장애를 일으킬 수 있다.[164] 하지만, 사용 가능한 에너지가 낮은 경우는 칼로리 섭취율이 낮은 원인이 식단이 올바르지 않다거나 또는 이에 대한 지식이 없을 경우 발생하는 것처럼 진단학적인 문제가 없는 상태에서도 발생할 수 있다. 식이 장애에 대한 역효과의 경우 심장 쪽의 기능장애, 위장 문제, 탈모, 스포츠 활동 장애 그리고 집중력 저하 등이 포함된다.

여성 운동선수 3인조에 대한 치료방법은 물리치료사, 영양사, 재활전문의, 팀 코치 그리고 운동선수의 가족들과 같이 여러 분야의 사람들로 이루어져 있다. 물리치료사나 운동선수의 트레이너는 운동선수가 다시 스포츠 활동을 재개할 수 있도록 도움을 준다. 가장 주된 목적은 일반적인 월경 주기를 회복하고 뼈의 무기질 밀도를 높이며 신체 이미지와 스포츠 활동과 관련하여 심리적 건강상태를 호전시키는 것이다.

여성 운동선수 3인조에 대한 예방이 가장 중요하다. 초기에 이를 발견할 경우 빠르게 치료를 진행하고 그에 대한 손상을 방지할 수 있다. 일반적인 스포츠 활동을 할 때 해당 증후군들을 판별해내는 것은 증상에 대한 초기 발견에 효과적이고 권장되는 사항이다. 그리고, 코치, 운동선수 그리고 여성들이 해당 위험요소들에 대해 교육을 받는 것 역시 증상을 발견할 수 있는 확률을 올려주고 초기 치료를 가능하게 만들어주는 것이다(표 14.7).

요약

어렸을 때부터 올바른 운동 습관을 형성하는 것은 어른이 되어서도 건강한 삶을 유지할 수 있게 해준다. 최근 몇 년 동안 어린이들이 즐길 수 있는 오락 및 경쟁 프로그램들이 굉장히 많이 늘어났다. 대부분의 어린이들의 경우 무한한 선택을 할 수 있다. 체조, 댄싱, 수영, 필드 스포츠, 달리기, 스케이트 보드, 암벽타기, 자전거 타기 그리고 줄넘기 등 모두 신체 활동과 관련된 것들이다. 스포츠의 경우 아이들에게 심리학적, 사회적 그

리고 신체적 이익을 가져다 줄 수 있다. 하지만, 부상을 당할 위험성도 그와 동시에 찾아오게 된다. 부상당할 위험이 많은 경우, 잘못된 방법으로 훈련할 경우 그리고 초기 스포츠 특수화의 경우 모두 운동선수들로 하여금 젊었을 때 부상을 당할 위험성을 증가시키는 것이다. 올바른 예방 전략과 부모님, 코치 그리고 치료사들의 교육의 경우 아이들 및 청소년들이 좀 더 안전한 상태에서 오락 및 스포츠 활동을 즐길 수 있도록 해준다.

젊은 운동선수들의 경우 자신 주위에 있는 어른들이 즐기는 스포츠와 비슷한 활동을 즐기는 경향이 있다. 하지만, 어른들과 아이들 사이에는 해부학적, 생리학적 그리고 심리적 차이가 존재한다. 스포츠 활동의 비슷한 특성에도 불구하고, 중요한 것은 뼈가 아직 완전히 자라지 않은 운동선수들의 경우 근골격의 부상을 당할 위험성이 크다는 점이다. 이러한 아이들을 위하여 일하는 물리치료사들의 경우 재활을 하는 동안 이러한 차이점에 대해 유념해야 한다. 어린 운동선수들이 필요로 하는 특별한 주의에 대한 인식은 치료사들로 하여금 의학적으로 올바른 진단 및 치료선택을 할 수 있게 해주고 부상을 당한 이후에도 이전처럼 완전히 활동을 안전하게 그리고 아무런 제약이 없이 재개할 수 있도록 해준다.

참고문헌

1. Mickalide A, Hansen L. *Coaching Our Kids to Fewer Injuries: A Report on Youth Sports Safety*. Washington, DC: Safe Kids World Wide; 2012.
2. Musgrave DS, Mendelson SA. Pediatric orthopedic trauma: principles in management. *Crit Care Med*. 2002;30(11)(suppl):S431–S443.
3. Hoang QB, Mortazavi M. Pediatric overuse injuries in sports. *Adv Pediatr*. 2012;59(1):359–383.
4. Caine D, Maffulli N, Caine C. Epidemiology of injury in child and adolescent sports: injury rates, risk factors, and prevention. *Clin Sports Med*. 2008;27(1):19–50, vii.
5. Wall E, Von Stein D. Juvenile osteochondritis dissecans. *Orthop Clin North Am*. 2003;34(3):341–353.
6. Baker CL 3rd, Romeo AA, Baker CL, Jr. Osteochondritis dissecans of the capitellum. *Am J Sports Med*. 2010;38(9):1917–1928.
7. Ray TR. Youth baseball injuries: recognition, treatment, and prevention. *Curr Sports Med Rep*. 2010;9(5):294–298.
8. Kocher MS, Tucker R, Ganley TJ, et al. Management of osteochondritis dissecans of the knee: current concepts review. *Am J Sports Med*. 2006;34(7):1181–1191.
9. Ozmun JC, Mikesky AE, Surburg PR. Neuromuscular adaptations following prepubescent strength training. *Med Sci Sports Exerc*. 1994;26(4):510–514.
10. Carter CW, Micheli LJ. Training the child athlete for prevention, health promotion, and performance: how much is enough, how much is too much? *Clin Sports Med*. 2011;30(4):679–690.
11. Boyle KL, Witt P, Riegger-Krugh C. Intrarater and Interrater reliability of the Beighton and Horan joint mobility index. *J Athl Train*. 2003;38(4):281–285.
12. Hewett TE, Myer GD, Ford KR, et al. Biomechanical measures of neuromuscular control and valgus loading of the knee predict anterior cruciate ligament injury risk in female athletes: a prospective study. *Am J Sports Med*. 2005;33(4):492–501.
13. Powers CM. The influence of altered lower-extremity kinematics on patellofemoral joint dysfunction: a theoretical perspective. *J Orthop Sports Phys Ther*. 2003;33(11):639–646.
14. Chmielewski TL, Hodges MJ, Horodyski M, et al. Investigation of clinician agreement in evaluating movement quality during unilateral lower extremity functional tasks: a comparison of 2 rating methods. *J Orthop Sports Phys Ther*. 2007;37(3):122–129.
15. Myer GD, Ford KR, Khoury J, et al. Development and validation of a clinic-based prediction tool to identify female athletes at high risk for anterior cruciate ligament injury. *Am J Sports Med*. 2010;38(10):2025–2033.
16. Roush JR, Kitamura J, Waits MC. Reference values for the Closed Kinetic Chain Upper Extremity Stability Test (CKCUEST) for collegiate baseball players. *N Am J Sports Phys Ther*. 2007;2(3):159–163.
17. McClure P, Greenberg E, Kareha S. Evaluation and management of scapular dysfunction. *Sports Med Arthrosc*. 2012;20(1):39–48.
18. Ludewig PM, Reynolds JF. The association of scapular kinematics and glenohumeral joint pathologies. *J Orthop Sports Phys Ther*. 2009;39(2):90–104.
19. Kibler WB, Uhl TL, Maddux JW, et al. Qualitative clinical evaluation of scapular dysfunction: a reliability study. *J Shoulder Elbow Surg*. 2002;11(6):550–556.
20. McClure P, Tate AR, Kareha S, et al. A clinical method for identifying scapular dyskinesis. part 1: reliability. *J Athl Train*. 2009;44(2): 160–164.
21. Uhl TL, Kibler WB, Gecewich B, et al. Evaluation of clinical assessment methods for scapular dyskinesis. *Arthroscopy*. 2009;25(11):1240–1248.
22. Wainner RS, Whitman JM, Cleland JA, et al. Regional interdependence: a musculoskeletal examination model whose time has come. *J Orthop Sports Phys Ther*. 2007;37(11):658–660.
23. Axe M, Hurd W, Snyder-Mackler L. Data-based interval throwing programs for baseball players. *Sports Health*. 2009;1(2):145–153.
24. Wasserlauf BL, Paletta GA Jr. Shoulder disorders in the skeletally immature throwing athlete. *Orthop Clin North Am*. 2003;34(3):427–437.
25. Knesek M, Skendzel JG, Dines JS, et al. Diagnosis and management of superior Labral Anterior Posterior tears in throwing athletes. *Am J Sports Med*. 2012.
26. Greiwe RM, Saifi C, Ahmad CS. Pediatric sports elbow injuries. *Clin Sports Med*. 2010;29(4):677–703.
27. Fortenbaugh D, Fleisig GS, Andrews JR. Baseball pitching biomechanics in relation to injury risk and performance. *Sports Health*. 2009;1(4):314–320.
28. Kramer DE. Elbow pain and injury in young athletes. *J Pediatr Orthop*. 2010;30(2):S7–S12.
29. Fleisig GS, Weber A, Hassell N, et al. Prevention of elbow injuries in youth baseball pitchers. *Curr Sports Med Rep*. 2009;8(5):250–254.
30. Fleisig GS, Andrews JR. Prevention of elbow injuries in youth baseball pitchers. *Sports Health*. 2012;4(5):419–424.
31. Petty DH, Andrews JR, Fleisig GS, et al. Ulnar collateral ligament reconstruction in high school baseball players: clinical results and injury risk factors. *Am J Sports Med*. 2004;32(5):1158–1164.
32. Guerrero P, Busconi B, Deangelis N, et al. Congenital instability of the shoulder joint: assessment and treatment options. *J Orthop*

Sports Phys Ther. 2009;39(2):124–134.
33. Dumont GD, Russell RD, Robertson WJ. Anterior shoulder instability: a review of pathoanatomy, diagnosis and treatment. *Curr Rev Musculoskelet Med.* 2011;4(4):200–207.
34. Shah RR, Kinder J, Peelman J, et al. Pediatric clavicle and acromioclavicular injuries. *J Ped Orthop.* 2010;30:S69–S72 10.1097/BPO.1090b1013e3181ba1099e1094.
35. Caird MS. Clavicle shaft fractures: are children little adults? *J Pediatr Orthop.* 2012;32(suppl 1):S1–S4.
36. Pandya NK, Namdari S, Hosalkar HS. Displaced clavicle fractures in adolescents: facts, controversies, and current trends. *J Am Acad Orthop Surg.* 2012;20(8):498–505.
37. Howard A, Mulpuri K, Abel MF, et al. The treatment of pediatric supracondylar humerus fractures. *J Am Acad Orthop Surg.* 2012;20(5):320–327.
38. Spencer HT, Wong M, Fong YJ, et al. Prospective longitudinal evaluation of elbow motion following pediatric supracondylar humeral fractures. *J Bone Joint Surg Am.* 2010;92(4):904–910.
39. Song KS, Waters PM. Lateral condylar humerus fractures: which ones should we fix? *J Pediatr Orthop.* 2012;32(suppl 1):S5–S9.
40. Leonidou A, Pagkalos J, Lepetsos P, et al. Pediatric monteggia fractures: a single-center study of the management of 40 patients. *J Pediatr Orthop.* 2012;32(4):352–356.
41. Weiss JM, Mencio GA. Forearm shaft fractures: does fixation improve outcomes? *J Pediatr Orthop.* 2012;32(suppl 1): S22–S24.
42. Stutz C, Mencio GA. Fractures of the distal radius and ulna: metaphyseal and physeal injuries. *J Ped Orthop.* 2010;30:S85–S89. 10.1097/BPO.1090b1013e3181c1099c1017a.
43. van Bosse HJ, Patel RJ, Thacker M, et al. Minimalistic approach to treating wrist torus fractures. *J Pediatr Orthop.* 2005;25(4):495–500.
44. DiFiori JP, Caine DJ, Malina RM. Wrist pain, distal radial physeal injury, and ulnar variance in the young gymnast. *Am J Sports Med.* 2006;34(5):840–849.
45. Elhassan BT, Shin AY. Scaphoid fracture in children. *Hand Clin.* 2006;22(1):31–41.
46. Evenski AJ, Adamczyk MJ, Steiner RP, et al. Clinically suspected scaphoid fractures in children. *J Pediatr Orthop.* 2009;29(4):352–355.
47. Prosser R, Herbert T. The management of carpal fractures and dislocations. *J Hand Ther.* 1996;9(2):139–147.
48. Haughton D, Jordan D, Malahias M, et al. Principles of hand fracture management. *Open Orthop J.* 2012;6:43–53.
49. Cornwall R. Pediatric finger fractures: which ones turn ugly? *J Pediatr Orthop.* 2012;32(suppl 1):S25–S31.
50. Patel DR, Lyne ED. Overuse injuries of the hip, pelvis and thigh. In: Patel DR, Greydanus DE, Baker RJ, eds. *Pediatric Practice Sports Medicine.* New York, NY: The McGraw-Hill Companies; 2009.
51. Soprano JV, Fuchs SM. Common overuse injuries in the pediatric and adolescent athlete. *Clin Pediatr Emergency Med.* 2007;8(1):7–14.
52. Porr J, Lucaciu C, Birkett S. Avulsion fractures of the pelvis—a qualitative systematic review of the literature. *J Can Chiropr Assoc.* 2011;55(4):247–255.
53. Anderson K, Strickland SM, Warren R. Hip and groin injuries in athletes. *Am J Sports Med.* 2001;29(4):521–533.
54. Ilizaliturri VM Jr, Camacho-Galindo J, Evia Ramirez AN, et al. Soft tissue pathology around the hip. *Clin Sports Med.* 2011; 30(2):391–415.
55. Provencher MT, Hofmeister EP, Muldoon MP. The surgical treatment of external coxa saltans (the snapping hip) by Z-plasty of the iliotibial band. *Am J Sports Med.* 2004;32(2):470–476.
56. Byrd JWT. Snapping hip. *Oper Tech Sports Med.* 2005;13(1):46–54.
57. Allen WC, Cope R. Coxa saltans: the snapping hip revisited. *J Am Acad Orthop Surg.* 1995;3(5):303–308.
58. Cardinal E, Buckwalter KA, Capello WN, et al. US of the snapping iliopsoas tendon. *Radiology.* 1996;198(2):521–522.
59. Byrd JWT. Evaluation and management of the snapping Iliopsoas tendon. *Tech Orthopaedic.* 2005;20(1):45–51.
60. Taylor GR, Clarke NM. Surgical release of the 'snapping iliopsoas tendon'. *J Bone Joint Surg Br.* 1995;77(6):881–883.
61. Brunet ME, Cook SD, Brinker MR, et al. A survey of running injuries in 1505 competitive and recreational runners. *J Sports Med Phys Fitness.* 1990;30(3):307–315.
62. Lassus J, Tulikoura I, Konttinen YT, et al. Bone stress injuries of the lower extremity: a review. *Acta Orthop Scand.* 2002;73(3):359–368.
63. Bennell K, Matheson G, Meeuwisse W, et al. Risk factors for stress fractures. *Sports Med.* 1999;28(2):91–122.
64. Goolsby MA, Barrack MT, Nattiv A. A displaced femoral neck stress fracture in an amenorrheic adolescent female runner. *Sports Health.* 2012;4(4):352–356.
65. Fraitzl CR, Kafer W, Nelitz M, et al. Radiological evidence of femoroacetabular impingement in mild slipped capital femoral epiphysis: a mean follow-up of 14. 4 years after pinning in situ. *J Bone Joint Surg Br.* 2007;89(12):1592–1596.
66. Imam S, Khanduja V. Current concepts in the diagnosis and management of femoroacetabular impingement. *Int Orthop.* 2011;35(10):1427–1435.
67. Philippon MJ, Stubbs AJ, Schenker ML, et al. Arthroscopic management of femoroacetabular impingement: osteoplasty technique and literature review. *Am J Sports Med.* 2007;35(9):1571–1580.
68. Huffman GR, Safran M. Tears of the acetabular labrum in athletes: diagnosis and treatment. *Sports Med Arthroscopy Rev.* 2002;10(2):141–150.
69. Crawford JR, Villar RN. Current concepts in the management of femoroacetabular impingement. *J Bone Joint Surg Br.* 2005;87(11):1459–1462.
70. Ito K, Minka MA II, Leunig M, et al. Femoroacetabular impingement and the cam-effect. A MRI-based quantitative anatomical study of the femoral head-neck offset. *J Bone Joint Surg Br.* 2001;83(2):171–176.
71. Ferguson TA, Matta J. Anterior femoroacetabular impingement: a clinical presentation. *Sports Med Arthroscopy Rev.* 2002;10(2):134–140.
72. Czerny C, Hofmann S, Neuhold A, et al. Lesions of the acetabular labrum: accuracy of MR imaging and MR arthrography in detection and staging. *Radiology.* 1996;200(1):225–230.
73. Samora JB, Ng VY, Ellis TJ. Femoroacetabular impingement: a common cause of hip pain in young adults. *Clin J Sport Med.* 2011;21(1):51–56.
74. Groh MM, Herrera J. A comprehensive review of hip labral tears. *Curr Rev Musculoskelet Med.* 2009;2(2):105–117.
75. Heiderscheit BC, Sherry MA, Silder A, et al. Hamstring strain injuries: recommendations for diagnosis, rehabilitation, and injury prevention. *J Orthop Sports Phys Ther.* 2010;40(2):67–81.
76. Koulouris G, Connell DA, Brukner P, Schneider-Kolsky M. Magnetic resonance imaging parameters for assessing risk of recurrent hamstring injuries in elite athletes. *Am J Sports Med.* 2007;35(9):1500–1506.
77. Cline S. Acute Injuries of the hip, pelvis and thigh. In: Patel DR, Greydanus DE, Baker RJ, eds. *Pediatric Practice Sports Medicine.* New York, NY: The McGraw-Hill Companies; 2009.
78. Wells D, King JD, Roe TF, et al. Review of slipped capital femoral epiphysis associated with endocrine disease. *J Pediatr Orthop.* 1993;13(5):610–614.
79. Kocher MS, Tucker R. Pediatric athlete hip disorders. *Clin Sports Med.* 2006;25(2):241–253, viii.

80. Riad J, Bajelidze G, Gabos PG. Bilateral slipped capital femoral epiphysis: predictive factors for contralateral slip. *J Pediatr Orthop*. 2007;27(4):411–414.
81. Uglow MG, Clarke NM. The management of slipped capital femoral epiphysis. *J Bone Joint Surg Br*. 2004;86(5):631–635.
82. Hinton RY, Sharma KM. Anterior cruciate ligament injuries. In: Micheli LJ, Kocher MS, eds. *The Pediatric and Adolescent Knee*. Philadelphia, PA: Saunders Elsevier; 2006.
83. Anderson CN, Anderson AF. Tibial eminence fractures. *Clin Sports Med*. 2011;30(4):727–742.
84. Moksnes H, Engebretsen L, Risberg MA. Management of anterior cruciate ligament injuries in skeletally immature individuals. *J Orthop Sports Phys Ther*. 2012;42(3):172–183.
85. Lawrence JT, Argawal N, Ganley TJ. Degeneration of the knee joint in skeletally immature patients with a diagnosis of an anterior cruciate ligament tear: is there harm in delay of treatment? *Am J Sports Med*. 2011;39(12):2582–2587.
86. Wojtys EM, Brower AM. Anterior cruciate ligament injuries in the prepubescent and adolescent athlete: clinical and research considerations. *J Athl Train*. 2010;45(5):509–512.
87. Milewski MD, Beck NA, Lawrence JT, et al. Anterior cruciate ligament reconstruction in the young athlete: a treatment algorithm for the skeletally immature. *Clin Sports Med*. 2011;30(4):801–810.
88. Vavken P, Murray MM. Treating anterior cruciate ligament tears in skeletally immature patients. *Arthroscopy*. 2011;27(5):704–716.
89. Kim KM, Croy T, Hertel J, et al. Effects of neuromuscular electrical stimulation after anterior cruciate ligament reconstruction on quadriceps strength, function, and patient-oriented outcomes: a systematic review. *J Orthop Sports Phys Ther*. 2010;40(7):383–391.
90. Greenberg EM, Albaugh J, Ganley TJ, et al. Rehabilitation considerations for all epiphyseal acl reconstruction. *Int J Sports Phys Ther*. 2012;7(2):185–196.
91. Logerstedt DS, Snyder-Mackler L, Ritter RC, et al. Knee stability and movement coordination impairments: knee ligament sprain. *J Orthop Sports Phys Ther*. 2010;40(4):A1–A37.
92. Noyes FR, Barber SD, Mangine RE. Abnormal lower limb symmetry determined by function hop tests after anterior cruciate ligament rupture. *Am J Sports Med*. 1991;19(5):513–518.
93. Myer GD, Chu DA, Brent JL, et al. Trunk and hip control neuromuscular training for the prevention of knee joint injury. *Clin Sports Med*. 2008;27(3):425–448, ix.
94. Hewett TE, Ford KR, Myer GD. Anterior cruciate ligament injuries in female athletes: part 2, a meta-analysis of neuromuscular interventions aimed at injury prevention. *Am J Sports Med*. 2006;34(3):490–498.
95. DiStefano LJ, Blackburn JT, Marshall SW, et al. Effects of an age-specific anterior cruciate ligament injury prevention program on lower extremity biomechanics in children. *Am J Sports Med*. 2011;39(5):949–957.
96. Mandelbaum BR, Silvers HJ, Watanabe DS, et al. Effectiveness of a neuromuscular and proprioceptive training program in preventing anterior cruciate ligament injuries in female athletes: 2-year follow-up. *Am J Sports Med*. 2005;33(7):1003–1010.
97. Hewett TE, Myer GD, Ford KR, et al. The 2012 ABJS Nicolas Andry Award: the sequence of prevention: a systematic approach to prevent anterior cruciate ligament injury. *Clin Orthop Relat Res*. 2012;470(10):2930–2940.
98. Shea KG, Apel PJ, Pfeiffer R. Injury of the medial collateral ligament, posterior cruciate ligament, and posterolateral complex in skeletally immature patients. In: Micheli LJ, Kocher MS, eds. *The Pediatric and Adolescent Knee*. Philadelphia, PA: Saunders Elsevier; 2006.
99. Miyamoto RG, Bosco JA, Sherman OH. Treatment of medial collateral ligament injuries. *J Am Acad Orthop Surg*. 2009;17(3):152–161.
100. Derscheid GL, Garrick JG. Medial collateral ligament injuries in football. Nonoperative management of grade I and grade II sprains. *Am J Sports Med*. 1981;9(6):365–368.
101. Indelicato PA, Hermansdorfer J, Huegel M. Nonoperative management of complete tears of the medial collateral ligament of the knee in intercollegiate football players. *Clin Orthop Relat Res*. 1990(256):174–177.
102. McAllister DR, Petrigliano FA. Diagnosis and treatment of posterior cruciate ligament injuries. *Curr Sports Med Rep*. 2007;6(5):293–299.
103. Kramer DE, Micheli LJ. Meniscal tears and discoid meniscus in children: diagnosis and treatment. *J Am Acad Orthop Surg*. 2009;17(11):698–707.
104. Stanitski CL. Discoid meniscus. In: Micheli LJ, Kocher MS, eds. *The Pediatric and Adolescent Knee*. Philadelphia, PA: Saunders Elsevier; 2006.
105. Jordan MR. Lateral meniscal variants: evaluation and treatment. *J Am Acad Orthop Surg*. 1996;4(4):191–200.
106. Konan S, Rayan F, Haddad FS. Do physical diagnostic tests accurately detect meniscal tears? *Knee Surg Sports Traumatol Arthrosc*. 2009;17(7):806–811.
107. Conrad JM, Stanitski CL. Osteochondritis dissecans: Wilson's sign revisited. *Am J Sports Med*. 2003;31(5):777–778.
108. Ganley TJ, Flynn JM. Osteochondritis dissecans of the knee. In: Micheli LJ, Kocher MS, eds. *The Pediatric and Adolescent Knee*. Philadelphia, PA: Saunders Elsevier; 2006.
109. Pascual-Garrido C, Moran CJ, Green DW, et al. Osteochondritis dissecans of the knee in children and adolescents. *Curr Opin Pediatr*. 2013;25(1):46–51.
110. Buckens CF, Saris DB. Reconstruction of the medial patellofemoral ligament for treatment of patellofemoral instability: a systematic review. *Am J Sports Med*. 2010;38(1):181–188.
111. Kramer DE, Pace JL. Acute traumatic and sports-related osteochondral injury of the pediatric knee. *Orthop Clin North Am*. 2012;43(2):227–236, vi.
112. Lewis PB, McCarty LP 3rd, Kang RW, et al. Basic science and treatment options for articular cartilage injuries. *J Orthop Sports Phys Ther*. 2006;36(10):717–727.
113. Davis IS, Powers CM. Patellofemoral pain syndrome: proximal, distal, and local factors, an international retreat, April 30-May 2, 2009, Fells Point, Baltimore, MD. *J Orthop Sports Phys Ther*. 2010;40(3):A1–A16.
114. Robinson RL, Nee RJ. Analysis of hip strength in females seeking physical therapy treatment for unilateral patellofemoral pain syndrome. *J Orthop Sports Phys Ther*. 2007;37(5):232–238.
115. Dierks TA, Manal KT, Hamill J, et al. Proximal and distal influences on hip and knee kinematics in runners with patellofemoral pain during a prolonged run. *J Orthop Sports Phys Ther*. 2008;38(8):448–456.
116. Barton CJ, Bonanno D, Levinger P, et al. Foot and ankle characteristics in patellofemoral pain syndrome: a case control and reliability study. *J Orthop Sports Phys Ther*. 2010;40(5):286–296.
117. Bolgla LA, Boling MC. An update for the conservative management of patellofemoral pain syndrome: a systematic review of the literature from 2000 to 2010. *Int J Sports Phys Ther*. Jun 2011;6(2):112–125.
118. Peers KH, Lysens RJ. Patellar tendinopathy in athletes: current diagnostic and therapeutic recommendations. *Sports Med*. 2005;35(1):71–87.
119. Larsson ME, Kall I, Nilsson-Helander K. Treatment of patellar tendinopathy—a systematic review of randomized controlled trials. *Knee Surg Sports Traumatol Arthrosc*. 2012;20(8):1632–1646.
120. Witvrouw E, Bellemans J, Lysens R, et al. Intrinsic risk factors for the development of patellar tendinitis in an athletic population. A two-year prospective study. *Am J Sports Med*.

2001;29(2):190–195.
121. Bellary SS, Lynch G, Housman B, et al. Medial plica syndrome: a review of the literature. *Clin Anat*. 2012;25(4):423–428.
122. De Carlo M, Armstrong B. Rehabilitation of the knee following sports injury. *Clin Sports Med*. 2010;29(1):81–106, table of contents.
123. Moen MH, Bongers T, Bakker EW, et al. Risk factors and prognostic indicators for medial tibial stress syndrome. *Scand J Med Sci Sports*. 2012;22(1):34–39.
124. Patel DR, Lyne ED. Overuse injuries of the leg, ankle, and foot. In: Patel DR, Greydanus DE, Baker RJ, eds. *Pediatric Practice Sports Medicine*. New York, NY: The McGraw-Hill Company; 2009.
125. Beck BR. Tibial stress injuries. An aetiological review for the purposes of guiding management. *Sports Med*. 1998;26(4):265–279.
126. Crowell HP, Davis IS. Gait retraining to reduce lower extremity loading in runners. *Clin Biomech (Bristol, Avon)*. 2011;26(1):78–83.
127. Lieberman DE, Venkadesan M, Werbel WA, et al. Foot strike patterns and collision forces in habitually barefoot versus shod runners. *Nature*. 2010;463(7280):531–535.
128. Heiderscheit BC, Chumanov ES, Michalski MP, et al. Effects of step rate manipulation on joint mechanics during running. *Med Sci Sports Exerc*. 2011;43(2):296–302.
129. Diebal AR, Gregory R, Alitz C, et al. Effects of forefoot running on chronic exertional compartment syndrome: a case series. *Int J Sports Phys Ther*. 2011;6(4):312–321.
130. Diebal AR, Gregory R, Alitz C, et al. Forefoot running improves pain and disability associated with chronic exertional compartment syndrome. *Am J Sports Med*. 2012;40(5):1060–1067.
131. Sharma P, Maffulli N. Tendon injury and tendinopathy: healing and repair. *J Bone Joint Surg Am*. 2005;87(1):187–202.
132. McCollum GA, van den Bekerom MP, Kerkhoffs GM, et al. Syndesmosis and deltoid ligament injuries in the athlete. *Knee Surg Sports Traumatol Arthrosc*. 2013;21(6):1328–1337.
133. Tiemstra JD. Update on acute ankle sprains. *Am Fam Physician*. 2012;85(12):1170–1176.
134. Knight AC, Weimar WH. Effects of previous lateral ankle sprain and taping on the latency of the peroneus longus. *Sports Biomech*. 2012;11(1):48–56.
135. Chambers HG. Ankle and foot disorders in skeletally immature athletes. *Orthop Clin North Am*. 2003;34(3):445–459.
136. Runyon MS. Can we safely apply the Ottawa ankle rules to children? *Acad Emerg Med*. 2009;16(4):352–354.
137. Plint AC, Bulloch B, Osmond MH, et al. Validation of the Ottawa ankle rules in children with ankle injuries. *Acad Emerg Med*. 1999;6(10):1005–1009.
138. Pontell D, Hallivis R, Dollard MD. Sports injuries in the pediatric and adolescent foot and ankle: common overuse and acute presentations. *Clin Podiatr Med Surg*. 2006;23(1):209–231, x.
139. Rowe V, Hemmings S, Barton C, et al. Conservative management of midportion Achilles tendinopathy: a mixed methods study, integrating systematic review and clinical reasoning. *Sports Med*. 2012;42(11):941–967.
140. Alfredson H, Cook J. A treatment algorithm for managing Achilles tendinopathy: new treatment options. *Br J Sports Med*. 2007;41(4):211–216.
141. Watson TS, Shurnas PS, Denker J. Treatment of Lisfranc joint injury: current concepts. *J Am Acad Orthop Surg*. 2010;18(12):718–728.
142. Mantas JP, Burks RT. Lisfranc injuries in the athlete. *Clin Sports Med*. 1994;13(4):719–730.
143. Nunley JA, Vertullo CJ. Classification, investigation, and management of midfoot sprains: lisfranc injuries in the athlete. *Am J Sports Med*. 2002;30(6):871–878.
144. Zwitser EW, Breederveld RS. Fractures of the fifth metatarsal; diagnosis and treatment. *Injury*. 2010;41(6):555–562.
145. Niemeyer P, Weinberg A, Schmitt H, et al. Stress fractures in the juvenile skeletal system. *Int J Sports Med*. 2006;27(3):242–249.
146. Hunt KJ, Anderson RB. Treatment of Jones fracture nonunions and refractures in the elite athlete: outcomes of intramedullary screw fixation with bone grafting. *Am J Sports Med*. 2011;39(9):1948–1954.
147. Murawski CD, Kennedy JG. Percutaneous internal fixation of proximal fifth metatarsal jones fractures (Zones II and III) with Charlotte Carolina screw and bone marrow aspirate concentrate: an outcome study in athletes. *Am J Sports Med*. 2011;39(6):1295–1301.
148. Micheli LJ, Wood R. Back pain in young athletes. Significant differences from adults in causes and patterns. *Arch Pediatr Adolesc Med*. 1995;149(1):15–18.
149. Rodriguez DP, Poussaint TY. Imaging of back pain in children. *AJNR Am J Neuroradiol*. 2010;31(5):787–802.
150. Purcell L, Micheli L. Low back pain in young athletes. *Sports Health*. 2009;1(3):212–222.
151. Leone A, Cianfoni A, Cerase A, et al. Lumbar spondylolysis: a review. *Skeletal Radiol*. 2011;40(6):683–700.
152. Kim HJ, Green DW. Spondylolysis in the adolescent athlete. *Curr Opin Pediatr*. 2011;23(1):68–72.
153. Yamaguchi K Jr, Skaggs D, Acevedo D, et al. Spondylolysis is frequently missed by MRI in adolescents with back pain. *J Child Orthop*. 2012;6(3):237–240.
154. Muschik M, Hahnel H, Robinson PN, et al. Competitive sports and the progression of spondylolisthesis. *J Pediatr Orthop*. 1996;16(3):364–369.
155. Sairyo K, Sakai T, Yasui N, et al. Conservative treatment for pediatric lumbar spondylolysis to achieve bone healing using a hard brace: what type and how long?: Clinical article. *J Neurosurg Spine*. 2012;16(6):610–614.
156. Sys J, Michielsen J, Bracke P, et al. Nonoperative treatment of active spondylolysis in elite athletes with normal X-ray findings: literature review and results of conservative treatment. *Eur Spine J*. 2001;10(6):498–504.
157. Weinberg J, Rokito S, Silber JS. Etiology, treatment, and prevention of athletic "stingers". *Clin Sports Med*. 2003;22(3):493–500, viii.
158. Willardson JM. Core stability training: applications to sports conditioning programs. *J Strength Cond Res*. 2007;21(3):979–985.
159. Arokoski JP, Valta T, Airaksinen O, et al. Back and abdominal muscle function during stabilization exercises. *Arch Phys Med Rehabil*. 2001;82(8):1089–1098.
160. Zuckerman SL, Lee YM, Odom MJ, et al. Recovery from sports-related concussion: days to return to neurocognitive baseline in adolescents versus young adults. *Surg Neurol Int*. 2012;3:130.
161. Harmon KG, Drezner JA, Gammons M, et al. American medical society for sports medicine position statement: concussion in sport. *Br J Sports Med*. 2013;47(1):15–26.
162. Ellemberg D, Henry LC, Macciocchi SN, et al. Advances in sport concussion assessment: from behavioral to brain imaging measures. *J Neurotrauma*. 2009;26(12):2365–2382.
163. Fazio VC, Lovell MR, Pardini JE, et al. The relation between post concussion symptoms and neurocognitive performance in concussed athletes. *NeuroRehabilitation*. 2007;22(3):207–216.
164. Nazem TG, Ackerman KE. The female athlete triad. *Sports Health*. 2012;4(4):302–311.

CHAPTER

15 소아의 특발성 관절염

Juvenile Idiopathic Arthritis

소아 특발성 관절염(JIA: Juvenile idiopathic arthritis)은 소아기의 류마치스 질환 중 가장 일반적인 질환 중 하나이다. 소아 특발성관절염은 관절의 염증이 특징으로 성장기의 어린이의 신체 시스템을 광범위하게 침범하고 장애의 원인이 되고 활동을 제한하고 참여의 수행능력을 제한한다.

이 장의 목적은 소아와 청소년기의 JIA에 대한 검사, 평가, 중재 그리고 전반적 관리에서의 물리치료사의 역할에 대해 설명하는 데 있다. 첫째 부분은 JIA의 진단과 분류에 대한 준거, 유병률과 빈도, 원인, 병리학 그리고 약물치료에 대해 다루려고 한다. 두 번째 부분에서는 *물리치료 임상지침*과 세계보건기구(WHO)의 ICF 모델에 바탕으로 하여 물리치료 검사, 평가, 치료계획과 JIA 아동을 위해 만들어진 표준화된 평가와 결과의 측정을 논의할 예정이다. 셋째 부분에서는 특발성 관절질환 아동에서의 가장 흔하게 나타나는 문제에 대한 중재를 기술한다. 가능하면 특정중재에 대한 증거를 제시한다. 가정, 학교, 그리고 지역사회에서의 참여를 토의한다. 사례연구에서는 나이든 아동의 JIA 물리치료 관리를 예시로 보여주려고 한다.

기타의 소아 류마치스성 질환은 피부경화증, 소아기의 피부근염, 전신성 홍반 루프스 그리고 다양한 혈관염같은 결합조직을 포함하는 관절염을 일으키기도 한다. 류마티즘 학자들은 양성의 과다 운동성, 국소적 또는 광범위한 만성통증 증후군과 유전적 결합조직 장애와 같은 비염증성 장애에 대해서도 관리한다. 비록 이 장에서는 JIA에 중점을 두지만 만성관절염이 있는 아동의 물리치료를 가이드하는 원칙은 다른 진단에도 적용할 수 있다.

소아의 특발성 관절염의 진단과 분류를 위한 준거

Criteria for diagnosis and classification of JIA

표 15.1은 때로 임상에서 사용하는 여러 용어들을 아동기의 관절염을 야기하는 다양한 상태를 분류하고 진단하기 위해 전통적으로 사용하고 있는 세 가지 분류체계를

표 15.1 아동기 관절염의 분류체계 비교

특징	미국 류마티스학회 (특발성 류마치스관절염)	류마티즘 유럽 협의체 (소아기 만성관절염)	류마치스 국제연합 (소아 특발성관절염)
분류의 토대	임상적(발병 및 경과)	임상적(발병)과 혈청소견(RF)	임상적(발병과 경과)과 혈청소견(RF)
발병 타입	세 가지 전신성 소아류마티스 관절염(sJRA) 다발관절형 JRA(polyJRA) 소수관절형 JRA(pauciJRA)	여섯 가지 전신성 소아 만성 관절염(sJCA) 다발관절형 JCA(polyJCA)JRA 소아건선 관절염(pauciJRA) 특발성소아전신성 관절염(JPsA) 소아강직척추염(JAS)	일곱 가지 전신성 소아 특발성 관절염(SoJIA) 다발관절형 RF− 다발관절형 RF+ 소수관절형 JIA(Oligo JIA) 지속형 확장형 건선관절염 근육힘줄염-관련 관절염(ERA) 기타 관절염

ACR, American College of Rheumatology; EULAR, European League Against Rheumatism; ILAR, International League of Associates for Rheumatology; RF, rheumatoid factor.

비교한 것이다. 특발성 류마치스관절염(JRA: Juvenile Rheumatology Arthritis)은 미국 류마티스학회(ACR: American College of Rheumatology)에서 만든 준거, 영국에서 소아기 만성관절염(JCA: Juvenile Chronic Arthritis)을 분류하는 류마티즘 유럽 협의체(EULAR: European League Against Rhematism)의 준거, 류마치스학의 국제연합(ILAR: International League of As sociation for Rheumatology)의 소아 컨퍼런스에서에서 사용하는 JIA에 대한 준거를 포함하였다.

JIA 용어는 16세 이전에 발병하여 최소 6주 이상 지속된 원인을 모르는 분명한 관절염일 때 사용한다. ILAR 시스템은 7가지의 분명한 질환 발병종류와 더불어 "구분되지 않은" 8번째 종류를 포함한다. 이 "구분되지 않은" 것은 징후와 증상이 하나의 질환유형에 맞아 떨어지지 않거나 한 가지 이상의 질환이 겹쳐서 나타나는 것이다.[1] 표 15.2는 각 JIA 종류에 대한 질환, 빈도, 발병 연령과 성별에 대한 발병 첫 6개월 내의 증상과 징후에 근거한 진단적, 제외적 준거를 열거하였다.[2] JIA에 대한 특정적인 실험실적인 검사는 제외하였으나 임상적인 현상에 근거한 진단은 시간이 지남에 따라 변화할 수도 있을 것이다. 분류의 목적은 각 질환범주가 가능한 동질적이고 상호적으로 자신 이외의 범주에 속하는 것은 제외할 수 있다는데 둔다.

전신적 소아 특발성관절염(SoJIA: Systemic Onset Juvenile Idiopathic Arthritis)은 어떤 연령대에서도 발병하며 남녀의 발생비도 같으며 JIA 아동의 약 4%~17%를 차지한다. 진단적 특징은 하루 중 한번이나 두번의 39° 이상으로 열이 오르며 특히, 오후 또는 저녁에 나타나고 정상 또는 정상보다 약간 낮게 빨리 변화하는 열이 최소 2주 이상 있다. 몸통과 사지에 여기저기 나타나는 연어색깔의 발적이 있다. 열이 나는 동안에 종종 아동은 정말 아파 보이며 다른 시간에는 괜찮아 보인다. 다른 전신적 증상은 여러 달부터 몇 년에 걸쳐 사라지기도 하지만 관절염의 악화와 함께 전신증상이 지속되거나 재발하는 경우도 있다. 검사소견은 류마티스 유사인자(RF)음성, 항핵 항체검사(ANAs: antinuclear antibodies) 음성이다. 분명한 관절염이 발병초기에 있을 수도 있지만 또는 몇 주까지 드러나지 않기도 한다. 전신적인 소아 특발성 관절염(SJIA: Systemic Onset Juvenile Idiopathic Arthritis)은 전신적인 감염, 악성종양, 류마치스성 발열, 결합조직 질환, 염증성 장 질환과 기타 자가면역 염증성 상태를 보인다.

질병경과는 다양하다. 전신적 증상은 여러 달부터 몇 년에 걸쳐 사라지기도 하지만 관절염의 악화와 함께 전신증상이 지속되거나 재발하는 경우도 있다. 전신성인 어떤 아동은 소수관절에만 관절염이 있으면서 일정 시기 후에 완전 회복되기도 하고 어떤 아동은 침범되는 관절수가 늘어나면서 계속되는 관절염으로 진행하기도 한다.[3] 많지 않은 경우(5%~8%)에 심각한 합병증으로 발전하는데, 생명을 위협하기도 하는 대식세포 활성 증후군(MAS)은 갑작스러운 발열과 전신적이고 신경학적 증상으로 특징지어진다. 이 증후군에 대한 초기의 진단과 관리가 이루어지면

표 15.2 소아 특발성 관절염의 류마치스학의 국제 연합에 의한 빈도, 발병연령과 성별 분포

종류	진단학적 기준	빈도*	발병연령	성별 비율
전신성	한관절 이상 관절염, 열이 2주 이상 기록된 전형적 열이 3일 이상 다음 중 한 가지 공존: 1. 전형적 발적 2. 전신성 림프결절병증 3. 간 또는 비장 비대 4. 장막염 제외†: a, b, c, d	4%~17%	16세 이하	남 = 여
소수관절형	발병 첫 6개월 동안 1~4개 관절의 염증 인지된 두 카테고리: 1. 지속성: 질병 경과에 따라 4개 이상의 관절에 영향을 미치지 않음 2. 연장: 질병의 처음 6개월 이후 총 4개의 관절에 영향을 미침 제외†: a, b, c, d, e	27%~56%	정점: 2~4세	여 > 남 (3:1)
다발관절형 (RF 양성)	질병의 첫 6개월 동안 5개 이상의 관절에 영향을 주는 관절염: 질병의 첫 6개월 동안 최소 3개월 간격으로 2회 이상의 검사에서 IgM RF가 검출 됨 제외: a, b, c, e	2%~7%	늦은 아동기에서 이른 청소년기	여 > 남 2:1
다발관절형 (RF 음성)	질병의 처음 6개월 동안 5개 이상의 관절에 영향을 주는 관절염: RF 검사는 음성 제외: a, b, c, d, e	11%~28%	이른 정점: 2~4세 늦은 정점:6~12세	여 > 남 2:1
건선관절염	관절염과 건선관절염 다음 중 최소한 2개 추가 1. 젖산염 2. 손톱이상 또는 정신분열증 3. 1° 가량의 건선 제외: b,c,d,e	2%~11%	이른 정점: 2~4세 늦은 정점: 9~11세	여 > 남
근육힘줄염	관절염 및 골부착부위염, 또는 관절염 또는 골부착부위염 다음 중 적어도 두 가지 추가 1. sacroiliac 관절 압통 및 또는 염증성 요통의 존재 2. HLA-B27 항원의 존재 3. 발병 6세 이상 남성 4. 급성 전방 포도막염 5. AS, ERA, 염증성 장질환, Reiter's 증후군 또는 1° 정도의 급성 전방 포도막염 제외: a, d, e	3%~11%	늦은 아동기 또는 청소년기	남: 2:1
미분류	위의 범주 중 하나에서 기준을 충족시키지 못하거나 하나 이상의 범주에서 기준을 충족시키는 관절염	11%~21%		

*Reported frequencies are based on percentage of all JIA disease types as reported in Ravelli A, Martini A., 2007[2]

† Exclusion criteria reflect the principle of the ILAR classification that all JIA categories are mutually exclusive.

a. Psoriasis or a history of psoriasis in the patient or first-degree relative

b. Arthritis in an HLA-B27 positive male beginning after the 6th birthday

c. AS, ERA, sacroiliitis with inflammatory bowel disease, Reiter's syndrome, or acute anterior uveitis, or a history of one of these disorders in a first-degree relative

d. Presence of IgM RF on at least two occasions at least 3 months apart

e. Presence of systemic JIA in the patient

다양하게 침범되는 것을 방지하고 최소화 할 수 있다.

다발관절형 특발성관절염(PoJIA: Polyarticular Onset JIA)은 첫 6개월 내에 최소 다섯관절 이상에서 관절염이 있는 것으로 정의되어 있다. 그림 15.1에서는 PoJIA 아동의 손을 볼 수 있다. 서서히 발병하고 침범되는 관절수가 점차 늘어난다. 만약 전신증상이 있다면 보통 경미하고 높지 않은 발열, 약간의 간장과 간의 증대, 림프절 종대가 있다. 임상적으로 확실한 심막염이나 흉막염이 드물게 나타나기도 한다. ILAR 분류는 다발관절형을 두 가지 다른 형태로 구분하였는데 PoJIA RF−형은 그 특징이 류마티스 유사인자가 없고 PoJIA RF+는 최소 3개월 간격으로 2번에 걸쳐 검사하였을 때 류마티스 유사인자를 확인할 수 있는 경우로 정의한다. JIA를 앓고 있는 모든 어린이의 2%~7%에서 청소년기 여아에게 발생한다. 질병 과정은 손과 발의 작은 관절에서 일찍 대칭적이고, 공격적이며, 침식성인 다발성 관절염이 있는 RF+ 류마티스성 관절염이 있는 성인에서 볼 수 있는 것과 유사하며 단추구멍 기형(boutonniere) 및 백조목 기형, 경추, 하악 관절염이 나타난다.[4-6] 무릎과 발목은 발에 있는 관절염과 같이 나타납니다. 류마치스 또는 앞팔 부위와 팔꿈치에서 볼 수 있다.

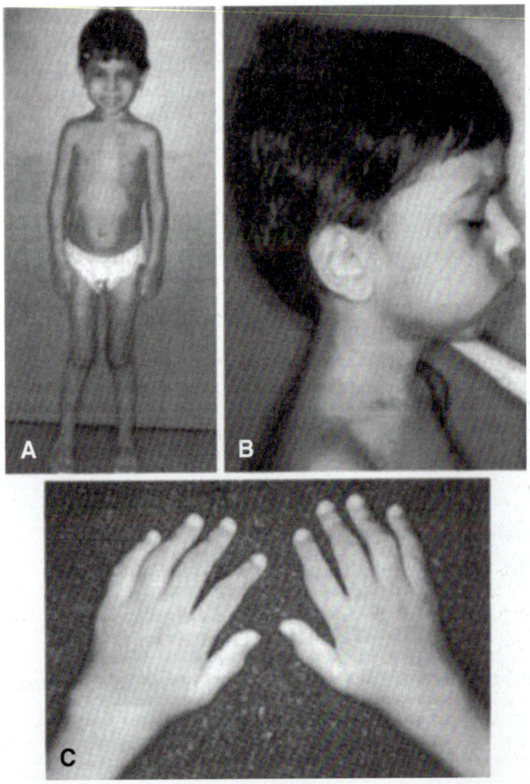

그림 15.1 다발관절형 소아기 특발성 관절염 아동의 (A) 전신모습 (B) 턱관절 그리고 (C) 손

RF−형 다발성 JIA는 첫 6개월 동안 다섯 개 또는 그 이상의 관절에서 나타나는 관절염과 IgM RF의 부족으로 정의된다. 이 질환은 JIA를 가진 어린이의 11%~28%에서 나타나며 남아보다 여자에게 많다. 특히 2살~4살 그리고 6살~12살 사이에 발병이 많다.[2] 최근의 연구에서는 이 질환을 세 개의 소분류로 나누는 것을 권고하고 있다. 첫 번째 형은 초기의 소수관절형 JIA와 유사한데 비대칭적으로 관절염이 나타나며 관절을 침범하는 수가 급격히 증가한다. 두 번째는 RF−으로 성인 RA와 유사하며 학교 연령, 크고 작은 관절의 명백한 활액막염, 그리고 다양한 결과로 나타난다. 세 번째 형태는 뻣뻣함을 지닌 건성 윤활막염을 포함하며 굽힘구축의 경향과 잠재적인 관절 파괴 가능성을 가진다.[2]

소수관절형 특발성관절염(OligoJIA)의 발병의 특징은 발병 첫 6개월 내에 저강도의 염증이 4관절 이하에서 나타나는 것으로 JIA 관절염 환아의 많은 그룹(27%~56%)에서 나타난다.[2] 관절염은 전형적으로 비대칭적이며 일차적으로 하지관절을 침범한다. 가장 흔하게는 무릎관절 다음

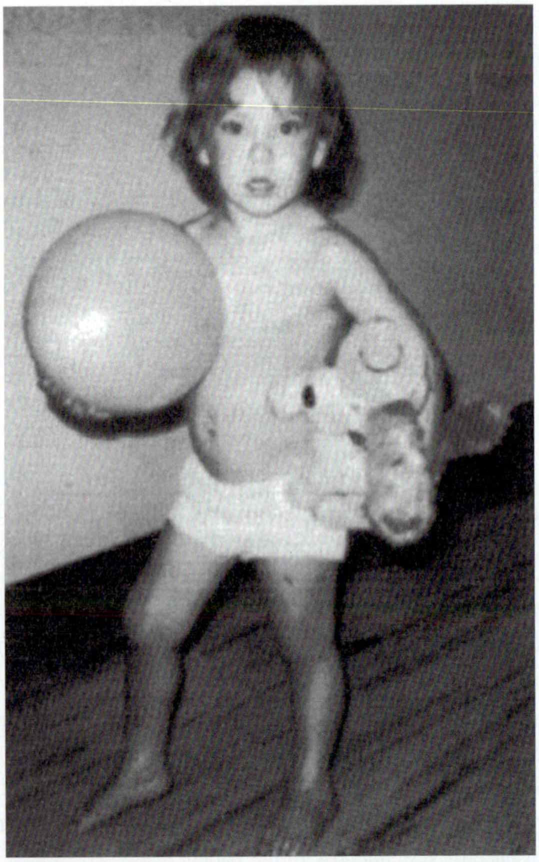

그림 15.2 관절염으로 인한 다리길이 불일치의 비대칭성을 가진 아동

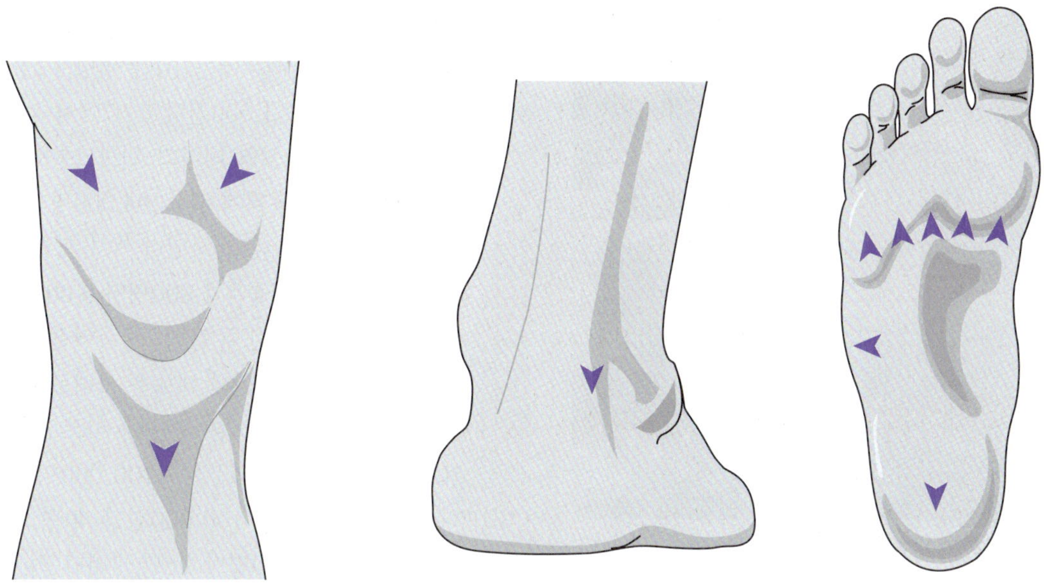

그림 15.3 무릎관절, 발목관절 그리고 발에서 근육힘줄염과 관련한 가장 흔한 압통 부위

발목관절, 그리고 팔꿈치관절의 순이다. 그림 15.2는 다리 길이 불일치(LLD)를 초래하는 비대칭 관절염이 있는 아동을 보여준다. 엉덩이는 거의 손상받지 않으며 모든 어린이는 아니지만 손과 발의 작은 관절에도 확산된다. 많은 아동에서 처음엔 한쪽의 무릎관절의 관절염으로 시작되기 때문에 의사는 이것이 외상인지 감염인지를 구별해야 한다.

전신적 침범은 드물지만 30%의 아동은 포도막염이 있고 증상은 없지만 홍채와 눈썹 앞쪽의 비육아성 염증이 있어 치료하지 않는다면 시력상실로 이어질 수 있다. 안과의사에 의한 규칙적 진료가 필요하다. 치료되지 않은 항핵항체검사(ANA) 양성 환자가 안구 질환이 발병할 위험이 가장 높다. 발병한 후 5년에서 7년 이내에 나타난다. RF-polyJIA 및 건선관절염(pSA: psoriic arthritis)을 가진 일부 어린이는 또한 홍채 모양체염을 유발할 수 있으며, 특히 ANA 양성인 경우에 특히 그러하다.[2] 어린이는 슬릿램프 검사를 사용하여 안과 의사가 정기적으로 검사해야 한다. 안질환에 대한 예상 위험을 판단하기 위하여 3~4개월마다 검사가 이루어져야 한다.[2,7]

ILAR 분류에서는 OligoJIA 아동을 두 가지로 분류하는데 지속형과 확장형이다. 지속형의 OligoJIA의 아동은 첫 6개월 이후에 4개 또는 소수의 관절에 침범된다. 이 아동의 의학적, 기능적 결과는 매우 좋다; 그러나 전형적으로 안구 질환의 위험은 여전히 존재한다. 확장형 OligoJIA는 첫 6개월 이후에 4개 관절이상에서 침범받는 것으로 정의되며 polyJIA보다 적은 관절에 침범된다. 발목, 손, 손목의 관절염, 대칭성 관절염, 관절염이 2~4관절에 존재하면 ANA 역가가 증가하거나 적혈구 침강 속도가 높아져서 확장된 oligoJLA 길항제의 예측 인자가 될 수 있다.[8]

남아있는 질병 유형은 이전에 청소년 척추 관절병증 또는 척추 관절염(JSpA: juvenile spondyloarthropathy or spondyloarthritis)으로 분류되었다. 성인에서 SpA의 원형은 강직성 척추염(AS)이지만 아이들은 처음엔 뼈부착부위염(enthesitis)과 함께 허리 통증이 적고 엉덩이와 말초 관절염이 더 많이 나타난다.[9,10] ILAR 기준은 JSpA 내 세 가지 질병 유형, ERA(Enthesitis-Related Arthritis)와 JIA를 가진 모든 어린이에서 2%~11%의 빈도를 나타내는 PsA 및 미분류 관절염의 세가지 분류에서 개별 질병 유형 또는 둘 이상의 유형에 대한 기준을 충족한다. 이 그룹은 JIA를 앓고 있는 모든 어린이의 11%~21%를 대표한다.[10]

*뼈부착부위염(enthesitis)*은 힘줄, 인대, 또는 무릎의 근육힘줄 뼈부착부위(enthesitis)와 관련된 접합 부위의 염증를 말한다. 그림 15.3은 뼈부착부위염(enthesitis)과 관련된 가장 흔한 부위를 보여준다. 무릎, 발목관절 및 발의 경우 ERA에 대한 포함 및 제외 기준은 표 15.2에 나와있습니다. ERA 진단은 관절염 및 관절염 또는 뼈부착부위염과 엉덩엉치관절의 부드러움과 염증성 요통의 두 가지 존재 또는 병력이 필요하다. HLA-B27 항체의 존재 여부; 6세 이상 남성에서의 관절염 발병; 급성 포도막염; 1차 친척에서의 과거력이 있는 강직성 척추염(AS), ERA,

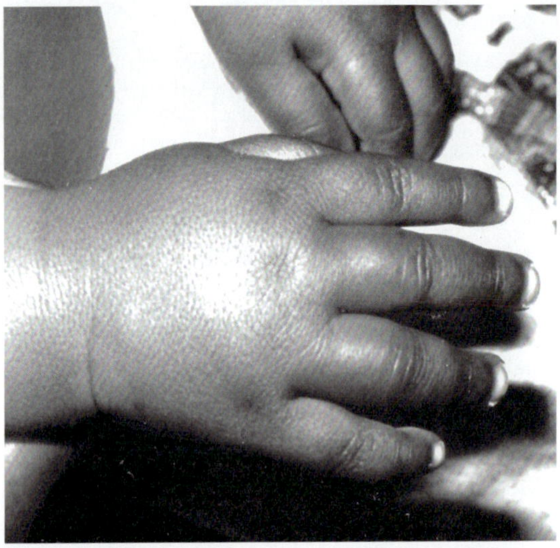

그림 15.4 관절염과 힘줄활막염이 동시에 있어 초래된 손가락염. 한 개 또는 그 이상의 손가락에서 관절경계를 넘어선 부종이 특징이다(Thomas D. Thacher, MD).

방광염이 동반된 엉덩엉치관절염, Reiter's 증후군 또는 급성 포도막염이다.[11] AS로 진단받은 아동의 10~20%는 16세 이전에 질병 증상을 나타내며 16세 이전에 청소년 AS 기준을 충족시키는 아동은 AS를 가진 것으로 진단된다.[12] ERA 기준은 성인의 반응성 관절염의 질환 증상 두 가지를 채택하지 않으며 과민성 대장 질환(IBD)의 경우, ERA에 대한 검사를 제외하고 IBD를 가진 어린이는 이 진단에서 제외되지 않는다.[13]

건선관절염(JPsA)은 16세 미만의 어린이에게 관절염과 건선 또는 치료된 상태로 정의된다. 관절염이 있거나 다음 중 두 가지가 있어야 한다: 촉각염, 손톱 또는 정신분열증, 1차 친척에서의 건선에 대한 가족력이 나타난다. 촉각염(dactylitis)은 관절염과 건윤활염이 함께 나타내며 하나 또는 그 이상의 관절의 부종이 특징이다(그림 15.4). RF+ 어린이이나 JIA의 또 다른 형태의 징후는 이 부분에서 제외된다. 관절염은 몇 년 전부터 건선이 선행할 수 있으며, 발병시 질병은 성인 PsA보다 비대칭성 oligoJIA와 더 유사하게 보일 수 있다.

소아 특발성 관절염의 빈도 및 유병률 Incidence and prevalence of JIA

JIA의 발병률 및 유병률에 대한 보고는 연구 설계에 따라 매우 다양하게 보고되고 있다. 북미와 유럽에서 인구를 기반으로 한 경우에는 인구 10만 명당 132명이고 치료실을 기반으로 한 경우에는 10만 명당 12명이었다. 전 세계적으로 유병률은 1,000건당 0.07에서 4.01건으로 다양했다.[15] 국가 간 관절염 데이터 워크그룹의 최근 통계에서는 2005년 유엔의 통계에서는 294,000명의 어린이들에게 유년기 관절염이 있다고 하였다.[16,17] 모든 아동기 관절염에 대한 전 세계 발생률은 1,000명당 0.008에서 0.226건까지이다.[15] 북미와 백인 유럽 인구는 연간 위험이 100,000명의 어린이 당 2~20건의 새로운 사례로 추정된다.[18]

임상을 기반으로 한 연구에 따르면 북미 인종그룹의 JIA 유병률은 백인의 경우 100,000명당 32명, 북미 인디언(NAI)의 경우 100,000명당 40명, 아프리카계 미국인의 경우 100,000명당 26명, "기타"의 경우 100,000명당 26명인 것으로 나타났다. 인종 그룹 간에 시스템상의 JRA(sJRA) 환자의 비율에는 차이가 없었다. 백인 환자 중 oligoJIA의 비율은 polyJIA의 비율보다 높았다.

비록 전신형에서 남녀 발생의 차이가 없다고 하였으나 PaJRA(3:1)와 PoJRA(2.8:1)에서는 여아에서 더 많이 발생하였다. JAS에서는 남아가 더 많아 그 비율은 7:1이다. JPsA 아동을 대상으로 한 연구에서는 전체 대상에서의 호발연령이 1세~3세 사이, PaJRA 또는 PoJRA를 가진 여아에서의 호발연령도 같았다.[20] 그와 반대로 남아에서는 두 번의 호발 연령이 보고되었는데: PoJRA 남아에서는 처음 호발연령은 2세였고 또 다른 호발연령대는 8세부터 10세였는데 이 아이들은 나중에 어떤 척추관절병증의 형태로 진단되었다. JPsA에서는 처음 호발연령은 주로 학동기 전 여아에서, 두 번째 호발연령은 아동기의 중반후기였다. JAS라고 진단받은 아동들에서는 호발연령이 보통 후기 아동기 또는 청소년기였다.

원인 및 발병기전 Etiology and pathogenesis

이러한 질병의 정확한 원인 및 발병기전은 완전히 이해되고 있지 않다. 면역체계의 이상으로 생긴 관절과 기타 신체부위의 염증이란 것에는 일반적으로 동의하나 연구해보면 소인을 가지고 태어난 아동이 외부 호발인자를 만나게 되었을 때 발병된다는 것이 암시되고 있다. 유발인자에는 바이러스나 세균 감염 등이 있다. 어떤 부모는 자신의 아이가 증상 발현전 신체외상을 받았다고 말하는데 단지

영양과 소아기 류마치스 관절염

Megan Johnston Mullin, MS, RD, LDN
임상영양사, 필라델피아 어린이병원

영양상태에 미치는 영향

JRA가 있는 아동은 다른 만성질환과 마찬가지로 영양부조화가 발생하고 성장부진의 위험이 있다. JRA 아동의 영양상태에 영향을 주는 여러 요인들이 있다.

영양상태에 영향을 주는 잠재적 요인들	의미	중재
열량소모 증가	특히 전신성 JRA 아동에서 염증과 열로 인한 소모	섭취가 부족하거나 체중증가가 안될 때– 열량/단백질 증가: 고열량 첨가(기름, 버터, 기타) 농축 영아식 경구 보충제/모듈 씹기, 삼키기의 문제라면– 음식재질의 변화 멀티비타민과 미네랄 보충 고려 또는 필요시 개별적 영양소 보충 고려 음식투정 또는 갈등 피하기: 부모교육: 부모와 아동에서 무엇이 적절한 식사역할인지, 일정 시간에 어떻게 식사와 간식을 줄지 그리고 이완되고 즐거운 환경에서 어떻게 제공할지에 대한 교육 튜브 공급 고려
동작/신체활동 제한	적절한 열량소모가 안되고 근육소모 또는 체중 증가	체중 증가가 잘 안되거나 섭취가 안되면 열량 섭취증가를 위한 상단의 지침을 따른다. 과체중이 되거나 비만의 위험이 있으면 신체활동 증가를 장려함 고열량/지방음식의 섭취제한 쥬스, 설탕 첨가음료 제한 과일, 채소, 통곡식, 살코기, 저지방 유제품 섭취 권장
식욕부진	만성통증 또는 투약원인	통증 조절 시도와 투약의 부작용 최소화 열량 섭취 최대화(상단 참조) 섭취증가를 위한 기타전략들: 자주 소량으로 먹기 권장 뜨겁고 향이 강한 음식 피하기 색감좋은 음식과 식욕 돋우는 향을 이용함
엉터리 민간요법	굶기, 실험적 또는 특정 음식을 먹지 않아 영양 결핍이 된다.	잠재적 영양소 결핍 확인함 영양 풍부한 음식에 대한 부모와 환자 교육 필요시 비타민과 미네랄 보충
약물 상호작용	잠재적 소화기계 부작용: 비타민 C와 엽산의 흡수감소 식욕증진 또는 부진, 체중 감소 또는 증가 불내당성	투약의 소화기계 부작용 최소화 영양결핍 확인 영양 풍부한 음식에 대한 부모와 환자교육 필요시 보충제 공급 체중 증가 또는 감소를 촉진하기 위해 상단의 지침을 따른다. 만약 불내당성이 있으면: 일정시간에 식사하기 쥬스 제한/설탕첨가음료 금지. 건강하고 균형잡힌 식사계획으로 과잉탄수화물 섭취를 하지 않도록 함

추천 문헌

Behrman RE, Nelson WE, Vaughn VC. Nelson textbook of pediatrics. 13th Edition. In: *Immunology, Allergy, And Related Diseases: Juvenile Rheumatoid Arthritis*. Philadelphia, PA: WB Saunders Company; 1987:515–523.

Ekvall SW. Pediatric nutrition in chronic diseases and developmental disorders–prevention, assessment, and treatment. In: Lovell D, Henderson C, eds. *Juvenile Rheumatoid Arthritis*. New York, NY: Oxford University Press; 1993:263–267.

Lea F. Modern nutrition in health and disease 8th edition. In Bollet AJ, ed. Nutrition and Diet in Rheumatic Disease. Vol 2. Chicago, IL: Waverly Company;1994:1362–1372.

외상이 원인인지는 분명하지 않다. 다른 원인적 인자가 있을 수 있으나 아동이 가진 취약성 및 특성과 단독 병인이 상호반응함에 따라 각기 다른 임상양상으로 나타난다고 할 수 있다.

변화된 면역, 비정상적인 면역조절, 염증호발성인 싸이토카인(cytokine)의 생성으로 아동기 관절염의 염증 지속상태와 발병에 대한 설명에 도움이 된다. 비정상적 T-세포와 침범된 관절에서의 염증성 활액막은 면역세포 매개의 병인론을 암시한다. 체액의 비정상 소견으로 알 수 있는 것은 이 질환이 여러 자가항체, 면역 복합체가 관여하고 보체가 활성화되어 있다는 증거이다. 이러한 질환의 유전적 소인에 대한 증거는 증가하고 있으나 완전히 이해는 하지 못하고 있다. 관절염 아동 3,000명 이상을 대상으로 한 연구에서 JRA를 가진 형제들 간에 발병연령, 임상증상, 그리고 질환의 경과에서 일치하는 점이 있었다.[21] 비록 의심되는 유전자 특성의 많은 부분이 6번 염색체의 주요한 조직적합체(MHC: major histocompatibility complex) 부분 내에 있었지만 병리기전은 많은 유전자의 상호작용을 포함할 수도 있는 것이다. HLA 타입과 다양한 아동기 관절염 종류간의 상관관계를 보면 연령이라는 인자가 각각의 발병타입과 질병경과에 있어서 위험인자도 되기도 하고 예방적 인자도 되는 것 같다.[22]

병리기전 Pathology

그림 15.5은 윤활막 관절내와 주변의 염증과정을 보여준다. 관절염증의 주요사항은 부종, 관절가동 끝범위에서의 통증, 그리고 뻣뻣함이다. 변화로는 융모성 비후, 혈관내벽의 증식, 그리고 관절강 내의 삼출, 관절막의 부종 및 팽창이 있다. 염증이 있는 조직으로는 혈류가 더 증가하기 때문에 발생하는 뼈의 과성장으로 관절이 더 커진 듯이 보인다. 윤활액의 증가로 인한 관절의 팽창, 관절 주위조직이 늘어나고, 근육의 보호적인 연축이 통증과 뻣뻣함을 일으킨다. 질병의 활성을 측정하는 지표 중의 흔한 한 가지는 아침에 보이는 뻣뻣함과 그 지속시간이다.

윤활세포는 판누스(pannus)라고 하는 과잉증식 조직을 형성하는데 이는 관절 연골으로 퍼져가고 관절연골을 약하고 물렁하게 한다. 파괴적 효소는 연골에서부터 윤활액 쪽으로 분비된다. 이 효소는 정상적 연골섬유 네트워크를 파괴한다. 나중에는 관절 내에서 유착과 골극이 형성된다. 관절표면은 울퉁불퉁해지고 관절연골과 연골 밑 뼈의 미란상태가 진행되면서 안정성, 정렬상태, 모양이 이상해진다. 관절주위 힘줄과 인대의 섬유화로 관절구축이 일어난다. 완관절 그리고 손과 발의 작은 관절에 아탈구가 발생한다. 허벅지뼈에 대하여 정강이뼈가 후방으로 아탈구

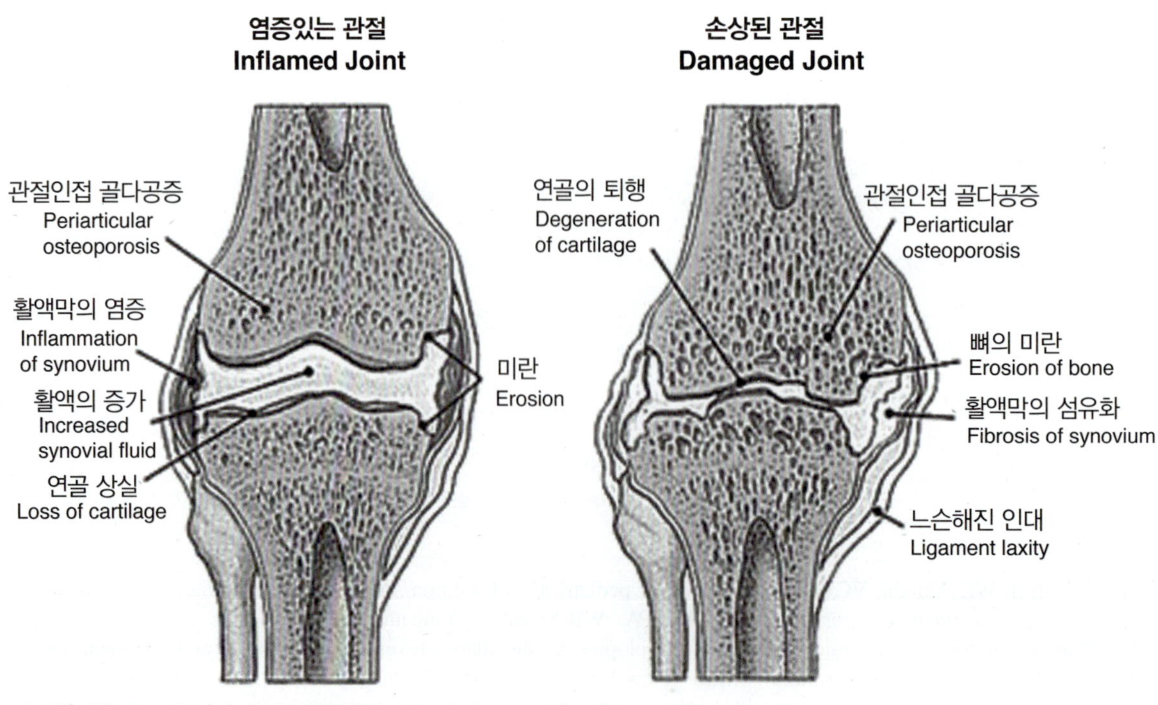

그림 15.5 활액관절 내와 주위의 염증과정으로 인한 변화

될 수 있는데 오랜기간 동안의 무릎관절 구축이 원인일 때가 있다. 근육불균형, 상대적인 대퇴 네갈래근의 근약증, 그리고 슬개골 움직임의 장해로 인하여 관절이 뻣뻣해지고 불안정성이 온다.

조기 방사선 소견상의 변화는 연부조직 종창, 삼출로 인하여 관절간격의 벌어짐, 관절 바로 인접부위의 골다공증, 손가락, 손허리뼈, 발허리뼈막에서의 신생골 형성을 들 수 있다. 질환이 계속되면 방사선 소견상 관절사이가 좁아지고 끝부분에 미란이 있으며 관절연골이 얇아지고 없어짐으로써 골극이 형성된 것을 볼 수 있다. 염증이 심하고 계속되면 뼈의 섬유화 또는 강직이 올 수 있다. JAS에서의 엉덩엉치관절 또는 뼈곁돌기 관절상의 병리적 소견은 연골 안쪽과 관절막의 골화이다. 질병의 초기에 엉덩엉치관절의 표면은 변화가 거의 없다; 연골 아래 염증은 염증세포가 더 없고 육식종 형성이 없고 판누스 형성은 없다. 관절 연골의 골화 과정은 보통 저운동성 관절에서 주로 발생하지만 미란성 활액막염과 관절막 또는 인대의 골화사이의 균형은 종종 윤활막 관절에서 발생한다.

뼈 건강에 대한 JIA의 부정적인 효과는 잘 알려져 있으며 체적이 적은 뼈의 미네랄 밀도(vBMD) 및 건강한 아이들과 비교된 뼈 강도 감소이다.[23,24] Burnham 등에 이하면 건강한 대조군과 비교하여 5~22세의 polyJIA와 SpA 환자에서 현저히 낮은 근육 단면적(mCSA)과 골강도를 나타낸다. 섬유성 뼈의 미네랄 밀도는 sJIA를 가진 사람들 뿐만 아니라 이 두 그룹에서 심각하게 낮아졌다. 정상적인 근육단면적(mCSA)을 가진 소아에서도 낮은 골 강도가 관찰되었다. 심한 지속적인 관절염은 이러한 문제의 중요한 예측 인자이며 청소년기와 젊은 성인에서 최적의 최대 골밀도를 달성하지 못하여 골절 위험도를 증가시킨다. JIA의 불량한 뼈 발달에 대한 다른 위험 요인으로는 사춘기 성숙, 영양실조, 근육 위축 및 약화, 부적절한 체중 부하(PA) 및 장기간의 스테로이드 사용이 포함된다. 관절주위의 근육은 잘 사용하지 않아서 또 부종과 통증, 단백질-에너지 영양불량으로 인해 반사가 억제되어 위축된다. 삼출에 적응하고 통증을 줄이기 위해 관절을 구부린 상태로 있게 되면 연부조직의 단축이 온다.[26] 관절의 안정성이 상실되고 동작하는 중의 체중부하에 순응하는 능력이 상실되면 퇴행성 변화의 위험이 높아진다.

JRA 아동에서 국소적 또는 전신적 성장장애와 함께 골격이 잘 성숙되지 않는 경우가 많다. 질환이 활성일 때 관절로 가는 혈류가 증가되면 뼈가 과잉성장하게 되는데 이는 위팔뼈의 골두와 노뼈 골두, 그리고 넙다리뼈 골두, 내측 넙다리뼈의 돌기, 정강이뼈의 근위부에서 가장 흔히 본다. 활성 질환은 골단을 조기에 닫히게 하여 PoJIA 아동의 손과 발이 작은 것을 볼 수 있다. 또 다른 예로써 작은 턱증, 턱관절의 만성 관절염으로 인한 아랫턱뼈의 성장부진을 들 수 있다(그림 15.6)

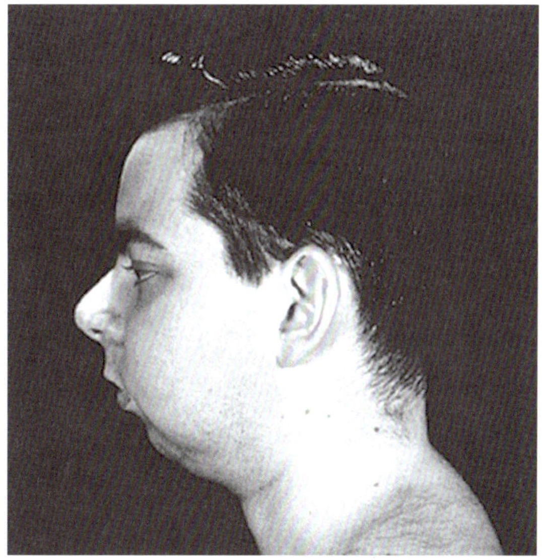

그림 15.6 턱관절의 만성 관절염으로 인한 작은 턱 또는 하악의 성장부진

골부착부위염(Enthesitis)은 비정형 염증 및 국소화된 골염을 특징으로 하며, 인대와 힘줄이 뼈에 붙어있는 연골성 부위와 정상뼈 부위를 육아성 조직이 대치한다(그림 15.3 참조). 염증이 치유되는 동안 뼈에서 골극이 자란다. 족저근막이 발뒤꿈치뼈에 부착되는 곳에서 골극이 발달하기도 한다. 섬유테의 바깥쪽이 부착되어있는 척추 가장자리의 앞옆쪽의 힘줄염은 인대골극(syndesmorphyte)을 형성한다.

소아 특발성 관절염 관리의 일반적 목표 General goals of management in JIA

JIA 관리의 전반적 목표는 (1) 가장 부작용이 적은 약제로 염증을 가장 효과적으로 조절하는 것; (2) 관절의 가동성과 정렬과 기능을 유지하는 것; (3) 필요하고 원하는 활동에서의 독립성과 역량을 증진하는 것; (4) 아동과 그 가족에게 교육과 지지를 제공하는 것이다. 많은 아동이 제

3차 의료기관에서 다영역 전문가들로부터 전문화된 류마치스 치료를 받는다. 팀의 구성은 소아 류마치스 전문의, 류마치스 간호사, 작업치료사, 물리치료사, 사회사업가, 또는 심리사, 안과의, 정형외과의, 그리고 병리의, 영상의학과 의사로 구성된다. 때로는 발 전문가와 보조기 제작사 등의 기타 전문가에게 의뢰가 필요할 때도 있다. 아동건강 치료상 소아과의나 일반의의 지도하에 매일매일 가족이 관리를 해준다. 지역 내의 물리치료사에게 집에서 물리치료를 받거나 학교에서 교육프로그램의 일환으로 또는 외래에서 물리치료를 받기도 한다.

약물치료 Pharmacologic Therapies

JIA의 약물치료 목적은 가능한 최소한의 독성으로 관절의 구조와 기능을 보존하고, 기형을 예방하여 연령에 적합한 활동을 촉진하면서 활동적인 질병의 모든 장애를 최소화하거나 예방하는데 있다. 비활성화된 질병은 활성화된 관절염과 관절이 없고 JIA에 기인한 체계적인 증상이 없는 경우이다. ACR은 활동성 관절염을 "뼈의 확대 또는 관절의 부종으로 인한 붓기가 없는 관절, 움직일 때의 통증(POM)으로 인한 제한 또는 부드러움"으로 정의한다. POM, 압통, 또는 제한된 움직임의 소견은 현재 관절염으로 인한 외상 또는 관절 손상으로 활동성 질환이 없는 경우에 발견될 수 있다. 보기 15.1은 JIA의 비활성 질환 및 임상적 견해를 보여준다.[27] 보기 15.2는 JIA의 임상 시험에 ACR 핵심 결과를 보여준다.[28] 100mm 시각 통증척도(VAS)와 안면감정척도를 이용한 아동의 불편감 평가를 사용하여 아동의 주요 관절염 및 관절염에 대하여 부모가 전체적인 평가를 하였다.[4] 개입을 통한 개선의 정의는 ACR Pedi 30 응답을 기반으로 한다. 최소 3/6 변수에서 최소 30% 이상의 개선이 이루어졌으며 변수 중 하나만이 30% 이상 증가하지 않았다. ACR Pedi 50 및 70 응답은 50% 및 70%의 개선이 있었으며 한 변수에서 30% 이상의 악화가 발생하지 않았다. 질병의 확산은 6개의 CRV(Core Response Variables) 중 2개에서 40% 이상으로 악화되는 것으로 정의되며 CRV 중 하나 이상은 30% 이하로 감소한다.[26]

보기 15.1 JIA의 비활성 질환 및 임상적 치료에 대한 예비 기준

1. 관절에 염증이 없는 관절염*
2. JIA로 의한 발열, 발진, 혈청염, 비장 비대 또는 일반 림프절 병증 없음
3. 활성 포도막염이 없음
4. 정상적인 적혈구 침강 속도(ESR) 또는 CRP(C-Reactive Protein)
5. 활동을 기반으로 한 활동성이 없는 질병에 대한 의사의 질병 평가

임상 적 치료

1. 임상 투약 완화: 비활성 질병에 대한 기준은 환자가 투약 중일 때 최소 연속 6개월 동안 충족되어야 한다.
2. 투약 해제시 임상적 완화: 비활성인 환자를 위한 기준은 최소 12개월 연속 충족되어야 한다.

*As defined by the ACR, a joint with swelling not due to bony enlargement or if no swelling, limited motion with pain or motion and/or tenderness.[27]

보기 15.2 소아기 특발성 관절염에서 결과 측정시 중요핵심

- 질환 활성도를 10cm 시각 아날로그 척도를 이용하여 의사가 측정하는 전반 평가. 내용은 "관해"와 "매우 심함"까지 씌여있음(MD Global)
- 부모 또는 환자의 전반 건강상태 측정. "매우 좋음"부터 "매우 나쁨"까지 씌여있는 10cm 시각 아날로그 척도를 이용함(Parent/Patient Global)
- 기능적 능력
- 관절동작 제한이 있는 관절의 수(JC-ROM)
- 활성 관절염이 있는 관절의 수(NJAA)
- 적혈구 침강속도(ESR)

치료는 아동의 질병 특성과 경과에 따라 달라진다.[4,29,30] 심각한 치료를 받아야 할 위험이 있는 중증의 지속성 질환이 있는 어린이의 경우 조기에 적극적으로 약물을 복합 사용하여 치료할 수 있다. 2011 ACR 가이드 라인은 JIA의 약물요법 및 코스에 대한 것으로 치료 그룹, 현재의 약물 치료, 질병 활동 및 나쁜 예후의 특징으로 정의된다.[31] 가이드 라인 요약은 http://www.rheumatology.org/Practice/Clinical/Guidelines/Juvenile-Idiopathic-Arthritis-(Members-Only)에서 얻을 수 있다.

비스테로이드성 항소염제(NSAIDs: nonsteroidal anti-inflammatory drugs)는 염증을 통제하기 위한 1차 요법으로 가장 많이 사용되고 있으며, oligoJIA 어린이에게 단독 요법으로 사용될 수 있다. 이부프로펜, 멜록시캄, 인도메타신을 포함하여 물약 형태의 NSAIDs는 어린 아

이들에게 적용하기 쉽다. NSAIDs는 열과 염증을 가라앉히고 진통의 효과가 있지만 질병경과를 변화시키지는 못한다. 일반적으로 NSAIDs의 효과를 알기 위하여 8주간의 투여가 필요하다. NSAIDs는 일반적으로 적용되나 부작용은 소화기계 장애 및 두통이 있다. 모든 아동에서 잠재적 독성에 대해 일상적인 모니터링이 필요하다.

IA 글루코 코르티코이드 주사는 NSAIDs 시험에 반응하지 않고 하나 또는 두 개의 관절에 염증이 있는 어린이에게 질병 완화를 유도하는 데 사용된다. oligoJIA를 가진 일부 어린이에서는 이것이 치료법의 첫 번째 방법일 수 있다. Sherry 등은 질병 발병 후 2개월 이내에 하지 관절의 IA스테로이드 주사를 받은 아동이 보행 장애의 주요 원인인 LLD의 발생률이 유의하게 낮게 나타냈다고 전했다.[32] Brostrom 등은 또한 폴리에틸렌계 약물을 투여한 18명의 polyJIA를 가진 아이들이 적어도 통증이 감소되고 보행이 개선되었다고 보고하였다.[33] IA스테로이드 주사는 종종 즉각적이고 오래 지속되는 경우가 많습니다. Zulian 등은 1년 간의 추적 검사에서 70%가 관절염이 재발하지 않았고 2년 후에도 증상이 없었다.[34] 트리암시놀론 헥스아세토니드(Triamcinolone hexacetonide)는 많은 류마티스계 약물 중 선호되는 약물이다.[35] 질병 징후 및 증상이 다시 나타나면 1년에 3번까지 관절을 주입 할 수 있다.

단일 세션에서 여러 차례에 걸친 주사에서 스테로이드가 전신 흡수되면 쿠션 모양이 나타날 수 있지만 일반적으로 일시적인 현상이다. 스테로이드 누출 및 경피적 위축을 비롯한 기타 잠재적인 문제는 세심한 관리 기술에 따라 줄여야 한다. 치료사는 일찍 지속되는 체중 부하 예방 조치에 관해 담당 의사와 상담해야 하며, 하지주사 후 치료 요법을 시행 할 수 있다

심각한 polyJIA를 가진 대부분의 어린이들은 적절한 질병 통제를 달성하기 위해 질병을 교정하는 항류머티스약(DMARD) 또는 생물학적 약제를 요구할 것입니다. JIA에서 가장 많이 처방된 DMARD인 Methotrexate(MTX)는 25년 넘게 사용되어 안전성과 효능이 입증되었다. 이 약은 일반적으로 내성질환이 있는 소아에게 30mg/m^{2}까지 투여 할 수 있지만, 매주 10~15mg/m^{2}의 단일 경구 투여량으로 투여됩니다. 피하 주사는 경구복용으로 위장 장애를 경험한 어린이에게 유용하다. MTX는 관절염의 진행을 늦추어 주고 위약효과나 다른 항 류마치스성 약제(DMARDs: Disease-modifying antirheumatic drugs)보다 효과가 있다.[36-38] 어느 한 연구에서는 polyJRA의 86%가 MTX로 2년간 치료한 결과 DMARD와 비교하여 ACR Pedi 70를 사용하여 임상적 호전을 보였다. MTX가 치료 효과를 얻는 데는 수주가 걸릴 수 있으므로 심한 관절염을 가진 어린이는 즉시 질병 통제를 위해 코티코 스테로이드를 단기간 투여해야 할 수 있다. 엽산과 함께 MTX를 복용하면 JIA 어린이에게도 안전하다. 일반적 주의사항으로 MTX 투여 중에는 생백신을 투여하지 말아야 한다는 것이 있다. 또 알코올을 섭취하지 않아야 하며 가임기 여성은 임신을 피하기 위하여 상담을 받아야 하는데 초기 임신 재태기간에 태아에 손상을 줄 가능성이 있기 때문이다. MTX로 인한 간 독성은 JIA 소아에서는 보고되지 않았지만 폐 독성은 드물게 나타난다. 4주에서 6주마다 혈액과 간효소는 모니터링해야 한다; 아이가 간 효소의 일시적인 상승을 나타내면 그 수치가 정상으로 돌아갈 때까지 MTX가 중단될 수 있다.[4] MTX로 치료를 중단하는 가장 좋은 시간을 결정하기 위한 연구는 재발의 위험과 장기 사용의 부작용 가능성의 균형을 맞추기 위해 계속 진행되고 있다.[38] Sulfasalazine은 또 다른 DMARD인데 어떤 아동 특히 소수관절형에서 위약보다는 질환의 활동성을 억제하는데 더 효과적인 것으로 보인다. 그러나 독성의 위험은 더 높다. 치료시작 전 혈구수를 조사하고 간효소인 트랜스아미나아제를 검사하며 치료 중 좀 더 자주 모니터하는 것이 필요하다.[4]

MTX 단독으로 반응하지 않는 어린이는 단독으로 또는 MTX와 함께 염증성 캐스케이드의 특정 성분을 표적으로 하는 생물학적 제제 중 하나를 사용하여 치료할 수 있다. 가장 흔히 사용되는 약물은 염증의 여러 부작용을 일으키는 사이토카인인 TNF-α(tumor necrosis factor-α)를 표적으로 한다. 가장 많이 사용되는 Anti-TNF-α는 주사에 의해 투여되는 ETN(etanercept)이다. JIA가 있는 318명의 아이들을 8년 동안 연구한 결과, ETN 치료를 단독으로 또는 MTX와 병용 투여했을 때 심각한 부작용이 발견되지 않았다. ETN 치료 4년을 넘은 가장 심각한 이상 반응은 질병의 발병이었다.[39] 몇몇 연구에서 ETN 치료의 추가적인 이점을 뒷받침하였는데 JIA 아동의 향상된 신체 성장 및 삶의 질(QOL)을 포함하였다.[40-42] 기타 Anti-TNF-α 생물학적 치료는 염증성 관절염에 사용되는 infliximab(Remicade), adalimumab(Humira)가 포함된다. JIA에서 2008년에 FDA 승인을 받은 Adalimumab

을 피하주사로 투여한 결과를 190명의 polyJIA 어린이를 대상으로 다기관 무작위 연구를 실시했다. ACR Pedi 50과 70은 각각 100% 치료 후 86%와 77%의 반응을 보였다.[43] 현재 JIA에서 FDA 승인을 얻지는 않았지만, 정맥 내 infliximab은 류마티스 전문의에 의해 종종 "오프 라벨"로 사용된다.[4] 약물 사용과 그 효능을 보여주는 데이터에 대한 개인적인 경험 면역계의 다른 구성 요소를 목표로 하는 2가지 생물학적 제제는 JIA는 ETN에 반응하지 않는다. 여기에는 심한 polyJIA의 경우 Abatacept도 포함되는데 sJIA에게는 anakinra와 tocilizumab도 포함된다. 생물학적 치료는 값이 비싸고 경구 투여는 가능하지 않으며 잠재적인 부작용에 대한 장기적인 연구가 부족하다. 왜냐하면 이러한 물질들은 면역체계를 억제하여 예방 접종에 대한 감염위험이 증가한다. 생물학적 치료를 시작하기 전에 어린이의 예방 접종에 최신 정보를 제공 받아야 하며 이러한 약제를 복용하는 동안 모든 생활 백신 접종을 피하여야 한다: 감염이나 풍진에 노출되었을 때는 치료가 일시적으로 중단되어야 한다. 이러한 한계에도 불구하고 생물학적 요법은 JIA 어린이의 삶에 극적이고 긍정적인 영향을 미친다.

체계적인 글루코코르티코이드는 심한 sJIA를 가진 어린이들을 위한 것이다. 강력한 항염증 효과를 나타내지만, 질병경과나 기간은 변경시키지 않는다. 장기간의 사용은 쿠싱증후군, 전신적 성장장애, 골다공증과 골절, 당뇨, 비만, 스테로이드성 근육병, 감염에 취약해지는 등의 심각한 부작용이 올 수 있다. 저용량, 또는 하루 걸러 투약하는 방법, 정맥내로 주는 주기적인 투여는 다른 치료에 반응하지 않는 심한 다발관절형 관절염의 아동에 사용하여 약간의 효과를 볼 수 있다. 국소적 스테로이드 도포는 급성기의 가려움증과 만성 포도막염에 이용한다.

▶ 진행과 예후 Prognosis and outcomes

JIA의 예후와 기능적 결과에 대한 연구 결과는 연구 설계의 차이와 검사시간의 차이 때문에 모순되는 경우가 있다. 대부분의 연구에서 oligoJIA를 가진 어린이가 안구 건조증에 걸릴 위험성이 높고 안과의사에게 정기적으로 검사를 받아야 하지만 질병 결과에 대해 가장 좋은 예후를 보인다고 보고하였다. 대조적으로, polyJIA를 가진 어린이들은 지속적인 질병을 경험하고, 낮은 속도로 임상적 완화를 달성하며, 10년 내에 완화될 확률이 더 낮다.[44] 이 그룹의 경우, RF+polyJRA를 가진 어린이는 임상적 완화에 대한 최악의 예후를 보인다. 2002년 oligoJIA(47%), sJIA(37%), RF−polyJRA(23%), RF+polyJRA(6%) 타입의 JIA 발병 후 10년이 경과한 392명 아동을 대상으로 연구를 시행하였다.[45] 최근 JIA 437명의 환자를 대상으로 한 4년 간의 연구에서 5년 이상 지속된 약물치료로 인한 임상적 결과는 거의 없었으며(6%),[46] 결과가 좋지 않은 예측인자로는 양성의 RF, 대칭 질환, 질병 발병시 심한 또는 관절염, 손목 또는 엉덩관절 질환의 조기 징후 및 활동성 질환의 지속성과 관련이 있다.[44,47,48] 16세 미만의 어린이는 성인까지는 발병에 대한 증거가 없다.

지난 10년 동안 JIA의 기능적 결과에 대한 보고는 일관성이 없지만, 대부분의 연구에서 지속적 oligoJIA를 가진 어린이는 신체적 제약이 가장 적지만 RF+polyJA를 가진 아동보다 유의미한 경험을 한다고 결론지었다. RF+polyJA를 가진 아동은 QOL에 부정적인 영향을 미칠 수 있는 상당한 활동 제한을 경험한다.[49] 부정적인 영향을 미칠 수 있는 활동 제한에 대한 JRA의 청년을 대상으로 한 연구에 따르면 40%는 신체적 제한이 없다고 보고하였으나 polyJIA와 sJIA의 경우 33%가 중등도–중증 장애를 보였다.[50] 같은 연령대의 전국 통계와 비교할 때, 여성 JRA를 가지고 있는 경우에 중등교육을 마친 여성이 적었고 JRA를 가진 청년들의 실업률이 더 높았다. 32개국에서 실시된 대규모 다기관 연구는 건강 상태가 좋지 않은 삶의 질(HRQOL)에 대한 가장 강력한 예측 인자가 신체적 장애와 통증에 대한 것이라는 것을 발견했다.[51] 이들 연구 결과는 Amine 등의 후속 연구에 의해 뒷받침되었다.[49]

이 보고서들과는 대조적으로, 여러 연구에 따르면 이 집단의 장기간 기능적 결과 즉, 교육적 및 직업적 상태는 물론 본인 또는 학부모가 보고한 HRQOL이 최근 몇 년 간 개선되어 왔으며 같은 연령의 건강한 대조군과 유사하다.[2,52-54] 질병 유형과 기간이 기능적 결과에 미치는 영향에 대한 보고서는 질병 유형, 심각성 또는 기간에 현저한 영향을 주지 않는 연구가 있는 일부 연구와 일치하지 않았다. 교육적 또는 직업적 상태에 관한 것이었고, 다른 확장된 oligoJIA 및 polyJIAs 환자에서 낮은 HRQOL을 나타낸다.[55,56]

이러한 연구의 대부분은 특정시점에서 기능적 결과를 평가하는 단면적 연구이었다. 유일한 장기간의 연구는

1987년부터 2002년까지 JIA에서 검증된 장애척도를 사용하여 227명의 JIA아동의 신체기능을 검사한 것이다. 각 환자는 최소 1년 동안 추적 관찰을 받았고, 한 부모는 그 시간 동안 적어도 두번 이상 설문지를 작성했다. 연구기간 동안 환자의 범위와 환자들의 변화는 많았지만 중간 추적 관찰 기간이 3.4년이 경과한 후 75%는 장애가 없었고 중증 장애가 있는 사람은 3%에 불과하여서 JIA아동의 기능적 능력에 대한 다소 장기적인 예후는 좋은 것으로 보인다. 장기간의 기능적 결과가 나쁜 경우의 기본 예측은 질병 발병시 7세 미만인 경우, 관절염 경향을 보이는 관절의 수가 8개 이상, 제한된 관절의 수가 10개이며 경증부터 중등도 또는 중증의 초기 장애 수준일 경우이다. 저자들은 이 임상 프로파일에 맞는 어린이들의 질병 진행 및 신체적 장애를 예방하기 위해 보다 적극적인 치료가 필요할 것이라고 제안하였다.[57]

연구 중 ERA에 대한 예후는 일관성이 없다.[10] 한 연구에서 HLA-B27에서는 관절통이 아닌 관절염이 있다는 증거를 발견했으며 5세 이후에 발병한 경우에 확실하고 가능한 SpA를 예측했다.[58] 두 개의 다른 연구는 oligJIA 또는 RF-polyJIA보다 좋지 않다고 보고했으며 RF+ polyJIA와 비슷한 결과를 보였다.[59,60] AS의 유전적 위험요인과 발병 후 첫 6개월 동안의 발목이나 엉덩이 관절염이 발생한다.[59] 16세 이전에 발병한 경우에는 심한 척추 질환을 앓게 되고 성인에서 발병한 경우에는 심한 엉덩관절 질환을 가지게 된다. HLA-B27는 질병 발병 연령이 많을 때는 처음 3년 이내에 병이 진행되고[61] 아동일 경우에는 유병 기간 동안 유착염의 빈도가 증가하고 등뼈와 허리뼈에서 관절운동과 조직 확장에 있어 미묘한 손실이 있는지 자녀를 모니터링해야 한다.[62]

물리치료 검사 및 평가 Physical therapy examination and evaluation

보기 15.3은 포괄적 검사의 요소를 보여주고 있다. Top-down 방식으로 아동의 활동과 참여에 대한 평가를 시작한다. 집, 학교와 지역사회에서의 아동의 참여에 대한 부분과 신체적 검사에 초점을 맞추어야 한다. 물리치료 검사에는 관절가동의 변화, 근육양의 변화, 근력 저하의 변화에 주의하여야 한다. 물리치료사는 아동의 연령, 인지, 그리고 정서적 발달과 가족이 이용가능한 지원의 정도와 자원도 고려해야 한다.

보기 15.3 소아기 특발성 관절염에서의 물리치료 검사의 요소들

- 임상관찰
- 의학병력
- 표준화된 설문지, 비공식 인터뷰 또는 아동 수행 활동 관찰을 통해 아동의 활동을 조사하고 일반적인 생활 환경(가정, 학교, 커뮤니티)에 참여
- 일상생활활동, 놀이와 스포츠를 위한 대근육운동기술
- 전반적 시스템 점검
  - 피부
    - 피부의 발적, 결절유무
    - 손발톱의 함몰, 박리증 유무
  - 근골격계
    - 관절상태 및 정렬
    - 관절의 가동범위
    - 연부조직의 신축성
    - 근육의 양
    - 근력과 지구력
    - 자세 정렬
  - 심폐계
    - 안정기와 운동시의 심박수
    - 밖에서 하는 유산소 능력과 수행
  - 여러 시스템
    - 통증
    - 보행패턴과 변수들
    - 자세조절

활동과 참여에 대한 검사

Examination of Activities and Participation

아동의 일상기능과 능력에 질병이 미치는 영향은 질병의 종류와 임상경과, 활동성의 관절염 기간에 따라 매우 다르다. 소수관절형이 지속되는 아동은 보통 활동제약이 거의 없다. 하지의 관절염이 있으면 아동은 종종 바닥에서 일어서기가 어려우며 같이 걷기도 어렵고 계단 오르기, 자전거 타기, 또는 학교체육, 스포츠에 참여가 어려울 수도 있다. 장기간의 병력을 가진 많은 아동들이 균형, 협응, 민첩성, 그리고 속도를 포함한 운동기능의 미세한 장해를 가지고 있다.[63] 상지의 만성관절염과 통증은 옷 입기, 목욕, 뚜껑 열기, 음식 자르기, 그리고 쓰기에서 문제의 원인이 된다.

아동의 성격적 특성과 독립적이고자 하는 욕구뿐만 아니라 간병인과 친구들의 기대는 아동의 기능적 수행와 만성 질환에 대한 적응에 영향을 미친다. 약물 또는 휴식 시간을 위한 간호사의 방문은 학교 일과에 빈번한 장애를 발생시키며 질병이나 의료적 약속으로 인한 지각 및 결석이 아동의 교육에 부정적인 영향을 줄 수 있다. 체육 교육(PE)과 스포츠 참여는 질병으로 인해 제한적이거나 일관성이 없을 수 있다. 학교 환경에서 이러한 문제를 해결하기 위한 서비스를 얻는 것은 어려울 수 있다.[64]

표 15.3에는 관절염 아동의 활동, 참여, 그리고 장애를 측정할 표준화된 류마치스 관련 평가도구가 나열되어 있다. 자가검사나 부모가 스스로 할 수 있는 평가도구로 아동기 건강평가 설문지(CHAQ), 아동결과 데이터모음도구(PODCI)와 아동 활동척도(ASK)도 포함되어 있다. ASK는 또한 아동의 수행 능력을 측정한다(정해진 기간동안 *실제적으로 수행한 행동*). 청소년 관절염 기능평가척도(JAFAS)는 표준화된 조건 하에서 실제로 하는 행동, 아동의 기능적 능력을 평가한다.

아동기 건강평가 설문지(CHAQ)는 JIA의 장애정도를 측정하기 위하여 가장 많이 사용되는 척도이며 40개 이상의 언어로 번역되고 검증 되었다.[65,66] 보기 15.4에 표시된 원래의 CHAQ는 1세~19세 사이의 어린이를 대상으로 30개 활동으로 이루어져 있으며 8개 범주로 구성되어 있다. 9세 이상의 자녀 또는 더 어린 자녀를 위한 대리인인 부모는 각 항목당 얼마나 어려운지에 근거하여 반응자(어린 아동은 부모가, 9세 이상 아동은 스스로)의 점수를 매긴다(0=어려움 없음, 1=약간의 어려움, 2=많은 어려움, 3=할 수 없음). 활동내용은 이전 주에 과제수행시 느꼈던 어려움이다. "적용할 수 없는" 항목은 아동이 너무 어려서 수행하기 어려운 경우이다. 각 부분에서 가장 높은 점수를 받은 항목이 그 영역을 대변한다; 만약 아동이나 부모가 보고하기를 과제 수행시 보조기구 또는 타인의 보조가 필요

표 15.3 소아기 특발성 관절염의 표준화된 평가도구

ICF레벨	도구	결과 측정	참고
A&P, I	CHAQ	BADLs와 IADLs, 통증, 전반적 건강상태	Singh 등., 1994[65,67,68]
A&P	ASK	BADLs와 IADLs, 놀이, 이동	Young 등.*
A&P, I	PODCI	BADLs and IADLs, 통증, 전반적 건강상태	미국 정형외과학회(AAOS)§
A	JAFAS	BADLs, IADLs(표준화된 조건에서 활동의 관찰된 성능)	Lovell 등., 1989[69]
A&P, I	JAQQ	BADLs와 IADLs, 통증, 건강관련 삶의 질	Duffy 등., 1997[70]
A&P, I	PedsQL	BADLs와 IADLs, 통증, 건강관련 삶의 질	Varni 등., 2002[71]
QOL	QOML scale	전반적 그리고 건강관련 삶의 질	Gong 등.[72]
I	GROMS	관절 ROM	Epps 등., 2002[79]
I	pEPM-ROM	관절 ROM	Len 등., 1999[80]
I	JC-LOM	관절 ROM 상실	Klepper 등., 1992[83]
I	JC-Swelling	관절 삼출	
I	JC-POM	관절 스트레스 통증	
I	JC-T	관절유연성	

ICF, World Health Organization International Classification of Functioning, Disability, and Health; A, activity; P, participation; I, impairment; CHAQ, Childhood Arthritis Health Questionnaire; ASK, Activities Scale for Kids; PODCI, Pediatric Outcomes Data Collection Instruments; JAFAS, Juvenile Arthritis Functional Assessment Scale; JAQQ, Juvenile Arthritis Quality of Life Questionnaire; PedsQL, Pediatric Quality of Life Questionnaire; QOML, Quality of My Life Questionnaire; GROMS, Global Range of Motion Scale; pEPM-ROM, Pediatric Escola Paulista de Medicina Range of Motion Scale; JC-LOM, Joint Count-Limitation of Motion; JC-POM, Joint Count-Pain on Motion; JC-T, Joint Count-Tenderness; BADLs, basic activities of daily living; IADLs, instrumental activities of daily living; HRQOL, health-related quality of life.

*Available at: http://www.activitiesscaleforkids.com/

§Available at: http://www.aaos.org/research/outcomes/outcomes_peds.asp

보기 15.4 건강평가 설문지*

이 부분에서 우리는 당신의 아이가 질환으로 인하여 아이의 능력이 일상생활에서 어떻게 영향을 받는지 알고 싶습니다. 이 설문지 뒤에는 자유롭게 하고 싶은 말을 써주세요. 다음의 질문에서는 지난주 아이가 했던 평상적인 활동을 가장 잘 드러내는 항목에 표시하시오. (하루를 평균적으로 볼 때). 너무 어려서 어떤 활동에 어려움이 있었거나 할 수 없었다면 "적용대상 아님"에 표시하시오. 이것은 *반드시 관절염으로 인한 제약과 관련이 없는 어려움일 때에만 해당됩니다.*

	어려움 없음	약간 어려움	많은 어려움	할 수 없음	적용대상 아님
옷입고 치장하기					
당신의 아이는:					
• 신발끈 매기와 단추채우기를 포함한 옷입기를 할 수 있는가?	____	____	____	____	____
• 머리를 감을 수 있는가?	____	____	____	____	____
• 양말을 벗을 수 있는가?	____	____	____	____	____
• 손 발톱을 깎을 수 있는가?	____	____	____	____	____
일어나기					
당신의 아이는:					
• 낮은 의자 또는 바닥에서 일어날 수 있는가?	____	____	____	____	____
• 침대로 들어가고 나올 수 있는가? 또는 요람에서 설 수 있는가?	____	____	____	____	____
먹기					
당신의 아이는:					
• 스스로 고기를 자를 수 있는가?	____	____	____	____	____
• 컵을 입으로 가져갈 수 있는가?	____	____	____	____	____
• 새 씨리얼 박스를 개봉할 수 있는가?	____	____	____	____	____
보행					
당신의 아이는:					
• 평평한 실외바닥에서 걸을 수 있는가?	____	____	____	____	____
• 5계단을 오를 수 있는가?	____	____	____	____	____

*위의 활동 중 당신의 아이가 어떠한 보조 또는 보조기구를 사용한다면 표시하시오.

____ 지팡이
____ 워커
____ 목발
____ 휠체어

옷입기에 사용하는 도구(단추 후크,
____ 지퍼 당기기, 긴 손잡이 구두주걱 등)
____ 두꺼운 연필 또는 특수한 섭식도구
____ 특수 또는 개조한 의자
____ 기타(자세히 기록하시오.: ____________________)

*관절염 때문에 타인의 도움이 필요한 범주에 표시하시오.

____ 옷입고 벗기와 치장하기
____ 일어나기
____ 먹기
____ 보행

개인위생					
당신의 아이는:					
• 목욕하고 닦을 수 있는가?	____	____	____	____	____
• 욕조에 들어가고 나올 수 있는가?	____	____	____	____	____
• 이를 닦을 수 있는가?	____	____	____	____	____
• 머리를 빗을 수 있는가?	____	____	____	____	____
개인위생					
당신의 아이는:					
• 목욕하고 닦을 수 있는가?	____	____	____	____	____
• 욕조에 들어가고 나올 수 있는가?	____	____	____	____	____
• 이를 닦을 수 있는가?	____	____	____	____	____
• 머리를 빗을 수 있는가?	____	____	____	____	____

(계속)

보기 15.4 건강평가 설문지* (계속)

잡기

당신의 아이는:

• 펜이나 연필로 낙서하거나 쓸 수 있는가?	____	____	____	____	____
• 차 문을 열 수 있는가?	____	____	____	____	____
• 이전에 열 수 있었던 병을 열 수 있는가?	____	____	____	____	____
• 수도꼭지를 틀고 잠글 수 있는가?	____	____	____	____	____
• 문 손잡이를 돌려 열어야 할 때 밀어 열 수 있는가?	____	____	____	____	____

활동들

당신의 아이는:

• 심부름과 가게를 운영합니까?	____	____	____	____	____
• 자동차나 장난감 자동차 또는 스쿨 버스에 출입합니까?	____	____	____	____	____
• 자전거 또는 세발 자전거를 타십니까?	____	____	____	____	____
• 집안일(예: 설거지, 쓰레기 꺼내기, 진공 청소기, 마당 작업, 침대 만들기, 클린 룸)이 있습니까?	____	____	____	____	____
• 달리고 놀아?	____	____	____	____	____

*위의 활동 중 어떠한 *보조나 보조기구*를 사용한다면 표시하시오.

____ 높은 변기 의자	____ 욕조 손잡이
____ 욕조내의 의자	____ 손이 닿기 위한 긴손잡이 도구
____ 병 오프너(이전에 열었던 병)	____ 욕실에서의 긴손잡이 도구

**관절염 때문에* 당신의 아이에게 타인의 도움이 필요한 범주를 표시하시오.

____ 개인위생	____ 물건을 잡고 놓기
____ 손을 뻗기	____ 심부름과 집안일

통증

질병으로 인한 통증이 아이에게 영향을 주고 있는지 알고 싶습니다.

• 지난주 질환으로 인한 통증이 얼마나 있었다고 생각하십니까? 통증의 심한 정도를 아래 선에 표시하시오.

통증 없음 ______________________________ 아주심한 통증

0 ______________________________ 100

건강상태

1. 당신의 아이가 관절염으로 인하여 영향을 받는 모든 방식을 고려하여 아이의 수행정도를 평가하시오.

0 ______________________________ 100

아주 잘함 ______________________________ 아주 못함

2. 당신의 아이는 아침에 뻣뻣합니까? ____________ 예 ____________ 아니오

 만약 그렇다면 얼마나 오래 뻣뻣하였습니까?(지난 주) 시간/분 ________

*Adapted from Singh G, Athreya B, Fries JF, et al. Measurement of health status in children with juvenile rheumatoid arthritis. *Arthritis Rheum*. 1994;37:1761–1769.

하다고 했다면 그 범주의 최소점수는 2점이다. CHAQ 장애지수(DI: disability index)의 총점은 여덟 범주의 가중치 없는 평균치이다; 0점에서 3점까지이며 점수가 높을수록 장애가 심한 것이다. DI 점수를 이용하여 장애수준을 구분하려는 연구도 있었다.: 0=장애없음, 0–0.5=경한장애, 0.6~1.5=중등도 장애, 그리고 1.5이상=심한장애이다. Dempster 등에 의한 연구로 CHAQ DI가 최소 0.13이 감소되면 아동의 기능적 능력에서의 임상적인 향상을 부모가 대략적으로 평가할 수 있는 정도라고 하였다. 이와 반대로 DI 지수가 0.75점 상승하면 부모는 아동의 기능 감소를 알아차릴 수 있다.[67]

아동, 또는 대리인으로서의 부모는 15cm의 시각 아날

로그 통증척도(VAS)를 이용하여 지난주의 과제 수행시의 통증도 표시한다. 좌측은 웃는 얼굴과 함께 "통증없음"이란 말이 함께 있고 우측은 찡그린 얼굴과 "심한 통증"이란 말이 함께 있다. 불편함의 지수는 0에서 3까지이며 높은 점수가 통증이 더 심함을 나타낸다. 두 번째 VAS를 표시하여 전반적 건강상태를 비슷한 방식으로 점수화한다.

CHAQ가 관절염 아동의 기능적 상태를 평가하는데 가장 흔히 사용되고는 있지만 DI는 아동의 기능의 전반적 스펙트럼보다는 장애에 초점을 맞춘 것이라고 대부분 알고있다. 가장 좋을 수 있는 점수는 0인데 CHAQ DI는 종종 척도의 낮은 끝에 몰려있는 반면 천정효과는 없어 장애의 미세한 변화를 잡아내기에는 덜 민감하다. CHAQ의 두 가지의 수정된 버전인 VASCHAQ-38과 CatCHAQ-38은 이러한 문제를 해결하기 위해 Lam et al.에 의해 제안되었다.[68] 각 항목에는 보다 육체적으로 어려운 작업 8개가 추가항목으로 포함되어 있으며, 별도의 도메인과 보조도구와 도움에 대한 질문을 제거하고 DI를 38개 항목 모두에 대한 간단한 평균 점수로 계산한다. 두 버전 모두 응답자에게 다음과 같은 지침을 제공한다. "이 섹션에서는 같은 연령대의 다른 어린이들과 비교하여 지난 주에 자신의 활동을 얼마나 잘 수행할 수 있었는지 묻는다." VASCHAQ-38에서 자녀는 성명서에 의해 왼쪽 끝에 고정된 10cm VAS에 표시하여 응답한다. "내 나이의 다른 대부분의 아이들보다 훨씬 나쁘고" 오른쪽에는 "내 나이의 다른 대부분의 아이들보다 훨씬 낫다." CatCHAQ-38은 CHAQ의 원래 0-3점수 체계를 유지한다. 보기 15.5는 수정된 버전에 포함된 추가 8개의 항목을 보여준다. JAFAS는 관절염이 있는 어린이를 위해 설계된 신체적 수행력에 대한 유일한 척도이다.[69]

아이가 하는 10가지 일상적인 작업(셔츠나 블라우스의 단추를 끼우고, 셔츠를 머리 위로 입기, 양말 당기기, 나이프와 포크로 음식을 자르기, 침대에 들어가고 나오기, 바닥에서 앉았다 일어서기, 바닥에서 물건을 들어 올리기, 50피트 걷기, 계단 걷기)을 관찰하고 시간을 잰다. 각 과제를 완료하는 어린이의 시간은 건강한 비교 그룹에 기반한 기준과 비교된다. 시간이 기준보다 작거나 같으면 항목에 0점을, 시간이 기준보다 많으면 1점, 과제를 완료 할 수 없으면 2점을 받는다. 실시하고 점수 계산까지 10분이 소요되며 최소한의 교육 및 장비가 필요하다. 시험 관리를 위한 척도와 지시 사항은 원본 용지에 나와 있다.[69]

보기 15.5 CAT_{CHAQ38}과 VAS_{CHAQ38}에 포함된 8개의 추가 항목[68]

1. 나는 등산 활동을 혼자서 할 수 있었다고 생각한다.
2. 나는 학급에서 다른 사람들과 팀 스포츠를 할 수 있었다고 생각한다.
3. 나는 스스로 어떤 스포츠는 할 수 있었다고 생각한다.
4. 나는 경쟁하는 시합에서 팀 스포츠를 할 수 있었다고 생각한다.
5. 나는 밸런스를 유지하면서 스포츠를 할 수 있었다고 생각한다.
6. 나는 모든 활동을 할 수 있고 피곤하지 않고 오랜 시간을 보낼 수 있다고 생각한다.
7. 나는 내가 경주를 할 수 있다고 생각한다.
8. 나는 내 손으로 조심스럽게 일할 수 있었다고 생각한다.

관절염 어린이의 건강 상태와 QOL을 평가하기 위한 몇 가지 측정이 개발되었다. 가장 많이 사용되는 세 가지는 청소년 관절염 삶의 설문지(JAQQ),[70] 소아 삶의 설문지(PedsQL), 류마티스 모듈 3.0,[71] 삶의 질(QOML) 설문지이다.[72] QOML 설문지는 어린이와 청소년의 전반적인 QOL 및 HRQOL을 측정하는 두 개의 개별적인 VAS로 구성되어 있다. QOL 척도는 "전체적으로, 내 인생은", HRQOL 스케일은 "내 건강을 고려하면, 내 인생은"이다. 응답자(자녀 또는 부모)는 각 질문에 대한 응답을 100mm VAS에 기록한다. 각 질문에 대해; 점수는 0("최악")에서 100("최고")까지이다. 환자와 부모는 마지막 방문 이후 QOL에서 5점의 순서척도의 변화 측정(완전히 악화, 다소 악화, 동일, 다소 우수, 훨씬 우수)을 완료한다. Gong 등의 연구에서 전체 QOL의 경우 7mm, HRQOL 척도의 경우 11mm 개선되어 임상적으로 중요한 차이(MCID)를 보고했다. MCID는 QOL의 경우 -3mm, HRQOL의 경우 -8mm로 나타내었다고 하였다.[72]

관절염 아동에서 활동과 참여를 유용하게 검사할 수 있는 여러 일반적 소아평가가 있다. 여기에는 Peabody 운동발달척도-2와 Bruininks-Oseretsky 운동효율성(BOT) 검사와 같은 것들이 있다. 기타 준거 참조형 평가는 부모와 교사의 인터뷰에 바탕을 둔 것으로 학교기능평가(SFA)[73]와 비공식적인 학교 체크리스트(부록 15.1을 보시오)가 있는데 아동의 가정, 학교에서의 수행과 기능적 능력에 관한 유용한 정보를 준다.

신체구조 및 기능의 평가
Examination of Body Structures and Functions

관절가동범위 및 정렬 *Joint Motion and Integrity*

그림 15.7은 관절검사 소견을 기록하는데 사용하는 포맷의 한 예를 보여주는데 관절의 삼출 또는 부종, 압통, 스트레스성 통증, 가동범위의 제한 등을 표시한다. 활동적 관절염증 상태의 증후는 종창, 압통, 그리고 피로통증 등이 있다. 관절동작이 제한되어 있다는 것만으로 활동적인 염증이 있다고는 보지 않으나 장기간의 질병의 결과일 수는 있다. 관절삼출은 관절의 한 부위에서 다른 부위로 윤활액이 출렁거리는 것을 알 수 있으면 확인된다. 그림 15.8은 관절삼출을 알아내는 두 가지 방법을 보여준다. 손가락과 발가락을 검사할 때 중간 손가락뼈의 기저부 바로 근위부와

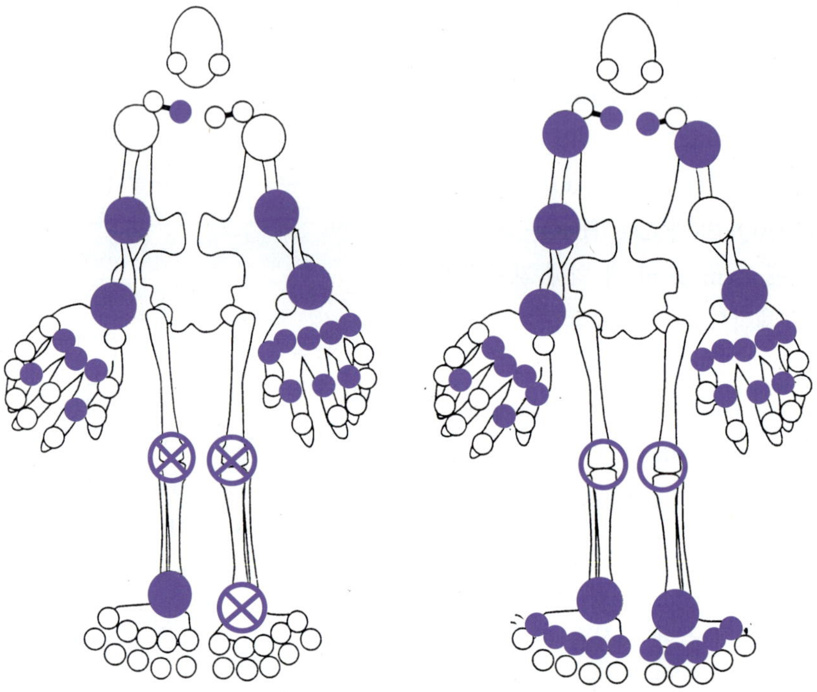

그림 15.7 다관절 질환이 있는 어린이의 활동성 관절 수를 기록하는 데 사용되는 시각적 형식의 예. 왼쪽 그림은 삼출액*(실선)* 또는 연조직 부종 (X)이 있는 관절을 보여준다. 오른쪽 그림은 스트레스 통증이나 압통이 있는 관절*(실선)*이다. (From Wright V, Smith E. Physical therapy management of the child and adolescent with arthritis. In: Walker J, Helewa A, eds. *Physical Therapy in Arthritis*. Philadelphia, PA: W. B. Saunders; 1996:211-244, with permission.)

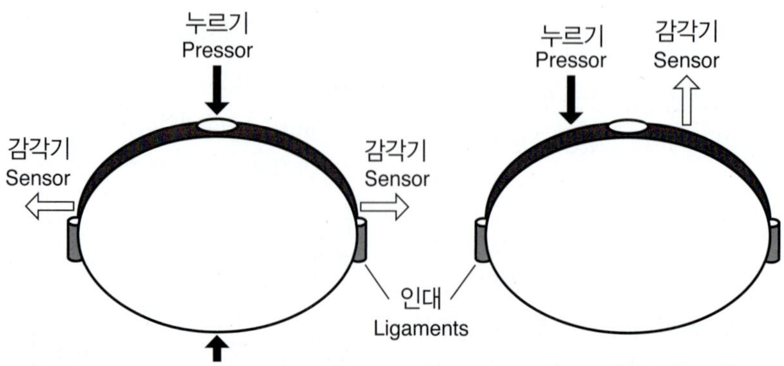

그림 15.8 두 가지 방법으로 관절 삼출을 검출한다.(From Smythe H, Helewa A. Assessment of joint disease. In: Walker J, Helewa A, eds. *Physical Therapy in Arthritis*. Philadelphia, PA: W. B. Saunders; 1996:129-148, with permission from H. Smythe, MD, FRC[C].)

표
15.4 저산소-허혈 뇌병증의 Sarnat과 Sarnat 단계*

경추
- PoJIA와 SoJIA에서 가장 흔하다.
- 신전, 회전이 상실된다.
- 정상 전만상태가 사라진다.
- 비대칭이면 기운 목이 발생할 수 있다.
- 만성염증으로 관절간격이 좁아져 신경근을 자극할 수도 있다.
- 돌기사이관절(zygapophyseal joint)의 유합-C2-3에서 처음 발생하여 다른 레벨로 확산됨
- 척추체의 이형성
- C1-2의 관절 불안정이 발생하기도 하지만 성인에서보다는 덜 흔하다.

턱관절
- PoJIA에서 가장 흔하고 OligoJIA에서 덜 흔하다.
- 입을 벌리기 어려움: 씹을 때 통증
- 경추 신전이 제한되면 기능적 상실이 더 크다.
- 일측성 침범이면 하악골의 비대칭이 온다.
- 하악골의 성장부진(작은 턱)
- 치아의 부정교합
- 치아교정이 필요할 수도 있다.

어깨
- PoJIA에서 가장 흔하다
- 위팔-어깨관절에서의 ABD와 MR제한이 처음 온다; 어깨의 굴곡제한
- 가슴근육과 견갑골 외전근의 단축
- 불규칙한 모양으로 위팔골두의 과잉성장
- 관절오목면이 얇아 아탈구의 위험이 증가함
- 팔굽과 손목의 관절염이 있으면 가능상실의 정도가 더 높다.

흉요추
- ERA에서 가장 흔하다; 엉덩엉치관절 관절염이 JAS에서 흔하다.
- 척추 신전근의 경축이나 엉덩관절 굽힘근의 단축으로 동작이 제한될 수 있다.
- 오랜동안의 다리길이 불일치에 의한 이차적 측만증이 올 수 있다.
- 목과 어깨 관절염과 관련한 후만증
- 엉덩관절 굽힘구축에 따른 이차적 과도한 요추 전만
- 장기간의 스테로이드 치료로 골다공증, 척추체가 쐐기모양으로 찌그러짐, 작은 압박골절이 올 수 있다.

엉덩관절
- 관절염이 PoJIA와 SoJIA에서 발생: 장애의 일차적 원인이 됨
- 신전, MR, ABD상실
- 중간엉덩이근육과 심부 엉덩관절 LR근의 근약증; Trendelenburg 일탈의 원인이기도 함
- 굴곡 구축이 증가된 요추전만으로 드러나지 않을 수도 있다.
- 체중 지지 시 큰 통증을 느낄 수 있고: 통증이 서혜부, 엉덩이, 내측 대퇴부, 무릎관절까지 전이되기도 한다.
- 대퇴골두의 과잉성장
- 골다공증
- 어린아동의 체중 지지 활동 부족으로 엉덩관절의 발달이 좋지 않고 비구가 얇으며 대퇴돌기의 성장이상이 있다.
- 골두가 옆으로 아탈구되고 이는 고관절 내전근의 단축으로 더 악화된다.
- 질환이 심하게 지속되는 경우 비구가 돌출되고 대퇴골두의 무혈성 괴사 위험이 있다.
- 관해시기동안 체중 지지와 동작이 향상되어 섬유연골로 관절면의 회복 잠재성이 생긴다.

주관절
- 모든 타입에서 침범된다.
- 질병경과 초기에 침범된다.
- 팔굽의 신전, 아래팔의 회외가 제한된다.
- 요골골두의 과성장으로 ROM이 제한된다.
- 근위부 요골-척골 관절이 침범된다.
- 척골신경 포착증후군이 올 수 있다.

완관절
- 모든 타입에서 발생하며 질병경과 초기에 침범된다.
- 손목뼈 성숙을 가속화한다.
- 척골의 성장이 부진하고; 척골이 배부 쪽으로 이동할 수 있다.
- 요골과 손목뼈 사이가 붙을 수 있다.
- 신전이 빠르게 상실되고; 손목 굴곡근의 단축; 손바닥 쪽으로 아탈구된다.
- 손목의 자세가 굴곡과 척골 쪽으로 편향되어 있다.
- 나이든 아동에서 RF+ PoJIA가 발병시, 손목은 요골 쪽으로 편향되어 있다.
- 원위부 요골-척골 관절염으로 아래팔이 회내와 회외할 수 없게 된다.
- 굴곡근의 힘줄활막염

손
- OligoJIA보다 PoJIA와 SoJIA에서 흔하다; JAS에서는 손의 작은 관절들이 흔하지 않게 침범된다.
- 골단판의 조기유합과 성장이상
- MCP와 CMC 아탈구
- 굴곡근의 힘줄활막염
- MCP굴곡 상실, 끝부분 신전
- DIP보다 PIP의 구축이 더 흔하다.
- 쥐는 힘이 뚜렷하게 감소한다.
- 백조목 변형보다는 boutonniere 변형이 덜하다.

무릎관절
- 모든 질환 타입에서 조기에 가장 흔하게 침범된다.
- 대퇴네갈래근의 급속한 근약증과 위축이 온다. 무릎관절 움직임이 상실된다.
- 굽힘구축: 이차적 엉덩관절 굽힘구축의 원인이 되기도 한다.
- 엉덩관절 굽힘 상실
- 허벅다리뼈 원위부의 과성장으로 편측성 질환인 경우 다리길이 불일치가 온다.
- 뒤넙다리근육, TFL과 ITB의 단축으로 무릎관절 외반 발생
- 오랜기간의 관절염 또는 단축된 뒤넙다리근의 과도한 스트레칭에 이차적으로 정강이뼈가 뒤쪽으로 아탈구될 수 있음
- 골다공증과 관련된 대퇴골절의 위험

발목관절과 발
- 모든 질환 타입에서 침범됨
- 심지어 융합까지 일으키는 발목뼈의 변형의 원인이 되는 변형된 성장
- 성장판의 조기 닫힘으로 인한 성장이상
- 발목관절의 내번과 외번의 상실; 후에 특히 사기와 보행이 제한된다면 D-FL, Pl-FL의 상실이 옴
- 뒷발의 과도한 외반 또는 내반
- 앞발의 과도한 회내 또는 회외
- MTP관절의 신전 상실에 이어 종말기의 push-off상실
- MTP 아탈구
- 무지외반; 망치 발가락
- IP의 겹침
- 발뒤꿈치 또는 무릎관절의 힘줄염이 ERA에서 흔함

ABD, abduction; AVN, avascular necrosis; CMC, carpometacarpal; D-FL, dorsiflexion; DIP, distal interphalangeal; ERA, enthesitis-related arthritis; IP, interphalangeal; ITB, iliotibial band; JAS, juvenile ankylosing spondylitis; LR, lateral rotation; MCP, metacarpophalangeal; MR, medial rotation; MTP, metatarsal phalangeal; oligoJIA, Oligoarticular onset JIA; PIP, proximal interphalangeal; Pl-FL, plantar flexion; polyJIA, polyarticular onset JIA; RF-positive, rheumatoid factor positive; ROM, range of motion; sJIA, systemic onset JIA; TFL, tensor fascia latae. Data in this table are summarized from Cassidy JT, Petty RE, eds. *Textbook of Pediatric Rheumatology*. 4th ed. Philadelphia, PA: W. B. Saunders; 2001. This listing is not inclusive, nor do all of the characteristics listed occur in every child with arthritis.

결인대 위에 자신의 손가락을 대고 윤활액의 움직임을 확인해보도록 한다. 무릎관절의 적은 삼출을 인지하려면 솟아오르는 부위가 있는지 살펴본다. 관절의 내측을 따라 윗방향으로 문지르거나 또는 아랫방향으로 관절의 외측을 따라 훑어내리면서 반면 관절 안이 다시 윤활액으로 차면서 솟아오르는 부위가 있는지 다른 손으로 만져본다. 삼출이 있다는 증거가 분명치 않다면 이 관절은 정상점수를 받는다.

관절라인을 따라 직접 단단한 압박을 가하면 *관절압통*을 느낄 수도 있다. 활동성 질환일 때는 관절라인에 압박을 가하는 경우 관절주변 뼈에 가한 압박보다 더 심한 통증을 느껴야 한다. 관절압통을 유발하는 압박의 정도는 세갈래근 또는 장딴지 근육을 쥐어짜서 유발하는 통증보다 20% 덜한 힘으로 압박을 가하는 것이다. *피로통증*을 평가하려면 치료사는 사지를 가능한 동작범위 끝까지 움직여서 약간 과압박을 가한다.

관절동작을 검사하여 관절의 기능과 통합에 관한 가치있는 기본적 정보를 얻는다. 초기선별에서 아동에게 일련의 동작을 하라고 시키면 치료사가 문제있는 부분을 알게 된다. 아주 어린 아동에서 "그대로 멈춰라"와 같은 놀이 게임을 하면서 능동적 동작을 시켜볼 수 있다. 관절가동 제한이 있거나 능동적 동작시 통증이 있거나 하면 치료사는 표준화된 각도계로 수동적 관절 가동 범위(PROM)를 측정하여야 한다. 부수적인 관절동작을 점검하는 것은 장해된 관절 기능을 판단하는데 도움이 된다. 관절 가동 범위 제한, 동작 시의 통증, 뼈에서 들리는 마찰음 등이 관절손상의 증후일 수 있다.[75] 오랜기간 앓은 관절에서는 방사선 소견으로도 뚜렷이 알 수 있으나 MRI가 조기 발견을 위해 좀 더 효율적이다.[76]

JIA에서 관절장해의 흔한 패턴과 그에 따른 활동제약에 대해서는 표 15.4에 나와 있다. 다발 관절형에서는 큰 관절의 침범만 이야기하는 경향이 있지만 아동에서는 손과 발의 작은 관절도 흔히 침범된다. 엉덩이관절은 주로 SoJIA와 PoJIA에서 아동의 30~50%가 침범된다.[48,77] Bekkering 등은 SoJIA 아동을 대상으로 엉덩이관절에서의 가동범위 소실과 CHAQ상의 높은 점수와의 상관관계를 연구 보고하였다. 초기 엉덩이관절 질환이 있으면 샅고랑부위(서혜부), 엉덩이, 내측 대퇴, 또는 무릎관절에서 종종 통증이 있다. 그리고 걸을 때 중간엉덩이근 절뚝거림 현상이 보인다. 엉덩이관절의 굽힘구축은 활동성의 염증, 또는 무릎관절 관절염에 이차적으로, 또는 다리길이 불일치에 의하여 온다.

소수관절형에서는 무릎관절이 가장 흔하게 침범된다. 그러나 무릎관절은 모든 타입에서 흔히 침범된다. 제한된 관절가동범위, 뒤넙다리근육의 연축, 넙다리근막(TFL: Tensor Fascia Lata)의 단축, 엉덩정강근막띠(ITB: Iliotibial band)의 단축으로 무릎관절의 신전이 제한되고 자세정렬이 흐트러지며 보행의 변화가 온다. 만성적 윤활막 염증으로 허벅지뼈 관절돌기가 과잉성장하여 무릎관절의 밖굽이변형을 일으킨다. TFL과 ITB의 단축이 있으면 이러한 장해가 더욱 악화된다.

발목관절과 뒤쪽 발의 관절염은 모든 관절염 종류에서 다 온다. 발목관절에서의 발등굽힘 소실이 흔하다. 목말뼈 아래관절의 관절염으로 뒤쪽발의 움직임이 제한된다. 비록 문헌상으로는 발꿈치뼈뒤가 바깥번짐되고 이에 따라 이차적으로 앞발이 가장 흔히 회내된다고 하나 어떤 아동에서는 앞발이 휘고 거골하 관절에서 바깥번짐할 수 없는 것을 볼 수 있다. 발의 작은 관절은 종종 다발성 관절형의 아동에서도 침범될 수 있다. 흔한 문제는 무지 외반증, 엄지발가락 굽은증(hallux rigidus), 망치발가락, 겹쳐져 있는 발가락 등이다. 발허리뼈에 통증이 있고 발허리뼈-발가락관절(MTP)의 아탈구가 일어나 입각기와 보행중 현저한 통증의 원인이 되기도 한다.

상지에서 어깨관절의 관절염으로 동작제한이 오거나 어깨회전, 굽힘, 그리고 외전시의 생역학 기전이 변한다. 질병초기에 팔굽관절의 굽힘구축이 흔하고 이어 아래 팔의 뒤침이 잘 되지 않는다. 손목관절과 손가락관절의 관절염의 심한정도와 패턴은 어느 정도 질병의 종류에 따라 다르고 아동의 연령과 뼈성숙에 따라 다르다. 어릴 때 발병한 PoJIA 환아는 손목관절이 아탈구되고 자뼈의 성장부진으로 자뼈 쪽으로 손목이 구부러진다. 12세 이상에서 발병된 경우는 노뼈 쪽으로 휘는 것이 더 흔하다. 손의 지속되는 관절염과 힘줄 윤활막염으로 손목 손허리뼈관절(CMC), 손허리뼈 손가락관절(MCP), 그리고 먼쪽손가락관절(PIP)에서 통증과 관절 가동 범위의 소실이 나타난다.

관절 가동 범위는 표준 챠트 포맷 또는 관절종창을 기록하기 위해 사용하는 간단 인체모형도 위에 기록한다(그림 15.7). 특별한 각도기로 물리치료사 검사들에서 초기 및 후속적인 검사가 이루어져야 한다. 치료사는 임상연구에서 관절 운동을 측정하는 데 사용되는 몇 가지 표준화된 척도에 익숙해야 하지만, 임상 환경에서는 거의 사용되지 않는다. ASS(Articular Severity Index) 점수는 각 관절의 전체 LOM 점수로, 좌우로 평균화하며 순서척도 사용을 포함한다. 특정 각도계 또는 보통 각도계 —0=각도소실 없음; 1=1%에서 25%의 각도소실; 2=26%부터 50%까지의 각도소실; 3=51%부터 75%까지의 각도소실; 4=75%부터 100%의 각도소실— 를 사용할 수도 있다. 관절염 아동에서 사용할 수 있는 관절가동범위를 측정하는 표준화된 각도계가 다양하게 나와있다. 그러나 현재까지는 연구에서만 주로 사용되고 있다. 모든 관절을 포함하는 동작의 전체범위 척도(GROMS: Global Range of Motion Score)는 관절염이 있는 아동[79]에서 전체 동작범위를 단일 점수로 매긴다.[79] 10관절만 간단히 표시된 GROMS는 기능에 필수적이면서 JIA에서 가장 흔히 침범되는 관절에 전문가들이 중점을 둔 것이다. Pediatric Escola Paulista de Medicina range of motion(PEPM-ROM)척도는 관절염 아동에서 가장 흔히 침범되고 필수적 기능상 가장 중요한 관절 동작 10개를 포함한다.[80]

근육구조 및 기능 *Muscle Structure and Function*

아동과 청소년기의 JIA는 근육구조와 기능에 장해가 있다. 급성기에는 관절을 지탱할 수 있는 능력이 약화되더라도 영향을 받는 관절을 지지하는 근육이 경련을 나타내며 과민 반응을 나타낼 수 있다. 관절주위 근육쇠약 및 약화는 아급성 및 만성질환에서 더욱 분명한다. 근육장해를 유발하는 요인들에는 단백동화 호르몬(anabolic hormone)의 변화, 염증성 싸이토킨의 생성, 휴식기의 에너지 사용이 높음, 비정상적인 단백질 대사, 통증으로 유발된 운동단위활동의 억제 등이 있다.[14,45,46] 아주 어린 아동에서 염증이 있는 관절근처의 근육 발달을 악화시키지만, 임상적으로 완화된 후에도 염증이 있는 관절보다 먼 곳에서도 발병한다.[47-50,81-90]

근력약화의 일반적인 양상은 엉덩관절의 굽힘과 폄, 무릎관절의 폄, 발목관절의 발등굽힘과 발바닥쪽굽힘, 어깨관절의 벌림과 굽힘, 팔굽관절의 폄과 굽힘, 손목관절의 폄, 손으로 쥐기 등에서의 근약증을 보이는 것이다. 발목 근육의 약화도 JIA 걸음걸이에 부정적인 영향을 미친다.[33,81,83] Brostrom 등이 발목 힘을 측정하기 위해 맞춤형 등속 동력계를 사용하여 JIA 여아에서 발목관절의 발등굽힘과 발바닥쪽굽힘에서의 등장성 근력과 동적인 근육 힘을 측정하였다. 그리고 연령, 성별대비로 대조군과 비교하였다. 그들의 연구에 따르면 JIA 환아들의 발목관절의 발등굽힘과 발바닥쪽굽힘의 힘은 각각 대조군에 비하여 40%, 50%가 감소되어 있었다.[33] 또한 발등굽힘과 발바닥쪽굽힘의 힘은 JIA와 대조군에서 비슷하여 이로써 이 질환은 두 근육그룹에 비슷하게 나이, 성별, 근육의 크기가 건강한 표준화 기준에 미치지 못한다.[83]

최근의 두 연구는 JIA의 혐기성 용량을 검사했다 Brussel 등은 그들의 연구대상자(62명, 7세~16세) 중 94%가 예상치와 비교하여 평균 혐기성 용량과 피크 혐기성 용량이 각각 65%와 67%로 낮았습니다.[84] 결손 정도는 여아에서 더 크고 임상적으로 가장 심각한 장애는 RF+polyJIA 소아에서였고, oligoJIA 소아는 예측치와 크게 다르지 않았다. Lelieveld 등은 고령자에서 이러한 결과를 확인했다. 혐기성 용량 사이와 신체기능 사이에 강한 음의 상관관계를 나타내었으며 전반적인 건강증진은 근육의 운동성과 기분의 향상, 일상생활의 어려움을 덜어줄 수 있다고 하였다.[85]

초기 및 후속 방문시 물리치료사는 근육의 양, 근력, 그리고 지구력을 평가하여야 한다. 양쪽 사지의 둘레를 측정하고 종아리와 허벅다리를 재고 근육 양의 비대칭성을 검사한다. 근력을 평가하기 위하여 물리치료사는 여러 방법을 선택할 수 있다. 근력 도수검사(MMTs)는 나이든 아동

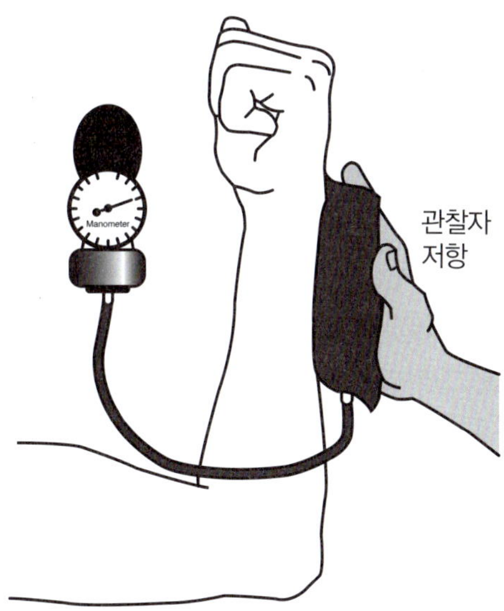

그림 15.9 세갈래근의 등장성 근력을 측정하기 위하여 개조한 혈압대를 사용할 수 있다.(From Walker J, Helewa A, eds. *Physical Therapy in Arthritis*. Philadelphia, PA: W. B. Saunders; 1996: 129-148, with permission from H. Smythe, MD, FRC[C].)

에서의 등장성 근력을 측정하는데 유용하지만 치료사는 특히 등급 3 이상되는 근력에서는 MMTs의 제한점을 알아야 한다. 휴대용 악력계 또는 등속성 힘 측정계를 사용하여 좀 더 객관적이고 신뢰성있게 관절염 아동에서 근력을 측정할 수 있다.[88-90] 그림 15.9는 혈압계를 수정하여 시판되고 있는 힘 측정계 대용으로 사용할 수 있음을 보여준다. 돌돌말은 압박대를 아픈 관절을 통과하지 않고 가능한 한 사지의 원위부에 댄다. 검사자는 압박대에 손을 펴서 힘을 가한다. 피검자가 압박대 쪽으로 미는 동안 검사자는 압력을 5초 동안 점차로 올린다. 아동이 압박대를 꽉 쥐게 함으로써 측정할 수 있다.[74]

동적인 근력을 검사하면 원하고 필요한 활동을 하는 아동능력에 관한 유용한 정보를 얻는다. 경미함부터 중등도의 관절염이 있는 아동 대부분은 동적인 근력을 재는 검사를 참을 수 있다. 근육은 기능적으로 묶어 검사한다; 예를 들어, 어깨높이로 팔을 앞으로 뻗는 동작으로 견갑대 근육들과 뻗는 활동 모방을 함께 평가한다. 관절염의 아동 연구에서 특히 약해진다고 알려진 항중력근에 특히 관심을 두고 평가한다. 아주 어린 아동에서는 기능적 근력을 아동이 하는 활동하는 것을 관찰함으로써 알 수 있는데 계단 오르내리기를 하면 하지의 근력을 알 수 있는 것이다. 나이든 아동에서는 검사하고자 하는 근육은 10번 최대로 반복 들어올릴 수 있는 무게를 사용하여 평가가 가능하다. 6에서 10번의 RM(아동이 움직일 수 있는 범위로 적절한 자세를 유지하면서 6~10번 최대 들어올릴 수 있는 무게)으로 기본적 근력을 판단하고 훈련 프로토콜을 짜고 진전을 평가하는데 충분하다.[91] 만약 아동이 사지 동작시 통증을 느낀다면 다양한 관절각도에서 등장성 검사를 수행하여야만 한다. 이 방식은 동적인 힘을 가늠할 수 있게 해주고 근육그룹이 약할 때 그 ROM 내에서의 특정 포인트에서의 약함을 드러내준다. 근 지구력은 동작을 6 또는 10 RM의 60%에서 80%로 가능한 한 많이 반복하여 들어올리도록 하면 측정할 수 있다. 검사 전 가벼운 활동으로 워밍업이 필요하다. 근력검사와 지구력 검사는 피로를 피하기 위해 다른 날 검사한다.

유산소능력과 수행 Aerobic Capacity and Performance

JIA 아동에서의 유산소능력과 수행의 장애를 보고하는 연구들이 많아지고 있다(보기 15.6).[84-87,92-94] 최근 연구에서 Brussel 등은 JIA 아동에서 점진적인 과부하 운동시 최대 산소소비(VO_{2peak})를 측정하였다.[84] VO_{2peak}는 6~7세~15.9세 사이인 62명의 JIA 환아에서 95% 유의수준에서 의미있게 낮았다(정상 대조군의 예측치 75% 수준). Lelieveld 등은 16세~18세 사이의 JIA 청소년을 대상으로 연구결과를 확인하였다. 이러한 연구는 나이와 성별이 일치된 건강한 대조군과 비교하여 JIA 소아에서 평균 VO_{2peak}/kg 체중이 22% 더 낮다는 초기 메타 분석을 뒷받침한다. Giannini와 Protas은 관절염아동(ACR 구별기준)은 대조군보다 최대부하가 낮고 최대 운동 심박수가 낮으며(HR) 운동시간이 짧은 것을 발견하였다.[93] 최대하 강도로 운동할 때에 심박수는 역시 관절염이 없는 경우보다 증가되어서 건강한 어린이보다 운동 능력이 더 높은 비율로 일한다고 보여진다. 이것은 부분적으로 JIA 그룹의 아이들이 자주 피로해지는 것을 설명 할 수 있다.

만성 관절염이 있는 어린이의 유산소운동을 평가하기 위해 활동관련 분야의 검사가 사용되었다. Klepper[83] 등은 다발형 관절염을 가진 아동에서 9분 걷고-뛰기 검사를 하면 대조군보다 의미있게 점수가 낮다고 하였다. 대조군과 달리 JIA의 많은 어린이들은 꾸준한 속도를 유지하지 못하였다. 이러한 소견은 관절염 아동은 중등도의 힘든 신체활동을 잠깐 한 후에는 피로해질 수 있다는 것을 의미한다. 검사점수는 능동 JC 또는 ASS와 현저한 상관관계가 없었으므로, 활동은 낮은 유산소와 근력, 낮은 동기부여 또는 거리 또는 시간에 맞춰 달리기에서의 무경험과 같은 다른 손상에 의해 제한받아지는 것으로 보인다.

유산소 체력이 장해되는 원인은 여러 가지일 것이다. 질병의 과정과 관련된 특정 생리학적 요인들이 운동지구력

보기 15.6 관절염이 있는 아동과 없는 아동에서의 생리적 수행능력의 변수 비교

변수	건강아동과 비교한 관절염 아동
최대 산소소비량 Peak VO_2	↓
최대 심박수	↓
최대하 심박수	↑
최대 부하	↓
최대 무산소능력	↓
운동장에서 유산소능력의 수행테스트	↓
근력과 부피	↓

을 떨어뜨리고 피로의 원인이 되는데; 이런 것에는 통증, 경미한 빈혈, 그리고 근육의 위축, 약함, 관절의 뻣뻣함으로부터 오는 기계적 효율성의 감소 등이 원인이라고 할 수 있다. 이런 요인들은 아주 어린 아동에서 관절염이 발병하고 지속적일 때와 특히 관련 있을 수 있다. 그러나 질병에 이차적인 것이든지 또는 생활습관이든지 간에 아동이 만성적으로 비활동상태이면 JIA 아동의 유산소수행능력이 감소된다는 증거가 많아지고 있다. 여러 연구에서 유산소체력과 부어있는 관절의 수 또는 질병증상의 심한 정도와의 사이에 의미있는 관계가 있음은 드러나지 않았다.[83,89,93] 그러나 JIA 분류 시스템과 PRINTO 기준을 사용한 질병 활동성 및 완화에 대한 연구는 질병 활동성은 아니지만 성별과 질병 유형에 따른 유산소 운동의 차이를 보고한다. RF-양성 polyJIA를 가진 소녀와 어린이에서 VO_{2peak}의 가장 큰 결손이 발견되었으며, oligoJIA를 가진 어린이에서는 손상이 발견되지 않았다.[84,85] 임상적으로 약이 질병을 완화시킨 경우 뿐만 아니라 활성화된 질병을 가진 어린이들에게서 상당한 결손이 보였다. JIA의 유산소 운동은 질병 상태의 개선에도 불구하고 직접적인 개입없이 향상되지 않는 것으로 보인다. 유산소 운동은 아동의 신체적 훈련 프로그램 참여 전에 평가되어야 한다.

평가 결과는 개입을 안내할 수 있고 질병의 전반적인 관리에 대한 아동의 반응을 모니터링하는데 도움이 된다. Takken 등의 최근 연구에서 자전거 에르고미터를 이용한 점진적 운동 테스트 중 JIA가 있는 어린이에서 최대 작업량(Wpeak)과 VO_{2peak} 간의 유의하고 강력한 상관관계($r=0.95$, $p<.001$)가 보고되었다.[95] 이는 VO_{2peak}가 다음 식을 사용하여 최대 작업량, 체중 및 성별에서 예측될 수 있음을 나타낸다.

$$VO_{2peak}(\text{L/min}) = (0.008 \times W_{peak}[\text{Watts}]) + (0.005 \times \text{weight}[\text{kg}]) + (-0.138 \times \text{gender}[1=\text{male},\ 2=\text{female}]) + 0.588$$

간단하고 저렴하게 할 수 있는 필드 검사로는 1마일 또는 9MRW 테스트로 나이와 성별에 따른 건강 적합성 기준과 비교한 아동 호기 형성의 지표를 제공한다. 6분 도보 테스트(6MW)의 또 다른 활동 관련 테스트는 심각한 심폐기능이 있는 성인의 적합성을 평가하기 위해 개발되었지만 건강한 어린이뿐만 아니라 움직임에 제한이 있거나 만성 건강 장애가 있는 사람의 기능적인 보행 능력을 평가하는 데 점점 더 많이 사용되고 있다. 이 테스트에서, 아이는 6분 안에 가능한 한 많은 거리를 걷기 위해 직선 경로를 따라 계속해서 앞뒤로 걸어야 한다. 테스트 관리를 위한 표준 가이드라인은 미국흉부협회(ATS: American Thoracic Society)[96]에서 제시하고 있다. 참고와 예측지수로 미국에서 거주하고 있는 건강한 어린이의 6MW 거리 검사(6MWD)에 대한 것이 게시되었다. Lelieveld 등은 JIA를 가진 어린이가 6MWD와 VO_{2peak} 사이에 낮은 상관관계가 있으며, VO_{2peak} 측정을 대신할 수 있는 좋지 않은 척도라고 하였다. 그러나, 또 다른 연구에 따르면, JIA를 가진 어린이가 테스트 중에 그들의 VO_2와 HR의 최고치의 80%에서 85%까지 일한다고 보고하였다.[99] 걷기 운동 후의 HR은 유산소훈련 프로그램의 운동 강도를 결정하는 데 사용될 수 있다

통증 *Pain*

관절염에서 급성 통증이 발생한다. 만성 통증은 질병의 의학적 관리가 향상되었음에도 불구하고 흔히 발생한다.[100] Anthony와 Schanberg는 JIA 어린이들 중 높은 비율이 임상 방문시 통증을 호소했으며 높은 통증 강도를 보인다고 하였다.[101] Cincinnati의 소아 관절염 데이터 은행으로부터 나온 462명 아동자료를 보면 발병당시에 60%의 아동에서 통증이 있었고 50%는 1년 동안 추적 관찰 중에 통증이 있다고 하였고 40%에서는 5년 이후에도 통증을 호소했다.[102] 통증은 특히 polyJA에서 흔히 볼 수 있으며 일상 활동에 영향을 미칩니다. Schanberg 등은 2개월 동안 매일 기록은 한 어린이 41명을 대상으로 질병 증상과 기능을 평가했다.[103] 60% 이상이 통증을 호소했으며 "예리하고 아프다"고 답했다. 대부분 31%인 경우 통증이 심하고 통증이 학교와 사회 활동에의 참여 감소와 현저한 관련이 있었으며 통증은 종종 수면장애, 피로와 관련이 있으며 삶의 질은 낮춘다고 하였다.

JIA의 만성 통증의 근원은 다요인적이며, JIA를 가진 어린이는 건강한 또래에 비해서 통증에 대한 역치가 낮고 통증을 잘 참지 못한다는 몇몇 증거가 있는데 이는 말초와 중추의 통각 시스템이 장기간 활성화되어 있어 통증조절 과정이 변화하여 통각에 대한 민감도가 증가한 결과일 것이라고 하였다.[105-107] 아동의 통증 평가에 기여할 수 있는 다른 요인들로는 부모와 가족의 통증력, 기분의 변화, 스트레스가 있는 상황, 대처 방법 및 전반적인 건강 상태가 포

보기 **15.7** 소아기 특발성 관절염 아동에서 유용한 소아통증 평가도구

도구(참조)	설명
Oucher 척도[109]	• 통증강도 측정 • 여섯 개의 얼굴표정과 0~100까지의 척도구분, 행복함에서부터 매우 슬픔까지 0~5점으로 표시되어 있다.
Faces RatingScale[110]	• 3세 또는 그 이상에서 유용함 • 여섯 개의 얼굴표정과 0~100까지의 척도 구분, 행복함에서부터 매우 슬픔까지 0~5점으로 표시되어 있다; 아동이 선택하는 얼굴의 번호를 기록한다. • 아동이 자신을 가장 잘 표현한다고 생각하는 얼굴을 선택함 • 통증 강도와 정서를 측정함
Poker Chip Tool[111]	• 1조각부터 4조각까지 강도를 측정; 3~4세 어린이에서 사용 • Oucher 척도와 상관관계 있음

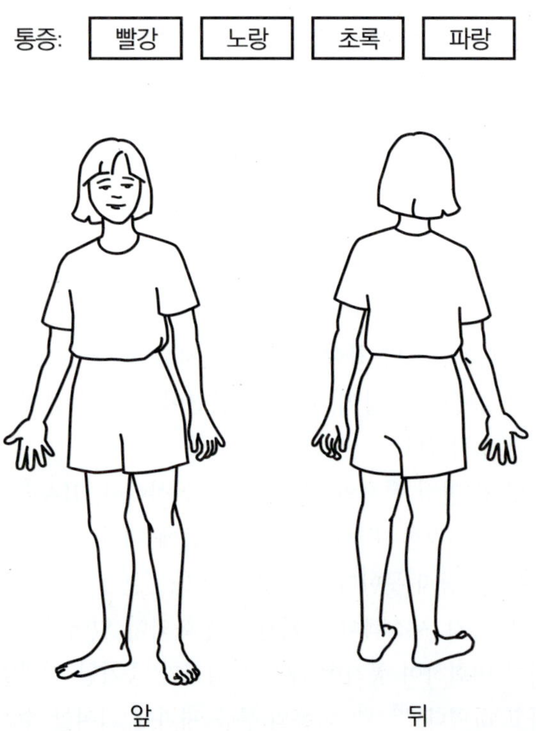

그림 15.10 신체도와 통증의 강도와 부위를 평가하여 표시하는데 사용되는 등급척도

함된다.

통증 평가에는 포괄적이고 지속적인 통증 경과, 부모의 보고, 행동 관찰 등을 포함한다. 아주 어린 아이들의 경우, 치료사는 경직성, 유연성을 포함하여 JIA에서 검증된 통증 행동에 대한 경보를 울린다.[108] 어린 아동이 통증강도를 자가보고하는 측정방법에는 Oucher, Wong-Baker Faces Pain Rating Scale, 그리고 Porker Chip Tool이라는 것이 있다(보기 15.7).[109-111] 아동은 또한 스스로 통증의 분포와 강도를 신체지도에 각 다른 색깔을 이용하여 보고할 수 있는데 색깔은 통증강도를 나타낸다(그림 15.10). 5세와 그 이상된 아동에서는 숫자로 된 척도, 워드그래픽 통증척도, 또는 시각 아날로그 척도에서 급성, 만성통증을 자가보고할 수 있다. Varni/Thompson의 소아통증설문지(PPQ: Pediatric Pain Questionnaire)는 자가기록 또는 대리자로서 부모가 하는데 통증강도를 표시하는 것으로 통증정도의 길이에 대한 것은 이전에 연구에서 사용되었다.[112]

성장 및 자세정렬 *Growth and Postural Alignment*

키, 몸무게, 신체 구성, 자세측정이 성장과 골격계의 정렬에 대한 물리치료 효과를 모니터하는데 초기물리치료와 계속되는 물리치료 평가의 중요 요소이다. 자세의 정렬상태는 앞, 뒤, 옆에서 앉은 자세와 선 자세에서 검사한다. 잠재된 문제로 머리를 앞으로 기울인 자세, 과도한 허리앞굽음, 뒤굽음, 엉덩관절, 무릎관절 굽힘구축, 외반슬, 뒷발의 외반, 내반상태, 그리고 이전에 설명했던 기타 발목관절과 발의 변형이 포함된다. 기운 목 즉, 사경은 경추에 비대칭적 관절염이 있는 경우 올 수 있다.

다리길이의 차이가 골반경사의 원인이 되고 선 자세에서 측만증이 있는 것처럼 보인다. 다리길이는 똑바로 누워서 앞위엉덩뼈가시(ASIS: anterior superior iliac spine)로부터 내측 복숭아뼈까지 재야 한다. 허벅지뼈와 정강이뼈의 길이는 엉덩관절 또는 무릎관절 굽힘구축이 있다면 따로따로 재야 한다. 차이가 발견되면 골반이 수평되도록 짧은 쪽 다리에 높이를 대주어 척추를 다시 체크하여야 한다. ERA 아동과 특히 JAS 아동에서는 허리뼈의 움직임을 검사하여야 한다. 그림 15.11은 요추 움직임을 검사하는 수정된 Schober 테스트를 보여준다. 발을 모으고 서서 앞으로 구부리면 양측의 비너스 움푹 들어간 지점사이의 선을 그어서 허리엉치뼈 접합부위에 표시한다. 이선의 위쪽으로 10cm, 아래쪽으로 5cm를 표시하여 두 표시사이의

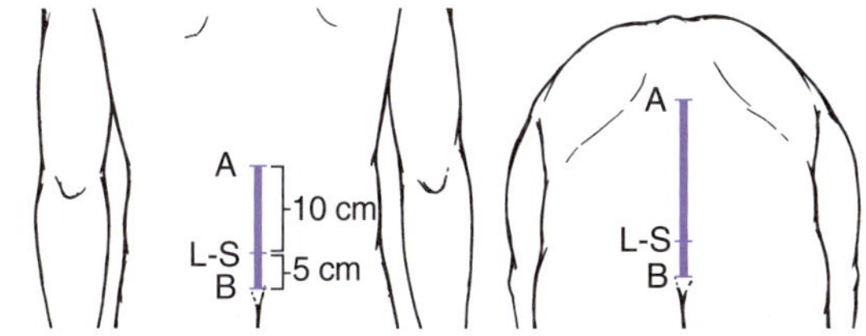

그림 15.11 허리뼈 움직임을 알아보기 위한 수정한 Schober 테스트(Modified from Oatis CA. *Kinesiology: The Mechanics and Pathomechanics of Human Movement*. Baltimore, MD: Lippincott Williams & Wilkins; 2004.)

거리를 잰다. 최대로 구부렸을 때 두 표시사이의 늘어난 거리가 허리뼈의 동작범위이다. 모든 연령에서 정상범위가 넓지만 6cm이하로 늘어나면 비정상으로 간주된다. 앉은 자세 또한 기능적 활동시 근육통증과 피로의 잠재적 원인을 판단하는데 평가가 필요하다. 축 처진 자세로 앉는 습관적 자세는 뒤쪽으로 골반이 경사지고 흉추의 후만이 오며, 머리를 앞으로 기울인 자세를 오래 하면 앞 가슴 쪽 근육이 단축되고 어깨뼈 부위의의 안정근이 늘어나며 팔을 뻗거나 다른 상지를 움직일 때 어깨관절의 움직임이 제한되거나 통증을 느낀다.

보행 Gait

JIA 아동의 보행은 공통적이지 않다.[82,113-115] JIA 아동의 보행은 정상아동과 비교하여 "조심성 있는" 것으로 묘사된다. 하지에 관절염이 있는 아동은 보행속도가 느려지고, 보속, 보장, 보폭이 짧아진다는 것을 발견하였다. 기타 확인된 문제는 환자그룹에서 보행주기 동안 골반이 앞쪽으로 경사지고 종말기에서의 엉덩관절 신전이 감소되고 발떼기(push-off)에서 발목관절의 발바닥굽힘 힘이 감소되어 있다는 점이다.[115]

JIA 아동에서 보행의 몇 가지 요소인 관절각도, 근육기능이 관절강 내 스테로이드 주사 후에 긍정적 변화가 있다는 것은 통증, 뻣뻣함, 근력의 약화, 장해된 관절동작이 보행이상을 일으킨다는 것을 뒷받침해 주고 있는 것이다.[33, 114] Hartmann 등은 입각기 마지막 단계에서 제한된 엉덩관절 폄과 발목의 발바닥쪽굽힘이 제한되어 JIA 소아의 보장이 짧아지고 이러한 장애를 줄이고 관절 운동성을 향상시키는 것을 목표로 삼을 수 있다고 추측했다.[115] Dekker 등은 JIA 34명 중 31명에서 발 관련 손상(활동성 질환, 제한된 운동 또는 관절 운동 및 통증), 활동 제한 및 참여 간의 강한 연관성을 발견했다.[116] 표본의 평균 연령은 12.4±3.7세였고, 76%는 polyJIA였고, 평균 질병 기간은 1.5년이었다. 청소년 관절염 발 장애 지수(JAFI)에서, 참가자의 88%가 발 문제를 보고하고, 82%가 활동 제한을 보고했으며, 62%는 발 장애와 관련된 학교 및 중등 장애인 참여에 대한 몇 가지 제한 사항을 보고했다. 이러한 결과는 JIA의 발 및 관련 장애에 대한 표준 스크리닝의 필요성을 강화시켰다.[117]

표준화된 기록양식을 사용한 관찰 보행평가는 유용한 정보를 제공 할 수 있다. 보행변수를 측정하기에는 컴퓨터화된 동작분석이 가장 타당하고 신뢰성있지만 보통의 클리닉에서는 단순히 관찰하여 보행을 분석한다. 아동이 신발을 신고 또는 맨발로 걷게 해라. 간혹, 맨발로 걸을 때 통증을 느끼는 아동도 있다. 아동의 보행패턴은 대칭성, 보장, 보폭, 그리고 입각기의 발뒤축 접지기, 중간 입각기, 종말 입각기, 그리고 유각기에서의 하지의 정렬상태를 관찰하여야 한다. 다른 방법은 공예 종이를 사용하고 발바닥을 그림으로 그린 발자국 분석이다.[118] 정해진 시간동안 걷기는 보행속도를 판단하는데 사용한다. 어린이의 보행에 대한 비디오는 영구적인 기록을 제공하며 변화된 상황을 모니터링하는데 유용하다. 완전한 평가에는 평평한 곳 걷기, 경사진 곳, 계단, 보도석에서 걷기, 달리는 동안 관찰하기 등이 들어있다. 이동시 어떠한 보조기구(보조기, 지팡이, 워커, 또는 휠체어)를 사용하는지 알아야 한다.

▶ 평가, 진단, 예후, 그리고 치료계획 Evaluation, diagnosis, prognosis, and plan of care

물리치료사는 검사소견과 병력으로부터의 정보를 종합하고 부모와 아동을 인터뷰하고 자료를 분석하며 질환과 장해, 그리고 활동제한과의 연관성을 고려하여 가설을 만들어본다(그림 15.12). 질병 유형 및 코스, 현재 및 예상 장애 문제, 개인 및 환경 요인 고려. 특정 치료법의 효과에 대한 확실한 증거를 제공하는 연구가 거의 없기 때문에 물리치료사는 종종 다른 분야의 문헌을 참고하여 최상의 치료법을 결정해야 한다.

▶ 물리치료 중재 Intervention

보기 15.8은 JIA에 대한 중재의 전반적인 목표를 나열

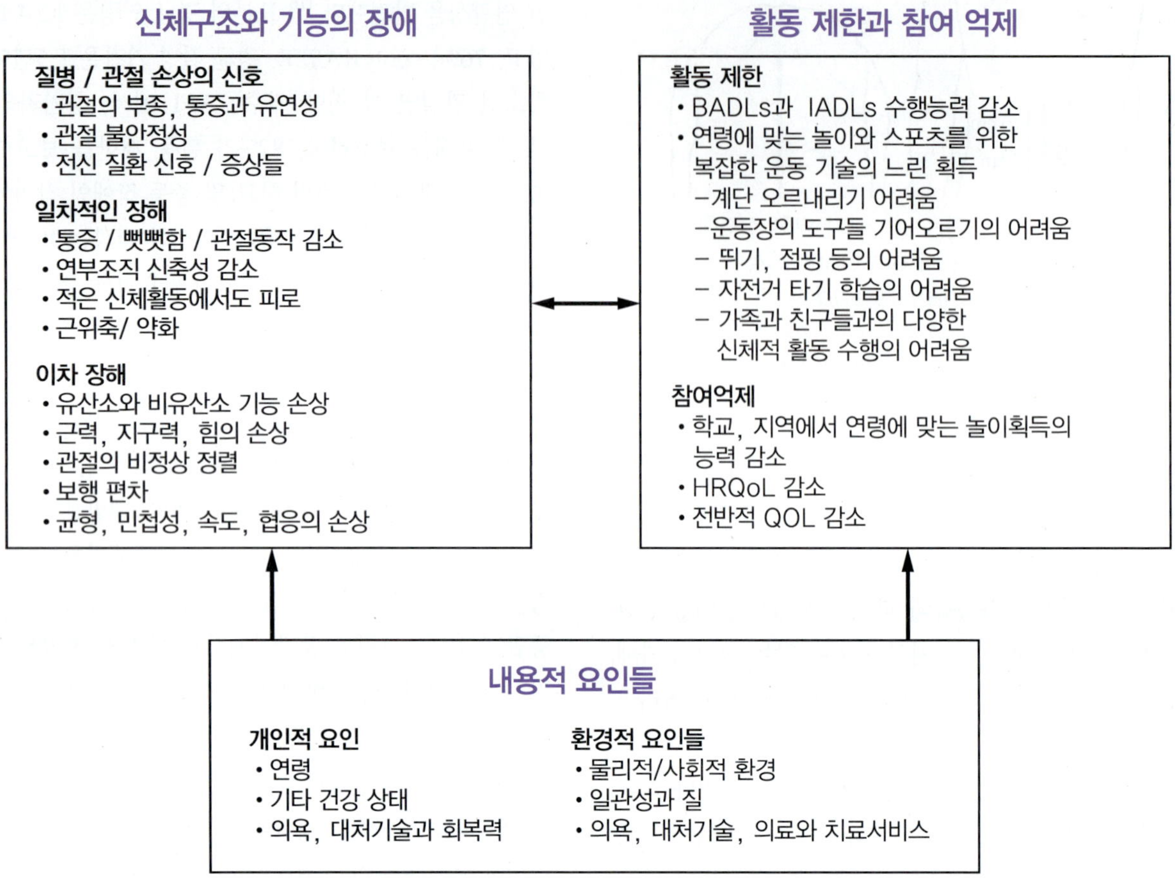

그림 15.12 치료사는 아동의 의학병력, 검사소견, 아동과 부모의 인터뷰 결과를 종합하고 분석하여 질병과 장해, 활동제약과의 상관관계에 관한 가정을 만들어본다. BADLs, 일상의 기본활동; HRQoL, 건강관련 삶의 질; IADLs, 도구를 사용하는 일상생활동작; QoL, 삶의 질

> 보기
> **15.8 물리치료 중재의 일반적 목표**
>
> **신체구조 및 기능의 장해 감소**
> • 관절의 가동범위의 유지/향상
> • 근육의 양, 근력 그리고 지구력의 유지/향상
> • 유산소 체력의 유지/향상
>   – 피로감소, 신체활동을 위한 활력 향상
>   – 자세 뒤틀림 방지/자세의 향상
>
> **가정, 학교, 지역에서 활동수행과 참여능력을 유지 / 향상시킨다.**
> • BAL과 IADL
> • 기능적인 움직임
> • 또래에 맞는 레크리에이션과 스포츠에 참여할 수 있게 해주는 대운동기술
> • 아동과 가족에게 정보와 지원 제공
> • 관절염과 신체장기에 미치는 영향에 대한 정보
> • 매일 운동하는 장점에 대한 정보
> • 통증과 뻣뻣함의 관리 테크닉에 대한 정보
> • 아동이 학교에 온전히 참여할 수 있게 학교관계자와 의논
> • 현실적 목표를 설정하도록 아동과 가족을 도와주기
>   • 의학치료와 물리치료프로그램에 잘 따르도록 격려

한다. 치료법은 아동의 연령, 인지 그리고 심리 사회적 발달에 따라 적절하게 되어야 한다. 신체 활동 및 운동은 질병의 활동 및 심각성에 따라 단계화되어야 한다. 발달학적으로 고안된 놀이치료는 아주 어린 아동이 능동적으로 참여하도록 하는데 좋지만, 활성기의 관절에 좋지 않은 동작 등에 대해서는 직접 주의해야 할 필요성이 있다.

조정, 의사소통, 그리고 기록

Coordination, Communication and Documentation

이 질환이 매우 복잡하고 여러 영역의 참여가 필요한 관계로 서비스에 대한 조정과 관절염 아동을 다루는 팀원 간의 의사소통이 어려울 때가 있다. 대부분의 JIA 아동은 3차 의료기관에서 소아 류마치스팀의 특수관리를 받는다. 이러한 클리닉은 보통 아동의 집에서 가는데 수 시간이 걸리기도 한다. 이러한 센터에서 근무하는 물리치료

사는 일차 물리치료 검사를 하게 되고 목표를 설정하고 아동을 위한 중재프로그램을 만들지만 치료는 계속 담당하지 않을 수 있다. 경미한 관절염의 아동과 심각한 신체 장해가 없는 아동은 종종 가정운동 프로그램을(HEP: Home exercise program)을 받고 질환 증상을 관리하는데 대해 여러 제안사항을 듣는다. 직접 해주는 물리치료를 받는 것이 필요하지만 류마치스 클리닉에서 너무 먼 아동은 가정 또는 지역 클리닉, 또는 개별교육 계획(IEP)의 일환으로서 학교에서 물리치료 서비스를 받는다. 특수 소아 류마치스 센터에서는 치료에 대한 조정을 잘 하지만 지역의 치료사와, 기타 보건관계자와의 의사소통은 다소 부족할 때가 있다. 아이의 특정진단, 질병상태, 투약, 그리고 주의점에 관하여 물리치료사가 류마치스팀으로 부터 정보를 얻기 위하여는 협력적인 노력을 하여야한다. 류마치스 클리닉의 간호사는 종종 클리닉 내의 관계자와 외부 보건전문가간의 의사소통을 원활히 하는데 최적의 역할을 하기도 한다. 정기적인 물리치료사의 보고서는 류마티스 팀이 의학치료, 신체 기능 및 권고 사항 준수에 대한 아동의 반응을 모니터링 할 수 있도록 도움을 줍니다. 치료사는 초기 병력 및 신체검사를 안내 할 수 있는 양식을 찾고 이 책에서 후속

보기
15.9 관절염을 가진 어린이, 그들의 가족과 관절염 의료 전문가를 위한 자료

조직

관절염 재단(AF)
1330 West Peachtree Street
Atlanta, GA 30309
1-800-238-7800
www.arthritis.org

청소년 관절염(JA) 얼라이언스
부모, 자원 봉사자, 의료 전문가 및 JA의 영향을 받는 사람의 가상 커뮤니티는 AF 웹 사이트를 통해 연결되며 회원이 다른 사람들과 연결하고 공유할 수 있는 자료와 기회를 제공한다. 연례 전국 회의는 교육과 레크리에이션을 위해 가족과 의료 전문가가 함께한다.
http://www.arthritis.org/juvenile-arthritis.php

미국 류마티스 학회/류마티스 건강 전문가 협회
류마티스 건강 전문가 협회(ARHP)는 류마티스 질환을 가진 개인을 돌보는 모든 의료 전문가에게 교육과 자원을 제공하는 ACR의 종합 섹션입니다. 교육용 제품 및 프로그램에는 슬라이드 모음, 온라인 재활 사례 연구 및 훈련 프로그램이 포함된다. 연례 과학 회의는 최신 연구 및 류마티스 질환을 가진 어린이와 성인의 치료에 관한 임상 정보를 공유하는 목적과 함께 국제 연구자, 임상 및 교육을 제공한다. 소아 류마티스 심포지움은 3년마다 열리고 소아 류마티스 임상의사와 연구자의 요구에 집중하고 있다.
www.rheumatology.org

캠프
몇몇 주(state)의 AF에서는 관절염 또는 다른 류마티스 질환이 있는 어린이들을 위한 여름 거주 캠프를 후원한다. 자세한 내용은 해당 지역의 AF에 문의하세요.

관절염 재단 운동 프로그램 및 비디오
관절염 재단 운동 프로그램(지면 기반)
수중 운동 프로그램 — 온수 운동 프로그램
운동 조절하기 — 테라 밴드
타이치(DVD)

어린이를 위한 물 운동 프로그램
국가 AF는 YMCA의 지부와 함께 JA 어린이를 위한 레크리에이션 수생중프로그램을 개발했다. 자세한 내용은 지역 AF 장에 문의하라.

어린 어린이를 위한 ROM 운동 프로그램
이 비디오는 이야기를 활용하여 ROM 운동에 어린 아이들을 참여시켜 관절과 연부 조직의 유연성을 유지한다.
Carmen D.

(계속)

보기 15.9 관절염을 가진 어린이, 그들의 가족과 관절염 의료 전문가를 위한 자료(계속)

Scottish Rite Hospital for Children
2222 Welborn
Dallas, TX 75219

부모와 자녀를 위한 출판물

관절염으로 자녀 양육: 부모를 위한 안내서(Raising a Child With Arthritis: A Parent's Guide)
관절염 재단, 2008

아이들에게 관절염이 너무 심해지다(Kids Get Arthritis Too Newsletter)
관절염 재단 정기 간행물

관절염이 있는 자녀—간병을 위한 가족 안내서(Your Child with Arthritis—A Family Guide for Caregiving)
저자: Tucker Lori B., DeNardo Bethany A., Stebulis Judith A., Schaller Jane G. Baltimore: John 's Hopkins University Press, 1996

단지 고통만이 아닙니다(It's Not Just Growing Pains)
저자: Thomas J. A. Lehman, MD: Oxford University Press, 2004

청소년 류마티스 관절염에 대한 공식 자료집
(The Official Patient's Sourcebook on Juvenile Rheumatoid Arthritis)
인터넷 시대를 위한 개정 및 업데이트 된 디렉토리A Revised and Updated Directory for the Internet Age
편집자: 제임스 N. 파커 박사(James N. Parker, MD)
필립 M. 파커 박사 Philip M. Parker, PhD
ICON Health Publications, 2002
ICON Group International, Inc.
4370 La Jolla Village Drive, 4th Floor
San Diego, CA 02122

임상의를 위한 간행물(Publications for Clinicians)
Kutcha G, Davidson I. 류마티스 질환 아동을 위한 작업 및 물리치료: 임상 안내서
(Occupational and Physical Therapy for Children with Rheumatic Diseases: a clinical handbook).
New York: Radcliffe 출판 2008
http://www.radcliffehealth.com/shop/occupational-and-physical-therapy-children-rheumatic-diseases-clinical-handbook.

조치를 문서화 할 수 있다. Kuchta와 Davidson이 쓴 "류마티스 질환을 가진 어린이들을 위한 작업 및 물리치료법: 임상 수첩"을 직접적으로 사용할 수 있다(보기 15.9).

중재과정 Procedural Interventions

통증관리 및 편안함의 측정

Pain Management and Comfort Measures

염증과 관련된 통증을 관리하는 중재에서는 적절한 질병조절이 일차작업이다. 관절강 내로 스테로이드를 주사하는 것은 관절의 염증, 통증 및 붓기를 줄이는 데 효과적이다. 만성 통증을 가진 어린이는 일시적인 도움를 제공하는 비약물적 치료에서 혜택을 얻고, 어린이와 부모에게 질병 증상에 대한 통제권을 부여하며 잠재적으로 권장 사항을 충실히 이행할 수 있다. 따뜻한 목욕이나 샤워가 아침강직을 줄이는데 효과가 있다. 따뜻한 수영장에서의 운동은 통증을 줄이고 가동성을 증가시킨다. 그러나 국소적으로 가해진 열은 관절강 내 온도를 증가시키고 연골 분해 효소의 활성을 증가시킬 수 있기 때문에 염증이 있는 관절에 직접적으로 적용되는 표면 또는 심한 열은 금기이다.[119,120] 대조적으로, 관절 통증과 근육 경련을 줄이기 위해서는 사용된다.[121] 휴식, 얼음, 압축 및 상승(RICE: rest, ice, compression, elevation)과 함께 감기는 부상 직후에 적용되어 염증, 부기 및 통증을 감소시킨다. 차가운 물체와 피

부 사이에 마른 수건이나 젖은 타월을 두면 감기에 걸리지 않고 천천히 침투 할 수 있다.

통증을 관리하고 관절의 동작과 기능을 유지하려면 휴식과 운동 간의 균형을 맞추는 것이 필요하다. 연구에 의하면 관절염 아동이 물에서 또는 땅에서 운동 프로그램에 참여시 통증이 감소하였다는 보고가 있다.[122,123] 숙면은 통증관리의 기본으로 적절하지 못한 수면과 피로는 활동적인 기능에 부정적인 영향을 준다.[104,124] 아침 강직과 통증을 줄이는 간단한 방법에는 밤동안 슬리핑백을 사용하거나 또는 일어났을 때 따뜻한 물에 목욕하기 등이 있는데 이렇게 하면 몸이 따뜻이 유지된다. 침대에 눕기 전 또는 아침 목욕동안 관절가동운동을 하면 아침강직과 불편함을 해소하는데 도움이 된다. 스트레치용 장갑은 압박과 따뜻함을 제공하여 이의 착용으로 손과 손목관절의 통증과 강직을 해소하는데 도움이 된다. 경추베개는 목의 통증을 줄여준다. 부모가 아동이 자기 전 마사지를 해주는 아동은 대조군보다 통증이 덜하고 스트레스도 덜하다는 한 연구가 있다.[125]

진행성 근육이완(PMR: Progressive muscle relaxation), 명상적 호흡, 최면, 단계별 상상하기, 근전도 바이오피드백, 통증행동의 수정과 같은 인지-행동 테크닉은 JIA 아동에서 통증에 대한 영향을 관리하는데 유용하다. PMR과 근전도 바이오피드백, 명상적 호흡, 안내되어지는 상상을 이용한 프로그램을 통하여 자가보고식의 통증척도에서 통증행동의 표현과 통증강도가 줄었다고 하였다.[126,127] 주의를 딴데로 돌리고 상상놀이를 하는 것 또한 어린 아동에서는 유용하다. 심각한 통증이 있는 아동은 다영역 전문가에 의한 통증 프로그램을 통하여 포괄적 관리가 필요하다.

수술 및 수술 후의 물리치료
Surgery and Postoperative Physical Therapy

적절한 시기의 선택적 수술은 어린 시절에 통증을 치료할 때 고통과 건강 및 기능을 완화 할 수 있다. 고통을 완화하기 위해 재건 수술이 필요할 수 있는 더 나이든 어린이들에게도 통증을 줄이고 기능을 회복할 수 있습니다. 수술을 수행하기로 한 결정은 학제간 팀의 분석 및 이점을 토대로 하여야 한다. 물리치료사는 수술 전 평가 및 계획뿐만 아니라 수술 후의 재활치료에도 참여한다.

연부조직을 늘려주는(STRs: Soft tissue release) 수술은 보존적 치료로 좋아지지 않는 관절구축이 있을 때 한다. 관절강 내의 압력을 줄이고 관절동작을 증가시켜주면 종종 관절로 가는 영양이 좋아져서 섬유연골로 변하는 관절연골이 잘 치료되기도 한다. 가장 흔한 시술은 엉덩관절의 굽힘구축을 완화하기 위한 모음근과 허리근(psoas) 힘줄 절단술, 엉덩정강근막띠의 근막절개, 뒤넙다리근육의 연장술, 그리고 무릎관절의 굽힘구축 완화를 위한 뒤쪽 관절막의 절개술들이 있다. 수술 후의 물리치료기간은 ROM과 스플린트를 통하여 새롭게 얻어진 근육의 길이와 관절의 가동범위를 보존하는데 목적이 있다. 엉덩관절에서 STR후 관절은 외전과 신전자세로 스플린트를 대고; 무릎관절 굽힘구축 시술 후에는 관절을 신전자세로 둔다. 그러나 또 다른 관절가동범위의 상실을 피하기 위하여 침상안정 기간은 최소화하고 수술상처 치유의 문제가 없다면 ROM 운동을 수술 후 48시간 이내에 시작하도록 한다. 보행훈련은 가능한 한 빨리 시작하도록 한다. 근력강화 운동은 연부조직의 염증이 가라앉는대로 시작할 수 있다. 퇴원 후 ROM을 유지하기 위하여 낮 동안 일정 시간 동안 엎드려있게 하고 오래 앉아있는 것을 피하게 한다. 8주 이후에는 스플린트 사용을 중지한다. 그러나 최적의 결과를 얻기 위하여 물리치료는 수개월 더 하여야 한다.

위관절돌기 골절술(Supracondylar osteotomy)은 무릎관절에서의 심한 굽힘구축이 있을 때 연부조직 수술과 함께 시행할 수도 있다. 또는 무릎관절이 바깥번짐 변형되어 있거나 관절손상의 증거가 있을 경우 하기도 한다. 관절 절개술은 슬개골이 과잉성장 또는 형성부전으로 허벅지뼈 관절융기에 붙어있게 되어 무릎관절의 동작을 방해하고 있을 때 동시에 실시한다. 수술 후에 다리는 둥그런 기브스로 고정하고 즉시 체중지지를 하여도 된다. 적절히 뼈가 붙었다고 생각되면 기브스를 자른다.

윤활막 절개술은 관절염 아동에서는 보통 시행하지 않는다. 왜냐하면 수술 후 통증과 강직이 있고 장기적 결과가 별로 좋지 않기 때문이다. 그러나 STR과 동시 시행하여 엉덩관절의 굽힘구축을 치료하는데 이용하기도 한다. 무릎관절에 급성 윤활막염이 있을 때 관절경을 통하여 수술하기도 하는데 그 대상은 염증이 있는 윤활막이 과도하게 자라고 삼출로 차있게 되면 인접한 골단을 자극하게 되어 다리가 다른 쪽보다 더 성장하여 길어질 때 한다.[128] 힘줄집 절제술(tenosynovectomy)은 손에 심한 관절염이 있을 때 힘줄의 파열을 막기 위해 또는 힘줄집의 증식으로 인하여 신경이 눌리는 것을 막기 위해 시행한다.

관절고정술(arthrodesis)은 관절동작시 장애가 될 정도로 통증이 있는 아동이나 질병의 자연적 결과로 관절 굳어버림증의 발생위험이 높을 때 시행한다. 손목관절, 손가락 발가락 관절, 발목관절, 목말뼈아래관절의 진행된 관절염에서는 관절 고정술이 효과적일 수 있다. 수술 후 기브스로 고정, 운동, 인접관절의 동작유지를 위한 자세 잡아주기 등으로 관리한다. 다리 수술을 받은 후에는 목발 또는 워커를 사용하여 서도 된다. 성공적으로 융합되었다는 방사선학적 소견이 있을 때까지 고정을 한다. 임시적인 골단융합술 즉, 일시적인 골성장판의 수술적 억제는 뼈가 과잉성장하여 다리길이 불일치(LLD: Leg length discrepancy)를 보이게 되는 아동에서 유용한 시술이다.[129]

관절이 비가역적으로 손상되었다면 전체 관절 융합술(TJA: total joint arthropathy)의 대상이 된다. 관절염 아동에서 이 시술을 하기 위해서는 여러 인자를 고려하여야 한다. 연령, 골성숙도, 신체상태, 상지기능, 수술 후 장기간에 걸쳐 집중적인 재활을 할 수 있을 만한 가족과 아동의 역량에 달려있다. 비록 TJA는 심한 관절 손상, 장애수준의 통증, 기능상실이 있는 어린 아동에서도 필요하지만 이상적으로는 골단이 융합되거나 또는 다리가 더 이상 자랄 확률이 거의 없어질 때까지 연기하는 것이다.[130] 인공물은 접착상태가 여러 해가 지나면 헐거워지기 쉽기 때문에 개별 맞춤용 엉덩관절 인공삽입물을 사용하는데 이는 구멍이 뚫려있고 JIA 아동의 작은 뼈들에 적합하게 사용하도록 되어있어 생물학적으로 고정하는 것이 가능하다. 여러 관절의 치환술이 요구되는 아동에서는 시술의 시기가 아주 중요하다. 심한 관절염이 상지에 있는 아동은 손상있는 또는 아주 통증이 심한 손목관절의 융합술이 필요할 수도 있는데 엉덩관절, 무릎관절 수술 후 목발을 사용하려는 아동의 경우에 손목에 먼저 시술할 필요가 있다. 양측 엉덩관절과 무릎관절이 치환술을 받아야 할 때는 엉덩관절을 먼저 시행하는 것이 보통이다. 만약 심한 엉덩관절 구축이 있고 관절이 파괴되어 있다면 양측 엉덩관절을 동시에 수술한다.[131]

수술전 물리치료사는 근력, ROM과 일반적 활력을 증진하기 위한 일반적 체력유지 프로그램과 목발 또는 보행보조기(walker)를 이용한 보행훈련을 한다. 아동과 부모는 수술 후의 운동과 수술 후 매일 일상에서 인공관절을 보호할 주의점에 대해서도 설명을 듣는다. 전체고관절치환술(THA)을 받은 후 시행하는 프로그램에는 외과적 접근법과 사용된 임플란트 유형에 따라 영향을 받는다. 절개되지 않은 임플란트에는 수 주 동안 보호된 체중 부하가 필요하다. 수술적 치료법을 사용하여 목발 또는 보행기에서 지팡이로 진행한다. 접근법에서 발목이나 보행기로 걷는 것에서 부터 지팡이로 진행된다. 전방 접근법을 통해 외전근을 보호하기 위해 보조 보행보조기를 6~8주 동안 사용해야 하며 12주 동안 능동적인 엉덩관절 외전은 하지 않아야 한다.[132] 수술 후 프로그램에는 엉덩이 굽힘을 예방하기 위한 예방 조치가 포함된 능동 ROM 운동도, 간헐적으로 90°를 지나서 자극을 받을 수도 있고, 중립을 지나서 내전을 일으킬 수도 있다. 6주 동안 CPM(Continuous Passive Motion) 기계와 쉽게 교체 할 수 있는 폼 납치 베개가 사용된다. 엉덩관절을 90° 이상으로 굽힘시키지 않고, 중립위치 이상으로 모음과 안쪽돌림을 하지 않으면서 하는 ROM 운동이 포함된다. 푹신한 벌림용 배게를 6주 동안 사용하는 것과 엎드린 자세를 번갈아 시행한다. 엉덩관절 폄근, 벌림근 그리고 허벅지 네갈래근의 최대하 등장성 운동을 초기에 시작할 수도 있다. 아동은 자리이동과 일상생활동작(ADLs)을 훈련하여야 한다. 변기좌석을 높이거나 옷 입는데 사용하는 보조기구를 사용하여 주의해야 할 엉덩관절 자세를 피할 수 있다. 처음 1주 동안 보조기구를 이용하여 보행훈련을 시작할 수 있다. 상처가 아무는대로 깊은 물 속에서 운동하고 가슴높이의 물에서의 보행을 시작할 수 있다. 엉덩관절 자세는 첫 2~3개월 동안 주의해야 하는데 의사에 따라 다를 수 있다. 하지에 무거운 힘이 가해지는 활동은 피해야 한다.

무릎관절치환술(TKA: Total knee arthroplasty)은 보통 접착제를 이용한 인공관절을 이용한다. 그리고 구축된 연부조직을 펴기 위한 연장술, 이후의 외반변형을 예방하기 위한 외측 지지띠(lateral retinaculum)의 절개술, 슬개골 하부를 매끈하게 만들어주는 시술과 같이 시행하기도 한다. 수술 후 물리치료는 수술 후 2일째 부터 ROM 운동을 한다. CPM 기계는 즉시 사용할 수 있고 나머지 시간에는 신전 스플린트를 대어놓는다. 무릎관절 신전을 유지하고자 엎드린 자세를 또한 하도록 권장한다. 목표는 무릎관절 가동범위를 0°에서 100°까지 성취할 수 있도록 하는데 있다. 하지근육의 강화운동은 등장성 운동과 다리를 편 채로 들어올리기부터 시작한다. 수중운동과 고정 자전거 타기, 무릎관절 굽힘의 양을 조절하기 위해 페달에 범위 제한장치를 하고 타기 등을 이용할 수 있다. 무릎관절 고정

장치를 하고 온전히 체중을 지지하는 것은 수술 이틀 째부터 할 수 있다. 보조기구 없이 보행하려면 아동이 최소 90° 로 무릎관절을 굽힘할 수 있고 적당한 다리근력과 지구력이 있어야 한다. Parvizi 등은 JIA 아동 13명(25개의 무릎관절)을 대상으로 TKA의 장기적 결과를 무릎관절 협회 척도(KSS: Knee Society Score)를 이용하여 연구하였다. 이 도구는 통증과 기능을 측정한다; 각 척도는 최대 100점이며 높은 점수는 통증이 덜 심하고 기능이 향상됨을 나타낸다.[130] 통증에 대한 KSS는 수술 전 27.6(4점에서 62점)에서 마지막 관찰시 88.3을 보였는데 이는 수술 받은지 10.7년 후였다. 기능적 향상은 수술 전 14.8에서 마지막 관찰시 39.2이었다. 무릎관절 굽힘의 범위는 평균 70°에서 81°로 향상되었다.

TJA에서 보고된 가장 흔한 합병증들은 감염, 탈골, 생물학적으로 느슨해짐이었다. JIA 소아, 활동성 질환이 있는 환자 및 수술 당시 12세 미만의 어린이의 비시멘트 시술에 대한 개선된 결과가 보고되었습니다.[133] TJA의 결과는 관절염 아동에서 여러 인자 때문에 복잡해질 수 있는데 작은 뼈, 골다공증의 범위, 골격의 좋지 않은 정렬 등이 영향을 주는 인자이다. 또한 TJA를 받을 시점에 관절주변의 변화가 심각하다면 침범관절과 주변 관절에서의 완전한 가동범위를 얻는 것이 어려울 수도 있다. 더 나은 아동의 결과를 위해서 TJA를 시행해야 할 시점에 다른 시술 예를 들어, STRs, 연부조직 이전술, 골격변형의 교정술 등이 필요할 때도 있다. 맞춤용 인공물 디자인과 수술기법에서의 계속적인 발전으로 수술의 안전성과 전체관절 치환의 기능이 오래가는 결과를 낳았다.

운동 *Exercise*

매일하는 운동은 관절 건강을 유지하기 위하여 기본적인 것으로 장해를 회복하고 건강관련 육체적 활성(HRPF)을 달성하게 한다. 보기 15.10에는 질환과 관련된 권고하

보기 15.10 관절염 아동의 단계별 신체적 활동에 대한 권고

질병상태			
운동종류	급성	아급성과 만성	비활성인 질병/병원과 약물의 중단 여부
ROM/유연성	모든 능동적인 관절이나 적용가능한 관절의 AROM 또는 AAROM 1~2회, 1~2회/일	모든 활성 관절 및 인접 관절의 일일 AROM • 1~2회, 1회/일. • 능동 유연성운동. • 수정된 요가자세	모든 능동적인 관절이나 적용 가능한 관절의 AROM
유산소 활동	능동적인 관절의 낮은 강도, 낮은 신체 활동과 적절한 휴식으로 육체적 활력 유지, 염증관절의 부하 경감 • 따뜻한 수영장에서의 운동 • 세발자전거 또는 두발자전거	뼈의 건강을 증진시키고 하지 근육 강화를 위한 체중 부하 운동 증가. • 걷기, 충격이 적은 댄스 • 관절 보조기, 부목, 보조기 권장.	중등도에서 강한 운동 60분/일 • 에어로빅, 타이치이, 자전거, 수영, 점핑 로프
신경근 훈련 • 근위축 최소화 근력강화 • 근 지구력 • 근육힘 • 신경근 조절 • 고유성 • 자세조절 • 협응 • 민첩성 • 속도	통증이 없는 ROM(범위 내에서 최대하 등척성 근육 수축 수행(수회/일) • 한 세트에 2초 수축, 6초 유지, 2초 이완 반복 • 반복동안 20초 동안 휴식	역동적인 운동 • 중력에 대해 8~10회 반복. 저항력을 추가하기 전에 통증. • 기능적 움직임 사용 • 근육의 지구력을 높이기 위해 추가 저항없이 15~20회 반복. • 가벼운 무게, 0.5~2.5Kg; (물 또는 모래주머니 또는 커프 웨이트, 탄성 밴드)	저항 훈련 • 6~10RM을 기준으로 시작 또는 목표된 횟수 • 뼈 건강 증진과 고유 수용력을 개선하기 위한 닫힌사슬 운동 협응, 속도 및 민첩성 포함이 된 나이에 적절한 육체적인 놀이와 스포츠

는 신체조절 프로그램의 요소들을 나열하였다.

관절가동범위운동과 스트레칭

Range-of-Motion Exercise and Stretching

관절가동운동과 스트레칭, 관절가동 및 연부조직의 신축성을 유지하거나 증가시키려는 기술에는 관절가동운동, 자세잡아주기, 그리고 스플린트가 있다. 관절염이 있는 모든 관절과 그 인접관절은 움직일 수 있는 가능한 범위로 하루 두 번씩 3번에서 5번 반복되게 움직이도록 하여야 한다. 능동적 ROM이 최선이며 이것이 관절 동작과 근육기능을 보존하기 때문이다. 만약 아동이 능동적 ROM 운동을 하지 않으려 하거나 할 수 없다면 보조를 받아서 시행하는 부분적인 능동 ROM 운동을 하도록 하여 온전한 가동범위로 관절을 움직이도록 해준다. 관절에 급성염증이 있다면 과한 스트레칭과 취약한 조직의 손상을 예방하기 위하여 수동적 ROM 운동은 피해야 한다. 사지를 기능적 동작패턴으로 움직이게 하는 게임은 아주 어린 아동에서 관절동작을 하게 하는데 유용하다.

매일 30분 동안 또는 그 이상 엎드린 자세를 취해주는 것은 중력을 이용하여 단축되어 있거나 신축성이 떨어진 엉덩관절, 무릎관절 굽힘근육을 저부하로 오래 스트레치시키기 위하여 좋은 방법이다. 침대위에 엎드리게 하거나 다리를 신전한 채 단단한 바닥에 엎드리게 하는데 이때 발은 침대 가장자리밖에 위치하게 한다. 베개를 복부 밑에 대어주어 골반위치를 유지하고 이마 밑에는 작게 말은 수건을 대어 목뼈의 제한된 목 회전에 적응되도록 자세를 잡는데 도움이 된다. 시판되거나 맞춘 고정 스플린트는 염증이 있는 관절의 지지, 적절한 관절자세 유지, 연부조직에 저부하의 스트레치를 제공한다. 고정 스플린트는 아동의 수면동안 또는 낮에 지지해줄 필요가 있거나 통증완화, 그리고 좋은 관절정렬 상태가 필요할 때 대준다. 그림 15.13에선 손과 무릎에 맞춤용 스플린트를 댄 것을 보여주고 있다. 뒤쪽의 판(shell)은 무릎을 신전시키고 밤동안 뒤넙다리근육의 길이를 유지해준다.; 이것은 강직을 줄여주어 아동이 깨어났을 때 좀 더 쉽게 서고 걸을 수 있도록 해준다.

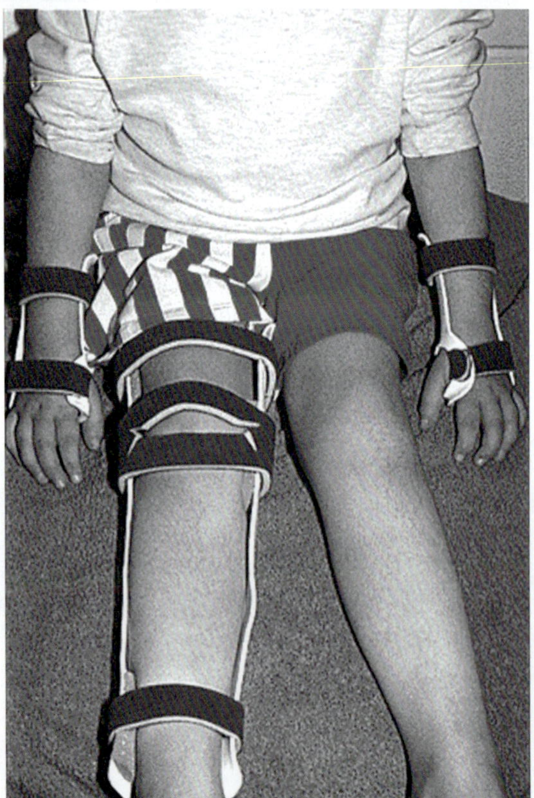

그림 15.13 손과 무릎에 맞춤용 스플린트를 대고 있다.

단축되어 있는 연부조직을 손으로 부드럽게 스트레치하는 것은 일단 관절이 안정상태에 들어가야 시작할 수 있다. 비록 특정 스트레치 방법이 더 효과있다는 증거는 없으나 가능한 가동범위 끝에서 약 30초에서 60초 동안 잡고 스트레치해 주는 것이 근육의 신축성을 증가시키는 데 필요하다.[134] 스플린트를 대기 전에 이렇게 스트레치해주면 조직을 늘이는데 유용하다. 단축된 근육을 자동적으로 또는 상호교차적으로 억제하는 것을 이용한 신경근육성 스트레치 테크닉은 제한된 관절동작에 유용하다. 이것에는 접촉-이완, 주동근 수축, 그리고 두 가지를 함께 적용하는 법 등이 있다. 능동적 근육수축에 가하는 저항의 양은 아동이 견디는 정도에 따라 달라야 한다.

관절염 아동을 스트레칭하는데는 여러가지 일반적인 가이드라인이 있다. 어떤 관절은 다른 관절보다 투약에 더 빨리 반응하기 때문에 개별관절의 질병상태에 따라 ROM과 스트레칭 테크닉을 단계별로 적용해야 한다. 관절이 부어있거나 또는 기타 활성기의 염증소견이 있다면 스트레칭은 하지 않아야 한다. 스트레칭하는 동안 아동이 잘 협조하도록 하는 것이 중요한데 통증을 최소화하고 반사적으로 나타나는 근육 강직을 최소화하는 것이 중요하다. 스트레칭하기 전 국소적으로 표재열을 적용하거나 스팀목욕을 하면 이완하는데 도움이 되고 조직의 신축성을 촉진해준다. 적극적인 수동적 스트레치는 힘줄이 뼈에 붙은 곳의 골단부위에 손상을 줄 위험이 있어서 피한다. 단축되어있는 뒤넙다리근육을 멀리 잡고 하는 적극적 스트레칭은 후방으로 정강이뼈가 아탈구되기 쉽다. 이미 단축되어있는 근육을 효과적으로 사용하는 것, 새롭게 얻어진 관절가동범위로 관절을 능동적으로 움직이기, 새롭게 얻어진 근육길이하에서 길항근을 효과적으로 사용하기를 가르치기 위하여 능동적 운동과 스트레칭을 같이 하여야 한다.

관절구축을 줄이기 위한 프로그램을 시작하기 전 현재 남아있는 관절간의 공간을 평가하고 관절굳음증(ankylosis)을 알아보기 위해 방사선 검사가 필요하다. 점점 증가시키면서 저부하로 움직이지 않으면서 스트레칭시키는 방법에는 연속 스플린트, 또는 기브스와 동적인 스플린트 사용이 포함된다. 맞춤용 연속 스플린트는 편리한데 아동의 ROM에 따라 치료사가 쉽게 수정할 수 있기 때문이다. 그러나 이러한 스플린트는 쉽게 벗어지기 때문에 효과는 아동이 얼마나 스트레칭 프로그램을 잘 따라 하는지에 달려있다. 이와 반대로 연속 기브스는 적용하는데 상당한 시간과 기술이 필요하고 수정을 할 수 없기 때문에 아동이 벗을 수가 없다. 여러 클리닉에서 각각 다른 프로토콜을 사용하지만 보통 프로토콜 상에서 아동은 48시간에서 72시간 기브스를 착용한 후 반으로 갈라서 제거한다. 이후 1, 2주 동안 하루에 기브스를 18시간에서 24시간 착용하게 하고 운동치료세션동안 벗도록 한다, 따뜻한 풀에서 관절가동 운동을 하는 것이 새롭게 얻어진 관절가동범위상에서의 관절사용을 고취시키는데 도움이 된다. 만약 여전히 관절가동제한이 있다면 새로운 기브스를 적용하고 온전한 기능적 가동범위를 얻을 때까지 그 과정을 반복한다.[135]

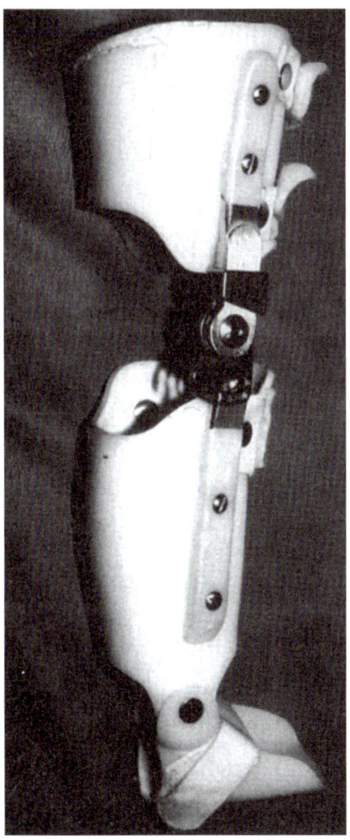

그림 15.14 다이얼 락 무릎관절의 예

스프링 또는 고무밴드를 사용한 동적인 스플린트는 연부조직의 길이를 늘이고자 일정하게 스트레치되는 힘을 제공한다. 구매할 수 있는 동적인 스플린트를 주문해서 특정 관절에 착용토록 할 수 있다. 관절에서의 긴장감은 물리치료사가 조절할 수 있고 환자에게 참으라고 한다(그림 15.14). 무릎관절에 다이알 락을 해놓은 시판 보조기는 아동의 관절범위가 늘어나는데 따라 치료사가 그 신전의 범위를 조절해줄 수 있다. 대부분의 아동이 하루에 동적인 스플린트를 1시간 정도는 착용을 견딜 수 있을 것이다. 그러나 이러한 종류의 스플린트는 활성기 관절염이 있는 관절에는 일반적으로 사용하지 않는다.

근육수행을 높이는 운동

Exercise to Improve Muscular Performance

JIA의 체력 훈련을 뒷받침하는 증거는 몇 가지 작은 무작위 연구에 제한된다. 의학적으로 통제되는 관절염이 있는 어린이가 질환의 증상을 악화시키지 않는 개별화된 점진적인 저항 훈련을 통하여 근육기능을 증가시킨다고 제안한다.[136-138] Oberg 등은 일주일에 두 번씩 40분간씩 3개월간의 수중과 지상에서의 운동프로그램을 시행한 관절염 아동들이 근력이 증가되었다고 보고하였다.[136] Fisher 등은 초록 형태로만 출판하였는데, 6세에서 14세사이의 JRA 아동 19명을 대상으로 8주(3x/week)동안 등속성 강도 훈련 프로그램에 운동을 시킨 후 결과를 연구하였는데 넙다리네갈래근과 뒤넙다리근육의 근력과 지구력, 수축속도, 시간제한 과제 수행상에서의 의미있는 향상이 있었다.[137] 관절염이 있으나 운동하지 않은 대조군은 같은 기간동안 기능이 감소하였다.

특수화된 신경근 훈련은 신경근 제어 개선에 효과가 있는 것으로 나타났다. Myer 등은 농구를 다시 하고 싶어하는 oligoJIA를 가진 10살 소녀의 사례 연구를 서술하였다.[138] 중재는 다리근육 기능, 진행성 코어 및 하지의 힘 대칭기능을 향상시키기 위한 러닝머신 걷기를 포함했다. 점프 및 착지시 자세 제어 및 운동감각 향상에 도움이 된다. 여러 방향 이동 중에 사용된 저항 밴드는 게임 및 연습 세션에서 예기치 못한 과제를 시뮬레이션했다. 결과는 한 다리로 지지를 조절하는 것이 향상되었고 보행 및 착륙시의 하지의 대칭성과 하체 굴근과 신근 사이의 등속성 강도 비율이 향상되었다.

근력강화 운동의 목표 근육은 관절염이 있는 관절을 위하여 운동을 하지만, 특정적인 문제가 발견되면 평가를 해야 한다. 운동양식 및 총량은 어린이의 나이, 질병 상태, 개별 관절의 상태 및 현재의 근육 기능으로 등급이 매겨진다. 질환이 활성기일 때 주요관심은 근력과 지구력이 적절히 관절을 지지할 정도로, 변형의 예방이 가능할 정도로, 일상생활동작을 유지할 정도가 되는 것이다. 관절을 움직일 때 종종 통증이 있을 때 이 관절을 둘러싸고 있는 근육들의 근력을 유지하고 등장성 운동을 하도록 한다. 저항을 주기 위해서는 관절근위부에 가깝게 손으로 저항을 주거나 고정되어 있는 물체 즉, 늘어나지 않는 가죽띠, 두꺼운 탄력밴드를 다리에 감아 운동시키려는 관절에 가깝게 근위부에 저항을 준다. 염증이 있는 관절주변의 근육을 등장성으로 최대 수축을 오래시키는 것은 피해야 한다. 왜냐하면 관절내의 압력이 증가하고 운동근육으로 가는 혈류가 수축될 수 있기 때문이다. 처음엔 근육을 최대로 수축토록 하고 그 다음 점점 풀어주면서 최대하 강도로 약 6초간 수축하는데 수축시에는 숨을 내쉬면서 그리고 이완기에는 숨을 들이쉬도록 교육하며 아동이 스스로 강도를 조절하도록 한다.[139] EMG 바이오피드백으로 아동이 개별근육을 따로따로 수축하며 그 강도를 조절하는 것을 배울 수 있도록 한다. 등장성운동의 근력강화 효과는 관절의 각도가 중요하므로 ROM을 보아 15°에서 20°마다 등장성 수축을 하도록 한다. 하루에 5번에서 10번 반복하면 관절염 환자가 근력을 유지하는데 충분할 수 있다.[140]

동적인 저항운동은 일단 질환이 의학적 치료조절 내에 들어가면 시작할 수 있는데 아동이 항중력으로 다리근육을 통증없이 8번에서 10번씩 반복 수축할 수 있다.[140] 훈련은 구심성과 편심성 근육수축을 다 함께 하여야 하고 작용근과 길항근간의 적절한 균형을 이루어져야 한다. 동적인 근력을 키우려면 신체부위를 이용하여, 가벼운 무게저항, 또는 탄력밴드로 외부적 저항을 제공하여야 한다. 어린 아이 또는 근골격계 장애가 있는 어린이는 어린이의 가벼운 무게를 사용하고 힘과 근육의 힘을 키우기 위해 각 운동의 10~15회 반복 운동을 2~3회 수행해야한다. 운동 강도는 적용하는 무게에 바탕하여 아동이 통증없이 최대 6번에서 10번 자신의 가능한 ROM 대로 할 수 있으면 적절한 운동형태이다. 주기적으로 아동의 수행 정도를 재평가하여 좋아지는지 판단한다. 만약 탄력밴드를 사용하면 먼저 가벼운 밴드를 사용한 후 근력이 강화될수록 좀 더 저항성있는 밴드를 사용하는데 이는 질환이 활성화되는 증후가 없거나 관절통증이 없는 경우에 한한다. 일주일에 두번 저항운동 훈련을 하면 건강한 사춘기 이전 아동에서 근력강화로 충분한 듯하다. 그러나 관절염이 있는 아동에서는 세션사이에 하루 또는 이틀 회복기를 가지게 되므로 일주일에 짧게 세번하는 프로그램이 더 이롭다. 훈련세션은 가벼운 유산소운동의 워밍업으로 시작하고 쿨다운으로 마무리하여야 한다.

운동처방에는 수행하는 모든 운동의 그림이 포함되어야 한다. 유용한 설비는 아동용 Quick-Fit(SPRI Products사, Buffalo Grove, IL)인데 저항운동의 설명과 다시 할 수 있게 해주는 분명한 그림이 들어있는 완전한 키트이다. 아동과 부모의 협조로 합리적인 목표를 설정한다. 목표에는 근력향상, 피로감소, 계단오르기 같은 특정 기능의 기술 향상 등을 들 수 있다. 기능적 운동패턴으로 훈련하면 일상생활에서 강화된 근력을 사용하는 것을 증가시킨다. 필라테스, 요가, 타이 차이, 그리고 수정된 킥복싱 같은 비전형적인 운동형태는 아동에게 다양함을 주어 동기유발이 되도록 한다. 위에 언급한 표준화된 평가 중 하나를 사용하여 아동의 기능적 능력을 주기적으로 재평가하면 아동기능에 훈련이 얼마나 영향을 주는지에 대해 알 수 있다.

유산소 운동 Aerobic Conditioning

2008 코크란(Cochrance) 리뷰에서 관절염 아동에게 유산소운동의 효과에 대한 무작위 연구 3개를 찾아볼 수 있다.[141] 이 연구들은 물리치료를 기반으로 한 지상운동과 물과 지상운동, 수중훈련과 표준의학 치료 그리고 고강도 육상운동을 결합한 기공과 타이치와 비슷한 이완 프로그램을 비교하였다.[124,142,143] 전체 3건의 연구에서 운동으로 인한 부작용이 없다고 보고되었지만, VO_{2peak}의 현저한 개선을 발견한 사람도 없다. 저자에 의해 인용이 가능한 이유는 낮은 운동빈도, 불충분한 강도, 중심기반 세션에 대한 불량함 또는 가정운동 수행 실패 등이다. 그러나 몇몇 비무작위 연구는 호흡기능, 장거리 달리기 점수(지상운동), VO_2가 낮아지고, 운동 시간이 길어지고(물, 복합된 수중과 지상운동), HR 회복 시간이 줄어든 것이 현저한

개선을 보였다. 대부분의 연구는 훈련 후 질병증상 및 증후의 감소를 보고하였다. 류마티스 질환 어린이를 위한 운동연구 및 권장사항을 간추린 몇 개의 리뷰 논문은 임상의들이 운동 프로그램을 계획하는 데 유용할 수 있다.[144-147] 호기성 건강 장애가 있는 JIA 아이들은 45분~60분 동안 60%~85%의 HRmax로 최소 6~12주 정도의 시간에 적어도 일주일에 두 번씩 훈련 할 것을 권장한다.[144] 30분을 견딜 수 없는 어린이는 짧은 활동으로 시작하여 지구력이 향상됨에 따라 지속시간을 길게 할 수 있다. 아동은 휴대용 HR 모니터를 사용하여 6~10초 동안 맥박수를 세어서 운동강도를 모니터할 수 있다. 운동지각척도(PRE: rating of perceived exertion)상의 등급에 따라 운동강도를 가늠하거나 또는 이동용 심박수 모니터를 사용하여 운동강도를 체크한다.

특정 운동모드는 강도, 기간 및 빈도보다 덜 중요한다. 체중부하 운동은 골밀도를 유지하거나 향상하도록 권장되어야 한다. 2007년 8건의 무작위 임상 시험에서 8~16주 동안 1주일에 2~3회 반복 충격 효과(점프 로프)를 수행한 후 건강한 어린이의 골밀도가 개선된 것으로 보고되었다.[148] Sandstedt 등은 최근 8~19세 사이의 JIA 소아 청소년을 대상으로 한 유사한 반응을 발견했다. 피실험자들은 무작위로 신체운동(n=33) 또는 대조군(n=21)으로 배정되었다. 최근 8세에서 21세 사이의 JIA 소아 청소년에 대한 실험에서 비슷한 반응을 보였다.[149] 피험자는 무작위로 신체 운동(n=33) 또는 대조군(n=21)으로 배정되었다. 운동 프로그램은 로프, 코어 발목, 그리고 상체 강도 훈련(0.5에서 2kg의 하중을 가한 10회 반복운동 3세트)을 12회 동안 주 3회 반복하였다. 33명의 참가자 중 28명은 어려움없이 70%의 높은 비율로 운동 프로그램을 마쳤다. 3개월 후 대조군에 비해 운동군에서 골밀도가 유의하게 증가하였다. van Brussel 등의 최근 연구에서는 비유산소 훈련(고강도, 간격훈련)이 JIA 아동의 유산소 운동만큼 효과적이라고 하였다.[150] 운동 프로그램을 하고 있는 어린이를 위한 유산소운동만큼 유용할 수 있는 활동은 "전면(all-out)" 순환 활동으로 15회기(15~30초/회; 낮은 저항으로 순환) 중 1~2분의 활동 휴식을 갖는 것이다. 한 번의 트레이닝 세션에는 3~5회기가 포함될 수 있으며, 세트 사이에는 5분의 휴식 시간이 있다. 저자들은 이러한 유형의 신체 훈련이 JIA에서 연구되지 않았음을 주의해야 한다. 그러나 다른 만성질환 아동에게서 활력과 신체적 기능의 개선이 보고되었다.

고유수용성, 자세조절 개선과 협응을 개선시키기 위한 활동은 프로그램에 포함되어 통합되어져야 한다. 아동에게 처음에 적절한 운동 양식을 가르쳐야 하는데 훈련 프로그램과 빈도는 기본적으로 모니터링하여야 한다. 아동이 보고한 통증은 프로그램 초기에 특별한 원인이 있는지 주의깊게 평가해야 하며 시간이 지나면서 통증은 해결되어야 한다. 그러나 다른 만성적인 상태를 가진 소아에서는 체력과 신체 기능의 향상이 보고되었지만 운동 요법은 효과가 있다. 잠재적인 상해를 줄이기 위해 운동 프로그램을 수정해야 한다. 성인을 위한 관절염 재단(AF: Arthritis Foundation)에 의해 개발된 여러 가지 운동 프로그램은 JIA가 있는 고령의 어린이에게 적합 할 수 있다. 고유수용력 향상, 자세 조절 및 조정이 프로그램에 통합되어야 한다. 교육 프로그램 시작시 적절한 운동 양식을 가르쳐야 하고 자주 모니터링하는 것이 필수적이다. 어린이가 통증을 보고하면 특별한 이우가 있는지 주의깊게 평가해야 한다. 지연성 근육 통증은 프로그램 초기에 발생할 수 있지만 시간에 따라 해결되어야 한다. 관절의 부종과 통증이 동반된 심한 부상은 (환자에게 표시되는) 주의하여야 한다(보기 15.10). 건강한 어린이를 위한 상업용 운동 동영상은 JIA에서 유용하다. 그러나 물리치료사는 JIA 아동에 대한 운동의 적합성을 결정하기 위해 프로그램을 검토해야 한다. 물리치료사는 가정에서 사용을 위해 특별히 개발된 운동 비디오를 개발할 수도 있다. 우리는 현재 우리 센터에서 만든 두가지 운동비디오를 이용하여 경미하거나 중등도의 관절염 아동에게 일반적 체력 프로그램으로 이용하고 있다.

능동적인 생활 스타일 유지: 레크리에이션 및 스포츠 Maintaining an Active Lifestyle: Recreation and Sports

여러 연구에 따르면 아이들과 JIA의 청소년들은 건강한 또래들보다 신체활동과 조직적인 스포츠에 참여하는 것이 덜 활발하다.[87,94,151-153] 신체활동 수준과 VO_{2peak} 사이의 중요한 연관은 있지만 질병의 활성화 및 발병에는 연관이 없다.[152,153] 중재를 위한 지침을 제공 할 수 있는 인과관계를 제안한다. 질병통제 및 예방센터(CDCP)는 중등도에서 활발한 신체 활동을 60분 권장한다. 아동의 질병상태와 신체능력에 따라 활동의 유형과 강도가 등급을 매겨야 할 수도 있다. 수영, 걷기, 춤, 변형된 요가, 타이치, 자전거와 같은 활동은 어린이가 활동성 관절염을 앓고 있을 때 관절에 체중을 부하하는 정도가 적절하다. 자전거의 좌석 높이는 발로 페달을 아래로 굴렀을 때 무릎관절이 10°에서 15°로 구부러질 정도의 높이로 조정하여야 한다. 보행이 어렵고 운동하기가 어려운 아동은 연중 따뜻한 수영장에서(화씨 88°에서 92°) 운동하는 것이 권장된다. 에어로빅 운동에는 더 낮은 온도의 수영장이 (화씨 82°에서 86°) 적당하다.

스포츠는 아동이 학령기가 되면 더욱 중요해진다. 안전하고 성공적인 참여는 아동의 운동 능력뿐만 아니라 신체적 에너지 정도에 달려있다. 몇몇 연구에서는 어린 JIA 아동의 운동발달이 지연되었다고 보고하였다.[64,155] 최근에 van der Net 등(2008)은 표준화된 규범 참조 검사를 사용하여 취학 전 아동과 어린 학령기의 아동의 운동 발달 및 기능 기술을 조사했다.[156] 취학 전 polyJIA 아동 그룹의 45%가 베일리 유아운동발달 척도(Baylay Scale of Infant Motor Development)에서 평균보다 2 표준편차(SD) 이상 차이가 나는 것으로 나타났다. 아이들을 위한 운동 평가 배터리에서 어린 학령기의 아동그룹의 평균 점수는 정상 범위 이내였다. 그러나 12%는 심각한 지연이 있었고 20%는 발달 지체의 위험이 있었다. 소아과 신체장애 평가에서 평가된 기능적 기술은 어린 학령기의 아동 집단의 70%가 이동성 척도에서 2 표준편차를 초과하여 운동능력에 대한 요구가 증가함에 따라 운동능력 결함이 더 분명해지는 것을 보여 주었다. 운동능력이 떨어지면 나이에 맞는 스포츠에 참여할 수 있는 능력을 제한할 수 있으며, 친구들보다 육체적으로 덜 유능하다는 느낌을 아동이 갖게 되게 한다.

취학 연령 어린이는 체육수업에 참여하도록 권장해야 한다. 치료사는 강사와 상담하여 자녀를 위한 활동을 조정할 수 있다. 재주넘기와 물구나무서기는 경추손상 위험이 있으므로 하지 않아야 한다. 손목 관절과 손에 관절염이

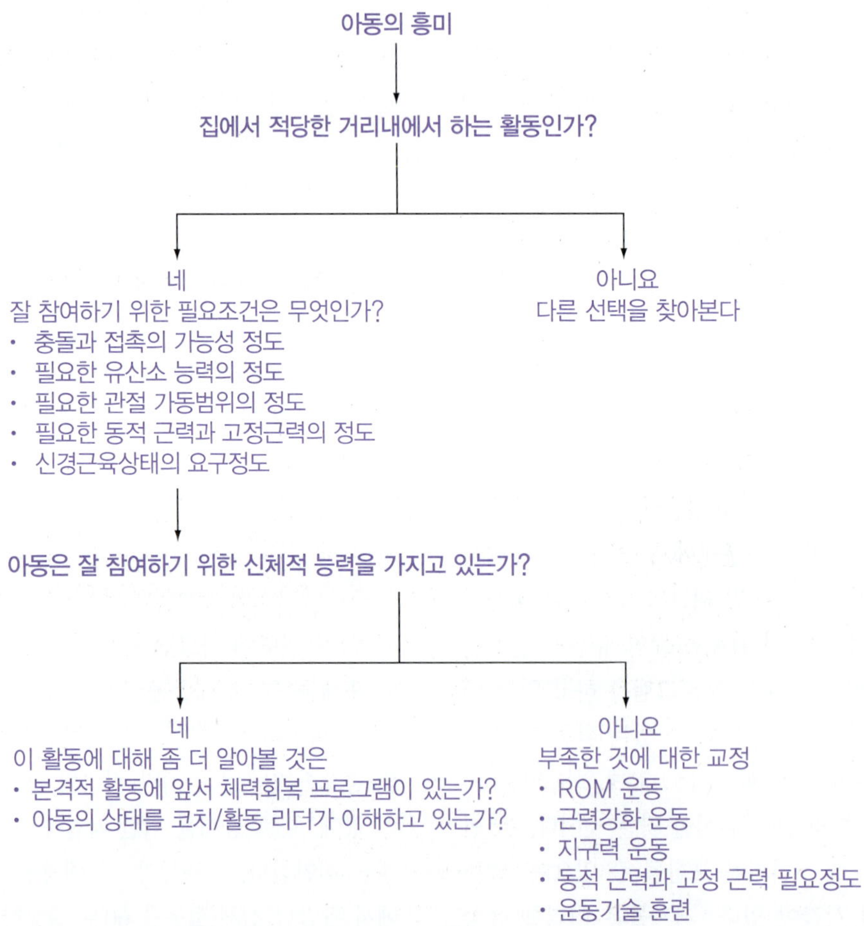

그림 15.15 아동이 선호하는 스포츠 또는 레크리에이션이 아동의 신체적 능력과 운동기술에 적합한지 판단하는데 이용할 수 있는 흐름도

있는 아동은 손에 체중이 실리는 활동을 피해야 한다. 경증 및 중등도의 관절염 아동은 질환의 악화가 없다면 스포츠에 참여할 수 있다. 그러나 염증이 있는 또는 손상관절에 고강도의 힘이 가해지는 활동은 피해야 한다.[156] 부딪힐 가능성이 높은 스포츠, 축구, 하키, 그리고 권투는 권장되지 않는다. 그림 15.15는 아동이 선호하는 스포츠 또는 레크리에이션 활동이 아동의 능력과 운동기술에 적합한지 판단할 수 있는 챠트를 보여주고 있다. 활동을 분석하여 부딪힐 잠재성, 유산소 요구량, 근육의 일 요구량, 상·하지의 ROM, 요구되는 신경근육계 기술을 판단한다. 만약 스포츠를 할 때 안전하게 할 수 있을 만큼의 근력, ROM, 유연성, 신경근육 조절이 충분치 않다면 운동 프로그램을 만들어 기능이 떨어지는 부분을 보완하고 손상의 위험을 감소시키도록 한다. 만약 아동이 스포츠 팀에서 하고 싶다고 하면 부모와 아동은 팀 코치를 만나서 아동의 상태와 주의점을 설명하여야 한다. 코치는 아동의 질환의 증상과 신체상태를 적응하도록 하기 위해서는 아동이 참여하는 날에는 운동을 수정해야 할 필요가 있다는 것을 이해하여야 한다. 물리치료사는 시즌 전 또는 시즌 중의 관리에 대하여 프로그램을 만들어 줄 수 있다.

자조관리활동 *Self-care Activities*

관절염 아동의 일차적 목표는 모든 환경에서 연령에 맞는 기본생활 및 도구를 사용하는 일상생활동작의 독립성 성취에 있다. 이러한 기술들은 아동이 나이가 들면서 운동과 기타 사회활동에 흥미를 가지면서 더욱 중요해진다. 청소년과 초기 성인기에서는 운전, 친구와의 교류, 그리고 직업을 가지는 등의 능력으로 독립성도 발전해간다.

물리치료사의 역할은 (1) 앞서 설명한 표준화된 도구 중 하나를 이용한 기능의 평가; (2) 자조관리 활동, 움직임, 그리고 운동기술을 직접 훈련하고 교육하기; (3) 적절한 보조기구의 제안, 환경수정, 그리고 적응적 설비를 제안하고 그 사용을 훈련하기; 그리고 (4) 아동에게 교육프로그램을 적용하기 위하여 학교 관계자에게 자문하는 것이다. 관절이 경미하게 침범된 아동은 과제를 수행하는 가장 효율적인 방식에 대한 자문만 필요한 경우가 있고 좀 더 심하게 침범되어있는 아동에서는 적응적 도구의 사용을 설명해 줄 필요와 좀 더 향상된 독립성을 위하여 환경수정에 대해 설명해 줄 필요가 있을 때도 있다. 벨크로를 이용한 옷 여미기, 탄력있는 신발 끈, 옷입기에 사용하는 스틱, 단추 후크, 긴 손잡이 구두주걱, 그리고 목욕용 솔 등과 같은 관절염 아동의 옷입기와 위생관리에 유용한 보조도구들이 있다. 단장하는 도구들, 먹는 도구, 쓰기, 그리기 도구들의 손잡이를 좀 더 두껍게 하면 아동이 이런 활동을 독립적으로 하는데 도움이 된다. 목의 신전이 제한되어 있는 아동은 컵으로 마시기보다 빨대를 이용할 필요성이 있다.

부모와 아동은 통증 감소, 근육피로감 감소, 그리고 잠재적인 관절변형의 힘이 활동하는 동안 취약한 관절에 가해지는 것을 방지하기를 포함한 관절보호의 원칙에 대해 지도를 받아야 한다. 가능하면 아동은 과제를 수행시 큰 근육을 사용토록 권장되는데 작은 관절보다 스트레스를 더 견딜 수 있기 때문이다. 예를 들어, 손으로 잡고 옮기는 것보다 아래 팔에 얹어서 물건을 옮기는 것이 더 좋고 신체중심에 가깝게 가방을 이용하는 것이 좋으며 학교 책을 운반하는데는 바퀴달린 가방의 이용이 권장된다. 관절보호기술에 관하여 그림을 보여주고 실제로 보여주고 실제 훈련을 해봄으로써 더 잘 지킬 수 있게 된다.[157] 손목관절 그리고 손의 기능적 스플린트는 손으로 쥐고, 손가락으로 집고 또는 물건을 조작하는 활동을 할 때 통증을 감소시켜주기도 한다. 손을 사용하는 동안 관절에 가해질 수 있는 변형을 일으킬 수 있는 기계적 힘을 최소화하는데 스플린트가 유용할 수 있다.

가정환경을 간단히 수정하면 아동의 독립성에 도움이 될 수 있다. 예를 들어, 전통적 문 손잡이의 교체, 수도꼭지를 레버 달린 것으로 교체, 변기좌석을 높이기, 욕조 또는 샤워부스에 안전 손잡이 달기 그리고 계단에 난간을 추가로 설치하기 등이 있다. 만약 아동이 집안에서 휠체어를 사용해야 한다면 문을 넓히고 경사로를 추가하고 집안으로 들어올 때 휠체어 리프트 설치 등과 같은 실질적인 수정이 필요할 수 있다. 또한 욕조, 변기, 세면대로의 접근이 용이하고 안전해져야 한다.

기능적 이동 *Functional Mobility*

체중을 지지하고 지속적으로 걷는 것은 관절염 아동의 골밀도를 증가시키고, 근력향상, 구축예방에 아주 중요하다. 서있기, 자리이동, 그리고 걷기는 연령에 맞게 권장되어야 한다. 어린 아동은 집안, 놀이터, 지역 안에서의 짧은 거리를 걷도록 하여야 한다. 신발은 잘 맞고 충격흡수가 가능하고 발 관절을 지지해줄 수 있는 것이어야 한다. 하이 힐, 납작한 바닥, 그리고 웨지 등은 사용치 말아야 하는

데 발목관절과 발가락 관절에 스트레스를 추가로 주어 넘어질 위험이 증가하기 때문이다. 유연한 신발바닥, 발의 아치 지지가 좋은 것, 뒤꿈치가 충분히 들어갈 수 있는 공간이 있는 운동화는 대부분의 아동에서 좋은 신발이다. 무지외반증, 망치발가락 등의 발의 변형이 있을 때 앞볼이 넓고 깊은 신발이 적당하다. 얇은 충격흡수용 라이너 또는 발허리뼈 패드 같은 것을 간단히 신발에 추가하면 서고 걸을 때 체중 부하 관절의 압력과 통증을 완화 할 수 있다. Powell 등의 연구에서는 발목 및 발관절염이 있는 어린이를 위한 맞춤식 발 보조기의 사용을 지원하였다.[158] 그들은 발목, 목말뼈아래 또는 발허리뼈에 관절염을 가진 5세에서 19세 사이의 어린이 40명에게 3가지 중재 그룹에 무작위로 배정하였다. 1/8인치의 평면 네오프렌(neoprene)으로 만들어진 삽입물을 조립식으로 제작한다. 또는 운동화의 안쪽 길이 방향의 발의 아치 지지대와 충격을 흡수하는 신발을 착용하게 하였다. 모든 아이들은 연구 시작시 새로운 운동화를 받았다. 평가는 통증, 활동 제한 및 부작용을 알아보기 위하여 기초선과 3개월간의 개입 후에 자기보고식 통증(1cm VAS), 50m 보행시간, 자기보고식 발 기능지수(FFI: Foot Function Index) 그리고 신체기능 척도(Physical Functioning Scale of PedsQl)를 측정하였다. 평가자는 집단 배정 맹검법을 적용하였다. 맞춤식 발 보조기 그룹의 어린이들은 통증, 보행 속도, FFI의 모든 등급, 그리고 다른 두 그룹과 비교하여 신체 기능에 있어 현저한 개선을 보였다.

발과 발목관절에 중점을 둔 하지의 평가를 통하여 보조기 처방에 대한 판단을 내린다. 발목관절과 목말뼈아래관절, 발허리뼈 관절, 그리고 발가락에서 관절가동범위를 평가한다. 신발의 착용감과 편안함에 영향을 미치는 변형은 망치 발가락, 발톱 겹치는 발가락을 포함한다. 아동용 신발과 발바닥을 검사하면 체중 부하 또는 부적절한 정렬로 인한 압력점을 확인할 수 있다. 발을 촉진하면 족저근막염, 또는 힘줄윤활막염 문제가 어디에 있는지 알 수 있다. 어떤 보조기를 선택할지는 변형이 고정된 것인지 가변적인지에 따라 다를 것이다. 유연한 변형은 관절을 제자리로 잡아주게 보조기를 성형하여 맞춘다. 예를 들어, 열가소성 재료로 발뒤꿈치부위의 본을 떠서 만들면 유연한 평발을 교정하는데 도움이 된다. 고정된 변형이 있으면 보조기를 변형해야 한다. 예를 들어, 엄지발가락 굽음증이 있고 엄지발가락을 신전할 수 없으면 발허리뼈 바(bar)를 신발바닥에 추가하여 보행시 회전하는 기계적 방법을 만들어주기도 한다.

JIA를 가진 몇몇 어린이는 보행보조 장치가 필요하다. 그러나 보행패턴의 변화가 있거나 걷지 않으려고 한다면 원인을 즉시 결정하고 해결해야 한다. 다리길이 불일치는 oligoJIA 질환의 아동에서 가장 흔하게 발견된다. 이때는 긴다리 쪽의 무릎을 구부리거나 측만증, 골반경사와 같은 자세적 보상이 나오는 것을 예방하기 위하여 두 다리의 차이가 1/4인치 내로 되도록 교정해주어야 한다. 한쪽 다리에 통증, 근약증이 있는 아동은 반대쪽으로 지팡이를 짚어서 아픈 쪽에 체중이 실리지 않도록 한다. 양측다리에 심각한 장해가 있으면 워커가 필요할 수도 있다. 상지의 동작이 제한된 경우 비록 아주 드물게 워커(walker)가 필요할 수 있겠으나 플랫폼을 추가하여 달 수 있다.

어린이는 학교나 지역사회로 장거리 이동을 하여야 하는데 에너지를 보존하기 위하 바퀴달린 이동기구가 필요할 것이다. 전동휠체어는 일반적으로 아주 심한 장애가 있는 아동에 국한된다. 보조바퀴가 있는 세발자전거 또는 자전거가 어린 아동에서는 좋은 대안이다. 나이든 아동 또는 청소년은 가벼운 스포츠용 휠체어 또는 전동스쿠터를 학교, 대학 또는 지역사회에서 돌아다닐 때 사용할 수 있다. 상지 관절염이 있는 일부 어린이는 휠체어를 발로 가동시킬 수 있다. 낮 동안은 휠체어에만 의존하지 않도록 권장하고 관절구축과 근약증의 예방을 위하여 견딜 수 있을 만큼 서고 걷기를 하도록 권장한다.

학교생활과 관련된 문제점들

Issues Related to School Participation

질병, 병원치료 등으로 인한 잦은 결석, 통증, 뻣뻣함, 그리고 피로 등으로 주의집중이 떨어지거나 하여 학습문제가 생길 수 있다.[159,160] 학교와 관련된 문제는 학교생활 체크리스트(부록 A)를 이용하여 평가할 수 있다. 물리치료사는 교사와 기타 학교관계자에게 아동의 학교수행에 어떻게 관절염이 영향을 주는지에 관한 정보를 알려주고 교육과정상 가능한 수정적응을 제안할 수 있다. 수정적응이란 집에 한질의 책을 더 두고 다니게 하거나 글씨 쓰는 도구의 변형, 또는 워드프로세서 또는 테이프녹음 같은 쓰기 대체물 등을 사용하게 하는 것이고 경추가 침범된 아동은 이젤같은 책상을 사용토록 한다. 아동이 교육과정에 온전히 참여하도록 하는데 스케쥴을 바꾸는 것도 필요하다.

이 시간표 변경은 약을 먹기 위해 교실 밖으로 나오는 시간, 하루 중 짧은 휴식을 취하기 위한 시간, 이동시간을 줄이기 위해 한 장소에 여러 과목을 배정하기, 오래 앉아있어서 뻣뻣함이 증가되지 않도록 중간중간 서서 움직이도록 하기 등이다. 하지 통증이 있거나 제한이 있는 아동은 엘리베이터를 이용할 수도 있다. 앞서 말했듯이 아동은 체육수업에서 친구들과 함께 하여야 하는데 아동의 능력과 제한 때문에 프로그램은 수정이 필요할 수도 있다.

어떤 학교는 이러한 서비스와 수정을 자의적으로 제공하기도 하는데 가능하면 학교에 의한 공식적 평가와 개별학습계획(IEP: Individualized Education Plan)의 개발이 필요할 수 있다. 관절염 아동은 장애인교육법(IDEA) 또는 직업재활법 504조에 의거하여 관련서비스의 적절한 대상자가 된다. 교육적 직업적 상담은 대학이나 직업영역으로 전환하려고 준비하는 관절염 청소년들에게 유익하다. 비록 IDEA가 서비스를 받는 아동의 전환을 대비하여 16세 미만이어야 한다.[161]

환자 및 가족교육과 지원
Patient and Family Education and Support

JIA 아동의 신체문제를 성공적으로 관리하고 장애를 예방하는 것은 의학치료와 물리치료에 많은 부분이 달려있으나 가족 앞에 놓여진 요구는 과도할 수도 있다. 치료사는 아동과 부모에게 질환의 영향을 이해시키고 의학, 운동과 그 외 치료적 과정을 설명하여야 하는 것은 중요한 역할이다. 가족들을 위한 교육적인 자료들은 문화적으로 접근할 수 있고 부모들이 선호하는 언어여야 한다. 아동의 인지발달 수준과 정서발달에 맞는 교육자료를 사용하여야 한다. 보기 15.10에는 관절염아동, 그 가족, 보건관계자에게 도움이 되는 유용한 자료들이 있다. HEPs는 아동의 욕구에 목표를 맞추고 7가지 단순한 운동으로 20~30분이 넘지 않도록 개별화한 운동이어야 한다. *관절염 아동양육; 부모가이드*라는 책이 있는데 AF에서 출간되었고 ROM과 자세운동을 보여주고 있다.[162] 운동은 어린 아동을 위한 일상활동에 통합될 수 있다. 더 나이 많은 아이들은 그들의 개인적인 목표를 제시하고 종종 운동 프로그램을 개발하도록 참여하도록 한다. 운동처방의 정기적인 재평가와 진행은 자녀와 부모에게 고무적인 피드백을 제공한다.

치료의 효과는 아동 및 간병인의 계획 준수에 따라 크게 좌우된다. 연구 결과에 따르면 약물 투여가 운동보다 높으며 질병 활성도가 낮다는 연구 결과가 있다. 운동에 대한 중등도에서 고수준의 순응은 신체기능의 향상, 통증의 감소 및 전반적인 개선에 대한 부모의 지각과 관련이 있다. 어린아이들은 운동에 대한 높은 실행은 부모의 계획 준수로 나타난다. 아동과 부모가 질환이 신체에 미치는 영향, 약물치료의 장점, 운동 그리고 기타 다른 시술의 장점을 잘 이해한다면 아동의 치료에 더 능동적으로 참여하게 될 것이다.[163-165] 나이든 아동이 목표를 설정하고 자신의 치료를 결정하는데 참여한다면 자기효용성의 느낌을 더 많이 가지게 된다.

성인 건강관리로의 전환 *Transition to Adult Healthcare*

건강관리에 대한 효과적인 자기관리는 청소년기 이후에 특히 중요하다. JIA 청소년의 30%~60% 만이 임상적으로 완화된 상태이고 JIA로 인한 고통과 활동제한을 계속 보고하였다. Hilderson 등은 16세 이상의 44명의 JIA 환자를 추적 관찰하였는데, 그들의 절반이 소아과 진료를 중단하였고 조직화된 프로그램(PTC)에 참여하지 않고 있었다. 지속적으로 질환 및 활동제한이 있는 환자(56.8%)의 대부분은 여전히 전문적인 류마티스 치료를 받고 있었으며, 일반 의사가 13.6%, 의학적 후속 조치를 받은 환자는 29.6%였다. 후자의 경우 16.7%가 장애가 있었고 42%가 지속적인 통증을 호소했다. 저자는 JIA 소아의 추적관찰과 소아과에서 성인 건강관리로의 구조화된 전환을 통한 학제적 치료 프로그램의 필요성을 강조했다.[166] McDonagh 등에 의한 다기관 연구에서 청소년기의 발달단계를 반영하도록 설계된 개별화된 PTC의 사용을 지원하였다. 그들은 청소년기에 부모의 HRQOL 등급, 관절염 관련지식, 류머티즘 치료에 대한 만족도 등을 포함하여 상당한 개선을 발견했다. 통계적으로 유의하지는 않지만 12개월 후의 평가에서 독립적인 건강행동(약물 치료 및 독립적인 의학 상담 관리)에 대한 개선이 발견되었다.[167]

나이든 어린이 및 청소년은 목표에 참여하고 자신의 건강관리에 관한 결정을 내리면 더 큰 의미를 느끼게 된다. Stinson과 동료들의 연구에 따르면 청소년들이 그들의 건강을 위한 "떠나 보내기(letting go)"와 자신의 질병 관리에 대한 "통제하기(gaining control)"를 포함하는 이중과정을 통해 효과적인 자가 관리 기술을 개발한 방법을 설명하였다.[168] 참가자들에 의해 표현된 공통적으로 포함된 하위 영역은 "질병에 대한 지식과 인식, 방법들에 대한 청취 및 도전, 의사와의 의사소통, 통증 관리 및 감정관리"이다.[168] 청소년들은 보편적으로 더 많은 정보에 대한 필요성에 동의하고 웹 기반 중재 정보에는 접근성을 향상시킬 수 있다고 믿었다. Lelieveld 등의 연구를 지지하였다. 그 결과, 인터넷 기반 프로그램은 안전하고 실행 가능하며 낮은 일상생활 신체활동을 가진 8세~12세의 JIA 소아 청소년들을 안전하고 실행가능하며 효과적으로 신체활동수준, 지구력과 신체활동 권고에 대한 확신을 향상시켰다.[169]

요약

이 장은 포괄적인 용어인 JIA아래에 포함된 이질적인 장애에 대한 정보를 제공한다. 이러한 상태는 질병 발병 후에 처음 6개월 동안 당분간 정확한 진단이 명확하지 않을지라도 징후와 증상을 기초로 해서 분류되었다. 7가지 질병유형으로 인정된다: 시스테믹(systemic), RF-음성 다관절염, RF-양성 다관절염, 지속형 소수관절염(oligoarthritis-extended), 확장형 소수관절(oligoarthritis-extended), ERA, PsA. 여덟 번째 카테고리는 명확하지 않으며, 하나에 맞지 않거나 하나 이상의 특정 질병 유형에 맞지 않는 질병 징후 및 증상이 포함된다. 비록, JIA에 대한 정확한 병인학이 완전히 이해되지 않더라도 큰 발전이 계속되고 있다. JIA를 가진 대부분 아이들은 조기 진단과 염증 과정을 관리하기 위한 적당한 의료적 치료가 잘 이루어지고 있다. 하지만, 지속적이고 심각한 질병(disease)을 가진 몇몇은 관절통증과 부종, 제한된 관절가동범위, 근육 비대 및 약화를 포함한 심각한 손상을 경험한다. 이차적 문제로는 유산소기능과 지구력의 문제가 가장 일반적이고 활동 제한과 참여 제한이 생길 수 있다. 장기 예후는 아동의 질병 발병 연령, 질병 유형 및 과정, 건강관리의 질과 일관성에 달려 있다. 관리의 목적은 가능한한 아이들의 삶을 정상적으로 이끄는 것이다. 물리치료사는 이러한 목표를 이루기 위해 아이들과 가족을 돕는데 있어서 여러 분야에서 중요한 역할을 한다.

사례연구들

사례연구 1 **SARA** 사라는 8년 동안 RF_음성 poly JIA를 가지고 있는 13세 소녀이다. 몇 년간의 경미한 질병 경과 후에 사라는 여러 관절에서 부종이 특히, 양쪽 무릎과 오른쪽 발목에 나타났다. 그녀는 30~60분 동안 지속되는 아침의 뻣뻣함과 통증, 낮동안의 목통증을 호소했다. 그녀는 부모, 형, 여동생과 함께 살고 있으며 지역 공립학교에서 8학년이다.

병력

사라는 5살에 다발관절성 JIA로 진단받았다. 그녀의 부모님은 일어날 때 뻣뻣함과 과민반응, 그녀의 팔꿈치와 정강이의 혹과 바뀌어진 보행패턴을 포함한 질병의 징후는 진단받기 전 최소 1년동안 분명했다고 말했다. 그녀가 처음 소아 류마티스 전문의를 방문했을 때 그녀는 대부분의 사지 관절과 목뼈에 질병이 활발하게 진행되고 있었다. 류마토이드 결절이 양측의 자뼈와 정강뼈의 몸근 바깥부분에서 발견되었다. 그녀는 원래 내프록손으로 치료받고 있었다; 하지만, 6개월 후, 그녀는 계속해서 활동성 질환을 앓고 있었으며, MTX는 일주일에 한 번 경구 투여되었다. 시스테믹 질병의 징후는 이때에는 명백하지 않았다.

몇 년 동안, 사라는 IA스테로이드 주사로 관리되고 있는 양쪽 무릎과, 양쪽 엉덩이, 오른쪽 발목에서 질병이 계속적으로 발병하고 있었다. 각 주사 후에 그녀는 상당한 통증 완화를 보고했고 그녀의 정상적인 생활로 되돌아갈 수 있었다. 11살에, 사라의 JIA는 약물에 대한 임상적인 경감으로 결정되었다. 하지만, 그녀의 6개월 전에 발병된 질병은 학교출석과 체육과 스포츠 참가에 영향을 주는 피로와 관절 통증을 증가시켰다.

현재의 상태

그녀는 약물과 HEP를 검토하기 위해 오늘 병원에서 왔습니다. 그녀는 MTX를 복용하지만, 매주 처방된 내프록손 용량의 약 30%를 빼먹는다. 그녀는 도움이 되지 않는다고 말하면서 HEP를 잘 준수하지 않는다고 인정합니다. 사라의 어머니에 의하면, 그녀는 학교를 빠지거나 또는 질병의 증상으로 몇 달 동안 일주일에 적어도 한번 늦었다. 그녀는 JAI로 인해 학교의 체육시간이나 스포츠의 요구사항을 하지 않았다. 그녀는 학교에서 일주일에 한 번 물리치료 및 작업치료를 받고 504 계획에 따라 여러 편의를 제공받는다. 여기에는 학교 양쪽 끝에 있는 사물함, 가정용 책 세트, 숙제를 위한 컴퓨터, 필기시험을 위한 추가시간, 그녀가 체육시간에 참가할 수 없을 때의 사유들이 포함된다. 또한 사라는 학교출석 정책에 얽매이지는 않는다.

류마티스 전문 의는 사라가 양쪽 손목, 무릎과 오른쪽 발목에 활동적인 관절염이 있다고 확신했다. 능동적, 수동적 관절가동범위는 목뼈, 손목, 엉덩이, 오른쪽 무릎과 발목에 제한하였다; 그녀는 양쪽 발에 발가락에 변형이 왔다. 그는 사라의 약물 요법은 일주일에 한번 ETN을 추가했고, 일주일에 한번 MTX와 하루에 두 번 내푸록손을 지속했다. IA 스테로이드 주사는 일주일에 한번 다음 방문을 계획했다. 그리고, 그녀는 HEP에 대한 검토와 평가를 위해 물리치료사에게, 그녀의 손목 보호대의 수정과 그녀의 손 기능을 향상시키기 위한 적합한 도구에 대한 제안을 위해 작업치료사에게 추천되었다. 사라는 또한 그녀 자신의 건강관리 요구를 관리할 때 도움을 주는 아동 생활 전문가에게 의뢰되었다.

Sara의 목표

사라는 두 가지 주요 관심사를 표현했습니다: (1) 그녀는 항상 이 병에 걸려있으며, 그녀의 친구와 같은 활동을 할 수 없습니다; (2) 그녀는 신체적으로 고등학교의 요구에 맞출 수 없습니다. 그녀는 자신의 목표가 다른 아이들처럼 되는 것, 농구 또는 축구와 같은 스포츠 팀에서 경기하기, 그녀의 가족과 함께 하이킹을 하고 스키를 타는 것이라고 말했습니다.

활동과 물리치료 검사

검사를 위한 질문

1. 사라의 참여와 전반적인 삶의 질에 부정적으로 영향을 미치고, 그녀의 현재의 목표를 달성하는 것을 막는 특별한 활동적인 제한이 있습니까?
2. 이 문제를 일으키는 특별한 장애가 있습니까?

활동과 참여사실

첫 번째 질문에 답하기 위해서 JIA를 가진 아이들을 위해 검증된 몇 가지 표준화된 도구를 사용하였다. QOML 설문조사는 전반적인 삶의 질과 건강과 관련된 삶의 질을 측정하는 두 개의 100mm VAS를 포함한다; 더 높은 점수는 더 좋은 삶의 질을 나타낸다. 사라는 전반적으로 삶의 질과 건강과 관련된 삶의 질이 40/100mm으로 평가되었다. 5점 범주 척도(훨씬 더 나쁠수록)를 사용하고, 사라는 그녀의 마지막 병원 방문 3개월전 보다 "더 나쁨"으로 그녀의 삶이 평가되었다. 그녀의 JIA가 그녀의 삶의 질에 부정적인 영향을 미친 것으로 보인다.

사라는 또한 CATCHAQ38을 완성하였습니다; 모두 38개의 항목에 대한 평균을 측정하는 장애지수(DI)는 0에서 3의 범위로써 더 높은 점수는 더 큰 장애를 의미한다. 그녀의 장애지수는 1.50이다. 이것은 중간정도의 장애를 나타내고 있다. 그녀는 다음의 항목에 지난 주에 "할 수 없음"으로 평가했다: "반에서 다른 사람들과 스포츠팀으로 경기한다", "달리기를 한다", "피곤함 없이 오랜 시간 동안 활동을 수행한다". 지난 주에 통증이 VAS(더 높은 점수가 더 심한 통증)가 60/100mm로 평가되었다.

두 번째 질문에 답하기 위해서, 여러 가지 측정이 실시되었다. 여기에는 시스템 검토, 보행 분석 관찰, BOT-2의 두 가지 합성, 신체 협응력(균형과 양쪽 협응력), 힘과 민첩성(달리는 속도와 민첩성과 힘)이 포함되었다. 아래의 표는 사라의 BOT-2의 점수를 보여준다.

총 종합 점수(표준 점수의 표준 평균 = 50, SD = 10)

구성요소	표준 점수	90% 신뢰수준	표준 가치와 비교	카테고리 설명
신체 협응력	36	32-40	>-1 SD	평균 이하
힘과 민첩성	37	33-41	>-1 SD	평균 이하

하위검사 개요(표준 점수의 표준 평균 = 15; SD = 5)

하위 검사	평균 점수	90% 신뢰수준	표준 가치와 비교	카테고리 설명
양쪽 협응력	14	12-16	-1 SD	평균
균형	3	0-5	>-2 SD	평균보다 훨씬 이하
R & A	8	6-10	>-1 SD	평균 이하
힘	8	5-11	>-SD	평균 이하

신체 구조와 기능 검사

1. 활동적인 관절의 질병에 대한 징후
   - 양쪽 손목, 무릎 및 발목은 관절 윤곽의 감소와 함께 삼출; 또한 오른쪽 아킬레스건 주변에서 부종 나타남.
   - 촉진에 대한 압통과 가벼운 움츠러듬은 관절 위쪽과 오른쪽 아킬레스 건에서 나타났다.
2. 관절 가동범위: 모든 관절은 이 예외를 제외하고 정상 한계 내에서 수동 관절 가동범위를 나타냈다.
   - 양쪽 면에 대한 경추 회전과 외측 굴곡: 50% 제한
   - 오른쪽 어깨 굴곡: -20°(0에서 160°)
   - 팔꿈치 신전: -20°(오른쪽), 30°(왼쪽); (왼쪽) -15°(0에서 55°)
   - 오른쪽 손목/손의 휴식 자세: 척골 편위, 손허리손가락관절과 손가락뼈 사이 관절 굴곡(수동적 움직임으로 올바른 정렬)
   - 골반의 전방경사 자세; 허리뼈에서의 과도한 앞굽음증
   - 엉덩이 신전(토마스 테스트의 변형): -1°도(오른쪽)과 (왼쪽)
   - 오버(Ober) 테스트: 넙다리근막의 짧음(오른쪽)
   - 무릎 신전, 엎드린 자세에서 측정하기: -10°(오른쪽), -5°(왼쪽)
   - 뒤넙다리근 길이 검사(바로누운자세): -45°(오른쪽), -35°(왼쪽)
   - 푸루덴셜 운동 프로그램(PF) 앉아서 & 뻗기 점수: 8", 그녀의 나이와 성별에 대한 최소 건강 체력 표준(HFS) 10"미만
   - 발과 발목
   - (오른쪽) 발목 PF: 0°에서 30°; (오른쪽) 폄된 무릎과 함께 발목 DF
   - 후족부 외번: 0°(오른쪽)와 (왼쪽); 정상제한 내번
   - 요족(오른쪽)과 (왼쪽)

3. 근력
   - 대근육 근력(MMT): 하지 = 4/5; 상지 = 3+/5
   - 기능적인 발목 PF 근육 지구력: 양쪽 발꿈치 올리기 8회 시행 가능
   - 변형된 혈압 커프로 측정한 악력: 60/20mmHg(오른쪽)과 80/20mmHg(왼쪽). Smythe and Helewa에 의하면, 20mmHg의 기준선에서 20mmHg 상승은 대략 힘의 5lb(2.27kg)과 같다; 파운드로 측정한 사라의 악력은 10lb(오른쪽)과 15lb(왼쪽)으로, 건강에 대해 보고된 상당히 낮은 범위이며, 전형적으로 13세 여성으로 발전하고 있는 것이다: (39에서 79lb [오른쪽], 25에서 76lb [왼쪽]).
   - PF 컬-업(curl-up)테스트(복부근력과 지구력) 점수: 8, 18의 최소 HFS; PF 변형된 풀-업(pull-up) 테스트(상지 근력과 지구력) 점수: 1, 4의 최소 HFS 미만
4. 유산소 운동 실행/운동 허용성
   - 6MWD: 550m, 이는 12세~15세 여성에 대해 보고된 663±50.8m(95%CI: 651.0에서 675.0)의 평균거리보다 작다.
   - Post-walk HR(170bpm)은 대략 나이와 연관된 HRmax의 82%이고, 좋은 효과를 나타내고 운동훈련을 위한 목표 HR을 제공한다.
   - 지난 주에 스스로 평가한 피로: 50에 100-mm VAS
5. 체성분: 체질량지수 및 피부주름 두께는 그녀의 나이에 대한 정상제한을 측정한다.
6. 보행 패턴: 비디오를 통한 발자국분석
   - 보행 속도 감소: 138.8±4.7cm/sec와 비교해서 75cm/sec는 남녀 합쳐서 12.6 y/0로 보고되었다.
   - 왼쪽과 비교해서 더 짧아진 오른쪽 보폭
   - 체중의 대부분은 입각기를 통해서 발의 측면에 지지한다.
   - 말기 입각기에서 발뒤꿈치 떼기의 부족: 활동적인 발목 PF 관절 가동 범위감소와 엉덩이 신전감소

평가와 진단

질문 안내

1. 사라의 현재 활동과 참여에 대해 문제를 주는 장애는 어느 것입니까?
2. 이차적인 문제를 최소화하거나 예방하기 위하여 어떤 장애를 해결해야만 합니까?
3. 사라는 그녀의 전반적인 삶의 질을 지지할 수 있는 강점과 원천은 무엇입니까?

참여의 억제	활동 제한	장애
–잦은 학교 결석과 지각 –일관성없는 체육교육 참여 –친구 또는 가족과 함께 스포츠에 참가할 수 없다.	–바닥에서 앉아있다가 서는 동작의 전환의 어려움 –협상 단계의 어려움 –도달, 잡기, 조작 활동의 어려움 –체육교육과 스포츠를 위한 활동(복잡한 운동 능력)을 실시하는데 어려움	*근골격계* –활동적인 관절염(관절부종과 통증) –제한된 관절 가동범위/↓ 연부조직 신장성 –근육 약화(손으로 잡기, 몸통 코어, 그리고 하지 근육) *심혈관계* –유산소 운동 장애 –무산소 운동 장애(속도/힘) *신경근육계/멀티시스템* –보행 편차: 느린 걸음, 속도, 불규칙한 걸음걸이, 보폭 • 걸을 때 하지와 발의 통증 • 자세 조절의 불량(좁은 지지면 상태; 예측) • 좋지 않은 양측의 협응/움직임 속도

위의 표에서 처음 두 번째 열에서 사라와 동일한 우선순위 활동과 참여 문제가 나열되어 있다. 그리고, 그녀의 부모님은 CHAQ, JAQQ, 및 면담에 있는 정보를 기본으로 하고 있다. 세 번째 열은 이러한 문제에 관여한다고 여겨지는 장애에 대한 목록이다.

- 활동적 관절염은 통증, 압통과 제한된 능동적 및 수동 관절 가동범위
- 제한된 관절 움직임과 짧아지는 연부조직은 물리적인 활동을 하는 동안 움직임 패턴 장애, 피로, 통증을 가져온다.
- 근력 약화, 피로, 힘의 부족은 전체 운동 결손을 준다.
- 손상된 관절 움직임과 근육은 보행 편차를 가져오게 된다.
- 손상된 고유수용성 감각, 협응 및 속도는 신체활동에 도전하는 동안 근육 조절과 자세 안정성에의 저하를 가져올 수도 있다.
- 처방된 약에 대한 불량한 준수와 HEP 및 사라의 건강관리로 인한 제한된 참여는 좋지 않은 질병 조절과 기능적인 결과를 낳게 된다.

강점과 자원

비록 사라의 의료에 대한 준수와 치료 요법이 부적절할지라도, 그녀는 지금 그녀의 질병을 관리하는데 있어서 더 많은 흥미를 나타내고 있으며 그녀의 건강 상태와 기능적인 효용성은 향상되고 있다. 그녀의 부모님은 지지를 매우 잘 해주며, 학교는 그녀의 교육 프로그램에 대해 수정을 요청할 때 그녀의 요구를 기꺼이 수용할 것으로 보인다.

예후

질문 안내

1. 사라의 건강관리를 통해 활동적인 참여가 향상되는 것은 무엇입니까?
2. 약과 재활에 관한 최상의 POC는 무엇입니까?

질문 1: 류마티스 팀은 부적절한 질병관리와 치료 요법에 대한 잘못된 준수가 사라의 현재 문제에 기여했다고 믿고 있다. 그들은 만약 사라가 그녀 자신의 건강관리에 있어서 더 많이 참여했다면 준수가 향상되었을 것이라고 생각한다. 사라는 그녀의 가족과 친구들과 함께하는 체육교육과 스포츠에 참가를 원한다고 말했다. 그녀는 또한 내년에 고등학교에 도전하는 것과 신체적인 조정에 대하여 걱정하고 있다. 아동 생활 전문가는 JIA가 정기적으로 약물을 사용하고 운동 요법을 준수함으로써 JIA가 더 잘 통제되는 경우 어떻게 목표를 달성할 수 있는지 이해하도록 도와주었다.

질문 2: 이 팀은 사라의 관절염과 기능 상태가 IA 주사, 에타너셉트(Enbrel™) 추가, NSAID 처방 및 일일 운동요법에 대한 준수 향상으로 개선될 것이라고 믿었다.[31] 사라는 6개월 간의 계약에 동의했으며, 그녀의 목표, 치료 목표 및 이것을 달성하기 위한 POC를 나열하였다. 중간 재평가는 3개월에 계획되었다. 포함되어 있는 계약: (1) 그녀의 완전한 약물 요법 따르기, (2) 집에서 관절 가동범위와 근력을 위한 운동 실시하기 (3) 물리치료사에 의해서 고안된 유산소 프로그램에 참가하기. 그녀는 또한 잠자는 동안 밤마다 레스팅 스프린트(resting splient)를 사용하는 것에 동의하였다. 사라와 그녀의 부모님은 관절 가동범위와 힘을 향상시킬 목적으로 물리치료사와 작업치료사의 일주일에 2번 3개월 동안 직접적인 시도에 동의하였고, 또한, 그녀의 부모님은 사라가 체육교육에 안전하게 참가하도록 하기 위해서 활동에 대한 수정을 논의하기 위해 학교 체육교육지도사와 함께 임상의 물리치료사와 작업치료사와 함께 의논하는 것에 대해 허락되었다.

예상 결과(3개월 후 방문에서 관찰된 목표에 대한 과정으로 6개월 안에 달성할 목표)

- 약물에 대한 준수 개선은 질병 관리 개선, 관절 통증 감소, 신체 기능 개선 및 건강과 관련된 삶의 질로 이어져야 한다.
  - 목표: 사라는 한 부모에 의해 확인된 항목과 함께 일일 기록에 근거한 약물요법 준수로 적어도 75% 향상되는 것을 보여줍니다.
  - 목표: 사라는 그녀 스스로 작성한 CATCHAQ38장애지수에서 ≥0.13의 감소를 기반으로 필요하고 원하는 활동을 실시할 수 있는 증가된 효용성을 증명합니다.
  - 목표: 사라의 자체보고 건강과 관련된 삶의 질 점수는 QOML VAS에서 11mm 이상 증가한 점수를 바탕으로 개선점을 보여줍니다.
- 사라의 보행 패턴은 관절 주사와 지지치료를 통해서 향상될 것입니다.
  - 목표: 사라는 관찰된 보행분석과 발자국 기록을 기초로 한 보폭과 걸음에서 걷는 속도와 대칭성이 되는 것을 증명할 것입니다.
- 사라는 일주일에 두 번 실시된 신체조절 요법을 통해 성과와 관련된 신체 운동을 향상할 수 있음을 활용할 수 있는 증거를 시사합니다.
  - 목표: 사라의 6MWD는 6MWT에서 건강한 아이들은 위한 최소검출 가능한 변화(MDC)에서 적어도 46미터 향상할 수 있을 것이다.
  - 목표: 사라는 값이 높을수록 피로도가 더 높은 100-mm VAS를 사용하여 스스로 작성한 보고서를 기반으로 신체적인 활동으로 인한 피로도가 줄어든다는 것을 증명할 수 있을 것입니다.
- 매일 관절 가동범위와 유연성 운동은 관절의 가동범위와 연부조직의 신장성이 향상하게 되고, 뻣뻣함과 통증을 감소시키는 결과를 주게 됩니다.
  - 목표: 관절 각도기로 측정한 것을 기반으로 사라는 어깨, 엉덩이, 무릎과 발목의 수동적인 관절 가동범위가 향상될 것을 증명할 것입니다.
- 향상된 신체의 상태는 사라가 그녀의 가족과 친구들과 함께 신체적인 활동에 참가하는 것을 허락해야한 합니다. 사라는 일일 유제품(dairy)을 이용해 진행상황을 기록할 것이다.
  - 목표: 사라는 매주 모든 체육교육활동의 적어도 75%에 수정여부와 관계없이 능동적으로 참가할 것입니다.
  - 목표: 사라는 적어도 1시간 정도 매주 가족 또는 친구와 함께 적어도 한 개의 레크레이션 PA에 참가할 것입니다.

중재 계획

무릎, 오른쪽 손목과 오른쪽 발목에 IA주사를 한 후에 사라는 하루동안 체중지지를 하지 않았습니다. 수정된 PA 1주일 후, 그녀는 모든 일반적인 활동을 다시 시작했습니다.

협응, 커뮤니케이션, 문서화

류마티스 팀은 사라와 그녀의 부모와 함께 치료 계획에 대한 준수를 향상시킬 기술을 결정했습니다. 간호사는 사라와 그녀의 부모님에게 매주 안전하고 올바르게 에타너셉트 주사를 투여하는 것과 NSAID 복용에 대한 정확한 처방을 따라야 하는 이유에 대한 지식을 제공했습니다. 물리치료사는 사라의 운동에 대한 서면 및 구두지시, 시연 및 삽화를 제공했습니다. 작업치료사는 새로운 레스팅 스트린트를 만들었고 사라에게 일상생활 동작을 실행하기 위한 그녀의 능력을 향상시켜 주는 보조적인 기구를 주었습니다. 아동 생활전문가는 사라가 약을 복용하는 계획을 세우고, 매일 그녀의 약, 보조기 사용, HEP, 체육교육 및 레크레이션 활동을 기록하는 것을 유지하는 것을 도왔습니다. 일기의 각 섹션은 사라의 의견을 위한 공간을 포함했습니다. 그녀는 그녀의 프로그램과 증상에 대한 질문으로 팀에게 연락하는 것에 대해 용기를 내었습니다. 사라와 그녀의 부모의 허락 하에 이 팀은 물리치료사 및 작업치료사 평가 사본을 학교에 보냈고 체육교육 강사에게 사라가 그녀의 참여를 높일 수 있도록 활동을 조정하기 위해 임상의 물리치료사와 상담하도록 요청했습니다.

환자 교육

임상의 물리치료사는 사라와 그녀의 부모님과 함께 신체검사에 대한 결과를 논의했습니다. 그녀는 관절과 근육에 관절염, 통증과 뻣뻣함에 대한 잠재적인 원인과 이차적인 문제 및 부족한 운동 허용능력과 결손된 운동 능력에 대한 영향에 대해 논의했습니다. 그녀는 사라가 현재의 기능적인 문제가 제한된 관절 움직임과 연부조직 신장성, 통증, 및 부족한 유산소와 근육의 운동과 연관되어 있을 것이라고 설명했습니다. 그녀는 중재가 이러한 손상을 줄일 것이라고 설명했습니다. 치료 프로그램은 또한 사라를 위한 어려운 활동의 연습을 포함하고 있습니다.

절차적 중재

- 일주일에 두 번 30에서 45분의 직접적인 물리치료와 HEP의 지도

손상된 관절 움직임과 근육 기능을 위한 중재

직접 치료: 모든 활동을 하는 동안 복부근육을 사용함으로써 몸통과 요추의 조절을 유지하는데 있어서 초기 지도

1. 어깨 굴곡, 견갑골면의 외전, 견갑골에 대한 내회전과 외회전에 대한 능동 보조 가동범위
2. 엎드린 자세에서 견갑골 운동 과정: 벽에 기대서 서있는 자세에서 견갑골 운동 진행; 사라가 통증 또는 보상 움직임없이 실행할 수 있을 때 휴대용 등을 사용하여 진행합니다.
3. 전거근의 능동 보조 가동범위와 능동 운동범위; 저항에 대항한 운동으로 진행합니다.
4. 목의 안정성을 향상시키기 위한 등척성 운동에 대한 지도
5. 상호억제와 자기억제를 이용한 짧아진 광배근, 어깨 바깥쪽 회전근과 뒤쪽 관절낭, 엉덩이 굴곡근, 슬와근, 오른쪽 가자미근을 위한 스트레칭
6. 오른쪽 대퇴 근막 장근 스트레칭
7. 엉덩이 신전근, 깊은 외회전근과 외전근을 위한 스트레칭
   - 각 근육그룹을 위한 올바른 기술을 가르치기 위해 능동 관절 가동범위로 시작하기
   - 가벼운 무게 또는 탄성 밴드를 사용하여 등급 저항 운동 실시
   - 등급 스쿼트, 런지 및 근력, 지구력과 하지근력의 조절을 향상시키기 위한 훈련 "단계"를 포함하는 닫힌 사슬 운동
8. 하지 체중 부하, 걸음과 보폭을 향상시키기 위한 보행 훈련

손상된 운동능력을 다루기 위한 중재

1. 관절 가동범위와 근력 향상과 통증 감소를 위한 고유수용성 감각, 민첩성 및 협응력을 향상시키기 위한 활동
2. 시간제한 걷기를 통해서 걷는 속도를 증가시키기 위한 보행 훈련
3. 체활동과 레크레이션 스포츠에서 안전한 참가를 위한 활동 또는 특별한 스포츠 훈련

가정운동프로그램

1. 관절염을 가진 아이 키우기에서 삽화를 이용하여 경추, 어깨, 손목, 엉덩이, 무릎 및 발목과 연관된 매일의 능동 관절 가동범위 운동
2. 일일 유산소 활동(사라의 선택), 적어도 하루에 30분까지 점차적으로 증가시키는 것과 그녀의 나이를 기반으로 한 HRmax의 적어도 75%의 강도

추천

1. 요족 기형과 중족 지절 관절아래 통증 감소를 위해서 깔창을 주문하기 위한 보장구 전문가 추천하기
2. 학교 버스나 자동차에서 달릴 때 반경식 경추 보호대와 책을 읽을 때 목의 좌상감소를 위해 책상 상단에 이젤 권장

재검사

사라는 3개월의 류마티스 예약 후에 임상의 물리치료사를 만났다. 그녀는 수업 시작전에 학교에서 일주일에 두 번 물리치료를, 작업치료는 학교 시간에 일주일에 한번 받고 있다고 보고했습니다. 그녀는 또한 각 주에 모든 체육수업에 참석하고 약간의 수정으로 활동의 약 50%에 참가합니다. 학교 체육수업 지도자와 물리치료사는 사라의 대근육 운동 능력의 향상과 그녀의 반 친구들과 함께 참가하기 위해 어려운 활동에 적응시키기 위해 함께 협력하고 있습니다.

재검사의 결과

활동과 참여

1. 사라의 CATCHAQ38장애지수는 1.50에서 1.30으로 감소했으며, ≥0.13의 임상적으로 중요한 개선은 보고된 최소값을 초과하고 있습니다
2. 그녀의 스스로 작성한 건강과 관련된 삶의 질은 40에서 70mm로 향상되었고, 그녀는 그녀의 마지막 병원 방문 이후로 그녀의 삶이 다소 나아졌다고 보고했습니다.

신체 구조와 기능

1. 활성 관절 질환의 징후
   - 오른쪽 무릎을 수동적으로 움직일 때 압통 또는 통증이 없이 가벼운 부종이 나타났다.
2. 관절가동범위, 유연성 및 관절 정렬
   - 경추의 능동 관절 가동범위에는 변화가 없지만, 어떠한 c/o POM도 없다.

- (오른쪽)어깨의 수동 관절 가동범위: 끝범위에서 스트레스 통증이 있는 0에서 170°
- 손목 DF: (오른쪽) 0에서 60°, (왼쪽) 0에서 60°
- 수동적인 엉덩이 신전 제한: 5°
- (오른쪽) 발목 수동적관절가동범위: PF = 0에서 40°; 신전된 무릎으로 DF = 0에서 5°
- 수동적인 종골의 증가된 외반: 0에서 5°

3. 서 있는 자세
   - 사라는 비록 그녀가 그녀의 복부근육을 관여시킴으로 올바른 자세를 요청했지만, 골반 전방 경사와 요추 전만이 증가된 채로 서 있는 것을 계속했다.
   - 맨발일 때, 사라는 발의 바깥쪽에 그녀의 체중을 대부분을 지지하면서 서 있는 것을 계속했다; 그녀의 맞춤형 신발 내 보조기와 스니커즈를 신었을 때는 그녀의 체중은 발바닥 바닥면에 전체적으로 고르게 분포되어 있다.
4. 근력과 유연성
   - 악력: (오른쪽)100/20mmHg(20lb); (왼쪽) 140/20mm Hg(30lb)
   - 사라의 학교 물리치료사에 의해 보고된 체육교육의 점수가 향상되었다.
     - 컬-업 테스트: 8에서 12로 증가되었다(HFS = 18)
     - 수정된 풀-업 테스트: 1에서 5로 증가되었다. (HFS = ≥4)
     - 앉기 & 뻗치기 테스트: 8″에서 9″로 증가되었다. (HFS = 10″)
5. 6MWD은 550m에서 610m로 증가하였고, 48m의 MDC를 넘고 있다.
6. 보행속도는 75cm/sec에서 110cm/sec로 증가하였다. 보행패턴은 발뒤꿈치 닿기의 개선, 중간 입각기 동안 발의 바닥면에 고르게 분포된 무게, 말기 입각기에서 전족부의 중간면에서 발끝으로 발바닥 밀기의 개선과 엉덩이 신전 및 보폭의 증가를 보여준다.

결과

1. 사라의 약과 활동 일기에 대한 검토는 그녀의 약 처방과 HEP 프로그램을 지키는 것이 향상되었다고 지적했다; 이것은 사라의 부모님에 의해서 지지되었고 뿐만 아니라 활동적인 관절염에 대한 징후가 감소된 것과 대부분의 관절에서 관절 가동범위가 향상되었다.
2. 지난주에 스스로 보고한 가장 나쁜 통증은 향상된 질병 조절을 반영하는 VASs에서 60mm에서 40mm으로, 가장 나쁜 피로도는 50mm에서 20mm으로 나타났다.
3. PF 점수, 보행 속도 및 6MWD가 향상되면 운동 프로그램 준수가 향상되어 체력이 증가한다.
4. 그녀의 신체 기능과 QOL의 임상적으로 의미있는 개선은 그녀의 건강 상태 및 상태 관리 능력에 대한 지원을 제공한다.

계획

사라의 신체적인 상태를 향상시키기 위한 기초로서, 임상의 치료사가 유산소 운동 및 근력과 대근육운동 숙련을 증가시키는 것을 강조하면서 학교에서 직접적인 물리치료를 계속하는 것을 추천했다. 그녀는 또한 학교의 물리치료사와 체육교육 지도자는 학교에서 교내리그에 참가하도록 하기 위해 야구를 위한 특별한 훈련을 위해 사라와 함께 협력할 것을 제안했다. 재평가는 3개월 안에 그녀의 다음 병원 약속으로 계획되었다.

참고문헌

1. Prakken B, Albani S, Martini A. Juvenile idiopathic arthritis. *Lancet*. 2011;377:2138–2149.
2. Ravelli A, Martini A. Juvenile idiopathic arthritis. *Lancet*. 2007; 369:767–778.
3. Cassidy JT, Levinson JE, Bass JC, et al. A study of classification criteria for a diagnosis of juvenile rheumatoid arthritis. *Arthritis Rheum*. 1986;29:274–281.
4. Kahn P. Juvenile idiopathic arthritis—an update on pharmacotherapy. *Bul NYU Hosp Jt Dis*. 2011;69(3):264–276.
5. Weiss JA, Ilowite NT. Juvenile idiopathic arthritis. *Arthritis Rheum Dis Clin N Am*. 2007;33(3):441–470.
6. Cannizzano E, Schroeder S, Muller LM, et al. Temporomandibular joint involvement in children with juvenile idiopathic arthritis. *J Rheumatol*. 2011;38(3):510–515.
7. American Academy of Pediatrics section on rheumatology and section on ophthalmology: guidelines for ophthalmologic examinations in children with juvenile rheumatoid arthritis. *Pediatrics*. 1993;92:295–296.
8. Al-Matar MJ, Petty RE, Tucker LB, et al. The early pattern of joint involvement predicts disease prognosis in children with oligoarticular (pauciarticular) juvenile rheumatoid arthritis. *Arthritis Rheum*. 2002;46(10):2708–2715.
9. Rosenberg AM, Petty RE. A syndrome of seronegative enthesopathy and arthropathy in children. *Arthritis Rheum*. 1982;25:1041–1047.
10. Colbert RA. Classification of juvenile spondyloarthritis: enthesitis-related arthritis and beyond. *Nat Rev Rheumatol*. 2010;6(8):477–485.
11. Petty RE, Southwood TR, Manners P, et al. International league of associations for rheumatology classification of juvenile idiopathic arthritis: second revision, Edmonton, 2001. *J Rheumatol*. 2004;31:390–392.
12. Gomez KS, Raza K, Jones SD, et al. Juvenile onset ankylosing spondylitis—more girls than we thought? *J Rheumatol*. 1997;24:735–737.
13. Tse Sm, Laxar RM. Juvenile spondyloarthropathy. *Curr Opin Rheumatol*. 2003;15:374–379.
14. Oen K, Cheang M. Epidemiology of chronic arthritis in childhood. *Semin Arthritis Rheum*. 1996;26:575–591.
15. Manners PJ, Bower C. Worldwide prevalence of juvenile arthritis—why does it vary so much? *J Rheumatol*. 2002;29:1520–1530.
16. Helmick GG, Felson DT, Lawrence RC, et al. Estimates of the prevalence of arthritis and other rheumatic conditions in the United States. *Arthritis Rheum*. 2008;58:15–25.
17. Sacks JJ, Helmick CG, Luo YH, et al. Prevalence and annual ambulatory health care visits for pediatric arthritis and other rheumatologic conditions in the United States in 2001–2004. *Arthritis Rheum*. 2007;57:1439–1445.

18. Cassidy JT, Petty RE. *Textbook of Pediatric Rheumatology*. 4th ed. Philadelphia, PA: W.B. Saunders; 2001.
19. Hochberg MC, Linet MS, Sills EM. The prevalence and incidence of juvenile rheumatoid arthritis in an urban black population. *Am J Public Health*. 1983;73:1202–1203.
20. Sullivan DB, Cassidy JT, Petty RE. Pathogenic implications of age onset in juvenile rheumatoid arthritis. *Arthritis Rheum*. 1975;18:251–255.
21. Clemans LE, Albert E, Ansell BM. Sibling pairs affected by chronic arthritis of childhood: evidence for a genetic predisposition. *J Rheumatol*. 1985;12:108–113.
22. Murray KJ, Moroldo MB, Donnelly P, et al. Age-specific effects of juvenile rheumatoid arthritis-associated HLA alleles. *Arthritis Rheum*. 1999;42:1843–1853.
23. Burnham JM, Shultz J, Dubner SE, et al. Childhood onset arthritis is associated with an elevated risk of fracture: a population-based study using the General Practice Research Database. *Ann Rheum Dis*. 2006;1074–1079.
24. Burnham JM, Shultz J, Dubner SE, et al. Bone density, structures, and strength in juvenile idiopathic arthritis. *Arthritis Rheum*. 2008;58(8):2518–2527.
25. Kotaniemi A, Savolainen A, Kroger H, et al. Weight-bearing physical activity, calcium intake, systemic glucocorticoids, chronic inflammation, and body constitution as determinants of lumbar and femoral bone mineral in juvenile chronic arthritis. *Scand J Rheumatol*. 1999;28:19–26.
26. Henderson C, Lovell D. Assessment of protein-energy malnutrition in children and adolescents with juvenile rheumatoid arthritis. *Arthritis Care Res*. 1989;2(4):108–113.
27. Wallace CA, Ravelli A, Huang B, et al. Prelimiary calidation of clinical remission criteria using the OMERACT filter for select categories of juvenile idiopathic arthritis. *J Rheumatol*. 2006;33(4):1789–795.
28. Gianinni EH, Ruperto N, Ravelle A, et al. Prelimiary definition of improvement in juvenile arthritis. *Arthritis Rheum*. 1997; 40(70):1202–1209.
29. Kahn P, Imundo L. Juvenile rheumatoid arthritis and spondyloarthropathy syndromes. In Burg F, Ingelfinger J, Polin R, et al, eds. *Current Pediatric Therapy*. Philadelphia, PA: Saunders Elsevier; 2006.
30. Haskers PJ, Laxer RM. Medical treatment of juvenile idiopathic arthritis. *JAMA*. 2005;294(13):1671–1684.
31. Beukelman T, Patkar NM, Saag KG, et al. American College of Rheumatology recommendation for the treatment of juvenile idiopathic arthritis: initiation and safety monitoring of therapeutic agents for the treatment of arthritis and systemic features. *Arthritis Care Res*. 2001;63(4):465–482.
32. Sherry DD, Stein LD, Reed Am, et al. Prevention of leg length discrepancy in young children with pauciarticular juvenile rheumatoid arthritis by treatment with intra-articular steroids. *Arthritis Rheum*. 1999;42:2330–2334.
33. Brostrom E, Hagelberg S, Haglund-Akerlind Y. Effect of joint injections in children with juvenile idiopathic arthritis: evaluation of 3-D gait analysis. *Acta Paediatr*. 2004;93:906–910.
34. Zulian F, Martini G, Gobber D, et al. Triamcinolone acetonide and hexacetonide intra-articular treatment of symmetrical joints in juvenile idiopathic arthritis: a double-blind trial. *Rheumatol (Oxford)*. 2004;43(10):1288–1291.
35. Huppertz JI, Tschammler A, Horowitz AE, et al. Intra-articular corticosteroids for chronic arthritis in children: efficacy and effects on cartilage and growth. *J Pediatr*. 1995;127(2):317–321.
36. Gianinni EH, Brewer EJ, Kuzmina N, et al. Methotrexate in resistant juvenile rheumatoid arthritis. Results of the U.S.A.–U.S.S.R. double-blind, placebo-controlled trial. The Pediatric Rheumatology Collaborative Study Group and The Cooperative Children's Study Group. *N Engl J Med*. 1992;326(16):1043–1049.
37. Gianinni EH, Cassidy JT, Brewer EJ, et al. Comparative efficacy and safety of advanced drug therapy in children with juvenile rheumatoid arthritis. *Semi Arthritis Rheum*. 1993;23(1):34–46.
38. Foell D, Frosch M, Schulze zuk Wiesch A, et al. Methotrexate treatment in juvenile idiopathic arthritis: when is the right time to stop? *Ann Rheum Dis*. 2004;63(2):206–208.
39. Lovell DJ, Reiff A, Ilowite NT, et al. Safety and efficacy of up to eight years of continuous etanercept therapy in juvenile rheumatoid arthritis. *Arthritis Rheum*. 2008;58(5):1496–1504.
40. Vojvodich PF, Hansen JB, Andersson U, et al. Etanercept treatment improves longitudinal growth in prepubertal children with juvenile idiopathic arthritis. *J Rheumatol*. 2007;34(12):2481–2485.
41. Robinson RF, Hahata MC, Hayes JR, et al. Quality of life measurements in juvenile rheumatoid arthritis patients treated with etanercept. *Clin Drug Investig*. 2003;23(8):511–518.
42. Gianinni EH, Iliowite NT, Lovell DJ, et al. Effects of long term etanercept treatement on growth in selected categories of juvenile idiopathic arthritis. *Arthritis Rheum*. 2010;62(11):3259–3264.
43. Lovell DJ, Ruperto N, Goodman S, et al. Adalimumab with or without methotrexate in juvenile rheumatoid arthritis. *N Engl J Med*. 2008;359(8):810–820.
44. Ravelli A. Toward an understanding of the long-term outcome of juvenile idiopathic arthritis. *Clin Exp Rheumatol*. 2004;22(3):271–275.
45. Oen K. Long-term outcomes and predictors of outcomes for patients with juvenile idiopathic arthritis. *Best Pract Res Clin Rheumatol*. 2002;16:347–360.
46. Wallace CA, Huang B, Bandeira M, et al. Patterns of clinical remission in select categories of juvenile idiopathic arthritis. *Arthritis Rheum*. 2005;52:3554–3562.
47. Ravelli A, Martini A. Early predictors of outcome in juvenile idiopathic arthritis. *Clin Exp Rheumatol*. 2003;21(5)(suppl 31):S89–S93.
48. Spencer CH, Berstein BH. Hip disease in juvenile rheumatoid arthritis. *Curr Opin in Rheumatol*. 2002;4:536–541.
49. Amine B, Rostom S, Benhouazza K, et al. Health related quality of life survey about children and adolescents with juvenile idiopathic arthritis. *Rheumatol Int*. 2009;29:275–279.
50. Oen K, Malleson PN, Cabral DA, et al. Disease course and outcome of juvenile rheumatoid arthritis in a multi-center cohort. *J Rheumatol*. 2002;29:1989–1999.
51. Oliveria S, Ravelli A, Pistoria A, et al. Proxy health-related quality of life of patients with juvenile idiopathic arthritis: the Pediatric Rheumatology International Trials Organization (PRINTO) multinational quality of life study. *Arthritis Rheum*. 2007;57(1):35–43.
52. Arkela-Kautiainen M, Haapassari J, Kautiainen H, et al. Favorable social functioning and health-related quality of life of patients with juvenile idiopathic arthritis in early adulthood. *Arthritis Rheum*. 2005;65(6):875–880.
53. Boiu S, Marniga E, Bader-Meunier B. Functional status in severe juvenile idiopathic arthritis in the biologic treatment era: on assessment in a French paediatric rheumatology referral centre. *Rheumatol*. 2012;51:1285–1292.
54. Halberg M, Herneff G. Improvement of functional ability in children with juvenile idiopathic arthritis by treatment with etanercept. *Rheumatol Int*. 2009;30:229–238.
55. Gerhardt CA, McGoren KD, Vannatta K, et al. Educational and occupational outcomes among young adults with juvenile idiopathic arthritis. *Arthritis Care Res*. 2008;59(10):1385–1396.
56. Ringold A, Wallace CA, Rivara FP. Health-related quality of life, physical function, fatigue, and disease activity in children with established polyarticular juvenile idiopathic arthritis. *J Rheumatol*. 2009;36:130–1336.

57. Magni-Maazemi S. A longitudinal analysis of physical functional disability over the course of juvenile idiopathic arthritis. *Ann Rheum Dis*. 2008;67:1159–1164.
58. Cabral DA, Oen KG, Petty RE. SEA syndrome revisited: a long-term follow-up of children with a syndrome of seronegative entheosopathy and arthropathy. *J Rheumatol*. 1992;19:1282–1285.
59. Selvang AM, Lien G, Sorskaar D, et al. Early disease course and predictors of disability in juvenile rheumatoid arthritis and juvenile spondyloarthropathy: a 3-year prospective study. *J Rheumatol*. 2005;32:1122–1130.
60. Flato B, Hoffman-Vold AM, Reif A, et al. Long-term outcome and prognostic factors in enthesitis-related arthritis: a case control study. *Arthritis Rheum*. 2006;54:3573–3582.
61. Lillemore B, Damgard M, Andersson-Gare B, et al. HLA B27 predicts a more extended disease with increasing age at onset in boys with juvenile idiopathic arthritis. *J Rheumatol*. 2008;35:2055–2061.
62. Burgos-Vargas R, Clark J. Axial involvement in the seronegative enthesopathy and arthropathy syndrome and its progression to ankylosing spondylitis. *J Rheumatol*. 1989;16:192–197.
63. Morrison CD, Bundy RC, Fisher AG. The contribution of motor skills and playfulness to the play performance of preschoolers. *Am J Occup Ther*. 1991;45:687–694.
64. Lineker SC, Badley EM, Dalby DM. Unmet service needs of children with rheumatic diseases and their parents in a metropolitan area. *J Rheumatol*. 1996;23:1054–1058.
65. Singh G, Athreya B, Fries J, et al. Measurement of health status in juvenile rheumatoid arthritis. *Arthritis Rheum*. 1994;37:1761–1769.
66. Ruperto N, Ravelli A, Pistorio A, Malattia C et al. Cross-cultural adaptation and psychometric evaluation of the Childhood Health Assessment Questionnaire (CHAQ) and the Child Health Questionnaire (CHQ) in 32 countries. Review of the general methodology. *Clin Exp Rheumatol*. 2001 Jul–Aug;19 (4 Suppl 23):S1–9.
67. Dempster H, Porpera M, Young N, et al. The clinical meaning of functional ourcome scores in children with juvenile arthritis. *Arthritis Rheum*. 2001;44:1768–1774.
68. Lam C, Young N, Maruahn J, et al. Revised versions of the Childhood Health Assessment Questionnaire (CHAQ) are more sensitive and suffer les from a ceiling effect. *Arthritis Care Res*. 2004;51:881–889.
69. Lovell DJ, Howe S, Shear E. Development of a disability measurement tool for juvenile rheumatoid arthritis: the Juvenile Arthritis Functional Assessment Scale. *Arthritis Rheum*. 1989;32:1390–1395.
70. Duffy CM, Arsenault HL, Duffy KN, et al. The Juvenile Arthritis Quality of Life Questionnaire—development of a new responsive index for juvenile rheumatoid arthritis and juvenile spondyloarthritides. *J Rheumatol*. 1997;24(4):738–746.
71. Varni J, Seid M, Smith Knight T, et al. The PedsQL in pediatric rheumatology: reliability, validity, and responsiveness of the Pediatric Quality of Life Inventory generic core scales and rheumatology module. *Arthritis Rheum*. 2002;46:714–725.
72. Gong GUK, Young NI, Dempster H, et al. The quality of my life questionnaire: minimal clinically important difference for pediatric patients. *J Rheumatol*. 2007;34:581–587.
73. Coster W, Deeney T, Haltiwanger J, et al. *School Function Assessment*. Boston, MA: Harcourt Brace & Co; 1998.
74. Smythe H, Helewa A. Assessment of joint disease. In Walker J, Helewa A, eds. *Physical Therapy in Arthritis*. Philadelphia, PA: WB Saunders; 1996.
75. Janow GL, Panghaal V, Frinh A, et al. Detection of active disease in juvenile idiopatic arthritis: sensitivity and specificity of the physical exam vs ultrasound. *J Rheumatol*. 2011;38(12):2671–2674.
76. Nistala K, Babar J, Johnson K, et al. Clinical assessment and core outcome variables are poor predictors of hip arthritis diagnosis by MRI in juvenile idiopathic arthritis. *Rheumatol(Oxford)*. 2007;46(4):699–702.
77. Bekkering WP, ten Cate R, van Suijlekom-Smit LW, et al. The relationship between impairments in joint function and disabilities in independent function in children with systemic idiopathic arthritis. *J Rheumatol*. 2001;28:1099–1105.
78. Brewer EJ, Gianinni EH. Standard methodology for segment I, II, and III pediatric rheumatology collaborative study group studies. I. Design. *J Rheumatol*. 1982;9:109–113.
79. Epps H, Hurley M, Utley M. Development of a single score to assess global range of motion in juvenile idiopathic arthritis. *Arthritis Care Res*. 2002;47:398–402.
80. Len C, Ferraz M, Goldenberg J, et al. Pediatric Escola Paulista de Medicina range of motion scale: a reduced joint count score for general use in juvenile rheumatoid arthritis. *J Rheumatol*. 1999;26:909–913.
81. Hendrengren E, Knutson LM, Haglund-Akerlind Y, et al. Lower extremity isometric torque in children with juvenile rheumatoid arthritis. *Scand J Rheumatol*. 2001;30:69–76.
82. Lechner DE, McCarthy CF, Holden MK. Gait deviations in patients with juvenile rheumatoid arthritis. *Phys Ther*. 1987;67:1335–1341.
83. Klepper S, Darbee J, Effgen S, et al. Physical fitness levels in children with polyarticular juvenile rheumatoid arthritis. *Arthritis Care Res*. 1992;5:93–100.
84. van Brussel M, Lelieveld OT, van der Net JJ, et al. Aeroibc and anaerobic capacity in children with juvenile idiopathic arthritis. *Arthritis Care Res*. 2007;57:891–897.
85. Lelieveld OT, van Brussel M, Takken T, et al. Aerobic and anaerobic capacity in adolescents with juvenile idiopathic arthritis. *Arthritis Care Res*. 2007;57:898–904.
86. Fan J, Wessel J, Ellsworth J. The relationship between strength and function in females with juvenile rheumatoid arthritis. *J Rheumatol*. 1998;3:1399–1405.
87. Takken T, van der Net J, Helders P. Relationship between functional ability and physical fitness in juvenile rheumatoid arthritis. *Scand J Rheumatol*. 2003;32:174–178.
88. Dunn W. Grip strength of children aged 3 to 7 years using a modified sphygmomanometer: comparison of typical children and children with rheumatic disease. *Am J Occup Ther*. 1993;47:421–428.
89. Giannini MJ, Protas EJ. Comparison of peak isometric knee extensor torque in children with and without juvenile arthritis. *Arthritis Care Res*. 1993;6:82–88.
90. Wessel J, Kaup C, Fin J, et al. Isometric strength measurements in children with arthritis: reliability and relation to function. *Arthritis Care Res*. 1999;12:238–246.
91. Faigenbaum AD, Milliken LA, Laud Rl, et al. Comparison of 1 and 2 days per week of strength training in children. *Res Q Exerc Sport*. 2002;73(4):416–424.
92. Takken T, Hemel A, van der Net JJ, et al. Aerobic fitness in children with juvenile idiopathic arthritis. *J Rheumatol*. 2002;29:2643–2647.
93. Giannini MJ, Protas EJ. Aerobic capacity in juvenile rheumatoid arthritis patients and healthy children. *Arthritis Care Res*. 1992;4:131–135.
94. Hebestreit H, Muller-Scholden J, Huppertz HI. Aerobic fitness and physical activity in patients with HLA-B27 positive juvenile spondyloarthropathy that is inactive or in remission. *J Rheumatol*. 1998;25:1626–1633.
95. Helders PJ, Klepper SE, Takken T, et al. Juvenile idiopathic arthritis. In Campbell SK, Palisano RJ, Orlin MN, eds. *Physical Therapy for Children*. St. Louis, MO: Elsevier Saunders; 2012.

96. American Thoracic Society. ATS statement: guidelines for the six-minute walk test. *Am J Respir Crit Care Med.* 2002;166:111–117.
97. Klepper SE, Muir N. Reference values on the 6-minute walk test for children living in the United States. *Ped Phys Ther.* 2011;23:32–40.
98. Lelieveld OT, Takken T, van der Net JJ, et al. Validity of the 6-minute walking test in juvenile idiopathic arthritis. *Arthritis Care Res.* 2005;53:304–307.
99. Paap E, van der Net JJ, Helders PJ, et al. Physiologic response of the six-minute walk test in children with juvenile idiopathic arthritis. *Arthritis Care Res.* 2005;53:351–356.
100. Kimura Y, Walco G. Treatment of chronic pain in pediatric rheumatic disease. *Nature Clinical Practice Rheumatol.* 2007;3(4):210–218.
101. Anthony KK, Schanberg L. Pain in children with arthritis: a review of the current literature. *Arthritis Rheum (Arthritis Care Res).* 2003;49:272–279.
102. Lovell DJ, Walco GW. Pain associated with juvenile rheumatoid arthritis. *Pediatr Clin N Am.* 1989;36:1015–1027.
103. Schanberg L, Anthony KK, Gil KM, et al. Daily pain and symptoms in children with polyarticular arthritis. *Arthritis Rheum.* 2003;48:1390–1397.
104. Aviel YB, Stremler R, Bensler SM, et al. Sleep and fatigue and the relationship to pain, disease activity and quality of life in juvenile idiopathic arthritis and juvenile dematomyositis. *Rheumatol.* 2011;50:2051–2060.
105. Hogeweg JA, Kuis W, Huygen AC, et al. The pain threshold in juvenile chronic arthritis. *Br J Rheumatol.* 1995;4:61–67.
106. Thatsum M, Zachariae R, Scholer M, et al. Cold pressor pain: comparing responses of juvenile rheumatoid arthritis patients and their parents. *Scand J Rheumatol.* 1997;26:272–279.
107. Hogeweg JA, Kuis W, Oostendorp RA, et al. General and segmental reduced pain thresholds in juvenile chronic arthritis. *Pain.* 1995;62:11–17.
108. Jaworski TM, Bradley LA, Heck LW, et al. Development of an observational method for assessing pain behaviors in children with juvenile rheumatoid arthritis. *Arthritis Rheum.* 1995;38:1142–1151.
109. Beyer JE, Denyes MJ, Villarruel AM. The creation, validation, and continuing development of the Oucher: a measure of pain intensity in children. *J Pediatr Nurs.* 1992;7:335–346.
110. Wong DL, Baker CM. Pain in children: comparison of assessment scales. *Pediatr Nurs.* 1988;14:9–17.
111. Hester NO, Foster R, Kristensen K. Measurement of pain in children: generalizability and validity of the pain ladder and the poker-chip tool. In: Tyler DC, Kane EJ, eds. *Advances in Pain Research and Therapy*. New York, NY: Raven Press; 1990.
112. Varni JW, Thompson KL, Hanson V. The Varni/Thompson pediatric pain questionnaire. I. Chronic musculoskeletal pain in juvenile rheumatoid arthritis: an empirical model. *Pain.* 1987;28:27–38.
113. Frigo C, Bardare M, Corona F, et al. Gait alteration in patients with juvenile idiopathic arthritis: a computerized analysis. *J Orthopedic Rheumatol.* 1996;9:82–90.
114. Brostrom E, Haglund-Akerlind Y, Hagelberg S, et al. Gait in children with juvenile chronic arthritis. Timing and force parameters. *Scand J Rheumatol.* 2002;31:317–323.
115. Hartman M, Kreupointner F, Haefner R, et al. Effects of juvenile idiopathic arthritis on kinematics and kinetics of the lower extremities call for consequences in physical activity recommendations. *Int J Pediatr*. 2010; pii 835984. Available at: http://www.ncbi.nlm.nih=.gov/pubmed/20862334. Accessed October 19, 2012.
116. Dekker M, Hoeksma AF, Dekker JHM, et al. Strong relationships between disease activity, foot-related impairments, activity limitations and participation restrictions in children with juvenile idiopathic arthritis. *Clin Exp Rheumatol.* 2012;28:905–911.
117. Hendry G, Gardner-Medwin J, Watt GF, et al. A survey of foot problems in juvenile idiopathic arthritis. *Musculoskeletal Care.* 2008;6(4):221–232.
118. Adams MA. *Clinical Gait Measurement with Pedographs.* 1st ed. Bellevue, WA: Pickle Point Press; 2005.
119. Oosterweld FG, Rasker JJ. Effects of local heat and cold treatment on intra-articular temperature of arthritis knees. *Arthritis Rheum.* 1994;37:1578–1582.
120. Wiltink A, Nijweide PJ, Oosterbon WA, et al. Effect of therapeutic ultrasound on endochondral ossification. *Ultrasound Med Biol.* 1995;21:121–127.
121. Oosterweld FG, Rasker JJ. Treating arthritis with locally applied heat and cold. *Semin Arthritis Rheum.* 1994;24(2):82–90.
122. Bacon MC, Nicholson C, Binder H, et al. Juvenile rheumatoid arthritis: aquatic exercise and lower extremity function. *Arthritis Care Res.* 1991;4:102–105.
123. Takken T, van der Net JJ, Helders PJ. Do juvenile idiopathic arthritis patients benefit from an exercise program? A pilot study. *Arthritis Care Res.* 2001;45:81–85.
124. Zamir G, Press J, Tal A, et al. Sleep fragmentation in children with juvenile rheumatoid arthritis. *J Rheumatol.* 1998;25:1191–1197.
125. Field T, Hernandez-Reif M, Seligman S, et al. Juvenile rheumatoid arthritis: benefits of massage therapy. *J Pediatr Psychol.* 1997;22:607–617.
126. Lavigne JV, Ross CK, Barry SL, et al. Evaluation of a psychological treatment package for treating pain in juvenile rheumatoid arthritis. *Arthritis Care Res.* 1992;5:101–110.
127. Walco GA, Varni JW, Ilowite NT. Cognitive-behavioral pain management in children with juvenile rheumatoid arthritis. *Pediatrics.* 1992;89:1075–1079.
128. Swann M. The surgery of juvenile chronic arthritis. *Clin Orthop Rel Res.* 1990;259:70–75.
129. Skytta ET, Savolainen HA, Kautiainen HJ, et al. Long-term results of leg length discrepancies treated with temporary epiphyseal stapling in children with juvenile chronic arthritis. *Clin Exp Rheumatol.* 2003;21:669–671.
130. Parvizi J, Lajam CM, Trousdale RT, et al. Total knee arthroplasty in young patients with juvenile rheumatoid arthritis. *J Bone Joint Surg.* 2003;85:1090–1094.
131. Emery HM, Bayer SL, Sisung CE. Rehabilitation of the child with a rheumatic disease. *Pediatr Clin North Am.* 1995;42:1263–1285.
132. Nestor BJ, Figgie MP, Wright FV, et al. Surgical management of juvenile rheumatoid arthritis. In Melvin J, Wright FV, eds. *Rheumatologic Rehabilitation: Pediatric Rheumatic Diseases.* Bethesda, MD: AOTA; 2003.
133. Odent T, Journeau P, Prier AM, et al. Cementless hip arthroplasty in juvenile idiopathic arthritis. *J Pediatri Orthop.* 2005;25(4):465–470.
134. Bandy WD, Irion JM. The effect of time of static stretch on the flexibility of the hamstring muscles. *Phys Ther.* 1994;74:845–852.
135. Melvin J, Wright FV. Procedure for serial casting of contractures form juvenile arthritis. In: Melvin J, Wright FV, eds. *Rheumatologic Rehabilitation: Pediatric Rheumatic Diseases.* Bethesda, MD: AOTA; 2003.
136. Oberg T, Karszina B, Gare A, et al. Physical training of children with juvenile chronic arthritis. *Scand J Rheumatol.* 1994;23:92–95.
137. Fisher NM, Venkatraman JT, O'Neil K. The effects of resistance exercises on muscle function in juvenile arthritis. *Arthritis Rheum.* 2001;44(suppl 9):S276.
138. Myer G, Brunner HI, Melson PG, et al. Specialized neuromuscular training to improve neuromuscular function and biomechanics in a patient with quiescent juvenile rheumatoid arthritis. *Phys Ther.*

2005;85:791–802.
139. James MJ, Cleland LG, Gaffney RD, et al. Effect of exercise on 99mTc-DTPA clearance from knees with effusions. *J Rheumatol.* 1994;21:501–504.
140. Minor MA, Westby MD. Rest and exercise. In: Robbins L, Burckhardt C, Hannan M, et al., eds. *Clinical Care in the Rheumatic Diseases.* 2nd ed. Atlanta, GA: American College of Rheumatology; 2001.
141. Takken T, van Brussel M, Engelbert RH, et al. Exercise therapy in juvenile idiopathic arthritis: a Cochrane review. *European J Phys Rehabil Med.* 2008;44:287–297.
142. Epps H, Ginnelly L, Utley M, et al. Is hydrotherapy cost-effective? A randomized controlled trial of combined hydrotherapy programmes compared with physiotherapy land techniques in children with juvenile idiopathic arthritis. *Health Technol Assess.* 2005;9:1–5.
143. Singh-Grewal D, Schneiderman-Walker J, Wright V, et al. The effects of vigorous exercise training on physical function in children with arthritis: a randomized controlled, single-blinded trial. *Arthritis Care Res.* 2007;57:1202–1210.
144. Klepper SE. Exercise in pediatric rheumatic diseases. *Curr Opin in Rheumatol.* 2008;20:619–624.
145. Gualano B, Sa Pinto AL, Perondi B, et al. Evidence for prescribing exercise as treatment in pediatric rheumatic diseases. *Autoimmun Rev.* 2010;9:569–573.
146. Long AR, Rouster-Stevens KA. The role of exercise therapy in the management of juvenile idiopathic arthritis. *Curr Opin in Rheumatol.* 2010;22:213–217.
147. Takken T. Exercise testing and training in children with juvenile idiopathic arthritis and dermatomyositis: state of the art. *Annals of the Rheum Dis.* 2006;V:25.
148. Gannoti ME, Nahorniak M, Gorton GE, et al. Can exercise influence low bone mineral density in children with juvenile rheumatoid arthritis? *Pediatr Phys Ther.* 2007;19:128–139.
149. Sandstedt E, Fasth A, Fors H, et al. Bone health in children and adolescents with juvenile idiopathic arthritis and the influence of short-term physical exercise. *Pediatr Phys Ther.* 2012;24:155–162.
150. van Brussel M, van Doren L, Timmons BW, et al. Anaerobic to Aerobic power ratio in children with juvenile idiopathic arthritis. *Arthritis Care Res.* 2009;61(6):787–793.
151. Takken T, van der Net JJ, Kuis W, et al. Physical activity and health-related physical fitness in children with juvenile idiopathic arthritis. *Annals of Rheum Dis.* 2003;62(9):885–889.
152. Lelieveld OT, Armbrust W, van Leeuwen MA, et al. Physical activity in adolescents with juvenile idiopathic arthritis. *Arthritis Care Res.* 2008;57:898–904.
153. Tarakci e, Yelden I, Mutlu EK, et al. The relationship between physical activity level, anxiety, depression, and functional ability in children and adolescents with juvenile idiopathic arthritis. *Clin Rheumatol.* 2011;30:1415–1420.
154. Scull S, Athreya B. Childhood arthritis. In: Goldberg B, ed. *Sports and Exercise for Children with Chronic Health Conditions.* Champaign, IL: Human Kinetics; 1995.
155. van der Net J, van der Torre P, Engelbert RH, et al. Motor performance and functional ability in preschool and early school aged children with juvenile idiopathic arthritis: a cross-sectional study. *Pediatr Rheumatol Online J.* 2008;16(6):2. Available at: http://www.ncbi.nlm.nih.gov/pmc/?term=2246124.
156. Kirchheimer JC, Wanivenhaus A, Engel A. Does sport negatively influence joint scores in patients with juvenile rheumatoid arthritis: an 8-year prospective study. *Rheumatol Int.* 1993;12:239–242.
157. Carmen D, Browne R. Joint protection education for children with arthritis: can handouts replace professional instruction? *Arthritis Rheum.* 1996;39:S1714.
158. Powell M, Seid M, Szer IS. Efficacy of custom foot orthotics in improving pain and functional status in children with juvenile idiopathic arthritis. *J Rheumatol.* 2005;32:943–950.
159. Whitehouse R, Shape J, Sullivan D, et al. Children with juvenile rheumatoid arthritis at school. *Clin Pediatr.* 1989;28:509–514.
160. Stoff E, Bacon M, White P. The effects of fatigue, distractibility, and absenteeism on school achievement in children with rheumatic disease. *Arthritis Care Res.* 1989;2:54–59.
161. Lovell DJ, Athreya B, Emery HM, et al. School attendance and patterns, special needs in pediatric patients with rheumatic disease. *Arthritis Care Res.* 1990;3:196–203.
162. Arthritis Foundation: Raising a Child with Arthritis. 2012. Available at: http://www.afstore.org/Products-By-Topic/Juvenile-Arthritis/RAISING-A-CHILD-WITH-ARTHRITIS.
163. Feldman DE, deCivita M, Dobkin PL, et al. Effects of adherence to treatment on short-term outcomes in children with juvenile idiopathic arthritis. *Arthritis Rheum.* 2007;57(6):905–912.
164. Feldman DE, deCivita M, Dobkin PL, et al. Perceived adherence to prescribed treatment in juvenile idiopathic arthritis over a one year period. *Arthritis Care Res.* 2007;57:226–233.
165. April KT, Feldman DE, Zunzunequi MV, et al. Association between treatment adherence and health-related quality of life in children with juvenile idiopathic arthritis: perspectives of both child and parent. *Patient Prefer Adherence.* 2008;2:121–128.
166. Hilderson D, Corstjens F, Moons P, et al. Adolescents with juvenile idiopathic arthritis: who cares after age 16? *Clin Exp Rheumatol.* 2010;28:790–797.
167. McDonagh JE, Southwood TR, Shaw KL, et al. The impact of a coordinated transitional care programme on adolescents with juvenile idiopathic arthritis. *Rheumatol(Oxford).* 2007;46:161–168.
168. Stinson JN, Toomey PC, Stevens BJ, et al. Asking the experts: exploring the self-management needs of adolescents with arthritis. *Arthritis Care Res.* 2008;59(1):65–72.
169. Lelieveld OT, Armbrust W, Geertzen JH, et al. Promoting physical activity in children with juvenile idiopathic arthritis through an internet-based program: results of a pilot randomized controlled trial. *Arthritis Care Res.* 2012;62(5):697–703.
170. Mathiewetz V, Wiemer DM, Fedman SM. Grip and pinch strength: norms for 6 to 9 year olds. *Am J Occup Ther.* 1986;40:705–711.
171. Prudential Fitnessgram: Cooper Institute; available at Human Kinetics: http://www.humankinetics.com/products/all-products/The-FitnessgramActivitygram-Test-Administration-Manual-Updated-4th-Edition
172. Geiger R, Strasak A, Treml B, et al. Six-minute walk test in children and adolescents. *J Pediatr.* 2007;150:395–399.
173. Lythgo N, Wilson C, Galea M. Basic gait and symmetry measures for primary school aged children and young adults whilst walking barefoot and with shoes. *Gait Posture.* 2009;30:502–506.
174. Tarakci E, Ipek Yeldan, PhD, PT1, S. Nilay Baydogan, MSc, PT, Seref Olgar, MD, Ozgur Kasapcopur, MD. Efficacy of a land-based home exercise programme for patients with juvenile idiopathic arthritis: a randomized, controlled, single-blind study. *J Rehabil Med.* 2012;44:962–967Case Studies

학교활동과 참여 점검표

School Activity and Participation Checklist

관절염과 기타 근골격계 문제가 있는 아동들은 학교에서 필요하고 원하는 활동을 수행할 때 어려움이 있을 수도 있다. 이러한 활동제약은 아동의 학교 참여에 부정적인 영향을 미칠 수도 있다. 아래의 항목들은 학교에서 전형적으로 수행되는 많은 과제들을 보여준다. 당신의 아이가 보이는 어떠한 어려움이라도 있는 활동이 있는지 점검해보고 어려운 기타활동이 있다면 추가하시오.

출석 School Attendance

_____ 지각하지 않고 출석하는 것이 어려운데 왜냐하면
- 아침에 뻣뻣하거나 아프기 때문이다.
- 학교에 가기에는 너무 피곤하기 때문이다.
- 옷입는데 도움이 필요하기 때문이다.

_____ 나는 종종 결석, 지각 또는 조퇴가 필요한데 왜냐하면
- 몸이 좋지 않게 느끼기 때문이다.
- 진료약속 때문이다.
- 피곤하기 때문이다.

수업 Classroom Activities

_____ 코트, 모자, 장갑, 신발을 벗고 시기가 어렵다.

_____ 수업에서 연필, 펜 또는 크레용을 시용하기가 어려운데 왜냐하면
- 팔 또는 손(손가락 또는 손목)이 아프거나 피곤해지기 때문이다.
- 연필, 펜, 크레용이 너무 작아 쥐기가 어렵기 때문이다.

_____ 칠판에 쓰기가 어렵다.

_____ 질문에 답하기 위해, 질문하기 위해 손을 들기가 어렵다.

_____ 오랫동안 의자에 앉아 뻣뻣해진다.

_____ 뻣뻣하다고 느낄 때 선생님들은 교실에서 일어서거나 돌아다니는 것을 허용하지 않을 것이다.

_____ 수업 중 피곤해져서 휴식할 필요가 있다.

_____ 시간안에 수업과제를 끝마치기가 어렵다.

_____ 노트필기나 시험볼 때 빠르게 쓰는데 어려움이 있다.

_____ 집에서와 같이 내게 도움이 되는 용구들이 학교에는 없다(스플린트, 쓰기용 이젤, 의자쿠션, 기타).

체육수업/휴식시간 Physical Education/Recess

_____ 나의 체육관 라커를 여는데 어려움이 있다.

_____ 체육수업을 위해 체육복을 갈아입는 것이 어렵다.

_____ 체육수업 후 샤워하는 것이 어렵다.

_____ 다른 친구처럼 운동장으로 빨리 나가는 것이 어렵다.

_____ 체육관에서 또는 운동장에서 반 친구들이 하는 것을 함께 하기 어렵다.

_____ 나의 체육선생님은 친구들과 똑같은 활동을 나한테 시키기를 주저한다.

_____ 나의 체육선생님은 내가 친구들과 똑같이 활동하는데 어려움이 있다는 것을 이해하지 못하고 있다(하는데 어려움이 있는 항목을 쓰시오).

학교에서 돌아다니기 Getting Around School

____ 다음 활동에 맞춰 이동하는 것이 어렵다. 왜냐하면
- 교실들이 너무 멀리 떨어져 있다.
- 식당이나 체육관이 너무 멀다.

____ 식당이나 집합에서 오래동안 줄을 서있는 것이 어렵다.

____ 책, 식판, 기타 물건들을 걸으면서 옮기기가 어렵다.

____ 우유팩, 런치박스를 열기가 어렵거나 점심시간에 포크, 나이프 사용이 어렵다.

____ 무거운 문을 여는데 어려움이 있다.

____ 계단을 오르내리는데 어려움이 있다.

____ 학교에서 화장실 이용이 어렵다.

____ 소방훈련, 지진대비훈련, 기타 응급상황 훈련할 때 어려움이 있다.

____ 오래 걷기가 어렵기 때문에 체험학습에 빠질 때가 있다.

기타 문제들 Other Problems

____ 내 상태 때문에 내가 가지고 있는 어려움을 선생님이 이해하지 못하고 있다.

____ 내 선생님이 아주 특별히 취급을 하기 때문에 내가 친구들과 아주 다른 사람이라고 느낀다.

____ 친구들이 놀리거나 기분나쁜 소리를 하기도 한다.

____ 나는 내가 관절염이 있는 것을 누구라도 아는 것을 원하지 않는다.

____ 손의 스플린트가 있지만 학교에서는 착용하고 싶지 않다.

____ 보건실에 약이 있으므로 때로 약먹기를 잊어버린다.

관절염이나 기타 건강문제로 당신의 아이가 가지고 있는 기타 학교문제가 있으면 써주시오.

____

____

____

____

____

Klepper S, Lopez R, Winn R, 2004

부 록

B

청소년을 위한 류마티스 전이 점검표

Rheumatology Transition Checklist for Teenagers

이 점검표는 성인 간병을 위한 준비를 돕습니다. 치료에 적극적으로 참여하고 다음 단계인 성인 류마티스 전문의 및 센터를 통한 치료로의 전환을 적극적으로 계획하여 건강과 미래의 문제에서 독립성을 달성할 수 있습니다.

	시작 계획	필요한 연습	독립적으로 이미 할 수 있다	의견과 연락처
당신의 만성의 상태를 설명하고 이해하시오.				
관리 이전에 대한 결과, 걱정을 논의하시오.				
지지 그룹, 캠프 및 십대 프로그램에 참가하기. 십대의 젊은 성인 "롤 모델"과 상호작용하기				
소아와 성인 관리의 차이점을 이해하고 앞으로 나아가는 것에 대한 기대를 말하기				
병원 방문시 질문을 준비하고 말하기				
"청소년 방문"에 참가하기; 부모없이 부분적 방문				
약 복용, 운동 정도, 올바른 치료				
"일기"정보 유지-약, 복용량, 제공자 이름, 전화번호 및 관련된 의료 정보 추적				
보충된 처방전 요청하기, 피검사 결과 및 약속잡기; 휴대폰으로 연락처 유지하기				
질병, 새로운 증상, 걱정에 대한 변화에 대해 전화하기				
보험 알기와 양도 후에 계속적인 의료보험을 위한 계획 가지기				
1차 진료 방문 계속하기-이전 후 주요한 관리를 위한 계획				
생식기 건강과 약속에 대한 정보를 얻고 이해하기				
독립적인 자기 관리, 집안일, 필요하다면 일상생활활동을 위한 기구 사용, 자원봉사, 아르바이트				
약물, 알코올, 담배가 질병, 임신 및 약물 독성에 어떻게 영향을 미치는지 논의				
자원/대리점과 연락하기, 즉, 직업 재활, 운전, 장애 학생을 위한 대학 사무실, 재정 지원, 기타 : ________________				
진료 양도시간에 대한 계획과 논의				
성인 의사 선택 – 예약하기				

성인 류마티스 전문의: ________________ 주소: ________________

전화번호: FAX# 첫 약속 날짜

의견: ________________

Patricia A. Rettig, MSN, RN, CRNP, The Children's Hospital of Philadelphia, revised 10/1/10

건강관리 자료 Healthcare Transition Resources

건강관리 웹 사이트 방문:
http://hctransitions.ichp.edu/
이 메일링 리스트는 아동 건강 정책 연구소의 정책 및 프로그램 업무 부서의 서비스입니다.
(www.ichp.edu)

관절염 기초
Atlanta, Georgia 30357-0669
(800) 283-7800
a. 관절염이 있는 청소년을 위한 의사 결정 브로셔
b. 가족과 전문가를 위한 JA Alliance/AF 전국 및 지역 컨퍼런스

JIA 청소년을 위한 RAP Journal
JIA와 청소년의 부모를 위한 핸드북
Janet McDonagh MD 및 Karen Shaw MD, 류마티스학
아동 건강 연구소
웨일즈 어린이 병원 다이애나
Steelhouse Lane
버밍엄, B4 6NH 영국
전화: 0121 333 8743

TRAC에서 – 청소년/성인 관리에 대한 책임
British Columbia 어린이 병원
Room 2 D20 4480 Oak Street
Vancouver, B.C.
Canada 3V4
(604) 875-3472
a. 주석이 달린 참고문헌
b. 워크샵, 교육 및 상담

부모교육과 정보 센터
PACER Center, Inc.
4826 시카고 애비뉴 사우스
미니애폴리스, MN 55412
(612) 827-2966
a. 부모를 위한 핸드북–건강에 대해 얘기하기
b. 당신 자신의 삶을 살기–만성질병과 장애를 가진 젊은 사람들과 성인에 의해 쓰여진 청소년을 위한 핸드북

PART

IV

기타 내/외과 질환들

Other Medical/Surgical Disorders

CHAPTER 16

소아종양학

Pediatric Oncology

해마다 미국에서는 11,000명 이상의 아동과 청소년이 암으로 진단받는다.[1] 진단적 검사 및 의학치료의 향상으로 아동기에 암이 발생한 젊은 청년들의 생존율이 현재 80%를 넘는다.[2] 현재 미국에서는 아동기에 암이 발생한 20세~34세 되는 성인들이 570명당 한 명꼴로 생존하고 있는데 아동기의 암을 이겨낸 생존자는 328천명이다.[3] 그러므로 이전보다는 훨씬 많은 젊은 청년들이 현재, 암과 생명을 구하기 위해 사용했던 의학적 치료의 장단기 영향 하에 살고 있다. 암으로 진단받은 아동들과 그 암의 생존자들이 치료와 관련한 영향 아래 살고 있는 수가 늘어나고 있으므로, 물리치료사는 암의 조기 발견, 가장 흔한 종류의 소아암 치료, 그리고 암으로부터 받는 장·단기 영향과 의학치료로의 장·단기적 영향에 대해서 좀 더 배울 필요가 있다. 우리는 물리치료사로서 우리의 환자들을 끝까지 이해하고 환자치료의 모든 내용을 이해하기 위한 책임이 있다. 즉, 암의 진단 가능성이 보이는 첫째 소견들을 이해하고, 적절한 물리치료 중재를 하고 근골격계, 신경근육계, 피부계, 심폐계의 영역에서 주로 물리치료를 함으로써 마주치게 되는 환자들이 겪게 될 수도 있는 장기적 합병증에 대한 환자교육에 책임이 있다.

물리치료사는 암환자를 돕는데 있어서 독특한 역할을 한다. 암환자에게 영향을 미칠 영역에서 훌륭한 훈련을 받은 사람들이므로 암 연구에도 도움이 될 수 있다. 이러한 영역에는 예방, 교육 그리고 물리치료 등이 있다. 물리치료 중재는 관절가동 범위와 근력, 운동 실행계획, 균형과 협응, 피로, 보조적인 기구, 의수족, 보조기, 기능적 동작, 일상생활동작들에 중심을 둔 중재이며, 궁극적으로는 환자의 삶의 질을 향상시키는 것과 가족과 지역사회에서의 활동에 참여할 수 있는 능력을 향상시키는 데 중점을 둔 중재이다.

암이란 적절하게 기능하지 않는 세포의 조절되지 않는 성장이다. 이러한 세포들이 과잉생산되고 정상적인 건강세포를 능가하면서 밀집하게 되면 단단한 덩어리로 발전하게 되며 질환의 증상 및 증후들이 나타나게 된다. 일반적으로 암은 자기가 발생한 1차적인 곳에서 발달한다. 만약 암이 신체의 다른 부분으로 번져나간다면 전이되었다고 이야기 한다. 암이라는 용어는 흔히 다양한 형태의 암을 가르킨다. 성인을 흔히 침범하는 종류는 아동을 침범하는 것과는 전형적으로 다르다. 성인에서는 전립선, 유방, 폐, 대장, 그리고 직장암이 가장 흔한 형태의 암이다.[4] 아동에서는 백혈병, 뇌종양, 림프종, 윌름즈 종양(Wilms tumor), 신경아세포종, 망막모세포종, 횡문근육종, 골육종 그리고 유잉육종(Ewing sarcoma)이 가장 흔하다.[1]

▶ 흔한 소아암의 종류
Common types of pediatric cancer

백혈병 Leukemia

백혈병은 소아 암중 가장 흔하다. 15세 이하 아동에서 모든 암의 25%를 차지한다.[5] 백혈병이란 이름은 *백혈구*로부터 나온 것인데 그리스어로 *emia*는 혈액의 상태를 가르키는 말이다. 백혈구는 신체가 바이러스, 세균, 곰팡이 등 외부에서 침입하는 물질을 파괴하는데 도움이 되는 필수적인 세포이다. 백혈병은 혈액과 혈액을 조성하는 조직, 골수조직의 악성상태를 말하는데 비정상적인 백혈구의 과잉생산이 특징이다. 백혈병은 여러 종류로써 세포 형태에 따라서 분류되고 있다(림프성 또는 골수성이다). 또는 백혈병이 빨리 자라는 급성인지 또는 천천히 만성적으로 자라는지에 의해 구별한다.

가장 흔한 소아기 백혈병은 급성 림프모구백혈병(ALL: acute lymphoblastic leukemia)이다. 15세 이하 소아기 백혈병의 72%를 차지하며 2~3세 된 아동에서 가장 흔하다.[5] ALL은 미성숙한 림프구가 빨리 증식하고 치료하지 않으면 사망하기 때문에 급성으로 간주된다. 그러나 적절한 치료를 받으면 ALL을 가진 아동의 생존율은 현재 94%가 넘는다.[6]

두번째 가장 흔한 소아기 백혈병은 급성 골수모양백혈병(AML: acute myeloid leukemia)이다. 이것은 15세 이하 백혈병 사례 중 대략 15~20%를 차지한다.[7] 더 나아가 15~19세 사이의 백혈병 환자의 36%를 차지한다. AML은 골수모양세포의 빠른 증식상태이다. 생존율은 ALL 아동에서보다 낮다. 최근 생존율이 증가하여 AML로 진단받은 아동의 5년 후 생존율은 71%이다.[6] 만성백혈병은 급성백혈병보다 아동에서는 덜 흔하며 소아기 백혈병의 5% 이하를 차지한다.[8]

급성백혈병의 원인에는 유전적 소인이 작용을 한다고 생각된다. 예를 들어, 다운증후군, 클라인펠터증후군, 그리고 신경섬유종이 있으면 이것들이 없는 아동들보다 백혈병이 더 발생하기 쉽다.[9-12] 또 다른 가능한 인자로는 이온화 방사선 조사와 특정 독성있는 화학물질인데 노출되면 급성 백혈병의 발생위험이 높아진다.[5,7]

백혈병의 증상 및 증후는 전형적으로 건강한 세포들을 능가하며 과잉증식되는 세포 때문에 일어나는데 빈혈, 저혈소판증과 호중성 백혈구감소증을 일으키고, 피로, 멍, 출혈, 감염, 뼈의 통증, 열 그리고 비장과 림프결절의 비대와 같은 우리가 알고 있는 백혈병 부작용들을 일으킨다.[5,7]

소아 백혈병의 의학적 치료에는 여러 복합제의 화학치료가 있는데 ALL은 프로토콜에 따라 2~3년 동안 치료한다. 전형적으로 ALL이 재발되었을 때에는 조혈모세포 이식시술을 받는다. 그러나 AML 아동인 경우 공여자만 있다면 조혈모세포 이식수술이 종종 첫 번째 선택 치료법이 된다.[6,7]

중추신경계 종양 Central Nervous System Tumors

소아기 암 중 중추신경계 암이 두 번째로 많다. 그리고 가장 흔히 진단되는 아동기의 고형암이다(표 16.1).[13] 아동기 암의 약 25%는 중추신경계 종양이 차지한다.[13] 대부분은 생애 첫 10년 동안 발생한다. 아동 및 청소년기에 가장 흔한 중추신경계 종양은 별아교세포종(astrocytoma), 속질모세포종(medulloblastoma)이 포함된 원시적인 신경외배엽종양(primitive neuroectodermal tumor), 뇌간신경아교종(brainstem glioma), 뇌실막세포종(ependymoma), 그리고 머리인두종(craniopharyngioma)이 있다.[6,13] 아동기 뇌종양의 증상 및 증후는 크기와 위치에 따라 광범위하게 다양하다. 두통, 경기, 졸리움, 언어장애, 삼킴장애, 시각장애, 행동변화, 갑작스러운 구토, 협응조절의 어려움, 근약증, 균형장애, 그리고 이상감각 등 증상이 다양하다.[6,14,15]

뇌종양 아동의 의학적 치료는 종류와 위치에 따라 다르며, 수술, 방사선 치료, 화학 치료 등이 있다. 생존율은 종

표 16.1 흔한 소아기 중추신경계 종양[6,13-15]

종양종류	조직학	위치	CNS 발생률(%)	최대발생 연령
별아교세포종(소아기 털모양 별세포종, 역형성별세포종, 다형성아교모세포종)	별아교세포	소뇌, 대뇌, 시상 또는 시상하부	52	5
속질모세포종	신경상피세포	소뇌	20	1-10
원시신경외배엽종양(대뇌신경모세포종, 대뇌속질모세포종)	신경상피세포	대뇌	20	1-10
뇌간신경아교종	신경아교세포	중뇌/교뇌/연수	10	5-10
뇌실막세포종	뇌실막 세포	4번째 뇌실	6	5세 이하

양의 종류, 크기, 그리고 위치에 따라 다르다.[13] 중추신경계 암을 가진 아동 및 청소년의 5년 생존율은 74%이다.[13]

림프종 Lymphoma

아동기 암 중 세 번째 흔한 종류는 호지킨 림프종(Hodgkin)과 비호지킨 림프종(NHL)을 포함하는 림프종이다. 림프종은 소아기 암의 8%를 차지한다.[1] 이 암은 림프조직에서 발생하며 자체로 생물학적 하부 타입을 가지고 있다.[16] 호지킨 림프종은 나이든 아동과 청소년에서 좀 더 흔한 반면, NHL은 어린 아동에서 더 흔하다.[1] 증상 및 증후는 무통의 빗장위(supraclavicular) 또는 경추의 림프병증, 가래가 없는 기침, 피로감, 식욕감퇴, 약간의 체중감소, 그리고 가려움증이 있다.[16] NHL은 전형적으로 다음의 네 범주로 분류된다.[16]

1. 버킷(Burkitt) 림프종과 버킷양(Burkitt-like) 림프종(분할되지 않는 소세포 림프종)
2. 림프모구림프종(lymphoblastic lymphoma)
3. 확산된 큰 B세포 림프종(diffuse large B-cell lymphoma)
4. 역형성 큰세포림프종(anaplastic large cell lymphoma) 으로 나눈다.

NHL의 증상 및 증후에는 대변습관의 변화: 오심; 구토; 복부, 얼굴, 목 그리고 상지의 부종; 삼킬 때의 통증; 그리고 호흡곤란이 있다. 호지킨 림프종을 가진 아동 및 청소년에서의 생존율은 91%, NHL의 경우는 80%이다.[16,17] 림프종의 의학적 치료는 화학 치료와 방사선 치료이다.[16,17]

신경모세포성 종양 neuroblastic tumors

신경모세포성 종양에는 신경모세포종(neuroblastoma), 신경절신경아종(ganglioneuroblastoma), 그리고 신경절신경종(ganglioneuroma)이 있다.[18] 이러한 종양들은 원시적인 신경능선로(neural crest)에서 발생하는데 영아에서 가장 흔한 종류이다; 생후 첫 3개월 내에 신경모세포종의 50%가 진단된다.[6] 신경모세포종은 부신과 교감계, 신경계, 복부의 신경절, 가슴 혹에 목의 교감신경절에서 흔히 발생한다. 증상과 증후는 대부분 위치에 따라 다르다. 증후는 목 또는 복부에서 고정된 딱딱한 덩어리가 만져지고 만약 종양이 척수 또는 말초신경을 침범했다면 통증과 마비가 올 수 있다. 신경모세포종의 치료에는 수술, 화학치료, 방사선 치료가 이용된다.[3,18] 신경모세포종이 있는 아동의 생존율은 나이, 질병의 단계, 그리고 종양의 조직병리에 따라 다르다. 더 어린나이에 진단되면 생존할 가능성이 더 높다. 1세 이하에서 진단을 받는다면 생존율은 90%이다. 1세부터 4세 사이에 진단받는 아동들은 5년 생존율이 68%이며, 5~9세에서의 생존율은 52%, 10~14세 진단을 받으면 5년 생존율이 66%이다.[3]

육종 Sarcoma

*육종(sarcoma)*이란 말은 중간엽 세포에서 부터 나오는 악성종양을 의미한다. 육종세포는 전형적으로 골격근, 횡문근, 지방, 섬유조직, 뼈, 연골로 성숙되어 간다.[19] 육종의 의학적 치료에는 수술 전후의 화학 치료, 수술, 그리고 또는 방사선 치료 등이 포함된다. 1차적 목표는 생존율을

높이는 것이며, 사지의 기능을 유지하는 데 있다. 어떤 의학치료를 할 것인가를 결정하는 요인에는 종양의 크기, 위치 그리고 수술 전 화학치료에 대한 반응, 1차적 위치를 벗어나고 있지 않은지에 따라 달라진다.[20]

골육종 Osteosarcoma

골성육종(osteogenic sarcoma)이라고 불리는 골육종은 청소년기 뼈의 종양으로 가장 흔하다.[21] 가장 흔한 발생 위치는 주로 넙다리뼈 원위부, 경골 근위부, 또는 위팔 근위부의 뼈몸통 끝부분(metaphysis)에 1차적으로 발생한다. 십대에서 골육종이 발생할 위험이 가장 높다. 이것은 그들의 빠른 폭발적 성장때문이라고 생각된다. 1차적 증상은 침범된 곳의 통증인데 종괴가 만져질 수도, 만져지지 않을 수도 있으며, 관절가동범위가 감소되기도 하고 아닐 때도 있다.[6,21] 의학적 치료는 수술 전 화학치료, 수술 후 화학치료, 수술–사지 보전형 수술–이며 절단술 또는 회전판성형술(rotationplasty)(그림 16.1~그림 16.4)이 있다.

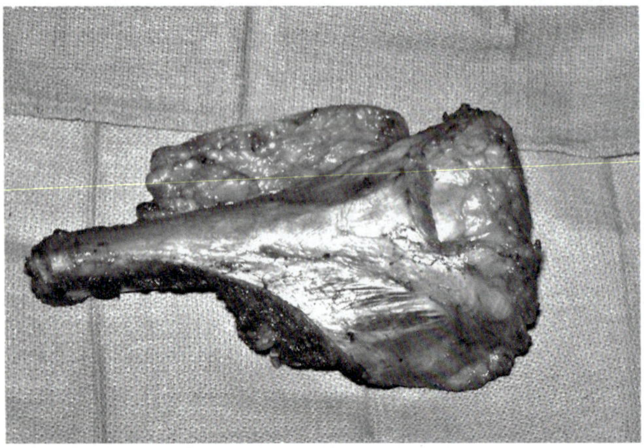

그림 16.1 제거된 골육종

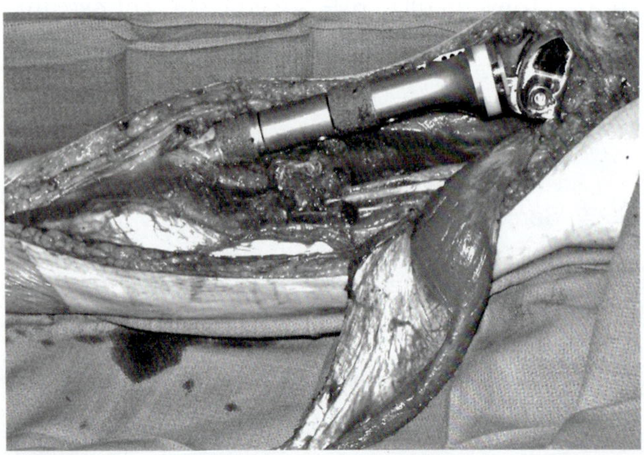

그림 16.2 수술 중 내부 인공구조물 사용

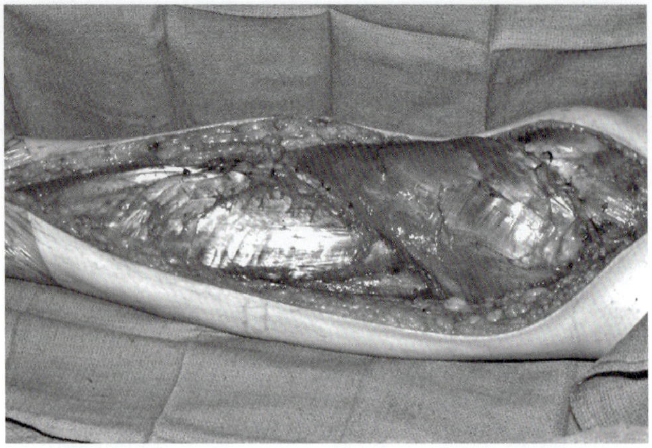

그림 16.3 수술부위를 봉합 전 내부의 인공구조물을 덮은 장딴지근육의 판

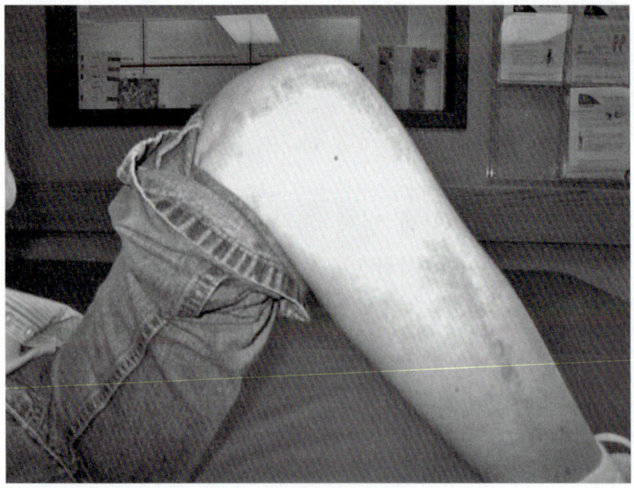

그림 16.4 상처가 잘 치유된 수술 후 약 3개월의 하지

어떤 수술을 할 것인가를 결정하는 요인에는 종양의 크기, 위치, 그리고 수술 전 했던 화학치료에 대한 반응과 일차 발생부위에 국한되어 있는 정도에 따라 다르다.[20] 전이가 된 골육종이 있는 어린이의 생존율은 30%로 국소적으로 발생한 것에 비하면 예후가 좋지 않다. 국소적 발생한 경우 75%의 생존율을 보인다.[6]

유잉 골육종 Ewing's sarcoma

유잉 골육종은 아동 및 청소년기 뼈의 악성종양의 두 번째 흔한 종류이다.[22] 유잉 골육종은 신경능선 세포로부터 발생한다고 생각되지만 뼈 또는 연부조직에서의 원발성 종양이라고도 생각된다.[22] 유잉 골육종의 가장 흔한 발생부위는 척추, 갈비뼈, 복장뼈, 골반, 엉치뼈, 그리고 꼬리뼈이다.[22] 유잉 골육종이 발생한 환자의 약 56%는 10세~20세

사이에 발병한 것이다. 증상 및 증후에는 통증 또는 종양 부위의 종창이 있다.[22] 유잉 골육종을 가진 아동의 의학적 치료에는 수술, 화학 치료, 그리고 방사선 치료가 있다.[22] 유잉 골육종의 예후는 종양의 위치에 따라 아동마다 매우 다르다. 유잉 골육종 아동의 생존율은 전체적으로 약 70%이다.[1] 생존율은 유잉 골육종이 전이성 질환으로 골반 또는 꼬리뼈에 발생했을 때에는 더 낮다(15%~30%).[1]

횡문근육종 Rhabdomyosarcoma

신생아부터 14세까지의 아동에서 가장 흔한 연부조직 육종인 횡문근육종은 아동 및 청소년기의 가장 흔한 암 중 6번째를 차지한다.[1,19] 가장 흔한 호발부위는 머리와 목, 비뇨기계, 생식기관, 사지, 그리고 몸통이다.[6,19] 횡문근육종의 증상 및 증후는 종괴가 보이거나 코인두의 종양일 때는 코막힘과 코의 분비물 흐름을 막는 원인이 되는 것처럼 정상적 신체기능의 장애로 나타난다.[19] 의학적 치료에는 종양을 제거하는 수술, 화학치료, 그리고 방사선 치료가 있다.[19] 다른 육종과 마찬가지로 생존율은 종양의 크기, 위치, 세포구성에 따라 다르다. 수술로 얼마나 종양을 성공적으로 제거하였는지, 종양이 한 곳에만 국한되었는지에 따라 다르다. 5세 이하의 아동에서 진단이 되었다면 5년 생존율은 65%이며, 15세~19세 사이에서 진단되었으면 47%의 생존율을 보인다.[1,3]

망막모세포종 Retinoblastoma

망막모세포종은 다발성 잠재력있는 전구세포로부터 기원된 망막에 생기는 악성 종양으로 15세 이하 아동의 암 중에서 오직 3%를 차지한다. 그러나 영아기 암에서는 13%를 차지한다.[3,6,23] 이 질환은 유전적이거나 아닐 수도 있는데 영아기에 발생한 경우는 부모로부터 유전된 것이다.[23] 비유전성인 경우에는 유전자가 새로운 변이를 일으켰기 때문이며 영아보다 아동기에 더 잘 나타난다.[23] 평균나이는 2세 가량이다.[1] 진단 당시의 아동의 나이는 이 암이 한쪽 또는 양쪽 눈을 침범할 것인가를 예측하는 강력한 요인이다. 3/4 아동이 한쪽만 침범되고 나머지 1/4은 양측으로 침범된다. 가장 흔한 두가지 증상은 백색동공(정상 눈 반사 부족)과 사시이다.[23] 의학적 치료에는 다양한 방법이 포함되는데 눈을 적출하거나 정상 눈을 보호하며 외부에서 방사선을 쪼이는 plaque 방사선 치료, 레이져로 응고시킴, 냉동치료, 열치료, 그리고 전신적 화학요법 등이 있다.[23] 영아기와 아동에서의 5년 생존율은 현재 95%를 넘는다.[6]

윌름즈 종양 Wilms Tumor

콩팥모세포종(nephroblastoma)이라고 불리는 윌름즈 종양은 아동기의 콩팥 악성종양 중 가장 흔하다.[24] 6세 이하 아동은 나이든 아동보다 호발 위험이 더 높다. 생후 첫 3~4년에 가장 흔히 발생한다.[1,24] 윌름즈 종양의 1차적 증상과 증후는 복부팽배 또는 종괴, 열, 빈혈, 고혈압 등이 있다.[24] 의학적 치료에는 수술로 제거하기, 화학요법, 방사선 치료가 있다.[24] 윌름즈 종양을 가진 아동의 5년 생존율은 92%이다.[2]

▶ 물리치료에 영향을 미치는 질병 및 의학적 치료 Disease and medical intervention factors that influence physical therapy practice

암이 의심되는 증상 및 증후를 환자가 보일 때, 의사는 특수한 진단적 검사를 처방한다. 골수의 기능을 평가하기 위하여 가장 흔히 하는 검사는 혈액검사이다. 표 16.2에 있는 것은 일반적인 정상 혈액 소견이며, 이것은 아동의 성별, 나이별에 따라 조금씩 변하는 숫자이다.[25] 제시된 범위는 운동에 참여할 수 있는지의 수준으로 오직 참조일 뿐이다. 암이 있는 아동들은 종종 혈구의 수가 낮기 때문에 물리치료사는 아동의 주치의에게 이러한 낮은 혈구수에 대해서 문의해볼 것을 강력히 권한다. 질 높은 소아 종양센터에서는 주치의의 허락하에 물리치료사가 혈구가 낮은 상태의 아동일 때도 물리치료 서비스를 제공한다. 예를 들어, 혈소판이 20,000ug/L 이하인 경우에도 가벼운 던지기 게임이나 관절가동운동을 능동적으로 부드럽게 하는 것을 격려하거나 헤모글로빈 수치가 8g/100mL 이하일 때에도 운동하지 않는 것보다는 느리게 걷는 것을 권한다. 그러므로 표준화된 치료에는 사전에 의사의 허락과 동의가 되어 있었던 구조화된 활동이 포함되며, 혈액검사의 결과에 따라서 하게 된다.

골수흡인 또는 골수생검은 바늘을 직접 뼈, 특히 전형적으로 엉덩뼈능선에 집어넣어 시행한다; 그리고 표본을

표 16.2 혈구수, 증상 그리고 운동 가이드라인[26]

	적혈구	혈소판	혈색소	백혈구
기능	CO_2와 O_2 운반	혈액 응고	CO_2와 O_2 운반	감염 방어
정상 수치	남자: 4.7~5.5 10/uL 여자: 4.1~4.9 10u/L	150,000~350,000/uL	10-13g/100mL	4,500-11,000/mm^3
낮은 수치	빈혈	혈소판 감소증	빈혈	박테리아, 바이러스, 진균 감염
낮은 수치일때의 증상	창백 피로감	멍 점상 출혈	창백 피로감	감염
운동 지침	혈색소 참조	운동 금지: 20,000 이하 가벼운 운동: 20,000~50,000 저항성 운동: 50,000 이상	운동 금지: 8 이하 가벼운 운동: 8~10 저항성 운동: 10 이상	운동 금지:5,000 이하 가벼운 운동: 5,000 이상 저항성 운동: 5,000 이상

채취하여 암세포가 있는지 현미경적으로 검사한다. 요추천자는 바늘을 요추에 집어넣어서 수행한다; 뇌척수액으로 암이 침범하였는지 알기 위해 뇌척수액을 채취한다. 물리치료사는 이러한 골수흡인 또는 요추천자를 받은 아동들은 동작시 불편함을 느낄 수 있으며 며칠 동안 이 부분이 아프다고 느낄 수 있기 때문에 중재프로그램을 계획하고 물리치료 검사를 할때 이를 고려하여야 한다. 예를 들어, 만약 환자가 앉은 자세에서 일어나려고 할 때 어려움이 있다면 그것은 하지의 근약증일 때도 있지만 고관절 또는 허리가 불편할 수도 있으므로 이러한 문제는 며칠 이내에 해소될 것이다.

만약 환자가 사지에 통증이 있으면서 종창이 있으면 방사선 사진, 초음파, CT, 또는 MRI 등을 수행한다. 이러한 영상 소견들은 종양의 위치를 파악하는데 도움이 되지만, 더 자세한 검사가 필요하다. 예를 들어, 바늘로 생검하여 조직의 세포 형태학적 특징을 보면 종양의 종류를 판단하는데 도움이 된다. 이러한 정보는 물리치료사에게 중요한데 왜냐하면 종양의 위치가 주변 조직, 즉, 관절구축의 원인이 될 수 있고, 다리로 체중을 지지하는 상태에 영향을 주어 보행 및 기능적 이동에 제약을 가할 수 있기 때문이다.

의학적 치료를 시작하기 전에 암전문의는 종양의 진행단계와 등급을 세포수준에서의 암의 특정형태, 정확한 위치, 그리고 다른 부분으로 전이하였는지에 따라 결정할 것이다. 악성 정도를 가리키는 암의 등급은 종양세포를 현미경으로 검사하여 결정하는데 현미경으로 보아 종양세포가 번져나갔는지 또는 성장속도가 어떤지에 따라 결정한다. 암의 등급을 판단하는데 흔히 사용되는 분류체계는 WHO가 정한 것이다.[15] Grade I 암은 성장이 느리며 약간의 비정상 모양을 가진 경우이며, Grade IV는 제일 빨리 자라며, 미분화된 세포로 구성된 단계이다. 진행에 대한 분류는 질병이 원발 부위에 국한되어 있는지, 그렇지 않다면 퍼져나간 정도가 어떤지를 가르키는 것이다. 비록 암의 정확한 원인은 알려져 있지 않지만 아동기의 흔한 암중 많은 경우가 환경요인과 유전적 요인과 연계되어 있다. 암전문의는 이러한 유전적 요인을 이해하는 것이 중요한데 그것이 환자를 위해 선택한 치료에 영향을 또한 미치기 때문이다. 물리치료사는 중재프로그램과 치료계획을 기획하기 위하여 등급(grade)과 진행단계(stage)에 대한 분류체계를 이해하는 것이 중요한데 프로그램은 아동의 특정 요구에 따른 것이여야 한다. 예를 들어, 만약 하지에 골육종이 있다면 치료사는 보행훈련을 하여야 하는데 환자는 호흡에 드는 힘이 많아져 호흡이 가빠지기 시작한다. 그러면 치료사는 암이 폐로 전이되었는지 알기를 원할 것이며 그에 따라 치료세션도 변해야 한다.

소아암은 전형적으로 여러 방법으로 치료하는데 수술, 화학요법, 방사선 치료 또는 줄기세포 이식술 등으로 치료한다. 의학적 치료는 암의 종류와 그 정도에 따라 다르다: 치료에는 유도단계(induction), 경화단계(consolidation), 그리고 유지단계(maintenance)가 있다. 유도단계 기간에는 환자는 가능한 빨리 관해의 목표를 달성하기 위하여 고용량의 화학요법을 받으며 방사선 조사를 같이 병행하기도 한다. 관해란 암세포가 존재하지 않는 상태이다. 남아 있을 수도 있는 암세포를 제거하기 위하여 경화단계 기간에는 고용량의 화학요법을 지속적으로 받는다. 유지기간 동안에는 재발 방지를 목적으로 낮은 용량의 화학요법을 받는다.

화학요법 Chemotherapy

화학요법제는 빨리 분열하는 암세포들을 억제하기 위하여 사용되는 화학물질이며, 결국 세포를 죽음으로 이끈다. 한 약제에 대한 내성을 예방하기 위하여 여러 약제를 사용하는데 고용량을 허용한다. 백혈병과 림프종과 같은 여러 종류의 암은 1차적 치료가 화학요법이다. 이것들과 방사선 치료와 수술과 같은 기타 치료 방법을 같이 쓰기도 한다. 예를 들어, 골육종의 아동은 수술 전 약 10~12주 동안 화학요법을 받아 종양의 크기를 줄이는 데 도움을 받는다.[26,27] 또한 수술 후 화학치료를 받아 신체의 다른 부위로 번져나간 암세포를 제거하는 데 도움을 주고 있다.

항암제는 정맥내로, 구강으로 그리고 근육 등을 통한 다양한 경로로 주입된다. 대부분은 쉽게 혈관-뇌장벽을 통과하지 못한다; 그러므로 중추신경계에 병변이 있으면 뇌속이나 또는 요추부위에 카테터를 삽입하여 직접 뇌척수액 속으로 주입되도록 한다.[28] 이것을 경막내 주입이라고 하는데 methorexate를 주입할 때 흔히 사용된다.

항암제는 2차적 부작용(표 16.3)을 일으킨다.[29-41] 모든 약제의 부작용이 같지는 않으며 투여하는 동안 같은 시기에 발생하지도 않는다. 예를 들어, vincristine 약제는 약제투여 수주내에 손과 발에 말초 감각운동 신경 병변을 일으킨다.[29,40,42-45] Vincristine 투여시 독성의 가장 초기 및 흔한 임상증상은 족부 반사신경의 감소이며 항암제 투여 1개월 이내에 발생할 수 있다. 말초신경병증의 1차적 증상은 발목 처짐, 발목관절의 발등쪽 굽힘 힘의 약화 그리고 능동적 관절가동범위의 감소, 그리고 신경병증적 통증이다.[35,40,46] 그러나 임상증상이 발현하는 순서는 다양하다. 물리치료사는 환자의 손과 발 근육의 근약증을 관찰하고 이어 앞정강근이 약해짐을 볼 수 있는데 때로 환자가 어떤 근약증의 증후 없이도 신경병증적인 통증을 경험할 수도 있다. Vincristine을 감소시키자마자 또는 투약을 중지하자마자 신경독성적인 증상들은 일반적으로 감소한다. 그러나

표 16.3 특정 화학요법제와 흔한 부작용(물리치료와 관계있음)

화학요법제	흔한 부작용		흔한 암의 종류
	단기	장기	
Vincristine	고혈압, 운동장해, CNS억제, 말초신경병증 탈모, 변비, 식욕부진, 턱통증, 다리통증, 근약증, 이상감각, 저림, 근육통 쥐가 남	말초신경병증, 대근육 및 소근육, 운동기술의 감퇴	백혈병, Hodgkin병, 신경모세포종, 림프종, Wilm씨 종양, 횡문근 육종
Cisplatin	서맥, 구역질, 구토, 골수 억제, 청신경독성, 말초 신경병증	청신경 독성, 콩팥 독성	골육종, 호지킨과 비호지킨 림프종, 뇌종양
Methotrexate	쇠약감, 피로, 어지러움, 탈모, 광민감성, 구역질, 구토, 설사, 식욕없음, 점막염, 설염, 골수억제	골다공증, 골절, 불임, 신장독성, 간독성, 신경심리인지장해	백혈병, 골육종, 비호지킨 림프종
Dexamethasone	고혈압, 감염취약, 근병증, 식욕증가, 정신변화	성장억제, 뼈의 미네랄 감소, 골괴사	백혈병, 뇌종양, 기타, 악성종양
Ifosfamide	기면, 어지러움, 다발성 신경병증, 탈모, 피부염, 구역질, 구토, 식욕없음, 설사, 변비, 골수억제	심장독성, 콩팥독성	호지킨과 비호지킨 림프종, 급만성 림프구성, 백혈병, 육종
Doxorubicin	탈모, 구역질, 구토, 점막염, 설사, 골수 억제	심장독성, 심근염	림프종, 백혈병, 연부조직 육종, 신경모세포종, 골육종

어떤 연구에서는 대근육 운동기술이 계속 떨어진다는 보고도 하고 있다.[34,43] Methotrexate와 같은 약물은 투여 일주일 내에 골수 억제를 일으키기도 하고, 장기적으로 기억장애와 시공간 협응 장애 그리고 운동 협응 장애와 같은 신경심리학적 문제를 야기하기도 한다.[47-49] 골수 억제 현상은 골수의 활동이 감소되어 혈소판, 적혈구, 백혈구가 잘 생성되지 않아 출혈, 피로감 그리고 감염의 위험이 높아지는 현상이다.

방사선 치료 Radiation Therapy

방사선 치료는 이온화 방사선을 이용하여 종양세포의 DNA의 구조를 와해시켜서 세포가 분열하는 능력을 제한한다. 방사선 치료는 외부에서 방사선을 쪼이거나 방사선 물질을 종양 가까운 부위의 내부에 삽입하여 치료한다. 방사선 치료만 단독으로 하거나 또는 좀 더 흔하게는 다른 치료 즉, 수술과 화학치료와 병용하기도 한다.[50,51] 수술 전에 방사선 치료를 함으로써 종양 크기를 줄일 수 있다.[52] 그리하여 수술 시 주변 건강한 조직에 주는 손상의 정도를 감소시킬 수 있다.[52] 또 수술 시에 방사선을 이용하여 어떤 세포든지 원발 부위에서 퍼져나간 것을 파괴하는데 사용한다. 아동의 골수가 조혈모세포이식을 받아들일 준비가 되도록 하기 위해서 전신에 방사선 조사를 화학치료와 병행하기도 한다. 방사선 치료는 여러가지 장단기 부작용을 일으킬 수 있다(표 16.4).[50-57] 이러한 부작용들은 주로 방사선 조사를 받게 되는 부분과 그 주변 조직에 관련된 것이다. 방사선 조사로부터 발생되는 부작용은 특히 성장기인 영아 및 아동에서 심하다. 그들의 신경심리학적 그리고 근골격계 시스템에 침범된다.

수술 Surgery

소아 암환자를 위한 수술적 시술에는 종양의 조직생검, 중심 정맥라인 확보, 그리고 션트수술, 광범위한 수술적 재건과 같이 하는 또는 단독의 종양 제거술이 보통 포함된다.

종양의 조직생검 Tumor Biopsy

어떤 의학적 치료를 하기 전에는 전형적으로 종양의 부분을 떼어내어서 검사하거나 골수천자를 시행한다. 이러한 시술은 전신마취, 국소마취 또는 의식이 있는 상태의 진정상태에서 수행한다. 유감스럽게도 어떤 뇌종양 특히, 간뇌에 있는 뇌종양은 주변 조직의 손상이 위험이 너무 크므로 조직생검을 할 수 없다.

중심라인 잡기와 션트수술 Central Line and Shunt Placement

대부분의 경우 아동들이 장기간 정맥을 통하여 화학치료를 받기 때문에 심장에 가까운 주요한 혈관으로 직접 카테터를 삽입하는 수술이 필요하다. 이러한 삽관을 중심라인이라고 부르는데 Broviac 또는 Hickman 카테터라고 부른다. Broviac 카테터는 내 외 목정맥(jugular vein)과 같은 주요한 혈관 속으로 약제를 줄 수 있게 된 외부의 카테터이다. 내부 카테터는 위의 같은 혈관에 심게 되는데 피부 밑에 위치하게 되어 아동이 투약받을 때마다, 혈액을

표 16.4 방사선 치료의 장단기 부작용

단기 부작용	장기부작용	물리치료와 관련한 현상
피부	섬유화	통증
발적	병적 골절	관절가동범위 감소
수포	뼈 성장 이상	근력 감소
탈모	골 괴사/무혈성 괴사	지구력 감소
섬유화	골다공증	기능적 이동 감소
피로	심장 합병증	균형 감소
인지 장해	고혈압 갑상선 이상	신경심리적 기능 감소: 운동의 정확성, 감각통합, 기억, 집중력
		지역과 가족 활동에서의 참여와 삶의 질 감소

뽑을 때마다 주사기를 사용한다. 사고로 중심라인이 빠질 수 있는데 이것은 감염과 출혈 위험 때문에 의학적 응급상태이다. 그러므로 카테터 주위 부분을 깨끗하고 말라 있게 하고 손상으로부터 보호하는 특정한 주의가 필요하다.

뇌종양으로 인한 두개 내 압력이 상승되어 있을 때 뇌실복막 션트수술이 종종 요구된다. 물리치료사는 뇌종양 또는 션트의 기능 이상으로 인한 두개 내 압력 상승의 증상 및 증후를 알아두는 것이 중요하다. 두통, 구토, 복시, 의식의 변화, 시신경유두 부종(papilledema) 그리고 운동 기능에서의 변화가 이러한 증상들이다.[14]

수술적 제거 Surgical Resection

대부분의 단단한 종양들은 수술적 제거가 필요할 것이다. 그러나 어떤 것은 너무 커서 제거가 어렵거나 또는 수술적 제거가 너무 위험할 수 있는 부위에 종양이 위치할 수도 있는데 예를 들어, 뇌간의 신경아교종 또는 척수 쪽으로 확장된 신경모세포종을 들 수 있다. 그러나 악성 종양에서는 수술적 절제가 전형적으로 적절한 선택이다. 재발을 억제하고 다른 부위로의 전이를 억제하기 위해서 외과의들은 종양을 아주 완전히 절제하려는 노력을 하여야만 하며, 암세포가 분명히 없는 둘레 조직까지 깨끗하게 제거하여야 한다. 그러나 어떤 세포라도 원발 위치로부터 벗어나서 퍼졌는지를 알 수 없기 때문에 화학치료와 방사선 치료가 환자한테 필요할 수 있다.

기타 수술적 치료 Other Surgical Procedures

상지, 하지의 뼈 또는 연부조직 종양을 가진 환자에서는 절단, 회전-성형 그리고 사지를 보존하는 수술치료 등이 가능하다.[58-60] 사지보존 수술법에는 관내인공삽입기구, 동종이식재건 또는 자가이식 재건술 또는 관내인공삽입과 뼈이식을 같이 하는 방법 등이 있다.[20] 아직 뼈의 성장이 끝나지 않은 아동에서는 하지를 재건할 때 확장 가능한 관내인공삽입물을 사용하거나 반대쪽에 성장판 유합술을 시행할 수 있다.[20] 확대 가능한 관내인공삽입 즉, 관내장치는 또한 재-골단보철(re-epiphysis)이라고도 부르는데 흔하게 사용된다.[58] 확장 가능한 보철을 삽입한 후에 외과의사는 수술 장소를 열지 않고도 아동의 다리 길이를 늘릴 수 있다. 이러한 비침습적인 시술로 감염 위험을 줄일 수 있으며, 상처가 낫는데 걸리는 시간을 줄일 수 있다. 사지 보존적 시술의 단기 제약점은 상처가 화학치료제 사용과 감염 또는 불량한 관절가동범위로 인하여 상처 치유가 느려질 수 있다는 점이다(표 16.5)[61,62](그림 16.5). 장기적인 부작용에는 보철이 느슨해지므로 다시 수술로 절개

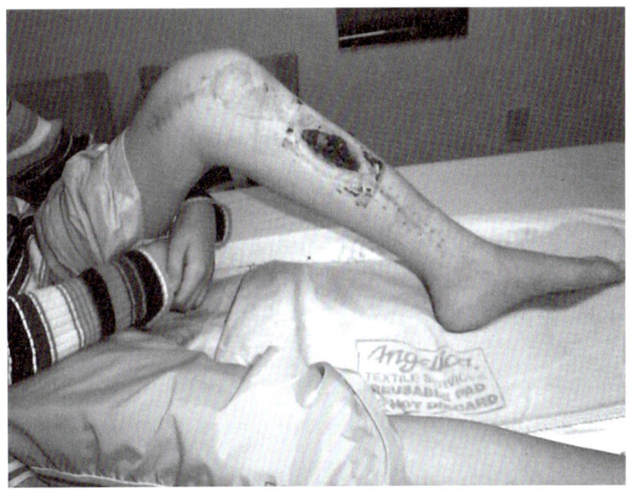

그림 16.5 정강뼈 근위부 골육종에 대해 사지보존수술을 받은 환자의 수술 3개월 후. 상처봉합의 문제가 발생한 경우

표 16.5 사지 보존 수술, 절단 그리고 회전-성형술의 장단기 부작용

사지보존수술		절단		회전성형술	
단기적	장기적	단기적	장기적	단기적	장기적
느린상처 치유	여러 번 재수술	느린상처 치유	신체 이미지 손상	느린상처 치유	신체 이미지 불량
감염	다리길이 불일치	감염	피부 수포	감염	다리길이 불일치
관절가동범위 감소	골절	불완전한 상처 봉합	발적	에너지 소모 증가	에너지 소모 증가
에너지 소모 증가	감염	에너지 소모 증가	환상팔다리 통증		
	관절가동범위 감소	신경병증적 통증			
	에너지 소모 증가				
	절단해야 할 경우가 됨				
	국소적 재발				

해야 될 경우가 자주 있으며 다리길이 불일치, 골절, 감염, 관절가동범위의 감소, 절단이 요구되는 심각한 문제 발생, 그리고 국소적 종양의 재발을 들 수 있다.[20,58,61-63] 그러므로 물리치료사는 이러한 종류의 합병증을 위한 계획을 짜는 것이 중요한데 가능하면 운동으로 관절구축을 예방하고, 보철이 덜 닳도록 하는 운동을 추천하며 달리기와 몸을 부딪치는 스포츠보다는 자전거 타기, 수영같은 운동이 이 목적에 적합하다.

절단 이 수술은 사지의 한 부분을 제거하는 것이다. 얼마나 제거하야 하는지는 종양의 위치, 종류 그리고 크기에 따라 다르다. 절단은 전형적으로 절제할 범위가 너무 커서 깨끗한 가장자리를 얻을 수 없을 때, 수술이 너무 크게 되어 사지가 더 이상 기능적이지 못할 때 절단을 시도한다. 절단이 필요하다고 판단된 후에 외과의사는 환자에게 남아 있는 사지로 의족을 이용하여 기능적이 되도록 남아 있는 사지를 보전하는데 굉장한 노력을 기울여야 한다. 단기적인 합병증으로는 신체 이미지의 극적인 변화와 관련한 심리적인 스트레스이며, 아동이 화학치료를 받고 있다면 수술부위의 치유가 느리다는 점, 상처가 잘 봉합되지 않은 경우, 신경병증적 통증, 환상팔 다리 감각, 그리고 기능적 활동을 위한 에너지 소모의 증가를 들 수 있다. 장기적으로 볼 수 있는 합병증에는 신체 이미지에서의 대단한 변화로 관련된 심리학적인 스트레스; 피부 물집, 발적, 그리고 체중과 성장의 변화로 인한 남아 있는 사지에 멍이 듬; 환상사지 통증 그리고 감각; 근골격계 통증; 그리고 일상생활동작 수행 시에 에너지 소모가 증가된 것을 들 수 있다.[61]

회전성형술 이 수술법은 때로 절단대신 시행되기도 한다. 그러나 여전히 절단의 한 형태로 생각되고 있다.[61] 회전성형술은 미국의 많은 아동병원에서 표준적 치료는 아니다. 이 시술로 넙다리뼈의 종양을 제거하고, 반면 다리의 아랫부분과 발, 신경혈관 다발은 보존한다. 하지를 180° 돌려서 근위부 넙다리뼈에 붙여서 발이 기능적인 무릎관절 역할을 하고 의수족을 부착할 체중지지 표면으로서 역할을 하게 한다. 남게 되는 잔존하지는 여러 번 재수술을 할 필요가 없고, 무릎관절 이하를 절단하는 것보다는 길이가 더 길어지게 된다. 절단된 하지의 길이가 더 길어진다는 것은 환자가 더 높은 수준의 기능적 능력을 가지게 될 기회를 말하는 것이다. 회전성형술을 한 환자들은 절단환자들이 할 수 있듯이 레크레이션 활동과 스포츠에도 참여할 수 있다. 단기적으로는 상처가 잘 아물지 않을 수도 있지만, 단기 그리고 장기적 안목에서 보면 사지가 이상하게 보일 것이다. 이러한 시술을 받은 환자들의 삶의 질에 대한 연구에서는 환자들이 건강한 사람들과 비교하여 심리사회적 적응에서 어떠한 위축도 보이지 않았다고 보고되었다.[67,68]

골수이식과 말초 조혈모세포이식

Bone Marrow Transplantation and Peripheral Stem Cell Transplantation

골수이식(BMT: bone marrow transplantation) 또는 말초 조혈모세포이식(PSCT: peripheral blood stem cell transplantation)을 백혈병(재발된 급성림프구성 백혈병; ALL) 또는 만성 골수성 백혈병) 아동에게 시술하거나 골수를 침범하는 기타 혈액질환 즉, 빈혈과 낫적혈구 빈혈증에도 시술한다. 이 시술의 목적은 환자의 골수를 자신의 골수 또는 공여자의 골수로 대치함으로서 건강한 세포들을 생산할 수 있도록 하는 것이다. 골수는 전형적으로 큰 주사기를 공여자의 뼈 즉, 엉덩뼈능선에 여러 번 찔러서 골수를 흡입해 낸다. 조혈모세포 즉, 성숙한 세포로 차후 분화되는 가장 미성숙한 세포는 성분채집술(apheresis)이라고 부르는 과정을 통하여 공여자로의 혈액으로부터 얻을 수 있다. 골수이식 또는 조혈모세포 이식에 흔한 형태에는 3가지가 있다.

1. 조직이 맞는 공여자로부터 동종이식
2. 환자 자신의 세포로부터 얻는 자가이식
3. 일란성 쌍둥이로부터 얻는 동계이식

병원에서 가지고 있는 프로토콜과 원칙에 의하여 골수이식을 받을 것인지 조혈모이식을 받을 것인지 판단한다. 현재 좀 더 흔한 것은 조혈모세포이식이다.

골수이식 또는 말초혈액 조혈모세포 이식을 처음 받게 되는 아동은 관해 상태를 얻기 위하여 화학치료를 병용한다. 관해란 신체 안에 확인될 만한 암세포가 없는 상태이다. 그 다음 아동은 체력적인 보강을 더 하기 위해 병원에 입원하게 된다. 약 일주일 동안 아동은 아동의 연령에 따라 항암치료제(즉, thiotepa)를 투여받거나 전신에 방사선 조사를 하게 된다. 이식술에 적합한 조건을 만드는 목표는 골수의 완전한 억제상태를 만드는 것이다. 아동의 백혈구, 적혈구 그리고 혈소판 수가 떨어지므로 이 기간 동안 감염과 출혈을 예방하기 위하여 특별 관리가 필요하다. 그다음 아동은 골수를 주입받거나 말초 조혈모세포를 주입받는다. 그 후 약 6주 동안 아동은 감염을 예방하기 위하여 양압과 공기필터가 구비된 방에 머무르게 된다. 이식의 생착(engraftment)은 공여자의 골수가 건강한 세포를 생산하기 시작하는 과정상 10~17일 걸린다.[69] 그러나 아동 신체 스스로가 자신의 세포를 생산하기까지는 감염을 예방하기 위한 항생제가 필요하고, 적혈구와 혈소판의 수혈도 필요하다. 이식 후 6개월까지도 적혈구와 혈소판 수혈이 필요할 수 있으며 6개월~12개월까지도 감염에 대항하여 백혈구가 싸울 수 있는 적절한 수준이 되지 않을 수도 있다.[69] 그러므로 물리치료사는 환자의 혈액 소견을 인지하고 있어서 물리치료 세션을 계획하는 데 필요한 환자의 혈액세포 수를 알고 있어야 한다.

단기적으로는 이식받은 사람의 신체가 건강한 세포를 생산하지 않는다. 그러므로 피이식자는 감염, 출혈 그리고 심한 피로감이 증가된다. 동종이식을 받은 아동에서 이식편 대 숙주병(GVHD: graft-versus-host disease)이 발병될 수 있다. 이 과정에서는 이식된 골수가 숙주 즉, 환자의 기관을 공격하는 것이다. 이것은 두가지 형태가 있는데: 급성과 만성 GVHD이다. 급성 GVHD는 가장 흔하게 피부, 소화기계 그리고 간을 침범한다. 환자는 발적, 가려움증, 피부의 색깔 변화, 구강 건조증, 구강 내의 궤양, 설사 그리고 체중감소를 경험할 수 있다. 만성 GVHD는 이식받은 수개월 후에 발생하는데 피부와 소화기계를 침범할 수 있다. 특수한 합병증으로는 피부색소와 피부 표면적 변화; 관절구축이 발생할 수도 있으며; 구강 건조증과 궤양 형성; 삼키기 어려움, 흡수장애가 생겨서 아동은 체중이 줄어들 수 있으며; 만성적 간 질환; 그리고 안구건조증, 통증, 빛에의 과민한 것과 같은 눈에 문제가 발생할 수 있다. GVHD를 예방하고 그 나타나는 반응에 정도를 줄이기 위하여 흔히 환자에게 prednisone, cyclosporine, 그리고 methotrexate를 투여하기도 한다. 장기적으로 나타나는 합병증에는 앞서 화학 치료와 방사선 치료 부분에서 열거되었던 합병증들이 있다. 물리치료사는 GVHD로 인하여 나타날 수 있는 관절구축과 근력의 약화, 기능적 동작의 감소를 예방하는 데 도움이 되도록 중재를 제공하고 평가하길 원할 것이다.

줄기세포 구조(stem cell rescue)란 아동 자신의 줄기세포를 채취하고 저장하는 과정이다. 그런 다음 아동은 매우 고용량의 화학치료제를 투여받으며 그 다음 저장해 두었던 자신의 세포를 이식받게 된다. 이러한 과정을 통하여 속질모세포종과 신경모세포종을 가진 아동은 몇 차례의 고용량의 항암치료가 받을 수 있다.

물리치료검사 및 평가
Physical therapy examination and evaluation

시스템 점검 Systems Review

암환자는 종종 물리치료 검사를 시작하기도 전에 피로해지므로 물리치료사는 관심 부분을 즉시 알아내고 이러한 부분에 촛점을 맞춰 검사를 시행하는 것이 중요하다. 신체 장기를 검토해 보는 것은 물리치료 검사의 지침을 얻는데 도움이 된다. 치료사가 환자를 보자마자 즉, 환자의 병실이나 외래 클리닉, 학교 교실 또는 집에서 보는 순간 치료사는 중요 문제를 확인할 수 있다. 다음과 같은 중요한 부분을 숙지하여 두고 있으면 빨리 총괄적으로 검사할 수 있다.

1. 근골격계: 뚜렷한 관절구축 또는 발목처짐(foot drop)
2. 신경근육계: 통증이 있는 보행 패턴, 얼굴 찡그림, 어떤 부분을 긴장하고 있는지 등의 통증의 징후, 근긴장도의 증가 또는 감소, 얼굴마비 또는 치료사가 안녕이라고 했을 때 듣는 것이 어려운 경우, 신경인지적 결손이 있어 아동이 지시를 따라하는 것을 제약하게 될 경우 또는 균형장애.
3. 심혈관계와 폐: 콧구멍이 벌렁거림, 호흡이 힘들어 보이거나 호흡 수 증가
4. 피부계: 얼굴 피부색으로 헤모글로빈이 낮은지, 또는 간 기능 문제가 있는지 알 수 있다. 예를 들어, 멍이 있으면 혈소판 수가 낮다고 생각된다.

의학 병력 및 사회력 Medical and Social History

전체적인 의학 병력과 사회력에 대한 정보를 얻는 것이 물리치료 검사상 주요 요소 중의 하나이다. 이러한 과정이 물리치료사가 환자에게 질문하는 형태를 선택하는데, 특별한 종류의 검사 및 측정을 선택하는데 도움이 되고 마지막으로 치료계획을 세우는 가이드가 된다. 만약 환자의 차트를 볼 수 있다면 환자를 만나기 전에 다음과 같은 정보를

얻는 것이 이상적이다.

1. 진단
2. 질병의 등급과 진행단계
3. 의학적 병력 즉, 환자의 성장 및 발달을 포함.
4. 현재의 의학적 치료 즉, 쓰고 있는 항암제의 종류와 기타 의학적 치료
5. 현재의 혈액 소견 즉, 헤모글로빈 농도, 백혈구 수와 혈소판 수.

그러나 물리치료사가 환자를 만나기 전에 항상 의학 차트를 볼 수 있는 것은 아니다. 만약 아동 또는 양육자가 치료사에게 관련 정보를 제공할 수 없을 때에는 의사 또는 간호사에게 전화를 하는 것이 가장 적절하다.

필요한 의학정보를 얻은 후에 치료사로서 아동과 가족과의 신뢰관계를 형성하는 것이 중요하다. 이것은 치료사가 아동의 사회력에 관하여 질문하여야 하는 사항이다. 아동이 누구와 살고 있는가? 형제가 있는가? 학교에서 몇 학년까지 하였는가? 어떤 스포츠 또는 레져활동을 아동이 좋아하는가? 물리치료사는 이러한 질문에 대한 대답을 바탕으로 아동이 가정, 학교 또는 병원에서 어려움을 갖게 된 영역에 대해 논의할 기초를 마련하게 된다. 종종 치료사가 아동과 가족이 실제 학교 버스에 오르기, 또는 잔디나 기타 고르지 못한 곳에서 걸을 때 자주 넘어지는지, 특정 과제시 실제로 가지고 있는 어려움을 그들이 얼마나 인식하고 있는지는 검사하기 전까지는 알지 못할 수도 있다.

검사 및 측정 Tests and Measurements

치료사가 어떤 검사나 측정을 하기 전에 그 세션을 계획하는 것이 중요하다. 검사는 전체적이고 포괄적이어야 한다는 것을 확실히 하기 위하여 치료사는 WHO가 정한 기능, 장애, 그리고 건강의 국제적 분류(신체기능/구조, 활동, 그리고 참여)를 사용할 수 있으며 또는 의학재활연구 국립센터의 모델을 이용할 수도 있다(병리생리, 장해, 기능적 제약, 장애 그리고 사회적 제약). 이 장에서는 WHO 모델을 기준으로 삼을 것이다. WHO에 따라서 *신체기능 및 구조*라는 용어는 신체의 심리학적 기능과, 기관과 사지와 그 구성체인 해부학적 부분을 포함하는 신체의 생리학적 기능을 말한다. *활동*이란 개체가 수행하는 과제 즉, 행동을 말하며, *참여*란 삶의 상황에서의 참여를 말한다. WHO 모델에서는 이 모든 3가지 구성요소와 아동의 환경적 요인과 개인적 요인과의 상호작용을 고려하여 포함시킨다. 아동은 특정 진단 및 아동이 받았거나 받고 있는 의학 치료의 흔한 부작용에 바탕하여 개별화된 검사가 필요할 것이다. 표 16.6에서는 각 범주상 초점을 맞추어야 할 중요한 영역을 열거하고 있다. 개별 환자마다 좀 더 주의해야 할 영역이 다르며 이후에 더 자세한 검사가 필요할 수도 있다.

신체기능과 구조(장해)
Body Function and Structure (Impairments)

근육골격계 Musculoskeletal

근육골격계에 대한 검사는 관절가동범위의 문제, 근력, 자세 정렬상에 문제를 가지고 있기 때문에 암아동에게 중요하다. ROM 검사를 수행할 때 치료사는 검사하고자 하는 관절의 아래 위 어떤 부위라도 최근 수술을 받았던 곳이면 특별한 주의를 해야 한다. 아동은 수술받은 부위 주변으로는 통증 또는 공포 때문에 힘을 주고 있을 것이다. 예를 들어, 뇌종양 절제술을 한 직후에는 경추의 ROM이 감소되어 있거나 또는 시각 결손을 보상하기 위하여 머리를 옆으로 기울이고 있을 것이다. 중심라인 시술 후 수일이 지나도 가슴부위에 통증을 느끼고 있기 때문에 어깨관절을 완전히 굴곡하려고 하지 않거나 몸통의 ROM을 완전한 범위로 하지 않으려고 할 것이다. 넙다리뼈 원위부 또는 경골 근위부에 큰 수술인 사지보존적 수술을 받은 후에 아동은 엉덩관절, 무릎관절 그리고 발목관절의 ROM이 제한될 수도 있다. ROM을 검사할 때 생각하여야 할 또 다른 중요한 요인은 아동이 받고 있거나 받은 항암제의 종류인데 vincristine 같은 약제는 능동적인 발목관절 발등굽힘을 감소시킬 수 있다. 시간이 경과하면서 이렇게 감소된 ROM은 결국 구축으로 발전할 수 있다. 그러므로 치료사는 vincristine을 투여받은 환자에서는 특별히 발목관절과 손의 악력에 중점을 두려고 할 것이다.

근력을 검사할 때에는 치료사는 아동의 혈액소견을 고려하여야만 한다. 혈소판 수치가 낮은 아동에서는 전형적인 도수근력검사와 동력계(dynamometry)의 사용은 적절하지 않을 수 있다. 그러므로 치료사는 아동의 기능적 근력 기능을 걷기, 계단오르기, 앉은 자세에서 일어서기와 같은 동작을 수행하는 것을 보면서 기능적 근력 능력을 관찰

표 16.6 권장되는 테스트 및 검사

신체기능 및 구조		활동	참여
근골격계	**피부**	**보행**	**삶의 질**
관절가동범위 각도계 기능적 각도범위 근력강화 도수근력검사 손으로 쥐는 각도계 기능적 능력 자세정렬	피부 온도 색깔 표면 상처 치유 배액 냄새 상처의 유연성	보행패턴의 질 보조의 필요성 전완 목발 겨드랑이 목발 워커 휠체어 보조기 의수족 손으로 가이드함 이동과 발달학적 기술 정신발달 걷기 앉음으로부터 일어서기 서있다가 앉기 잡고 일어서기 배밀이 네발기기 구르기 계단 활동 표준화된 검사 Peabody 운동발달척도 PEDI 균형과 협응 한 다리로 서있기 시간 내에 계단오르내리기 시간 내에 일어서서 가기 말로 하는 지시에 시작/중단함 연이어 발을 대고 걷기 고르지 못한 곳에서 걷기(잔디, 언덕) 이중과제 동시에 하기	학교 일 놀이 스포츠 결혼 여행 보조요법 대화 질문지 SF-36 PedsQL
신경운동계	**심폐계**		
통증 FLACC척도 FACES척도 시각 아날로그 척도 통증의 종류 신경병증적 통각수용기적 근긴장도 및 운동조절 보행실조 경직성 저긴장증 클로누스 부전마비 시각 검사 시력 시각주시 복시 눈손협응 감각 가벼운 촉각 날카롭고 둔탁한 두점 접촉 구별하기 감각통합	지구력 2-,6-,9-분 달리기/걷기 테스트 힘듦의 자가지각 생리학적 소모 지표 (physiological cost index) 심박동수 호흡수 경추와 흉추의 비대칭성 코를 벌룽거림 복식호흡 호흡이 힘듬		

할 수 있다.

신경근육계 Neuromuscular

아동의 신경근육계 즉, 통증, 근긴장도, 균형, 운동조절, 시각, 감각 그리고 감각통합 같은 것을 검사하는 경우 치료사는 신경근육계가 신체의 다른 시스템과 환경, 과제와 서로 상호작용하는 복잡함을 고려하여야 하는 것이 중요하다. 만약 아동이 뇌간에 신경아교종이 있고, 근긴장도가 증가 또는 감소되어 있거나 또는 우측 상하지가 뻣뻣하다면 치료사는 이러한 장애가 아동의 능동적, 수동적 관절

가동에 어떠한 영향을 미치는지, 하나하나의 분리된 근력에 어떠한 영향을 미치는지 고유수용성 감각, 기능적 능력, 그리고 일상생활동작에 어떤 영향을 미치는지 고려하여야 하며 아동의 인지능력, 연령, 가족의 지지 그리고 아동의 의욕을 고려하여야 한다.

물리치료사는 아동이 통증을 느끼고 있는지를 판단하는 것이 중요하다. 만약 아동이 통증을 느끼고 있다면, 통증의 부위, 강도, 질 그리고 시작과 그 기간, 악화요인, 경감요인 등을 아는 것이 중요하다. 통증은 연령과 관계없이 모든 환자에서 측정 가능하다. 환자에 연령과 인지능력에 따라 다양한 도구가 가능하다: (1) 5세 이하의 아동에서 FLACC 척도(Face, Legs, Activity, Cry, Consolability; 얼굴, 다리, 활동, 울음, 편안함); (2) 5세에서 13세까지 FACES 척도; (3) 13세 이상 아동에서는 자가보고 시스템인 0~10까지의 수 척도 또는 시각아날로그 척도를 쓸 수 있다. 아동은 심한 통증 또는 신경병증인 통증을 느낄 수 있다. 통각수용기에서의 통증은 흔히 머리가 터질 듯한 통증을 말하는데 뼈, 관절, 근육, 신경 또는 연결조직 손상, 질병 자체로부터의 손상 또는 스테로이드 같은 투약 또는 수술과 같은 치료로부터 오는 통증일 수 있다. 이와 반대로 신경병증적인 통증은 전형적으로 타는 듯한, 저릿저릿한 또는 찌르는 듯한 통증이라고 표현하는데 보통 신경 손상, 수술, 항암치료 또는 방사선 치료 후에 올 수 있다.[72-74]

피부계 Integumentary

피부를 검사하면 치료사는 아동에 대해 많이 알 수 있다. 피부 표면상태와 색깔만 봐도 치료사는 이후 검사를 더 해야 할 필요성에 대한 정보를 알 수 있다. 예를 들어, 창백함은 빈혈; 황달은 간 기능 이상; 마르고 가려운 피부는 이식편 대 숙주병; 차가운 피부는 좋지 않은 순환; 뜨거운 피부는 감염; 나쁜 냄새가 나는 분비물은 감염; 물집은 잘 장착되지 않은 의수족/물집이 잡힌 피부는 방사선 조사에 의한 화상; 그리고 궤양은 욕창을 가리킨다. 물리치료사는 상처가 움직이는지, 어떤 상처에 유착이 있는지 검사하기를 원할 것이다. 물리치료사는 암환자 아동이 경험하게 되는 피부문제의 확인과 관리에서 중요한 역할을 한다. 물리치료사는 피부를 전체적으로 검사하는데 시간을 가지고 꼼꼼히 소견을 기록하며 의사와 치료계획을 세우고 의사조정하는데 시간을 들여야 한다.

심폐계 Cardiopulmonary

암을 가진 아동은 화학 치료, 방사선 치료, 장기간의 침상 안정, 일반적인 피로감, 또는 종양, 수술 또는 방사선 치료에 의해 야기된 골격계의 비정상으로 인한 영향으로 심폐계에 합병증을 경험할 수 있다. 그러므로 물리치료사는 포괄적으로 호흡계, 골격계, 특히 흉곽, 그리고 지구력에 대한 검사를 수행하여야만 한다. 아동을 관찰하는 것이 좋은 시발점이다. 관찰함으로서 호흡이 힘든지, 콧구멍이 벌름거리는지, 호흡수가 증가되었는지 심폐계에 영향을 미치는 흉곽이 비대칭적인지 관찰할 수 있다. 좀 더 자세한 평가로 맥박 산소측정기를 이용하여 지구력 검사를 하기 이전에 안정시 심박동수를 알아낸다. 그리고 치료사는 아동의 목표 심박동수 범위를 계산한다.

아동의 연령과 능력에 따라 치료사는 지구력 검사의 종류를 선택한다. 영아와 유아의 지구력 검사에는 아동이 노는 동안 피부 색깔, 활력 징후, 그리고 호흡 패턴을 관찰하는 것이 포함된다. 좀 더 나이든 아동과 청소년들을 위한 검사에서는 더 구조화된 방법, 즉, 다양한 수준의 트레드밀 검사와 계단 테스트, 2분, 6분, 9분 달리고 걷는 테스트를 포함하여 가능한 구조화된 방식으로 지구력 검사를 수행한다.[75,76] 아동이 지구력 테스트를 받는 동안 치료사는 아동의 심장 박동수와 호흡수를 모니터할 수 있다. 현재 특정 과제를 수행하는데 요구되는 에너지 양을 검사할 수 있는 도구들이 나와있다. 생리적 소모 지수는 아동의 에너지 소모를 계산하는 개관적인 방식이다. 수행시 힘든 정도를 스스로 지각하는 척도는 아동이 스스로 활동하면서 얼마나 힘든지 보고하는 주관적인 척도이다.[77-82]

활동(활동의 제한) Activity(Activity Limitations)

보행 및 이동 Ambulation and Locomotion

암을 가진 아동은 질환 자체 및 치료영향으로 이동하는데에 어려움을 겪을 수 있다. 발목처짐을 유발하는 vincristine같은 약물의 효과 또는 신경근이 눌려서 나타나는 근약증, 골수 내의 모세포가 많아짐으로서 나타나는 뼈의 통증, 또는 사지 보존 수술, 절단 수술로부터 오는 구조적 변화에 의한 것으로 장애가 일어날 수 있다. 물리치료사는 첫 번째로 아동이 이동방법으로 걷는지, 기어다니는지 또는 휠체어를 이용하는지의 이동 수단을 확인할 것이다. 두 번째, 치료사는 아동이 과제를 수행하는 데 필요한 도움의 정도, 또는 사용하는 보조기구의 종류를 확인해야 한다. 세 번째, 치료사는 보행 패턴의 질 또는 다른 이동 수단의 패턴을 검사하게 될 것이다.

균형 및 협응 Balance and Coordination

균형 및 협응장애는 중추신경계, 말초신경계의 종양을 가진 아동에서, 또는 항암치료, 방사선 치료, 골격계의 수술적 치료로 일어난 변화의 부작용을 경험하는 아동에게서, 또는 장기간의 비활동으로부터 오는 근약증이 있는 아동에게서 흔하다. 신경근육 부분에서 이전에 말했듯이 치료사는 다른 장기 시스템 즉, 시각, 청각, 감각, 근긴장도, 그리고 인지와 같은 것을 고려하여야만 하며, 아동의 균형과 협응 능력을 검사할 때 환경적인 요인들도 고려하여만 한다. 흔히 하는 검사(표 16.6)에서 보듯이 눈을 뜨고 또는 눈을 감고 하는 검사, 한쪽 다리로 서있기, 계단을 오르고 내리는데 걸리는 시간, 일어나서 걸어가는데 걸리는 시간, 이중 과제활동시 걸리는 시간, 그리고 연이어 발을 대고 선을 따라 걸어보기 패턴을 검사한다.[83,84]

참여(참여에의 제약)
Participation(Participation Restrictions)

가장 중요한 검사의 요소는 아동의 신체적 구조 및 기능 그리고 활동의 제한이 어떻게 아동과 가족의 생활 즉, 집, 직장, 학교, 놀이에서 제약을 주는지 확인하는 것이다. 이것은 말로 물어보거나 관찰 또는 기안된 설문지를 통하여 검사할 수 있다. 현재까지 가장 흔히 사용되는 아동 설문지에는 PedsQL과 Short Form36이 있다.[85,86] 종종 치료사가 부모에게 아동이 집에서 어떠냐고 물을 때 "좋아요"라는 대답을 들을 수 있는데 이때 치료사의 역할은 침대로부터 들어가고 나오기, 저녁 식탁에서 가족과 함께 먹기, 목욕하기, 친구와 함께 쇼핑몰에 가기, 학교에 가기, 학교에서 계단 오르기, 교실로 걸어 들어가기, 스포츠에 참여하기와 같은 과제에서 아동과 가족이 어떤지 초점을 맞추어 질문하는 것이 치료사의 역할이다. 중요한 것은 아동은 고립되어 있고 외로운 느낌을 가질 수 있으며 학교로 복귀하였을 때 혼자 있게 되는 경우가 쉽게 만들어지므로 아동과 양육자의 활동에의 참여 정도를 논의하는 것이다.[87]

▶ 진단, 예후 그리고 치료계획
Diagnosis, prognosis, and plan of care

물리치료적 상태, 예후는 아동이 가진 암의 종류, 의학적 치료, 그리고 가족상황에 따라 다르다. 다음은 암환자에게 내리는 흔한 물리치료 진단들이다: 통증(신경병적인 통증/통각수용기적 통증), 피로, 관절가동범위의 감소, 근력 감소, 지구력 감소, 발달지연, 상처치유가 불량함, 기능적 이동의 감소, 지역사회활동에의 참여 감소(표 16.7)이다. 각 환자를 위해서 개별적인 환경에 따라 치료계획과 목표의 개별적인 고려가 필요하다. 물리치료사의 역할은 암을 가진 아동에서 암의 2차적인 합병증을 예방하고, 의학적 치료에서 오는 2차적 합병증을 예방하는 데 도움이 되는 것이다. 건강, 체력 그리고 정상발달을 증진하고 장애정도를 어느 정도 제한하며 재활을 증진하는데, 만성적이고 비가역적인 질환에서의 기능을 회복하는 데 도움이 되는 것이 역할이다. 이러한 역할을 만족하기 위하여 물리치료사는 암환자 아동에게 신체구조 및 기능적 장애, 활동제한, 참여에의 제약에 똑같이 비중을 두고 물리치료 중재를 제공하여야 한다.[89] 물리치료 중재를 위한 시간계획과 아동과 양육자가 목표로 하는 시간 스케줄은 의학적 진단과 예후, 개별 아동에 따라 다를 수 있다.

물리치료 Physical Therapy Intervention

암환자에게 물리치료가 필요하다는 것을 뒷받침해 주는 증거는 너무 많다. 실제로 우리의 임상 경험을 보면 암환자에게 물리치료를 해 주면 신체 및 구조적 제한으로 부터 활동제한, 참여에의 제약까지 모든 영역에서 그 장점이 있음이 분명하다. 그러나 감소된 관절가동범위, 근력, 지구력, 균형, 그리고 기능적 활동에서의 합병증을 가진 암환자들에게 있어 포괄적 물리치료 중재의 효과가 문헌상 잘 보고되고 있지는 않다. 몇몇 보고되어 있는 연구는 1차적으로 백혈병 아동에게 초점을 맞춘 암환자 물리치료에 대해서이다. 이 연구의 결과에 의거한다면 현재 급성기 림프모구성 백혈병으로 의학치료 중인 아동은 물리치료 프로그램에 참여했을 때 의미있게 하지 근력과 발목관절의 발등굽힘 관절가동이 증가되었음을 보여주었다.[35,43,90] 그 이외에도 성인 암환자에서 운동의 효과를 지지하는 연구결과들

표 16.7 의학진단에 바탕하여 내리는 물리치료 상태 판단

의학적 진단	물리치료 상태판단	가능한 원인
백혈병/림프종	통증	말초신경병증, 골수의 모세포 증식으로 인한 뼈통증, 골 괴사로 인한 관절, 뼈통증
	감각 감소	말초신경병증, 신경근 압박
	근력 감소	말초신경병증, 스테로이드, 비활동
	관절가동범위 감소	말초신경병증, 골 괴사
	지구력 감소 및 피로	비활동, 화학 치료, 방사선 치료, 조혈모세포 이식
	기능적 이동 감소	근력과 지구력 감소, 통증
	지역활동의 참여제약	자긍심 감소, 두려움, 우정문제와 앞서 언급한 장해 항목과 같은 사회적 관점 핸디캡이 있는 사람의 접근성 제약
중추신경계 및 말초	통증	종양에 의한 압박(척수 또는 말초신경근신경계 종양) 말초신경병증 또는 수술 통증
	감각 감소	말초신경병증, 중추신경계 손상
	근력 감소	종양 압박, 수술 통증, 두려움, 고정, 비활동
	동작범위 감소	수술절개 부위, 운동조절 감소, 비정상적 근긴장도
	균형과 협응감	운동조절불량, 보행실조, 마비/부전마비, 시각 감소, 전정계 기능 이상
	기능적 이동 감소	시각결손, 근력 약화, 지구력 약화
	지역활동참여 제약	앞서 언급된 장해와 핸디캡이 있는 사람의 접근성이 떨어지는 시설
뼈와 연부조직 종양	통증	종양 압박, 수술 통증, 신경병증 통증, 화학 치료, 골다골증
	감각 감소	수술로 신경 손상, 화학 치료,
	근력 약화	고정, 신경 손상, 중추신경계로 전이
	동작범위 감소	고정, 신경 손상, 상처유착
	개방 상처	봉합 실패, 감염

이 있다. 즉, 헤모글로빈 농도의 증가, 중성구와 혈소판 감소의 기간 감소, 설사와 통증의 정도 감소, 입원기간 감소, 오심의 빈도 감소, 정서적인 스트레스 감소, 체중 증가, 신체적 수행 향상, 기능적 능력 향상, 삶의 지표 향상, 유연성 증가, 피로감 감소, 집중력 향상 그리고 골격 양의 증가 등이 보고된 바 있다.[91-102]

조정, 의사소통 그리고 기록

Coordination, Communication, and Documentation

암환자의 욕구가 빠르게 변화하기 때문에 물리치료사가 적절하게 시간을 투자하여 물리치료의 모든 면을 조정하고 의사소통하고, 기록해 놓는 것이 중요하다. 이는 물리치료사가 병원에 입원한 환자를 보고 있는지, 물리치료를 하는 장소, 입원하였는지, 외래인지, 그리고 학교인지에 따라 물리치료의 조정, 의사소통, 기록은 다른 접근법이 요구된다. 서비스를 제공하는 곳이 어디인가에 관계없이 아동의 낮잠 시간, 진정상태가 필요한 시술, 다른 의학적으로 필요한 시간 전후로 약속을 정하기가 어렵다. 물리치료 전에 아동의 혈액소견을 확인하여 변화가 있을 때 의사 또는 간호사와 이야기하여야 한다. 물리치료 세션을 최대화하기 위하여 물리치료사가 이러한 세 영역에서 책임이 있다는 것이 중요하다.

환자 지도 Patient/Client Instruction

물리치료사의 1차적 역할은 환자, 양육자 그리고 형제에게 정보 제공, 교육, 동기유발, 의욕 고취, 그리고 설명을 해 주는 것이다. 이러한 역할을 충실히 하는 것이 물리치료의 장점을 최대화하는 데 필수적이다. 그러므로 물리

치료사의 역할은 아동의 건강과 웰빙을 향상하는데 아동과 가족이 능동적으로 참여하도록 역할을 위임하는데 있다. 물리치료사는 아동과 가족활동 중 흥미가 있는 것을 서로 논의하여 아동이 할 수 있는 활동을 긍정적으로 강화시키도록 해주는 것이 필요하다.

물리치료 중재는 연령에 맞는 것이어야 하며 가장 중요한 것은 아동과 양육자에게 의미있는 것이어야 한다는 것이다. 암환자에게 처음 해주는 물리치료에 관한 지도는 수술 후 처음으로 침상에서 어떻게 나오는지 보여주고 보조적인 기구, 보조기 또는 의수족 등을 어떻게 적절하게 사용하는지 배우도록 도와주어야 하며 특정한 치료적 운동을 수행하도록 환자를 돕는 것이다. 물리치료사는 설명을 말로 할 수도 있고, 손으로 이끌어 주면서 또는 시각적으로 보여지거나 글로 씌여진 설명서를 통하여 지도할 수 있다. 아동, 가족 그리고 치료사의 협조 가운데 어떻게 아동과 가족이 활동에 함께 참여하며 아동의 수행, 기능 그리고 궁극적인 삶의 질 향상이란 물리치료 운동목표를 어떻게 달성할 수 있을지 아이디어들을 만들어 낸다.

직접 중재 Procedural Intervention

암환자의 물리치료적 세션은 질환의 복잡성, 의학치료 그리고 아동과 가족의 개별적 욕구의 복합성 때문에 독특하다. 물리치료 세션은 수정이 요구될 수 있는데 아동의 혈구수가 낮거나 열, 통증, 두통, 구토, 설사, 일반적인 피로감이 있을 때, 상처로부터 분비물이 있거나 아동이 특수한 요구를 가지고 있을 때이다. 그러므로 아동의 그 시점상의 욕구에 근거하여 치료세션을 변경시킬 준비를 항상 하고 있어야 한다. 이때 치료의 단기, 장기적 목표는 항상 마음에 두고 있어야 한다. 물리치료 중재(표 16.8)에는 비약물적인 통증 관리, 치료적 운동, 유산소 운동, 보행훈련 또는 보조기구, 휠체어, 보조기, 또는 의수족의 장착 등이 포함된다. 가장 중요한 것은 소아물리치료사는 창의적이어야 한다는 점이다.

생존 Survivorship

미국에는 328천명의 아동기 암 생존자가 있고, 이들 중 80%는 진단 후 최소한 5년 생존한다. 이것은 암의 의료관리 기술이 대단히 발전하였기 때문이다. 기대수명이 증가하였지만, 아동기 암 생존자 중 5명 중 3명은 암 자체 또는 암의 치료로 인하여 좋지 않은 결과를 경험하게 된다.[103] 암 치료로 인하여 늦게 나타나는 후기 영향은 치료 완료 후 수개월 또는 수년 동안 발생하며 신체의 모든 장기 시스템에 영향을 줄 수 있는 합병증 또는 역행을 말한다.[104] 생존자들은 경증이거나 심한 장기간의 장애를 가지게 되는데 근골격(근육 약화, 골 괴사, 골다공증, 다리 길이 불일치), 신경근(말초 신경병증, 통증, 열악한 운동 조절), 심장 폐(심근병증, 폐섬유증, 피로, 감소된 운동 지구력, 비만) 및 외피 시스템(섬유증, 방사선 피부염)뿐만 아니라 역기능 장애(기억 및 처리 지연)이다.[105,106] 암에 대한 치

표 16.8 물리치료 제안

관심영역	중재	빈도
통증	방법 냉, 열, 마사지 자세 잡아주기 보조기구 신경병증적 통증 압박 스타킹 심부 압박 의사처방 약물 Gabapentine, Elavil, morphine	필요 시
근력강화	치료운동 기능적 활동 계단 오르기 쭈그리고 앉기	3~5회/주
스트레칭	수동적 관절운동기계(CPM) 스플린트, 보조기, 도수 스트레칭, 자가 스트레칭	5회/주~매일
유산소/지구력	걷기 트레드밀 자전거 스테퍼(밟기운동) 수영 춤	5일/주
도수테크닉	도수지도 신경발달치료 자가 도수테크닉	필요 시
운동학습원리	수행에 대한 지식 결과에 대한 지식 블록훈련 무작위 훈련	필요 시

료 이후에 나타나는 후기 및 후기 발달의 위험과 심각도에 대한 인식이 증가하여 이러한 위험에 대한 적절한 치료를 제공하는 최상의 기회를 제공하여 후기의 영향과 관련된 장애를 최소화한다. 다 분야팀의 장기 추적 관찰은 소아암 생존자의 건강과 삶의 질을 최적화하는 데 필요한 치료를 제공하는 데 중요하다. 불행히도 장기간의 후속 치료는 종종 이러한 생존자에게 제공되거나 접근되지 못하고 있다. 의사와 물리치료사는 부작용의 시작을 확인하고 적절한 치료 중재를 시작하기 위해 생존자를 정기적으로 모니터링 해야 한다. 물리치료사가 확인된 후기 영향을 보다 적절하게 평가하고 치료할 수 있도록 암 관련 치료 중에 받은 진단, 치료 및 약물에 대해 환자, 가족 또는 물리치료사로 부터 자세한 의료 기록을 확보하는 것이 중요하다. 보고서에 따르면 소아암 생존자의 72%만이 진단서를 정확하게 보고할 수 있으며, 35%만이 심각도와 발생할 수 있는 장애 위험을 이해하고 있다.[106,107]

어린이 종양 그룹(Children's Oncology Group)은 물리치료사가 암 생존자를 적절한 노력으로 관리하고 일관성있는 보살핌을 제공하고 장기적인 건강 위험을 줄이기 위해 조언을 제공하는 지침을 개발했다. 이 지침은 "건강 링크"(부모 교육을 위한 특정 주제의 가이드)를 www.survivorshipguidelines.org에서 이용할 수 있다.[108] 연구들은 조기 중재와 교육의 효과성에 대하여 보여주고 있으며, 생존자들로부터 보고된 많은 후기 영향을 완화하기 위해 운동과 물리치료의 중재를 보여 주었다.[109–113] 요약하면, 아동기 암 생존자들과 그 가족은 물리치료 중재를 통해 진단부터 능동적인 치료와 생존으로 전환하는 이익을 받을 수 있다.

사례연구들

사례연구 1

급성기 림프모구성 백혈병

병력

3세된 Emily는 소아과 주치의에게 왔을 때 멍이 심하게 들고, 이동할 때 걷기보다는 부모가 안아서 해주기를 원한다고 들었다. 아이는 과거에 심하게 앓은 적이 없으며, 3주 전까지는 연령에 맞는 행동 발달을 보였다. 아이의 백혈구 수는 높았다. 요추천자를 통해 얻은 뇌척수액과 흡인된 골수를 분석하여 모세포들이 과도하게 생성되며, 중추신경계를 침범했다는 결과를 알았다. Emily의 병명은 급성기 림프모구성 백혈병으로 진단되었으며 치료를 받기 위하여 집에서 60분 떨어진 병원으로 의뢰되었다. 아이는 여러 제재의 조합된 항암치료를 받기 위한 표준 치료 프로토콜에 등록되었다(prednisone, dexamethasone, vincristine, daunorubicin, doxorubicin, L-asparaginase, methotrexate, cyclo phosphamide 그리고 cytarabin). 항암치료는 2.5년 동안 받을 것이며, 주요 네 단계별로 투여될 것이다: 유도기, 중추신경계 예방치료, 경화기, 그리고 재유도기와 유지치료이다. 현재 Emily의 혈구수는 경미하게 낮다(백혈구 4.6 <정상범위 4.9~12.9/ ㎣>; RBC 3.2<정상범위는 3.9~5.30/mm3>; 헤모글로빈 10.0 <정상은 11.5~14.0 >; 혈소판 98,000<정상은 190,00~490,000 >(이 정상치는 St.Jude Children's Research Hospital에서 3세 아동의 정상 혈구 범위이다).

Emily는 집에서 엄마, 아빠, 2명의 오빠와 살고 있다. Emily는 인형놀이를 즐기며, 자전거 타기, 놀이터 가기를 좋아한다. 진단받기 전에는 어린이집에 하루에 2시간씩 일주일에 3번 다녔다. 엄마는 직장이 있으며 아버지는 회계사이다. Emily의 부모는 아이가 어린이집에 8주 동안 가지 못했다고 한다.

아이는 처음 진단받은 3주 후에 기능적 이동의 향상을 목표로 오게 되었다. 부모는 Emily가 걷지 않고 있었기 때문에 매우 염려스러워 하였다.

물리치료 시스템 검토

Emily는 아빠가 안아주고 있을 때 물리치료사와 매우 편안히 이야기하고, 영민한 아이였다. 아이는 움직이는 것을 무서워하는 것처럼 보였다. 근긴장도는 정상범위에서 약간 낮은 상태로 보인다. 시각, 청각, 감각은 정상인 것으로 보인다. 아이는 아빠가 안고 있는 동안 어떠한 통증도 없어 보인다. 약간 창백하게 보이며, 낫고 있는 몇 개의 멍들이 있다. 가만히 있을 때의 호흡수와 호흡패턴은 정상으로 보인다.

물리치료검사와 측정

Emily의 목, 몸통, 상지 그리고 하지에서의 능동적 관절가동범위는 정상이다. 아이가 장난감을 가지고 노는 동안 근력검사를 했는데 대체적으로 4(0~5 척도) 정도로 보였다. Emily는 우측, 좌측, 위로, 아래로를 따라 하였다.

보통 목소리로 이야기하면 지시를 따라 하였다. 가벼운 접촉으로 측정한 감각은 정상범위였고 근긴장도도 정상범위(WNL)였다. FLACC 척도로 측정한 바 아이는 앉은 자세와 노는 동안 통증이 없었다. 그러나 서 있을 때는 FLACC 통증 척도상 5였으며 이는 하지에 통증이 있음을 가리키는 지수이다. Emily의 피부색은 약간 창백하였으며 3군데 큰 멍이 있는 것으로 보여졌다. 그 멍은 나아가고 있는 중이였다. 중심라인 주위의 피부는 깨끗하고 말라 있었다. Emily가 앉은 자세에서 일어서기, 그리고 보행으로 전환하는 등의 기능적 과제를 수행할 때 호흡수와 심박동수가 증가하고 호흡이 힘들어지는 것으로 보아 지구력이 감소되어 있는 것을 알 수 있었다.

Emily는 2피트 정도를 짧은 보장으로 천천히 독립적으로 걸었고 그 다음 울기 시작하였다. Emily는 손으로 벤치를 잡고 독립적으로 섰으며 우측, 좌측으로 3피트 정도 이동하였다. 아이는 벤치에 앉았다가 중등도의 보조를 받아 일어설 수 있었으며 균형을 약간 도와주면 자신의 손을 무릎에 얹고, 다음에 바닥을 짚으면서 반 무릎 선 자세를 거쳐 앉은 자세로 이행하였다. 아이는 4피트 정도를 네발기기로 기어다닐 수 있었다. 계단은 올라가려고 하지 않았다.

물리치료 상태판단

- 줄기세포 생성이 골수에서 증가되어 있고 methotrexate와 경막내로 cytarabine의 고용량 투여로 인한 관절통증으로 통각수용기적 통증이 야기된 상태
- 비활동으로 인한 근력 감소
- 비활동으로 인한 지구력 감소
- 통증, 근력제한, 오심으로 인하여 기능적 동작도 감소
- 학교에서의 놀이 및 출석에 대한 참여 감소

물리치료적 예후

Emily는 물리치료에 관한 판단을 해보았을 때 완전히 회복되리라고 기대되고 있다. 앞으로 수주 정도 항암치료를 받은 후에는 처음 진단으로부터 있었던 뼈의 통증은 더 이상 없어야 한다. 그 다음 3개월에 걸쳐 근력과 지구력을 증가시키게 되어 가족 활동에 참여하게 될 것이다.

Emily와 가족과 함께 결정한 목표

- 첫 주에는 바퀴있는 워커로 독립적으로 걷는다.
- 4주차에는 보조없이 독립적으로 걷는다: 바닥에 두다리를 둥글게 하고 앉은 자세에서 독립적으로 일어서기로 이행한다; 손으로 난간을 붙잡고 3계단을 오르고 내린다.
- 6주차에는 잡지 않고 3계단을 오르고 내린다: 바닥으로부터 1인치 높이로 양발로 독립적으로 점핑한다.
- 운동프로그램 시 Emily를 가족이 스스로 보조할 수 있게 하는 것이 앞으로의 계속적 목표이다.

물리치료계획

Emily는 첫 2주 동안은 일주일에 3번 물리치료를 받게 될 것이다. 항암치료를 받는 중에는 일주일 동안 입원하도록 예정되어 있다. 그때는 일주일에 2번씩 2주동안 하도록 물리치료 횟수를 줄일 것이다. 그다음 일주일에 한번 하도록 할 것이다. Emily가 독립적으로 보행하고 연령에 맞는 대근육 운동 기술을 수행할 수 있게 되자마자 아동의 물리치료 서비스는 필요시 하도록 변경될 것이다. 앞으로 Emily가 받게 될 물리치료 서비스를 계획할 때 Emily와 가족을 다음과 같은 영역을 교육하는 것이 들어갈 것이다: 기능을 회복할 수 있도록 하는 활동에 대한 교육; 정상발달에 대한 교육; 공원에 가기, 자전거를 가족들이 같이 타기 등 Emily와 가족에게 중요한 활동의 회복; 이후에 발생할 수도 있는 말초신경병증 또는 뼈의 괴사와 같은 것에 주의를 기울이도록 교육한다. 물리치료사는 아이를 작업치료사에게 보내서 연령에 적절한 것을 중점으로 한 일상생활동작을 할 수 있도록 소근육 기술에 도움을 받으면 좋으리라 생각할 수 있다.

물리치료 환자와 관련된 설명

활동: 발목관절 수동적 발등굽힘 가동범위와 vincristine으로 인한 말초신경병증의 증후 및 증상에 관한 설명(발목처짐, 걸려 넘어짐, 잡는 힘이 약해짐)-횟수: 일주일에 5번. 강도: 경미한 스트레칭. 기간: 30초 동안 잡고 있기

활동: 근력강화 운동 -횟수: 일주일에 5번. 강도: 재미있고 기능적 근력강화적인 활동 즉, 쭈그리고 앉아서 장난감을 바닥에서 집어올리기, 공을 머리 위로 던지기, 가슴 수준으로 던지기, 공을 밑으로 던지기, 부엌에서 테이블에서 서서 그림을 그리기, 쭈그리고 앉아서 각기 다른 색깔의 마커를 집어올리기, 음악을 들으면서 점핑 운동하기. 기간: 한번에 오랜시간의 운동을 견딜 수 없을 것이므로 하루 중 틈틈히 10번씩 반복하며 3번 하도록 추천된다.

활동: 워커로 걷기-빈도: 한 활동에서 다른 활동으로 전환할 필요를 느낄 때마다. 강도: 짧은 거리로부터 시작하여 늘려간다. 시간: 하루중 어느 때나.

활동: 유산소 운동, 세발자전거 타기-. 빈도: 일주일에 7일. 강도: 느리고 조절할 수 있는 정도. 시간: 5분부터 시작하여 10분까지 늘려간다. 아이는 헬멧을 써야 한다(그림 16.6).

물리치료 직접 중재

물리치료사는 Emily가 발목관절을 발등굽힘 방향으로 스트레칭을 수행하는 것을 도와줄 것이며, 부모는 아이가 적절한 신체정렬 상태로 하는지를 알 수 있도록 그 과정을 검토할 것이다. 물

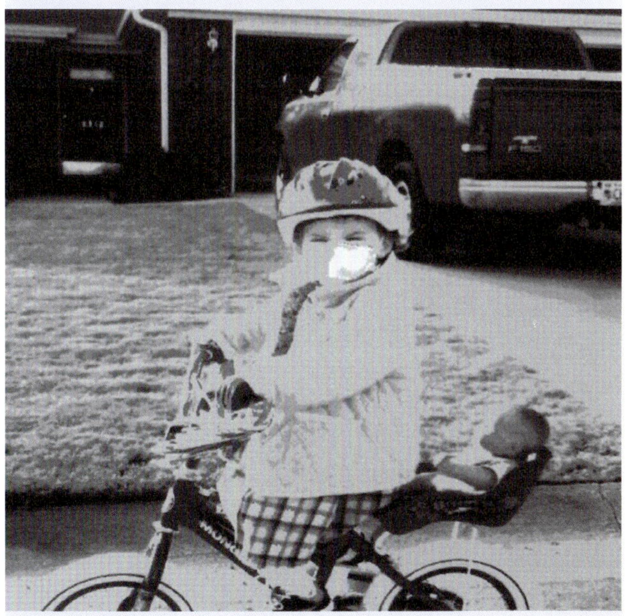

그림 16.6 Emily가 밖에서 자전거를 타고 있다.

리치료사는 Emily에게 농구와 같은 게임을 하도록 격려할 것인데 이 게임을 하려면 공을 집기 위해 선 자세에서 쭈그리고 앉는 자세로 전환이 필요하고, 골대로 걸어가서 볼을 골대에 던져넣는 동작이 필요하다. 이러한 활동은 Emily가 상 하지 근력과 보행기술을 발전시키는데 도움이 될 것이다. 아이가 세발자전거를 타는 동안 치료사는 맥박산소 측정기로 아이의 심박수를 모니터할 것이며, 호흡수, 피부색깔, 호흡패턴을 눈으로 관찰할 것이다. 물리치료세션 동안 치료사는 Emily의 관절가동범위, 근력, 지구력, 기능적 동작의 향상을 판단하며, 아이와 그 가족에게 가정 프로그램 또는 이번 운동프로그램을 어떻게 수정할 지를 제안하게 된다.

일회성 관리

Emily가 처음 ALL의 진단을 받은 이후 3개월째에 아이는 앞서 설정한 목표를 충족하였다. 그러나 1개월 후에는 걷고, 뛰는 동안 자주 걸려 넘어졌으며 말초신경병증이 발생하였다. 물리치료검사에서 Emily의 발 근육들이 약해져 있으며, 손 근육도 약하고, 능동적인 발목관절 발등굽힘 근력도 약화되었음이 드러났다. 주치의는 말초신경병증의 영향을 감소하기 위하여 vincristine의 처방 용량을 줄였다. 그리고 물리치료사는 Emily에게 넘어지는 것을 방지하는 데 도움이 되고 발목관절 구조상 정렬를 보호할 목적으로 양측 짧은다리 보조기를 제공하였다. 아이는 발목관절 발등굽힘 스트레칭을 계속하였으며 이전에 권유받은 대로 근력강화운동도 계속하였다. ALL 진단 14개월 후에 아이는 우측 발에 심한 통증을 느꼈다. 엄마는 ALL의 초기 증상이 이런 것이었기 때문에 매우 염려하였다. 그러나 이 증상은 백혈병의 재발은 아니었으나 발꿈치뼈에 발생된 무혈성 괴사 증상이었다. 주치의는 corticosteroid의 용량을 조절하였으며, 다시 수주일 동안 워커를 사용하라고 하였다. 1개월 후에 Emily는 보행 시 더 이상 워커가 필요하지 않았으며 긴 거리를 걷지 않으면 통증이 없었다. Emily의 의학적 치료가 끝났을 때 더 이상 짧은다리 보조기의 사용은 필요하지 않게 되었다. Emily는 methotrexate와 corticosteroid의 화학요법 영향으로 골감소증이 있다. 아이는 현재 유치원에서 자전거를 타며, 어려움 없이 친구들과 놀 수 있다. Emily는 여전히 느리게 달리며 친구들 만큼 원활하게 달리지는 못하지만 달리기가 좀 더 향상될 것으로 기대하고 있다.

사례연구 2

골육종

병력

John은 특별한 의학적 병력이 없는 14세된 소년으로 소아과 의사에게 축구 손상을 입은 후에 다리통증을 주호소로 의뢰되었다. 주치의는 좌측 뒤넙다리 근육의 과도긴장의 치료를 위하여 일주에 3번씩 6주 동안 물리치료를 다니라고 하였다. 2주 후에 물리치료사는 John의 상태가 좋아지지 않아서 주치의에게 다시 보냈다. 주치의는 좌측 하지에 CT 스캔을 시행하도록 하였는데 큰 종괴가 발견되었다. 주치의는 그 다음 생검을 시행하여 좌측 넙다리뼈의 원위부 골육종이라고 진단하였다. John은 전이의 증후는 가지고 있지 않다. 그는 잘 알려진 어린이 병원이 있는 대도시에서 살고 있으며 수술 전 화학요법(ifosfamide, carboplatin, 그리고 doxorubicin)을 3~4개월 동안 받도록 스케줄이 잡혀 있다. John은 한차례 물리치료를 받았는데 좌측 하지에 체중을 지지하지 않고 전완 목발을 어떻게 사용하는지 훈련을 검토해 보기 위해서이다. 이전의 물리치료는 겨드랑이 목발 사용 훈련과 좌측 무릎관절의 능동적 관절가동운동으로 구성되었다. 중심라인을 잡기 위한 수술을 하였다. 4개월 간의 화학치료 후에 정형외과의와 암전문의가 John을 다시 평가하였다. John과 가족 그리고 의사들이 사지보존수술을 받을 것에 합의하였다. John이 여전히 성장기 중에 있으므로 특별히 확장 가능한 관내 인공삽입물을 사용하기로 하였다. 수술을 받은 후 주치의는 물리치료사에게 John이 CPM 기계로 회복실에서 지속 수동적 동작을 하도록 처방하였다. 의사는 또한 수술 후 첫날에 기능적 이동 동작훈련을 위해서 물리치료를 시작하도록 처방하였다. 또 좌측 슬관절의 관절가동 치료운동과 환자, 보호자 교육도 처방하였다. John의 혈액검사에는 수술 후 첫날 백혈구 10.2(정상범위 4.2~12.2/mm^3); 적혈구 4.75(정상범위 4.50~5.30/mm^3); 헤모글로빈 14.2(정상범위 12.5~16.5); 혈소판 25,000(정상범위 170,000~430,000)으로 정상범위에 있었다(St.Juda Children's Hospital Research hospital의 16세 아동의 정상치 참조).

사회력

John은 집에서 엄마와 두 남동생과 살고 있다. 아이는 8학년으로 축구와 농구, 그리고 모터싸이클 타기를 즐겨한다. 엄마는 직장이 있으며 몇개월에 한 번씩 아빠를 본다.

물리치료 시스템 검토

물리치료사가 John의 병실에 도착했을 때 아이는 침대에 있었다. 도뇨관 삽입, 중심 정맥라인, 그리고 통증펌프가 시술되어 있었다. 아이는 요추에 위치한 경막외 카테터를 통하여 진통제를 맞고 있었는데 하지의 통증을 관리하기 위한 목적이다. 엄마와 두 남동생도 같이 있었고 John은 의식이 명료하였으며 상황을 이해하고 있었으나 물리치료를 거부하였다.

물리치료 검사 및 측정

John은 목과 상지 그리고 우측 하지를 능동적으로 완전하게 동작할 수 있었다. 아동의 CPM 기계는 0°에서 45° 범위로 동작하도록 세팅되어 있었으며 이는 수술 하루 전 세팅이었고, 수정되어 있지 않았다. 치료사는 John의 좌측 다리를 CPM으로부터 내리고 부드럽게 수동관절 운동을 시행하였다. 즉, 무릎관절 굽힘은 온전한 가동범위의 동작이 가능하였고, 좌측 무릎관절 굽힘은 50°였다. 경막외 카테터 때문에 몸통의 동작은 감소되어 있었다. 상지와 우측 하지의 근력을 손으로 검사한 결과 5단계의 근력을 보였다. 좌측 하지의 근력은 통증과 동작에 대한 두려움으로 제한되어 있었다. 좌측 하지를 중등도의 보조를 해주어 엉덩관절을 90°까지 구부렸으며 좌측 발목관절을 중립위치까지 능동적으로 배부굴곡시켰다.

아동은 보통 목소리 크기로 말하는 지시를 이행하였다. 경막외 카테터를 통한 약물주입 여파로 양측 하지에서 가벼운 접촉에 대한 감각이 없었다. John은 좌측 하지에서 0점에서 10점까지 스스로 자가보고하는 척도상 통증을 3점이라고 표시하였다.
절개된 상처는 드레싱으로 덮여있었다.

John이 침상에서 똑바로 누운 자세에서 앉은 자세로 전환하는 동안 경막외 카테터를 보호하기 위해서 조금의 도움이 필요하였다. 다리를 침대 가장자리로 나오게하기 위해서는 최대의 보조가 필요하였다. 치료사는 경첩이 달려있는 신전상태로 고정되어 있는 슬관절 보조기를 놓아두고 John이 침상 밖으로 나오기 전에 좌측 하지에 착용토록 하였다. 슬관절 보조기가 완전 신전 상태로 잠겨 있었으므로 침상의 가장자리에 앉은 자세에서 일어서기 위해서는 전박 목발을 사용하였다. 좌측 하지를 지지해 주어 체중을 지지하지 않은 상태로 유지하기 위해서는 최대의 도움이, 균형을 잡을 때에는 경미한 도움이 필요하였다. 아이는 방 안에 있는 침대까지 5피트를 걸었으며 선 자세에서 최대의 도움을 받아 앉은 자세로 변환할 수 있었다.

물리치료적 상태판단

- 수술한 부위의 통각수용기를 통한 통증
- 수술 동안 신경손상을 받아서 야기된 신경병증적 통증
- 근육의 힘이 작용하는 정렬상태의 변화로부터 온 근력 감소
- 보행과 같은 기능적 활동에서의 에너지 소모 증가
- 통증, 근력의 제한과 균형에 제한, 마취상태에서부터 온 오심 때문에 기능적 동작의 감소
- 학교, 스포츠, 친구들과의 사회화 참여 감소

물리치료적 예후

John의 근력과 기능적 동작은 좋아질 것으로 기대된다. 아이는 슬관절이 완전하게 신전되지 않을 것인데 이는 슬관절 구조의 생역학적 정렬에서의 변화로 인한 2차적 문제이다.

John과 가족이 함께 결정한 목표

John은 경막외 카테터를 제거한 날에는 독립적으로 앙와위에서 앉은 자세로 전환할 수 있을 것이다. 수술 후 3일째에는 앉은 자세에서 선 자세로 전환할 수 있는데 전박 목발을 사용하여 좌측하지에는 체중지지를 하지 않고 설 수 있게 된다. 이때는 옆에서 조력자가 서 있으면서 관찰한다. John과 엄마는 독립적으로 CPM을 사용할 수 있으며 John의 하지보조기를 신고 벗길 수 있게 된다. 4일 째에는 John이 전박 목발을 사용하여 좌측 하지에 체중지지를 하지 않은 상태에서 50피트를 독립적으로 걷게 될 것이다. 6일째에는 한 손으로는 난간을 잡고 한 손에는 전박 목발을 짚고 좌측 하지는 체중지지를 하지 않고 안전을 위하여 보조자와 신체 접촉만 약간 한 채로 12계단을 오르고 내릴 수 있게 될 것이다.

물리치료 계획

입원하고 있는 동안 매일 물리치료를 받을 것이다. 집으로 퇴원한 후에는 외래 물리치료를 일주일에 5번씩 1개월 동안 받게 될 것이다. 그 다음은 일주에 한번씩 받으며 가정운동프로그램으로 전환하게 될 것이다.

물리치료 환자 관련 지도

물리치료사는 John과 엄마에게 아이의 도구들, 운동, 그리고 안전에 관하여 지도를 해줄 것이다.

활동: CPM 사용에 관한 설명과 매일 10°씩 관절가동범위를 어떻게 증가시키는지 설명해 준다.

활동: 보조기를 신고 벗는 것을 설명한다. 이 보조기는 John이 침상 밖으로 나와 걷는 동안 신게 될 보조기이다.

활동: 좌측 하지를 관절가동 운동을 능동적으로 시키는 데 대한 설명을 한다.

활동: 자리 옮김의 훈련

활동: 좌측 하지로 체중지지하지 않은 상태의 보행 훈련

직접 해주는 물리치료

물리치료사는 아이의 목표를 달성하기 위해 활동을 말로 설명하면서 하거나, 촉각적인 접촉으로, 힌트를 주거나 또는 손으로 인도해 주면서 활동을 하게 할 것이다.

일화성 물리치료

John은 수술 5일 후에 병원에서 퇴원하였다. 퇴원한 2일 후부터 외래로 물리치료를 시작하였다. 아이는 0점~10점의 통증 척도상 자신의 통증을 6점으로 표시하였다. 그러므로 물리치료사는 John을 위한 통증팀에게 전화하였다. 그 팀은 통증에 대하여 단기간 작용하는 약물투여를 증량하였다. 아이는 화학요법을 다시 받는 것을 3주간 연기하였는데 수술 상처가 나을 수 있는 시간을 벌기 위한 것이었다. 그러므로 물리치료사는 매 세션마다 John의 혈액 소견이 그날 물리치료 중재를 받기에 적절한 혈액 소견인가를 알기 위하여 컴퓨터를 체크하여야만 한다. 예를 들어, 혈소판 수치가 5만 이하라면, 근력 강화 운동상 무게를 드는 것을 하지 않을 것이다. 그대신 좌측 슬관절의 능동적 관절가동운동을 대신 수행할 것이다.

근력강화와 스트레칭이 포함된 외래 물리치료를 6주 받은 후에 John은 수동적으로 좌측 슬관절을 100° 굴곡할 수 있었으며 능동적으로는 92°가 가능하였다. 슬관절 신전은 20°가 부족하였다. John의 능동적 관절가동범위는 좌측 무릎관절에서 20~92°였다. 좌측 하지의 근력은 엉덩관절 굽힘근, 폄근, 벌림근, 모음근이 정상이었고, 엉덩관절 안쪽돌림근에서 4-/5, 엉덩관절 바깥돌림이 4/5, 무릎관절 폄이 3+/5, 무릎관절 굽힘근이 4-/5, 그리고 발목관절의 발등굽힘, 발바닥굽힘, 안쪽번짐, 바깥번짐은 5/5였다. 정형외과의사는 좌측 하지에 온전히 체중을 지지하도록 허락하였다. 그러므로 보행훈련과 좌측 하지로 체중을 이동하는 것을 돕는 운동을 물리치료 세션에 추가하였으며 관절가동운동, 근력강화, 체중에 중점을 둔 물리치료가 계속되었다. John은

6주 동안 밤에만 CPM을 사용하였다. 낮에 운동을 수행하지 않을 때에만 무릎관절 보조기를 통째로 신고 있었으며 엉덩관절 굽힘가동범위를 증가시키려는 노력을 계속하였다. 아동이 CPM 사용을 종결한 이후에는 무릎관절 굽힘구축 발생을 예방하기 위하여 밤에 무릎관절 보조기를 완전히 편 상태로 잠근 채 착용하였다. 왜냐하면 존은 여전히 무릎관절의 능동적인 신전범위가 완전하지 않기 때문이다.

물리치료를 한달간 일주일에 5번씩 받은 이후 치료는 일주일에 한번으로 줄였는데 아동이 운동프로그램을 스스로 할 수 있게 되었으며 향상된 증후를 보였기 때문이다. 아동은 능동적으로 슬관절을 110°까지 굽힘할 수 있었으며 여전히 완전 폄하기까지는 10° 정도가 부족하였다. 아동은 걸을 때 좌측으로 약간 기울이면서 걸었다. 그러나 말로 힌트를 주면 몸통을 중립자세로 잡고 걸을 수 있었다. 아이는 12계단을 오르고 내릴 수 있었으며 최소한의 지지를 위하여 손으로 난간을 잡고 천천히 번갈아 오르고 내릴 수 있었다. John은 현재 밤에만 무릎관절 보조기를 착용하고 있으며 낮 동안에는 접촉을 더 늘리고 좌측 하지의 편안함을 위해서 작은 무릎관절 보조기를 착용한다.

수술받은 8개월 후에 John은 항암치료를 다 받았다. John과 물리치료사는 좌측으로의 몸통 굴곡이 증가되었음을 발견하였다. John은 지난 8개월에 걸쳐 성장하였다. 그 결과 아동의 의수족은 길이를 더 늘릴 필요가 있었다. 길이를 늘린 후에 John의 좌측 하지가 아팠기 때문에 부드러운 무릎관절 관절가동 운동이 필요하였으며 2일 동안 목발을 사용하였다. 그런 다음 의수족 길이를 늘리기 전의 정상적인 기능상태로 되돌아 갔다.

수술받은 12개월 후에 3개월마다 한 번씩 체크하기 위해 물리치료사를 방문하였다. 아동은 학교로 복귀하였으며 고등학교 수영팀에서 수영을 하기로 계획하고 있었다.

참고문헌

1. American Cancer Society. www.cancer.org. Accessed 2013.
2. Scheurer ME, Bondy ML, Gurney JG. Epidemiology of childhood cancer. In: Pizzo PA, Poplack DG, eds. *Principles and Practices of Pediatric Oncology*. 6th ed. Philadelphia, PA: Lippincott Williams & Wilkins; 2011:2–16.
3. National Cancer Institute. www.cancer.gov. Accessed 2013.
4. Jemal A, Murray T, Samuels A, et al. Cancer Statistics, 2003. *CA Cancer J Clin*. 2003;53:5–26.
5. Margolin JF, Rabin KR, Steuber CP, et al. Acute lymphoblastic leukemia. In: Pizzo PA, Poplack DG, eds. *Principles and Practices of Pediatric Oncology*. 6th ed. Philadelphia, PA: Lippincott Williams & Wilkins; 2011:518–565.
6. St. Jude Children's Research Hospital. www.stjude.org. Accessed February 2013.
7. Cooper TM, Hasle H, Smith FO. Acute myelogenous leukemia, myeloproliferative and myelodysplastic disorders. In: Pizzo PA, Poplack DG, eds. *Principles and Practices of Pediatric Oncology*. 6th ed. Philadelphia, PA: Lippincott Williams & Wilkins; 2011:566–610.
8. Altman AJ, Fu C. Chronic leukemias of childhood. In: Pizzo PA, Poplack DG, eds. *Principles and Practices of Pediatric Oncology*. 6th ed. Philadelphia, PA: Lippincott Williams & Wilkins; 2011:611–637.
9. McBride ML. Childhood cancer and environmental contaminants. *Can J Public Health*. 1998;89(suppl 1):S53–S62, S58–S68.
10. Muts-Homshma S, Muller H, Geracost J. Klinefelter's syndrome and acute non-lymphocytic leukemia. *Blut*. 1981;44:15.
11. Shearer P, Parham D, Kovnar E, et al. Neurofibromatosis type I and malignancy: review of 32 pediatric cases treated at a single institution. *Med Pediatr Oncol*. 1994;22:78–83.
12. Woods W, Roloff J, Lukens J, et al. The occurrence of leukemia in patients with Schwachman syndrome. *J Pediatr*. 1981;99:425.
13. Blaney SM, Haas-Kogan D, Pussaint TY, et al. Tumors of the central nervous system. In: Pizzo PA, Poplack DG, eds. *Principles and Practices of Pediatric Oncology*. 6th ed. Philadelphia, PA: Lippincott Williams & Wilkins; 2011:717–808.
14. Thapar K, Taylor MD, Laws ER, et al. Brain edema, increased intracranial pressure, and vascular effects of human brain tumors. In: Kaye AH, Laws ER, eds. *Brain Tumors: An Encyclopedic Approach*. London, England: Churchill Livingston; 2001:189–215.
15. American Brain Tumor Association. www.abta.org. Accessed February 2013.
16. Metzger M, Krasin MJ, Hudson MM, et al. Hodgkin lymphoma. In: Pizzo PA, Poplack DG, eds. *Principles and Practices of Pediatric Oncology*. 6th ed. Philadelphia, PA: Lippincott Williams & Wilkins; 2011:638–662.
17. Gross TG, Perkins S. Malignant non-hodgkin lymphomas in children. In: Pizzo PA, Poplack DG, eds. *Principles and Practices of Pediatric Oncology*. 6th ed. Philadelphia, PA: Lippincott Williams & Wilkins; 2011:663–682.
18. Brodeur BM, Hogarty MD, Mosse YP, et al. Neuroblastoma. In: Pizzo PA, Poplack DG, eds. *Principles and Practices of Pediatric Oncology*. 6th ed. Philadelphia, PA: Lippincott Williams & Wilkins; 2011:886–922.
19. Wexler LH, Meyer WH, Helman LJ. Rhabdomyosarcoma. In: Pizzo PA, Poplack DG, eds. *Principles and Practices of Pediatric Oncology*. 6th ed. Philadelphia, PA: Lippincott Williams & Wilkins; 2011:923–953.
20. Hosalkar HS, Dormans JP. Limb sparing for pediatric musculoskeletal tumors. *Pediatr Blood Cancer*. 2004;42:295–310.
21. Gorlick R, Bielack S, Teot L, et al. Osteosarcoma: biology, diagnosis, treatment and remaining challenges. In: Pizzo PA, Poplack DG, eds. *Principles and Practices of Pediatric Oncology*. 6th ed. Philadelphia, PA: Lippincott Williams & Wilkins; 2011:1015–1044.
22. Hawkins DS, Bolling T, Dubois S, et al. Ewings sarcoma. In: Pizzo PA, Poplack DG, eds. *Principles and Practices of Pediatric Oncology*. 6th ed. Philadelphia, PA: Lippincott Williams & Wilkins; 2011:987–1014.
23. Margolin JF, Rabin KR, Seuber CP, et al. Retinoblastoma. In: Pizzo PA, Poplack DG, eds. *Principles and Practices of Pediatric Oncology*. 6th ed. Philadelphia, PA: Lippincott Williams & Wilkins; 2011:809–837.
24. Fernandez C, Geller JI, Ehrilich PF, et al. Renal tumors. In: Pizzo PA, Poplack DG, eds. *Principles and Practices of Pediatric Oncology*. 6th ed. Philadelphia, PA: Lippincott Williams & Wilkins; 2011:861–885.
25. Ghasemi Z, Martin T. *Laboratory values in the intensive care unit*. Newsletter of the acute care/hospital clinical practice section. Alexandria, VA: American Physical Therapy Association; 1995.
26. Meyers PA, Schwartz CL, Krailo M, et al. Osteosarcoma: a randomized, prospective trial of the addition of ifosfamide and/or muramyl tripeptide to cisplatin, doxorubicin, and high-dose methotrexate. *J Clin Oncol*. 2005;23(9):2004–2011.
27. Womer RB, West DC, Krailo MD, et al. Randomized controlled trial of interval-compressed chemotherapy for the treatment of ewing sarcoma: a report from the Children's Oncology Group. *J Clin Oncol*. 2012;30(33):4148–4154.
28. Adamson PC, Bagatell R, Balis FM, et al. General principles of chemotherapy. In: Pizzo PA, Poplack DG, eds. *Principles*

and Practices of Pediatric Oncology. 6th ed. Philadelphia, PA: Lippincott Williams & Wilkins; 2011:279–355.
29. Vainionpaa L, Kovala T, Tolonen U, et al. Vincristine therapy for children with acute lymphoblastic leukemia impairs conduction in the entire peripheral nerve. *Pediatr Neurol*. 1995;13:314–318.
30. Mattano LA, Sather HN, Trigg ME, et al. Osteonecrosis as a complication of treating acute lymphoblastic leukemia in children: a report from the Children's Cancer Group. *J Clin Oncol*. 2000;18(18):3262–3272.
31. Kaste SC, Jones-Wallace D, Rose SR, et al. Bone mineral decrements in survivors of childhood acute lymphoblastic leukemia: frequency of occurrence and risk factors for their development. *Leukemia*. 2001;15:728–734.
32. Galea V, Wright MJ, Barr RD. Measurement of balance in survivors of acute lymphoblastic leukemia in childhood. *Gait Posture*. 2004;19:1–10.
33. Lehtinen SS, Huuskonen UE, Harla-Saari AH, et al. Motor nervous system impairment persists in long-term survivors of childhood acute lymphoblastic leukemia. *Cancer*. 2002;94:2466–2473.
34. Wright MJ, Halton JM, Martin RF, et al. Long-term gross motor performance following treatment for acute lymphoblastic leukemia. *Med Pediatr Oncol*. 1998;31:86–90.
35. Wright MJ, Hanna SE, Halton JM, et al. Maintenance of ankle range of motion in children treated for acute lymphoblastic leukemia. *Pediatr Phys Ther*. 2003;15:146–152.
36. Lesink PG, Ciesielski KT, Hart TL, et al. Evidence for cerebellar-frontal subsystem changes in children treated with intrathecal chemotherapy for leukemia: enhanced data analysis using an effect size model. *Arch Neurol*. 1998;55:1561–1568.
37. Langer T, Martus P, Ottensmeier H, et al. CNS late-effects after ALL therapy in childhood. Part III: neuropsychological performance in long-term survivors of childhood ALL: impairments of concentration, attention, and memory. *Med Pediatr Oncol*. 2002;38:320–328.
38. Reimers TS, Ehrenfels S, Mortensen EL, et al. Cognitive deficits in long-term survivors of childhood brain tumors: identification of predictive factors. *Med Pediatr Oncol*. 2003;40:26–34.
39. Fletcher BD. Effects of pediatric cancer therapy on the musculoskeletal system. *Pediatr Radiol*. 1997;27:623–636.
40. Vainonpaa L. Clinical neurological findings of children with acute lymphoblastic leukemia at diagnosis and during treatment. *Eur Pediatr*. 1993;152:115–119.
41. Yonemoto T, Tatezaki S, Ishii T, et al. Marriage and fertility in long-term survivors of high grade osteosarcoma. *Am J Clin Oncol*. 2003;26:513–516.
42. Bradley WG, Lassman LP, Pearce GW, et al. The neuromyopathy of vincristine in man clinical, electrophysiological and pathological studies. *J Neurol Sci*. 1970;10:107–131.
43. Wright MJ, Halton JM, Barr RD. Limitation of ankle range of motion in survivors of acute lymphoblastic leukemia in childhood: a cross-sectional study. *Med Pediatr Oncol*. 1999;32:279–282.
44. Tanner KD, Reichling DB, Gear RW, et al. Altered temporal pattern of evoked afferent activity in a rat model of vincristine-induced painful peripheral neuropathy. *Neuroscience*. 2003;118:809–817.
45. Jew R, ed. *The Children's Hospital of Philadelphia Formulary 2001–2002*. Hudson, OH: Lexi-Comp Inc.
46. Gocha Marchese V, Chiarello LV, Lange BJ. Strength and functional mobility in children with acute lymphoblastic leukemia. *Med Pediatr Oncol*. 2003;40:230–232.
47. Wheeler DL, Vander Griend RA, Wronski TJ, et al. The short- and long-term effects of methotrexate on the skeleton. *Bone*. 1995;16:215–221.
48. Harten G, Stephani U, Henze G, et al. Slight impairment of psychomotor skills in children after treatment of acute lymphoblas tic leukemia. *Eur J Pediatr*. 1984;142:189–197.
49. Mattano L. The skeletal remains: porosis and necrosis of bone in the marrow transplantation setting. *Pediatr Transplant*. 2003;7:71–75.
50. Krasin MJ, Rodriguez-Galindo C, Billups CA, et al. Definitive irradiation in multidisciplinary management of localized Ewings sarcoma family of tumors in pediatric patients: outcome and prognostic factors. *Int J Radiat Oncol Biol Phys*. 2004;60:830–838.
51. Oberlin O, Rey A, Anderson J, et al. Treatment of orbital rhabdomyosarcoma: survival and late effects of treatment—results of an international workshop. *J Clin Oncol*. 2001;19:197–204.
52. Davis AM, O'Sullivan B, Turcotte BR, et al. Function and health status outcomes in a randomized trial comparing preoperative and postoperative radiotherapy in extremity soft tissue sarcoma. *J Clin Oncol*. 2002;20:4472–4477.
53. Grossi M. Management and long-term complications of pediatric cancer. *Pediatr Clin N Am*. 1998;45:1637–1651.
54. Cooper JS, Fu K, Marks J, et al. Late effects of radiation therapy in the head and neck region. *Int J Radiat Oncol Biol Phys*. 1995;31:1141.
55. Jentzsch K, Ginder H, Cramer H, et al. Leg function after radiotherapy for Ewings sarcoma. *Cancer*. 1981;47:1267–1278.
56. Williams KY, Cox RS, Donaldson SS. Radiation induced height impairment in pediatric Hodgkin's disease. *Int J Radiat Oncol Biol Phys*. 1993;28:85–92.
57. Nysom K, Holm K, Michaelsen KF, et al. Bone mass after allogeneic BMT for childhood leukaemia or lymphoma. *Bone Marrow Transplant*. 2000;25:191–196.
58. Neel MD, Wilkins RM, Rao BN, et al. Early multicenter experience with a noninvasive expandable prosthesis. *Clin Orthop Rel Res*. 2003;415:72–81.
59. Rougraff BT, Simon MA, Kneisl JS, et al. Limb salvage compared with amputation for osteosarcoma of the distal end of the femur. A long-term oncological, functional, and quality-of-life study. *J Bone Joint Surg Am*. 1994;76:649–656.
60. Tunn PU, Schmidt-Peter P, Pomraenke D, et al. Osteosarcoma in children. *Clin Orthop Rel Res*. 2004;421:212–217.
61. Nagarajan R, Neglia JP, Clohisy DR, et al. Limb salvage and amputation in survivors of pediatric lower-extremity bone tumors: what are the long-term implications? *J Clin Oncol*. 2002;20:4493–4501.
62. Renard AJ, Veth RP, Scchreuder HWB, et al. Function and complications after ablative and limb-salvage therapy in lower extremity sarcoma of bone. *J Surg Oncol*. 2000;73:198–205.
63. Jeys LM, Grimer RJ, Carter SR, et al. Risk of amputation following limb salvage surgery with endoprosthetic replacement, in a consecutive series of 1261 patients. *Int Orthop*. 2003;27:160–163.
64. McClenaghan BA, Krajbich JI, Prone AM, et al. Comparative assessment of gait after limb-salvage procedure. *J Bone Joint Surg Am*. 1989;71:1178–1182.
65. Fuchs B, Sims FH. Rotationplasty about the knee: surgical technique and anatomical considerations. *Clin Anat*. 2004;17:345–353.
66. Fuchs B, Kotajarvi BR, Kaufman KR, et al. Functional outcome of patients with rotationplasty about the knee. *Clin Orthop Rel Res*. 2003;415:52–58.
67. Veenstra KM, Sprangers MAG, Van Der Eyken JW, et al. Quality of life in survivors with Van Ness-Borggreve rotationplasty after bone tumour resection. *J Surg Oncol*. 2000;73:192–197.
68. Hillman A, Hoffman C, Gosheger G, et al. Malignant tumor of the distal part of the femur or the proximal part of the tibia: endoprosthetic replacement or rotationplasty: functional outcome and quality-of-life measurements. *J Bone Joint Surg*. 1999;81:462–468.
69. Horwitz EM. Bone marrow transplantation. In: Steen G, Mirro J, eds. *Childhood Cancer: A Handbook from St. Jude Children's Research Hospital*. Cambridge, MA: Perseus Publishing; 2000:155–165.

70. Bain LJ. *A Parent's Guide to Childhood Cancer (The Children's Hospital of Philadelphia)*. New York, NY: Dell Publishing; 1995:89–100.
71. World Health Organization. International Classification of Functioning, Disability, and Health. http://www.who.int/classifications/icf/en/. Accessed January, 2005.
72. Schechter NL, Berde CB, Yaster M. *Pain in Infants, Children, and Adolescents*. 2nd ed. Philadelphia, PA: Lippincott Williams & Wilkins; 2003.
73. Jensen MP, Karoly P, Braver S. The measurement of clinical pain intensity: a comparison of six methods. *Pain*. 1986;27:117–126.
74. Wong DL, Hockenberry-Eaton M, Wilson D, et al. *Wong's Essentials of Pediatric Nursing*. 6th ed. St. Louis, MO: Mosby; 2001.
75. Jackson AS, Coleman AE. Validation of distance run tests for elementary school children. *Res Q*. 1976;47:86–94.
76. Steele B. Timed walking tests of exercise capacity in chronic cardiopulmonary illness. *J Cardiopulm Rehabil*. 1996;16:25–33.
77. *Health Related Physical Fitness: Test Manual*. Reston, VA: American Alliance for Health, Physical Education, Recreation and Dance; 1980.
78. Butler P, Engelbrecht M, Major RE, et al. Physiological cost index of walking for normal children and its use as an indicator of physical handicap. *Dev Med Child Neurol*. 1984;26:607–612.
79. Nene AV. Physiological cost index of walking in able-bodied adolescents and adults. 1993;7:319–326.
80. Chin T, Sawamura S, Fujita H, et al. The efficacy of physiological cost index (PCI) measurement of a subject walking with an Intelligent Prosthesis. *Prosthet Orthot Int*. 1999;23:45–49.
81. Marchese VG, Ogle S, Womer RB, et al. An examination of outcome measures to assess functional mobility in childhood survivors of osteosarcoma. *Pediatr Blood Cancer*. 2004;42:41–45.
82. Grant S, Aitchison T, Henderson E, et al. A comparison of the reproducibility and the sensitivity to change of visual analogue scales, Borg scales, and Likert scales in normal subjects during submaximal exercise. *Chest*. 1999;116:1208–1217.
83. Habib Z, Westcott S. Assessment of anthropometric factors on balance tests in children. *Pediatr Phys Ther*. 1998;10:101–108.
84. Zaino CA, Gocha Marchese V, Westcott SL. Timed up and down stairs test: preliminary reliability and validity of a new measure of functional mobility. *Pediatr Phys Ther*. 2004;16:90–98.
85. Varni JW, Seid M, Kurtin PS. Reliability and validity of the pediatric quality of life inventory version 4.0 generic core scales in healthy and patient populations. *Med Care*. 2001;39:800–812.
86. Ware JE, Snow KK, Kosinski M, et al. *SF-36 Health Survey Manual and Interpretation Guide*. Lincoln, NE: Quality Metric Inc; 2000.
87. Eiser C, Vance YH. Implications of cancer for school attendance and behavior. *Med Pediatr Oncol*. 2002;38:317–319.
88. American Physical Therapy Associaton. Guide to physical therapist practice. Second edition. *Phys Ther*. 2001;81:9–744.
89. Marchese VG, Chiarello LA. Relationships between specific measures of body function, activity, and participation in children with acute lymphoblastic leukemia. *Rehabil Oncol*. 2004;22:5–9.
90. Marchese VG, Chiarello LA, Lange BJ. Effects of physical therapy intervention for children with acute lymphoblastic leukemia. *Pediatr Blood Cancer*. 2004;42:127–133.
91. Dimeo FC, Tilmann MHM, Bertz H, et al. Aerobic exercise in the rehabilitation of cancer patients after high dose chemotherapy and autologous peripheral stem cell transplantation. *Cancer*. 1997;79:1717–1722.
92. Dimeo FC, Stieglitz RD, Novelli-Fischer U, et al. Effects of physical activity on the fatigue and psychological status of cancer patients during chemotherapy. *Cancer*. 1999;85:2273–2277.
93. Dimeo FC, Fetscher S, Lange W, et al. Effects of aerobic exercise on the physical performance and incidence of treatment-related complication after high-dose chemotherapy. *Blood*. 1997;90:3390–3394.
94. Winningham ML, MacVicar MG, Bondoc M, et al. Effects of aerobic exercise on body weight and composition in patients with breast cancer on adjuvant chemotherapy. *Oncol Nurs Forum*. 1989;16:683–689.
95. MacVigar MG, Winningham ML, Nickel JL. Effects of aerobic interval training on cancer patients' functional capacity. *Nurs Res*. 1989;38:348–351.
96. Young-McCaughan S, Sexton D. A retrospective investigation of the relationship between aerobic exercise and quality of life in women with breast cancer. *Oncol Nurs Forum*. 1991;18:751–757.
97. Courneya KS, Keats MR, Turner AR. Physical exercise and quality of life in cancer patients following high dose chemotherapy and autologous bone marrow transplantation. *Psychooncology*. 2000;9:127–136.
98. Courneya KS, Friedenreich CM, Sela RA, et al. The group psychotherapy and home-based physical exercise (group-hope) trial in cancer survivors: physical fitness and quality of life outcomes. *Psychooncology*. 2003;12:357–374.
99. Hayes S, Davies PSW, Parker T, et al. Quality of life changes following peripheral blood stem cell transplantation and participation in a mixed-type, moderate-intensity, exercise program. *Bone Marrow Transplant*. 2004;33:553–558.
100. Hayes S, Davies PSW, Parker T, et al. Total energy expenditure and body composition changes following peripheral blood stem cell transplantation and participation in an exercise program. *Bone Marrow Transplant*. 2003;31:331–338.
101. Mock V, Burke MB, Sheehan P, et al. A nursing rehabilitation program for women with breast cancer receiving adjuvant chemotherapy. *Oncol Nurs Forum*. 1994;21:899–907.
102. Courneya KS, Friedenreich CM. Relationships between exercise during treatment and current quality of life among survivors of breast cancer. *J Psychosoc Oncol*. 1997;15:35–56.
103. The childhood cancer survivor study: an overview. The National Cancer Institute website. http://www.cancer.gov/cancertopics/coping/ccss. Accessed February 2013.
104. Children's Oncology Group. www.childrensoncologygroup.org. Accessed February 2013.
105. Marchese VG, Miller M, Niethamer L, et al. Factors affecting childhood cancer survivors' choice to attend a specific college: a pilot study. *Rehabil Oncol*. 2012;30(1):3–11.
106. Landier W, Bhatia S. Cancer survivorship: a pediatric perspective. *Oncologist*. 2008;13(11):1181–1192.
107. Armenian SH, Meadows AT, Bhatia S. Late effects of childhood cancer and its treatment. In: Pizzo PA, Poplack DG, eds. *Principles and Practice of Pediatric Oncology*. 4th ed. Philadelphia, PA: Lippincott Williams and Wilkins; 2011:1368–1387.
108. Children's Oncology Group. Long-term follow-up guidelines for survivors of childhood, adolescent, and young adult cancers. www.survivorshipguidelines.org. Accessed February 2013.
109. Ness KK, Leisenring WM, Huang S, et al. Predictors of inactive lifestyle among adult survivors of childhood cancer: a report from the childhood cancer survivor study. *Cancer*. 2009;115(9):1984–1994.
110. Ness KK, Morris EB, Nolan VG, et al. Physical performance limitations among adult survivors of childhood brain tumors. *Cancer*. 2010;116(12):3034–3044.
111. Wampler MA, Galantino ML, Huang S, et al. Physical activity among adult survivors of childhood lower-extremity sarcoma: a report from the Childhood Cancer Survivor Study. *J Cancer Surviv*. 2012;6:45–53.
112. Järvelä L, Niinikoski H, Lähteenmäki P, et al. Physical activity and fitness in adolescent and young adult long-term survivors of childhood acute lymphoblastic leukaemia. *J Cancer Surviv*. 2010;4(4):339–345.
113. Mulrooney DA, Dover DC, Li S, et al. Twenty years of follow-up among survivors of childhood and young adult myeloid leukemia: a report from the Childhood Cancer Survivor Study. *Cancer*. 2008;112(9):2071–2079.

CHAPTER 17

화상입은 아동의 재활

Rehabilitation of the Child with Burns

이 장의 목적은 소아 화상치료의 기본을 알려주고 열에 의한 화상에 대한 중재를 제공할 때의 치료사의 역할을 초기부터의 재활 과정에 걸쳐 논의하고자 하는 데 있다.

열에 의한 화상을 입은 아동의 물리치료 검사 및 중재는 독특하다. 확실히 성인 화상환자에게 적절한 치료라도 같은 손상을 입은 아동에게는 반드시 적용되지 않을 수도 있고 그 반대의 경우도 있다. 게다가 9개월 된 아기의 치료는 3세된 유아의 치료와는 다르며 이것 또한 10세 된 아동의 치료와는 다를 것이다. 이 장은 계속 치료해야 하는 소아물리치료사에게 적용할 수 있는 정보를 제공할 것이다.

치료사의 역할은 광범위하게 언급된다. 치료사의 특정 역할은 개별 세팅에 따라 어느 정도 정의되어있지만 각 진료기관의 내과, 외과적 기술과 그 접근에 따라서는 달라질 수도 있다.

역학 Epidemiology

질병통제 예방센터(CDC)에 따르면, 뜻하지 않은 부상은 1세에서 18세 사이의 어린이 사망 원인 중 1위로 평가되었다. 화재나 화상으로 인한 부상은 뜻하지 않은 치명적인 부상의 네 번째 주요 원인이었다.[1] 2011년 CDC는 미국에서 140,000건 이상의 화재 또는 화상 관련 비치명적 부상을 보고했다.[2] 또한 화재/화상 관련 부상은 출생부터 9세까지의 어린이에서 치명적이지 않은 부상의 10가지 원인에서 폭력 관련/의도적 부상으로 분류되었다.[3]

국가 어린이 안전기구(National Safe Kids organization)는 어린이와 보호자를 위한 화상 및 화상 안전정보를 제공합니다. 또한 예방에 대한 인식도를 높이기 위하여 화재 관련 사망 및 부상에 관한 통계를 볼 수 있다. 2008년 14세 미만의 어린이 366명은 화재나 화상관련 부상으로 사망했다. 또한 2010년에는 14세 미만의 어린이의 부상 중 40%가 불꽃놀이 관련 부상을 차지했으며, 불꽃놀이 관련 부상의 절반 이상이 화상을 입었다.[4]

▶ 병인학 Etiology

화상의 원인은 여러 가지가 있다. 주택 화재, 자동차 사고, 성냥놀이, 폭죽의 부적절한 취급과 부엌이나 욕실사고에서의 화상으로, 열 부상이 여기에 해당한다. 화학적 화상은 산, 알칼리 또는 발포제의 접촉, 섭취, 흡입 또는 분사로 인해 발생한다. 전기배선, 전기 코드 또는 고압 전력선에 접촉하면 전기 화상이 발생한다.[5]

열 부상의 메커니즘은 어린이의 나이와 가장 밀접한 관련이 있다. 예를 들어, 유아는 종종 뜨거운 액체를 피부에 쏟아서 화상을 입는다(예: 난로의 뜨거운 물을 쏟거나 테이블에서 뜨거운 차를 쏟음). 또한 집의 온수기 온도가 너무 높아서 욕조에서 뜻하지 않은 물에 데는 화상을 입는 사고가 발생한다. 뜨거운 수돗물은 어린이의 모든 물로 인한 화상의 25% 가량을 차지하며 다른 뜨거운 액체 화상보다 더 많은 사망 및 입원과 관련이 있다.[4] 140℉의 온도의 수돗물은 5초 이내에 피부 전체의 층에 화상을 일으킬 수 있다. 커피, 차, 수프 또는 코코아와 같은 뜨거운 액체는 화상을 입힐 수 있을 정도로 뜨거운 온도에 도달할 수 있다.[6]

유아는 뚜껑이 없는 전기 콘센트에 물건을 넣거나 전기제품으로 이어지는 전선을 씹어 화상을 입을 위험이 있습니다. 학령기에서는 뜨거운 물건(철/스토브/고데기)을 만져서 발생하는 접촉 화상과 성냥 놀이로 인한 화염 화상이 발생한다. 어린이가 자라면서 모험심이 강해지는데 화상의 부상 메커니즘은 어린이와 청소년이 겪는 위험과 관련이 있다.

남자 아이들은 여자 아이들보다 화상으로 인한 사망 및 부상의 위험이 더 높다. 4세 미만의 어린이와 장애가 있는 어린이는 화상의 위험이 더 높다. 아메리카 원주민과 아프리카계 미국인의 화상으로 인한 사망률은 백인 어린이보다 2~3배 높다.[4]

Lorch 등이 2011년에 응급실에서 의학적 치료를 받는 영아의 화상의 부상병인을 연구했다. 그들은 남성이 여성보다 많았으며(각각 55%와 45%), 아프리카계 미국인은 환자의 47%를 차지하고 있음을 발견했습니다. 이 연구에서 나타난 대부분의 화상은 가정에서, 일반적으로 부엌에서 발생했다. 수증기로 인한 화상이 가장 흔한 것으로 나타났고(욕조나 부엌에서 뜨거운 액체) 그 다음으로 난로, 다리미 또는 히터와 같은 뜨거운 기구에 닿아서 발생하는 접촉 화상이 있었다.[7]

샤 등은 2011년에 국가 화상등록소의 데이터를 보고 소아화상의 역학 및 개요를 연구했다. 그들은 뜨거운 액체, 식용유 또는 목욕물로 인한 화상이 가장 흔한 부상의 메커니즘임을 발견했다. 그들은 식품 중 하나는 뜨거운 국수(전자레인지로 데운)가 화상의 대부분을 차지한다는 것을 발견했다. 또한 자동차 사고로 인한 휘발유 화상, 전기화상 및 화상은 10세 이상의 어린이에게 가능성이 더 있음을 발견했다. 우발적이거나 아동학대로 보여지는 것은 모든 화상의 6.7%를 차지했다.[8]

아동학대 및 방치 Child Abuse and Neglect

아동학대 및 방치에 관한 국립 정보 센터에 따르면 2011년에 미국에서 아동학대의 피해자로 확인된 어린이 수는 74만 명이 넘었습니다. 전반적으로 전국 아동 피해자 비율은 계속해서 하락 추세를 보이고 있다.[9] 국립 상해예방 및 통제 센터(National Center for Injury Prevention and Control)는 2007년 기준으로 9세 미만의 어린이들에게 치명적이지 않은 부상의 9가지 원인 중 하나로 의도적인 부상으로 화재/화상을 열거했다.[3] 샤 등은 새내기 부모이거나 독신 부모에서의 신생아의 관리로 인하여 1세 미만의 어린이에서 우발적인 원인으로 화상을 입을 가능성이 더 높다고 밝혔다.[7]

화상으로 입원한 아동과 영아의 8%는 학대의 희생자이다. 학대는 뚜렷한 경계가 있는(예: 장갑 모양, 스타킹 모양) 경우와 다른 곳은 없고 엉덩이만 화상을 입은 경우(뜨거운 물에 담그기)에 의심이 많이 간다. 대칭적 모양새로 접촉에 의한 화상을 입은 경우 고의적인 화상으로 의심해 볼 수 있다(스토브 뚜껑과 같은 원모양의 화상). 고의적인 화상을 입은 아동은 양손에, 양발, 양다리에 화상을 보이는 경우가 많고 TBSA 화상이 더 많다. 병원에서는 의사, 간호사, 사회사업가, 심리사, 그리고 물리치료사의 팀에 의해 학대 또는 방임이 있었는지 조사한다. 아동에서 관찰할 수 있는 요인 중 학대나 방임이 될 만한 지표는 다음과 같다:

- 관련없는 어른이 아동을 데리고 치료받으러 온다.
- 화상 후 12시간 그 이상이 지나서야 치료하러 온다.
- 부적절한 부모 감정: 아동에게 무관심한 듯한 부모의 태도; 가슴 아픔이 없다; 술과 약을 먹은 듯이 보인다.
- 부모가 자신들의 형제나 또는 아이에게 책임을 전가한다.
- 손상에 관한 설명과 손상이 일치하지 않는다.
- 손상 병력이 아이의 발달학적 능력과 일치하지 않는다.
- 환자 또는 형제에게 사고 또는 사고가 아닌 손상의 병력이 있다.
- 영양실조의 병력이 있다.
- 매번의 인터뷰마다 손상에 대한 설명이 다르다.
- 생식기, 회음부, 그리고 엉덩이에 국한되어 있는 손상(화장실 훈련과 관련한 빈도 때문에)
- 다리에 "거울상"의 분포를 보일 때(그림 17.1)
- 아동의 부적절한 감정: 무감각한 감정과 함께 위축되어 보일 때
- 예를 들어, 관련없는 손상인 상처 반흔, 멍, 골절, 매질한 자국 등이 있을 때이다.

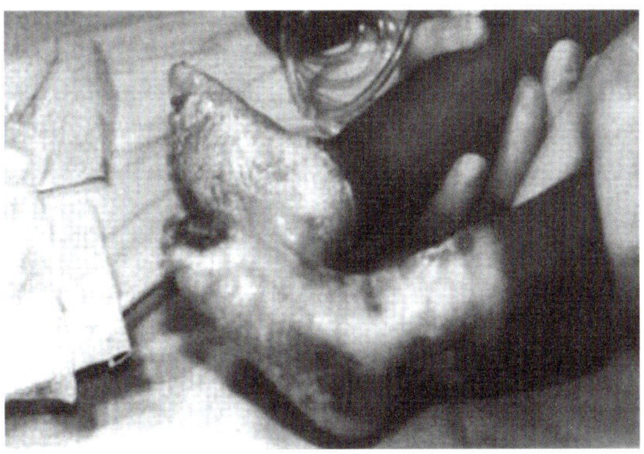

그림 17.1 양측 발과 다리에서 대칭적으로 침범된 "거울 이미지" 손상형태. 이는 뜨거운 물에 아동을 담근 학대의 패턴과 일치한다.

모든 주는 아동학대가 의심되면 보고하도록 물리치료사와 작업치료사를 포함하는 특정 전문가그룹을 지정해놓았다. 물리치료사는 전체적으로 검사하고 화상 기전, 크기, 부위, 그리고 깊이를 평가하기 때문에 학대의 판단에 도움이 될 것이다.

예방 Prevention

다양한 연령대의 아동에서 화상손상 분포의 흔한 패턴과 고빈도 때문에 예방적 노력은 부모, 아동 그리고 다른 사람들에게 어떻게 이런 화상이 발생하고 어떻게 예방하는지 교육하여야 한다. 전국 아동안전 캠페인(National SAFE KIDS Campaign)은 아동기의 손상을 예방하기 위한 최초의 기관이다. 전국아동안전 캠페인은 1988년에 설립되었고 미 전역에 600개 이상의 연합체가 있다. 열에 의한 손상영역에서의 예방적 노력은 화재경보기를 보급하고 배관을 화상입지 않게 수리하고 최고 물 온도를 화씨 120° 이하가 되게 온수기 온도를 설정하는데 도움을 주었다. 그 외 예방을 위한 조언은 스토버는 뒤쪽의 버너를 사용하고 돌리는 커피포트의 손잡이를 안쪽으로 배치하여 나이 어린 아동들이 당기지 못하도록 하는 것이다. 나이가 든 아동에게 안전한 요리는 필수적인 것으로 전자레인지의 사용이 포함된다. 부모님들은 아동들에게 아동들이 전자레인지를 사용할 만큼 충분히 키가 커야 하고 음식물을 전자레인지에서 꺼낼 때 장갑을 끼어야 하고 뚜껑은 천천히 열도록 안전 교육이 되어야 한다. 다른 집안일에서는 벽난로나 집 외부의 화로 주위에 튼튼한 막을 치고 촛불로 화상을 입지 않도록 하고 성냥과 가연성 액체가 아동들 손에 닿지 않도록 한다.

손상예방은 흔히 세 개의 E로 부르는데 교육(education), 환경변화를 포함한 엔지니어링(engineering), 그리고 법의 강화(enforcement)이다. 이러한 예방의 시작은 아동의 잠옷 재질의 변화, 화재경보기 사용, 그리고 화씨 120° 이하의 온수기 온도의 조정에 대한 법률적 변화를 이끌었다.[13]

소아기 화상예방을 위한 권고는 다음과 같다.

- 온수기 온도를 화씨 120° 이하로 낮춘다.
- 커피포트의 코드 및 뜨거운 물이 든 컵을 아이 손에 닿지 않는 곳에 둔다.

- 음식준비와 서빙하는 동안은 어린아이를 안전한 곳에 둔다.
- 포트 손잡이가 스토브 뒤쪽에 있게 돌려놓고 가능하면 스토브 뒤쪽의 화구에서 조리하도록 한다.
- 욕조에서 아동을 감독하고 욕조에 아이를 넣기 전에 물 온도를 투명한 온도계로 재본다.
- 옷을 다릴 때, 머리에 컬을 만들 때 아이를 안전한 곳에 두고 아이의 손이 닿지 않는 곳에서 식힌다.
- 유아용 보행기는 사용하지 않는다.
- 소케트에 안전 캡을 씌운다.
- 성냥은 도구이고 장난감이 아니라는 것을 가르친다.
- 나이든 아동과 청소년들에게 높은 전류가 흐르는 전선의 위험과 가솔린과 기타 가연성 액체의 위험에 대해 교육한다.
- 불꽃놀이의 위험성에 대해 교육한다.

그 이외에도 다른 예방적 노력이 있어 왔는데 안전항목들을 무시함으로써 그 결과로 발생한 화상환자의 수와 그 심한 정도를 감소시키는데 도움이 되는 늦게 불이 붙는 재료사용을 규정한 아동의 잠옷과 매트리스와 같이 예방 연방법의 제정에 중점을 두어왔다. 1996년 4월, 소비자 생산안전 협의체는 아동 잠옷의 가연성 표준을 완화시켰는데 1997년 1월에 발효되었지만 몸에 짝 들러붙는 잠옷과 9개월 이하 유아용 잠옷이 이전에 적용되었던 표준 가연성을 만족시키지 못한다 하더라도 이의 판매는 허용되었다. 그러나 2000년 6월, 모든 제조된 또는 수입된 잠옷은 편안히 입을 수 있는 것이어야 하고 방염 처리되어 있어야 하며 경고라벨을 붙이도록 되었다.[14]

피부의 구조 및 기능
Structures and functions of the skin

피부는 심장, 폐와 같이 신체의 필수적 기관이다. 사실 피부는 신체의 가장 큰 기관인데 눈꺼풀의 0.5mm에서 부터 손 발바닥의 4mm까지 그 두께가 다양하다.[15] 피부의 구성은 좀 더 표재성이고 얇은층(20~400u)인 표피와, 두꺼운 심부의(440~2,500u[14]) 진피로 되어있다. 진피는 다시 위쪽의 유두층과 아래쪽의 그물층의 두 층으로 나뉘어 진다. 화상 깊이의 구분은 침범된 피부구조에 따를 것이다. 표피의 바닥층에는 피부색을 나타내는 멜라닌 과립들이 있다. 진피는 혈관들이 있고 표피는 혈관이 없지만 표피의 가장 깊은 층은 진피 혈관에서 나오는 액으로부터 영양을 공급받는다(그림 17.2). 피부에 속해있는 것으로 땀샘, 땀구멍, 피지샘, 손가락과 발가락에 있는 손발톱이 있다. 감각신경과 교감신경이 혈관, 털세움근, 땀샘으로 분포한다. 피부가 있어 체온조절이 되고 체액을 보전하며 감염으로부터 보호된다(장애물로서의 역할과 피부에 박테리아

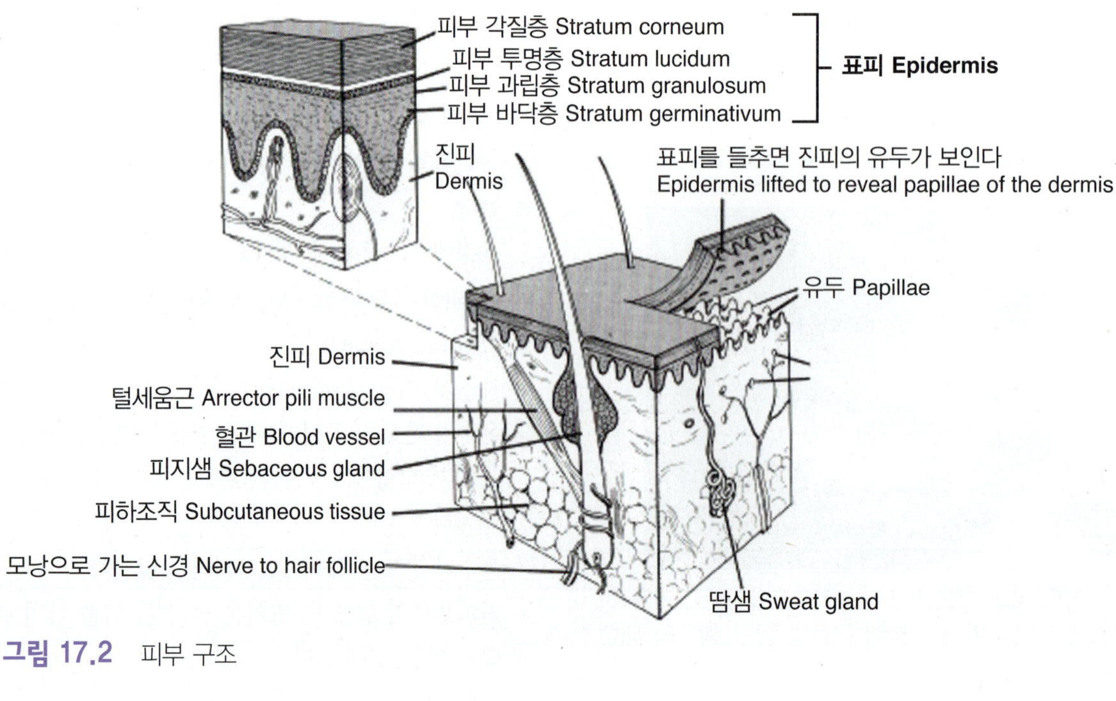

그림 17.2 피부 구조

를 죽이는 물질이 있다), 또 방사선으로부터 필수기관들을 보호하는데 도움이 되고 외부 물체로부터 그리고 액체로부터 기타 신체구조를 보호하는데 도움을 준다. 왜냐하면 접촉, 통증, 그리고 온도를 지각하는 신경말단 때문에 보호적 감각 및 구별감각을 갖추는데 도움이 된다. 또한 비타민 D의 합성을 도와준다. 피부는 그의 부속기관들과 함께 개체의 인종, 연령, 성별 그리고 건강을 나타내는데 도움을 준다. 손가락 끝의 피부 주름은 각각의 독특한 지문을 가진다. 얼굴 피부에서는 혈류의 변화로 인하여(예: 빨개짐) 그리고 밑의 근육의 활동과 함께 개체의 감정을 표현한다. 피부가 심각하게 손상될 때마다 이러한 기능은 장애가 될 수 있다. 피부는 기관이므로 피부가 손상되거나 파괴되면 국소적 영향뿐만 아니라 전신적 영향도 있다.[15]

▶ 화상의 분류 Classification of burns

침범된 조직의 깊이, 침범된 전체 신체표면(TBSA)의 퍼센트, 손상 기전에 의하여 화상을 분류한다. 치료 선순위 목적으로 경미한, 중등도 화상 또는 심한 화상으로 분류한다.

화상의 깊이 Burn Depth

화상은 손상된 피부의 깊이에 의해 분류될 수 있다(그림 17.3). 표층 화상(이전에는 일차화상이라고 하였음)은 가장 흔한 자외선 화상이다. 흉터나 색소변화 없이 치유된다. 심부화상은 부분층 화상(이전에는 이차화상이라고 하였음) 또는 전층 화상(이전에는 3차 화상이라고 하였음)으로 분류한다. 부분층 화상은 또다시 표층과 심층으로 나눈다. 표층부분층 화상은 표피와 진피의 유두층을 침범한 것이다. 손발톱, 털, 피지, 땀샘, 그리고 신경은 보전된다. 통증이 있고 빨갛게 보이며 흔히 수포가 있다. 표층부분층 화상은 보통 흉터없이 2주에 또는 더 빨리 치유된다.[16]

심층부분층 화상은 진피의 그물층까지 침범된 경우이다. 손발톱, 털주머니 그리고 땀샘기능이 손상된다. 왁스를 바른 듯 희게 보이고 유연하다. 가벼운 촉각자극에는 무감각하고 심부압박에는 통증이 있을 수 있다. 만약 감염되거나 마르거나 순환이 장애되면 심층 부분층 화상은 전층 화상 상처로 깊어진다. 심층 부분층 화상은 남아있는 진피 부속기들로부터의 표피세포에 의해 저절로 치유되지만 그 기간이 3주에서 6주 또는 그 이상 더 걸릴 수 있다. 흉터가 남고 비후되고 수축될 수 있다. 비록 심층 부분층 화상이 피부이식없이 저절로 치유되지만 치유시간이 오래 걸리고 종종 기능적 결과와 미용적 결과가 좋지 않기 때문에 또 나중에 설명할 예정인 이유들로 인하여 많은 외과의들은 가능하고 필요한 경우 조직을 제거한 후 피부이식을 한다.

정의에 의하면 전층 화상은 피부의 전체층을 침범한 경우이다. 이러한 화상은 선홍색(cherry red), 흰색, 또는 갈색을 띠고 가죽처럼 보이며 혈전으로 막힌 혈관을 볼 수 있다.[16] 털은 털주머니가 죽었기 때문에 쉽게 뽑힌다. 신경도 손상되기 때문에 이 화상은 만져도 통증이 없다(이것은 이 화상이 아프지 않다는 것이 아니며 화상주위의 신경이 깨어나 죽은 조직의 제거로 공기에 상처가 노출되거나 상처를 다룰 때 심한 통증을 일으킬 수 있다). 전층 화상은 피부이식을 하지 않고는 치유되지 않을 것이다. 피부이식을 하여도 흉터가 수축하고 비후되는 결과를 가져올 수 있다. 그림 17.4는 어깨와 가슴에 입은 심층 부분층 화상과 전층 화상 모두를 보여준다.

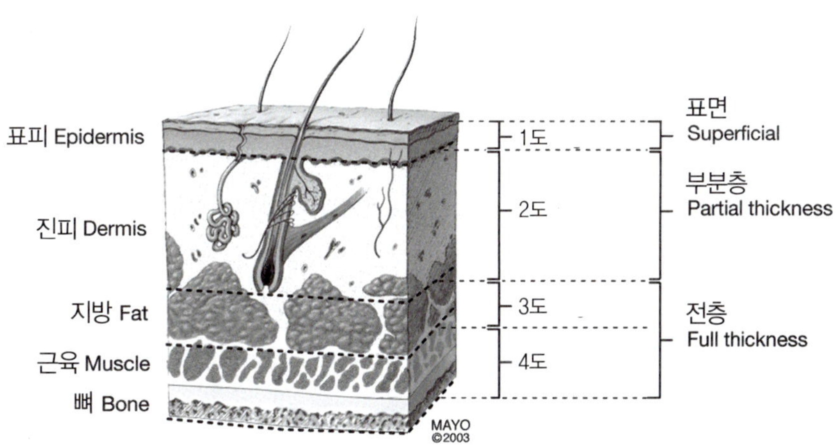

그림 17.3 화상의 깊이

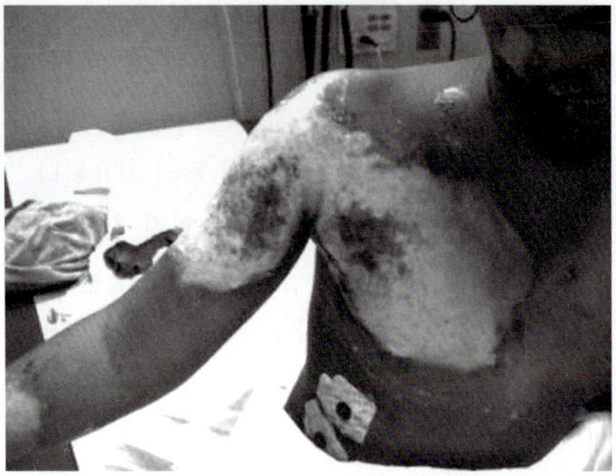

그림 17.4 우측 팔과 몸통에 입은 심층 부분 화상과 전층 화상. 모세혈관이 다시 차오르지 않고 통증이 느껴지지 않는 검은 부분은 전층 화상 손상의 징후이다.

손상의 실제 깊이는 많은 경험이 있는 치료사라도 첫 날에는 정확하게 알 수 없거나 쉽게 판단이 안 될 수도 있다. 화상에 의한 손상은 침범된 깊이가 다양하고 깊이가 균일하지 않다; 어떻게 손상이 발생하였는가의 기전, 화상 부위의 피부 두께, 당시 환자가 옷을 입고 있었는지의 여부 등의 요인이 화상깊이에 영향을 미친다. 영아 및 어린 아동들의 피부는 성인보다 얇다. 그러므로 어른에서 표층 또는 부분층 화상을 일으킬만한 뜨거운 액체라도 영아 또는 유아에서는 심층 손상을 일으킬 수 있다. 화상의 깊이를 아는 것은 비상시 치료 우선순위 구분, 응급구조, 상처 치료, 그리고 예후를 판단하는데 중요하다.

화상의 크기 Burn Size

화상은 화상을 입은 체표면적(TBSA)으로 구분하는데 TBSA는 100%로 간주한다. 침범된 피부의 정도를 구분하는 세 가지 방식이 널리 받아들여지고 있다. 첫째 방식은 손바닥 방식인데 환자의 손바닥 크기를 그 환자 체표면적의 1%로 간주하는 것이다. 두 번째 방식은 성인의 치료 우선순위에서 좀 더 전통적으로 해왔던 방식인데 "9의 법칙(Rule of Nines)"이다. 이 규칙에 따라 머리는 TBSA의 9%에 해당하고 각 상지가 9%씩, 몸통 36%, 각 다리가 18%로 간주되고 생식기는 1%이다. 그러나 아동의 머리는 (특히 아기머리) 어른보다 신체대비 크기가 크고 아동의 다리는 어른에서보다 신체대비 크기가 작다. 예를 들어, 1세 이하의 영아의 머리는 18%로 간주된다. 그리고 각 다리는 13.5%로 생각한다. 이러한 차이 때문에 아동 화상에서의 TBSA 계산에는 "9의 법칙"의 수정판이 이용되고 있다. 연령별로 가장 정확한 방식과 아동에 사용할 수 있도록 수정된 방식은 Lund와 Browder 챠트이다. Lund와 Browder 챠트는 신체부분마다 연령에 따라 다른 %를 적용한다. 신체도식과 적절한 연령대비 %가 있어 좀 더 정확한 판단과 초기의 응급치료를 가능케 한다.[17] 그림 17.5의 검사형식은 Lund와 Browder 챠트를 따른 신체도식과 체표면 %를 보여주고 있다.

화상 크기 추정에서의 정확성의 중요성은 급성 의학적 치료에서 적절한 수액 소생술의 적용 및 많은 염증 및 대사성 반응으로 인한 전반적인 이환율과 사망률에 영향을 미친다. 성장하는 어린이의 신체비율 변화에 주의를 기울여야 한다.[18]

손상의 기전 Mechanism of Injury

화상을 분류하는 세 번째 방법은 손상의 기전에 따른 분류이다: 탕상, 접촉, 번개, 불꽃, 화학적, 방사선 또는 전기에 의한 손상으로 구분한다. 원인을 안다는 것 또는 화상기전을 안다는 것은 적절한 치료를 하는데 중요하다. 예를 들어, 화학물질에 의해 화상을 입은 경우라면 올바른 항 화학 치료를 하기 위해 어떤 물질에 의한 것인지 알아야 하고 이 경우 전기 또는 불꽃으로 입은 화상에는 불필요한 많은 양의 물로 씻어내는 것이 필요한지에 대한 판단을 하는데 도움이 될 것이다. 손상의 기전을 인식하고 화상의 양상을 관련짓는 것은 아동학대인지 아닌지 판단하는데도 도움이 될 것이다.

경미한, 중등도 그리고 심한 정도에 따른 분류 Minor, Moderate, and Major Classifications

미국 화상협회(ABA: American Burn Association)가 만든 지침에 따라서 화상을 경미한, 중등도, 심한 화상으로도 분류할 수 있는데 이는 비상시 치료 우선순위를 결정하기 위해서이다. 예를 들어, 성인의 경미한 화상은 부분층 화상이 TBSA의 15% 이하로 이런 경우에 외래환자로 치료하여도 된다. 아동의 경미한 화상은 TBSA의 10% 이하의 부분층 화상일 때를 말한다. 그러나 입원이 필요할 수도 있다. ABA는 심한 화상환자는 입원 또는 화상센터로 전원할 것을 권고하고 있다.

화상 평가

(환자 모습에 표기)

5세 이상 1세~5세

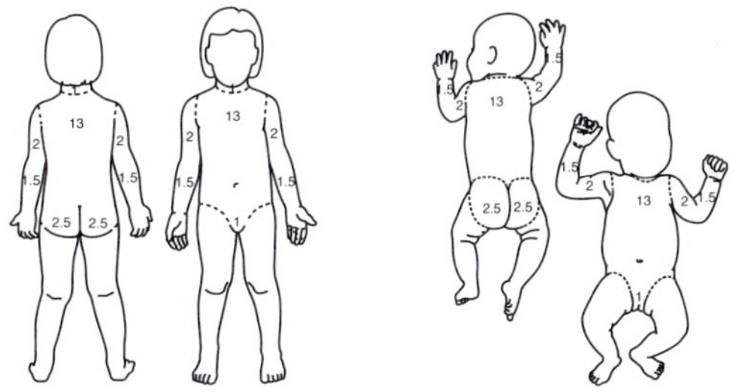

화상 원인: ______________________________

화상 입은 날: __________ 화상 입은 시간: __________

체중: ______________

Lund & Browder 챠트

부위: *몸통, 둔부 및 생식기를 제외한 모든 신체 부위의 경우 표의 숫자는 신체의 앞면 또는 뒤면만을 나타낸다. 전방과 후방이 같이 화상을 입으면 숫자를 두 배로 늘려야 한다.	나이/세					화상입은 신체표면 %:______		
	0-1	1-4	5-9	10-15	성인	부분층	전층	합계
*머리 Head	9.5%	8.5%	6.5%	5%	3.5%			
*목 Neck	1%	1%	1%	1%	1%			
몸통 전면 Anterior Trunk	13%	13%	13%	13%	13%			
몸통 후면 Posterior Trunk	13%	13%	13%	13%	13%			
오른쪽 엉덩이 Right Buttock	2.5%	2.5%	2.5%	2.5%	2.5%			
왼쪽 엉덩이 Left Buttock	2.5%	2.5%	2.5%	2.5%	2.5%			
생식기 Genitalia	1%	1%	1%	1%	1%			
*오른쪽 위팔 Right Upper Arm	2%	2%	2%	2%	2%			
*왼쪽 위팔 Left Upper Arm	2%	2%	2%	2%	2%			
*오른쪽 아래팔 Right Lower Arm	1.5%	1.5%	1.5%	1.5%	1.5%			
*왼쪽 아래팔 Left Lower Arm	1.5%	1.5%	1.5%	1.5%	1.5%			
*오른손 Right Hand	1.25%	1.25%	1.25%	1.25%	1.25%			
*왼손 Left Hand	1.25%	1.25%	1.25%	1.25%	1.25%			
*오른쪽 허벅지 Right Thigh	2.25%	3.25%	4.25%	4.25%	4.75%			
*왼쪽 허벅지 Left Thigh	2.25%	3.25%	4.25%	4.25%	4.75%			
*오른쪽 다리 Right Leg	2.5%	2.5%	2.75%	3%	3.5%			
*왼쪽 다리 Left Leg	2.5%	2.5%	2.75%	3%	3.5%			
*오른발 Right Foot	1.75%	1.75%	1.75%	1.75%	1.75%			
*왼발 Left Foot	1.75%	1.75%	1.75%	1.75%	1.75%			
				합계				

싸인: ______________________________

날짜: ______________________________

그림 17.5 Lund와 Browder 챠트를 이용한 화상 크기 평가

- 부분층 화상이 TBSA의 10%를 넘을 때
- 얼굴, 손, 발, 생식기, 샅 또는 주요 관절의 화상
- 나이에 관계 없이 전층 화상인 경우
- 전기화상
- 화학화상
- 복잡한 관리가 필요한 이전의 의학적 장애를 가진 화상 환자
- 적합한 인원이나 장비가 없는 병원에 있는 어린이 화상환자
- 특별한 사회적, 정서적 또는 재활 중재를 필요로 하는

화상 환자[19]

병리생리학 Pathophysiology

손상부위의 생리특성상의 분류 Dimensions of Injury

손상기전에 관계없이 각 화상 상처는 손상의 중심 주위로 세 영역으로 이루어져 있다. 대부분 화상의 가장 중심부위는 응고부위이다; 열과 대부분 접촉한 부위이다. 이 부위의 세포는 영구적으로 손상되어 있다. 그 바깥 부위는 정체부위인데 이 부위의 세포는 혈류가 감소되어 있고 살아남을 수 있는 조직을 보존하기 위해 재생에 반응한다. 화상의 가장 바깥 부위는 충혈 부위이다. 이 세포들은 최소한의 손상을 입은 상태이며 10일 내에 회복된다.[16]

화상 상처의 치유 Burn Wound Healing

세 단계로 나누는데; 염증 단계, 증식단계 그리고 성숙/ 리모델링 단계이다.

염증단계 Inflammatory Phase

부상이 발생하면 표피 및 진피 구조가 파괴되어 치유 과정이 발생한다. 혈소판이 손상된 조직과 접촉하여 피브린이 침착되고 더 많은 혈소판이 갇히고 혈전이 형성된다. 국소혈관 수축이 발생하고 혈전과 함께 손상된 조직이 전신순환을 차단하여 지혈이 이루어진다. 염증 단계의 주요 목표는 지혈을 제공하고 세포, 세포외 및 병원체 잔해를 분해 및 제거하는 것이며, 이는 결국 복구 과정이 시작되도록 신호를 줄 것이다. 사이토카인 및 성장인자는 반응세포를 끌어당기고 수리 과정을 조절하는 데 도움을 준다. [20]

증식단계 Proliferative Phase

염증단계에 이어 섬유모세포의 활동이 중심이 된 증식단계로 진입한다. 화상입은 후 빠르면 48시간에 상처에 콜라겐이 침착된다. 손상 후 4~7일 사이에 타입 I 콜라겐이 보인다. 상처가 완전히 재상피화될 때까지 내피세포가 계속 이동하면서 육아성 조직이 형성된다. 재상피화는 세포의 이동으로 이루어진다. 상처의 가장자리로부터 세포가 이동해온다(즉, 상처는 바깥부위로부터 중심쪽으로 치유된다).[20] 표층부분층 화상에서와 같이 표피의 육아층(stratum granulosum)이 온전하면 재상피화는 좀 더 빨리 이루어질 것이다. 이 단계에서 화상 상처는 재상피화가 완성될 때까지 또는 수술(피부이식으로 덮음)을 할 때까지 남아있을 것이다.

성숙단계/리모델링 단계 Maturation/Remodeling Phase

성숙단계 또는 리모델링 단계는 상처 치유의 마지막 단계이다. 이 마지막 단계는 실제적으로 이전의 증식 단계에서 형성된 육아 조직에서 시작한다. 화상 상처 치유의 리모델링 기간동안 콜라겐 합성과 분해가 일어나고 흉터가 생긴다. 리모델링 단계동안 콜라겐은 좀 더 작은 부위로 재조직화된다. 콜라겐 합성에서의 불균형은 비후성 또는 켈로이드 형태의 흉터(이후에 논의함)가 될 것이다.[20]

흉터비후와 수축 Scar hypertrophy and contraction

이전에 말했듯이 심층부분층 화상과 전층 화상의 결과로 피할 수는 있지만 두 가지 흔한 현상이 나타날 수 있다: 흉터의 비후와 수축이다. 흉터의 비후와 수축은 신체적으로, 심리학적인 기능에 영향을 미친다. 흉터비후는 두껍고 솟아오른 보통 딱딱한 결절성의 흉터 부위를 말한다(그림 17.6). 흉터비후는 콜라겐 합성과 분해사이의 불균형으로부터 야기된 것이다. 비후성 흉터는 때때로 켈로이드라고도 불리는데 어떤 학자들은 둘을 구분하기도 한다. 켈로이

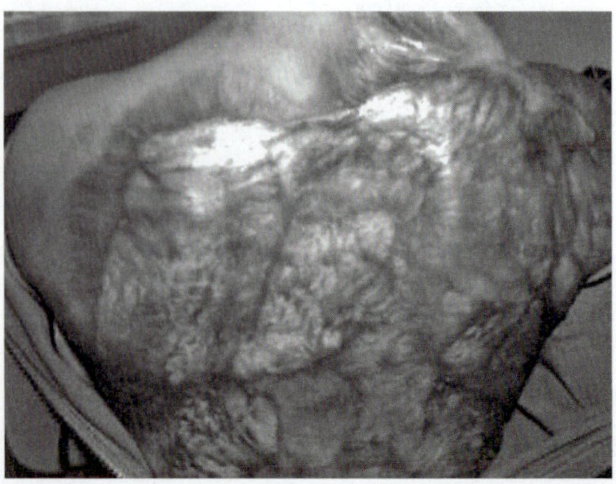

그림 17.6 split thickness 피부이식 후 생긴 환자 등의 비후성 흉터

드는 손상의 원래 범위를 벗어나 자라고 융기된 비후성 흉터를 말한다. 비후성 흉터가 남게 되는 예측 인자는 상처의 깊이, 치료되기 전 시간, 나이 든 사람보다 젊은 경우에 더 심하다.[21]

Hunt[22]는 관절과 같은 동작이 일어나는 곳의 비후성 흉터의 모양이 그 근거가 되는 바 긴장도가 높아지는 것이 콜라겐 침착을 돕고 콜라겐이 덜 분해되도록 해주며 비후성 흉터가 생기도록 한다는 동일한 의견을 내었다(그림 17.7).

Chan 등은 2012년에 피부 이식의 시간과 비후성 반흔과의 상관관계를 실험하였다. 환자의 연령에다가 화상손상기전, 비후성 반흔 형성에 관여하는 요소들, 유전적 성향, 화상의 크기와 깊이를 포함하였다. 장기적인 염증시기나 상처 부위 콜라겐 정도같은 합병증 뿐만 아니라 증가된 반흔 진행도 포함하였다. 그들은 돼지 모델에 두꺼운 피부이식을 시행하였고 심부 피부 화상에서 초기의 이식이 조직학적으로 임상적인 흉터에서 좋은 결과가 있다고 결론지었다. 그들은 동시적인 외과 시술은 손상 후 14~21일까지 늦추어져야 하나 손상 후 14일 내의 피부이식과 같은 빠른 이식은 흉터에 대한 좋은 결과를 나타낸다고 하였다.[23]

흉터의 수축은 반흔 조직을 잡아당기거나 축소되게 하며 관절 동작을 감소시키거나 피부의 움직임을 감소시킨다. 흉터의 수축은 고정된 흉터 조직의 단축인데 수술로만 고칠 수 있다. 이러한 수축을 일으키는 것은 근섬유 모세포(myofibroblast)인데 이 세포들은 수축하는 성질을 가지고 있고 치유 중인 상처 부위에서 발견된다. 관절부위가 아닌 곳의 흉터 수축 즉, 얼굴 부위라면 미용적으로 문제가 된다. 관절을 지나는 흉터가 수축되면 관절 ROM이 상실되거나 보행 또는 자세가 이상해진다. 흉터의 수축하는 힘 때문에 피부의 움직임이 없어진다. 관절의 ROM이 상실되는 것은 비록 바로 관절부위의 흉터가 아니라도 그 근처의 흉터 수축으로도 일어난다. 흉터는 비슷한 반대되는 힘을 만나게 될 때까지 계속 수축할 것이다. 처음에 단순히 흉터의 수축으로 인한 동작의 상실이었지만 만약 교정되지 않으면 관절낭, 근육, 힘줄, 그리고 인대의 점진적 단축으로 이어질 수 있다.[21] 성인에서는 수축하는 흉터로 인한 동작상실이 없을 수도 있지만 작은 어린이에서는 같은 크기의 흉터가 동작의 상실로 이어질 수 있다.

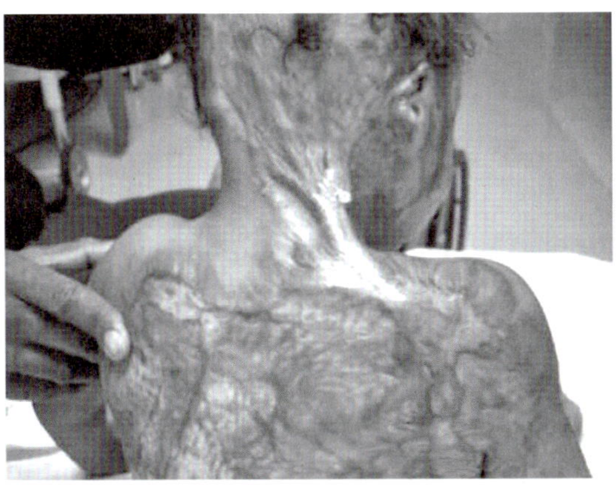

그림 17.7 목의 우측에 생긴 켈로이드 흉터. 밴드같은 모양으로 생겼음을 주목하자.

흉터의 수축과 비후과정은 비록 처음엔 잘 보이지 않지만 화상 상처의 치유 초기단계부터 시작된다. 화상 손상 후 24시간에 콜라겐이 생겨나기 시작한다. 상처에서는 콜라겐이 빠른 속도로 만들어지는데 6~12개월 후에는 정상속도로 다시 형성된다.[25] 흉터는 증가된 혈액공급으로 처음엔 붉은색이었다가 보통 점차 엷어진다. 흉터가 더 이상 비후되지 않거나 수축되지 않을 때 성숙되었다고 말한다. 흉터의 성숙에 걸리는 시간은 대부분 아동에서 약 12~18개월이다. 성인에서는 이 기간이 더 짧을 수 있다. 흉터가 활성인 상태일 때 특히 손상후 6개월 이내인 경우 비후과정과 수축과정은 비수술적 방식 즉, 압박, 스플린팅, 그리고 ROM 운동으로 조절될 수 있는데 나중에 설명할 것이다. 흉터가 성숙해가면서 이러한 치료는 더 이상 효과적이지 않게 되며 만약 필요하다면 오직 수술이 대안이 될 수 있다.

화상센터 Burn center

1999년도에 ABA는 화상센터의 시작과 발전을 위한 가이드라인을 발표하였다. 그리고 2006년 화상센터의 검증을 위한 가이드 라인을 추가로 갱신하였다. 화상센터로서의 검증을 취득하기 위하여 화상센터는 ABA에 의한 철저한 기준과 적합한 직원과 운영에 대하여 심사받아야 한다. 2013년 미국 내에 60개 이상의 화상센터가 입증받았다.[26]

화상팀 Burn team

화상센터를 위한 가이드라인에서 ABA는 의뢰를 담당

하거나 요청에 응할 전문가들뿐만 아니라 화상센터 요원들을 지정하였다(요원의 기준에 "물리, 작업치료사 모두 화상센터 요원이 되어야 한다"라고 되어있다). ABA지침내에서 각 화상센터는 각자 화상팀을 구성해놓고 있다. 기관마다 중심된 화상팀은 항시 있지만 그 외 팀을 구성하는 요원과 그의 특수역할이 다르며 입원한 환자의 욕구에 따라 또는 치유단계에 따라 구성원과 그 역할이 다르다. 소아화상팀의 구성원은 외과의사, 간호사, 작업치료사, 물리치료사, 사회사업가, 호흡치료사, 영양사, 아동생활치료사, 원목, 퇴원플래너, 다양한 전문가(소아,청소년과 의사, 호흡기 전문의사, 정신과 의사, 성형외과 의사, 감염전문의 등) 그리고 가장 중요하게는 아동과 그 가족이다. 많은 아동이 전통적인 핵가족 상태가 아니기 때문에 종종 아동의 시각에서 누가 가족구성원인지 판단해보는 것이 필요하다.

▶ 초기치료 및 의학적 관리 Initial treatment and medical management

소아 화상환자의 초기치료는 화상의 깊이, 면적, 그리고 부위에 따라 다르다; 연기흡입과 같은 기타동반 손상의 존재 유무; 아동 연령; 화상 손상 이전의 아동 건강상태에 따라 달라진다. 손상 그자체로 생리학적 반응을 야기하고 이어 치료적 조건에 영향을 줄 것이다.

▶ 장기시스템 점검 Systems review

호흡기계 Pulmonary System

적절하게 기도를 유지하고 호흡을 유지하는 것이 열에 의한 화상 환자를 볼 때 첫째 관심사이다. 만약 환자가 스팀이나 독가스를 흡입하였으면 수 시간 내에 기관지 수축과 상기도 부종[27]이 발생하여 기도를 막을 위험이 있으므로 기도삽관이 필요할 수도 있다. 일산화탄소를 고농도로 흡입하였다면 산소공급이 필요하다. 기관내 삽입되었던 튜브는 일단 부종이 가라앉으면 보통 수 일 내에 제거한다.[27] 기도 또는 폐에 심한 손상을 입은 환자는 좀 더 적극적 치료를 필요로 한다.

심혈관계 Cardiovascular System

이미 화상 후의 순환의 변화에 대해서 말한 바 있다. 이러한 변화를 *화상 쇼크*라고 부른다. 체액소실, 모세혈관의 투과성 증가, 그리고 혈관이 확장되어 순환하는 혈액양이 줄고 심박출량이 줄어든다. 정상적인 심박출이 되도록 하는데 적절한 수분공급이 가장 중요하다. 체액 보충이 불충분하면 조직의 관류가 불량해지고 기관의 기능부전에 이어 사망에 이르게 된다.[16]

체액공급 Fluid Resuscitation

심층 부분층 화상이나 전층 화상환자에서 염증반응과 모세혈관의 투과성 증가로 체액이 혈류를 빠져나와 조직사이로 스며 나온다. TBSA의 10~20% 이하인 화상에서는 다른 요인도 고려해야겠지만 생리학적으로 혈관수축과 소변 저류의 방식으로 체액 손실을 감당할 수 있다.[27] 이보다 큰 화상에서는 혈액량 감소 쇼크가 발생할 것이며 치료하지 않으면 사망한다. 순환 체액의 보충을 *체액보충*이라고 부른다(resuscitation). 화상면적이 큰 환자에서는 쇼크의 이차적 문제로 발생하는 장폐쇄증으로 인하여 경구로 수액을 공급할 수 없다. 혈장과 비슷한 전해질 수액과 콜로이드를 정맥내로 주입한다. 이보다 적은 면적의 화상환자에서는 수액을 입으로 투여할 수 있다. 그러나 특히 아동은 마시지 않으려 할 것이므로 정맥내 투여가 필요할 수 있다. 수 일 내에 적절하게 수액이 보충된다면 조직사이에서의 체액이 혈류내로 돌아오며 환자는 많은 양의 소변을 보게 되고 이는 성공적으로 수액공급이 되었다는 것을 의미한다.[27] 이후에도 화상 부위를 통하여 계속 체액이 빠져나가고 환자가 잘 마시려고 하지 않거나 마실 수 없기 때문에 계속 수액공급이 유지되어야 한다.

큰 화상인 경우 수액보충 동안 소변량을 점검하기 위하여 요관 카테터는 삽입 후 그대로 둔다. 회음부 화상인 경우 붕대를 깨끗이 하고 또는 피부이식 단계에서 피부이식 후의 상태를 보호하기 위하여 요관 삽입상태를 유지한다.

신장 Renal System

혈관으로부터 체액의 상실로 말미암아 신장의 혈관수축이 발생할 수 있다. 신장으로 가는 혈액양 부족으로, 그리고 사구체 여과의 감소로 인하여 신장 기능부전이 발생할 수 있다. 전기로 인한 화상인 경우 광범위한 조직의 손상으로 마이오글로빈을 방출하게 된다. 이 마이오글로빈이 콩팥을 막아 신부전에 빠진다.

순환계 Circulatory System

전층 화상에서의 피부는 탄력성이 없어진다. 손상에 대한 신체의 반응과 체액보충 때문에 환자는 붓는다. 이것은 화상입은 부위가 아닌 곳의 전신적 반응이다. 사지에 장갑 모양으로 화상을 입은 경우 탄력성이 없어진 피부와 증가한 부종의 동시 요인으로 마치 끈으로 둘러 압박하는 듯한 효과를 나타낸다. 이 결과로 그 이하로 혈류가 가지 못하는 결과를 낳는다. 치료를 시작하지 않으면 허혈과 조직손상 또는 괴사가 발생할 수 있다. 나빠지고 있다는 증후로는 창백함, 피부의 온도가 낮아짐, 모세혈관이 다시 차는 것이 지연되어 보임, 저린 느낌, 몸통 화상인 경우 호흡할 때 가슴벽의 확장 감소가 이러한 증후이다. 30mmHg 이상으로 압박되는 경우도 응급수술의 적응증이다. 외상 외과전문의는 화상 부위를 통하여 괴사 딱지 절개술을 행하여 압박을 경감하려고 할 것이다. 보통 이 시술은 화상입은 사지의 내외측을 따라 절개하는 것이다. 가슴에서 액와 앞쪽 라인을 따라 길게 절개하고 갈비뼈 부위에서는 횡으로 절개한다.[16] 그림 17.8은 개복술(escharotomy)의 공통된 부분을 나타낸 것이다.

2009년 Orgill과 Piccolo는 화상 치료 임상가들을 위한 개복술과 감압치료들(decompressive therapies)에 대한 임상 가이드 라인을 발표하였다. 감압 기술의 시행을 지지하는 화상치료 문헌들에 의하면 앞으로의 조직괴사와 신경 기능의 보존을 위하여 감압 기술의 시행이 필요하다. 만약에 개복술에 의하여서도 압력이 해결되지 않으면 이러한 절개가 필요할 것이며 근막절개술을 통한 근막의 이완도 할 수 있다.[28]

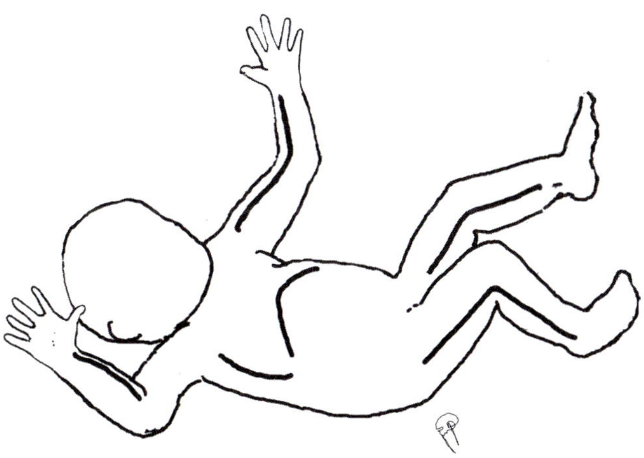

그림 17.8 이 다이어그램은 원주형의 전층 화상으로 인해 혈류가 손상된 환자에서 외과적 절개 수술(흉부 절개술)이 수행되는 위치를 보여준다. 절개는 보는 바와 같이 해부학적 자세에서 환자의 측방 또는 내측으로 이루어진다.

근골격계 Musculoskeletal System

화재와 외상손상은 관련이 있기 때문에 화상과 더불어 골절이 있는 경우가 드물지 않다. 근골격계의 손상에 대한 검사는 생명위독과 직결된 손상이 평가될 때까지 잠시 미룬다. 반응이 없거나 특정 통증을 보고할 수 없는 환자는 일차와 이차 조사에서 감지하지 못한 골절 또는 기타 근골격계의 손상이 있을 가능성이 있다. 치료사는 감지되지 않았던 근골격계 손상을 처음 발견하는 사람이 될 수도 있다. 근골격계 손상이 있을 법한 아동은 자동차 사고로 화상을 입거나 화재건물에서 뛰어내린 아동들이다. 화상과 골절 모두 연부조직의 부종을 가져온다. 그러므로 순환이 장애된 경우 괴사 딱지 절개술이 필요하다(순환편을 보시오). 골절의 비수술적 치료에는 스플린트와 견인이 있다. 원형 통기브스를 하면 부종과 상처를 검사할 수 없기 때문에 이용되지 않는다. 내부를 핀으로 고정하는 수술은 골절이 잘 치유되도록 한다. 내적 고정 수술은 손상후 48시간 내에 하여야 한다; 그렇지 않으면 박테리아가 군집을 형성할 수도 있다. 수술로 골절을 고정하면 그 부위의 통증이 줄어들고 물리치료 중재를 할 수 있게 될 것이다.[29]

▶ 영양 Nutrition

화상 손상에 대한 반응으로 환자는 과잉 대사 상태가 되고 칼로리와 영양적 요구가 많이 증가된다. 화상으로 유발된 과잉 대사 상태와 염증반응성 단백질의 양 증가, 친염증물질인 싸이토킨 증가, 소모성 호르몬이 증가되므로 영양적 요구가 많아지는 것이다. 이것은 이어 에너지 요구량을 늘리며 그 결과 근육이 말라간다. 만약 이러한 외상 후 반응이 오래 지속되면 다발성의 기관 기능부전과 사망으로 이어진다. 실내온도를 높이고 영양을 보완해주면 과잉 대사반응의 조절에 효과적인 것으로 증명되었다.[35] 적절한 영양상태가 소모를 줄이고 상처치유를 잘되게 한다. 소아 화상환자는 잘 먹지 않으려고 할 수 있다. 화상 부위 또는 화상이 심하여 먹기가 어렵거나 먹을 수 없을 때도 있다. 큰 면적의 화상환자는 자신에게 필요한 만큼의 영양을 공급하기 위해 그만큼의 음식의 양을 먹기가 어렵다. 그 이외에 또 수술실에서 예약이 되어있을 때는 낮에 먹는 것이 금지될 것이다. 이러한 요인들 때문에 영양관 삽입으로 튜브식이나 혈관내로 영양의 많은 부분을 주입한다. 튜브영양은 소화기계로 직접 영양소를 공급하므로 소화기계의 점막 건강이 유지되기 때문에 선호된다. 열에 의한 손상으로 입원하면 영양적 평가를 하여야 한다. 의학적, 영양, 투약에 관한 병력을 살펴보고 검사실 데이터를 살펴보며 환자를 검사한다. 혈중 단백질 농도란 좀 더 정확하게는 알부민과 프리알부민 농도이다. 정상 알부민 농도는 3.5g에서 5g/dL이다. 알부민 농도가 낮으면 치유가 잘 되지 않는다. 프리알부민은 갑상선 호르몬의 수송 단백질이다. 프리알부민의 정상혈중농도는 16~40mg/dL이다. 16mg/dL 이하일 때 영양실조와 관련이 있다. 프리알부민의 반감기는 2~3일이라서 영양 상태를 추정하기에 더 나은 지표이다.[31]

▶ 통증 관리 Pain management

소아기 화상환자는 나중에 이를 인생에서 가장 아팠던 기억이라고 한다. 화상통증 강도는 염증성 반응과 염증성의 매개체의 단계에 따른 변화들의 커다란 이유일 수 있다. 부분적인 두께의 화상에서, 말초신경종말은 여전히 작용 가능하고 상당한 고통의 원인이다, 반면에 완전한 두께의 화상에서는 신경종말의 손상 때문에 덜 고통스럽다. 붕대 교체, 상처소독, 물리치료 등과 같은 의학적, 치료학적 접근은 통증을 야기할 수 있다. Tengvall et al.은 2012년에 환자들의 화상 후 고통과 관련된 회상연구를 실시했다. 환자들이 초기 상해시부터 회복까지의 고통을 기억한다는 것을 알아냈다. 치료하기위해 있던 병원이나 화상 치료센터 그리고 어떤 새로운 물리적 제한을 동반한 집으로의 이동까지.[32]

2003년도에 Martin-Herz 등은 북미 화상센터에서의 소아기 통증조절에 관한 임상 상태를 조사하였다. 그들의 연구는 1982년도에 행해진 한 연구와 비교되었는데 17%의 의료기관이 마약성 진통제를 사용하지 말라고 권유하였고 8%에서는 소아환자를 치료할 때 어떠한 진통제도 사용하지 않는다고 하였다.[33] 최신 설문 조사에 따르면 소아 화상 드레싱 변경 중에 오피오이드(opioid) 사용에 있어 상당한 변화가 나타났다. 모르핀은 고통스러운 시술 전, 도중 및 시술 후에 아이를 치료하기 위한 "황금률(gold standard)"인 것처럼 보였다.[34] 설문에 응답한 사람 중 25%가 정신병 약물과 오피오이드를 함께 사용했다. 배경통증 조절 및 획기적인 통증 조절 또한 IV 모르핀에 의해 가장 잘 조절되었다. 응답한 화상센터의 8%만이 통증관리에 도움을 주기 위해 마취기반 통증 서비스를 일상적으로 활용한다고 응답했다.[35]

2010년, Bayat et al은 화상치료를 진행하는 아이들을 위한 무통각, 진정치료를 연구했다. 아이들이 경험한 화상통증의 다른 단계/종류(type)들을 밝혀냈다. 부상당한 순간부터 최초의 치료 기간까지 비교적 일정했던 기본적인 통증이 있다. 다음은 절차상의 통증이다, 상처소독, 붕대교체에서의 타는 듯하거나 찌르는 듯한 통증 그리고 종종 상당한 걱정과 불안이다. 다음은 상당한 통증인데 무통각 혈량으로의 감소, 추가적인 투약이 요구됨, PCA펌프 사용 등 기본적인 통증이 악화하였을 때이다. 그들이 보았던 마지막 단계의 통증은 길게 지속되었지만 절차상의 통증보다 덜 심각한 수술 후 통증이었다. 과정상 통각상실 또는 진정작용을 위해 사용된 약물투여는 빠른 시작을 해야 하고 제한된 부작용을 가져야 한다. 그리고 절차에 따르는 활동과 구강으로의 섭취의 회복이 가능해야 한다. 일반적인 약물은 아마 비스테로이드성 항염증제 약(NSAIDs), 아편제(모르핀, 옥시코돈, 펜타닐), 진정작용, 불안을 위한 정신안정제(벤조디아제핀), 케타민(진정작용, 기억상실, 무통각)을 포함한다.[36]

표 17.1 비약물적인 통증관리

연령대	참여동기 부여자 / 주의 분산 테크닉
2세 미만	부모가 돕도록 한다: 딸랑이, 비눗방울 불기, 노래 부르기, 비디오
2-7세	노래하기, 책 보기, 비디오, 마술 지팡이
7-11세	계획에 따라 그들을 참여시킴: 헤드폰으로 음악듣기, 비디오, 스티커 챠트
11세 그 이상	중재에 대해 자세한 설명해 주기: 음악, 비디오, 비디오 게임, 보상 챠트

아동생활치료사와 음악치료사는 비약물적인 치료뿐만 아니라 아동이 치료과정에 대한 준비를 하도록 도와줄 수 있다. 아동의 통증과 불안은 모든 치료단계에서 고려되고 적절히 치료되어야 한다. 연령별 주의끌기 테크닉은 표 17.1에 나와있다.

가려움증은 불편함, 통증 그리고 중재에 대한 참을성에 영향을 주기 때문에 이에 대한 투약을 생각해야 한다. 항히스타민이 가장 널리 처방되는 약물이다. 마약성 진통제 자체가 가려움증을 유발하므로 가려움증이 일어나는지 화상 상처 치유와 관련한 가려움증인지, 투약과 관련한 것인지 주의깊은 기록이 필요하다.[35]

특정한 투약 및 통증 치료 테크닉이외에도 각 전문가들은 소아 화상 환자를 치료할 때 가장 적은 통증을 목표로 하는 치료접근을 할 방법을 가지고 있어야 한다. 이 장을 통하여 몇몇 환자 통증을 최소화하는 방법을 기술해놓았다.

▶ 화상 상처치료 Nonsurgical Interventions

상처 관리의 일차목표는 상처치유의 최적의 환경을 제공하는데 있다. 즉, 피부이식을 받아들일 수 있는 건강한 바탕조직을 만들고 치유되어 가고있는 조직을 보호하며 최근에 이식받은 것을 보호하는 데 있다. 이러한 목표는 죽은 조직을 제거하고 상처를 깨끗이 유지하며 박테리아의 침입을 최소화하고 상처나 이식받은 부위가 마르지 않도록 하고, 새롭게 치유되어가는 조직 또는 최근 받은 이식이 기계적으로 벗겨지지 않도록 보호하는 데 있다. 전반적인 화상 상처를 치료하는 데는 비수술적 방법과 수술적 방법이 있다. 어떤 상처라도 깨끗하게 만들거나 드레싱하기 전 미리 아동에게 투약하여야 한다.

비수술적 치료 Nonsurgical Interventions

상처를 깨끗이 하기 Wound Cleansing

상처치료 과정의 일부로 어떤 센터에서는 수치료를 이용한다. 샤워하기, 담그기 또는 스프레이 테이블을 사용하여 할 수 있다. 수치료의 목적은 오래전에 발라진 항세균제를 제거하고 상처를 깨끗이 하며, 표층만 데브리망되게 도와주고(agitator의 효과를 통하여 됨) 상처치유가 증진되도록 혈류공급을 증가시키고, 운동을 위한 환경을 제공하는 것이다. 매우 괴사가 많은(길에서 자동차에 깔린 상처) 상처는 진동으로 휘젓는 agitation을 사용할 수 있다. 수치료의 단점은 감염을 전파할 수 있고; 드레싱을 갈 때 시간이 더 걸리며; 비용이 증가되고(수치료할 인력 및 정리정돈할 인력 필요); 부종을 증가시킬 수 있으며(만약 사지를 떨어뜨린 자세로 있게 될 때); 그리고 원래 화상입은 곳이 욕조였다면 환자, 특히 아동에게는 정신적 외상이 될 수도 있다는 점이다. 수치료의 단점 때문에 어떤 화상센터는 특정한 상처에만 제한하기도 하고 치유의 특정 단계에서만 하기도 한다. 또는 손으로 잡는 샤워기만을 써서 상처를 깨끗이 하는데 도움이 되도록 한다.

2010년 Davison 등은 북미 화상센터에서의 수치료를 검토했다. 그들의 연구결과는 1990년때 화상센터에서 수치료를 95%만큼이나 높게 사용했던 것에서 83%까지 감소를 보여준다. 초기괴사조직의 삭제와 병원 내에서의 감염증가 등 같은 경향으로 볼 때, 담그는 수치료의 사용은 81%에서 45%로 줄었다. 대신에 샤워기를 쓰는 방법을 사용한다.[37]

드레싱 갈기 Dressing Changes

대부분 화상환자는 최소 하루 한 번 드레싱을 간다. 아주 어린 아동이라 할지라도 드레싱을 떼는데 참여하게 하여 그렇지 않으면 무력감을 느낄 상황이지만 통증을 최소화하고 자가조절의 느낌을 가질 수 있게 해준다. 드레싱 가는 동안 느끼는 통증의 어느 정도는 상처가 공기 중에 노출된 때문이므로 이러한 노출은 줄여야 한다. 노출시간을 줄임으로써 상처가 마르는 것을 예방하고 또한 박테리아의 노출도 제한될 것이다. 드레싱 가는데 걸리는 시간을 최소화하려면 미리 붕대를 준비해놓고 빨리 감아주면 된다. 상처를 관찰하려는 의료진들은 드레싱 가는 시간에 맞춰 모여 있음으로써 그들이 올 때까지 기다리면서 상처를 노출하고 있지 않도록 한다. 만약 부모가 원한다면 적절한 경우는 부모가 같이 있는 것이 아동과 부모 모두에게 좋을 수 있다. 부모가 있으면 아동이 더 크게 우는 경우도 있는데 드레싱 작업으로부터 자신을 부모가 구해줄거라고 생각하기 때문이다.

어떤 화상센터에서는 물리치료사가 외래 또는 입원환자의 매일의 드레싱 작업에 참여하거나 보조를 할 수 있다(외래환자 세션동안 또는 그 이전에 치료사가 환자의 붕대를 바꿀 필요가 있을 것이다). 드레싱을 바꿀 때 오래된 붕대를 제거하고 상처를 표층만 데브리망한다(죽은 조직을 제거함). 동시에 상처를 깨끗이 하고 검사한다. 환자가 나머지 치료세션 동안 성취해야 할 ROM이 얼마인지 알기 위해서 드레싱하지 않은 상태로 ROM을 검사한다.

국소도포제 Topical Agents

화상 손상을 입어 피부의 보호막이 상실된 것이므로 화상 상처는 박테리아의 온상이 된다. 국소적 항세균제는 상처에 박테리아가 군집하는 것을 최소화하는데 중요한 역할을 하고 기화를 줄이고 건조를 예방하고 통증을 조절하는데 중요역할을 한다.[38] 여러 용제를 특정 상처에 사용하거나 예방하려는 박테리아에 따라 달리 사용한다.

Silver sulfadiazine(Silvadene)은 가장 흔히 사용되는 도포제이다.[5] 실바덴은 희고 불투명한 크림인데 바를 때 통증이 없고 딱지를 잘 투과하며 광범위하게 박테리아를 조절한다.[38] 설파제에 알러지가 있는 환자는 사용할 수 없다.[5] 실바덴은 화상의 큰 면적에 사용할 때는 중성구 감소증이 나타날 수 있다.[38] Mafenide acetate(Sulfamylon)은 액체형태로 또는 크림 형태로 나오며 바를 때 통증이 있고 딱지 투과성이 아주 좋으며 광범위하게 박테리아를 조절한다.[38] 외이의 화상에 사용하여 화농성 연골염을 예방한다. 설파밀론은 실바덴에 잘 듣지 않는 부분층 화상에 사용될 수 있으며 딱지의 투과성/분리를 높이기 위하여 사용된다. 설파밀론은 대사 산증인 경우 사용 금기이다.[5] 다른 도포제로는 silver nitrate(질산은)가 있는데 광범위하게 박테리아를 막아주며 상처나 이식부위에도 액체로 바를 수 있다. 석유에서 추출하는 neomycin과 bacitracin같은 것은 표층화상 또는 피부가 아주 얇은 눈꺼풀, 음낭같은 데 바른다.[38]

국소도포제의 또 다른 선택으로 Acticoat 드레싱이 있는데 그람음성과 그람양성균에 대해 실바덴과 질산은보다 좀더 효과적이다. Acticoat는 흡수성인 레이온과 폴리에스터 코어를 가지고 있는 세 층의 거즈이다. Acticoat 코팅은 상처에 들러붙지 않고 유연하다. Acticoat를 적용하기 전 데브리망을 할 필요가 있다. 두꺼운 젖은 거즈로 Acticoat를 감싸고 그 위를 마른 거즈로 싼다. 매일 드레싱할 때 거즈 드레싱을 벗기고 상처 부위에서 Acticoat가 흘러내렸는지 보고 다시 젖은 거즈와 마른 거즈를 덮는다. 일단 붙으면 재상피화가 될 때까지 Acticoat를 그대로 둔다. 이것은 감염의 위험을 줄여주고 매일 드레싱을 교체할 때 느끼는 불편함도 줄여줄 것이다.[39]

Convatec사의 AQUACEL Ag Hydrofiber는 습기를 머금은 국소 드레싱인데 화상의 급성기 치료에 또한 사용될 수 있다. 그것은 카르복실메틸셀룰로오즈(carboxy-methylcellulose)로 되어있으며 화상 상처의 삼출액과 닿으면 겔로 변한다. 이러한 겔은 중등도 양의 삼출액을 치료하는 동안 축축한 환경에서 상처치유가 더 잘되게 돕는다.[40] 이러한 1.2% 실버이온을 가진 하이드로화이버(hydrofiber)는 은이온을 드레싱내에서 2주간까지 방출한다. 급성기 화상에 적용할 수 있고 치유가 될 때까지 그대로 둔다. 그리하여 통증이 줄어들고 입원기간이 줄어든다.[41] Caruso 등은 부분층 화상에서 AQUACEL Ag와 실버 설파다이아진을 비교하는 무작위 비교연구를 시행하였는데 드레싱하는 동안 AQUACEL Ag이 통증이 적고 불안이 적었다. 전통적인 실버다이아진을 사용하는 환자들은 AQUACEL Ag를 사용한 환자에서보다 좀 더 유연하고 쉽게 동작하였다. 전반적으로 이 연구에서 AQUACEL Ag 사용자들은 드레싱 횟수가 줄어들고 간호시간, 과정동안 써야 할 마약성 진통제도 줄일 수 있었다. 치료계획상 입원기간을 줄이고 통증 줄이기를 목표로 해야 할 소아 화상환자에서는 이러한 장점을 이용할 필요가 있음이 분명하다. AI-Ahdab와 AI-Omawi는 새살을 가진 피부화상에 AQUACEL Ag의 이용을 보고했다. AQUACEL Ag는 교체를 덜 요구하기 때문에 통증이 낮아 선택했다. 그들의 새 케이스 연구에서 드레싱의 효과는 부분층화상에 빠른 치유를 보였다. 그리고 상처감염은 없었다.[34]

기능적 드레싱 Functional Dressings

드레싱이 지나치게 동작을 제한하여서는 안된다. 엄지 손가락을 예로 들면 손바닥 쪽으로 싸서는 안되고 가슴의 팽창을 제한하도록 감싸서도 안된다. 그러나 붕대는 환자의 자세에 도움이 되게 감아야 한다. 예를 들어, 영아 및 유아에서는 손가락과 손목에서 두꺼운 붕대를 감아 스플린트 대신으로 이용할 수 있다.

그 이외에도 국소 항세균제를 거즈에 발라 상처에 대는데(상처에 직접 도포한 후 거즈를 대지 말고) 드레싱동안의 통증을 최소화하는데 도움이 될 것이다. Exu-Dry, Adaptic, 또는 Xeroform같은 들러붙지 않는 것은 드레싱을 떼어낼 때의 통증을 줄인다. 붕대를 두껍게 감아 국소도포제와 들러붙지 않는 드레싱을 제자리에 있게 해준다.

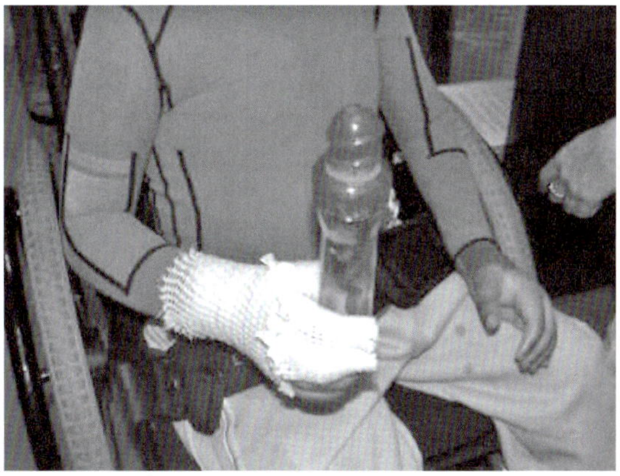

그림 17.9 손에 화상을 입은 경우 기능적으로 붕대를 감고 있는 모습. 개별 손가락 드레싱 방식으로 움직임이 용이해져 일상생활 동작을 수행할 수 있다.

두꺼운 붕대위에 튜브네팅으로 덧대어 드레싱이 제자리에 있게 하는데 도움이 된다. 튜브네팅은 많은 스타일로 자르거나 제작하여(즉, 소매 모양, 셔츠 모양, 스타킹 모양 등) 특정 신체 부위에 사용할 수 있다. 그림 17.9은 손의 기능적 드레싱을 보여주고 있는데 아동이 손을 일상생활이나 놀이에 보다 능동적으로 사용할 수 있게 되어있다.

드레싱하면서 자세를 잡아주는 것이 반드시 필요하다. 관절에 걸쳐 화상을 입은 경우 또는 손, 발에 입은 경우 드레싱할 때 특별한 주의가 필요하다. 자세를 잡아주는 것은 화상 상처를 보호하고 부종을 감소시키고 신장된 자세를 유지해서 상처 또는 흉터가 수축하는데 대한 반대 힘을 가하게 해준다. 예를 들어, 안쪽 팔굽을 지나는 화상이 있을 때 폄자세로 붕대를 감고 스플린트를 대어놓아야 한다. 발등과 발바닥, 종아리 쪽의 화상은 붕대를 감고 발목을 중립자세로 하여 스플린트를 대어야 한다.[33]

생물학적 드레싱 Biologic Dressings

화상 상처 치료에서의 진전으로 생물학적 드레싱 또는 합성드레싱이 가능하게 되었다. 바이오브랜(Biobrane)이란, 표층 부분층 화상, 자가이식의 경우 공여부위에, 독성표피 괴사용해(TEN: toxic epidermal necrolysis)에 사용할 수 있는 합성드레싱이다. 이것은 실리콘 필림과 합해진 나일론 막이며 콜라겐이 발라져있다. 나일론이 화상상처에 직접 닿으며 재상피화가 될 때까지 들러붙어 있다. 수술실에서 화상 상처를 덮고 스태플이나 실을 사용하여 꿰맨다. 그리고 일단 부착되면 다른 드레싱이 필요없다.[43]

수술 치료 Surgical Management

일단 화상의 깊이와 면적이 평가되면 초기 화상치료를 시작하는데 이후는 수술치료를 할 수도 있다.

표층 부분층화상을 입은 정상피부는 약 2주에 걸쳐 치유되기 때문에 이러한 경우 외과의사의 목표는 감염없는 깨끗한 상처를 유지하는 것이고 적절한 영양과 수분을 공급하고 상처가 나을 때까지 통증을 조절해주는 것이다. 표층 부분층화상의 면적과 부위, 환자의 연령, 부모의 능력에 따라 이러한 화상의 많은 경우가 수술없이 외래에서 치료된다.

만약 적절한 의학적 치료와 상처관리가 된다면 심층 부분층 화상은 수술 없이도 나을 수 있다. 심층 부분층 화상의 진행과정은 두 가지 경로를 밟을 것이다. 하나는 상처 가장자리에서 필림같은 괴사 딱지를 분리하여 상처를 다시 상피세포들의 층(bud)이 덮을 수 있도록 해주는 것이고 다른 하나는 괴사 딱지를 뗀 후 육아성 조직으로 상처가 나아가는 것이다. 육아성 조직이 있다는 것은 비후성 흉터가 될 가능성이 높다는 것이다. 이럴 때는 넓은 부위의 심층 부분층 화상의 경우와 같이 피부이식을 통한 외과적 중재가 더 낫다. 접면제거술(tangenital excision)과 피부이식이라고 부르는 시술을 적절한 때에 시행한다. 이러한 시술은 화상 후 1주일 이내에 할 수 있지만 이상적으로는 화상 후 2~5일 사이에 하는 것이다(*조기 접면제거술* 및 피부이식). 다른 상처, 특히 전층 화상에도 시술을 적용할 수 있는데 근막까지 절제한다. 첫 주내에 시행한 심층 부분층 화상의 접면제거술과 피부이식으로 입원기간을 줄이고 통증이 덜해지며, 감염의 위험과 빈도를 줄이고 미용과 기능적 결과를 더 좋게 해줄 수 있다(비후성 흉터가 발생할 수 있는 양을 최소화하고 흉터 수축도 최소화함).[44]

심층 부분층 화상에서는 조기 접면제거술과 피부이식의 단점도 있어서 모든 환자가 이 시술의 적응증이 되지는 않는다. 이 시술에는 수술동안 보통 많은 양의 혈액이 소실되기 때문에 수혈이 필요하기도 하고; 의학적으로 불안정한 환자나 흡입한 환자에게는 권해지지 않을 수 있다.[45] 화상이 면적이 큰 경우 특히 심층 부분층 화상과 전층 화상이 같은 부위에 있을 때 그리고 피부 공여할 부위가 제한되어 있을 때 이 시술은 연기되고 이러한 상처는 수술없이 낫도록 해야한다.

피부이식과 공여부위 *Skin Graft and Donor Site*

피부이식에는 공여될 피부에 따라서 여러 종류가 있다. 자가이식은 화상 입지 않은 부위에서 피부를 떼어내 화상부위에 이식하는 것이다. 감염이 있는 경우에는 또는 TBSA가 너무 큰 경우에는 자가이식이 가능하지 않을 수도 있다. 그 경우 대체적인 이식방법이 사용되는데는 이종이식과 동종이식이 있다. 이종이식에서는 돼지 피부를 사용한다. 이는 부분층 화상의 상처를 보호하고 치유를 촉진할 뿐 아니라 삼출성 상처의 데브리망을 도와주기도 한다. 동종이식은 사망한지 24시간 내의 사체로부터의 피부를 떼어내 피부은행에서 냉동으로 보존한다. 이것은 상처가 자가이식을 받아들일 준비가 되어있는지 테스트하기 위해서도 사용된다.[46]

자가이식과 함께 전층 피부 또는 부분층 피부 모두를 뗄 수 있다. 만약 피부의 전층 한조각을 건강한 피부에서 떼어내 화상 상처에 놓으면 상처는 치유될 것이지만 공여부위는 화상 상처와 똑같은 크기의 상처가 남게 될 것이다. 전층 피부이식(FTSGs: full-thickness skin grafts)(0.025~0.030인치 두께)은 주로 재건 성형시 pressure point 위에 사용되거나 그만한 피부 두께가 필요한 어느 곳에서든지 사용될 수 있다. 좀 더 흔하게는 부분층(0.008인치) 피부조각을 떼어낸다(STSG: split-thickness skin grafts). 어떤 피부는 특히 두께, 촉감, 또는 색깔 때문에 피부공여지로 선호된다; 잘 치유되는 부위이기 때문에; 겉으로 보이는 부위가 아니라는 이유로 선호되는 대퇴부 외측과 엉덩이가 이러한 부위이다. 그러나 이러한 부위 자체가 화상을 입은 경우 또는 화상이 광범위한 경우 거의 모든 부위의 피부가 공여될 수 있다. 부분층 피부이식은 표층 부분층 화상의 상처와 비슷하다. 재상피화를 통하여 약 14일 정도 걸려 치유된다. 이식을 위해 피부를 떼내는 것을 harvesting이라고 부른다. 일단 환자를 마취하면 피부절편기라고 불리는 전기나이프로 공여부위에서 피부를 떼어낸다. 이 나이프에 떼어낼 피부 두께가 설정되어있다. 괴사 딱지 절개술 후의 화상 상처 부위에 피부를 놓는 것을 이식편 이식(sheet graft)이라고 한다(그림 17.10). 또 다르게는 이식피부를 그물처럼 갈라놓는 메쉬어(mesher)위에 놓기도 한다. 그물처럼 갈라놓으면 피부 면적이 더 늘어날 수 있다. 이러한 이식형태를 확장형 그물이식이라고 한다(그림 17.11). 수용부위에 배치 전 이식은 펴지거나 확장될 수 있다. 그 후에 메쉬어는 이식부위에 작은 틈을 가른다. 그물처럼 만드는 것의 주요한 목적은 그냥 피부로 덮기에는 너무 큰 부위에 이식하기 위해서이다. 확대비율은 확대하지 않았을 때의 피부의 크기와 늘어났을 때의 피부 크기의 비이다. 예를 들어, 원래 피부의 크기가 1.5배로 늘어난 경우는 그 비율을 1.5:1 그물망 이식이라고 표현한다. 그물망 이식의 장점은 그냥 피부이식보다 이식 피부 밑에 혈종 또는 혈장 출액이 고일 가능성이 덜하여 피부이식이 더 잘 장착될 수 있다는 점이다. 단점은 특히 늘어난 비율이 큰 경우 벌어진 틈마다 생긴 흉터가 비후되고 수축되기 쉽다는 점이다. 영구적으로는 그물형태의 상처가 미용적으로는 보기싫다. 원형 그대로의 피부이식(sheet)이 미용적으로 더 낫고 덜 수축하고 덜 비후하므로 TBSA의 30% 이하의 화상에서 박테리아와 기타 세균이 과하게 있지 않은 경우는 원형 그대로 하는 피부이식이 일차선택이

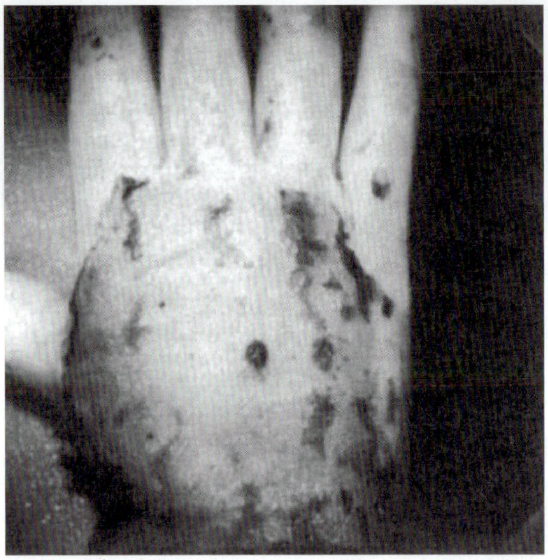

그림 17.10 손등에 시술한 이식편 이식(sheet graft)

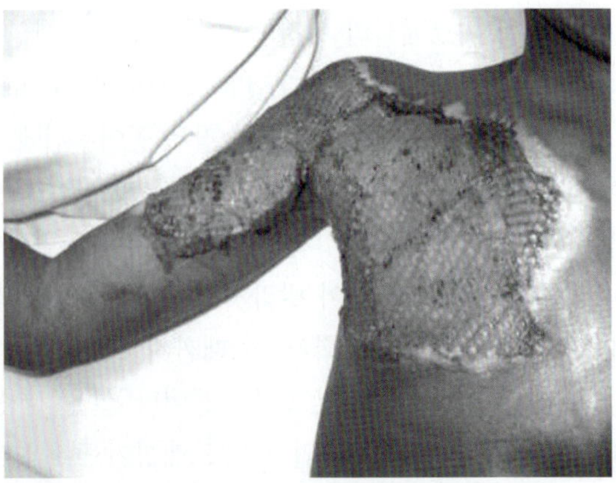

그림 17.11 그물처럼 확장한 부분층 피부이식

다. 시트 이식은 얼굴, 목, 손, 그리고 가능하면 겨드랑이, 발과 같은 신체의 기타 기능적 부위에 선호된다. 외과의사는 스태플로 이식부위를 고정하거나 봉합한다. "안착"하는데 4~7일이 걸린다. 이식받은 부위는 두꺼운 드레싱으로 4~7일간 보호한다. 만약 이식받은 부위가 관절에 걸쳐 있으면 관절은 보통 고정하는데 이러한 초기에는 스플린트를 대고 관절운동은 이 기간에는 하지 않는다. 동작 또는 비틀리는 힘을 받으면 이식피부가 떨어진다. 이식의 실패 요인에는 감염, 부적절한 영양, 또는 이식부위의 상태가 좋지 않았던 경우, 부적절한 데브리망이 있다.

TSBA가 아주 큰 경우 공여부위가 일단 나으면 한 환자에서 3~4번까지 다시 떼어낼 수(reharvesting) 있다. 고르지 못한 부위에서 피부를 떼어낼 때는 식염수를 주사하여 부위를 고르게 한 다음 떼어낼 수 있다.[48]

피부이식을 하기 전 화상을 입고 괴사된 조직을 "*괴사딱지-eschar*"라고 하는데 제거하여야 한다. 수술로 하기도 하지만 부분층 화상에서는 효소 데브리망 방법을 사용하기도 한다. 수술로 제거할 때는 살아있는 조직이 보일 때까지 제거한다. 제거는 피부이식 직전 하는 것이 효과적이다. 또는 상처의 깊이 및 크기에 따라 더 조기에 하거나 이식과 분리하여 시행하기도 한다. 전층 화상에서 괴사 딱지 제거술 후 바로 피부이식을 하지 않으면 육아조직이 생기는데 이는 이식받기에 더 좋은 상태가 되는데 도움을 준다.

TBSA가 큰 화상인 경우 여러 곳의 공여 장소가 있음에도 외과의사는 화상부위에 한번에 이식술을 시행하지 않는다. 왜냐하면 환자가 수술 스트레스를 받기 때문인데 특히 환자가 이미 의학적으로 좋아졌거나 불안정 상태일 때는 한번에 하지 않는다. 만약 이식이 잘 되지 않고 여전히 큰 부위의 화상이 남아있을 때 그러나 공여 부위가 아직 치유가 되지 않았을 때 10일 동안 공여 부위를 재사용할 수 없다.

배양한 자가이식과 피부 대용품

Cultured Autografts and Dermal Substitutes

과거 몇십 년에 걸쳐 이룬 상처치유와 수술 기술에서의 진보는 화상환자의 결과와 생존율을 높여왔다. 이러한 진전 가운데 심하게 화상을 입어 공여부위가 많지 않은 환자의 생존율을 높이는 두 가지 진전이 있었다; 배양된 자가이식술과 피부 대용품이다.

1980년대에는 배양된 상피세포 자가이식(CEAs: cultured epithelial autograft) 또는 배양된 각질세포가, 심한 화상을 입은 환자에서의 상처 치유에 가장 새로운 방법이었다. 배양한 상피세포 자가이식의 경우 화상입지 않은 부위에서 장방형 1인치의 작은 한 조각을 떼어내서 실험실에서 배양한다. 수 주 이내에 전체부위를 덮을만한 피부가 얻어지고 다시 환자에게 이식한다. 그러나 배양된 피부에는 단점과 문제가 있다. 피부가 자랄 때까지 상처를 덮을 수 없고 이식부위의 감염에 따라 장착률이 15%에서 80%사이인 것이다. CEAs는 탄력성이 없고 약하고 쉽게 찢어지거나 멍이 든다. 그에 따라 표준적 치료 특히 ROM과 움직이는 활동을 흔히 변경하거나 연기하여야 한다. Sood 등은 2009년, 같은 성질의 모반을 가진, CEA가 요구된 소아환자의 후향연구를 실시했다. 그들은 18세가 넘은 29명의 학생들을 조사했고, 모든 참여자들은 살아있었으며, 평균 50%의 TBSA를 가졌다. 최종 CEA안착 성공률은 75%를 넘었다. 평균 99일 동안의 입원 기간이 소요됐다. 대다수의 어린이에게서 긴장은 오랜 기간 동안 주요 골칫거리이다. 커다란 TBSA화상에 있어서 CEA는 내구력 있는 상처 회복 옵션이다.[49]

1990년대 중반에는 배양된 복합 자가이식(CCAs: cultured composite autograft)이 개발되었다. 이것은 표피의 여러 층을 구성하는 자가 각질세포와 세포외 진피 매트릭스를 구성하는 섬유모세포로 구성되어있다. CCAs 장착률은 80%로 보고되며 CCA는 견고하다고 한다. 모낭 그리고 땀샘과 같은 진피 구성요소들이 CCAs에는 없다. 이것은 비싸며; 그러나 입원기간이 짧으므로 피부이식의 고비용을 상쇄할 수 있다. 여러 진피 대용품 또는 진피 유사품은 십년 이상의 연구를 거쳐 현재 사용가능해졌다. 이러한 대체품에는 Integra(Integra LifeScience Corp, Plainsboro, NJ)는 두층으로 구성된 인공 진피이다: 소의 힘줄 콜라겐층으로 진피를 대신한 것과 실리콘으로 표피를 대신한 것이 있다.[33] Integra는 괴사를 제거한 상처에 놓는다. 구멍이 송송 뚫려 있는 진피 대용품은 상처바닥으로부터의 세포들이 침투하는 기질로서의 역할을 하고 새로운 신생 진피를 만들어간다. 환자의 신생진피가 형성되어가는 약 2주 동안 실리콘 표피는 상처로부터의 수분이 증발되는 것을 조절하는 역할을 한다. 일단 신생진피가 만들어지면 외과 의사는 실리콘 표피를 제거하고 환자자신으로부터 얻은 매우 얇은 자가이식을 한다. Integra의 주요한 장점 중

의 하나는 흉터가 생기지 않는다는 것이고 다른 장점으로는

- 즉각 사용할 수 있다는 점
- 괴사 제거술 직후 상처를 덮을 수 있다는 점
- 조기 보행과 재활 가능
- 필요시 신생진피 형성 후의 자가이식을 연기할 수 있다는 점
- 아주 얇게 피부를 떼어내므로 공여부위가 좀 더 빨리 회복되고 미용상 결과가 좋다는 점
- 미용상 민감한 부위의 이식을 위하여 공여부위를 남겨둘 수 있다는 점[50]

Integra의 단점은 모낭과 땀샘이 없는 것이다. 그러나 감각기능의 회복은 정상적인 STSG 자가이식 때와 마찬가지의 시간이 걸리고 그 수준으로 감각신경이 돌아온다. Integra는 비싸지만 사망률과 이환율을 줄이고 결과를 좋게 한다면 사용해도 합리적일 것이다. 제품이 비싼 것은 상처를 빨리 낫게 하고 재활의 필요를 줄여주며 이후의 성형재건술의 필요도 줄이는 만큼 낮아지는 비용으로 상쇄된다.

기타 진피 대용품은 이종피부인 AlloDerm(LifeCell Corp., The Woodlands, TX)이 있는데 알러지를 유발하는 표피를 제거하고, 진피에서 알러지 유발 세포를 제거한 후 진피 부분만 남겨서 이것이 매우 얇은 STSG를 받아들일 수 있게 만든 것이다. STSG만 하는 것보다 AlloDerm과 초박편인 STSG를 같이 하면 공여부위의 흉터가 덜 생기고 빨리 낫는다.[33] AlloDerm과 STSG를 조합한 제품의 색깔은 주변피부의 색과 비슷하게 보이게 한다. Integra의 경우와 마찬가지로 AlloDerm의 고비용은 입원기간의 단축과 재활 필요성을 줄이고 이후 성형외과적 재건술의 필요를 줄여줌으로써 상쇄될 수도 있다.

▶ 물리치료검사 Physical therapy examination

물리치료사는 화상환자의 재활에 있어서 그 역할이 중요하다. 소아 화상환자의 치료사 목표

- 상처가 잘 치유되도록 도움
- 능동적 수동적 ROM 운동의 유지 또는 증가
- 연부조직의 모양이 잘 잡히도록 돕고 근력 지구력의 유지 및 증가
- 정상적 발달 및 기능을 증진
- 동작상실, 변형, 비후성 흉터, 그리고 구축 억제

열에 의한 손상인 경우 급성기부터 재활 및 성형재건에 이르기까지 온 과정에 물리치료사가 참여한다. 물리치료사는 중재와 치료계획으로 도움을 제공할 때 환자, 부모를 포함한 화상팀의 일원이 된다.

검사 및 평가 Examination/Evaluation

물리치료사가 일하는 곳의 세팅에 따라 열손상의 각각 다른 치유단계에서 환자를 보게 된다(즉, 염증단계, 증식단계, 그리고 성숙단계). 새로운 화상을 보게 될 수도 있고 괴사 딱지를 절개하고 이식받은 환자, 이식 후 치유 중인 환자, 원래 손상 후 수개월에 흉터가 나오기 시작할 때 환자를 보게 될 수도 있다.

병력 History

환자의 챠트를 보거나 또는 환자/부모를 인터뷰하여 얻어야 할 필수정보들이 있다. 손상날짜, 손상 기전, 아동이 입었던 옷, 응급팀이 도착하기 전 현장에서 행했던 것, 어떤 의학적, 외과적 치료를 받았는지 등에 관해서이다. 화상의 패턴뿐만 아니라 손상의 환경을 들어보면 아동학대 여부를 판단하는데 도움이 된다. 아동이 무엇을 입고 있었는지를 아는 것이 화상의 패턴을 아는데 도움이 된다. 예를 들어, 방염되지 않은 옷을 입었다든가 또는 기저귀를 차고 있었다면 사타구니는 화상을 입지 않을 것이기 때문에 치료사가 온전한 평가를 하는데 이런 정보를 아는 것이 도움이 된다. 여전히 가정에 화상에 대한 처치용품이 많기 때문에 가족에게 즉시 무엇을 해주었는지 물어보는 것이 중요하다. 옷을 입은 상태였다면 그것을 벗겨냈는가? 그 부위에 물을 쏟아부었는가? 어떤 크림이나 물질을 화상부위에 발랐는가? 많은 이들이 여전히 세대로 이어내려오는 정보에 따라 얼음, 기름, 연고, 심지어 버터까지 화상부위에 바른다; 그러나 이런 것들은 치유과정과 평가에 영향을 줄 수 있다. 병력조사의 또 다른 부분은 사회력이다. 아동이 살던 곳의 구조, 누구와 살았는지, 몇 학년인지, 어떤 교통수단을 이용했는지가 조기 퇴원계획을 세우는데 도움이 되므로 물어보아야 한다. 만약 아동이 집의 화재에서 화상을

입었다면 그 집에 다시 살 수 있는지 퇴원 전에 집의 안전을 위한 도움이 필요한지 알아야 한다. 재활 세팅에서 학교로 복귀하여 재통합하려면 학교로의 복귀에 필요한 것에 대해 학생과 교사에 도움이 되도록 조기계획을 세워야 한다. 환자 회복, 물리치료 중재에 영향을 줄 수 있는 과거 병력, 발달력은 기록해야 할 중요한 정보이다.

장기시스템 점검 Review of Systems

심폐계 열손상 후 나타나는 순환계의 변화를 화상쇼크라고 부른다. 체액상실, 혈관 확장, 그리고 순환하는 혈액량의 감소로 심박출량이 줄어든다. 수액보충은 심박출량을 정상수준으로 유지하는 중요 열쇠이다. 얼굴의 털 또는 헤어라인이 그을려져 있거나 입주위의 부종과 수포, 목쉰소리 그리고 탄소가 섞인 가래가 있으면 흡입성 손상을 의미하는 증상 및 징후이므로 호흡기계에 대한 면밀한 모니터링이 필요하다. 그들은 100% 산소가 필요하기도 하고 기도를 보호하고 적절한 호흡상태를 유지하기 위해 기도삽관까지 필요할 수 있다.[16] 급성기 환자치료에서의 치료사는 정상적 활력 징후, 산소포화도 그리고 이러한 변수에 따른 중재의 영향에 대해 알고 있어야 한다. 심한 열손상은 폐기능을 감소시키는데 이러한 기능감퇴가 몇 년을 가기도 한다. 초기의 폐쇄성 단계는 폐기능 검사상 제한성 폐의 패턴으로 발전한다.[52] 폐기능에 영향을 미치는 다른 요인으로는 가슴의 화상과 기관절개술의 필요성이다. Suman[52] 등은 운동지구력 중재를 받았던 아동들에서 폐기능의 증가를 보고하였고 이를 열손상 아동의 포괄적 외래 중재프로그램의 일환으로 넣을 것을 제안하였다.

신경근육계 화상 깊이에 따라 부종 때문에 순환장해가 생길 수 있다. 신경과 근육의 생존에 영향을 줄 수 있는 구획증후군(괴사딱지 제거술을 보시오)이 발생할 위험이 있다.[16] 또한 환자는 고정상태와 부적절한 자세 때문에 말초신경이 압박될 위험도 가지고 있다(즉, 가쪽돌림된 다리에서 종아리 신경이 눌릴 수 있다).

근골격계 만약 환자가 화재를 동반한 자동차 사고를 입었다면 또는 화재가 난 집에서 뛰어내렸다면 골절의 위험이 있다. 이러한 골절은 환자가 초기에 반응이 없거나 초기대응이 화상에만 집중되어있으면 알지 못할 수도 있다. 손에 심층 화상을 입었다면 굴곡근 또는 신전 근육의 힘줄이 드러날 수 있고 힘줄이 파열되지 않게 주의해야 한다. 열손상을 받은 아동에게 발생할 수 있는 합병증 중 하나는 이소성 골화증인데 팔꿉에서 가장 흔히 발생한다. 기타 직접 화상부위는 아니더라도 이것이 엉덩관절, 어깨관절에 올 수 있고 고정 때문에도 발생할 수 있다. 급성기에는 이소성 골화증이 통증으로 나타나는데 이후의 회복에서는 기능을 제약한다. 수술을 받으면 섭식과 자조관리같은 ADLs 뿐만 아니라 ROM의 향상도 된다.[53]

피부계 이전에 말했듯이 피부를 검사하여 TBSA의 판단뿐만 아니라 화상 깊이를 판단하는 것도 필요하다. 신체도식을 이용하여 화상입은 부위를 표시하고 이식 부위 흉터를 표시한다. TBSA를 판단하는데 Lund와 Browder 챠트를 사용해야 한다. 조직 타입뿐만 아니라 피부구조를 확인하는 것, 모세혈관이 다시 차오르는 것, 그리고 손상 기전을 보면 화상의 깊이를 아는데 도움이 될 것이다(화상 깊이의 판정을 보시오).

피부이식 후의 아동에서 수술 후의 드레싱을 제거하면서 이식된 피부의 장착률을 %로 표시할 수 있다. 예를 들어, 완전히 장착된 STSG에 개방성 상처의 징후가 없으면 100% 장착되었다고 말한다.

흉터의 등급을 평가하는 도구는 흉터를 좀 더 포괄적으로 검사/평가하는 데 좋다. 이러한 도구 중의 하나로 밴쿠버 흉터 척도(Vancouver Scar Scale: VSS)(그림 17.12)가 있다. 이러한 시각적 검사도구는 흉터의 등급을 색깔, 혈관분포도, 유연성, 그리고 높이에 대해 각각 점수를 매긴다. 그 점수를 시간에 따라 비교한다.[54] 이러한 도구 이외에도 자신의 흉터를 스스로 지각하는 것을 평가에 넣을 수 있다.[55]

피부검사의 또 다른 요소는 화상입지 않은 부위의 점검이다. 화상을 입은 급성기의 아동은 의학적으로 불안정하기 때문에 움직이지 못할 수도 있다. 움직이지 못하는 아동은 욕창이 생길 수 있기 때문에 매일 화상입지 않은 부위를 주의깊게 조사할 필요가 있다. 고정에 더불어 욕창의 요인으로는 영양의 감소, 의식의 변화상태, 구획증후군에서의 감각지각의 변화를 들 수 있다. 욕창이 생기기 쉬운 부위는 후두부, 엉덩뼈 부위, 그리고 발뒤꿈치이다. 관절자세 및 그 보전을 위한 스플린트를 잘못 대면 압박 궤양의 원인이 되기도 한다. 또는 부종 때문에 부어있는 부위에서 욕창이 스플린트 때문에 생길 수 있다. 피부를 매일 검사하고 스플린트를 대어주는 것이 매일 해야 하는 급성기의

Vancouver 병원
작업치료실

화상흉터 평가
환자성명:

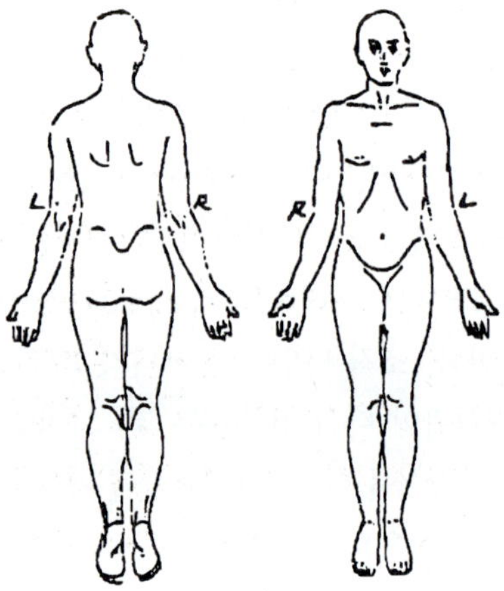

색소화(M)
0 정상-다른 부위와 비슷한 피부색
1 저색소화
2 과잉색소화

혈관분포정도(V)
0 정상-다른 부위와 비슷함
1 분홍 pink
2 붉음 red
3 자주빛 purple

유연성(P)
0 정상
1 유연함-최소의 저항이 있는 유연함
2 굽힐수 있음-압박에 눌림
3 단단함-유연하지 않음, 쉽게 움직여지지 않고 도수압박에 저항적임
4 밴드형성-흉터를 늘리면 하얘지는 로프같이 형성된 흉터
5 구축-변형과 뒤틀림을 보이는 영구적 단축상태

흉터 높이
0 정상
1 < 2 mm
2 < 5 mm
3 > 5 mm

mm 척도

Date	Scar #	색소화	혈관분포 정도	유연성	흉터 높이	Total	OT init

그림 17.12 Vancouver 흉터 평가 척도

물리치료 평가와 중재의 한 부분이다. 피부 위험에 대한 평가척도로 소아기 환자에서 이용되는 것으로는 Braden Q 척도가 있다. 이것은 욕창 위험에 대해서 평가하기 위한 성인용 척도인 Braden 척도에서 따온 것이다. 척도 측정은 보통 침상옆에서 간호사가 하며 치료팀 누구라도 할 수 있다.[56]

피부검사에서 또 다른 중요한 일부는 사진을 사용하는 것이다. 신체그림 이외에도 사진을 찍어두면 드레싱으로 상처를 덮어도 이후의 평가를 할 수 있다. 드레싱할 때 볼 수 없었던 다른 관계자들이 사진으로 상처를 볼 수 있으며 그 때문에 아동에게 또 한번의 불필요한 드레싱을 할 필요가 없어진다. 디지털 사진(35mm 이상) 이용의 장점은 이미지가 좋으며 즉시 프린트할 수 있고 변화를 기록할 수 있도록 일련의 사진을 모을 수 있다는 데 있다. 이는 치료사와 간호사가 특수한 드레싱 또는 스플린트 적용시의 의사소통에도 사용할 수 있는 도구이다.[57]

테스트 및 측정 *Tests and Measures*

통증 당신이 검사하기 전 아동의 통증치료가 선행되어야 한다. 화상 직후 아동은 손상 그자체뿐만 아니라 매일의

드레싱과 치료에서도 통증으로 고통스럽다. 이러한 과정은 매일 회복기동안 구심성 통각수용기들을 자극한다. 아동을 신체적으로 검사하기 전에(또는 중재 동안) 통증을 평가할 필요가 있다. 통증 척도는 구하기 쉬우며 신뢰성있는 평가를 할 수 있다. 이러한 신뢰성있는 자가보고 척도로는 Wong-Baker 얼굴척도가 있는데 6가지 다른 얼굴 표정중 아동이 선택하며 (아프지 않음부터 가장 심하게 아픔까지 있음)점수는 0점에서 10점사이로 표현된다.[58] 7세 이상의 아동에서 0~10점의 자가보고 척도를 사용할 수 있는데(아동에게 0점이 무통증, 10점은 가장 아픈 것이라고 설명하고 자신의 통증을 매겨보라고 한다), 반응할 수 없는 아동 또는 자가척도를 사용할 수 없는 아동에게는 행동척도를 사용해야 한다. FLACC 통증척도는 수술 후의 아동 통증 평가에 신뢰성이 있는 척도이다. FLACC는 다섯가지 범주로 되어있는데: 얼굴, 다리, 활동, 울기, 그리고 진정되는 정도이다. 각 범주는 0에서 2점을 주고 최대 점수는 10점이다. 3점 이상으로 나오면 진통제를 주어야 하고 7점 이상이면 마약성 진정제를 사용한다.[59] 급성기 치료 동안 간호사도 기록하지만 치료사도 통증 점수를 매일 치료전, 치료 동안 그리고 치료 후에 기록한다.

감각 감각은 급성 화상기의 검사동안 검사하기 시작한다. 화상 부위를 만지는 것 또는 통증을 느끼는 능력은 화상 깊이를 나타내준다. 앞서 말했듯이 화상 급성기에는 부종의 형성이 매우 빠르고 광범위할 수 있다. 이런 부종이 너무 심해서 사지로 가는 혈류를 방해하여 구획증후군을 일으킬 수 있다. 피부색깔, 온도 그리고 저린 느낌을 주의깊게 검사하는 것이 필요하다. 다리에 부종이 증가된 아동과 사타구니에 부종이 있는 아동은 다리를 가쪽돌림하고 있을 수 있다. 이것은 이어 종아리 신경을 압박하여 저린 느낌, 또는 족하수를 유발하기도 한다. 치유 후반부의 아동, 또는 흉터의 성숙기에 있는 아동은 감각을 주의깊게 검사하면 중재계획에 도움이 될 것이다. 발에 화상을 입은 아동에서 화상 깊이로 인하여 또는 발바닥의 피부이식으로 정상감각이 없는 경우 맨발로 다니는 것에 대한 주의점을 설명해주어야 한다. 부모와 함께 아동은 맨발로 걷는 위험을 알아야 하며 베었는지 감염이 있는지 살피기 위해 주의깊게 피부를 살펴볼 필요가 있다.

관절운동 급성기 화상에서 모든 침범된 관절 및 침범되지 않은 관절의 ROM을 주의하여 검사해야 한다. 만약 환자가 할 수만 있다면 도움을 받아 능동적 운동을 하면 환자의 제한된 ROM이 어떤 것인지를 알 수 있을 뿐 아니라 환자 스스로 조절감을 가질 수 있는 장점이 있다. 급성기에는 수동적 ROM을 조심하여 시행하고 특히 반응이 없는 아동에서 더욱 조심하여야 한다. 드러나 있는 힘줄 및 관절부위에서는 파열의 위험 때문에 수동적 ROM은 금기이다. 관절 또는 팔얼개신경의 손상의 위험이 있는 어깨관절에서도 수동적 ROM은 주의해야 한다.

치유의 리모델링 단계에서는 필요시 붕대를 풀고 ROM을 매일 검사한다. 드레싱없이 ROM을 해보면 물리치료사가 치유되어가는 조직을 보며 창백한 흉터를 검사할 수 있다. 창백한 조직은 피부가 찢어지기 직전의 끝단의 ROM을 나타낸다.[33] 일단 창백함이 있는 것을 보게되면 모든 치료에서 나머지 시간동안 환자가 할 수 있는 ROM에 대한 분명한 생각을 치료사가 가지게 된다. 이 이상으로 ROM 하도록 환자를 독려하면 피부가 찢어지면서 통증이 있게 될 것이다; 이것은 드레싱을 받아야 할 새로운 개방성 상처가 되는 것이다.

흉터의 성숙기에 들어선 환자에서는 흉터가 있는 관절을 여러 방향으로 ROM을 하여 ROM 측정과 흉터의 창백해짐을 평가할 필요가 있다. 예를 들어, 어깨 앞부위에 흉터가 있는 아동에서 앞으로 팔을 들어올리는 것은 제한이 없지만 공을 던지기 위해 머리위로 팔을 올리는 동작은 제한된다. 여러 방향으로 어깨 동작을 해보게 한다면 좀 더 완전한 검사가 될 것이다.

이동/보행 아동이 움직일 수 있으면 침상, 의자에서 혼자서 일어나오고 다시 앉거나 눕는 독립성 정도와 보행의 독립성을 검사한다. 다리에 화상이 있으면 아동은 절뚝거리는 보행을 보일 것이고 보조기구가 필요하게 될 수도 있다. 이식 후에는 공여부위의 통증 및 제한이 있을 수 있는데 흔히 다리 윗부분이므로 보행 및 동작에 장해가 된다. 그러므로 곧 일어날듯한 이동과 보행이다. 흉터의 성숙기에서는 몸통과 다리의 흉터가 정상보행 또는 달리는 모양을 방해한다.

일상생활 동작 완전한 검사를 한다는 것은 ADLs에서 참여할 수 있는 아동의 능력도 포함하여 검사하는 것이다. 아동의 연령에 따라 기본적으로 참여할 수 있는 능력이 달라질 것이다. 예를 들어, 유아는 옷/신발을 벗을 수 있지만 입는 것은 도움이 필요할 수도 있다. 청소년은 모든 ADLs

을 독립적으로 하는 것이 정상이다. 아동의 ADLs 능력은 흉터 성숙기에서의 흉터 관리, 압박옷의 착용뿐 아니라 급성기에서의 드레싱 교체도 포함된다.

중재 Interventions

통증관리 Pain Management

열손상 아동에서 어떤 처치를 하기 전에 아동의 통증을 감소시켜주어야 한다. 이미 말했듯이 자가보고 척도 또는 통증 행동 척도 중 하나를 이용하여 아동의 통증정도를 평가한다. 화상환자에서 통증의 원인은 다양하고 그 원인이 다르다. 손상자체, 상처치료 기술, 데브리망, 이식술, 그리고 치료 등이 통증 원인이 될 수 있다. 중재의 시간적 타이밍에 따라 통증 평가를 하면 투약이 필요한지, 약물 아닌 접근법이 필요한지 두 가지를 같이 시행해야 할지 판단될 것이다. 통증성 또는 불안을 유발할 수 있는 처치를 하기 전 미리 약을 먹게 하는 중재 전략이 있다. 비스테로이드성 항소염제는 통증을 줄여주고 전신성 염증반응을 줄여준다. 마약성 진통제는 화상 통증을 경감하는 데 효과가 있는 것으로 알려졌다. Benzodiazepine은 불안조절에 사용된다. Ketamine은 해리성 마취제인데 이 또한 아동을 편안히 해주고 기억하지 않게 해줌으로써 통증이 심한 처치과정을 모르게 해준다.[60]

비약물성 접근법으로는 인지행동치료; 이완요법; 최면과 공상하기; 바이오피드백; 주의끌기; 그리고 미술, 음악, 놀이치료 등이 있다.[60] 기본적인 주의를 산만하게 하는 기계들(TV, 비디오게임, 이야기, 장난감, 돌보는 사람의 도움)을 이용한 아이들의 통증 경험에 있어서 다모드의 주의산만 기구(MMD)를 사용한 아이와의 차이에 대해서 연구하였다. MMD는 움직임, 터치스크린, 여러 가지 감각이 관련되는 반응을 통한 상호적으로 디자인된 휴대용 기계이다(콘솔, 콘탠츠). 장치에는 두 가지 구성요소가 있다. 하나는 절차상의 준비이고 하나는 주의를 산만하게 하는 것이다. MMD그룹은 화상상처 치료동안 치료시간, 통증경험의 감소를 보여주었다.[61]

만약 당신의 기관에 아동생활치료사가 있다면 처치 전 아동을 준비시키는 과정에 참여하게 하고 처치동안 아동의 주의를 끄는데 참여시켜야 한다. 만약 아동생활치료사나 음악치료사가 없다면 중재를 제공하기 전 아동연령에 적절한 주의를 끌 수 있는 활동을 미리 준비하여야 한다. 이에는 어린 아동용 공기방울, 책, 마법 지팡이, 그리고 나이든 아동을 위해서는 포터블 라디오/CD 플레이어, 비디오게임 또는 DVD 등이 있다.[61]

상처치료 Wound Care

급성기 치료 Acute Management

당신이 일하고 있는 기관에 따라 상처소독과 드레싱하는 방법이 이미 정착되어 있을 것이다. 물리치료사는 상처치료에 일차적 역할을 하게 될 수도 있다. 또 상처소독과 드레싱을 간호사 주관으로 한다면 보조역할을 하게 될 수도 있다. 매일 한번 또는 매일 두 번씩 하는 드레싱 교체가 초기 화상 처치에서 처방될 수 있다.

상처소독과 드레싱 치환을 준비하는 데에는 전처치, 환자를 검사하는 모든 요원들간의 의사를 조정하기, 방을 준비하고 기구들을 준비하는 것이 포함된다. 실내온도는 최소 화씨 86°가 되어야 열손실을 최소화하고 아동의 대사율을 낮출 수 있다.[16] 국소적 상처치료는 수치료 세팅에서 할 수 있고 좀 더 흔하게는 식염수로 한다. 상처는 부드럽게 국소도포제와 죽은 조직이 제거되고 통증이 덜하도록 부드럽게 다루어야 한다.[62] 상처 밑바닥은 비록 치유 중인 세포들이 출혈을 보이지만 피가 나도록 문지르지는 않아야 한다. 터지지 않은 수포를 제거하는 것은 아직 논란 중이다. 어떤 사람은 수포밑의 상처는 무균적이고 만약 팽팽해지거나 충혈되지 않으면 온전하게 남아있다고 믿는다. 다른 이들은 남아있는 수포가 현재 검사의 장애물이 된다고 생각한다. 외상외과의사 또는 성형외과의사의 지도를 받아 당신이 일하는 기관의 원칙에 따른다.

일단 상처가 깨끗해지면 국소도포제를 시간맞춰 바르고 만약 상처를 덮지 않고 오래 공기 중에 노출시켜 놓는다면 드라이 드레싱이라고 할 수 있는데 통증 감소에 도움이 될 것이다.

이상적인 화상 드레싱은 여러 가지 기능을 담당한다. 그것들은 치유 중인 상처에 들러붙지 않을 것이다; 삼출액을 흡수한다; 치유에 필요한 따뜻하고 촉촉한 환경을 제공한다; 더이상의 손상을 입지 않도록 상처를 보호한다; 침범된 부위를 기능적으로 사용할 수 있게 해주는 기능이 있다. 화상부위를 기능적으로 감싸는 것은 종종 물리치료사가 가장 잘 할 수 있는 부분이다. 사지의 자세 또는 화상입은 관절 자세를 권유하여 최대로 기능할 수 있도록 붕대를 감는다. 이것의 예를 들어, 화상입은 부위가 팔꿉 앞쪽 일 때는 폄자세로 팔꿉을 감싸고 손가락, 발가락을 하나씩 감으며, 발목관절을 중립위치로 하여 붕대를 감아서, 동작을 방해하는 부적절한 붕대감기로 초래될 수 있는 발바닥굽힘 구축을 예방한다.

좋은 드레싱이란 여러 층으로 이루어져있다. 피부와 직접 닿는 층은 덜 들러붙는 층으로 구성한다. 국소도포제(가장 흔한 실바덴)는 직접 도포하면 통증이 있으므로 피부접촉 거즈에 발라야 한다. 피부접촉 드레싱의 종류에는 Exu-Dry, Conformant, Xeroform, 그리고 Adaptic이 있다. 그 다음 층은 중간 흡수층으로 보통 마른 거즈 또는 흡습패드(Exu-Dry)로 되어있다. 가장 바깥층은 다른 두 층을 잡아주는 역할을 하며 거즈 롤과 탄력성의 튜브네팅으로 되어있다. 망은 옷처럼 되어있어 드레싱이 미끄러져서 부위가 드러나는 것을 방지해준다. 테이프는 사용하지 않는데 드레싱을 떼어내기가 더 힘들어지고 때로 화상 부위에 들러붙어 드레싱 교체 때 통증과 불안의 원인이 될 수 있기 때문이다.[62] 계속 상처와 피부를 관리하는 것은 보습제의 사용, 자외선 차단제, 그리고 때로 개방성 상처가 나는 경우 드레싱을 해주는 것 등이 포함된다.

스플린트 대기와 자세 잡아주기
Splinting and Positioning

급성기에서의 스플린팅과 자세 잡아주기의 목적은 부종 조절, 부어있는 사지를 지지, 구축예방, 그리고 ROM 상실을 예방하는데 있다. 광범위한 심한 화상이 아니면 나이든 아동 또는 청소년들은 종종 스플린트를 댈 필요가 없다. 고정하고 있는 것과 축축함 때문에 욕창 발생의 위험이 높기 때문에 예방을 위한 주의를 기울여야 한다. 화상인구에서의 욕창은 혈류량 저하, 산소 부족, 장기간의 침상생활 또는 잘못 댄 스플린트 때문에 발생할 수 있다. 욕창의 원인에 기여하는 요인은 비틀린 힘이 가해지거나, 마찰 그리고 압박을 계속 받을 때이다. 욕창이 가장 흔히 생기는 부위는 엉치뼈/꼬리뼈 그리고 발뒤꿈치와 발목관절, 엉덩이, 그리고 뒷통수도 호발부위이다. 수술이 필요한 아동 또한 수술동안 만약 적절한 압박경감 기구를 사용하지 않는다면 욕창의 위험이 있다.[56]

입원 첫 며칠동안 침대에서의 자세를 위하여 침상안정 상의 아동은 적절한 도구를 사용하여야 한다. 젤로 만들어진 베개뿐만 아니라 발뒤꿈치와 팔굽 보호대를 돌출부위에 대어주어야 한다. 적절한 자세에 대한 다영역 전문가팀 접근이 이 문제를 해소할 수 있는 열쇠이다. 적절한 자세프로그램과 기구는 올바르게 적용할 때에만 효과적이다. 치료사와 간호사간의 교육 및 의사소통이 이 과정에 도움이 될 것이다.

스플린트를 사용할 때 치료사는 피부가 완전한지, 피부 부종 그리고 기구가 잘 맞는지를 고려해야 한다. 이미 검토하였듯이 정체 부위는 화상 바로 밑의 부위이며 순환이 방해되어있는 곳이다; 이 부위는 압박증가에 대해 민감하게 반응한다. 만약 스플린트나 탄력붕대를 너무 타이트하게 대었다면 이 정체부위는 좀 더 깊은 화상 부위로 변할 것이다. 화상입지 않은 부위에 보조기구를 적용할 시에는 피부가 손상되지 않도록 주의해야 한다. 초기의 치유단계에서 구축예방 또는 조직보호를 위한 스플린트를 만들고 매일 잘 착용되었는지 점검한다. 부종 또는 드레싱 교체 후에 적절히 착용되었는지 매일 살필 필요가 있다. 부종이 증가하면서 스플린트로 인한 또는 감싸고 있는 탄력붕대의 압박이 증가하면서 욕창이 생기기도 한다. 부종 형성기와 적절한 착용을 확신하기 위해 드레싱 치환 중 피부는 반드시 꼼꼼히 살펴야 한다.[56]

중환자실이든 일반병실이든 입원하자마자 침상에서는 아동의 자세 취해주기를 시작할 필요가 있다. 침상안정 중인 환자에서 비틀린 힘을 받지 않도록 주의한다. 치료연구 및 질 제고협의회(The agency for Healthcare Research and Quality)는 비틀린 힘을 최소화하기 위한 지침을 제안하였다. 이 제안 중에는 침대머리를 오랜 시간 30° 이상 높여두지 말라고 하는 제안이 있다. 이 경우 침대 아래로 몸통의 심부근막과 골격은 미끄러져 내려가는데 상응하는 피부와 근막은 정체된 상태의 경향을 보인다. 어깨뼈와 엉덩이의 피부는 이 경우 견인되는 힘을 받게 되어 비틀리는 힘을 받는다. 이렇게 잡아당겨지는 상태가 심하면 혈류장애가 생기고 욕창이 발생할 수 있다. 스트레쳐로 환자를 들고나고 할 때 환자를 들어 올리는 테크닉은 비틀리는 힘의 발생을 줄일 목적으로 이용해야 한다. 이때 환자를 미끄러지게 해서 옮기거나 이동판 위로 옮겨서는 안된다.

침상에서 만약 환자의 상태가 안정되어 있다면 매 한시간 또는 두 시간마다 환자의 체위를 바꾸어주어야 한다. 압

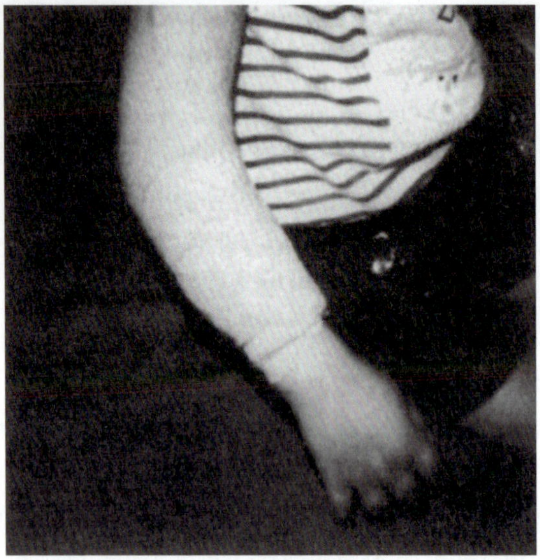

그림 17.13 팔꿉의 굽힘 구축을 교정 또는 예방하기 위한 팔꿉 펌 스플린트

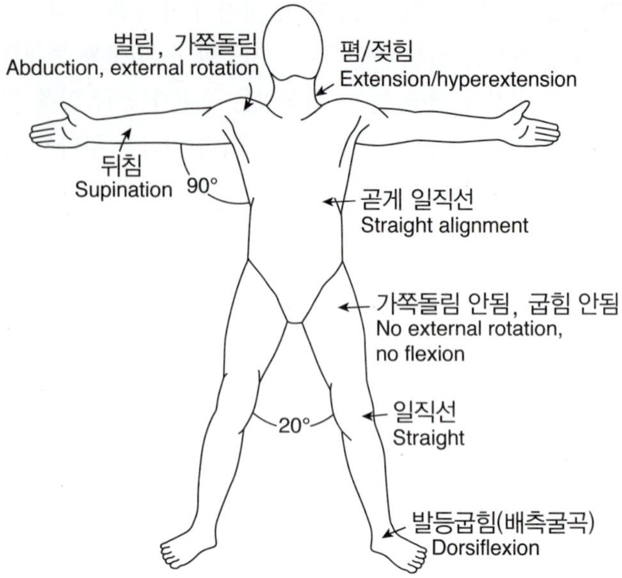

그림 17.15 구축예방을 위한 위치

박으로 인한 허혈을 견디는 정도가 조직마다 다르므로 최대한 자주 체위변경을 해주는 것을 기본으로 하여야 한다.[56]

편안한 자세–굽힘자세–는 화상환자에서 굽힘구축이 발생할 위험요인이라는 것이 자명하다. 환자는 수축하려는 힘에 반하는 자세를 취하거나 스플린트를 대게 된다. 이미 말했듯이 비록 심한 화상 또는 나이든 아동과 청소년에서 이 단계의 후반부에는 치료사가 선택적으로 스플린트를 대주거나 자세를 잡아주지만, 급성기 환상의 아동에게는 스플린트를 대지 않아도 된다. 목은 중립자세 또는 약간 폄되게 해준다. 머리 뒤 베개는 받치지 않는데 목의 굽힘을 촉진하기 때문이다. 어깨관절은 약 90° 벌림자세와 약간 앞으로 나옴되는 자세로 해주어야 한다. 팔꿉은 폄 및 뒤침 상태로 하여야 한다(그림 17.13). 손목과 손에서는 손목 약간 폄, 손허리–손가락 관절은 약간 굽힘, 근위부 손가락관절/원위부 손가락관절은 폄 그리고 엄지는 벌림(그림 17.14) 자세로 해준다. 엉덩관절은 중립적 폄과 약간 벌림되게 또 중간정도 돌림전으로 한다; 무릎관절은 완전한 폄; 발목관절은 중립자세로(발바닥굽힘되어 있지 않도록) 해준다. 그림 17.15는 추천되어지는 구축예방 자세이다. 이러한 모든 항 구축 자세는 타올을 말은 것, 스플린트, 또는 기타 시중에서 살 수 있는 자세 보조기구를 사용하여 취해줄 수 있다. 스플린트는 매일 매일의 착용이 적절하도록 편평한 드레싱위로 제작 착용하여 이미 언급한 부종 문제로 인한 문제가 생기지 않도록 면밀히 모니터한다.

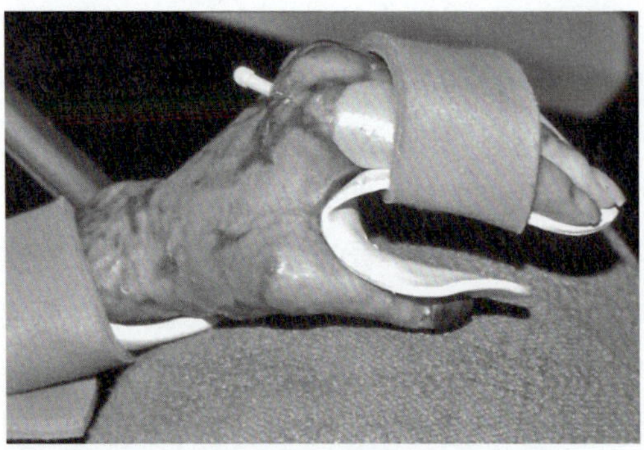

그림 17.14 구축예방을 위한 손 스플린트

특수화된 스플린트는 특정 신체 부위용으로 제작된다. 비행기모양의 스플린트는 겨드랑이용이다. 마이크로스토미아(Microstomia)는 입/입술용 스트레치에 도움이 되는 특수기구이다. Multi–Ring Watusi 칼라는 구부러지는 목의 보조기로 목에 원형으로 압박을 가하게 되어있다. ROM을 할 수 있게 되어있고 전통적인 열가소성 스플린트보다 쉽게 제작가능하다.

기브스 Casting

스플린트로 자세를 유지하기가 어려운 경우, 소아 화상환자의 급성기와 재활단계에서 자세유지를 위해서 기브스를 할 수도 있다. 예를 들어, 기브스는 손허리–손가락 관절을 굽힘자세로 고정하고 원위부 관절은 능동적 움직임이 가능하기 때문에 더 선호된다. 연속적 기브스는 다른 방법이 실패했을 때, 이런 방법들을 잘 따라 할 수 없을 때, 스플린트가 자꾸 미끄러지거나 벗어지는 경우, 동적인 스플린트와 같은 다른 방법을 사용하기 어려울 때 소아와 어른 화상환자에서 구축교정용으로 효과적이다. 연속 기브스를 하는 경우 성형재건술의 필요를 연기하거나 아예 하지 않게 되는 경우도 있다. 연속 기브스로 동작이 돌아오면 지속적 기브스 착용 또는 스플린트와 ROM 운동으로 회복된 동작을 유지해줄 필요가 있다. 특정 환자와 치유단계에 따라 플라스터 또는 합성 재질로 만든 기브스를 사용하기도 한다. 연성 기브스란 합성된 기브스 재질인데 빨리 적용할 수 있어서 아동에게 유용하다. 그 이외에도 연성 기브스는 아동이 뗄 수는 없지만 아동을 놀라게 하는, 톱으로 기브스를 자르는 것보다는 간단히 제거할 수 있다. 취약한 피부위로 진동이 오기 때문에 피부의 갈라짐이 야기될 수 있다.

관절운동 Range of Motion

초기에 능동적 관절가동범위운동(AROM)을 하면 부종이 조절되고 조기에 동작 회복이 시작되는데 도움이 된다. 근육수축은 정맥혈과 림프액의 순환에 있어 펌프역할이라고 할 수 있다.[65] 이미 언급했듯이 ROM 운동은 드레싱 교체시간에, 붕대가 동작을 방해하지 않을 때 수행하여야 하는데 이 시간동안 치료사가 부종으로 야기된 동작 제한을 볼 수 있고 상처를 검사할 수 있으며 환자는 약을 투여받는다.

능동적 ROM 운동은 입원시부터 시작되어야 하고 재활과 흉터 관리 시기에까지 계속되어야 한다. 능동적 운동은 부종을 줄이고 근육, 힘줄, 그리고 관절기능을 보존하는데 도움이 될 것이다.[65] 즐거운 활동은 능동적 운동에 아동이 참여하도록 이끈다. 그런 활동에는 상지/어깨관절을 동작하기 위한 머리위로 공 던지고 받기 활동, 야구놀이(몸통 회전을 위함), 그리고 자전거 타기(다리화상인 경우) 등이 있다. 일상생활동작 또한 능동적 관절가동범위운동을 얻기 위해 수행할 수 있다. 욕조안으로 들어가고 나오기는 엉덩관절/무릎관절의 관절가동범위운동을 향상시키고; 씽크대 쪽으로 손뻗기 또는 캐비넷으로 손뻗기들이 어깨관절의 좋은 능동적 관절가동범위운동에 필요하다. 쇠약함으로 인한 또는 신경손상으로 인한 근약증이 정말 있으면 능동적 ROM시 보조를 해주어야 한다. 능동적 그리고 보조적 능동적 운동으로 감각적 피드백을 받을 수 있고 순환증가, 그리고 근기능의 유지 그리고 소근육기술 및 대근육 운동기술을 유지할 수 있다.[33]

PROM 운동은 스스로 움직일 수 없는 아동이 대상이다. 관절구조, 근육, 그리고 힘줄의 탄력성을 유지하고 구축형성을 최소화하는데 도움이 될 것이다. 위독하게 아프거나 매우침착/약을 투여한 어린이는 능동적 관절가동범위운동에 참여하지 못할 수 있다. 그래서 수동적 관절가동범위운동(PROM)을 실시한다. 힘줄, 관절, 근육부분의 탄성유지와 구축형성의 최소화를 도움으로써 수동적 관절가동범위운동은 초기 화상 치료 프로그램에 중요한 부분이다. 스트레칭 운동은 치료사가 해주는 전통적인 수동적 관절가동범위운동으로 하거나 환자 스스로 하는 자가 신장운동도 가능하다. 자가 신장운동은 어깨관절용 오버헤드풀리, 발목관절의 발등굽힘을 위한 수건을 이용한 스트레칭 등으로 할 수 있다. 어느 단계에서 하든지 신장은 천천히 부드럽게 유지하는 시간을 가져야 한다. 조직/흉터가 창백해지는 것은 적절한 신장이 되고 있다는 증거이다. 만약 아동이 수술을 받고 있다면 수술실에서도 수동적 관절가동범위운동을 할 수 있다. 모든 스트레칭, 능동적 ROM, 또는 자세프로그램에 저항하는 아동을 위해서는 마취 하에서 수동적 관절가동범위를 검사하는 것은 아주 귀중한 기회이나 이 검사동안 관절이 아탈구 및 탈구되지 않도록 보호에 주의를 기울여야 한다.[33]

마사지 Massage

흉터와 피부이식 부위를 마사지하는 것은 제한적인 조직밴드를 자유로이 움직이게 만들고 순환을 증가시킴으로써 동작을 유지하는데 도움이 된다.[66] 가려움증을 줄이는 데에도 마사지가 도움이 된다. 처음에는 신생 치유된 조직이 강한 마찰에 취약하기 때문에 부드러운 마사지만을 할 수 있다. 많은 아동이 가려움증 때문에 마사지를 즐겨한다. 그러나 마사지가 아프다는 것을 알고 치료하는 동안 얌전히 앉아있지 않으려는 아동도 있다. 비록 모든 환자들이 하루에 적어도 두 세번 전체 흉터에 로션을 발라 문지르고 윤활액을 발라야 하지만 치료사는 특정 부위를 선택하여 마사지하고 가족에게 이 부위를 마사지하도록 가르쳐줄 수 있다. 마사지는 특히 PROM 전에 하여야 한다.

이동 Ambulation

의사가 허용하자마자 가능한 한 빨리 움직이기 시작하여야 한다. 다리에 피부이식의 공여부위가 있는 환자는 움직이는 동안 통증을 줄이기 위해 전 처치를 할 수도 있다. 하지에 화상을 입었거나 또는 이식을 받은 환자는 보행 전 혈관을 지지하기 위하여 탄력붕대를 감아 압박을 주는 것이 필요하다. 다리에 피부를 이식한 후에 아동환자는 5~7일 동안 침상 안정을 하여야 한다. 첫 번째 드레싱 교체 후에 보통 일어나도 좋다는 허락이 되는데 점진적인 움직임을 시작하도록 한다. 최근의 경향은 관절의 뻣뻣함과 심정맥 혈전증과 폐전색 같은 무활동상태의 위험을 피하기 위해 가능한 한 빨리 움직이는 것이다. 완벽하게 차림새를 갖추자마자(보통은 첫 드레싱 이후), 점진적인 움직임 활동을 시작해야 할 것이다. 냉붕대 또는 탄력 면붕대(Tubigrip)를 다리에 감아야 한다. 움직임을 시작하기 위해 아동 다리를 붕대로 감고 먼저 1분 동안 다리를 내려뜨리라고 한다. 다리를 올린 자세로 되돌아왔을 때 붕대를 풀고 이식 부위의 색깔이 변했는지, 출혈 또는 손상이 있는지 본다. 아동 환자는 이렇게 다리를 내려뜨리는 프로토콜로 시작하고 보행 전 하루 4번씩 15분간 침대 가장자리에 걸터앉아 있도록 지도한다. 이렇게 함으로써 혈액이 다리로 몰려 이식이 실패할 위험을 줄여줄 것이다. 다리내림의 과정이 성공적이면 보행을 시작하도록 한다. 다시 한번 주의 깊게 색깔, 불편감, 저림, 부종, 출혈, 또는 피부 손상이 있는지 주의깊게 모니터하여야 한다는 것을 강조한다.

운동 Exercise

Sakurai 등은 화상입은 아동에서 운동의 장점을 연구하였다. 운동으로 증가된 신체기능, 근육량의 증가, 근력, 그리고 심폐 지구력이 증가하는 장점이 있었다. 반복적으로 사지를 움직이게 하는 운동은 중심체온이 올라가고 혈류가 증가되어 흉터의 탄력성을 변화시키고 ROM을 증가시킨다. Celis[68] 등은 열손상을 입은 아동들에서 감독하의 운동 프로그램을 수행함으로써 긍정적인 결과를 얻었다. 이 결과로 대조군보다 기능향상을 위한 흉터 재수술 횟수가 줄어들었다.[68]

열손상뿐만 아니라 흡입손상을 받았던 아동들은 폐기능의 감소로 운동지구력이 떨어질 위험이 있다. 처음에는 폐쇄성 폐질환 소견을 보이는데 이는 손상 후 2년까지도 갈 수 있다. 화상 후 8년이 지나서까지도 이 패턴이 제한성 폐질환으로 발전하기도 한다. Suman[52] 등은 심한 화상을 입은 아동 환자에서 운동의 효과에 대해 찾아보았다. 대상자들은 저항성 유산소 운동을 일주일에 3회씩 하였다. 그들은 운동 프로그램으로 폐기능에서의 향상과 이어서 운동지구력의 향상도 보였다.[52]

Cucuzzo[69] 등은 화상아동에서 운동 프로그램의 효율성 및 효과를 전통적 외래 치료와 비교해보았다. 그들은 운동을 위하여 집에서 하는 일반적 체력회복 가정 프로그램을 처방받았다. 이 운동은 중등도의 강도로 점진적 저항운동 방법으로 유산소운동과 일반적 체력단련 운동을 일주일에 3번 1시간씩 하도록 구성되었다. Free weight를 이용한 근력훈련과 유산소훈련에는 트레드밀, 고정 자전거 타기, 또는 독립보행 등이 포함된다. 그 결과 심한 화상을 입은 아동도 감독하에서 이러한 형태의 운동프로그램에 안전하게 참여할 수 있음을 보여주었다. 그리고 근력과 기능적 결과도 향상되었다.[69]

더 정교한 컴퓨터 소프트웨어의 출현으로 볼 때 비디오게임은 화상재활 분야에서 역할을 하기 시작했다. 2011년 Yohanna[70] 등 외는 세션들 동안 Nintendo® Wii™의 부가적인 사용을 관찰했다. 이 연구에서 환자들은 기본적인 PROM과 운동을 받았다. 그리고 그들은 Wii™게임에 지정되거나 치료사가 선택한 치료를 받거나 하였는데 Wii™그룹은 통증에 반응이 덜 했고 불안이 내려가고 즐거움이 늘었다.[70]

흉터관리 Scar Management

화상 상처 또는 피부이식된 곳이 다 나으면 흉터가 생긴다. 피부와 흉터 치료는 처음 개방성 상처 단계에서 상처가 나으면서 흉터 성숙단계로 진행된다. 일단 상처 또는 이식부위가 다 나으면 피부에 보습이 되도록 유지하는 것이 중요하다. 하루 종일 보습제를 바르는 것이 피부가 갈라지는 위험을 줄여주며 가려움도 줄여준다. 충분한 압박을 가하면서 로션으로 창백해지도록 마사지하는 것은 흉터 조직을 풀어주고 ROM을 증가시킨다.[33] 너무 압박을 가하는 것은 수포가 생길 수 있기 때문에 피한다. 수포가 생기면 마사지를 중단해야 한다. 마사지는 콜라겐 섬유를 끊어주어 흉터가 부드럽게 되는 것으로 알려져 있다.[71]

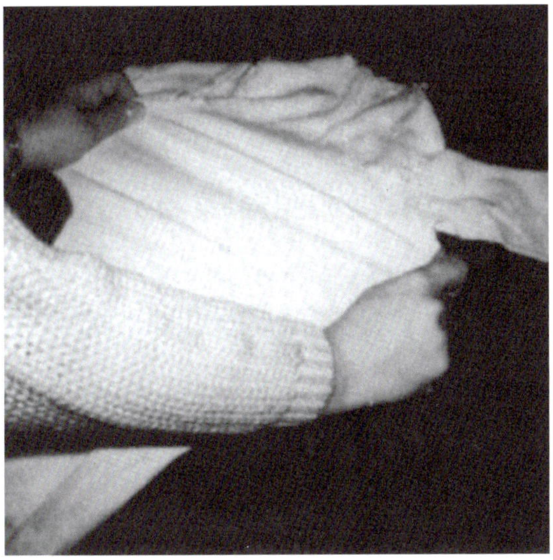

그림 17.16 튜브같이 탄력망으로 만든 압박 조끼의 예

비후성 흉터의 형성을 어느 정도 막는데 압박을 이용하여 왔다. 일단 상처 또는 피부이식부위가 낫는대로 조기 압박을 시작할 수 있다. 냉압박 붕대, 탄력성 면 튜브 스타킹, 또는 접착성 붕대(손과 손가락용)를 사용하여 압박할 수 있다(그림 17.16과 17.17). 일단 부종이 안정되고 화상 상처 또는 이식 부위가 완전히 나으면 맞춤용 압박 옷을 만들기 위해 측정을 한다. 압박옷의 기능은 네 가지이다. 기능을 회복하고 증상을 완화하고 흉터 재발을 예방, 모습을 미용적으로 향상시킨다. 압박은 콜라겐사이 섬유(intercollagen fiber)들을 감소시켜 증식단계에서 과하게 침착된 과잉 콜라겐을 납작하게 하는데 도움을 준다. 이 압박 옷의 압박 정도는 24mmHg 또는 그 이상 되어야 하고 최소 12개월 동안 착용하여야 한다. 압박 옷은 하루 23시간은 입고 있어야 하며 피부관리 및 목욕시에만 벗도록 되어있다. 24mmHg 이상의 압박은 혈관의 흐름을 막아 저혈증과 섬유모세포의 변성을 일으키고 콜라겐 합성을 변화시킨다. 최적의 결과를 이끌어내는데 압박을 조기 적용하는 것이 필요하다. 압박은 재상피화가 일어나는 대로 적용하고 성숙 단계 내내 시행한다. 계속 입어야 하고 세탁하는 문제가 있기 때문에 두 세트의 압박 옷이 필요하다. 옷의 사용, 아동의 성장 그리고 수술적 치료 때문에 압박 옷은 계속 잘 맞추어 입어야 할 필요가 있을 것이다. 아동용으로 여러 시판 제품들이 나와 있는데 다양한 색깔과 여러 무늬의 아플리케를 이용하여 아동들이 부담없이 더 많이 사용토록 하고 있다(그림 17.18).

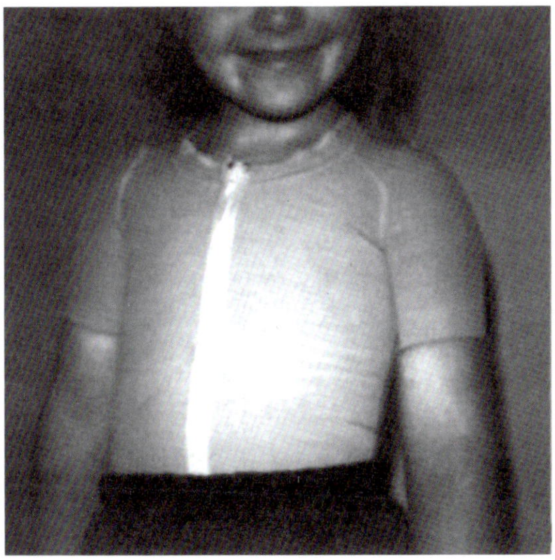

그림 17.17 그림 17.16에 있는 임시 압박 조끼를 입은 모습

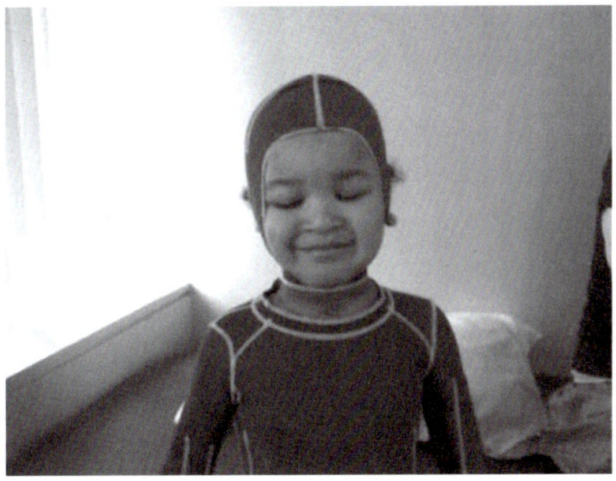

그림 17.18 시판되는 압박 마스크와 자켓

움푹 들어가거나 나온 부위에 고르게 압박을 주기 위하여 폼, 고무 가공된 재질, 또는 열 가소성 스플린트용 재질을 압박 옷 밑에 깔기도 한다. 좀 더 개인맞춤용 압박 옷이 필요한 경우는 지간(web space), 손바닥, 어깨뼈 사이부위, 얼굴 중앙부위이다. 실리콘 라이닝과 실리콘 안창을 대어 압박치료의 보조로 이용하여왔다. 실리콘 작용은 보습이며 흉터를 막아주는데 있다. 실리콘 엘라스토머(silicone elastome: 실라스틱 푸티같은 고분자 물질)를 이용하여 지간같은 움푹한 부위의 압박 문제를 해결한다. 실리콘 시트를 사용하는 장점은 착용하기 편안하고 동작에 방해가 전혀 없다는 점이다. 단점은 자주 시트를 갈아야 하고 관절에 걸친 부위에 사용시 동작제한이 있을 수 있으며 심하게 땀을 흘리는 것이 문제이다. 압박옷을 생산하는 대부분 공장들은 특수부위에 맞도록 처음부터 실리콘 라이닝을 직접 옷에 붙이고 있다. 혼합된 실리콘과 압박의 사용은 Harte 등에 의해 2009년도에 연구되었다. 임의로 추출된

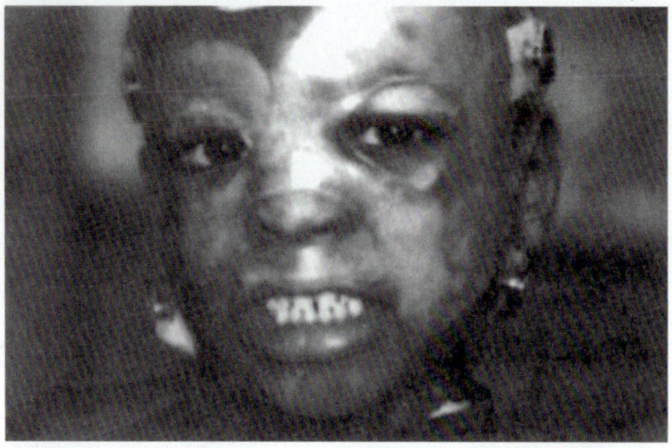

그림 17.19 얼굴 화상인 경우 압박을 위하여 착용하는 투명 마스크

통제된 실험은 화상 흉터 치료를 위해 실리콘 시트를 쓰거나 단독으로 압박옷을 사용하는 환자를 포함한다. VVS 점수에서 두 집단을 비교했을 때 통계적으로 현저한 차이는 없었지만 두 구룹 모두 수치의 감소는 있었다.[74]

얼굴 화상은 특히 미용 문제 때문에 화상 후 특별한 관심을 기울여야 한다. 얼굴에 화상을 입은 아동은 다르게 보이는 문제로 사회적 왕따가 되기 쉽고 오랜 시간 심리적인 영향을 받는다. 얼굴을 압박하는 치료는 세 가지이다. 맞춤용 얼굴옷이 있으나 얼굴 전체와 머리에 뒤집어 쓰게 되어 전체 얼굴을 가린다. 투명한 플라스틱 마스크는 임상가가 얼마나 압박이 가해지는지를 알 수 있게 해주지만; 아동의 얼굴과 흉터가 들여다보인다; 세 번째 선택은 얼굴 압박 옷 내에 들어가 있는 실리콘 마스크이다.[75]

투명한 플라스틱 마스크는 Rivers 등이 얼굴 흉터 조절을 위하여 탄력 마스크 대체용으로 1979년 소개하였다(그림 17.19).[76] 이름이 말해주듯이 투명한 마스크는 스트랩으로 쓸 수 있게 개별맞춤으로 제작된 딱딱하고 투명한 플라스틱으로 되어있다. 마스크는 열을 가한 플라스틱으로 얼굴을 변형된 양각 방법으로 떠서 만든다. 과거에는 플라스터를 사용하고 아동이 움직이지 않게 하여야 하기 때문에 성형뜨는 것을 수술실에서 마취하에 할 필요가 있었다. 새로운 디지털 스캐닝 테크놀로지의 출현으로 과거방식은 더 이상 쓰지 않게 되었다. Total Contact사의(www.totalcontact.com) Total Contact 스캐너는 디지털 표면용 스캐너인데 표면에 대지 않고도 가능하다. 이 시스템은 움직이는 스캐너 헤드에서 환자 얼굴에 저용량 헬륨-네온 레이저를 쏘아서 작업한다. 스캔은 모든 표면으로부터의 자료를 가지고 컴퓨터로 옮겨진다. 이 자료는 회사로 전송되고 양각성형을 만들고 이 위에 음각 플라스틱 실리콘 마스크를 만든다. 치료사는 마스크를 양각성형위에서 필요한 수정을 가하고 다시 재가열하여 마스크 착용을 수정할 수 있다. 환자를 마취시키지 않아도 되므로 절약되는 자원이 아주 이로운 점이 많다.

투명한 마스크의 장점들은 다음과 같다:

- 24시간 내에 마스크를 만들어 환자에 적용할 수 있음 (공장에서 탄력성 얼굴 마스크를 받으려고 기다릴 필요가 없음)
- 흉터의 창백함을 직접 보면서 치료사가 적절한 압박이 가해지는 부위를 정확히 볼 수 있다. 치료사가 이에 따라 투명한 마스크를 특정 부위에 압박이 증가되도록 그리고 감소되도록 수정할 수 있다.
- 다른 사람도 환자의 얼굴을 볼 수 있으며 마스크로 완전 가리지 않는다.
- 투명한 마스크는 보통 제작과 안창을 정확히 대는 것이 필요치 않다.
- 탄력성 마스크보다 부정교합과 머리 성장에 따르는 문제가 덜하다.

투명 얼굴 마스크의 단점은 다음과 같다:

- 아동의 성장에 따라 또 마스크가 낡아지면 양쪽 형태의 마스크 모두 갈아야 하지만 새 투명 마스크의 비용이 더 높다.
- 투명 마스크용 플라스틱은 단단하여 얼굴근육의 움직임이 거의 없고 턱의 움직임에도 종종 제약을 준다.
- 탄력 마스크보다 머리의 많은 부분을 감싸지 못한다 (그러나 투명 마스크는 턱에 스트랩을 사용하거나 탄력 마스크와 번갈아가며 사용될 수 있다).
- 땀이 투명 마스크 밑에서 더 나오고 탄력 마스크보다 플라스틱이 더 불편감을 줄 수 있다.

환자와 관련된 지도
Patient/Client-related Instructions

화상 손상 후 지속적으로 치료하는 것을 통하여 아동과 양육자는 계속 교육을 받아야 할 필요가 있을 것이다. 처음엔 부모가 화상 드레싱, 스플린트 대기, 그리고 운동을 도와줄 수 있다. 아동이 집으로, 학교로 돌아오면서 부모가 피부와 이식부위의 관리 및 흉터 관리, 밤의 스플린트 대

기, 낮 동안의 스플린트, 압박옷 착용을 관리하게 되고 동시에 다른 형제의 엄마 아빠로서의 역할도 하게 되어있는 것이다. 가능하다면 병원, 외래 등 구조화된 세팅안에서 중재를 훈련해 보는 것이 아동을 관리하는 부모 입장에서 좀 더 편안함을 느낄 것이다. 교실같이 꾸며놓은 세팅에서 마네킹을 대상으로 또는 상대방에게 훈련해보아 자신감을 얻고 그 다음 자신의 아이에게 해보도록 한다. 지시를 따르고 스케쥴을 따를만한 나이든 아동이라면 자가 관리를 배울 수 있고 자신들을 스스로 관리 조절하는 것을 더 선호하기도 한다. 집에서 부모가 운동, 스플린트 대는 법, 그리고 압박옷 입기 스케쥴에 대한 가정 프로그램 지도서를 보고 하면 도움이 될 것이다.

▶ 결과 Outcomes

화상으로 고통받는 아동은 특히 TBSA가 광범위한 경우 완전히 교정될 수 없는 미용적인 측면과 기능장애 문제를 가질 수 있다. 아동의 심리사회적 의미는 원래 손상의 결과인 장애와 추한 외모와 함께 가족, 또래 학교 급우들에 의해 받아들여지는 정도에 달려있다. 2000[77]년에 Sheridan 등에 의한 한 연구에서 심한 화상을 입은 아동들의 삶의 질이 반드시 나쁘지만은 않았다. 화상 이전상태, 모습, 그리고 기능으로 돌아갈 수는 없었지만 급성기를 맡았던 팀, 퇴원 후의 지지, 그리고 가족의 지지가 심한 화상 아동의 경우, 장기결과의 만족도를 높여주었다.[77]

화상 손상이 계속되는 아동들은 장기간 입원하고 아픈 치료과정, 재활이 길며 일생 변형을 가지고 살게 된다. Landolt 등은 2002년도에 소아화상 생존자들을 대상으로 삶의 질을 예측할 수 있는 인자들을 연구하였다. 건강 관련 삶의 질에서는 거의 정상수준에 가까운 결과를 보였다. 결과를 예측하는 요인 중 하나는 가족 환경의 중요성이었다. 전반적 삶의 질과 심리학적 적응은 가족 결속력이 클수록 표현이 많은 가정일수록, 가정의 갈등이 덜 할수록 가장 좋은 결과를 예측할 수 있었다. 삶의 질 예측의 두 번째 중요한 인자는 손상 당시의 연령이었다. 어린 나이에 화상을 입었을수록 추적과정 중의 삶의 질이 더 좋았다. 어린 아동일수록 화상 흉터와 변형된 신체를 자아 이미지에 보다 쉽게 통합시킨다는 것을 보여주었다. 나이든 아동일수록 자신의 신체 이미지를 바꾸기가 더 어려웠다. 연구자들은 연구에서 미국 화상협회가 곧 삶의 질 척도를 마련할 것이라고 하였다.[78]

가족과 형제에게 미치는 열손상의 영향에 대해 Mancuso 등이 2003년도에 문헌들을 고찰해 보았다.[79] 손상 아동의 형제들을 대상으로 한 연구에서 형제들간의 관계가 손상 아동을 성인기로 진입하는데 가장 의미있게 영향을 미치는 것으로 드러났다. 그들의 연구에서는 대조군에 비해 형제관계가 좋은 아동들의 내적인 문제가 덜하며 덜 위축되고 우울증이 덜하며 신체증상이 덜하다는 것을 보여주었다. 대조군에 비하여 중등도부터 심한 화상을 입은 아동의 형제들은 사회적 역량에서 좀 더 많은 어려움을 가진다고 하였다. 이것은 치료기간이 길고 부모 부재의 가능성이 더 높으며 손상받은 형제에게로 가족의 주의가 더 쏠리도록 하는 심한 손상의 정도와도 일치한다. 학교와 사회에서 잘 기능하는 형제들일수록 집에서 변형이란 측면에서 화상을 입은 형제와 친구처럼 잘 지내는 것으로 나타났다. 스트레스가 심한 환경에서라도 건강한 형제는 사회적으로, 정서적으로 그리고 행동적으로 적응한다.[79]

▶ 화상캠프 Burn camp

여러 질환과 장애아동을 위한 캠프와 마찬가지로 (즉, 당뇨캠프, 척추이분증 환아 캠프) 화상손상이 있는 아동을 위한 프로그램을 제공하는 화상캠프가 북미에 40여 개가 있다. 이 캠프 중 치료사들이 협조하고 캠퍼를 도와 프로그램을 도와주는 곳이 여러 곳이 있다. 대부분의 캠프의 목표는 화상아동들이 서로서로 상호작용하고 자아 강화, 새로운 기술습득, 그리고 재미있게 레크리에이션 활동을 하게 하는 것이다

요약

물리치료사는 다영역 전문가 간 협력 화상팀에서 중요한 역할을 한다. 급성 화상치료, 자세 잡아주기, 스플린팅, ROM, 그리고 기능적 이동부터 흉터관리와 학교, 집으로의 복귀에 이르기까지 다양한 세팅에서 기능한다. 어떤 세팅에서의 소아물리치료사라도 지역사회로의 복귀를 위한 심리사회적 욕구의 지지뿐만

아니라 아동을 위한 중재 제공을 위해 지속적 관리를 해줄 준비가 되어있는 것이 필요하다. 열손상을 입은 아동을 위한 치료영역에서의 임상적 역량을 성취하기 위해 현재의 지속적 교육과 멘토쉽이 가장 좋은 기회 경험을 제공하게 될 것이다.

사례연구들

사례연구 1 **JADE** Jade는 6세 여아로 집에서 사고를 당하여 지역병원에 입원하였다. 엄마 침실에서 촛불 쪽으로 몸을 기울이고 있었는데 리본에 불이 붙어서 셔츠로 불이 옮겨졌다. 엄마는 담요로 불을 끄고 셔츠를 즉시 벗기며 911를 불렀다. Jade는 수 분 안에 응급치료를 받고 병원으로 옮겨졌다. 아이는 화상후 1일째에 물리치료에 의뢰되었다.

처음 검사 시 얼굴에 표층 부분층 화상을, 심층 부분층 화상을 팔과 가슴에 입은 듯이 보였고 우측 상부 가슴과 팔에 좀 더 깊은 화상을 입은 듯이 보였다(그림 17.4). 국소 상처 치료를 받았고 화상 깊이에 대한 평가가 계속되었다. 화상 2일째 오른쪽 상부 가슴과 오른쪽 상지가 갈색으로 변하고 모세혈관이 다시 차오르는 리필이 없고 만졌을 때 통증이 없었다. 이 당시 이것은 전층 화상으로 판단되었고 성형외과가 피부이식을 결정하였다. 화상 6일째 괴사 딱지를 제거하였고 우측 대퇴부에서 부분층 이식을 위한 피부를 떼어냈다(그림 17.11). 수술실에서 비행기 모양으로 스플린트를 대어 고정하여 이식부위가 비틀린 힘을 받지 않도록 보호하고 수술 전 ROM이 유지되도록 고정하였다.

수술 5일째 100% 장착된 이식부위 위로 드레싱을 하였다(그림 17.20). 수술 5일째부터 움직이는 것이 허용되었고 공여부위의 통증으로 인하여 우측 다리의 ROM이 제한되었다. 단거리 보행에 도움이 필요하였다. 수술 7일째까지 비행기형 스플린트를 대었고 이때부터 부드럽게 보조적 능동적 ROM 운동을 시작하였다. 수술 8일째에 ROM과 흉터관리를 위해 추적 관찰하기로 약속하고 집으로 퇴원하였다. 압박옷 뿐만 아니라 ADL, ROM, 스플린트를 위해서 작업치료도 받았다.

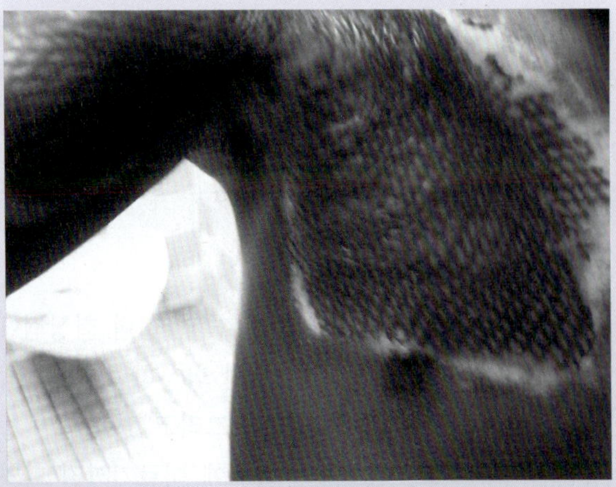

그림 17.20 망처럼 넓힌 부분층 피부 이식 상태가 치유된 모습(그림 17.4의 환자임)

사례연구 2 **FRANKIE** Frankie는 3살 된 남자아이로 집에 화재가 발생하여 얼굴, 몸통, 상지 및 하지에 TBSA 60% 화상을 입었다. 심한 화상 이외에도 심한 구획증후군, 패혈증, 호흡기계 합병증이 발생하였다. 아동은 지역 화상센터에서 치료받았다. 급성기 입원동안 양쪽 발에 혈류가 감소하여 무릎 아래로 절단하여야 하였다. 국소적 상처 치료와 상처를 덮기 위해 여러 번의 이식술을 받았다. 오랜 입원 후 이후의 치료를 위해 우리의 재활센터로 전원되었다.

처음 아이는 여러 곳에 개방성 상처가 있었는데 매일 드레싱 교환과 이식 부위의 관리가 필요하였다. 양측 무릎관절에서의 심한 ROM 제한이 있었고(폄 상태로 굳었음) 상지에서도 관절제한이 있었다. 무릎관절이 굽힘되도록 연속 기브스를 하였는데 기능적인 ROM을 얻는데 매우 효과적이었다. 손을 다시 사용하고 ADLs, 침상에서의 움직임, 그리고 의수족 착용 전의 준비를 위한 훈련으로 물리, 작업치료가 필요하였다. 의족 훈련을 시작하였으나 한쪽 절단면 끝부위에서의 개방성 상처가 생기고 다른 쪽에서는 정강이뼈보다 종아리뼈가 더 빨리 자라서 곤란하였다. 이로 인하여 여러 달 동안 보행 훈련을 할 수 없었다.

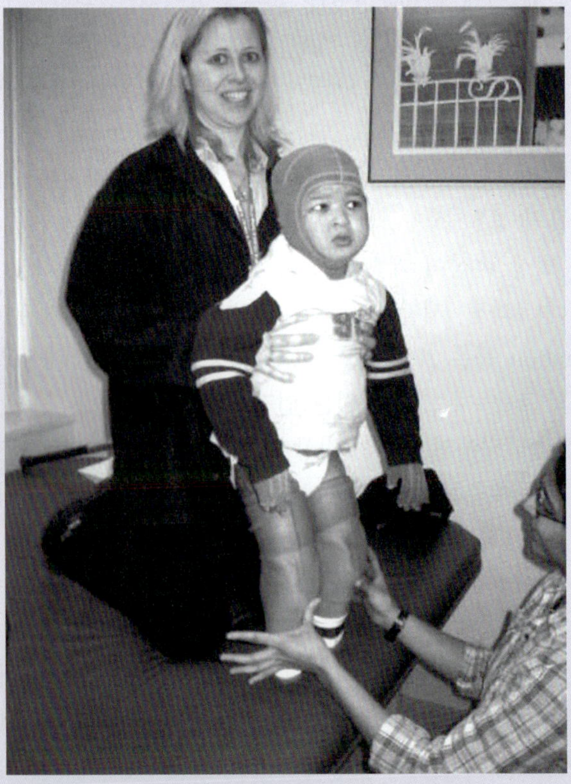

그림 17.21 아동은 의족으로써 Stubbies를 이용하여 서려고 한다.

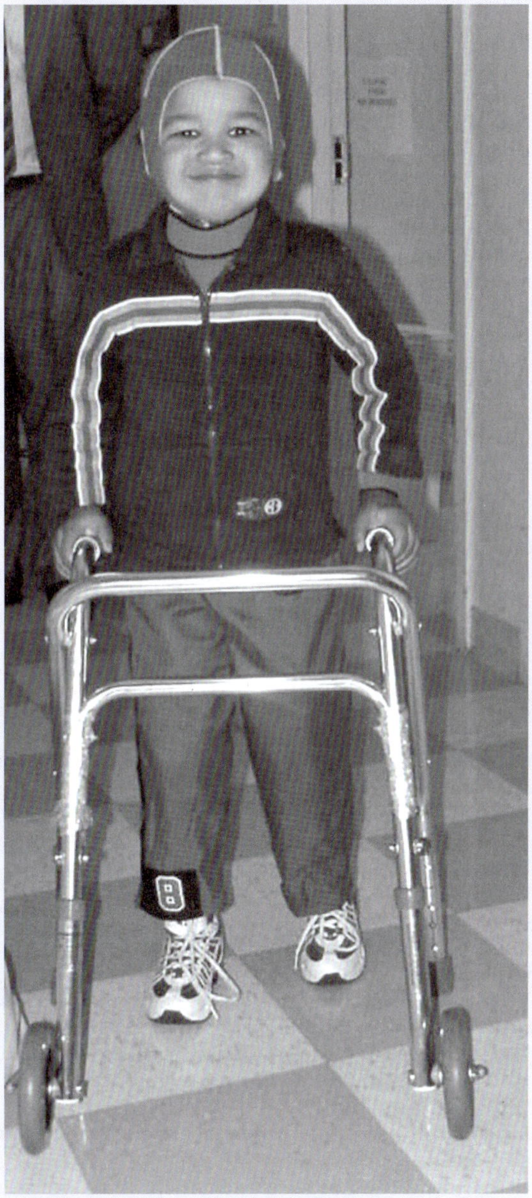

그림 17.22 아동은 pylon과 SACH발로 진전되어 감독하에 바퀴달린 워커로 보행할 수 있게 되었다.

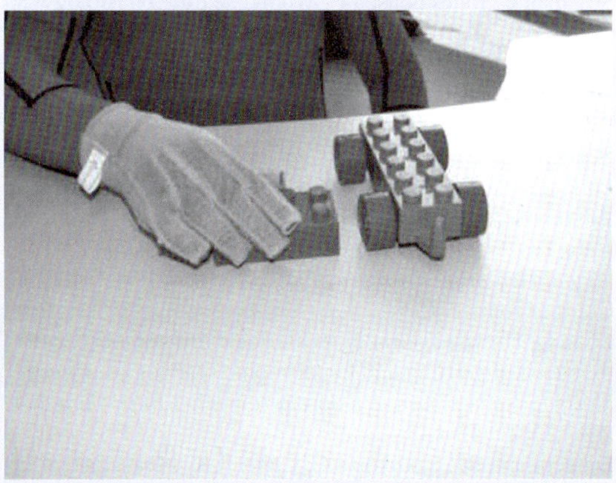

그림 17.23 손기능을 증진하기 위한 놀이를 하고 있다.

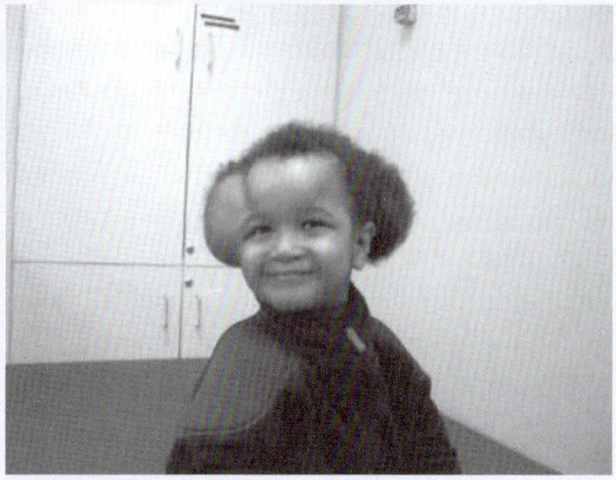

그림 17.24 두피에 조직 확장을 가진 환자

개방성 상처가 일단 나은 뒤 의족의 새로운 형태와 소켓을 만들어서 양측 부위에 압박이 가해지는 것을 해소하고 다시 설 수 있도록 하였다. 매트 가장자리와 바퀴가 있는 엎드려 세우는 기구에서 움직이지 않고 서 있는 것을 시작하였다. 아이는 Stubbies(단축 의족)를 가지고 있었으며 아이는 이를 잘 견디고 선지 4일째부터 보행을 시작하였다(그림 17.21). pylon과 SACH발로 빨리 진행하였다. 감독하에 바퀴 달린 워커로 200피트를 걷게 되었다(그림 17.22).

정상적으로 무릎관절이 굽힘되지 않았으므로 계단을 오르내리기뿐만 아니라 자리 바꿈을 위한 자세를 취하는 능력이 제한되었다. 왼쪽 손의 신경에 손상이 있어 Lofstrand 목발은 사용할 수 없었고 보조기구 없이 독립보행을 하도록 노력하였다.
작업치료에서 소근육 운동기술을 계속 훈련하도록 하였다
(그림 17.23).

얼굴, 목, 상지, 몸통, 하지 등 여러 곳에 비후성과 켈로이드성 흉터가 생겼다(그림 17.7). 아이는 맞춤 압박옷으로 마스크, 자켓, 그리고 바지를 맞추어 입었다. 아이의 새 의족 라이너는 급하게 맞춤제작하여 착용하여 다리에 압박을 잘 가하였다. 의족을

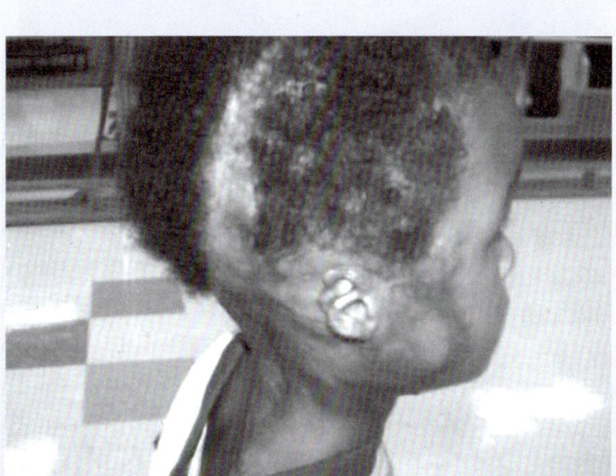

그림 17.25 조직 확장기를 제거하고 교정 수술을 받은 후의 아동의 상태

하지 않고 있는동안 아이가 잘 견디면서 압박옷을 착용한다(그림 17.16). 목에 켈로이드 흉터에 대해 스테로이드 주사를 맞았고 흉터제거 목적으로 목에 Z-성형술을 받았다. 5개월 동안 낮병동 재활을 받았고 그다음 외래로 전환하였다. 머리, 목의 옆 부위와 등의 흉터제거술이 필요하였다. 이를 위하여 아동은 두피에 조직 확장기(tissue expander placement)를 하게 되었다(그림 17.24). 이로써 외과의사는 이전의 결함을 덮을 수 있는 충분한 화상입지 않은/흉터조직을 얻게 되는 것이다(그림 17.7). 일단 조직 확장기를 제거한 후 흉터조직을 도려내고 화상입지 않은 조직을 그 자리로 옮기는 것이다(그림 17.25).

이제는 지역에서 의족과 Ohio Willow Wood(그림 17.26)의 Impulse 발을 하고 독립보행을 하고 있다. 이러한 고기능 인공 발을 사용하면 보다 나은 발뒤꿈치 닿기와 발가락 떼기를 하게 된다. 아동은 이제 계단을 오르고 내리며 감독 하에 버스에 오르는 연습을 하고 있다. Frankie는 지난 가을 유치원에 들어갔으며 잘하고 있다. 아이는 외래로 다니며 계속 의족과 흉터관리 서비스를 받을 뿐 아니라 학교에 기반한 물리치료를 받게 될 것이다.

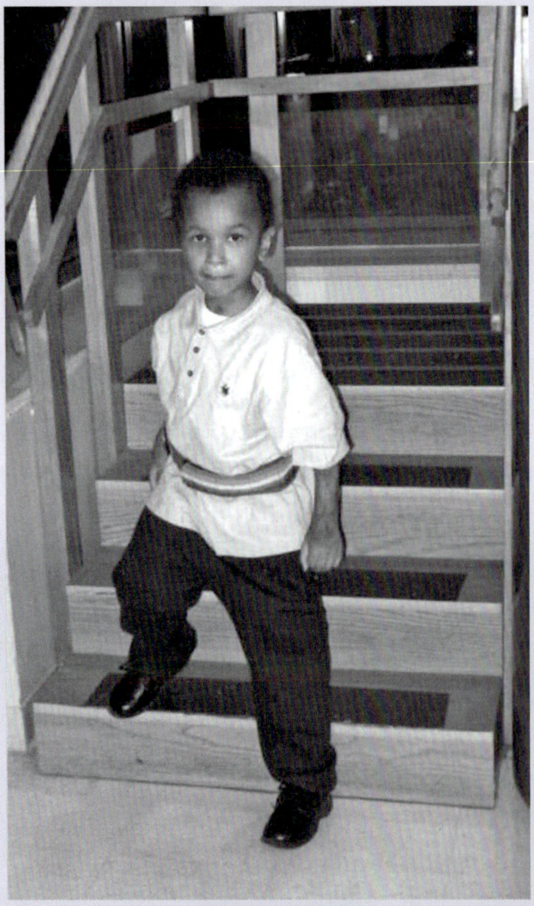

그림 17.26 양측 의족을 하고 독립 보행을 하는 아동

참고문헌

1. National Center for Injury Prevention and Control. WISQARS: 2010 United States Unintentional Injuries. www.cdc.gov. Accessed October 2013.
2. National Center for Injury Prevention and Control. WISQARS: 2011 United States Overall Fire/Burn Nonfatal Injuries. www.cdc.gov. Accessed May 2013.
3. National Center for Injury Prevention and Control. WISQARS: 2007 United States 10 leading causes of nonfatal violence-related injury. www.cdc.gov. Accessed May 2013.
4. Safe Kids Worldwide. Burn and scalds safety. www.safekids.org. Accessed May 2013.
5. Johnson RM, Richard R. Partial thickness burns: identification and management. *Adv Skin Wound Care*. 2003;16(4):178–187.
6. The Burn Foundation. Safety facts on scald burns. www.burn-foundation.org/programs. Accessed October 2013.
7. Lorch M, Goldberg J, Wright J, et al. Epidemiology and disposition of burn injuries among infants presenting to a tertiary-care pediatric emergency department. *Pediatr Emerg Care*. 2011;27(11):1022–1026.
8. Shah A, Suresh S, Thomas R, et al. Epidemiology and profile of pediatric burns in a large referral center. *Clin Pediatr*. 2011;50(5):391–395.
9. Children's Bureau Express. *New child welfare outcomes, AFCARS reports*. https://cbexpress.acf.hhs.gov. Accessed October 2013.
10. Zenel J, Goldstein B. Child abuse in the pediatric intensive care unit. *Crit Care Med*. 2002;30(11)(suppl):S515–S523.
11. Gornor G. Medical evaluation for child physical abuse: what the PNP needs to know. *J Pediatr Health Care*. 2012;26(3):163–170.
12. Safe Kids Worldwide. Burn and scald prevention tips. www.safekids.org. Accessed September 2013.
13. Dowd MD, Keenan HT, Bratten SL. Epidemiology and prevention of childhood injuries. *Crit Care Med*. 2002;31(11)(suppl):S385–S392.
14. Consumer Product Safety Commission. Children's sleepwear regulations. www.cpsc.org. Accessed January 2005.
15. Lockhard RD, Hamilton GF, Fyfe FW. *Anatomy of the Human Body*. Philadelphia, PA: JB Lippincott; 1969.
16. Merz J, Schrand C, Mertens D, et al. Wound care of the pediatric burn patient. *AACN Clin Issues Adv Pract Acute Crit Care*. 2003;14(4):429–441.
17. Lund CC, Browder NC. The estimation of areas of burns. *Surg Gynecol Obstet*. 1944;79:352.
18. Chan Q, Barzi F, Cheney L, et al. Burn size estimation in children: still a problem. *Emerg Med Australas*. 2012;24:181–186.
19. American Burn Association. Burn center referral criteria. www.ameriburn.org. Accessed September 2013.
20. Sussman C, Bates-Jensen B. Wound healing physiology: acute and chronic. In: Sussman C, Bates-Jensen B, eds. *Wound Care: A Collaborative Practice Manual*. Philadelphia, PA: Wolters Kluwer/Lippincott Williams & Wilkins; 2007:26–33.
21. Ward RS. Management of scar. In: Sussman C, Bates-Jensen B, eds. *Wound Care: A Collaborative Practice Manual*. Philadelphia, PA: Wolters Kluwer/Lippincott Williams & Wilkins; 2007:309–318.
22. Hunt TK. *Fundamentals of Wound Management in Surgery—Wound Healing: Disorders of Repair*. South Plainfield, NJ: Chirurgecom; 1976.
23. Chan Q, Harvey J, Graf N, et al. The correlation between time to skin grafting and hypertrophic scarring following an acute contact burn in a porcine model. *J Burn Care Res*. 2012;33(2):e43–e48.
24. Diegelmann RF, Rothkop LC, Cohen LK. Measurement of collagen biosynthesis during wound healing. *J Surg Res*. 1975;19:239–243.

25. Barnes MK, Morton LF, Bennett RC, et al. Studies on collagen synthesis in the mature dermal scar in the guinea pig. *Biochem Soc Symp*. 1975;3:917–920.
26. American Burn Association. Guidelines for the operation of burn centers. www.ameriburn.org. Accessed October 2013.
27. Kim L, Martin H, Holland A. Medical management of paediatric burn injuries: best practice. *J Paediatr Child Health*. 2012;48:290–295.
28. Orgill D, Piccolo N. Escharotomy and decompressive therapies in burns. *J Burn Care Res*. 2009;30(5):759–768.
29. Blasier RD. Treatment of fractures complicated by burn or head injuries in children. *J Bone Joint Surg*. 1999;81(A7):1038–1043.
30. Barret JP, Herndon DN. Modulation of inflammatory and catabolic responses in severely burned children by early burn wound excision in the first 24 hours. *Arch Surg*. 2003;138(2):127–132.
31. Huckleberry Y. Nutritional support and the surgical patient. *Am J Health Syst Pharm*. 2004;61(7):671–684.
32. Tengvall O, Wickman M, Wengstrom Y. Memories of pain after burn injury-the patient's experience. *J Burn Care Res*. 2010;31(2):319–327.
33. Ward RS. Physical rehabilitation. In: Carrougher GJ, ed. *Burn Care and Therapy*. St. Louis, MO: Mosby; 1998:293–327.
34. Al-Ahdab M, Al-Omawi M. Deep partial scald burn in a neonate: a case report of the first documented domestic neonatal burn. *J Burn Care Res*. 2011;32(1): e1–e6.
35. Martin-Herz SP, Patterson DR, Honari S, et al. Pediatric pain control practices of North American burn centers. *J Burn Care Rehabil*. 2003;24(1):26–36.
36. Bayat A, Ramaiah R, Bhananker S. Analgesia and sedation for children undergoing burn wound care. *Expert Rev Neurother*. 2010;10(11):1747–1759.
37. Davison PG, Loiselle F, Nickerson D. Survey on current hydrotherapy use among North American burn centers. *J Burn Care Res*. 2010;31(3):393–399.
38. Patel P, Vasquez S, Granick M, et al. Topical antimicrobials in pediatric burn wound management. *J Craniofacial Surg*. 2008;19(4):913–922.
39. Tredget EE, Shankowsky HA, Groeneveld A, et al. A matched-pair, randomized study evaluating the efficacy and safety of acticoat silver-coated dressing for the treatment of burn wounds. *J Burn Care Rehabil*. 1998;19(6):531–537.
40. AQUACEL Ag. The dual-purpose antimicrobial dressing: absorbency with the power of silver. www.convatec.com. Accessed October 2013.
41. Caruso DM, Foster KN, Hermans MH, et al. AQUACEL Ag in the management of partial-thickness burns: results of a clinical trial. *J Burn Care Rehabil*. 2004;25(1):89–97.
42. Caruso DM, Foster KN, Blome-Eberwein SA, et al. Randomized clinical study of hydrofiber dressing with silver or silver sulfadiazine in the management of partial-thickness burns. *J Burn Care Res*. 2006;27(3):298–309.
43. Barre JP, Dziewulski P, Ramzy PI, et al. Biobrane versus 1% silver sulfadiazine in second-degree pediatric burns. *Plast Reconstr Surg*. 2000;105:62–65.
44. Xiao-Wu W, Herndon DN, Spies M, et al. Effects of delayed wound excision and grafting in severely burned children. *Arch Surg*. 2002;137(9):1049–1054.
45. Sheridan FL. Burns. *Crit Care Med*. 2002;*30*(11S):S500–S514.
46. Carrougher GJ. Burn wound assessment and topical treatment. In: Carrougher GJ, ed. *Burn Care and Therapy*. St. Louis, MO: Mosby; 1998:133–165.
47. Parks DH, Wainwright DJ. The surgical management of burns. In: Carvajal HF, Parks DH, eds. *Burns in Children: Pediatric Burn Management*. Chicago, IL: Year Book Medical Publishers; 1988:158, 166.
48. Mozingo DW. Surgical management. In: Carrougher GJ, ed. *Burn Care and Therapy*. St. Louis, MO: Mosby; 1998:233–248.
49. Sood R, Balledux J, Koumanis D, et al. Coverage of large pediatric wound with cultured epithelial autografts in congenital nevi and burns: results and technique. *J Burn Care Res*. 2009;30(4):576–583.
50. Integra LifeSciences Corp. Medical economics of integra artificial skin. www.integralife.com. Accessed October 2013.
51. Burk JF. Observations on the development and clinical use of artificial skin: an attempt to employ regeneration rather than scar formation in wound healing. *Jpn J Surg*. 1987;17:431–438.
52. Suman O, Mlcak RP, Herndon DN. Effect of exercise training on pulmonary function in children with thermal injury. *J Burn Care Rehabil*. 2002;23(4):288–293.
53. Gaur A, Sinclair M, Caruso E, et al. Heterotopic ossification around the elbow following burns in children: results after excision. *J Bone Joint Surg*. 2003;85-A(8):1538–1543.
54. Baryza MJ, Baryza GA. The Vancouver Scar Scale: an administration tool and its inter-rater reliability. *J Burn Care Rehabil*. 1995;16:535–538.
55. Martin D, Umraw N, Gomez M, et al. Changes in subjective vs. objective burn scar assessment over time: does the patient agree with what we think. *J Burn Care Rehabil*. 2003;24(4):239–244.
56. Gordon M, Gottschlich, MM, Helvig EI, et al. Review of evidence-based practice for the prevention of pressure sores in burn patients. *J Burn Care Rehabil*. 2004;25(5):388–410.
57. Van LB, Sicotte KM, Lassiter RR, et al. Digital photography: enhancing communication between burn therapists and nurses. *J Burn Care Rehabil*. 2004;25(1):54–60.
58. Wong D, Baker C. Pain in children: comparison of assessment scales. *Pediatr Nurs*. 1988;14(1):9–17.
59. Merkel S, Voepel-Lewis T, Malviya S. Pain assessment in infants and young children: the FLACC scale: a behavioral tool to measure pain in young children. *Am J Nurs*. 2002;102(10):55–58.
60. Stoddard FJ, Sheridan RL, Saxe GN, et al. Treatment of pain in acutely burned children. *J Burn Care Rehabil*. 2002;23(2):135–156.
61. Miller K, Rodger S, Kipping B, et al. A novel technology approach to pain management in children with burns: a prospective randomized controlled trial. *Burns*. 2011;37:395–495.
62. Taylor K. The management of minor burns and scalds in children. *Nurs Stand*. 2001;16(11):45–52.
63. Hurlin FK, Doyle B, Paradis P, et al. Use of an improved Watusi collar to manage pediatric neck burn contractures. *J Burn Care Rehabil*. 2002;23(3):221–226.
64. Ridgway CL, Daugherty MB, Warden GD. Serial casting as a technique to correct burn scar contractures: a case report. *J Burn Care Rehabil*. 1991;12:67–72.
65. Whitehead C, Serghiou M. A 12-year comparison of common therapeutic interventions in the burn unit. *J Burn Care Res*. 2009;30(2):281–288.
66. Cyriax JH. Clinical application of massage. In: Licht S, ed. *Massage, Manipulation, and Traction*. New Haven, CT: Elizabeth Licht Publisher; 1960.
67. Sakurai Y, Aarsland A, Herndon DN, et al. Stimulation of muscle protein synthesis by long-term insulin infusion in severely burned patients. *Ann Surg*. 1995;222:283–297.
68. Celis MM, Suman OE, Huang TT, et al. Effect of a supervised exercise and physiotherapy program on surgical interventions in children with thermal injury. *J Burn Care Rehabil*. 2003;24(1):57–61.
69. Cucuzzo NA, Ferrando A, Herndon DN. The effects of exercise programming vs. traditional outpatient therapy in the rehabilitation of severely burned children. *J Burn Care Rehabil*. 2001;22(3):214–220.
70. Yohannon S, Tufaro P, Hunter H, et al. The Utilization of Nintendo® Wii™ during burn rehabilitation: a pilot study. *J Burn Care Res*. 2012;33(1):36–45.
71. Edwards J. Scar management. *Nurs Stand*. 2003;17(52):39–42.

72. Williams F, Knap D, Wallen M. Comparison of the characteristics and features of pressure garments used in the management of burn scars. *Burns*. 1998;*24*:329–335.
73. Van den Kerckhove E, Stappaerts K, Boeckx W, et al. Silicones in the rehabilitation of burns: a review and overview. *Burns*. 2001;27(3):205–214.
74. Harte D, Gordon J, Shaw M, et al. The use of pressure and silicone in hypertrophic scar management in burns patients: a pilot randomized controlled trial. *J Burn Care Res*. 2009;30(4):632–642.
75. Serghiou MA, Holmes CL, McCauley RL. A survey of current rehabilitation trends for burn injuries to the head and neck. *J Burn Care Rehabil*. 2004;25(6):514–518.
76.Rivers EA, Strate RG, Solem LD. The transparent facemask. *Am J Occup Ther*. 1979;33:109–113.
77. Sheridan RL, Hinson MI, Liang MH, et al. Long-term outcome of children surviving massive burns. *JAMA*. 2000;283(1):69–73.
78. Landolt MA, Grubenmann S, Meuli M. Family impact greatest: predictors of quality of life and psychological adjustment in pediatric burn survivors. *J Trauma*. 2002;53(6):1146–1151.
79. Mancuso MG, Bishop S, Blakeney P, et al. Impact on the family: psychosocial adjustment of siblings of children who survive serious burns. *J Burn Care Rehabil*. 2003;24(2):110–118.

CHAPTER

18

비만 아동과 물리치료사의 역할

Children with Obesity and the Role of the Physical Therapist

비만 아동 Children with obesity

소아물리치료사가 접하는 초기 중재, 급성기 치료 그리고 교육환경 및 지역사회 등 다양한 임상 환경, 어디에서든 소아비만은 중요하게 인식된다. 이장에서는 소아비만에 대한 정의, 발병률, 추세 그리고 건강에 미치는 영향뿐만 아니라 이것을 차단시킬 수 있는 임상 경로에 대한 기초지식을 학습한다. 비만은 2013년 6월에 미국의학회(American Medical Association, AMA)에 의해 공식적으로 정의되었다. 물리치료 훈련 2에 대한 미국 물리치료학회 가이드와 기능, 건강 그리고 장애에 대한 국제적 분류(ICF)는 소아물리치료사가 건강증진 및 웰니스 분야의 주요 서비스 제공자가 되기 위해 고려해야 할 부분이다.[1,2]

쟁점 문제 Scope of the issue

건강 정책자들, 산업계 그리고 주요 건강 결과가 비만과 관련이 있다는 매스 미디어의 광범위한 노력에도 불구하고 비만은 유행병 분야의 이슈로 여전히 남아 있다. America College of Sports Medicine(ACSM, 미국스포츠의학회)에서는 비만을 질병의 위험을 증가시키는 체지방률로 정의한다.[3] 미국질병관리예방본부(The Centers for Disease Control and Prevention, CDC)는 미국 국립보건영양조사(The National Health and Nutrition Examination Survey, NHANES)에서 2009~2010년 비만통계 결과를 보고하였다. 그 결과는 미국 성인 35.7%인 7,800만 명 이상 그리고 아동 및 청소년 16.9%인, 1,250만 명 이상이 비만인 것으로 나타났다. 6세에서 19세 아동 및 청소년의 세 명 중 한명은 과체중이거나 비만이고 이 연령의 여섯 명 중 한명은 비만이다.[4] 이 조사에서 1980년대 1990년대에 급격히 나타난 아동비만은 지속되지 않는다고 제시하는 반면 미국의학회(AMA)는 30년 동안 아동 비만율은 적어도 3배 이상 증가한 것으로 예상한다.[5] 표 18.1은 아동비만 증가에 대한 미국 국립보건영양조사(NHANES) 결과를 보여주고 있다.[6]

표

18.1 미국 아동 및 청소년의 비만 발생률(≥ 95%)

연령(세)[1]	Nhanes 1963-1965 1966-1970[2]	Nhanes 1971-1974	Nhanes 1976-1980	Nhanes 1988-1994	Nhanes 1999-2000	Nhanes 2001-2002	Nhanes 2003-2004	Nhanes 2005-2006	Nhanes 2007-2008
총	(3)	5.0	5.5	10.0	13.9	15.4	17.1	15.5	16.9
2-5	(3)	5.0	5.0	7.2	10.3	10.6	13.9	11.0	10.4
6-11	4.2	4.0	6.5	11.3	15.1	16.3	18.8	15.1	19.6
12-19	4.6	6.1	5.0	10.5	14.8	16.7	17.4	17.8	18.1

1. 1971~1974년에 임신한 여성 제외.
2. 1963~1965년 자료는 6~11세에 해당; 1966~1970년 자료는 12~17세 해당하고 12~19세는 아님.
3. 2~5세는 1960년대 자료에 포함되지 않음.
주석: 비만은 2000CDC 성장표에서 BMI를 성별과 나이에 기준하여 95%이상에 해당하는 것으로 정의했다.

건강관리자의 관심은 3~5세 과체중 또는 비만 아동 증가에 있다. 2007년에서 2008년에는 이 연령대 아동들의 21.2%가 과체중 또는 비만인 것으로 추정되었다.[5,7] 건강관리자가 연령에 따른 비만 이환율뿐만 아니라 인종 및 민족적인 차이를 고려하는 것은 중요하다. 다시 말해, 2007~2008년 미국 국립보건영양조사(NHANES)에서 비히스패닉 흑인 소녀와 비히스패닉 소년에서 비만율이 높다. 백인과 아시아 아동을 비교할 때 미국 인디언/알래스카 원주민 아동의 비만율이 가장 높게 나타났다.[8] 이것은 물리치료사에게 아동의 신체활동감소를 초래하는 발달, 정형외과적 진단이나 다른 진단을 받은 아동의 프로필로 제공될 수 있다. 표 18.2는 민족 및 인종 간의 비만율에 대한 차이를 보여주고 있다.

성인 여성의 경우에 임금 및 교육수준이 낮은 사람이

표

18.2 성별, 나이 및 민족성에 대한 미국 소아 및 청소년 비만

표 69. 2~19세 소아 및 청소년 비만, 미국, 2007~2010년에 수집

나이, 성별, 인종 및 히스패닉계, 빈곤수준	1963-1965 1966-1970[2]	1971-1974	-1980[3]	1988-1994	1999-2002	2003-2006	2007-2010
2-5세				%			
남여[4]......	---	---	---	7.2	10.3	12.5	11.1
히스패닉 또는 라틴계 제외:							
백인......	---	---	---	5.2	8.7	10.8	9.0
흑인 또는 아프리카계......	---	---	---	7.7	8.8	14.9	15.0
멕시칸계......	---	---	---	12.3	13.1	16.7	14.6
남아......	---	---	---	6.1	10.0	12.8	11.9
히스패닉 또는 라틴계 제외:							
백인......	---	---	---	*4.5	*8.2	11.1	8.8
흑인 또는 아프리카계......	---	---	---	7.7	*8.0	13.3	15.7
멕시칸계......	---	---	---	12.4	14.1	18.8	19.1
여아......	---	---	---	8.2	10.6	12.2	10.2
히스패닉 또는 라틴계 제외:							
백인......	---	---	---	5.9	*9.0	10.4	*9.2
흑인 또는 아프리카계......	---	---	---	7.6	9.6	16.6	*14.2
멕시칸계......	---	---	---	12.3	*12.2	14.5	*9.9

나이, 성별, 인종 및 히스패닉계, 빈곤수준	1963-1965 1966-1970[2]	1971-1974	-1980[3]	1988-1994	1999-2002	2003-2006	2007-2010
빈곤수준:[5]							
100% 이하......	---	---	---	9.7	10.9	14.3	13.2
100%-199%......	---	---	---	7.2	*13.8	12.7	11.8
200%-399%......	---	---	---	5.6	*7.6	11.9	13.9
400% 이상......	---	---	---	*	*	*10.0	*5.8
6-11세							
남여[4]......	4.2	4.0	6.5	11.3	15.9	17.0	18.8
남아......	4.0	*4.3	6.6	11.6	16.9	18.0	20.7
히스패닉 또는 라틴계 제외:							
백인......	---	---	6.1	10.7	14.0	15.5	18.6
흑인 또는 아프리카계......	---	---	6.8	12.3	17.0	18.6	23.3
멕시칸계......	---	---	13.3	17.5	26.5	27.5	24.3
여아......	4.5	*3.6	6.4	11.0	14.7	15.8	16.9
히스패닉 또는 라틴계 제외:							
백인......	---	---	5.2	*9.8	13.1	14.4	14.0
흑인 또는 아프리카계......	---	---	11.2	17.0	22.8	24.0	24.5
멕시칸계......	---	---	9.8	15.3	17.1	19.7	22.4
빈곤수준:[5]							
100% 이하......	---	---	---	11.4	19.1	22.0	22.2
100%-199%......	---	---	---	11.1	16.4	19.2	20.7
200%-399%......	---	---	---	11.7	15.3	16.7	18.9
400% 이상......	---	---	---	*	12.9	9.2	*12.5
12-19세							
남여[4]......	4.6	6.1	5.0	10.5	16.0	17.6	18.2
남아......	4.5	6.1	4.8	11.3	16.7	18.2	19.4
히스패닉 또는 라틴계 제외:							
백인......	---	---	3.8	11.6	14.6	17.3	17.1
흑인 또는 아프리카계......	---	---	6.1	10.7	18.8	18.4	21.2
멕시칸계......	---	---	7.7	14.1	24.7	22.1	27.9
여아......	4.7	6.2	5.3	9.7	15.3	16.8	16.9
히스패닉 또는 라틴계 제외:							
백인......	---	---	4.6	8.9	12.6	14.5	14.6
흑인 또는 아프리카계......	---	---	10.7	16.3	23.5	27.7	27.1
멕시칸계......	---	---	8.8	*13.4	19.6	19.9	18.0
빈곤수준:[5]							
100% 이하......	---	---	---	15.8	19.8	19.3	24.3
100%-199%......	---	---	---	11.2	15.1	18.4	20.1
200%-399%......	---	---	---	9.4	15.7	19.3	16.3
400% 이상......	---	---	---	*	13.9	12.6	14.0

체질량지수(BMI: body mass index)가 높은 것으로 나타나 여성의 비만율은 수입 및 교육 수준과 반비례하는 것으로 나타났다. 하지만 아동의 경우에는 수입과 비만의 관련성이 낮다. 이러한 결과에서 백악관 대책위원회는 2010년

에 아동 비만에서 민족 차이에 대한 재교육은 수입과 교육 이외의 환경, 사회 그리고 문화적 요인과 같은 것에 초점을 두어야 한다고 권고했다. 인종, 민족 그리고 사회경제적 차이 이외에 미국에서는 비만에 관해서 지역적 차이가 존재한다.[8]

미국질병관리예방본부(CDC)는 2012년에 콜로라도 20.5%에서부터 루이지애나 34.7%에 이르는 각 주의 성인 비만 유병률에 대한 자료를 공개했다. 비만 유병률이 20% 미만이 되는 주는 없는 반면에 더 높은 비만율을 보이는 곳은 중서부지역(29.5%)과 남부지역(29.4%)인 것으로 나타났다. 북동부지역(25.3%)과 서부지역(25.1%)은 낮은 유병률을 보였다. 미국의 미국질병관리예방본부(CDC)의 자가 보고 비만 지도를 나타내는 그림 18.1을 보라.

아동 및 성인의 비만은 분명하게 확인된 국가적 건강위기로 의료제도에 큰 재정적 위기를 가져왔다. 비만으로 인한 구체적인 건강문제에 대해서는 이 장의 후반부에서 다루겠지만 미국에서 1년에 112,000명의 사망 원인이 비만이라는 것을 아는 것은 중요하다.[8] 정상 체중을 가진 사람과 비교할 때 비만한 사람은 의료비가 $1,429 이상 더 소비되는 것으로 나타나 백악관 대책위원회에서는 보고하였다. 1998년의 의료지출 예산은 $400억으로 최고를 차지한 성인 비만 때문이라고 생각되었다. 아동의 과도한 체중으로 인해 지출되는 직접 의료비는 1년에 $30억으로 추산된다. 그 보고는 과체중 및 비만 아동이 어떻게 성인비만으로 이어지는지에 대한 통계자료를 제공한다. 한 연구에

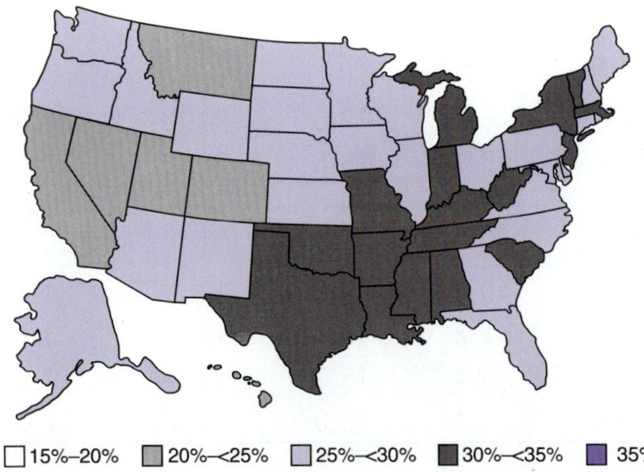

그림 18.1 미국의 CDC 자가보고 비만지도. http://www.cdc.gov/obesity/images/brfss-self-reported-obesity-2012.gif

서는 6~8세 비만 아동은 낮은 BMI의 아동보다 성인 비만으로 이어질 가능성이 약 10배 정도 높다고 제시했다. 더욱이 그 관련성은 비만 아동보다 비만한 청소년이 더 크다.[8]

2000년에는 미국물리치료사협회(APTA: the America Physical Therapy Association)의원들은 "비전 2020"을 물리치료의 미래를 위한 공식선언으로 채택했다. 다음의 인용문은 비만의 발생은 물리치료사의 직무와 관련이 있다. "2020년까지 물리치료는 고객에게 움직임, 기능, 그리고 건강과 관련된 손상, 활동 제한, 참여 제한 그리고 환경적 장애물을 진단하고, 중재 및 예방하기 위해 직접적으로 만나는 결정 전문가로 고객과 다른 건강전문가들이 인정한 개업 물리치료사에 의해 제공되어 질 것이다." 소아 비만 치료에서 물리치료사의 역할에 대해 논의하는 것은 예방과 건강증진에서 반드시 필요하다. 비전선언문은 다음과 같다.

> "2020년까지 물리치료는 개업 물리치료사와 전문 물리치료사에 의해 제공되어 질 것이다. 고객은 환자/고객 매니저예방 그리고 웰니스 서비스를 위해 모든 환경에서 물리치료사와 직접 만날 것이다. 물리치료사는 환자/고객의 건강 네트워크에서 결정전문가 그리고 자율적으로 실행할 수 있는 모든 특권을 갖게 될 것이다. 물리치료사는 물리치료 보조업무를 수행할 수 있도록 교육받고 면허를 소지한 보조 물리치료사로부터 도움을 받을 수 있다. 물리치료사와 보조 물리치료사는 모든 사람들에게 통합성, 평생의 교육 그리고 포괄적이고 접근이 용이한 건강프로그램에 의한 연속적인 관리와 사회에 대한 삶의 질 향상을 통해 근거기반의 서비스를 제공한다. 그들은 문화적으로 민감한 부분의 관리를 신뢰와 존중 그리고 개인차에 대한 이해로 분별하여 제공할 것이다. 물리치료사는 기초 또는 임상연구뿐만 아니라 새로운 기법을 환자/고객에게 직접적으로 제공할 것이다. 그들은 물리치료 전문성과 사람들의 건강을 위해 책임감을 가지고 지속적으로 의무를 수행할 것이다."

물리치료사는 비만 및 과체중 아동의 손상, 활동 제한, 참여 제한 그리고 움직임, 기능, 건강과 관련된 환경적 장애물에 대한 예방을 최대화시키기 위해 그들의 지위를 개선해야 한다. 더욱이, 제안자는 "물리치료의 역할을 물리치료 중재, 예방 및 웰니스 전략 통합"으로 정의하고 있다.[1]

정의 Definitions

성장기에는 신체 변화가 나타나기 때문에 아동비만의 분류는 키와 몸무게 그리고 나이와 성별에 따라 좌우되는 성인의 비만과는 다르다. 성인 비만의 기준으로 사용되는 신체 질량지수는 개인의 키와 몸무게로 산출된 수치로, CDC에 의해 정의되었다. BMI는 몸무게(kg)를 키(m)의 제곱으로 나누는 것으로 나타낸다. 이 비율은 건강지수로 사용되는 몸무게 카테고리를 상대적으로 간편하고 저렴하게 검사할 수 있는 도구로서 신뢰할 수 있는 체지방 평가로 간주된다. 전문가들은 BMI가 체지방 퍼센트와 관련성이 높고 키와는 낮은 것으로 권고한다. 또한, 이것은"높은 정확도"[11]로 비만한 사람을 정확히 구분한다. 아동과 청소년의 경우, 연령에 대한 백분위수를 결정하기 위해 같은 연령대의 다른 사람들의 BMI를 산출하여 비교한다. 아동의 영양 상태 표지자로 연령별 BMI 값을 사용하는 것이 편리하다. 왜냐하면 성장기 소년, 소녀의 표준 체지방은 다르기 때문에 연령별 몸무게와 키를 기초하여 가이드라인을 제공하기 때문이다. 2012년 8월에 CDC는 2세에서 18세 아동 및 청소년 BMI 값의 상위 15% 이상에서 5% 미만을 과체중으로 정의했고 비만은 상위 5% 이상으로 2000 CDC 성장표에서 정의한다.[12] 그림 18.2와 18.3을 보시오.

최근의 정의는 아동 과체중 및 비만에 사용된 용어에서 비롯되었다. 청소년 예방 서비스 과체중 임상가이드라인 위원회에서는 "비만"이 해당 연령의 아동 BMI 값의 상위 5% 이상을 의미하는 것은 총체지방량 측정방법의 문제로 인해 조심해야 한다는 것을 1994년에 처음으로 권고했다. 대신에 그들은 해당 연령의 BMI 값 상위 5~15%를 *"과체중의 위험"*이라는 용어로 사용할 것을 제안하고 상위 5% 이상에 해당하는 아동들을 과체중으로 구분하고 있다. 소아 비만의 정도와 위험성에 대한 시도로 2005년에 의학연구소는 2~18세 비만 아동 및 청소년에게 참고하고 권고하는 것에서 그치는 것에서부터 탈피하고자 설립하였다. 2세 이하 소아의 경우 상위 해당 연령의 아동 BMI 값의 상위 95% 이상을 의미하는 *"과체중"* 사용과 *"비만"* 용어 사용을 자제하도록 권고하고 있다.[11]

웰니스 전문가가 되기 위해 물리치료사는 중재에 예방과 웰니스 전략을 융합하는 것을 배워야 한다. 그것은 물리치료사가 비만 소아의 치료 효과를 증가시킬 수 있도록 하기 위해서 건강 관련 체력과 웰니스용어에 대한 다양한 측면에서의 지식 또한 필요하다. ACSM에서는 체력을 분명히 "신체활동을 수행하는 능력과 관련이 있으며 기술 관련, 건강 관련, 그리고 생리학적 요소로 구성된 소유하거나 성취한 특성"으로 구성하는 "다차원적인 개념"으로 정의한다. 스포츠 손상 재활의 경우에는 물리치료사가 기술 관련 체력요소를 대신하여 자주 참여한다. 민첩성, 발란스, 협응성 그리고 스피드는 기능적 치료에 아주 조금만 포함된다. 건강 관련 체력은 지구력을 가지고 일상생활활동을 수행하는 개인의 능력을 의미한다. 그것은 예를 들어, 전반적으로 몸의 상태를 나쁘게 하는 비활동의 영향을 방해한다. 이러한 종류의 체력은 그들이 같은 또래의 아이들이 즐기는 많

보기 18.1 영양 정보

소아물리치료사는 영양분야 전문가는 아니지만 아동비만을 해결하기 위해 다학제팀과 공동작업할 때 영양분야의 기본정보는 반드시 알아야 한다.

최근 보고에서 "섭취에너지가 소비에너지이다."라는 오랫동안 유지해오던 이론이 수정되고 있다.[13,16,17] 음식을 통해 얻은 칼로리는 신체에 축적되는 것을 피하기 위해 신체활동과 기초대사를 통해 소비해야 된다는 부정하기 어려운 진실이 아직 존재하지만 어떻게 발생하는지에 대해서 의문점도 존재한다. Dr. Robert Lusting는 이것에 관한 의미있는 연구를 했고 칼로리의 질이 소비되고 축적되는 양을 결정한다는 이론을 제안하고 있다. 그는 다음과 같이 예를 들어, 4개의 칼로리 범주에서 설명한다.

섬유소: 섬유소는 칼로리 흡수가 느리다; 예로 아몬드 160칼로리 섭취한다면 단지 130칼로리만 흡수된다. 최근 보고는 제안한다. 장내 박테리아가 칼로리 일부를 사용한다. 그러므로 혈류 속으로 남은 칼로리의 흡수가 지연된다.

단백질: 음식의 열에 의한 영향으로 단백질대사는 탄수화물보다 약 2배의 에너지가 필요하다. 이것은 단백질에 더 많은 에너지사용과 그 과정에 칼로리 소비를 초래한다. 그것은 또한 단백질이 탄수화물보다 공복 호르몬을 감소시킴으로써 공복감을 더 감소시킨다는 것을 말한다.

지방: 지방은 소비 시 g당 9칼로리를 소비한다. 트랜스지방과 같은 종류는 동맥에 플라그 발달의 원인이 되어 나쁜 지방으로 간주된다. 하지만 오메가3와 같은 지방은 심장 건강을 돕는 건강한 지방으로 간주된다.

당: 과당과 포도당, 두 개의 화학물로 구성된다. 신체의 모든 세포는 에너지원으로 포도당을 사용한다. 과당이 간에서 지방처럼 대사되지만 포도당처럼 에너지에 사용되지는 않는다. 과당은 소다, 사탕 그리고 가공식품의 주요 성분이다.

최근 영양 관련 보고와 연구를 보면 물리치료사는 환자와 그들의 가족이 지닌 다이어트에 대한 잘못된 정보를 수정하는 것이 가능할 수 있다.

CDC 성장 차트: 미국

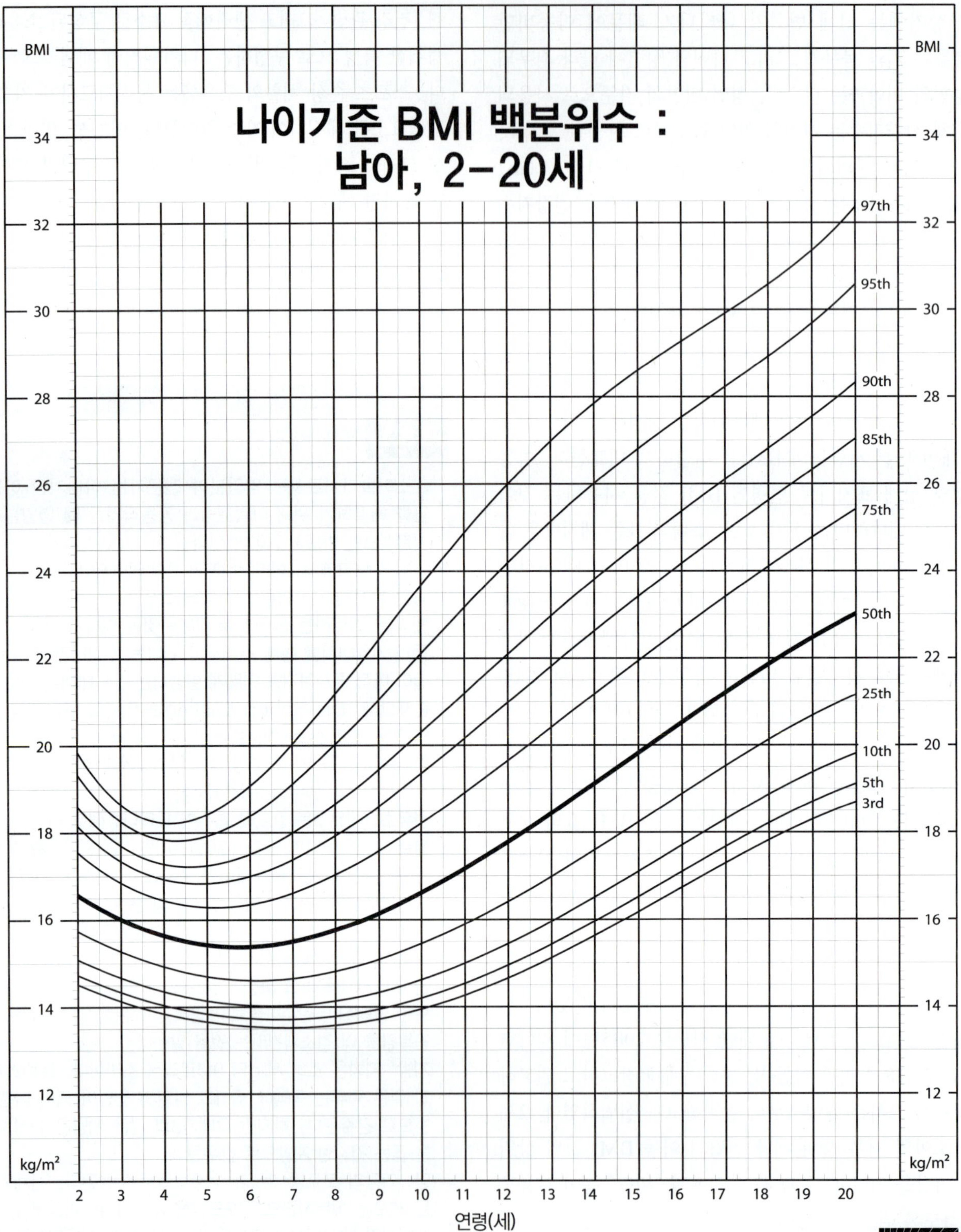

Published May 30, 2000.
SOURCE: Developed by the National Center for Health Statistics in collaboration with the National Center for Chronic Disease Prevention and Health Promotion (2000).

CDC
SAFER • HEALTHIER • PEOPLE™

그림 18.2 남아의 나이기준. BMI. http://www.cdc.gov/growthcharts/data/set1/chart15.pdf

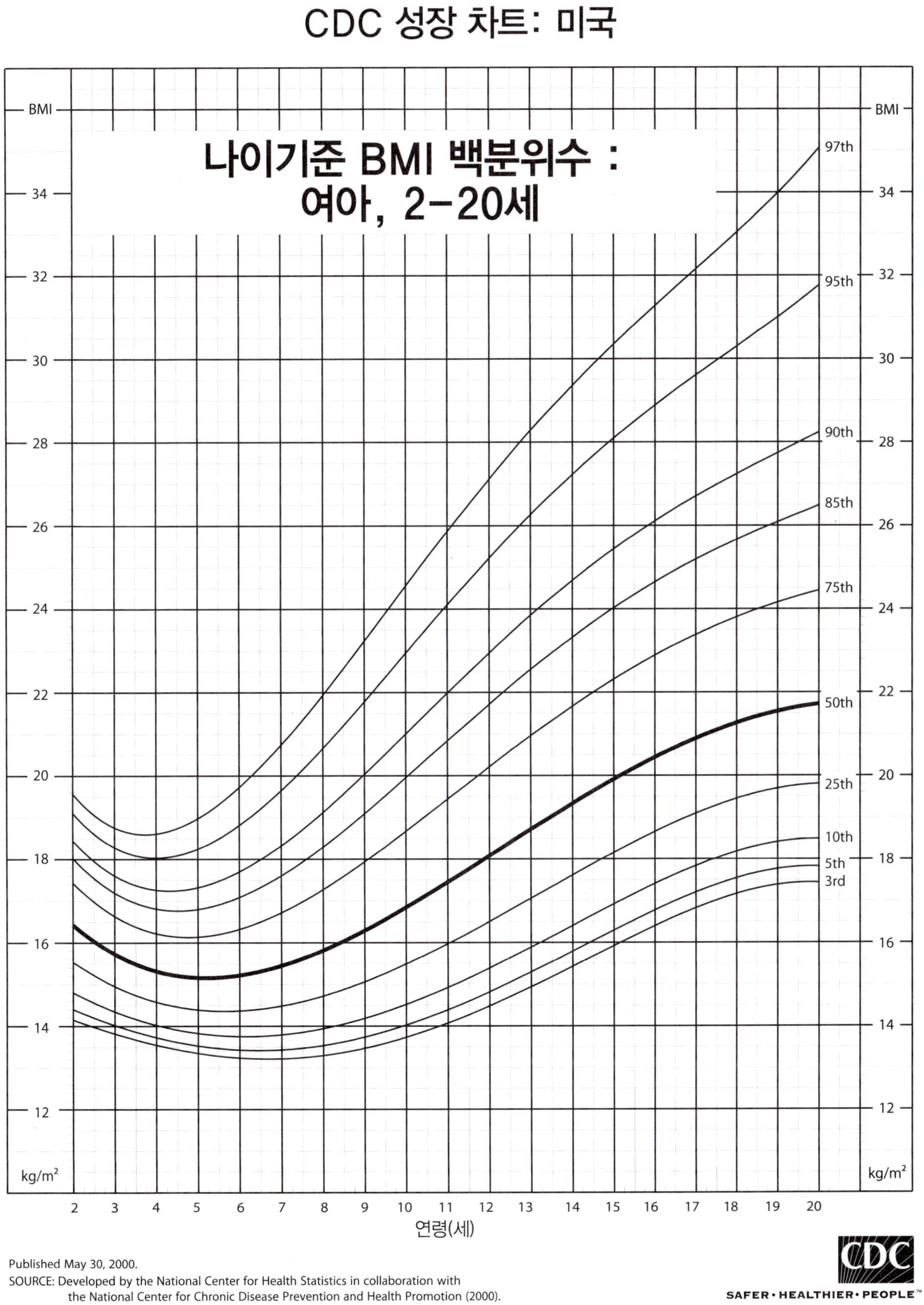

그림 18.3 여아의 나이기준. BMI. http://www.cdc.gov/growthcharts/data/set1/chart16.pdf

은 활동의 수행이 불가능하게 하기 때문에 비만 아동에 가장 큰 영향을 미친다. 물리치료사는 건강 관련 체력이 신체조성, 근력 및 근지구력, 심폐지구력 뿐만 아니라 유연성을 포함하며 장·단기 목표를 계획하는 것을 고려해야 한다는 점을 이해해야 한다. 물리치료사는 소아의 체력, 건강 그리고 웰니스 분야에 있어서 역할을 담당하기 위해 비만의 다른 구성요소와 측정방법에 대해 이해해야 한다. 신체조성은 체지방과 제지방의 상대적 양을 말한다. 아동의 건강한 신체조성은 생애 후반기의 바람직한 심혈관 프로파일과 병의 이환율과 관련이 있다. 칼로리섭취와 에너지 소비의 발란스는 신체 조성을 결정한다. 최근 연구에서 다른 것보다 칼로리 소비와 체중감소 유지에 더 효과적인 특정 음식을 섭취하면서 칼로리가 체중에 어떤 영향을 미치는지에 대해 검사했다[13](더 많은 정보는 보기 18.1을 참고하시오). *허리둘레측정*은 해당 연령 BMI와 함께 건강표지자로 자주 사용된다. 둘레측정으로 평가하는 내장지방(central adiposity)은 고지혈증, 심혈관질환 위험 그리고 2형 당뇨병과 관련이 있다. 연구에서는 증가된 내장비만을 가진 8세 아동은 더 작은 허리둘레를 가진 아동보다 청소년기에 심혈관질환의 위험이 4배 이상까지도 증가할 수 있다고 제안하고 있다.[14] *근력 및 근지구력*은 종종 체육수업에 사용하고 있는 표준화된 청소년 체력검사로 측정된다. 이것은 컬업이나 팔굽혀펴기뿐만 아니라 FITENSSGRAM과도 같은 더 포괄적인 검사도 포함하고 있다. 소아 물리치료사는 통상적으로 Peabody 발달운동스케일-2판 또는 Bruininks-Osertesky 운동능력검사-2판과 같은 전체운동 검사 하위항목의 하나로 근력을 측정한다. 이러한 검사항목에서는 점핑을 사용하고 있지만 그것은 아동들이 과제를 수행하려면 체중을 극복해야 한다(제3장을 보라). 이와 같은 특이한 시나리오에서 물리치료사는 비만 아동 검사 시에 손상위험과 표준화된 검사결과로부터 얻는 이점의 손익을 고려하는 데에 그들의 판단을 사용해야 한다. *심혈관지구력*은 활동에 필요한 수준의 산소를 조직에 전달하는 신체능력이다. 신체적으로 활발한 아동은 좌식생활만 하는 아동보다 더 높은 고밀도지단백, 낮은 중성지방, 낮은 저밀도지단백, 낮은 BMI, 개선된 인슐린 민감성 그리고 낮은 수축기 혈압을 가진다.[14] 유연성은 아동에서 종종 검사되는 체력요소로 그들의 전체 체력수준을 측정하는 데 도움이 된다. ACSM에서는 유연성을 전 가동범위를 움직이는 관절의 능력으로 정의한다. 근육의 신장성, 힘줄, 인대 그리고 관절낭 등의 많은 요소들이 관절 유연성에 영향을 미친다.[3] 물리치료사의 교육에는 통상적으로 각도계 사용, 테이프 측정과 같은 유연성 측정이 포함된다. 체력영역에서 필드검사는 sit and reach test와 v-sit and reach를 포함한다. 두 검사는 다관절의 유연성을 측정한다. 그래서 개인의 유연성에 관한 일반적인 상태에 대해 관절각도계검사보다 더 많은 정보를 제공한다. 더욱이 필드검사는 다른 아동들과 비교할 수 있는 표준데이터가 있다.[14]

ACSM에서는 생리학적 체력의 요소를 건강 관련 체력요소와는 구별하여 설명한다. 그것은 습관적인 활동에 영향을 받는 생물학적 체력과 관련된 수행능력과 관련이 없는 요소를 포함한다.[3] 대사적 체력, 형태학적 체력 그리고 골의 완전한 상태는 이 범주에 포함될 것이다. 미국물리치료사협회(APTA: American Physical Therapy Association) 비전에서는 이미 물리치료사 업무에 건강 증진과 웰니스를 포함하고 있다. 생리학적 체력 성숙은 비만 아동에게 필요하다. 물리치료 평가에서 검사와 측정은 물리치료에서 발견한 일차 진단과 직접적으로 관련이 없더라도 비만 아동의 모든 체력측정을 최대화할 수 있는 목표를 찾을 수 있을 것이다. 비만 아동의 치료프로그램에서 체력의 다차원적 개념을 적용하고 이러한 프로그램의 디자인에 근거 중심의 연구를 지속적으로 참고하는 것은 소아비만 감소에 목표를 둔 다학제팀에서 물리치료사의 역할을 확장시킬 수 있을 것이다.

소아비만에서 물리치료사의 역할
Role of physical therapists in pediatric obesity

ATPA에서 물리치료사는 모든 연령대의 사람들이 최적의 기능과 삶의 질을 가질 수 있도록 운동, 활동 그리고 건강을 유지하고 회복하고 향상시키고 위험인자를 확인하고 그것을 감소시키는 서비스를 실시하며 기능적 감소나 신체적 장애의 진행속도를 늦추거나 방지함으로써 건강, 웰니스 그리고 체력을 증진시키는 업무를 수행하는 건강관리전문가로 정의하고 있다.[10] 이러한 정의에서 아동비만에서 물리치료사의 역할이 정의된다. 아동비만과의 싸움은 활동적인 생활과 건강한 라이프스타일에서 비롯한다. "활동적인 생활"이란 일상생활에 신체활동을 포함하는 라이프스타일로 소아물리치료사로서 교육, 지역사회 및 의학기관에서의 중요한 업무는 건강한 생활을 증진시키는 것이다. 왜냐하면, 물리치료사는 근골격계 및 대운동 발달전문가이고 건강증진과 손상 예방을 지원하는 전문가이다. 아동비만에서 그들의 역할은 분명하다. 아동들의 독립적인 움직임과 삶의 질을 위한 기회를 증진시키는 것은 물리치료사의 주요한 목표이다. 아동비만 관리에서 그들의 기능은 다차원적이다. 특정 신체 손상에 대한 중재 이상으로 물리치료사는 거의 모든 전문적인 환경에서 동반되는 손상에 대한 교육과 예방에 대해서 다학제팀의 일원으로 팀원과 함께 일해야 한다. 2008년에 미국 보건사회복지부는 아동과 청소년의 건강한 성장과 발달을 최대화하기 위한 신체활동 가이드라인을 출판하였다. 매일 60분 또는 그 이상의 유산소 트레이닝, 근력 트레이닝 그리고 뼈를 강화시키는 신체활동이 권장된다. 매일의 신체활동은 건강 관련 체력의 개념을 포함하고 있어야 한다. 뿐만 아니라 가이드라인은 거의 최소 중정도에서 격렬한 정도의 활동을 매일, 격렬한 정도의 활동은 일주일에 3일을 포함하는 유산소 운동을 권장하고 있다. 또한 근육과 뼈강화 운동은 일주일 최소 3일을 권장한다.[18] 이러한 가이드라인에서는 특히, 체중이 증가한 모든 소아 환자를 위해 포괄적인 홈 프로그램이 개발이 고려되어져야 할 것이다.

*신체활동*은 골격근의 에너지 소비 결과로 나타나는 신체의 움직임으로 설명한다. 그러나 *운동*은 계획하고 조직화되고 반복하고 그리고 하나 또는 그 이상의 체력요소를 향상 및 유지시키는 목적을 가지는 신체활동이다.[3,14] 물리치료사가 재활의 핵심구성원으로 치료적 운동에서 전문가로 생각될지라도 2011년 Schlessman 등의 연구에서는 물리치료사 3명 중 1명만 물리치료에 웰니스를 고려하거나 준비하고 단지 54%만 포함한다고 하였다.[19] 물리치료 심화 과정(postbaccalaureate physical therapy degree program)에서 건강증진과 비만 예방에 대한 높은 관심은 이 분야의 리더로서 물리치료사의 인식을 강화한다.[19]

일반 대중은 건강증진과 웰니스에서 리더로서 물리치료사의 역할을 아직은 다 인식하고 있지 않다. 미취학 아동의 부모에 관한 연구에서 그들은 아이들의 체중에 대해 인식하고 있지 않을 뿐만 아니라 이 문제에 직면했을 때 어떤 행동을 해야 하는지에 대한 인식도 없다. 이러한 결과는 일반인들의 물리치료사 역할에 대한 인식 및 인지도 부족이 소아건강증진에 영향을 미친다는 것과 이 영역에서 물리치료사의 활동 확대에 대한 노력의 필요성을 시사한다. 조기 중재팀의 주요 관계자로서 물리치료사는 아동의 운동기술습득과 아동의 가족 교육에 대해 전담한다. 2011년 Nervik 등의 연구에 의하면 높은 BMI는 3~5세 학령전기 아동의 전체운동 발달에 영향을 주는 것으로 나타났다.[7] 3~7세 아동의 체지방이 발달하는 타이밍은 비만 예방과 인식에서 중요한 시기이다. 물리치료사는 아동을 위한 신체활동의 중요성에 대해 부모와 취학 전 및 보육원의 조기 교육전문가들을 교육할 수 있다.[8,20] 업무에 웰니스 증진을 포함시킬 때 가족과 아동의 프로그램 참여 유지의 어려움뿐만 아니라 자원, 시기 그리고 재정적 지원 부족 등의 어려움이 존재한다.[19] 물리치료사는 아동과 그들의 가족과 재활과정에서 비만 합병증에 대해 자주 정보를 교환한다. 이러한 소통은 아동들을 위한 건강한 라이프스타일을 선택하도록 돕고 건강 관련 체력 가이드라인에 대해 가족들을 교육시킬 수 있는 유일한 기회를 제공한다.

비만에 따른 건강문제
Health consequences of obesity

장·단기간 전국 병·의원에서 조사된 과체중 및 비만아동의 수는 건강문제와 함께 놀라운 속도로 증가해왔다. 비만의 영향은 의학 영역에서뿐만 아니라 교육시스템에서도 볼 수 있다. 소아 비만이 고혈압, 제2형 당뇨병, 호흡기 장애, 수면장애, 만성 경도 전신성 염증, 정형외과 근골격의 이슈, 사회심리적 영향의 증가와 관련이 있다는 것은 이미 잘 알려져 있다. 앞의 연구에서 제시하였듯이 비만한 아동은 발달운동 기술습득에 어려움이 나타날 수 있다. 50% 이상의 과체중 청소년은 대사증후군(인슐린 저항성, 고혈압, 고지질혈증과 복부비만), 좋지 않은 사회경제적 영향, 심혈관 질환 그리고 조기 사망률에 대한 기준이 현재 성인비만에서와 같이 적용되면서 장기적으로 건강문제에 대한 높은 위험을 가진다. 현재 추정으로 미국 인구의 최고 1/3이 제2형 당뇨병에 이환될 것으로 예상된다. 비만 청소년의 경우에 사망률 위험이 40대와 같이 2배나 증가한다. 이 전염병은 고혈압, 고지질혈증 그리고 금연에 대한 임상치료에 따른 개선을 통해 기대수명 감소를 예방할 수 있다.
데이터는 첫 번째로 이러한 아이들은 그들의 부모와 오래 살 수 없을 것이라는 것을 제시한다.[8,21]

소아비만의 두 번째 장애 대부분이 물리치료 이외의 영

역이지만 정형의학 및 근골격계 기능장애는 물리치료사가 종종 평가하고 치료한다. 블라운트병(Blount disease), 대퇴골 골단분리증(slipped capital femoral epiphysis), 척추 기능장애 및 골절은 과체중 또는 비만 아동과 직접적으로 관련되는 진단이다. 다양한 건강상태에 따른 치료는 12장에서 중점적으로 다루었다. 연구는 과체중은 아이들의 신체활동 일부에 포함되는 체중 부하 활동에 영향을 줄 수 있다는 것을 제시한다. 속도, 보행률, 에너지 소비에 따른 변화, 비정상적인 무릎 부하와 발의 불편함에 따른 생체역학적 변화를 포함하는 보행문제는 과체중과 비만 아동들과 관련이 있다.[22]

비만과 관련된 합병증 이외에도 소아물리치료사는 이러한 아이들의 치료에 가장 자주 등장하는 것과 1차 장애는 그들이 활동할 수 있는 능력에 영향을 줄 수 있다는 것을 인지해야 한다. 장애를 가진 아동의 신체활동에 대한 연구가 부족하다. 전반적인 건강과 웰빙에 대한 신체활동의 긍정적인 효과는 잘 알려져 있다.[23] 하지만 장애를 가진 사람들에게 활동적인 라이프스타일은 훨씬 더 이로울 것이다. 뇌성마비(CP), 척수수막류(MMC: Meningomyelocele) 또는 뇌 손상과 같은 소아기에 발생한 신체장애를 가진 사람들의 건강관리는 이 사람들의 2차적인 증상들을 예방하고 성인기의 삶의 질을 향상시키기 위해 건강증진과 웰니스에 대한 목표가 변화되고 있다.[24] Buffart 등은 MMC 환자의 전반적인 건강 관련 체력이 저하되어 있다고 하였다. 이것은 MMC 환자의 기대수명이 증가한다는 점에서 우려되고 심혈관질환과 당뇨병과 같은 라이프스타일과 관련된 질병에 관심이 증가될 것이다.[25] Pan과 Frey는 자폐 스펙트럼 장애(ASD: Autism spectrum disorder)를 가진 아동의 신체활동 수준에 대한 부족한 정보에 관해 발표했다. 그들은 ASD 환자는 환자 간 교류의 어려움뿐만 아니라 사회 및 행동 결손으로 신체활동에 대한 기회가 적다는 것을 알았다. 연구자들은 ASD 환자의 신체활동에서 일관된 패턴을 발견하지는 못했지만 연구결과에서 특히 청소년기에 과외 신체활동을 강조할 필요가 있음을 알 수 있다.[26] 이러한 결과는 교육현장에서 신체활동의 학생참여를 지원하고 개선 시키기 위한 물리치료의 필요성을 제시한다. CP아동들은 장애아동들 중에서도 가장 좌식 라이프스타일로 생활할 것이다.[27] CP청소년들의 활동수준 자가보고 연구에서 저자들은 신체활동 참가자는 전체운동기능 수준과 관련이 있고 신체활동은 나이가 증가할수록 감소한다고 했다. 신체활동 수준과 나이의 역상관계는 비장애아동 신체활동의 자료와 일치한다. CP아동들의 신체활동 변화량과 강도는 같은 연령대의 아동들과 비교했을 때 분명히 감소되어 있다.[28] CP아동의 잠재능력을 최대화시키고 그들의 평생 건강과 신체활동에 대한 전략은 치료적 접근, 홈 운동프로그램 및 퇴원계획에 중점을 두어야 한다. 증가된 신체활동 권장은 건강증진을 위해 중요하고 신체장애에 관계없이 모든 아동들의 전반적인 기능적 독립, 사회적 통합 그리고 삶의 만족을 향상시킬 수 있도록 한다. 질적연구는 아동기에 발생한 신체장애를 가진 젊은이들의 신체활동에 대해 개인적 그리고 환경적 장애물들을 평가했다.[24] 일반적인 사람들의 경우에도 신체활동에 대해 힘들다고 느끼는 것은 태도, 동기부여, 특히 피로, 컨디션과 관련된 손상, 정보 부족 그리고 개인에 대한 지원과도 상관이 있다.[24] 이것은 또다시 물리치료사가 이러한 소아 환자의 신체활동을 증진시킬 수 있는 의료인으로서 가질 수 있는 다른 역할을 제안한다. 장애를 완화시킴으로써, CDC 신체활동 권고에 대한 클라이언트와 가족의 교육에 기여함으로써, 피로 감소를 위해 활동과 휴식사이의 적절한 균형을 개선시킴으로써 물리치료사는 신체장애를 가진 아동들의 활동에서의 갭을 좁힐 수 있다. 연구들은 단기 및 장기 신체장애를 가진 사람들의 개선된 신체 활동수준을 보고하고 있다. 향후 연구들은 중재가 아동기에 발생한 신체장애를 가진 젊은이의 신체활동 정도에 미치는 효과와 신체활동에 대한 상담과 조언을 제공할 재활전문가의 영향에 대한 근거가 된다.[24](특별한 요구를 가진 사람들의 신체활동 기회에 대해서 보기 18.2를 보시오).

보기

18.2 가입을 위한 모델: 지적발달 장애인 올림픽

1968년부터 개최된 스페셜(지적발달장애인) 올림픽은 모든 사람들, 특히 지적 장애를 가진 사람들이 스포츠나 신체활동에서의 경쟁상황에서 소속감과 동료의식을 증대시킬 수 있는 경기에 참여하도록 노력해왔다.

스페셜 올림픽의 미션은 지적 장애를 가진 아동 및 성인들에게 각종 올림픽 스포츠에서 스포츠 트레이닝과 운동경기를 연중 제공하고 그들이 체력을 발달시키고 용기를 보여주고 즐거움을 경험할 기회를 지속적으로 제공하고 뛰어난 능력, 기술 그리고 다른 스페셜 올림픽 경기와 단체, 그들의 팀원과의 동료애를 공유할 수 있도록 하는 것이다.

www.specialolympics.org

▶ ICF근거 비만 치료법 How obesity treatment fits within the ICF framework

WHO의 ICF구조는 소아비만과 관련된 손상치료에서 임상경로와 결정적인 견해에 대해 가이드 역할을 할 수 있다(그림 18.4).[29] 물리치료사 실습 2 가이드와는 대조적으로 ICF는 장애 모델과 대조적으로 건강과 기능 모델을 제시한다. 이 분류 시스템은 건강상태 사람들의 일상생활에서의 기능을 설명한다. 일반적으로 비만한 사람들이 일상과 지역에서의 활동능력에 장애가 있다는 것에 동의한다. 아동들에서 이러한 활동들은 교육현장에서의 운동, 레크리에이션 활동들, 개인 관리 능력까지 포함될 수 있다. 신체활동에 대한 잘못된 관점은 사회발전을 저해할 수 있고 향후 이슈로도 이어질 수 있다. 단지 1차 또는 2차 진단에 상관없이 의사가 비만에만 주목한다면 일상생활에서 아동의 부모가 어떻게 대처해야 하는지에 대한 충분한 정보를 제공할 수 없다. ICF는 기능, 활동 그리고 두 가지 요소에 대해 살펴보는 참여에 대해 비만의 역학적 영향을 평가하기 위해 사용된다. 첫 번째는 손상이다. 그것은 비만과 함께 나타나는데 신체 구조와 기능 그리고 활동의 수행과 참여에 미치는 영향에 대한 것이다. 두 번째는 비만 상태는 건강의 사회 심리적 그리고 웰빙적 관점에서 평가된다. 그리고 개인적·환경적 요소를 포함한다. 건강상태와 환경적·개인적 요소들 간의 역학적 상호작용은 진단에서 핸디캡을 가진 개인을 강조하는 무력화 모델에서 벗어나야 한다(그림 18.5). APTA에서는 ICF를 건강관리 영역에서 기능과 건강 용어를 설명하는 수단으로 사용해왔고 의료인과 환자, 정책입안자와 납세자 간의 소통을 강화하는데 이용할 수 있다. 이 용어를 사용함으로써 건강관리커뮤니티에서의 소통은 개선되어질 수 있고 물리치료사 역할이 비만 아동 재활의 개념에서 더 명확해질 수 있다. 더욱이 대화는 다학제적 공동연구에 대해 활성화시킬 수 있고 그 결과 임상관리에서 전반적으로 개선된다.[29-31]

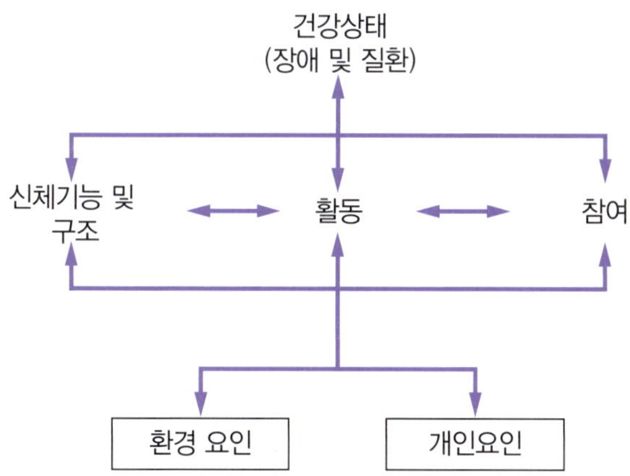

그림 18.4 ICF의 구성요소 상호작용 모형도

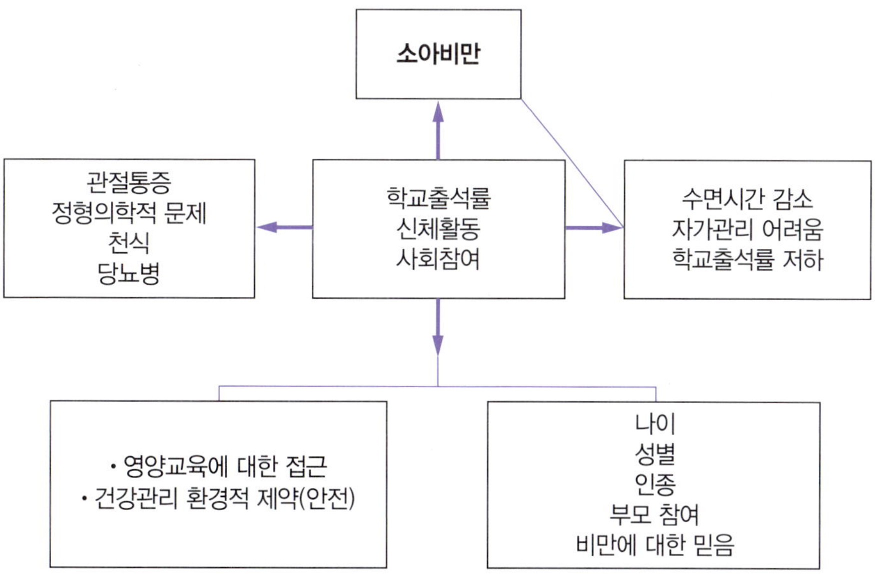

그림 18.5 건강과 기능에 대한 소아비만영향 모델로서 ICF모형도

▶ 비만아동에 대한 물리치료 병력과 검사 Physical therapy history and examination of the child with obesity

소아비만의 경우 환자가 비만 진단과 치료에 대한 물리치료를 찾을 수 없다는 것을 인지하는 것이 중요하다. 비만은 허리통증 또는 무릎통증과 같은 특정한 신체 손상을 동반하는 질환이다. 종합병력과 신체검사에는 현재 진단에서 나타나는 기능 제한의 원인이 되는 환자의 신체구조와 손상이 포함되어야 한다. 특히 주의해야 할 점은 인종, 문화적 신념, 가족/보호자, 교육, 사회적 상호작용, 활동 그리고 지원 시스템을 포함하는 위험요소들이 제시되어야 한다. 일반적인 건강상태에 대한 질문은 신체기능, 심리적 기능, 체력수준, 그리고 전반적인 건강 인식에 관한 정보이다. 신체기능에는 자각하는 운동의 힘듦 또는 수면패턴 그리고 신체기능과 관련된 문제들을 포함해야한다. 심리적 기능은 우울, 불안, 기억력 또는 체중과 관련된 사교적인 문제들을 포함할 것이다. 가족력은 전체적인 가정환경과 건강 관련 체력과 관련이 있을 수 있기 때문에 중요하다. 동반 질환에 대한 현재 복용 중인 약물 또한 환자 체중에 대한 생체정보를 제공한다. 동반 질환으로 현재 복용중인 약물이 아동의 체중상태에 대해 중요한 단서를 제공할 수 있다. 항정신성 약물의 부작용으로 인한 체중증가에 관한 정보는 주의력결핍 과잉행동장애(ADHA)나 자폐증을 치료하는 데 사용된다.; 기분 안정제, 항우울제 그리고 스테로이드제는 알아야 할 주요 약물이다.[32,33] 어떤 경우에는 아동의 체중증가에 영향을 미치는 부작용 때문에 부모나 교육자의 학습이 필요하다.

인체 시스템 재검토 Systems Review

인체 시스템 재검토에서 주목해야 할 점은 건강 관련 체력측정의 논의에서 제시하였듯이 심폐기능의 측정이다. 혈압, 안정 시 심박수 그리고 호흡률은 비만 아동의 운동 시 관찰해야 하는 중요한 요소이다. 키, 몸무게, 그리고 BMI는 진단받지는 않았지만 체중에 문제를 가진 아동에서 설정된 연령대비 BMI가 기록되어야 한다. 앞에서 제시하였지만 이러한 측정은 아동들이 최고의 건강상태와 웰니스로 회복하는데 중요한 영향을 미칠 것이다. 아동의 증가된 체중으로 발육과정에 있는 관절에서 손상이 발생할 수 있기 때문에 근골격 및 근신경계의 전반적인 검사를 실시해야 한다. 1차 진단과 전반적인 건강 관련 체력수준과 상관이 있기 때문에 근력/근지구력은 맨손 근력 검사와 다른 방법의 검사를 통해 측정하는 것이 중요하다. 체중은 자세와 정렬에 영향을 줄 수 있어 측정 및 평가해야 한다. 비만한 사람들의 경우, 유산소 및 근력 강화 운동을 안전하게 실시하기 위해 치료계획에 환기와 호흡측정도 포함해야 한다. 앞에서 제시하였듯이 아동의 비만이 전체운동기술과 협응성 운동에 영향을 미칠 수 있다. 아동과 가족의 변화하고자 하는 동기부여와 결과에 대한 가능성도 목표달성 전략을 설정하기 위해 측정해야 한다.

검사 및 측정 Tests and Measures

정밀한 진단을 위해 물리치료사가 아동에게 다양한 특수검사와 측정을 실시하는 동안에 전반적인 예후와 결과에 영향을 줄 수 있는 체중을 측정하는 것이 중요하다는 것을 강조해야 한다. 앞에서 언급하였듯이, 환자들에게 유용한 건강 및 기술 관련 체력에 대한 다양한 특수 검사가 있다. 다른 환자의 경우에 물리치료 실습지침에서는 특히 비만 아동의 손상을 측정하는 근거를 제공한다. 유산소 능력과 전신지구력검사는 상지, 사이클 또는 휠체어 에르고 메타 검사. 스텝검사(하바드 스텝검사) 또는 6분간 걷기검사와 같은 표준화된 검사 프로토콜이 필요하다. 이와 같은 모든 검사는 결과 비교가 가능한 표준값을 제공한다.

인체측정에는 신체 조성 및 인체치수가 포함되는데 이것은 이미 앞에서 논의했다. 각성, 주의력 및 인지에 대해서는 *아동건강설문지*[34]와 같은 자가평가도구가 전반적인 삶의 질 뿐만 아니라 동기와 기대수준을 평가하는데 유익하다. 고도비만 아동은 건강 관련 삶의 질이 낮다고 보고되고 있어 이 평가는 필요하다. 소아 환자에서 체중이 손상과 관련이 있는 것으로 보고되는데 비만 아동은 종종 정상 체중의 아동보다 자존감이 낮고 슬픔, 외로움 그리고 긴장이 높게 나타난다.[8] 특히 비만 아동에서 물리치료평가가 항상 이루어지는 것은 아니지만 삶의 질 측정은 전반적인 웰니스를 향상시키는 데 또 다른 결과를 제공한다.

순환기계 측정은 환자가 병적 비만이거나 전신지구력을 필요로 하는 활동에 참가하기 위해 의사허가서가 추가적으로 필요하다면 심전도검사와 혈압, 심박수 그리고 호흡률검사를 실시해야 한다. 산소포화도, 호흡률, 호흡리듬 그리고 호흡패턴, Borg의 자각적 강도 그리고 호흡 곤란 척도를 통해 물리치료사는 환자의 심폐 상태와 물리치료를 통한 변화에 대해 설명할 수 있다.

건강 관련 체력 검사에서 논의했듯이 근 수행능력 검사는 다양한 방법으로 수행할 수 있다. 맨손 근력검사 이외에 sit-to-stand 검사, sit-up 검사나 스쿼트 검사와 같은 다른 기능적 검사도 사용할 수 있다. 뿐만 아니라 이것들은 운동기술-2 하위검사의 Bruininks-Oseretsky 검사와 같은 표준 근력검사이다.

비만 아동의 평가에서 체중과 관련된 더 많은 위험요소를 평가하기 위해 특히 주목해야 할 점은 증가된 밖굽이무릎(외반슬)이나 활동으로 인한 목말밑관절(거골하관절)의 문제와 같은 자세와 정렬이다. 체중 때문에 아동이 안전하게 이동할 수 없을 때 가족들이 문제를 해결할 수 있도록 도움을 줄 수 있는 고도비만 아동 환자의 자가관리평가는 필요하다.

비만 아동에 대한 기능적 결과 가능성 설정하기 Determining functional outcome expectations for the child with obesity

물리치료사는 심혈관계, 호흡계 그리고 근골격계 장애의 위험감소를 위해 비만 아동과 체중증가 아동의 중재에 집중해야 한다. 치료적 운동, 유산소 상태, 기능 훈련, 환자와 가족의 교육과 훈련 그리고 전반적인 라이프스타일 수정은 개선된 건강상태와 웰빙 목표달성에 사용되는 모든 전략이다. 활동 참여에 영향을 미치는 예상된 결과는 다음과 같다.

- 점핑과 같은 수행능력이 개선된다.
- 사회자원에 대한 인식과 활용하는 능력이 개선된다.
- 자기평가를 통해 건강한 습관, 웰니스 그리고 예방 전략을 증진하는 행동을 습득하고 문서화 할 수 있다.
- 환자건강과 건강관리자원의 사용으로 학교와 집에서 환자와 가족의 결정능력이 강화된다.
- 체중상태 및 비만과 관련된 개인적 그리고 환경적 요소에 대해 가족과 환자의 지식이 증가된다.
- 자가관리, 학교, 놀이, 사회 또는 여가활동에서의 수행정도는 자가보고측정으로 개선된다.
- 학교출석률이 향상된다.

비만과 관련된 신체구조와 기능의 개선된 결과에 다음이 포함된다.

- 근 수행능력, 근력 및 관절가동범위가 개선된다.
- 유산소 능력과 전신지구력이 개선된다.
- 집, 학교 그리고 사회 속에서 지위와 활동에서 수용능력이 개선된다.
- 설문지나 검사를 통해 서류화하여 웰빙에 대한 의식이 개선된다.
- 기술 관련 체력이 개선된다.
- 위험요소가 감소된다.

스펙트럼에서 다양한 그 외의 2차적 결과는 건강관리 서비스 이용과 경비 감소 그리고 물리치료 서비스이용의 최적화를 포함한다. 그 외 1차장애를 가진 아동 환자의 체중관리에 주목하는 물리치료는 건강관리비용 측면에서 효율적이다.

아동비만에 대한 치료 중재 Therapeutic interventions to address obesity in the pediatric population

비만 아동이 임상이나 교육환경에서 물리치료를 제공받는 여부에 상관없이 분명히 주목해야 할 점은 목표에 도달하기 위한 안전하고 효과적인 방법의 치료 중재가 체계화되어야 한다는 것이다. 이 사람들의 안전한 운동 범위 유지를 위해서 자각적 운동강도, 호흡률, 혈압 그리고 심박수의 강화된 모니터링이 필요하다. 환자와 가족의 교육은 심박수를 정확히 모니터하는 것이 필요하다. 아동의 심박수는 변화가 많아서 18세 이하 아이들의 목표 심박수는 측정 신뢰도가 성인과 같지 않다.[35] 자각적 운동 강도(RPE)는 운동강도를 측정하는 안전한 방법이다. 아동의 Bog's scale 이외의 방법도 있다. The Pictorial children's Effort Rating Table(PCERT)과 OMNI 아동척도는 물리치료사가 운동강도를 평가하는 두 가지 자가 평가도구이다.[36,37] 건강 관련 체력은 유산소 능력과 전신지구력 컨디셔닝은 특별한 주의를 요구한다. 심혈관 전신지구력을 향상시키는 중재는 수중운동, 걷기 또는 휠체어프로그램, 트레드밀에서 보행훈련, 사이클 에르고미터와 일립티컬 훈련(elliptical training)을 포함한다.

맨손 또는 자가 신장 운동과 같은 전통적인 중재 이외에도 유연성은 요가와 같은 그룹 운동으로도 교육 및 사회에서 아동에게 적용가능하다. 기술 관련 체력에 대한 근력과 근지구력은 비만 아동의 중재에서 고려되어야 한다. 능동보조, 능동 그리고 저항운동뿐만 아니라 더 전체적인 운동에는 필라테스나 파워요가가 있다.

동기부여는 치료 중재에서 물리치료사가 비만 아동과 함께 활동하면서 파악되는 주요한 점이다. 운동과 중재에서 최선의 노력을 권장하기 위해 신체활동에 대해 부정적인 관점을 가지고 있는 아동들에게 적절히 동기를 주는 것이 필요하다. 보기 18.3은 아동의 운동치료 참여를 높이는 것에 대한 가이드라인을 제공한다.[38]

다양한 접근법은 비만 아동을 치료하는 물리치료사에 의해 이루어진다. 중재는 의뢰인 개인에 맞추어야 하는 것은 분명하다. 더욱이 아동의 비만은 전염병성 건강문제로 다학제적인 접근이 일반적으로 비만을 감소시키는 목표를 성취시킬 포괄적인 방법을 제공한다. 1차 진료의사와 물리치료사와 같은 의료인은 교육팀과 지방자치 및 주정부 그리고 건강한 라이프스타일을 권장할 수 있는 보험관리사와 같은 사람들을 통해 지역사회와 협력해야한다. 보기 18.4는 펜실베니아주 성장 선별검사의 체중판정에 대한 일부 내용을 소개하고 있다. 보다 큰 웰니스 지역사회에 일원으로 참여할 수 있는 유일한 길은 소아 당뇨 치료의 1차적인 중재자로서 물리치료사가 참여하는 것일 수도 있다. 보기 18.5는 물리치료사가 지방학교 학생을 대상으로 실시한 최근 보고를 소개하고 있다.

보기 18.3 운동에 대한 아동과 가족의 동기화를 위한 권고

권장사항	금지사항
• 가족 구성원을 위한 체육교육	• 신체적으로 활동적인 친구와 비교하기
• 활동에 흥미가지기	
• 낮은 강도 운동시작하기	• 참여는 우승보다 더 중요함
• 목표설정에 환자/가족 포함시키기	• 운동프로그램 점진적으로 진행하기
• 삶의 질을 강화시킬 수 있는 성취 가능한 목표 발달시키기	• 적절한 강화수준 유지하기
	• 운동자체가 보상이 되어야 하고 요구하지 않기
• 적절한 긍정적인 강화 주기	

Adapted from McWhorter JW, Wallmann HW, Alpert PT. The obese child: motivation as a tool for exercise. *J Pediatr Health Care*. 2003;17:11–17.

보기 18.4 펜실베니아 성장 선별검사프로그램

비만이 확산됨에 따라 일부 주에서는 이 문제를 관리할 수 있는 학교 보건 계획을 추진했다. 2003년에 PA 보건부는 비만 및 관련 만성 질환 예방을 위한 영양 및 신체활동계획을 추진했다. 성장측정을 위한 도구로 부모가 BMI를 성장측정도구로 인식하는 것이 프로그램 목표 중 하나이다. 프로그램은 3학년 이상에서 12학년의 모든 학생들 부모에게 나이기준 BMI정상기준치를 제공하고 관리할 것을 권고하는 사항을 의무화하였다. 주 정부에서 제시한 과정에는 매년 키와 몸무게검사, 정상성장 기준으로 평균 성장 속도 참고하기, 그리고 CDC 성장차트를 참고한 그 지역의 각 학생들에게 나이기준 BMI 측정을 포함한다. 결과는 다음 세 개의 카테고리에 따른다.

허용 체중 – 정상범위라도 학생이 과체중이 될 가능성을 감소시키기 위해 결과를 학부모에게 알릴 것을 권장한다.
5% 저체중 – 나이기준 BMI가 5% 이내 그리고 나이기준 신장이 5% 이내일 경우; 권고에는 영양에 관한 관심과 정보에 대한 지역사회기반 영양프로그램을 위해 적절한 시기에 의료인에 의한 추적관찰을 위한 부가적인 권장 사항과 함께 학부모/보호자 알림이 포함된다.
85%이상 체중 – 나이 기준 BMI 85%이상 포함; 권고에는 학부모 알림, 건강식품 권장하기 그리고 규칙적인 신체활동 그리고 혈압, 총콜레스테롤, 가족력, 고도 외인성 과체중 그리고 2형 당뇨병을 위한 의료인에 의한 추적관찰을 위한 권장 사항이 포함된다.

더욱이, PA 보건부는 학년별 자료를 제출하도록 학군마다 요청한다. 웹사이트에서 보건부는 건강식품에 대한 기초지식을 향상시키고 활동적인 라이프 스타일에 도움이 되는 가족과 지역에서 필요한 다양한 유인물과 자료를 제공한다.

www.dsf.health.state.pa.us

보기 **18.5** **세더 큰 웰니스 지역사회를 향해: 물리치료사는 연방정부 보조금 확보에 지역사회 초등학교와 협력해야 한다.**

Carol M. White 물리치료프로그램(PEP)을 통해 미국 교육부는 유치원에서부터 12학년까지의 학생을 대상으로 방과 후 프로그램을 포함하는 신체활동프로그램을 추진하고 확장하고 강화시킬 수 있도록 LEAs와 지역사회기반 기구(CBOs)에 보조금을 제공한다. 보조금을 지원 받으면 주 기준에 맞추어 진행되도록 학생들을 돕는 프로그램을 시행해야 한다. 2007년에 물리치료사는 2년 동안 175,000달러를 보조받는 과정에 지역사회 초등학교 양호교사와 체육부와 협력했다. 물리치료사는 사업 책임자와 책임 연구자로 근무했고 이것은 웰리스영역에서 새로운 역할을 시작한 것이다. 다음은 보조 보고서에서 발췌한 내용이다. "건강한 아이들/건강한 지역사회 프로그램의 목적은 고위험군에 있는 학생들이 더 건강하고 그래서 더 배울 수 있는 데 있다. 그리고 펜로즈 초등학교의 직원이 건강한 학교환경을 만들기 위해 확실히 훈련받고 지원받는 것이다. 이것은 성인 비만위험에 노출된 아이들의 특별한 요구에 주목하면서 정부의 지원을 충분히 받지 못하는 사람들에 중점을 두고 다른 지역사회 파트너와 학교와 보건제도 간에 공동의 노력을 해오고 있다. 특히, 세 개의 분야에서 이 사업의 주안점은 다음과 같다.

1. 학생은 교육과정과 방과 후 프로그램에서 영양교육을 받을 것이다.
2. 나이기준 또는 85% 이상 BMI에 대한 CDC가이드라인에 제시된 과체중 또는 과체중 위험군인 아이들은 가능하고 아이들의 활동방법과 건강한 라이프스타일 방법을 교육하는 데 중점을 둔 방과후 프로그램 참여할 것을 권장한다. 특별한 요구를 가진 아이들의 경우에 개별적인 프로그램이 현재 PE/체력 만들기에 적응하거나 또는 개인 운동계획을 통해 그들의 활동수준을 증가시킬 것이다. FITENSSGRAM은 학생들의 임의 그룹에서 신체활동 수준과 관련된 체력변화 측정에 활용될 것이다.
3. 모든 학생들의 운동장 활동횟수 증가와 야외 활동시간을 증진시킴으로써 수업시간을 통한 중고강도 활동을 강화할 수 있도록 권장해라. PE프로그램의 부분으로써 FITENSSGRAM 측정은 점심시간에 전체 체력변화를 측정하기 위해 활용될 것이다. 더욱이 건강한 학교환경을 조성하기 위해 직원의 전문성 개발이 필요할 것이다. 포괄적인 프로그램을 위한 결정적인 요소로서 부모는 웰니스에 대한 그들의 지식과 경험을 발전시키기 위해 밤마다 운동에 참여하기에 초대될 것이다.

공동작업, 학군으로부터 활용 가능한 자원을 조사하기, 방과 후 프로그램, 영양교육전문가 그리고 활용 그리고 보건 시스템을 이용한 직원의 저가/무료 프로그램교육, 지역사회와 강하게 연결된 지역사회기반 보건 시스템, 현재 기준에 맞춘 보건, 웰리스, 안전 및 체육에 대한 전문지식을 활용할 초등학교 지원. 올해 PEP프로그램 목적의 요지는 유치원학생부터 5학년 학생의 활동수준을 150분/주까지 그리고 6학년에서 8학년은 225분/분까지 증가시키는 것이다.

2013년 9월부터 물리치료사, 소아 환자와 가족을 위한 웹사이트:

Centers for Disease Control and Prevention (CDC), National Center for Chronic Disease Prevention and Health Promotion. BMI for children and teens growth charts. http://www.cdc.gov/growthcharts

Action for Healthy Kids. http://www.actionforhealthykids.org

American Dietetic Association. http://www.eatright.org

BMI-for-Age Calculator for Children. http://www.cdc.gov/healthyweight/assessing/bmi/

National Institutes of Health. National Heart, Lung, and Blood Institute. Obesity education initiative. http://www.nhlbi.nih.gov/about/oei/index.htm

President's Council on Fitness, Sports & Nutrition. http://www.fitness.gov

The President's Challenge. https://www.presidentschallenge.org

Shapedown: weight management for children and adolescents. http://www.shapedown.com

Shape Up America! Healthy weight for life. http://www.shapeup.org

Child and teen health and nutrition information. http://kidshealth.org/teen/index.jsp?tracking=T_Home

Portion distortion information. www.kidnetic.com

요점

물리치료사는 건강증진 및 웰니스의 전문가인 건강관리전문가가 되기 위해 노력하고 있다. 의사에게 비만소아를 위한 평가 및 중재에 관한 지식은 필수이다. 다학제팀에서 아동비만의 유행을 차단시키기 위한 물리치료사의 역할은 계속된다. 대운동 발달 분야의 전문가로서 그리고 비만 아동의 기능을 개선시키고 운동을 증진시키기 위한 대응으로 물리치료사는 이러한 환자들의 전반적인 삶의 질을 높일 수 있는 기회를 가진다. 아동건강과 웰니스를 강조할 때 가족과 더 큰 단체의 교육자로서 물리치료사의 역할이 맡겨지는 경우도 있다.

참고문헌

1. APTA. Guide to physical therapist practice. Second edition. *Phys Ther*. 2001;81(1):9–746.
2. AMA adopts new policies on second day of voting at annual meeting. Released June 18 2013. www.ama-assn.org/AMA/pub/news/news/2013/2013-06-18-new-AMA-policies-annual-meeting.page. Accessed September 2013.
3. American College of Sports Medicine. *ACSM's Guidelines for Exercise Testing and Exercise Prescription*. Baltimore, MD: Williams and Wilkins; 1995.
4. National Health and Nutrition Examination Survey, 2009–2010. www.cdc.gov/nchs/data/databriefs/DB82.htm. Accessed February 2013.
5. Ogden CL, Carroll MD, Kit BK, et al. Prevalence of obesity and trends in BMI among US children and adolescents, 1999–2010. *JAMA*. 2012;307(5):483–490.
6. Centers for Disease Control and Prevention. NCHS Health E-Stat. www.cdc.gov/NCHS/data/hestat/obesity_Child_07_08/obesity_child_07_08.htm. Accessed March 2013.
7. Nervik D, Martin K, Rundquist P, et al. The relationship between body mass index and gross motor development in children aged 3 to 5 years. *Pediatr Phys Ther*. 2011;23:144–148.
8. White House Task Force on Childhood Obesity Report to the President: Solving the Problem of Childhood Obesity Within a Generation. May 2010. www.letsmove.goc/sites/letsmove.gov/files/TaskForce_on_Childhood_Obesity_May2010_FullReport.pdf. Accessed March 2013.
9. Prevalence of self-reported obesity among U.S adults. BRFSS 2011 State Obesity Map. http://www.cdc.gov/obesity/data/adult.html. Accessed February 2013.
10. Vision 2020. American Physical Therapy Association. http://www.apta.org/vision2020/. Accessed March 2013.
11. Krebs NF, Himes JH, Jacobson D, et al. Assessment of child and adolescent overweight and obesity. *Pediatrics*. 2007;120(4):S193–S228.
12. Centers for Disease Control and Prevention. Overweight and Obesity. http://www.cdc.gov/obesity/childhood/basics.html. Accessed February 2013.
13. Ebbeling CB, Swain JF, Feldman HA, et al. Effects of dietary composition on energy expenditure during weight-loss maintenance. *JAMA*. 2012;307(24):2627–2634.
14. Ganley KJ, Paterno MV, Miles C, et al. Health related fitness in children and adolescents. *Pediatr Phys Ther*. 2011:23:208–220.
15. FITNESSGRAM. www.cooperinstiture.org/fitnessgram. Accessed May 2013.
16. Lustig RH. Still Believe "A Calorie is Just a Calorie?" Huffington Post Healthy Living. www.huffingtonpost.com/robert-lustig-md/sugar-toxic_b_2759564.html. Accessed October 2013.
17. Gelman L. 3 reasons a calorie is not a calorie. *Reader's Digest*. July 2013;26.
18. 2008 Physical Activity Guidelines for Americans. www.health.gov/paguidelines/pdf/paguide.pdf. Accessed July, 2013.
19. Schlessman AM, et al. The Role of physical therapists in pediatric health promotion and obesity prevention: comparison of attitudes. *Pediatr Phys Ther*. 2011;23:79–86.
20. Whitaker RC, Pepe MS, Wright JA, et al. Early adiposity rebound and the risk of adult obesity. *Pediatrics*. 1998;101(3) e5. http://pediatrics.aappublications.org/content/101/3/e5. Accessed October 2013.
21. Lynn CH, Miller JL. Bariatric surgery for obese adolescents: should surgery be used to treat the childhood obesity epidemic? *Pediatr Health*. 2009;3(1):33–40.
22. Pathare N, Haskvitz EM, Selleck M. Comparison of measures of physical performance among young children who are healthy weight, overweight, or obese. *Pediatr Phys Ther*. 2013;25:291–296.
23. Saebu M. Physical disability and physical activity: a review of the literature on correlates and associations. *Euro J Adapted Phys Activity*. 2010:3(2):37–55.
24. Buffart LM, Westendorp T, van den Berg-Emons RJ, et al. Perceived barriers and facilitators of physical activity in young adults with childhood-onset physical disabilities. *J Rehabil Med*. 2009;41:881–885.
25. Buffart LM, van den Berg-Emons RJ, van Wijlen-Hempel MS, et al. Health related physical fitness of adolescents and young adults with myelomeningocele. *Euro J Appl Physiol*. 2008;103:181–188.
26. Pan CY, Frey GC. Physical activity patterns in youth with autism spectrum disorders. *J Autism Dev Disord*. 2006;36:597–606.
27. Longmuir PE, Bar-Or O. Factors influencing the physical activity levels of youths with physical and sensory disabilities. *Adapted Physical Activity Q*. 2000;17:40–53.
28. Maher C, Williams MT, Olds T, et al. Physical and sedentary activity in adolescents with cerebral palsy. *Dev Med Child Neurol*. 2007;49(6):450–457.
29. Winstein C, et al. The Physical therapy clinical research network (PTClinResNef), methods, efficacy, and benefits of a rehabilitation research network. *Am J Phys Med Rehabil*. 2008;87:937–950.
30. World Health Organization. *International Classification of Functioning, Disability, and Health*. Geneva, Switzerland: World Health Organization; 2001.
31. Forhan M. An analysis of disability models and the application of the ICF to obesity. *Disabil Rehabil*. 2009;31(16):1382–1388.
32. American Academy of Child and Adolescent Psychiatry. Preventing and Managing Medication–Related Weight. www.aacap.org/AACAP/Families_and_Youth/Facts_for_Families/Facts_for_Families_Pages/Preventing_and_Mananging_Medication_Related_Weight_94.aspx. Accessed September 2013.
33. UCLA Department of Medicine. Drug-induced weight gain. www.med.ucla.edu/modules/wfsection/article.php?articleid=371. Accessed September 2013.
34. CHQ: Child Health Questionnaire TM. www.healthactchq.com/chq.php. Accessed October 2013.
35. National Council on Strength and Fitness. Heart rate guidelines for adults and children. National Council on Strength and Fitness. www.ncsf.org/enew/articles/articles-heartrateguidelines.aspx. Accessed September 2013.

36. Lagally KM. Using rating of perceived exertion in physical education. *J Phys Educ Recreation Dance*. 2013;84(5):35–39.
37. Roemmich JN, Barkley JE, Epstein LH, et al. Validity of PCERT and OMNI walk/run ratings of perceived exertion. *Med Science Sports Exercise*. 2006;38(5):1014–1019.
38. McWhorter JW, Wallmann HW, Alpert PT, et al. The obese child: motivation as a tool for exercise. *J Pediatr Health Care*. 2003;17:11–17.
39. Procedures for the growth screening program for Pennsylvania's school-aged population. www.portal.state.pa.us. Accessed October 2013.
40. Carol M. White physical education program. www2.ed.gov/programs/whitephysed/index.html. Accessed September 2013.
41. Overweight and Obesity. www.cdc.gov/obesity/data/adult.html. Accessed February 2013.
42. van den Berg-Emons, Saris WH, de Barbanson DC, et al. Daily physical activity of school children with spastic diplegia and of healthy control subjects. *J Pediatr*. 1995;127(4):578–584.

CHAPTER 19

심장질환

Cardiac Disorders

소개 Introduction

선천성 심장질환(CHD: congenital heart defects)의 정도는 경도에서 중도로 다양하다.[1] 중등도(moderate)와 중증 CHD는 신생아 1,000명 중 2.5~3의 빈도로 발생하는 반면, 경도 CHD는 신생아 약 1,000명 중 10명의 빈도로 발생한다.[1] CHD 신생아는 매년 약 25,000명 정도 출생하며 기능적 장애가 있는 CHD 성인 환자는 약 1,000,000명 이상이 미국에 있다.[2] 내외과적 치료의 발달로 CHD 영아의 사망률은 극적으로 줄어 CHD로 태어난 영아의 85%가 성인으로 생존한다.[2] 많은 아이들이 생존함으로, CHD 아동의 인지, 언어, 대운동 및 소운동 능력, 삶의 질 등을 포함하는 신경발달관련 여러 영역에서 많은 연구가 진행되고 있다.[3-11] 소아물리치료사로서 일하는 어떤 환경에서든 심장질환을 가진 유아, 아동 및 청소년을 만날 수 있다. 물리치료사는 수술 전 급성기, 또는 수술 후 재활시기, 학교, 홈치료, 그리고 외래에서 만난다. CHD 환자를 치료할 때 물리치료사는 CHD의 기본정보, 운동하는 동안 아동의 심폐계 변화, 그리고 이들에게 자주 발생하는 합병증에 대해 잘 알아야 한다. 발달지연을 초래하는 다양한 유전질환은 심장질환을 동반한다는 것을 아는 것이 중요하다.[9]

심장의 대부분 선천성이상은 심장이 땅콩보다 크지 않을 때인 임신 8주에서 12주 사이에 발견될 수 있고 영상기법이나 심장성장의 정도 때문에 임신이 더 진행될 때까지는 진단이 어려운 경우도 있다.[12,13] 대부분의 CHD에서 결함의 원인은 유전적 요소로 예상되지만 유전패턴은 분명치 않고 여러 원인이 있을 가능성이 있다.[9,14] 단일 유전자 돌연변이는 CHD(예, DiGeorge/22q11.2 미세결손; CHARGE/CHD7 결손/돌연변이)를 포함하는 유전증후군에서 확인되어 왔다.[9] 다양한 종류의 CHDs가 발생한다. 표 19.1에서는 일반적으로 볼 수 있는 CHD의 종류와 빈도를 나타내고 있다.

다양한 종류의 CHD를 이해하기 위해서는 정상적인 심장발달, 해부학, 생리학에 대한 정확한 지식이 있어야 한

표 19.1 선천성 심장 질환의 상대적 빈도

심실중격결손	1/1000
동맥관 개존증(조산아 제외)	1/2000
대동맥 수축 협착증	1/2500
심방중격결손	1/3000
팔로 사징후군	1/3500
대동맥 전위	1/3500
허파동맥 협착증	1/4000
대동맥판 협착증	1/4500
좌심실 저형성증	1/5500
총허파정맥 환류이상	1/15,000
삼첨판 패쇄증	1/15,500
동맥간증	1/16,000
허파 폐쇄증	1/16,500

Wernovsky G, Gruber P. Common congenital heart disease: presentation, management and outcomes. In: Taeusch H, Ballard R, Gleason C, eds. *Avery's Diseases of the Newborn. 8th ed.* Philadelphia, PA: Elsevier Saunders; 2004:827–872.

다. 이 책에서 심장허파계통의 생리를 자세히 살펴보지는 않는다.; 심장허파계통 참고 서적들은 많다.[15,16]

심장계통 발달 Cardiac system development

심장은 (1) 주요 심장관, (2) 두 번째, 심장 전방영역, (3) 세 번째 영역 세포 (4) 심장 신경 크레스트 셀(도말세포)의 4가지 구성 요소로 형성되기 시작한다.[12] 이 4가지 구성 요소는 모듈 방식으로 결합하여 태아의 기본 구조로 발달한다. 주요 심장관은 좌심실의 대부분을 형성하며, 두 번째 전방영역 세포는 우심실과 유출로로서 발달하며, 세 번째 영역 세포는 심실 및 각 심실의 일부분에 기여한다. 심장 신경 도말 세포는 대동맥활 및 심장동맥에 포함된다. 심장을 형성하기 위해 세포가 연결되어 풍선모양으로 심장을 형성한다. 처음에는 총동맥관(truncus arteriosus)이라고 불리는 큰 단일혈관으로 이어지는 단일 심실이 있으며, 시간이 지나면서 구성 요소가 굽어지고 고리가 되어 중격이 수직으로 자라서 두 개의 심실을 형성하고, 총동맥관이 대동맥과 허파동맥으로 분리된다. 대동맥 및 허파동맥 판막이 발생하고 허파동맥이 대동맥 앞에 위치하여 우심실에 연결된다. 타원형의 구멍이 두 개의 심방 사이를 혈액이 통과 할 수 있도록 열려 있으며, 대동맥관이 대동맥과 허파동맥 사이를 연결한다. 4개의 속이 빈 공간으로 구성된 심장은 임신 8주에 완료되며, 이 시점에서 심방은 배아의 머리 가까이에 놓이고 심실은 발을 향한다.[12] 12주가 되면, 심장은 태아 가슴에 정상적으로 위치하고 길이는 약 8mm이다. 발달은 주로 임신 10주와 12주 사이에 완료되는데 이러한 임신 첫번째 기간은 심장 발달의 중요한 시기이다.[12] 12주에서 17주 사이에 심장은 크기가 두 배로 커지고 21주가 되면 3배가 된다.[12] 태아시기에는 우심실이 우세하며, 대부분의 태아 혈액이 허파를 우회하여 타원형 구멍 또는 대동맥관을 통해 좌심실에 도달한다(그림 19.1).

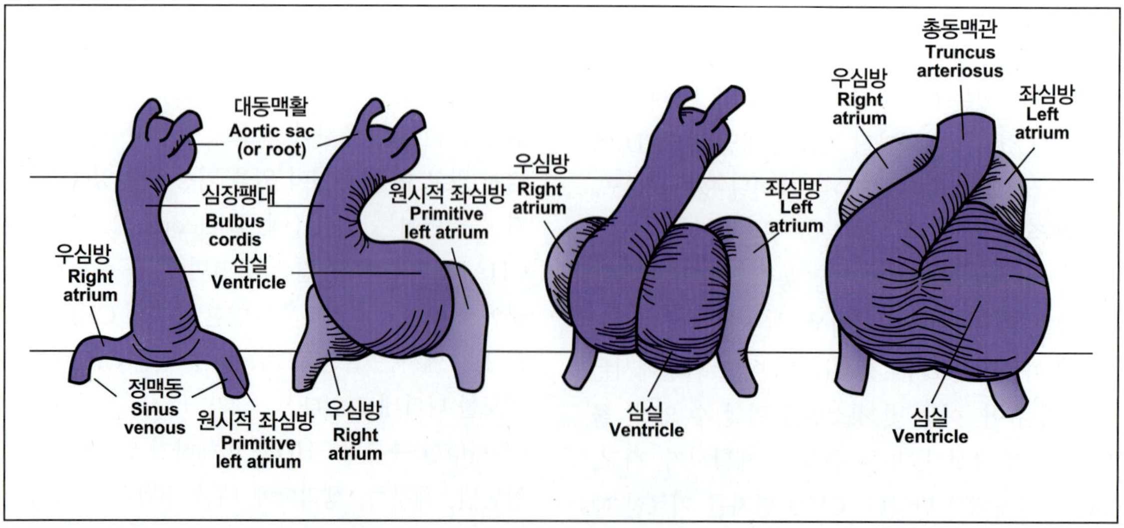

그림 19.1 태아 심장계의 발달

정상적 태아 순환 Normal Fetal Circulation

태아 심장은 허파저항이 높아 호흡을 허파에 의존하지 않는다.[17] 태아는 태반을 이용하여 산소를 얻고 저항이 낮은 순환경로에서 이산화탄소를 제거한다(그림 19.2). 태아는 좌우측 심실은 평행적으로 순환한다. 배꼽정맥을 통한 혈액이 정맥관을 통하여 태아 심장으로 들어가서 아래 대정맥을 통과하여 우측 심방으로 들어가고 타원구멍을 통하여 좌측 심방으로 들어간다. 위 대정맥은 우측 심방으로 연결되고 우측 심실에서 허파를 우회하여 직접 허파동맥, 허파 또는 동맥관으로 가며 하행 대동맥으로 내려가 양측 다리와 신체로 간 후 다시 배꼽동맥을 통하여 태반으로 돌아온다. 좌측 심실을 통과하여 대동맥으로 나간 혈액은 뇌와 상지로 공급된다. 여러 동·정맥뿐 아니라 심장의 여러 방을 통과한 혈액은 산소가 풍부하다. 태아에서는 허파순환의 혈관들은 수축되어 있다.[17] 허파로 산소가 풍부한 혈액이 들어가면 허파조직에 영양을 공급하고 허파를 발달시키는데 이용될 것이다.

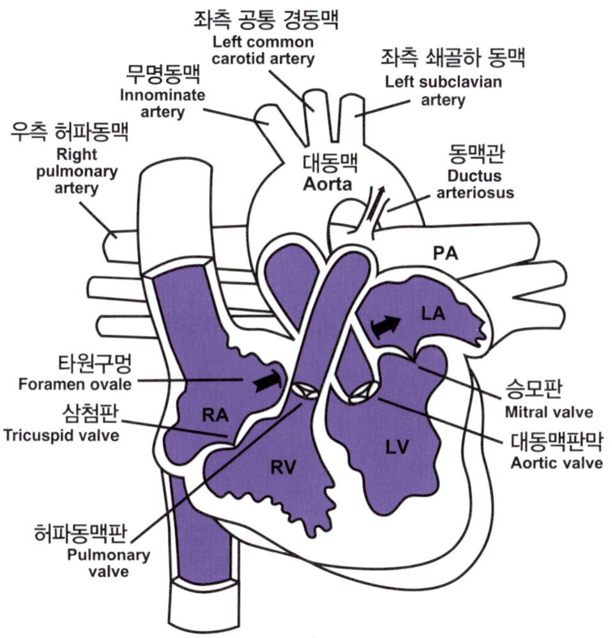

그림 19.2 정상 태아순환

출생 시 변화

Changes Associated with Birth

출생 시 순환계에 여러 일들이 일어난다. 그림 19.3은 출생 전후의 심장 해부학을 보여주고 있다. 첫 번째 호흡이 이루어지면 허파는 공기로 확장되고 허파의 압력이 떨어진다.; 이 기전에 의하여 혈액이 허파로 좀 더 쉽게 유입된다. 허파에 도달한 다음 좌측 심방으로 돌아오는데 심방중격의 좌측이 우측보다 압력이 더 올라가게 한다. 이 압

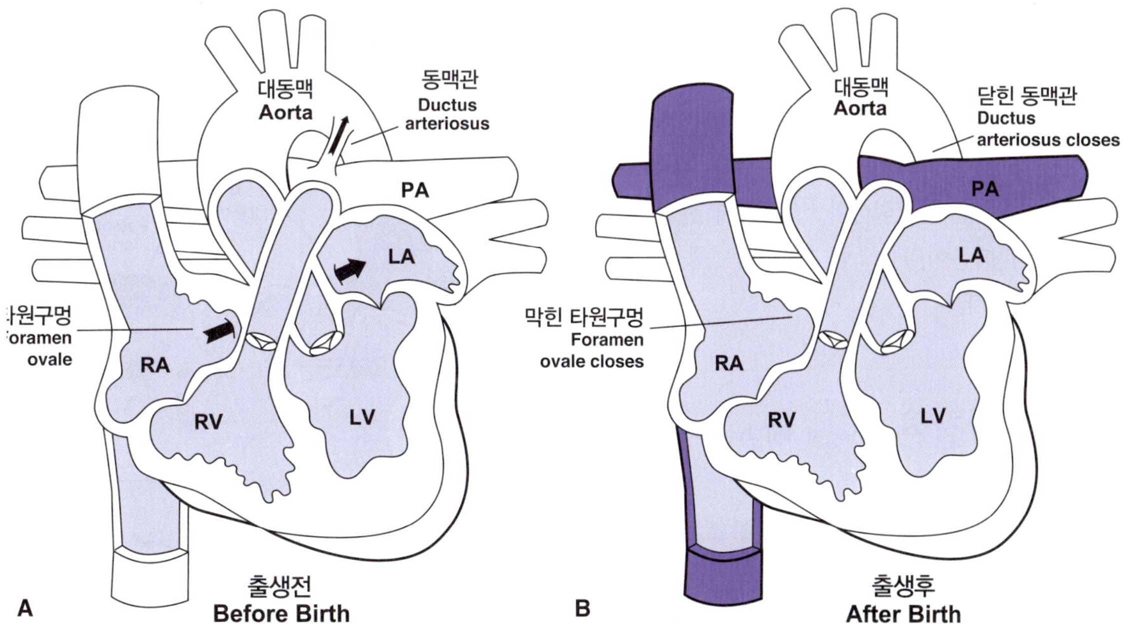

그림 19.3 출생 전후의 정상적 심장 구조 (A)와 (B). (From Neill C, Clark EB, Clark C. *From Birth to Adolescence, from Doctor's Office to Playground. The Heart of a Child: What Families Need to Know about Heart Disorders in Children*. London, England: Johns Hopkins University Press; 1992)

력 차와 산소 수준의 증가가 타원형 구멍과 대동맥관 및 정맥관(ductus venosus)이 출생 직후 기능적으로 닫히도록 한다.[17] 타원형 구멍은 해부학적으로 약 9~30개월, 대동맥관은 약 2~3개월, 심장동맥은 출생 후 약 7~14일에 닫힌다.[17] 몸은 이제 산소를 얻고 이산화탄소를 배출하기 위해 허파에 의존하며 산소가 함유된 혈액과 산소가 제거된 혈액이 분리된다.

출생 후 정상순환 Normal Circulation After Birth

심장은 조화로운 한 유기체의 두개의 펌프로 혈관을 통하여 신체로 혈액을 보내게 된다. 우측 심장은 탈산소된 혈액을 신체로부터 받아서 허파동맥을 통하여 허파로 보낸다. 좌측 심장은 산소화된 혈액을 허파로부터 받아 대동맥을 통하여 신체로 보낸다. 혈액은 위아래 대정맥을 통해 우심방으로 들어와서 삼첨판막을 통해 우심실로 이동한 다음 허파동맥판막을 통과한다. 허파로부터 우측 심실로 되돌아오려는 혈액을 막기 위하여 허파판막은 3개의 반달모양 첨판으로 구성되어있다. 그 다음 혈액은 허파동맥을 통해 허파로 들어가고 4개의 허파정맥을 통해 뒤로 들어가는데, 입구에 판이 없는 상태로 좌심방의 후벽으로 들어간다. 왼쪽 방실 판막 또는 승모판막은 좌심방과 심실 사이에 위치하고 좌심방에서 산소가 공급된 혈액이 좌심실로 통과할 수 있게 한다. 좌심실은 대동맥 판막을 통해 혈액을 공급한다. 대동맥 판에는 3개의 반월형 판이 있어 대동맥으로 이어진다. 대동맥 판막은 첨판이 두껍고 조금 다르게 위치한 것 말고는 허파의 판막과 비슷하다. 좌심실은 우심실보다 압력이 큰데 이는 허파와 비교할 때 전신 신체의 압력이 더 크기 때문이다. 그림 19.3B는 정상 심장 해부학을 보여주고 있다.

▶ 선천성 심장질환 Congenital heart defects

심장계통이 발달하는 어느 시점에서든 선천성 심장결함이 유발될 수 있다. 그것은 태아순환이 아직 남아있거나 태아심장 발달과정에 원인이 있다. 선천성 심장질환은 전통적으로 심각도(경증, 중등도 또는 중증 질환)에 따라 변화된 혈류의 방향(좌우단락, duct dependent systemic flow, duct dependent pulmonary flow, or other), 또는 산소 처리 과정에서 산소포화도가 감소하는지 여부에 따라 청색병변으로 간주되며, 혈중 산소포화도에 영향을 받지 않으면 비청색병변이다. 비청색증병변은 심장으로의 혈액 흐름의 차단문제(압력의 문제) 또는 심장을 통하여 허파로 돌아오는 혈액양의 문제를 유발할 수 있다.

비청색증 선천성 심장질환

Acyanotic Congenital Heart Defects

혈액량과 관련된 비청색증병변에는 심방중격결손(ASD), 심실중격결손(VSD), 심방-심실 중격결손(AVSDs), 그리고 동맥관개존증(PDA) 포함된다. ASD와 VSD 모두 그림 19.4에 나타나 있다. 허파로 흐르는 혈액량의 증가는 심장의 전신 순환과 허파 사이의 소통에 의해 충분히 산소가 공급된 혈액을 다시 허파로 되돌려 놓을 수 있다. 이러한 유형의 혈류는 좌-우단락이라고 하며 허파에 많은 혈액이 있고 동맥혈 산소포화도에는 변화가 없다. 허파로 너무 많은 양의 혈액이 가게되어 울혈된 허파 때문에 수면동안에도 빠른 호흡을 하게 된다: 비정상적 순환과 빠른 호흡을 하는데 가외(extra)의 에너지가 필요하므로 성장부진이 오고; 발한, 심부전, 그리고 섭식에서의 심한 어려움이 있다.[14] 압력 관련 비청색병변에는 대동맥 수축협착, 대동맥 협착 및 허파동맥 협착이 있으며, 혈액이 두 심실에서 흘러나올 때 압력이 증가하게 된다. 이러한

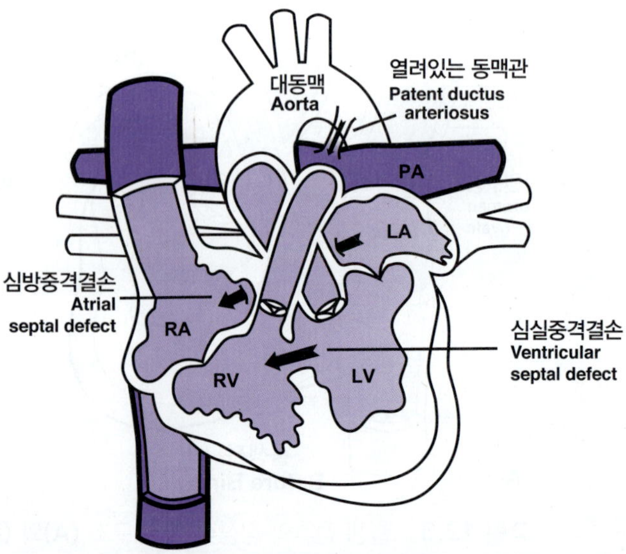

그림 19.4 심방중격결손과 심실중격결손, 그리고 동맥관 개존증

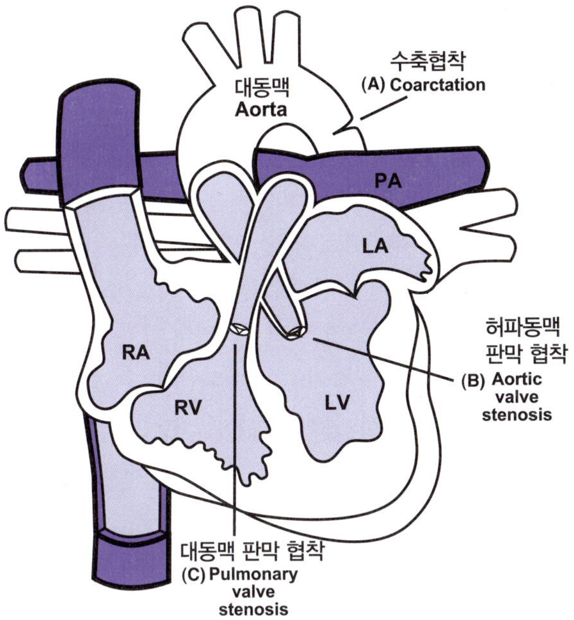

그림 19.5 여러 가지 흔한 선천성 심장 결함. (A) 대동맥의 수축협착 (B) 허파동맥 판막 협착 (C) 대동맥 판막 협착

병변은 그림 19.5A–C에 나와 있다.

동맥관개존증 Patent Ductus Arteriosus

PDA는 모체의 루벨라 감염이나 조산과 관련되어 발생한다. 출생 후에도 대동맥과 허파동맥이 연결되어있어 혈액이 두 혈관 사이를 흐른다. 동맥관(DA)은 태아순환에서는 정상경로이며 대동맥과 허파동맥사이를 연결해주고 있다. 닫히지 않으면 PDA이라고 하고 심장 좌우측의 압력차이 때문에 너무 많은 양의 혈액이 허파로 유입된다. 증상은 PDA의 크기에 영향을 받으며 조산정도에 따라 다르다. 크기가 크면 허파울혈, 울혈성 심부전, 그리고 부종이 온다. 크기에 상관없이 심근염발생의 위험이 있다. 프로스타글란딘의 생성을 줄이고 PDA예방을 위해 인도메타신을 조산아에게 투여한다. 성숙아의 경우 프로스타글란딘 분비 등으로 동맥관(DA)을 닫히지 않으면 외과적 수술이 필요하다(그림 19.4).

심방중격결손 Atrial Septal Defects

ASD는 심방을 나누는 벽에 구멍이 있는 것을 말한다. 이 구멍은 심방중격에 있는 타원형의 구멍으로 출생 후 빨리 닫혀야 하는데 닫히지 않아 발생한 질환이다. 많은 ASD는 생후 몇 년 동안 자발적으로 닫힌다. 그것이 닫히지 않으면 오랜 세월에 걸쳐 ASD가 심방의 압력을 낮추고 결과적으로 우심방과 심실의 점진적인 확장을 초래한다. 증상에는 심잡음, 우측 심실의 과부하, 허파동맥 확장이다. 수술은 일반적으로 2, 3세까지 구멍이 닫히지 않으면 이후의 합병증 위험 때문에 수술한다. 일반적으로 카테터를 이용하여 데이크론 패치 또는 클램쉘 기구를 심는다. 혈전을 막기 위하여 외과의사는 항응고제를 수술 후 6개월까지 투여할 것이다.

심실중격결손 Ventricular Septal Defects

심실중격은 세 영역이 융합하여 하나의 단일 근육벽으로 형성된다. 이 융합이 실패하면 VSD가 발생한다. VSD가 있으면 대동맥을 통하여 전신순환으로 나가야 할 산소포화가 높은 혈액이 좌측심실에서 심실중격의 구멍을 통하여 우측심실로 들어간다. 소형 VSD의 경우에는 최대 50%가 자발적으로 닫히고 증상은 없다.[14] 결손이 크면 많은 양의 혈액이 허파로 들어가 허파울혈을 일으키고 호흡이 가빠지게 된다. 허파로부터 많은 양의 혈액이 좌측 심장으로 되돌아오게 되어 결과적으로 좌심실이 과부하로 커지게 된다. 발생한 심부전은 허파와 다른 조직에서의 혈액울혈를 유발한다. 큰 VSD가 있으면 호흡곤란, 섭식의 어려움, 성장 부진, 심한 발한, 재발성 허파감염, 영아 초기의 심부전, 호흡기계통의 기능장애, 그리고 성장이 멈추게 된다. 모든 VSD의 1/5은 크기가 작고 2세 이전에 저절로 닫힌다. 5~7세에서도 닫히지 않으면 수술이 필요할 것이다. 데이크론 패치를 사용하여 구멍을 막는 것은 ASD 수술에서와 비슷하다.

심방심실중격결손 Atrioventricular Septal Defects

완전한 AVSD는 판막(승모판/삼첨판)뿐만 아니라 심방중격이 심실중격과 맞닿는 곳의 심장부위를 포함한다. 그 결과 큰 구멍이 중격을 다 침범하고 양측에서 하나의 큰 밸브만 있게 된다. 좌측에서 우측으로 아주 많은 양의 혈류 단락이 있게 된다. 중격전체에 결함이 있는 경우, 완전한 총심방심실관 (CAVC)으로 간주된다. 혈액순환은 왼쪽 심근에 의해 생성된 큰 힘 때문에 왼쪽에서 오른쪽으로 선회한다. 증상은 허파의 울혈과 허파고혈압이다. AVSD는 다운증후군과도 연관이 있는데; 70%의 AVSD 환자가 다운증후군을 가지고 있다.[14] 출생 몇 개월 내에 수술이 필요하다.

대동맥 수축협착 Coarctation of Aorta

대동맥의 수축협착은 대동맥이 심장을 떠난 직후 바로 좁아져 있는 경우를 말한다. 심장, 머리, 팔과 가까운 혈관의 압력이 높아지며 다리로 가는 혈액순환이 나빠진다. 이것은 상체 고혈압의 원인이 되고 하지의 맥박이 감소한다. 신생아에서는 동맥관이 닫힐 때까지는 발생 원인이 분명하지 않고 좌심실로부터 혈류의 막힘이 있어 심부전과 쇼크에 빠지고 동맥관을 열어놓기 위해서는 호흡보조와 프로스타글란딘 E_1이 필요하다. 동맥관이 닫힌 이후에 문제가 발생하는 이유는 동맥관이 닫히면서 가느다란 줄로 수축되는데 이것은 대동맥을 묶는 것과 같은 효과가 있어 동맥관부위의 대동맥이 좁아지는 것이다. 좌심실은 수축을 통해 혈액을 직접 분출해야 하며 종종 좌심실 기능 저하 및 호흡, 땀샘 및 숨을 색색거리는 것과 같은 증상을 유발한다. 나이가 많은 어린이의 경우 두통, 다리 경련 및 창백한 얼굴의 증상이 나타날 수 있다. 혈압은 상지(고)에서 하지(저)까지 다르다. 대부분의 어린이는 협착을 제거하고 대동맥을 다시 연결하기 위해 수술을 받아야한다.[14] 소아의 약 10%에서 15%에서는 재협착이 발생하여 더 많은 중재가 필요하며 종종 풍선 확장술을 이용한 혈관 성형술이 필요하다.[14]

대동맥 협착증 Aortic Stenosis

대동맥 협착은 대동맥 판막의 융합, 두꺼워짐 또는 협착이 있을 때 발생한다. 이러한 판막 결함은 좌심실에서 대동맥으로의 흐름을 방해하여 좌심실이 체내로 분출하는 작업을 증가시킨다. 대동맥 협착은 종종 출생 시에 신생아가 좌심실부전과 쇼크가 발생할 때 발견된다.[14] 징후 및 증상에는 피로, 심잡음, 흉통, 실신 또는 부정맥이 나타날 수 있다. 외과적 중재 방법에는 카테터 삽입을 통한 풍선 확장사용, 판막융합분리 또는 인공판막 교체가 포함된다.

허파협착증 Pulmonary Stenosis

허파협착은 허파동맥 판막이 없거나 융합되거나 두꺼워지거나 판막 아래 또는 위가 두꺼워진 경우 발생한다. 이 협착은 허파동맥 판막 폐쇄를 초래하여 허파로 펌핑하기 위한 우심실의 작업을 증가시킨다. 징후와 증상에는 호흡 곤란, 피로, 심잡음 또는 가슴 통증이 있을 수 있다. 대동맥 협착증과 마찬가지로 카테터 삽입을 통한 풍선 확장, 판막의 융합분리를 위한 판막수술, 협착 판막이나 동맥을 대체하기 위한 동종이식체 사용 등 외과적 방법이 있다.[14]

청색증 심장질환 Cyanotic Heart Defects

*청색증*을 보이는 심장질환에서는 혈액의 산소포화도가 떨어져 있어 산소부족으로 입술, 발가락, 발톱 그리고 손톱이 파랗게 보인다. 만성적으로 동맥혈의 산소포화도가 감소되어 있으면 몸은 조혈을 자극하거나 또는 적혈구 생성을 자극한 결과 적혈구증가증이 나타난다. 적혈구증가증으로 적혈구가 많아져서 혈액의 점성을 높이고 뇌졸중과 미세혈관 문제의 위험을 증가시킨다. 청색증의 심장문제에는 팔로사증후군(TOF), 우심실 이중출구증후군과 좌측 심장형성부전 등이 있고 그림 19.6~19.9에 나와 있다.

팔로사증후군 Tetralogy of Fallot

TOF는 네 가지 현상으로 구성되는데 가장 흔한 청색증 선천성 심장질환이다.[14] 첫째는 큰 VSD가 있어 두 심실사이를 혈액이 흐른다. 두 번째는 허파동맥 협착증으로 허파로 가는 혈류의 장해를 일으키고 우심실에서의 혈액분출을 막는다. 세 번째 요소는 VSD 위에 대동맥이 위치한다. 마지막으로 우심실로부터 혈액분출시 높아진 압력으로 우심실의 비후가 초래된다. 허파동맥으로의 혈류가 막히고 산소포화도 낮은 혈액이 대동맥으로 가는 것이 더 쉬워져 허파동맥보다는 전신순환으로 가게 된다. 그 결과 동맥과 조

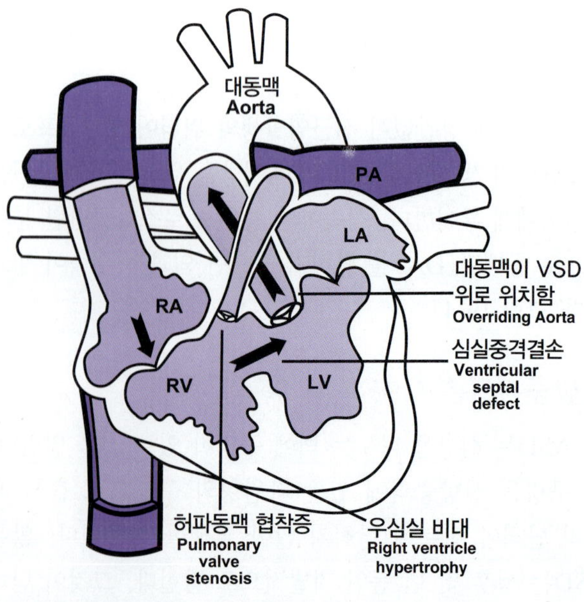

그림 19.6 팔로사증후군

직에 산소포화도가 낮은 혈액이 공급되어 청색증이 있고 쉽게 피곤해지며 기절, 그리고 쇼크가 온다.[14] 조기에 수술할수록 결과가 더 좋다.[14] 그림 19.6은 TOF를 도식적으로 보여준다.

대혈관 전위증(TGA)과 우심실의 이중출구 증후군(DORV)

TGA는 대동맥이 우심실에서, 허파동맥이 좌심실에서 발생한다(그림 19.7).[14] 이러한 오류로 인해 산소가 제거된 혈액이 몸으로 전달되고 이미 산소가 공급된 혈액은 허파로 되돌아온다. DORV(그림 19.8) 심장기형에서는 우측 심실에서 대동맥과 허파동맥이 동시에 나온다. 왼쪽 심실의 유일한 출구는 VSD를 통해 혈액은 우심실로 돌게 되고 심장을 떠나는 산소가 함유된 혈액과 산소가 없는 혈액의 혼합을 일으킨다. 징후와 증상에는 청색증, 섭식장애, 체중감소, 식욕감소, 호흡수 증가 등이 있다. TGA를 가진 아이의 1/3은 혈액을 섞을 수 있도록 ASD를 만들기 위해 생후 수 시간 이내에 긴급한 중재가 필요하다. TGA를 앓은 모든 아이는 결국 출생 후 며칠 동안 손상을 복구하기 위해 동맥전환수술을 받는다.[14]

좌측 심장 형성부전 증후군
Hypoplastic Left Heart Syndrome

좌측심장 형성부전 증후군(HLHS: hypoplastic left heart syndrome, 그림 19.9)은 가장 심각한 선천성 기형이며 가장 예후가 좋지 않다. HLHS에서 좌심실은 발육이 미숙하거나 없고, 승모판 및 대동맥 판막이 폐쇄되거나 너무 작다. PDA의 존재는 좌심방에서 오른쪽 심장으로의 흐름을 허용함으로써 아이의 생존이 가능하게 한다. 징후와 증상에는 청색증, 불충분한 섭식, 불충분한 체중증가, 호흡 곤란, 혼수, 급성 쇼크 및 다기능부전이 포함된다. 증상은 보통 DA가 닫히면서 최소화된다. 수술할 때까지 프로

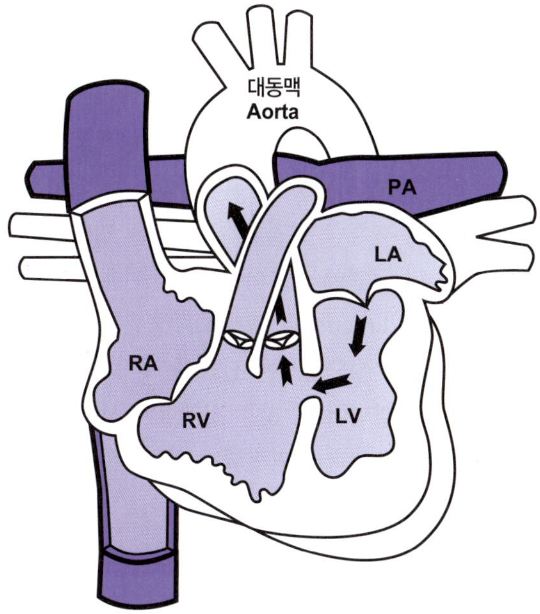

그림 19.8 우심실 이중출구 증후군

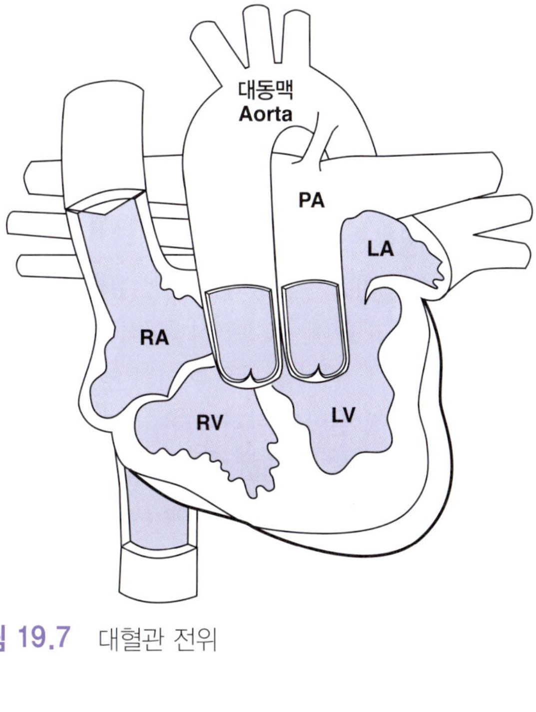

그림 19.7 대혈관 전위

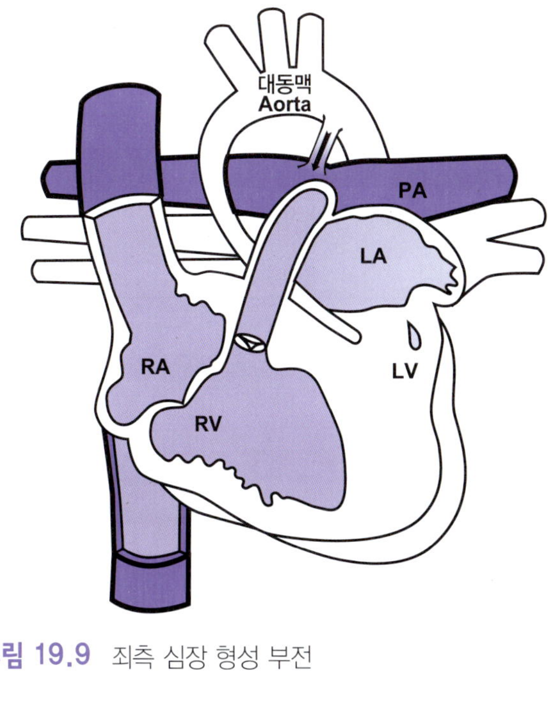

그림 19.9 좌측 심장 형성 부전

스타글란딘 E_1로 DA를 열어두면 아이 생존이 가능하다. HLHS를 가진 아이들은 전형적으로 3단계의 수술을 받게 된다. 첫 번째 단계에서는 블레록토씨단락(Blalock-Taussig shunt) 또는 노우드(Norwood) 절차에서 동맥 또는 대동맥 그리고 허파동맥 사이에 션트를 배치하여 심장과 허파사이의 혈류를 조절한다. 이것은 일반적으로 출생 후 처음 몇 달 동안에 이루어진다. 두 번째 단계인 양방향성 글렌단락(bidirectional Glenn)수술은 생후 약 8개월에 이루어진다. 이 수술에서는 션트가 제거되고 위대정맥이 허파동맥에 연결되어 더 많은 정맥혈이 산소화된다. 아래대정맥은 여전히 허파에 연결되지 않는다. 마지막 단계, 폰탄수술은 일반적으로 3~6세 사이에 이루어진다.[18,19] 아래대정맥이 허파동맥에 직접 부착되며, 여분의 혈액은 우심방으로 되돌아갈 수 있도록 창이 만들어진다. 폰탄수술 후에, 모든 정맥혈은 허파로 간다. 이 수술은, 일시적 완화수술이며, 후에 합병증이 발생할 수도 있다.[18,19] 완화되지 않으면 심장 이식을 고려할 수 있다.[18]

심장이식 Heart transplantation

CHD와 관련이 있을 수 있지만 심근병으로 인한 심부전으로 2년 미만의 예상 생존율을 보이는 아이들에게 심장이식은 권장될 수 있다. 울혈성 심부전(CHF: congestive heart failure)에서는 신체 내에서 병리학적, 그리고 보상적인 기전이 많이 나타나 심실에서 혈액이 잘 방출되어 주요장기에 보내려한다. 우측 HF는 간비대, 말초부종, 그리고 청색증이 나타난다. 좌측 HF는 허파부종과 관류(perfusion)불량을 보인다. CHF의 임상소견은 표 19.2에 있다. 심부전은 CHD 수술 후 인공순환체계 때문에 몇몇 아동에서 일어날 수 있는 현상이다. 예를 들어, 전신순환상의 전신압력에 비해 상대적으로 낮은 우심실이 주로 일하게 된다면 우심실이 기능부전에 빠진다. 심장이식은 심근병증뿐 아니라 심장 결함을 가진 아동이 심부전의 말기에 시행하는 방법이다.[19]

표 19.2 울혈성 심부전의 임상 증상

호흡이 빨라진다	행동 변화
부종	예민성
피로	과도한 발한
식욕부진	구토
소변감소증	빈맥
허파/전신 정맥 두드러짐	말초 혈관수축
충혈	쌕쌕거림
빈맥	코를 벌렁거림
가슴우리 뒤당김 현상	
성장장애	

심장이식은 일반적으로 내과적 치료에 반응하지 않는 말기 심장질환자에서 고려하며 일반적인 수술이점이 없고 생존가능성이 낮을 때 고려한다. 이식은 실제로 바라지 않은 치명적 상황을 다른 상황으로 바꾸는 것이다.[20,21] 일생동안 만성적으로 지속되는 이식부작용(급성기와 만성적 거부반응)의 위험을 내포하고 있으며 이식후 심장동맥질환, 비특이적 이식실패, 감염으로 인한 사망, 암발병, 기타 기관의 기능부전이 실패의 위험요인이다.[21] 복잡한 CHD와 심근병증은 소아 심장이식의 90%를 차지한다. 그러나 *영아* 심장이식의 2/3가 CHD로 인한 것이고, *청소년* 심장이식의 2/3는 심근병증 때문인 것으로 나타났다.[21,22] 2009년에 약 550건의 심장이식 수술이 있었고, 3개의 연령 그룹(유아, 1세에서 10세 사이의 어린이, 청소년) 사이에 분포가 균등하게 분포한다.[22] 생후 첫해에는 HLHS와 DORV와 한 개의 심실이 있는 어린이의 이식술 위험이 가장 크다.[21]

심장이식수술은 원래의 심장을 절제하고 기증자 심장을 삽입한 다음 기증자 심장에 심방 및 대동맥의 재연결을 수행한다. 이때 미주신경이 제거되고 교감신경의 신경이 절단된다. 이는 이식된 심장이 탈신경된 것을 의미한다. 미주신경이 없으면 변화되는 심박수 반응, 더 높은 심박수 및 운동으로 인한 심박수 증가의 원인이 되는 심장의 교감조절이 상실된다.[20,23]

생존율에 대한 자료는 기술과 수술적 관리가 개선됨에 따라 매년 향상되고 있다.[21] 소아 심장이식의 전체 5년 생존율은 약 70%이다. 이식을 받은 아이의 평균 생존율(수혜자의 50%가 아직 살아있는 나이)은 유아의 경우 18.4년, 아동의 경우 16.4년, 청소년의 경우 12.0년이다.[22]

심장이식의 여러 가지 상황에 대해 물리치료사가 알아야 한다. 물리치료사는 주로 이식 후 심장쇠퇴를 인식해야 한다. 심장이식 직후, 환자들은 심박수가 안정되고 운동심박수가 낮아지고 회복심박수가 낮아진다.[23] 종단 연구는 이식 후 매년 환자의 심박수감소, 운동심박수 그리고 심박수회복이 증가되고 소아 심장이식환자는 장기간에 걸쳐(long-term) 신경재분포(reinnervation)가 일어날 수 있음을 제안한다.[23] 물리치료사에게 이것은 워밍업과 쿨다운시간이 운동에서 중요하다는 것을 의미한다. 이장의 뒷부분에서 더 자세히 설명하겠다.

물리치료검사 Physical therapy examination

병력 History

물리치료검사는 인구통계학적 정보, 의료/수술 기록, 가족력 및 사회력, 발달 과정 및 주요 요구를 포함하는 모든 병력을 가지고 시작해야 한다. 환자와 환자가족의 인구통계자료에는 연령, 출생일, 모국어, 인종을 포함된다. CHD 아동을 수술하는 유명한 센터에는 전 세계에서 아동 및 그 가족들이 온다는 것을 인식하는 것이 중요하다. 가족은 물리치료중재의 필수적인 부분이므로 가족 구조, 문화 및 배경을 이해하면 자녀를 돌보는 모든 측면에서 가족 구성원들에게 도움이 될 것이다.[24] 가족 중심의 치료에 대한 논의는 1장에서 찾아 볼 수 있다.

다음으로, 여러 번의 수술, 의학적 합병증 또는 동반질환들을 포함하여 CHD 소아에서 매우 복잡할 수 있는 의학적 및 수술적 병력을 수집한다. 이러한 병력을 정확히 아는 것이 중요한데 이로써 당신은 아동의 질병경과를 예측할 수 있기 때문이다. 아동이 투여받고 있는 약 특히 항응고제(쿠마린, 와파린)와 항부정맥제, 면역억제제를 기록한다. 이러한 약물은 출혈시간이 비정상적으로 짧아지는 부작용이 있어 물리치료하는데 알고 있어야 한다. 아이가 정상적인 출산인지 또는 조기 출산인지 여부와 출생 전 CHD 진단이 있었는지 여부를 포함하여 출생 기록을 얻어야한다. CHD 아동의 가족은 많은 스트레스를 받고 있기 때문에 그 가정의 사회력을 기록해놓는 것이 필요하다. 사회력에는 거주상황과 육아관리가 가능한 가족구성원, 아동이 학교에 다니는지 또는 가정교육인지, 사교육을 받거나 또는 가정교사가 있는지 또는 간병인이 있는지가 포함된다. 이 정보는 누가 진료에 관여해야 하는지, 퇴원 권고 또는 교육/훈련의 필요를 결정하는 데 도움이 될 수 있다. 가족력은 출생 순서, 형제, 자매 또는 CHD를 가진 친척, 또는 다른 병력을 포함하여 수집해야 할 중요한 정보이기도 하다. 가족과 논의하는 것이 중요한데 예를 들어, CHD 아동은 동맥경화증으로 사망한 삼촌과는 매우 다르다는 것 등에 대한 이야기를 해주는 것이 중요하다.

발달과정에는 발달기술의 성취도에 대한 정보수집과 아동이 다양한 발달에 도달한 나이대가 포함된다. 그 어린이 또는 형제가 조기 중재서비스를 받았는지, 아니면 다른 치료를 받은 적이 있는가? 발달과정에는 매일의 일정, 수면 패턴, 기존의 기능상태, ADL에 관한 질문도 포함되어야 한다.

병력 수집의 마지막 요소는 아동과 가족의 주요 호소사항이다. CHD아동의 주요 호소는 일반적으로 섭식장애, 성장장애, 또는 성장부진이다. 청소년에 대한 주요 호소는 종종 기면, 피로, 전신권태 및 운동이 어려울 정도의 몸상태 등이다. 가족이 입원, 외래치료 또는 초기 중재서비스의 주된 원인으로 생각하는 것을 이해하는 것이 중요하다. 현재 징후와 증상에 대한 철저한 병력검사는 적절한 검사를 결정할 때 물리치료사에게 도움이 될 것이다.

검사 소견 Laboratory Values

물리치료사에게 중요한 검사 소견은 여러 가지이다. 이들 중 가장 기본적인 것은 전혈구수(CBC)검사이다. CBC는 헤모글로빈 수치, 백혈구 및 기타 기본 기능에 대한 정보를 제공한다. CBC와 함께 일부 아이들은 혈액 농도정도를 나타내는 국제 표준 비율(INR: International normalized ratio) 또는 Anti-Xa수준이 필요하다. 이 수치가 높을수록 혈액이 더 묽고 출혈의 위험이 높다는 것을 나타내는 반면, 수치가 낮을수록 응고 위험이 높음을 나타낸다. 만약 최근에 심장카테터를 시행했다면 소견에서 중심압과 산소포화도를 확인한다. 이 소견은 아동의 산소화된 혈액과 탈산소화된 혈액이 어느 정도 섞여있는지에 대한 기본 자료가 된다. 아동의 산소포화도가 떨어질수록 아동은 피로, 어지러움, 기면, 전신권태가 증가할 것이다. 그림 19.10은 심장 여러 구획에 카테터를 삽입하여 알 수 있는 정상 소견을 보여준 그림이다.

원안에 제시된 수치가 산소포화도이며 그 외 값은 각 구획과 혈관의 정상 압력을 나타낸다. 심장카테터는 서혜부정맥을 통하여 심장으로 삽입되는 침습적 검사인데 투시장치를 통하여 동맥과 정맥의 혈류역학적 압력과 산소포화

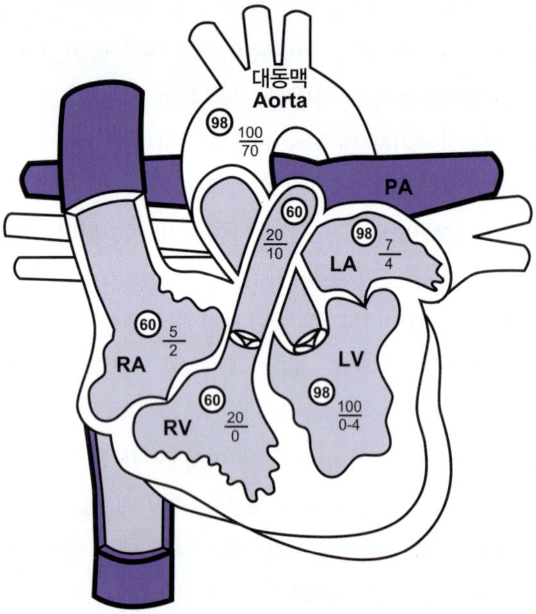

그림 19.10 정상 심장에 카테터를 삽입하여 얻어진 정상치

도를 측정한다. 조영제를 투여하여 심장과 그에 따른 구조들이 움직이는 영상을 볼 수 있다. 대동맥에서 혈액을 밀어내기 위해서는 좌측심장이 전신혈압을 극복해야 하기 때문에 우심실과 허파동맥압은 보통 좌심실과 대동맥 압력의 약 1/5이다. 우측 심장은 탈산소화된 쪽이고 일반적으로 포화도가 60%대이다; 그리고 좌측은 산소포화도가 높아 90%대이다(98~100%).

연령별 동맥혈 가스값

Age-appropriate Arterial Blood Gas Values

동맥혈이야말로 산소의 수송을 평가하기에 가장 좋은 지표이다(표 19.3). 저환기는 이산화탄소의 증가와 pH는 감소와 함께 정상 산소헤모글로빈 해리도 곡선이 우측으로 이동하게 하며 호흡산증을 일으키는 원인이다. 과환기는 이산화탄소가 감소, pH는 증가와 함께 정상 산소헤모글로빈 해리도 곡선을 좌측으로 이동시키고 호흡알칼리증을 유발시킨다. 동맥혈산소분압 60~80mmHg는 동맥혈산소포화도 90~95%와 같은데 이는 경미한 저산소증이다. 동맥혈산소분압 40~60mmHg는 동맥혈산소포화도 60~90%, 또는 중등도의 저산소혈증을 뜻한다. 동맥혈산소분압 40mmHg이하는 동맥혈산소포화도 60% 이하이며 심한 저산소증이다.

표 19.3 연령에 맞는 동맥혈 가스값

	pH	PCO_2	PO_2
출산 1~5시간의 조산아	7.29-7.37	39-56	52-67
출산 5시간 된 성숙아	7.31-7.37	32-39	62-86
5일된 조산아와 성숙아	7.34-7.42	32-41	62-92
아동 청소년 성인	7.35-7.45	35-45	80-100

활력 징후 Vital Signs

동맥혈 가스 측정은 종종 침습적 방식이 필요하지만 반드시 요구되는 것은 아니다. 맥박산소측정기는 포화상태에 대한 대표 지표를 제공할 수 있다. 고려해야 할 다른 중요한 징후는 심박수, 혈압 및 호흡수이다. 환자의 안정시 이 값들을 고려하고 활동에 대한 아이의 심혈관 반응을 알아보기 위해 활동과 자세 변화에 대해 이 값들이 어떻게 변화하는지를 관찰해라. 생체 신호의 경향은 매우 중요하다. 가능하다면, 안정시 심장리듬기록지에서 부정맥이 있는지 검사해야 한다. 동성빈맥은 흔히 낮은 심박출량의 반응으로 나타난다. 위에서 언급 한대로 심장 박동이나 리듬에 영향을 줄 수 있는 이식과 같은 다른 조건에 대해서도 알고 있어야 한다. 체력, 이동성 기능 및 운동능력을 평가할 때 반드시 생체신호를 모니터해야 한다.

일반적 모습 General Appearance

아동의 물리치료검사 시 영아 또는 유아에게 접근할 수 있는 최선의 방법에 대해 부모와 항상 논의한다. 어린 아이들의 경우, 언제나 놀이로 시작한다. 당신이 가지고 있는 기구, 청진기나 혈압계를 탐색하도록 둔다. 청소년이라면 여기 왜 왔는지를 설명하고 무엇을 할 것인지에 관해 양육자와 아이에게 설명한다. 수행하려는 활동을 연령의 인지에 맞게 설명한다. 설명은 실제 검사전에 이루어져야 한다. 자신을 소개하고 역할을 설명하면서 아이의 의식 상태를 평가해야 한다. CHD를 앓고 있는 일부 어린이는 초기 검사에서 매우 아플 것이다. 일부 환자는 심폐계 때문에 어떤 근골격계 움직임이나 흥분을 견뎌낼 수 없고 매우 아픈 아동도 있다. 반면에 그 외 아이들은 진정이 덜 될 수도 있고 성실히 참여할 수도 있다. 아이의 의식상태는 연령에 맞는 단순한 요구에 협조할 수 있는지에 따라 결정할 수 있을 것이다. 아이의 현재 또는 과거 건강상태에 대한 의견을 제공하고 자세 및 흉터관리에 필요한 보조 장비 또는 장치의 사용여부의 내용을 기록해야한다. 이 장치와 방식은 상태 및 정밀도에 따라 다양하며, 이 장의 뒷부분에서 더 자세히 설명한다. 심장이 충분한 심박출량을 유지할 수 없게 되면 과다한 잔류 체액이나 복부 체액의 상태가 나타나기 때문에 아동의 부종이나 복수 여부를 평가해야 한다. 얼굴색을 관찰해라, 빈혈은 얼굴이 창백하고 적혈구증가증은 얼굴이 붉어지고 산소불포화반응은 청색증을 유발한다. 개인의 체형을 악액질, 비만 또는 연령에 따라 적절하게 평가하여야 한다.

통증 Pain

연령에 맞는 통증척도를 사용하여 통증을 잘 기록하여야 한다. 자신의 통증을 구두로 평가할 수 있는 아이의 경우 통증에 대한 자기보고 VAS(Visual Analog Scale) 또는 WACA(Wong-Baker FACES) 척도를 사용하는 것이 좋다.[25,26] 관찰/행동 통증 척도가 사용될 수 있다. 여기에는 영유아[27] 및 유아를 대상으로 하는 '얼굴, 다리, 활동, 울음, 진정(FLACC) 또는 안락함(COMFORT) 척도, 수술 후 심장 관리[28] 및 중환자 치료 환경에 있는 어린이가 포함된다.[29,30]

간단한 평가 척도 또는 VAS는 0에서 10까지의 눈금으로 통증을 평가하거나 10cm 선을 따라 표시하며 0은 통증이 없고 10은 최악의 통증이다.[26] Wong-Baker FACES는 3~7세 인지수준이면 할 수 있고 아프지 않음부터 가장 심하게 아픔까지 얼굴표정을 척도로(VAS) 이용한다.[25] FLACC는 자가통증 보고를 할 수 없는 아동에서 이용될 수 있고 다섯 영역을 본다: 얼굴(Face), 다리(Legs), 활동(Activity), 울기(Cry), 그리고 진정(Consolability)이다. 점수는 0~2점이다: 0은 이완되고 진정된 행동, 1은 인지할 수 있는 통증이 증가된 행동, 2점은 가장 심한 통증이 있는 경우이다. 그러므로 전체 10점이면 가장 심한 통증이고; 범위는 0~10점이다.[27] 또 다른 행동척도인 COMFORT 척도는 관찰자에게 경계, 평온, 호흡 반응, 울음, 신체적 운동, 근육 긴장, 얼굴 긴장 등 7가지 영역을 검사하고 평가한다. 각 영역의 점수는 1에서 5 사이이며 1이 가장 작고 5가 가장 높다. 가장 높은 점수는 35이다.[29] 통증은 호흡과 동작에 영향을 미치므로 그의 관리는 매우 중요하다. 만약 환자가 통증조절을 잘 하고 있다면 당신이 환자를 더 잘 치료할 수 있을 것이다. 이것은 통증에 대한 투약일정에 맞춰 물리치료를 하면 좋겠다는 의미이다.

설비 및 기구 Equipment and Devices

CHD를 앓고 있는 입원 환자의 대부분은 심폐기능모니터와 산소포화도 측정기를 통해 생체신호를 지속적으로 모니터링한다. 많은 아이들이 말초정맥주사선, 동맥주사선 또는 중심선을 가질 것이다. 동맥선은 동맥에 직접 놓이고 혈압과 혈액 가스를 지속적으로 모니터링하는데 사용할 수 있다. Boviac 카테터는 중심순환내에 위치하고 약물이나 수액공급용으로 이용되고 혈액을 채취하는 선으로도 이용된다. 말초에 들어가 있는 라인은 심장의 원위부에 있어 보통 팔에 꽂는다. 환자는 수술 후 체액을 배출하는데 도움이 되는 가슴 튜브가 있을 수 있다. 일부 어린이는 산소마스크, 코산소주입관 또는 산소 후드에 의해 보충산소가 전달될 수 있다. 보충영양섭취가 필요한 사람들은 코-위장관 또는 위절개관을 가질 수 있다.

아이들은 더 많은 보조와 다른 설비 또는 기구를 필요로 하는 아이들에게 페이스메이커선, 에크모(ECMO), 심실보조기구(VAD)를 포함한 다른 기구들이 제공될 수 있다. 페이스메이커선은 심장 전기중재가 필요한 응급상황을 위해 심장에 중앙에 배치되며 일반적으로 수술 후 7일 이내에 제거된다. 이 선은 주의를 기울여 관리해야 하며, 페이스메이커선이 있는 환자는 침대 외 활동에 대해 안정적이지 않을 수 있다.

ECMO는 심장-허파 기계와 비슷한데 인공심장과 허

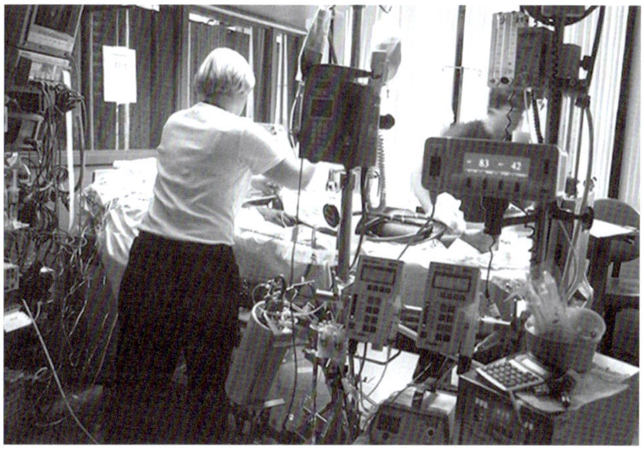

그림 19.11 심장이식 후 ECMO처치를 받고 있는 아동

파의 역할을 체외에서 제공해주는 것이다. 기계로 산소를 혈액내로 보내고 이산화탄소를 제거하여 환자의 심장과 허파가 쉴 수 있는 여유를 제공한다. ECMO는 질병을 치료하는 기기가 아니다. 그것은 환자가 치유되어가면서 약간의 보조를 해주는 것일 뿐이다. ECMO 적응증은 급성 이식거부반응과 호흡부전이다. ECMO는 단기간 치료에 사용된다.[31] 그림 19.11에서는 ECMO를 받고 있는 아동을 볼 수 있다. ECMO처치동안 물리치료사는 환자의 사지를 중앙부에 위치하도록 자세를 잡아주며 발처짐예방을 위해, 특히 족관절의 자세를 잡아준다. 혈류선이 꼬이지 않도록 하는 것이 중요하다; 그러므로 수동적 ROM은 종종 금기사항이 된다. ECMO사용에는 발작, 사지 괴사(특히 원위부), 그리고 혈전 등의 많은 후유증이 있다. 아동에서 ECMO를 제거 시 이런 후유증이 있는지 파악하는 것이 중요하다.

VAD는 오른쪽 또는 왼쪽 심실이 혈액을 펌핑하는데 도움이 되는 외부 장치이다. 좌심실 VAD는 전신순환을 도와주며, 우심실 VAD는 허파순환을 도와준다. 성인들은 내부장치방식의 VAD를 오랫동안 사용해 오고 있다. 지금까지 소아 인구에 대한 내부방식이 개발 중이지만 외부 VAD 방식만 모든 아이들에게 사용하는 것이 승인되었다.[31]

VADs는 종종 장기간 동안 이식으로 잇는 가교역할을 한다.[32] 그리고 그들은 이식을 기다리면서 운동조절 및 훈련을 고려한다. VAD는 심박수, 1회 심박출량 그리고 심박출량을 모니터링하지만 혈압과 산소포화도는 수동으로 모니터링된다. 운동, 통증 및 호흡 곤란에 대한 주관적인 보고를 고려하는 것이 중요하다.[32] 관련 문헌들을 살펴보면 환자들은 VAD배치 후 의학적으로 안정된 상태에서 조기운동에 참여해야 한다고 제안했다.[32] VAD가 유지되는 동안 운동은 허용범위에서 진행되어야 한다. 그림 19.12에서 좌심실 VAD를 착용한 아동의 보행을 볼 수 있다. VAD 환자에게 직립 활동을 위한 운동보조나 복부 바인더를 사용하는 것이 도움이 될 수 있다.

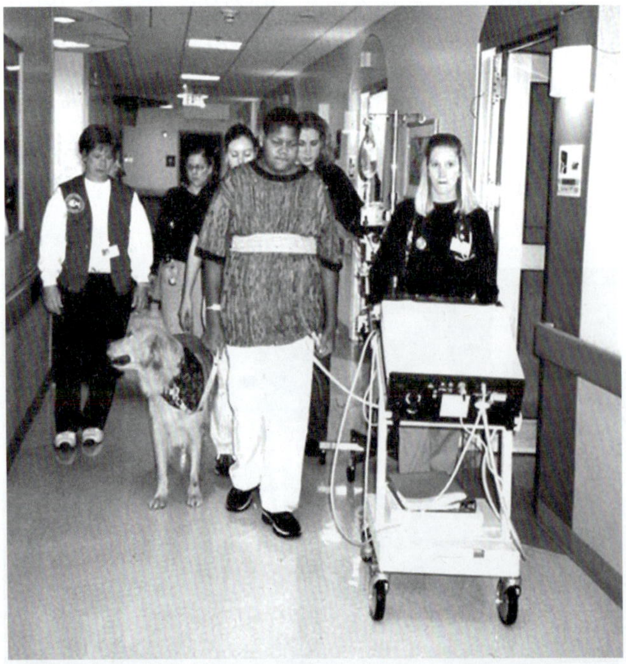

그림 19.12 좌심실 보조기구를 이용하는 아동이 물리치료사와 함께 걷고 있다.

인공호흡기는 CHD아동의 수술 전 · 후에 사용된다. 수술 전에는, 호흡이 곤란하면 호흡을 보조하기 위해 호흡기를 사용한다. 수술 후에는 자가호흡으로 회복하는 과정에 이용된다. 호흡기는 기관튜브나 기관지절개와 연결될 수 있다. 기관튜브는 호흡을 돕기 위하여 입안 또는 코안에 적용한다. 그림 19.13은 수술 후 코기관튜브를 사용하고 있는 환자를 보여주고 있다. 기관지 분비물을 깨끗이 하는 분비물 흡입이 가장 중요한 일이다. 호흡음을 듣기 전에 튜브에 분비물이 없다는 것을 반드시 확인해야 하는데 분비물은 실제 소리를 방해하기 때문이다. 당신이 일하고 있는 곳에서 물리치료사가 분비물 흡인이 허용되지 않는다면 당신이 치료하는 동안 그 과정을 아는 사람이 흡인을 해주어 아동이 치료받는 동안 편안할 수 있도록 해야 한다. 아동의 기도상태가 깨끗한 상태가 아니라면 아동의 대근육 운동기술이 최적이라고 또는 가장 최선을 다한 수행이라고 기대할 수 없다. 머리를 중심선에 유지하는 것은 매우 중요하다. 어떤 아동은 호흡기를 제거하려고 할 것이고 호흡기 쪽으로는 머리를 돌리려고 하지 않을 것이다. 그리고 어떤 아동은 호흡기 쪽으로만 머리를 고정하고 움직이지 않으려 하거나 튜브를 잡아당기거나 할 것이다. 보다 덜

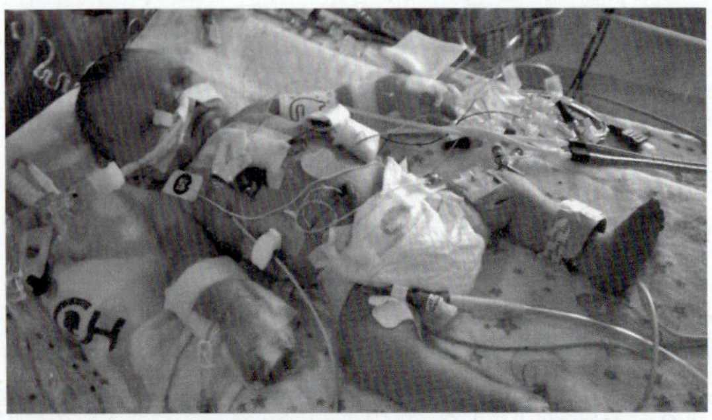

그림 19.13 수술 후 코기관튜브를 사용하는 영아.

침습적인 인공호흡 방식에는 지속적 양압호흡법(CPAP), 양압기(BiPAP), 산화질소환기 또는 코삽입관을 통한 산소공급 등이 있다. 아이들은 수면 중이나 활동 중에 이 모드를 지속적, 또는 간헐적으로 필요할 수 있다. 의료팀과 소통하여 비침습인공호흡의 이유를 이해하고, 이러한 인공호흡기를 사용하는 어린이를 돌보는 동안 생체신호 모니터링은 중요하다.

피부 Integument

피부의 일반적 상태 등을 포함한 피부검사를 해라. 광택이 있는지, 부종이 있는지, 탄력이 없는지, 멍이 있는지, 피부손상이 있는지를 검사한다. 항응고제 투여로 멍과 피부손상이 올 수 있고 체액의 저류로 부종이 보일 수 있다. 흉부 클렘쉘절개, 중앙흉골절개술, 흉강절개술, 가슴튜브, 중심선 또는 다른 튜브의 작은절개를 포함한 수술 부위와 절개부위를 검사해야 한다. 이러한 부위는 봉합 또는 스테이플로 처리할 수 있지만 때로는 외과 드레싱을 처치하면서 열어 둘 수도 있다. 모든 방향에서 흉터의 운동성을 검사해야 한다. 흉터가 잘 움직이는지 또는 아래 조직에 있는 조직에 묶여 있는지, 흉터가 아픈지를 기록해야 한다. 심장수술 후의 전형적인 모습은 그림 19.14에서 볼 수 있다.

손가락끝이 곤봉모양인 것은 저산소증의 증후이므로 기록한다. 이때는 손가락끝이 둥글게 되고 손톱의 각이 더 크게 나온다. 이것은 만성적인 저산소혈증 때문이다. 일반적으로 CHD에서 보이지만 심근병증 환자에서는 드물다. 곤봉손가락은 그림 19.15에서 볼 수 있다. 사지의 모세혈관 재충만 상태를 검사한다. 손발톱 바닥을 아래로 밀어보면 창백해지고 누르지 않으면 1~2초 후에 다시 원상회복된다. 모세혈관 재충만은 엄지발가락을 검사해보는 것이 가장 좋다. CHD 아동은 필요한 기관의 접근을 위하여 수술시간 동안 좋지 않은 자세로 오랜 시간 놓여있기 때문에 수술 후 상처가 생길 위험이 있다. 뼈가 튀어나와 있는 부위가 괜찮은지 수술 후 검사해야 한다.

또한 부종을 평가해야 한다. 부종을 평가하는 가장 일반적인 방법은 한 개 또는 두개의 손가락으로 어떤 부위에 몇 초간 압력을 가한 다음 그 부위가 얼마나 깊숙이 들어가 있는지를 관찰하고 정상으로 돌아오는데 걸리는 시간을 관찰하는 것이다. 결과는 1+~4+ 등급으로 등급이 매겨지며, 1+가 가장 작은 단계이고 4+가 가장 나쁜 단계이다.

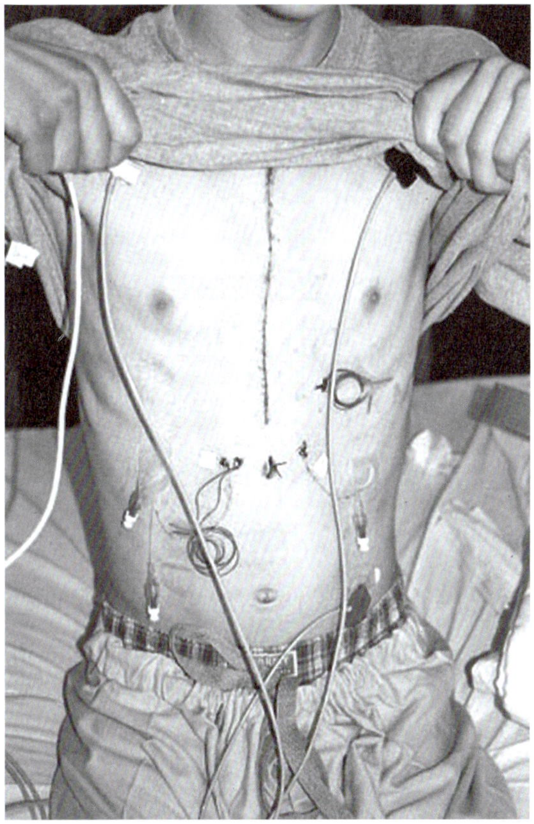

그림 19.14 이식받은 아동의 많은 절개자국과 선들

부종은 또한 해당부위의 둘레측정을 사용하여 평가할 수 있다. 이 방법은 시간경과에 따른 부종의 변화를 비교하는데 도움이 될 수 있다. CHD 아동은 중심성 부종뿐 아니라 말초성 부종도 있다. 말초성 부종은 심장이 심박출량을 유

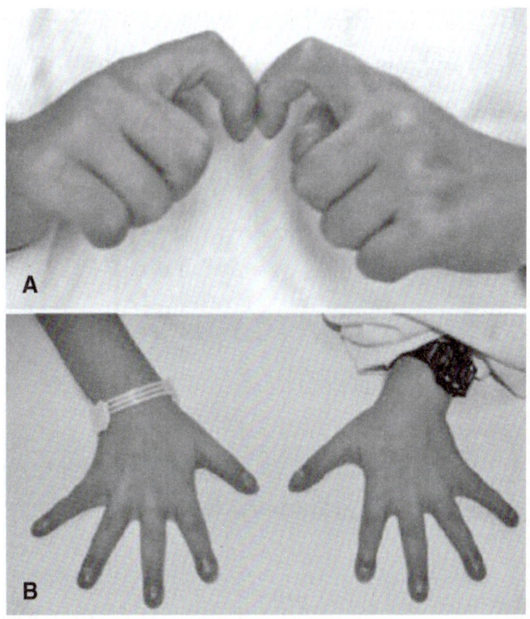

그림 19.15 손가락 곤봉모양과 팔에서 청색증을 보이는 아동

지하지 못하기 때문이다. 자율신경계는 신장으로부터 체액을 저류시켜 심박출량을 유지하려고 한다. 이러한 기전은 심장을 더 힘들게 일하도록 만들고 사지 말단에 체액이 모이도록 한다. 중심성 부종 또는 목정맥 확장은 심장의 펌핑능력이 좋지 않고 허파와 정맥계로 오는 환류혈액이 중심부에 저류되기 때문에 혈액이 과도하여 목정맥이 확장된 것이다. 폰탄 순환을 가진 청소년은 말초 또는 중추 부종을 일으킬 수 있는 허파 림프관 압력 증가로 인해 림프 장애를 일으킬 위험이 있다.[19]

가슴우리와 호흡 검사

Thorax and Respiratory Examination

가슴우리기형에 대해서는 오목가슴, 새가슴, 술통형 가슴, 벌어져 있는 갈비뼈인지 그리고 몸통 중간부위에 주름이 있는지 등을 검사한다. 오목가슴은 안쪽으로 가슴함몰이 생긴 결과 상부가슴의 근육이 타이트해진다. 새가슴은 가슴의 돌출이 있으며 복장뼈 변형의 결과이다. 오목가슴과 새가슴 모두 외과적 수술이나 호흡 상태에 따른 흉부 압박으로 인한 것일 수 있다. 술통형 가슴은 허파가 과도하게 흡인팽창된 것일 수 있고 벌어져 있는 갈비뼈는 가로막과 복부근사이의 불균형 때문이다. 그리고 몸통 중간의 주름은 가로막에 반하여 움직이는 가슴벽의 근육불균형으로 인한 주름이다. 갈비뼈의 각도와 갈비뼈사이의 공간이 연령대비 적절한지 움직임이 어떤지 검사하는 것이 중요하다.[33-35]

CHD아동의 가슴우리를 평가함에 있어서 치료사는 연령별로 적절한 가슴우리모습을 알고 있어야 한다. 신생아는 갈비사이이 좁고 갈비뼈가 수평이며 가슴이 삼각형이다.[35] 3~6개월된 영아는 가슴 근육이 좀 더 사각형 모양에 가까게 발달하며 수평적인 갈비뼈를 보인다. 아이들은 앞쪽으로만 확장하는 정상적인 상부 가슴호흡을 하게 될 것이다. 6~12개월된 영아는 좀 더 가슴이 사각형을 보이게 되고 호흡 시 옆으로도 확장되고 목이 분리되어가며 갈비뼈사이가 더 넓어진다. 이 시기는 호흡과 관련된 가슴우리 발달의 중요한 시기로 더욱 술통모양의 가슴이 될 것이다. 좀 더 똑바르게 앉거나 설 때 지속적인 중력의 영향으로 갈비뼈가 아래로 향하게 된다. 이러한 변화는 가로막과 갈비사이근에서 좀 더 효율적인 길이-긴장관계를 제공한다. 이 시기에 가로막과 모든 기타 보조호흡근의 호흡패턴이 가능하다. 가슴우리발달에서 이러한 경향은 앞으로 1년 정도 더 지속되어 아동의 한쪽의 근육은 단축되고 반대측의 근육은 늘어나 몸통의 조절이 더 잘 되고 갈비사이가 넓어진다.[35] 그림 19.16A-C는 A-C는 신생아, 3개월, 8개월된 영아의 정상적인 가슴모양을 보여주고 있다. CHD영아는 종종 호흡장애가 나타날 것인데 이것이 가슴의 전형적인 근육기능을 변화시키고 호흡장애가 경감되지 않는다면 가슴모양이 변형될 것이다.

가슴우리움직임을 검사해보면 갈비뼈의 움직임을 알 수 있다. 아동이 옆으로 구부릴 수 있는가? 호흡할 때 갈비뼈의 움직임은 어떤가? 복부와 상부가슴의 움직임이 어떤가? 호흡 보조근의 비후없이 근육발달이 대칭적인가? 가슴의 움직임을 촉진하고 측정하며 검사할 수 있다. 당신의 손을 허파의 위엽부위에 대고 4번째 갈비뼈에 손바닥을 대고 상부 등세모근에 손가락끝을 대고 복장뼈각에 엄지를 대면 움직임의 정도, 대칭성 일반적 움직임을 검사할 수 있을 것이다. 가슴둘레를 줄자로 측정 시 겨드랑이 높이에서 가슴을 둘러싸는 듯이 하여, 정상적 들숨과 날숨 시 가슴둘레를 잰다. 성인의 데이터는 자연스럽게 숨을 쉬는 동안 가슴벽이 가슴 위쪽에서 2~3mm, 가슴 아래에서 3~4mm, 복부에서 6~7mm 움직여야 한다고 제안한

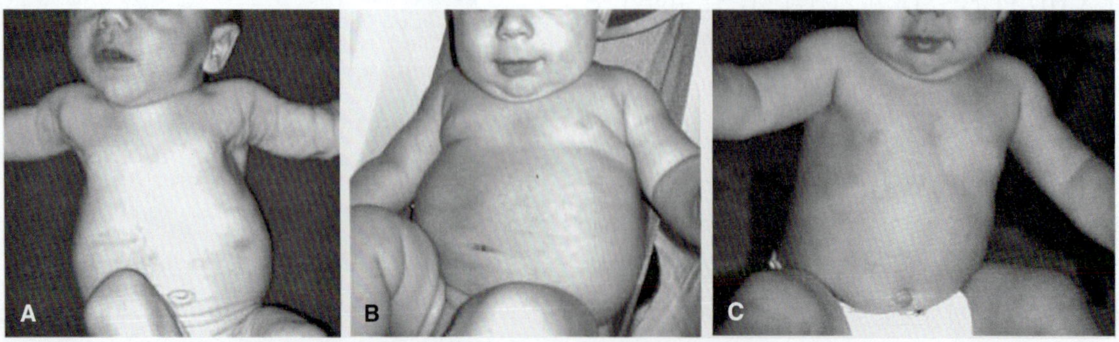

그림 19.16 (A) 신생아와 정상적 가슴모양 (B) 3개월된 정상영아의 가슴모습 (C) 8개월된 영아의 정상 가슴모양

다. 격한 호흡 동안 가슴 위쪽은 19~18mm, 가슴 아래는 16~20mm, 복부에서는 17~25mm 이동해야 한다.[36] 이 값은 성별에 따라 약간 다르다. 소아 수치로 제시된 데이터는 없다.

CHD를 앓고 있는 어린이는 심장과 허파의 절대적인 관계를 고려할 때 호흡기 문제를 주요 불편사항으로 제시할 수 있다. 제20장에서 자세히 설명된 호흡 검사를 포함한다면 환자상태를 평가하는 데 도움이 된다.

근골격계 검사 Musculoskeletal Examination

가동범위, 자세정렬 상태, 그리고 감각을 검사는 필요하다. 척추측만증, 후만증 또는 근골격계의 기형은 어떤 증후군과 관련된 근골격계의 기형일 수도 있으며 CHD 수술 전, 수술 동안, 수술 후의 허파기능에 영향을 줄 수도 있다. 그림 19.17은 CHD를 가진 아이의 일반적인 자세 변화를 보여준다. 기능적 가동범위, sit-and-reach 검사, 측굴검사로 유연성을 검사할 수 있다. 겨드랑이로부터 갈비뼈 바닥까지 측정하고 난 다음 가슴뼈 바닥에서 골반까지 측정한다; 그 비율이 1:2가 되어야 한다. 신경마비와 혈전증의 징후는 장기간 고정된 자세 또는 항응고과정의 문제로 발생할 수 있으므로 또한 중요하다.

근력 Strength

아동에서 근력측정 시에는 수술 전 또는 이식 후 스테로이드 사용의 이차적 문제로 근육병, 골감소증, 그리고 골다공증이 발생될 위험이 있다는 것을 고려해야만 한다. 도수근력검사는 아동근력을 정확히 검사하지 못할 수도 있다. 도수근력검사와 근력계 사용을 모두 고려하여야 한다. 도수근력검사는 아동의 힘에 대한 정확한 측정을 제공하지 못할 수도 있지만 근력계는 구체적으로 힘을 평가할 수 있는 대안적이고 객관적인 수단을 제공할 수 있습니다. 운동 중 발살바메뉴버를 피하기 위해 근력을 평가하면서 호흡법을 가르쳐야 한다. 초기저항의 수준은 1회 최대반복보다는 8회 최대반복하여 측정한 값을 저항으로 설정하는 것이 바람직하다.

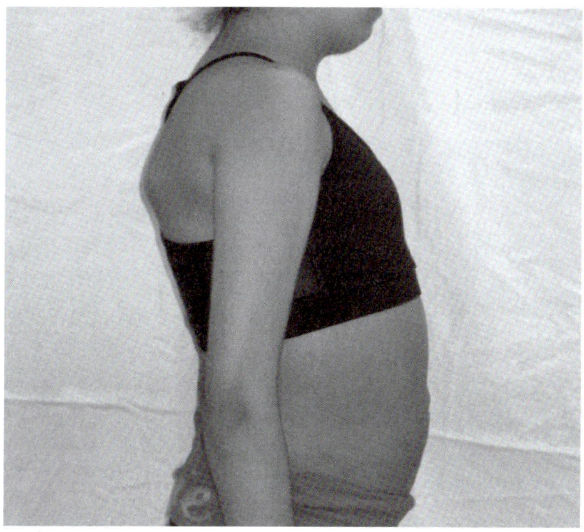

그림 19.17 CHD와 관련된 일반적인 자세 변화를 가진 아이.

기능적 이동 Functional Mobility

기능적 이동을 검사하려면 발달학적으로 적절한 활동뿐만 아니라 침상에서 움직임, 자리이동, 균형, 보행, 그리고 계단오르기 등이 포함된다. 이러한 활동은 수술 후 첫째 날에 평가될 수 있고 외래 또는 조기 중재에서 뿐만 아니라 임상상태 개선 시 재검사한다. 이동과 특정거리의 보행 또는 계단오르기 등과 같은 다양한 기능 활동은 진행상황을 측정할 수 있는 유용한 신뢰도 데이터를 제공하며 어린이들에게 개선 동기를 부여할 수도 있다. 운동발달능력은 가능한 평가되어야 하며 표준화된 평가도구는 대운동능력에 대한 객관적인 평가를 제공한다.

유산소능력 및 지구력 Aerobic Capacity and Endurance

유산소능력은 전형적인 운동검사 또는 timed walk 검사를 이용하여 측정된다. 6분간 걷기검사는 기능적 운동의 최대하 수준을 측정하기 위해 고안된 자가속도보행검사이며 기능적 운동능력 평가의 표준으로 미국흉부학회(American Thoracic Society)에서 제안하였다.[37] 검사는 일반적인 아이들[38]과 CHD를 가진 아이들[39]에게 유효하며, 3세 정도의 건강한 아이들에게 의미가 있다.[40,41] 6분간 걷기검사는 연령에 맞는 지시와 함께 총 6분 동안 진행되며, 뛰지 않고 최대한 빠른 속도로 걷게 한다. 자신의 속도로 걷게 지시하고 허락된 시간 안에서 최대로 걸을 수 있는 거리까지 걷도록 한다. 중지할 필요가 있을 때 그만하라고 지시해두고 당신이 어떤 일로 중지시킬 때에는 그렇게 말하면 될 것이다. 가슴통증, 어지러움, 숨참, 불안정, 복시가 있으면 치료사에게 말하도록 교육해야 한다. 거리, 자각적 운동강도(RPE: rate of perceived exertion), 호흡곤란 지수와 활력징후를 검사 전후 및 검사하는 동안 기록해두어야 한다. 6분간 걷기의 거리는 최대 운동시 산소 섭취량(VO_2 max)[38,39]과 상관관계가 있으며, CHD 소아에서 예상치의 50% 미만인 경우 심부전, 입원 및 사망의 위험이 증가하는 것으로 나타났다.[42-44] 따라서 6분간 걷기검사는 물리치료사에게 다른 대상자와 비교한 기능적 능력, 예후 정보 및 목표 설정을 돕는 아이디어를 제공할 수 있다.

유산소능력을 평가하는 동안 호흡곤란과 운동수준을 관찰해야 한다. 숨참은 호흡곤란지수(DI)를 통해 측정할 수 있다(표 19.4). 환자는 특정 활동으로 인해 얼마나 호흡이 불편한지를 평가하고, 차트에 표시된 숫자로 응답한다. 한 번의 정상적인 숨을 쉬면서 얼마나 많은 음절을 말할 수 있는지의 능력(보통은 8~10단어)이 호흡 참음(10에서 15초 동안 계속 소리낼 수 있는 것이 정상)의 능력이다. 이러한 측정은 평가, 음절 또는 시간 변경여부를 결정하기 위해 시간이 지남에 따라 재검사 할 수 있는 기준값을 제공한다. 자각적 운동강도는 Borg RPE 척도를 사용하여 모니터 할 수 있다(표 19.5). 당신은 대상자에게 “이것을 할 때 얼마나 힘들게 느껴집니까?”라고 묻는다. 이것은 전체적인 수행상황, 호흡, 근육의 힘듬, 피로를 다 포함하여 묻는 것이다. 당신은 환자가 수행하는 근육과 관절, 심폐계와 중추신경계로부터의 정보를 얻기를 바란다. 6으로 평가된 것은 전혀 힘들게 느껴지지 않을 때, 20점은 가장 힘들게 느끼며 일을 수행한 것을 말한다. 새로운 Borg 척도는 0에서 10으로 사용된다.

표 19.4 호흡곤란지수: Dyspnea Index

	점수
숨 참음이 어렵지않다.	1
숨 참음이 중등도로 괴롭다.	2
숨 참음이 심하게 매우 괴롭다.	3
숨 참음이 이제까지 경험한 것중 가장 괴롭다.	4

표 19.5 PRE Borg 척도

6	
7	아주 아주 가벼운 정도로 느낌
8	
9	아주 가벼운 정도로 느낌
10	
11	어느정도 가벼운 정도로 느낌
12	
13	어느정도 힘들게 느낌
14	
15	힘들게 느낌
16	
17	아주 힘들게 느낌
18	
19	아주 아주 힘들게 느낌
20	

▶ 물리치료 평가, 진단 그리고 예후
Physical therapy evaluation, diagnosis, and prognosis

당신이 한 검사소견 모두를 종합하여 개별적 물리치료 진단 및 예후를 판단한다. 이것은 치료계획과 결과를 결정하는데 도움이 된다. 당신의 물리치료 목표는 직접적으로 당신이 한 물리치료 검사와 상관있다. 전체적인 목표는 대상자의 지구력, 균형, 기능적 이동, 근력, 유연성, 흉터 그리고 가슴 움직임과 확장, 기도 청결, 부모교육 제공이다(표 19.6). 치료계획은 물리치료 중재의 예상 빈도와 기간뿐만 아니라 해결해야 할 영역을 명시해야 한다. 빈도 및 기간은 개별요구사항 및 설정(예: 급성 진료, 외래 환자 또는 지역사회)에 따라 달라질 수 있다.

조정, 의사소통 그리고 기록
Coordination, Communication, and Documentation

물리치료사는 심장학, 유전학, 신경학, 이비인후과학, 정형외과, 사회사업, 섭식팀, 작업치료 또는 언어치료와 함께 하기도 하며 필요하다면 다른 분야에 자문을 구하기도 한다. 아동이 받을 권리가 있는 서비스를 받도록 지원에 대하여 배우는 것이 중요하다. 입원 환자 환경에서 의료팀과의 협업이 가능하다. 외래 환자 또는 지역사회 환경에서 아이의 진료팀과 관계를 수립하면 중요한 의료정보를

표 19.6 물리치료 목표영역과 예시 목표

지구력 환자는 6분간 걷기거리가 450m 이상으로 개선되어 동료들과 잘 어울려 지구력이 개선될 것이다.	***ROM / 유연성*** 환자는 토마스 검사에서 중정도를 유지함으로써 서고 걷는 동안 직립자세를 유지하기 위한 엉덩관절 굽힘근 유연성이 개선될 것이다.
근력 환자는 양측 대둔근과 대퇴사두근의 근력측정에서 적어도 5lbs만큼 힘을 향상시켜 계단을 독립적으로 올라갈 수 있게 될 것이다.	***흉터와 가슴벽 가동성*** 환자의 통증없이 몸통 회전을 허용하기 위해 밴쿠버 흉터척도점수가 적어도 3포인트까지 감소함으로써 복장뼈 흉터 가동성이 증가될 것이다.
호흡 / 환기상태 환자는 90% 이상의 산소포화도를 유지하면서 앉았다 일어설 때 흡기와 호기의 조절능력을 개선시킴으로써 기능성 이동 시 호흡조절능력이 개선될 것이다.	***가슴확장*** 환자는 산소공급능력을 개선하기 위해 가로막 수준에서 적어도 0.5cm정도 운동이 증가함으로써 흉벽확장이 개선될 것이다.
발란스 환자는 넘어지지 않고 안전한 기능 이동을 하기 위해 소아발란스척도 점수가 56/56으로 높아짐에 따라 발란스가 개선될 것이다.	***기도청결*** 환자는 구술지시 없는 3/3 시험에서 적절한 기술을 설명함으로써 가정 공기청정기를 독립적으로 사용가능할 것입니다.
기능적 이동 또는 전체 운동능력 환자는 연령에 맞춰 환경과 적절하게 상호 작용하기 위해 표준화된 전체운동능력검사에서 적어도 37 백분위수까지 전체운동능력이 개선될 것이다.	***환자 및 가족 교육*** 환자의 가족은 지시없이도 100% 복귀가 가능함으로써 회복프로그램에서 독립적일 수 있다.
자세 환자는 앉은 자세에서 구두 신호없이 어깨뼈 당김, 턱당기기 및 어깨를 최소한 5분 동안 유지할 수 있는 능력이 개선됨으로써 좋은 자세를 가질 것이다.	

확인하거나 상태를 변경할 수 있다. 여러 3차의료기관들은 CHD아동을 위한 팀기반 신경발달 추적프로그램을 학제간 이슈에 대해 협력과 정기적인 추적을 가능하기 위해 추진해왔다.

물리치료 중재 Physical therapy intervention

환자 및 가족관련 지도 Patient- and Family-related Instruction

가족과 양육자에 대한 교육에서는 각 아동의 욕구이외에도 가족을 하나의 전체로 보아야 한다. CHD와 성인 심장동맥질환과의 차이를 강조하는 것이 중요하다. 활동참여에 대한 두려움으로부터 벗어나는데 기초를 둘 것이 아니라 가지고 있는 CHD의 제약에서도 아이가 놀고 환경을 탐색할 수 있어야 한다. 대부분의 아동은 움직이면서 힘들다고 느낄 때는 스스로 안전하게 절제하고 휴식을 취한다. 환자 및 가족 교육에는 복장뼈 주의, 여러 연령대의 최적 자세 선택, 치료결과 및 조기중재 역할, 신체활동의 중요성 및 자기제어에 대한 토론이 포함되어야 한다. 아동과 가족에게는 운동으로 자신의 건강을 책임진다는 것을 인식하도록 가르쳐야 한다. 심장재활 및 YMCA 프로그램을 포함한 건강, 웰빙 그리고 체력프로그램은 평생 건강습관의 중요한 요소이다. 또한, 관련문헌에서는 장기적인 심장결과, 사망률, 자부심 및 감정 상태가 운동내성과 운동능력이 향상되면서 모두 개선되는 것으로 나타났다.[42-46]

중재 과정 Procedural Interventions

자세잡기 Positioning

다양한 자세를 취하게 함으로써 물리치료사는 근골격계의 비정상을 예방하고 허파의 여러 기능도 향상시켜 줄 수 있을 것이며, 연령에 적합한 기술을 향상시키는 것과 관련된 목표를 달성 할 수 있다. 적절한 자세는 정중선을 유지하도록 하고, 구축을 방지하고, 발달을 촉진하고, 허파 상태를 개선하는 데 도움이 될 수 있다. 자세잡기에는 체위변경일정, 특수장치 또는 장비 또는 자세 및 위치에 대한 권장사항이 포함될 수 있다. 아이들이 입원한 상태로 신경근골격계 차단 또는 진정된 상태라면 감소된 운동성, 내재선과 튜브, 체위변경은 피부압박과 쇠약의 가능성을 감소시킬 수 있다. 치료사는 불필요한 자극을 피하기 위해 다른 간호 절차와 아동의 자세 변화를 조정해야 한다. Multi-Podus부츠와 같은 보조기는 발바닥쪽굽힘 구축의 예방, 발뒤꿈치 보호, 엉덩관절 돌림의 경감에 도움을 준다. 그 이외에도 발과 발목관절을 본 떠 만든 보조기, 수건말이, 그리고 겔로 만든 베개를 이용하면 CHD아동의 이차적인 피부손상문제를 예방하는데 도움이 될 것이다. 일단 치유가 된 후 흉터를 마사지하고 가능한 한 조기에 피부의 움직임을 향상시키면 수술흉터로 인한 ROM 제한과 변형이 나타나지 않을 것이다. 흉터마사지는 복장뼈가 치유되는 기간을 고려하면 복장뼈 절개 6주에 시작할 수 있다.

체위만으로도 산소수송과 허파기능을 증가시킬 수 있다. 기관내 삽관이 된 아이더라도 영아는 엎드려 누운자세 대 다른 자세에서 특히 바로 누운자세에서 산소공급이 더 잘된다.[47] 환기와 관류의 불일치는 동맥혈의 저산소혈증이 일반적인 원인이다. 작은 아동은 가장 위쪽 허파엽에서 환기가 더 잘 된다. 큰 아동은 성인패턴과 같이 아래쪽 허파엽에서 환기가 더 잘된다. 특정한 자세는 특정한 허파엽에서 환기-관류가 좀 더 잘되게 한다.[48] 허파가 확장부전과 과다팽창인지를 고려해야 한다. 표 19.7과 같은 챠트를 이용하여 각각 다른 체위를 취해주고 가장 좋은 환기-관류가 어느 위치인지를 확인하고 산소분압을 높여주고 심박동수, 혈압 그리고 호흡수를 낮추어준다. CHD 아이가 엎드려 누운자세를 취하는 것은 엉덩이 폄 ROM을 유지하고, 가슴 확장, 몸통과 머리의 근력, 대운동기술의 획득을 도울 수 있다.[49,50] 자세잡기는 외래 환자 또는 조기 중재계획에서 최적의 허파기능, 발달기술을 촉진하고 환경을 고려하는 역할을 해야 한다. 이러한 자세는 중력이 제거된 위치에 도달하도록 하는 엎드린 자세(위에서 설명한)와 옆으로 누운 자세를 포함한다. 다른 자세잡기는 아동의 필요에 맞게 이루어져야 한다.

자세 교육 및 인지 Postural Education and Awareness

대부분 치료적 운동과 활동은 자세 훈련과 교육과 함께 시작한다. 이는 똑바로 선 자세에서 등뼈 후만증과 굽은 어깨를 최소화하기 위해 탄력밴드나 촉각자극을 위해 다른 도구를 사용해야 한다는 것을 의미한다. 다른 기술은 자세 조절을 개선시키고, 자세 근육을 강화하며, 자세 교정을 위한 실습을 포함한다.

유연성 Flexibility

유연성 운동 또한 일찍 시작해야 하며, 환자의 보고에 따라 대개 큰가슴근, 아킬레스 힘줄/장딴지 근육/가자미근육, 엉덩이 굽힘근, 햄스트링, 가슴우리 운동을 위한 상지근 그리고 가슴 확장을 포함하는 근육 스트레칭을 포함한다. 볼스터, 공 그리고 타올말이를 이용한 가슴우리 스트레칭은 스트레칭의 허용범위 개선에 도움을 준다. 스트레치는 긴시간 동안 유지되어야 하고 아이들이 TV를 시청하거나 독서를 하면서 가정프로그램의 일부로 실시할 수 있다. 모든 유연성 활동은 수술 후 6주 동안 존재하는 복장뼈 주의를 고려해야 한다.

표 19.7 활력징후 경향

호흡패턴/활력징후 경향		RR		SpO_2%		HR		BP	
자세	결과	1분	3분	1분	3분	1분	3분	1분	3분
바로누운자세									
옆으로 누운자세									
앉기/수직 자세									
엎드려 누운자세									

BP, 혈압 ; HR, 심박수; RR, 호흡수

호흡운동 Breathing Exercises

호흡활동은 심호흡을 촉진하고, 환기유지를 돕고 통증 조절을 돕고 조절된 호흡패턴을 촉진하기 위해 중재에 포함되어져야 한다. 공기방울 불기, 에어 하키, 풍차 불기, 코로 냄새 맡는 스티커와 같은 호흡게임은 아동의 호흡상태를 향상시키기 위하여 시작할 수 있는 좋은 활동이다. 가로막 호흡훈련, 흡기근 훈련기, 강제 허파활량기 그리고 심호흡법은 18개월 된 아이에서 사용될 수 있다. 아동발달 수준에 맞는 전략을 발견하는 것과 아동이 "재미"를 발견하게 하는 것이 목표이다. 호흡운동에 대한 좀 더 많은 정보는 20장에서 얻을 수 있다.

유산소 및 지구력 훈련 Aerobic and Endurance Training

유산소운동처방은 물리치료 검진동안에 사전검사를 토대로 개별화해야 한다. 운동처방은 형태, 빈도, 시간, 그리고 강도를 포함하는 원칙에 따른다. 형태에는 자전거, 트레드밀, 또는 암에르고미터 등이 있다. 빈도는 최소 일주일에 3~7회까지 할 수 있다. 시간은 매우 상태가 좋지 않은 아동에게는 2~5분 정도로 짧을 수 있으며, 휴식시간을 가진다. 휴식 시간에는 강도가 낮은 스트레칭을 실시할 수 있다. 기간은 아동이 개선되거나 컨디션 변화에 따라 외래 또는 조기 중재에서 30~45분으로 진행되어야 한다. 훈련 전에 시행한 운동부하검사 결과에 따라 운동 강도를 설정할 수 있다. 일반적으로 최대능력의 60~65% 강도로 운동을 시작하는 것이 바람직하다. 또한 강도는 RPE를 기반으로 하는 Borg 척도를 이용하여 20포인트 척도 중에서 11과 15 사이로 정할 수 있다. 매우 상태가 좋지 않은 아이들은 저강도의 활동을 하거나 또는 저강도의 활동과 짧은 고강도의 활동을 교대로 실시할 수 있다. 운동하는 동안 치료사는 심박수, 혈압, RPE, 호흡곤란도, 호흡수, 그리고 산소분압을 모니터해야 한다. 자신의 생체신호를 파악하는 것은 자율적으로 움직일 수 있는 준비가 되면 스스로 운동을 지속하는데 필요한 독립성강화에 도움이 될 것이다. 심장이식 후, 환자가 미주신경의 손상으로 정상적인 운동반응이 일어나지 않아서 순환하는 혈중 카테콜라민에서 효과를 얻기 위해 심박수를 증가시키는 준비운동이 필요하다고 정리운동 또한 필요하다는 것을 기억하는 것은 중요하다.

근력훈련 Strength Training

적합한 연령의 아동에서 근력훈련은 물리치료의 중요한 부분이다. 심장수술을 받은 아이들은 일반적으로 6~8주 동안 복장뼈를 주의하고, 10파운드 이상을 들어 올리는 것은 주의해야 한다. 이러한 주의사항을 인지하면서 근력훈련은 수술 전 및 수술 후 CHD 아동의 처치에 유용한 도구이다. 발살바메뉴버와 불필요한 혈압 상승을 막기 위해 환자는 무게를 들어 올릴 때 항상 적절한 호흡기술을 배워야 한다. 그림 19.18은 근력훈련을 실시하고 있는 어린이를 보여준다.

기도청결 테크닉 Airway Clearance Techniques

이 주제에 관한 자세한 내용은 20장에서 다룰 것이다. 체위배담뿐만 아니라 자세를 잡아주는 것은 수술 후 즉시 실시해야 한다. 타진, 진동, 흔들기, 그리고 고주파로 가슴을 진동시키는 것과 같은 기계적 기도청결법 또한 수술 후 짧게 시행할 수 있으며, 아카펠라나 자율배담법과 같은 다른 기도청결법이 좀 더 쉽게 적용할 수 있다.

기능적 이동 Functional Mobility

이동훈련, 보행훈련, 균형훈련, 그리고 계단오르기는 물리치료 시 필요한 기능적 과제이다. 이동훈련은 불편을 줄이고 독립성을 증가하는 방식으로 하여야 한다. 이것은 수술 후 심호흡법을 사용하거나 수술부위 위로 베개를 껴안고 통나무처럼 회전하는 것을 가르쳐 주는 것이다. 작은 아동이라면 가족이 가능한한 편하게 아동을 들어 올리

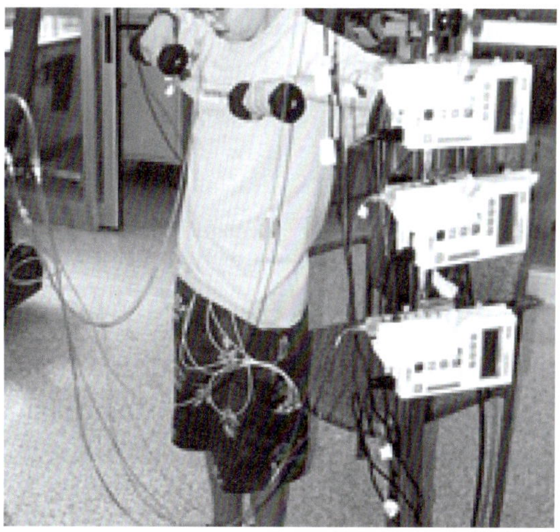

그림 19.18 근력훈련을 하는 선천성 심장 결함을 가진 아이

고 안아주는 방식을 가르쳐야 한다. 환자가 이동능력이 있고 의학적으로 안정되면 즉시 보행훈련, 균형훈련 및 계단오르기가 시작되어야 한다. 간호, 호흡 또는 의료 팀원과 함께 치료를 조정하여 안전하게 수행할 수 있다. 어린이가 외래 또는 조기 중재프로그램에서 퇴원하면 보행훈련, 균형훈련 또는 계단오르기 훈련 시 속도, 안정성 또는 기술을 지속적으로 향상시키는 것이 필요하다.

발달학적 활동 Developmental Activity

놀이는 아이가 자신의 세계를 탐색하는 방식이다. 수술을 기다리고 있거나 매우 아픈 CHD아동은 입원하면 환경을 탐색할 기회가 적어진다. 연령에 맞는 놀이는 이 대상에서 매우 중요하다. 비록 체위변경에 주의해야 할 많은 튜브와 와이어가 있지만, 엎드려 누운자세를 포함하여 아동을 모든 자세로 누워보도록 해주어야 한다. 부모교육 및 조기중재요원의 가정참여에서 자세변화, 엎드린 자세 및 운동능력발달을 허용함으로써 촉진해야 한다. 이것은 아이가 타월 말이 위에 반엎드려 누운자세나 양육자의 어깨에 엎드린 자세를 취하게 하면서 엎드리기에 익숙해질 수 있다. 아이의 엎드린 자세는 배밀이, 네발기기 그리고 상지에 체중지지하는, 조기에 발달되어야 할 많은 기술 중에서 선두이다.[49,50] 잘 먹지 못하는 아기, 역류와 호흡문제가 있는 아기들에서 이 자세는 중요하다. 가족들에게 낮에 아기가 깨어있을 때, 의식이 명료할 때, 조용할 때는 엎드린 자세를 해주어 이 자세를 가족이 편안히 받아들이고 이 자세에서 아기가 머리조절을 하고 편안함을 느낄 수 있도록 하라고 권장한다. 훈련 후에도 엎드린 자세의 어려움이 있으면 이상한 것이다. 그리고 엎드린 자세는 금기시되는 자세가 아니다. 가슴상처가 아직 완전히 치유되지 않았을 때는 이 자세가 금기이다. 그림 19.19에서는 코기관튜브를 하고 있는 엎드린 자세의 영아로서, 두 번의 심장수술을 받은 영아가 가정에서 엎드리는 기술을 훈련하고 있다. CHD를 앓고 있는 어린이에게는 네발기기를 권장해야 한다. 네발기기는 CHD의 교정수술 또는 보조적 수술 후 영향을 받은 모든 근육을 개선시킬 수 있는 활동이다. 걷기가 가능하면 수술 후 의학적으로 안정이 되자마자 걸어야 한다. 인공호흡기를 달고 있는 환아도 팀이 노력하여 아동의 기도와 호흡보조를 유지하면서 걸릴 수 있다. 가슴에 튜브가 달린 아이도 또한 거의 제약없이 걸을 수 있으며 보행하는 것이 튜브를 좀 더 빨리 제거하는데 도움이 될 것이다.

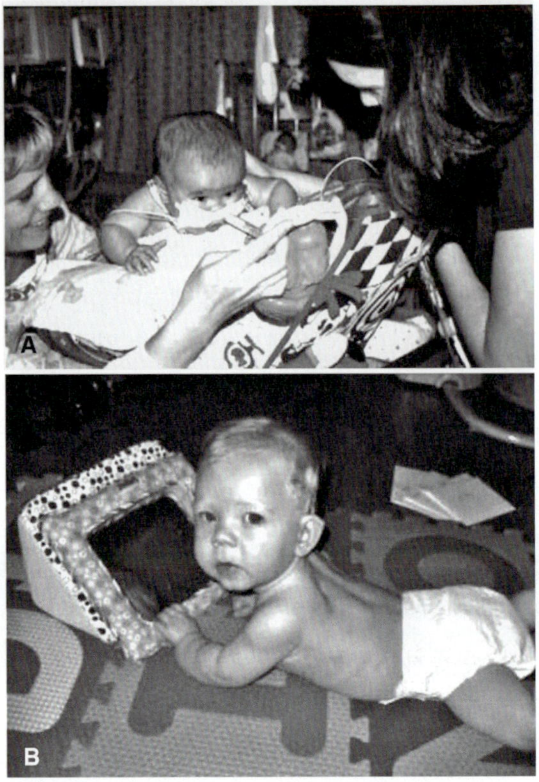

그림 19.19 (A) 코기관튜브로 인공호흡기를 한 선천성 심장질환의 아기(A와 동일 아기)가 엎드리는 기술을 엄마와 치료사가 함께 훈련하고 있다. (B) 선천적 심장 결함을 가진 영아가 두 번 수술을 받고 가정에서 엎드린 기술을 훈련하고 있다.

CHD를 가진 아동에게서 더 높은 수준의 운동기술은 지연될 수 있으므로 치료기간 동안 촉진되어야 한다.[3-6,10]

가정 프로그래밍 Home Programming

환자의 요구와 나이에 따라 가정 운동 프로그램에 대한 권장 사항을 작성해야 한다. 앞의 어떤 활동도 감독 없이 환자를 안전하고 안정적으로 치료할 수 있으므로 가정 프로그램 활동으로 전환될 수 있다. 부모는 세션(sessions)에 참여하고 집에서도 적용할 수 있도록 해야 한다.

▶ 선천성 심장질환의 신경발달학적 결과 Neurodevelopmental outcomes of CHD

CHD를 앓고 있는 어린이는 여러 신경발달장애의 위험이 높으며, 원인은 다원적이고 아직 완전히 이해되고 있지 않다. 인지, 언어 및 운동기술을 포함한 초기발달 시기가 종종 지연된다. 한 연구에 따르면 어떤 유형의 단일심실결손이 있는 유아의 54%가 6개월, 62%, 12개월, 67% 2년 동안 발달에 대한 조기중재를 받았고 두 개의 심실결손이 있는 유아의 45%는 개발중재를 6개월, 43%는 12개월, 52%는 2년 동안 받았다.[6] 또 다른 연구는 폰탄 완료 후 어린이 발달지연 전체 발생률이 25%라고 보고했다.[10] Uzark 등은 심장이식 이후의 46%가 언어지연과 63%의 시각장애를 나타냈다.[52] 그들은 또한 CHD 소아에서 지능지수의 감소를 발견했고 이식의 주요 원인으로 IQ가 가장 낮았다.[52] 한 개의 심실장애가 있는 어린이의 74%와 두 개의 심실장애가 있는 어린이의 29%는 6개월 만에 특정 전체운동검사에서 5번째 백분위 수 밑으로 점수가 나타났다.[6] TGA를 가진 어린이의 최대 50%는 1세[3]에 정신운동기술이 감소하고 4세[5] 때 운동 또는 보행이상이 40%까지 나타나고 8세까지는 54%가 보행장애, 63%는 운동이상이 나타난다.[4]

신경학적 발달요인들은 복합적이어서 수술전, 수술 동안, 그리고 수술후의 상호작용을 포함하고 있다. 하나의 심실복구의 첫 번째 단계 이후의 산소수준은 복합발달점수와 관련이 있는 것으로 나타났다. 순환정지를 겪은 TGA 아이는 1, 4, 8세에 30% 이상 지연이 있는 것으로 나타나 수술 중 순환정지 또는 저류 심폐우회술을 받은 아이도 결과에 영향을 줄 수 있다.[3-5] 또한 외과적 중재 후 체류 기간이 신경발달 결과에 영향을 줄 수 있으므로 체류 기간이 길어질수록 전체 IQ는 1.4포인트 감소하고 수학 IQ는 1.6포인트 감소하는 것으로 나타났다.[54,55] 증가된 체류기간은 HLHS 아동의 1년에 운동능력이 감소하는 가장 큰 예측인자로 나타났다.[7]

CHD를 가진 아이들의 신경발달적 결과에 관한 관심은 이 아이들을 위한 심장관리의 중요한 초점이 되었다. 미국심장학회(American Heart Association)의 최근 과학성명서에서는 CHD 소아에서 신경발달지연에 대한 정기적인 관찰을 권장하며, 지연에 대한 우려가 있을 때 전체 평가와 중재를 의뢰한다.[9] 초기 검사는 종종 심장학 또는 소아과 방문에서 이루어지지만, 물리치료사는 CHD 아동에게 조기 중재, 외래 환자 및 병원기반 환경에서 운동기술평가 및 모니터링에 참여해야 한다.

요약

물리치료는 입원 환자, 외래 환자 및 지역사회기반 환경에서 CHD를 앓고 있는 어린이관리의 필수 요소이다. 물리치료사는 자세, 이동성, 발달 및 궁극적으로 또래 아이들을 따라 잡고 가족, 학교 및 지역사회 환경에 참여하고 번영하는 능력을 향상시키기 위해 심장 질환을 앓고 있는 모든 어린이를 돌보는 중요한 구성원이다.

사례연구들

사례연구 1

2개의 심장수술을 받은 HLHS(hypoplastic left heart syndrome) 환자

현주소의 병력과 주소

아기 X는 13개월 된 남아로서 여러 외래 진료소 환경에서 발달 평가. 아기 X는 심한 운동지연이 있으며, 그의 부모는 서있을 때 발을 내려놓지 않는 것을 걱정한다.

출생 및 병력

아기 X는 출생 시 HLHS를 진단 받았고 아동병원의 SDU에서 태어났으며, 그 즉시 안정화를 위해 심장 ICU로 옮겨졌다.

수술 병력

아기 X는 생후 3일 때 블로록토씨단락으로 1단계 치료를 받았으며(그림 19.20), 왼쪽 성대 마비와 정맥동 혈전에 의해 악화되었다. 그는 4.5개월에 양방향 글렌을 받았다.

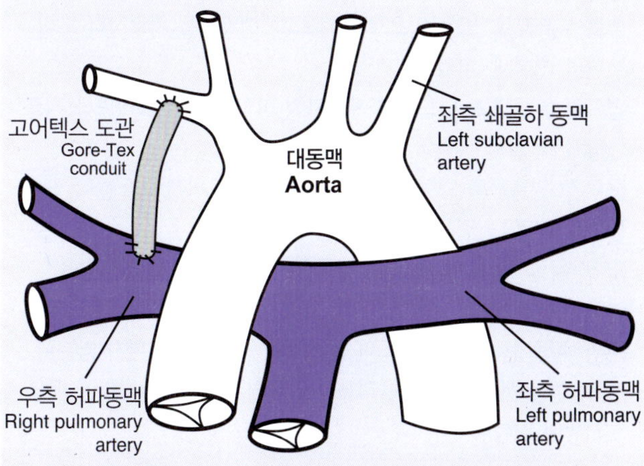

그림 19.20 Blalock-Taussig shunt 변형

현재 약물

Lasix 0.8mg 1/day; Lovenox 0.7mg 1/day; Benefiber 1 tsp/day.

사회적 역사

아기 X의 부모는 그의 보살핌에 매우 관여하고 있으며, 어머니는 그와 함께 집에 있다. 그는 8개월부터 매주 조기중재 물리치료를 받고 있다.

물리치료 검사

일반 외모/라인/튜브: 아기 X는 경증 청색증을 보이며 외부 보조장치나 라인은 없다.

의식 상태: 그는 각성된 상태로, 민첩하고, 시험실에 있는 부모들과 상호작용한다.

통증: FLACC 점수는 0점 중 0점입니다.

심박수 = 130, 산소포화도 = 87%, 오른쪽 상지 혈압 = 92/59, 호흡수 = 30.

외피/피부 완전성: 가동성 좋게 치유된 복장뼈 절개술 흉터.

모세관 재충만 : <3 초.

흉부 케이지 및 호흡기 검사

아기 X는 30번의 호흡/분의 호흡 속도로 특별한 고통은 없다. 그는 약간의 가로막 이동이 있지만 주로 가슴호흡을 사용한다. 열심히 운동할 때, 그는 두드러지는 청색증과 가벼운 늑간 출혈을 보여준다. 그는 기침과 재채기를 통해 폐를 깨끗하게 한다. 아기 X는 연령에 알맞은 갈비뼈 간격과 좋은 흉벽 가동성을 가진 경미한 오목가슴변형을 가지고 있다. 가슴둘레 측정은 나이로 필요하지 않다.

근골격계 검사

아기 X는 양측 상지 및 하지의 완전 ROM과 양측하지의 경미한 저긴장상태를 보인다. 전통적인 수동근육검사는 나이 때문에 시행되지는 않았지만 아래에 설명된 기립 기술의 감소로 하지의 근력저하를 확인할 수 있다. 기능적 기술은 아래 발달평가에 상세히 설명된다.

발달 평가

바로 누운자세: 발을 입으로 가져오고, 정중선을 가로질러 도달하며, 양측을 따라한다.

엎드려 누운자세: 엎드린 자세에서 손바닥을 밀어 올리며 상지를 당아 네 발로 움직이기 시작한다.

구르기: 양측으로 엉덩이를 끌어 누워서 엎드리기로 돌린다.

당기고 앉기: + 턱을 잡아당긴다.

앉기: 독립적으로 앉고, 받침대를 벗어나고, 앉아서 장난감을 조작한다.

전환: 바로 눕기 또는 엎드려 눕기에서 앉기가 일어나지 않는다.

서기: 발을 서거나 발을 올려놓지 않으며, 하지 체중부하에 매우 저항이 강하다.

Peabody발달운동척도(제2판)는 고정/균형 기술, 운동능력 및 물건조작능력에 대해 각각 16, 2 및 37백분위 수의 점수를 보였다. 전체운동지수는 79(8번째 백분위 수)이다.

물리 치료 평가 및 진단

아기 X는 13개월 된 남아로 HLHS s/p단계 2 치료를 받았다. 그는 서있는 것과 걷기 기술에 영향을 주고 전체운동능력이 지연되는 감소된 다리 힘과 체중부하를 물리치료 받았다. 그는 Peabody발달운동척도(제2판)에서 제8백분위 수준의 전반적인 전체운동능력과 고정/균형 기술, 운동능력 및 물건조작능력에 대해 각각 16, 2 및 37백분위 수준을 보인다. 이것은 7개월에서 12개월 수준에 해당한다. 그의 지연된 운동 능력은 나이에 적절하고 자신의 환경과 적절하게 상호 작용하는 능력에 영향을 미친다.

진료 계획

일주일에 한 번 서기 기술에 중점을 둔 조기 중재물리치료
서기 기술 및 신발 착용에 대한 학부모의 교육

목표(12주 동안)

1. 아기 X는 균형을 잃지 않고 5분 동안 지지면에 서게 된다.
2. 아기 X가 지지면에 독립적으로 서서 당길 것이다.
3. 아기 X는 각 방향으로 5피트씩 측면으로 이동한다.
4. 아기 X는 한 손으로 10피트 앞으로 나아갈 것이다.

중재 절차

부모 교육: 신발의 역할, 서고 걷는 것을 격려하는 방법, 흉터 마사지

발달 기술: 서있는 것을 격려하기 위한 활동, 서기, 이동하는 것과 걷기.

근력강화: 반복적인 서고 걷기.

참고문헌

1. Hoffman JI, Kaplan S. The incidence of congenital heart disease. *J Am Coll Cardiol*. 2002;39(12):1890–1900.
2. Green A. Outcomes of congenital heart disease: a review. *Pediatr Nurs*. 2004;30(4):280–284.
3. Bellinger DC, Jonas RA, Rappaport LA, et al. Developmental and neurologic status of children after heart surgery with hypothermic circulatory arrest or low-flow cardiopulmonary bypass. *N Engl J Med*. 1995;332(9):549–555.
4. Bellinger DC, Wypij D, duPlessis AJ, et al. Neurodevelopmental status at eight years in children with dextro-transposition of the great arteries: the Boston circulatory arrest trial. *J Thorac Cardiovasc Surg*. 2003;126(5):1385–1396.
5. Bellinger DC, Wypij D, Kuban KC, et al. Developmental and neurological status of children at 4 years of age after heart surgery with hypothermic circulatory arrest or low-flow cardiopulmonary bypass. *Circulation*. 1999;100(5):526–532.
6. Hoskoppal A, Roberts H, Kugler J, et al. Neurodevelopmental outcomes in infants after surgery for congenital heart disease: a comparison of single-ventricle vs. two-ventricle physiology. *Congenit Heart Dis*. 2010;5(2):90–95.
7. Knirsch W, Liamlahi R, Hug MI, et al. Mortality and neurodevelopmental outcome at 1 year of age comparing hybrid and Norwood procedures. *Eur J Cardiothorac Surg*. 2012;42(1):33–39.
8. Majnemer A, Limperopoulos C, Shevell M, et al. Long-term neuromotor outcome at school entry of infants with congenital heart defects requiring open-heart surgery. *J Pediatr*. 2006;148(1):72–77.
9. Marino BS, Lipkin PH, Newburger JW, et al. Neurodevelopmental outcomes in children with congenital heart disease: evaluation and management: a scientific statement from the American Heart Association. *Circulation*. 2012;126(9):1143–1172.
10. McCrindle BW, Williams RV, Mitchell PD, et al. Relationship of patient and medical characteristics to health status in children and adolescents after the Fontan procedure. *Circulation*. 2006;113(8):1123–1129.
11. Newburger JW, Sleeper LA, Bellinger DC, et al. Early developmental outcome in children with hypoplastic left heart syndrome and related anomalies: the single ventricle reconstruction trial. *Circulation*. 2012;125(17):2081–2091.
12. Cook AC, Yates RW, Anderson RH. Normal and abnormal fetal cardiac anatomy. *Prenat Diagn*. 2004;24(13):1032–1048.
13. Godfrey ME, Messing B, Cohen SM, et al. Functional assessment of the fetal heart: a review. *Ultrasound Obstet Gynecol*. 2012;39(2):131–144.
14. Wernovsky G, Gruber P. Common congenital heart disease: presentation, management and outcomes. In: Taeusch H, Ballard R, Gleason C, eds. *Avery's Diseases of the Newborn*. 8th ed. Philadelphia, PA: Elsevier Saunders;2004:827–872.
15. Frownfelter D, Dean E, eds. *Cardiovascular and Pulmonary Physical Therapy: Evidence and Practice*. 5th ed. St. Louis, MO: Elsevier Mosby; 2005.
16. Hillegass E, ed *Essentials of Cardiopulmonary Physical Therapy*. Philadelphia, PA: Saunders; 2011.
17. Blackburn S. Placental, fetal, and transitional circulation revisited. *J Perinat Neonatal Nurs*. 2006;20(4):290–294.
18. Feinstein JA, Benson DW, Dubin AM, et al. Hypoplastic left heart syndrome: current considerations and expectations. *J Am Coll Cardiol*. 2012;59(1)(suppl):S1–S42.
19. Fredenburg TB, Johnson TR, Cohen MD. The Fontan procedure: anatomy, complications, and manifestations of failure. *Radiographics*. 2011;31(2):453–463.
20. Mendeloff EN. The history of pediatric heart and lung transplantation. *Pediatr Transplant*. 2002;6(4):270–279.
21. Webber SA, McCurry K, Zeevi A. Heart and lung transplantation in children. *Lancet*. 2006;368(9529):53–69.
22. Kirk R, Edwards LB, Kucheryavaya AY, et al. The registry of the International Society for Heart and Lung Transplantation: fourteenth pediatric heart transplantation report—2011. *J Heart Lung Transplant*. 2011;30(10):1095–1103.
23. Singh TP, Gauvreau K, Rhodes J, et al. Longitudinal changes in heart rate recovery after maximal exercise in pediatric heart transplant recipients: evidence of autonomic re-innervation? *J Heart Lung Transplant*. 2007;26(12):1306–1312.
24. Kuhlthau KA, Bloom S, VanCleave J, et al. Evidence for family-centered care for children with special health care needs: a systematic review. *Acad Pediatr*. 2011;11(2):136–143.
25. Garra G, Singer AJ, Taira BR, et al. Validation of the Wong-Baker FACES Pain Rating Scale in pediatric emergency department patients. *Acad Emerg Med*. 2010;17(1):50–54.
26. Howard R, Carter B, Curry J, et al. Pain assessment. *Paediatr Anaesth*. 2008;18(suppl 1):14–18.
27. Merkel S, Voepel-Lewis T, Malviya S. Pain assessment in infants and young children: the FLACC scale. *Am J Nurs*. 2002;102(10):55–58.
28. Bai J, Hsu L, Tang Y, et al. Validation of the COMFORT Behavior scale and the FLACC scale for pain assessment in Chinese children after cardiac surgery. *Pain Manag Nurs*. 2012;13(1):18–26.
29. Johansson M, Kokinsky E. The COMFORT behavioural scale and the modified FLACC scale in paediatric intensive care. *Nurs Crit Care*. 2009;14(3):122–130.
30. Voepel-Lewis T, Zanotti J, Dammeyer JA, et al. Reliability and validity of the face, legs, activity, cry, consolability behavioral tool in assessing acute pain in critically ill patients. *Am J Crit Care*. 2010;19(1):55–61; quiz 62.
31. Potapov EV, Stiller B, Hetzer R. Ventricular assist devices in children: current achievements and future perspectives. *Pediatr Transplant*. 2007;11(3):241–255.
32. Corra U, Pistono M, Mezzani A, et al. Cardiovascular prevention and rehabilitation for patients with ventricular assist device from exercise therapy to long-term therapy. Part I: exercise therapy. *Monaldi Arch Chest Dis*. 2011;76(1):27–32.
33. Massery M. Musculoskeletal and neuromuscular interventions: a physical approach to cystic fibrosis. *J R Soc Med*. 2005;98(suppl 45):55–66.
34. Massery M. The Linda Crane Memorial Lecture: the patient puzzle: piecing it together. *Cardiopulm Phys Ther J*. 2009;20(2):19–27.
35. Massery M. Chest development as a component of normal motor development: Implications for pediatric physical therapists. *Pediatr Phys Ther*. 1991:3–8.
36. Ragnarsdottir M, Kristinsdottir EK. Breathing movements and breathing patterns among healthy men and women 20-69 years of age. Reference values. *Respiration*. 2006;73(1):48–54.
37. ATS statement: guidelines for the six-minute walk test. *Am J Respir Crit Care Med*. 2002;166(1):111–117.
38. Li AM, Yin J, Yu CC, et al. The six-minute walk test in healthy children: reliability and validity. *Eur Respir J*. 2005;25(6):1057–1060.
39. Moalla W, Gauthier R, Maingourd Y, et al. Six-minute walking test to assess exercise tolerance and cardiorespiratory responses during training program in children with congenital heart disease. *Int J Sports Med*. 2005;26(9):756–762.
40. Geiger R, Strasak A, Treml B, et al. Six-minute walk test in children and adolescents. *J Pediatr*. 2007;150(4):395–399, e391–e392.
41. Li AM, Yin J, Au JT, et al. Standard reference for the six-minute-walk test in healthy children aged 7 to 16 years. *Am J Respir Crit Care Med*. 2007;176(2):174–180.

CHAPTER

20

영아 및 아동의 폐질환과 호흡장애

Pulmonary and Respiratory Conditions in Infants and Children

서론 Introduction

폐질환과 호흡기 질환은 미국과 전 세계 어린이들의 사망률과 이환율의 주요 원인이다. 호흡기 바이러스와 박테리아는 영아와 어린이에게 급성 및 때로는 치명적인 호흡기 감염을 계속 유발하는 원인이다. 박테리아 및 바이러스 제제에 대한 백신은 특정 급성 호흡기 감염의 발생률을 감소시켰으며 호흡기 질환의 위험이 있는 어린이에게 일반적으로 사용된다.

미국에서는 18세 미만의 어린이 중 최대 20% 이상이 천식, 천명, 기관지 과민성, 낭성 섬유증(CF) 및 기관지폐 이형성증과 같은 만성 호흡기 질환을 앓고 있다고 보고되었다.[1] 소아의 만성 폐질환은 이환율 통계를 가지고 있다. 미국에서 약 710만 명의 어린이(9.5%)가 천식 진단을 받았으며, 이는 진단된 아동의 50% 정도가 학교를 결석하게 한다.[3] 유년기 천식은 흑인과 다민족(비 히스패닉) 민족 중에서 가장 널리 퍼져 있다. 또한 호흡기 질환은 심각한 신경장애가 있는 어린이의 입원의 가장 흔한 원인이며 이들 어린이의 가장 흔한 사망 원인이다.[4,5] 이러한 통계는 놀랍지만 다른 조건에 부수적인 1차 폐질환 또는 호흡기 문제가 있는 어린이를 치료하는 데 많은 시간을 소비하는 건강 전문가에게는 그렇지 않을 수 있다.

이 장에서는 독자가 신생아와 소아의 호흡기 시스템의 취약성, 이 시스템의 발달과정 및 시스템 장애를 적극적으로 치료해야 하는 필요성을 보다 완벽하게 이해할 수 있도록 배경 정보를 제공한다. 이러한 주제에는 호흡기의 성장 및 발달, 어린이와 유아의 급성 호흡 부전 소인이 포함된다. 폐질환이 있는 영유아의 물리치료 검사 및 중재기술은 다음과 같다. 다음은 어린이의 4가지 주요 호흡기 질환–무기폐, 호흡기 근육약화, 천식 및 CF–에 대한 의료정보 및 물리치료에 대한 토론과 향후 연구에 관한 질문이다.

폐의 성장과 발달
Growth and development of the lungs

폐의 주요한 발달 시기만 간단히 살펴보는 것이 폐와 기도와의 성장과 특정한 아동기 질환과의 관계를 논의하는데 유용하다. 폐의 발달에 대한 설명으로 폐포의 성장, 특히 폐포수의 증가에서의 독특한 점을 알 수 있게 된다.

폐 발달에서 명확히 구별되는 4단계의 시기가 확인되었고, 그 시기는 *태아발달(embryonic)*, *가성 분비샘(pseudoglandular)*, *관형성(canalicular)*, *낭상형성(saccular)* 시기가 포함된다. *태아발달(embryonic)*, 즉, 수정 후 6주 사이에 폐 발달의 초기징후가 발생한다.[6] 태아가 4mm일 때 원시적인 앞창자의 내배엽 조직이 앞 폐주머니(pouch)로 발달한다. 이 시기 동안 기도와 식도의 분리가 일어나는데, 이 발달의 변이는 기관지와 식도의 비정상적인 통로인, 기관지–식도 누공(fistula)을 야기할 수 있다(그림 20.1). 4일 뒤에는, 추후 기도가 될 부위가 좌우의 기관지 싹으로 분화한다. 이를 폐의 전신이라고 할 수 있다. 발달 중인 기관지 싹을 둘러싸는 중간엽 세포조직들은 후에 근육, 결합조직, 그리고 기관지 내의 연골로 분화할 것이다. 중간엽에서는 원시적 폐동맥과 폐정맥을 곧 연결해 줄 혈관 조직이 발달한다. 비세포성 조직은 폐 구조를 지지해주는 탄력섬유 및 콜라겐 섬유가 된다.[8]

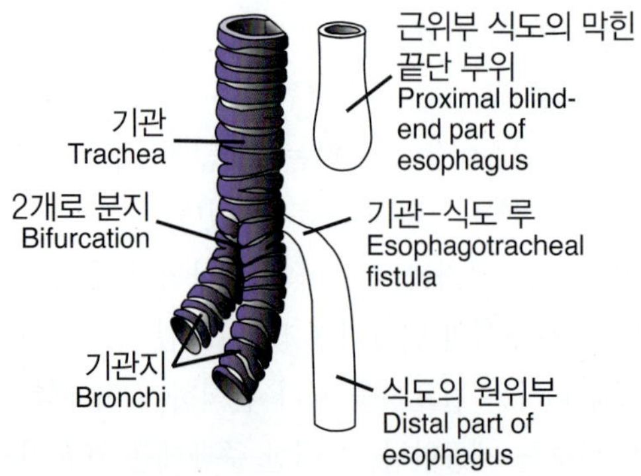

그림 20.1 기관지 식도 루(From Sadler TW. *Langman's Medical Embryology*. 9th ed. Baltimore, MD: Lippincott Williams & Wilkins; 2002.)

폐의 싹이 계속 자라고 임신 5~16주 사이에 더 작은 기도로 나누어지는데 이 시기를 *가성 분비샘(pseudoglandular)시기*라고 하는데 폐 조직이 분비샘 조직과 비슷하게 보이기 때문에 붙여진 용어이다. 이 시기동안 많은 초기 세포가 기도의 특정 세포로 분화한다. 큰 기관지 표피세포들이 원시적인 기도를 따라 배열되며 10~14주 사이에 빨리 성장한다. 이 시기 후반에 점액을 분비하는 분비샘과 지지해주는 연골이 나타나며 관을 형성하는 관형성(canalicular)시기 동안 계속 성장한다. 분지되는 과정을 거치면서 기관지는 8~32개의 세 기관지로 나누어지며 폐문으로부터 가장 먼 곳에서 가장 많이 나누어진다. 기관지 나무는 성문으로부터 말단 세기관지까지 가성분비샘 형성 시기의 말미까지 완성되며 가로막의 발달이 시작된다. 폐혈관계에서도 이와 유사한 발달이 동시에 발생한다.[8]

16~26주의 관형성(canalicular)시기에 뚜렷한 발달의 특징은 표피세포가 얇아지고 납작해져서 type I 폐 세포 또는 폐포가 되는 것이다. 또한 type Ⅱ 폐 세포는 이 시기에 나타나기 시작하며, 이것은 궁극적으로 표면활성물질을 생성하는 얇은 판 세포이다. 더욱이, 폐의 모세혈관이 나타나는 것은 매우 중요한 발생이다. 상피세포 쪽으로 나와 있는 모세혈관은 기도에 매우 근접하여 혈액공급을 한다. 상피세포의 얇아짐과 모세혈관의 발달은 호흡을 위한 공기–혈액 접점 기관을 형성하게 한다. 가스교환은 관형성(canalicular)시기 말미에서 일어날 수 있다.[8]

약 26주에 발달 중인 폐의 에너지가 낭상(saccule)이라 불리는 말단 세기관지의 끝이 주머니 모양으로 형성을 시작한다. 이러한 말단 주머니 시기는 임신 32주까지 즉, 폐포 시기가 시작되기까지 계속된다. 이때 많은 낭상(saccule)이 폐포낭 또는 폐포관으로 된다. 이 관은 관형성(canalicular) 시기에 형성된 작은 모세혈관으로 계속 나아간다. 일단 충분한 수의 폐포/모세혈관 단위체가 발생이 되면, 폐포 안 생화학적 표면활성제가 생성된다는 가정하에, 생명이 유지되어 질지 모른다.

표면활성제는 폐포를 따라 존재하는 type II 세포가 분비하는 인지질이다. 표면활성제는 폐포 안에서의 표면장력을 감소시키고 적은 압력으로도 폐포가 팽창할 수 있도록 하고 영아가 표면활성제가 부족한 폐포를 팽창하는 데 필요한 힘이 덜 들게 하도록 한다. 표면활성제는 약 임신 34주에 완전히 발달된 화학적 수준에 나타나게 되며, 이것이 호흡을 계속할 수 있게 유지해주는 폐 성숙도의 지표가 된다.[9]

산후시기는 처음에 폐포낭(실제 폐포라고 할 수 있음) 형성을 위하여, 폐포관이 계속 분지하여, 가스교환을 위한 폐포면적과 폐용량의 급속한 성장시기인, 산후 18~24개월이 특징적이다. 현재의 합의에 따르면 폐포 수는 6개월이 되면 대부분 완성되지만 일부 발달은 24개월까지 지속될 수 있다.[8] 아주 흥미로운 것은 산후 초기에 공기면적보다 혈관분포가 더 많이 발달한다. 산후 2차 시기에는 폐포들과 모세혈관들이 아주 유사하게 성장하는 시기이다. 출생 시 약 2천 5백만의 폐포가 있으며, 8~10세 사이에 12배로 증가되고 이 시기에 성인과 비슷한 약 3억 개를 이루게 된다. 폐포 증식기 동안 파괴 과정은 성인 폐포 수에 도달할 가능성을 제한할지 모른다.[10]

▶ 호흡부전의 유발요인
Predisposition to respiratory failure

영아 및 아동에서 급성 호흡부전의 기전과 호흡부전의 급격한 진행을 구체적으로 설명하기 위하여 아래의 정보가 제시되었다. 비록 급성 호흡부전이 질환은 아니지만, 발달 중인 호흡기계에 손상을 줄 수 있는 많은 질환의 마지막 경로이다.

거의 대부분은 정상이지만, 소아의 구조적 그리고 대사적 요인들이 급성호흡부전에 취약하게 만든다. 호흡부전은 폐안의 가스교환에 결함이 있어 즉각 생명의 위협을 줄 수 있는 상태로 정의할 수 있다. Downes와 동료들은 영아 및 아동의 급성 호흡부전의 발생을 살펴보기 위해 동맥혈 가스분석과 임상징후를 이용해야 한다고 언급한 첫 번째 그룹 중 하나이다.[11] 호흡부전으로 볼 수 있는 동맥혈의 가스값은 환아가 100% 흡기산소농도로 호흡할 때, 혈 내 이산화탄소가 75mmHg, 산소는 100mmHg이다. 이러한 동맥혈 가스 값을 가지고 있고 다음과 같은 임상징후가 있을 때 호흡부전이 있다: 흡기호흡음이 감소되었거나, 없을 때, 호흡 시 호흡 보조근을 사용하면서 심한 함몰호흡(흡기성함몰)이 있을 때, 흡기 시 동맥혈내 산소가 40%인 청색증, 통증에 대한 의식과 반응이 떨어짐, 골격근의 낮아진 긴장도.

영아 및 아동에게 급성 호흡부전이 발생할 수 있는 가장 중요하고 일반적인 요인은 기도감염의 높은 발병률이다. 면역방어체계가 발달하고 있는 시기인 생후 몇 년 동안, 아이들은 감염에 취약하다. 이러한 위험은, 특히 어린이집, 유치원의 이른 입학과 같이 유아의 환경이 확장하면서, 또래아이들, 교사, 기타 다른 사람들을 통한 다양한 감염원 노출로 증가한다. 최근 몇 십년간 어린이집에 등록한 유아들의 수가 늘어남에 따라, 동시에 호흡감염의 발병률의 증가도 예측될 수 있었다. 실제, 최근 연구는 이러한 감염 발생의 경제적 영향과 감염관리 프로그램의 개발과 도입의 경제적 이득에 대해 초점을 맞추고 있다.[12]

기도 크기와 충분치 못한 호흡근의 기계적 이점, 이 두 가지 주요한 구조적 요인들이 어린 아동의 호흡부전에 기여한다. Effmann 등의 연구에 적용한 추정에 따르면, 1세 이하의 어린 아동의 기도 지름은 연필의 지름보다 작다고 한다.[13] 어린 아동의 말초 세기관지 대부분의 지름이 1mm보다 작다. 사실상, 적은 양의 점액, 기관지 경련, 또는 부종은 원위부 기도를 폐쇄시킬 뿐만 아니라 근위부인 좀 더 큰 기관지도 막을 수 있다. 기도가 어느 정도 막히면 호흡부전이 뒤따라 발생한다.

영아 및 아동의 호흡부전을 유발하는 기타 주요한 구조적 문제는 점증적으로 아동의 호흡폐에 좋지 않은 기계적 이점을 야기할 수 있는 몇 가지 사항을 포함한다.

1. 8개월 이하의 영아에서는 가로막 또는 기타 호흡근에 Type I 피로저항성 근섬유가 성인의 비율만큼 있지 않다. 이러한 피로저항성 근섬유의 부족은 폐포의 저환기를 야기하여 영아 호흡근이 쉽게 피곤해 진다.
2. 스트레스가 많은 조산아의 힘든 호흡의 경우 자신의 가슴우리를 움직이려고 가로막을 사용해야만 할 때 기초대사율의 10%에 달하는 정도로 호흡에 드는 일이 많아진다. 뿐만 아니라 이 영아는 호흡기계 문제를 가지고 있을 것이므로 가로막의 증가된 대사요구량 때문에 조산아가 피로해지고 호흡부전에 빠지게 되는 요인이 된다.
3. 자발적인, 또는 직접적 후두 자극으로 발생한 기침을 할 수 있는 능력의 미흡한 발달은 영아의 기도가 점액으로 인한 폐색에 취약하게 만든다.
4. 영아 가슴우리의 수평적 배열과(타원형이 아닌) 둥그런 가슴은 갈비뼈 간 및 보조 호흡근육의 원활한 기계적 이점에 유리하지 못하다. 이러한 근육은 갈비뼈와 복장뼈를 들어올려 가슴우리의 지름과 폐를 팽창하는 역할을 한다.
5. 영아기에는 가슴벽의 연약함은 증가된 흡인력과 관련한 복장뼈 함몰(sternal retraction)을 초래할 수 있다. 상

표 20.1 어린이의 호흡속도

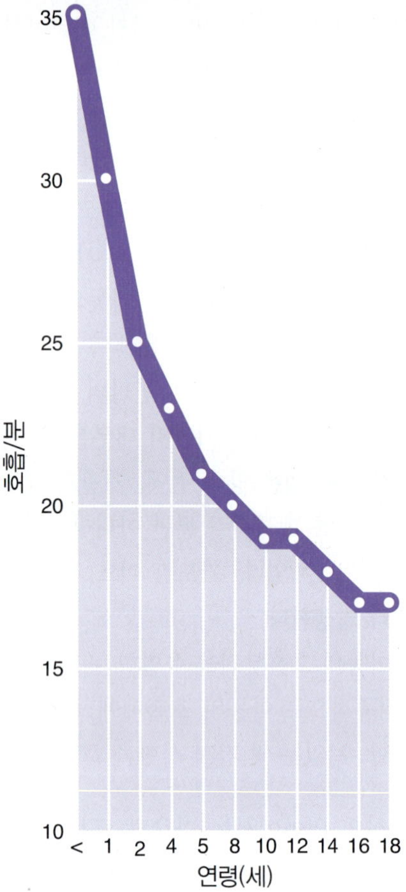

이 그래프는 어린이의 정상 호흡속도를 보여주며 성인의 정상속도보다 높다. 따라서 어린이의 느린맥과 빠른맥은 어린이의 나이에 따라 정의된다.

대적으로 영아가슴우리의 단단함 부족은 가슴우리동요(flail chest)를 자극할 수 있다. 강한 흡기력은 역설적이지만, 가슴우리의 용적을 늘려야 할 필요 있을 때, 가슴우리의 용적을 줄이고 환기능력은 잠재적인 저환기에 맞춰지게 된다. 생후 2년 동안, 가슴벽의 발달 변화로 성인의 가슴벽 탄성과 비슷한 정도가 된다.

6. 아기의 자세는 가로막의 치우침에 영향을 미칠 수 있다. 복부 내장은 가로막이 내려가는 것을 막기 때문에, 바로누운 자세의 영아는 다른 자세에서보다 호흡하기가 더 어렵다.

물리치료사에게 중요한 세 번째 문제는 호흡성 대사이다. 아동의 높은 대사율로 인하여 산소가 더 소모되고 열 소실이 증가되며 가빠진 호흡으로 인해 이차적으로 수분의 소실이 있다. 아동의 정상호흡수는 표 20.1에 나와있다.

위에서 언급한 바와 같이 조기 피로에 취약한 근섬유 이외에도 어린 아동 또는 영아는 상대적으로 근육에 연료를 공급하는 것이 미흡하다. 영아는 근육조직에 글리코겐의 공급이 적고 호흡곤란으로 인해 근육활동이 증가하면 빠르게 글리코겐의 공급이 고갈된다.[18]

앞서 설명한 일반적, 구조적, 그리고 대사적 요인들이 발달적으로, 연령적으로 정상이고 적절한 것이지만, 이러한 요인들이 합쳐져서, 스트레스 시, 호흡기 질환에서 흔히 볼 수 있는 호흡부전에 취약한 기도가 될지 모른다.

▶ 호흡질환이 있는 아동의 물리치료 검사 Physical therapy examination of children with respiratory disorders

호흡의 어려움이 있는 영아 또는 아동에 대한 주의 깊은 검사는 유용한 정보를 제공할 수 있다. 환자가 어릴수록, 환아가 능동적으로 평가에 참여할 수 없으므로, 치료사는 좀 더 주의 깊은 관찰이 필요할지 모른다. 치료사가 시행할 활동에 대한 알맞은 설명은 실제 신체 검사 이전에 하여야만 한다. 다음과 같은 검사 체계는 물리치료 업무 가이드에 기반한 것이다.[19]

병력 History

의학적 차트의 완벽한 리뷰는 아동의 물리치료 평가에서 해야 할 첫 번째 작업이다. 리뷰는 의학적 병력을 포함한 정보를 제공해야 한다. —증상 및 징후 그리고 유발요인 등을 포함한 현재 질병의 임상경과, 이전치료, 물리치료로 보내진 이유— 차트에 있는 것 외에 의사와 간호사는 아동의 현 상태에 관한 귀중하고 즉각적인 정보를 종종 제공할 수 있다. 가슴 방사선 사진 또는 다른 검사 사진은 질병에 이환될지 모를 폐 또는 가슴우리의 특정부위를 확인하는데 유용하다. 방사선 사진의 완벽한 해석은 물리치료 업무를 넘어서는 일이다.

환경 Living Environment

집 또는 퇴원 후 머무를 곳에 산소, 호흡기 그리고 흡인 장치와 같이 호흡 의료기기를 놓을 장소와 자원이 갖추어져 있는가?

일반적 건강상태 General Health Status

영아 또는 아동에게 정상발달의 지연이 있었는가? 운동단계가 제 연령에 맞게 발달되어 왔는가? 현재 진행 중인 또는 재발한 의학적 문제가 있는가?

내과적/외과적 병력 Medical/Surgical History

최근에 입원, 질환 또는 수술을 받은 기록이 있었는가? 환자 또는 부모가 현재 상태에 영향을 준 동반질환 또는 과거병력을 보고한 적이 있었는가? 가족 내에서 선천적 질병이 있는가?

현재상태/주소 Current Condition/Chief Complaint

물리치료를 요청한 최근 걱정은 무엇인가? 이전 질병의 재발인가? 아동은 집에서 흉벽진동기(AC)를 포함하여 물리치료를 받고 있는가? 이번 치료에 대한 환자와 가족이 기대하는 바는 무엇인가?

기능적 상태와 활동수준 Functional Status/Activity Level

아동은 나이에 알맞은 수준에서의 기능을 하고 있어 왔는가? 3장에 많은 발달검사가 나와있다.

투약 Medications

아동이 투여 받고 있는 약물은 무엇이고, 물리치료 처방계획에 영향을 미칠 가능성이 있는가?(흉벽진동기(AC)사용 이전에 기관지 확장제와 점액용해제, 고장성 식염수 같은 에어로졸 약물).

기타 임상검사 Other Clinical Tests

폐 기능 검사와 동맥혈의 가스분석값, 산소측정값, 모든 영상소견, 운동검사, 그리고 기타 정보가 될 만한 연구를 포함한 모든 검사 소견을 검토한다.

장기시스템의 점검 Review of Systems

체계적 검토는 간단하고 개괄적인 검사로 추가정보를 모으고, 물리치료 진단, 예후 그리고 치료계획에 고려해야 할 기타 건강문제를 추적하는데 사용되는 "빠른 검사"이다.

심폐계 Cardiovascular/Pulmonary Systems

아동의 간단한 검토에는 혈압, 맥박과 호흡수 그리고 부종의 대략적 증상의 기록이 포함되어야 한다.

피부 Integument

피부의 색깔과 상태가 정상인가? 오래된 흉터 또는 새로운 흉터는 없는가? 현재의 상처는 잘 아물었는가?

근골격계 Musculoskeletal System

환자의 신장과 체중을 측정한다. 신체의 비대칭이 있는지 확인한다. 아동의 나이에 맞는 가능한 근력과 ROM과 협력능력을 측정한다.

신경근육계 Neuromuscular System

대체로 협응과 나이에 맞는 운동이 나타나는지, 운동패턴이 나타나는지 측정한다.

테스트 및 측정 Tests and Measures

환기와 호흡/가스교환 Ventilation and Respiration/Gas Exchange

폐질환이 있는 아동에 적용할 모든 검사와 측정 중에서 환기와 호흡상태를 검사하는 것이 중요하다. 환기와 가스교환과 관련된 많은 증상과 징후는 치료사가 선택할 중재에 직접적 관련이 있다. 전형적 흉부검사에는 다음과 같은 네 가지 검사 즉, 시진, 청진, 촉진 그리고 타진이 있다.

물리치료사는 흉부검사와 관련한 몇 가지 목적이 있다.

- 폐의 문제와 증상을 확인한다.
- 공존하는 폐질환의 징후를 평가한다.
- 추가적 평가의 필요를 결정하고 측정한다.
- 예후와 돌봄 계획을 체계적으로 나타낸다.
- 치료 목표를 확인한다.

관찰 Inspection

흉부 검사의 검사 단계는 제시된 증상의 임상적 특성을 문서화하는데, 이는 검사의 다른 구성 요소가 필요한지를 나타낼 수 있다.

검사에는 다음과 같은 것이 포함된다.

- 아동의 전체 모습을 검사한다.
- 머리와 목을 검사한다.
- 가슴을 관찰한다.
- 아동이 호흡, 말, 기침 그리고 가래를 살펴본다.

전체모습 첫째, 치료사는 아동의 의식상태와 간단한 요구에 협조할 수 있는 수준인지 알아본다. 아동의 체형은 정상 또는 비만 또는 아주 말랐는가? 척주뒤굽음증, 척주옆굽음증 또는 앞으로 구부정한 또는 이상한 자세와 같은 뚜렷한 자세 문제가 있는가? 호흡이 가쁜 아동은 보통 앞으로 숙인 자세이다.

팔다리 검사 동안 물리치료사는 손가락의 곤봉모양, 아프게 부어오른 관절, 진전, 그리고 부종이 있는지 본다. 그림 20.2A, B에서 보여지듯이 손가락과 발가락의 곤봉모양은 섬유성 낭종과 상관있다.[20] 아프게 부어오른 관절은 물리치료사에게 좀 더 익숙한 류마치스성 관절염, 골관절염이라기보다 가성비후성 폐 골관절병증을 가리키는 것일 수 있다. 양측발이 부어있는 것은 폐심장증, 오래 경과된 섬유성 낭종이 있는 아동의 우측 심부전 또는 저산소증이 있는 만성 폐질환을 나타낼지 모른다.[22]

치료사는 또한 환자를 관리하는데 사용되는 모든 기구 및 관찰도구와 이러한 도구들이 예정된 중재에 미칠 영향도 기록한다(인공호흡기, 산소후드, 마스크, 정맥주사, 동맥라인).

머리와 목의 관찰 아동의 얼굴은 종종 호흡의 어려움과 산소부족의 징후가 나타난다. 이러한 징후 가운데, *콧망울의 벌렁거림*, 점막의 청색증이 급성 호흡부전의 아동에서 가장 흔히 볼 수 있는 징후이다. 호흡주기와 일치하여 *머리의 까딱거림*은 머리와 목을 유지하는 근력이 충분치 않은 *영아*가 흡기보조근을 사용하려는 시도로 나타날지 모른다. *그르렁 거리는 소리는 날숨 시* 기도개방을 유지하고 기도가 막히는 것을 막기 위한 노력으로 생각된다. 그렁거림은 하기도부 장애가 있을 동안 가장 흔하게 듣는다.

움직이지 않는 가슴의 검사 발진, 흉터 그리고 절개선과 같은 피부의 이상 특징과 함께, 가슴우리의 모양과 대칭성을 기록한다. 영아의 가슴우리는 성인보다 좀 더 둥글고 갈비뼈가 척추에 거의 90°로 붙어있어 그 이상의 올림은 불가능하다.[23] 영아가슴우리의 앞뒤 지름은 좌우 지름과 거의 비슷한 반면 성인 가슴우리는 좌우 지름이 앞뒤보다 크다. 더 흔한 가슴우리 이상 중에 새가슴 또는 오목가슴을 포함한 선천성 변형이 있다; 통 가슴은 보통 폐의 과팽창과 연관되어 있는데 이때는 앞뒤가 좌우 지름보다 더 크다; 그리고 측만증과 관련된 여러 가슴우리의 변형이 있다. 또한 가슴우리의 근육발달은 대칭성과 만성 호흡곤란을 암시하는 흡기보조근의 비후여부를 검사해야 한다.

움직이는 가슴에 대한 검사 호흡률은 움직이는 흉부 검사 시 평가해야 할 첫째 항목이다. 호흡을 재는 것은 눈에 띄지 않게 시행되고, 종종 맥박을 잴 때도 이루어진다. 표 20.1에서와 같이, 환아가 더 어릴수록 정상 안정 호흡은 더 높다. 빠른 호흡은 비정상적으로 호흡수가 많은 것이고 느린 호흡은 호흡수가 적은 것이나 영아와 아동의 정상변동이 크다는 것을 염두 해둔다.

또한 호흡의 패턴과 규칙성은, 특히나 신경근육계 이상이 있는 신생아와 아동들은 반드시 검사하여야 한다. 짧

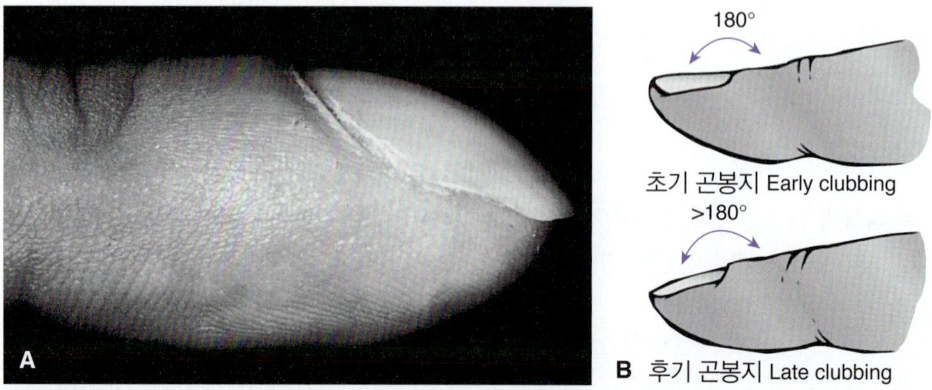

FIGURE 20.2 곤봉지에서 조체(nail plate)와 근위 조주름(nail fold)사이의 각도는 180° 이상으로 증가한다. 낭포성 섬유증 및 기타 호흡기 및 심혈관 질환이 있는 환자에서 손가락의 구부러짐이 나타난다.

은 시간의 무호흡은 특별히 이상한 증상은 아니며 신생아에서 볼 수 있는 주기성 변동 호흡일지 모른다. 실제 무호흡은 호흡정지 주기가 20초가 넘을 때이다. 무호흡은 호흡곤란, 패혈증, 중추신경계 출혈과 연관될 수 있다. 호흡률과 규칙성 이외에도, 들숨과 날숨간의 비율(I:E)을 측정해야만 한다. I:E 비율은 보통 1:2이다. 천식과 세기관지염 같은 폐쇄성 폐질환이 있는 영아 및 아동은 호기 시 현저한 증가가 있을지 모른다; 그 결과 I:E 비율은 1:4 또는 1:5까지 될 수 있다. 복부와 가슴우리의 조화로운 움직임도 검사하여야 한다. 흡기 시 가슴우리와 복부의 팽창은 주의해서 살펴보아야 한다. 이러한 조화가 없을 때, 흡기 시 "시소" 동작, 가슴우리팽창과 복부 들어감이 보이고, 호기 시에는 반대의 움직임이 보인다. 흉부벽함몰(chest wall retraction)이 있는지 살펴야 한다. 함몰(retraction) 또는 들어감(in-drawing)은 복장뼈 위, 복장뼈 밑, 갈비뼈 아래 또는 갈비뼈 사이에서 볼 수 있다. 소아환자에서 가장 흔히 볼 수 있는 함몰(retraction)은 영아 및 아동의 유연한 가슴우리와 증가된 호흡 노력(저항)의 결과로 발생한다. 호흡곤란 시 흡기근 또는 호기근 그렇지 않으면 두 근육군은 몇몇 부위에 들어감(in-drawing)을 야기하는 연골가슴우리를 충분히 당길 수 있도록 위치한다. 함몰(retraction)이 심해지면, 효과적인 흡기가 줄어들 수 있다.

호흡동안, 가청음을 들을 수 있고 두드러진다. *협착음(stridor)*은 들숨 시 그르렁거리는 소리인데 상기도 폐쇄, 후두의 연축가능성을 암시한다. 특히나 호흡곤란이 있는 영아에게서, 날숨 시 gurgling sound(목구멍을 울리는 소리)를 들을 수 있다. *gurgling sound(목구멍을 울리는 소리)*는 미성숙한 기도가 폐쇄되는 것을 막으려는 생리적 시도로 나타날 수 있다. 들숨 날숨의 환기 단계에서 들리는 *gurgling sound(목구멍을 울리는 소리)*는 대부분 큰 기도에 분비물이 많이 있는 상태이다.

기침과 재채기의 평가 영아는 기도에 보호적, 청결기제로 기침보다는 재채기를 더 하는 것 같다. 좀 더 자란 영아와 아동은 기도로부터의 가래 및 기타 분비물을 뱉어내기 위해 기침을 효과적으로 할 수 있어야 한다. 신경근육계 질환이 있는 아동에게 기침할 수 있는 능력을 판단하는 것은 매우 중요하다. 신경근육계 질환과 관련된 복부근 약화가 있는 아동은 분비물 제거를 위한 기계적 보조가 필요한 분비물 정체와 섭식 흡인의 위험이 있을지 모른다.

청진 Auscultation

폐를 청진기로 들어보는 청진은 평가에 유용한 방법이다. 영아 및 어린 아동은 성인용보다는 소아용 청진기로 들어본다. 전문의는 청진기 사용 전 따뜻하게 해놔야 한다. 사용 전 청진기를 따뜻하게 준비하고 아동의 연령에 따라 인형에게 청진기로 어떻게 할 것인지 먼저 보여준다. 아동의 기도의 가슴우리표면이 근접할 뿐만 아니라 어린아동과 영아의 가슴우리가 얇아서 소리가 매우 잘 들리고, 해부학적 특이성은 감소될 수 있다. 그러므로 특정소리가 흉부의 어느 한 곳에서 들릴지라도, 소리가 들리는 바로 밑의 폐엽과 부합하지 않을 수 있다. 그 결과 신생아 또는 조산아에서의 청진은 아동이나 성인보다 정확성이 덜하다. 그럼에도 불구하고 폐 전체의 정상적 호흡음과 비정상적인 호흡음이 나타나는지 확인해야한다. 쌕쌕거림, 수포음(거품소리), 마찰음와 같은 우발적 음을 확인하려고 해야한다.

*쌕쌕거림(wheezing)*은 좁아진 기도를 통한 공기의 흐름으로 나는 음악적 소리이다. 들숨 또는 날숨 시 그리고 한 가지 소리로 또는 여러 소리로 들릴 수 있다. 날숨의 쌕쌕거림은 아마도 더 일반적이고 기관지연축 또는 분비물로 인한 기도폐쇄를 나타낸다.

*수포음(거품 소리, crackles)*은 들숨 또는 날숨에서 들리는 비음악적 소리이다. 이전에 찌그러져 있던 기도가 갑자기 열리면서 나는 소리로 생각된다. 날숨의 수포음(거품 소리)은 종종 큰 기도 내에 유동체가 있는 것을 나타내기도 한다.

*마찰음(rubs)*은 종종 염증이 있는 조직과 조직이 서로 부대낄 때 들리는 거치른 가죽을 문지르는 소리이다.

*으드득(crunches)*은 공기가 종격 쪽으로 빠져 나갈때 그 부위 위에서 들을 수 있는 갈라지는 소리이다.

협착음, 코고는 음, 그리고 날숨 시의 그르렁거리는 소리는 이전에 언급하였다. 영아의 가슴우리를 통하여 쉽게 전달되는 소리들이기 때문에, 환아들이 접할 평가와 치료계획을 세우는 과정에서 X선 사진의 변화의 청진소견과 기타 신체검사상의 소견을 잘 연관시켜야 한다.

촉진 Palpation

영아와 아동에서 가슴우리 촉진은 다음과 같은 상황을 확인하는데 도움을 줄 수 있다.

- 기도의 촉진을 통해 종격의 위치
- 분비물 주위로 공기가 흐를 때 느껴지는 느낌인 rhonchal fremitus(수포음의 진탕음)의 촉진은 만져서 큰 기도 안에서의 분비물의 저류위치 확인을 위한 유용한 검사이다.
- 가슴이 팽창할 때 가슴우리의 국소 움직임과 그 움직임의 대칭을 촉진하는 것 또한, 어리지 않은 아동에게 유용하다.
- 들숨의 근육활동은 직접촉진을 통해 판단될 수 있다.

촉진은 아동의 흉통을 인지하고 그 부위를 국한시키는데 도움을 줄 수 있다.

타진 *Mediate Percussion*

호흡계의 전형적 검사 중 마지막 부분인 타진은 치료사가 비정상적 폐의 밀도를 확인하고 가로막의 움직임 정도의 평가를 가능하게 한다. 이 기법은 갈비뼈 사이에 단단히 놓인 손가락의 손톱 위를 다른 손의 손가락으로 두드려보는 것이다. 실제 소리 또는 타진소리는 공기가 채워진 폐조직인지, 채워지지 않은 부위인지를 나타낸다. 소리가 더 비고, 공명이 있을수록 공기가 채워져 있을 확률이 더 높다. 소리가 둔탁할수록 그 부위는 공기가 채워져 있지 않다는 것을 의미한다.

그 이외에도 타진으로 가로막의 움직임을 알 수 있다. 타진은 가로막이 위치한 폐기저부의 청량한 소리(공기가 차있음)부터 둔탁한 소리(공기가 차있지 않음)까지 알아차린다. 치료사는 폐의 꼭대기부터 기저까지 갈비뼈 사이를 타진한다. 둔탁음이 있을 시, 치료사는 환자로 하여금 완전히 숨을 내쉬게 하여 가로막이 올라오게 한다. 치료사는 가로막이 가장 높게 올라간 위치에서 기록을 하기 위해 타진한다. 다음으로 환자로 하여금 완전히 들이마시게 하고, 타진은 가로막이 내려가지 않는 부위까지, 그 하강을 추적한다. 가로막 운동은 최대 상승에서 최대 하강 사이의 움직인 거리를 말한다.

유산소능력과 지구력 *Aerobic Capacity and Endurance*

유산소능력과 지구력은 최대 산소소모량으로 정의한다. 측정치는 (1) 일하고 있는 근육에 심폐계가 얼마나 산소를 보낼 수 있는 능력과 (2) 그 근육이 에너지 발생을 위하여 산소를 얻을 수 있는 능력을 표시한다. 이러한 검사는 다음과 같은 환자에 대한 유용한 정보를 제공할 수 있다.

- 기초 능력의 확인
- 기능적 활동 동안 유산소능력의 판단
- 증가하고 스트레스가 많은 활동중에, 생리적 요구에 대한 반응 예측
- 증가된 부하에 직면한 한계 인식.

검사의 많은 양식은 표준 운동 시 증상을 보이는 반응 관찰부터 운동 실험실에서 기구를 갖추고 기술적으로 복잡한 침습적 유산소 검사까지 사용된다. 실험실내 운동 테스트는 트레드밀에서 환자가 걸을 때 또는 자전거 에고미터를 타는 동안 점진적으로 강도가 세진다. 운동 테스트는 지속적 심전도 모니터, 심박수, 혈압측정 경피산소포화도, 동맥혈 가스분석, 날숨의 가스분석을 수용할 공간이 있어야 한다; 그리고 또한 산소공급 여력도 충분하여야 한다. 그 이외에도, 심장 제세동기(defibrillator), 기타 응급세트가 구비되고 심폐계 응급상황에서 즉각적으로 이러한 기기를 사용할 수 있는 적절한 인력이 있어야 한다. 최대, 최대 이하 테스트가 이루어질지 모른다.

정규 실험실이 없거나, 현실적이지 못할 때, 6분 또는 12분 제한 걷기 테스트,[25,26] 왕복 걷기 테스트,[27] 또는 계단 오르기 테스트[28]는 간단하고, 잘 계획된 검사 대안이다.

신체특성 *Anthropometric Characteristics*

신장과 체중의 백분위 평가, 체질량 지수, 그리고 말초부종 모두는 폐질환이 있는 아동의 신체특성의 중요한 척도이다. 체질량 지수와 함께 신장과 체중은 아동의 신체적 성장, 신장, 그리고 영양을 알아보는 데 중요하다. 영양상태는 폐기능과 나아가 아동의 운동능력에 중요한 영향을 미친다.[29] 울혈성 심부전의 관찰은 낭포성 섬유종, 천식과 같은 만성 폐질환이 있는 아동의 부종을 측정하는 중요한 이유이다. 울혈성 심부전은 종종 우심실에 후부하를 주어 우심실의 비후를 야기하는 오랜 기간의 동맥 저산소증, 고탄산혈증, 호흡성 산증과 같은 병증에서 초래된다. 우심실 부전은 발과 족관절에서 부종이 나타날 수 있는 말초부종과 관련 있다. 물리치료사는 말초부종의 초기발달과 그 경과을 모니터하기 위하여 단순한 허리둘레 측정, 용적변위, 8자 모양의 둘레 측정을 한다.[31] 그 이외에도 갑작스런 체중 증가는 울혈성 심부전의 발병을 나타낼 수 있고 그러므

로 주기적인 체중측정이 유용하다.

각성과 인지 Arousal and Cognition

아동은 시공간에 대해 알고 있어야 하고, 인지적 성격의 질문과 주어진 발달연령의 한계 내에서 다양한 환경적 자극에 대한 반응을 할 수 있어야 한다. 치료사는 의식의 일반적 상태와 질문과 요구에 대한 반응 능력에 대하여 판단해야 한다.

보조와 적응적 기구 Assistive and Adaptive Devices

목발, 워커, 휠체어, 스플린트, 높이를 올린 변기 시트, 환경조절 시스템과 이와 같은 종류의 보조적, 적응적 기구는 급성 · 만성 호흡질환의 아동들에게 본질적으로 필요하지 않는다. 아동들이 사용하게 될지 모르는 폐관련 기구들은 네뷸라이저, 코를 통한 관으로 산소공급, 마스크, 인공호흡, 기관지 절개튜브와 경우에 따라 보충 영양공급을 위한 포트가 포함된다. 이런 유형의 주된 예외는 근골격계 또는 신경근육계 장해로 인해 부수적으로 호흡질환을 가진 아동으로 이런 아동을 위하여 워커, 휠체어 그리고 기타도구들이 적절할 수 있다.

환경적, 가정 그리고 일(직장/학교/놀이)에서의 장벽 Environmental, Home, and Work(Job/School/Play) Barriers

폐질환이 있는 아동에게 주된 환경적 장벽은 학교에 가고, 다양한 환경에서 놀기 위한 신체적 부담이다. 그 이외에도 치료사는 가정과 학교에서의 먼지, 수증기, 기타 다른 흡입되는 위험물질이 있는지에 대해 물어보아야 한다. 집, 학교 그리고 놀이 환경에 관한 이러한 장벽은 아동과 부모 또는 양육자의 인터뷰를 통하여 평가된다.

피부 상태 Integumentary Integrity

위에서 말한 검사절차 리뷰는 기존의 또는 있을 가능성 있는 피부손상을 확인하려는 치료사에게 유용하다. 저산소증이 있는 아동에서 주요 관찰소견은 창백함 또는 청색증이 있다. 낭포성 섬유종이 있는 아동은 곤봉모양의 손가락이 관찰될 수 있다.[20]

근육수행 Muscle Performance

대근육의 움직임은 검사절차 리뷰에서 기록해두어야 한다. 낭포성 섬유종이 있는 환아에서 환기의 제한과 관계없이 말초근육의 기능 이상을 나타내는 많은 증거가 있기 때문에 물리치료사는 근력 척도를 주의해서 기록하고 따라야 한다. 연구에서는 만성 폐질환은 이 질환이 없는 아동들의 수의적 최대 근력의 약 80%를 수행하는 근약화를 초래한다고 하였다. 이러한 근력약화를 초래하는 기전은 근육의 상태 악화, 영양실조, 근병증 과정을 초래하는 비활동으로 확인되어졌다. 원인과 관련 없이, 말초 근육이 약한 것은 운동제한과 운동의 과민성을 일으킨다.[32,33] 최근에는 집중치료 시에 환아의 신체재활과 근약화를 초래한 집중치료실의 발전에 많은 관심이 집중되고 있다.[34,35] 비록 이러한 연구가 성인치료를 다룬 것이나, 장기간 집중치료에 따른 비슷한 결핍을 겪을 것이다.

근수행은 도수근력 검사, 손으로 쥐는 동적인 악력계, 또는 좀 더 복잡한 기술 보조적 장치, 기능적 근육 평가를 포함한 다양한 방식으로 측정되어질 수 있다. 기능적 근력검사는 시간제한 걷기 테스트, 왕복 걷기 테스트, 또는 계단 오르내리기 등을 시행한다.[20-24] 비록 이러한 여러 접근방식이 개별적 근육 기능보다 그 이상을 평가하겠지만, 이러한 검사는 아동의 일상생활에서 발생하기 때문에 근수행의 실질적인 검사를 제공한다.

기타 중요한 테스트 및 측정 Other Important Tests and Measures

비록 이 장에서 폐의 질환을 다루고 있지만 치료사는 아동을 평가할 때, 모든 신체 체계를 고려해야 한다. 몇몇 신체기관 체계의 기능 조합은 격렬한 운동과 호흡곤란을 고려하며 평가될 수 있다.

격렬한 운동과 호흡곤란 인지된 격렬한 신체운동은 조정된 10점 Borg척도로 정량화되고, 호흡곤란은 다양한 호흡곤란 척도로 측정된다. 이러한 척도는 아래에서 설명되어 있다. 격렬한 신체 활동의 Borg척도는 원래 6~20점의 범위로 만들어졌다. 이 척도는 전혀 힘들지 않음을 나타내는 0점, 매우 힘든 것을 자각하는 10점, 즉, 0~10점의 범위인 10점 척도로 수정되었다. Borg척도는 최대 산소소모량과 그 외의 생리학적 측정값과 매우 연관성이 있다. 하지만 최근 연구에서는 Borg 척도에 대한 타당성의 실상에 의문을 제기하고 있다.[36] 성인의 척도처럼 타당성이 확고하진 않더라도 Borg척도가 소아와 청소년에게 타당성을 가지고

있다는 몇몇의 언급이 있다.[37]

아동에서 호흡곤란의 정량화는 뒷받침하는 근거 문헌이 거의 없지만 새로운 시도이다. Prasad 등은 15카운트 호흡곤란 검사를 설명하였고, 이 검사에서 아동은 단순히 숨을 깊게 들이쉬고 15까지 크게 세는 것이다. 저자가 말하기를:

> "15카운트 점수는 호흡참기의 객관적 기준으로서 평가되어지고 있다. 이 방식은 설명과 수행이 쉽고 어떤 언어든지간에 15까지 숫자를 셀 수 있는 아이들 누구라도 할 수 있다. 주관적 점수 평가방식과 함께하는 것이 가장 잘 사용하는 것이며, Borg 척도 또는 시각 아날로그 척도가 적합하다."[38]

McGrath 등은 시각적 호흡곤란 척도를 2005년도에 만들어 발표하였다. 목 막힘, 가슴의 답답함, 그리고 숨쉬기 힘듦이 표시된 그림은 천식, 섬유성 낭종, 그리고 폐질환이 있는 아동 79명을 대상으로 보여주고 측정되었다. 저자는 이 척도가 시각적 그림 보조가 들어간 3가지 구성요소를 측정하는 것이 가능할 것이라 하였다.[39]

폐질환으로 인한 주기적인 또는 만성적 저산소혈증을 경험한 아동을 위해 신경운동 발달과 감각통합 테스트가 종종 필요하다. 일정시간 산소공급이 불충분하면, 경미한 또는 심한 뇌손상이 와서 발달지연을 초래할 수 있다(정상 발달과 발달 검사에 대해서는 이 책 2, 3장에서 설명하였다).

통증의 평가 —원인 및 자각정도—는 검사의 중요한 부분이다. 흉부의 통증 부위의 확인은 종종 촉진하거나, 또는 아동과 부모에게 물어봄으로 이루어진다. 아픈 부위가 확인되면 환자의 통증 수준, 이것의 원인, 일상생활에 통증이 미치는 영향뿐만 아니라 통증을 일으키는 자극을 감소시키거나 완화하는 방법을 평가하기 위해 통증척도 또는 통증 일기를 쓰도록 하여야 한다. 아동의 연령과 발달학적으로 알맞은 통증 평가척도의 문제가 지난 20년간에 걸쳐 논의되어왔다. Bieri가 개발한 얼굴표정 통증 척도는 아동에게 적합한 척도로 사용하기 위한 초기의 의미있는 시도였으나 척도에 일곱가지의 얼굴표정만으로는 부족하였고, 좀 더 흔히 사용되고 있는 5점 척도 또는 10점 척도 아날로그 통증척도 연관성을 나타내기에는 어려웠다.[40] 최근에 Hicks와 동료들은 5점 또는 10점의 아날로그 척도와 좀 더 쉽게 비교되도록 Bieri가 만든 얼굴표정 통증척도를 수정하였다. 수정된 얼굴통증 척도는 이전에 말했던 아날로그 척도와 크게 다르지 않았다.[41] 그림 20.3은 안면 통증

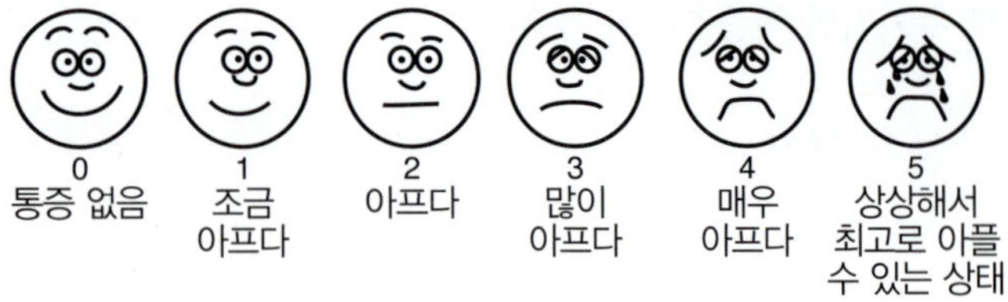
0
통증 없음
1
조금
아프다
2
아프다
3
많이
아프다
4
매우
아프다
5
상상해서
최고로 아플
수 있는 상태

그림 20.3 Wong-Baker 얼굴 통증 등급(Reprinted with permission from Hockenberry MJ, Wilson D, Winklestein ML. Wong"s Essentials of Pediatric Nursing. 7th ed. St. Louis, MO: Mosby; 2005:1259.)

척도를 보여준다.

자세 이상은 호흡질환의 결과로 또는 호흡질환의 원인이 될 수도 있다. 60° 이상의 일차커브가 있는 굽음증은 가슴우리가 제한, 심한 새가슴과 같이 폐용적의 감소를 초래한다.[42] 심한 천식과 섬유성 낭종같은 만성 폐질환은 견갑골이 외전, 전방견인을 보이는 과팽창된 통가슴 모양을 야기한다. 폐질환이 있는 아동을 평가할 때 이런 요소들을 고려되어야 한다. 폐의 합병증을 동반하는 정형외과적 질환은 13장에서 논의하였다.

마지막으로, 병원에서 퇴원계획을 짤 때 아동의 치료에 참여하는 가족의 지식과 능력이 중요하다. 왜냐하면 많은 소아 호흡계의 질환이 만성적이고 가정에서의 지속적이고 효과적인 관리가 필요하기 때문이다. 물리치료사는 중요한 가족 교육자이고 문제해결사이며 공식적 비공식적 가족교육에 참여해야 한다.

▶ 폐질환 또는 호흡기계 질환을 가진 아동의 물리치료 중재

Physical therapy for children with pulmonary disease and respiratory disorders

폐 또는 호흡기 질환을 가진 아동 및 영아의 물리치료는 종종 중복되는 세 가지 범주로 나눠질 수 있다.

1. 기도유지(AC: airway clearance)를 위한 타진 및 진동과 함께 해주는 전통적 체액배위(PDPV: postural drainage with percussion and vibration)이거나 또는 분비물의 제거를 위한 최신의 기법
2. 호흡운동과 재훈련
3. 유산소운동, 근력강화훈련 그리고 가슴우리의 기타 다른 종류의 운동을 포함한 체력회복이다.

물론 3가지 범주가 사용되는 정도와 적용할 특별한 치료적 중재는 질병의 경과뿐만 아니라 아동의 연령, 능력 수준 그리고 협조에 달려있다. 신생아와 영아는 오직 환기 및 관류를 변화시키기 위한 자세잡기를 포함한 전통적인 기도 분비물 제거방식으로 물리치료를 해준다. 단순한 호흡게임과 활동은 아이들이 유아가 되었을 때 필요한 치료 방식과 함께 통합될 수 있다. 아이들이 좀 더 크면, 호흡재훈련을 위한 운동, 체력회복, 그리고 자세운동이 가능하게 된다. 또한 아동이 성장하여 좀 더 필요한 호흡방식에 협조할 수 있게 되면서, 자가배액, 호흡의 능동주기, 양압 날숨압력 기구와 같은 호흡조절에 의존하는 기도 청결 방법들을 더 적용할 수 있다.

기도 청결 Airway Clearance

아동의 기도로부터 분비물을 제거하는 것은 기도 청결의 주요목표이다. 호흡질환자를 위한 모든 물리치료 형태 중에서도 기도 청결은 가장 광범위하게 연구되어왔다. 통제연구를 기반으로 한 제한적인 증거이지만, 기도 청결은 널리 받아들이고, 사용되어 왔다. 기도 청결의 보편적 사용은 아마도, "근거의 부족은 효과가 부족하다는 것을 의미하는 것은 아니다"라는 것을 말한다. 기도 청결에는 중력보조를 받는 기도의 체위배액, 분비물을 묽게 해주는 수동방식과 기침과 흡인을 통한 분비물 제거와 같은 전통적인 두 방식이 있다. 능동적 호흡주기테크닉, 양압 날숨(PEP) 기구, 진동의 PEP기구(Flutter®와 Acapella®, 고빈도의 가슴벽 진동기구(HFWCO)), 폐안의 타진 환기(IPV)가 기도 청결에 포함되어 있다. 각각의 기법들은 아래에서 설명할 것이다.

타진과 진동을 이용한 체위배액

Postural Drainage with Percussion and Vibration

중력보조를 받는 체위배액 기관지 분절 해부학적 지식을 바탕으로 치료사는 영아 또는 아동의 흉부검사 시 발견한, 분비물이 있는 폐엽으로부터 배액시킬 수 있는 자세를 취해줄 수 있다. 자세는 배액시켜야 할 폐엽 또는 폐분절을 가능한 한 거꾸로 된 자세에 가깝게 그 폐부분으로 분지한 기관지와 함께 가장 위에 위치하게 한다. 성인과 큰 아동의 분절 배액을 위한 특정 자세는 종종 치료 테이블 또는 경사침대를 이용하여 취해준다. 영아 및 어린 아동에서는 치료사의 무릎과 어깨를 "치료테이블"처럼 사용한다. 10가지의 배액 자세로 영아 및 유아를 고정시키면서 편안하게 해 줄 수 있다(그림 20.4A와 20.4B). 아동이 3~4세에 이르면 무릎보다는 치료테이블 사용으로 전환하지만 많은 치료사나 부모는 4~5세가 될 때까지 무릎을 이용한다. 많이 큰 아동과 청소년은 올바른 자세를 취하기 위하여 운동 테이블과 베개를 이용할 수 있다.

영아를 기울여서 머리를 아래로 하는 전통적인 배액자세를 취할 때 주의할 점이 있다. 8년에 걸친 잘 고안된 연구에서, Button 등은 PDPV(타진과 진동을 이용한 체위배액)동안 낭포성 섬유종이 있는 영아가 머리를 아래로 하는 자세를 취하게 했을 때 심각한 위식도역류와 장기적 폐기능 감소가 있었다고 하였다.[43,44] 이러한 이유로, PDPV(타진과 진동을 이용한 체위배액)을 위한 머리를 아래로 하는 자세는 전세계의 낭포성 섬유 센터에서는 일반적이지 않게 되었다.

타진과 진동을 이용하는 수동적 기법 타진과 진동을 이용한 도수방법은 기관지벽으로부터 분비물이 떨어져 나오게 하거나 묽게 하여, 아동이 기침, 재채기를 할 때 분비물을 쉽게 제거하기 위하여, 기도흡인용 카테터로 기도흡인을 하기 위하여 사용한다. 아동에서의 방법은 비록 분명히 다른 점이 있으나 성인에서 사용하는 기법과 거의 비슷하다. 주요한 차이점 중 하나는 타진과 진동 시 가해지는 힘의 차이라고 할 수 있다. 상식에 따르면, 1~2kg에 못미치는 조산아는 가슴에 가하는 힘을 최소로 하여야 한다. 타진과 진동 시 가해지는 힘은 영아가 성장하고 흉부의 뼈와 근육이 강해지면서 안전하게 적용할 수 있게 된다.

성인처럼 분비물이 있는 폐와 기도에 부합하는 흉부에 진동이나 타진을 가하게 된다. 소아에서 또 다른 점은 진동 또는 타진을 가하는 치료사의 손이 영아 또는 유아의 가슴전체를 덮는다는 것이다. 그 결과 영아의 진동 및 타진과 관련하여 다른 시행기법을 사용하도록 제안되었다 . 타진에 사용할 수 있는 여러 항목은 그림 20.5에 나와 있다. 영아에서 타진을 위한 손 모양은 그림 20.6에서 보여진다. 신생아에서 가슴 타진의 금기증은 일반적으로 타진하는 동안 경피로 측정가능한 동맥혈의 산소포화수치가 갑자기 떨어지는 경우, 갈비뼈 골절 또는 기타 가슴 외상이 있는 경우, 토혈하는 경우이다.[45] 또한 아동에서도 주의 깊게 타진을 시행하여야 할 다양한 경우는 영아 피부가 좋지

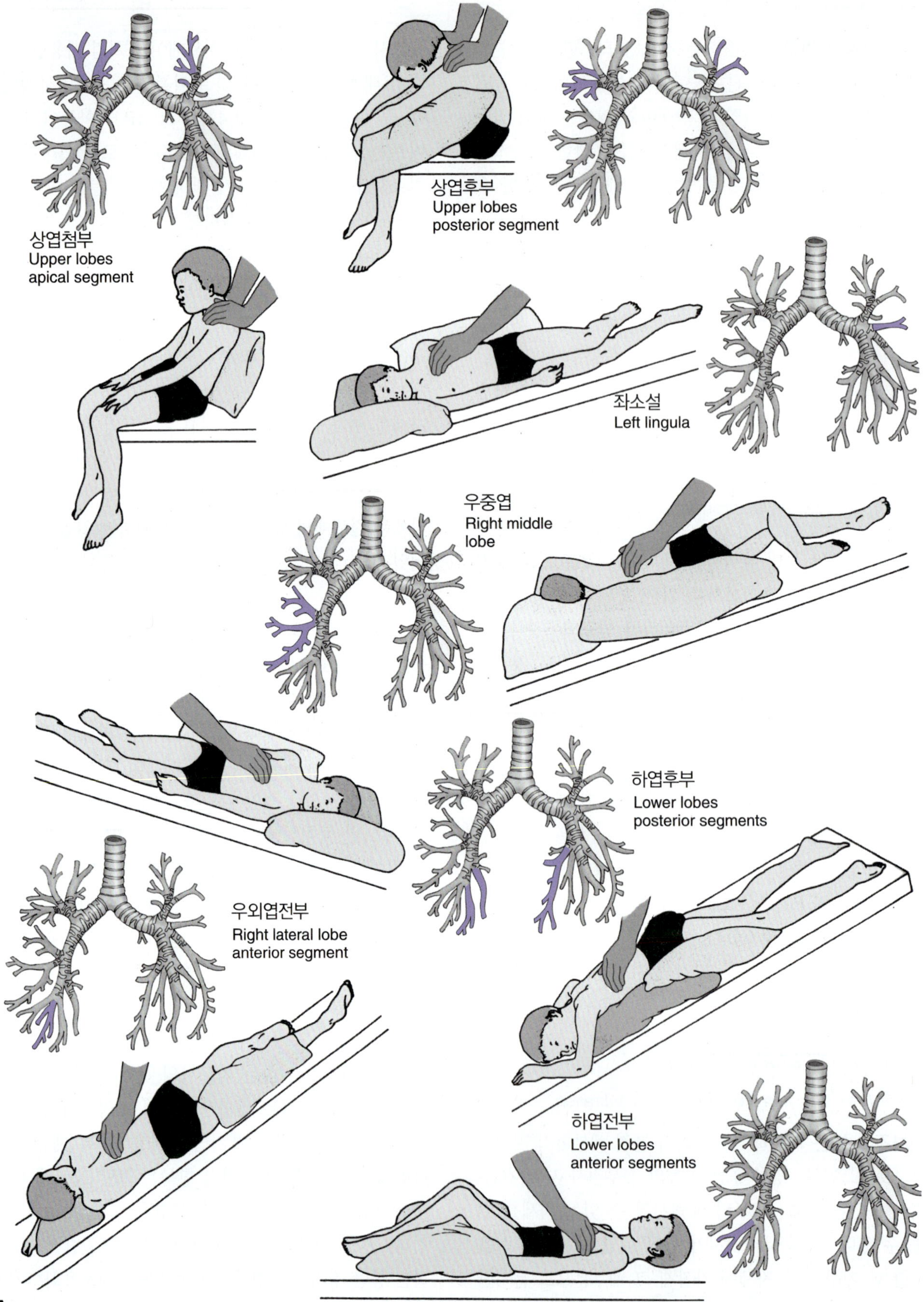

그림 20.4 (A) 아동을 위한 중력보조 체위배액 자세 (B) 영아와 유아의 주된 폐엽 분절의 기관지 배액자세. 머리를 아래로 내리는 자세는 위식도 역류가 있는 아동에게는 금지임을 주의하라. 절차의 대부분은 타진이나 진동을 할 가슴에 손을 올려 영아를 치료자의 무릎에 올려 순조롭게 시행된다.(From Pillitteri A. *Maternal and Child Nursing*. 4th ed. Philadelphia, PA: Lippincott, Williams & Wilkins; 2003.)

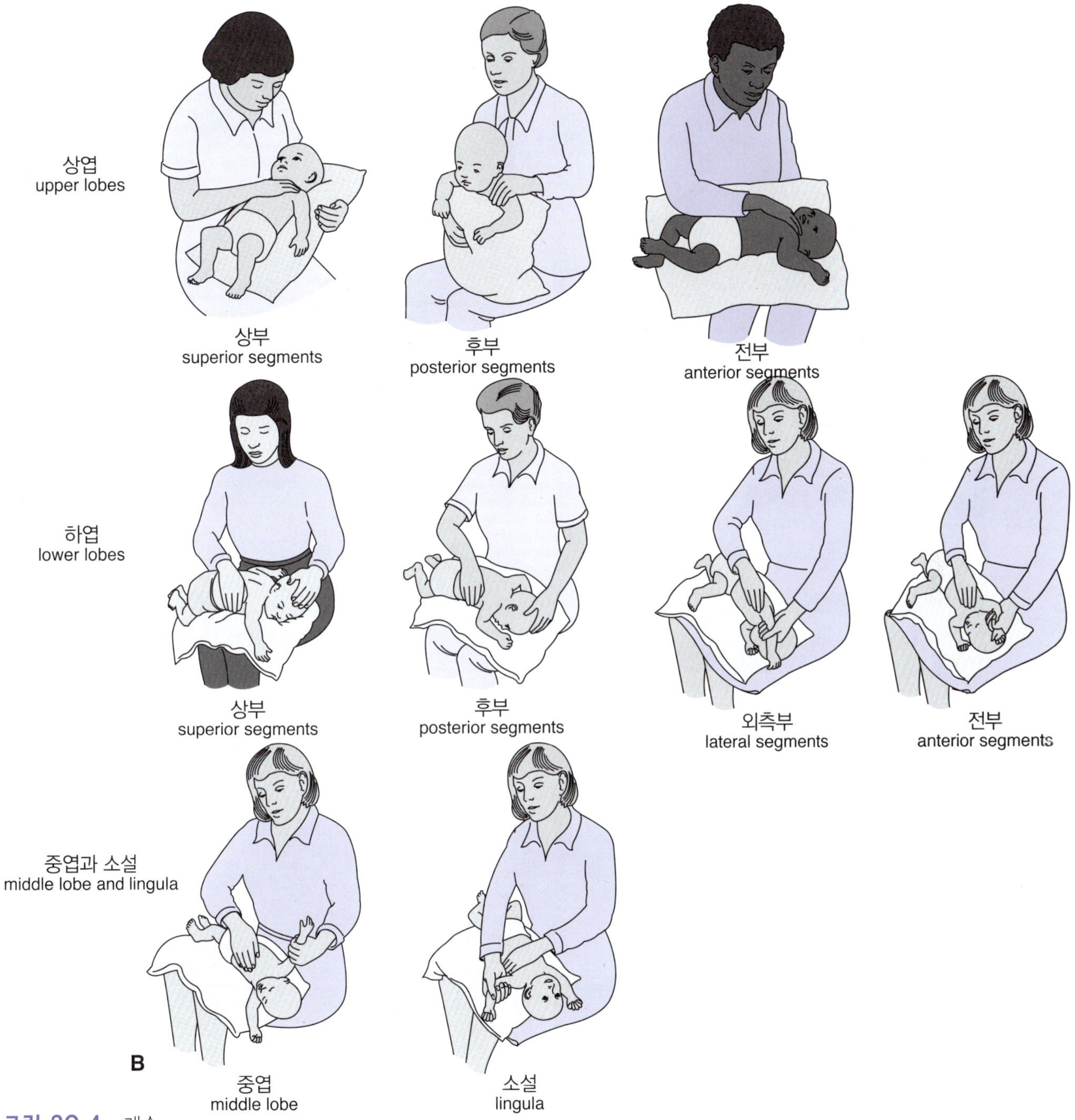

그림 20.4 계속

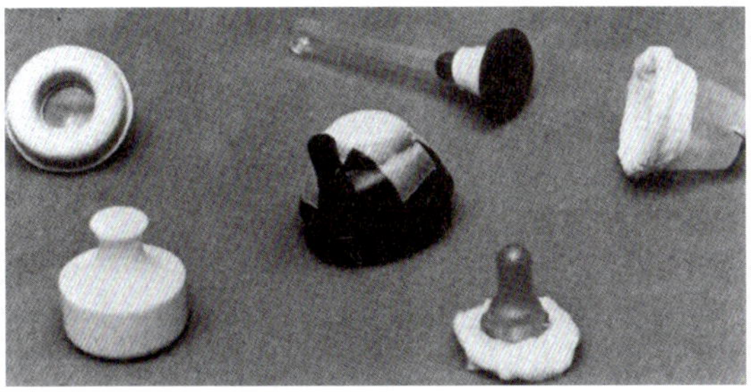

그림 20.5 타진에 사용될 수 있는 시판용 도구들 (Reproduced by permission from Irwin S, Tecklin JS. *Cardiopulmonary Physical Therapy*. St. Louis, MO: CV Mosby; 1985.)

않은 상태인 경우, 응고장애, 골다공증, 구루병, 부정맥, 무호흡, 그리고 서맥, 치료 동안 과민성의 증가, 피부 밑 기종, 뇌실내 출혈 등이 있다. 타진에 더하여 또는 타진을 대체하여 시행하는 진동은 타진보다는 덜 과격한 기법이다. 피를 토하는 것과 치료 중 산소포화도가 감소하는 이외에는 진동기법이 금기증인 경우는 거의 없다. 진동은 보통 날숨 시에 끝나고, 보통 호흡질환이 있는 영아의 호흡수는 분당 40회 정도이기 때문에 호흡의 날숨에 맞추어 손으로 진동을 해주기는 어렵다. 영아가 자라면서, 타진과 진

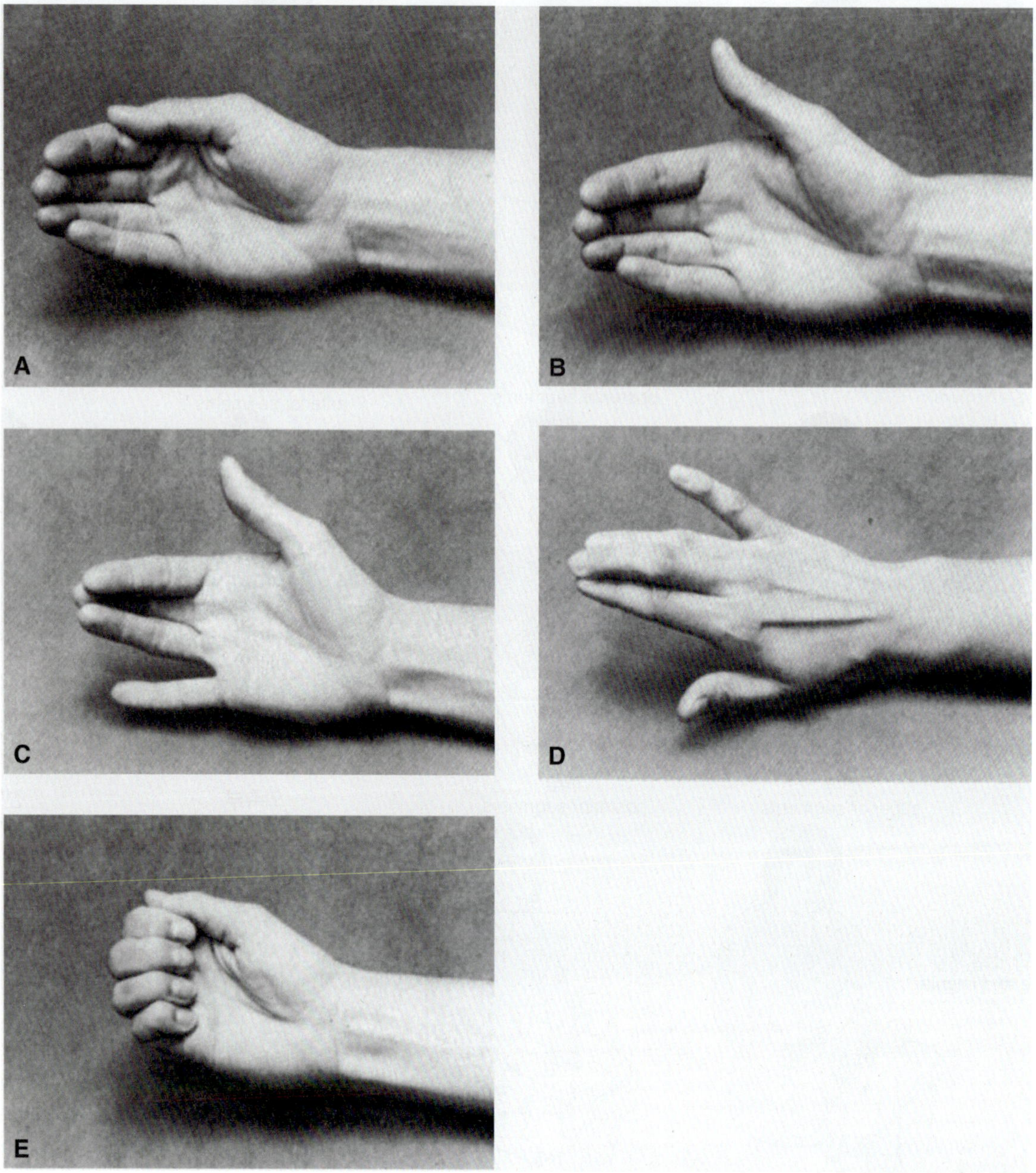

그림 20.6 (A) 타진하기 위해 손 전체를 구부린다.(Reproduced by permission from Irwin S, Tecklin JS. *Cardiopulmonary Physical Therapy*. St. Louis, MO: CV Mosby; 1985.) (B) 타진하기 위해 네손가락만을 구부린다. (Reproduced by permission from Irwin S, Tecklin JS. *Cardiopulmonary Physical Therapy*. St. Louis: CV Mosby; 1985.) (C) 중지를 텐트처럼 만들어 세손가락을 구부림.(Reproduced by permission from Irwin S, Tecklin JS. *Cardiopulmonary Physical Therapy*. St. Louis, MO: CV Mosby; 1985.) (D) 중지를 텐트처럼 만들어 세손가락을 구부림(뒤에서 본 모습). (Reproduced by permission from Irwin S, Tecklin JS. *Cardiopulmonary Physical Therapy*. St. Louis: CV Mosby; 1985.) (E) 엄지두덩과 새끼두덩의 표면을 이용하여 타진한다. (Reproduced by permission from Irwin S, Tecklin JS. *Cardiopulmonary Physical Therapy*. St. Louis: CV Mosby; 1985.)

동기법 모두에 대한 주의와 변경은 더 적어지고 치료는 점점 성인에서 사용하는 기법과 유사해지기 시작한다.

기침과 재채기 영아 및 어린 아동은 필요시 기침을 잘 할 수 없다. 유아와 학동기 아동은 기침하라는 말을 이해할 수는 있지만 기침을 하려고 하지 않을 것이다. 이야기

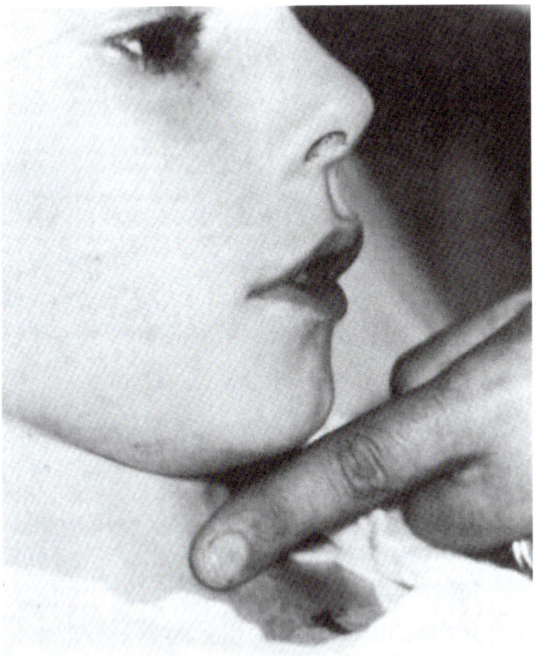

그림 20.7 기도를 "간지르는" 테크닉을 하기 위한 손가락의 위치를 보여준다. (Reproduced by permission from Irwin S, Tecklin JS. *Cardiopulmonary Physical Therapy*. St. Louis, MO: CV Mosby; 1985.)

해주기, 색칠 게임, 그리고 전래동요와 같이 창의적인 방법은 아동의 협조를 유도하가 위해 제안된다. 더욱이 저자는 아동을 웃게 하거나 울게 하면(전자가 더 낫다), 유용하고 효과적인 기침이 종종 유발될 수 있다는 것을 발견하였다. 기도가 복장뼈(복장패임) 뒤쪽으로 진행되기 때문에 손가락으로 문지르거나 진동을 이용한 기도의 외부자극(기도 간질임)은 묽어져 있는 분비물을 제거하는 또 다른 유용한 기법이 될 수 있다(그림 20.7). 그러나 상대적으로 기도자체가 작고 이 기법과 관련한 구조의 취약성을 살펴볼 때 손상을 주지 않도록 많은 주의를 기울여야만 한다. 인형 또는 박제 동물과 함께 절개 부목을 아동의 흉부 쪽으로 누르는 것은 효과적인 기침의 발달을 추진시킨다(그림 20.8).

석션에 의한 기도 흡인이 종종 필요할 때가 있는데, 특히 신생아에서 분비물을 제거할 때이다. 석션할 때는 많은 주의가 필요한 데 최적화된 환경에서 수행하여도 심각한 위험이 될 수도 있기 때문이다. 많은 프로토콜이 가능하지만, 특히 소아와 신생아의 기관내 흡인은 항상 잠재적 위험이 있다.[48]

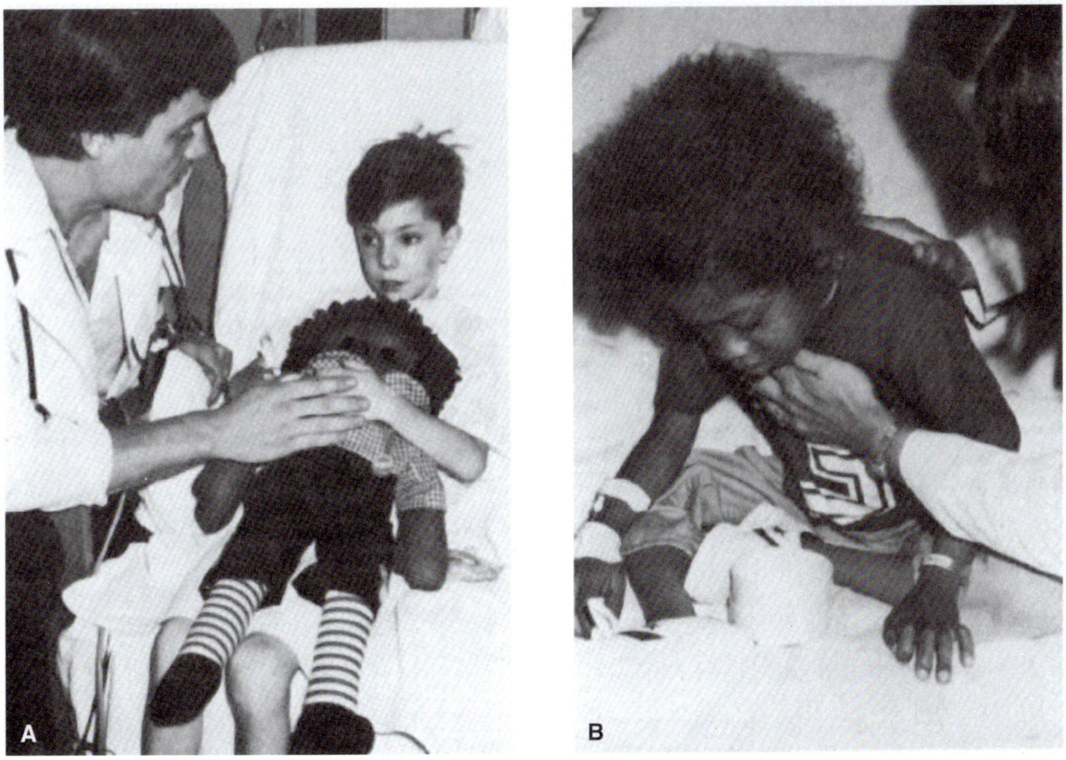

그림 20.8 (A) 아동이 좋아하는 장난감 인형을 수술 부위에 대고 기침하게 한다. (B) 복장뼈 중간에 손으로 압박하면서 가래가 잘 나오도록 촉진해준다.(Reproduced by permission from Irwin S, Tecklin JS. *Cardiopulmonary Physical Therapy*. St. Louis, MO: CV Mosby; 1985.)

기도 청결을 위한 최신 접근방법

Contemporary Approaches to AC

1980년대와 1990년대에 기도 청결의 여러 새로운 접근법이 개발되었다. 초기의 새로운 접근법은 일반적 특징으로써, 점액을 묽게 하고 이동시키는 것이었다. 더욱이 이러한 새로운 기법은 필수적 기도 청결을 시행하는 데 있어, 환자보다는 한 개인의 필요로 시행되는 것을 제외시키기 위해 만들어졌다. 많은 양의 분비물이 나오는 만성 폐질환자에게도 사용할 수 있지만 일차적으로는 낭포성 섬유종이 있는 아동과 어린 성인 대상자를 위하여 개발된 것이다. 1990년대에 가슴벽 또는 기관에 여러 진동(oscillation)모드를 적용한 다양하고 새로운 기도 청결 방식의 발전이 있었다. 이것이 적용되도록 여러 새로운 AC 방법이 개발되었다. 진동성 PEP 기구(Flutter®와 Acapella®), 폐내 타진성 환기, 그리고 고빈도의 가슴벽 진동기구(The Vest® and SmartVest®)가 포함된다.

자가배액 이 접근법은 Chevalier가 소개하였고, Dab과 Alexander에 의해 아래와 같이 설명되었다.

1. 아동은 똑바로 앉은 자세 또는 그냥 앉은 자세
2. 아동이 심호흡을 보통 또는 상대적으로 느리게 하도록 함
3. 호흡의 결과로 분비물이 위로 이동함
4. 분비물이 기도에 도달하였을 때 부드럽게 기침하거나 약간의 강제 날숨으로 뱉어낸다.

저자는 실제로 기침하는 동안 증가하는 높은 관벽 압력(high transmural pressure)은 기도폐쇄를 초래하기 때문에 기침하려는 노력이 효과적이지 못하다라는 믿음으로 아주 적은 강제날숨을 권장한다.[49,50]

통용되는 자가배액은 심호흡을 권하지 않고 각기 다른 폐용적에서 평상호흡을 권한다. 이는 아동이 정상 폐용적으로 호흡을 할 것이지만, 이미 배출된 잔기 폐용적부터 조절(제한)된 호흡을 시작할 것이다. 아동은 낮은 폐용적에서의 몇 번의 호흡을 한 뒤, 중간 폐용적으로 바꾸고 또 여러 번의 추가적 호흡 후, 높아진 폐용적으로 평소호흡을 하게 된다. 작은 기도에서 큰 기도로 공기가 움직이는 것은 더 작고 원위부에 가까운 기도에서 분비물이 묽게 되고 그 분비물이 근위부 기도로 이동하는 것이다. 헛기침(열린 성문으로 조절된 기침)을 하여 호흡기로부터 분비물을 제거할 수 있을 때까지, 아동은 능동적 기침을 억제하도록 가르침을 받아야 한다. 통제연구가 아주 적으나, 최소 두 개의 연구는 자가배액이 효과적이며 승인된 다른 기도 청결 기법과 효과가 비슷하다는 것을 보여주었다.[46,51] 뿐만 아니라, 널리 인정받는 기도 청결 방법으로서, 자가배액을 지지하는 근거가 있다.[52] 저자는 많은 환자들과 함께 연구 작업을 하였고, 특히나, 다량의 끈적한 분비물이 환자들에게 있어, 이 방법은 기도 청결에 성공적이었다. 자가배액 기법은 가르치고 배우기가 어렵다는 인식이 퍼져있다. 필자는 이것이 과장된 것이며 기본적으로 잘못된 생각이라고 믿는다. 자가배액은 매우 의욕적이고 자신의 호흡을 잘 조절할 수 있는 충분한 나이의 환자에게서 가장 흔히 사용된다.

강제성 날숨 테크닉 강제 날숨 테크닉(FET: forced expiratory technique)은 뉴질랜드에서 개발되어 1970년대 후반에 발전되었고, 런던의 Brompton Hospital의 Pryer 등에 의해 1980년대에 유행하였다. 자가배액과 마찬가지로, 강제 날숨 테크닉(FET)의 일차 장점은 보조없이 수행할 수 있다는 것이다. Brompton그룹은 그들이 믿는 것이 잘못된 해석이 되어질까봐 우려를 표명했기 때문에, 강제 날숨 테크닉(FET)에 대한 설명을 원문에서 직접 인용하여 여기로 옮긴다.

> "강제 날숨테크닉(FET)은 중간 폐용적에서 낮은 폐용적으로, 이완되고 조절된 가로막 호흡주기를 따라서, 1, 2회의 강제 날숨(헛기침)으로 구성된다. 상부기도로 이동한 기관지 분비물은 뱉어내고, 세기관지 분비물이 청소가 될 때까지 여러 번 반복하게 한다. 환자는 위팔의 빠른 내전동작을 사용하여 가슴벽에 자가압박을 가함으로써 강제날숨을 강화시킬 수 있다"[54]

강제 날숨테크닉(FET)의 다양한 요소를 명확하게 하려는 일련의 논문에서, 저자들은 말초기관지의 분비물을 제거하기 위한 노력으로, 낮은 폐용적에서의 강제 날숨(헛기침)에 대해 특히 강조한다. 그 이외에도 "중간 폐용적으로부터"는 강제날숨(헛기침)을 쉬기 이전에 중간 크기로 호흡함을 의미하는 것이 명확해졌다. 저자들은 중력의 보조를 받는 자세에서 강제 날숨테크닉(FET)을 사용하라고 권유했고, 나아가 호흡조절을 위한 멈춤과 이완주기는 전체 테크닉의 한 부분이라 말하였다.[48]

강제 날숨테크닉(FET)의 계속되는 해석 상의 차이 때문에, 호흡테크닉의 능동주기(ACBT: active cycle of breathing technique)라고 부르는 일련의 활동들로 Brompton그룹이 재구성하였다. ACBT(호흡테크닉 능동 주기)는 조절호흡, 강제 날숨테크닉(FET), 헛기침, 그리고 가슴우리 팽창 운동 등을 포함한 많은 개별적 기술들을 적용한다. 강제 날숨테크닉(FET)경우처럼, 이 기술을 개발시킨 개인에 의한 ACBT(호흡 테크닉 능동 주기)의 통제연구 시도가 없었지만, ACBT(호흡 테크닉 능동 주기)를 지지하는 몇몇의 자료가 있다.[44,45]

양압 날숨 호흡 PEP(positive expiratory pressure breathing)는 기도개방을 유지하고 축적된 분비물로 공기흐름을 멀리 공급하기 위한 우회환기 통로 이용을 위한 시도로 덴마크에서 발전하였다. 기도 원위부의 공기흐름은 분비물이 떨어져서 근위부쪽 큰기도로 이동하는 것이라 추정한다. 뿐만 아니라 PEP(양압 날숨 호흡)는 작은 기도를 안정화하는 것처럼 보이는 날숨성 저항압력을 생성하여 날숨과 강제 날숨기침(헛기침)동안 기도의 폐쇄를 예방한다. PEP(양압 날숨 호흡)는 공기가 포착된 채로 있는 것을 줄이고 분비물 제거를 향상시키는 데 효과적이라 생각된다. 본래의 테크닉은 마취용 얼굴 마스크를 통하여 호흡을 시키는 것이었으나 현재 기구는 마우스피스를 사용한다.

PEP(양압 날숨 호흡)를 사용할 때 치료사는 날숨압력을 약 15cm H_2O정도로 호흡하게끔 노력한다. PEP(양압 날숨 호흡)를 제공하는 기구는 보통 다양한 저항을 주고, 15cm압력이 도달했음을 확인하기 위해 여러 종류의 표시자가 있다. 분비물을 제거하기 위한 강제 날숨 기침(헛기침)과 함께 ACBT(호흡 테크닉 능동 주기)를 따라, 10~15회 호흡 동안 날숨 주기 내내 그 압력을 유지하고자 노력한다. 어떠한 사람들은 기관지 체위배액 자세를 취하는 동안 PEP(양압 날숨 호흡)을 하도록 권장한다.[55] 그림 20.9는 시중에서 구할 수 있는 PEP기구를 보여주고 있다(Smith's Medical, St. Paul MN).

FLUTTER® Flutter는 날숨 동안 진동 저항을 주는, 작고 손에 쥘 수 있는 파이프 같은 기구이다. 진동은 날숨 동안 원래 위치에서 벗어나지만 중력으로 인해 빨리 제자리로 돌아오는 기구 내 공에 의해 발생된다. 공은 지속적으로 공기를 내쉬는 힘에 의해 다시 그 위치에서 벗어나게 된다. 이러한 반복적인 공의 움직임은 기구의 입구를 빠르게 열고 닫아 진동을 생성하거나, 이 진동을 기도로 이동시킨다. 이러한 빠른 진동은 쉽게 제거하기 위하여 분비물을

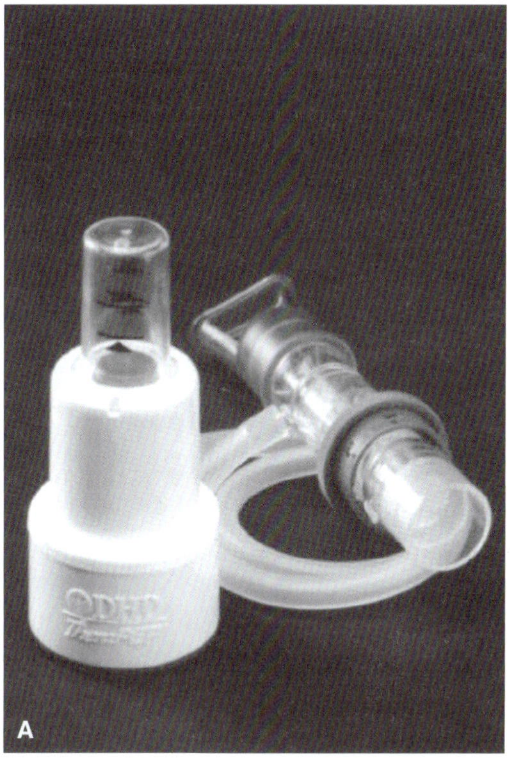

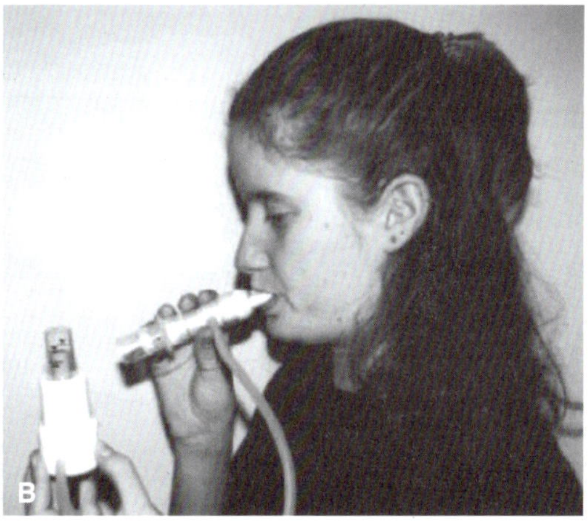

그림 20.9 **(A)** 양압날숨 호흡기구의 예(TheraPEP, DHD Healthcare, Canastota, NY). **(B)** TheraPEP를 사용하고 있다. (compliments of A. Tecklin).

묽게 해준다. PEP(양압 날숨 호흡)를 이용함으로써, 기도의 폐쇄가 기구에 의해 생성되는 PEP(양압 날숨 호흡)로 인하여 줄어든다. 분비물 제거를 위한 노력으로 ACBT(호흡 테크닉 능동 주기) 또는 헛기침 후에 Flutter를 사용한다. 그림 20.10은 Flutter기구를 보여주고 있다(Vario Raw SA, Scandipharm, Inc., Birmingham, AL). 최근 연구에서는 섬유성 낭종으로 입원한 환자들에게 PDPV(타진과 진동을 이용한 체위배액)보다 Flutter가 더 효과적인 기도 청결 치료방법이라고 한다.[56]

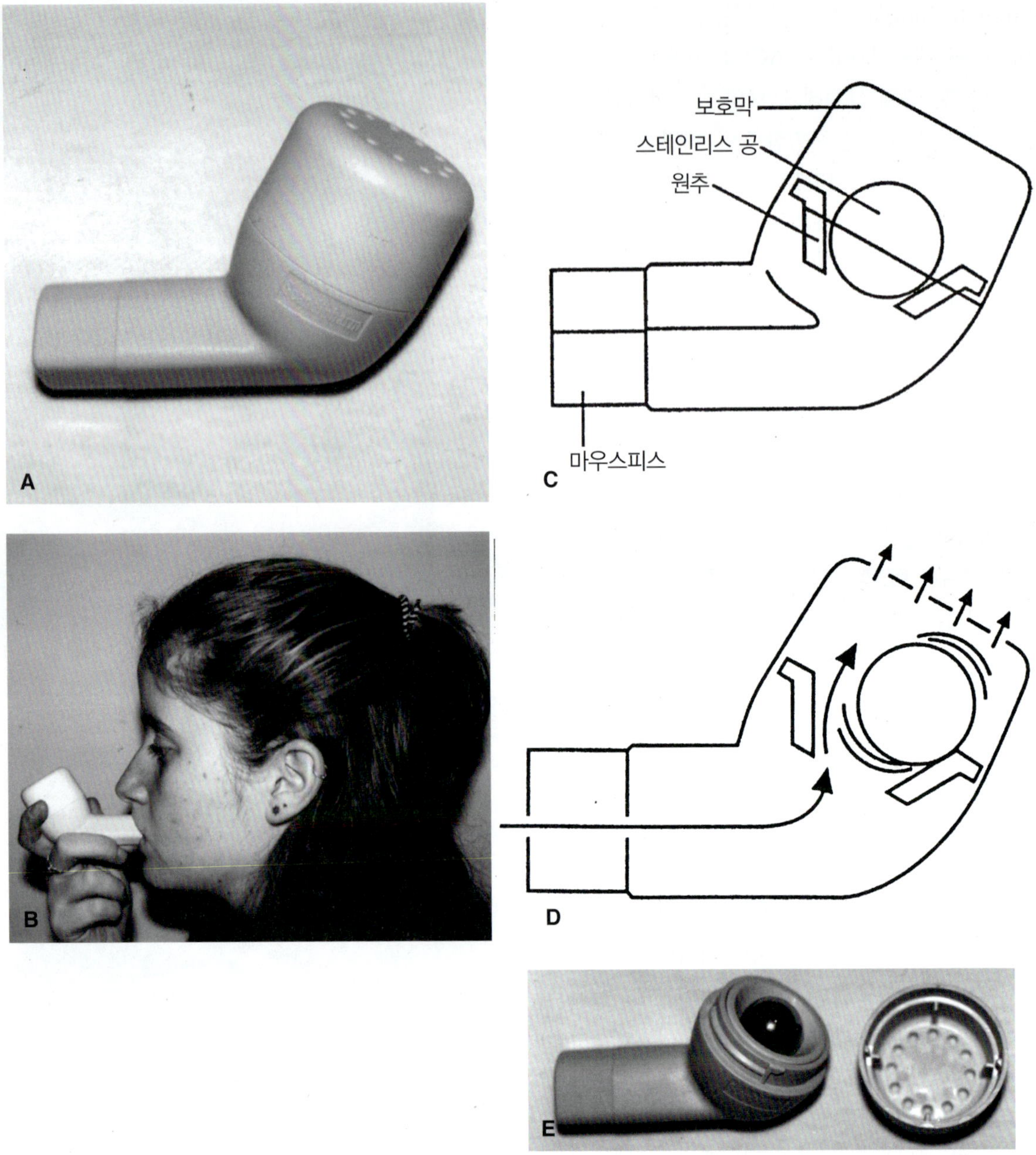

그림 20.10 (A) Flutter 기구(VarioRaw SA, distributed by Scandipharm, Inc., Birmingham, AL). (B) 사용중인 Flutter기구(compliments of A. Tecklin). (C) Flutter 기구의 단면 (D) 진동중인 공을 보여주는 Flutter 기구의 단면. (E) 진동하는 공이 있는 Flutter 기구

ACAPELLA® 이 기구는 작고 손에 쥘 수 있으며 PEP(양압 날숨 호흡)와 경구 진동을 공급해 줄 수 있는 기구이다. Flutter와는 달리 Acapella는 특수한 벨브를 이용하여 진동을 준다. Acapella의 한가지 장점은 어떤 자세에서도 진동을 제공해 줄 수 있다는 것이고, 그래서 Flutter보다는 덜 기술의존적이다. 기구는 두 가지 버전이 있다. 필자는 Acapella Choice를 권한다. 왜냐하면, 세척하기 쉽고 좀 더 완전히 소독할 수 있기 때문이다(그림 20.11).

고빈도 가슴벽 진동 HFCWO(High frequency chest wall oscillation)는 새로운 기도 청결 방법인데 공기파 생성기와 크고 유연한 튜브로 압축기에 연결되어 부풀어 오르는 바람주머니가 달린 조끼같은 옷이다. 공기파 생성기는 다양한 빈도로 공기파를 생성하고(5~20Hz). 다양한 압력으로 주머니를 부풀린다. 주머니로 들어간 공기파는 가슴벽으로 전달되는 진동을 만들어낸다. 개를 대상으로 한 King의 실험은 공기파열이 기도 안의 분비물에 전단

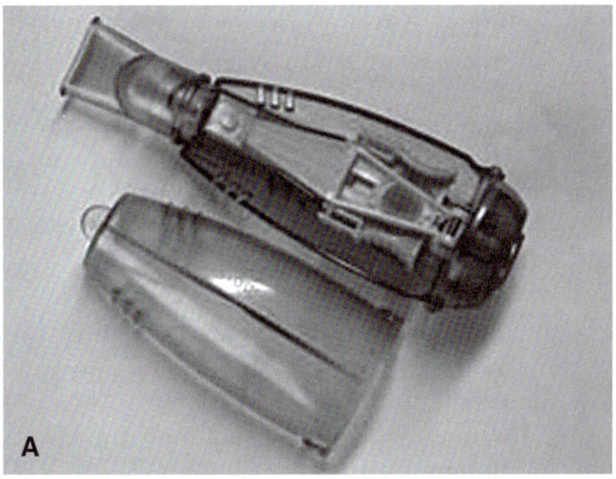
A

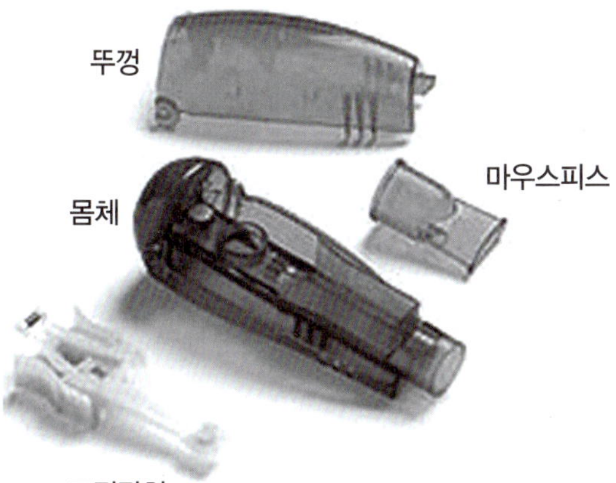

B

그림 20.11 (A) 기도 세정용 Acapella Choice (B) 세척을 위해 분해한 모습(Smith's Medical, Watford, UK).

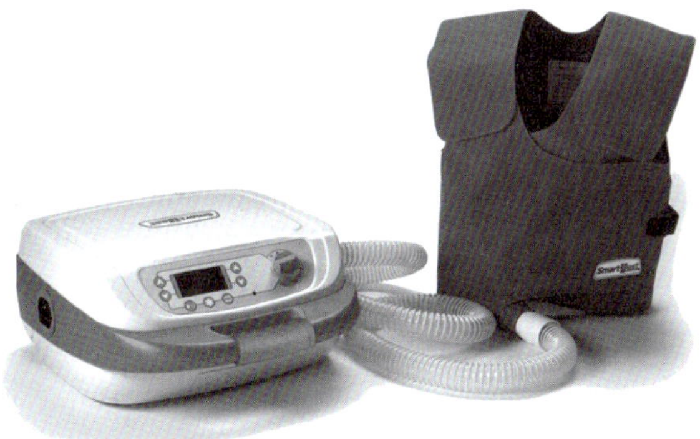

그림 20.12 MedPulse SmartVest Clearance 시스템(Electromed, New Prague, MN).

력을 발생시키고 실제적으로 기도 안팎으로 공기의 흐름을 증가시킨다고 하였다.[57] 최소한 연구가 이러한 공기의 움직임을 "스타카토 기침"[58]이라고 언급하였을 것이다. 이렇게 되풀이되는 공기파열 또는 스타카토식 기침은 기도벽에 붙어있는 분비물을 해체하는 전단력을 제공한다. 전단력 이외에도 공기파열은 점액의 점성을 줄이고, 기침으로 또는 흡인으로 배출될 수 있도록 분비물을 위로 이동케 해준다. 모든 폐엽을 동시에 치료하고 PDPV에서처럼 10~12 가지의 각기 다른 자세를 취할 필요없이 총 치료시간 동안 바로 앉아 있으면 된다. 그림 20.12는 Med-Pulse Smart Vest®(Electromed-USA, New Prague, MN)이다.

호흡운동과 재훈련

Breathing Exercises and Retraining

흔히 이용되는 많은 호흡운동이 아동의 자발적 협조를 필요로 하기 때문에 가로막을 내려가게 하고, 가슴우리 팽창을 증가시키고 입술을 오므리고 내쉬는 것을 가르치는 고전적 방법은 영아 및 아동에게 유용하지 않을 수도 있다. 어떤 치료사들은 가로막의 수축 및 늑간근의 수축을 촉진하기 위하여, 아기 또는 어린 아동의 들숨을 증가시키기 위하여, 가슴우리에 빠른 스트레치 적용하는 신경생리학적 테크닉을 사용한다.

유아는 심호흡이 요구되고 호흡을 조절하는 게임에 참여 할 수 있다. 아이에게 음악 박자 또는 메트로놈의 리듬에 맞추어 숨을 쉬도록 요구하는 것은 박자에 맞는 호흡의 기술이 보여질 수 있다. 비누방울 불기, 바람개비 불기가, 폐쇄성 폐질환을 가진 아동에게 유용한, 날숨의 섬세한 조절과 긴 날숨을 강조하는데 도움이 될 것이다. 또한 다양한 종류의 유도 폐활량계는 의학적, 외과적 질병 후 깊은 들숨을 증가시키기 위해 유용하다. 유도 폐활량계는 널리 연구되고 있고, 일반적으로 수술 후 폐관리를 위한 유용한 부속품으로 호흡근육을 강화시키는 수단으로 여긴다. 가로막 호흡과 외측의 갈비뼈 팽창을 이용하여 하엽에 환기를 향상시키는 것은 수술 후의 폐 합병증을 줄이는데 또한 도움이 되지만, 다른 호흡 테크닉과 같이, 성인과 소아 관리에서, 효능에 관한 근거는 부족하다.

호흡운동에 참여하고 협조하는 것은 보통 아동이 성장하면서 더 잘하게 된다. 가능하다면, 치료사는 가로막 호흡, 외측 갈비뼈 팽창을, 그리고 분절적 팽창을 가르치기 위해 손을 사용할 수도 있다. 움직이는 흉부 평가소견을 바탕으로, 치료사는 이러한 종류의 호흡운동 중 한 개 또는 그 이상을 선택하게 될 것이다. 심각하고 계속되는 천식이 있는 큰 아동과 섬유성 낭종이 있는 아동과 청소년은 종종 만성 폐쇄성 폐질환(COPD: chronic obstructive pulmonary disease)이 있는 성인과 비슷한 양상을 보일 것이다. 박자를 맞춘 가로막 호흡은 이러한 아동 및 어린 성인에게 아주 유용하다. 호흡에 소모하는 에너지를 감소시키는 것이 가로막 호흡의 이득 중 하나라 생각된다. 천식과 섬유성 낭종이 있는 아동은 운동 지구력이 없는 것이 문제이기 때문에, 박자를 맞춘 가로막 호흡은 걷고 계단을 오르는 아동의 능력을 향상시키고, 기타 격렬한 신체 활동을 수행하게 할지 모른다. 입을 오므리고 내쉬는 호흡법은 만성 폐질환아동의 호흡조절을 위해 유용한 호흡법이다. 천식아동의 이완운동은 종종 무호흡을 감소시키기 위한 방안으로 권장될 수도 있다. 이완운동으로 아동들에게서의 폐기능상 어떤 변화가 있는지에 대한 과학적 증거는 약간 또는 거의 없지만, 호흡곤란에 따른 불안감 감소에 대한 확실한 일화적 근거가 있다.

신체발달 Physical Development

폐질환을 가진 영아 및 아동에서 신체기능의 향상을 위한 활동은 신생아 시기부터 시작될지 모른다. 생리적 상태가 괜찮으면, 물리치료 중재는 따뜻한 침상이나 요람에서 나온 아기와 함께 수행하여야 한다. 기도 청결 동안 제공되는 핸들링과 촉각적 자극은 늘 바로누운 자세로 누워있는 아기의 감각운동발달에도 도움을 줄 수 있는 부수적인 것이다. 물론 이러한 형태의 움직임이 특히 아픈 아기에게 항상 가능한 것은 아니다. 폐의 상태가 호전되면서 호흡물리치료 이외에도 아동은 만약 필요하다면 운동발달지연에 대한 평가와 치료를 받게 된다. 고위험군 영아를 다룬 4장에서는 이러한 아동에 대한 접근방법을 설명한다.

신체훈련 Physical Training

천식 및 낭포성 섬유종이 있는 아동과 신경근육계, 근골격계 질환으로 인한 이차적 문제로 호흡기 질환을 가지고 있는 아동은 특히 신체훈련이 중요한 두 대조 그룹을 대표한다. 이 장에서 각 그룹의 사례를 따를 것이다. 신체훈련 프로그램에는 근력과 관절가동범위, 자세, 심폐계 지구력을 향상시키는 운동이 있다.

근력강화 훈련은 두 그룹 아동에게 유용하다. 심한 천식을 가진 아동과 중증의 진전된 낭포성 섬유종이 있는 아동에서는 종종 비활동과 만성적 또는 주기적인 저산소혈증으로 근력에 제약이 있다. 그 이외에도 과거 십여 년간의 증거는 낭포성 섬유종 아동들이 폐기능과 영양상태의 감소가 없다 하더라도 감소한 최대부하 운동능력과 관련하여 말초근육의 근약화가 있다고 보여준다.[32] Darbee와 Cerny는 근력강화 프로그램으로 높은 저항성 운동보다는 고빈도로 수행하는 등장성의 저항 운동을 지지하였다. 그들은 또한 운동은 호흡펌프를 촉진하기 위한 수단으로 어깨이음구조(팔이음뼈)와 가슴우리의 근력강화에 중점을 두어야 한다고 하였다.[61] Orenstein 등은 낭포성 섬유종이 있는 아동을 위한 1년이 넘는 훈련 프로그램으로 상지근력과 신체활동 능력 증가를 증명하였다.[62]

관절가동범위 감소는 천식, 낭포성 섬유종이 있는 아동들보다 신경근육계, 근골격계 문제가 있는 아동들에게 좀 더 흔한 문제이다. 그럼에도 불구하고 천식과 낭포성 섬유종이 있는 아동들은 만성적 과팽창과 관련하여 감소된 가슴우리 움직임을 가지고 있다는 것을 발견할 수 있고 이것은 또한 견관절의 동작 감소와 척추뒤굽음증의 발생 위험이 높을지 모른다. 심호흡 훈련, 가슴우리 팽창, 상지 기능훈련은 관절범위감소 예방과 상실한 동작을 회복하는 데 도움이 될 것이다.

근력과 지구력 훈련에 반응하는 골격근과 마찬가지로 들숨과 날숨근육들도 비슷하게 반응할 것이다. 만성 폐질환을 가진 아동들과 특정 호흡근 약화가 있는 아동들을 대상으로 한 연구는 호흡근 기능의 향상은 근력 또는 지구력 또는 양쪽 기능의 향상을 겨냥한 호흡활동을 동반한다는 것을 보여주었다. 들숨 호흡근육의 지구력과 근력 훈련은 많은 생리학적 지표들의 향상을 낳았고 또한 기능적 사회정신적 이익을 보여주었다.[63,64] 날숨 근력 강화는 운동 지구력을 강화하는 데 도움이 되며, 반드시 기침과 같은 노력성 호기 방법을 향상시켜야 한다.[65] 이러한 운동은 이 장의 뒷부분에서 설명한다.

만성 폐질환을 가진 아동은 심폐계 훈련 프로그램 또는 회복 프로그램에 참여하는 것이 이득이 있을 것이다. 천식아동의 운동은 단순한 달리기는 유발성 기관지연축을 일으킬 수도 있기 때문에 이러한 어린 환자군은 수영 프로그램 참여가 더 좋은 반응이 있을 수 있다.[66] 미국에서는 낭포성 섬유종이 있는 아동과 어린성인 환자들은 걷기 또는 조깅 그룹을 조직하였다. 이러한 그룹의 인기는 처음으로 낭포성 섬유종이 있는 아동들을 위한 조깅을 대중화시키고 이 아동들을 위한 이익에 대해 연구한 Orenstein과 동료들로부터 기인되었다.[67]

특정 운동 또는 신체 회복 프로그램에 상관없이, 그리

고 아동이 가지고 있는 폐질환의 종류에 상관없이 폐질환이 있는 아동의 치료에 있어 물리치료사는 중요한 역할을 한다.

이 장의 다음 부분은 아동의 네 가지 중요한 호흡기 질환과 그의 물리치료 평가와 치료를 설명한다.

▶ 무기폐 Atelectasis

무기폐 또는 불충분하거나 일부분만 팽창한 폐는 1819년 Laennec이 처음 묘사하였다.[68] 일차 무기폐는 폐의 미성숙으로 인하여 신생아에게 발생하고, 적절치 않은 호흡으로 인하여 어떠한 나이에서건 일어난다. 2차성 무기폐는 폐분절에 있는 가스가 그 분절에 바로 다시 차지 않고 않고 흡수될 때 발생한다. 아동에서 2차성 무기폐의 가장 흔한 원인은 폐조직에 외부압박을 가하는 경우, 기관지 또는 세기관지의 구멍내 폐쇄, 근골격계의 질환 또는 신경근육계의 질환에 따르는 이차적 호흡계 합병증으로 인한 무기폐 등이 있다.[69]

신생아 폐의 작은 부위에서의 1차성 무기폐는 생후 며칠 내에 보는 흔한 소견이다. 미흡한 호흡과 전신적으로 약한 아픈 신생아는 수 주 동안 폐의 모든 부위를 충분히 팽창시키지 못할 수도 있다. 2차성 무기폐의 주요 부위는 커진 심장 또는 혈관, 선천성 또는 후천성 폐의 낭종, 가로막 헤르니아 그리고 폐조직, 기도에 외부적 압박을 주는 폐엽의 선천성 기종 같은 비정상적인 가슴우리 내 기관들의 결과로 발생된다. 치료사가 보게 되는 무기폐는 종종 분비물 축적, 태변, 양수 내의 물질, 이물질, 흡인된 위식도 내용물 등 기타 물질에 의한 기도 막힘에 의한 것이다. 수술 전 준비단계로 다양한 기도 청결 테크닉은 수술 후 무기폐를 관리할 때, 수술 후 조기 움직임 하는 것 다음으로 효과적인 방법이다.[70]

의학적 정보 Medical Information

무기폐의 증상 및 징후는 폐의 침범 정도에 따라 다르다. 작은 부위의 무기폐이면 증상이 없을 수도 있으나, 큰 부위의 무기폐라면 침범된 폐 반쪽의 가슴 팽창이 감소되어있고, 빠른 호흡, 들숨 시의 뒤당김 현상이 있고 무기폐가 크면 청색증과 같은 일반적 증상이 있다. 기도는 촉진될 수 있으며, 침범된 폐 쪽으로 휘어져 있고 타진 시 공기가 없음을 나타내는 둔한 소리가 들린다. 청진상으로는 호흡음은 감소되어 있거나 들리지 않는다. 방사선 소견은, 비록 급성 호흡기계 감염에서는 군데군데의 무기폐 소견이 흔하지만, 딱딱해지고, 경계가 분명한 부위로 나타난다.

폐쇄성 무기폐의 의학적 치료는 기도를 막은 물질이나 그 상태를 제거하는 것이다. 만약 무기폐가 급성감염과 관련되어 있다면, 감염을 치료하는 요법으로 무기폐를 근절시킨다. 적절한 수분공급은 점액의 점성을 감소시켜 제거하는 데 도움을 준다. 기관지 확장제는 기관지를 넓혀주어, 타진, 진동을 이용한 체위배액, 양압날숨, 다양한 형태의 진동, 그리고 자가배액 같은 기도 청결 기법의 향상을 위해 폐쇄된 부위로 공기가 지나가도록 한다. 기타의 기도를 깨끗이 유지하는 테크닉도 사용한다. 마지막으로 환자가 침상에서의 조기 움직임도 중요하게 고려할 점이다.[66]

신생물이나 기타 구조물에 의해 기도가 폐쇄되거나 폐실질에 대해 압박이 될 때, 수술로 제거해주는 것이 필요하다. 석션 카테터를 이용한 기관 내 흡인은 기도 내의 조직 부스러기를 제거하는 데 도움이 되고, 잘못된 위치의 기관 내 튜브를 재배치하면, 무기폐가 좋아지기도 한다. 만약 이러한 보존요법이 전혀 효과적이지 않는다면, 특히 급성질환의 경우, 국소 또는 전신마취하에서 견고하고 유연한 기관지경으로 기관지 내의 점액덩어리나 조직부스러기를 제거하기도 한다.[63]

원래 질환의 경과가 위독한 것이 아니고 무기폐의 경과가 길지 않았다면 예후는 보통 좋다. 무기폐와 그와 관련된 수술 후 폐 합병증이 지연되거나, 불완전하게 치유되면, 기관지 구조물과 폐실질에 영구 손상을 줄 수도 있다.

물리치료 검사 Physical Therapy Examination

질병의 병리생리를 이해하고 무기폐의 종류와 원인(1차성인지 2차성인지)을 확인하기 위해서는 환자 차트의 완벽한 리뷰가 필요하다. 각각의 치료는 호흡을 향상시키려는 노력은 비슷하나, 2차성 무기폐는 기도 청결이 필요하다.

방사선 소견을 보면 무기폐의 부위를 알 수 있을 것이다. 치료사가 무기폐 환자를 물리치료할 때 방사선 검사를 임상적으로 이용해야 한다. 측면, 앞뒤 폐사진은 폐의 삼차원적 영상을 보게 해주어 좀 더 정확한 무기폐의 부위를 알 수 있다. 그림 20.13은 각각 다른 무기폐의 방사선사

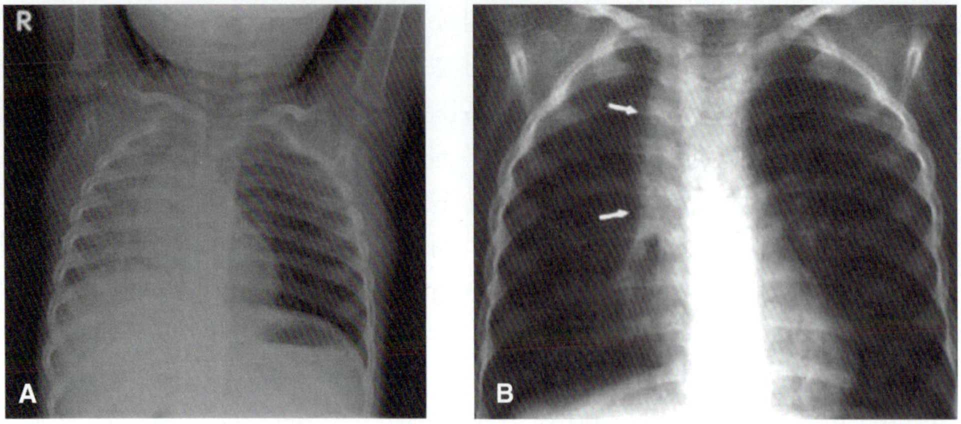

FIGURE 20.13 (A) 흉부 방사선 사진은 기관의 편차와 종격동 이동 및 왼쪽 폐의 과대팽창으로 인한 오른쪽 폐의 압축 무기폐를 나타내며, 이는 오른쪽 폐를 압축한다. (B) 하엽 무기폐. 급성 천식발작이 있는 천식 아동. 우측 기관옆의 영역(*화살표*)의 통합에 주목하세요. 이것은 우측 상단엽의 한 부분의 붕괴를 나타낸다.

진을 보여준다. 환자 가슴 모양과 호흡패턴을 기록해야 한다. 무기폐가 큰 경우 갈비뼈 사이가 좁혀지며 침범된 폐의 반쪽에서 운동이 감소된다. 가로막: 보조근의 호흡 근육 패턴을 기록하고 환자 호흡수를 측정하여야 한다. 그림 20.13A에서 보이는 것처럼, 촉진은 침범된 폐의 용적 감소로 기관지가 무기폐 쪽으로 휘었는지 보여준다. 공기가 차있지 않는 부위는 타진 시 둔한 소리가 나므로 치료사가 무기폐의 위치를 아는 데 도움이 된다. 가장 흔한 소견은 무기폐가 있는 부위의 호흡음의 감소이다. 무기폐와 관련한 크고 중요한 기관지의 완전 폐색으로 호흡음이 전혀 없다. 군데군데 있거나, 불완전한 무기폐의 경우 처음 몇 회의 심호흡에 수포음(crackle)이 들릴 수 있으나, 이은 심호흡에서는 폐포가 열려 crackle이 감소할 수 있다.

아동 평가 시 기타 고려해야 할 점은 다음과 같다;

1. 이동–오랜기간 동안 침상안정을 하고 있었는가?
2. 통증–통증에도 불구하고, 아동이 심호흡과 기침을 효과적으로 할 수 있는가?
3. 기침–아동이 기침할 수 있는가? 기침을 하기 위해 근력 또는 신경학적 상태가 괜찮은가?

물리치료 중재

Physical Therapy Procedural Interventions

여러 연구는 성인과 소아외과수술 환자들의 수술 후 무기폐를 ***예방***하기 위해 받는 물리치료 중재방법을 지지한다. 이 연구에서 적용된 치료적 방법은 기관지 배액, 타진, 진동, 심호흡,[71-73] 최대의 들이마시려는 노력,[74] 그리고 직류전기를 이용하여 가슴우리를 자극하는 것이다.[75] 각 치료 최적화된 방식은 똑같지 않았다.

Finer와 동료들은 오직 기관지 배액만 치료받은 대조군보다 기관지 배액, 진동, 그리고 경구 흡인을 한 영아들에게서 기관 삽관을 뺀 이후 무기폐 발생 빈도의 의미 있는 감소가 있었다고 하였다.[76] Flendy와 Gray의 최근 코크란 리뷰(Cochrane Review)에서 기도 청결은 삽관제거를 한 영아의 기관삽관 후–무기폐 발생을 감소시켰다는 것을 발견하였다.[77] Wong의 방법론적 소리 연구에서는 폐를 짜내는 방식과 전형적인 흉부 물리치료기법과 비교하였다. 그 연구에서는 전형적인 치료보다 폐를 짜내는 방식의 치료 후에 무기폐의 감소가 있다는 명확한 근거가 있었다.[78] 이러한 연구들은 무기폐의 치료에 대해서는 평가하지는 않았지만, 최고의 치료방법인 무기폐의 예방법에 대해 평가하여 왔다.

수술 후 발생하는 무기폐는 종종 1차, 2차성 무기폐의 결합으로 나타난다. 마취가스와 기관삽관 튜브로 인한 자극으로 분비물은 많아진다. 절개 부위의 통증, 가슴우리 및 복부 수술에 따르는 전신 위약증 때문에 아동은 기침을 잘 하지 못하고 들이쉬는 용적도 감소되어 있다. 최대로 들이마시기 위한 심호흡은 종종 작은 부위의 무기폐를 해결하기에 충분한 방법이다. 무기폐 예방을 위하여 이러한 노력을 수술 후 빨리, 가능하면 회복실에서부터, 시작하여야 한다. 깊게 호흡하라고 아동을 지도하고 통증감소를 위한 절개부목 압박과 들숨근육을 촉진하기 위하여 고유수용감각 테크닉을 사용하는 것은 아동이 깊게 호흡하도록 도움을 줄 수 있다. 주요한 폐부위에서의 배액이 잘 되는 자세와 기침 시도 후에 타진/진동 방법은 폐의 합병증을 줄이는 데 도움이 될 것이다. 호흡 게임에 사용되는 유도적 폐활량계는 이용하면 깊은 호흡을 하도록 동기부여가 될 것이다. 예방적 조치를 했음에도 무기폐가 발생했다면, 타진과 기침이 치료의 중요 요소가 된다. 무기폐 부위의 가슴을 강하게 타진하고 압박을 가한 기침은 기관지를 막고 있는 점액을 기계적으로 떨어지게 해서 배출되도록 해준다. 타진이 너무 강하여 통증이 증가하면, 진동이 그 대체수단이 된다. 축적된 분비물을 제거하고 앞으로 기침을 유도하기 위한 기관 내의 흡인은 수술 후 무기폐에 이용되는 방법이다. 수술 후 조기 보행과 그에 따른 증가된 환기의 필요는 환자가 숨을 깊이 쉬게 만들어, 분비물을 이동하는 것을 돕는다.

내과적 폐질환이 있는 아동은 잔여 분비물 때문에 무기폐가 발생하고 다양한 기도 청결 방법 중에 중 한 가지가 적용될 수 있다. 절개하지 않아 통증이 없는 이러한 아동들은 자유롭고 좀 더 과격한 수기치료법을 잘 참을 수 있다. 국소적인 타진을 이용한 기관지 배액은 막고 있는 분비물을 떼어내고 기침은 기도를 청결히 한다. ACBT, PEP, 기도 내 진동 그리고 HFCWO같은 기타 테크닉 또한 막고 있는 분비물을 묽게 하는데 효과적이다. 많은 의사들이 분비물을 묽게 하고 기관지 확장제의 전달을 위하여 네뷸라이저를 통한 점액용해제와 기관지 확장제 뿐만 아니라 혼합 분무제 사용을 제안한다. 이러한 흡입 분무제의 절차에 관한 근거는 매우 작지만, 묽어진 분비물이 최대로 확장된 기관지에서 좀 더 쉽게 배출될 수 있다. 물리치료의 보완으로 이 두 방법의 효과를 지지하는 데이터가 있다. 심호흡, 호흡근의 근력 강화, 환기가 미흡한 폐부위에 공기가 더 잘 들어갈 수 있는 자세의 변화는 호흡근의 근약화로 인한 1차성 무기폐를 나아지게 할 수 있다.

▶ 호흡근 근약증 Respiratory muscle weakness

아동에서의 호흡근의 약화는, 성인에서와 같이, 호흡근 축소를 야기하는 신경근육의 문제에 영향을 미치는 질환으로 인해 초래된다. 호흡근 약화와 부전마비는 경미하고 일시적일 수도 있고, 심하거나 영구적일 수도 있다. 근본적인 병리과정은 근약화의 기간과 심각성 정도의 주된 결정 기준이다. 물리치료사는 근약증을 치료하고, 질병으로 인한 한계점 내에서 폐 증상을 예방하고, 치료하는 최적화된 치료방법을 발전시켜야 한다.

과거 20년간, 만성 호흡부전에 대한 의학기술과 치료의 발달로, 지역사회에 사는 인공호흡기 의존 아동은 증가하였다.[80] 가족과 간병인이, 집에서 이러한 아동을 돌보기 위한 능력의 주된 향상은 비침습적 환기와 향상된 분비물 조절을 통해 이러한 아동의 수용과 상대적으로 쉬워진 관리 때문이다.[81,82] 이러한 아동의 상당수가 호흡펌프 부전과 관련한 결핍과 장해, 그리고 병원, 거주시설 또는 집에서 제공된 침습적 또는 비침습적 기계 환기장치의 의존으로 인해 운동기능 발달 지연을 위한 물리치료가 필요하다.

의학적 정보 Medical Information

중추신경계의 병증 확산(즉, 바이러스성 뇌염 또는 barbiturate(바르비투르) 중독)은 호흡근육 펌프의 마비된 부위로 인해 호흡부전이 발생할 수 있다. 비정상적인 신경조절 기전 및 반사는 화학적, 기계적 자극에 대한 생리학적 반응을 할 수 없게 하거나 감소시킨다. 이러한 자극은 폐안, 뇌간, 혈액, 그리고 뇌척수액에서 발생할 수 있다. 호흡자극에 대해 감소된 반응을 보이는 아동기 질환의 예는 자율신경장애, 수면 무호흡, 비만-저호흡 증후군이 있다. 국소 병변은 흡기 동력을 발생하는 연수와 같이 많은 신경계 부위를 침범하여, 호흡패턴의 뚜렷한 변화를 일으킬 수 있다. 위목뼈의 척수손상은 완전한 환기마비를 초래한다. 가로막에 분포한 가로막 신경은 제3~5 목신경 수준에서 나오기 때문에, 바로 그 레벨 또는 이상에서의 손상은 많은 호흡근에 좋지 않은 영향을 미칠 것이다. 고위 등뼈 또는 낮은 목신경 수준에서 병변은 등뼈 근육계의 장해로 폐용적을 감소시키고 가슴벽의 탄성을 감소시킨다. 복부 근육이 마비되면 기도의 분비물 제거를 위해 실질적으로 중요한 기침을 하는 것이 부적절하다. 이러한 것들이 신경근 질환의 초기 징후인 호흡부전으로 진행되는 호흡 불충분을 일으킬 수 있다.[83] 급성 호흡 치료와 장기 재활은 척수 병변 또는 손상이 있는 아동을 위한 치료 계획의 필수적 요소이다.

9장에서 다뤄졌듯이, 아동에서 신경근육계의 질환은 드물지 않다. 호흡 결핍은 급성 다발성 신경염(Guillain-Barre증후군)으로 발생될 수 있다. 종종 급성 다발성 신경염(Guillain-Barre증후군)의 완전한 회복이 가능하기 때문에, 호흡 약증은 적극적으로 치료되어야 하고, 재활은 단기와 장기 치료를 포함해야 한다. 척수성 근위축에서 볼 수 있는 앞뿔세포의 점진적인 상실은, 마비와 호흡부전에 따른 이차적 사망을 일으키며, 호흡근의 기능을 감소시킨다. 근육의 퇴행적 질환(Duchenne형 근육퇴행위축증)은 나중에 질병의 경과에 따른 점진적인 호흡 기능의 퇴행을 가지는 특징이 있다. 동맥혈의 산소와 이산화탄소의 적절한 수치값은 능동적 노력에 의해서만 유지된다. 종종 폐렴이 뒤따르는 호흡부전으로 사망한다.

가슴우리는 보통, 호흡근이 적절한 기능을 하도록 허용한다. 예를 들어, 특발성 측만증, 신경근육계 질환에 따른 2차성 측만증, 기타 선천성 변형과 같은 가슴우리의 비정상은 호흡근의 정상적 활동에 장해를 준다. 특수한 비정상 외에도, 만성 신경근 질환이 있는 사람에게서 가슴벽의 유연함은 일생을 거쳐 감소되는 것 같다. 이로 인해 숨쉬기가 더 힘들어진다.[84]

앞서 언급한 예는 호흡근 약증 또는 기계적 장해를 일으키고, 또한 위에서 말한 바와 같이 장기적 관리의 필요로 이어질 수 있다. Mallory와 Stillwell은 물리치료사를 이러한 호흡기 의존 아동들을 위한 치료팀의 한 구성원으로 생각했다. 이외에도 호흡기 의존 아동의 7가지 재활 목표를 언급하였는데 이 중 6가지가 물리치료 지식, 기술, 그리고 훈련 범위와 직접 연관된 것이었다. 일곱가지의 목표

표 20.2 낭포성 섬유증을 위한 다양한 유형의 운동 권고

표 1: 일반적인 운동과 트레이닝 권고들

	경증에서 중등도의 CF 폐질환이 있는 환자	CF 폐질환이 심한 환자
권장 활동	자전거 타기, 걷기, 하이킹, 에어로빅, 달리기, 조정, 테니스, 수영, 근력운동, 등산, 롤러스케이트, (트램폴린)	인체공학적 자전거타기, 걷기, 근력운동, 체조, 일상 활동
방법	간헐적 및 일상적	간헐적
빈도	주 3~5회	주 5회
기간	30~45분	20~30분
강도	70%~85% HRmax; 60%~80% peak VO_2; LT; GET	60%~80% HRmax; 50%~70% peak VO_2; LT; GET
산소공급	적용, 운동 중 SaO_2가 90% 아래로 떨어지면	적용, 운동 중 SaO_2가 90% 아래로 떨어지면 (저산소증 휴식)
피해야 하는 활동들	번지 점프, 하이 다이빙 및 스쿠버 다이빙	번지 점프, 하이 다이빙, 스쿠버 다이빙 및 높은 고도에서의 하이킹
운동 및 트레이닝과 관련된 잠재적 위험	탈수 저산소증 기관지 수축 기흉 저혈당증* 적혈구 식도 출혈 심장 부정맥 간과 비장의 파열 자연 골절**	

HRmax: 최대 심박수; 피크 Vo_2: 피크 산소 소비; LT; 젖산 역치; GET: 가스 교환 임계 값; SaO_2: 산소 포화도.
* 포도당 내성 장애의 존재 여부에 따라.
** 치료되지 않은 CF 관련 뼈 질환의 존재 여부에 따라.
Williams CA, Benden C, Stevens D 등 낭포성 섬유증이 있는 어린이와 청소년의 운동 훈련: 실천 이론. Int J Pediatr. 2010; 2010: 670640.

는 다음과 같다:

1. 근력 증가
2. 주의집중과 인지 향상
3. 경직성의 감소
4. 가슴의 움직임 증가
5. 똑바로 서거나 앉은 자세에서 호흡 보조근의 호흡
6. 가로막 호흡
7. 보조를 받아 하는 기침

이 모든 목표가 2번째를 제외하고는 물리치료로부터 얻어낼 수 있는 것들이다.[85]

물리치료 검사 Physical Therapy Examination

호흡근 약증이 있는 아동의 물리치료 검사는 앞서 언급한, 권고 절차를 따라야 한다.[23] 호흡패턴, 호흡근의 근력, 가슴과 어깨의 활동성과 기도 청결면에서 세심한 주의를 기울여야 한다(사례 연구, H. E. 및 표 14.2 참조)

호흡패턴을 판단하는 것이 검사의 주된 부분이다. 분당 환기—호흡수와 일회호흡량—로 동맥혈의 $PaCO_2$를 측정한다. 휴식기의 분당 호흡수는 변동이 많다는 것을 염두에 두고(어린 아동일수록 호흡수가 많다), 30초 또는 1분 동안의 호흡수를 센다. 표 20.1은 아동의 호흡수를 보여준다. 일 호흡량은 침대 옆에서 폐활량계 또는 Wright의 호흡계로 쉽게 측정할 수 있다. 그림 20.14는 손으로 잡는 폐활량계를 사용하는 청소년을 보여준다. 호흡수와 비슷하게 일회호흡량도 아동의 신장에 따라 다르다. 키가 큰 아동일수록 일회 호흡량이 많다. 근육의 사용 패턴과 대칭성을 확인해야 한다. 가로막, 갈비사이근, 보조근육, 또는 혀인두근육을 아동이 주로 사용하고 있는가? 양쪽 가슴의 근육 패턴이 비슷한가?

치료사는 호흡근력을 측정하기 위한 여러 방식을 알고 있다. 최대 고정 들숨과 날숨 압력 검사는 간단하고 비용이 저렴하나, 아동의 온전한 협조가 필요하다. 이러한 압력은 적합한 압력측정기로 잴 수 있고, 필요할 때까지 반복하여 측정할 수 있다. 아동과 청소년의 최대 고정 들숨 압력의 기준 값은 Domenech-Clar과 그 외 사람들에 의해 설정되었다. 그 연구의 결론에서, 그들은 최대 흡인, 호기 압력은 나이에 따라 증가하고, 항상 남성이 압력이 더 높다고 언급하였다.[86] 영아 역시 연구되고 있으며, 정상 영아

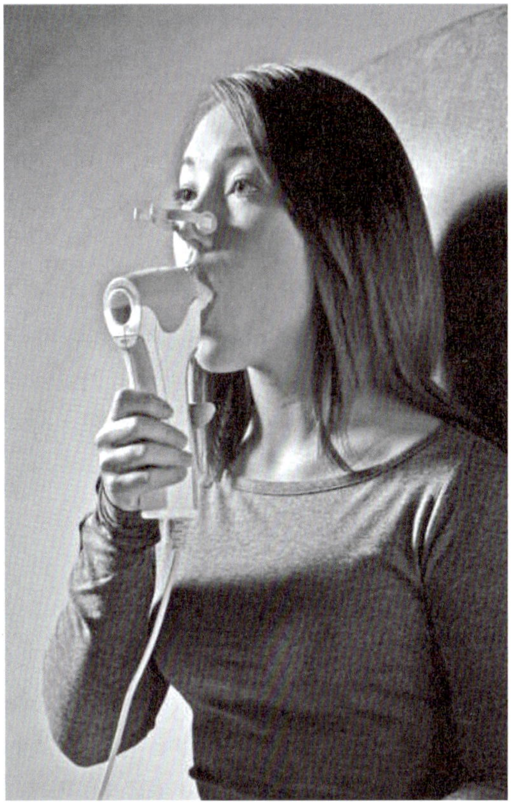

그림 20.14 폐 기능 평가를 위해 폐활량계의 사용. 검사를 받는 사람은 숨을 완전히 들이마신 후, 폐활량계의 마우스피스 위로 입술을 밀착한 다음 최소한 6초 동안 최대한 힘차고 빠르게 숨을 뱉어낸다. 코를 통해 공기가 빠져 나가지 않도록 코 클립을 적용할 수 있다.

가 신경근육 질환이 있는 영아와 분명히 구별되는 차이를 적용하여, 영아가 울 때의 기도의 압력은 수년간 영아의 호흡근 기능의 지표가 되어 왔다.[87,88]

가슴벽 움직임의 평가에는 들숨 동안 앞뒤, 옆, 그리고 위아래로의 가슴의 팽창 움직임을 판단하는 것이 포함된다. 전반적인 가슴우리 움직임의 크기는 그 움직임을 기록하기 위한 테이프 측정기 또는 가슴 켈리퍼를 이용해서, 흡기와 호기 동안에 측정되어야 한다. 위팔-어깨관절, 봉우리빗장관절(Acromioclavicular), 복장빗장(Sterno-clavicular)관절을 포함하여, 척수와 어깨이음구조(팔이음뼈)의 가동범위도 평가해야 한다. 이러한 관절 중 어느 하나에서라도 움직임이 감소되어 있으면, 가슴우리 팽창을 저해할 수 있다.

호흡 약화가 있는 아동에서 폐를 청진하는 것은 여러 기능을 알 수 있을 것이다. 줄어든 호흡음은 환기가 되지 않는 부위를 확인하는 데 도움을 줄 수 있다. 호흡음이 줄어들거나 또는 들리지 않는 부위는 감소된 가슴 움직임이 있는 부위 또는 힘들게 호흡하는 부위와도 일치할 것이다.

호흡음은 치료사가 기도 내의 분비물을 제거해야 할 필요가 있는지 평가하는 데 도움을 줄 수 있다. 탁탁거리는 소리와 쌕쌕거림이 들리면, 기도 청결과 분비물 제거가 아마도 필요하다. 호흡음은 폐렴, 무기폐와 같은 폐의 합병증이 치료되거나 경과되고 있는지를 가르키고, 그에 따라 치료사는 중재의 수정을 결정한다.

치료사는 또한 아동의 기침을 평가해야 한다. 기침의 필수 요소에는 뚜렷이 구별되는 단계가 있다. 자극 또는 기침의 유발은 깊은 흡기를 활성화시키는 기도와 기관지 체계의 민감성에 있다. 일반적으로, 증가된 흡기량은 분비물이나 그 잔해를 지나 작은 기도로 들어간다. 성문의 조율적인 닫힘은 기도 내 압력이 300mmhg에 도달할 정도의 뚜렷한 증가를 위한 호기근의 갑작스런 수축 후에, 일어난다. 성문이 열리고, 압력은 완화되고, 분비물은 기도벽에서 떨어져서, 기도기관지의 근위 쪽으로 이동한다. 신경근육계 장애가 있으면, 아동은 기침 기술 중의 일부분은 또는 모든 기침 관련 기술이 부족할 수 있다. 흡기 노력과 용량, 복부근육 수축력을 평가하는 것은 기침을 측정하는데 중요하다. 또한 아동은 기침의 흡기, 성문 닫힘, 호기 노력, 이 세 가지 요소들을 효과적인 분비물 배출 기술로 조율해야 한다.[89]

기침의 효과성은 최대 기침 측정기로 측정될 수 있다. 아동은 최대 흡기 후 기침을 하기 위해 시도한다. 기침의 작용력은 마우스피나 마스크를 이용하여, 아동에게 붙여진 호흡측정기로 측정된다. 호흡 악화 동안, 최대 기침 측정값이 160L/min 이하이면, 분비물 정체와 호흡부전으로부터 방어하기 위해 적절하지 않다고 여겨진다.[90]

현실적인 재활 프로그램 계획을 위하여 아동의 전반적 근력, 이동성, 협조성뿐만 아니라 발달단계도 평가해야 한다. 어떠한 방식으로든 능동적으로 걸을 수 있는 아동은 회복하려는 노력의 결과로, 폐 합병증이 덜 걸리고 폐기능의 향상이 있을 수 있다. 환기기능 향상을 위하여 조기에 움직임을 발생시키고, 호흡근을 강화시키는 적극적인 최적의 치료방식은 필요하다.

삼키기와 섭식과 같은 구강운동기능의 평가는 물리치료 범위 밖의 일이고 종종 의사, 물리치료사, 작업치료사, 언어치료사 그리고 간호사 등 여러 학문 분야의 노력이 필요하다. 삼키기는 두 가지 이유로 평가할 필요가 있다: 음식을 먹는 것은 아동이 영양적으로 성장하기 위한 최선의 방법이기 때문이고, 음식의 흡인은 발달지연과 신경학적 장애가 있는 아동에게 호흡기계 문제의 주요 원인이기 때문이다.[91] 근약증이 진행됨에 따라, 삼킴장애와 타액과 음식의 흡인은 아동에게 문제가 될 것이라는 것은 분명하다.[92]

물리치료 중재 Physical Therapy Interventions

신경학적 장해가 있는 아동의 신체적 재활은 호흡 기능을 향상 또는 유지시키는 운동프로그램이 포함되어야 한다. 호흡근력 강화는 들숨근, 날숨근, 특히 효과적 기침에 꼭 필요한 복부근 모두를 강화해야 한다. 더욱이, 운동, 기도 청결, 그와 관련한 테크닉은 신경근육계 약증이 있는 아동의 호흡관리를 위한 British Thoracic Society의 지침서의 권고사항에 있다.[93]

복부 근력 훈련을 통한 관례적인 가로막 "강화훈련"은 철저한 과학적 평가가 없었다.[94] 들숨근력의 향상과 지구력 향상을 위한 좀 더 생리학적으로 적절한 방법들이 최근에 사용되어지고 있다. 들숨과 날숨의 향상을 위한 저항성 호흡은 최대 호흡 부하를 향상시킬 것이다. 지구력에 관한 연구는 시간 주기, 저항 부하의 증가로 반복적 흡기 호기 운동의 이점을 보여주었다. 호흡기 근육 훈련은 Duchenne 근병증 및 척추 근육 위축증(SMA)이 있는 소아에서 호흡기 기능의 점진적인 감소를 줄이기 위해 인정된 접근법이다. 연구에 따르면 훈련 기간이 최대 6개월 동안 지속적으로 개선되고 정식 운동 요법이 중단된 후 6개월 동안 지속되는 개선이 이루어졌다.[84,91] 훈련효과는 지시된 훈련량에 의존적이긴 하나, 느리게 진행하는 점진적 신경근육계 질환이 있는 아동에게 대부분 효과적이었다.[95] 호흡근의 근력과 지구력에 적어도 최소 단기간 이점을 보여주는 여러 연구에도 불구하고, 장기간 이러한 운동의 기능적 효과에 관한 근거는 없다.

목에 능동적, 저항적 운동은 흡기 보조근(목빗근, 사각근들)을 강화할 것이다. 보조근의 사용은 호흡의 에너지 비용을 증가시키지만, 보조근은 신경근육계 질환이 있는 아동의 호흡 불충분을 막기 위해 증가된 흡기 용적을 제공할 수 있다. 강하고 효과적인 기침을 하는 것을 도와줄 수 있는 복부근의 능동적, 저항적 운동은 물리치료사들에게 잘 알려져 있다.

신경근육계 장해가 있는 아동의 향상된 호흡패턴은 두 가지 주요 장점이 있다. 첫째 빠르고 얕은 호흡을 깊고 천천히 하는 호흡으로 바꾸면 죽은 공간 환기에서 폐포 환기의 비율로 향상된다. 치료사는 카운트, 메트로놈, 호흡곡선 같은 다양한 임상적 신호를 이용하여 아동을 천천히 깊게 숨 쉬도록 유도해야 한다. 비효율적이거나 역효과를 낳는 근육 사용을 피하게 되는 것이 두 번째 이점이다. 호흡곤란이 있는 아동은 흡기를 위하여 보조근육을 사용할 것이고 완전한 호기를 하기 위하여 복부근을 이용한다. 그러나 이러한 근육의 패턴은 습관이 될 수 있다. 만약 가로막이 적절한 환기를 제공한다면, 아동이 보조근육을 계속 사용할 때, 불필요한 근육사용이 진행되는 것이다. 이완운동과 신경감각 테크닉 같은 다양한 훈련방법이 제시되어 왔지만, 이러한 방식을 지지하는 연구증거가 제안되었던 적이 없었고, 뿐만 아니라, 치료시간에 단기간 근육패턴의 변화는 잔류효과 또는 비효율적 패턴으로 대체한다는 언급에 대한 과학적 지지연구가 없다.

아동 가슴우리의 움직임을 유지 또는 향상의 중요성은 확인되어 왔고, 관련 치료계획은 개괄적으로 명시가 되어 왔지만, 그 방식에 대한 통제 연구가 이루어진 적은 없었다. 가슴우리의 움직임을 향상시키는 능동적 호흡운동은 국소 부위 또는 폐전체에 시행하도록 권장되어 왔다. 가슴벽 수기 스트레칭은 지지를 받고 있지만 평가된 적은 없었다. 마비가 있는 아동의 어깨이음구조(팔이음뼈)의 움직임 향상을 위한 능동적, 수동적 운동은 가슴우리 운동을 증강시킬 수 있다. 임상연구는 시간 소모가 큰 치료과정을 타당함을 증명하기 위한 노력을 해야 한다. 뒷받침 근거가 부족한 이 생각에 대해 최근 코크란 리뷰[96]에 의해 지지되었다.[97] 코크란 리뷰의 저자가 말하기를:

> 체계적 고찰의 결과는 범주에 들어가는 적절한 연구가 확인되지 않았기 때문에 임상적 중재방법에 대해 알려줄 수 없다. 결국, 이러한 중재가 환자군에 부가가치를 제공하는지, 또는 특정 호흡운동이 다른 운동보다 뛰어난 것이 입증되었는지를 알 수가 없다.[98]

호흡 약증과 무기력이 있는 많은 아동은 분비물이 축적되기 때문에 기도 청결은 병원, 거주지, 가정 치료프로그램을 위해 최적화된 중요한 치료방식이다. 만약 환아가 기도감염으로 분비물 증가가 의심된다면, 앞서 언급한 기도 청결 테크닉은 폐렴 또는 무기폐로의 진행을 막을 수 있다. 아동이 기침을 잘 할 수 없다면, 분비물에 문제가 있다면, 구강, 비강 흡인은 깨끗한 기도를 유지하기 위해 필요할 수 있다. 부모는 흡인 방법을 숙지해야 하며, 가정 내에서 적절한 흡인 기구를 사용해야 한다. 신경근육 질환이 있는 아동이 기침을 효과적으로 하지 못하면, 두 가지 추가적인 접근 방식은 분비물을 제거하는 데 도움을 준다. 주머니나 마스크의 압력 또는 기계적 환기 장치가 만들어낸 호흡으로, 흡인되는 "공기 누적(air stacking)" 방식을 이용하여 아동의 들숨 최대 용량까지 도와줌으로 보조 기침이 시행된다. 그런 다음, 간병인은 아동의 성문은 이완되어 있기 때문에, 복부 진동 또는 흉부를 짜내는 방식을 시행해야 한다. 높은 호기 호흡을 유도하여 기침을 흉내 내기 위한 빠른 방출 진동과 짜내기(squeeze)시도는 약해진 근육으로 시도하는 것보다 기침을 할 수 있는 가능성이 있다. 두 번째 접근 방식은 기계적 흡입제/강제호흡을 사용하는 것이다. 기계적 장치는 원래 1950년대 소아마비의 급속한 확산 중에 소개되었고, 기침을 자극하기 위한 호기 압력의 반전 후에 폐에 공기를 흡인하도록 하는 양압을 공급할 수 있다.[99] MIE(기계적 흡입제/강제호흡)는 뒤센근이양증과 척수성근위축과 같은 신경근육질환과 기침을 하지 못하는 아동에게 유용하다고 여겨지고 있다.[100,101] 흉부 신경근 약화가 있는 환자를 위한 물리치료 프로그램에 관해 자세하게 서술한 많은 연구논문과 문헌에도 불구하고, 제안된 많은 치료절차를 지지하기 위한 입증된 연구 논문의 부족이 있다.

▶ 천식 Asthma

천식에 대한 다음의 설명은 An Official American Thoracic Society/European Respiratory Society Statment에서 직접 인용한 것이다.[102]

> 천식은 이질적인 질병이다. 만성의 지속적 염증과 만성증상, 폐기능 감소로 인한 구조적 변화와는 달리, 천식의 병리는 급성의 일시적 악화이다. 유발인자 발현정도는 민감성 수준, 기류폐쇄정도, 환자 개인마다 증상이 나타남에 있어 넓은 가변성을 야기하는 기도염증의 심각성과 함께 결합된다.

의학적 정보 Medical Information

천식은 미국에서 가장 흔한 아동의 만성 질병이며, 아동의 9.6% 약 700만 명이 이환되어 있다. 천식은 비히스패닉 흑인 아동에게 더 흔하고 천식 환자의 16%를 차지한다.[103] 학교결석, 응급실 방문, 입원, 그리고 건강관리 비용과 같은, 천식과 관련한 어마한 손실이 있다. 미국은 매년 모든 연령대의 사람들 중에 급성 천식과 관련하여 200만 명이 응급실을 방문한다.[104] 이 중 천식이 악화된 6%~13%의 사람들은 병원 입원을 필요로 한다.[13,14,105]

아동의 천식은 몇 가지 요인으로 특징지어진다. 남아가 약 2:1의 비율로 여아보다 더 흔하다. 운동유발성 기관지 수축은 대부분의 천식아동에게 흔하며 천식이 있는 일부 아동은 특정 표현형일 수 있으며 보고된 발병률은 최대 90%이다.[106] type I 면역 글로불린 E(IgE) 매개의 반응을 일으키는 알레르기 유발 항원으로 인한 알레르기가 있다. 또한 천식 증상은 바이러스 감염, 어떠한 경우에는 건조하고 차가운 공기로 유발된다. 결국, 아동 천식과 관련하여, 증가하고 있는 사망률과 지속적으로 높은 질병률은 부분적으로는, 도심 내 인구의 천식 발병률의 증가가 원인일 수 있다.[104]

민감한 아동의 면역 글로불린 E(IgE)이 거대세포의 수용기와 결합할 때 천식의 증상과 징후를 일으키는 생리학적 변화가 시작된다고 여기고 있다. 면역 글로불린 E(IgE) 결합은 기도 내 거대세포에서 히스타민과 트립타제의 방출을 일으킨다. 히스타민은 기관지 수축, 기관지벽 내의 혈관확장, 점액질 분비물 발생을 유발한다. 또한 트립타제도 비슷하게 영향을 미치나, 가장 강력한 기관지 수축물질인 브래디키닌을 생산한다. 활성화된 거대세포는 많은 염증 매개 물질 생산을 시작한다. -히스타민, 프로스타글란딘 D_2, 류코트리엔 C_4, 그 외 다른 물질을 포함하는 이러한 염증 매개 물질은 기관지의 평활근의 수축을 증가시키는 반응을 자극하고, 기도로부터 점액질 분비물을 발생시키고 그런 다음 기관지 부종을 일으킨다.[107] 이 세 과정의 결과는 종종 기도가 막히는 것으로 이어진다. 기도의 막힘이 진행되면서, 날숨의 공기흐름이 감소, 폐용적과 기도저항의 증가, 기도 컨덕턴스 감소 그리고 환기/관류의 불균형은 동맥혈의 저산소증을 초래한다. 천식의 여러 병리생리적 변화는 중요한 유전적 소인을 가지고 있는 것 같지만, 유전된 분명한 패턴 없이, 복잡한 유전 모델을 가지고 있는 것 같다.

아동 천식의 흥미로운 점은 운동유발성 천식이다. 5~10분간의 힘든 운동으로, 아동은 여러 천식 증상이 발달될 수 있다(예: 호흡곤란, 쌕쌕거림, 그리고 기도폐쇄).[98] 이러한 증상은 자연스럽게 또는 치료로 사라질 수 있다. 이 운동성 요인은 천식이 있는 아동의 운동 지구력을 증가시키기 위한 체력 회복 프로그램을 개발하는 물리치료사에게 있어 중요하다. 천식과 비슷한 반응에 대처하기 위하여, 운동치료 전, 아동이 적절한 경구 또는 흡입 약제를 미리 섭취하도록 하여 천식 반응을 조절할 수 있다.

의학적 치료 Medical Management

천식아동의 의학적 관리는 급성 발작치료와 만성 천식 치료, 이 두 가지의 주된 단계가 있다.

응급실에서 급성발작이 치료목표는 기도폐색 감소, 기도염증 치료를 포함한 저산소혈증의 역전(전환)치료이다. 흡인, 피하주사, 정맥주사 등, 여러 방식으로 투여될 수 있는 B2 길항제는 기관지 평활근을 이완시킨다. 단기 작용-B2 길항제는 급성 천식 악화의 1단계 치료로 권고된다. Albuterol sulfate(알부테롤 썰페이트)는 급성 천식의 B2 길항제에 가장 많이 사용된다.[108] 항콜린제, 가장 일반적인 이프라트로피움은 기도 내 자율부교감신경의 아세틸콜린 효과를 차단하여, 기관지 확장을 일으킨다. 부교감신경 작용은 기관지 평활근 수축시키는 것이다. B2 길항제는 최대 효과를 보기 위하여 종종 항콜린제와 함께 다중 투여하여 사용한다.[109] 중등도, 중증 천식 환자의 기도 내 염증변화를 감소시키는 데 도움을 주기 위하여, 교감성 콜티코스테로이드의 사용이 권고된다. 거의 900명을 다른 한 연구에서는 응급실 방문 1시간 이내에 콜티코스테로이드가 투여될 때 병원 입원율의 감소가 있었다고 하였다.[110] 산소포화도를 95%로 유지하기 위해 산소 보충을 한다.

만성 천식을 관리하기 위한 장기간 병원 치료는 약물, 환경, 면역을 포함한 몇 가지 구성요건이 있다. 사용되는 약물은 경구 또는 뿌리는 에어로졸 형태의 B2 교감신경흥분제, 경구용 테오필린, 코르티코스테로이드 같은 흡입 또는 경구용 항소염제, 흡입용 크로몰린 나트륨이 있다. 천식의 장기 치료를 위한 새로운 2가지 약물군은 류코트리엔 수용기 억제제(LTRA)와 지속성 B2 길항제(LAGBA)가 있다. 류코트리엔 수용기 억제제(LTRA)는 수용기에 붙어 간섭하여, 기관지 수축을 일으키는 염증 매개체인 특정 류코트엔의 활동을 감소시킨다. 지속성 B2 길항제(LAGBA)는 20년 전부터 사용되고 있지만 이것의 안정성과 효용성에 대해 여전히, 불확실하다. 최근 코크란 리뷰에서는, 최근 체계적 논문 고찰에서 아동의 속성 B2 길항제(LAGBA)의 이점에 심각하게 의문를 제기했지만, 흡인용 콜티코이드와 함께 결합하면 안전하게 보인다는 보고가 있었다고 말했다.[111]

환경요인의 조절도 천식치료에 중요한 역할을 한다. 아동을 위하여 먼지 없는 환경은 무조건적이며, 아동의 방에는 공기청정기가 필요할지 모른다. 여러 다면적, 무작위 통제 연구에서, 초기에 다양한 알레르기 유발항원의 노출 감소는 천식이 걸릴 위험의 감소와 연관되어있다고 보여주었다. 아동의 환경에서 제거되어야 할 여러 주된 알레르기 유발항원 중에서도 집먼지 진드기, 애완동물, 바퀴벌레, 쥐, 곰팡이, 담배연기, 균류 그리고 대기오염 등이 있다. 천식이 있는 청소년이 운동경기에 참여하겠다고 한다면, 기관지 경련을 일으킬 수 있는 활동을 피하고, 천식을 유발하는 격렬한 신체활동 이전에 적절한 약물을 사용하도록 해야한다.

염증 치료(알레르기 주사)는 알레르기 천식의 장기 치료의 또 다른 방법이다. 일단 알레르기 유발 인자가 피부 검사에서 확인되면, 축출된 알레르기 유발항원은 간헐적 피하 주사로 점차적으로 병원력을 증가시킨다. 이 논리는 아동의 면역 시스템이 순환하는 항체를 만들어 내어 소량의 알레르기 유발 인자에 반응을 한다는 것이다. 획득항체는 아동의 알레르기 반응을 완화시키기 때문에 일단, 충분한 항체 수준으로 발달하면. 유발인자 노출에도 아무런 천식증상이 없을 것이다. 피하 염증 치료와 설하 염증 치료의 효용성에 대해 최근 연구 논문에서 밝혀졌다.[113]

물리치료 검사 Physical Therapy Examination

의학적 치료와 함께, 물리치료 검사 및 치료는 보통 당시의 아동의 임상상태에 달려있다(즉, 아동의 상태가 급성, 아급성, 또는 만성 상태인지). 난치성 급성 천식과 같은 지속적인 천식 상태인 아동은 기도 청결이나 신체훈련에 이겨낼 수 없을 것이다. 기도 청결의 예외는 환자가 관을 삽입하고, 기계적 호흡을 하고 있으며, 기도 분비물 관리가 치료의 부분일 때 그러하다.

인공호흡기를 하고 있는 아동을 물리치료사가 검사할 때는 공기가 잘 들어가지 않는 폐의 부위와 분비물을 확인하기 위한 청진을 해보아야 한다. 호흡의 패턴과 호흡보조근의 사용에 관해 기록해야 한다. 흉식호흡지수를 포함하여 흉부 검사는 가슴의 이동성을 측정하기 위해 들숨과 날숨동안 이루어져야 한다. 평가하는 항목의 일부 또는 모두 이례적일 것이다. 치료사는 흉식호흡지수, 호흡음, 호흡패턴이 향상될 때까지, 치료 시간마다 이러한 항목을 재평가 해야만 한다

또한 천식아동을 위한 장기 재활계획은 운동 부하, 근력, 그리고 자세를 검사해야 한다. 운동 부하는 쉽게 수행할 수 있고 잘 짜여진 검사로 측정될 것이다. 흔히 하는 검사에는 6분 걷기 테스트,[114] 단계 테스트,[115] 및 20분 셔틀 실행 테스트가 포함된다.[116] 주요한 근육그룹 근력의 정략적 평가는 물리치료 파트에 보통 있는 기구들을 이용하여 측정된다. 자세 평가 역시 그리드(grid) 시스템을 이용하여 평가될 수 있다.

물리치료 중재 Physical Therapy Intervention

앞서 언급했듯이, 지속적 천식 상태 또는 굉장히 심한 급성 천식 아동의 물리치료에 대한 근거는 거의 없다.[117] 지속적 천식 상태이면 호흡곤란이 너무 심하고 불안하고 두려워하기 때문에 치료사가 AC, 호흡 재훈련, 자세와 ROM 검사 또는 어떤 재활 노력을 해도 보통 협조가 되지 않는다.

기관지 연축이 좋아지면서 이전에 좁아져 있던 기도에 분비물이 차게 된다. 적극적 기도 청결이 아급성때는 필수적이지만, 견뎌 낼 수 있을 정도로 시행하여야 한다. 기도 내 축적된 분비물은 환자에게 무기폐와 기관지 감염이 오기 쉽게 만든다. 이러한 경우, 기도 청결은 청소년이 참고 견딜 수 있는 능력과 지구력에 달려있다. 분비물의 양, 색깔, 질, 그리고 맥박 산소 측정을 포함한 치료 전, 치료 동안, 치료 후의 아동의 활력징후를 기록하여야 한다.

천식아동의 장기적 치료에 있어, 간헐적 기도 청결 치료법은 분비물이 있을 때 유용하나 낭포성 섬유종과 같은 상태일 때는 이 치료법을 주기적으로 사용할 수는 없다. 부모는 호흡 감염의 첫 번째 징후 또는 점액성 분비물의 증가에 이 기도 청결 테크닉을 사용해야 하고 체위 배담법, 도수기법과 그리고 집에서 아동을 치료하기 위해서 새로운 기도 청결 기기의 사용방법을 숙지해야 한다. 천식이 있는 아동에게 기관지 체위 배담법과 타진을 이용한 기도 청결의 효과를 다른 유일하게 보고된 통제 연구에서 외래환자 21명이 참여하였다. 중등도, 중증의 천식이 있는 실험군(아동)은 치료군과 통제군으로 나누어졌다. 치료군의

강제호기량값은 치료 후 30분 뒤에 10.5%로 상승하였다. 통제군에서는 강제호기량값이 약간 감소하였다. 두 그룹 간 강제호기량 값은 0.05로 의미 있는 차이가 있었다.[118]

천식아동의 여러 전형적인 호흡운동을 이 책의 이전 판에서 다뤘었다. 호흡운동의 효용성에 관한 충분한 근거의 부족으로 이번 판에서는 그 내용이 빠졌다.

또한 천식과 관련한 불안과 신체적 스트레스 감소를 위해 이완 테크닉이 지지를 받고 있다. 많은 입증되지 않은 일화와 구두보고는 천식이 있는 환자의 이완 테크닉의 이점에 신빙성을 더해주나, 통제연구는 여전히 부족하다. 두 체계적 문헌고찰이 발표되었으며, 하나는 천식의 이완운동에 관한 것이었고, 다른 하나는 천식아동의 심리학적 중재에 관한 최근 리뷰 연구다. Huntley와 그 외 연구자들은 폐기능을 향상시키는 근육 이완에 대한 근거를 찾았지만, 이러한 종류의 연구는 방법론적 미흡함과 내재적 어려움이 있기 때문에 치료에 대한 다른 이점 뚜렷하게 없었다.[119]

두 번째 체계적 문헌고찰 연구에서는 이완치료가 유익하다는 것을 알리기 위하여 몇몇의 자료를 알아내었으나, 전반적으로, 넓고 방대한 치료방식과 충분한 자료의 부족이 연구에서 나타났다.[120]

유산소 지구력, 활동 능력, 근력의 향상을 위한 신체 재활은 천식아동의 장기치료의 주 목표이다. 만성 천식이 있는 아동은 또래의 친구들보다 종종 덜 활동적이다. 운동 유발성 기관지 연축은 천식아동이 격렬한 운동에 참여하는 것을 제한하고 결국, 아이들은 일상생활에서 신체 요구에 반응을 할 수 없을 것이다. 격렬한 운동 전에 적절한 약물은 기관지경련 반응을 약화시키고 아이들은 즐거움, 사회적 교류, 운동의 생리학적 이득을 얻을 수 있다. 격렬한 운동에 대한 반응의 정량적 평가 후에 전형적인 신체 훈련 프로그램을 시작해야 한다. 첫 번째 평가는 근력과 지구력을 향상시키기 위해 필요한 운동의 강도를 결정하고 그리고, 차후의 연구결과에 대해 향상 또는 악화를 결정하는데 비교할 수 있는 기준선이다. 더 흔히 사용하는 신체 훈련 방법으로는 자유 달리기, 트레드밀 달리기, 자전거 에르고미터, 그리고 수영이다.

천식아동의 신체 훈련과 운동을 지지하는 결정적 근거가 있다. 가장 현저한 것은 신체훈련과 활동이 천식 증상과 질병관리를 악화시키지 않는다는 것이다.[122,123] Mancuso와 그 외 연구진은 최근에 1년의 신체활동 증가 프로그램에 따라 삶의 질이 향상되었다고 보고하였다. 프로그램을 참여했던 해에, 천식 삶의 질 지수(Asthma Quality of live Quotient)에서 5.0에서 5.9로 임상적으로 현저한 향상이 있었다. 비록 어린 아동에 관한 것이 아니었지만, 그 프로그램을 참여한 아이들은 12세 또는 그 이상이었다.[124] 천식의 신체활동에 대한 코크란 리뷰는 운동의 여러 방식(뛰기, 걷기, 자전거, 수영)은 증상에 대한 해로운 영향 없이 잘 견뎌내고 있었다는 것을 알아내었다. 심폐와 유산소 피트니스 강도는 삶의 질 척도와 함께 향상되었다. 그러나 COPD를 가진 성인에서도 발견되는 바와 같이, 신체 훈련은 휴식 시 폐기능에 의미있는 영향을 미치지 않았다.[125]

전형적인 지면 운동이 보여주는 신체 상태의 향상과 천식을 가진 개인의 삶의 질 향상과 같은 가능성 외에도, 훈련방식으로서 수영은 또한 천식이 있는 아동에게 유익한 효과를 가지고 있음을 보여주고 있다. Sly와 그 연구진은 치료군과 통제군으로 아동을 나눠서 수영의 효과를 연구하였다. 치료군은 13주 동안 일주일에 3번 2시간씩 수영 프로그램에 참여하였다. 폐기능과 기본 성격 특징에 변화가 있지는 않았지만 쌕쌕거리는 날의 주목할 만한 감소가 치료군에서 있었고, 위에서 말했듯이 지면 운동연구에서도 이러한 결과가 있었다. 훈련 프로그램 전에는 치료군의 쌕쌕거리는 일수는 13주 동안 31.3번이었고 이러한 수치는 수영 프로그램 참여동안, 5.7일로 감소하였다. 천식아동의 비슷한 통제그룹은 쌕쌕거리는 일수가 13주 통제 기간 전후로 각각 10.1일과 13.2일이었다.[126]

Fich와 그 외 연구진은 10명의 비천식아동의 통제군과 비교하여, 46명 천식아동의 5개월 수영 프로그램의 결과를 발표했다. 결과 척도는 천식점수(쌕쌕거림, 기침, 객담), 심방동수 170의 신체 활동 능력, 약물 점수(약물의 양), 강제호기량 값, 트레드밀 운동 미션을 포함한다. 훈련 기간 후에 천식 점수, 약물 점수, 그리고 신체 활동 능력에 현저한 향상이 있었다. 저자는 천식아동에게 수영은 신체훈련의 효과적인 방법이라고 결론을 내렸다.[127]

더 최근 연구인 Wang과 그 외 연구진의 2009년 보고에서는 30명의 천식아동을 무작위로 6주 동안 수영그룹과 일반관리 그룹으로 나눴다. 수영 중재 후 대조군보다 실험그룹에서 최대 호기 유속률에서 현저한 향상이 있었다(330L/min, 95% CI: 309~351 대 252/min, 95% CI: 235~269). 또한 대조군과 비교하여 실험군에서 천식의 심각도가 유의하게 낮아졌다. 저자는 수영은 천식이 있는 아동 또는 청소년에게 효과적인 비약물성 중재라고 말하였다.[128] 2011년, 5,738명 아동에 대한 자료의 전향추적조사는 7세와 10세의 연령에서 레크레이션 수영장 참가와 천식과 알레르기에 관한 상관 정보를 얻고자 하였다. 결과는 7세까지, 아동의 50% 이상이 일주일에 한 번 또는 더 많이 수영을 하였다고 보여주었다. 높은 누적의 총 수영 일수를 가지는 아동은 7세와 10세 모, 천식발달 가능성이 낮아지고 있었고, 최대 호기 중간 유속률에서 표준편차 0.2의 의미 있는 향상이 있었다. 지면 신체 훈련에서 보았듯이 수영은 천식발달과 관련하여, 아동의 큰 집단에 임상적, 생리학적 이점을 제공한다.[129] 저자는 안정된 천식을 가진 아동과 청소년에게 수영은 잘 이겨낼 수 있고 폐기능과 심폐 피트니스 증가를 준다고 보고하였다.[130]

이로써, 트레드밀, 자전거, 뛰기, 조깅, 수영 등 더 고전적인 운동방식을 사용한 신체 훈련은 천식아동에게 이점이 있다는 것이 분명하다.

낭포성 섬유종 Cystic fibrosis

의학적 정보 Medical Information

낭포성 섬유종(CF)은 주로 백인의 수명을 단축하는 가장 흔한 유전질환이다. 미국에서 3,500명 출생당 1명의 빈도로 발생되고, 보인자는 29명당 1명이다. 그 보인자를 가진 사람들이 아이를 가지면 아이가 낭포성 섬유종이 될 확률은 25%이며, 보인자가 될 가능성은 50%이고, 낭포성 섬유종이 아닐 확률이 25%이다. 최근에는 낭포성 섬유종이 의식되거나, 질병의 가족력 때문에 발병 위험이 크다면, 정확한 유전자 검사를 할 수 있다. 낭포성 섬유종은 외분비샘의 전신적 질환이며, 완전히 발현된 양상에서는 높아진 땀 전해질 농도, 췌장효소 결함, 그리고 만성 염증 및 화농성 폐질환이 발생한다. 낭포성 섬유종의 임상증상은 다양하지만 가래가 많은 기침을 하고, 비정상적으로 많은 양의 자주 하는 배변, 영양소모증, 재발성 폐렴, 항문탈항, 코폴립증, 그리고 손가락의 곤봉모양 형성이 일반적이다. 낭포성 섬유종은 다양한 증상 때문에 종종 천식, 알레르기, 소아 지방변(celiac disease), 그리고 만성설사로 오인하기도 한다. 낭포성 섬유종을 잘 알고 있는 보건 전문가라면 이러한 증상이 있을 때에는 낭포성 섬유종을 먼저 생각하여야 한다.

낭포성 섬유종 유전자, 섬유성 낭종 경막전도 조절자(CFTR: transmembrane conductance regulator)는 제7염색체의 장완에 위치하는 것이 1989년도에 발견되었다.[131] 비록 한 가지 변이(F508del)가 모든 낭포성 섬유종의 85%에 해당되지만, 섬유성 낭종 경막전도 조절자(CFTR: transmembrane conductance regulator)의 1,000가지 이상의 변이가 있었음이 확인되었다. CFTR의 기능 이상에 대한 주요 가설은 비정상적 유전자로 인하여 물과 염소의 기도의 상피세포 통과가 감소되고 그 결과 점액이 탈수된다는 설이다.[132] 그러나 낭포성 섬유종에서 침범되는 기관이 다양하므로 다른 기전도 CFTR과 관련이 있다고 말한다. 특정 기전과 상관없이 모든 외분비샘이 어느 정도는 모두 장해가 있고, 다양한 기능 이상으로 낭포성 섬유종의 증상의 광범위한 증상과 합병증을 초래한다는 것에 의견이 일치한다.

미국의 낭포성 섬유종의 발생 빈도에 관해 거론되어 왔다. 흑인에서 낭포성 섬유종의 빈도는 낮고, 17,000명 출산에 1명꼴로 아프리카계 미국인에서 발생한다. 아시아계에선 낭포성 섬유종이 드물다. 질병의 경과는 앞서 말한 바와 같이 증상이 다양하다. 비록 CF 아동에서 폐와 소화기계의 심한 질환이 치명적일 수 있지만, 선진국에서 40년 넘게 생존한 사람들의 퍼센트의 증가와 함께, 지난 수십 년에 걸쳐 생존율은 높아져 왔다.[133]

낭포성 섬유종과 관련하여 폐질환은 가장 큰 사망원인이다. 낭포성 섬유종에서의 폐의 침범은 앞서 말한 대로 기도표면의 수분이 마른 상태에서 세기관지 내에서 진하고 점액성이 많은 분비물이 생성되고 분비되는 데서 시작된다. 이러한 분비물은 세균이 자라는 배양처가 되고 기도안에서의 염증이 반복되는 것에서 시작된다. 그에 따른 감염은 염증, 더 많은 분비물, 추가적 기도폐쇄를 일으켜서 이러한 악순환이 다시 시작된다. 가장 초기의 병리적 변화는 적극적 치료로 회복될 수 있다. 지속되는 재감염, 세기관지염과 기관지염은 세기관지 확장증과 기관지 확장증으로 이어진다. 후자의 두 과정은 대부분 비가역적이고 기도벽 내의 구성요소들을 손상시킨다.

이러한 파괴적인 과정 외에도, 폐 안에서는 점액분비선과 술잔세포들이 증식한다. 진한 화농성의 점액이 생성되어 낭포성 섬유종의 흔한 소견인 기도폐쇄를 초래한다. 폐쇄가 부분적일 때 볼-벨브 과정(ball-valve process)이 초래되어 폐쇄 이하의 폐 부위는 과잉 팽창된다. 그러나 완전한 폐쇄이면 그 이하 부위의 폐는 무기폐가 된다. 과잉통기(hyperaeration)와 무기폐의 작은 부위들이 인접하여 있게 되어 영상소견상 "벌집"모양의 패턴으로 보인다. 폐질환의 경과 속도와 성공적 치료는 생존율의 열쇠이다.

폐 합병증에는 종종 무기폐, 기관지 확장증, 기흉, 객혈, 폐고혈압, 그리고 울혈성 심부전이 있다. 이러한 문제들은 전문가들이 수십 년간 상세히 논의하여 왔다.[134-137]

의학적 치료 Medical Management

낭포성 섬유종 치료는 기도폐쇄와 폐감염을 감소시키고 췌장효소의 보충, 영양결핍을 회복시키기 위한 적극적 시도, 근력 유지와 유산소 지구력의 유지, 그리고 아동과 가족에게 적절한 심리 사회적 정서적 지지를 하는 방향으로 맞추어진다. 폐 감염의 관리가 주된 치료 목표이다. 의사는 객담의 배양과 민감성 테스트로 병원체를 확인하고 적절한 항생제를 선택하여 투약 계획을 짤 수 있다. 낭포성 섬유종이 있는 환자에게 감염을 일으키는 가장 흔한 박테리아성 감염은 연령별로 다양하다. *황색 포도상구균*, *녹농균* 그리고 *헤모필러스균*은 어린 나이에 발견되는 감염 병원체이다. H인플루엔자 감염은 아동 연령에서 줄어들었다. 항미생물제는 경구, 비경구, 흡입을 통하여, 적극적으로 사용된다. 지난 20년에 걸쳐, *Burkholderia cepacia* 세균은 낭포성 섬유종이 있는 환자에게 감염을 일으키는 것으로 인식되고 있다. 이 세균은 대단히 항생제에 내성이 강하고 유행성 전염병으로 전파될 수 있다. *Burkholderia cepacia*의 몇 종류는 폐질환이 아주 빨리 진행되고 결국에는 수개월 내에 사망한다. 하지만 모든 *B-cepacia* 감염이 이런 식으로 경과하는 것은 아니라는 것을 알고 있어야 한다. 낭포성 섬유종 협회(CFF)는 2013년에 교차감염을 막고 그 가능성을 줄이기 위해 낭포성 섬유종의 환자는 격리할 것을 권장한다.[138]

기도가 폐쇄되는 것은 낭포성 섬유종의 포괄적 치료 중 가장 긴 시간이 걸리는 일이다. 분무 또는 경구투여 약물로 점액의 점성을 떨어뜨려주는 것은 점액을 묽게하고, 기도에서 떨어지게 해서 밖으로 배출시키려는 노력을 향상시킨다. 물리치료는 치료의 주된 부분이며 이것은 다음에 자세히 다루도록 할 것이다.

췌장 효소를 보충하는 것은 췌장 기능 이상을 보이는 85% 환자에게 아주 중요하다. 전통적으로 낭포성 섬유종 환자에게 권하는 음식은 고단백, 고칼로리, 그리고 고염분식이다. 췌장 효소를 적절히 보충하면 아동들은 지방 섭취를 잘 할 수 있다. 췌장 효소를 잘 조절해주어도 낭포성 섬유종 아동들은 또래에 비해 50% 이상의 칼로리가 더 필요하다. 지속적인 저체중아 또는 질병 경과에 따라 체중이 빠진 아동은 밤에 튜브를 통한 식이를 해주고 시판되는 영양 보충식을 해주도록 한다. 영양 보충제는 주의 깊게 선정해서 식사에 첨가하도록 하고, 영양사와의 상담도 필요하다.

낭포성 섬유종을 담당하는 모든 전문가들은 심리 사회적, 정서적 지지를 아동과 그 가족에게 해줄 의무가 있다. 생명을 위협하는 만성 질환, 유전질환, 약물 비용, 치료 비용, 긴 시간이 요하는 치료, 아동의 사망, 부정, 죄책감 등이 마주해야 할 문제들이다. 환자가 성인기에 다다르면 다른 문제가 나타난다: 결혼, 직업, 치료를 타인에 의존하는 문제이다. 상담가나 사회복지사가 낭포성 섬유종 팀에서 주요역할을 한다. 낭포성 섬유종 환자와 그 가족들의 사회심리적 문제에 관한 많은 문헌들을 접할 수 있다.

폐 치료의 두 가지 새로운 치료방식은 폐이식과 유전자 치료이다. 말기 상태의 환자를 위한 폐이식은 지금까지 성공적이었다. 하지만 불행하게도 장기 기부자를 가망 없이 기다려야 하는 시간과 장기이식으로 인한 말소 세기관지염과 같은 장기이식의 주된 문제들이 있다. 2007년 New England Journal of Medicine에서 발표된 연구와 관련된 기사가 엄청 힘든 치료에 관한 다양한 관점을 시사했다.[139,140] Thabut과 그 외 연구에서는 이식 후 68% 환자가 3년 더 생존했다고 보고하였다.[141] 낭포성 섬유종의 폐질환 진행에 관한 주된 치료 방법으로 개발하기 위해 낭포성 섬유종의 폐이식은 계속될 것이다.

1989년 섬유성 낭종 경막전도 조절자(CFTR: trans-membrane conductance regulator)를 발견으로 인해 유전자 치료 연구가 있어왔다. 연구자들은 기도로 정상적 CFTR버전을 주입하려고 하였으나 그 성공은 제한점이 있었다. 유전자 치료의 가장 큰 문제 중에 하나가 환자의 기도로 정상 유전자를 주입하는 방법을 찾아가고 있는 중인 것이다. 가장 흔한 시도 방법은 폐로 유전자를 주입하는 것이다. 많은 다른 요인과 효과적인 유전자 매개체의 부족 때문에 오늘날까지, 유전자 치료가 한계가 있어왔다.

전국적으로 낭포성 섬유종을 주로 치료하는 센터들의 네트워크가 있다. 이 센터들을 낭포성 섬유종 협회(CFF)가 지원하고 있고 미국 어느 곳의 센터와도 연결되어있다. 낭포성 섬유종 협회(CFF)는 연구지원, 수련, 컨퍼런스, 기금 모금, 아동 및 성인의 낭포성 섬유종의 가장 나은 치료와 관련된 활동이라면 어느 것이든지 후원한다. 낭포성 섬유종 협회(CFF) 약물개발 진행 사업의 결과, Vertex Pharmaceuicals에서 개발한 약물이 낭포성 섬유종 환자의 약가 4%에서 발현하는 CFTRG의 551D유전자의 특이한 변이를 가진 환자를 위해 사용할 수 있도록 식약청의 허가를 받았다. Kalydeco®라 불리는 그 약은 이러한 환자의 기능 향상, 폐기능 수치 향상과 땀염화물 수치 감소에 도움을 준다.[142] 이 약은 Kalydeco와 유사한 약물의 지속적 연구를 통하여 개념증명의 돌파구로 여겨지고 있다.

물리치료 검사 Physical Therapy Examination

낭포성 섬유종 아동의 물리치료 검사는 이 장에서 설명한 다른 질환의 물리치료 평가와 비슷하다.[23] 낭포성 섬유종에서의 강조할 점은 많은 폐문제의 원인이 되는 기관지 분비물에 의한 폐쇄이다.

분비물에 대한 청진은 잘 울리는 쌕쌕거림, 거치른 호흡음, 그리고 치직거리는 소리(모든 비정상적인 호흡음)가 들릴만한 많은 부위를 청진해보아야 한다. 심해진 경우 며칠 동안 소리가 변하지 않을 수도 있으며 매일보다는 주기적으로 청진하는 것이 도움이 될 것이다.

아동이 기침할 수 있는 능력과 분비물을 올릴 수 있는 능력을 판단하는 것이 중요하다. 낭포성 섬유종 아동이 효과적으로 기침할 수 없다면 기도의 기능이 점점 더 나빠지리라는 위험이 있는 것이다. 영상사진은 폐질환이 더 나빠졌는지 어떤 부분이 더 나빠지고 있는지를 아는데 유용하다. 많은 치료사들이 폐의 앞뒤, 옆을 찍은 3차원 영상은, 직접 기도 청결 치료 지침에 도움이 되는 특정 정보를 제공한다.

또한, 근력과 유산소 피트니스를 포함한 아동의 신체활동능력은 검사의 초점이 되어야 한다. 낭포성 섬유종 아동이 좋은 폐 기능을 가지고 있다고 하더라도, 이러한 아동은 낭포성 섬유종이 아닌 아동에 비해 신체 활동에 덜 참여하게 된다.[143] 따라서, 근력 검사와 심폐 운동 검사는 아동의 인내력에 알맞은 운동 회복 프로그램을 개발하기 위해 시행해야 한다.

일반 운동 검사의 가장 타당하고 정확한 방식은 심폐기능의 최적의 지표인 최대 산소 소비량의 측정을 위한 트레드밀을 이용한 실험 최대 운동검사가 있다.[144] Orenstein은 1970년대 말에 낭포성 섬유종이 있는 러너들을 성장시켰다. 3개월 심폐 피트니스 프로그램의 안전하고 유익한 결과를 보고하였고 그 프로그램은 낭포성 섬유종 환자에게 심폐, 유산소 피트니스가 더욱더 이 중요하다는 것을 알렸다.[67] 게다가 운동, 체력, 삶의 질 향상 외에도, 운동능력의 개념은 낭포성 섬유종의 생존에 관한 예견되는 특징을 보여주고 있다.[145,146] 실험 운동검사의 시간, 공간, 재정 문제의 한계로, 물리치료사들 사이에서 환자와 함께 하는, 흔히 사용하는 여러 임상검사는 대중화되었고, 운동 평가에 포함된다. 아래의 검사는 낭포성 섬유종의 운동 평가를 위한 일반적으로 사용되는 3가지 임상검사이다.

1. 6분 걷기 검사는 물리치료사들에 의해 유명한 검사이다. 환자는 6분의 시간 동안 가능한 한 많이 걷도록 지시를 받게 되고, 걸은 거리가 검사의 주결과이다. 다른 결과값은 측정될 수 있으나, 시간 또는 거리 측정에 방해해서는 안된다. 환자는 혼자, 본인의 속도로 30미터가 되지 않는 길고 편편한 코스를 걷는다. 그 길 끝에는 원뿔로 전환 지점이 표시된다. 환자가 산소 보충을 받고 있다면, 이 검사는 사용해도 된다.[147]
2. 스텝 검사를 하는 실험자는 15cm 높이의 발판에서 오르고 내리기를 지시받는다. 메트로놈으로 속도를 조절하여 스텝 빈도를 일정한 속도로 유지한다. 검사시간은 3분이고, 실험자는 초시계로 3분 동안, 1분에 30스텝을 유지한다. 아동은 3분 동안 발을 바꿔 오르내리기를 할 수 있다. 만약 근피로 또는 호흡곤란으로 초기에 검사를 포기했다면, 스텝의 수를 반드시 세야 한다.[148]
3. 수정된 왕복 걷기는 12단계 또는 15단계 구성 방식으로 시행될 수 있다. 환자는 녹음된 테이프의 “삐이(beeps)” 소리와 함께 10미터의 코스를 양쪽의 두 표시물에 왔다갔다 움직이며, 시간은 1분으로, 매 분당 0.61km로 속도가 빨라진다. 최대 15단계이고, 검사는 실험자가 지시된 검사를 끝냈을 때, 더 이상 지속할 수 없을 때, 연달아 2번의 삐이- 소리에 맞춰 움직이지 못했을 때 끝난다. Selvaduri와 그 동료는 낭포성 섬유종이 있는 아동에게 수정된 왕복 걷기는 타당성이 있다고 하였다.[149]

흉벽의 이동을 포함한 환자의 자세 평가는 몇 가지 이유로 측정되어야 한다. 낭포성 섬유종이 있는 아동은 폐의 과팽창이 종종 있고 그래서 흉벽은 통모양으로 고정된 것처럼 보이며 성인의 만성폐색성 질환자와 비슷하다. 그림 20.15는 낭포성 섬유종의 어린아이와 폐질환의 진행으로 인해 흉부 변화를 보여준다. 비순응 흉부는 숨 쉬는데 소비되는 에너지를 증가시킨다. 만약 가슴벽의 변화가 있다면, 아이는 효과적으로 기침을 하기 위해, 신체 스트레스 동안 호흡을 증가시키기 위해 필요한 흡기압력, 호기압력, 유동률을 발달시키는 데 어려움이 있다. 흉식호흡지수, 흉부둘레지수, 갈비뼈의 움직임은 완전한 흡기와 호기 동안에 측정된다.

과팽창된 흉부의 통모양은 정상적 등뼈뒤굽음증을 증가시킬 수 있을 것이다. 어깨이음구조(팔이음뼈)의 앞당김도 뚜렷이 나타난다. 과호흡과 어깨이음구조(팔이음뼈)의 운동범위 변위를 수반하는 위가슴의 해부학적 변화도 또한 측정된다. 포괄적인 평가는 기능과 모습에 영향을 주는 자세평가 항목이 포함되어 있어야 한다.

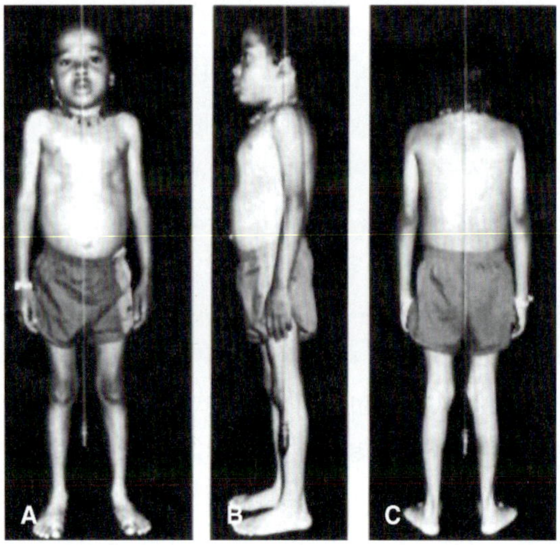

그림 20.15 낭포성 섬유종이 있는 아동에서 보이는 자세의 이상 (A) 앞면. 어깨가 특히 우측에서 올라가 있다. 이 자세는 호흡의 보조근육을 사용하기가 더 좋다. 아래 갈비뼈가 벌룸거리고 가슴우리는 폐의 과잉 통기성 때문에 통모양으로 커져있다. 더 완전하게 자세를 검사하면 기타 덜 분명히 드러나는 자세이상도 나타날 수 있다. (B) 측면. 등뼈의 뒤굽움증과 통가슴은 폐쇄성 폐질환과 과잉 통기성 폐를 가진 아동들에서 흔한 소견이다. (C) 후면. 어깨는 올라가 있는 듯 보이고 어깨뼈는 앞당김되어 있다. 아동의 다른 신체에 비해서 가슴이 커져있는 것을 보자. 회내된 발이 또한 눈에 띈다(Reproduced by permission from Irwin S, Tecklin JS. Cardiopulmonary Physical Therapy. St. Louis, MO: CV Mosby; 1985.)

물리치료 중재 Physical Therapy Management

낭포성 섬유종이 있는 영아와 아동을 위한 물리치료는 언제나 진단받은 아동의 부모에게 테크닉을 알려주는 것으로 시작한다. 테크닉은 이전에 언급했던 머리를 아래로 한 체위배담법에 주의를 하면서, 중력보조 배담법, 타진과 진동의 손으로 하는 방법이 포함된다. 아이의 나이에 따라, 연령에 알맞은 다른 기도 청결 방법을 시작할 수 있다. 유산소 피트니스와 근력운동은 폐질환의 경과와 개인의 활동단계에 따라 아동이 각각 다른 시기에 시작한다.

기도의 분비물 제거 Airway Clearance

기도 청결 테크닉을 지도하고 제공하는 것이 낭포성 섬유종 아동을 훈련할 때 물리치료사의 주요 역할이다. 기도 청결은 전통적인 기관지 배액, 가슴 타진, 진동 그리고 필요시 흡인이 포함되어 있다. 지난 30년 동안 많은 새롭고 효과적인 테크닉이 개발되었고 대중화되었다. 분비물이 폐의 모든 곳에서 생성이 되기 때문에 치료는 필요에 따라 일반화되어야 한다, 하지만 만약, 검사가 병이 진행되거나 분비물 생성이 증가되는 것처럼 보이는 특정 폐 엽 또는 분적을 확인했다면, 치료의 중점은 그 폐분절에 두어야 한다. 1960년대에서 1970년대 동안 낭포성 섬유종의 관례적인 기관지 배액법, 타진, 진동에 관한 초기연구는 이러한 치료의 효용성을 설명하는 데 도움을 주었다. Lorin과 Denning은 중력을 이용한 체위 배액, 타진, 그리고 진동을 함께 해주면 기침만 시키는 것보다 한 회 기침당 그리고 한 번의 치료당 나오는 객담의 양이 두 배 정도가 된다고 하였다. Tecklin과 Holsclaw는 26명의 CF 아동에서 호흡물리치료 후 강제 폐활량과 최고 날숨 유량이 증가되었음을 보고하였다. Feldman과 동료들은 9명의 환자에서는 저용적인 폐에서 공기의 유량이 치료 45분 후에도 뚜렷하게 향상되어 있음을 발견하였다.[152] Feldman의 연구에서 강제 폐활량의 거의 25% 정도였던 유량이 치료 45분 후에 폐활량의 70%까지 증가되었음을 발견하였다.[153] 작은 기도의 유동률의 변화는 Motoyama의 연구의 결과와 일치한다.[154]

Desmond 등은 물리치료를 하지 않은 3주동안 폐기능이 감소하는지 교차설계 연구를 진행하였다. 작은 기도의 기능을 알 수 있는 유량의 감소가 통계적으로 의미있게 감소하였고 강제 날숨량(FEF, 25%~75%)과 전폐용량(Vmax60)이 치료하지 않은 3주 후에는 20%까지 감소되

었음을 보고하였다. 이러한 값은 물리치료를 재개한 이후 곧 원래 수준으로 돌아갔다.[155]

새로운 기도 분비물 제거 테크닉

Current AC Techniques

낭포성 섬유종 환자가 나이가 들어 이제 평균수명이 40세에 이르게 되면서 독립적 자가치료의 중요성이 더 커지고 있다. 다른 사람의 도움이 필요 없이, 현대의 테크닉은 스스로 관리하는 독립성을 제공하기 때문에 세계에 널리 사용된다.

자가 배액 다른 기도 청결 기법과 비교하였을 때, 자가 배액은 폐기능과 분비물 제거에 향상이 있다.[156-159] 자가 배액은 좋은 호흡 조절과 개인의 동기부여가 필요하기 때문에 낭포성 섬유종이 있는 청소년과 성인에게 가장 많이 사용된다. 자가 배액의 단점은 물리치료사의 개별 훈련이 필요하고 일부 개인은 기술을 배우고 수행하는 데 어려움이 있다는 것이다. 자가 배액을 할 수 있는 사람들은 이 방법을 잘 받아들이고 잘 수행하며 독립적으로 사용한다고 보고되었다.

들숨양압(positive expiratory pressure) 마스크 PEP 마스크는 낭포성 섬유종 아동에게 과도한 분비물의 독립적 제거의 면에 있어 대단히 가능성이 밝다. 들숨양압 호흡에 관한 두 장기적 연구가 발표되었었다. McIlwaine 등은 PEP와 전통적인 치료에 환자들을 무작위로 배정한 다음 치료를 실시하여 효과를 비교하였다. 12개월 후에 PEP그룹은 폐기능상 약간의 향상이 있었고 전통적 치료그룹은 오히려 약간의 기능 감소를 보였다.[160] Darbee 등은 낭포성 섬유종이 있는 환자에게 낮은 들숨양압 또는 높은 들숨양압 치료는 폐 기능에 현저한 향상이 있다는 것을 발견했다. 폐기능의 향상 외에도, 산소포화도를 포함하여 들숨양압마스크를 사용한 사람들은 높은 들숨양압으로 객담 제거에 향상이 있었다. 또한 Darbee는 PEP의 생리학적 근거에 관해 논의하였다.[161]

Flutter와 Acapella Flutter는 낭포성 섬유종이 있는 어린 성인환자들에게 독립적 측정기를 제공하기 위해서 개발되었고, 여기에는 PEP의 진동기가 포함되어 있다. Flutter의 여러 연구는 다른 기도 청결 기기와 Flutter와 차이가 없음을 알아냈다. 이것은 Flutter가 많은 사람에게 쓰여지고, 객담제거 및 폐기능에 향상의 효과에 있어 동일하다고 보여진다. Flutter의 단점은 적절한 사용을 위해 중력 의존적이라는 것이다. Acapella는 자세에 상관없이 진동이 가능한 특이한 벨브가 있는 기구이다. 이러한 이유로 Flutter보다 사용이 더 쉽다. 많은 기도 청결제처럼, Acapella 역시 대부분의 기도 청결 기법과 비슷한 기도 청결효과를 제공한다.[163]

고주파수의 가슴벽 진동(high frequency chest wall oscillation) HFCWO은 쉬운 적용방법으로, 미국의 많은 낭포성 섬유종 센터에서 사용되어왔다. Warwick과 Hansen은 16명의 낭포성 섬유종 환자에서 장기간 이 방식의 효과를 추적 관찰하였다. 관찰하는 동안 한 사람만 제외하고 모두가 호흡기 장애의 개선을 보였다. HFCWO는 연속적인 평가에서 낭포성 섬유종환자에게 전통적인 물리치료와 PEP 호흡만큼 효과가 있는 것으로 장기 및 단기연구에서 나타났다.[164,165] "조끼"라고 불리는 HFCWO는 수동적 테크닉을 도와줄 보조자 없이도 큰 아동이나 청소년들에게 독립적으로 치료를 지속할 수 있는 효과적이고 독립적인 방법을 제공해왔다. 비용에도 불구하고 HFCWO는 비용대비 효과적이며 현재 많은 민간보험에 의해 적용되고 있다.

요약하면 환자에서 "완전 표준"이었던 체위배액과 수동적 테크닉이 이제 더 이상 표준은 아니라는 것이다. 낭포성 섬유종이 있는 아동 및 성인과 협력할 때, 치료사는 기도 청결과 분비물 제거의 많은 대안책을 고려해 보아야 한다. 많은 기도 청결 기법의 수백 번의 비교 문헌 발행 및 발표에도 불구하고 필자인 나는 1999년 Jennifer pryor, Eleanor Main, Pryor 언급한 발언에 동의한다. 1999년 Pryor이 언급하기를:

> 치료의 객관적 차이가 적다면, 어떠한 치료를 고수하고, 적절한 치료법과 개인에게 최적화된 치료를 선정하는데, 개인적 기호 및 문화적 영향이 중요할 것이다.[166]

2013년 Main은, 많은 코크란 리뷰와 장기적 비교연구에서의 여러 성공적이지 못한 최근 연구시도에도 불구하고 치료에 대한 결정적 증거가 부족하다고 생각하였다.

> 향후 임상 연구에서 개인의 강한 취향과 맹검과 노력의 부족, 오랜 기간동안을 노력과 부담이 높은 실험참여와 같은 문제를 해결하지 않는다면, 이러한 요소는 낭포

성 섬유종의 최선의 ACT(활동제어실험연구)를 하기 위한 노력에 계속되는 실패를 맛보게 할 것이다.[167]

주어진 최근 연구 근거를 고려해볼 때, 이 저자는 치료 절차의 선택은 연령과 질병의 심각도, 보살필 수 있는 사람을 구할 수 있는 용이성, 독립을 위한 필요조건, 환자/가족의 성향에 기반한다고 믿는다. 매일매일 치료를 궁극적으로 책임질 환자와 가족들에게 치료 결정권은 돌아간다.

기도 청결의 수정된 방법 급성으로 아픈 아동 또는 어떤 합병증이 있는 아동에서는 종종 늘 하던 방식의 수정이 요구된다. 심각한 객혈이 있는 환자는 적극적인 기도 청결 방식은 임시로 중단하는데 왜냐하면 물리적인 방식이 응고된 혈액을 떨어져 나가게 하여 출혈성을 보일 수 있기 때문이다. 만약 객혈 부위가 확인되면 고여있는 혈액을 배출하기 위해 PEP, 자가배액, Flutter, Acapella를 포함한 기도 청결 기법은 기도에 고여있는 혈액을 배출하기 위한 시도로 유용하다.

기흉은 종종 CF의 합병증으로 온다. 흔히 흉막내에 가슴튜브를 삽입하고 흡인하여 배출시킨다. 튜브가 삽인된 자리에 타진과 진동은 금기시 되더라도 중력 배액방법이 적절하긴 하다. PEP 그리고 기도 청결을 위한 다른 방법을 과도한 분비물 치료에 지속적으로 사용할 수 있다. 진행성 폐질환이 있는 아이들은 그들이 참고 받아들일 수 있는 기법을 사용하고 찾을 수 있는 이점이 있다.

신체운동 *Physical Exercise*

낭포성 섬유종이 있는 아동에게 운동의 이점과 신체적 회복에 대한 의심은 없다. 30년 전 Cropp과 동료들은 진행성 폐질환이 있는 아동은 제외하고, 낭포성 섬유종 아동들이 자전거 에고미터를 이용한 점점 강도를 증가하는 운동에 대해 *심혈관계*의 반응은 정상이었다고 하였다. 그러나 진행성 질병을 가진 아동은 운동할 때 환기 제한으로 인하여 동맥의 산소포화도 저하가 있었다.[168] Marcus와 그 연구진들은 진행성 낭포성 섬유종이 있는 환자가 FIO_2(흡입산소농도) 30%로 운동했을 때 산소를 공급받지 않고 실내에서 운동했을 때보다, 일을 더하고, 최대 산소소비도 증가했고, 산소포화도 저하가 적었다고 하였다. 이것은 진행성 질병은 가진 환자도 훈련 동안 산소 보충으로 운동 지구력이 향상될 수 있음을 시사한다. Moorcarft와 그 외 연구에서, 신체운동에서 근피로는 제한요인으로 확인되었다. 그 연구에서 근피로로 인해 낭포성 섬유종이 있는 환자 104명 중 78명이 운동을 멈춰야 할 필요가 있다고 하였다.[170]

트레드밀 걷기 또는 뛰기, 에르고미터 훈련, 자유 뛰기 또는 걷기, 근력훈련은 심폐능력과 지구력 전체적 근력을 향상시키기 위해 유용한 방법이다(표 20.2 참조).[171]

이러한 결과들의 관련성은 형식적이든 비형식적이든 간에 신체훈련과 회복 프로그램은 심각한 폐질환이 있는 사람은 제외하고는, 모든 환자에게 안전하고 유익하다는 것이다.

요약

이 장에서 아동기의 폐질환의 독특한 특징, 호흡기계의 발달과 성장을 요약 제공하려고 하였고, 왜 영아 및 아동이 급성 호흡부전에 취약한지의 이유를 말하고자 하였으며, 그리고 폐질환 아동의 평가와 영아 및 아동의 폐질환을 경감하는데 목표를 둔 치료에 대해 살펴보았다. 네 가지 주요 호흡기 질환에 대해 적절한 물리치료 평가와 치료에 대하여 설명하였고, 발표된 물리치료 방법에 대한 증거도 살펴보았다. 실시한 치료와 다뤘던 문제에 따라, 폐질환이 있는 아동의 물리치료는 효과적이라고 보여진다.

사례연구들

H.E.는 4세때 Duchenne 근육퇴행위축증으로 진단받은 14세의 백인 소년이고 호흡기 물리치료를 위하여 전원되었다. 이 사례연구는 환자의 심혈관계/호흡계 필요에 초점이 맞춰져 있다.

검사

병력

H.E.는 만삭으로 출산되었고, 부모가 그가 바닥에서 쉽게 일어나는 것과 계단을 쉽게 오르는 것에 어려움이 있다고 말했었던 3세가 될 때까지 정상발달처럼 보였다. 소아과의사에게 그들의 문제를 언급함과 동시에, H.E.는 검사실에 보내져 검사 및 근육생검을 받았다. 혈중 크레아티닌 농도가 아주 높았으며, 근육생검도 시행하였다. 결과로 Duchenne 근육퇴행위축증으로 진단되었다. 추적관찰과 지속적 치료를 위하여 큰 아동병원으로 의뢰되었다. 시간이 가면서 H.E.의 근약증은 심해졌으며 심한 허리척주앞굽음증, 발목관절 굽힘, 엉덩관절 굽힘과 무릎관절 굽힘구축과 같은 전형적 신체적 특성이 나타났다. 여전히 보행은 하였으나 아이와 엄마는 점점 그 거리가 짧아지고 있다고 하였고 속도도 느려지고 있다고 하였다.

장기 시스템의 점검

피부: 특별한 소견은 없었음

근골격계: 하지에서의 다발성 관절구축이 보이고 심한 허리척주앞굽음 상태였다. 팔꿉관절 굽힘구축이 하지의 관절구축만큼 심하진 않았음. 어깨관절과 엉덩관절 주위근육의 근약증이 뚜렷함.

신경근육계: 보행, 균형 그리고 이동이 모두 심하게 비정상이고 제약이 있었다. H.E.는 현재 전동휠체어로 기능.

심혈관계/호흡계: 심박수, 호흡수, 그리고 혈압은 정상범위.

의사소통, 정서, 언어 그리고 학습양식은 장해가 없어 보임 .

테스트 및 측정

기능의 일반적인 요약: 아이가 전원되었을 때 전반적인 신체기능은 20초동안 25피트를 걸을 수 있었다. 엎드린 자세에서 똑바로 누운 자세로 몸을 돌릴 수 있었고 다시 엎드릴 수 있었다. 그리고 앉아있는 균형이 적절하였다. 달릴 수 없고 계단을 오르내릴 수 없으며 바닥 또는 의자에서 일어날 수 없었고 바로누운자세 윗몸을 일으킬 수 없었다. 또 네발자세를 취할 수 없었다. 수정된 도수근력검사로 검사한 모든 개별근육들은 poor에서 수축이 느껴지지 않는 "absent"였다. 예외는 손목의 신전근이 "fair"에서 "good"이었다. H.E.는 전동휠체어로 기능하고 감독하에 워커로 느리게 걸을 수 있었다.

환기, 호흡/가스교환: H.E.의 호흡패턴을 검사하였는데 안정시와 활동동안 갈비뼈 사이 근육을 사용하는 적절한 가로막 패턴을 보였다. 아이가 들숨과 날숨을 쉬는 동안 호흡보조근의 활동이 능동적이었다. 아이의 호흡근력은 최대의 정적인 들숨압력(MSIP: maximum static inspiratory pressure), 들숨용량(IC: inspiratory capacity), 그리고 느린 들숨 폐활량(slow inspiratory vital capacity)을 이용하여 측정하였다. MSIP는 정상치의 60%였고, IC는 정상치의 45%, 그리고 IVC는 정상치의 45%였다. 날숨의 근력으로 평가되는 최대 정적 날숨값은 정상치의 35%였다.

테이프 측정을 이용하여 가슴의 팽창은 측정되었고, 그리고 최대로 들이마셨을 때 약 2.5Cm 팽창하였다. 어깨관절의 수동적 동작은 적절하였다. 기침은 약하고 기능적이지 않다고 생각되었다. 이전에 말했듯이 아이의 들숨용량은 제한되어있고 날숨압력도 감소된 것은 기침장해의 중요요인이다.

평가, 진단 그리고 예후

아동의 현재 폐기능 문제에 주안점을 둔 자료에 의하면, 아이는 심혈관계/폐 패턴 6E 환기 폐 기능 이상 또는 부전의 분류에 해당된다. 이것은 물리치료에 의뢰된 주요 이유인 아동의 호흡근 장애에 관한 특정한 패턴이다. 아동의 물리치료 예후는 처음 몇 주는 일주일에 두 번씩의 치료를 하고 그 이후는 일주일에 한 번씩 하여 8~10주간의 치료를 할 것이다.

중재

조정, 의사소통, 그리고 기록은 H.E.가 다니게 될 아동병원의 근육퇴행위축증 센터에서의 상호작용에 중점을 두게 될 것이다. 환자 지도는 호흡근력을 향상시켜서 기침을 잘 하게 하고 필요시 기도를 깨끗이 할 수 있게 아동과 그 가족에게 가정 프로그램을 지도하는데 초점을 맞추었다. 그 이외에도 그들은 여러 기구를 이용하여 적절한 기도의 분비물 제거에 도움을 받는 것과 보조받는 기침 테크닉을 훈련하게 될 것이다.

직접 물리치료중재

치료적 운동: 호흡의 능동 주기 방식으로 가로막, 최대의 들숨 그리고 강제 날숨 테크닉을 향상시켜 하엽에까지 환기가 잘 되도록 하고 가슴의 팽창과 유지 및 향상 그리고 분비물 제거에 도움이 되도록 한다.

근력훈련을 지속하고 가슴우리와 견갑대에 중점을 둔 ROM 운동으로 가슴우리의 탄성을 유지하도록 한다.

손으로 잡고 사용하는 기구를 이용하여 들숨 근육과 날숨 근육의 근력 강화를 한다.

SmartVest를 이용한 고빈도 가슴 진동 또는 Acapella 또는 Flutter기구를 이용한 기도 진동을 이용하여 필요시 기도를 깨끗이 한다. 분비물 제거에 문제가 되면 기도 흡인 또는 흡입-배출(insufflation-exsufflation)을 위한 기구가 권장된다.

참고문헌

1. Yeatts K, Davis KJ, Sotir M, et al. Who gets diagnosed with asthma? Frequent wheeze among adolescents with and without a diagnosis of asthma. *Pediatrics*. 2003;111(5, pt 1):1046–1054.
2. CDC. *National Health Interview Survey* (NHIS) *Data: 2011 Lifetime and Current Asthma*. Atlanta, GA: US Department of Health and Human Services, CDC; 2012. Available at: http://www.cdc.gov/asthma/nhis/2011/data.htm. Accessed January 24, 2013.
3. Barnett SBL, Nurmagambetov TA. Costs of asthma in the United States: 2002–2007. *J Allergy Clin Immunol*. 2011;127:145–152.
4. Mahon M, Kibirige MS. Patterns of admissions for children with special needs to the paediatric assessment unit. *Arch Dis Child*. 2004;*89*:165–169.
5. Westbom L, Bergstrand L, Wagner P, et al. Survival at 19 years of age in a total population of children and young people with cerebral palsy. *Dev Med Child Neurol*. 2011;53:808–14.
6. Boyden E. *Development and growth of the airways*. In: Hodson AW, ed. *Development of the Lung*. New York, NY: Marcel Dekker Inc; 1977:3–35.
7. Haddad GG, Fontan JJP. Development of the respiratory system. In: Berman RE, Kliegman RM, Jensen HB, eds. *Nelson's Textbook of Pediatrics*. 17th ed. Philadelphia, PA: Saunders; 2004:1357–1359.
8. Smith LJ, McKay KO, van Asperen PP, et al. Normal development of the lung and premature birth. *Peaditr Respir Rev*. 2010;11:135–142.
9. Avery ME. Hyaline membrane disease. *Am Rev Respir Dis*. 1975;111:657–688.
10. Polgar G, Weng TR. The functional development of the respiratory system. *Am Rev Respir Dis*. 1979;120:625–695.
11. Downes JJ, Fulgencio T, Raphaely RC. Acute respiratory failure in infants and children. *Pediatr Clin North Am*. 1972;19:423–445.
12. Ackerman SJ, Duff SB, Dennehy PH, et al. Economic impact of an infection control education program in a specialized preschool setting. *Pediatrics*. 2001;108(6):E102.
13. Effmann EL, Fram EK, Vock P, et al. Tracheal cross-sectional area in children: CT determination. *Radiology*. 1983;149(1):137–140.
14. Siren PMA, Siren MJ. Critical diaphragm failure in sudden infant death syndrome. *Ups J Med Sci*. 2011;116(2):115–123.
15. Guslits BG, Gaston SE, Bryan MH, et al. Diaphragmatic work of breathing in premature human infants. *J Appl Physiol*. 1987;62(4):1410–1415.
16. Leith DE. The development of cough. *Am Rev Respir Dis*. 1985;131(5):S39–S42.
17. Papastamelos C, Panitch HB, England SE, et al. Developmental changes in chest wall compliance in infancy and early childhood. *J Appl Physiol*. 1995;78:179–184.
18. Pagliara AS, Karl IE, Haymond M, et al. Hypoglycemia in infancy and childhood. *J Pediatr*. 1973;82:365–379.
19. American Physical Therapy Association. *Interactive Guide to Physical Therapist Practice*. 2003.
20. Nakamura CT, Ng GY, Paton JY, et al. Correlation between digital clubbing and pulmonary function in cystic fibrosis. *Pediatr Pulmonol*. 2002;33(5):332–338.
21. Nathanson I, Riddlesberger MM Jr. Pulmonary hypertrophic osteoarthropathy in cystic fibrosis. *Radiology*. 1980;135(3):649–651.
22. Boat TA. Cystic fibrosis. In: Berman RE, Kliegman RM, Jensen HB, eds. *Nelson's Textbook of Pediatrics*. 17th ed. Philadelphia, PA: Saunders; 2004:1447.
23. Gaultier C. Respiratory muscle function in infants. *Eur Respir J*. 1995;8:150–153.
24. Tecklin JS. The patient with airway clearance dysfunction. In: Irwin S, Tecklin JS, eds. *Cardiopulmonary Physical Therapy–A Guide for Practice*. Mosby, MO: St. Louis; 2004:290–292.
25. Li AM, Yin J, Yu CC, et al. The six-minute walk test in healthy children: reliability and validity. *Eur Respir J*. 2005;25(6):1057–1060.
26. Gulmans VA, van Veldhoven NH, de Meer K, et al. The six-minute walking test in children with cystic fibrosis: reliability and validity. *Pediatr Pulmonol*. 1996;22(2):85–89.
27. Tomkinson GR, Leger LA, Olds TS, et al. Sports Med. Secular trends in the performance of children and adolescents (1980-2000): an analysis of 55 studies of the 20m shuttle run test in 11 countries. *Sports Med*. 2003;33(4):285–300.
28. Holland AE, Rasekaba T, Wilson JW, et al. Desaturation during the 3-minute step test predicts impaired 12-month outcomes in adult patients with cystic fibrosis. *Respir Care*. 2011;56(8):1137–1142.
29. Steinkamp G, Wiedemann B. Relationship between nutritional status and lung function in cystic fibrosis: cross sectional and longitudinal analyses from the German CF quality assurance (CFQA) project. *Thorax*. 2002;57(7):596–601.
30. Palevsky HI, Fishman AP. Chronic cor pulmonale. Etiology and management. *JAMA*. 1990;263:2347.
31. Mawdsley RH, Hoy DK, Erwin MP: Criterion-related validity of the figure-of-eight method of measuring ankle edema, *J Orthop Sports Phys Ther*, 30:149, 2000.
32. de Meer K, Jeneson JA, V. A. Gulmans VA, et al. Efficiency of oxidative work performance of skeletal muscle in patients with cystic fibrosis. *Thorax*. 1995;50:980–983.
33. de Meer K, Gulmans VA, van Der Laag J. Peripheral muscle weakness and exercise capacity in children with cystic fibrosis. *Am J Respir Crit Care Med*. 1999;159(3):748–754.
34. Engel HJ, Tatebe S, Alonzo PB, et al. Physical therapist–established intensive care unit early mobilization program: quality improvement project for critical care at the University of California San Francisco Medical Center. *Phys Ther*. 2013;93:975–985.
35. Nordon-Craft A, Moss M, Quan D, et al. Physical rehabilitation of patients in the intensive care unit requiring extracorporeal membrane oxygenation: a small case series. *Phys Ther*. 2012;92:1494–1506.
36. Chen MJ, Fan X, Moe ST. Criterion-related validity of the Borg ratings of perceived exertion scale in healthy individuals: a meta-analysis. *J Sports Sci*. 2002;20(11):873–899.
37. Pfeiffer KA, Pivarnik JM, Womack CJ, et al. Reliability and validity of the Borg and OMNI rating of perceived exertion scales in adolescent girls. *Med Sci Sports Exerc*. 2002;34(12):2057–2061.
38. Prasad SA, Randall SD, Balfour-Lynn IM. Fifteen-count breathlessness score: an objective measure for children. *Pediatr Pulmonol*. 2000;30(1):56–62.
39. McGrath PJ, Pianosi PT, Unruh AM, et al. Dalhousie dyspnea scales: construct and content validity of pictorial scales for measuring dyspnea. *BMC Pediatr*. 2005;5:33.
40. Bieri D, Reeve R, Champion G, et al. The Faces Pain Scale for the self-assessment of the severity of pain experienced by children: development, initial validation and preliminary investigation for ratio scale properties. *Pain*. 1990;41:139–150.
41. Hicks CL, von Baeyer CL, Spafford PA, et al. The Faces Pain Scale-Revised: toward a common metric in pediatric pain measurement. *Pain*. 2001;93(2):173–183.
42. Koumbourlis AC, Stolar CJ. Lung growth and function in children and adolescents with idiopathic pectus excavatum. *Pediatr Pulmonol*. 2004;38(4):339–343.
43. Button BM, Heine RG, Catto-Smith AG, et al. Postural drainage in cystic fibrosis: is there a link with gastro-oesophageal reflux? *J Peadiatr Child Health*. 1998;34(4):330–334.

44. Button BM, Heine RG, Catto-Smith AG, et al. Chest physiotherapy in infants with cystic fibrosis: to tip or not? A five-year study. *Pediatr Pulmonol*. 2003;35(3):208–213.
45. Crane L. Physical therapy for the neonate with respiratory disease. In: Irwin S, Tecklin JS, eds. *Cardiopulmonary Physical Therapy*. 3rd ed. St. Louis, MO: CV Mosby; 1995.
46. Savci S, Ince DI, Arikan H. A comparison of autogenic drainage and the active cycle of breathing techniques in patients with chronic obstructive pulmonary diseases. *J Cardiopulm Rehabil*. 2000;20(1):37–43.
47. DeCesare J. Physical therapy for the child with respiratory dysfunction. In: Irwin S, Tecklin JS, eds. *Cardiopulmonary Physical Therapy*, 3rd ed. St. Louis: CV Mosby; 1995.
48. Morrow BM, Futter MJ, Argent AC. Endotracheal suctioning: from principles to practice. *Intensive Care Med*. 2004;30(6):1167–1174.
49. Dab I, Alexander F. Evaluation of a particular bronchial drainage procedure called autogenic drainage. In: Baran K, Van Bogaert K, eds. *Chest Physical Therapy in Cystic Fibrosis and Chronic Obstructive Pulmonary Disease*. Ghent, Belgium: European Press; 1977:185–187.
50. Dab I, Alexander F. The mechanism of autogenic drainage studied with flow volume curves. *Monogr Paediat*. 1979;10:50–53.
51. Miller S, Hall DO, Clayton CB, et al. Chest physiotherapy in cystic fibrosis: a comparative study of autogenic drainage and the active cycle of breathing techniques with postural drainage. *Thorax*. 1995;50(2):165–169.
52. Davidson AGF, Wong LTK, Pirie GE, et al. Long-term comparative trial of conventional percussion and drainage physiotherapy to autogenic drainage in in cystic fibrosis [abstract]. *Pediatr Pulmonol*. 1992;14(suppl 8).
53. Pryor JA, Webber BA, Hodson ME, et al. Evaluation of the forced expiratory technique as an adjunct to postural drainage in treatment of cystic fibrosis. *Br Med J*. 1979;2:417–418.
54. Partridge C, Pryor J, Webber B. Characteristics of the forced expiratory technique. *Physiotherapy*. 1989;75:193–194.
55. Hofmyer JL, Webber BA, Hodson ME. Evaluation of positive expiratory pressure as an adjunct to chest physiotherapy in the treatment of cystic fibrosis. *Thorax*. 1986;41:951–954.
56. Gondor M, Nixon PA, Mutich R, et al. Comparison of Flutter device and chest physical therapy in the treatment of cystic fibrosis pulmonary exacerbation. *Pediatr Pulmonol*. 1999;28(4):255–260.
57. King M, Zidulka A, Phillips DM, et al. Tracheal mucus clearance in high-frequency oscillation: effect of peak flow bias. *Eur Respir J*. 1990;3:6.
58. Warwick W. High frequency chest compression moves mucus by means of sustained staccato coughs. *Pediatr Pulmonol*. 1991;(suppl 6): 283, A219.
59. Tomkiewicz RP, Biviji A, King M. Effects of oscillating air flow on the rheological properties and clearability of mucous gel simulants. *Biorheology*. 1994;31(5):511–520.
60. King M, Phillips DM, Zidulka A, et al. Tracheal mucus clearance in high-frequency oscillation. II: Chest wall versus mouth oscillation. *Am Rev Respir Dis*. 1984;130(5):703–706.
61. Darbee J, Cerny F. Exercise testing and exercise conditioning for children with lung dysfunction. In: Irwin S, Tecklin JS, eds. *Cardiopulmonary Physical Therapy*. 3rd ed. St. Louis, MO: CV Mosby; 1990:570.
62. Orenstein DM, Hovell MF, Mulvihill M, et al. Strength vs aerobic training in children with cystic fibrosis: a randomized controlled trial. *Chest*. 2004;126(4):1204–1214.
63. Keens TG, Krastins IRB, Wannamaker EM, et al. Ventilatory muscle endurance training in normal subjects and patients with cystic fibrosis. *Am Rev Respir Dis*. 1977;116:853–860.
64. Enright S, Chatham K, Ionescu AA, et al. Inspiratory muscle training improves lung function and exercise capacity in adults with cystic fibrosis. *Chest*. 2004;126(2):405–411.
65. Weiner P, Magadle R, Beckerman M, et al. Comparison of specific expiratory, inspiratory, and combined muscle training programs in COPD. *Chest*. 2003;124(4):1357–1364.
66. Weisgerber MC, Guill M, Weisgerber JM, et al. Benefits of swimming in asthma: effect of a session of swimming lessons on symptoms and PFTs with review of the literature. *J Asthma*. 2003;40(5):453–464.
67. Orenstein D, Franklin BA, Doershuk CF, et al. Exercise conditioning and cardiopulmonary fitness in cystic fibrosis. *Chest*. 1981;80:392.
68. Laennec RTH; Forbes J, trans. *Diseases of the Chest*. 4th ed. London, UK: 1819.
69. Rosenfeld R. In: Behrman RE, Kliegman RM, Jensen HB, eds. *Nelson Textbook of Pediatrics*. 17th ed. Philadelphia, PA: Saunders, An Imprint of Elsevier; 2004:1459–1461.
70. Felcar JM, Guitti JCS, Marson AC, et al. Preoperative physiotherapy in prevention of pulmonary complications in pediatric cardiac surgery. *Rev Bras Cir Cardiovasc*. 2008;383–388.
71. Ferreyra G, Long Y, Ranieri VM. Respiratory complications after major surgery. *Curr Opin Crit Care*. 2009;15(4):342–348.
72. Thoren L. Postoperative pulmonary complications: observations on their prevention by means of physiotherapy. *Acta Chir Scand*. 1954;107:193–205.
73. Stein M, Cassara EL. Preoperative pulmonary evaluation and therapy for surgery patients. *JAMA*. 1970;211:787–790.
74. Bartlett RH, Gazzinga AB, Graghty JR. Respiratory maneuvers to prevent postoperative complications. *JAMA*. 1973;224:1017–1021.
75. Hymes AC, Yonehiro EG, Raab DE, et al. Electrical surface stimulation for treatment and prevention of ileus and atelectasis. *Surg Forum*. 1974;25:222–224.
76. Finer MN, Moriartey RR, Boyd J, et al. Postextubation atelectasis. A retrospective review and a prospective controlled study. *J Pediatr*. 1979;94:110–113.
77. Flenady VJ, Gray PH. Chest physiotherapy for preventing morbidity in babies being extubated from mechanical ventilation. *Cochrane Database Syst Rev*. 2002;(2):CD000283.
78. Wong I, Fok TF. Randomized comparison of two physiotherapy regimens for correcting atelectasis in ventilated pre-term neonates. *Hong Kong Physiother J*. 2003;21:43–50.
79. Chen YC, Wu LF, Mu PF, et al. Using chest vibration nursing intervention to improve expectoration of airway secretions and prevent lung collapse in ventilated ICU patients: a randomized controlled trial. *J Chin Med Assoc*. 2009;72(6):316–322.
80. Graham RJ, Fleegler EW, Robinson WM. Chronic ventilator need in the community: a 2005 pediatric census of Massachusetts. *Pediatrics*. 2007;119:e1280–e1287.
81. Kennedy JD, Martin AJ. Chronic respiratory failure and neuromuscular disease. *Pediatr Clin North Am*. 2009;56:261–273.
82. Wolfe LF, Joyce NC, McDonald CM, et al. Management of pulmonary complications in neuromuscular disease. *Phys Med Rehabil Clin N Am*. 2012;23(4):829–853.
83. Yang ML, Finkel RS. Overview of paediatric neuromuscular disorders and related pulmonary issues: diagnostic and therapeutic considerations. *Paediatr Respir Rev*. 2010;11(1):9–17.
84. Martin AJ, Stern L, Yeates J, et al. Respiratory muscle training in Duchenne muscular dystrophy. *Dev Med Child Neurol*. 1986;28: 314–318.
85. Mallory GB, Stillwell PC. The ventilator-dependent child: issues in diagnosis and management. *Arch Phys Med Rehabil*. 1991;72:43–55.
86. Domènech-Clar R, López-Andreu JA, Compte-Torrero L, et al. Maximal static respiratory pressures in children and adolescents. *Pediatr Pulmonol*. 2003;35(2):126–132.

87. Shardonofsky FR, Perez-Chada D, Carmuega E, et al. Airway pressures during crying in healthy infants. *Pediatr Pulmonol.* 1989;6:14–18.
88. Shardonofsky FR, Perez-Chada D, Milic-Emili J. Airway pressures during crying: an index of respiratory muscle strength in infants with neuromuscular disease. *Pediatr Pulmonol.* 1991;10:172–177.
89. Finder JD. Airway clearance modalities in neuromuscular disease. *Paediatr Respi Rev.* 2010;11:31–34.
90. Gauld LM, Boynton A. Relationship between peak cough flow and spirometry in Duchenne muscular dystrophy. *Pediatr Pulmonol.* 2005;39:457–460.
91. Wanke T, Toifl K, Formanek D, et al. Inspiratory muscle training in patients with Duchenne muscular dystrophy. *Chest.* 1994;105: 475–482.
92. Aloysius A, Born P, Kinali M, et al. Swallowing difficulties in Duchenne muscular dystrophy: indications for feeding assessment and outcome of videofluroscopic swallow studies. *Eur J Paediatr Neurol.* 2008;12:239–245.
93. Hull J, Aniapravan R, Chan E, et al. British Thoracic Society guideline for respiratory management of children with neuromuscular weakness. *Thorax.* 2012;67(suppl 1):i1–i40. doi: 10.1136/thoraxjnl-2012-201964.
94. Merrick J, Axen K. Inspiratory muscle function following abdominal weight exercises in healthy subject. *Phys Ther.* 1981;61:651–656.
95. Winkler G, Zifko U, Nader A, et al. Dose-dependent effects of inspiratory muscle training in neuromuscular disorders. *Muscle Nerve.* 2000;23(8):1257–1260.
96. Barker NJ, Jones M, O'Connell NE, et al. Breathing exercises for dysfunctional breathing/hyperventilation syndrome in children. *Cochrane Database Syst Rev.* 2013;12:CD010376. doi: 10.1002/14651858.CD010376.pub2.
97. Cup EH, Pieterse AJ, ten Broek-Pastoor JM, et al. Exercise therapy and other types of physical therapy for patients with neuromuscular diseases: a systematic review. *Arch Phys Med Rehabil.* 2007;88:1452–1464.
98. Crapo RO, Casaburi R, Coates AL, et al. Guidelines for methacholine and exercise challenge testing–1999. *Am J Respir Crit Care Med.* 2000;161(1):309–329.
99. Barach AL, Beck GL, Bickerman HA, et al. Physical methods simulating mechanisms of the human cough. *J Appl Physiol.* 1952;5:85–91.
100. Miske L, Hickey E, Kolb S, et al. Use of the mechanical in exsufflator in pediatric patients with neuromuscular disease and impaired cough. *Chest.* 2004;125:1406–1412.
101. Bach JR. Amyotrophic lateral sclerosis: prolongation of life by noninvasive respiratory aids. *Chest.* 2002;122:92–98.
102. Reddel HK, Taylor DR, Bateman ED, et al. Asthma control and exacerbations. *Am J Respir Crit Care Med.* 2009;180:59–99.
103. Adams PF, Kirzinger WK, Martinez ME. Summary health statistics for the U.S. population: National Health Interview Survey, 2011. National Center for Health Statistics. *Vital Health Stat.* 2012; 10(255).
104. Moorman JE, Rudd RA, Johnson CA. National surveillance for asthma–United States, 1980-2004. *MMWR Surveill Summ.* 2007;56:1–54.
105. Rowe BH, Bota G, Clark S. Comparison of Canadian versus American emergency department visits for acute asthma. *Can Respir J.* 2007;14:331–337.
106. Milgrom H, Taussig LM. Keeping children with exercise-induced asthma active. *Pediatrics.* 1999;104:e38.
107. Haslett C. Asthma: cellular and humoral mechanisms. In Seaton A, Leitch AG, Seaton D, eds. *Crofton and Douglas's Respiratory Diseases.* Wiley Publishers; 2008:916–917.
108. National Asthma Education and Prevention Program. *Expert panel report III: guidelines for the diagnosis and management of asthma.* Bethesda, MD: National Heart, Lung, and Blood Institute; 2007 (NIH publication no. 08-4051).
109. Craven D, Kercsmar CM, Myers TR, et al. Ipratropium bromide plus nebulized albuterol for the treatment of hospitalized children with acute asthma. *J Pediatr.* 2001;138(1):51–58.
110. Rowe BH, Spooner CH, Ducharme FM, et al. Early emergency department treat- ment of acute asthma with systemic corticosteroids. Cochrane Database Syst Rev 2001;1:CD002178.
111. Ni Chroinin M, Lasserson TJ, Greenstone I, et al. Addition of long-acting beta-agonists to inhaled corticosteroids for chronic asthma in children. *Cochrane Database Syst Rev.* 2009;3:CD007949.
112. Rao D, Phipatanakul W. Impact of environmental controls on childhood asthma. *Curr Allergy Asthma Rep.* 2011;11(5):414–420.
113. Kim JM, Lin SY, Suarez-Cuervo C, et al. Allergen-specific immunotherapy for pediatric asthma and rhinoconjunctivitis: a systematic review. *Pediatrics.* 2013;131(6):1155–1167.
114. Andrade LB, Silva DA, Salgado TL, et al. Comparison of six-minute walk test in children with moderate/severe asthma with reference values for healthy children. *J Pediatr (Rio J).* 2013; pii: S0021-7557(13)00209-X. doi: 10.1016/j.jped.2013.08.006. [Epub ahead of print].
115. Jinzhou Y, Fu Y, Zhang R, et al. The reliability and sensitivity of indices related to cardiovascular fitness evaluation. *Kinesiology.* 2008;40(2):139–146.
116. Liu L, Plowman S, Looney M. The reliability and validity of the 20-metre shuttle test in American students 12-15 years old. *Res Q Exerc Sport.* 1992;63:360–365.
117. Schechter MS. *Airway clearance applications in infants and children. Respir Care.* 2007;52(10):1382–1390; discussion 1390–1391.
118. Huber AL, Eggleston PA, Morgan J. Effect of chest physiotherapy on asthmatic children (abstract). *J Allergy Clin Immunol.* 1974;53:2.
119. Huntley A, White A, and Ernst E. Relaxation therapies for asthma: a systematic review. *Thorax.* 2002;57(2):127–131.
120. Yorke J, Fleming SL, Shuldham C. A systematic review of psychological interventions for children with asthma. *Pediatr Pulmonol.* 2007;42(2):114–124.
121. Bonini M, Di Mambro C, Calderon MA, et al. Beta2-agonists for exercise-induced asthma. *Cochrane Database Syst Rev.* 2013;10:CD003564.
122. Mendes F, Cukier A, Stelmach R, et al. Which asthmatic patients benefits most from aerobic training program? Paper presented at: European Respiratory Society Annual Congress; 2010; Barcelona.
123. Moreira A, Delgado L, Haahtela T, et al. Physical training does not increase allergic inflammation in asthmatic children. *Eur Respir J.* 2008;32(6):1570–1575.
124. Mancuso CA, Choi TN, Westermann H, et al. Improvement in asthma quality of life in patients enrolled in a prospective study to increase lifestyle physical activity. *J Asthma.* 2013;50(1):103–107.
125. Carson KV, Chandratilleke MG, Picot J, et al. Physical training for asthma. *Cochrane Database Systematic Rev.* 2013;9:CD001116.
126. Sly RM, Harper RT, Rosselot I. The effect of physical conditioning upon asthmatic children. *Ann Allerg.* 1972;30:86–94.
127. Fitch KD, Morton AR, Blanksby BA. Effects of swimming training on children with asthma. *Arch Disease Childhood.* 1976;51(3):190–194.
128. Wang JS, Hung WP. The effects of a swimming intervention for children with asthma. *Respirology.* 2009;14(6):838–842.
129. Font-Ribera L, Villanueva CM, Nieuwenhuijsen MJ, et al. Swimming pool attendance, asthma, allergies, and lung function

in the Avon Longitudinal Study of Parents and Children cohort. *Am J Respir Crit Care Med.* 2011;183(5):582–588.

130. Beggs S, Foong YC, Le HC, et al. Swimming training for asthma in children and adolescents aged 18 years and under. *Cochrane Airways Group Cochrane Database of Systematic Reviews*. 4, 2013.
131. Rommens JM, Iannuzzi MC, Kerem B, et al. Identification of the cystic fibrosis gene: chromosome walking and jumping. *Science*. 1989;245:1059–1065.
132. Pilewski JM, Frizzell RA. Role of CFTR in airway disease. *Physiol Rev*. 1999;79(1)(suppl):S215–S255.
133. Simonds NJ. Ageing in cystic fibrosis and long-term survival. *Paediatr Respir Rev*. 2013;14(supp 1):6.
134. Flume PA, Yankaskas JR, Ebeling M, et al. Massive hemoptysis in cystic fibrosis. *Chest*. 2005;128:729–738.
135. Flume PA, Strange C, Ye X, et al. Pneumothorax in cystic fibrosis. *Chest*. 2005;128:720–728.
136. Slattery DM, Waltz DA, Denham B, et al. Bronchoscopically administered human DNase for lobar atelectasis in cystic fibrosis. *Pediatr Pulmonol*. 2001;31:383–388.
137. Bright-Thomas RJ, Webb AK. The heart in cystic fibrosis. *J R Soc Med*. 2002;95(suppl 41):2–10.
138. Cystic Fibrosis Foundation. Infection Prevention and Control Policy. Bethesda, MD. http://www.cff.org/aboutCFFoundation/InfectionPreventionControlPolicy/Policy/. Accessed January 9, 2014.
139. Liou TG, Adler FR, Cox DR, et al. Transplantation and survival in children with cystic fibrosis. *N Engl J Med*. 2007;357:2143–2152.
140. Allen J, Visner G. Lung transplantation in cystic fibrosis—primum non nocere? *N Engl J Med*. 2007;357:2186–2188.
141. Thabut G, Christie JD, Mal H, et al. Survival benefit of lung transplant for cystic fibrosis since lung allocation score implementation. *Am J Respir Crit Care Med*. 2013;187(12):1335–1340.
142. Ramsey BW, Davies J, McElvaney NG, et al. A CFTR potentiator in patients with cystic fibrosis and the G551D mutation. *N Engl J Med*. 2011;365:1663–1672.
143. Nixon PA, Orenstein DM, Kelsey SF. Habitual physical activity in children and adolescents with cystic fibrosis. *Med Sci Sports Exerc*. 2001;33(1):30–35.
144. Radtke T, Stevens D, Benden C, et al. Clinical exercise testing in children and adolescents with cystic fibrosis. *Pediatr Phys Ther*. 2009;21(3):275–281.
145. Nixon PA, Orenstein DM, Kelsey SF, et al. The prognostic value of exercise testing in patients with cystic fibrosis. *N Engl J Med*. 1992;327:1785–1788.
146. Moorcroft AJ, Dodd ME, Webb AK. Exercise testing and prognosis in adult cystic fibrosis. *Thorax*. 1997;52:291–293.
147. ATS Statement: guidelines for the six-minute walk test. *Am J Respir Crit Care Med*. 2002;166:111–117.
148. Narang I, Pike S, Rosenthal M, et al. Three-minute step test to assess exercise capacity in children with cystic fibrosis with mild lung disease. *Pediatr Pulmonol*. 2003;35:108–113.
149. Selvadurai HC, Cooper PJ, Meyers N, et al. Validation of shuttle tests in children with cystic fibrosis. *Pediatr Pulmonol*. 2003;35(2):133–138.
150. Lorin MI, Denning CR. Evaluation of postural drainage by measurement of sputum volume and consistency. *Am J Phys Med*. 1971;50:215–219.
151. Tecklin JS, Holsclaw DS. Evaluation of bronchial drainage in patients with cystic fibrosis. *Phys Ther*. 1975;55:1081–1084.
152. Feldman J, Traver GA, Taussig LM. Maximal expiratory flows after postural drainage. *Am Rev Respir Dis*. 1979;119:239–245.
153. Warwick WJ, Hansen LG. The long-term effect of high frequency chest compression therapy on pulmonary complications of cystic fibrosis. *Pediatr Pulmonol*. 1991;11:265–271.
154. Motoyama EK. Lower airway obstruction. In: Mangos JA, Talamo RD, eds. *Fundamental Problems of Cystic Fibrosis and Related Diseases*. New York, NY: Intercontinental Medical Book Corp; 1973.
155. Desmond KF, Schwenk F, Thomas E, et al. Immediate and long-term effects of chest physiotherapy in patients with cystic fibrosis. *J Pediatr*. 1983;103:538–542.
156. McIlwaine PM, Davidson AGF. Cystic fibrosis, basic and clinical research. Comparison of expiratory pressure and autogenic drainage with conventional percussion and drainage therapy in the treatment of cystic fibrosis (abst.). In: *Proceedings of the 17th European Cystic Fibrosis Conference, Copenhagen, Denmark*. Amsterdam, Netherlands: Elsevier Science BV; 1991:54.
157. Pfleger A, Theissl B, Oberwalder B, et al. Self-administered chest physiotherapy in cystic fibrosis: a comparative study of high-pressure PEP and autogenic drainage. *Lung*. 1992;170:323–330.
158. Miller S, Hall D, Clayton CB, et al. Chest physiotherapy in cystic fibrosis: a comparative study of autogenic drainage and active cycle of breathing technique (formerly called FET). *Pediatr Pulmonol*. 1993;(suppl 9):267.
159. Butler-Simon N, McCool P, Giles D, et al. Efficacy and desirability of autogenic drainage vs. conventional postural drainage and percussion. *Pediatr Pulmonol*. 1995;(suppl 253):(abst 265)
160. McIlwaine MP[1], Alarie N[2], Davidson GF, et al. Long-term multicentre randomized controlled study of high frequency chest wall oscillation versus positive expiratory pressure mask in cystic fibrosis. *Thorax*. 2013;68(8):746–751.
161. Darbee JC, Ohtake PJ, Grant BJ, et al. Physiologic evidence for the efficacy of positive expiratory pressure as an airway clearance technique in patients with cystic fibrosis. *Phys Ther*. 2004;84(6):524–537.
162. Gondor M, Nixon PA, Rebovich PF, et al. A comparison of the Flutter device and chest physical therapy in the treatment of cystic fibrosis pulmonary exacerbation. *Pediatr Pulmonol*. 1999;28:255–260.
163. West K, Wallen M, Follett J. Acapella vs. PEP mask therapy: a randomised trial in children with cystic fibrosis during respiratory exacerbation. *Physiother Theory Pract*. 2010;26(3):143–149.
164. Arens R, Gozal D, Omlin KJ, et al. Comparison of high frequency chest compression and conventional chest physiotherapy in hospitalized patients with cystic fibrosis. *Am J Respir Crit Care Med*. 1994;150(4):1154–1157.
165. Tecklin JS, Clayton R, Scanlin T. High frequency chest wall oscillation vs. traditional chest physical therapy in cystic fibrosis—A large one-year, controlled study. Paper presented at: 14th Annual North American Cystic Fibrosis Conference; Nov 11, 2000; Baltimore, MD.Nov. 11, 2.
166. Pryor JA. Physiotherapy for airway clearance in adults. *Eur Respir J*. 1999;14:1418–1424.
167. Main E. What is the best airway clearance technique in cystic fibrosis? *Pediatr Respir Rev*. 2013;14(suppl 1):10–12.
168. Cropp GJA, Pullano TP, Cerny FJ, et al. Adaptation to exercise in cystic fibrosis. *CF Club Abstr*. 1979;20:32.
169. Marcus CL, Bader D, Stabile MW, et al. Supplemental oxygen and exercise performance in patients with cystic fibrosis with severe pulmonary disease. *Chest*. 1992;101:52–57.
170. Moorcraft AJ, Dodd ME, Howarth C, et al. Muscular fatigue, ventilation, and perception of limitation at peak exercise in adults with cystic fibrosis. *Pediatr Pulmonol*. 1996;(suppl 13):306(abst 349).
171. Williams CA, Benden C, Stevens D, et al. Exercise training in children and adolescents with cystic fibrosis: theory into practice. *Int J Pediatr*. 2010;2010:670640.

CHAPTER 21

교육현장에서의 물리치료

Physical Therapy in the Educational Environment

서론 Introduction

교육현장에서 장애아동을 위한 서비스 제공은 포괄적 연방법 즉, 장애인 교육증진법(IDEA: Individuals with Disabilities Education Improvement Acts)에 따른다.[1] 이 법에 따르면 물리치료는 유관 서비스이며 장애아동이 특수교육을 잘 받기 위해 물리치료도 요구되는 경우가 있다. 교육현장에서 수행하는 물리치료는 치료사에게 보람도 있고 독특한 환경 안에서 최선을 다하기 위해서는 어려운 일이기도 하다.

배경 Historical background

물리치료사들은 1930년대부터 교육현장에서 일하여 왔다. 그 당시에는 신체장애를 가진 아동을 학교 내의 다른 교실에 따로 두거나 특수한 정형학교라는 학교에 보통 분리 재학하기도 하였다. 전형적으로 정신지체가 있거나 좀 더 심한 장애는 공교육을 받지 못하였다.

종종 물리치료사는 권리와 책임상, 특수교사와 똑같은 조건으로 고용되기도 하였다.[2] 그들은 교사로서 갖추어야 할 교육적 기본요건을 만족시켜야 했으며, 추가적으로 "인증학교에서 물리치료 코스"를 밟아야 하였다.[2] 교육현장에서 일하는 물리치료사들은 장애아동을 "비장애" 아동의 활동에 통합하는 것이 장점이 많다는 것을 이미 이야기하고 있었다. De Young은 "경미한 지체부자유 아동에게 똑같은 교과과정을 허용"한 고등학교 안에 자리잡고 있는 정형학교에 대해 말하였다.[3] 1944년에 Hutchinson은 "지체부자유 아동이 정규학교 아동들과 어울려 있을 때 정상으로 성장하기가 더 쉽다"라고 하였다.[4] 그러나 신체적 부자유아동을 분리하고 정신지체나 심한 신체장애아들을 교육에서 제외하는 것이 그 당시 30년 이상동안 만연한 풍조였다.

부모와 지지그룹은 1960년대와 1970년대에 소위 정상화 운동이라고 불리는 운동에서 활동적으로 되었으며 케네디 정부로부터 지원을 받을 수 있다는 것을 발견하였다. 1970년대 초기 괄목할만한 대법원 판결이 장애인들의 권리를 법적으로 보장하는 법 제정의 토대가 될 길을 닦아놓았다. 물리치료사는 연방법뿐만 아니라 주 법도 이해하는 것이 필요한데 왜냐하면 각 주마다 교육현장에서 물리치료사의 역할을 규정해놓고 있고 아동을 위한 특수교육의 지침을 마련해놓고 있기 때문이다.

처음 장애인의 시민권리를 위한 법조항은 PL 93-112와 1973년의 재활법에 나와있다.[5] 재활법의 504조에서는 "연방정부의 보조를 받는 어느 프로그램이나 활동에서 장애인이라고 인정된 사람의 참가를 거부하거나 차별하는 것을 금한다"고 되어있다. 이러한 504조의 내용이 장애아동이 공립학교에 들어가 특수교육을 받을 수 있는 법이 제정되는 토대가 되었다.

1975년 미국 의회는 모든 지체부자유 아동을 위한 교육법(PL 94-142),[6]을 통과시켰는데 이것은 공교육에서 장애아동을 교육할 책임이 발생한 극적인 변화의 본보기였다. PL 94-142는 6세부터 21세 사이(특정 주에서 학교 입학 나이를 5세라고 정하면 5세부터 해당)의 모든 장애아동에게 "무상의 적절한 공교육"을 제공할 것을 명시하였다.[6] 특수교육과 유관 서비스는 아동의 저마다의 독특한 욕구에 중심을 둔 개별교육안에 따라 제공되었다. 유관 서비스에는 물리치료를 포함하여 넓은 범위의 지원 서비스가 포함된다.

더 나아가 PL94-142조항들은 현재 법에 여전히 남아있는 장애아동들에 대한 공교육의 중요한 새로운 개념들을 명시하고 있다.

1. *거부 제로;* 아동의 장애 정도와 종류에 관계없이 모든 아동이 적절한 공교육을 무료로 받을 수 있어야 한다.
2. *최소한의 제한적 환경;* 비장애 아동과 함께 장애아동이 교육받을 수 있을 만큼 학교환경이 적절하게 최대의 범위로 되어있어야 한다.; 특수학급이나 특수학교의 적용은 장애의 특성이나 정도가 일반 교실에서 보완적인 보조를 사용하여도 만족스런 서비스를 받을 수 없을 때에 한한다.[6]
3. *부모 참여;* 부모 또는 주양육자는 평가, 계획, 그리고 중재 접근의 필수구성원이 되며 다양한 권리를 보장받는다.
4. *비차별적인 평가;* 문화나 인종에 관계없이 아동을 평가하고 하나의 검사만으로 판단을 내리지 않으며 아동의 모국어로 검사를 해주어야 한다.
5. *개별화된 교육프로그램;* 특수교육을 받는 각각의 아동은 개별화된 교육프로그램으로 교육을 받아야 한다. 이것은 아동의 부모가 대략적으로 특수교육과 유관 서비스에 대한 욕구를 제시하고 다영역 전문가 팀과 협력하여 만든 개별화된 포괄적인 계획이다.

정부는 PL 94-142에서의 조건을 주기적으로 검토하고 개정하여 법제화한다. 과거 수십년 동안 여러 수정안이 PL94-142에 삽입되었으며 기타 다른 법들이 장애아동 서비스에 영향을 미쳤다(표 21-1).

광범위한 범주의 장애아동을 위한 교육 서비스 제공에 대해 이러한 법이 미친 영향은 극적이었다. 독자들은 시간경과에 따른 흥미로운 연방법의 변천사를 알아보기 바란다. 그러나 이 장의 나머지 부분에서는 특수욕구를 가진 아동의 교육을 위하여 제공되는 IDEA와 그 골격에 집중하려고 한다. 법의 온전한 내용은 http://idea.ed.gov/을 참조하기 바란다.

IDEA는 미국의 약 700만에 달하는 장애아동의 교육에 영향을 미쳤다. IDEA의 가정은 평균적으로 장애아동의 교육비는 일반아동 교육비의 두 배 정도이다. 연방 정부는 추가비용의 40%를 지원하기로 결정했지만 미국 경기회복 및 재투자법안(American Recovery and Reinvestment Act)에 의하여 2009년을 제외하고는 실제로 연방정부의 할당금액은 약속한 금액의 절반 이하여서(2012년에 16.5%) 심각한 부담이 되었다.[17] 2002년에 미국교육협회를 포함한 많은 전문가조직들은 IDEA 기금 조성 단체를 만들었고, 예정된 기간을 넘겼지만 단계적으로 투입되도록 연방정부가 충분한 기금을 모으도록 제안했다.[18] 이 단체들은 연방정보의 지원이 증가하도록 지원하고 있다.

IDEA의 궁극적 목표는 모든 장애아동에게 개별적 욕구에 맞는 특수교육 및 이와 유관한 서비스에 중점을 둔 적절한 공교육을 무상으로 제공할 수 있게 되는 것이고 이후의 교육, 직업 그리고 독립적 생활을 할 수 있게 장애아동들을 준비시키는데 있다. PL 94-142이래로 목표가 조금 수정되었는데 모든 아동을 포함시키고 아동 일생을 위한 계획에 중점을 두는 방향으로의 수정이 있었다.

IDEA에는 네 가지 주요한 부분이 있다: (A) 일반적 조항, (B) 모든 장애아동을 위한 보조, (C) 장애 영아 및 유아 그리고 (D) 장애아동의 교육을 향상시키는 국가적

표 21.1 교육현장에서 장애아동을 위한 서비스 제공에 영향을 미친 법령들

제정년도	법률 명칭	영향
1986	PL 99-457 장애인 교육법의 개정안[7]	PL 94-142를 장애영유아(출생~3세)와 학동전기 아동(3~5세)으로 확대함.
1988	PL 100-360 메디케어 파산방지법 [8]	공식교육 계획상 인정된 서비스에 의료보장제도 기금을 사용할 수 있도록 함. 필요한 아동이 교육 이외에도 관련 서비스를 받을 수 있게 연방지원이 가능하도록 하는 것이 목적임.
1988	PL 100-407 장애인을 위한 보조공학기술의 지원에 관한 법[9]	자치 주(states)들이 적절한 보조공학(AT)의 원칙, 훈련 구조를 정하여 AT에의 접근을 증진하도록 함. 공립학교는 필요한 AT서비스 또는 AT기구를 제공할 의무가 있음.
1990	PL 101-336, 미국 장애인법 (ADA)[10]	장애인의 포괄적 시민권을 확대 보호하고자 함. 공교육에 대한 법의 영향은 모든 공공건물은 장애인이 쉽게 접근할 수 있어야 한다고 함.
1991	PL 102-119 장애인 교육법 개정안(IDEA)[11]	PL 94-142와 PL 99-457 내용을 대부분 지지하고 다른 영역의 법 조항을 개정 또는 확대함.
1997	PL 105-17 장애인 교육법의 1997년도 개정안[12]	IDEA의 재승인 이전 법 조항과 확장 및 수정된 다른 조항의 대부분을 지원함.
1998	PL 105-394 1998년도의 보조공학법[13]	PL 100-407(Tech Act)의 재승인
2001	PL 107-110 학습부진아 방지법[14]	모든 아동의 교육의 질을 말함; 매년 시험과 적절한 향상을 명시함.
2004	PL 108-446 장애인 교육증진법, 2004(IDEIA)[1]	PL 102-119의 재승인(IDEA)
2004	HR 4278 2004년도의 보조공학법(장애인이 보조공학적 기술을 사용토록 함)[15]	PL 105-394의 재승인
2009	미국 경기회복 및 재투자법[16]	자치 주(states)들과 지방교육기관의 특별기금(비록 1년이지만)으로 장애아동에 대한 통합적이고 포괄적이며 다영역적 프로그램에 대한 시스템을 전체 주에서 시행

활동(전인적 향상을 포함)이다.[1]

IDEA를 재개정하면서 국회는 장애아동이 공교육을 무상으로 적절하게 받고 그 교육적 성과를 향상시키는데 있어 연방정부의 법제화가 전반적으로 성공적이라고 평가하였다. 법의 성공에 장애요인으로 지적된 것은 낮은 기대수준이었고 "장애아동을 가르치는 학습에 관한 검증된 방법들에 대한 연구를 적용하는데 관심이 불충분한 것"이라고 명시하였다.[1]

IDEA가 지지하는 전반적인 원칙은 다음과 같다:[1]

- 아동의 수행에 기대를 높게 가지고 "일반교육과정에의 접근을 가능한 최대로 보장한다";[1]
- 부모의 역할 및 책임감의 강화;
- 적절한 특수교육 및 관련 서비스의 제공;
- 접근성을 최대한으로 높이기 위한 보조공학의 이용과 개발을 지지한다;
- 장애아동을 위하여 일하는 모든 사람들을 위한 전문가다운 발전과 집중적인 서비스 전 준비과정을 양질의 과정으로 지원해준다;
- 소수인종 및 소수민족의 수가 증가하고 있으며 동등한 치료에 대한 욕구가 있고 교육직에 소수민족의 참여가 증가하고 있음을 인지한다; 그리고
- 독립성의 증진과 취업에의 성공 또는 공교육 졸업 후의 그 이상의 교육에서의 성공을 위하여 효과적인 전이과정의 중요성을 강조한다.

▶ 3세부터 21세 사이의 아동들을 위한 서비스 조항(part B) Service provision for children aged 3 to 21(Part B)

IDEA의 B부분에서는 3세부터 21세 사이의 아동에게 제공하여야 할 서비스 조항들에 대해 말하고 있으며 그것을 이해하는데 중요한 조작적 정의를 포함하고 있다.[1]
몇 가지 중심이 되는 정의는 아래와 같다.

교육 팀 Educational Team

IDEA는 평가, 계획, 서비스는 "다영역의 인증받은 전문가들과 아동의 부모"에 의해 제공되어야 한다고 명시하고 있다.[1] 좀 더 자세하게는 IEP팀에 부모, 일반교사, 특수교사, 지역교육청(LEA: local educational agency) 대표자를 포함하여야 하며 부모 또는 LEA, 적절하다면 관련 서비스에 대한 지식이 있는 특수 전문가의 판단도 포함되어야 한다.[1]

연방법은 자격증, 역할, 책임은 초영역적 접근 또는 협력적인 팀 모델에 준하여 기술하여 놓은 것에 가깝긴 하지만 팀을 "다영역 전문가"로 구성하도록 하였다. 초영역적 접근 모델에서는 팀 구성원이 아동을 함께 평가한다; 부모는 그 과정에 모두 능동적으로 참여하는 구성원이다; 일차적 서비스 제공자가 부모에게 계획을 설명하고 확인을 받는다; 구성원들은 정보, 지식, 기술을 계속 공유한다; 통일된 서비스 계획을 수행하기 위하여 전문 영역을 넘나들며 가르치고 학습하고 함께 일하는 데 대한 약속이 있어야 한다.[19] 협력적인 팀 모델은 통합적인 서비스 제공 모델에 초영역적 접근 팀의 기능을 합해놓은 것이다.[20,21] Palisano는 증거기반 의사결정 체제와 같은 협력적인 서비스 제공 모델을 개념화하였다.[22]

1976년에 모든 부자유한 아동에 대한 교육법이 통과되었을 때 공립학교에서의 물리치료 서비스에 대한 법적 요건이 등장하였다. 서비스를 제공하는 물리치료사의 수요가 많은 데 비해 공급이 부족하였다. 교육 환경에서 요구되는 자격을 정의하기 위하여 최소한의 소아 부분을 만들어 놓았고, 소아물리치료에서 전문가 자격 과정을 확립하였다.[23]

2004년 IDEA의 개정에서는 장애아동을 위해 일하는 사람들의 자격에 대해 더 강조하게 되었고 이는 많은 협의회와 다양한 기관의 관심이 증가하는 계기가 되었다. 미국 물리치료협회(APTA: American Physical Therapy Association)는 조기 중재에서의 물리치료사 자격을 정한 다음 1991년에 발표하였으며, 2006년 Effgen과 Chiarello에 의해 개정되었다.[24] Effgen과 Chiarello는 학교(5~21세)에서 일하는 물리치료사의 자격에 대해서도 발표하였다.[25] 저자들은 4단계 절차를 이용하여 교육 환경에서 일하는 물리치료사를 위해서 다음의 9개 역량 영역을 정의하였다.

1. 교육 환경에서 치료 실행의 정보
2. 건강 관리와 예방
3. 팀 협력

장애아동	"… 정신지체, 청각장애(농아 포함), 말 언어장해, 시각장애(전맹 포함), 심각한 정서장애, 정형외과적 장해, 자폐증, 외상성 뇌손상, 기타 건강장해 또는 특수한 학습장애가 있는 아동으로서 그 원인으로 특수교육과 관련 서비스를 받을 필요가 있는" 아동
3~9세의 장애아동	"… 주와 지역교육청이 정한 적절한 진단 도구와 방식으로 검사하여 아동 인지, 신체, 의사소통, 사회정서, 적응 발달 영역의 하나 또는 그 이상에서 발달지연이 있어 그 원인으로 인하여 특수교육 및 관련 서비스가 필요한 아동들"
관련 서비스	"… 교통편, 장애가 있는 아동을 돕기 위해 특수교육의 혜택이 요구되듯이 발달학적, 교정적 그리고 기타 지원 서비스(말-언어 병리학, 청각 서비스, 통역 서비스, 심리 서비스, 물리 및 작업치료, 치료적 레크리에이션을 포함한 레크리에이션, 사회사업 서비스, 개별화교육계획에 규정되어 있듯이 무상의 적절한 공교육을 장애를 가진 아동이 받을 수 있도록 고안된 학교 간호 서비스, 재활 상담을 포함한 상담 서비스, 오리엔테이션 및 이동 서비스, 진단, 평가목적이 아닌 의학적 서비스를 포함하여)와 아동의 장애 상태의 조기 발견과 사정을 포함한다"
특수교육	"… 부모에게 비용 부담이 없고 장애아동의 개별적 욕구에 맞추어 특별히 기획된 지도"
보조도구 및 서비스	"… 일반 교실 또는 기타 교육과 관련된 세팅에서 장애아동이 비장애아동과 함께 최대로 적절한 교육을 받을 수 있도록 제공되는 보조, 서비스 기타 지원"

4. 검사와 평가
5. 계획
6. 중재
7. 문서화
8. 관리
9. 연구

각 9개 역량 영역의 특별한 기술과 역량은 국제기능장애건강분류(ICF)뿐만 아니라 *물리치료사 임상 가이드*[26]를 따른다.[27] 교육 환경에서 일하기 원하는 임상가나 학교 환경 근무를 준비하는 학생은 인터뷰, 교육 서비스의 기본 지식 향상, 전문적인 개발 요구 사항을 평가, 전문적인 개발 계획의 우선 처리를 위해 이러한 정보를 사용할 수 있다.

국제장애인협회인 미국중도장애인협회(TASH: The Association for Persons with Severely Handicapps)는 통합을 광범위하게 지지하고 *교육 현장에서 관련 서비스를 제공하는 사람들의 준비과정에 관한 결의안*을 만들었다.[28] 결의안은 대학 수준 관련 서비스 제공자들의 준비에 목적이 있으며 포괄적으로 초급 및 고급 자격에 대한 것이다. 이 결의안의 모든 역량 영역에서 강조점은 학교와 사회에서 장애 아동의 최대한의 의미있는 참여이다.

의뢰 Referral

아동이 장애가 있는지(법 규정에 따른) 알아보기 위한 평가를 의뢰할 때 의뢰 주체는 부모, 주 교육청, 지역교육청이 될 수 있다. 물리치료를 포함한 관련 서비스를 의뢰할 때는 아동의 팀에 속한 누구든지 할 수 있으나 관련 서비스가 제공되기 전 그 학생을 위한 IEP를 만들어야 한다. 물리치료사는 예비적 성격으로 아동을 선별하기도 하고 특수교육 쪽으로 연이은 의뢰의 과정을 직접 도와주기도 한다. 특히 이전에 특수교육을 받고 있지 않은 아동의 의뢰 과정은 특히 어렵다. Goodrich[29] 등의 설문 조사 결과 특정 양식을 개발하고, 교육 기반 의사결정과정 훈련을 제공하고, 교실 기반 보조 서비스를 실행하는 것은 5년 동안 물리치료와 작업치료의 위탁을 증가시킨 것으로 나타났다. 만약 학생이 아직 특수교육을 받기가 어렵다면 물리치료사가(지역교육청의 재량권으로) 교실의 교사, 체육교사 또는 부모에게 제한적이나마 자문을 해줄 수도 있다.

주 법에 따라 물리치료를 받기 위해서 의사의 진단을 규정하고 있다면 법으로 정해놓은 가이드라인을 따라 단계를 밟는 이외에도 의사에게 의뢰하는 것이 필요하다. 직접 접근할 수 있는 주에서는 제3자가 비용을 대주는 의료보장 제도같은 경우가 아니면 의사 의뢰는 필수가 아니다. 그러나 복합적인 의학적 요구가 있는 학생을 볼 때는 의사에게 보내어 학생의 상태에 대하여 공식적으로 의견을 받는 것을 권유한다. 장애아동은 흔히 다양한 전문가들과 사회적 기관에 의한 서비스를 받게 된다. 서비스를 제공하는데 있어 교육현장 이외의 관련된 사람들과의 의사소통은 의사에게 의뢰하는 판단과 관계없이 중요하다.

사정/평가 Assessment/Evaluation

IDEA는 아동에게 장애가 있는지 확인하기 위하여 그리고 학생이 특수교육이나 일반학교에 적절하게 참여하면 좋을 아동의 능력이 장애로 인하여 어떤 식으로든 얼마나 제약을 받고 있는지를 판단하기 위하여 "개별적이고도 완전한 초기 평가"를 요구하고 있다. 평가에는 부모의 동의가 필요하고 동의 후 60일 이내에 완성하여야 한다. IDEA는 기능적, 발달적, 교육적 정보를 모으기 위해 다양한 사정 도구와 전략을 사용할 것을 요구한다. 비차별적이고 아동이 이해할 수 있는 언어로 정확한 정보를 얻을 수 있는 형식을 가진 사정 도구를 사용할 것과 적절히 훈련받은 사람이 수행할 것, 수립된 신뢰도와 타당성을 갖춘 목적에 따라 사용할 것, 그리고 도구의 구체적인 지시에 따라 사용하는 것을 연방 정부법에서 점차 강조하고 있다.

물리치료 평가는 학생이 특수교육/관련서비스 대상자인지를 결정하는 초기평가의 일부분이 되거나 또는 교육대상으로 결정난 뒤에 팀의 권유에 의해 실시하게 되는 경우도 있다. 물리치료 평가는 *물리치료사 임상 가이드*[26]에서 제시하는 기본적 요소들을 포함하거나 기타 모델을 이용할 수도 있다. 준거 참조이든지 규준 참조이든지 최소한 하나의 표준화된 측정이 추천된다. 발달지연이 있는 아동에게 사용할 수 있는 평가도구에 관한 요약은 제3장에 나와 있으며 다른 책에서도 볼 수 있다.[29] 교육현장에서 흔히 사용되는 도구들은 다음과 같다:

1. *Bruininks-Oseretsky 운동 적합성 검사 2판 (Bruininks-Oseretsky Test of Motor Proficiency 2nd Edition)*[30]-4세부터 21세 사이의 아동에게 적용할 수

있는 규준 참조의 표준화된 검사인데 정상적으로 발달하거나 중등도로 운동 기술이 떨어져 있는 아동에 대한 검사이다. 완전한 검사에는 8가지 영역이 있는데 (1) 소근육 정밀도 (2) 소근육 통합 (3) 손의 정밀성 (4) 양측 협응 (5) 균형 (6) 달리는 속도 및 민첩성 (7) 상지협응과 (8) 근력이다. 모든 항목을 종합해 보면 운동 적합성의 종합적인 지표와 더불에 대근육과 소근육의 개별된 측정을 제공한다. 검사 도구에 모든 항목을 검사할 수 있게 들어있다. 테스트하는데 약 45분에서 한 시간이 소요된다. 선별검사를 할 때는 몇 항목만 적용해볼 수도 있다. 임상적인 타당도 연구는 고기능 자폐증 아동, 발달성 조절장애 아동, 그리고 경미함부터 중등도의 정신지체 아동을 대상으로 수행되었다.

2. *아동의 참여와 즐거움의 사정과 아동이 선호하는 활동(Children's Assessment of Participation and Enjoyment(CAPE) and Preferences for Activities of Children(PAC))*[31] – 5개 차원에서 학생과 관련된 문항 (1) 오락 (2) 신체 (3) 사회 (4) 기반 기술 (5) 자기 개선. CAPE는 아동의 일상적인 참여를 기록하고 PAC는 활동에 대한 선호를 조사한다. 둘 다 6~21세 학생에게 사용할 수 있다. CAPE는 30~45분 정도, PAC는 15~20분 정도 소요된다.
3. *대근육 운동기능 측정(Gross Motor Function Measure)*[32] – 관찰에 기초한 준거 참조 검사로 소아물리치료사가 뇌성마비 아동의 대근육 운동기능의 시간경과에 따른 변화를 평가할 수 있는 도구이다. GMFM은 외상성 뇌손상을 가진 아동과 청소년에게 유용하고 골형성부전증 아동에게 신뢰롭다. 또한 다른 사람들에도 적합하다.[34] 운동장애가 없는 5세 아동 정도의 수준이나 그 이하 기능인 아동들에게 적용하기 적절하다. 운동기능을 다섯 차원으로 관찰할 수 있는데 (1) 눕고 구르기 (2) 앉아있기 (3) 기기와 무릎 서기 (4) 서기 (5) 걷기, 달리기, 점프하기이다. 보조도구의 도움이 있거나 없는 수행을 사정하고 비교한다. 5개 차원에서 목표 영역을 묘사하는 것은 특정 개인의 검사 민감도가 증가될 수 있다. GMFM-88은 88개 항목으로 되어있지만 최근에는 66항목만 포함된 짧은 버전이 있고 컴퓨터로 점수를 처리할 수 있다.
4. *교육 안에서 움직일 기회주기(MOVE: Mobility Opportunities via Education)*[35] – 혼자 앉고 발로 체중을 지지하고 한발 한발 떼는데 필요한 신체기술이 발달하지 않은 7세 이상의 심한/아주 심한 장애를 가진 아동에게 맞도록 개발된 교육과정이다. 교육과정은 포괄적이며 전문가 간 상호교류 접근방식으로 아동에게 가정, 지역사회에서의 성인생활에 필요한 기능적이며 기초적인 운동기술을 가르치도록 개발된 과정이다. 상-하 운동지표(Top-Down Motor Milestone) 검사는 MOVE의 일부분인데 기본 운동 기능의 16영역에서의 아동의 수행을 인터뷰하여 점수화한 평가도구이다.
5. *학교에서의 기능평가(School Function Assessment)*[36] – 준거 참조의 표준화된 조사도구인데 학교에서의 아동 기능을 잘 알고 있는 한 사람 또는 그 이상의 사람들의 대답을 이용해서 점수를 매긴다. 기능적 행동을 다섯 가지 영역에 맞춰 포괄적으로 조사한다. (1) 참여 (2) 과제 보조 (3) 활동수행 (4) 신체적 과제 (5) 인지/행동적 과제 영역이다. 내용은 신체적 또는 감각적 장해가 있는 아동에 맞게 특수화 되어있고 잘 하는 부분과 약한 부분의 패턴이 드러나게 되어있다. 각 항목들은 행동적이고 측정 가능한 용어로 되어있어서 손쉽게 그것들을 IEP목표에 맞출 수 있게 되어있다. 검사를 완전히 하기 위해서는 약 2시간이 소요되는 긴 검사이지만 기본 자료로 이용하기 위해서는 이 검사가 추천된다. 각 영역을 따로따로 할 수도 있다.
6. *학교성취 측정(School Outcomes Measure)*[37] – 아동의 기능적 독립성 측정(WeeFIM: Function Independence Measure for Children)[38]에 비교하여 보다 간단한 자료 세트이지만 교육현장에 맞게 되어있고 학교에 기반한 물리치료와 작업치료를 받는 학생들의 성취도를 측정하는데 사용할 수 있다. 저자인 McEwen과 동료들은 내용의 타당도와 평가자 간 신뢰도에 대해 연구하여 발표하였고 측정의 심리적인 특성을 판단하기 위해 작업을 계속하고 있다. 이 측정은 증가하고 있는 성적책임제에 대한 요구에 중요한 도움이 되어야 한다.[39]
7. *대근육 운동 발달 검사 2(Test of Gross Motor Development 2)*[40] – 대근육 운동 기술의 규준 참조 검사로, 3세에서 10세 아동을 대상으로 또래의 대근육 운동 기술 발달보다 얼마나 늦은지 검사한다. 결과는 표준점수, 백분위 점수, 등가 연령으로 나타낸다. 검사에 대한 자세한 서술/삽화와 유효성은 표준화되어 있다. 검사

시간은 20분 정도 소요된다.

평가는 표준화된 규준 참조 또는 준거 참조에 더하여 생태학적 요소 또는 참여에서의 학생 능력의 사정과 교육 환경 및 활동에서의 이득을 포함해야 한다. 사회 생태학적 사정이란 학생이 다양한 환경에서 기능하기 위해 필요한 활동과 특정 활동들을 수행할 수 있는 기술이 있는지에 초점을 맞춘 접근법이다. 생태학적 사정의 예는 도움의 수준, 시간, 촉구, 적응을 포함할 수 있다.

학교 버스로의 접근;
욕실이나 화장실 출입;
식당에서 식사 또는 길을 찾음;
복도, 문, 계단 지나기

생태학적 사정의 일부로 물리치료사는 필요한 특정 영역을 식별하기 위해 학교에서 일상적으로 수행하는 활동에 대한 완벽한 과제 분석이 이루어져야 하고, 학생의 독립 수준 향상을 위해 반드시 서술되어야 한다.[41] 또한 생태학적 사정은 측정 가능한 목표에 대한 기초선 정보를 제공해야 한다(예를 들어, 비장애 또래의 걷기 속도와 비교하여 장애를 가진 학생의 초등학교 복도에서 걷기 속도).[42]

교육적 환경에서 물리치료사가 팀 구성원의 검사 결과를 이해하는 것은 특히 중요하다. 그들의 배경에 따라 팀 구성원은 물리치료사의 개념과 일반적 용어에 대한 이해 수준이 다양하다. 검사기록은 비의료인이 이해할 수 있는 언어로 쓰여져야 한다.[1]

IDEA하에서의 관련 서비스 대상자 판별
Eligibility for Related Services under IDEA

학교에서 관련 서비스 대상자를 판정하는 과정이 때로는 어렵다. 교육과 관련된 결정은 한 사람의 제공자가 아니라 팀이 내린다. 관련 서비스는 교육과정을 보완하는 것이지 의학적 건강상태를 지원해주는 것이 아니라는 점을 기억하는 것이 중요하다. 그리고 관련 서비스는 특수교육을 좀 더 잘 받게 하기 위해서임을 기억하는 것이 중요하다. IDEA의 규정 아래서 만약 아동이 특수교육이 필요치 않은 상태라면 그 학생은 관련 서비스를 받을 수 없다. 대상자 결정은 주마다 다르기 때문에 교육 환경에서 물리치료사는 각 주의 자격 기준에 익숙해야 한다.

예산 제약, 물리치료사 인력의 부족, 법적 책임에 직면하여 많은 주는 개별화 프로그램 계획에 대한 위임권을 잃지 않고 대상자를 결정하는 절차의 객관성 개선을 위해 노력한다. 그 결과, 여러 주에서는 관련 서비스의 교육적 요구를 결정하기 위한 IEP 팀을 돕기 위해 임상적 추론 도구를 개발한다. 최근의 예는 작업치료사와 물리치료사를 위한 교육적으로 치료와 관련된 고려사항(CERT: Considerations for Educationally Relevant Therapy)이다.[43] CERT와 같은 도구는 물리치료사나 작업치료사가 사용하도록 제작되었고, IEP 팀 협력에서 서비스의 강도 및 빈도와 관련된 결정뿐만 아니라 물리치료 또는 작업치료 서비스가 적절하고 필요한지 결정하는데 도움이 된다. 게다가 도구들은 학교 상황에 특정하지 않고 물리치료사의 임상적 추론에서 유용하다. 예를 들어, 소아 알고리즘가설(HOP-FA: Hypothesis-Oriented Pediatric Focused Algorithm)은 ICF 모델을 이용한 임상적 추론에 대한 틀과 단계적 도움을 제공한다.[44] CERT처럼 동일한 종료 정보를 제공하지 않지만 치료사가 요구가 무엇인지 확인하고 우선 순위를 매기고 중재를 개발하는데 도움이 된다. 이러한 도구는 특히 처음 소아를 맡은 치료사에게 유용하다.

재활법 Eligibility under Rehabilitation Act

재활법[5]은 장애인에게 동등한 기회를 제공하기 위하여 만들어진 연방법이다. 재활법의 내용은 IDEA보다 일반적으로 광범위하며 또는 교육현장에서 중재 범위상 유관 서비스의 대상자를 더 넓게 선정하기 위한 이유로 인용된다. 이 법은 만약 특수교육이 필요치 않은 상태라도 장애 학생이 적절한 교육을 받을 수 있도록 보장하며 다른 법령하에서는 인정이 되지 않는 아동들을 위한 기금모금과 지원의 근거로 인용되고 있다. 재활법 규정에 따라 서비스를 받는 학생들은 IEP보다는 504 Plan을 해야 한다.

개별화된 교육 프로그램
Individualized Education Program

만약 교육팀이 아동을 특수교육대상자로 판정하면 IEP를 만드는 과정으로 들어간다. IEP는 대상자로 선정된 날로부터 30일 이내에 만들어져야 한다. IEP를 만듦에 있어서 법은 아동의 강점을 중요하게 생각하도록 강조하고 아동의 부모가 교육증진을 위해 생각하는 점이 무엇인지, 또 아동의 초기(가장 최근의) 평가의 결과, 학습적, 발달학적, 기능적 욕구에 중점을 두도록 하고 있다. 문서화된 프로그램에는 다음과 같은 내용이 포함되어 있어야 한다:[1]

1. 아동의 장애상태가 어떻게 일반교과 과정에서의 아동의 참여 및 과정에 영향을 주는지(또는 유아원 아동이면 적절한 활동에의 참여)를 포함한 아동의 현재 학습의 정도와 기능적 수행에 대한 설명이 있어야 한다.
2. 일반교과 과정에서 발전이 있도록, 그리고 아동의 장애로부터 야기되는 기타 교육적 욕구를 만족시키기 위하여 아동이 할 수 있게 기획된 기능적 목표 및 학습적 목표를 포함한 측정 가능한 연 목표가 기술되어 있어야 한다.
3. 연 목표에 부합하도록 진행되어가는 아동의 과정에 대한 서술이 되어야 한다.
4. 받을 예정인 특수교육과 관련 서비스, 보조도움 및 보조서비스(실제적인 규모에 대한 또래 검토 연구에 근거하여)에 대한 기술이 있어야 한다. 일반교실에서 그리고 기타 활동상 비장애아동과 함께 참여하지 않을 활동이 있다면 그 범위에 대한 설명이 되어야 한다.
5. 주 전체 또는 그 지역 전체에서 하는 평가에는 아동의 기능수행과 학습성취에 필요한 조정에 대한 설명이 되어야 한다. 권고와 수정은 일반적으로 IEP의 일부로 추가 지원과 서비스를 포함한다.
6. 기술되어 있는 서비스의 수정 및 서비스 시작일과 예상하는 서비스 횟수, 장소, 기간에 대한 명시가 되어야 한다.
7. 처음 IEP 적용이 효과적이려면 아동이 14세가 되기 전 시작되어야 하며 매년 새롭게 업그레이드가 필요하고 연령에 맞는 훈련, 교육, 직업, 적절한 독립 생활 기술들과 관련된 전환 사정에 기초한 적절하고 측정 가능한 중등 교육 이후 목표; 이러한 목표에 아동이 도달하는데 도움이 될 전환 서비스를 포함한다.

미국 교육부 웹사이트에는 한 예로써 IDEA가 요구하는 IEP 내용을 만들어서 보여주고 있다(http://www.ed.gov/policy/speced/guid/idea/modelform-iep.doc).[45] 물리치료사는 일반적으로 다음의 IEP 입력을 담당한다:

1. 아동의 현재 기능 수행 수준의 진술(적절하다면, 전년도 연간 목표의 진행 상황에 대한 진술을 포함)
2. (a) 아동 중심 개발, 측정 가능한 연간 목표(표 21-3)
3. 빈도, 기간, 위치를 포함하여 서비스 수준 권고
4. 추가적 지원과 서비스에 대한 권고의 예시는 표 21-2에 제시

IEP는 최소한 일년에 한번 재검토해서 적절하게 수정해야 한다.[1] IDEA는 "아동의 자연스런 전환시점과 일치되게 기획된 3년을 넘지 않는 포괄적이고 다년간의 IEP"를 만들 기회를 제공한다.[1] 이러한 전환기는 유치원에서 초등학교로, 초등학교에서 중학교로, 중학교에서 고등교육으로, 그리고 그 이후의 활동으로의 진입을 의미한다.

IEP 과정에 대한 많은 안전 지침이 명시되어 있는데 각 주는 적법한 과정, 중재협의 과정, 이의제기 과정을 위한 기전을 만들어 놓아야 한다. 또 우선시되는 특정 영역에 대하여 양적으로 측정 가능한 지표와 성과에 대한 보고서를 내는 것을 의무로 해놓고 있다. 연방정부가 계속 관심을 갖고 있는 것은 최소한의 제한적 환경에서 교육이 이루어지는 근거와 소수 관계자 내에서 차별적인 활동이 이루

표 21.2 추가 지원에 대한 권고 예시

적응	위치	빈도	시작일	기간
James는 붐비는 복도를 피하기 위해 3분 일찍 교실을 나섬	모든 교실	매일 복도 이동	05/01/2014	04/30/2015
감소된 자세 안정성을 보상하기 위해 수정된 의자 사용	교실	매일 책상 활동	03/20/2015	03/19/2016
체육 활동에서 과제 완성을 위해 할당된 거리 또는 시간 수정	체육관	매주 체육 수업	05/17/2016	05/16/2017

어지지는 않는지이다.

▶ 영아 및 유아를 위한 서비스 조항(part C) Service provision for infants/toddlers(Part C)

IDEA의 part C에서는 장애가 있는 영아 및 유아에게 서비스를 제공하는 것을 기술해 놓고 있다. IDEA는 첫 3년 동안의 뇌발달이 중요하며 조기 중재를 함으로써 발달을 증진하고 사회적 교육비용을 감소시킬 수 있으며 장애인의 독립적 생활능력을 최대화한다는 것을 알고 있다.

IDEA에서 나이든 아동들 경우와 이 연령대의 아동들에 대한 기본 원칙은 같지만 중요한 차이점이 있다. 조기중재의 제공자가 다양하므로 연방정부는 part C를 각 주마다 융통성있게 하도록 허용하고 있다. 연방법은 모든 주는 "주 전체적으로 포괄적이고 조화로운 다영역의 위원회 간의 교류가 되는 시스템을 개발하고 실행하기 위하여" 연방정부의 보조금을 사용토록 명시하고 있는데 이의 조정은 Interagency Coordinating Council에서 하고 있다.[1] 위원회는 최소 일 년에 네 번의 모임을 가져야 하며 구성은 부모(구성원의 20% 이내가 되지 않게), 공공 또는 사설 조기중재 제공자(20% 이내가 되지 않게), 주 의원 최소한 1명 그리고 아동보호시설, 아동의 정신건강 및 노숙아동을 담당하고 있는 주 복지 위원회로 되어있다.

IDEA는 각 주들이 실제적으로 학대 또는 방치상태에 있는 3세 이하의 아동, 또는 불법 약물의 남용으로 영향을 받고 있는 아동, 또는 산전에 약물에 노출되어 금단증상이 있는 아동에 대한 특별 정책과 과정들을 만들도록 명시하고 있다. APTA는 *아동학대 희생자를 위한 인식과 치료제공을 위한 APTA의 지침*이란 책을 출간하였는데 물리치료사에게 좋은 정보가 된다.[46] 이는 중요한 자료이다.

조기중재로 인증받은 서비스는 광범위하고 물리치료; 작업치료; 언어치료; 보조공학적 기구 및 서비스; 심리학적 서비스; 가족 훈련 및 상담; 진단적 의학 서비스; 특별한 설명; 사회사업; 시각; 청각; 그리고 교통과 관련한 서비스를 포함한다. 나이든 아동과 마찬가지로 중요한 점은 영아와 유아는 자연스런 환경에서 서비스를 받아야 하는 점인데 집이나 주간보호센터 등이 자연스런 환경이라고 할 수 있다.

Part C에 대한 중요 정의는 다음과 같다.[1]

Part C 하에서의 평가 Evaluation under Part C

Part C 하에서 연방 정부의 가이드라인과 요구사항은 같다. 하지만 이 어린 연령대의 아동을 위해서는 물리치료사가 3장에 기술한 것과 같은 기타의 평가도구를 이용할 수도 있는데 다음과 같다:

1. *영유아 베일리 검사 3판(Bayley Scales of Infant and Toddler Develpment, Third Edition(Bayley III))*[47] – 아동의 주요한 다섯 가지 영역에서의 발달 능력을 측정하는 표준화된 규준 참조 검사로써 이는 IDEA에서 정한 영역과 일치한다: (1) 인지, (2) 언어, (3) 운동, (4) 사회–정서적, (5) 적응행동영역이다. 물리치료사는 일반적으로 Motor Scale을 이수한다.
2. *Peabody운동발달척도 2판(Peabody Developmental Motor Scales 2)*[48] – 표준화된 규준 참조 검사로 생후부터 5세까지 아동의 운동기술을 평가하는 것이다. 여섯 개의 하부 영역 평가는 다음과 같다; 반사, 정적인 자세, 이동, 사물 조작, 잡기, 그리고 시각–운동 통합이다. 교육 목적, 기술을 가르칠 이유, 자연스런 환경 안에서 일어나는 관련 기술의 예시, 교육 전략의 제안을 포함한 운동 활동 프로그램은 사정을 보완해준다.
3. *아동용 장애 평가 척도(Pediatric Evaluation of Disability Inventory)*[49] – 6개월부터 7세까지의 장애아동 평가를 위한 기능적 평가도구이다. 주된 양육자와의 면담에 기초하여 기능적 상태를 측정하고 세 가지 영역에서의 변화를 측정한다: 신변 처리, 이동, 사회성이다. 기능적 기술 수준과 보호자의 조력 정도, 적응적인 도구나 변용된 도구의 필요성 정도를 점수화한다.

영아 가족을 위한 서비스 계획 Infant Family Service Plan

영아 가족 서비스 계획(IFSP: Infant Family Service Plan)은 나이든 청소년에서의 IEP와 같은 개념이다. IFSP는 다영역 전문팀이 만들어야 하며 부모가 포함되어야 하고, 적절한 전환기 서비스에 대한 서술이 있어야 한다(예; 3세에서 Part C에서 Part B로의 전환). IFSP는 일 년에 한번 평가받아야 하며 6개월 간격으로 가족과 함께 재검토해야 하는데, 필요시 더 자주 할 수 있다. 적시의 사정, IFSP 개발, 서비스 시작이 중요하다. IFSP는 다음과 같은 요인을 최소한 갖추고 있어야 한다:[1]

1. 영아 또는 유아의 현재 신체 발달(시각, 청각, 운동 그리고 건강), 인지발달(사고, 추론, 학습), 의사소통 발달(반응, 이해, 언어사용), 사회 정서적 발달(느낌, 놀이, 상호반응) 그리고 적응 발달(목욕, 섭식, 옷 입고 벗기 등) 수준이 객관적 규준에 의거하여 서술되어야 한다.
2. 가족 자원, 우선 관심 영역, 그리고 장애영아, 유아의 발달 증진에 관련된 관심에 대한 서술이 되어야 한다.
3. 영아, 유아 및 그 가족이 이루어야 할 성과 또는 측정 가능한 결과를 서술하고 기준, 과정, 그 성과를 달성하기 위한 쪽으로 어느 정도 발전되었는지 판정할 시간 계획표를 만들고 결과나 목표의 수정 또는 변형, 또는 서비스가 필요한지에 대한 서술이 되어야 한다.
4. 또래 검토 연구에 의거하여 서비스 횟수, 강도, 제공 방식의 특별한 욕구에 맞는 특정한 조기중재 서비스에 대한 서술이 필요하다.
5. 적절히 조기 중재를 수행할 자연스런 환경에 대해 서술하고 있어야 한다.
6. 서비스 시작 날짜, 그리고 예상되는 시간, 기간, 그리고 횟수에 대한 명시가 되어야 한다.
7. 영아, 유아 및 그 가족의 욕구와 관련하여 즉각적으로 어느 영역이 서비스 코디네이터를 담당할지 확인해야 한다.
8. 장애유아가 유치원 입학 또는 기타 적절한 서비스의 전환 시기를 지원해줄 단계를 기술하고 있어야 한다(예상되는 전환시기의 3개월~9개월 전에 팀 회의와 공식적 계획이 나와야 한다).
9. 부모 동의를 위한 조항이 있어야 한다.

▶ Part B와 C 하에서의 프로그램 개발/중재 Program development/intervention under Parts B and C

부모와의 의미있는 협력
Meaningful Collaboration with Parents

과정을 계획하는 과정에 가족이 참여하면 광범위한 내용 안에서 아동의 독특한 욕구를 고려하여 아동과 그 가족의 의미있는 기능적 목표에 초점을 잘 맞출 수 있게 된다. 물리치료사는 다른 전문가와 함께 부모가 자신들의 아이를 위한 프로그램 계획에 능동적으로 참여하도록 격려하며 자신들의 권리를 알도록 확실히 해주는 책임을 공유한다. 가족 중심의 치료 원칙을 고집하는 것은 각 가족 구성원의 독특한 욕구에 맞춰 잘 의사소통하려는 각고의 노력을 필요로 한다. 부모는 계획 과정에 참여하면서 압박감을 느끼는데 의미있는 참여를 도와주기 위한 지침이 필요할 수도 있다. 이 과정을 지도하고 지침을 주는 여러 지도서들이 있는데: (1) MAPS; McGill Action Planning System,[50] (2) COACH; Choosing Options and Accommodations for Children,[51] (3) 캐나다의 작업수행측정(Canadian Occupational Performance Measure)[52] 그리고 (4) PATH; Planning Alternative Tommorrow with Hope[53] (5) Transition Planning Inventory–2.[54] 등을 참조할 수 있다.

IEP/IFSP의 목표와 목적
IEP/IFSP Goals and Objectives

IDEA는 IEP와 같이 "측정가능한 연 목표"를 요구하며 IESP와 같이 영유아와 가족을 위한 "달성할 수 있다고 생각되는 측정가능한 성과"를 명시하도록 요구하고 있다. 단기목적에 대하여는 주마다 다르지만 현행 연방법은 요구하지 않고 있다. 이상적으로 IEP/IFSP 목표는 협력적 과정에서 설정되며 어느 특정영역에서 단독으로 설정하지 않는다. 의미있는 목표를 문서화하는 것은 서비스 제공에서의 중요한 골격이지만 어려운 문제이기도 하다. 잘 만들어진 목표와 목적에는 다음과 같은 내용이 있어야 한다.[55]

1. 교육적으로 표준 상태와 연관이 있어야 한다.
2. 기능적이어야 한다(아동의 일상 환경 안에서 사람과 사물과의 상호작용의 능력을 향상시킬 것이고, 만약 학생이 할 수 없다면 누군가에 의해 수행이 되어야만 하는 것들이다).
3. 학생이 보일 행동으로 서술되어야 한다(학생이 무엇을 할 것인가 또는 학생에게 행할 것 또는 학생이 생각하거나 느끼는 것이 아니라).
4. 측정 가능하고 수행 수준, 상태, 자료 수집, 빈도, 성취 기간을 포함한다. *주의점*: 기술은 볼 수 있거나 들을 수 있으며 셀 수도 있는 것이며(빈도, 기간 또는 거리), 수행 기준에 적합해야 한다. 수행 상태는 분명히 서술해 놓아야 한다.
5. 실제적이어야 한다(기술을 일상생활에 사용할 수 있게 해야 한다).
6. 기능하면 신뢰도와 타당도에 대한 근거가 있어야 한다.
7. 일반화할 수 있어야 한다(특정 과제에만 국한되는 것이 아닌 일반적 개념으로서의 인증된 기술이어야 하고, 다양한 장애 상태를 위한 변용 및 개별적 적응이 가능해야 하며 사람, 사물, 환경과 관계없이 일반화될 수 있는 것이어야 한다).

Dole[56] 등은 IEP 목적이 교육적으로 관련되고, 측정 가능하고, 내용에 적합하도록 숙련된 작업치료사와 물리치료사 사이의 합의를 확립하기 위해 델파이 기법을 이용하였다(표 21-3). 90% 이상 동의하는 특성은 다음과 같다.

1. 측정 가능성 – IEP 목적:
   a. 성취 측정을 위해 확인된 도구 사용
   b. 관찰 가능한 행동 또는 기능적 기술로 서술
   c. 타당하고 용인되는 측정 전략/도구 활용
   d. 필요한 도움과 수준의 양은 구체화
2. 교육 관련성 – IEP 목적:
   e. 학교 기능 또는 학교에서의 아동 능력의 강화
   f. 관련된 모든 사람들이 쉽게 이해
3. 전체 내용 – IEP 목적:
   g. 전문 용어 없이 잘 정의되고, 구체적이고, 명확
   h. 기능적 또는 교육적 기술과 관련
   I. 현실적이고 시간 내에 달성 가능
   j. 장기 목표와 관련
   k. 아동 중심

통합교육 Inclusive Education

IDEA는 각 주들이 가능한 최대로 공공 시설, 사적 시설, 또는 기타 시설에 있는 아동을 포함하여 장애아동이 비장애 아동과 더불어 교육을 받을 수 있도록 정책과 과정을 만들어야 하며 아동을 정규 교육 환경에서 특수학급, 특수학교 또는 기타의 곳으로 분리하는 것은 오직 아동의 장애가 보조와 서비스를 받아도 일반 교육 환경에서의 결과가 성공적이지 않을 때에 한한다고 명시한다. 사용하는 용어로는 Part B의 "최소한의 제한적 환경"과 Part C에서는 "자연스러운 환경"이 있다. IEP 또는 IFSP는 서비스가 제공될 곳이 최소한의 제한적 환경이거나 자연스러운 환경임을 밝혀야 하며 좀 더 분리된 환경이라면 왜 이러한 분리된 곳에서 서비스를 제공하는 것이 타당한지 밝혀야 한다.

필요한 보조를 제공하여 각 장애학생이 일반적 교육환경에서 가능한 최대로 참여할 수 있도록 하는 것이 장애학생이나 비장애 학생 모두에게 이익이 된다. 그러나 이것은 모든 서비스 제공자들에게 어려운 도전을 던져준다. 가장 적절한 아동의 배치는 다음 중 하나에 속할 때일 것이다:

표 21.3 개별교육 프로그램의 요소와 그 예

상태	학생	활동	기준	책임관계자	기초선
언제 어디서 그 활동을 해야하는지 서술	학생의 이름	바람직한 활동과 촉구/보조 정도를 서술	성취 정도를 나타냄	누가 자료를 수집하고 기록할 것인가?	과제 수행의 현재 수준
교실에서 활동 간의 전이가 일어날 때	Tiffany	언어 촉구를 제공하면 의자에서 일어설 것이다.	4주 연속 매일 5번 시도에서 최소한 1번 성공	개인 간병인, 교사, 물리치료사	최소한 신체적 지원
교실에서 식당으로 줄을 설 때	Joey	급우들 줄에 스스로 설 것이다.	4주 연속 매일 4번 시도에서 최소한 1번 성공	교사, 개인 간병인, 물리치료사	4가지 신체 촉구

(1) 보조 선생님이 있는 일반교실 (2) 음악, 식사 시간 기타 적절한 활동은 통합하고 특정 도움이 필요한 때 아동을 특수교실에 배치 (3) 비슷한 진단의 아동을 위한 특화된 서비스와 과정이 있는 대안 학교에 배치(예; 자폐증) 또는 (4) 집에서 서비스(예; 의학적으로 아주 취약한 아동)

서비스 제공의 모델들 Models of Service Delivery

다양한 저자들이 교육현장에서의 물리치료 서비스 제공의 모델에 관하여 서술할 때 다른 용어들을 사용한다. 그러나 공통적으로 사용하는 범주는 다음과 같다. (1) 직접 중재 (2) 간접(모니터링) 중재 그리고 (3) 자문 중재이다.[57] 비록 아래에 이 모델들을 따로따로 설명하지만 각 개별학생을 위한 포괄적 중재의 서로 보완적 측면에서 종종 함께 제공되고 있다.

- *직접 중재*는 물리치료사 또는 물리치료 보조자가 직접 중재를 하는 모델이다. 직접 중재는 분리된 곳(예; 분리된 물리치료실) 또는 통합적(보통의 환경/가장 최소한의 제약적 환경이거나 자연스런 환경에서의 활동을 제공함)에서 제공된다. 통합 환경에서의 서비스를 위한 IDEA의 명시는 직접 물리치료를 통합 환경에서 하도록 하는 것을 더 선호한다. 하지만 개인 아동의 욕구는 "pull-out" 서비스 제공 모델의 분리된 장소가 더 적합할 수도 있다. 이는 쉽게 주의가 분산되는 아동이거나 물리치료가 교실의 다른 아동의 주의를 분산시킬 때에 적절하다. 특수한 설비 또는 안전에 대한 고려도 기타 제한 요인이 될 수 있다. "pull-out" 서비스 모델의 제한점 중의 하나는 시간을 확보하는 데 있다. 왜냐하면 아동이 물리치료를 받는 중에는 정규 교육과정에 참여하지 못하게 되기 때문이다.
- *간접 중재(모니터링)*는 학생을 위한 관리 프로그램, 그것을 수행할 사람에 대한 지도, 그리고 긍정적 성과가 나오도록 과정을 모니터링하는 것이 포함되어있다. 이 모델에서는 물리치료사가 다른 사람을 효과적으로 가르칠 수 있으며 자신들의 "상품"(즉, 제안한 중재의 기능적 중요성)을 "판매"할 수 있다. Otto와 Effgan[58]의 연구에 의하면 비록 제한된 대상이긴 하지만 장애아동들은 교실에서 늘 수동적이며 움직이지 않고 있는데 이런 움직이지 않는 행동들을 발전시키기 위해서 그 활동들을 일반 교실의 일상에 통합할 수 있다고 하였다. 그러나 실제 걷기, 기기 또는 자리이동과 같은 동작 활동은 익숙해지기 전에는 좀 더 직접적 도움이 요구된다고 하였다.
- *자문 중재*에는 물리치료사와 목적을 정의하기 위한 정보를 교환하는 것과 초기 단계에 효과적으로 문제 해결을 위한 적절한 위탁 또는 협력의 결정을 포함한다. Bundy는 자문을 "아주 강력한 효과 있는" 모델로 설명하였으며 대부분의 학생에서 서비스 제공의 일차적 형태로 추천하였다.[59]

물리치료 서비스 제공에 대한 판단은 복잡한 과정이며 많은 고려할 요소가 있다. Kaminker[60]와 동료들은 전국적으로 소아물리치료사를 조사하여 서비스 제공의 모델, 내용, 횟수, 그리고 강도와 이러한 판단을 내리는데 영향을 미친 요인들에 대해서 알아보았다. 치료사들은 연령, 인지능력, 그리고 상태에 따라 네 가지의 임상사례에 바탕하여 임상판단을 하도록 요청받았다. 응답자들은 특히 어린 아동에서는 직접 중재를 강하게 선호하였는데 서비스는 자연스러운(통합된) 환경과 분리된 환경 모두에서 하는 것을 선호하였다. 그 판단에 강하게 영향을 준 요인들로서는 학생의 기능적 수준과 학생의 목표였다. 경미하게 영향을 미친 요인들로는 행정적 요인과 비용적인 문제가 있었다. 같은 저자들 중 몇 명이 추적연구를 했는데 지리적 영향을 살펴본 결과 지역마다 추천하는 서비스 모델에서 어느 정도 차이를 보였다.[61]

조기 중재를 하고 있는 소아물리치료사를 대상으로한 연구인 Sekerak[62] 등의 연구에서는 전형적인 학교 물리치료 영역에서는 교실 밖에서 물리치료를 해주기보다 교실 안에서의 중재를 선택한다는 것을 발견하였다. 그러나 작업치료사, 언어치료사, 또는 사회교육자들보다는 물리치료사가 교실 안에서의 중재를 덜 선택한다는 것도 발견하였다. Nolan[63]과 동료들이 좀 더 최근에 소아작업치료사와 물리치료사를 대상으로 조사한 결과 55.3%의 아동은 분리된 곳에서 주요한 서비스를 받고 24.7%의 아동은 통합된 교실에서 받는 것으로 드러났다. 그리고 나머지의 아동은 두 환경을 똑같이 이용하고 있었다.

Kongsley와 Mailloux[64]는 작업치료사가 조기 중재 서비스를 제공할 때 서로 다른 서비스 제공 모델의 효율성을 결정하고 합의를 도출하기 위해 문헌조사를 실시하였다.

부모들은 대부분 가족 중심 접근과 일상에 기반한 접근에 긍정적이었다. 기존 연구의 체계적인 검토에서는 서비스 제공 요소는 어린 아동의 말과 언어에 현저한 효과가 나타나지 않았다.[65] 최선의 실행 권고 사항 가이드를 위해 더 많은 근거가 필요하다.

물리치료 보조자의 역할
Role of the Physical Therapist Assistant

소아 부분에서 소아물리치료를 제공하는데 있어서의 물리치료 보조자의 공식적 역할은 1997년 4월 APTA 자격심사 위원회에서 인증되어 명시되었다.[66] 이 조항은 생리학적으로 불안정한 아동 이외에는 소아 물리치료에 보조를 하는 물리치료 보조자의 자격을 뒷받침한다. 물리치료 보조자의 감독의 수준은 주마다 다양하기 때문에, 반드시 물리치료사와 물리치료 보조자는 각 주의 실행법의 감독 요구사항에 익숙해야 한다. 예를 들어, 펜실베니아주 실행법에서는 "유치원, 초등학교, 중등학교, 그 외 비슷한 교육환경에서 개별적으로(물리치료 보조자에 의해) 제공될 때, 자격이 있는 물리치료사가 방문하고 30일마다 환자를 검사해야" 한다.[67] 하지만 뉴저지주 실행법에서는 "자격이 있는 물리치료사가 같은 건물에 있거나 여러 인접 건물이나 그 중 하나에서 물리치료가 제공되는 곳에서 물리치료 보조자 관리가 이루어져야" 한다.[68]

보조공학 Assistive Technology

장애인을 위한 적절한 보조공학은 장애인의 삶을 더 많이 조절하고 장애인이 가정, 학교, 일터, 지역사회에서 좀 더 많이 참여하도록 해준다. IDEA에서 정의하였듯이 보조공학 기구란 "쉽게 살 수 있거나 변형하거나 맞추거나 할 수 있는 어떤 아이템, 기구, 또는 생산 시스템이 장애아동의 기능적 능력을 향상시키고 유지하기 위하여 사용되는 것이라는 것"이다. 보조공학적 기구에는 의사소통 기구, 적응적 기구(예; 기립대, 휠체어), 환경 조절 기구, 변형된 컴퓨터 그리고 특화된 소프트웨어 등 같은 것이 있다.[1] 1988년에 제정된 보조공학법은 가장 최근에 2004년 재승인되었고, 다음 IDEA의 재승인에 맞추어 개정될 것이다.[15]

보조공학적 서비스란 "…장애아동을 직접 보조하는 서비스인데 보조공학적 기구의 선택, 구입, 그리고 사용함에 있어서 직접 제공되는 서비스"이다.[1] 서비스는 아동의 요구 평가를 포함한다; 기구의 구입(예: 직접 구매하거나 대여); 선택, 디자인, 적용, 적응, 유지/수선; 기타 서비스와의 조정/중재; 아동/사족에 대한 훈련 또는 기술적인 보조; 서비스 제공자 또는 고용주에 대한 훈련과 기술적인 보조.

물리치료사도 기타 팀의 구성원과 함께 보조공학적 기구를 선택하고 사용하는 일에 참여하기도 한다. 그리고 그것은 아주 중요한 일이다. 수천 가지의 아이템들이 쏟아져 나오고 있으며 그것의 비용 또한 높다. 아동과 그 가족의 개별적 욕구; 사용될 환경; 기금의 출처; 양육자에 대한 훈련; 안전; 그것을 사용하는 데 대한 긍정적 증거; 그리고 다른 아동에게도 사용될 가능성이 있는지의 여부를 고려하여 보조공학적 기구를 판단하는 일이 꼭 필수적이다. 치료사들은 자신이 속한 주에서 보조공학의 상황을 알고 있어야 한다. 그것은 전문가가 적절한 기구를 사용하거나 시험적으로 사용해 볼 수 있게 해주는 센터를 선택하고 평가하는데 도움이 될 수 있기에 그렇다.

물리치료사에게는 다양한 유형의 보조 공학에 대한 지식이 요구될 것이고, 서기 보조는 특히 중요하지만 약간 논란이 있는 범위이다. 서기 보조 프로그램은 종종 교육환경에서 권고되지만 효과에 대한 근거가 약하다.[69] 2013년 Paleg 등은 687개 연구의 체계적 검토와 임상적 판단을 토대로 다음과 같은 권고 사항을 설정하였다: 주 5일 서기 프로그램은 골밀도에 긍정적인 영향을 미친다; 엉덩관절 안정성(하루에 60분 엉덩관절 벌림 30~60°); 엉덩관절, 무릎관절, 발목관절 관절 가동 범위(하루에 45~60분); 강직(하루에 30~40분)

전환기의 계획 Transition Planning

IDEA는 장애아동의 두 중요한 전환기를 인정하고 있는데 IEP 또는 IFSP팀이 효과적인 결과에 초점을 맞춘 계획을 세우기를 명시하고 있다. 인정된 전환기는 Part C가 보증하는 조기중재로부터 Part B하의 유치원으로의 전환기이고, 학교에서 지역사회로의 진입이 또 다른 전환기이다. 전환기를 맞은 아동과 가족은 새로운 사람, 새로운 환경 그리고 정책과 과정이 다른 새로운 주요 기관과 같이하게 되는 것에 마주친다. 이것은 아동과 가족에게 매우 스트레스가 된다. 지역사회로의 전환은 심한 장애를 가진 학

생에게 특히 힘든데, 이는 자원이 부족하기 때문이다.[70]

전환기 계획 수립의 목표는 서비스가 지속되고 학생과 가족에게 혼란을 최소화하고 최적의 서비스를 더 잘 제공해주는 데 있다. 조기중재(Part C)를 받다가 공립학교로 옮겨가는 시기에 STEPS(Sequenced Transition to Education in the Public Schools)은 도움되는 좋은 모델이다.[71] STEPS 모델의 구성요소는 잘 반응하는 행정 기구, 가족의 능동적 참여, 아동의 준비, 과정을 효과적으로 촉진해줄 요원교육이다. Florida's Trasition Project for Infants, Young Children and Their Families 웹사이트는 유용한 자원을 제공한다.[72]

물리치료사는 이 전환기의 계획 수립에서 능동적 역할을 할 수 있다. Myers와 Effgan[73]는 초기 학동기로의 전환에서 물리치료사의 참여에 대해 예비적 성격의 조사를 하였다. 소아물리치료사를 대상으로 하였을 때 세팅에 따라 물리치료사의 참여 역할 정도가 다양함을 알게 되었다. 그러나 대다수의 응답자(54.8%)들이 전환기 과정에 온전히 참여하고 있지 않는 것 같다고 응답하였다. 온전한 참여에 장애가 된다고 생각하는 것은 시간이 없다는 점과 참여에 대한 행정적 지원이 부재하다는 것이었다. 응답자의 오직 16.6%만이 전환기에 대한 훈련을 받았다고 대답하였다.

재평가 Re-evaluation

장애 아동의 재평가에 대한 일반적 지침은 일 년에 한 번 이상이지 않고 최소한 부모와 지역교육청이 다른 방법을 제기하지 않는다면 최소 3년에 한 번은 평가하도록 되어있다. 물리치료사는 재평가를 위하여 적절한 스케쥴을 짜는 임상적 판단을 하여야 한다. 이것은 아동의 문제, 설정된 목표, 그리고 보조 치료사가 서비스 제공에 참여하는지의 여부에 따라 변할 것이다.

학교 환경에서의 물리치료 서비스를 종결할 때는 여러 요인들을 생각해야 한다. 또 IDEA하에서 관련 서비스들의 전반적인 목표 달성에 여전히 그 역할을 하도록 남아있어야 하기 때문에 종결하는 것은 어려운 문제이다. 이는 특수교육에서 아동이 최대한의 이점을 얻도록 하기 위한 조치이다. Effgan의 연구에 의하면 물리치료사들은 일반적으로 행정적 영향을 받지 않고 아동이 성취하는 기능적 목표에 따라 자신들의 판단에 의거하여 물리치료를 종결하는 것으로 나타났다. 많은 사정 및 임상적 추론 도구는 앞에서 설명한 학교 물리치료 서비스 중단에 관한 의사결정에 도움이 된다.

문서화 Documentation

문서 작성이 IDEA에 명문화되어있지 않고 실행법과 의료보장제도의 요구 사항은 주마다 다르지만 특히, 물리치료 보조자가 서비스 제공에 포함되거나 의료보장제도, 제3자가 비용을 지불하는 경우에는 치료사들이 매번의 미팅때 마다 기록하는 것이 권장된다. 전자 포맷을 이용하거나 플로(flow) 챠트를 이용하면 과정이 간편하다. 문서는 회의 동안 학생의 참여를 위한 최소한의 활동/중재, 중재에 대한 학생의 반응, 회의 시간을 포함해야 한다. 학교 치료사가 의료보장제도 지침뿐만 아니라 각 주의 실행법의 문서 지침을 잘 아는 것이 필요하다.

재학 연장 Extended School Year

IEP팀은 아동이 정규 학교 기간을 벗어나서도 관련 서비스의 필요성을 고려할 수 있다. Part B하에서 서비스를 받는 아동이 실질적으로 퇴보하거나 만약 서비스가 중단되면 기능적 능력이 상실될 수 있다고 판단되면(특히 여름 방학 동안) 또는 아동이 매년의 IEP 목표를 향한 적당한 발전을 보이지 못하는 경우 유관 서비스의 필요성에 대해 고려해 볼 수 있다.

서비스의 상환 Reimbursement for Services

IDEA의 요구 조건은 대상자로 인정되는 장애인에 대해 무상의 적절한 교육을 제공하는 것이다. 그러나 그것은 지역교육청의 재정을 휘청이게 한다. 1988년도에 공표된 PL 100~360으로 대상 아동에게 관련 서비스를 제공하는데 드는 비용에 대한 보조로 의료보장제도 기금을 주가 사용할 수 있게 되었다. 의료보장제도 대상자와 기금의 배당에 관한 인정 기준과 규칙은 주마다 다르며 흔히 직접 서비스 제공에만 국한되어 제공자가 가장 적절한 서비스 제공 모델을 선택하게 되어있어 자원의 가장 효과적인 사용을 제한한다. 사설 보험 또한 부모가 동의하면 청구서를 받는데 사설 보험 원칙의 특수성을 잘 알아 장기간의 충당에 부정적인 영향이 오지 않도록 하는 것이 중요하다(치료

서비스에 평생 제한이 있는 정책).

▶ 프로그램 관련 영역에서의 물리치료사의 역할 Role of the physical therapist in program-related areas

지금까지는 공립학교 현장에서 물리치료사가 해야 할 주요한 역할과 기능을 학생과 관련하여 서술하였다. 물리치료사는 또한 프로그램과 관련한 욕구에도 중대한 기여를 할 수 있다. 물리치료사는 교육현장에서 학교요원들에게 다음과 같은 면에서 도움을 줄 수 있다.

- 건물 구조상의 장애를 확인하고 건물 접근성에 대한 변형을 위한 계획을 세우기
- 장애아동의 수송을 위해 아동에 맞춘 학교 버스의 변형과 가이드라인 세우기
- 교육자와 일반 학생 모두가 장애 학생을 더 잘 포용하기
- 접근할 수 있는 레크리에이션 영역을 계획하기
- 비상시 장애학생 대피를 위한 안전한 과정을 만드는데 기여하기
- 체육교사와 협력하여 "상호적으로 지지적이고 효과적인 운동프로그램" 만들기
- 다양한 예방적 활동에 다른 관련자들과 함께 하기. 여기에는 선별 프로그램(척추측만증 학생과 운동선수를 위한 근골격계 선별; 발달학적인 선별); 스포츠 관련 손상의 예방과 치료; 백팩 사용으로 인한 목과 등의 통증 예방[75]; 체력회복 프로그램의 개발[76]; 또는 코치, 부모, 학생들을 위한 교육 프로그램 등에 참여하는 것이 포함된다.
- 독립성 증진을 위한 일반적인 환경 수정 제안

흔히 물리치료사들은 교육팀과 의학팀의 중간 연계라고 할 수 있다. 여러 상황에 대해 배경정보를 알려줄 수 있고 의학보고서를 해석하며 의학팀과 교육팀 간의 의사소통을 촉진하고 의학적으로 접근할 수 있게 도움을 준다.

교육팀은 물리치료사가 물리치료에 관한 정보를 제공해주기를 기대하고, 신체장애를 가진 아동의 중재에 관한 주제를 전달해주기를 기대한다. Hardy와 Roberts[77]는 서비스 내에서의 의미있는 교육 프로그램을 만들기 위한 교육자들의 관심과 욕구에 대해 조사해보기를 권하였다. 저자들이 특수교사들을 대상으로 조사한 바에 의하면 그들이 가지고 있는 확인된 관심 주제는 특정 장애 학생, 교실환경의 수정, 의뢰에 대한 가이드라인, 물리치료사의 역할과 책임, 그리고 물리치료사와 작업치료사의 차이점들에 관한 것이었다. 도움이 되는 자료는 Dole이 쓴 *〈당신학교의 물리치료사와 성공적으로 협력하기〉*라는 책인데 예외적 아동을 위한 위원회(Council for Exceptional Children)가 발간한 책이다.[78] 물리치료사는 흔히 지원 인력의 훈련을 담당한다; 모든 훈련은 문서화되고 훈련이 완료되었을 때 이를 증명하기 위해 훈련을 시키는 사람과 훈련받는 사람 모두의 서명이 되어야 한다.

최선의 실행 모델과 양립할 수 있는 직무 기술서, 돌봄 제공, 감독 등에 영향을 미치는 결정을 보장하기 위해 학교 현장에서 관리 기능은 중요하다. 1930년대와 마찬가지로 물리치료사가 교사와 같은 업무 기준과 자격을 가지는 것이 불가능하지는 않다. 부족은 흔한 일이며, 치료사들은 교육 인력과는 매우 다른 경우가 종종 있는 물리치료사들의 유지 전략을 학교 신규 모집 관리자와 이해하고 소통해야 한다. 학교현장에서 일하는 물리치료사들을 대상으로 Keppler와 Effgen[79]의 조사한 바에 의하면 업무상 가장 불만족스럽게 언급된 것은 계속 교육받을 기회가 없는 것, 동료와의 불충분한 접촉기회, 업무를 위한 독립공간이 없는 것, 행정적 업무와 미팅을 위한 배당된 시간이 없는 것, 그리고 너무 많은 이동거리 등이었다.

기타의 다양한 관리 과제는 가장 좋은 실제를 위한 골격으로서 반드시 필요하며 그것들에 적절한 관심을 쏟기 위해서 시간을 협의해야만 한다. 기록, 기록의 보관, 그리고 청구를 위한 효율적 시스템이 있어야 하고 규칙적으로 이러한 요인들을 재검토하여야 한다. 직무분석은 포괄적이어야 하며 그 주에서 요구하는 기능이어야 하고 매년의 개별 물리치료의 수행평가를 위한 기초를 만들어야 한다. 물리치료사를 포함하여 모든 교육자를 위한 표준화된 수행사저 도구 개발 과정에 있다.[80] 물리치료사는 자신들의 임상수행에 대한 다른 치료사의 평가를 받아야 하며 이것은 공식적인 특정 계획에 따라 하여야 한다. 직무서술과 수행평가는 매년 재검토해야 한다.

프로그램 평가, 중재 질의 확신, 동료의 재검토를 위한 계획이 있어야 하며 규칙적으로 재검토되어야 한다(최소한 매년에 한 번). 관련 서비스로서의 물리치료 대상자가

되는지에 대한 적합성 판단의 지침과 합리적인 담당건수에 대한 합의에 도달해야 한다. 의사소통의 통로와 책임도 분명히 설정되어 있어야 한다.

각 주(state)의 수준에 맞게 출판된 지침을 포함하여 교육 환경에서 물리치료사를 위해 사용 가능한 많은 문헌이 있다. APTA의 소아부분과 학교에서 일하는 특별한 관심 그룹은 다양한 주제의 자원을 제공하고, 그들의 웹페이지(www.pediatricapta.org)에서 접근할 수 있다. 표 21-4 목록은 적용할 수 있는 자원들이다.

▶ 생각하여야 할 점 Points to ponder

장애아동을 다루는 전문가팀에게 학교 현장은 여전히 어려움을 준다. 주마다 정책과 과정이 다르며 심지어 같은 지역 내에서도 그렇다. 치료사들은 연방정부의 틀 안에

표 21.4 학교 물리치료사를 위한 선택된 자원

APTA 자원들:

APTA의 소아 영역
- 소아 물리치료사 실행에서 임상 추론
- 학교 물리치료사를 위한 중재의 FAQ
- ICF 모델에서 소아 사정 도구 분류 목록
- 소아 실행에서 팀 기반 서비스 제공 접근
- 학교 물리치료사의 역할: 모든 학생의 성공적인 참여
- 소아 물리치료 서비스 제공자들은 의료보장제도에 대해 알아야 함
- 학교에서 성인 생활로 전환기의 중재
- 보조 공학과 개별화 교육 프로그램
- 보조 공학 자원
- 자연스런 환경에서의 조기 중재 서비스

http://www.pediatricapta.org/members/member-fact-sheets.cfm

APTA의 소아 영역: *소아 물리치료에서 사용되는 사정 도구 목록*(2011년 11월 업데이트)
http://www.pediatricapta.org/members/pdfs/PedsAssessmentScreeningTools.pdf

APTA에서 학교기반 특별한 관심 그룹의 소아 영역: 학교 물리치료사와 상담, 미팅, 실행의 수준 향상을 위한 기회를 제공하기 위한 국가 기관의 작업 연례회의의 후원자. www.pediatricapta.org

APTA에서 학교기반 특별 관심 그룹의 소아 영역 바우처: *IDEA 2004 하에서 서비스 제공*(2010) www.pediatricapta.org

McEwen I, *미국장애인교육법(IDEA)의 Part B와 C에 따른 물리치료 서비스 제공* - 2009
ACPT의 소아 영역 www.pediatricapta.org

APTA 소아 리스트: 소아 물리치료 최근 이슈에 대한 이메일 토론회 진행중:
http://www.pediatricapta.org/members/listserve.cfm

소아 물리치료: 분기별로 전문가에 의한 평가 http://journals.lww.com/pedpt/pages/default.aspx

관련된 기관/협회:
미교육부: *Legacy-IDEA 2004 구축*-IDEA 및 그 구현을 위한 리소스를 제공 http://idea.ed.gov

국가교육협회 - 공교육 발전을 위해 헌신하는 전문가 조직 http://www.nea.org/

IDEA 협력 - 국가와 지역수준에서 50개 이상의 기관, 기술 자원 제공자와 기관의 협력 http://ideapartnership.org/

국가 유아 기술 자원 센터 - 특수교육프로그램의 사무실을 통해 투자된 웹사이트는 아동의 성과 개선을 위한 증거 기반 실행 촉진을 위한 자원 제공 www.nectac.org

*국가 유아 전환 센터*는 유아에서 학령기로의 성공적인 전환 서비스를 제공 www.igdi.uky.edu/nectc

TASH: 중증 장애인에게 공평한 기회와 통합, 권익을 주장하는 국제기구 http://tash.org/

CanChild: 장애아동 연구 센터 - 장애 아동의 삶 향상에 초점을 둔 연구 및 교육 센터 www.canchild.ca

서 해당 학생의 욕구에 부응할 가장 적절하고 올바른 판단을 하기 위해 매일 부단한 노력을 기울인다. 아래의 내용은 치료사가 해야 할 질문들의 예이다.

- 학교에서 우리가 하는 많은 권유사항들은 그렇게 할 만한 지지 증거를 가지고 있는가? 예를 들면:
  - 관절 가동 범위를 증가시키거나 구축 예방을 위한 수동 스트레칭
  - 서기를 돕는 다양한 유형의 보조 도구
- 심한/아주 심한 중증의 장애아동을 위한 중재 선택이 증거에 기반한 것인지? 신뢰성있고 타당한 평가도구를 가지고 있는지?
- 많은 심한 중증 장애 아동은 기본적 운동기술의 습득이 교육계획상 일차적 관심이 될 수 있다(예; 머리 조절). 이러한 아동들이 좀 더 물리치료사의 치료를 받아야 할까? 아니면 덜 받아야 할까?
- 잠재적 기능 습득에 대한 우리의 예측을 지지하고, 중재의 빈도와 강도에 대한 적절한 결정을 이끄는 증거가 있는가?
- 자전거 타기와 같은 생활상의 기술 훈련이 학교 프로그램의 계획에서도 포함되어야 하는가?
- 수술을 받은 아동에게는 학교에 기반한 물리치료를 더 많이 해주어야 하는가?

요약

물리치료사에게 있어 학교 현장은 어렵고도 보람찬 환경이다. 미국 공립 학교 세팅에서 효과적으로 해 나가기 위해서는 영아기부터 성인기 초기까지 장애아동을 위한 특수교육을 제정하고 다듬어온 연방법에 대한 이해가 있어야 한다. 기장 중요한 법은 1975년에 통과된 PL 94-142이다. 이것은 물리치료를 관련 서비스로 규정하였으며 장애 아동의 교육적 욕구에 대해 새롭게 생각하는 방식을 끌어내었다. 지역, 주 그리고 연방 규정과 통제는 이해되어야 하고 따라야 한다.

물리치료사는 협력적인 팀의 일원으로 능동적으로 참여할 수 있어야 하며 부모를 팀의 통합적 구성원으로 여겨야 한다. 치료사들은 자신들의 서비스가 교육적 목적에 국한된다는 것을 알아야 한다. 또 각 아동의 개별적 욕구를 가장 잘 맞추어 줄 가장 효율적인 서비스 제공의 모델들을 이용하여 수행한다. 교육 현장에서의 실제는 소아물리치료에서의 지식, 기술, 그리고 전문가로서의 역량이 요구된다. 그러나 비의료인들이 받아들이고 이해할 수 있게 물리치료 중재를 항시 기본부터 설명해줄 수 있는 의지가 있어야 한다. 학교 물리치료사로서의 보람에는 팀의 일원으로 기능하는 것의 장점, 아동을 오래 추적할 수 있다는 점, 아동을 학교 같은 일상 환경 안에서 관찰할 기회가 있다는 점이 있다.

다음은 학교 현장에서 근거 기반 실행의 예이다.

사례연구들

사례연구 1 Elisabeth라고 하는 13세된 중등도에서 중증까지 범위의 지적장애가 있는 뇌성마비 및 복합장애 학생은 운동 기능이 많이 제한되어있다. 운동 수행의 등가 연령은 12개월 수준이었다. Elisabeth의 IEP를 위한 미팅에 참가하는 동안 아이의 부모는 물리치료사에게 엉덩 관절의 탈구를 예방하기 위하여 30분간의 관절 가동 범위 운동/스트레칭을 일주일에 세 번씩 해 달라고 하였다.

- 부모의 요구를 토의할 때 IEP팀이 고려해야 할 요인들은 무엇인가?

Elisabeth의 엉덩 관절 안정성이 아이의 학교 생활에서 참여 능력 또는 수행에 영향을 미치는지의 여부를 판단하여야 한다. 그러므로 IEP팀은 Elisabeth의 목표와 학교에서의 수행을 Elisabeth의 엉덩 관절 안정성의 결손이 미치는 교육적 영향에 중심을 두고 검토하여야 한다. 만약 제한이 상대적으로 경미하여 교육과정을 이수하는 능력에 영향을 미치지 않고 있고, 심하게 진행되고 있지 않으며 교육에 영향을 줄 수 있는 합병증으로 발전할 가능성이 없다면 IEP팀은 이것을 언급하는 것이 교육과는 관련이 없다고 결론내릴 것이다. 그러나 제한이 심해서 Elisabeth의 학교에서의 수행에 제약이 된다면(예; 이동할 수 없는) 엉덩 관절의 상태를 유지시키는 것이 교육과 관련있다는 결론을 내릴 수 있다. 이런 경우 팀은 IEP과정을 통하여 학교에서 어떻게 하면 Elisabeth의 엉덩 관절 안정성을 가장 잘 유지시킬 수 있을까를 판단한다.

- 이러한 요청된 서비스를 거부할만한 문헌에 근거한 지지증거가 있는가?

이러한 중재 전략을 지지하는 근거는 유익하고, 치료사는 학교 기반 중재를 지지하는 근거를 증대시켜야 한다. Elisabeth의 경우, 그녀의 부모님의 걱정을 위해 보조 서기 프로그램 사용이

최선이라는 증거가 있다. 보조 서기 프로그램은 30° 각도에서 최소한 하루에 60분으로 권고된다. 우리가 아동을 위하여 적절한 지원자가 되기 위해서, 또 교육자들에게 효과적으로 권유하려면 연구가 더 필요한 상태이다.

- 보조 서기 프로그램 수행에서 물리치료사의 역할은 무엇인가?

물리치료사는 서기 보조 도구의 선택, 기립대의 이동과 사용할 직원의 훈련, 모니터링 시스템의 개발(예를 들어, 기립대의 사용 시간과 요구되는 도움의 수준), 학생의 반응에 기초하여 서기 프로그램의 한계를 모니터링하고 업데이트하는데 참여할 수 있다. 프로그램의 위임과 이행을 위해 고려해야 하는 사항은 골감소증 또는 골다공증과 같은 엉덩 관절과 관계된 다른 위험 요소들이다. 보조 직원이 훈련 받고, 문서화된 이후에는 학생이 보조 서기 도구를 사용할 때 물리치료사가 있을 필요는 없다.

사례연구 2 Rasheen은 12세이고, 인지가 정상인 흉추부 척수 손상(4세부터) 학생이다. 수동 휠체어로 학교 환경에서 독립적인 이동이 가능하다: 교실, 복도, 운동장, 식당, 특수학급, 연석. Rasheen은 리프트 버스로 학교로 이동한다. 매일 학교에서 사용할 수 있는 기립대를 가지고 있으며 독립적으로 이동할 수 있다. Rasheen은 최소한의 적응으로 체육 수업에 참여한다. 진단과 예후를 볼 때 Rasheen은 독립보행의 대상자가 아니다.

- Rasheen은 물리치료서비스를 받아야 할까?

Rasheen의 장애는 학교 환경에서의 독립성과 수행에 영향을 주지 않으므로 IEP팀은 물리치료를 관련 서비스로 추천하지 않을 것이다. Rasheen은 504 Plan에 따라 서비스를 받을 수도 있다.

- 504 Plan에 따른 물리치료 중재에서 어떤 것이 주된 부분이 되어야 할까?

긴급 대피, 도뇨 삽입을 위한 도움, 기립대 사용, 체육 수업을 위한 적응과 같은 것에 초점을 두어야 한다.

- 어떤 형태의 서비스 제공 모델을 이용할 것인가?

물리치료사는 기립대와 휠체어가 접합한지, 가능한 최대한의 범위에서 체육 수업에 참여가 지속되는지, 체육교사의 질문과 걱정, 긴급대피 과정을 준수하는지 모니터할 수 있다.

- 당신은 Rasheen이 외래 환자로서 물리치료를 받기를 기대하는가?(즉, 교육 현장 밖에서의 치료). 그렇다면 외래서비스에서의 중심은 어떤 것이 되어야 할까?

특별한 기능적 기술이나 추후 의학적 중재를 강화해 줄 중재를 외래에서는 권유하게 될 것이다. 예를 들어, 하지 근력을 유지하기 위해 신경근육전기자극 프로그램은 도움이 될 수 있다. 외래 물리치료사는 가정에서의 적응적 기구 사용과 밤에 스플린트 사용을 포함하여 관절 구축의 예방을 위한 포괄적 가정 프로그램을 개발하고 모니터링하는데 좀 더 능동적 역할을 하게 될 것이다. 상황과 관계없이 Rasheen의 부모, 의사, 그리고 치료사들은 아이의 욕구에 포괄적으로 맞추기 위해 협력하여 일해야 한다.

- Rasheen이 중학교, 고등학교로 진학하면서 아이에게 해 줄 서비스 변화에 관한 중점은 어떻게 하여야 할까?

성인기로의 전환을 위한 계획은 중학교, 고등학교로 진학하는 아이의 교육적 계획에서 큰 비중을 차지할 것이다. Rasheen의 직업적 흥미와 그것을 신체적 능력에 연계하는 것이 점차 중요해질 것이다. 잠재적 생활환경에 대한 조사, 지역 사회 기관의 확인, 레크리에이션 선택도 전환기 계획을 통하여 또한 언급될 필요가 있다.

참고문헌

1. Individuals with Disabilities Education Improvement Act of 2004, 20 USC § 1401 (2004).
2. Pratt RE. Physical therapy in schools for crippled children. *Phys Ther Rev*. 1950;30(6):233.
3. DeYoung R. Child cripples get full course at Morton High. *Physiother Rev*. 1932;12:24.
4. Hutchinson E. The physical therapist looks at the school child. *Physiother Rev*. 1944;24:6–9.
5. Section 504 of the Rehabilitation Act, 29 USC § 701 (1973).
6. Education for All Handicapped Children Act, 20 USC § 1400 (1975).
7. Education of the Handicapped Act Amendments of 1986, 20 USC § 1401 (1986).
8. Medicare Catastrophic Coverage Act, 42 USC § 1305 (1988).
9. Technology-Related Assistance for Individuals with Disabilities Act, 29 USC § 2201 (1988).
10. Americans with Disabilities Act, 42 USC § 12101 et seq. (1990).
11. Individuals with Disabilities Education Act Amendments of 1991, 20 USC § 1401 (1991).
12. Individuals with Disabilities Education Act Amendments of 1997, 20 USC § 1401 (1997).
13. Assistive Technology Act of 1998, 29 USC § 3001 (1998).
14. No Child Left Behind Act of 2001, 20 USC § 6301 (2001).
15. Assistive Technology Act of 2004, 29 USC § 3001 (2004).
16. American Recovery and Reinvestment Act. http://www2.ed.gov/policy/gen/leg/recovery/factsheet/idea.html.
17. National Education Association. http://www.nea.org/assets/docs/IDEA_Full_Funding_Chart_FY1981-2012.pdf. Accessed October 10, 2013.
18. IDEA funding coalition offers proposal: plan would make funding mandatory; 2002. http://www.nea.org/home/18750.htm. Accessed October 10, 2013.
19. Ogletree BT, Bull J, Drew R, et al. Team-based service delivery for students with disabilities: practice options and guidelines for success. *Interv Sch Clin*. 2001;36(3):138–145.
20. Thousand JS, Villa RA. Collaborative teaming: a powerful tool in school restructuring. In: Villa RA, Thousand JS, eds, *Restructuring for Caring and Effective Education: Piecing the Puzzle*. Baltimore, MD: Paul H. Brookes Publishing; 2000:254–292.

21. Hunt P, Soto G, Maire J, et al. Collaborative teaming to support students at risk and students with severe disabilities in general education classrooms. *Council Except Child.* 2003;69:315–332.
22. Palisano RJ. A collaborative model of service delivery for children with movement disorders: a framework for evidence-based decision making. *Phys Ther.* 2006;86:1295–1305.
23. DeHaven GE. Is selective hearing an occupational hazard in physical therapy? *Phys Ther.* 1974;54:1301–1305.
24. Chiarello L, Effgen SK. Updated competencies for physical therapists working in early intervention. *Pediatr Phys Ther.* 2006;18:148–158.
25. Effgen SK, Chiarello L. Updated competencies for physical therapists working in the schools. *Pediatr Phys Ther.* 2007;19:266–274.
26. American Physical Therapy Association. Guide to physical therapist practice. Second Edition. *Phys Ther.* 2001;81(1):9–746.
27. International classification of functioning, disability and health (ICF). World Health Organization web site. http://www.who.int/classifications/icf/en/. Accessed October 31, 2013.
28. TASH. Preparation of related services personnel for work in educational settings. http://tash.org/advocacy-issues/inclusive-education/. Accessed October 5, 2013.
29. Goodrich B, Hawkins J, Burridge A, et al. Facilitating appropriate referrals for related service in schools. *J Occup Ther.* 2012;5(3/4): 221–239.
30. Bruininks RH, Bruininks, D. *Bruininks-Oseretsky Test of Motor Proficiency.* 2nd ed. Minneapolis, MN: Pearson Assessments; 2005.
31. King G, Law M, King S, et al. *Children's Assessment of Participation and Enjoyment (CAPE) and Preferences for Activities of Children (PAC).* San Antonio, TX: Pearson Assessment; 2004
32. Russell DJ, Rosenbaum PL, Avery LM, et al. *Gross Motor Function Measure (GMFM-66 and GMFM-88) User's Manual.* High Holborn, UK: Mac Keith Press; 2002.
33. Stein S, Weissenmayer H, Korinthenberg R, et al. Validation of Gross Motor Function Measure for use in children and adolescents with traumatic brain injury. *Pediatrics.* 2007;120;e880–e886.
34. Ruck-Gibis J, Plotkin H, Hanley J, et al. Reliability of the Gross Motor Function Measure for children with osteogenesis imperfecta. *Pediatr Phys Ther.* 2001;13:10–17.
35. Blanton KF. *M.O.V.E.: Mobility Opportunities Via Education.* Bakersfield, CA: MOVE International; 1991.
36. Coster W, Deeney T, Haltiwanger J, et al. *School Function Assessment.* San Antonio, TX: Pearson Assessments; 1998
37. Department of Rehabilitation Science. *School Outcomes Measure: Administrative Guide.* http://www.ah.ouhsc.edu/somresearch/adminGuide.pdf. University of Oklahoma Health Sciences Center, PO Box 26901, Oklahoma City, OK, 73190–1090; 2013.
38. Granger CV, Hamilton BB, Kayto R. Guide for the use of the Functional Independence Measure for Children (WeeFIM) of the Uniform Data Set for Medical Rehabilitation. Buffalo, NY: Research Foundation, State University of New York; 1989. Available at: http://www.udsmr.org/Documents/WeeFIM/WeeFIM_II_System.pdf. Accessed October 9, 2013.
39. McEwen IR, Arnold SH, Hansen LH, et al. Inter-rater reliability and content validity of a minimal data set to measure outcomes of students receiving school-based occupational therapy and physical therapy. *Phys Occup Ther Pediatr.* 2003;23(2):77–95.
40. Dale Ulrich. *Test of Gross Motor Development 2.* San Antonio, TX: Pearson Assessments; 2000
41. Kaplan SL, O'Connell MD. Task analyses identify coat-donning delays in preschoolers in special education. *Pediatr Phys Ther.* 2011;23:62–69.
42. David KS, Sullivan M. Expectations for walking speeds: standards for student in elementary schools. *Pediatr Phys Ther.* 2005;17:120–127.
43. Considerations for Educationally Relevant Therapy for Occupational Therapy and Physical Therapy (CERT). http://www.fldoe.org/ese/CERT/cert-script.pdf. Accessed October 12, 2013.
44. Kenyon L. The Hypothesis-Oriented Pediatric Focused Algorithm: a framework for clinical reasoning in pediatric physical therapist practice. *Phys Ther.* 2013;93:413–420.
45. Office of Special Education Programs, Office of Special Education and Rehabilitative Services, U.S. Department of Education (2006). Model Form: Part B: Individualized Education Program. http://www.ed.gov/policy/speced/guid/idea/modelform-iep.doc.
46. Potter SL. *Guidelines for Recognizing and Providing Care for Victims of Child Abuse.* Alexandria, VA: American Physical Therapy Association; 2005
47. Bayley N. *Bayley Scales of Infant and Toddler Development.* 3rd ed. San Antonio, TX: Pearson Assessments; 2005.
48. Folio MR, Fewell RR. *Peabody Developmental Motor Scales.* 2nd ed. San Antonio, TX: Pearson Assessments; 2000.
49. Haley SM, Coster WJ, Ludlow LH, et al. *Pediatric Evaluation of Disability Inventory.* San Antonio, TX: Pearson Assessments; 1992.
50. Vandercick T, Your J, Forest M. The McGill Action Planning System (MAPS): a strategy for building the vision. *J Assoc Persons Severe Handicaps.* 1989;14:205–215.
51. Giangreco MG, Cloninger, CJ, Iverson VS. *Choosing Outcomes and Accommodations for Children (COACH): A guide to educational planning for students with disabilities.* 2nd ed. Baltimore, MD: Paul H. Brookes Publishing; 1998.
52. Law M, Baptiste S, Carswell A, et al. *Canadian Occupational Performance Measure.* 4th ed. Ottawa, Ontario, Canada: Canadian Association of Occupational Therapists Publications ACE; 2005.
53. Pearpoint J, O'Brien J, Forest M. *PATH: Planning Alternative Tomorrows with Hope.* Toronto, Canada: Inclusion Press; 1992.
54. Patton JR, Clark GM. *Transition Planning Inventory.* 2nd ed. Austin, TX: Pro-Ed, Inc.; 2006.
55. McCormick L. Assessment and planning: the IFSP and IEP. In Noonan MJ, McCormick L, eds. *Young children with disabilities in natural environments: Methods and procedures.* Baltimore, MD: Paul H. Brookes; 2006:47–76.
56. Dole R, Arvidson K, Byrne E, et al. Consensus among experts in pediatric occupational and physical therapy on elements of individualized education programs. *Pediatr Phys Ther.* 2003;15:159–166.
57. McEwen I. *Providing Physical therapy Under Parts B and C of the Individuals with Disabilities Education Act (IDEA).* 2nd ed. Alexandria, VA: Section on Pediatrics, American Physical Therapy Association; 2009.
58. Otto DS, Effgen SK. Occurrence of gross motor behaviors in integrated and segregated preschool classrooms. *Pediatr Phys Ther.* 2000;12:164–172.
59. Bundy AC. Assessment and intervention in school-based practice: answering questions and minimizing discrepancies. *Phys Occup Ther Pediatr.* 1995;15(2):69–87.
60. Kaminker MK, Chiarello LA, O'Neill ME, et al. Decision making for physical therapy service delivery in schools: a nationwide survey of pediatric physical therapists. *Phys Ther.* 2004;84:919–933.
61. Kaminker MK, Chiarello LA, Chiarini Smith JA. Decision making for physical therapy service delivery in schools: a nationwide analysis by geographic region. *Pediatr Phys Ther.* 2006;18:204–213.
62. Sekerak DM, Kirkpatrick DB, Nelson KC, et al. Physical therapy in preschool classrooms: successful integration of therapy into classroom routines. *Pediatr Phys Ther.* 2003;15(2):93–104.
63. Nolan KW, Mannato L, Wilding GE. Integrated models of pediatric physical and occupational therapy: regional practice and related outcomes. *Pediatr Phys Ther.* 2004;16:121–128.
64. Kingsley K, Mailloux Z. Evidence for effectiveness of different service delivery models in early intervention services. *Am J Occup Ther.* 2013;67:431–436.
65. Cirrin FM, Schooling TL, Nelson NW, et al. Evidence-based systematic review: effects of different service delivery models on communication outcomes for elementary school-age children. *Lang Speech Hear Serv Sch.* 2010;41:233–264.
66. Section on Pediatrics. Utilization of Physical Therapist Assistants in the Provision of Pediatric Physical Therapy. Approved by the APTA Board Review Committee, April 1997.
67. Regulations of the State Board of Physical Therapy, 49 PA Code § 40.173 (c) 2.
68. New Jersey Physical Therapy Practice Act, N.J.S.A. 45 § 39A - 7.2.

69. Paleg GS, Smith BA, Glickman LB. Systematic review and evidence-based clinical recommendations for dosing of pediatric supported standing programs. *Pediatr Phys Ther*. 2013;25:232–247.
70. Certo N, Luecking R, Murphy S, et al. Seamless transition and long-term support for individuals with severe intellectual disabilities. *Res Pract Pers Severe Disabil*. 2008;33(3):85–95.
71. Rous B, Hemmeter ML, Schuster J. Sequenced transition to education in public schools: A systems approach to transition planning. *Topics Early Childhood Spec Educ*. 1994;10.
72. **(http://www.floridatransitionproject.ucf.edu/history.html).**
73. Myers CT, Effgen SK. Physical therapists' participation in early childhood transitions. *Pediatr Phys Ther*. 2006;18:182–189.
74. Effgen SK. Factors affecting the termination of physical therapy services for children in school settings. *Pediatr Phys Ther*. 2000;12:121–126.
75. Mehta TB, Thorpe DE, Freburger JK. Development of a survey to assess backpack use and neck and back pain in seventh and eighth graders. *Pediatr Phys Ther*. 2002;14:171–184.
76. Racette SB, Cade WT, Beckmann LR. School-based physical activity and fitness promotion. *Phys Ther*. 2010;90(9):1214–1218.
77. Hardy DD, Roberts PL. The educational needs assessment on physical therapy for special educators: enhancing in-service programming and physical therapy services in public schools. *Pediatr Phys Ther*. 1989;1:109–114.
78. Dole RL. Collaborating successfully with your school's physical therapist. *Teach Exceptional Child*. 2004;36(5):28–35.
79. Effgen SK, Keppler S. Survey of physical therapy practice in educational settings. *Pediaatr Phys Ther*. 1994;6:15–21.
80. School-based Physical Therapist Development Team. *NC School-Based Physical Therapist Evaluation Process*. Raleigh, NC: NC Department of Public Instruction; June 2013.
81. Stuberg W, DeJong S. (February 4, 2006). Contracture management of children with neuromuscular disabilities. Paper Presented at: *Combined Sections Meeting,*. American Physical Therapy Association, San Diego, IL; February 4, 2006.

찾아보기

[국문색인]

ㄱ

[기타색인]